Für Wiebke

Der Liebe meines Lebens
mit all der Wonne im
Herzen, die mir Dein
Charme, Dein Witz,
Dein kluger Geist bereiten
(ob dieses Buch den Geist stärkt
oder auch schwächt, wenn der Kopf
dann raucht...)
Ich liebe Dich
 und will sie riskieren
XXX

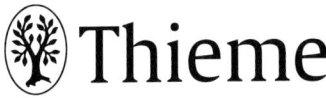

Handbuch der Kinderintensivmedizin

Herausgegeben von

Wolfgang Brömme
Rainer Lietz
Joachim Bennek

Mit Beiträgen von

E. M. App	U. Göbel	U. Liebert	B. Rodeck
F. Bach	G. Gräfe	R. Lietz	K. Rothe
W. F. Baum	J. Große	W. Ch. Marsch	P. Sanker
J. Bennek	W. Handrick	P. Meier	K. Sarimski
P. von Bodegom	J. Henker	M. Melter	F. Schaefer
F. Bootz	C. Hess	F. Mertzlufft	R. E. Scharf
M. Borte	J. Hidding	K. E. von Mühlendahl	R. Schobeß
D. Brock	W. Hirsch	P. Nenoff	R. Sommer
W. Brömme	W. Kachel	W. Nürnberger	J. Syska
St. Burdach	A. Karimi-Nejad	G. Offner	K. Tegtmeyer
U. Burkhardt	G. Klaus	U. Preiß	B. Tittel
I. Dähnert	F.-J. Kretz	U. Querfeld	V. Varnholt
T. Elouahidi	C. Kulbe	J. Rau	P. Wiedemann
M. Fischer	P. Lemburg	K. E. Richard	L. Wild
G. Giers	H. Lenk	K. Rieske	U. Winkler
			J. Wohlrab

192 Abbildungen
290 Tabellen

Georg Thieme Verlag
Stuttgart · New York

Bibliografische Information der Deutschen Bibliothek

Die Deutsche Bibliothek verzeichnet diese Publikation in der Deutschen Nationalbibliografie; detaillierte bibliografische Daten sind im Internet über http://dnb.ddb.de abrufbar.

Wichtiger Hinweis: Wie jede Wissenschaft ist die Medizin ständigen Entwicklungen unterworfen. Forschung und klinische Erfahrung erweitern unsere Erkenntnisse, insbesondere was Behandlung und medikamentöse Therapie anbelangt. Soweit in diesem Werk eine Dosierung oder eine Applikation erwähnt wird, darf der Leser zwar darauf vertrauen, dass Autoren, Herausgeber und Verlag große Sorgfalt darauf verwandt haben, dass diese Angabe **dem Wissensstand bei Fertigstellung des Werkes** entspricht.

Für Angaben über Dosierungsanweisungen und Applikationsformen kann vom Verlag jedoch keine Gewähr übernommen werden. **Jeder Benutzer ist angehalten,** durch sorgfältige Prüfung der Beipackzettel der verwendeten Präparate und gegebenenfalls nach Konsultation eines Spezialisten festzustellen, ob die dort gegebene Empfehlung für Dosierungen oder die Beachtung von Kontraindikationen gegenüber der Angabe in diesem Buch abweicht. Eine solche Prüfung ist besonders wichtig bei selten verwendeten Präparaten oder solchen, die neu auf den Markt gebracht worden sind. **Jede Dosierung oder Applikation erfolgt auf eigene Gefahr des Benutzers.** Autoren und Verlag appelieren an jeden Benutzer, ihm etwa auffallende Ungenauigkeiten dem Verlag mitzuteilen.

© 2003 Georg Thieme Verlag
Rüdigerstraße 14
D-70469 Stuttgart
Telefon: +49/07 11/89 31-0
Unsere Homepage: http://www.thieme.de

Printed in Germany

Zeichnungen: Barbara Gay, Stuttgart
Umschlaggestaltung: Thieme Verlagsgruppe
Satz: Hagedorn Kommunikation, Viernheim
Druck: Stürtz, Würzburg

ISBN 3-13-129841-3   1 2 3 4 5 6

Geschützte Warennamen (Warenzeichen) werden **nicht** besonders kenntlich gemacht. Aus dem Fehlen eines solchen Hinweises kann also nicht geschlossen werden, dass es sich um einen freien Warennamen handele.

Das Werk, einschließlich aller seiner Teile, ist urheberrechtlich geschützt. Jede Verwertung außerhalb der engen Grenzen des Urheberrechtsgesetzes ist ohne Zustimmung des Verlages unzulässig und strafbar. Das gilt insbesondere für Vervielfältigungen, Übersetzungen, Mikroverfilmungen und die Einspeicherung und Verarbeitung in elektronischen Systemen.

Vorwort

Nachdem vom Barth Verlag, Leipzig, drei Bände einer intensivmedizinischen Gesamtschau unter den Themata Grundlagen, nichtoperative und operative Disziplinen vorgelegt worden sind, sah das Gesamtkonzept auch eine Darstellung der Kinderintensivmedizin vor. Was zunächst als eine Abrundung unter Bezugnahme auf die bereits vorliegenden Bände gedacht war, konnte von den Herausgebern wegen des zeitlichen Abstandes zu den bereits vorliegenden Bänden im Sinne des ursprünglichen Konzeptes nicht weiter verfolgt werden. In zahlreichen vorbereitenden Diskussionen mit einem Großteil der Autoren zur Abstimmung über Inhalt, Umfang und Form der Darstellung wurde uns bewusst, dass der pädiatrische Teil wegen der zu berücksichtigenden Besonderheiten im Kindesalter ein recht breites Pensum wird bearbeiten müssen. Die Versorgung der uns anvertrauten Kinder führt zwangsläufig zu einer engen Kooperation und natürlich auch Integration aller am Kind tätigen Fachgebiete.

Die Darstellung der Intensivmedizin im Kindesalter erfordert des Weiteren unbedingt eine Berücksichtigung der entwicklungsbedingten Besonderheiten der für das Kindesalter adaptierten oder speziell entwickelten Methoden und Techniken sowohl in der Diagnostik als auch in der Therapie. Es ist sicher kein Nachteil, wenn bei den Therapievorschlägen neben den allgemein gültigen Konzepten auch die speziellen Erfahrungen seitens des bzw. der beteiligten Autoren unter Vorteilsnahme deren spezieller Erfahrungen eingeflossen sind. An dieser Stelle sollte unbedingt darauf verwiesen werden, dass die jeweiligen Behandlungsvorschläge den aktuell vorliegenden Situationen anzupassen und nicht pauschal zu übernehmen sind. Ein wichtiger Teilaspekt ist die Pflege des schwerkranken Kindes, was im vorliegenden Band allerdings nur in den jeweiligen Kapiteln berücksichtigt werden konnte.

All diesen Aspekten ist es anzulasten, dass der Umfang der vorliegenden Gesamtschau den ursprünglich ins Auge gefassten Umfang etwas gesprengt hat. Wir wollten unbedingt den einzelnen Fachkollegen Gelegenheit zu einer deren Blickwinkel berücksichtigenden Darstellung geben, ohne immer wieder auf Querverweise das Arbeiten mit dem Buch erschweren zu müssen.

Es ist rückblickend ein recht schwieriges und zeitaufwendiges Unternehmen, mit einer großen Zahl von Mitautoren ein umfassendes Thema, wie es das Gebiet der Kinderintensivmedizin darstellt, auf den Weg zu bringen. Wir haben es gewagt und hoffen, dass wir alle wichtigen Bereiche berücksichtigt und dargestellt haben. Mit dem anspruchsvollen Terminus Handbuch ist beabsichtigt, eine möglichst umfassende Darstellung der einzelnen relevanten Krankheitsbilder vorzulegen. Literaturangaben wurden auf ein Minimum reduziert, um einerseits Erweiterungen der Thematik aufzeigen und anderseits den Gesamtumfang an vertretbarer Stelle begrenzen zu können. Inwieweit dies alles gelungen ist, möge der Leser entscheiden. Es ist uns ein erklärtes Bedürfnis, den Leser um konstruktive Kritik zu bitten, damit bei einer Nachauflage neben den immer zu berücksichtigenden neuen Erkenntnissen auch die Wünsche und Verbesserungen seitens des Lesers ihren Niederschlag finden.

Es ist uns ein besonderes Bedürfnis, die stets einsatzbereite Arbeit von Frau Zscherp, Lektorin des Barth Verlages, ihre zahlreichen und uns sehr hilfreichen korrigierenden und anregenden Hinweise mit unser aller Dank zu erwähnen. Des Weiteren bedanken wir uns sehr herzlich bei Herrn Dr. Thorsten Pilgrim und Frau Susanne Huiss für die weiterführende Betreuung nach der Übernahme dieses Buchprojektes durch den Thieme Verlag.

Halle/Greiz/Leipzig, Wolfgang Brömme
im Dezember 2002 Rainer Lietz
Joachim Bennek

Anschriften

Dr. med. E. M. App
Klinik Friedenweiler
Kurhausweg 2
79877 Friedenweiler

Priv.-Doz. Dr. med. W. F. Baum
Martin-Luther-Universität
Halle-Wittenberg
Universitätsklinik und Poliklinik
für Kinder- und Jugendmedizin
Ernst-Grube-Str. 40
06097 Halle

Prof. Dr. med. J. Bennek
Universität Leipzig
Klinik und Poliklinik für
Kinderchirurgie
Oststr. 21–25
04317 Leipzig

Prof. Dr. med. F. Bootz
Klinik und Poliklinik für Hals-,
Nasen-, Ohrenheilkunde
(Plastische Operationen)
Liebigstr. 18 a
04103 Leipzig

Priv.-Doz. Dr. med. habil. M. Borte
Universitätsklinik und Poliklinik
für Kinder und Jugendliche
Oststr. 21–25
04317 Leipzig

Priv.-Doz. Dr. med. habil. D. Brock
Ferdinand-Rhode-Str. 14
04107 Leipzig

Prof. Dr. med. W. Brömme
Klinikum Kröllwitz
Martin-Luther-Universität
Halle-Wittenberg
Ernst-Grube-Str. 40
06097 Halle

Prof. Dr. med. St. Burdach
Martin-Luther-Universität
Halle-Wittenberg
Klinik und Poliklinik für
Kinder- und Jugendmedizin
Ernst-Grube-Str. 40
06097 Halle

Priv.-Doz. Dr. med. U. Burkhardt
Klinik für Anästhesiologie
Universität Leipzig
Liebigstr. 20 a
04103 Leipzig

Dr. med. I. Dähnert
Universität Leipzig
Herzzentrum GmbH –
Kinderintensivstation
Strümpellstr. 39
04289 Leipzig

Dr. med. T. Elouahidi
Universitätsklinik und Poliklinik
für Kinderchirurgie
Oststr. 21–25
04317 Leipzig

Dr. med. M. Fischer
Klinik und Poliklinik für
Hautkrankheiten
Martin-Luther-Universität
Halle-Wittenberg
Ernst-Kromayer-Str. 5–6
06097 Halle

Priv.-Doz. Dr. Dr. G. Giers
Heinrich-Heine-Universität
Institut für Hämostesiologie und
Transfusionsmedizin
Moorenstr. 5
40225 Düsseldorf

Prof. Dr. med. U. Göbel
Universitätsklinik
Pädiatrische Hämatologie und
Onkologie
Moorenstr. 5
40225 Düsseldorf

Prof. Dr. med. G. Gräfe
Universitätsklinik und Poliklinik
für Kinderchirurgie
Oststr. 21–25
04317 Leipzig

Dr. med. J. Große
Klinik für Anästhesiologie und
operative Intensivmedizin
Universitätsklinikum Charité
Campus Mitte
Schumannstr. 20/21
10117 Berlin

Prof. Dr. med. W. Handrick
Ärztliches Labor
Dr. Berthold & Kollegen
Am Kleistpark 1
15230 Frankfurt/Oder

Prof. Dr. med. J. Henker
Kinderklinik der TU Dresden
Abteilung Gastroenterologie
Fetscherstr. 74
01307 Dresden

Dr. med. C. Hess
Klinikum Kröllwitz
Martin-Luther-Universität
Kinderintensivstation
Ernst-Grube-Str. 40
06097 Halle

Univ.-Prof. Dr. med. dent. J. Hidding
Krankenhaus Bethesda
Ludwig-Weber-Str. 15
41061 Mönchengladbach

Dr. med. W. Hirsch
Martin-Luther-Universität
Halle-Wittenberg
Klinikum Kröllwitz
Kinder-Intensivstation
Ernst-Grube-Str. 40
06097 Halle

Prof. Dr. med. W. Kachel
Klinikum Heilbronn GmbH
Kinderklinik
Am Gesundbrunnen 20–24
74064 Heilbronn

Prof. Dr. A. Karimi-Nejad
Koppensteinstr. 1
50935 Köln

Priv.-Doz. Dr. med. G. Klaus
Kinderklinik der Universität
Marburg
Kinderklinik
Deutschhausstr. 12
35033 Marburg

Prof. Dr. med. F.-J. Kretz
Olgahospital-Pädiatr. Zentrum
Klinik für Anästhesiologie
und operative Intensivmedizin
Bismarckstr. 8
70176 Stuttgart

Prof. Dr. med. P. Lemburg
Universitäts-Kinderklinik
Intensivstation
Moorenstr. 5
40225 Düsseldorf

Prof. Dr. med. U. G. Liebert
Institut für Virologie
Universität Leipzig
Johannisallee 30
04103 Leipzig

Prof. Dr. med. R. Lietz
Kinderklinik am
Kreiskrankenhaus Greiz
Irchwitzer Str. 18
07973 Greiz

Prof. Dr. med. W. Chr. Marsch
Martin-Luther-Universität
Klinik und Poliklinik für
Hautkrankheiten
Ernst-Kromayer-Str. 5–6
06097 Halle

Priv.-Doz. Dr. med. P. Meier
Universität Leipzig
Klinik und Poliklinik für
Augenheilkunde
Liebigstr. 10–14
04103 Leipzig

Dr. med. M. Melter
Kinderklinik der Med.
Hochschule Hannover
Carl-Neuberg-Str. 1
30623 Hannover

Prof. Dr. med. F. Mertzlufft
Klinik f. Anästhesiologie u.
Operative Intensivmedizin
Krankenanstalten Gilead, Bethel
Burgsteig 13
33617 Bielefeld

Priv.-Doz. Dr. med. P. Nenoff
Gemeinschaftspraxis für
Med. Mikrobiologie
Straße des Friedens 6
04579 Mölbig

Priv.-Doz. Dr. med. W. Nürnberger
Leiter der Sektion Pädiatrie der
KMT-Klinik
Dr.-Ottmar-Kohler-Str. 2
55743 Idar-Oberstein

Prof. Dr. med. Gisela Offner
Medizinische Hochschule
Hannover
Kinderklinik
Carl-Neuberg-Str. 1
30523 Hannover

Priv.-Doz. Dr. med. habil. U. Preiß
Martin-Luther-Universität
Halle-Wittenberg
Universitätsklinik und Poliklinik
für Kinder-und Jugendmedizin
Ernst-Grube-Str. 40
06097 Halle

Prof. Dr. med. U. Querfeld
Otto-Heubner-Centrum für
Kinder- und Jugendmedizin
Universitätsklinikum Charité
Humboldt-Universität Berlin
Schumannstr. 20/21
10117 Berlin

Dr. med. J. Rau
Martin-Luther-Universität Halle
Medizinische Fakultät
Klinik für Anästhesiologie und
operative Intensivmedizin
Magdeburger Str. 16
06097 Halle/Saale

Prof. Dr. med. K.-E. Richard
Pfalzgrafenstr. 7
50259 Pulheim

Dr. med. K. Rieske
Reichpietzschstr. 37
04317 Leipzig

Dr. med. B. Rodeck
Akad. Lehrkrankenhaus der
Med. Hochschule Hannover
Marienhospital
Klinik für Kinderheilkunde und
Jugendmedizin
Johannisfreiheit 2–4
49074 Osnabrück

Prof. Dr. med. K. Rothe
Klinik und Poliklinik für
Kinderchirurgie
Universitätsklinikum Leipzig
Oststr. 21–25
04317 Leipzig

Dr. med. P. Sanker
Luisen-Hospital
Boxgraben 99
52064 Hannover

Priv.-Doz. Dr. rer. nat. K. Sarimski
Kinderzentrum München
Heiglhofstr. 63
81377 München

Prof. Dr. med. F. Schaefer
Ruprecht-Karls-Universität
Kinderklinik
Sektion Pädiatr. Nephrologie
Im Neuenheimer Feld 150
69120 Heidelberg

Prof. Dr. med. R. E. Scharf
Institut für Hämostaseologie und
Transfusionsmedizin
Universität Düsseldorf
Moorenstr. 5
40225 Düsseldorf

Dr. med. R. Schobeß
Martin-Luther-Universität
Klinikum Kröllwitz
Abt. für pädiatr. Onkologie,
Hämatologie und Immunologie
Ernst-Grube-Str. 40
06097 Halle

Dr. med. J. Syska
Martin-Luther-Universität
Klinikum Kröllwitz
Klinik und Poliklinik für Pädiatr.
Kardiologie
Ernst-Grube-Str. 40
06097 Halle

K. Tegtmeyer
Klinikum der Universität
Heidelberg
Kinderklinik
Im Neuenheimer Feld 150
69120 Heidelberg

Dr. med. B. Tittel
Kinderarztpraxis
Angelsteg 5
01309 Dresden

Priv.-Doz. Dr. med. habil.
P. van Bodegom
Friedrich-Ebert-Anlage 30
69117 Heidelberg

Dr. med. V. Varnholt
Klinik für Allgemeine Pädiatrie
Campus Virchow-Klinikum
Humboldt-Universität
Augustenburger Platz 1
13353 Berlin

Prof. Dr. med. K. E. von Mühlendahl
Kinderhospital
Iburger Str. 187
49082 Osnabrück

Prof. Dr. med. P. Wiedemann
Klinik und Poliklinik für
Augenheilkunde
Universität Leipzig
Liebigstr. 10–14
04103 Leipzig

Prof. Dr. med. L. Wild
Klinik für Anästhesiologie und
Intensivtherapie
Universität Leipzig
Abt. Kinderanästhesiologie
Liebigstr. 20a
04107 Leipzig

Dr. med. U. Winkler
Universitäts-Kinderklinik
Fetscherstr. 74
01307 Dresden

Dr. med. J. Wohlrab
Martin-Luther-Universität
Klinik und Poliklinik für
Hautkrankheiten
Ernst-Kromayer-Str. 5–6
06097 Halle

Inhaltsverzeichnis

1 Historische Entwicklung der pädiatrischen Notfall- und Intensivmedizin 1
W. Brömme

2 Organisation 8
P. Lemburg

Rettungswesen, Transport 8
  Neugeborenen-Notarztdienst,
  Erstversorgung und Notfalltransport 8
  Pädiatrischer Notarztdienst,
  Transportbegleitung 11
Intensiveinheiten in der Kinderklinik ... 12
  Interdisziplinäre Intensiveinheit für Kinder
  jeden Alters 13
Neonatologische Intensiveinheiten 13
Spezialisierte Intensiveinheiten für Kinder
(kardiologisch, kinderchirurgisch u. a.) .. 14
Bauliche Gestaltung, Raumbedarf und
Ausstattung 14
Personalbedarf und Arbeitsorganisation   16
Dokumentation 17
Qualitätssicherung 17

3 Störung der Vitalfunktionen: alarmierende Symptome 18
W. Brömme

Bewusstseinsstörungen
und Bewusstseinsverlust 19
W. Brömme

Krämpfe 21
R. Lietz

Dyspnoe, Stridor, Zyanose 23
W. Brömme

Massive Hämoptyse 24
U. Preiß

Anhaltendes Erbrechen 26
U. Preiß

Gastrointestinale Blutungen 29
U. Preiß

Störungen des Wärmehaushalts 35
W. Brömme
  Hyperpyrexie 35
  Hyperthermie 39
  Hypothermie und Kälteschäden 40

4 Monitoring 42
K. Rothe, J. Bennek

Respiratorisches Monitoring 42
Monitoring der Herz-Kreislauf-Funktion . 46
Temperaturmonitoring 47
Erweitertes Basismonitoring 47

5 Spezielle Funktionsstörungen und Krankheitsbilder 49

Herz und Kreislauf 49
  Herz-Kreislauf-Stillstand 49
  I. Dähnert
Herzinsuffizienz und kardiogener Schock   64
J. Syska

Therapie 88
J. Syska

    Herzrhythmusstörungen 100

Atmungsorgane 116
W. Brömme

    Altersabhängige Struktur und Funktion
    der Atemorgane 116
    Ateminsuffizienz und Atemstillstand 117
    Obstruktive Ventilationsstörungen 117

Maschinelle Beatmung
beim Status asthmaticus 122
V. Varnholt, J. Große, W. Kachel

Aspirationssyndrome 123
W. Hirsch

Aspiration von festen Fremdkörpern ... 128
L. Wild

Mendelson-Syndrom 130
W. F. Baum

Pathophysiologie und Überwachung
des pulmonalen Gasaustauschs 133
F. Mertzlufft, F. Bach und C. Kulbe

Endotracheale Intubation 142
A. Schobeß

Restriktive Ventilationsstörungen 145
W. Brömme

Atemnotsyndrome 151
W. Hirsch

Fehl- und Missbildungen
der Atemorgane 162
L. Wild

Fremdkörperingestionen
im Kindesalter 187
U. Winkler

Dermatologische Erkrankungen mit
intensivmedizinischem Bedarf oder
Hintergrund 189
W. Ch. Marsch, J. Wohlrab, M. Fischer

    Intensivmedizinpflichtige
    Hauterkrankungen des Kindes 189
    Hauterkrankungen mit
    intensivmedizinischem Hintergrund 196

6 Zentrales Nervensystem 199

ZNS-orientierte Intensivmedizin 199
W. Brömme

    Das bewusstlose Kind 199
    R. Lietz

    Sofortmaßnahmen 200
    R. Lietz

    Einschätzung akuter Hirnfunktions-
    störungen mit Hilfe standardisierter
    neurologischer Untersuchungen 202
    W. Brömme

    Hirnstammfunktionen 204
    R. Lietz

    Differenzialdiagnose des Komas 208
    R. Lietz

    Strukturelle ZNS-Schäden – Schäden durch
    toxische und metabolische Hirnschäden . 209
    R. Lietz

Spezielle Krankheitsbilder
und Komplikationen 212

    Krampfanfälle in der Intensivmedizin ... 212
    R. Lietz

    Meningitiden 220
    R. Lietz

    Virusenzephalitiden 224
    R. Lietz

    Enzephalopathien 229
    R. Lietz

    Bewusstseinsstörungen durch
    Elektrolytimbalancen 241
    R. Lietz

    Funktionsstörungen des ZNS
    bei endokrinologischen Erkrankungen .. 242
    R. Lietz

    Funktionsstörungen des ZNS durch Mangel
    an Vitaminen und Spurenelementen 252
    R. Lietz

    Zerebrovaskuläre Erkrankungen 256
    R. Lietz

    Hirnembolien 265
    J. Syska

    Akute nichttraumatische
    Querschnittslähmung 268
    R. Lietz

    Angeborener und erworbener
    Hydrozephalus 269
    K. E. Richard

7 Lähmungen peripherer Nerven bei Neugeborenen ... 278
R. Lietz

Plexusparese ... 278
Fazialisparese ... 278
Diaphragmaparese ... 279
Radialisparese ... 280

8 Nieren ... 281
G. Klaus, F. Schaefer, U. Querfeld

Überwachung der Nierenfunktion ... 281
Prophylaxe von Nierenfunktionsstörungen ... 281
Akutes Nierenversagen (ANV) ... 281
    Hämolytisch-urämisches Syndrom (HUS) ... 289
Renale Hypertonie ... 292

9 Störungen des Wasser- und Elektrolythaushalts ... 296
W. Brömme

Verteilungsraum des Körperwassers ... 296
    Intrazellulärraum (IZR) ... 296
    Extrazellulärraum (EZR) ... 296
    Ionale Zusammensetzung des Intra- und Extrazellulärraums ... 298
    Osmotisches Äquilibrium zwischen Extra- und Intrazellularraum ... 299

Regulation und Störungen des Wasserhaushalts ... 299
    Flüssigkeitsbedarf ... 300

Elektrolytstörungen ... 302
    Natrium ... 302
    W. Brömme
    Kalium ... 304
    R. Lietz
    Magnesium, Calcium, Phosphat ... 305
    R. Lietz

Störungen des Säure-Basen-Haushalts ... 308
W. Brömme

Spezielle Krankheitsbilder ... 314
    Akute schwere Durchfallerkrankung (enterale Toxikose, Säuglingsenteritis mit toxischen Symptomen, Coma dyspepticum) ... 314
    J. Henker
    Hypertrophische Pylorusstenose ... 318
    J. Henker
    Azetonämisches Erbrechen ... 320
    J. Henker
    Kongenitale Chloriddiarrhö ... 321
    J. Henker
    Adrenogenitales Syndrom ... 321
    B. Tittel
    Diabetes insipidus centralis ... 323
    B. Tittel
    Schwartz-Bartter-Syndrom ... 325
    J. Henker

10 Leber ... 327
B. Rodeck, M. Melter

Fulminantes Leberversagen, akutes Leberversagen ... 327
Nierenfunktionsstörung und hepatorenales Syndrom ... 336
Hepatische Enzephalopathie und Hirnödem ... 336
Koagulopathie und Blutung ... 336

11 Magen und Darm ... 338

Ileus ... 338
J. Henker

Akute Gastroenteritis ... 338
J. Henker

Nahrungsmittelintoleranz ... 342
J. Henker

Nekrotisierende Enterokolitis (NEC) ... 345
J. Henker

Akute Pankreatitis ... 347
J. Henker

Peritonitis ... 349
J. Henker

Gastrointestinale Blutungen ... 350
    Ösophagusvarizenblutung ... 350
    U. Preiß

    Purpura Schoenlein-Henoch (PSH) ... 355
    U. Preiß

    Stressblutungen ... 359
    U. Preiß

    Meckel-Divertikel ... 363
    U. Preiß

12 Hämatologische, hämostaseologische und onkologische Probleme auf pädiatrischen Intensivstationen ... 366

Anämien ... 366
W. Nürnberger und U. Göbel

    Hämolytische Anämien ... 367
    Aplastische Anämien und
    myelodysplastische Syndrome ... 368

Methämoglobinämien ... 374

Polyzythämie ... 375
E. M. App

    Polycythaemia vera ... 375
    Sekundäre Polyzythämie ... 375
    Polyzythämie des Neugeborenen ... 375
    Klinische Symptomatik der Hyperviskosität ... 376

Thrombozytopenie ... 386
R. Schobeß

    Immunthrombozytopenie ... 387
    Heparininduzierte (assoziierte)
    Thrombozytopenie (HAT) ... 390
    Immunthrombozytopenie
    des Neugeborenen ... 391

Vasopathien ... 393
R. Schobeß

    Purpura Schoenlein-Henoch ... 393
    Purpura fulminans ... 395

Angeborene Gerinnungsstörungen ... 400
    Hämophilie A und B ... 400
    R. Schobeß

    Hemmkörperhämophilie ... 403
    R. Schobeß

Notfallsituationen bei Diagnosestellung onkologischer Erkrankungen ... 407
W. Nürnberger und U. Göbel

Notfallsituationen assoziiert mit zytostatischer Behandlung ... 413
W. Nürnberger und U. Göbel

Blutstammzelltransplantation ... 418
W. Nürnberger, St. Burdach und U. Göbel

    Indikationen ... 419
    Grundlagen ... 419
    Komplikationen ... 421

Systemische Behandlung mit hochdosiertem Interleukin-2 ... 425
W. Nürnberger und U. Göbel

Therapie mit Blutkomponenten und Plasmaderivaten ... 426
G. Giers und R. E. Scharf

    Erythrozytenkonzentrate ... 426
    Thrombozytenkonzentrate ... 431
    Plasma und Plasmaderivate ... 434
    Massivtransfusionen ... 440
    Akute hämolytische
    Transfusionsreaktionen ... 441
    Späte hämolytische Transfusionsreaktionen (verzögerte Transfusionsreaktionen) ... 443
    Fieber und Allergie nach Transfusion ... 443
    Übertragung von Infektionen durch Transfusionen ... 443
    Autologe Bluttransfusion ... 444
    Austauschtransfusionen im Neugeborenenalter ... 448

13 Angeborene und erworbene Störungen des Immunsystems ... 450
M. Borte

Physiologie und Pathophysiologie der Immunantwort ... 450
- Struktur und Funktion des Immunsystems ... 450
- Infektabwehr und Entzündung ... 451
- Mechanismen der Autoimmunität ... 452
- Ontogenese des Immunsystems ... 452

Allgemeine Therapieprinzipien bei Immundefekten ... 452

Primäre (angeborene) Immundefekte ... 453
- Immundefizienz der Neonatalperiode ... 453
- Primäre spezifische Immundefekte mit vorwiegendem Befall des B-Zell-Systems ... 454
- Primäre spezifische Immundefekte mit vorwiegendem Befall des T-Zell-Systems ... 459
- Mit anderen Fehlbildungen assoziierte primäre Immundefekte ... 461

Myasthenische Syndrome ... 464

Guillain-Barré-Syndrom ... 465

14 Bakterielle Infektionen ... 468

SIRS, Sepsis, septischer Schock ... 468
W. Handrick

Neonatale Sepsis ... 474
W. Handrick

Meningokokkeninfektionen ... 479
W. Handrick, H. Lenk

Toxisches Schocksyndrom (TSS) ... 484
W. Handrick

Antimikrobielle Chemotherapie ... 486
W. Handrick
- Allgemeine Grundsätze ... 486
- Wichtigste Antibiotika ... 486
- Systemische Antibiotikaprophylaxe ... 487
- Selektive Darmdekontamination (SDD) ... 487
- Lokale Antibiotikaapplikation ... 488

15 Virusinfektionen ... 489

Herpes-simplex-Virus-Infektionen ... 489
W. Handrick, U. G. Liebert

Varicella-Zoster-Virus-Infektionen ... 497
W. Handrick

Tollwut (Rabies, Lyssa) ... 501
R. Lietz

16 Pilzinfektionen ... 503
W. Handrick, K. Rieske und P. Nenoff

Infektionen durch Candida ... 503

Kryptokokkusinfektionen ... 507

Infektionen durch Schimmelpilze ... 507
- Aspergillusinfektionen ... 507
- Zygomykosen ... 509

17 Vergiftungen ... 511
K. E. von Mühlendahl

Epidemiologie ... 511
- Häufigkeit ... 511
- Altersverteilung ... 511
- Vergiftungsumstände ... 511

Wichtige Noxen ... 512
- Häufige Noxen ... 512
- Besonders bedenkliche Noxen ... 512
- Unbedenkliche Noxen ... 512
- Pflanzen und Pilzvergiftungen ... 514
- Vergiftungen durch Tiere ... 515

Vergiftungssymptome ... 515
- Allgemeine Symptome ... 515
- Symptome bei Verätzungen ... 516

Erste Maßnahmen bei Vergiftungen ... 516
- Wichtige Grundsätze ... 516
- Informationsbeschaffung ... 517
- Anamnese ... 517
- Erstberatung und erste Entscheidungen ... 517
- Transport ... 517

Weitere Behandlung ... 518
- Primäre Giftentfernung ... 518
- Sekundäre Giftentfernung ... 520

Verätzungen 524
    Erstbehandlung 524
    Folgebehandlung (sog. Verätzungsschema) 525

Antidotbehandlung 525

Informationsquellen und Giftnotrufzentralen 532

18 Perioperative Intensivmedizin 534

Ösophagusatresie 534
J. Bennek

Zwerchfellhernie 539
L. Wild

Ileus 542
J. Bennek

    Mechanischer Ileus 542
    Funktioneller Ileus 543
    Atresie des Gastrointestinaltrakts 545
    J. Bennek

    Mekoniumileus 547
    K. Rothe und J. Bennek

    Invagination 550
    J. Bennek

    Volvulus 551
    J. Bennek

    Toxisches Megakolon 553
    K. Rothe und J. Bennek

Gastroschisis und Omphalozele 555
K. Rothe

Chirurgische Aspekte der nekrotisierenden Enterokolitis (NEC) ... 558
K. Rothe und J. Bennek

Appendizitis 560
J. Bennek

Peritonitis 562
J. Bennek

Diagnostik und Behandlung tracheobronchialer Probleme 566
P. von Bodegom

    Kurzstreckige Atemwegsstenosen mit lebensbedrohlicher Obstruktionssymptomatik 568
    Langstreckige Stenosen und Malazien der Atemwege mit lebensbedrohlicher Obstruktionssymptomatik 572
    Tracheotomie bei Stenosen der Trachea . 572
    Hauptbronchusstenosen 573
    Tracheobronchiale Obstruktionen durch Herz- und Gefäßmissbildungen 574
    Endoskopische und operative Notfallmaßnahmen 575

Organtransplantationen 576
    Lebertransplantation 576
    B. Rodeck

    Nierentransplantation 583
    G. Offner

19 Neurochirurgische Intensivtherapie 588

Kriterien zur Aufnahme auf einer Intensivstation 588
R. Lietz

Spezielles Neuromonitoring 589

    Allgemeine Gesichtspunkte 589
    K.-E. Richard

    Nichtinvasives Neuromonitoring 589
    K.-E. Richard

    Invasives Neuromonitoring 590
    K.-E. Richard

    Frühe akustisch evozierte Potenziale ... 595
    R. Lietz

    Sonographie 595
    W. Hirsch

    Röntgen-Aufnahmen 600
    K.-E. Richard

    Intrakranielle dopplersonographische Flussmessungen 601
    P. Sanker und K. E. Richard

Spezielle Krankheitsbilder 603

    Schädel-Hirn-Verletzungen 603
    K. E. Richard

    Formen der Hirnverletzung 614
    Kraniozervikofaziale Verletzungen 621
    J. Hidding

    Wirbelsäulenverletzungen 624
    A. Karimi-Nejad

20 Intensivtherapie des traumatisierten Kindes 633

Initiale Einschätzung
und Sofortmaßnahmen 633
J. Bennek, K. Rothe

Respiratorische Störungen 635
J. Bennek, K. Rothe

Schocktherapie 648
J. Bennek, K. Rothe

Kardiopulmonale Reanimation 650
J. Bennek, K. Rothe

Schmerztherapie 654
U. Burkhardt, L. Wild

Spezielle Traumen 656
J. Bennek, K. Rothe

    Polytrauma 656
    Verletzungen im Augenbereich 665
    P. Wiedemann, P. Meier

    Verletzungen im Hals-, Nasen- und
    Ohrenbereich 670
    F. Bootz

Thoraxverletzungen 679
J. Bennek, K. Rothe

Stumpfes Bauchtrauma 680
J. Bennek, K. Rothe

Frakturen 682
J. Bennek, K. Rothe

Weichteilverletzungen 682
J. Bennek, K. Rothe

Thermische Verletzungen 684
K. Rothe

Ertrinkungsunfälle 700
W. Brömme

Tauchunfälle 704
J. Rau

    Dekompressionskrankheit 704
    Lungenbarotrauma und
    arterielle Gasembolie 707

21 Spezielle Methoden 716

Maschinelle Beatmung 716
V. Varnholt, J. Große, W. Kachel

    Maschinelle Beatmung von Kindern im
    Wandel technischer Entwicklungen 716
    Maßeinheiten, Abkürzungen,
    Begriffsdefinitionen 716
    Ätiologie und Klinik der Ateminsuffizienz
    bei Kindern, Primärdiagnostik 718
    Maßnahmen vor Initiierung einer
    maschinellen Beatmung 719
    Beatmungsindikationen 720
    Respiratoren 720
    Beatmungstechnik 721
    Praktische Durchführung 721
    Überwachung 725
    Physiotherapie unter Beatmung 725
    Komplikationen der Beatmung 726
    Beatmung in Sonderfällen 729
    Krankheitsbilder mit speziellen
    Beatmungsproblemen 730

Extrakorporale Membranoxygenierung
(ECMO) 739
W. Kachel, V. Varnholt

    Historische Entwicklung 740
    ECMO-Technik 741
    Durchführung/Steuerung von ECMO . . . 744
    Weiterentwicklungen von ECMO 749

Peritonealdialyse 751
F. Schaefer, G. Klaus, U. Querfeld

Extrakorporale Blutreinigungsverfahren . 756
U. Querfeld, F. Schaefer, G. Klaus

Venöse und zentralvenöse Zugänge . . . 765
D. Brock, J. Bennek

Anästhesie, Sedierung
und Muskelrelaxation 776
F.-J. Kretz, R. Sommer

    Anästhesie in der ambulanten Notfall-
    medizin 776
    Anästhesie bei invasiven Eingriffen
    auf der Intensivstation 779
    Anästhesie bei Problempatienten 779
    Anästhesie oder Sedierung bei
    speziellen diagnostischen Verfahren . . . 783
    Postoperative Analgosedierung 784
    Analgosedierung des Traumapatienten . . 788
    Sedierung und Relaxierung
    des Beatmungspatienten 788
    Sedierung bei Intoxikationen 790
    Spezielle Pharmakologie, Toxikologie
    und Indikationen der Anästhetika,
    Narkotika und Sedativa im Kindesalter . . 790

Rationale Pharmakotherapie in
der Notfallmedizin 799
W. Brömme, C. Albertz

22 Psychologische und ethische Probleme auf der pädiatrischen Intensivstation 812

K. Sarimski

Intensivstation aus der Sicht von Kind und Eltern 812

Verminderung psychischer Traumen des Kindes 812

Psychologische Hilfen für Eltern 812

Umgang mit dem Sterben auf der Station 813

Ethische Grenzfragen: Reduzierung des Behandlungsumfangs 814

Schlussfolgerung 815

23 Methoden zur Einschätzung der Prognose bei pädiatrischen Intensivpatienten 816

T. Elouahidi

Scoresysteme in der Kinderintensivmedizin 816

Kinderintensivscores 817

Kindertraumascores 818
    Präklinische Triagesores 819
    Klinisch-anatomische Traumascores 819

24 Weiterbildung in der pädiatrischen Intensivpflege 821

K. Tegtmeyer

Gesetzliche Grundlagen 821

Struktur der Weiterbildung 821

Theoretischer Unterricht 821
Praktische Weiterbildung 822
Examen 822

1 Historische Entwicklung der pädiatrischen Notfall- und Intensivmedizin

W. Brömme

Luftnot und Erstickungsnot sind seit Menschengedenken eine Herausforderung an die ärztliche Kunst. So berichtete Galen (129–199) in seinen umfangreichen Schriften über Luftröhrenschnitte bei Patienten mit Erstickungssymptomen. De Garengeot beklagte 1720, dass der Luftröhrenschnitt zumeist viel zu spät vorgenommen wurde, wenn der Patient bereits lebensbedrohlich krank war.

Kasuistische Mitteilungen der mittelalterlichen Medizin über Behandlungsversuche der akuten respiratorischen Insuffizienz blieben ohne nachhaltige Impulse für die Entwicklung der Notfallmedizin.

Zur Zeit Ludwig XIV. gewannen zunehmend Männer der Wissenschaft Einfluss auf die Geburtshilfe, die im Frankreich des 17. Jahrhunderts einen bedeutenden Aufschwung erlebte. Mittelpunkt war das Hotel Dieu in Paris, in dem Amboise Paré (1510–1590) neuartige chirurgische Techniken einführte und so zum Anziehungspunkt für Heilkundige aus aller Welt wurde.

Unter dem Einfluss Parés begann in der Geburtshilfe, die bis dahin ganz in den Händen der Hebammen lag, die Rivalität zwischen Hebammen und Ärzten sich zugunsten Letzterer zu verändern. Die Versorgung atemgestörter („scheintoter") Neugeborener spielte in den frühen Schriften, dem Hebammenbuch der Mercurio (1653) und der Königlich Preußischen und Brandenburgischen Hofe-Wehe-Mutter Siegemundin (1723) noch keine Rolle.

Vor der Royal Society of London demonstrierte Robert Hook am 24. 10. 1667 („...zum 2. Male und allen Zweiflern zum Trotz", Hook) ein Aufsehen erregendes Experiment: Die Beatmung eines Hundes mit 2 Blasebälgen, mit denen er den Zusammenhang zwischen Atmung, Herz- und ZNS-Funktion zeigen konnte. Ein durch Beatmung reversibler Herzstillstand und schließlich das Auftreten von Krämpfen demonstrierten das Verbundsystem der Vitalorgane.

Als einer der Ersten überhaupt erwähnte Tebesius 1759 in seiner „Hebammenkunst" die Einblasung von Luft in den Mund des nicht atmenden Neugeborenen, wobei die Nase zuzuhalten und der Mund zuvor von Schleim zu reinigen sei. 3 Jahre später, 1762, schrieb der Engländer Smellie in der 4. Auflage seines Hebammenbuchs:

„...and the child was some times recovered by blowing into the mouth with silver canula, so as to expand the lung."

Das silberne Röhrchen führte Smellie jedoch nicht in die Luftröhre ein, sondern nur bis zur Zungenwurzel.

In den folgenden Jahren mehrten sich Berichte über die erfolgreiche Reanimation Neugeborener durch Mund-zu-Mund-Beatmung (Lavallee 1776, Frank 1780, Sue der Jüngere 1786). Frank empfahl, man solle den Befehl des Preußischen Königs vom 19. 11. 1775, jedem, der ein Menschenleben rette, 10 Taler aus der Königlichen Kasse zu zahlen und 5, wenn seine Mühe vergeblich war, auch auf die Hebammen anwenden. Man müsse allerdings den Beweis fordern, dass sie in Reanimation gut ausgebildet seien und bei Scheintoten alles zur Rettung getan hätten.

Mit der Entdeckung des Sauerstoffs durch Scheele (1771) und später Bristley schien ein universelles Therapeutikum gefunden worden zu sein. Hunter empfahl 1776 den Einsatz bei Ertrunkenen und Neugeborenen. Wenig später intubierte der vielseitig arbeitende Chaussier in Paris scheintote Neugeborene endotracheal mit einem Metalltubus. Ein scheibenförmiger Schwamm proximal der Katheterspitze sollte das retrograde Entweichen der Luft aus dem Kehlkopf verhindern. Zur Beatmung verwendete er eine Apparatur, die aus einem Blasebalg und Sauerstoff in einer Schweinsblase bestand. Die Methode fand zunächst schnell Verbreitung, geriet aber bald in Misskredit durch autoptisch nachgewiesene Lungenzerreißungen (Depaul 1845).

Heute können wir einschätzen, dass die Jahrzehnte anhaltende Kontroverse über die *endotracheale Intubation Chaussiers* auf fundamentale methodische Fehler zurückzuführen war:

- Der gebogene und distal abgeflachte Tubus war für die blinde endotracheale Intubation sehr gut geeignet; er trug seitlich 2 Öffnungen, die den Rückstrom des Atemgases behinderten und leicht verstopfen mussten.
- Es kam folglich zur Überblähung der Lunge und Pneumothoraxbildung, was die Kritiker Chaussiers als Hauptargument gegen die Intubationsmethode anführten.
- Die blind durchgeführte Intubation war schwierig, Misserfolge für den Ungeübten häufig.
- Der Blasebalg – so muss angenommen werden – war für die Neugeborenenbeatmung ein zu grobes Instrument.

Auch die Mund-zu-Mund- und Mund-zu-Tubus-Beatmung (Stempelmann 1866) geriet in die Kritik, nachdem Blumenbach 1783, begründet durch Experimente an Hunden, die Behauptung aufstellte, dass der hohe Kohlensäuregehalt der Exspirationluft zum Tode führe. Als Alternative wurde auch die peranale Beatmung vorgeschlagen (Plenk 1866).

Andere konstruierten Apparate, mit denen atmosphärische Luft zur Beatmung appliziert wurde (Aitken 1789, Hill 1800).

1857 publizierte Marshall Hall in England eine 111 Seiten umfassende Schrift über die Wiederbelebung Ertrunkener, die in Europa nachhaltigen Eindruck hinterließ. In beeindruckenden Tierversuchen wies Hall die Bedeutung der CO_2-Intoxikation durch Rückatemversuche nach und beschrieb eine Gradeinteilung der akuten Atemstörungen. Er erkannte, dass der O_2-Aufnahme und CO_2-Abgabe durch die Lunge Verbrennungsprozesse im Stoffwechsel zugrunde liegen. Zugleich stellte er eine neue Reanimationsmethode vor, die er Prenopnœa nannte.

In zahlreichen Untersuchungen hatte Hall die Schwierigkeiten der Beatmung durch das Zurückfallen der Zunge oder Erbrechen bei Ertrunkenen nachgewiesen. Alternativ platzierte er Ertrunkene in Bauchlage (Pronation), komprimierte den Thorax seitlich oder dorsal (Exspiration), um dann durch Seitwärtslagerung des Unfallopfers mit Hilfe der Rückstellkräfte des Thorax eine Inspiration zu erzeugen. Die Drehung und der damit verbundene Beatmungseffekt konnte bis 17-mal pro Minute durchgeführt werden. Die Effektivität der Methode wies Hall mit einem Katheter in der Nase nach, der in eine Wasserflasche getaucht war und den Ein- und Ausatemstrom der Luft während des Reanimationsmanövers anzeigte.

Hall hatte in seiner Arbeit die 6 Regeln der Royal Human Society zur Behandlung von Ertrunkenen schonungslos kritisiert. Sie beinhalteten im Wesentlichen die Erwärmung des Körpers durch warme Bäder. Hall hatte indessen durch sorgfältige Tierversuche nachgewiesen, dass die Wärmeanwendung bei apnoischen Mäusen die Prognose erheblich verschlechterte. Mit scharfen Worten geißelte er die Verzögerung der hohen und offenbar verärgerten Behörde und ließ die Arbeit „Prone and Postural Respiration in Drowning, and other Forms of Apnoe or Suspended Respiration" auf eigene Kosten drucken. Sie erschien in mehreren medizinischen Publikationsorganen.

Während die Intubation weiter Befürworter fand und in Einzelheiten verbessert wurde (Hüter 1863, Stempelmann 1866), führte Schulze in Greifswald 1866 eine Reanimationsmethode für Neugeborene ein, die sich auf das Prinzip der Hall-Methode berief.

Bei dem als *„Schultze-Schwingungen"* bekannt gewordenen Verfahren wird das asphyktische Neugeborene nach unten hängend an den Schultern gefasst und mit Schwung aufwärts bewegt, wobei Becken und Beine auf dem Höhepunkt taschenmesserartig nach vorn überklappen und durch den entstehenden intraabdominalen Druck das Zwerchfell nach kranial bewegen (Exspiration, Fruchtwasserexpression aus den Atemwegen). Durch Abwärtsbewegung zwischen die gespreizten Beine des Geburtshelfers erfolgt die Streckung des Körpers mit einer Zwerchfellbewegung nach unten (Inspiration). Schultze hatte die bisherigen Methoden der Lufteinblasung und Intubation einer durchaus profunden Kritik unterzogen und die Schwingungen jahrelang mit Erfolg angewendet. Eigene Sektionsbefunde, darunter eine Hirnblutung und eine Ablösung der Hinterhauptsschuppe, wurden nicht mit der Methode in Zusammenhang gebracht.

Die Einfachheit der Schultze-Schwingungen führte schnell zur Verbreitung der Methode und wurde bis in das 20. Jahrhundert in der Geburtshilfe praktiziert. Gehörten doch bis zu diesem Zeitpunkt eine Vielzahl von Behandlungsmethoden zum Repertoire der Geburtshelfer des 19. Jahrhunderts, um scheintote Neugeborene zu reanimieren.

Behandlungsmethoden der Geburtshelfer zur Wiederbelebung Neugeborener im 19. Jahrhundert:
- Eintauchen in kaltes und warmes Wasser,
- Schläge auf die Nates,
- Reizungen der Nasenschleimhaut durch ätzende Substanzen oder Federkiele,
- Brennen einzelner Körperteile,
- Schwenken durch die Luft,
- elektrische Reizungen des N. phrenicus (Hall 1867), des Ösophagus und der Trachea,
- Funkenziehen aus dem Körper oder Leitung elektrischer Funken vom Sternum zur Wirbelsäule (Pernice 1864),
- Tabakklistiere oder das Einblasen von Tabakrauch mit Hilfe einer brennenden Tabakspfeife, auf deren Kopf ein 2. Pfeifenkopf aufgesetzt und der Tabakrauch auf diese Weise rektal appliziert wurde, „...denn der Darm stirbt zuletzt...", bemerkte dazu Stein (1805) mit Überzeugung.

1802 wurde in Europa die erste Kinderklinik mit 300 Betten für Kinder im Alter von 2–15 Jahren in Paris eröffnet. Das Hôpital des Enfants Malades war nicht nur einzige Ausbildungseinrichtung für Kinderheilkunde, es brachte auch zahlreiche wissenschaftliche Arbeiten hervor.

So beschrieb Bretonneau 1828 das Krankheitsbild der Diphtherie, das bis dahin als Rachenbräune, Suffocatio stridula, maligne Angina, gangränöse Angina, Laryngitis couposa und Croup bekannt war und von Bretonneau den Namen Diphtherie erhielt. Die Diphtherie, die zu dieser Zeit mit Essigklistieren, Quecksilber, Aderlässen, Kalomel oder an den Hals angesetzten Blutegeln behandelt wurde (Home 1809), führte bei Kindern unter 2 Jahren fast immer zum Tode, auch größere Kinder überlebten selten. Es war das Verdienst Bretonneaus, erstmals den Erstickungstod bei Kehlkopfdiphtherie durch Tracheotomie erfolgreich zu behandeln.

Achtungsvoll würdigte sein Schüler Trousseau die Verdienste Bretonneaus und perfektionierte die Technik der Tracheotomie, z. B. durch Einführung der Doppellumenkanüle. 1868 konnte Trousseau mehr als 200 Tracheotomien bei Diphtherie vorweisen, es überlebten ca. 25 %. Allerdings starben die tracheotomierten Kinder zumeist nicht an der Grunderkrankung, sondern an Hospitalinfektionen wie Scharlach, Masern und Keuchhusten, die in den Kinderkliniken des 19. Jahrhunderts endemisch waren. Trousseau hielt eine Halbierung der Todesfälle für möglich, wenn die Operation in einer Privatpraxis durchgeführt werden könnte (Trousseau 1868).

Das große Ansehen, das sich Trousseau in der Behandlung der Diphtherie erworben hatte und die Rivalität gegenüber alternativen Behandlungsmethoden waren die Gründe, warum die Pariser Ärzteakademie 1858 nach heftigen Debatten eine Intubationsmethode Bouchuts ablehnte, die wenige Jahrzehnte später von O'Dwyer eingeführt und weltweit als Behandlungsmethode des diphtherischen Croups anerkannt werden sollte und eine neue Ära der Intubationstechnik einleitete.

Bouchuts Intubationsmethode basierte auf einem 2 cm langen, runden Silberröhrchen, das nach Ertasten des Kehlkopfeingangs mit dem Finger in die Glottis eingeführt und mit einem nach außen geleiteten Faden fixiert wurde. Von 7 intubierten Patienten überlebte nur einer, nachdem er nachträglich tracheotomiert worden war, auch einer der Gründe, warum die Pariser Akademie die Methode ablehnte.

Am 02. 06. 1887 trugen O'Dwyer u. Mitarb. in einer Sitzung der Academy of Medicine in New York eine Intubationsmethode vor, die großes Aufsehen erregte. Im Gegensatz zur Pariser Ärzteakademie, die die gleichartige Methode Bouchuts abgelehnt hatte, wurden O'Dwyers Darlegungen als „...one of the great advances in this age of medical discoveries..." eingeschätzt (von Bókay 1900).

O'Dwyer hatte 1880 unter dem Eindruck massenhaften Kindersterbens in New York, mit 700–1000 Todesfällen an Diphtherie jährlich, als ärztlicher Betreuer des Findelhauses der Stadt den qualvollen Erstickungstod dieser Kinder in allen seinen Stadien miterlebt und die klinische Symptomatik in beeindruckender Genauigkeit aufgezeichnet (O'Dwyer 1887). Im New Yorker Findelhaus, das 1869 gegründet worden war, überlebte bis 1880 kein einziges Kind mit Diphtherie, das tracheotomiert worden war, sodass dieser Eingriff völlig in Misskredit geriet (von Bokay 1900).

Zunächst hatte O'Dwyer versucht, durch Einführung eines Katheters durch Mund oder Nase Kinder mit Erstickungssymptomen zu behandeln. Zäher eitriger Schleim und die diphtherischen Borken führten regelmäßig zu Tubusobstruktionen, sodass O'Dwyer diese Methode aufgab. Unter der Vorstellung, dass ein kurzer Tubus in geringerem Maße der Obstruktion ausgesetzt sei, begann O'Dwyer mit kurzen, im Kehlkopf verankerten Metalltuben zu experimentieren, die während des Schluckakts durch die Epiglottis verschlossen wurden und somit die Ernährung der Kinder erlaubten. Zunächst benutzte O'Dwyer einen 2-blättrigen Tubus, den er selbst aus mehrschichtigem Guttapercha anfertigte, in dessen Spalten jedoch Diphtheriemembranen oder Schleimhaut eindrangen und das Lumen verlegten. 3 Jahre experimentierte O'Dwyer mit dieser Tubusform, mit der er 1882 erstmals seit Gründung des Findelhauses einen Diphtheriepatienten erfolgreich behandeln konnte. Dennoch befriedigte O'Dwyer die Komplikationshäufigkeit des 2-blättrigen Tubus nicht. Nach 3-jährigen Versuchen setzte er 1884 die Intubation mit einem flachovalen Metalltubus fort, die mit der erfolgreichen Intubation eines 4-jährigen Kindes am 21. 05. 1884 in eine neue Phase traten. 7 weitere Patienten starben jedoch, d. h. in 5 Jahren waren nur 2 Intubationen erfolgreich.

Ungeachtet dieser Ergebnisse setzte O'Dwyer seine Bemühungen fort und ließ von H. Keller in der 47. Straße immer neue Tubusvarianten herstellen. Nach Messungen an Kinderleichen und sorgfältigen klinischen Beobachtungen modifizierte er Tubusgrößen und -formen altersentsprechend nach anatomischen Gegebenheiten, verlängerte die Tuben bis zur Bifurkation, verkürzte sie wieder, bis die endgültige Form gefunden war. Das Material bestand jetzt aus außen geglätteter Bronze und war verhältnismäßig schwer. Das Prinzip der *Tubage* bestand in der Einführung eines 2,54 cm langen, im Querschnitt elliptischen Metalltubus, dessen proximales Ende sich verjüngte und zu einem abgeschrägten Konus erweiterte, der über den Stimmlippen festsaß. An einer Öse im Konus war ein ca. 45 cm langer, geflochtener Seidenfaden befestigt, der die Dislokation des Tubus nach distal verhindern und eine schnelle Tubusentfernung gewährleisten sollte (O'Dwyer 1885). Der herausgeleitete Faden wurde hinten am Hals oder hinter den Ohren befestigt (Abb. 1.1).

Während der Intubation saß der Patient auf dem Schoß einer assistierenden Person, die das Kind nach einem festgelegten Ritus halten musste. Mit dem linken Zeigefinger wurde nach Einsetzen des Mundsperrers die Epiglottis getastet und unter Führung des Zeigefingers der Tubus innerhalb von 15 s eingesetzt. Die Tubage erfolgte im Durchschnitt über 5 Tage. Zunächst hatte O'Dwyer in der Erprobungsphase 65 Patienten im New Yorker Findelhaus intubiert, von denen 9 überlebten. Alle litten an schwerer Atemnot. In der folgenden Statistik mit 50 Patienten verstarben 12.

Der Ruf nach einer Behandlungsmethode der „mörderischsten Krankheit der Kinderjahre" (Siegert 1900) führte schnell zu einer weltweiten Verbreitung und Anwendung der Methode O'Dwyers.

Henderson führte 1928 die Maskenbeatmung asphyktischer Neugeborener mit einem Sauerstoff-Kohlendioxid-Gemisch ein. 1929 entwickelten Drinker u. Show den ersten für Kinder geeigneten Tankrespirator, der in verbesserter Form als „eiserne Lunge" universelle Anwendung fand.

1933 erfolgte die Gründung einer „Society for the Prevention of Asphyxial Death" in den USA unter Flagg.

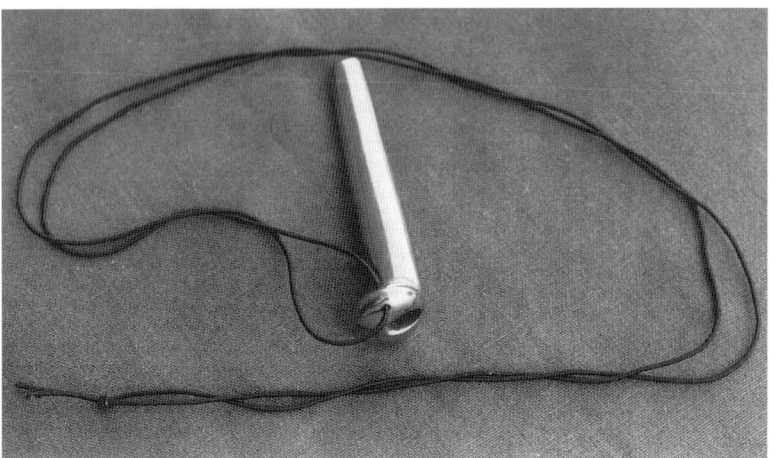

Abb. 1.1 Metalltubus nach O'Dwyer aus dem Bestand der Martin-Luther-Universität Halle. Im Tubuskonus ist die Zahl 12 eingestanzt, d. h. dieser Tubus war für Kinder im 12. Lebensjahr bestimmt (mit freundlicher Genehmigung von Prof. Dr. em. G. Veron, Halle).

Über ersten Erfolge prolongierter Neugeborenenreanimation berichtete 1950 Bloxsom.

Donald u. Lord (1953) beatmeten 13 Neugeborene mit Atelektasen bzw. Atemnotsyndrom mit Hilfe eines modifizierten, patientengesteuerten Trinker-Respirators, dessen Störanfälligkeit hervorgehoben wurde. Sie warnten vor der Intubation, weil ein Patient an einer Tubusverstopfung verstarb, und gaben der Sauerstoffinsufflation in den Magen (Yllpö 1935) den Vorzug.

Die ersten Beatmungserfolge bei einer größeren Zahl von Neugeborenen mit Tetanus erzielten Smythe u. Pull (1959). Sie führten eine Überdruckbeatmung nach Tracheotomie und Relaxation durch und konnten die Letalität beim Tetanus neonatorum von fast 100 % auf unter 20 % senken. Es folgten kontrollierte Studien über IPPV (intermittent positive pressure ventilation) bei Tetanus neonatorum (Wright u. Mitarb. 1961) und RDS (respiratory distress syndrome) (Reid u. Mitarb. 1967, Murdock u. Mitarb. 1970) sowie Beatmung mit INPV (intermittant negative pressure ventilation) (Silverman u. Mitarb. 1967).

Die Überlebenschancen beim RDS schwankten zwischen 0–44 % in diesen ersten Publikationen (Heese u. Mitarb. 1963, Delavoria-Papadopoulos u. Mitarb. 1963, Stern u. Mitarb. 1968, Murdock u. Mitarb. 1970, Helmrath u. Mitarb. 1970), obwohl die Prinzipien der Puffertherapie mit Bicarbonat und Tham (Usher 1963, Sinclair 1966) bereits eingeführt und ihr günstiger Einfluss auf die Letalitätsrate beim RDS erwiesen waren.

Zunächst musste bezweifelt werden, ob die Respiratortherapie tatsächlich die Letalität beim RDS beeinflussen konnte. Die Arbeiten von Reid u. Mitarb. (1967) sowie von Murdock u. Mitarb. (1970) stützten diese Zweifel. Bis dahin bestand die Beatmungsindikation bei:
- Auftreten von Apnoeanfällen,
- Bradykardie,
- Atem- und Herzstillstand.

Die Prognose war somit von vornherein schlecht (Illingsworth u. Mitarb. 1957). Bosten u. Mitarb. (1976) fanden bei 51 RDS-Kindern eine Sterberate von 79 %, wenn nach 10 Stunden in einer Sauerstoffatmosphäre von 100 % der paO$_2$ unter 13,3 kPa lag.

Bei Stahlmann u. Mitarb. (1970) betrug die Letalität 95 %, wenn unter Hypoxiebedingungen der paO$_2$ unter 6,65 kPa fiel.

Der Sauerstoffpartialdruck als Parameter zur Beatmungsindikation bekam zunehmend Bedeutung, z. B. wurde am Center for Premature Infanta in Stanford bis 1966 dann beatmet:
- wenn der paO$_2$ unter Hyperoxiebedingungen 5,32 kPa oder geringer war,
- bei Bradykardien,
- bei Herzstillstand (Daily u. Mitarb. 1971).

Später stützte sich die Beatmungsindikation auf Parameter wie pH-Wert, paO$_2$ unter Sauerstoffbeatmung und paCO$_2$ als Score (Smith u. Mitarb. 1969). Heese u. Mitarb. (1970) beatmeten, wenn ein einziger Apnoeanfall auftrat, Swyer u. Mitarb. (1970), wenn bei Neugeborenen eine einfache Wiederbelebung nicht erfolgreich war und mehrere über 30 s dauernde Apnoeanfälle innerhalb von 30 Minuten auftraten. Lemburg u. Stremmann (1971) betonten, dass ein kompletter Atem- oder gar Herzstillstand die Prognose von Neu- und Frühgeborenen beträchtlich vermindert.

Dass ein paO$_2$ unter 6,65 kPa für das Neugeborene kritisch ist und die Wärmeregulationsfähigkeit vermindert, hatten bereits Scopes u. Mitarb. 1966 beschrieben, wenn auch bei diesem Partialdruck die Prognose nicht sicher als ungünstig einzuschätzen war (Murdock u. Mitarb. 1970, Helmrath u. Mitarb. 1970). Als weniger zuverlässig erwies sich der paCO$_2$ als Beatmungsindikation, da erst Werte über 13,3 kPa mit einer hohen Letalität belastet waren, wenn nicht gleichzeitig eine schwerwiegende Hypoxie bestand (Delavoria-Papadopoulos u. Mitarb. 1963, 1964, 1965).

Noch 1971 war man sich lediglich über die Ultima-Ratio-Indikation für die Respiratortherapie beim RDS einig:

- zunehmende Apnoeanfälle, die durch Maskenbeatmung nicht zu beheben waren,
- Zyanose unter 100% Sauerstoffatmung und nach pH-Korrektur,
- Zyanose mit Apnoeanfällen (Tosberg u. Mitarb. 1973).

Eine Reihe von Scores für die Beatmungsindikation hatten sich bis dahin nicht durchsetzen können (Obereicht 1973), in denen der Sauerstoffpartialdruck unter Hypoxiebedingungen eine wichtige, wenn auch nicht unbestrittene Rolle spielte.

Die Prinzipien der Intermittent Positive Pressure Ventilation (IPPV) im Kindesalter wurden 1960 von 3 Zentren entwickelt:
- Cape Town, Südafrika (Heese u. Mitarb. 1963, 1970; Harrison u. Mitarb. 1969),
- Aberdeen, Schottland (Tunstall u. Mitarb. 1968),
- Stanford, Californien (Smith u. Mitarb. 1969, Daily u. Mitarb. 1971).

Die Bedingungen für eine erfolgreiche Langzeitbeatmung verbesserten sich durch die Einführung der prolongierten nasotrachealen Intubation mit Plastetuben durch Brandstater (1962), die in den folgenden Jahren zunehmend Anwendung fand (Allen u. Steven 1965, McDonald u. Stocks 1965, Reid u. Tunstall 1966, Markham u. Mitarb. 1967, Striker u. Mitarb. 1967, Abbott 1968).

Von anderen Autoren wurden Masken zur Beatmung verwendet (Buck u. Mitarb. 1965, Swyer 1970, Gruber u. Mitarb. 1970, Helmrath 1970), die jedoch zu Gesichtsödemen und Aufblähung des Magens führten und sich nicht durchsetzen konnten. Auch die Tracheotomie wurde weiterhin durchgeführt, um die Nebenwirkungen der Intubation zu umgehen (Barnes u. Mitarb. 1969, Glover 1970). Bald kam es zu kritischen Auseinandersetzungen über die Vor- und Nachteile von Intubation und Tracheotomie besonders bei Neugeborenen und Säuglingen (Bosina 1970, Sonntag u. Opitz 1971), nachdem Kachauer u. Mitarb. (1969) als auch Sonntag u. Opitz schadlose prolongierte Intubationen mit Plastiktuben über 80 Tage vorgenommen hatten. Auch Markham u. Mitarb. (1967) hatten Kinder 4 Wochen mit Plastiktuben komplikationslos intubiert.

Harrison u. Mitarb. wiesen 1968 darauf hin, dass die arterielle Sauerstoffspannung im Blut bei Kindern mit RDS absinkt, wenn sie intubiert werden und somit die Exspiration gegen die geschlossenen Stimmlippen (Grunting, Knorksen) wegfällt. Auch wurden häufiger Atelektasen beobachtet. Die Einführung des Continuous Positive Airway Pressure (CPAP) bei spontanatmenden Kindern mit RDS bzw. des Positive Endexspiratory Pressure (PEEP) in die Beatmungstechnik 1971 durch Gregory u. Mitarb. war deshalb eine folgerichtige Modifikation der Beatmungstherapie, die sich als fundamentaler Grundsatz auch für die Erwachsenenmedizin erwies. Denn das Grunting war als eine Form des endexspiratorischen Drucks zu interpretieren, durch den dem Alveolarkollaps infolge Surfactantmangel entgegengewirkt wurde.

Während sich nach Swyer durch die Respiratortherapie allein, auch unter Berücksichtigung der verbesserten Allgemeintherapie, vor 1970 die Überlebenschancen beim RDS um 15% erhöhten (Swyer 1970), waren es nach Einführung des kontinuierlich erhöhten Ausatmungsdrucks 50% (Chernick 1972). Im Krankengut von Dangel überlebten 1959 und 1970 50%, nach Einführung von CPAP, PEEP und volumengesteuerten Respiratoren 73% der beatmeten Neugeborenen mit RDS (Dangel 1974).

Die Anwendung von CPAP erfolgte:
- anfangs über Endotrachealtuben und eine von Gregory angegebene Kopfbox (Gregory 1971),
- später folgten:
  - Plastiksäcke, in die der Kopf der Kinder gebracht wurde (Barrie 1972),
  - Gesichtsmasken (Rhodes u. Hall 1973),
  - CNP (continuous negative chest wall pressure) (Chernick u. Vidyasager 1972, Outerbridge u. Mitarb. 1972),
  - Nasal-CPAP (Agostino u. Mitarb. 1973, Kattwinkel u. Mitarb. 1973, Harris u. Mitarb. 1974).

Die eigentliche Entwicklung moderner Beatmungsgeräte, die auch für Früh- und Neugeborene optimal geeignet waren, setzte erst nach 1970 ein. Noch 1970 kamen Dick u. Emmrich auf dem 1. Symposium für Kinderintensivpflege in Mainz zu dem Schluss, dass ein universell einsetzbarer Respirator für Kinder nicht zur Verfügung stehe und die derzeitigen Respiratoren für Neugeborene und Säuglinge (z.B. Amsterdam-Infant, Bird-Infant, Blease oder Starling) nicht den atemphysiologischen Anforderungen entsprachen (Dick u. Emmrich 1971). Auch die Entwicklung geeigneter Überwachungsgeräte für die pädiatrische Intensivpflege setzte erst in den letzten Jahren ein (Emmrich 1975).

Obwohl die Behandlung der Ateminsuffizienz, besonders in der Kinderheilkunde, ein zentrales intensivmedizinisches Problem ist, sind die Erfolge der Kinderintensivtherapie auf Fortschritte in vielen anderen Gebieten zurückzuführen:

Bilanzierte Infusionstherapie und Lösung von Stoffwechselproblemen. Sie stand in der Pädiatrie früher zur Diskussion als in anderen Fachdisziplinen (Emmrich 1975).

Parenterale Ernährung über zentrale Venenkatheter. Sie wurde von Duffy 1949 bei Erwachsenen eingeführt und setzte sich zunehmend auch in der pädiatrischen Intensivmedizin durch (Filler u. Eraklis 1970, Emmrich 1971).

Neue Einsichten in die Pathophysiologie, Klinik und Therapie des Schocks und der Verbrauchskoagulopathie (Lasch u. Mitarb. 1961). Sie gaben den Anstoß, diese

Problematik auch für das Neugeborenen- und Kindesalter zu bearbeiten (Bleyl u. Mitarb. 1968).

Dialyse bei Kindern. Sie entwickelte sich zu einem selbständigem Fachgebiet. Seger hatte 1960 die erste Peritonealdialyse bei Vergiftungen im Kindesalter durchgeführt.

Erkennung und Inangriffnahme hygienischer Probleme. Auch dies war ein großer Fortschritt im Rahmen der pädiatrischen Intensivmedizin (Edmonson u. Mitarb. 1966, Daschner u. Marget 1973).

Erfolge in den operativen Fächern. Sie hatten ebenfalls wesentlichen Einfluss auf die Kinderintensivtherapie. Die Korrektur angeborener Herzfehler (Gross u. Hubbard 1939, Blalock u. Taussig 1945, Lillehei 1956, Baffes u. Mitarb. 1957) und große neuro- und kinderchirurgische Eingriffe machten eine spezialisierte kinderintensivtherapeutische Betreuung in der prä- und postoperativen Phase erforderlich. Unter diesen Aufgabenstellungen entstanden in den USA 1956 in Baltimore, 1961 in Pittsburgh zentrale Intensivstationen (Safar u. Mitarb. 1961). Interdisziplinäre pädiatrische Intensivstationen für Kinder aller Altersstufen folgten wenige Jahre später zunächst in den USA (Bachmann u. Mitarb. 1967, Kampschulte u. Safar 1973), in Europa 1965 in Zürich (Dangel 1974) und Mainz (Köttgen u. Jüngst 1968), 1969 in Berlin-Buch und München (Schöber u. Mitarb. 1971).

Literatur

Abbott TR (1968) Complications of prolonged nasotracheal intubation in children. Brit J Anaesth 40: 347–353

Agostino R, Orzalesi M, Nodari S, Mandicini M, Lonca L, Savigroni PG, Picece-Bucci S (1973) Continuous positive airway pressure (CPAP) by nasal cannula in the respiratory distress syndrome (RDS) of the newborn. Pediat Res 7: 50–53

Aitken (1789) Grundsätze der Entbindungskunst. 3. Ausgabe, Englische Übersetzung von Spohr CH. Nürnberg: p. 22

Allen TH, Steven JM (1965) Prolonged endotracheal intubation in infants and children. Brit J Anaesth 37: 566–573

Bachmann L, Downess JJ, Richards CC (1967) Organisation and function of an intensive care unit in a childrens hospital. Anaesth Analg (Cleve) 46: 570–574

Baffes TG, Riker W, DeBoer A, Potte WJ (1957) Surgical correction of transposition of the sorte and the pulmonary artery. J Thoracic Surg 34: 469–484

Barnes ND, Glover WJ, Hull D, Millner AD (1969) Effects of prolonged positive-pressure ventilation in infancy. Lancet II: 1096–1099

Barrie H (1972) Simple method of applying continuous positive airway pressure in respiratory-distress syndrome. Lancet 1972/I: 776–777

Bleyl U, Büsing C, Krempien B (1968) Pulmonale hyaline Membranen und perinataler Kreislaufschock. Virchows Arch A 348: 187–204

Bloxsom A (1950) Resuscitation of the newborn infant. Use of the positive pressure oxygen air lock. J Pediat 37: 311–314

Blumenbach (1783) Medic. Bibliothek, Göttingen, Bd. I, Th 1: p. 173

von Bókay J (1900) Gedenkrede über Dr. Josef O'Dwyer. Jb Kinderheilkd 51: 544–559

Bosina E (1970) Die Tracheotomie im Säuglingsalter. Z Kinderchir 8: 16–22

Bouchut ME (1858) Sur une nouvelle méthode de traitement du croup par le tubage du larynx. Comptes Rendus Des Séances De L'Akadémie Des Sciences (Paris) 55: 476–478

Brandstater B (1962) Prolonged intubation: an alternative to tracheotomy in infants. Berichte 1. Europ. Kongress für Anästhesie. Beitrag 106, Wien

Breithaupt JC (1774) Anweisung zum mechanischen Gebrauche der Steinschen Brustpumpe, besonders des dazugehörigen Nebenapparates. H. Schmidt, Fürstl. Hessischer Hofbuchdrucker

Bretonneau P (1878) Des inflammations spéciales du tissu muqueuse et en particulier de la diphtérie, ou inflammation pelliculaire, connue sous le nom de croup, d'angine maligne, d'angine gangreneuse etc. Paris

Buck JB, McCormack WC (1965) A nasasl mask for concentration as a guide to potassium needa. JAMA 164: 959

Charnick V, Vidyasager D (1972) Continuous negative chest wall pressure in hyaline membrane disease: one year experience. Pediatrics 49: 753–760

Chaussier (1780/81) Histoire de la Société royale de medicine. Paris: p. 346–354

Chaussier (1808) Secours a donner aux enfants, qui naissent sans offrir des signes de vie. Paris: p. 163

Daily WJR, Meyer HBP, Sunshine P, Smith PC (1971) Mechanical ventilation of newborn infants, scoring system for selection of infants. Anaesthesiol 34: 119–126

Dangel P (1974) Organisation und Taktik der Intensivbehandlung von pädiatrischen und kinderchirurgischen Patienten. Klin Pädiat 186: 120–123

Daschner F, Marget W (1973) Intensivpflegestation – ein Mekka für Bakterien. In Lemburg P (Ed.) Pädiatrische Intensivpflege. Stuttgart: F. Enke Verlag

Delavoria-Papadopoulos M, Levison H, Swyer PR (1965) Intermittent positive pressure respiration as a treatment in severe respiratory distress syndrome. Arch Dis Child 40: 474–479

Delavoria-Papadopoulos M, Swyer PR (1963) An experimental study of the possibility of reversing the biochemical changes of terminal hyaline membrane disease by assisted ventilation (abstract). J Pediat 63: 733

Dick W, Emmrich P (1971) Beatmungsgeräte auf einer pädiatrischen Intensivpflegestation. Pädiatrische Intensivpflege. 1. Symp. 17.-18. 4. 1970 in Mainz. In: Köttgen U, Jüngst B-K, Toussaint W, Emmrich P (Hrsg.) Beihefte Arch Kinderhk 63: 52–57

Drinker P, Show LA (1929) An apparatus for the prolonged administration of artificial respiration, I.A., design for adults and children. J Clin Invest 7: 229–232

Duffy BJ (1949) The clinical use of polyethylene tubing for intravenous therapy. Am Surg 130: 929–936

Edmonson EB, Reinarx CJA, Pierce AK, Sanford JP (1966) Kabulisation equipment. A potential source of infection in gram-negative pneumonias. Am J Dis Child 111: 357–360

Emmrich P (1971) Die Anwendung des Cavakatheters in der pädiatrischen Intensivpflege. Mschr Kinderheilk 119: 218–222

Emmrich P (1975) Organisation, Möglichkeiten und Grenzen der pädiatrischen Intensivmedizin. Pädiatrische Intensivmedizin. In Emmrich P (Hrsg.) Schriftenreihe Intensivmedizin, Notfallmedizin. Anästhesiologie, Bd. 3, Stuttgart, Georg Thieme Verlag: S. 1–4

Filler RM, Eraklis AJ (1970) Care of the critically ill child: Intravenous alimentation. Pediatrics 46: 456–461

Glover WJ (1970) Nasotracheal intubation and tracheostomy in intensive care in infants. Acta Anaesth Scand (Suppl) 37: 62–69

Gregory GA, Kittermenn JA, Phibbs RH, Tooley WH, Hamilton WK (1971) Treatment of the idiopathic respiratory distress syndrome with continuous positive airway pressure. New Eng J Med 284: 1333–1338

Gross RE, Hubbard JP (1939) Surgical ligation of a patient ductus arteriosus. Report of first successful case. JAMA 112: 729–731

Gruber HS, Marshall HK (1970) Intermittend mask and bag therapy: An alternative approach to respirator therapy for infants with severe respiratory distress. J Pediat 76: 194–201

Hall M (1857) Prone and Postural Respiration in Drowning, and other Forms of Apnoea or Suspended Respiration. The British and Foreign Medico-Chirurgical Review, London, Ed. by his Son

Hamilton G (1855) On Asphyxia Neonatorum and Infantile Mortality of Birth. Monthly J Med, London, Edinburgh 20. 5. 1855: 401–410

Harris TR, Stevens RC, Nugent M (1974) On the use of nasal continuous positive airway pressure. Pediatrics 53: 768

Harrison VC, Heese HdeV, Klein M (1968) The significance of grunting in hyaline membrane disease. Pediatrics 41: 549–559

Harrison VC, Heese HdeV, Klein M (1969) The effects of intermittent positive pressure ventilation on lung function in hyaline membrane disease. Brit J Anästh 41: 908–917

Heese HdeV, Wittmann W, Malan AF (1963) The management of respiratory distress syndrome of the newborn with positive-pressure respiration. S Afr Med J 37: 123–128

Heese HdeV, Harrison VC, Klein M, Malan AF (1970) Intermittent positive pressure ventilation in hyaline membrane disease. J Pediat 76: 183–193

Helmrath TA, Hodson WA, Oliver jr TK (1970) Positive pressure ventilation in the newborn infant: The use of a face mask. J Pediat 76: 202–207

Henderson Y (1928) The prevention and treatment of asphyxia in the newborn. JAMA 90(8): 583–586

Hill D (1800) Practical Observations on the use of Oxygen or vital air. Med Chirurg Zeitung, Jahrgang 1802, Nr. 3: p. 33

Home F (1809) Untersuchungen über die Natur, Ursache und Heilung des Croup (deutsche Übersetzung) FD Mohr, Bremen

Illingsworth RS (1957) Cyanotic attacks in newborn infants. Arch Dis Child 32: 328–332

Kachauer J, Huault G, Joly J-S, Saint-Martin J (1969) La detresse respiratoire du nouveau-nepar inhalation massive de liquide amniotique. Arch Franc Pediat 26: 743–768

Kampschulte S, Safar P (1973) Development of multidisciplinary pediatric intensive care unit. Crit Care Med 1: 308–315

Kattwinkel J, Flemming D, Cha CC, Fanaroff AA, Klaus MH (1973) A device for administration of continuous positive airway pressure by the nasal route. Pediatrics 52: 131–134

Köttgen U, Jüngst BK (1968) Planung, Organisation und Einrichtung von Intensivbehandlungseinheiten am Krankenhaus. In: Anaesthesiologie und Wiederbelebung 33: 122, Berlin, Springer

Lasch HG, Krecke H-J, Rodriguez-Erdmann F, Sessner H, Schütterle G (1961) Verbrauchskoagulopathien (Pathogenese und Therapie). Folia Hämat 6: 325–334

Lemburg P, Stremmann EA (1971) Die technische Ausrüstung der pädiatrischen Intensiv-Station. Pädiatrische Intensivpflege. 1. Symp. 17.–18. 4. 1970, Mainz. In: Köttgen U, Jüngst BK, Toussaint W, Emmrich P (Hrsg.) Beiheft Arch Kinderhk 63: 38–51

Lillehei CW (1956) Controlled cross circulation for direct vision intracard surgery; correction of ventricular septal defects, A. V. communis and Tetralogy of Fallot. Postgrad Med 17: 388–396

Markham WG, Blackwood MJA, Conn AW (1967) Prolonged nasotracheal intubation in infants and children. CanAnaesth Soc J 14: 11–15

McDonald JH, Stocks JG (1965) Prolonged nasotracheal intubation. Brit J Anaesth 37: 161–173

Murdock AI, Linsac L, Reid MMcC et al. (1970) Mechanical ventilation in the respiratory distress syndrome: A controlled trial. Arch Dis Child 45: 624–633

Otisand GA, Huntington DL (1883) The medical and surgical history of the war of rebellion, Part III, Vol II, Surgical History, Washington

Pernice L (1863) Über den Scheintod Neugeborener. Greifswalder Beiträge, Danzig

Reid DHS, Tunstall ME (1966) Recurrent neonatal apnoe. Lancet I: 786–788

Reid DHS, Tunstall ME, Mitchell RG (1967) A controlled trial of artificial respiration in the respiratory distress syndrome of the newborn. Lancet I: 532–533

Rhodes PG, Hall RT (1973) Continuous positive airway pressure delivered by face mask in infants with the idiopathic respiratory distress syndrome: A controlled study. Pediatrics 52: 17

Safar P, Dekornfeld T, Pearson J (1961) Intensive care unit. Anaesthesia 16: 275–284

Schöber JG, Flamm U, Mantel K, Zickgraf T (1971) Organisation und Krankengut der pädiatrischen Intensivstation. Pädiatrische Intensivpflege. 1. Symp. 17.–18. 4. 1970, Mainz. In: Köttgen U, Jüngst BK, Toussaint W, Emmrich P (Hrsg.) Beiheft Arch Kinderhk 63: 21–31

Schultze BS (1866) Über die beste Methode zur Wiederbelebung scheintod geborener Kinder. Jenaische Z Med Naturwiss 3: 451–456

Schwartz (1858) Die vorzeitigen Atembewegungen, Leipzig

Scopes JW, Ahmed I (1966) Indirect assessment of oxygen requirements in newborn babies by monitoring deep body temperature. Arch Dis Child 41: 25–33

Siegert F (1900) Vier Jahre vor und nach der Einführung der Serumbehandlung der Diphtherie. Jb Kinderheilkd 52: 56–115

Silverman WA, Sinclair JC, Gandy GM (1967) A controlled trial and management of respiratory distress syndrome in a body-enclosing respirator. I. Evaluation of safety. Pediatrics 39: 740

Sinclair JC (1966) Prevention and treatment of the respiratory distress syndrome. Pediat Clin N Amer 13: 711

Smellie W (1752) Treatise on the Theory and Practice of Midwifery. I. Edit. 1756, IV. Edit 1762

Smith PC, Daily WJR, Fletscher G, Balton H, Meyer P, Taylor G (1969) Mechanical ventilation of newborn infants. I. The effect of rate and pressure on arterial oxygenation of infants with respiratory distress syndrome. Pediat Res 3: 244–254

Smythe PM, Pull A (1959) Treatment of tetanus neonatorum with intermittent positive pressure ventilation. Brit Med J 2: 107

Sonntag H, Opitz A (1971) Kritische Bemerkungen zur Frage der primären Tracheotomie bei Säuglingen und Kleinkindern. Z Kinderchir 10: 14–20

Stahlmann MT, Malan AF, Shepard FM, Blankenship WJ, Young WC, Gray J (1970) Negative pressure assisted ventilation in infants with hyaline membrane disease. J Pediat 76: 174–182

Stein GW (1773) Kurze Beschreibung einer Brust- oder Milchpumpe samt der Anweisung zu deren vorteilhaftem Gebrauch bei Schwangeren und Kindbetterinnen. Gedruckt bei Heinrich Schmidt, Fürstl. Hessischen Hofbuchsdrucker

Stempelmann H (1866) Kritisches und Experimentelles über das Lufteinblasen zur Wiederbelebung asphyktischer Neugeborener. Mschr Geburtsk 28: 184–209

Stern L, Ramos AD, Outerbridge EW, Beaandry PH (1968) Management of respiratory failure in the newborn infant with a negative pressure respirator (abstract). Pediat Res 2: 400

Striker TW, Stool S, Downess JJ (1967) Prolonged nasotracheal in infants and children. Arch Otolaryng 85: 210–213

Swyer PR (1970) Results of artificial ventilation. Experience at the Hospital for Sick Children. Toronto, Biol Neonat 16: 148

Trousseau AT (1851) Nouvelles recherches sur la tracheotomie, practique dans la période extrême du croup

Trousseau AT (1868) Treatment of Diphtherie and Croup. Lectures on Clinical Medicine (transl. Cormak JR 1869), London 2, 563–617

Tunstall ME, Cater JI, Thompson JS, Mitchel RG (1968) Ventilating the lung of newborn infants for prolonged periods. Arch Dis Child 43: 486–497

Usher R (1963) Reduction of mortality from respiratory distress syndrome of prematurity with bicarbonats. Pediatrics 32: 966–975

von Winkel F (1907) Handbuch der Geburtshilfe. Bd. 3, III. Teil

Wright R, Sykes MK, Jackson BG, Mann NM, Adams ES (1961) Intermittent positive pressure respiration in tetanus neonatorum. Lancet I: 678–680

Yllpö A (1935) Zur Physiologie, Klinik und zum Schicksal der Frühgeborenen. Z Kinderhkd 24: 1–14

2 Organisation

P. Lemburg

Rettungswesen, Transport

Jede pädiatrische oder neonatologische Intensivstation ist auf irgendeine Weise, aktiv oder passiv, in das Rettungswesen eingebunden, sei es, dass sie sich durch die Versorgung von Kindern in Notfällen innerhalb oder außerhalb des eigenen Krankenhauses selbst daran beteiligt, sei es, dass sie Patienten übernehmen muss, die durch Notärzte und Assistenzpersonal vorversorgt, zur weiteren Behandlung gebracht werden. Die Folge ist, dass sich ein bestimmtes Einzugsgebiet herauskristallisiert, das von einer Intensivstation überwiegend versorgt wird. Ebenso folgt daraus, dass sich die Intensivstation nicht der Aufgabe entziehen kann, die Notfallversorgung ihrer möglichen Patienten im Rettungsdienst zu überwachen und durch Unterricht von Ärzten im Rettungsdienst, Rettungsassistenten und -sanitätern auf einem hohen therapeutischen Niveau zu halten.

Die Notfallversorgung von Kindern jeglichen Alters hat sich schon früh in 2 Bereiche getrennt:
- **Neugeborenen-Notarztdienst:**
  - Erstversorgung und Notfalltransport,
  - flächendeckend,
  - selbständig.
- **Pädiatrischer Notarztdienst:**
  - Ergänzung des allgemeinen Notarztdienstes oder selbständig,
  - meistens nicht flächendeckend.

Neugeborenen-Notarztdienst, Erstversorgung und Notfalltransport

Die medizinische Versorgung von kranken Neu- und Frühgeborenen nach der Geburt geschieht in Deutschland in kleineren Abteilungen, Schwerpunktkrankenhäusern und Kliniken der Maximalversorgung, zu denen auch die Universitätskliniken gehören. Diese Gliederung wurde in den letzten Jahren durch die Einführung sog. *Perinatalzentren* noch verbessert. In den Perinatalzentren sind Geburtshilfe und Neonatologie mit Intensivmedizin als Orte der höchsten Versorgungsstufe zusammengefasst, die einer bestimmten Region alle perinatalmedizinischen Leistungen heutiger Medizin anbieten können.

Dieses Versorgungskonzept wird *Regionalisierung* genannt mit der Bedeutung, dass für alle kranken Neu- und Frühgeborenen in dieser Region die besten Möglichkeiten der Perinatalmedizin in gleicher Weise zur Verfügung stehen. *Zentralisation* bedeutet in diesem Zusammenhang, dass Schwangere mit bekanntem und vorhersehbarem Risiko nur in der am besten für das Wohl von Mutter und Kind geeigneten Klinik entbunden werden sollten, also zentriert, bei hohem Risiko in der Regel im Perinatalzentrum.

Unabhängig von Regionalisierung und Zentralisation besteht die Notwendigkeit, in Notfallsituationen, die das Neugeborene betreffen, *spezialisierte medizinische Hilfe vor Ort* leisten zu können. Die Zentralisierung von bekannt gefährdeten Schwangeren in Perinatalzentren bedeutet nicht, dass für jede andere werdende Mutter kein Risiko mehr für die Geburt und unmittelbar postnatale Phase des Kindes besteht. Unvorhersehbare geburtshilfliche Probleme (z. B. vorzeitige Plazentalösung mit hypoxischem Kind, Blasensprung und vorzeitige plötzliche Frühgeburt u. a. m.) können es notwendig machen, die Intensivbehandlung im Rahmen eines Notfalleinsatzes in den Kreissaal einer entfernten Klinik zu bringen.

Nicht jede gefährdete Schwangere ist noch transportfähig oder auch willens, sich weit von ihrem Heimatort entfernt entbinden zu lassen, mit der Folge, dass ein Neugeborenen-Notarztdienst zum Einsatz kommen muss. Betreiber solcher Einrichtungen sind Kinderkliniken mit Intensivstationen für Neugeborene an Schwerpunktkrankenhäusern, Kliniken der Maximalversorgung und Perinatalzentren.

Einsatzleitung

Die neonatologische Intensivstation einer Klinik leitet den Neugeborenen-Notarztdienst. Der Dienst kann in den üblichen Rettungsdienst eingefügt sein und dessen Rettungsmittel und Hilfspersonal nutzen, er kann aber auch als eigenständige Einrichtung mit einem sog. *Baby-Notarztwagen* davon unabhängig agieren. Eine flächendeckende Versorgung zu jeder Tages- und Nachtzeit ist allerdings am besten mit der ersten Organisationsform zu erreichen. Leiter des Einsatzes ist der Notarzt.

Rettungsmittel

Als Fahrzeuge sind *Rettungswagen (RTW)* nach der DIN-Norm 75 080, Teil 1 und 2 am besten geeignet.

Der Innenraum ist ausreichend groß, um den Transportinkubator mit Zubehör auf dem schwingungs-

Tabelle 2.1 Mindestanforderungen an die Ausrüstung eines Neugeborenen-Notarztdienstes

Transportinkubator ausreichender Größe mit Vakuummatratze (Gesamtgewicht maximal 120 kg) (für den Transport von Zwillingen geeignet)	DIN 0750, Teil 217
Transportrespirator	
Druckluft- und Sauerstoffreserven für 2 h Beatmung, stufenlose Mischung	
Absaugpumpe, druckregelbar	
2 Infusionspumpen	DIN 13 253, Teil 1
Monitoring: • EKG • Respiration • tcSO$_2$ • RR • evtl. Schreiber und/oder Trendspeicher	
Batterieleistung für mindestens 2 h unabhängigen Betrieb der gesamten Intensiveinheit	
RTW	DIN 075 080, Teil 1 und 2
KTW	DIN 075 080, Teil 3
Mit Fahrgestell	DIN 13 230,
RTH	DIN 13 230, Teil 1
Ambulanzflugzeug	DIN 13 234, Teil 1 und 2

gedämpften Untergestell aufzunehmen. Ein Schwingtisch, auf dem der Inkubator steht, muss ebenfalls Vorrichtungen zur Schwingungsdämpfung aufweisen. Obwohl bis heute keine schwingungsassoziierte Morbidität bei Früh- und Neugeborenen nach Transport nachgewiesen wurde, muss alles darangesetzt werden, den Federungskomfort vom Fahrgestell bis zum Patienten hin zu verbessern. Über die weitere Mindestausstattung einer mobilen Intensivbehandlungseinheit gibt Tab. 2.1 Auskunft.

Die beteiligte Rettungsdienstorganisation muss in der Lage sein, zu jeder Zeit ein geeignetes Fahrzeug zur Verfügung zu stellen, unabhängig von Wartung, Reparatur, Wetter und Straßenverhältnissen. Unter bestimmten Umständen ist der Einsatz eines *Rettungshubschraubers (RTH)* (DIN 13 231, Teil 1) zu erwägen, wenn Entfernung (> 40 km), Straßen- oder Verkehrsverhältnisse einen bodengebundenen Transport zu zeitaufwendig erscheinen lassen.

Geographische Verhältnisse

Im großstädtischen Bereich und in Ballungszentren ist es relativ einfach, einen flächendeckenden Notarztdienst einzurichten. Das System von Rettungsleitstellen, Kinderkliniken mit Intensivstationen und Straßenverbindungen ist dicht. Auf dem Land sind kleine geburtshilfliche und Kinderabteilungen mitunter nur mit dem Hubschrauber zu erreichen, wenn die Anfahrtszeit kurz bleiben soll. Langstreckentransporte für Verlegungen von Kindern mit besonderen Erkrankungen erfordern besondere Technik.

Es empfiehlt sich, eine Sammlung von Straßenplänen mit markierten Anfahrtswegen anzulegen und im Rettungswagen mitzuführen.

Besondere Begleitumstände während eines Einsatzes

Neben dem Lärm und der mechanischen Schwingungsbelastung ist die Umgebungstemperatur von Bedeutung. In der Kälte sind das Fahrzeug und der Transportinkubator mit seinem Zubehör besonderen Belastungen ausgesetzt. Das elektrische System von RTW, Inkubator, Infusionspumpen und Monitoren ist bei tiefen Temperaturen weitaus weniger leistungsfähig als bei 15–20 °C. Man darf ohnehin nicht davon ausgehen, dass mehr als 70 % der Ladungskapazität zur Verfügung stehen. Deshalb muss das Fahrzeug vorgeheizt und die elektrischen Reserven der Geräte ausreichend bemessen sein. Infusionslösungen sollten vorgewärmt sein, bevor sie angewendet werden. Sie liegen am besten während der Fahrt zum Notfallort im warmen Inkubator.

Bei Einsätzen mit dem RTH ist daran zu denken, dass sich während des Flugs die internen Druckverhältnisse in Körperhöhlen drastisch verändern können. Deshalb ist eine offene Magensonde von Nutzen, sie entleert Magenluft und erleichtert die u. U. notwendige Atmung und Beatmung. Ein Pneumothorax muss entlastet und Drainagen in anderen Körperhöhlen müssen durch Sog entleert oder offen abgeleitet werden.

! Es gilt grundsätzlich, nur einen stabilisierten Patienten zu transportieren und lieber einmal vorbeugend zu intubieren sowie eine Infusion anzulegen, als während des Überführungstransports in eine Notlage wegen respiratorischer Insuffizienz und Kreislaufinstabilität zu geraten.

Man gefährdet nicht nur den Patienten, sondern auch andere Verkehrsteilnehmer, wenn zum Intubieren der

Rettungswagen stoppen oder ein Hubschrauber landen muss.

Gründe für einen Einsatz

Natürlich kann es immer einmal zur Geburt eines Kindes mit unvorhergesehenen Problemen kommen. Die Verlegung erfolgt daher meistens, weil es an therapeutischen oder diagnostischen Einrichtungen oder medizinischen Erfahrungen am Krankenhaus fehlt, weil unvorhergesehene Situationen während der Geburt oder kurz danach aufgetreten sind, oder manchmal auch weil einfach zu wenig Personal für die Behandlung und Überwachung anwesend ist.

In vielen Fällen (ca. 35–40 %; Rheinische Perinatalerhebung 1992) kann das Team vor der Geburt am Notfallort sein und die Erstversorgung unmittelbar nach der Geburt übernehmen. Die eigenen Erfahrungen weisen auf eine Verlegungsquote von etwa 14 % aller Lebendgeborenen in der Region hin, wobei der Einsatz unter Intensivbehandlungsbedingungen mit Beatmung und Infusion ungefähr 2–4 % ausmacht.

Personal und Training

Es gibt keine Angaben zum Personalbedarf. Grundsätzlich müssen jederzeit ein Arzt und eine Schwester, beide neonatologisch geschult, für einen Einsatz zur Verfügung stehen. Dieser „Rund-um-die-Uhr-Dienst" ist meistens dem Personal einer Intensivbehandlungsstation zugeordnet. Bei nicht mehr als 300 Einsätzen im Jahr sind etwa 1,5 Arztstellen und 1,5 Schwesternstellen zusätzlich zum Stationspersonal zu rechnen.

Von besonderer Bedeutung ist neben einiger neonatologischer Schulung (Empfehlung der DÖGNPI [Gesellschaft für Neonatologie und pädiatrische Intensivmedizin] zum Neugeborenen-Notarzt 1989) eine gute physische Kondition von Arzt und Schwester. Die Einsätze sind körperlich anstrengend und manchmal erschwert die Reisekrankheit die Arbeit. Für das Fahrzeug müssen Fahrer und Transportbegleiter von einer Hilfsorganisation oder der Feuerwehr vorhanden sein (Tab. 2.2).

Ausrüstung (Tab. 2.1)

Der Transportinkubator stellt mit seinem Fahrgestell, dem Respirator, dem Monitor für EKG, Atmung, $tcSO_2$ und Blutdruck, seiner Medienversorgung (elektrischer Strom, O_2 und Druckluft für mindestens 2 Stunden) eine mobile Intensivbehandlungseinheit dar. Der Notfallkoffer ergänzt das Set um Medikamente und Material (Tab. 2.2).

Die komplette Einheit muss mit dem Schwingtisch des RTW kompatibel und bei einem Maximalgewicht von 120 kg sicher darauf fixiert sein. Diese Intensivbehandlungseinheit muss für mindestens 2 Stunden unabhängig von jeder Versorgung bleiben können, – man denke an stecken gebliebene Aufzüge o. a.. Die Ausstat-

Tabelle 2.2 Checkliste Notfallkoffer

Atmung:
- 1 Laerdal-Beatmungsbeutel klein mit Reservoir
- 1 Sauerstoffschlauch ca. 1,5 m lang
- je 1 Beatmungsmaske für Frühgeborene und Säuglinge
- 1 Laryngoskophandgriff
- 2 Reservebatterien für Laryngoskop (dick oder dünn)
- je 1 Laryngoskopspatel gerade, Länge 5 und 7 cm
- 1 Magill-Zange, klein
- 1 Führungsmandrin (biegsam) für dünne Tuben
- Nasotrachealtuben:
  - 2 2,0 mm ID (Ch 10)
  - 2 2,5 mm ID (Ch 12)
  - 2 3,0 mm ID (Ch 14)
  - 2 3,5 mm ID (Ch 15)
- Absaugkatheter:
  - 2 Ch 5
  - 4 Ch 6
  - 4 Ch 8
  - 2 Ch 10
- 5 sterile Handschuhe zum Absaugen

Kreislauf/Infusion:
- je 2 Nabelgefäßkatheter Ch 2,5; Ch 3; Ch 5
- je 3 Venenverweilkanülen (Jelco) 24 G (gelb), 22 G (blau)
- je 5 Injektionskanülen Nr. 1, Nr. 14, Nr. 18
- je 5 Spritzen 1 ml, 2 ml
- je 3 Spritzen 5 ml, 10 ml
- 2 Verbindungsleitungen 20 cm
- 2 Infusionszwillingsverbinder
- 2 Injektionszwischenstücke
- 3 Mini-Spike-Aspirationskanülen
- je 1 Dreiwegehahn rot und blau
- 1 Tropfinfusionssystem
- 1 Venae-sectio-/Nabelkatheterbesteck
- 1 Einmalskalpell Gr. 15 oder 20
- je 2 Ethibond-Fäden 3–0, Cat-Fäden 3–0
- je 1 Abdecktuch und Lochtuch, steril
- je 2 Packungen sterile Kompressen und Schlinggazetupfer („Mäuse")
- je 1 Paar sterile Handschuhe Gr. 6,5; Gr. 7; Gr. 7,5; Gr. 8
- Infusionslösungen:
- 1 Flasche 50 ml Humanalbumin 5 %
- je 1 Flasche 100 ml Glucose 5 %, Natriumchlorid 0,9 % u. Natriumhydrogencarbonat 8,4 %
- 1 Plastikbeutel 500 ml Ringer-Lactat-Infusionslösung

Tabelle 2.2 Checkliste Notfallkoffer (Fortsetzung)

Verschiedenes:
- 1 Stethoskop
- 1 Verbandschere
- 2 Metallklemmen, bezogen
- 2 Holzspatel
- 1 Absaugansatzstück
- 1 Taschenlampe, batteriebetrieben bzw. wiederaufladbar
- 1 Flasche Dibromol farblos
- je 1 Rolle Leukoplast braun, schmal und breit sowie 1 Rolle Leukosilk schmal
- 1 Röhrchen Blutzucker-Teststreifen
- je 1 Rectiole Diazepam 5 mg u. 10 mg

Medikamente:
- 2 Ampullen 10 ml Aqua dest.
- 2 Ampullen 10 ml Calciumgluconat 10 %
- 2 Ampullen 2 ml Diazepam Lipuro
- 1 Ampulle 10 ml Glucose 10 %
- 2 Ampullen 1 ml Luminal
- 1 Ampulle 1 ml Narcanti 0,4 mg
- 2 Ampullen 2 ml Pancuronium
- 5 Ampullen 1 ml Suprarenin

Letzte Maßnahme:
- Koffer mit Namen und Datum auf Pflaster versiegeln

tung wird individuell an die besonderen Gegebenheiten des jeweiligen Notarztdienstes angepasst sein müssen, es sollte aber immer wieder daran gedacht werden, sie nicht unnötig aufzublähen. Das Gewicht wird zu hoch und die Funktionssicherheit gefährdet.

Logistik

- Es ist von Vorteil, Telefonverbindungen zwischen peripheren Krankenhäusern und der Einsatzleitung mit der Intensivstation abzustimmen.
- Die Wege sollten bekannt sein.
- Über Funk muss das Einsatzteam jederzeit erreichbar sein.
- Im Wagen muss ein Verzeichnis mit Funk- und Telefonnummern von Krankenhäusern und Leitstellen der Umgebung vorhanden sein.
- Die Ausrüstung der mobilen Intensivbehandlungseinheit muss vollständig und funktionsfähig sein. Dies liegt in der Verantwortung des Notarztes und der beteiligten Schwester. Hier helfen Checklisten, vor dem Transport die Einsatzbereitschaft zu prüfen (Tab. 2.2).
- Für den RTW und die Transportfahrt sind der Fahrer und der Transportbegleiter verantwortlich.
- Die Fahrzeuge müssen über einen entsprechenden Versicherungsschutz verfügen.

Dokumentation

Dass eine Erstversorgung und der gesamte Transportablauf einer sorgfältigen Dokumentation bedürfen, ist selbstverständlich. Ein einheitliches Protokollformular für solche Einsätze zu entwickeln, hat sich bis heute wegen der individuell sehr unterschiedlichen Anforderungen als nicht möglich erwiesen.

Es berücksichtigt nicht nur die Mindestanforderungen für die Dokumentation eines Einsatzes für Neugeborene, sondern auch für ältere Kinder. Ein Einsatzprotokoll ist kein Ersatz für einen Verlegungsbericht der den Notarzteinsatz anfordernden Klinik.

Wirtschaftlichkeit

Streng gesehen ist kein Notarzteinsatz wirtschaftlich, das heißt, sämtliche Unkosten lassen sich ohne öffentliche Zuschüsse nicht decken. Er ist jedoch im engeren Sinn auch eine humanitäre Aufgabe und bei richtiger Indikation medizinisch notwendig.

Unter dem Gesichtspunkt einer so genannten Cost-Benefit-Bewertung ist allerdings der Neugeborenen-Notarztdienst ebenso wie ein pädiatrischer Notarztdienst auf die Zukunft hin gesehen, eine der besten Anlagen: Die durch ein gesundes gerettetes Kind in seinem späteren Leben gezahlten Beiträge zum Sozialstaat decken die gesamten Unkosten eines Jahres eines Neugeborenen-Notarztdienstes bei weitem.

Um die organisatorischen, technischen und medizinischen Abläufe der Einsatzabwicklung immer wieder zu prüfen, sind jährliche Evaluationen für eine Qualitätssicherung von Nutzen.

Pädiatrischer Notarztdienst, Transportbegleitung

Es hat sich herausgestellt, dass Säuglinge und Kleinkinder in für Erwachsene geeigneten Systemen für Rettung und Transport meistens nur sehr unvollkommen versorgt sind. Das fängt bei der klinischen Erfahrung der beteiligten Ärzte und Rettungsassistenten an und endet bei der medizinisch-technischen Ausstattung, die im Allgemeinen ein Schattendasein führt. Während in manchen Notfallsituationen solche Defizite vielleicht noch erträglich sind, stellen sie in vielen anderen eine Gefahr für den Patienten dar (Verlegungstransport, Reanimation von Früh- und Neugeborenen, Säuglingen und Kleinkindern, Vergiftungssituationen u. a. m.).

Deshalb haben eine Reihe von Intensivstationen sich offiziell angeboten, mit erfahrenem Personal und mit Spezialausrüstung den allgemeinen Notarztdienst fachlich zu ergänzen.

In miteinander abgesprochenen Notfall- und Katastrophensituationen kann die Rettungsleitstelle ein Team aus Arzt und Schwester mit Notfallkoffer und Spezialtrage zum Einsatzort hin abrufen. In Zusammenarbeit mit dem dort tätigen Team wird der Patient

Tabelle 2.3 Mindestanforderungen an das ärztliche und pflegerische Personal eines Pädiatrischen Notarztdienstes für Kinder jeden Alters

Magensonde
Lagerung von Kindern in Notfallsituationen
Notfallbeatmung, manuell und apparativ
Intubation
Periphervenöse und intraossäre Zugänge
Katecholamine zur Kreislaufbehandlung und Reanimation
Kardiopulmonale Reanimationsverfahren
Defibrillation
Kurznarkose
Behandlungserfahrung bei:
- Atemnot und Hypoxie
  (Ursache: laryngeal, bronchopulmonal, kardial, zentralnervös)
- Krampfanfall und Status epilepticus
- Erstbehandlung von Vergiftungen
- Komazuständen verschiedener Ursache
- Schockzuständen verschiedener Ursache
- Herzrhythmusstörungen
- Schmerzbehandlung im Notfall u. a. m.

transportfähig gemacht und auf die Intensivstation der Kinderklinik gebracht.

Ein eigenständiger pädiatrischer Notarztdienst für sämtliche Notfallsituationen in einer Region ist bis heute nur in Einzelfällen realisiert und stößt immer wieder an organisatorische, wirtschaftliche und logistische Grenzen (seltene Einsätze, hohe Personalkosten). Die Transportbegleitung von Kindern stellt im engeren Sinn keinen Notarztdienst dar. Sie gehört zum Aufgabengebiet einer jeden Intensivstation.

Auch hier sind wie im Neugeborenen-Notarztdienst die Grundsätze von Einsatzdokumentation, Personalplanung, Logistik u. a. m. zu beachten (s. oben). Zur Schulung des Personals für Einsätze bei Notfällen von Kindern ist besonderes Training in einigen therapeutischen Maßnahmen notwendig (Tab. 2.3).

Intensiveinheiten in der Kinderklinik

! Intensiveinheiten sind Behandlungsbereiche eines Krankenhauses, in denen Patienten mit vorhandenen oder drohenden Vitalfunktionsstörungen zusammengefasst werden. Hier sind diagnostische und therapeutische Verfahren verfügbar, die auf die Behebung der medizinischen Probleme gefährlicher Vitalfunktionsstörungen abgestellt sind.

Deshalb muss die Intensiveinheit zu jeder Zeit Notfallbehandlungen vornehmen, chirurgische Eingriffe veranlassen, Laboruntersuchungen und bildgebende Verfahren einsetzen können. Wichtige Vitalfunktionen müssen kontinuierlich überwacht und dokumentiert werden. Die meisten Intensiveinheiten führen in unterschiedlichem Ausmaß Behandlung und Überwachung nebeneinander durch. Reine Intensivbeobachtungseinheiten stellen im Allgemeinen nicht mehr als durch Monitoring hoch gerüstete Normalpflegestationen dar, da sie nur in seltenen Fällen über den für die Beobachtung erforderlichen höheren Personalstand verfügen (s. unten).

In der Kinderheilkunde sind es Früh- und Neugeborene, Säuglinge und Kinder mit lebensgefährlichen internistischen und chirurgischen Erkrankungen, die der Intensiveinheit zugeführt werden. Sie haben unter Einsatz maximaler diagnostischer und therapeutischer Möglichkeiten die Chance auf eine Heilung oder wenigstens entscheidende Besserung. Wenn es praktisch ausgeschlossen ist, dem Kind eine realistisch eingeschätzte Wahrscheinlichkeit für ein Überleben mit einiger Lebensqualität zu ermöglichen, oder die Intensivbehandlung nur die unerträgliche Verlängerung eines Leidens- und Sterbensprozesses darstellen wird, sollte man sie nicht beginnen.

Die Intensiveinheit wird durch spezialisiertes ärztliches, pflegerisches Personal und zusätzliches Assistenzpersonal geführt. Für alle diese Gruppen gibt es definierte Weiterbildungs- und Prüfungsordnungen (s. dort). Kooperation mit den Vertretern verschiedener Fachdisziplinen ist Conditio sine qua non.

Die Intensiveinheit ist zusätzlich ein Ort für die Ausbildung von ärztlichem und pflegerischem Personal, nicht nur für die Intensiveinheit selbst, sondern auch für die allgemeine Weiterbildung in der Kinderheilkunde, in der Anästhesie, Inneren Medizin, der Kinder- und Allgemeinchirurgie und der Notfallmedizin.

Als Weiterbildungsstätte für pädiatrische Intensivmedizin hat die Einheit bestimmte Voraussetzungen zu erfüllen, wie sie z. B. von der DIVI (Deutsche interdisziplinäre Vereinigung für Intensiv- und Notfallmedizin) 1993 festgelegt wurden. Die Zulassung zur Weiterbildung in Pflege und ärztlichem Bereich erteilen die zuständigen Landesbehörden.

In der Kinderheilkunde haben sich in den letzten 30 Jahren verschiedene Typen von Intensiveinheiten entwickelt, deren medizinische, organisatorische und technische Eigenschaften praktisch nicht oder nur geringfügig voneinander abweichen. Diese „Spezialisierung" von Intensiveinheiten in Kinderkliniken der Maximalversorgung war im Wesentlichen Folge von örtlichen Struktur- und Machtproblemen innerhalb der Einrichtungen, weniger eine Konsequenz besonderer medizinischer Problemstellungen, selbst wenn es so scheint.

Heute gibt es deshalb:
- interdisziplinäre Intensiveinheiten für Kinder vom Neugeborenen- bis zum Jugendalter,
- neonatologische Intensiveinheiten für Früh- und Neugeborene in den ersten Lebenswochen,

- spezialisierte Intensiveinheiten für:
  - kardiologische Patienten jeden Alters,
  - kinderchirurgische Patienten jeden Alters.

Die Aufteilung der Intensivbehandlung in verschiedene Einheiten nach Altersgruppen, Art der Erkrankungen oder Abteilungsstruktur eines Krankenhauses ist immer ein in jeder Hinsicht aufwendiges Verfahren. Mehrere dezentrale Intensiveinheiten in einer Kinderklinik stellen einen medizinischen, organisatorischen und wirtschaftlichen Kompromiss dar, den man, wenn möglich, zugunsten einer zentralen interdisziplinären Einheit vermeiden sollte.

Interdisziplinäre Intensiveinheit für Kinder jeden Alters

Diese Organisationsform ist die für jede Kinderklinik geeignete Intensivbehandlungseinheit. Sie versorgt vom Früh- und Neugeborenenalter bis zum Jugendalter jedes Kind mit pädiatrisch-internistischen oder chirurgischen Erkrankungen und vitaler Gefährdung.

Durch die Konzentration der gefährdeten Kinder in einem räumlichen und organisatorischen Bereich, ist die diagnostische und therapeutische Ausrüstung flexibel einsetzbar. Es ist nicht notwendig, z. B. spezielle Beatmungsgeräte, Inkubatoren u. a. 2- oder 3fach vorzuhalten.

Mit Hilfe von sog. Scoring-Systemen (TISS [therapeutic intervention scoring system], PRISM [pediatric risk of mortality] u. a.) lassen sich die Patienten hinsichtlich des therapeutischen Aufwands oder ihrer Gefährdung einteilen. Der tatsächliche Leistungsaufwand wird mit dem IKPM (Internationaler Katalog für Prozeduren in der Medizin) hinreichend genau bestimmt, um daraus den Personal- und Materialbedarf der Einheit zu ermitteln.

Die Größe einer solchen Station ist nicht zuletzt von der Größe und Leistungsfähigkeit einer Kinderklinik abhängig. Je mehr spezielle Fachabteilungen vorhanden sind, desto mehr Patienten mit vitaler Gefährdung sind zu versorgen.

Die Bettenzahl sollte aus ökonomischen Gründen 6 nicht unter- und 16 nicht überschreiten, da die Einheit dann unübersichtlich wird (DIVI 1993). Eine bewährte Größe ist eine Intensiveinheit mit 12 Betten und allen Möglichkeiten diagnostischer und therapeutischer Interventionen.

Wenn die Kinderklinik über eine kinderchirurgische Abteilung verfügt, sollte die Einheit in der Nähe der Operationssäle gelegen sein.

! Die Intensiveinheit stellt keine Aufnahmestation für die Klinik dar, durch die jeder auch nur entfernt gefährdete Patient geschleust wird.

Deshalb ist eine direkte Nähe zum Aufnahmebereich der Klinik nicht notwendig. Innerhalb des Hauses muss organisatorisch und räumlich für eine Erstversorgung von schwer kranken Notfallpatienten gesorgt sein (*Notfall-Behandlungsraum*). Von dort wird das Kind – wenn nötig – in die Intensiveinheit gebracht.

Neonatologische Intensiveinheiten

Häufig werden Intensivbehandlungsbetten dezentral in Früh- und Neugeborenen-Stationen angesiedelt. Diese Organisationsform scheint zwar flexibel auf den wechselnden Bedarf reagieren zu können, lässt aber außer Betracht, dass hier die heute sehr komplexen organisatorischen Abläufe der Intensivbehandlung mit den weitaus einfacheren einer Normalstation vermischt werden und die Personalzuordnung zu den verschiedenen Aufgaben schwierig ist. Konfliktsituationen sind vorprogrammiert.

- Intensivbehandlung beim Früh- und Neugeborenen wird nach der Anzahl von Lebendgeburten in einer Region festgelegt.

! Für Perinatalzentren sind etwa 2,5 Betten auf 1000 Geburten im Jahr anzusetzen, wenn pro Jahr mindestens 50 VLBW-Babys (VLBW = very low birth weight infants) zu versorgen sind, sonst 2,0 auf 1000. Die Intensivbehandlung ist durch eine Früh- und Neugeborenenstation für die Nachbehandlung zu ergänzen („special-care-unit", „intermediäre Pflegestation").

- Die neonatologische Intensiveinheit eines Perinatalzentrums versorgt intern und extern geborene Kinder in gleicher Weise.
- In Schwerpunktkliniken sind maximal 6 Betten für die Versorgung respiratorischer Notfallsituationen und von Frühgeborenen ausreichend, sonst ist die regionale Planung zu überprüfen.
- Die Intensivbehandlung von Früh- und Neugeborenen muss mit der gesamten Krankenhausbedarfsplanung einer Region oder eines Landes abgestimmt werden.

Wo eine neonatologische Intensiveinheit angeordnet wird, ist von örtlichen, funktionellen und strukturellen Voraussetzungen einer Versorgungsregion abhängig. In Deutschland sind aus historischen Gründen geburtshilfliche Kliniken und Kinderkliniken meistens in verschiedenen, oft weit voneinander entfernten Gebäuden untergebracht, daher liegt die Intensiveinheit überwiegend in der Kinderklinik. Die Zukunft gehört aber der Kombination beider Bereiche unter einem Dach.

Aus Rücksicht auf die besondere psychologische Situation der Mutter unter der Geburt und mit der Forderung nach „Versorgung unter einem Dach" werden mitunter neonatologische Intensivstationen in der unmittelbaren Nähe von Kreißsaal und Operationssaal in der Frauenklinik angeordnet. Liegen Frauen- und Kinderklinik jedoch getrennt voneinander, müssen dann jedoch zwei Intensiveinheiten von der Kinderklinik betrieben werden. Der medizintechnische, personelle und organisatorische Aufwand erhöht sich beträchtlich. Ein Neugeborenen-Notarztdienst ist trotzdem erforderlich.

Spezialisierte Intensiveinheiten für Kinder (kardiologisch, kinderchirurgisch u. a.)

Die strukturelle Gliederung eines großen Zentrums für Kinderheilkunde kann es erforderlich machen, die Intensivbehandlung noch weiter zu spezialisieren. Dafür spricht, dass z. B. eine kinderkardiologische Abteilung räumlich weit entfernt von einer interdisziplinären Einheit angeordnet ist. Da gerade kardiologische Problemsituationen in der Intensivbehandlung häufig vorkommen, können die Wege zwischen beiden Abteilungen im Notfall zu lang werden, sodass zwei Intensiveinheiten notwendig sind. Nachteilig ist dann der doppelte Aufwand für Ausrüstung, Raumbedarf, Personal u. a. m., der ein beträchtliches Ausmaß erreichen kann.

Eine Aufteilung der Intensivbehandlung kann auch erforderlich werden, wenn die zentrale interdisziplinäre Einheit mehr als 16 Betten, auf den Bedarf der gesamten Klinik mit allen Abteilungen bezogen, betreiben müsste.

Der Bedarf an Betten für eine spezialisierte Einheit kann 10% der von einer Abteilung behandelten Patienten überschreiten (z. B.: Kardiologie 30 Betten, Bedarf etwa 3–5 Intensivbetten; Kinderchirurgie 40 Betten, Bedarf etwa 4–6 Intensivbetten [eigene Zahlen]).

Bauliche Gestaltung, Raumbedarf und Ausstattung

Intensiveinheiten in Kinderkliniken werden meistens zu klein geplant und gebaut. Der reine Flächenbedarf eines einzelnen Inkubator- oder Bettenbehandlungsplatzes unterscheidet sich von dem eines Erwachsenen nur geringfügig. Die Abmessungen betragen mindestens 2,5 m in der Breite und 3,5 m in der Länge. Werden zusätzliche Geräte neben das Bett gestellt, steigt der Breitenbedarf (spez. Beatmung, Dialyse, ECMO u. a. m.). Vor der reinen Bettenzone muss ein Bewegungsbereich von ca. 2–3 m Breite vorgesehen werden.

Der Abstand zwischen den Betteinheiten sollte 2,5–3 m nicht unterschreiten, um mit Röntgen- und Ultraschallgeräten am Bett agieren zu können. Ein großzügig bemessener Abstand verringert auch die Gefahr nosokomialer Infektionen und stellt daher einen auch unter wirtschaftlichen Aspekten zu berücksichtigenden Faktor dar. Eltern und andere Angehörige brauchen ebenfalls einige Bewegungsfreiheit am Bett, wenn z. B. „Kangarooing" als Pflegeprinzip bei Neugeborenen angewendet wird.

In der Kinderheilkunde haben sich kleine Gruppen von maximal 3 Behandlungseinheiten im Raum bewährt. Bei mehr als 3 erhöht sich die Ausbreitungsgefahr von nosokomialen Infektionen. Für die in Kinderkliniken geübte Regelung ausgedehnter Besuchszeiten sind kleine Einheiten ebenfalls besser geeignet als Großraum-Behandlungseinheiten.

Für die Isolierung von Patienten ist nach Bedarf ein Behandlungsraum mit Schleuse vorzusehen.

Der Patientenbereich umfasst etwa 50% der Gesamtfläche einer Intensiveinheit.

Für eine 12-Betten-Einheit errechnet sich daraus eine Fläche von mindestens 230 m^2 für den reinen Patientenbereich – ein absolutes Minimum, das im Interesse von Patienten und Klinik auf keinen Fall unterschritten werden sollte. Mindestens 230 m^2 sind dann noch für weitere Funktionsräumlichkeiten (ohne Flure) hinzuzurechnen.

Besondere therapeutische und pflegerische Einrichtungen (Pflegekombinationen, Untersuchungs- und Notfallbehandlungstische) erhöhen den Platzbedarf (Tab. 2.4).

Zwischen interdisziplinärer und neonatologischer Intensivstation bestehen hinsichtlich der medizin-technischen Ausstattung praktisch keine Unterschiede. Die technische Ausstattung umfasst die zentrale Medienversorgung, die Klimaanlage für die gesamte Station, vernetztes Monitoring und EDV-Anlagen für Dokumentation und Kommunikation.

Ein mobiles Röntgengerät ist ebenso wie ein Ultraschallgerät für die Einheit vorzusehen, um im Notfall sofort Diagnostik betreiben zu können. Ob die Röntgendiagnostik mit entsprechenden Einrichtungen (beweg-

Tabelle 2.4 Raumliste einer Intensivbehandlungseinheit für Kinder (DIVI 1993)

Patientenräume
Schleusen nach Bedarf zur Isolierung
Reiner und unreiner Ver- und Entsorgungsbereich
Betten- und Inkubatorenlager
Lager für Material
Apothekenraum mit Reinluftbank
Labor
Geräteraum
Technikraum für Wartung und Reparaturen
Eingriffsraum für Notfälle
Stationszentrale mit Kommunikationseinrichtungen
EDV-Raum für Dokumentation, Textverarbeitung u. a.
Putzraum
Personalaufenthaltsräume
Arzträume
Unterrichtsraum
Raum für Gespräche mit Angehörigen
Aufenthaltsraum für Eltern
Eingangsbereich mit Umkleideräumen für Personal und Besucher
Raum für die Entwicklung von Röntgenfilmen
Wartezone außerhalb der Einheit
Toiletten innerhalb und vor der Einheit u. a. m.

Tabelle 2.5 Einbauten und Geräte

Betriebliche Einbauten:

- Medienversorgung mit O_2, Druckluft, Vakuum
- Stark- und Schwachstromanschlüsse
- EDV-Netz für:
  - Monitoring
  - Dokumentation
  - Kommunikation (lokal und übergeordnet)
- Klimaanlage mit Temperatur- und Feuchtigkeitsanpassung an den Bedarf von Früh- und Neugeborenen bis zum Jugendlichen
- Säuglingspflegekombinationen mit Wärmestrahler
- Waschbecken, berührungsfrei bedienbar
- ausreichend Schrankraum
- Regal- und Korbsysteme für die Materiallagerung
- Spezialwaschmaschinen für Zubehör verschiedener Art
- Desinfektionsgeräte
- Telefongeräte in jedem Raum
- Präzise Uhren in jedem Raum
- Ruf- und Kommunikationsanlage
- Alarmanlagen für Medienversorgung u. a.

Geräteausstattung:

- Beatmungs- und Narkosegeräte mit Schnittstelle
- Überwachungsgeräte für Vitalfunktionen (vernetzt)
- Infusionsgeräte mit Schnittstelle
- Inkubatoren und Wärmebetten mit Schnittstelle
- Defibrillator, Schrittmacher
- mobiles Röntgen- und Ultraschallgerät, evtl. Doppler
- Fototherapiegeräte
- EEG-Gerät (mit Schnittstelle)
- Transportinkubator und -trage
- Notfallkoffer mit Zubehör
- Lehrmittel für die Fort- und Weiterbildung
- (Dialysegerät) u. a. m.

Tabelle 2.6 Ausstattung von Überwachungsgeräten für die Intensivbehandlung von Neugeborenen und Kindern

Grundgerät mit ausreichend großem Bildschirm:

- modular aufgebaut
- vernetzt mit Informationssystem
- Bett-zu-Bett-Kommunikation
- geeignet für die Überwachung und Registrierung von:
  - EKG
  - Atmung
  - 2facher Temperaturmessung mit ΔT-Anzeige
  - pO_2, pCO_2 (invasiv, nicht invasiv)
  - $tcSO_2$ (Pulsoxymetrie)
  - Druckmessung, venös und arteriell
  - intrakranieller Druckmessung
  - EEG
- Anzeige der Beatmungsparameter, Inkubator- und Wärmebetteinstellung (Option)
- Anzeige von Laborparametern (Option)
- zentrale Datenverarbeitung zur Dokumentation u. a. m.

liche und ortsfeste Apparaturen, Entwicklungsanlage) vollständig in der Einheit angesiedelt wird oder nicht, richtet sich nach den örtlichen Gegebenheiten.

Es würde den Rahmen sprengen, sämtliche Anforderungen an Raum- und Ausstattungsbedarf einer Intensivstation vollständig darzustellen (Tab. 2.4 u. 2.5), auf die entsprechenden Publikationen der DIVI 1993 sei verwiesen.

Spezielle Intensivstationen benötigen eine Sonderausstattung je nach Aufgabenbereich.

Von besonderer Bedeutung ist die Ausstattung mit Betten, Wärmebetten und Inkubatoren. Sie stellt, anders als bei Einheiten für Erwachsene, einen wesentlichen Kostenfaktor dar und benötigt eigenen Lagerraum. Für interdisziplinäre Intensiveinheiten sind kleine, mittlere und große Betten – geeignet für die Intensivbehandlung verschieden großer Kinder – vorzusehen. Der Bedarf ist von Einheit zu Einheit sehr verschieden und muss gesondert ermittelt werden.

Die Entwicklung der Mikroelektronik macht es heute möglich, wichtige Überwachungs- und Behandlungsgeräte über besondere Schnittstellen mit dem EDV-Zentrum der Station zu verbinden (Tab. 2.6).

Der Arbeitsaufwand für die kontinuierliche Dokumentation verringert sich dadurch erheblich. Dabei muss berücksichtigt werden, dass es u. U. sinnvoll ist, die Daten von vornherein auf magnetoptische Speicher zu bringen, um den Papieraufwand für die Dokumentation zu verringern.

Für die neonatologische und pädiatrische Intensiveinheit speziell geeignete Programme zur Datenverarbeitung gibt es bisher nicht. Die zukünftige Struktur der Finanzierung und Verwaltung von Kliniken macht jedoch die Einbindung elektronischer Datenverarbeitung in die Intensivbehandlung absolut erforderlich. Qualitätssicherung und leistungsbezogene Kostenerstattung sind sonst nicht durchführbar. Die Situation erfordert die Entwicklung von Programmen in der pädiatrischen Intensivbehandlung.

Personalbedarf und Arbeitsorganisation

Ärztliches Personal

- Die ärztliche Leitung und deren Vertretung muss neben der Anerkennung als *Facharzt für Kinderheilkunde* über die Qualifikation der fakultativen Weiterbildung „Spezielle pädiatrische Intensivmedizin" verfügen. Die Schwerpunktbezeichnung „Kinderkardiologie" und/oder „Neonatologie" kann ebenfalls erforderlich sein, je nach Art der Intensiveinheit. Nur mit dieser Qualifikation der Leitung kann die Intensiveinheit als Weiterbildungsstätte durch die Behörden anerkannt werden (DIVI 1993).
- Die Leitung der Einheit muss in einer Hand liegen. Die Stellung des Leiters muss klar abgegrenzt sein. Seine verantwortliche Aufgabe ist die Organisation des ärztlichen Dienstes und der intensivmedizinischen Betreuung der Patienten.
- Für die Diagnostik und Behandlung der Grundkrankheit bei verlegten Patienten bleibt der erstbehandelnde Arzt verantwortlich. Grundlage der ärztlichen Betreuung aller Patienten ist eine vertrauensvolle Zusammenarbeit aller Beteiligten am Bett der Intensiveinheit.

! Das ärztliche Personal muss bei Intensivbehandlungseinheiten jeder Art dauernd auf der Station anwesend sein. Bei Intensivüberwachung wird wenigstens Rufbereitschaft im Hause gefordert.

- Der Dienst sollte im 3-Schicht-System organisiert sein. Der Stellenschlüssel beträgt üblicherweise 1 Arzt für 2 Intensivbetten, die Leitung nicht gerechnet. Je nach Umfang der Aufgaben der Intensiveinheit sind 1–2 Oberärzte erforderlich, welche die ärztliche Leitung vertreten können und über die erforderliche Qualifikation verfügen.
- Zusätzliche Aufgaben für die Intensiveinheit sind pädiatrische und neonatologische Notarztdienste, Weiterbildungsaufgaben für ärztliches und pflegerisches Personal u. a. m..

Pflegepersonal

In der Intensiveinheit sind ärztliches und pflegerisches Personal zur guten und partnerschaftlichen Zusammenarbeit verpflichtet, damit die belastende Arbeit erträglich und erfolgreich wird. Die Grundlagen des Teamgedankens sind gegenseitiger Respekt vor der Person und der Leistung des anderen, Höflichkeit und Einsatzwille.

Die Leitung des Pflegeteams muss einer in Intensivpflege weitergebildeten Krankenschwester/-pfleger obliegen, wünschenswert ist eine zusätzliche Ausbildung in Stationsleitung. Das Gleiche gilt für ihre Vertretung.

Die Zahl der in der Intensiveinheit tätigen Schwestern und Pfleger kann einmal nach der Formel:

$$PB = \frac{DP \times VZ \times WF}{AZ}$$

PB = Personalbedarf
DP = durchschnittliche Patientenzahl
VZ = Versorgungszeitaufwand
WF = Wochentagefaktor
AZ = Arbeitszeit

berechnet werden. Dazu muss der durchschnittliche Versorgungszeitaufwand ermittelt werden – eine etwas mühsame, aber lohnende Aufgabe. Mit Hilfe des Prozeduren-Katalogs Intensivpflege der DIVI (1996) lässt sich der Zeitaufwand pro Patient bestimmen. Dazu müssen die tariflichen und nichttariflichen Ausfallzeiten des Personals unter realistischer Bewertung berücksichtigt werden.

Zurzeit üblich ist ein Stellenschlüssel von 1:3 bis 1:4 bei überwiegender Beatmungsbehandlung, bezogen auf die durchschnittlich belegten Betten.

Assistenzpersonal

Physiotherapie/Krankengymnastik. Diese hat gerade in der Intensivbehandlung einen hohen Stellenwert. Für eine 12-Betten-Einheit ist mindestens eine Planstelle erforderlich.

Stationssekretärin. Sie erledigt in der Tagschicht die anfallenden Schreibarbeiten, den Telefondienst und allgemeine Organisationsaufgaben.

Techniker. Dieser ist wünschenswert als Verantwortlicher für die Organisation und Überwachung von Wartung und Reparatur der medizintechnischen Ausstattung. Die Aufgabe kann auch durch Wartungsverträge auf die entsprechenden Servicedienste der medizintechnischen Firmen übertragen werden.

Systemtechniker. Bei umfangreicher EDV-Ausstattung empfiehlt es sich, einen Systemtechniker für die Betreuung in Teil- oder Vollzeitstelle zu beschäftigen. Dem ärztlichen und pflegerischen Personal kann die Aufgabe, EDV-Programme einzurichten und zu pflegen sowie die Geräte zu betreuen, nicht übertragen werden.

Hilfspersonal. Für Reinigung und Raumpflege sowie Hol- und Bringedienste ergänzt Hilfspersonal den Bedarf der Intensiveinheit.

An keiner Stelle wird bei der Organisation der Intensivbehandlung im Krankenhaus mehr gesündigt als bei der Bereitstellung von Personal. Diese Sünde hat sich durch den sog. „Pflegenotstand" mit dem gefährlichen Mangel an Pflegepersonal in den Einheiten bis heute schon bitter zum Schaden für die Patienten gerächt.

Sozialdienst und psychologischer Dienst. Für die besonderen Belange der Intensivstation sollten Sozialdienst und psychologischer Dienst der Kinderklinik interessiert werden. Ob für das Personal ein Supervisionsdienst angeboten wird, muss im Einzelfall festgelegt werden. Vor allem sind ärztlicher und pflegerischer Dienst verpflichtet, die Patienten und ihre Angehörigen in die besondere und mitfühlende Obhut zu nehmen.

Dokumentation

Die althergebrachte handschriftliche Niederlegung von Beobachtungsdaten während der Intensivbehandlung (Fieberkurve) ist ein sehr zeitaufwendiges Verfahren. Das Gleiche gilt für die Sammlung und Ordnung von Befunden jeglicher Art, vom Labor- über den Röntgen- bis zum EEG-Befund. Die einfache und rasche zeitliche Zuordnung der Vielzahl aller möglichen erhobenen Befunde und Messdaten im Krankheitsverlauf ist von Hand nur unvollkommen vorzunehmen und zu bewerten. Hinzu kommt die präzise Protokollierung der ärztlichen Verordnungen, der klinischen Beobachtung und der Pflege-, Diagnostik- und Therapiemaßnahmen. Vernetzte Überwachungsgeräte, Server und PC mit Informationssystemen und Textverarbeitungsprogrammen sowie geeignete Ausgabegeräte erlauben heute, diese Datenflut ohne Vermehrung der Schreibarbeit zu bewältigen und den Anforderungen an Kommunikation zu genügen. Hier ist noch viel Entwicklungsarbeit zu leisten.

Mit Hilfe moderner Datenverarbeitung lässt sich am Bett eine kontinuierliche Überwachung verschiedener Vitalparameter durchführen und so dokumentieren, dass mit beliebigem zeitlichen Intervall der Zustand des Patienten messtechnisch genau beschrieben werden kann.

Neben der reinen Arbeitszeitersparnis (ca. 3 min für eine handschriftliche Niederlegung der Werte von Puls, Atmung und Temperatur im üblichen Fieberkurvennetz) ist auch die Beweiskraft solcher automatisch erstellter Protokolle bei juristischen Auseinandersetzungen nicht zu unterschätzen.

Qualitätssicherung

Auch in der Pädiatrie ist die Intensivbehandlung immer wieder zu evaluieren. Einfache Fragestellungen sind z. B.:
- Sterblichkeit:
  - in verschiedenen Altersklassen,
  - bei verschiedenen Erkrankungen,
  - im Zusammenhang mit bestimmten Therapieverfahren u. a.,
- mikrobiologische Belastung:
  - Häufigkeit von nosokomialen Infektionen einer Einheit durch Zusammenführen sämtlicher mikrobiologischer Befunde (der Station, einer bestimmten Patientengruppe usw.),
- Arbeitsausfallzeiten des Personals,
- Verweildauer nach:
  - Patientengruppe,
  - Art der Erkrankung,
  - Therapieform,
- erforderliche Dauer der Anwendung bestimmter aufwendiger Therapieformen:
  - Beatmung, ECMO (extracorporal membrane oxygenation), NO-Beatmung, Dialyse u. a.

Daran lässt sich ermitteln, an welcher Stelle Verbesserungen möglich sind oder wo eine Intensiveinheit an ihre Grenzen stößt.

Solche Evaluierungen müssen in bestimmten Intervallen (6 Monate, 1 Jahr) immer wieder vorgenommen werden. Mit Hilfe moderner Datenverarbeitung sind sie relativ leicht zu erstellen.

Literatur

Benzer H, Burchardi H, Larsen R, Suter PM, (Hrsg.) (1993) Lehrbuch der Anästhesie und Intensivmedizin, 6. Aufl., Band 2, Springer Verlag, Berlin, Heidelberg, New York

British Association of perinatal care: Working Group (1992) Categories of babies requiring neonatal care. Report Jan. 1992, British Pediatric Association, London

European Society of Intensive Care Medicine (1994) Guidelines for the utilization of intensive care units. Intensive Care Med. 20: 163–164

Karimi A, Dick W (Hrsg.) (1993) Deutsche interdisziplinäre Vereinigung für Intensiv- und Notfallmedizin (DIVI): Stellungnahmen, Empfehlungen zu Problemen der Intensiv- und Notfallmedizin. 2. Aufl., Asmuth Satz Druck, Köln

Lemburg P, Sprock I, Fischer H (1990) Personalbedarfsberechnungen in Intensivstationen – Utopie und Realität. Mschr. Kinderheilk. 138: 355–357

Lemburg P (1991) Standards für den Rettungstransport von Neu- und Frühgeborenen. In: Herden HN, Moecke HO (Hrsg.) Qualitätssicherung in der Notfallmedizin. Blackwell Wissenschaft, Berlin

McCloskey KAL, Orr RA (1995) Pediatric Transport Medicine. Mosby, St. Louis, Baltimore, Boston, Carlbad, Chicago, Naples, New York, Philadelphia, Portland, London, Madrid, Mexico City, Singapore, Sydney, Tokyo, Toronto, Wiesbaden

Medical Devices Agency, Department of Health (1995) (TINA Guidance Document): Transport of neonates in ambulances (Entwurf), London

Mohr FW (1990) Neue Wege zur Personalbedarfsermittlung im ärztlichen Dienst. Zbl dtsch Krankenhauswesen 82: 357

Pollack MM, Capron C (1990) The Pediatric Risk of Mortality and the Therapeutic Intervention Scoring System. In: Levin PL, Morris LC (ed.) Essentials of pediatric intensive care quality. Medical Publishing Inc., St. Louis

Roberton NRC (1992) Textbook of Neonatology. 2nd ed., Churchill Livingstone Edinburgh, London, Madrid, Melbourne, New York, Tokyo

Roberts KD, Edwards JN (1975) Pediatric Intensive Care, 2nd ed., Blackwell Scientific Publications, Oxford

3 Störung der Vitalfunktionen: alarmierende Symptome

W. Brömme

Während für die traditionelle Medizin die Diagnose des Grundleidens, die Entstehung der Krankheit (*Pathogenese*) und schließlich die Therapie primäre Ziele der Erkenntnis und des ärztlichen Handelns sind, beschäftigt die Notfall- und Intensivmedizin der pathophysiologische Ablauf akut zum Tode führender Prozesse (*Thanatogenese*) und deren Umkehrbarkeit.

Zentrales Problem im Verlauf thanatogenetischer Prozesse ist die Störung der Vitalfunktionen Atmung, Herz-Kreislauf-System und ZNS. Atmung und Herz-Kreislauf-System halten den komplizierten Molekularmechanismus der Körperzellen durch Realisierung lebensnotwendiger Transportfunktionen und Konstanthaltung der Homöostase aufrecht.

Ausfall oder Insuffizienz einer Vitalfunktion führen zum Ausfall oder zur Insuffizienz aller anderen Vitalfunktionen. Die Vitalfunktionen sind deshalb als Funktionssysteme aufzufassen, indem Störungen der kleinsten Einheit zum Funktionsverlust des gesamten Systems, d. h. zur irreversiblen Schädigung oder dem biologischen Tod führen.

Thanatogenetische Prozesse im Kindesalter unterscheiden sich von denen der Erwachsenen nicht allein durch ihre Spezifität, sondern vor allem durch eine bemerkenswerte Eigendynamik. Typisch dafür sind:
- plötzlicher Tod im Säuglings- und Kleinkindalter,
- Neurotoxikose,
- Waterhouse-Friderichsen-Syndrom,
- Epiglottitis.

Störungen der Vitalfunktionen signalisieren stets den fortgeschrittenen thanatogenetischen Prozess. Im Kindesalter sind die spezifischen Leistungsreserven für Störungen dieser Art gering, z. B. setzt die sympathikotone Kreislaufregulation des Neugeborenen und des Säuglings sowohl der Volumentherapie (Preloadreserve), wie auch der Behandlung mit Katecholaminen (Kontraktilitätsreserve) Grenzen. Auch die respiratorische Reserve ist im Kindesalter geringer als beim Erwachsenen (Hogg 1977). Darüber hinaus sind Kinder durch die Enge der Luftwege prädisponiert für obstruktive Ventilationsstörungen.

Primäres Ziel der pädiatrischen Notfall- und Intensivmedizin ist es deshalb, thanatogenetische Prozesse vor dem Einbiegen in die Zielgerade, d. h. vor der Entwicklung vitaler Funktionsstörungen zu erkennen und zu behandeln. Der eingetretene Herzstillstand hat, wenn nicht unmittelbar und sachkundig behandelt, eine schlechte Prognose. Die Atemstörung oder der hypovolämische Schock, die dem Herzstillstand vorausgehen, haben dagegen eine gute Prognose, wenn sie rechtzeitig erkannt und behandelt werden.

Allerdings sind im Kindesalter die alarmierenden Symptome in der Frühphase thanatogenetischer Prozesse eher diskret. Atemfrequenzanstieg und Einziehungen der Rippenbögen sind Symptome der sich entwickelnden Ateminsuffizienz besonders jüngerer Kinder. Unmittelbar lebensbedrohend sind Nasenflügelatmung, Zyanose und markante Retraktionen der Rippenbögen sowie das silente Atemgeräusch bei obstruktiven Ventilationsstörungen.

Der Übergang von der Frühphase thanatogenetischer Prozesse in die manifeste vitale Funktionsstörung erfolgt oft perakut und hat nicht selten iatrogene Ursachen, praktisches Beispiel ist der reflektorische Ursachen, indem z. B. atemgestörte Kinder durch Schmerz und Angst plötzlich ateminsuffizient werden. Praktisches Beispiel hierfür ist der hypoxische Herzstillstand bei Kindern mit Epiglottitis während einer Racheninspektion.

Das Verständnis für die Abläufe und die Dynamik thanatogenetischer Prozesse im Kindesalter ist ein zentrales Problem der pädiatrischen Intensivmedizin. Die frühzeitige Intubation und Beatmung von komatösen und Schockpatienten, von Kindern mit schwerem Schädel-Hirn-Trauma und Polytraumen oder schweren Verbrennungen steht damit in unmittelbarer Verbindung. Auch in der Praxis der Intensivmedizin ist die Erkennung potenziell thanatogenetischer Prozesse vielfach der Schlüssel für ein erfolgreiches Handeln. Mangelhafte Analgosedierung als Ursache für die Spontanextubation bei Beatmeten oder als Auslöser einer pulmonalen Hochdruckkrise nach Herzoperationen, die Hyperpyrexie als Ursache für die Zunahme von Hirnfunktionsstörungen bei Bewusstlosen oder die marginalen Hämoglobinwerte bei Kindern mit großen chirurgischen Eingriffen sind wenige Beispiele für potenzielle thanatogenetische Faktoren.

Nicht allein aus didaktischen Gründen unterscheidet man Störungen der Vitalfunktionen 1. und 2. Ordnung.

- **Vitalfunktionen 1. Ordnung:**
  - Atmung,
  - Herz-Kreislauf-Funktion,
  - Hirnfunktion.

- **Vitalfunktionen 2. Ordnung:**
  - Wasser- und Elektrolythaushalt,
  - Säure-Basen-Haushalt,
  - Leber,
  - Niere,
  - Blutgerinnung.

Sie sind gleichfalls als Verbundsysteme aufzufassen.

Im Kindesalter sind primäre Störungen von Vitalfunktionen 2. Ordnung wichtige Auslöser im Ablauf thanatogenetischer Prozesse.

Literatur

Hogg JC (1977) Age as factor in respiratory disease. In: Kandig EL, Chernik V (eds.) Disorders of the Respiratory Tract. Philadelphia, W. B. Saunders: pp. 177–187

Bewusstseinsstörungen und Bewusstseinsverlust

W. Brömme

Diagnose

Patienten mit Störungen oder Verlust des Bewusstseins gehörten bisher zu den Stiefkindern der Pädiatrie. Das betrifft Diagnostik und Behandlung. Allein die Einschätzung der Bewusstseinsstörungen in Sopor, Stupor, Somnolenz usw. stützt sich selten auf exakte Definitionen.

Weitaus vorteilhafter ist die Klassifikation mit Hilfe eines Komascores (Abb. 3.**1**), der als qualitatives Maß der Hirnfunktionsstörungen zu bewerten ist (Brömme 1985). Das Prinzip des Scores beruht auf standardisierten Prüfungen der Reaktivität gegenüber akustischen und Schmerzreizen, die in der Rangfolge abnehmender Erweckbarkeit skaliert sind. Es ist deshalb sinnvoller, von Störungen der Erweckbarkeit und nicht des Bewusstseins (ein ohnehin vieldeutiger Begriff) zu sprechen:

- Augenöffnen und Reaktion auf Anruf werden durch Rufen des Vornamens,
- Schmerzreiz durch Kneifen seitlich am Thorax geprüft.

Das wache Kind lokalisiert den Schmerz und beugt sich blitzschnell zur Reizseite.

Im Koma (fehlende Reaktion auf Anruf, kein Öffnen der Augen, entsprechend 7 oder weniger Punkte) reduziert sich die Prüfung auf die Schmerzreaktion. Sie ist anfangs träge und wird bei Vertiefung des Komas ungerichtet. Der Schmerzreiz kann nicht mehr lokalisiert werden.

Das Ergebnis der Prüfung wird auf einem Formblatt angekreuzt und der Patient in kurzen Abständen überwacht.

Mit zunehmender Komatiefe entwickeln sich Funktionsstörungen des Hirnstamms, deren Intensität und Verlauf für die Prognose von ausschlaggebender Bedeutung sind. Durch vereinfachte, standardisierte Prüfungen der Hirnstammfunktionen können der Gefährdungsgrad des Patienten definiert und therapeutische Schlussfolgerungen gezogen werden.

Die hier aufgeführten Hirnstammreflexe sollen Aufschluss über rostrokaudal fortschreitende Funktionsstörungen geben, indem 1. bis 6. als Rangfolge aufzufassen sind. Die Pupillenreaktion liefert darüber hinaus spezielle neurologische Informationen.

1. *Blinzelreflex:* Ausgelöst durch Berührung der Wimpern, akustische Reize, Schmerzreize:
   - der erhaltene Reflex zeigt die Intaktheit von Kortex und Hirnstamm an,
   - fehlende Erweckbarkeit, jedoch lebhafter Blinzelreflex oder Zukneifen der Augen bei Prüfung der Pupillenreaktion sprechen für Simulation (unter Berücksichtigung des Alters, der Begleitumstände usw.).
2. *Kornealreflex:* Nach Berühren der Kornea lebhafter Reflex:
   - Reflex erlischt bei Läsionen im rostralen Hirnstamm.
3. *Vestibulookulärer Reflex:* 20 ml Eiswasser mit einer Ohrenspritze langsam in den Gehörgang instillieren, den Kopf 30° anheben und Bulbusbewegungen mehrere Minuten beobachten. Folgende graduelle Störungen treten auf:
   - konjugierte tonische Deviation beider Bulbi, auch Nystagmus,
   - Deviation nur auf der homolateralen Seite,
   - nur noch geringes Abweichen des homolateralen Bulbus von der Mittelstellung,
   - fehlende Reaktion.
   Bei fehlender Reaktion länger als 24 Stunden hohe Letalität und Defektheilungsrate (Bozza-Marubini 1983).
4. *Husten- und Würgereflexe.*
5. *Einschätzung der Atmung:* Tiefe, Frequenz, Rhythmus:
   - normal,
   - irregulär suffizient oder Hypoventilation,
   - Apnoe.
6. *Pupillenreaktion und -weite:*
   - normal: schnelle Verengung nach Lichteinfall,
   - eng/punktförmig,
   - mittelweit, weit, einseitig träge oder fehlende Lichtreaktion,
   - Anisokorie mit träger oder fehlender ein- oder beidseitiger Lichtreaktion,
   - weit oder maximale Mydriase, keine Lichtreaktion, oft entrundete Pupillen.

Grundprinzipien der Behandlung

Normalisierung der Homöostase. Für die Gehirnprotektion von größter Bedeutung ist die Normalisierung der Homöostase:

3 Störung der Vitalfunktionen: alarmierende Symptome

Augenöffnen		8⁰⁰	10⁰⁰	12⁰⁰	14⁰⁰	16⁰⁰	18⁰⁰	20⁰⁰	22⁰⁰	0⁰⁰	2⁰⁰	4⁰⁰	6⁰⁰
4	spontan												
3	auf Anruf												
2	auf Schmerzreiz												
1	∅												
Reaktion auf Anruf		8⁰⁰	10⁰⁰	12⁰⁰	14⁰⁰	16⁰⁰	18⁰⁰	20⁰⁰	22⁰⁰	0⁰⁰	2⁰⁰	4⁰⁰	6⁰⁰
5	munter/fixiert												
4	verlangsamt/weinerlich fixiert zeitweilig												
3	träge, Wein-/Wachphasen wechseln mit Somnolenz												
2	zeitweilig träge, kurze Wein-/Wachphasen												
1	∅												
Reaktion auf Schmerzreiz		8⁰⁰	10⁰⁰	12⁰⁰	14⁰⁰	16⁰⁰	18⁰⁰	20⁰⁰	22⁰⁰	0⁰⁰	2⁰⁰	4⁰⁰	6⁰⁰
6	normale Abwehr												
5	lokalisierend lebhaft												
4	lokalisierend träge												
3	ungerichtet träge												
2	unveränderter Atemrhythmus Pupillenerweiterung												
1	∅												
Lichtreaktion Pupillen		8⁰⁰	10⁰⁰	12⁰⁰	14⁰⁰	16⁰⁰	18⁰⁰	20⁰⁰	22⁰⁰	0⁰⁰	2⁰⁰	4⁰⁰	6⁰⁰
5	normale Reaktion u. Größe												
4	träge o. unvollständige Verengung; max. Miosis												
3	einseitig träge/weit												
2	Anisokorie, fehlende o. träge Reaktion												
1	∅ Reaktion, meist max. Mydriasis												

u.a. zerebrale Reflexe	
5 auslösbar	
4 ∅ Wimpernreflex	
3 ∅ Cornealreflex	
2 ∅ vestibulookulärer Reflex	
1 ∅ Husten- u. Würgereflex	

Krämpfe	
Krampfdauer	
Tränenstrecke li / re	
EEG / evozierte Potentiale	
Apnoe-Test	

Abb. 3.1 Punktescore zur standardisierten Prüfung von Störungen der Erweckbarkeit im Säuglings- und Kleinkindalter. Die Befunde werden auf dem Formblatt (Größe: 17,0 × 29,7 cm) angekreuzt.

- Stabilisierung der Atmung,
- des Kreislaufs,
- Sauerstofftherapie,
- Azidosekorrektur,
- rigorose Fiebersenkung.

Hirndrucksenkung. Die Lagerung des Patienten erfolgt in 30°-Schräglage mit erhöhtem und in Mittelstellung fixiertem Kopf (auch während des Transports), da oft ein Hirndruckanstieg besteht.

> Erheblicher Hirndruckanstieg durch seitliche Kopfdrehung infolge venöser Abflussstörungen!

Gleichsinnig wirksam sind:
- sorgfältige Sedierung,
- schonendes Absaugen,
- vorsichtiger Transport.

> Das Gehirn des Bewusstlosen ist vulnerabel wie ein rohes Ei!

Phenobarbital in hohen Dosen i.v.: Je tiefer das Koma, umso notwendiger sind für das Gehirn absolute Ruhigstellung und Senkung des Stoffwechsels. Indikationen für die sofortige Einleitung des sog. *Barbituratkomas* sind:
- anhaltende oder rezividierende, auf Diazepam i.v. nicht oder nur kurzzeitig ansprechende Krämpfe,
- Abfall des Komascores unter 10 Punkte bei strukturellen Hirnläsionen wie Meningitis und Enzephalitis.

Phenobarbital:
- erste Dosis: 20 mg/kg KG bei schwer beeinflussbaren Krämpfen
anderenfalls:
- in den ersten 24 Stunden: 3 × 15 mg/kg KG i.v.
- an den folgenden Tagen: 3 × 7,5–10 mg/kg KG i.v.
Selbst nach 20 mg/kg KG i.v. sind keine Atemstörungen zu befürchten (Brömme 1985).

Corticosteroide: Obgleich in vielen Einrichtungen noch heute eingesetzt, konnte die Wirksamkeit der Corticosteroide bei akuten strukturellen Hirnläsionen bisher trotz umfangreicher Untersuchungen nicht gesichert werden, ausgenommen beim perifokalen Hirnödem (z.B. bei Hirntumoren).

Dexamethason:
- 1 mg/kg KG 4- bis 6-mal in den ersten 24 Stunden

Mannitol: Bei nachgewiesenem Hirndruck oder überbrückend bis zur Operation bei weiten, areaktiven Pupillen. Niedrige Dosen verwenden.

Mannitol:
1. 0,3–0,5 g/kg KG, kann 1- bis 2-stündlich wiederholt werden

Maschinelle Beatmung: Bei tiefem Koma auch ohne erkennbare Ateminsuffizienz wirksame Hirndrucksenkung durch Hyperventilation. Jede Hyperkapnie führt zu einem bedrohlichen Hirndruckanstieg, ein Abfall des $paCO_2 < 30$ mm Hg kann durch intrazerebrale Vasokonstriktion hypoxämische Hirnschäden auslösen.

> Patienten mit Störungen der Erweckbarkeit sollten, mit Ausnahme von Kindern mit unkompliziertem Fieberkrampf, auf eine pädiatrische Intensivstation eingewiesen werden. Zu den Grundprinzipien der Behandlung gehören: schonender Transport, korrekte Lagerung, frühzeitige Unterbrechung von Krämpfen, energische Fiebersenkung, Stabilisierung von Atmung und Herz-Kreislauf-Funktion sowie Beginn der sofortigen differenzialdiagnostischen Abklärung.

Literatur

Bozza-Marubini M (1983) Coma. In: Care of the critically ill patient. Berlin, Heidelberg, New York, Springer: S. 719

Brömme W (1985) Untersuchungen zur Standardisierung der klinisch-neurologischen Diagnostik und Methodik, Grundlagen und Anwendung nichtinvasiver Hirndruckmessungen (Aplanationsfontanometrie) in der pädiatrischen Intensivmedizin. Diss. B, Halle

Liebenow H, Rechlin R, Wolf E (1988) Häufig vorkommende Vergiftungen im Haushalt. In: Dittner A (Hrsg.) Ärztetaschenbuch 2, Berlin, VEB Verlag Volk und Gesundheit: S. 121–137

Krämpfe

R. Lietz

Krampfanfälle sind die häufigste neurologische Störung in der Neugeborenenperiode und eine der häufigsten neurologischen Auffälligkeiten in der gesamten Kindheit.

Aufgrund ihres äußeren Erscheinungsbildes sind sie oftmals Anlass zur Aufnahme des krampfenden Kindes auf eine Neugeborenen- bzw. Kinderintensivstation.

Definition

> Ein Krampfanfall ist charakterisiert durch die plötzlich einsetzende, unwillkürlich ablaufende, motorische, sensorische, vegetative und/oder psychische Änderung des Ausgangszustands.

Die Anfälle treten in der beschriebenen Weise auf als:
- einzelne Krampfanfälle,
- Serie von Krampfanfällen (zwischendurch wird das Bewusstsein wiedererlangt),
- Status epilepticus (zwischendurch wird das Bewusstsein nicht wiedererlangt – Dauer über 30 Minuten).

Krampfanfälle werden nach ihrem Erscheinungsbild in 2 Hauptformen unterschieden:
- *Partielle Anfälle* gehen von einer Hirnregion aus und bleiben auf diese Region begrenzt. Sie werden unterteilt in:
  - *einfach-partielle Anfälle* mit motorischen, sensorischen oder vegetativen Erscheinungen ohne Beeinträchtigung des Bewusstseins,
  - *komplex-partielle Anfälle* mit den gleichen Auffälligkeiten – oft miteinander kombiniert oder in Folge auftretend – jedoch mit Beeinträchtigung des Bewusstseins.
- *Generalisierte Anfälle* beziehen nahezu alle Teile des Gehirns simultan in das Krampfgeschehen ein.

In einem bestimmten Entwicklungsstadium des Anfallsleidens können partielle Anfälle sekundär die Hirnregionen der bislang nicht betroffenen Hemisphäre in den Krampfablauf einbeziehen, sodass diese Epilepsie damit in das Stadium der sekundären Generalisierung übergetreten ist.

Generalisierte Krampfanfälle zeigen sich entweder konvulsiv (in klassischer Weise tonisch-klonisch oder klonisch) oder nichtkonvulsiv (Kind erscheint dann eigenartig starr, bewegungs- und reaktionslos bzw. lässt ganz spärliche Bewegungen an Händen oder der mimischen Muskulatur erkennen).

Einteilung nach Anfallsformen

Wichtig ist eine genaue Analyse der Angaben der Personen, die den kindlichen Krampfanfall miterlebt haben.
Die Einteilung erfolgt entsprechend der Klassifikation der Epilepsien und epileptischen Syndrome der International League against Epilepsy (1989):

Lokalisierte (partielle, fokale, lokale) Epilepsien und Syndrome:
- *Idiopathisch:*
  - benigne Epilepsie des Kindesalters (mit zentrotemporalem Sharp-Wave-Herd),
  - kindliche Epilepsie mit okzipitalen Paroxysmen,
  - primäre Leseepilepsie.
- *Symptomatisch:*
  - chronisch progrediente Epilepsia partialis continua,
  - Syndrome mit spezieller Auslösung des Anfalls,
  - Frontallappenepilepsie,
  - Temporallappenepilepsie.
- *Kryptogen* (unbekannte Ätiologie).

Epilepsien und Syndrome:
- *Idiopathisch:*
  - benigne familiäre Neugeborenenkrämpfe,
  - benigne Neugeborenenkrämpfe,
  - benigne myoklonische kindliche Epilepsie,
  - Epilepsie mit pyknoleptischen Absencen,
  - juvenile Absence-Epilepsie,
  - Impulsiv-Petit-Mal-Epilepsie,
  - Aufwach-Grand-Mal-Epilepsie,
  - andere generalisierte Epilepsien,
  - Epilepsien mit spezifischen Auslösemodi.
- *Kryptogen oder symptomatisch:*
  - BNS-Krämpfe (West-Syndrom),
  - Lennox-Gastaut-Syndrom,
  - myoklonisch-astatische Epilepsie,
  - myoklonische Absencen.
- *Symptomatisch:*
  - unspezifische Syndrome:
    myoklonische Frühenzephalopathie,
    frühinfantile epileptische Enzephalopathie mit „suppression bursts",
    andere symptomatische generalisierte Epilepsien.
  - spezifische Syndrome:
    epileptische Anfälle als führendes Symptom bei Missbildungen,
    angeborene Stoffwechselstörungen.

Nichtklassifizierte epileptische Syndrome und Epilepsien:
- *Epilepsien mit fokalen und generalisierten Krämpfen:*
  - Neugeborenenkrämpfe,
  - myoklonische Epilepsie des Kleinkindesalters,
  - ESES (electrical status epilepticus during slow sleep),
  - Landau-Kleffner-Syndrom,
  - andere unbestimmte Epilepsien.
- *Epilepsien ohne eindeutige Anfallsdifferenzierung.*

Spezielle Syndrome:
- *Gelegenheitskrämpfe:*
  - Fieberkrämpfe,
  - isolierte Krämpfe und isolierter Status epilepticus,
  - Krampfanfälle in Verbindung mit toxischen oder metabolischen Störungen.

Das Zuordnen anhand der klinisch beschriebenen Anfälle erfordert unbedingt die Ableitung eines EEG, das dann entsprechend den Gegebenheiten durch geeignete Provokationsmethoden ergänzt werden muss, um die Anfallsdifferenzierung zu gewährleisten. Allein die Bewertung der klinischen Zeichen ermöglicht nicht die Einordnung in die oben beschriebene Klassifikation, doch sind beschriebene Zeichen im Sinne einer einfach- oder komplex-partiellen Symptomatik, auch wenn ein generalisierter Grand-Mal-Anfall folgt, ein sehr wertvoller Hinweis für einen fokalen Zerebralprozess. Klinisch kann eine Absence-Symptomatik auffallen, die sich nach Ableiten des EEG dann als eine komplex-partielle Symptomatik erweist – mit einer anderen Therapie und einer anderen Prognose.

Die Bedeutung der Mühen einer Klassifizierung des jeweiligen Anfallsleidens liegt in der Planung der Therapie und in der prognostischen Aussage.

Krampfanfälle zeigen im Allgemeinen eine Tendenz zur Selbstbegrenzung aufgrund der im Gehirn wirksamen Kompensationsmechanismen zur Wiederherstellung regulärer neurophysiologischer Bedingungen.

Literatur

Commission on Classification and Terminology of the International League Against Epilepsy (1989) Proposal for revised classification of epilepsies and epileptic syndromes. Epilepsia 30: 389–399

Dyspnoe, Stridor, Zyanose

W. Brömme

Erkrankungen mit dieser Symptomentrias sind immer Notfälle, die dringlicher Therapie bedürfen. Während Dyspnoe sowohl bei obstruktiven wie restriktiven Ventilationsstörungen, Kardiopathien, akuten zerebralen Erkrankungen, metabolischer Azidose, Vergiftungen u.a. vorkommen, weist der Stridor auf eine obstruktive Ventilationsstörung, Zyanose auf die Insuffizienz des alveolären Gasaustauschs mit einem bedrohlichem Abfall der Sauerstoffsättigung des Bluts hin.

Dyspnoe als subjektiv empfundene Atemnot mit erschwerter Atmung kann im frühen Kindesalter nicht zum Ausdruck gebracht werden. Die charakteristische klinische Symptomatik der Dyspnoe erlaubt jedoch in jedem Lebensalter wichtige Rückschlüsse auf den Grad der Ventilationsstörung und der Vitalgefährdung.

Einziehungen. Retraktionen der unteren Thoraxapertur entstehen durch den inspiratorischen Zug des Zwerchfells. Bei erhöhter Atemarbeit treten sie am leicht deformierbaren Thoraxskelett des Neugeborenen früher auf als im späteren Lebensalter.

Inspiratorische Einziehungen entstehen sowohl bei verminderter Dehnbarkeit der Lunge (restriktive Ventilationsstörungen) als auch durch Obstruktionen im Bereich der Luftwege.

Leichte Einziehungen sind zumeist ein erstes Zeichen einer Ventilationsstörung, im Neugeborenen- und Säuglingsalter oft ausgelöst durch Behinderungen der Nasenatmung.

Fortschreitende Retraktionen unter Einbeziehung des Epigastriums, des Jugulums und der Interkostalräume sind Zeichen der bedrohlichen Atemstörung. Im Neugeborenen- und Säuglingsalter können sich schließlich *paradoxe Atembewegungen* entwickeln, wobei sich während der Inspiration das Abdomen vorwölbt und die untere Thoraxapertur eingezogen wird. Diese auch als *Schaukelatmung* bezeichnete Atemform entwickelt sich bei hochgradiger Verminderung der Lungendehnbarkeit durch Pneumonien, Atelektasen oder schwerwiegende Obstruktionen. Die Schaukelatmung ist zugleich Ausdruck einer erheblich verminderten Effizienz der Atmung.

Die mit einem starken Anstieg des Sauerstoffverbrauchs einhergehende Erhöhung der Atemarbeit bei hochgradigen Einziehungen führt mit zunehmender Dauer zur Insuffizienz der Atemmuskulatur, sie ist deshalb eine absolute Indikation zur Intubation und Beatmung.

Nasenflügelatmung. Ein sicheres Zeichen dafür, dass die Grenze zur vitalen Funktionsstörung überschritten worden ist, stellt die Nasenflügelatmung dar. Auf unserer Intensivstation gilt der Satz: „Ein Kind mit Nasenflügelatmung übersteht die Nacht nicht ohne Intubation." Die Nasenflügelatmung ist ein Spätzeichen der respiratorischen Insuffizienz, das sowohl bei obstruktiven als auch bei restriktiven Ventilationsstörungen in Erscheinung tritt.

Stridor. Das Symptom Stridor erlaubt die Diagnose und Lokalisation einer obstruktiven Ventilationsstörung. Stenosen der Luftwege proximal der Karina gehen im Allgemeinen mit einem *inspiratorischen*, distal der Karina mit einem *exspiratorischen Stridor* einher.

Anatomisch kann das Passagehindernis für die Atemluft zwischen Nase und Alveole lokalisiert sein. Passagehindernisse der Luftwege führen zu turbulenten Luftströmungen während der In- oder Exspiration. Das Stenosegeräusch ist bei den meisten obstruktiven Ventilationsstörungen so charakteristisch, dass daraus wesentliche diagnostische Hinweise und aus dem Gesamtkomplex der Symptomatik Rückschlüsse auf den Schweregrad gezogen werden können.

Stenosen im Bereich des Kehlkopfs und der Trachea führen in der Phase der stärksten Luftströmung, der Inspiration, zum inspiratorischen Stridor, der zumeist ohne Stethoskop hörbar ist. Erreicht der Stenosegrad eine kritische Grenze, treten nun auch während der Exspiration Turbulenzströmungen und ein Stridorgeräusch auf. Ausdruck hochgradiger Stenosen sind langgezogene Ein- und Ausatemphasen während ruhiger Atmung. Bronchoskopische Befunde und Hartstrahlaufnahmen der Trachea zeigen, dass auch bei größeren Kindern eine Lumeneinengung bis auf 1 mm lichte Weite bestehen kann. Mit dem Einsetzen des Exspirationsstridors ist die Grenze zur akuten vitalen Gefährdung erreicht, Nasenflügelatmung und Zyanose zeigen die Dekompensation der Atemfunktionen an.

Massive Hämoptyse

U. Preiß

Definition

Aushusten blutigen Sputums oder hellroten, schaumigen Bluts ohne Nahrungsbestandteile aus den Atemwegen.

Ätiologie

Schwere Hämoptysen. Sie sind im Kindesalter ein verhältnismäßig seltenes Ereignis. In der Regel sind sie ein Symptom folgender Erkrankungen:
- Lungenblutungen (Früh- und Neugeborene),
- Fremdkörperaspiration,
- Thoraxtrauma (Lungenkontusion),
- Larynxtrauma,
- Mukoviszidose,
- Kartagener-Syndrom,
- Immotile-Cilia-Syndrom,
- Morbus Osler,
- Linksherzinsuffizienz,
- Bronchustumoren.

Leichte Hämoptysen. Sie können bei einer Vielzahl von Erkrankungen auftreten. Als einmaliges Ereignis bleibt die Ursache nicht selten unerkannt.

Ursachen leichter Hämoptysen:
- *Infektionen:*
  - Pneumonien,
  - Pertussis,
  - Tuberkulose,
  - Aspergillose,
  - Blastomykose,
  - Lungenabszess.
- *Parasitosen:*
  - Ascaris lumbricoides,
  - Toxocara canis,
  - Fasciola hepatica,
  - Ancylostoma duodenale,
  - Echinokokken,
  - Paragonimus westermani,
  - Entamoeba histolytica.
- *Kardiovaskuläre Erkrankungen:*
  - Endokardfibroelastose,
  - Karditis,
  - arteriovenöse Fistelruptur,
  - Periarteriitis nodosa,
  - Lungenembolie.
- *Tumoren:*
  - bronchiale Karzinoide,
  - Trachealpolypen,
  - Mediastinalteratome,
  - Lungenmetastasen.
- *Hämorrhagische Diathesen.*
- *Seltene pulmonale Ursachen:*
  - Purpura Schoenlein-Henoch,
  - Wegener-Klinger-Granulomatose,
  - Goodpasture-Syndrom,
  - Churg-Strauss-Syndrom,
  - Lungenhämosiderose,
  - Lupus erythematodes,
  - Sarkoidose.
- *Blutungen aus dem Nasen-Rachen-Raum.*

Pathogenese

Die Grunderkrankung entscheidet über die Pathogenese der Blutung in das Lungengewebe und den Bronchialbaum.
- Linksherzinsuffizienz und Lungenödem bedingen die Ruptur gestauter pulmonaler Gefäße und/oder Infarzierung.
- Infektionen führen zu Diapedeseblutungen und einer nekrotischen Zerstörung des Lungengewebes.
- Die Passage von Parasiten (Larvenstadien) geht einher mit der Ruptur pulmonaler Kapillaren.
- Gefäßrupturen oder -erosionen sind Quellen pulmonaler Blutungen bei kongenitalen Gefäßmissbildungen (Morbus Osler), Neoplasien, Vaskulitiden oder bei mechanischer Alteration (Fremdkörperaspiration, Langzeitintubation).

Anämie, Beeinträchtigung des Gasaustausches und Verminderung des Atemvolumens bedingen Dyspnoe, Tachypnoe, respiratorische und metabolische Azidose sowie Zyanose in wechselndem Ausmaß.

Klinik

- Akuter Beginn mit massiver Blutung bei Gefäßrupturen oder Arrosionsblutungen,
- Hustenattacken mit Auswurf hellroten und schaumigen Bluts,
- Tachykardie,
- ängstliche Unruhe,
- Tachydyspnoe.

In Abhängigkeit von Lokalisation und Ausdehnung der pulmonalen Blutung sind asymmetrische Atemexkursionen, lokalisierte Abschwächung des Atemgeräuschs und/oder fein- und mittelblasige Rasselgeräusche nachweisbar. Im Verlauf überlagern sich die Symptome des hypovolämischen Schocks und der respiratorischen Insuffizienz.

Diagnostik

Anamnese. Zunächst ist zu klären, ob es sich um Bluthusten oder Bluterbrechen handelt. Typisch für die Hämatemesis ist Entleerung dunkelroten bis kaffeesatzartigen Bluts mit Koagula, Speiseresten und saurer Reaktion (Indikatorpapier).

> ⚠ Verwechslung mit Erbrechen verschluckten Bluts aus den Atemwegen oder mit Pseudohämoptoe aspirierten Bluts aus dem oberen Verdauungstrakt.

Fragen zur Vorgeschichte:
- Lungenerkrankungen,
- Fremdkörperaspiration,
- hämorrhagische Diathesen,
- Herzerkrankungen,
- Fieber,
- Trauma (Misshandlung!),
- Intoxikation (Antikoagulanzien!),
- Auslandsaufenthalt (Infektionen, Parasitosen),
- familiäre Erkrankungen (Morbus Osler, Hämophilie, von-Willlebrand-Jürgens-Syndrom).

Klinische Untersuchung. Sie umfasst die insbesondere:
- Inspektion der Mundhöhle und des Nasen-Rachen-Raumes,
- Auskultation von Herz und Lunge (Blutdruck),
- Hautinspektion (Petechien, Hämatome, Hämangiome, BCG-Impfnarbe),
- Inspektion der Endphalangen (Trommelschlegelfinger, -zehen),
- Körpertemperatur,
- Puls.

Notfalldiagnostik

- Differenzialblutbild, Thrombozyten, CRP, BSG, Säure-Basen-Status, Blutgruppe, Gerinnungsparameter,
- Sputumasservierung (Mikrobiologie, Zytologie, pH-Wert),
- Thorax-Röntgen, Thorax-Sonographie,
- Thorax-CT,
- Bronchoskopie,
- bronchiale Angiographie,
- HNO-Konsiliarius, Thorax-Chirurg.

Therapie

> ⚠ Kein Heimlich-Manöver bei dem Verdacht auf Fremdkörperaspiration.

- Freihalten der Atemwege, Intubation.
- Sauerstoffzufuhr, Beatmung.
- Schockbekämpfung/Erythrozytenkonzentrat und FFP.
- Bronchialtoilette mit raumtemperierter 0,9%iger Natriumchloridlösung.
- Seitengetrennte Hauptbronchusintubation und Bronchialtoilette.
- Intratracheale oder intrabronchiale Instillation von Adrenalin 1:10000 (10 µg/kg KG/ED, maximal 200 µg/ED).
- Intrabronchiale Instillation von Thrombinlösung 1000 I.E./ml (1–5 ml/ED).
- Vasopressin 0,005 U/kg KG/min (0,2–0,4 U/1,73 m^2 KOF/min) Kombination mit Nitroglycerin 1–5 µg/kg KG/min zur Vermeidung der vasopressinbedingten Hypertension. Vasopressin reduziert den pulmonalen Gefäßdruck und erhöht simultan den systemischen Druck. Es reduziert den systemischen venösen Rückstrom und vermindert die Kontraktilität des rechten Ventrikels. Kann die Blutung gestoppt werden, ist die Therapie unter Dosisreduktion nach 2–4 Tagen zu beenden. Anstelle von Vasopressin haben sich in Einzelfallberichten auch Glycylpressin und Desmopressin als sehr wirksam erwiesen (Bilton u. Mitarb. 1990).
- Glycylpressin (Terlipressin) 15–20 µg/kg KG im Abstand von 4 Stunden i.v. Die Vorteile von Glycylpressin sind der gegenüber Vasopressin geringere hypertensive Effekt und die verminderte ADH-Aktivität.
- Medikamentöse Therapie in Abhängigkeit von der Grunderkrankung.
- Endobronchiale Laserkoagulation.
- Perkutane Embolisation.
- Operation (Bronchialarterienligatur, Lungenresektion).

Literatur

Biedermann T, Hennig H, Liedke D (1991) Lasertherapie eines endotrachealen Schleimhautpolyps bei einem l0-jährigen Mädchen. Monatsschr Kinderheilkd 139: 690–691

Bilton D, Webb AK, Foster H, Mulvenna P, Dodd M (1990) Life threatening haemoptysis in cystic fibrosis: an alternative therapeutic approach. Thorax 45: 975–976

Di Marco CJ, Mauer TP, Reinhard RN (1991) Airway foreign bodies: a diagnostic challenge. J Am Osteopath Assoc 91: 481–486

Holinger LD (1990) Management of sharp and penetrating foreign bodies of the upper aerodigestive tract. Ann Otol Rhinol Laryngol 99: 684–688

Tonkin1 IL, Hanissian ASS, Boulden TF, Baum SL, Gavant ML, Gold RE, George P, Green WJ (1991) Bronchial arteriography and embolotherapy for hemoptysis in patients with cystic fibrosis. Cardiovasc Intervent Radiol 14: 241–246

Wang LT, Wilkins EW, Bode HH (1993) Bronchial carcinoid tumors in pediatric patients. Chest 103: 1426–1428

Wong ML, Szkup P, Hopley MJ (2002) Percutaneous embolotherapy for life-threatening hemoptysis. Chest 121: 95–102

Anhaltendes Erbrechen

U. Preiß

Definition

Erbrechen ist die reflektorische Entleerung von Mageninhalt, dem Blut, Galle oder Stuhl beigemengt sein können. Es ist entweder Leitsymptom einer gastrointestinalen Erkrankung oder unspezifisches Symptom einer anderen Organerkrankung mit sekundärer Störung des Wasser- und Elektrolythaushalts, des Säure-Basen-Haushalts und mit Kalorienverlust.

Pathogenese und Ursachen

Das Erbrechen wird vom Brechzentrum (Nucleus solitarius) in der Formatio reticularis gesteuert. Seine Erregung erfolgt über Afferenzen der Rachen- oder Magenschleimhaut, der Geruchs- oder Geschmacksnerven, des Vestibularapparats oder durch direkte mechanische Reizung und psychogene Einflüsse. Die chemisch-toxische Reizung des Brechzentrums findet über Afferenzen aus der Chemorezeptorenzone der Area postrema auf dem Boden des vierten Ventrikels statt. Sie spricht sowohl auf exogene (Ipecacuanha, Digitalis, Chemotherapeutika) als auch endogene (Ammoniak, Dopamin, Ketonkörper) Stimuli sowie auf Mediatoren, die bei Infektionen freigesetzt werden, an. Aus der Verbindung des Brechzentrums mit einer Vielzahl vegetativer Bahnen ergeben sich die Begleitsymptome des Erbrechens, wie Nausea, Salivation, Hautblässe, Schweißausbruch, Hypotonie oder Anorexie (Abb. 3.2).

In Abhängigkeit von der Ätiologie und dem Alter des Kindes unterscheidet sich das Erscheinungsbild des Erbrechens, aus dem sich erste Hinweise auf die Ursache und damit für das diagnostische Programm ableiten lassen:
- Refluxerbrechen des Säuglings oder Refluxkrankheit,
- schwallartiges Erbrechen bei Pylorospasmus oder AGS,
- zentrales Erbrechen bei intrakranieller Druckerhöhung oder Stoffwechselerkrankung,
- zyklisches Erbrechen – sui generis, bei Migräne oder bei abdominaler Epilepsie,
- psychogenes Erbrechen bei Anorexia nervosa oder Bulimie (Tab. 3.1).

Differenzialdiagnostik

Die Anamnese sollte folgende Fragen beantworten:
- Wie ist die Beschaffenheit des Erbrochenen?
  - Blut-, Hämatin-, Galle-, Kotbeimengungen,
  - Menge,
  - Verdauungsgrad,
  - Medikamentenreste.
- Seit wann und wie häufig wird erbrochen?
- Wie erfolgt das Erbrechen?
- Wann wird erbrochen und besteht eine Abhängigkeit von der Nahrungsaufnahme?
- Wiederholen sich Brechattacken in zyklischer Folge?

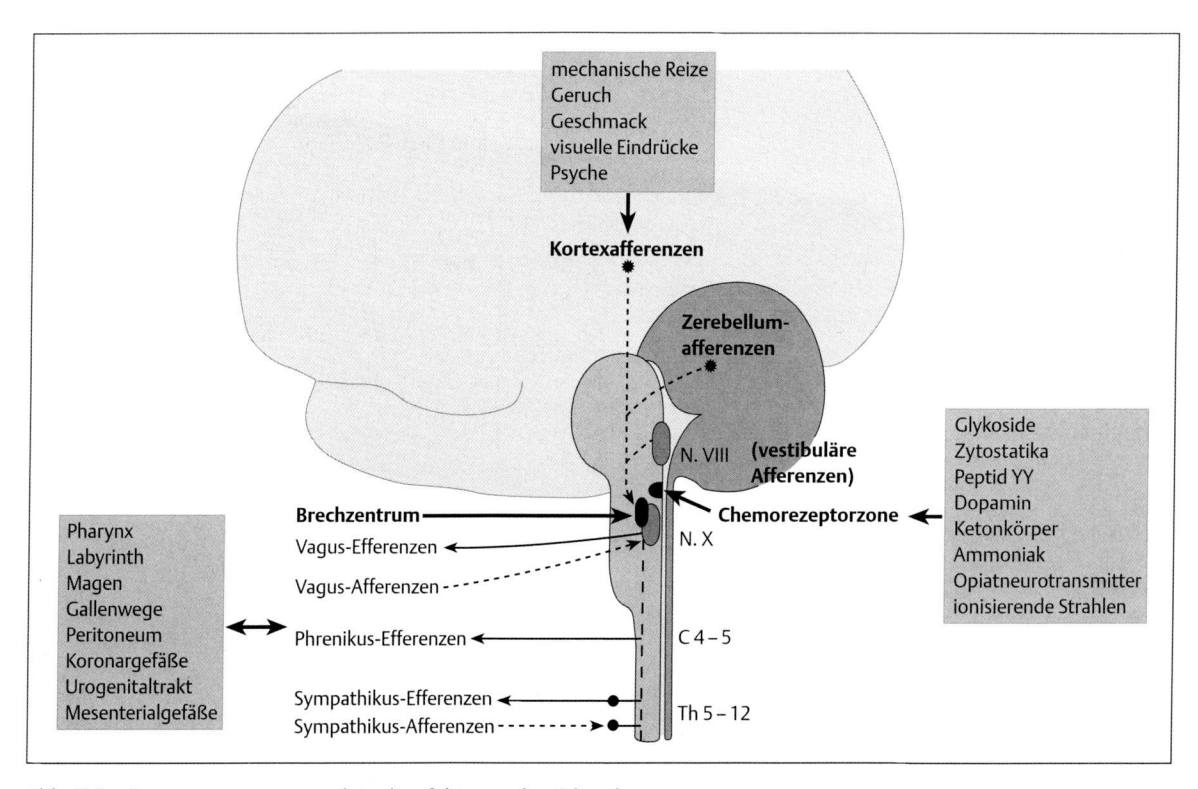

Abb. 3.2 Steuerungszentren und Auslösefaktoren des Erbrechens.

Tabelle 3.1 Ursachen des Erbrechens in Abhängigkeit vom Lebensalter

Ursachen	Säugling	Kind	Adoleszent (die meisten bei Kindern genannten Ursachen gelten auch hier)
Gastrointestinaltrakt	Enteritis Enterokolitis Nahrungsmittelintoleranz Fütterungsprobleme Invagination Volvulus Achalasie hypertrophische Pylorusstenose (Roviralta-Syndrom) gastroösohagealer Reflux Hiatushernie Brachyösophagus Ösophagusdivertikel Stenosen und Atresien des Gastrointestinaltrakts Pancreas anulare	Enteritis Nahrungsmittelintoleranz Eosinophile Gastroenteropathie Appendizitis Ileus Fremdkörperingestion Intoxikation Ulcus ventriculi/duodeni Pankreatitis Cholezystitis/Cholelithiasis Colitis ulcerosa/Morbus Crohn gastroösophagealer Reflux Ösophagusdivertikel zyklisches Erbrechen Zollinger-Ellison-Syndrom akute/chronische Hepatitis Reye-Syndrom chronische Obstipation chronische intestinale Pseudoobstruktion Bezoar Ménétrier-Syndrom Purpura Schoenlein-Henoch Behçet-Krankheit Tumor in abdomine	
ZNS	Meningitis/Enzephalitis subduraler Erguss Schädel-Hirn-Trauma Hydrozephalus	Meningitis/Enzephalitis Hirntumor Hirnstammtumor (ohne intrakranielle Druckerhöhung) Schädel-Hirn-Trauma Epilepsie Migräne Insolation Pseudotumor cerebi Arachnitis adhaesiva psychogenes Erbrechen	
Atemwege/ HNO-Bereich	Otitis/Mastoiditis Pneumonie	Otitis/Mastoiditis Pneumonie Pertussis Labyrinthitis Labyrinthtrauma Morbus Menière	
Herz-Kreislauf-System		Rhythmusstörungen Myokarditis Herzinsuffizienz	hypertone Krisen A.-mesenterica-superior-Syndrom
Urogenitaltrakt	Harnwegsinfektion	Harnwegsinfektion Urolithiase Urämie Akute Hydronephrose	
Endokrinium	adrenogenitales Syndrom	Thyreotoxikose Hyper-/Hypoparathyreoidismus Morbus Addison Phäochromozytom	

Tabelle 3.1 Ursachen des Erbrechens in Abhängigkeit vom Lebensalter (Fortsetzung)

Ursachen	Säugling	Kind	Adoleszent (die meisten bei Kindern genannten Ursachen gelten auch hier)
Stoffwechsel	Galaktosämie Tyrosinose Fruktoseintoleranz Leucinose Phenylketonurie Harnstoffzyklusstörungen Leigh-Syndrom Organoazidurien Wolman-Krankheit	azetonämisches Erbrechen diabetische Ketoazidose Fructoseintoleranz Propionazidämie u. a.	
Andere Ursachen	Sepsis		Medikamenten-/Drogen abusus Glaukom Schwangerschaft habituelles Erbrechen Anorexia nervosa Bulimie Aerophagie

- Werden Begleitsymptome beobachtet wie:
  - Bauchschmerzen,
  - retrosternale Beschwerden,
  - Nausea,
  - Anorexie,
  - Hypersalivation,
  - Gedeihstörung,
  - Gewichtsverlust,
  - Kopfschmerzen,
  - Schwindel,
  - visuelle Symptome,
- Bestanden Vorerkrankungen, ist ein physikalisches oder psychisches Trauma nachweisbar (Misshandlung)?
- Ergeben sich aus der Familienanamnese Hinweise auf Migräne, Allergien, Ulcera oder Epilepsie?

Unter Berücksichtigung der Akutheit oder Chronizität des Erbrechens bzw. des Krankheitsbilds sowie des Alters des Kindes erfolgen individuelle diagnostische Maßnahmen. Der klinische Status beurteilt initial das Ausmaß von Dehydratation, Herz-Kreislauf-Funktion und Bewusstseinslage (Ophthalmoskopie!).

Klinik

Richtungweisend für die weitere Diagnostik können die folgenden Symptome sein:
- Hypotonie, Tachykardie,
- Hautblässe, Ikterus, Ödeme,
- Hepatosplenomegalie, sichtbare Peristaltik, Bauchschmerzen, Abwehrspannung, Abdominaltumor, pathologisches Klangbild der Darmgeräusche,
- rektaler Untersuchungsbefund (Blut, Teerstuhl, Douglas-Schmerz, Skybala).

Diagnostik

Die Diagnostik erfolgt unter den Aspekten der differenzialdiagnostischen Klärung des Krankheitsbildes und der dringlichen Entscheidung über gezielte Therapiemaßnahmen.
- metabolische und endokrine Basisdiagnostik:
  - Serumelektrolyte (einschließlich Chlorid, Magnesium, Phosphat, Eisen), Serumosmolalität, Differenzialblutbild, Serumeiweiß, Säure-Basen-Status, Blutglucose, ASAT (Aspartataminotransferase), ALAT (Alaninaminotransferase), Kreatinin, Harnstoff, Harnsäure, Ammoniak, Amylase, Lipase, T3, T4, TSH,
  - Urin: Glucose, Aceton, pH-Wert, Dichte, Zytologie, Protein, Bakterien, Reduktionsprobe,
- Asservation des Erbrochenen für toxikologische oder mikrobiologische Untersuchung,
- EKG (Monitoring),
- Abdomensonographie, Röntgen-Abdomenübersicht, Röntgen-Thorax, Ösophagus-Kardia-Passage, Magen-Darm-Passage, Kontrasteinlauf, Gastroskopie,
- Schädel-Sonographie, EEG, CT, MRT,
- 24-Stunden-pH-Metrie, Refluxsonographie.

Therapie

- Ersatz des Flüssigkeits- und Elektrolytverlusts (Elektrolytgehalt des Magensaftes: Natrium 60 mmol/l, Kalium 10 mmol/l, Chlorid 85 mmol/l),
  - halbisotone Elektrolytlösung mit Glucose 5% = Erhaltungsbedarf (EB) 1500–2000 ml/m^2 KOF/d + Defizit (Glucose 0,5 g/kg KG/h),
  - Natriumchloridsubstitution (Infusionszusatz) = EB 2–3 mmol/kg KG/d + Defizit 3–6 mmol/kg KG/d,

– Kaliumchloridsubstitution (Infusionszusatz) = EB 1–2 mmol/kg KG/d + Defizit 2–4 mmol/kg KG/d.

! Beginn nach gesicherter Diurese. Orale Kaliumzufuhr sobald möglich.

- Metabolische Alkalose (pH > 7,6): 1 mL-Argininhydrochloridlösung (1 ml entspricht 1 mmol H^+, 1 mmol Cl^-, 1 mmol L-Arginin).

1 mL-Argininhydrochloridlösung:
- BE × kg KG = × 0,3 (oder 0,5) = ml der einmolaren Lösung

Von der berechneten Menge initial nur die Hälfte infundieren, danach Kontrolle des Säure-Basen-Status und Serumkaliums. Nur als Zusatz zur Infusionslösung oder als Bypassinfusion.

Antiemetisch wirksame Medikamente:
  – Phenobarbital: 5 mg/kg KG/ED i.v.,
  – Diazepam: 0,2 mg/kg KG/ED i.v.,
  – Prothazin: 1 mg/kg KG/ED i.v.,
  – Dimenhydrinat (Vomex A): 1,25 mg/kg KG/ED i.v.; <15 kg KG: 40 mg-Supp./ED; >15 kg KG: 70 mg-Supp./ED,
  – Metoclopramid: 0,1–0,2 mg/kg KG/ED i.v.,
  – Ondansetron: 0,15 mg/kg KG/ED i.v. (5 mg/m² KOF/ED i.v.),
  – Bethanechol: 0,2 mg/kg KG/ED, 3-mal tgl. p.o.
- Bei gesichertem Syndrom des zyklischen Erbrechens (cyclic vomiting syndrome):
  – Motilinagonisten: Erythromycin 20 mg/kg KG/d i.v., p.o. (2–4 ED, 7 d).
- Ösophagitistherapie:
  – Omeprazol 0,5–1 mg/kg KG/d (max. 40 mg) 2 ED tgl. p.o., i.v.
  – anstelle von Omeprazol können eingesetzt werden: Ranitidin (2 mg/kg KG/ED, 2- bis 3-mal tgl. i.v., p.o.), Famotidin (1–2 mg/kg KG/ED, 2- bis 3-mal tgl. i.v., p.o.).

! Die zentralnervösen und anderen Nebenwirkungen der Medikamente können die Differenzialdiagnostik erschweren.

Literatur

Dodge JA (1991) Vomiting and regurgitation. In: Walker WA, Durie PR, Hamilton JR, Walker-Smith JA, Watkins JB (Eds.) Pediatric gastrointestinal disease. Philadelphia-Toronto: BC Decker Inc: S 32–41

First LR (1991) Nausea and vomiting. In: Burg FD, Ingelfinger JR, Wald ER (Eds.) Current pediatric therapy. Philadelphia, WB Saunders Co: S 196–198

Fleisher DR, Matar M (1993) The cyclic vomiting syndrome: a report of 71 cases and literature review. J Ped Gastroenterol Nutr 17: 361–369

Huchzermeyer H (1997) Erbrechen. Stuttgart-New York: Georg Thieme Verlag

Kelly KJ, Lake A (1994) Differenzialdiagnose und Behandlung des chronischen Erbrechens im Säuglings- und Kindesalter. Int Semin Pediatr Gastroenterol Nutr 3: 3–9

Orenstein, SR (1993) Dysphagia and vomiting. In: Wyllie R, Hyams JS (Eds.) Pediatric gastrointestinal disease. Philadelphia; WB Saunders Co: S 135–150

Vanderhoof JA, Young R, Kaufmann SS, Ernst L (1993) Treatment of cyclic vomiting in childhood with erythromycin. J Ped Gastroenterol Nutr 17: 387–391

Gastrointestinale Blutungen

U. Preiß

Definition

Orale oder/und anale Blutentleerung, deren Ursprung entweder im oberen (Ösophagus, Magen, Duodenum) oder im unteren Gastrointestinaltrakt (Dünndarm, Dickdarm) zu lokalisieren ist.

Ätiologie

Die obere Gastrointestinalblutung aus peptischen Ulzera oder Ösophagusvarizen ist im Kindesalter die häufigste Ursache für eine lebensbedrohliche Blutung. Während eine schwere hämorrhagische Gastritis oder ein Stressulkus bereits beim Neugeborenen auftreten können, sind Ösophagusvarizenblutungen erstmals im Alter zwischen 3 und 5 Jahren als Folge neonataler Lebererkrankungen oder Pfortaderthrombose zu erwarten. Im Schul- und Adoleszentenalter dominieren peptische Ulzera als akute Blutungsquellen, wobei Duodenalulzera doppelt so häufig vorkommen wie Magenulzera. Besonders groß ist das Risiko einer sekundären Ulkusblutung bei Kindern, die wegen Gehirntumor, Enzephalitis, Hydrozephalus, Trauma, Verbrennung, Operation, Herzfehler, Status asthmaticus, Sepsis, Gerinnungsstörung, Nieren- oder Leberinsuffizienz intensivmedizinischer Behandlung bedürfen. Chronisch und nicht selten okkult verlaufen die Blutungen im Gefolge einer Ösophagitis, Gastritis, Duodenitis, Angiodysplasie oder eines Polypen. Stets muss im Kindesalter an die Ingestion eines Fremdkörpers oder an eine Säure- bzw. Laugenverätzung als Blutungsursache gedacht werden (Tab. 3.**2**).

Die untere Gastrointestinalblutung ist im Kindesalter selten lebensbedrohend, obwohl etwa ⅔ aller gastrointestinalen Blutungen im Dünndarm oder Kolon lokalisiert sind. Im Säuglings- und Kleinkindalter deutet frisches, dem Stuhl aufgelagertes Blut auf eine rektale oder anale Blutungsquelle und häufig sind Analfissuren oder Kolonpolypen die Ursache. Hämorrhoidalblutungen sind erst bei Adoleszenten zu erwarten und bei Kindern eine Rarität. Wird frisches oder dunkelrotes Blut mit dem Stuhl vermischt entleert, so ist eine Blutungsquelle im Kolon wahrscheinlich.

3 Störung der Vitalfunktionen: alarmierende Symptome

Tabelle 3.2 Ursachen oberer gastrointestinaler Blutungen

	Säugling	Kind	Adoleszent
Häufige Ursachen	hämorrhagische Gastritis Ösophagitis/Hiatushernie peptisches Ulkus (Stressulkus) Gerinnungsstörung iatrogenes Trauma (Neugeborenes: Verschlucktes mütterliches Blut)	Ösophagusvarizen Ösophagitis/Hiatushernie Magen-/Duodenalulkus hämorrhagische Gastritis portale Gastropathie Säure-Laugen-Verätzung Fremdkörperingestion (nasopharyngeale Blutung)	Ösophagusvarizen Ösophagitis Magen-/Duodenalulkus hämorrhagische Gastritis portale Gastropathie Mallory-Weiss-Syndrom
Seltenere Ursachen	Angiodysplasie Ösophagus- oder Magenduplikation Leiomyom Magenpolyp Fremdkörperingestion (nasopharyngeale Blutung)	Duodenitis Gerinnungsstörung Thrombozytopenie Purpura Schoenlein-Henoch Angiodysplasien Ösophagus-/Magenmalformationen solitäre Polypen Intoxikationen Mallory-Weiss-Syndrom Hämobilie Morbus Crohn Neoplasien	(gleiche Ursachen wie im Kindesalter) Dieulafoy-Ulkus Duodenumvarizen Hämobilie

Tabelle 3.3 Ursachen unterer gastrointestinaler Blutungen

	Säugling	Kind	Adoleszent
Häufige Ursachen	anorektale Läsionen infektiöse Enterokolitis Kuhmilchproteinintoleranz nekrotisierende Enterokolitis Volvulus/Invagination Gerinnungsstörung (Meläna nach Ingestion mütterlichen Bluts)	anorektale Läsionen Fremdkörper Misshandlung juvenile Polypen infektiöse Enterokolitis Invagination Meckel-Divertikel Colitis ulcerosa/Morbus Crohn noduläre lymphoide Hyperplasie Purpura Schoenlein-Henoch	Colitis ulcerosa/Morbus Crohn juvenile Polypen infektiöse Enterokolitis anorektale Läsionen Hämorrhoiden
Seltenere Ursachen	Angiodysplasien Morbus Hischsprung Darmduplikaturen Thrombozytopenie Meckel-Divertikel noduläre lymphoide Hyperplasie	Angiodysplasien Bean-Syndrom (blue rubber bleb neavus syndrome) Darmduplikaturen eosinophile Gastroenteropathie pseudomembranöse Kolitis hämolytisch-urämisches Syndrom Vaskulitis familiäre Polyposis coli Peutz-Jeghers-Syndrom Gerinnungsstörung Thrombozytopenie Magenmukosaheterotopie (solitäre Dünndarmulzera) solitäres Rektumulkus Pankreaspseudozyste (transpapillare Blutung)	(gleiche Ursachen wie im Kindesalter) Meckel-Divertikel Purpura Schoenlein-Henoch Adenokarzinom Leiomyom/Sarkom Divertikulose

Während bei Säuglingen Infektionen oder Nahrungsmittelallergien die häufigsten Ursachen einer hämorrhagischen Kolitis sind, muss bei Kindern und Adoleszenten mit zunehmender Häufigkeit an eine chronische entzündliche Darmerkrankung gedacht werden. Die schwere Hämatochezie, d. h. die massive Entleerung von frischem Blut und Gerinnseln oder von dunkelrot bis schwarz gefärbten Stühlen, ist ein relativ seltenes Ereignis bei Blutungen aus dem unteren Gastrointestinaltrakt. In den meisten Fällen sind chronische entzündliche Darmerkrankungen, blutende Meckel-Divertikel oder Gefäßmissbildungen dafür verantwortlich (Tab. 3.3).

Pathogenese

Die Pathogenese variiert mit der Vielfalt der Ursachen gastrointestinaler Blutungen. Massive Blutungen sind in der Regel variköser oder arteriellen Ursprungs nach Erosion oder Ulzeration der Mukosa. An der Entstehung der Mukosaläsionen sind Mikrozirkulationsstörungen infolge von Schock, Trauma, Verbrennung, Sepsis, schwerer Allgemeinerkrankung oder Operation beteiligt. Bei den peptischen Läsionen spielen außerdem Salzsäure, Pepsin, Gallensäuren und Lysolecithin sowie Helicobacter-pylori-Infektionen eine Rolle bei der Zerstörung der Schleimhautbarriere, wodurch die Rückdiffusion von Wasserstoffionen sowie Gewebsnekrosen möglich werden. Antientzündliche Medikamente (Indometacin, Acetylsalicylsäure u. a.) beeinträchtigen durch Hemmung der Prostaglandinsynthese die Schleimhautschutzfunktion. Störungen der Blutgerinnung oder der Thrombozytenfunktion sowie Vaskulitiden können alleinige Ursache einer Blutung sein oder sie begünstigen.

Klinik

! Das klinische Bild einer gastrointestinalen Blutung kann geprägt sein von den Leitsymptomen Hämatemesis, Hämatochezie und Meläna, aber auch von Symptomen des chronischen enteralen Blutverlusts einer okkulten Blutung.

Hämatemesis. Erbrechen hellroten oder kaffeesatzartigen Mageninhaltes charakterisiert (meist mit Meläna) die Blutung aus dem oberen Gastrointestinaltrakt.

Hämatochezie. Die rektale Entleerung hellroten bis dunkelroten Blutes oder von Koagula mit dem Stuhl ist die Folge einer Blutung aus dem Rektum, Kolon oder Ileum. Bei raschem intestinalen Transit großer Blutmengen (hämodynamisch wirksam) kann die Hämatochezie jedoch auch Symptom einer oberen gastrointestinalen Blutung (ohne Hämatemesis) sein.

Meläna. Die Entleerung glänzenden, übel riechenden, teerfarbenen Stuhls resultiert in der Regel aus Blutungen proximal der Ileozäkalklappe. Eine Schwarzfärbung des Blutstuhls infolge bakteriellen Hämoglobinabbaus zu Hämatin und anderen Hämochromen kann jedoch bei verzögerter Passage (8 Stunden und länger) auch bei einer distalen Blutung auftreten.

Pseudohämatochezie/Pseudomeläna. Ursachen einer Pseudohämatochezie oder Pseudomeläna können sein: Eisen- und Wismutpräparate, Preiselbeeren, Blaubeeren, Kirschsaft, Rote Beete, Tomatensaft, Lakritze, Spinat oder Nahrungsmittelfarbstoffe. Eine Rotfärbung der Stuhlwindel (red diaper syndrome) kann durch Pigmente von Serratia marcescens oder Malassezia furfur hervorgerufen werden.

Hämatemesis und Meläna sind die Leitsymptome der oberen Gastrointestinalblutung. Eine Hämoptyse ist differenzialdiagnostisch zu berücksichtigen. Große Blutvolumina aus dem oberen Gastrointestinaltrakt wirken Peristaltik fördernd und können auch ohne Hämatemesis als frisches oder wenig verändertes Blut rektal entleert werden. Fehlt die Hämatemesis und besteht trotzdem der Verdacht auf eine obere Gastrointestinalblutung, muss mittels Magensonde oder 0,9 %iger Natriumchlorid-Lavage Mageninhalt zum Blutnachweis gewonnen werden.

Weisen Aspirat oder Spülflüssigkeit kein Blut auf, ist ein blutendes Duodenalulkus noch nicht ausgeschlossen (Duodenoskopie!). Symptome einer chronischen Lebererkrankung oder portalen Hypertension legen den Verdacht auf Ösophagus- oder Fundusvarizen als Blutungsquelle nahe. Teleangiektasien oder Pigmentierungen der Haut und Schleimhäute deuten auf hereditäre Erkrankungen mit gastrointestinaler Blutungsneigung (Morbus Osler, Peutz-Jeghers-Syndrom, Klippel-Trenaunay-Syndrom). Der Anstieg der Pulsfrequenz um 20 % und das Absinken des diastolischen Blutdrucks um mehr als 10 mm Hg bei Positionswechsel vom Liegen zum Sitzen zeigen den beginnenden hypovolämischen Schock und einen Blutverlust über 15 % an. Überschreitet das intravasale Volumendefizit 15 %, so verzögert sich die kapillare Wiederauffüllung (Nagelbett) deutlich. Hautblässe, Tachykardie, Hypotension, kalter Schweiß und Unruhe weisen auf die Akutheit der gastrointestinalen Blutung hin. Der progressive Schock führt zu Temperaturabfall, Zyanose, Oligurie und zunehmender Bewusstseinstrübung. Dagegen können Hämatokrit und Hämoglobin auch bei schwerer gastrointestinaler Blutung noch mehrere Stunden im Normbereich bleiben, bis der Verdünnungseffekt durch Einstrom interstitieller Flüssigkeit in das Gefäßbett wirksam wird. Bei Verlust von 30–35 % des Blutvolumens droht der irreversible Schock mit Anurie, Koma sowie respiratorischer und kardialer Insuffizienz.

Diagnostik

Die Diagnostik wird bestimmt von der altersabhängigen Vielfalt der möglichen Blutungsquellen. Parallel zu den ersten Therapiemaßnahmen müssen gezielte Anamnese, Laboruntersuchungen und Patientenstatus folgende Fragen beantworten:
- Woher kommt die Blutung?
- Wie groß ist der Blutverlust?
- Welche diagnostischen Möglichkeiten gibt es, die Blutungsquelle zu lokalisieren?
- Welche Therapiemaßnahmen (medikamentös, endoskopisch, chirurgisch) sind indiziert?

Anamnese. Bei Blutungen in der Neonatalperiode ist die Eigenanamnese durch die Schwangerschaftsanamnese zu ergänzen (Medikamente, Infektionen, ITP, Eklampsie). Im späteren Kindesalter kann die Familienanamnese einen Hinweis auf die Blutungsursache geben (hämorrhagische Diathesen, Ulzera, Angiodysplasien, Polyposis).

Die Notfallsituation verlangt die Beschränkung der Eigenanamnese auf wesentliche Fragen nach:
- System- oder Grunderkrankungen,
- Entleerung frischen oder denaturierten Bluts,
- Größe des Blutverlusts,
- früheren Blutungen,
- Durchfall, Erbrechen, Fieber oder Nasenbluten,
- Bauchschmerzen,
- Medikamenteneinnahme,
- Hinweise auf Verätzungen, Fremdkörperingestion oder Bauchtrauma,
- Erkrankungen in der Neonatalperiode (Nabelvenenkatheter, Austauschtransfusion, Omphalitis, neonatale Hepatitis, Icterus prolongatus).

Klinische Untersuchung. Wichtig ist die Abschätzung der Größe des Blutverlusts. Kriterien des Volumenmangels sind Blutdruck, Abfall des systolischen Blutdrucks um 15–20 mm Hg beim Aufsetzen, Herzfrequenz, Pulsqualität, Hautfarbe und -temperatur, Schweißneigung, Marmorierung, Venenfüllung und Durst.

! Hämoglobin und Hämatokrit sind in der Frühphase der Blutung nicht zur Abschätzung des Blutverlusts geeignet.

Klinische Zeichen, die einen Hinweis auf die Genese der Blutung geben können, sind:
- Splenomegalie, Hepatosplenomegalie, Ikterus, Aszites, Spider-Nävi, abdominale Venenzeichnung,
- Hautblutungen, Pigmentierungen von Haut und Schleimhäuten, Trommelschlegelfinger,
- Bauchschmerzen, Abdominaltumor, pathologische Peristaltik (digitale Untersuchung des Rektums!).

Besteht der Verdacht auf eine obere Gastrointestinalblutung (ohne Hämatemesis), muss mit einer weitlumigen Magensonde die Diagnose gesichert werden. Ösophagusvarizen stellen keine Kontraindikation dar. Blutende Duodenalulzera und Hämobilie können dem Sondennachweis entgehen (Duodenoskopie!).

Labordiagnostik. Folgende Parameter sind zu bestimmen:
- Blutbild, Thrombozyten, Blutgruppe, Kreuzprobe, Gerinnungsparameter, AT III, Faktor XIII, Elektrolyte, Kreatinin, Harnstoff-N, ASAT, ALAT, Protein, Säure-Basen-Status,
- APT-Test zur Differenzierung von fetalem und maternalem Hämoglobin bei Hämatemesis oder/und Meläna in der Neonatalperiode.

Notfallendoskopie. Endoskopische Diagnostik und Therapie erst nach Stabilisierung des Kreislaufs! Bei unklarer Blutungsquelle erfolgt immer erst die Endoskopie des oberen Gastrointestinaltrakts bis zum distalen Duodenum. Vor der Gastroduodenoskopie Magenlavage mit raumtemperierter 0,9%iger Natriumchloridlösung über eine möglichst weitlumige Magensonde. Die obere Notfallendoskopie wird stets in Intubationsnarkose durchgeführt.

Die diagnostische Endoskopie des unteren Intestinaltrakts erfolgt – wenn erforderlich – mit intravenöser Sedierung (Midazolam, Ketamin). Bei aktiver Blutung ist die Koloskopie technisch schwierig und erst nach orthograder Kolonlavage erfolgversprechend. Bleibt die Spülflüssigkeit während der Lavage unverändert blutig, ist eine sehr aktive Blutungsquelle vorhanden, die umgehend angiographisch dargestellt werden sollte. Die Indikation zur Notfallkoloskopie muss streng gestellt werden, da massive Blutungen aus dem Kolon selten und oft einer endoskopischen Therapie nicht zugänglich sind.

Szintigraphie. Die Szintigraphie ist als nichtinvasive Methode besonders im Kindesalter geeignet, endoskopisch nicht lokalisierbare Blutungsquellen nachzuweisen. Mit ^{99m}Tc-Pertechnetat markierten patienteneigenen Erythrozyten oder mit ^{99m}Tc-Schwefelkolloid lassen sich venöse, arterielle und kapillare Blutungen darstellen, die eine Blutungsintensität von wenigstens 0,1 ml pro min aufweisen. Bei begründetem Verdacht auf ein akut blutendes Meckel-Divertikel ist die ^{99m}Tc-Pertechnetat-Szintigraphie zum Nachweis ektoper Magenmukosa am Blutungsort die Methode der Wahl.

Angiographie. Die selektive Arteriographie ist indiziert, wenn die akute Blutung nicht mit anderen Untersuchungsmethoden lokalisiert werden kann (Dünndarmblutungen).

Die Darstellung einer arteriellen oder kapillaren Blutungsquelle gelingt allerdings erst bei einer Blutungsintensität von 0,5 ml pro min. Der Vorteil der Angiographie besteht in der Möglichkeit zur therapeutischen Intervention (Vasopressininjektion, Embolisation).

Röntgen. Kontrastmitteluntersuchungen des Magen-Darm-Trakts sind nicht zur Lokalisation akuter Blutungsquellen geeignet. Sie sollten stets erst nach der Endoskopie und Isotopendiagnostik durchgeführt werden, sofern die klinische Situation Kontrastmitteluntersuchungen erlaubt.

Als Ausnahme kann lediglich der Kontrasteinlauf bei dringendem Verdacht auf Invagination gelten.

Sonographie, CT und MRT eignen sich kaum zum Nachweis akuter Blutungsquellen. Diese Methoden leisten aber einen wertvollen Beitrag zur Diagnostik zahlreicher pathologischer Prozesse, die mit subakuten oder chronischen gastrointestinalen Blutungen einhergehen.

Therapie

Die Reihenfolge und der Umfang der Therapiemaßnahmen werden bestimmt vom Stadium des hämorrhagischen Schocks, der Lokalisation der Blutungsquelle und der Schwere möglicher Begleiterkrankungen.

Schockbehandlung. Legen von (möglichst) 2 zentralen Venenkathetern und Ausgleich des Volumendefizits und Blutverlusts nach initialer diagnostischer Blutentnahme. Bis zur Bereitstellung von Blutkonserven ist die kombinierte Infusion von Eiweiß- und Elektrolytlösungen notwendig:
- Eiweißlösungen: Humanalbumin 5% oder Biseko, FFP, initial 5 ml/kg KG/15 min,
- Elektrolytlösungen: Ringerlösung oder Ringer-Lactat-Lösung, initial 10–20 ml/kg KG/15 min, evtl. Wiederholung der Eiweiß- und Elektrolytkurzinfusion bis zur Normalisierung von Blutdruck und ZVD,
- Plasmaersatzlösungen: Rheomacrodex 10% (Vorinfusion von Promit) 1–2 ml/kg KG/30 min, indiziert bei gestörter Mikrozirkulation, kontraindiziert bei Gerinnungsstörung oder Niereninsuffizienz,
- Bluttransfusion,
  - Erythrozytenkonzentrateinzeltransfusion (10–15 ml/kg KG),

ml = (HbSoll – HbIst) × kg KG = × 3 oder
ml = (HkSoll – HkIst) × kg KG

Etwa 3 ml Erythrozytenkonzentrat/kg KG erhöhen den Hämatokrit um 3% und das Hämoglobin um 0,62 mmol/l (1 g/dl). Ziel der Bluttransfusion ist ein Hämatokrit von 30–35%.
- Vorwärmen der Infusionslösungen und Blutkonserven bei massiver Zufuhr, sonst resultiert eine Hypothermie mit erhöhtem Kalorienverbrauch, vermehrter Kaliumfreisetzung aus dem Gewebe, erhöhter O_2-Affinität des Hämoglobins und gesteigerter kardialer Erregbarkeit,
- Infusionstherapie mit Korrektur des Elektrolyt- und Säure-Basen-Haushalts,
- spezifische Therapie von Hämostasestörungen,
- Dobutamin 5–15 μg/kg KG/min bei prolongiertem hypovolämischem Schock parallel mit der Volumensubstitution,
- O_2-Nasensonde,
- nasotracheale Intubation und Beatmung bei Bewusstseinsstörung.

Magensonde/Magenlavage. Weitlumige Magensonde verwenden:
- zur diagnostischen Sicherung einer oberen Gastrointestinalblutung,
- zur Entfernung von Blut und Koagula in Vorbereitung der Endoskopie,
- zum Nachweis einer Rezidivblutung im Verlauf.

Auf sichere Lokalisation der Sonde im Magenlumen achten, um sekundäre Mukosaschäden im Ösophagus durch Aspirationsmanöver zu vermeiden.

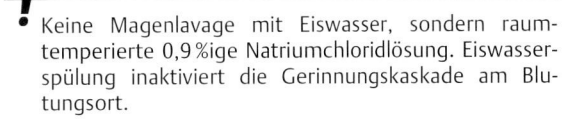

! Keine Magenlavage mit Eiswasser, sondern raumtemperierte 0,9%ige Natriumchloridlösung. Eiswasserspülung inaktiviert die Gerinnungskaskade am Blutungsort.

Bei Magenblutungen kann die Instillation von Noradrenalin (8 mg Noradrenalin in 100 ml 0,9%iger Natriumchloridlösung) in einer Dosis von 2 ml/kg KG über 30 Minuten effektiv sein.

Ballontamponade bei Ösophagusvarizenblutung. Es werden angewendet:
- Sengstaken-Blakemore-Sonde (Ösophagusvarizen, Mallory-Weiss-Syndrom),
- Linton-Nachlas-Sonde (Fundusvarizen).

Die Ballontamponade ist in etwa 80% der Fälle zur initialen Blutstillung geeignet. Kontinuierliches Absaugen des Rachens ist notwendig! Dislokation oder Überblähung der Ballons führt zur Obstruktion der Atemwege.

Medikamentöse Therapie. Hierzu gehören:
- *Somatostatin:* 1–3 μg/kg KG/h i. v.
- *Octreotid:* 1–3 μg/kg KG/h i. v.:
  - Indikationen: Ösophagus-, Fundusvarizenblutung, Ulkusblutung.
  - Wirkung: Reduzierung der portalen Hypertension durch spezifische Vasokonstriktion der Splanchnikusgefäße sowie Verringerung der Magendurchblutung, Säureproduktion und Gastrinsekretion.
- *Glycylpressin:* 15–20 μg/kg KG 6-stündlich i. v.
- *Vasopressin:* 0,005 U/kg KG/min (0,2–0,4 U/1,73 m² KOF/min) in Kombination mit *Nitroglycerin* (1–5 μg/kg KG/min) zur Verhinderung der Hypertension:
  - Glycylpressin und die Vasopressin-Nitroglycerin-Kombination sind indiziert bei Ösophagus- und Fundusvarizenblutung sowie Mallory-Weiss-Syndrom.
- H2-Blocker:
  - *Ranitidin:* 2 mg/kg KG initial, dann 1,5 mg/kg KG 6-stündlich i. v.
  - Indikationen: Blutungen aus gastroduodenalen Läsionen, Ösophagitis, Mallory-Weiss-Syndrom, Ösophagus- und Fundusvarizenblutung, Prophylaxe sekundärer gastroduodenaler Stressläsionen.
  - Kontraindiziert bei schwerer Schocksymptomatik. Angestrebt wird die kontinuierliche Anhebung des Magen-pH-Wert > pH 4 (pH-metrische Kontrolle).

- Protonenpumpen- (H^+/K^+-ATPase-)Inhibitoren:
  - *Omeprazol:* pro infusione 1 mg/kg KG/30 min initial, dann 0,5 mg/kg KG/30 min in 6-stündlichen Abständen,
  - Indikationen: Gastroduodenale Ulkusblutungen, über die Effektivität im Kindesalter liegen bisher nur Einzelberichte vor,
- Sedierung möglichst mit *Diazepam*,
- Darmsterilisation und Darmreinigung:
  - *Paromomycin:* 50 mg/kg KG/d (4 ED) oder *Colistin:* 200 000 E/kg KG/d (4 ED) p. o.,
  - *Lactulose:* 3 × 5–20 ml/d p. o.

Endoskopische Blutstillung. Es kommen 2 Methoden zum Einsatz:
- Injektionsmethoden: Sie haben sich auch im Kindesalter als technisch einfache und effektive Verfahren erwiesen. Bei gastroduodenalen Ulkusblutungen kann die Blutstillung durch Injektion von 0,5–1 ml Adrenalin 1:10 000 oder Fibrinkleber in die 4 Quadranten der Blutungsquelle erreicht werden.
  Das Mittel der Wahl bei Ösophagus- oder Fundusvarizenblutungen ist die Sklerosierung mittels para- und intravariköser Injektion von Polidocanol 0,5–1 %. Bei Duodenumvarizen kann stattdessen die Blutstillung mit Thrombininjektionen erreicht werden.
- Koagulationsmethoden: Die Gewebekoagulationen können thermisch, elektrisch oder mittels Laserstrahlen durchgeführt werden. Sie haben sich bisher bei peptischen Ulkusblutungen, Mallory-Weiss-Syndrom und Angiodysplasien als effektiv erwiesen.

Chirurgische Therapie. Die Indikation zur Operation muss rechtzeitig im Verlauf der gastrointestinalen Blutung in ständiger Kooperation mit dem Kinderchirurgen gestellt werden.

Beeinflusst wird die Entscheidung zum operativen Vorgehen:
- von der Massivität der Blutung,
- vom Erfolg der Lokalisation der Blutungsquelle,
- von der Effektivität der konservativen Therapie,
- von den Begleiterkrankungen.

Eine abwartende Haltung kann eingenommen werden bei den meisten Blutungen aus dem unteren Gastrointestinaltrakt, Ösophagusvarizenblutung, Stressulkus und Mallory-Weiss-Syndrom.

Die frühelektive operative Blutstillung ist indiziert bei:
- arteriellen Ulkusblutungen (Forrest Ia),
- Meckel-Divertikel-Blutung,
- Blutungen aus Dünndarmduplikaturen,
- persistierendem Schock infolge konservativ nicht beherrschbarer Blutung und massiver Transfusion.

Prognose

Etwa 85 % aller Gastrointestinalblutungen kommen spontan zum Stillstand und die Mehrzahl der nicht sistierenden Blutungen kann konservativ beherrscht werden.

Negativ kann die Prognose von der geringen kardiovaskulären Toleranzbreite des Säuglings und jungen Kindes beeinflusst werden.

Prognostisch ungünstig sind:
- ein initialer Hämatokritwert unter 20 % bzw. ein Hämoglobinwert unter 4,3 mmol/l,
- Transfusionen, die dem Blutvolumen des Kindes entsprechen oder es überschreiten,
- die Indikationsstellung zur Operation vor gesicherter Lokalisation der Blutungsquelle,
- das gleichzeitige Bestehen von Gerinnungsstörungen,
- schwere Grunderkrankungen.

Literatur

Baillie J (1994) Upper gastrointestinal bleeding. In: Bayless TM: Current therapy in gastroenterology and liver disease. St. Louis: Mosby: S 132–139
Bank ER, Hernandez RJ, Byrne WJ (1987) Gastrointestinal hemangiomatosis in children: Demonstration with CT. Radiology 165: 657–658
Berry R, Perrault J (1991) Gastrointestinal bleeding. In: Walker WA, Durie PR, Hamilton JR, Walker-Smith JA, Watkins JB: Pediatric gastrointestinal disease. Vol. 1. Philadelphia-Toronto, BC Decker Inc: S 111–131
Foutch PG (1993) Angiodysplasia of the gastrointestinal tract. Am J Gastroenterol 88: 807–818
Häring R (Hrsg.) (1990) Gastrointestinale Blutung. Kontroverse Standpunkte in Diagnostik und Therapie. Berlin, Blackwell-Ueberreuter-Wissenschaft-Verlag
Heldenberg D, Abudy Z, Keren S, Auslaender L (1993) Cow's milk-induced hematemesis in an infant. J Pediatr Gastroenterol Nutr 17: 451–452
Hyams JS, Treem WR (1993) Portal hypertensive gastropathy in children. J Pediatr Gastroenterol Nutr 17: 13–18
Kubba AK, Murphy W, Palmer KR (1996) Endoscopic injection for bleeding peptic ulcer: A comparison of adrenalin alone with adrenaline plus human thrombin. Gastroenterology 111: 623–628
Oldham KT, Lobe TE (1985) Gastrointestinal hemorrhage in children. A pragmatic update. Pediatr Clin North Am 32: 1247–1263
Olson AD, Hillemeier AC (1993) Gastrointestinal hemorrhage. In: Wyllie R, Hyams JS (eds.) Pediatric gastrointestinal disease. Philadelphia, WB Saunders Company
Rai R, Panzer SW, Miskovsky E, Thuluvath PJ (1994) Thrombin injection for bleeding duodenal varices. Am J Gastroenterol 89: 1871–1873
Savides TJ, Jensen DM (1994) Severe lower gastrointestinal bleeding. In: Bayless TM (eds.) Current therapy in gastroenterology and liver disease. St. Louis, Mosby: S 465–469
Treem WR (1994) Gastrointestinal bleeding in children. Gastrointest Endoscopy Clin North Am 4: 75–97
Winkeltau GU, Lerch MM (Hrsg.) (1996) Gastroenterologische Notfalltherapie. Stuttgart, Wiss. Verl.-Ges.

Störungen des Wärmehaushalts

W. Brömme

Im gesunden Organismus wird die Körpertemperatur selbst bei extremen Außentemperaturen in engen Grenzen um 37 °C konstant gehalten. Die Aufrechterhaltung der thermischen Homöostase ist für die optimale Funktion des Zellstoffwechsels, die ökonomische Nutzung energetischer Reserven und für die meisten Organfunktionen von elementarer Bedeutung.

Indessen sind Störungen der Temperatur im Kindesalter häufig, die Gründe vielfältig. Der Mangel an thermoregulatorischen Fähigkeiten ist typisch für Neu- und Frühgeborene. In den ersten Lebensjahren ist die verhältnismäßig große Körperoberfläche im Vergleich zur Körpermasse Mitursache für die schnelle Auskühlung bei Narkosen, Ertrinkungsunfällen usw. Andererseits sind fieberhafte Erkrankungen im Kindesalter häufig, bedrohliche Hyperpyrexien keine Seltenheit, wenn gleichzeitig hohe Außentemperaturen bestehen oder ungewollte körperliche Belastungen mit erhöhter endogener Wärmeproduktion zusammentreffen.

Aus therapeutischen Gründen muss zwischen *Hyperpyrexie* und *Hyperthermie* differenziert werden.

Hyperpyrexie

Während als Fieber ein Anstieg der Körperkerntemperatur über 39 °C bezeichnet wird, verstehen wir unter Hyperpyrexie eine Temperaturerhöhung auf oder über 41 °C. Ursache für den Anstieg der Körpertemperatur ist die Freisetzung von Pyrogenen wie IL-1 und IL-6, Interferon und Tumor-Nekrose-Faktor (TNF) aus Monozyten, Makrophagen u. a. Zellelementen. Pyrogene werden freigesetzt durch Bakterien, Viren, Endotoxine und Immunkomplexe nach kardiopulmonalem Bypass oder Brandverletzungen. Die Pyrogene ihrerseits stimulieren die Prostaglandinsynthese (PGE_2), die eine Sollwertveränderung im Thalamus bewirken. Auch Zerfallsprodukte körpereigenen oder körperfremden Eiweißes (Resorptionsfieber, anaphylaktoide Reaktionen) beeinflussen die zentrale Thermoregulation durch Freisetzung von Pyrogenen. Charakteristisch für die Hyperpyrexie ist eine durch Prostaglandine ausgelöste Veränderung der zentralen Thermoregulation, indem die Sollwerteinstellung zur Regelung der Neutraltemperatur erhöht ist. Die Folge ist ein zentralgesteuerter Anstieg der Thermogenese, der die feine Balance zwischen Wärmeproduktion und Wärmeabgabe zugunsten der Wärmeproduktion verändert.

Fieber entsteht z. B. bei einem Erregereinstrom in die Blutbahn innerhalb 1 Stunde, die Produktion von endogenen Pyrogenen erfolgt innerhalb von 15 Minuten.

Der damit verbundene Sollwertanstieg für die Regulation der Körpertemperatur im Hypothalamus signalisiert nun, dass der Patient unterkühlt ist. Die Folge ist Kältezittern, um die Körpertemperatur durch endogene Thermogenese auf den neuen Sollwert anzuheben.

Kühlung (Wadenwickel usw.) würde zur Verstärkung der Thermogenese und damit zum Anstieg des Mechanismus beitragen. Antipyretika (Paracetamol) dagegen inhibieren die Biosynthese des PGE_2 und führen somit zur Unterbrechung der endogenen Thermogenese durch Normalisierung der Sollwertregulation im ZNS.

Ein Fieberanstieg und die damit verbundenen Aktivitäten zur Erhöhung der Körpertemperatur lösen eine beeindruckende klinische Symptomatik aus, die sich bei größeren Kindern als typischer Schüttelfrost zeigt. Der Ablauf von Fieberreaktionen bei Intensivpatienten ist jedoch oft durch pharmakologische Einflüsse (Sedativa, Analgetika, Relaxanzien) beeinflusst. Bei Neugeborenen, Frühgeborenen und jungen Säuglingen ist die zentrale Thermoregulation unvollständig entwickelt, selbst bei Infektionen mit Endotoxin bildenden Keimen entsteht kein oder nur geringgradiges Fieber. Die Freisetzung von Pyrogenen kann klinische Symptome auslösen, die zunächst nicht an eine sich entwickelnde Fieberreaktion denken lassen. Oft setzt der eigentliche Fieberanstieg verzögert ein und ist nur gering ausgeprägt. Kreislaufinstabilität mit Blässe und diskreter Lippenzyanose sowie Anstieg der Herzfrequenz charakterisieren die klinische, zunächst schwer deutbare Symptomatik. Häufig ist es die Krankenschwester, die auf die „Verschlechterung" aufmerksam macht.

Differenzialdiagnostisch muss hier, wie auch bei jeder anderen Fieberreaktion, an eine Sepsis gedacht werden. Besonders dann, wenn das Harnzeitvolumen abfällt, Störungen des Verhaltens oder des Bewusstseins, Hyperventilation oder ein diskreter Anstieg des Serumlactats eintreten.

Die *Behandlung von Fieberreaktionen* zielt zunächst auf die Normalisierung der zentralen Temperaturregulation durch Antipyretika (Paracetamol, Aspirin), welche die Temperaturregulation im Hypothalamus auf den Sollwert um 37 °C zurückführen. Erst dann ist die Fiebersenkung durch physikalische Mittel (Wasseranwendungen) sinnvoll. Wird die Hyperpyrexie allein durch Förderung der Wärmeabgabe (Wasseranwendungen) behandelt, führt die weiter bestehende zerebrale Sollwerterhöhung der Körpertemperatur zur permanenten Gegenregulation im Sinn einer Steigerung der Wärmeproduktion, verbunden mit einem temperaturabhängigen Anstieg des Sauerstoffverbrauchs und des Energiebedarfs.

! Im Gegensatz dazu beschränkt sich die *Behandlung der Hyperthermie* (Hitzekollaps, Hitzschlag, Wärmestauung u. a. Hitzeschäden) auf die alleinige Kühlung der Haut. Handelt es sich doch hier um eine Dekompensation im Wärmehaushalt durch überwiegend exogene Wärmezufuhr. Der Einsatz von Antipyretika ist hier ohne Effekt, da es sich nicht um eine zentrale Regulationsstörung handelt.

Die Frage, bei welcher Temperaturhöhe die antipyretische Therapie einsetzen sollte, muss die spezifische Situation des Intensivpatienten berücksichtigen. Während unter ambulanten Bedingungen eine Hyperpyrexie um 39 °C antipyretisch behandelt wird, liegt bei Kindern mit Fieberkrämpfen die Indikation zur medikamentösen Fiebersenkung bei 38 °C. Unter intensivmedizinischen Aspekten ist ein Temperaturanstieg über 38 °C kaum wünschenswert, um den Sauerstoffverbrauch und den Energiestoffwechsel, die mit jedem Grad Temperaturanstieg um ca. 10 % ansteigen, in Grenzen zu halten. Temperaturen gleich oder über 41 °C können zu permanenten zerebralen Schäden führen, bei bewusstlosen Kindern sind nach eigenen Erfahrungen Fieberreaktionen über 40 °C häufig mit einem Abfall des Komascores verbunden (Brömme 1985).

Als schwerwiegende Komplikationen müssen deshalb erhöhte Körpertemperaturen bei Kindern mit zerebralen sowie kardiopulmonalen Erkrankungen betrachtet werden. So ist das Zusammentreffen von Hyperpyrexien nach Herzoperationen (Pyrogenfreisetzung durch die Herz-Lungen-Maschinen-Technik) mit einem Low-Cardiac-Output-Syndrom eine therapeutisch schwer zu beeinflussende Komplikation, da mit der konkomitanten peripheren Vasokonstriktion ein Hauptfaktor der Wärmeabgabe, die Vasodilatation, funktionslos ist. Zugleich wird die Herzinsuffizienz durch die erhöhte Körpertemperatur weiter aggraviert.

In dieser Konstellation ist die Temperaturregulation 2fach gestört. Zunächst im Sinn der Hyperpyrexie, indem durch die Herz-Lungen-Maschine Pyrogene durch Zellzerstörungen und als Folge einer Perfusionsstörung der Darmwand, Bakterien freigesetzt werden (Edmunds 1993) und in den Kreislauf gelangen.

Zugleich ist aber mit der peripheren Vasokonstriktion als Folge der Herzinsuffizienz die effektivste Regelfunktion der Wärmeabgabe, die periphere Gefäßweitstellung, aufgehoben. Erhöhte Wärmeproduktion (Hyperpyrexie) mit gestörter Wärmeabgabe (Zentralisation des Kreislaufs, zumeist verstärkt durch Katecholaminzufuhr) kann deshalb bei Intensivpatienten zu therapeutisch schwer beeinflussbaren Temperatursteigerungen führen.

Die Behandlung der Hyperpyrexie/Hyperthermie besteht hier in der Optimierung der Volumenzufuhr (Preload), einer Steigerung der Kontraktilität des Herzens mit Dilatation der peripheren Gefäße (Afterloadreduktion) z. B. durch Enoximon zusammen mit Antipyretika (Paracetamol, Novalgin i. v. usw.) und konsequenter Kühlung erwärmter Hautpartien.

Therapie

Auf Intensivstationen ist die Hyperpyrexie stets als Symptom einer septischen Komplikation zu betrachten und entsprechend zu behandeln, wenn der klinische Verlauf, Laborbefunde und bakteriologische Befunde auf eine Sepsis hinweisen. Als Infektionsquellen müssen venöse, arterielle und Blasenkatheter überprüft werden.

Tabelle 3.4 Medikamentöse Fiebersenkung

Medikament	Dosierung	Applikation
Paracetamol	ED: 10–15 mg/kg KG Jugendliche/Erwachsene: – 500–1000 mg	p. o., i. v.
Metamizol (Novalgin)	ED: 10–15 mg/kg KG	i. v.
Sog. Lytischer Cocktail – Pethidin 50 mg – Promethazin 50 mg – Chlorpromazin 50 mg	ED: 0,6 ml/10 kg KG	i. v.
Dexamethason	ED: 0,5–1 mg/kg KG	i. v. (Ultima Ratio)

Die fiebersenkende Behandlung im engeren Sinn stützt sich auf zwei Therapieverfahren:
- medikamentöse Fiebersenkung (Tab. 3.4),
- Maßnahmen zur Verbesserung der Wärmeabgabe.

Medikamentöse Fiebersenkung: Sie steht bei hyperpyretischen Temperaturen an erster Stelle (s. oben), sollte jedoch stets mit physikalischer Temperatursenkung gekoppelt werden.

Antipyretikum der ersten Wahl ist das Paracetamol, dessen Wirksamkeit bei Hyperpyrexien im Rahmen der pädiatrischen Intensivmedizin nicht immer überzeugt. Gelingt die medikamentöse Fiebersenkung durch Paracetamol und Kühlung warmer Hautpartien nicht, können als intravenös applizierbare Antipyretika Novalgin, in besonderen Fällen auch Dexamethason versucht werden. Wie die klassischen, dem Aspirin ähnlichen Antipyretika, führen auch Corticosteroide über eine Hemmung des TNF und der IL-1-Synthese (Lew u. Mitarb. 1988) zur Fiebersenkung. Die empirische Dosierung liegt bei 0,5–1 mg/kg KG, die einmalig oder nach schneller Dosisreduzierung über wenige Tage verabreicht werden kann.

Der sog. „Lytische Cocktail" wird heute kritisch beurteilt, da der verhältnismäßig hohe Pethidin(Meperidin)-Anteil, potenziert durch die Phenothiazine, zur Atemdepression führen und die lange Halbwertszeit (bis 20 Stunden) der Meperidinabbauprodukte (Normeperidin) Krämpfe auslösen können (Jaffe u. Mitarb. 1990, Snodgrass u. Mitarb. 1989).

Fiebersenkung durch Kühlung. Wasser verbessert die Wärmeleitfähigkeit der Haut und führt durch Verdunstung zur Kälteentwicklung und damit zu Wärmeverlusten. Der Wärmeverlust über die Haut ist abhängig von der Größe der gekühlten Fläche und der Temperatur des kühlenden Mediums. So führen Ertrinkungsunfälle im Winter innerhalb kurzer Zeit zu lebensbedrohlichen Unterkühlungen.

In der klinischen Praxis hat sich folgendes Vorgehen bewährt:
- Kühlung nicht beginnen in der Phase des Fieberanstiegs, da die Gegenregulation Sauerstoff und Energie verbraucht. Kinder mit einem Fieberanstieg reagieren darüber hinaus außerordentlich empfindlich auf alle kühlenden Maßnahmen. Vielmehr zunächst Antipyretika, bei Kältezittern Phenothiazine (Promethazin oder Chlorpromazin 1 mg/kg KG i.v.), bei gegebener Indikation Dipidolor (0,1 mg/kg KG i.v.).
- Die Anwendung von kaltem Wasser löst nicht nur subjektive Missempfindung aus, kaltes Wasser führt darüber hinaus zur Vasokonstriktion der Hautgefäße und damit zu einer Verminderung des Kühleffekts. Es wird deshalb handwarmes Wasser mit einer Temperatur um 30 °C verwendet.
- Durch Besonderheiten der Extremitätendurchblutung ist die Kühlung der Unterschenkel (Wadenwickel) und Unterarme besonders effektiv. Oft jedoch ist insbesondere bei hohen Körpertemperaturen die Extremitätendurchblutung eingeschränkt. Dann kann die Kühlung nur dort erfolgen, wo die warme Haut eine intakte Durchblutung anzeigt. Insbesondere im Bereich des Rückens, den Aufliegestellen des Patienten, kommt es oft zum Wärmestau. Das Unterlegen flacher Eisbeutel aus dem Tiefkühlschrank, die sorgfältig mit Handtüchern oder Windeln eingehüllt werden (lokale Erfrierung und Vasokonstriktion bei direktem Hautkontakt) sind effektive Kühlmethoden. Darüber hinaus sollten alle frei liegenden, warmen Hautpartien mit handwarmem Wasser in kurzen Abständen bestrichen oder besprüht werden, um den Kühleffekt der Wasserverdunstung ausgiebig zu nutzen. Nach eigenen Erfahrungen mit Hyperpyrexien bei schwer Brandverletzten (Pyrogenfreisetzung über Verbrennungswunden, Sepsis) sind ca. 10% intakter Hautfläche, im Bereich der Extremitäten selbst 8% noch ausreichend, um die Körpertemperatur durch Kühlung effektiv zu senken.
- Während der Einsatz von Ventilatoren durch Verwirbelung von Staub- und Krankheitserregern heute nicht mehr empfohlen wird, kann ein gewisser Kühleffekt durch Laminar-Air-Flow-Betten erzielt werden, der jedoch in der klinischen Praxis wenig ergiebig ist. Weitaus wirksamer gelingt die Kühlung durch Kühlmatten, die mit Hilfe von Thermostaten geregelt werden.

Bei gegebener Indikation ist eine effektive Temperatursenkung auch durch Hämo- und Peritonealdialysen möglich.

In speziellen Fällen kann eine medikamentöse Weitstellung bei zentralisiertem Kreislauf und bedrohlicher, unbeeinflussbarer Hyperpyrexie erforderlich werden. Eine ausreichende Volumensubstitution sowie arterielle und zentralvenöse Druckmessungen vorausgesetzt, kann eine Vasodilatation der peripheren Strombahnen durch Nitroglycerin (Trinitrosan 0,1–1,0 µg/kg KG/min) oder Natriumnitroprussid (Nipruss 1–10 µg/kg KG/min) versucht werden.

Intensivmedizinische Basistherapie bei Hyperpyrexie. Hohe Wasserverluste durch Hyperventilation, Schwitzen und Nahrungsverweigerung können zu schwer kalkulierbaren Wasser- und Elektrolytverlusten führen. Die Erhaltungsdosis der täglichen parenteralen Flüssigkeitssubstitution sollte bei fiebernden Patienten 2500 ml/m² KOF betragen oder durch eine unlimitierte perorale Flüssigkeitszufuhr gedeckt werden. Gekühlte Getränke wie auch gekühlte Infusionslösungen tragen zur Senkung der Hyperpyrexie bei.

Wenn auch bei ungestörter kardiopulmonaler Funktion ein Abfall der Sauerstoffsättigung durch Hyperpyrexie nicht zu beobachten ist, sollte dennoch dem erhöhten Sauerstoffbedarf bei hohen Temperaturen durch Sauerstoffzufuhr Rechnung getragen werden.

Monitoring bei Hyperpyrexien. Neben der kontinuierlichen Überwachung der Kerntemperatur (rektale Temperatursonde, zur Kontrolle extremer Hyperpyrexien auch Tympanometer), gehören zum Monitoring der Hyperpyrexie:
- EKG,
- unblutige Blutdruckmessungen,
- Sauerstoffsättigung,
- Urinausscheidung,
- Monitoring der Erweckbarkeit (Komascore).

In der akuten Krankheitsphase gehören zum täglichen Laborprogramm: Blutkulturen (bei jedem Fieberanstieg), Gerinnungsparameter, Lactat, CRP, Blutbild und Säure-Basen-Haushalt sowie Elektrolyte. Mit der Messung des Harnstundenvolumens kann die aktuelle Situation des Wasserhaushalts eingeschätzt werden.

Dekompensierte Hyperthyreose

Thyreotoxikose. Obgleich Störungen der Schilddrüsenfunktion bei pädiatrischen Intensivpatienten keineswegs selten sind (Wiese u. Mitarb. 1987), ist die Dekompensation einer Hyperthyreose im Kindesalter eine Rarität. Als Ursache kommen Infekte, jodhaltige Medikamente oder Kontrastmittel, auch jodhaltige Salben in Frage.

Klinik

Das klinische Bild ist gekennzeichnet durch:
- Hyperthermie um 40 °C,
- Schwitzen,
- Tachykardie,
- Hyperventilation,
- Hypertonie in der Anfangsphase.

Bei längerem Verlauf auch:
- Zeichen der kardialen Dekompensation,

- zunehmende Ateminsuffizienz,
- Muskelschwäche,
- Bewusstseinsstörungen,
- Durchfall mit Elektrolytstörungen und Wasserverlusten.

Therapie

Die Therapie, der die Schilddrüsendiagnostik (T3, T4, TSH usw.) vorausgehen muss, besteht in:
- Korrektur hypovolämischer Zustände und reichlicher Volumenzufuhr,
- Blockierung der Schilddrüsenhormonsynthese (in Zusammenarbeit mit einem erfahrenen Endokrinologen),
- Fiebersenkung durch Kühlung,
- Betablocker (Propanolol 1 mg/kg KG, langsam i. v.; Erhaltungsdosis 3- bis 4-mal 1 mg/kg KG p. o.).

Maligne Hyperthermie (MH)

Definition

Die MH ist eine autosomal dominant (schwere Form) oder autosomal rezessiv vererbte Myopathie. Sie wird ausgelöst durch volatile Anästhetika (Halothan), depolarisierende Muskelrelaxanzien (Succinylcholin), Antidepressiva und Alkohol.

Pathogenese

Ursachen der MH ist eine angeborene Störung der Calciumtransportmechanismen im myozellulären kontraktilen System, indem es durch volatile Anästhetika oder depolarisierende Relaxanzien zu einem unkontrollierten Calciumaustritt aus dem sarkoplasmatischen Retikulum kommt.

Klinik

Die typische *Symptomentrias* besteht aus:
- hohen Temperaturen,
- Rigidität der Skelettmuskulatur,
- markanter metabolischer Azidose.

Die Azidose ist Ausdruck eines erheblichen Hypermetabolismus. Bei spontanatmenden Patienten fällt klinisch eine Tachypnoe und Hyperpnoe auf, bei beatmeten Patienten (z. B. unter Narkose) ein Anstieg des endexspiratorischen CO_2 ($ETCO_2$). Weitere Symptome sind Tachykardie, Schwitzen und Zyanose.

An eine MH muss gedacht werden, wenn das $ETCO_2$ und das Serumlactat ansteigen, auch ohne Pyrexie. Diese kann verzögert auftreten oder auch fehlen.

Im weiteren Verlauf sind Blutdruckabfall, Rhabdomyolyse mit auffälliger Braunfärbung des Urins (Myoglobinurie) und Gerinnungsstörungen (DIC) möglich.

Vollbild der MH. Es zeigt sich in folgenden klinischen Symptomen, die mild, fulminant, aber auch nur einzeln, ohne Hyperthermie auftreten können (Halshall 1996):
- Spasmus des M. masseter,
- generalisierte Rigidität der Muskulatur,
- unerklärbare Tachykardie, Herzrhythmusstörungen,
- bei Spontanatmung unerklärbare Tachypnoen, bei Beatmeten Anstieg des endexspiratorischen CO_2 bzw. des $paCO_2$,
- Abfall der Sauerstoffsättigung,
- Anstieg der Körpertemperatur um 2–5 °C/h.

Frühzeichen der MH sind Tachykardie und Hyperkapnie.

Diagnostik

Die Diagnose MH wird konkretisiert durch folgende Laborbefunde (Halshall 1996):
- metabolische Azidose,
- Hyperkaliämie,
- deutlicher Anstieg der Kreatininkinase, entweder initial oder auch nach 24 Stunden,
- Myoglobinämie und -urie, die zur Niereninsuffizienz führen kann,
- Verbrauchskoagulopathie (selten).

Differenzialdiagnose

Differenzialdiagnostisch kommen septische Narkosekomplikationen, Thyreotoxikose und angeborene Muskelerkrankungen in Betracht (Ausschluss durch CK, EMG und Neurologie). In seltenen Fällen verbirgt sich eine postoperative Rhabdomyolyse hinter einer MH.

Therapie

Die Behandlung der malignen Hypertonie beinhaltet:
- zunächst Abbruch der Narkose, d. h. Unterbrechung der Zufuhr der Triggersubstanz,
- Hyperventilationsbeatmung (Hyperkapnie) mit 100 % Sauerstoff,
- Einsatz von Dantrolen.

Dantrolen blockiert die massive Calciumfreisetzung aus dem sarkoplasmatischen Retikulum (Rosenberg u. Mitarb. 1987) und hat eine sofortige Verminderung des erhöhten Muskeltonus und der Wärmeproduktion zur Folge. Die Dosis beträgt 2,5 mg/kg KG als Bolus i. v., evtl. nach 45 min 10 mg/kg KG i. v., wenn weiter Symptome bestehen. Bis zu einer Dosierung von 30 mg/kg KG konnten bisher keine Nebenwirkungen beobachtet werden, ausgenommen eine allgemeine Muskelschwäche. Die Behandlung mit Dantrolen soll 24–48 Stunden fortgeführt werden, z. B. im Abstand von 8 Stunden 1 mg/kg KG i. v. Zeichen der persistierenden MH sind: hohe Kaliumwerte, Rigidität der Muskulatur, erheblicher Flüssigkeitsbedarf und die Tendenz zur Oligoanurie.

Die Überwachung gefährdeter Patienten erfolgt mittels:
- kontinuierlicher Temperaturmessung,
- ETCO$_2$-Messung,
- Pulsoxymetrie,
- EKG,
- blutiger Arteriendruckmessung,
- Bestimmung des zentralen Venendrucks,
- evtl. pulmonalem Katheter,
- Laborkontrollen: Lactat, Blutgase, CK, Serumkalium, Gerinnung, Myoglobin im Serum und Urin.

Hyperthermie

Unter Hyperthermie wird eine Störung der Wärmebilanz verstanden, die durch hohe Umgebungstemperaturen, vermehrte endogene Wärmebildung (Ausdauersport) oder eingeschränkte Wärmeabgabe (inadäquate Kleidung, Betten) zum Anstieg der Körpertemperatur führt. Typische Ursache für die Entstehung von Hyperthermien sind Schulsportfeste und Wandertage bei hochsommerlichen Temperaturen oder das im Auto zurückgelassene und direkter Sonnenbestrahlung ausgesetzte Kleinkind (King u. Mitarb. 1981).

Neben dem klassischen Hitzschlag können sich Hitzeschäden klinisch vielfältig äußern (Tab. 3.5).

Hitzschlag

Der Hitzschlag ist die schwerste Form der Hitzeschädigung. Die klinische Symptomatik äußert sich in akut einsetzenden Bewusstseinsstörungen, auch Krämpfen, bei exzessiv erhöhter Körpertemperatur. Den oft unerwartet auftretenden Störungen können Prodromi in Form von Kopfschmerzen, Schwindel, Blässe und Erbrechen vorausgehen, oft fehlen sie.

Der Anstieg der Körpertemperatur ist allerdings kein zuverlässiger Gradmesser für den Schweregrad von Hitzeschäden (Shapiro u. Mitarb. 1990). So werden Todesfälle bei Körperkerntemperaturen von 40 °C berichtet (Parnell u. Mitarb. 1986, Whitworth u. Mitarb. 1983), während andererseits Körpertemperaturen von 46,3 °C und 47 °C überlebt wurden (Khogali u. Mitarb. 1983).

Tabelle 3.5 Hitzeschäden durch Hyperthermie

Krankheitsbild	Ursachen/Symptome
Hitzschlag	KKT > 40 °C Verwirrtheit bis Koma
Hitzekrämpfe	Elektrolytstörungen: Hypernatriämie
Hitzekollaps	orthostatischer Kollaps durch Hypovolämie infolge Vasodilatation
Hitzeerschöpfung	Blutdruckabfall, oft mit Erbrechen und Durchfall (Elektrolytstörungen)
Vergiftungen mit Hyperthermie	Überdosierungen Amphetamine, Cocain, LSD und Phencyclidine

Tabelle 3.6 Prädisponierende Faktoren für Hyperthermien infolge hoher Umgebungstemperaturen in der pädiatrischen Intensivmedizin

Fieberhafte Infekte
Dehydratation, Erbrechen, Durchfall, mangelhafte Flüssigkeitszufuhr
Schwere Brandverletzungen
Status epilepticus
Thyreotoxikose
Diabetes insipidus
Anhydrotische ektodermale Dysplasie
Psoriasis
Kardiopulmonale Erkrankungen
Hypovolämien mit Zentralisation
Störungen der zentralen Thermoregulation bei akuten Zerebralerkrankungen

Pathogenese

Neben der Umgebungstemperatur spielen prädisponierende Faktoren für die Entwicklung von Hitzeschäden eine Rolle, wie Wasser- und Elektrolytdefizite, allgemeine Erschöpfung und unangepasste Kleidung (Khogali u. Mitarb. 1984).

Werden kochsalz- und wasserarm ernährte Ratten artefizieller Hitze ausgesetzt, entsteht ein bedrohlicher Anstieg der Körperkerntemperatur wesentlich schneller als bei euhydrierten Tieren (De Garavilla u. Mitarb. 1990).

Besonders gefährdet (Tab. 3.6) sind Kinder mit Durchfällen, anhaltendem Erbrechen, Diabetes insipidus, anhidrotischer ektodermaler Dysplasie (verminderter Schweißbildung), Kardiopathien, Schock (fehlende kardiovaskuläre Anpassung an Hitzestress), schweren Brandverletzungen (gestörte Temperaturregulation, Hypermetabolismus), Status epilepticus (extreme endogene Wärmebildung) und Hypervolämien mit Zentralisation des Kreislaufs.

Klinik

Ambulante Patienten mit Hyperthermien infolge ungewöhnlicher Anstrengungen bei hohen Außentemperaturen (Ausdauersportarten usw.) leiden zumeist unter Schwäche, Schwindel, Kopfschmerzen und Erbrechen. Auch plötzlich auftretende Verhaltensstörungen als Ausdruck einer ZNS-Schädigung, Kreislaufstörungen in Form von Kollaps mit niedrigem Blutdruck sind häufig. Ernstere Symptome der Hitzeschädigung sind Bewusstseinsstörungen, Krämpfe und Zeichen des hypovolämischen Schocks.

Nicht immer ist die Haut überhitzt. Durch erhebliche körperliche Anstrengungen oder Wassermangel kann eine periphere Vasokonstriktion überwiegen.

Störungen der Temperaturhomöostase im Sinn der Hyperthermie führen zu intensivmedizinisch relevanten Störungen an multiplen Organen.

- *ZNS:* Bei ca. 60% der Patienten mit Hitzschlag treten Krämpfe auf (Shapiro u. Mitarb. 1990). Bewusstseinsstörungen und Hemiparesen können auf ein Hirnödem zurückgeführt werden (autoptisch Hirnödem mit Parenchymblutungen [Chao u. Mitarb. 1981]).
- *Herz-Kreislauf-System:* Kardiovaskuläre Störungen gehören zu den häufigsten Komplikationen der Hyperthermie. Die Anpassung an den Hitzestress erfolgt primär durch periphere Vasodilatation im Dienste vermehrter Wärmeabgabe über die Haut mit Anstieg des Herzzeitvolumens. Häufig besteht ein Blutdruckabfall im Grenzbereich. Ein Wärmestau ist meist auf eine Verminderung der peripheren Vasodilatation infolge Flüssigkeits- und Elektrolytmangel zurückzuführen. Auch eine direkte Myokardschädigung wird diskutiert (Zahger u. Mitarb. 1989).
- *Blutgerinnung:* Die Verbrauchskoagulopathie (DIC) gehört zu den schwersten Komplikationen der Hyperthermie (Knochel u. Mitarb. 1994). Ursache ist eine primäre Knochenmarks- oder Leberschädigung mit Störungen der Produktion von Gerinnungsfaktoren.

Hypothermie und Kälteschäden

Auf pädiatrischen Intensivstationen sind Kinder mit bedrohlichen Hypothermien eher selten, die Erfahrungen mit dieser Form der vitalen Funktionsstörung entsprechend gering.

Hypothermie wird definiert als Abfall der Körperkerntemperatur (KKT) auf oder unter 35 °C (Lomung 1986).

In diesem Temperaturbereich tritt Kältezittern auf, der Sauerstoffverbrauch (VO_2) und die Kohlendioxidproduktion (VCO_2) können um mehr als 500% ansteigen (Macintyre u. Mitarb. 1987). Der Vermeidung fortschreitender Wärmeverluste dient eine ausgeprägte Vasokonstriktion mit starker Hautblässe. Da das Absinken der Körpertemperatur um 10 °C mit einer Verminderung der Gesamtsauerstoffaufnahme um ca. 50% einhergeht, kommt es korrespondierend zu einem Abfall des Herzzeitvolumens (Steen u. Mitarb. 1980). Es folgen Bradykardie, Blutdruckabfall, Lippenzyanose und Störungen des Bewusstseins bis zum Koma.

Sinkt die KKT unter 30 °C, treten häufig Herzrhythmusstörungen wie Kammerflimmern auf, Atmung und Puls sind verlangsamt. Zur Symptomatologie gehören Muskelzittern und ein erhöhter Muskeltonus. Elektrolytstörungen, insbesondere Hyperkaliämien.

Bei KKT unter 30 °C erscheint der Patient klinisch tot, bedingt durch Kammerflimmern oder Asystolie. Die Pupillenreflexe sind erloschen, eine spontane Wiedererwärmung ist in diesem Temperaturbereich nicht mehr möglich, wohl aber eine erfolgreiche Reanimation. So berichten Young u. Mitarb. über einen ertrunkenen 7-jährigen Jungen, der nach 15 min pulslos aus dem Wasser geborgen und ohne neurologische Schäden reanimiert werden konnte. Die KKT betrug 27 °C, die Herztätigkeit setzte erst nach 150 Minuten Reanimation ein.

Bergung und Transport bei Hypothermien

Bergung, Erstversorgung und Transport bei lebensgefährlichen Hypothermien gehören zu den anspruchsvollen Aufgaben der Rettungsmedizin. Die Diagnose Hypothermie ist oft schwierig, wenn nicht die Umstände darauf hindeuten (Submersion, Lawinenunglücke usw.), zumal geeignete Thermometer (z. B. Tympanometer) nicht zum Ausstattungsstandard (DIN) für Notarztfahrzeuge gehören.

Bei Temperaturen unter 34 °C hört Muskelzittern auf, die Atmung ist flach und verlangsamt, die Herztätigkeit ohne EKG-Ableitung nicht sicher zu beurteilen, der Patient befindet sich im Koma.

Mit einem herkömmlichen „Fieberthermometer", das zur Messung der erhöhten Körpertemperatur eingerichtet ist, sind Temperaturen unter 35 °C nicht messbar. Eine Alternative ist das Tympanometer, mit dem exakt Messungen der KKT in der pädiatrischen Notfall- und Intensivmedizin möglich sind (Romano u. Mitarb. 1993).

Die Behandlung am Unfallort beginnt, indem nasse Kleidung entfernt und durch trockene, möglichst erwärmte Einhüllungen ersetzt, also ein Fortschreiten der Auskühlung vermieden wird. Diese Aktion muss schnell, vor allem aber schonend erfolgen. Der sog. „Bergungstod" entsteht durch eine Vermischung des noch wärmeren Blutes im Bereich der inneren Organe mit dem abgekühlten Blut der Körperschale.

> **!** Schonende Bergung und Erwärmung der Körperoberfläche sind die wichtigsten Ziele der Erstversorgung. In unwegsamem Gelände ist deshalb die Erstversorgung in einem heizbaren Raum sinnvoller als ein längerer Transport ohne ausreichende Wärmezufuhr.

Beim Herz- und Atemstillstand gelten die Grundsätze der Reanimation. Vorsicht ist bei Anwendung von Adrenalin geboten, das häufig zu Kammerflimmern führt (s. unten).

Die Behandlung örtlicher Erfrierungen erfolgt am besten durch Erwärmen des Körperkerns, keinesfalls durch forcierte lokale Wärmezufuhr. Auch ein Abreiben der Haut mit Schnee ist nicht indiziert, da durch Schneekristalle an der vulnerablen Haut kleine Einrisse entstehen, die als Eintrittspforten für Bakterien dienen können.

Bei KKT unter 28 °C treten im EKG Sinusbradykardien, AV-Blockierungen, Vorhofextrasystolen und ST-Senkungen in Erscheinung. Der sog. „Bergungstod" beruht häufig auch auf einer Herzrhythmusstörung, indem das auf Unterkühlung sehr sensible Myokard mit dem unterkühlten Schalenblut in Kontakt gerät (sog. Afterdrop). Häufigste Bergungskomplikation ist das Kammerflimmern, das in der Transportphase wiederholt Defibrillationen (1–2 J/kg KG) erforderlich machen kann.

Die Überwachung des EKG ist deshalb besonders in der Bergungs- und Transportphase von vitaler Bedeutung.

Häufige Komplikationen bei Hypothermie

Sinkt die KKT unter 32 °C, treten Herzrhythmusstörungen auf, die auch mit dem Serumkalium und ausgeprägten Azidosen im Zusammenhang stehen. Temperaturen unter 30 °C führen zu Kammerflimmern, bei einem weiteren Absinken der Temperaturen auch zu Bradykardie oder Asystolie, die nur im EKG zu unterscheiden sind. Das Myokard ist durch Katecholamine kaum zu stimulieren, d. h. kein positiv inotroper Effekt, während paradoxe Reaktionen (Rhythmusstörungen) zunehmen.

In der Initialphase der Abkühlung entsteht ein erheblicher Wasser- und Elektrolytverlust (Na, K, Cl, Ca, Mg) durch eine starke Diurese (Kältediurese), bedingt durch Suppression der ADH-Sekretion und Verlagerung von Flüssigkeit aus dem EZR (kältebedingte Ionen- und Wassertransportstörung). Fast alle Gewebe nehmen vermehrt Wasser auf.

Vasodilatation in der Wiedererwärmungsphase kann eine Kreislaufdepression durch Volumenmangel hervorrufen („rewarming collapse"), der Volumensubstitution, Wasser und Elektrolyte erforderlich macht. Anzustreben ist ein supranormaler zentraler Venendruck.

Fehler und Gefahren bei der Erwärmung hypothermer Patienten

Gefahren entstehen in der Wiedererwärmungsphase, wenn eine zu schnelle Erwärmung (> 1 °C/h) erfolgt. Massiver Volumenmangel durch periphere Vasodilatation, eine erhebliche Azidose durch Einschwemmen saurer Metabolite und ausgeprägte Elektrolytverschiebungen charakterisieren den Erwärmungsschock.

Wiedererwärmungsziel ist ein Anstieg der Körpertemperatur um 0,2–0,3 °C/h.

Für den unterkühlten Patienten gilt „no one is dead until warm and dead" (Reuler 1978). Der hypotherme Patient muss deshalb immer reanimiert werden, auch wenn er tot erscheint.

Literatur

Brömme W (1985) Untersuchungen zur Standardisierung der klinisch-neurologischen Diagnostik und Methodik, Grundlagen und Anwendung nichtinvasiver Hirndruckmessungen (Aplanationsfontanometrie) in der pädiatrischen Intensivmedizin. Diss. B, Halle

Chao TC, Siniah R, Pakim JE (1981) Acute heat stroke death. Pathology 13: 145–156

De Garavilla L, Durkot MJ, Ihley TM, Leva N, Francesconi RP (1990) Adverse effects of dietary and furosemid-induced sodium depletion on thermoregulation. Aviat Space Environm Med 61: 1012–1017

Edmunds H (1993) Inflammatory/immune response. In: Jonas RA and Elliot ME (eds.) Cardiopulmonary Bypass in the Neonate, Infant and Child. London Butterword-Heinemann

Halshall PJ (1996) Clinical presentation of malignant hyperthermia. In: Hopkins PH, Ellis FR (eds.) Hyperthermie

Jaffe JH, Martin WR (1990) Opioid analgetics and antagonists. In: Goodman Gillman A, Rall TW, Nies AS, Taylor P (eds.) The pharmacological basis of therapeutics. 8th ed. Pergamon Press, New York, pp. 504–506

Khogali M, El Sayed H, Amar M, El Sayed S Al Habashi S, Mutwali A (1983) In: Khogali M, Hales JRS (eds.) Heat Stroke and Temperature Regulation. Academic Press, Sydney, pp. 149–156

Khogali M, Mustafa MKY (1984) Physiology of Heat Stroke. In: Hales (ed.) Thermal Physiology. Raven Press

King K, Negus K, Vance JC (1981) Heat stress in motor ventricles: A problem in infancy. Pediatrics 68: 579

Knochel JP, Reed G (1994) Disorders of heat regulation. In: Maxwell MH, Kleeman CR, Narius RG (eds.) Clinical Disorders of Fluid and Electrolyte Metabolism. McGraw-Hill, Inc., New York: pp. 1549–1590

Lew W, Oppenheim JJ, Matzushima K (1988) Analysis of the suppression of IL-1alpha and IL-1beta production in human peripheral blood mononuclear adherent cells by a glucocorticoid hormone. J Immunol 140: 1895–1902

Lomung PL (1986) Accidental Hypothermia. Acta Anaesthesiol Scand 30: 601–613

Macintyre PE, Pavlin EG, Dwersteg JF (1987) Effect of Meperidine on oxygen consumption, carbon dioxide production, and respiratory gas exchange in postanesthesia shivering. Anaesth Analg 66: 751–755

Parnell CJ, Restall J (1986) Heat stroke: a fatal case. Arch Emerg Med 3: 111–114

Romano MJ, Fortenberry JD, Autrey E, et al. (1993) Infrared tympanic thermometry in the pediatric intensive care unit. Crit Care Med 21: 1181–1185

Rosenberg H, Fletcher JE (1987) Malignant hyperthermie. In: Azar I (eds.) Muscel Relaxants: Side effects and a rational approach to selection. Marcel Dekker, Inc., New York, pp. 115–118

Shapiro Y, Seidman DS (1990) Field and clinical observations of exertional heat stroke patients. Med Sci Sports Exerc 22: 6–14

Snodgrass WR, Dodge WF (1989) Lytic/"DPT" cocktail: time for rationale and safe alternatives. Ped Clin North Am 36 (5): 1285–1292

Steen PA, Milde H, Michenfelder JD (1980) The detrimental effects of prolonged hypothermia and rewarming in dog. Anaesthesiol 52: 224–230

Wiese K, Zaritzky A (1987) Endocrine manifestation of the critical illness in the child. Ped Clin of North Am 34: 119–129

Whitworth JAG, Wolfram MJ (1983) Fatal heat stroke in a long distance runner. Brit Med J 287: 948

Zahger D, Moses A, Weiss AT (1989) Evidence of prolonged myocardial dysfunction in heat stroke. Chest 95: 1089–1091

4 Monitoring

K. Rothe, J. Bennek

Definition

Als Monitoring bezeichnet man die kontinuierliche oder systematisch intermittierende Registrierung biomedizinischer Funktionsgrößen, die potenzielle oder eingetretene funktionelle und strukturelle Gefährdungen des Organismus anzeigen mit dem Ziel, Zustandsänderungen schnell, frühzeitig und komplex zu erkennen sowie eine rationale Therapie einzuleiten. Voraussetzung ist die Ankopplung des Patienten an das technische Überwachungssystem, die „bioelektrische Messkette" (Seeliger 1967). Sie gliedert sich in Messobjekt (Patient), Messfühler (Rezeptor), zu- und ableitendes Kabelsystem, Messwertgewinnung, Messwertregistrierung, Alarmmeldung sowie Messwertauswertung mit den Möglichkeiten der Datenverarbeitung.

Im Mittelpunkt steht dabei die artefaktfreie Ableitung bioelektrischer, biophysikalischer und biochemischer Signale durch den Rezeptor. Mit der Anzeige eines Messwerts erfolgt die Widerspiegelung eines Funktionszustands. Abweichungen vom Normalwert lösen eine Alarmfunktion aus. Die digitale Speicherung der Messwerte erlaubt Darstellungen des zeitlichen Trends. Weitere Möglichkeiten der Datenkommunikation durch Verbundsysteme einzelner Monitore mit zentralem Messwertzugriff gestatten übergreifende EDV-Verarbeitung, Dokumentation und Registrierung. Durch gezielte Auswahl repräsentativer morbiditätsspezifischer Funktionsparameter gewinnt das Monitoring diagnostische Alarmierungsfunktion, therapeutische Steuerungsfunktion und auf den Ausgang der Erkrankung gerichtete Prognosefunktion.

Art und Umfang des Monitoring werden heute durch die Verfügbarkeit und Zuverlässigkeit von Methoden vorgegeben. Man unterscheidet zwischen einem Basis- oder Grundmonitoring mit Kontrolle der Vitalfunktionen und einem erweiterten Monitoring. Das apparative Monitoring wird umso lückenloser und aufwendiger sein, je ausgeprägter Interferenzen zwischen akut pathologischem Zustand und physiologischer Funktion bzw. Regulationsmechanismen sind.

Besonderheiten im Kindesalter beeinflussen die Ankopplung des Kindes an die bioelektrische Messkette. Hierzu gehören:
- altersabhängige Mobilität,
- motorische Aktivität,
- unterschiedliche Körpergrößen.

Das Sortiment an handelsüblichen Rezeptoren ist nicht ohne Einschränkung zur Messwertaufnahme geeignet. Die konstruktive Feinabstimmung der Rezeptoren und die artefaktfreie Ankopplung an die Messkette sind neben der Berücksichtigung altersabhängiger physiologischer Regulationsmechanismen Voraussetzung zur Interpretation der Ergebnisse. Bevorzugt werden generell nichtinvasive Messfühler. Nur in Ausnahmefällen kommen invasive Messverfahren zum Einsatz.

Die klinische Patientenüberwachung durch erfahrenes und geschultes Personal bleibt jedoch neben der apparativen Überwachung unverzichtbar.

Respiratorisches Monitoring

■ Standardmaßnahmen

Hierzu zählen:
- Inspektion der Atemexkursionen,
- Beurteilung der Atemhilfsmuskulatur,
- Beurteilung der Hautfarbe,
- Atemfrequenz,
- Auskultation mit Hilfe des präkordialen Stethoskops.

■ Apparatives Basismonitoring

Impedanzplethysmographie

Bei der rheographischen Atemregistrierung wird die elektrische Widerstandsänderung des Thorax (Impedanz) durch die unterschiedliche Luftfüllung der Lungen in der In- und Exspiration genutzt. Durch atemsynchrone Widerstandsänderungen des Thorax entsteht eine atemsynchrone amplitudenmodulierte Wechselspannung, deren Hüllkurve nach Demodulation und Gleichrichtung das Elektrospirogramm darstellt. Für kleine Atemzugvolumina bestehen bei mittlerer Atemmittellage quantitative lineare Beziehungen zwischen Impedanzänderung und Atemzugvolumen. Die Amplitudenänderungen entsprechen dann der relativen Atemtiefe. Die thorakale Impedanz wird jedoch von der Blutfüllung des Thorax und der Verschiebung der Abdominalorgane beeinflusst, sodass der Ort der Elektrodenplatzierung und der Atemtyp berücksichtigt werden müssen. Ein praktischer Vorteil der rheographischen Atemüberwachung besteht darin, dass die gleichen

Tabelle 4.1 Kardiorespirographische Beurteilungskriterien und ihre diagnostische Wertigkeit

	Frequenzschwankungen	
	undulatorisch (10–25 bpm)	eingeengt undulatorisch (5–10 bpm)
		saltatorisch > 25 bpm
		silent < 5 bpm
Kardiogramm (intantane Neugeborenenherzrate [NHR in bpm])	kardiale Kompensation	kardiale Adaptationsstörung
	Akzeleration	Dezeleration
		Schockäquivalent
		potenzielle Hypoxie
		septische Komplikationen
	Frequenzanstieg bei vertiefter Atmung	Frequenzabnahme während/nach Apnoe
	atmungsbedingte NHR-Alterationen	
Respirogramm (atmungsbedingte Impedanzschwankungen)	**Atmungstyp, relative Atemtiefe, Atemfrequenzänderung periodische Atmung, Apnoe Häufigkeit und Dauer**	
		Indikation zur Beatmung
		Beatmungskontrolle

Elektroden zur Aufzeichnung des Elektrokardiogramms genutzt werden.

Die simultane Aufzeichnung der impedanzpneumographischen Atemkurve und des Kardiotachogramms ist als *Kardiorespirographie* oder in Kombination mit transkutanem Sauerstoffpartialdruck bzw. der Pulsoxymetrie als *Oxykardiorespirographie* zur Überwachung von Neugeborenen und Säuglingen fester Standard. Der Vorteil der Aufzeichnung liegt in der Trendanalyse. Typische Merkmale im Frequenzverhalten und Atemmuster ermöglichen rasch eine Zustandsbeurteilung speziell in kritischen Situationen (Tab. 4.1).

Unzureichend ist die rheographische Atemregistrierung bei obstruktiven Erkrankungen. Die klinische Situation entscheidet dann über den Einsatz von Methoden zur Überwachung des Atemstroms (qualitativ: thermisch, akustisch, Kapnographie; quantitativ: Atemfluss, Atemzugvolumen, transpulmonaler Druck).

Kapnographie

Kapnographie ist die nichtinvasive, kontinuierliche Bestimmung und zeitkontinuierliche Registrierung der endexspiratorischen CO_2-Konzentration im Atemstrom. CO_2-Analysatoren arbeiten nach dem Infrarotabsorptionsprinzip oder massenspektrometrisch. Da die Anzahl der Gasmoleküle in der Messkette dem Partialdruck des Gases direkt proportional ist, kann die gemessene CO_2-Konzentration in den CO_2-Partialdruck umgerechnet werden.

Verschiedene Bauprinzipien mit dem CO_2-Analysator im Haupt- oder Nebenstrom stehen zur Verfügung. Im Kindesalter werden Nebenstromverfahren favorisiert. Neben der qualitativen Messung des Atemstroms lassen sich bei graphischer Darstellung des Kapnogramms Ventilations- und Perfusionsstörungen erkennen. Die exspiratorische CO_2-Kurve geht nach einer initial steilen Anfangsphase (Totraum) in eine Plateauphase über, die der CO_2-Konzentration in der Alveolarluft entspricht. Aus dem Winkel der Anfangssteigung und der Neigung des Alveolarplateaus können Rückschlüsse auf obstruktive Veränderungen gezogen werden (Abb. 4.1).

Die Form des Kapnogramms ist abhängig von der CO_2-Produktion, Lungendurchblutung, Ventilation und

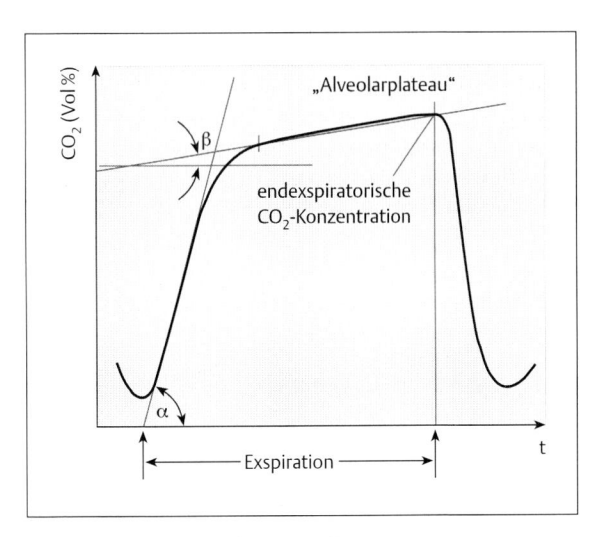

Abb. 4.1 Schematische Darstellung eines Kapnogramms während einer ruhigen Exspiration. Vermessen werden die Anfangssteigung (α) und der Neigungswinkel (β). Bei obstruktiven Ventilationsstörungen wird α kleiner und β größer.

Tabelle 4.2 Ursachen einer Veränderung der endexspiratorischen CO_2-Konzentration ($p_{et}CO_2$)

↑ p_{et} CO_2	↓ p_{et} CO_2
Stoffwechselsteigerung	Hypothermie
Anstieg der CO_2-Produktion	Schock
Fieber	Lungenembolie
Hyperthyreose	Hyperventilation
Plötzlicher Anstieg des HZV	Dekonnektion eines Respirators
Injektion von Bicarbonat	Obstruktion der Atemwege/des Tubus
	sinkender O_2-Verbrauch
	Sinkende pulmonale Perfusion

Tabelle 4.3 Einsatzmöglichkeiten der Kapnographie

Endexspiratorische CO_2-Erkennung
Beurteilung der Atemzüge:
- Rate
- Rhythmus

Totraumerkennung
Kontrolle der endotrachealen Tubuslage
Kontrolle der mechanischen Ventilation unter Beatmung
Kontrolle der Synchronisation Patient – Respirator

vom Totraumquotienten. Bei gesunden Patienten entspricht der endexspiratorische pCO_2 dem alveolären pCO_2 und damit dem arteriellen pCO_2. Physiologisch beträgt die Differenz 2–5 mm Hg. Sie ist eng mit dem Ausmaß einer Totraumventilation verknüpft. Dementsprechend nimmt sie mit zunehmendem Ventilations-Perfusions-Missverhältnis zu. Sensitivität und Spezifität der Methode zeigen wesentlich häufiger Hypokapnien als Hyperkapnien richtig an. Nachfolgende Tabelle gibt einen Überblick über Ursachen der Veränderungen des endexspiratorischen pCO_2 (Tab. 4.2).

Der angestrebte endexspiratorische pCO_2 beträgt 36–40 mm Hg (ca. 5 Vol%) in der Ausatemluft. Die Messung sollte patientennah erfolgen.

Die Einsatzmöglichkeiten der Kapnographie sind in Tab. 4.3 aufgelistet.

Pulsoxymetrie

Das Pulsoxymeter hat sich zu einem unerlässlichen Überwachungsinstrument entwickelt. Bei korrekter Ableitung gibt es gleichzeitig Auskunft über die Atmung (arterielle Sauerstoffsättigung) und den Kreislauf (Pulswelle). Die Messmethodik beruht auf einem spektralphotometrischen Prinzip und nutzt die unterschiedlichen Absorptionsspektren von oxygeniertem und reduziertem Hämoglobin im Wellenlängenbereich zwischen 600 und 1000 nm. Üblicherweise wird eine 2-Punkt-Analyse bei einer Wellenlänge von 660 und 940 nm genutzt, da hier die größten Unterschiede im Extinktionskoeffizienten zwischen oxygeniertem und reduziertem Hämoglobin bestehen. Erfasst wird die funktionelle oder partielle Sauerstoffsättigung durch die Absorptionsunterschiede des pulsativen Blutes und Umrechnung über das Lambert-Beer-Gesetz. In den Mikroprozessoren erfolgt eine empirische Kalibrierung über Vergleichsalgorithmen. Bei zu geringen oder fehlenden arteriellen Wandpulsationen sind Fehlermessungen möglich. Nur bei Vorhandensein einer regelrechten plethysmographischen Kurve sind die angezeigten Werte für Herzfrequenz und Sauerstoffsättigung zu verwerten. Aus dieser Kurve darf jedoch keinesfalls auf Qualität und Quantität der peripheren Durchblutung geschlossen werden, da Pulsoxymeter in der Regel bis in Bereiche von 10 % des normalen Herzzeitvolumens noch richtige Werte anzeigen. Vorteil für die Praxis ist neben der nichtinvasiven Bestimmung der Sauerstoffsättigung die plethysmographische Registrierung der Herzfrequenz.

Zur Korrelation des Sauerstoffpartialdrucks mit der Sättigung müssen die sigmoidale Form der Sauerstoffbindungskurve und ihre Einflussgrößen berücksichtigt werden (Abb. 4.2).

Im oberen, flachen Anteil der Kurve, d. h. bei einer Sättigung über 90 % ist der Sauerstoffpartialdruck der sensiblere Parameter zur Beurteilung der Oxygenierung. Im Gegensatz dazu kommt es im steilen Bereich unterhalb der Sättigung von 90 % bei nur geringen Änderungen des Partialdrucks zu hohen Änderungen der Sättigung. Aus diesem Grund eignet sich die Pulsoxymetrie in der Intensivmedizin vor allem als ein Monitorverfahren, welches gravierende Desaturierungen anzeigt, jedoch nicht als Beurteilungsgrundlage für die differenzierte Einstellung einer Respiratortherapie.

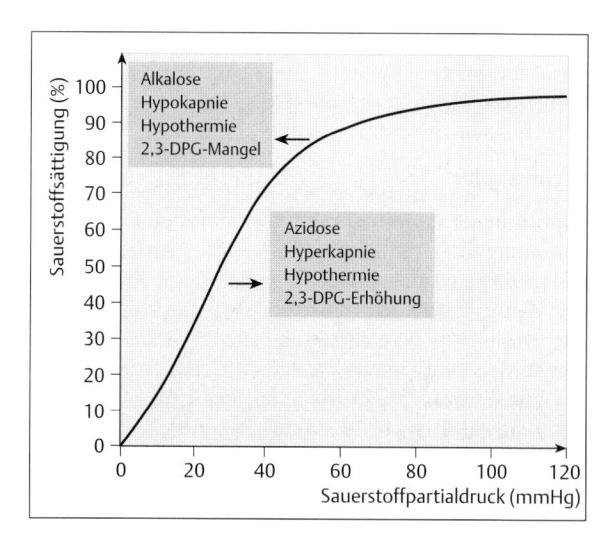

Abb. 4.2 Sauerstoffdissoziationskurve und Einflussfaktoren auf den Kurvenverlauf.

Tabelle 4.4 Messfehlerquellen der Pulsoxymetrie

Dyshämoglobinämie:
- Kohlenmonoxid

Methämoglobinämie:
- fetales Hämoglobin
- Farbstoffe und Pigmente

Methylenblau

Niedrige Perfusion

Verstärkte venöse Pulsation

Optische Interferenzen von extremen Lichtquellen und optischen Shunts

Bewegungsartefakte

Die Übereinstimmung oxymetrischer Werte mit arteriell gemessenen Werten des Blutes ist sehr gut. Bei Sättigungswerten unter 70 % wird die Abweichung größer. Fehlermöglichkeiten resultieren aus der Anwesenheit von Carboxyhämoglobin oder Methämoglobin, die ein ähnliches Absorptionsspektrum wie Oxyhämoglobin aufweisen, sodass falsch hohe Sättigungswerte angezeigt werden. Bei peripherer Vasokonstriktion, hohem peripheren Gefäßwiderstand oder sehr niedrigen Temperaturen wird die Genauigkeit ebenfalls beeinträchtigt (Tab. 4.4).

Die Sensoren sind in vielen Ausführungen verfügbar. Sie werden am Finger, Ohr oder an der Zehe platziert, bei Neugeborenen und Säuglingen auch an der Handfläche oder Fußsohle.

Arterielle Blutgasanalyse

Die diskontinuierliche arterielle Blutgasanalyse ist bei Risikopatienten und großen Operationen unverändert Standard zur Beurteilung der Ventilation und Oxygenierung.

Proben für die intermittierende Blutgasanalyse werden durch direkte Punktion einer Arterie (A. radialis, A. femoralis), aus einem arteriellen Katheter (A. radialis) oder aus Kapillarblut gewonnen.

Probenentnahme, Transport und Datenübermittlung stellen Fehlerquellen dar und erlauben kein direktes Monitoring von Veränderungen der Blutgase. Die Kontamination der Probe mit Luft, Heparin oder kontinuierlicher Druckspülflüssigkeit beeinflusst den Messwert. Die Blutentnahme ist nicht beliebig oft wiederholbar, die ermittelten Werte stellen nur einen Ausschnitt einer sich schnell verändernden Situation dar.

Eine kontinuierliche intraarterielle pO_2-Messung mit Clark-Elektroden ist prinzipiell möglich, hat sich aber wegen der Elektrodengröße, Driftproblemen und der Begrenzung auf die paO_2-Registrierung nicht durchgesetzt. Gegenwärtig wird die Entwicklung fiberoptischer Sensoren, mit deren Hilfe fluoreszierende Farbstoffe zur Lumineszenz angeregt werden und Sauerstoffmoleküle absorbieren, vorangetrieben. Dieses Verfahren lässt sich auch auf CO_2 und pH-Wert anwenden und könnte die kontinuierliche intravasale Blutgasüberwachung ermöglichen.

Transkutane Blutgasanalyse

Transkutane miniaturisierte Clark-Elektroden, auch in Kombination mit pCO_2-Elektroden (Severinghausen), werden standardisiert in der Neonatologie und Neugeborenenintensivpflege eingesetzt. Eine wichtige Voraussetzung für die korrekte Messung ist die gute Durchblutung der Messstelle. Durch eine lokale Hyperthermie (42–44 °C) wird eine Hyperämie unterhalb der Messstelle erzeugt, wodurch eine Vasodilatation der Hautkapillaren entsteht (Arterialisierung) und das Stratum corneum für Sauerstoff durchlässig wird. Die Sensoren enthalten ein Heizelement und einen Temperaturfühler (rückgekoppeltes System).

In zahlreichen klinischen Studien konnte gezeigt werden, dass der $tcpO_2$ mit hoher Zuverlässigkeit den paO_2 wiedergibt. Erwartungsgemäß korrelieren diese Werte umso mehr, je homogener die effektive Hautmembran einer Patientengruppe ist. In diesem Sinne bieten Früh- und Neugeborene die besten Voraussetzungen. Ihre Haut ist dünn, von Kind zu Kind wenig verschieden und durch Umwelteinflüsse nicht verändert.

Der größte Nutzen dieser Technologie liegt in der kontinuierlichen Aufzeichnung und Trenddarstellung, sodass die Anzahl von Blutgasanalysen drastisch reduziert werden kann.

Schwierige Behandlungssituationen bei respiratorisch instabilen Patienten können durch die transkutanen Messwerte wesentlich schneller und risikoarmer erkannt und beherrscht werden. Der Nachteil dieser nichtinvasiven Methode beruht allein in der thermischen Belastung der Haut. Daraus folgt die Forderung nach Einstellung der niedrigsten effektiven Elektrodentemperatur und 2- bis 4-stündlichem Wechsel der Sondenplatzierung.

Die klinische Erfahrung zeigt, dass der transkutane pO_2 als Maß für die Gewebeoxygenierung ein besserer Indikator ist als der arterielle pO_2. Die Gewebeoxygenierung hängt ab von der Hämoglobinkonzentration, der Durchblutung, der Gewebetemperatur und von lokalen metabolischen Problemen. Die besten Korrelationen zwischen arteriellem und transkutanem Sauerstoffpartialdruck werden in dem Bereich zwischen 50 und 100 mm Hg gefunden. Die Hautdurchblutung im Einzugsbereich der Elektrode wird über die Registrierung der Heizleistung messbar, die zur Konstanthaltung der vorgegebenen Temperatur in der Elektrode erforderlich ist.

Monitoring der Herz-Kreislauf-Funktion

■ Standardmaßnahmen

Mit Hilfe des präkordialen Stethoskops, Beurteilung der Pulsqualität und der kapillaren Füllungszeit können bereits wesentliche hämodynamische Parameter erfasst werden.

■ Apparatives Basismonitoring

EKG

Die routinemäßige Überwachung der elektrischen Aktivität des Herzens mit dem EKG erlaubt die Beurteilung von Herzfrequenz und -rhythmik. Im EKG interessieren in erster Linie der Rhythmus und nicht die Ischämiezeichen des linken Ventrikels wie bei Erwachsenen. Deshalb ist die Lage der Elektroden weniger bedeutsam. Da die zeitgerechte Vorhofkontraktion besonders im frühen Kindesalter zu einem beträchtlichen Teil zum Herzzeitvolumen beiträgt, ist auf eine gut erkennbare P-Welle in der gewählten Ableitung zu achten. Die größten Ausschläge bei Kindern zeigt gewöhnlich die Ableitung II, bei Neugeborenen und Säuglingen durch den physiologischen Rechtstyp die Ableitung III. Die Normalwerte der Herzfrequenz sind im Kindesalter stark vom Lebensalter abhängig und haben eine große Schwankungsbreite (Tab. 4.5).

Abweichungen von der Norm- oder Basalfrequenz können in Form von Verlangsamungen (Bradykardie) oder Beschleunigungen (Tachykardie) auftreten.

Parallel zur Aufzeichnung des EKG wird aus der Periodendauer einer elektrischen Herzaktion (R-R-Abstand) die momentane oder instantane Herzfrequenz errechnet und im Kardiotachogramm zur Anzeige gebracht. Diese sog. Beat-to-Beat-Analyse erfasst aktuell jede Änderung der Herzfrequenz, die besonders bei Neugeborenen und Säuglingen prognostische Bedeutung besitzt. Die Variabilität der Herzrate wird aus anästhesiologischer Sicht bei chirurgischen Patienten als leicht zu überwachender Parameter an Bedeutung gewinnen.

Blutdruck

Der arterielle Blutdruck ist das Endprodukt von myokardialer Kontraktilität, intravaskulärem Volumen und Kapazität des Gefäßsystems. Als Produkt dieser Variablen besitzt er großen Informationswert. Indirekte und direkte Messverfahren stehen zur Verfügung. Bestimmt werden ein systolischer (RR syst) und ein diastolischer (RR dia) Wert, die dem höchsten bzw. niedrigsten Wert der Druckkurve während einer Herzaktion entsprechen. Der arterielle Mitteldruck (MAP) ergibt sich durch Integration über die Fläche unter einem Druckpuls, dividiert durch die Pulsdauer. In der Praxis lässt sich der MAP nach folgender Formel kalkulieren:

$$MAP = \frac{2 \times RR_{dia} + RR_{syst}}{3}$$

Die Normalwerte des arteriellen Blutdrucks sind stark altersabhängig (Tab. 4.6).

Die Auskultation der Korotkow-Töne ist bei physiologisch niedrigen Blutdruckwerten im Säuglingsalter ungenau. Automatisch oszillometrisch arbeitende Geräte werden favorisiert und sind bis zum Neugeborenen- und Säuglingsalter einsetzbar. Bei dieser Technik kommt es auf die korrekte Wahl der Manschettenbreite an. Sie sollte zwei Drittel der Oberarmlänge betragen, bei Neugeborenen ca. 4 cm. Die so erhaltenen Werte zeigen eine gute Korrelation mit blutig gemessenen Werten. Vorteil der Oszillometrie ist die korrekte Anzeige des mittleren arteriellen Druckes (MAP). Bei hypovolämischen Patienten ist jedoch lediglich eine Trendaussage möglich.

Die Verwendung einer Ultraschall-Doppler-Sonde zur Strömungsdetektion in der Arterie distal der Manschette wurde für Neugeborene empfohlen und lieferte

Tabelle 4.5 Normalwerte der Herzfrequenz, Mittelwert und einfache Standardabweichung

Alter	Herzfrequenz in min^{-1}	± 1 SD
0–24 Stunden	133	22
1. Lebenswoche	119	16
2.–4. Lebenswoche	163	20
1.–3. Lebensmonat	154	19
3.–6. Lebensmonat	140	21
6.–12. Lebensmonat	140	19
1.–3. Lebensjahr	126	20
3.–5. Lebensjahr	98	18
5.–8. Lebensjahr	96	16
8.–12. Lebensjahr	79	15
12.–16. Lebensjahr	75	13

Tabelle 4.6 Normalwerte des Blutdrucks (Mittelwerte und doppelte Standardabweichung)

Alter	Systolischer Blutdruck ± 2 SD in mm Hg	Diastolischer Blutdruck ± 2 SD in mm Hg
Neugeborene	75 ± 15	45 ± 15
1–6 Monate	80 ± 15	50 ± 15
6–12 Monate	90 ± 30	60 ± 10
1–2 Jahre	95 ± 20	60 ± 20
2–6 Jahre	100 ± 15	60 ± 20
6–8 Jahre	110 ± 15	65 ± 15
8–12 Jahre	110 ± 15	70 ± 15
12–16 Jahre	120 ± 20	75 ± 15

zuverlässige systolische Blutdruckwerte. Die Beurteilung des Stellenwerts der kontinuierlichen nichtinvasiven Blutdrucküberwachung durch Servomanometrie am Finger (Finapress, Ohmeda) zur Routineüberwachung bei Kindern muss trotz einiger ermutigender Studien weiteren Untersuchungen vorbehalten bleiben. Die direkte Messung des arteriellen Blutdrucks erfolgt mit üblichen mechanoelektrischen Druckwandlern. Die Indikation zur Anlage eines arteriellen Zugangs können Blutdruckmessung oder Blutgewinnung für Blutgasanalysen sein, wenn dies kapillar nicht möglich ist (z. B. Schock, thermische Verletzung, Polytrauma).

Bei Neugeborenen kann ein Katheter in die Nabelarterie gelegt werden (die Spitze ist suprarenal in Höhe des Zwerchfells zu platzieren). In der Regel sind die A. radialis oder A. axillaris zur Kanülierung geeignet. Vor der Punktion der A. radialis sollte immer der Allen-Test durchgeführt werden mit dem Ziel der Kontrolle einer kollateralen Blutversorgung der Hand über die A. ulnaris (gleichzeitige Kompression von A. radialis und ulnaris über 1 min; dann Aufheben des Drucks auf die A. ulnaris, worauf die Hand in 1–7 s vollständig rosig werden muss). Zur Emboliprophylaxe werden die Katheter mit Heparin gespült. Dabei ist besondere Vorsicht geboten. Aufgrund des hohen Risikos, bei intermittierender Spülung einen retrograden Flow mit zerebraler Embolisation zu erzeugen, wird die kontinuierliche Spülung (0,9 %ige Natriumchloridlösung mit 2 I. E. Heparin pro ml) bei Neugeborenen ausschließlich über einen Perfusor und bei größeren Kindern über ein Überdrucksystem empfohlen (Integriertes Intraflow-System; Druckmanschette mit 100–200 mmHg, kontinuierliche Durchflussrate von 1–2 ml/h).

Temperaturmonitoring

Abweichungen der Körpertemperatur nach oben oder unten kommen im Kindesalter aufgrund anatomischer und physiologischer Besonderheiten häufiger vor als beim Erwachsenen. Eine Hyperthermie resultiert aus einer unzureichenden Wärmeabgabe oder aus einer Beeinträchtigung der wärmeregulierenden Mechanismen. Eine Hypothermie ($< 36{,}5\,°C$) ist in der Regel Folge einer Kälteexposition.

Hypothermie löst über einen gesteigerten O_2-Verbrauch eine metabolische Azidose aus, die ihrerseits zu einer myokardialen und respiratorischen Depression führen kann. Der O_2-Verbrauch korreliert dabei nicht unbedingt mit der Körperkerntemperatur, sondern eher mit der Temperaturdifferenz von Umgebungs- zu Hauttemperatur. Als Temperaturmessverfahren kommen konduktive Messmethoden wie die Thermometrie oder strahlungsthermometrische Verfahren wie die Infrarot-Telethermographie zum Einsatz. Aufgrund der vorteilhaften Handhabung und kontinuierlicher Aufzeichnung ist die konduktive Methode allgemein verbreitet.

Die Kerntemperatur kann über rektale, ösophageale und nasopharyngeale elektrische Temperatursonden gemessen werden. Die Überwachung der Hauttemperatur ist besonders im Neugeborenenalter obligat und sollte im Idealfall nicht mehr als $2\,°C$ unter der normalen Kerntemperatur liegen.

Bei gleichzeitiger Messung von Kern- und Hauttemperatur kann die Temperaturdifferenz (ΔT) mit gutem Erfolg zur Überwachung der Kreislaufsituation beitragen.

Erweitertes Basismonitoring

Zentraler Venendruck (ZVD)

Der ZVD spiegelt den rechtsatrialen Füllungsdruck wider. Er ist das Ergebnis von venöser Kapazität, Blutvolumen und Funktion des rechten Ventrikels und erlaubt somit nach Ausschluss von angeborenen Herzfehlern oder einer Herzinsuffizienz eine Schätzung des zirkulierenden Blutvolumens. Voraussetzung sind konstante äußere Bedingungen (Tab. 4.7).

Die ZVD-Messung spielt intraoperativ bei Kindern mit großen Blutverlusten, mit thorakalen Druckänderungen oder kardiochirurgischen Eingriffen eine Rolle. Indikationen bestehen weiterhin bei Herzinsuffizienz, Polytrauma, Sepsis und thermischen Verletzungen. Im Mittelpunkt steht die Trendbeurteilung im Rahmen einer Kreislaufstabilisierung bei Hypovolämie. Messwerte über Nabelvenenkatheter bei Neugeborenen sind nur mit Einschränkung verwertbar. Die Katheterspitze im Portalvenenbett oder im abdominellen Teil der V. cava inferior verändert die Druckwerte. Blutungen, Leberinfarkte, Abszessentwicklung und Lungenembolien tragen zur hohen Komplikationsrate bei. Bevorzugter Zugang sind die V. jugularis interna, V. subclavia oder V. jugularis externa.

Tabelle 4.7 Normalwerte des zentralen Venendrucks (ZVD; Mittelwert im rechten Vorhof) und Ursachen für Änderungen

Altersgruppe:	ZVD:
• Neugeborene	• 0–3 mm Hg
• Säuglinge	• 1–5 mm Hg
• Kleinkinder	• 1–5 mm Hg
• Kinder	• 3–5 mm Hg
Anstieg des ZVD:	**Abfall des ZVD:**
• Hypervolämie	• Hypovolämie
• Perikarderguss	
• Rechtsherzinsuffizienz	
• pulmonale Hypertension	
• intrathorakale Drucksteigerung	

Pulmonalarteriendruck (PAD)

Der PAD ist der Druck in der A. pulmonalis, dessen enddiastolischer Wert etwa dem linksventrikulären Füllungsdruck entspricht. Mittlere Normwerte sind: systolisch 15–30 mm Hg und diastolisch 5–10 mm Hg.

Die Messung des PAD ist in der Regel entbehrlich. Lediglich bei Krankheitsbildern mit hoher Letalität durch einen nicht beherrschbaren Rechts-links-Shunt (z. B. pleuroperitonealer Prolaps) oder nach kardiochirurgischen Eingriffen wird ein Pulmonaliskatheter empfohlen.

Die gebräuchlichste Technik ist die Verwendung eines *Swan-Ganz-Katheters*. Der Standardkatheter enthält 3 Lumina. Das eine mündet distal an der Spitze und dient zur Druckmessung als auch zur Blutentnahme. Über das zweite, engere Lumen wird ein kleiner Ballon kurz unterhalb der Katheterspitze mit Luft gefüllt. Das dritte Lumen dient als Injektionskanal bei der HZV-Bestimmung und endet im rechten Vorhof.

Der Swan-Ganz-Katheter erlaubt zusätzlich zur einfachen arteriellen oder zentralvenösen Druckmessung die Bestimmung folgender Parameter:
- systolischer-diastolischer Mitteldruck,
- Verschlussdruck in der A. pulmonalis,
- zentrale Körpertemperatur,
- Entnahme von gemischt-venösem Blut zur Bestimmung der arteriovenösen Sauerstoffdifferenz (av-DO_2),
- Bestimmung des Herzzeitvolumens (HZV) und seine rechnerischen Varianten durch Thermodilution oder Farbstoffverdünnung,
- Berechnung des Gefäßwiderstands im großen und kleinen Kreislauf sowie der Arbeit im rechten und linken Herzen,
- Bestimmung der Sauerstoffausschöpfung, des Sauerstoffverbrauchs und des Shunts.

Die Erfassung der pulmonal-arteriellen Drücke dient zur Abschätzung der rechtskardialen Nachlast und ist insbesondere bei kritisch kranken Patienten mit NO- oder Prostacyclintherapie im Rahmen eines ARDS zur Therapiesteuerung unverzichtbar. Die Interpretation der Daten setzt jedoch adäquate Kenntnis und Erfahrung im Umgang mit diesem Katheter voraus. Die Entwicklung der letzten 10 Jahre zeigte, dass mit der transösophagealen Echokardiographie (TEE) und mit der transpulmonalen Indikatordilution (TPID) Methoden entwickelt und klinisch nutzbar geworden sind, die in der Einschätzung verschiedener hämodynamischer Kenngrößen dem Pulmonalarterienkatheter potenziell überlegen sind.

HZV

Bisher galt als Goldstandard der Herzzeitvolumenbestimmung die Thermodilutionsmethode als invasives Verfahren. Als nichtinvasive Techniken haben sich Bioimpedanzverfahren, die Ballistokardiographie und Doppler-Ultraschallverfahren entwickelt. Mit der progressiven technischen Entwicklung der Echokardiographie werden heute Doppler-Untersuchungen favorisiert. Die Anwendungsformen variieren entsprechend des Zugangswegs (suprasternal, transösophageal, transtracheal).

Eine weitere Möglichkeit, das HZV kontinuierlich zu bestimmen, ist die Kombination der transpulmonalen Thermodilution im Sinne einer Referenztechnik mit der arteriellen Pulskonturanalyse. Grundsätzlich bietet sich hier die Möglichkeit, das HZV geringer invasiv zu erfassen, da nur ein arterieller und ein zentralvenöser Zugang benötigt werden.

Literatur

Bennek J (1988) Monitoring. In: Tischer W, Gdanietz K (Hrsg) Kinderchirurgie für die klinische Praxis. Leipzig: Thieme, S. 45–48

Gödje O (2001) Prinzip und Möglichkeiten der Pulskonturanalyse. Anästh. Intensivbeh. 2: 50–53

Hack WWM, Vos A, Okken A (1990) Incidence of forarm and ischaemia related to radial artery cannulation in newborn infants. Intensive Cave Med 16: 50–53

Jöhr M (1995) Kinderanästhesie. 3. Aufl. Stuttgart, Jena, New York: Fischer

Kretz FJ, Benshausen Th (1997) Das Kinder-Notfall-Intensiv-Buch. München, Wien, Baltimore: Urban Schwarzenberg

List WF, Metzler H, Pasch T (1998) Monitoring in Anästhesie und Intensivmedizin. 2. Aufl. Berlin, Heidelberg, New York: Springer

Loick HM, Poelaert J, Van Aken H (1997) TEE in Anästhesie und Intensivmedizin. Der diagnostische Stellenwert der transösophagealen Echokardiographie. Anästhesist 46: 504–514

Mahulle CK (1994) Continuous intra-arterial blood gas monitoring. Intensive Care Med 20: 85–86

Rogers MC (1996) Textbook of Pediatric Intensive Care. 3. Aufl. Baltimore, Philadelphia, London: Williams Wilkins

Sakka SG (2001) Monitoring – Globale Hämodynamik. Anästh. Intensivbeh. 2: 28–30

Schnapp L (1990) Pulse Oximetry. Chest 98: 1244–1250

Tobin M (1990) Respiratory monitoring. JAMA 264: 244–251

Seeliger E (1967) Messgeräte für die elektronische Patientenüberwachung. Siemens Z 41: 12

5 Spezielle Funktionsstörungen und Krankheitsbilder

Herz und Kreislauf

Herz-Kreislauf-Stillstand
I. Dähnert

Definition und Erkennung

Der Herz- und Kreislaufstillstand ist definiert durch das Fehlen eines zur Versorgung von Gehirn, Lunge und Herz ausreichenden Blutflusses bei fehlender oder stark verminderter Pumpfunktion des Herzens. Die Grenzen zur Kreislaufsituation im Schock und im Zustand des Low Output sind fließend und in Akutsituationen bedeutungslos. Die klinischen Zeichen Bewusstlosigkeit, fehlender Puls und Atemstillstand führen zur Diagnose und erfordern den sofortigen Beginn der kardiopulmonalen Reanimation. Auskultation, EKG-Ableitung, Blutdruckmessung, Pulsoxymetrie und andere Maßnahmen können wichtige Hinweise geben (Tab. 5.1), sind jedoch unzuverlässig (Tab. 5.3).

Ätiologie

Im Kindesalter ist ein Herz- und Kreislauf-Stillstand in den meisten Fällen Folge einer schweren akuten oder chronischen Erkrankung, während ein primärer Herztod selten vorkommt. Im ersten Lebensjahr sind angeborene Fehlbildungen, plötzlicher Kindstod und die Probleme extrem unreifer Frühgeborener die häufigsten Ursachen. Nach dem ersten Lebensjahr bilden Unfälle (Ertrinken, Traumen, Intoxikationen) die häufigsten Ursachen, gefolgt von angeborenen Fehlbildungen, malignen Erkrankungen und Infektionen.

Pathogenese

Unabhängig von der sehr variablen Ätiologie ist der pathogenetische Ablauf in den meisten Fällen dadurch charakterisiert, dass eine tiefe generalisierte Hypoxie oder ein Schockzustand dem Herz-Kreislauf-Stillstand vorangehen. Nichthypoxievermittelte Mechanismen sind im Kindesalter seltener als bei Erwachsenen. Vergiftungen mit proarrhythmischen oder kardiodepressiven Substanzen, Elektrounfälle, QT-Syndrom, Myokarditis und angeborene Herzfehler können Herzrhythmusstörungen bzw. Kammerflimmern auslösen. Traumen führen durch akute Hypovolämie, Tamponade, Spannungspneumothorax, Mediastinalemphysem oder direkte Schädigung zum Herz-Kreislauf-Stillstand. Kardiale Ischämien sind im Kindesalter eine Rarität.

Unabhängig von seiner Genese führt der Herz-Kreislauf-Stillstand binnen Sekunden zu:
- Bewusstlosigkeit,
- Areflexie,
- Atemstillstand.

Im gesamten Körper entwickeln sich:
- Anoxie,
- Hyperkapnie,
- Azidose.

Auf zellulärer Ebene wird zunächst die Zellfunktion eingestellt. Die intrazellulären Energiereserven werden aufgebraucht, anaerobe und fehlende aerobe Stoffwechselwege führen zur Konzentration atypischer Stoffwechselprodukte. Glykogenvorräte werden aufgebraucht, Lactat kumuliert. In Herzmuskelzellen akkumulieren freie Fettsäuren. Im Gehirn ist das Freiwerden exzitatorischer Aminosäuren (Aspartat, Glutamat) von Bedeutung. Ein osmotisches Zellödem entsteht. Mit Funktionsstörungen der aktiven Membranprozesse und später der Membranintegrität treten Elektrolytverschiebungen (Ca^{2+}, K^+) und unkontrollierte Freisetzung gespeicherter Substanzen auf. Schließlich kommt es zum irreversiblen Zelltod.

Tabelle 5.1 Anzeige von Überwachungsgeräten bei Herz-Kreislauf-Stillstand

Überwachungsgerät	Anzeige
EKG-Monitor	Nulllinie, Kammerflimmern oder erhaltenes EKG
Pulsoxymeter	kein Pulssignal, keine Anzeige
Nichtinvasive Blutdruckmessung	keine Anzeige
Atemfrequenzmonitor	keine Anzeige
Transkutane pO_2-Messung	abfallende Werte oder keine Anzeige
Transkutane pCO_2-Messung	steigende Werte oder keine Anzeige
Endexspiratorisches CO_2	Null
Arterielle Druckkurve	keine Pulsation
Pulmonal-arterielle Druckkurve	keine Pulsation
Zentralvenöser Druck	keine Pulsation
Linksatrialer Druck	keine Pulsation

Die Zeiten bis zum Eintritt des Funktionsverlusts bzw. zur irreversiblen Zellschädigung sind zellartspezifisch und hängen vom Zustand vor Eintritt der Anoxie und von der Temperatur ab (Tab. 5.10). Für das Überleben des Gesamtorganismus ist die kurze Wiederbelebungszeit des Gehirns entscheidend. Sie beträgt unter normalen Umständen 8–10 Minuten, kann jedoch unter besonderen Bedingungen, wie tiefer Hypothermie, auch wesentlich länger sein.

Reperfusion. Das spontane Ende eines einmal eingetretenen Herz-Kreislauf-Stillstands ist selten und nur in den ersten 1–2 Minuten möglich. Gelegentlich kommt es bei primärem Kammerflimmern nach einer Synkope zur spontanen Konversion. Später verhindern Anoxie und Azidose auch bei Sistieren eines Kammerflimmerns die Wiederaufnahme einer ausreichenden Pumpfunktion, sodass eine spontane Stabilisierung nicht mehr möglich ist.

Nach Wiederherstellung einer ausreichenden Zirkulation und Oxygenierung (Reperfusion) besteht die Funktionslosigkeit der Organe zunächst für einige Zeit fort (*Latenzzeit*). Auch danach bleibt die Organfunktion noch eingeschränkt (*Erholungszeit*). Diese Zeiten sind organspezifisch und von der Ursache und Dauer des Herz-Kreislauf-Stillstands abhängig.

Während der Reperfusion kommt es zunächst zu einer reaktiven Hyperämie, die in eine postischämische Hypoperfusion übergeht. Es liegen gleichzeitig Vasomotorenlähmung, Endothelschädigung, mikroembolische Störungen, lokale und systemische Katecholaminausschüttung und eine unkontrollierte Aktivierung von Gerinnungsfaktoren, Komplementsystem, Granulozyten und Thrombozyten vor. An multiplen Lokalisationen kommt es zu einer prolongierten Gewebehypoperfusion mit Funktionseinschränkung, Nekrosebildung oder Blutungen.

Auch bei ausreichender Reperfusion schreiten auf zellulärer Ebene Schädigungen fort. Mechanismen sind Bildung und Wirkung freier Sauerstoffradikale, Calciumeinstrom in die Zellen und eine gesteigerte Membranpermeabilität. Außerdem entwickeln sich Reaktionen, die dem Bild einer Entzündung gleichen und zur weiteren Gewebeschädigung beitragen.

EKG. Ein Herz-Kreislauf-Stillstand wird nicht mit dem EKG diagnostiziert. Die Ableitung eines EKG erlaubt jedoch folgende Differenzierung:
- Asystolie,
- Kammerflimmern,
- elektromechanischer Entkopplung,
- Erkennung anderer kreislaufwirksamer Herzrhythmusstörungen,
- Beobachtung während der Reanimation.

Die häufigste Form des Herzstillstands im Kindesalter ist die Asystolie nach hypoxiebedingter extremer Bradykardie. Im EKG zeigt sich eine Nulllinie. Manchmal besteht lediglich eine Kammerasystolie bei erhaltenen P-Wellen. Gelegentlich zeigen sich noch oder wieder einzelne extrem verbreiterte Kammerkomplexe.

> ! Kammerflimmern ist eine anhaltende, unkoordiniert kreisende elektrische Entladung und mechanische Kontraktion der Ventrikelmuskelzellen, die zu regionalen Wandbewegungen, jedoch nicht zu einer Pumpfunktion des Herzens führt. Das EKG zeigt schnell oszillierende Schwingungen mit hoher Frequenz, die ein gleichförmiges, aber auch ein mäanderndes oder völlig regelloses Bild bieten können.

Bei geeigneter Reizung kann jedes Herz in Flimmern versetzt werden. Die Flimmerbereitschaft wird erhöht durch:
- Hypovolämie,
- Hypervolämie,
- Ischämie,
- Hypoxie,
- Hyperkapnie,
- Azidose,
- Hypothermie,
- Elektrolytverschiebungen,
- bestimmte Medikamente (z. B. Digitalis, Katecholamine).

Im Kindesalter tritt Kammerflimmern viel seltener als bei Erwachsenen auf. *Primär* kann es auftreten bei:
- Stromunfällen,
- QT-Syndrom,
- Intoxikationen,
- nach Herzoperationen,
- bei ausgeprägter Unterkühlung.

Häufiger entsteht es *sekundär* nach:
- vorangehender hypoxiebedingter Asystolie,
- extremer Bradykardie (Tab. 5.2).

Manchmal kommt es erst während der Reanimation zum Kammerflimmern. Einmal aufgetretenes Kammerflimmern kann während der Reanimation jederzeit rezidivieren.

Bei elektromechanischer Entkopplung zeigen sich im EKG regelmäßige, meist mehr oder weniger stark verbreiterte Kammerkomplexe, ohne dass ein Puls tastbar ist. Echokardiographische Untersuchungen konnten zeigen, dass dabei tatsächlich keine mechanische Aktivität des Herzens vorhanden ist. Die Unterscheidung von einer extremen arteriellen Hypotension ist klinisch kaum möglich und ohne therapeutische Relevanz, jedoch besteht bei Letzterer meist eine ausgeprägte Tachykardie. Auch das Vorliegen von Sinusrhythmus spricht eher gegen eine elektromechanische Entkopplung.

Tabelle 5.2 Anzeige von Überwachungsgeräten unter effektiver Reanimation

Überwachungsgerät	Anzeige
EKG-Monitor	Nulllinie, Kammerflimmern oder erhaltenes EKG
Pulsoxymeter	Sättigung nur glaubhaft, wenn Pulssignal im Rhythmus der Thoraxkompression
Nichtinvasive Blutdruckmessung	Druck nur glaubhaft, wenn Frequenz entsprechend der Thoraxkompression
Atemfrequenzmonitor	keine sinnvolle Anzeige
Transkutane pO_2-Messung	keine Anzeige
Transkutane pCO_2-Messung	keine Anzeige
Endexspiratorisches CO_2	adäquate Anzeige
Arterielle Druckkurve	Pulsation im Rhythmus der Thoraxkompression, Anzeigewert adäquat
Pulmonal-arterielle Druckkurve	Pulsation im Rhythmus der Thoraxkompression, Anzeigewert nicht verwertbar
Zentralvenöser Druck	Pulsation im Rhythmus der Thoraxkompression, Anzeigewert nicht verwertbar
Linksatrialer Druck	Pulsation im Rhythmus der Thoraxkompression, Anzeigewert nicht verwertbar

Indikationen und Fehlindikationen zur Reanimation

! Bei klinischer Feststellung von Bewusstlosigkeit mit völliger Inaktivität, Pulslosigkeit und Atemstillstand besteht grundsätzlich immer die Indikation zur kardiopulmonalen Reanimation.

Kontraindikationen bilden lediglich offensichtliche, mit dem Leben unvereinbare Verletzungen oder bereits ausgebildete sichere Todeszeichen. Bei bekannten unheilbaren Erkrankungen im Endstadium können Reanimationsmaßnahmen ebenfalls kontraindiziert sein, jedoch sollten darüber individuelle Entscheidungen im Konsens mit den Eltern möglichst schon vor Eintritt der Akutsituation getroffen werden.

Eine immer wieder und besonders beim plötzlichen Kindstod diskutierte Frage ist, ob der hinzugerufene Arzt trotz Feststellung sicherer Todeszeichen Reanimationsversuche der Ersthelfer fortsetzen oder selbst beginnen soll. Obwohl in diesen Fällen grundsätzlich keine Indikation für eine Reanimation besteht und durch diese möglicherweise sogar Spuren von Todesursache und Todesart verwischt werden, ist jede vor Ort unter erheblichem psychischem und zeitlichem Druck getroffene Entscheidung zu respektieren.

Tabelle 5.3 Störung von Überwachungsgeräten

Überwachungsgerät/Fehlerquelle	Anzeige
EKG-Monitor:	
• fehlender Elektrodenkontakt	• Nulllinie
• Kabel dekonnektiert	• Nulllinie
• mechanische Störeinflüsse	• Arrhythmie
• elektrische Störeinflüsse	• Arrhythmie
Pulsoxymeter:	
• Zentralisation	• keine Anzeige
• kein Kontakt	• keine Anzeige
• partieller Kontakt	• falsche Werte
Nichtinvasive Blutdruckmessung:	
• Arrhythmie	• keine Anzeige
• inadäquate Manschettengröße	• falsche Werte
• mechanische Störeinflüsse	• falsche Werte
Atemfrequenzmonitor:	
• fehlender Elektrodenkontakt	• keine Anzeige
• Kabel dekonnektiert	• keine Anzeige
• mechanische Störeinflüsse	• falsche Anzeige
• elektrische Störeinflüsse	• falsche Anzeige
Transkutane pO_2-Messung:	
• Zentralisation	• keine Anzeige
• fehlender Kontakt	• falsche Anzeige
• Elektrodendrift	• falsche Anzeige
Transkutane pCO_2-Messung:	
• Zentralisation	• keine Anzeige
• fehlender Kontakt	• falsche Anzeige
• Elektrodendrift	• falsche Anzeige
Endexspiratorisches CO_2:	
• Fehlintubation	• Nullanzeige
• Dekonnektion	• Nullanzeige
Invasive Druckmessung:	
• Arteriospasmus	• keine oder gedämpfte Kurve
• Katheterobstruktion	• keine oder gedämpfte Kurve
• Katheterdislokation	• keine Kurve
• völlige Dekonnektion	• keine Kurve
• partielle Dekonnektion	• gedämpfte Kurve
• fehlende Spülung	• gedämpfte Kurve
• fehlender Nullabgleich	• falsche Werte
• Höhe des Druckwandlers	• falsche Werte
• falscher Messbereich	• atypische Kurve

Während Fehlindikationen zur Reanimation kreislaufstabiler Kinder im außerklinischen Bereich selten sind, führen besonders auf Intensivstationen Fehlanzeigen der Überwachungsgeräte immer wieder zu Reanimationsalarmen. Hier ist vor Beginn der Reanimation trotz Zeitdruck und Erregung zunächst die Übereinstimmung der Monitordaten mit dem klinischen Zustand zu prüfen (Tab. 5.3).

Die Unterscheidung vom Ernstfall ist häufig leicht, kann jedoch manchmal auch für den Erfahrenen schwierig sein.

Beispiel: Wenn bei einem hoch katecholaminpflichtigen, beatmeten und relaxierten Patienten bei erhaltenem EKG das Pulsoxymeter und die nichtinvasive Blutdruckmessung nicht mehr anzeigen, während die arterielle Radialisdruckmessung fallende Werte und eine kleiner werdende Amplitude anzeigt und schließlich verdämmert, können entweder eine elektromechanische Entkopplung, eine zunehmende Kreislaufzentralisation oder eine fehlerhafte arterielle Druckanzeige (Spülung ausgefallen?, Katheter anliegend?, lokaler Spasmus?) die Ursache sein. Die Differenzierung gelingt im Einzelfall nur durch die Beobachtung der endexspiratorischen CO_2-Konzentration oder eine echokardiographische Kontrolle.

Praktische Durchführung der kardiopulmonalen Reanimation

Die praktischen Maßnahmen der kardiopulmonalen Reanimation bilden ein Kontinuum, das von der Basisreanimation über erweiterte lebensrettende Sofortmaßnahmen und klinische Intensivtherapie bis zu extrakorporalen Zirkulationsverfahren reicht. Je nach Reanimationsursache, Notfallort, vorhandener Ausrüstung, Personal und sonstigen Begleitumständen ergibt sich eine Vielzahl möglicher Szenarien, in denen die Beherrschung eines standardisierten Grundschemas Basis für eine situationsadäquate Flexibilität ist.

Hilferuf und Hilfeleistung:

> **!** Kinder: Zuerst Reanimation beginnen!
> Erwachsene: Zuerst Hilfe rufen!

Bei älteren Erwachsenen ist häufig Kammerflimmern die Ursache für den Herz-Kreislauf-Stillstand. Da eine möglichst frühe Defibrillation die Reanimationschancen verbessert, darf die Hilfeleistung nicht das Herbeirufen des mit einem Defibrillator ausgerüsteten Notdiensts verzögern (*call first*). Im Gegensatz dazu ist bei Kindern ein Herz-Kreislauf-Stillstand meist hypoxisch bedingt. Hier darf das Rufen von Hilfe nicht den sofortigen Beginn der Hilfeleistung verzögern (*call fast*).

Selbstschutz:

> **!** Bei Auffindung des Patienten an gefährlichen Orten oder in gefährlichen Situationen (z. B. Stromunfall, Autobahn, Gas, tätliche Auseinandersetzung) hat Selbstschutz absoluten Vorrang vor Hilfeleistung und Reanimation.

Ein Selbstschutz vor einer Gefährdung durch den Patienten (Infektionsschutz) ist bei der Basisreanimation nur bedingt möglich. Es gibt keine Geräte, die bei einer Mund-zu-Mund-Beatmung von Kindern einen Infektionsschutz bieten. Lediglich das rasche Säubern des Gesichts von Sekreten kann das Infektionsrisiko verringern. Handschuhe sollten nach Möglichkeit getragen werden. Die Höhe des tatsächlichen Infektionsrisikos ist unbekannt.

Für die erweiterten lebensrettenden Maßnahmen gelten alle normalen hygienischen Maßstäbe und Risiken.

Basisreanimation:

Die Basisreanimation beginnt bei Auffindung eines reaktionslosen Kindes. Die nachfolgenden Schritte werden nacheinander ausgeführt. Technische Hilfsmittel sind nicht berücksichtigt, da meist nicht vorhanden.

1. Zunächst wird das Kind stimuliert (Schmerzreiz).
2. Erfolgt keine Reaktion, so wird um Hilfe gerufen, das Kind jedoch nicht verlassen.
3. Das Kind wird mit dem Rücken auf eine glatte, feste Unterlage gelegt. Die oberen Atemwege werden durch Reklination des Kopfs (beim Säugling nur in Kopfmittellage, altersabhängig stärker) und Vorziehen des Kinns freigemacht.
4. Bei fehlender Eigenatmung (sichtbare Thoraxexkursionen?, hörbares Atemgeräusch?) beginnt man mit der Beatmung (Mund-zu-Mund-Beatmung oder Mund-zu-Mund-und-Nase-Beatmung). Die Beatmung erfolgt nach tiefer Inspiration des Helfers langsam (1–2 s), sodass sich der Thorax mäßig hebt. Bei hohem Widerstand und fehlender Thoraxexkursion ist zunächst die Reklination des Kopfes und Position des Kinns zu korrigieren.
5. Lässt sich weiter keine Luft in den Thorax blasen, so sind bei Verdacht auf Fremdkörperaspiration *Heimlich-Manöver* auszuführen. Beim Säugling klopft man auf Brust und Rücken, bei größeren Kindern sollten außerdem ruckartige Thorax- oder Abdomenkompressionen erfolgen. Blinde digitale Manöver sollten im Kindesalter vermieden werden.
6. Nach 2–3 erfolgreichen Beatmungszyklen wird der Puls getastet. Beim Säugling sucht man den Brachialispuls (Innenseite Oberarm) und beim Kind den Karotispuls. Lässt sich ein Puls tasten, so wird die Beatmung fortgesetzt. Die Beatmungsfrequenz sollte beim Säugling 20 und beim Kind 15 Zyklen/min betragen. Der Beatmungserfolg zeigt sich an einer sichtbaren Thoraxexkursion.
7. Lässt sich kein Puls tasten, so beginnt man mit der Herzdruckmassage. Beim Säugling drücken entweder 2 Finger einer Hand oder beide Daumen der den Thorax umfassenden Hände auf das untere Sternumdrittel. Die genaue Position der Oberkante wird mit einer Fingerbreite unterhalb der Intermammilarlinie angegeben. Entscheidend ist jedoch eine Position der Finger oberhalb des Xiphoids. Die Kompressionsfrequenz beträgt 100/min, die Kompressionstiefe 2 cm. Beim Kind drückt der Hand-

ballen auf das untere Sternumdrittel, wobei zum Xiphoid 1–2 Fingerbreiten Abstand bleiben sollen. Die Kompressionsfrequenz beträgt 80–100/min, die Tiefe 3 cm. Der Erfolg der Herzdruckmassage zeigt sich in einem tastbaren Puls.

> **!** Herzdruckmassage und Mund-zu-Mund-Beatmung werden unabhängig von Anzahl der Helfer und Alter des Kindes mit einem Verhältnis von 5 : 1 synchronisiert.

Weitere Maßnahmen der Basisreanimation zielen auf die Verhinderung einer fortschreitenden Hypothermie (z. B. nasse Kleidung ausziehen, Haut abtrocknen, trockene Unterlage, einpacken in Decken).

Erweiterte lebensrettende Sofortmaßnahmen:
Erweiterte lebensrettende Sofortmaßnahmen beginnen mit dem Eintreffen von qualifiziertem medizinischen Personal und entsprechender Ausrüstung. Die erfahrenste anwesende Person übernimmt die Leitung und Koordination und verteilt die Aufgaben. Die zugehörigen Maßnahmen erfolgen gleichzeitig und ohne Unterbrechung der Basisreanimation. Sie umfassen:
- Sauerstoffinhalation,
- Intubation,
- Beatmung,
- Schaffung von Gefäßzugängen,
- Flüssigkeitstherapie,
- Pharmakotherapie,
- Elektrotherapie von Herzrhythmusstörungen,
- Monitoring,
- stabilisierende Maßnahmen,
- Transportvorbereitung und -durchführung.

Gelingt in einer angemessenen Zeit keine Stabilisierung der Vitalfunktionen, so ist unter Beurteilung prognostischer Faktoren (Auffindungssituation, Dauer und Effektivität der Reanimation) und therapeutischer Optionen über einen Abbruch der Reanimation oder einen Transport unter laufender Reanimation zu entscheiden.

Klinische Intensivtherapie:
Die klinische Intensivtherapie beginnt mit dem Eintreffen des reanimierten Patienten im Krankenhaus. Unter Fortsetzung und Optimierung aller begonnenen Reanimations- und Stabilisationsmaßnahmen treten hier gezielte diagnostische und therapeutische Maßnahmen in den Vordergrund. Beispielhaft genannt seien:
- Bestimmung des Säure-Basen-Status,
- Bestimmung des Elektrolytstatus,
- gezielte Therapie,
- invasive Drucküberwachung,
- transvenöse Schrittmachertherapie,
- Röntgenkontrolle,
- gezielte Drainage,
- Vergiftungsscreening,
- Antidotgabe,
- chirurgische Versorgung von Traumen.

Gelingt auch mit diesen keine Kreislaufstabilisierung, so bilden extrakorporale Kreislaufunterstützungssysteme in ausgewählten Fällen (z. B. Hypothermie) eine weitere therapeutische Option.

Extrakorporale Kreislaufunterstützungssysteme:
Gelegentlich lässt sich unter kardiopulmonaler Reanimation die Zirkulation aufrechterhalten, jedoch kommt keine ausreichende eigene Herzfunktion zustande. In diesen Fällen kann die Kreislaufsituation durch den Anschluss an eine Herz-Lungen-Maschine, ein Assistherz oder ein anderes extrakorporales Kreislaufunterstützungssystem (z. B. ECMO) gesichert werden. Bei einer Erholung des Gesamtorganismus ist später entweder eine Herztransplantation oder eine Entwöhnung möglich. Erfolgreiche Verläufe im Kindesalter wurden unter anderem bei Ertrinken mit Unterkühlung, Myokarditis, Vergiftung mit Betablockern, Vergiftung mit trizyklischen Antidepressiva sowie bei dilatativer Kardiomyopathie beschrieben.

Sonderfall: primäres Kammerflimmern:
Kammerflimmern ist im Kindesalter selten und präklinisch vom Ersthelfer nicht feststellbar. Eine andere Situation besteht, wenn unter EKG-Überwachung (z. B. bei Herzkatheteruntersuchungen, Schrittmachermanipulationen, Ergometrien, Operationen oder auf Intensivstationen) plötzliches Kammerflimmern auftritt. In diesen Fällen ist eine unverzügliche primäre Defibrillation vor allen weiteren Maßnahmen indiziert.

> *Defibrillation:*
> - 2 J/kg KG, wenn erfolglos 3 J/kg KG, wenn erfolglos 4 J/kg KG

Sonderfall: offene Herzdruckmassage:
Während in der außerklinischen und normalen hospitalen Reanimation eine Thorakotomie zur anschließenden offenen Herzdruckmassage nicht praktikabel ist, stellt sie in der frühen postoperativen Phase nach kardiochirurgischen Eingriffen eine sinnvolle Alternative bzw. Ergänzung der extrathorakalen Herzdruckmassage dar. Bei offenem Thorax wird lediglich die abdeckende Membran entfernt, bei verschlossenem Thorax die Thorakotomiewunde wiedereröffnet. Häufig gelingt bereits dadurch eine Stabilisierung des Patienten. Wenn nicht, wird das Herz unter sterilen Bedingungen umfasst und massiert. Eine direkte Applikation von Adrenalin in die Aortenwurzel ist möglich.

Elektrotherapie in der Reanimationsphase

Domäne der Elektrotherapie in der Reanimationsphase sind anhaltende tachykarde Rhythmusstörungen, die durch Defibrillation (Kammerflimmern) oder Kardioversion (ventrikuläre Tachykardien, supraventrikuläre

Tabelle 5.4 Parameter der Elektrotherapie bei Reanimation

Therapieform	Parameter	
Defibrillation	2–3–4 J/kg KG, asynchron	
Kardioversion	0,5–1–2 J/kg KG, synchron	
Stimulation:	Standard:	von–bis:
• transvenös	5 V; 1 ms	1,0–7,5 V; 0,2–1,5 ms
• epikardial	20 mA; 2 ms	5,0–25 mA; 0,5–2,0 ms
• transösophageal	30 mA; 20 ms	10–60 mA; 2,5–25 ms
• transkutan	100 mA; 40 ms	20–200 mA; 10–25 ms

Tachykardien, Vorhofflattern, Vorhofflimmern) behandelt werden können (Tab. 5.4). Seltener sind im Kindesalter Indikationen zur Schrittmachertherapie. In der Reanimationsphase spielen nur externe antibradykarde Schrittmacher eine Rolle.

Implantierte Schrittmacher sind keine Kontraindikation zur Elektrotherapie. Nach Möglichkeit sollten Defibrillationselektroden mindestens 10 cm Abstand zum implantierten Aggregat haben und dieses nicht zwischen den Elektroden liegen. Nach Kardioversion und Defibrillation sollten Schrittmacherfunktion und -programmierung überprüft werden.

Bei externer Schrittmacherstimulation eines Patienten mit implantiertem Schrittmacher tritt eine Interferenz beider Aggregate auf, die möglicherweise komplex und ohne Kenntnis der Programmierung nicht vorhersagbar ist.

> **!** Für den Notfall gilt: Der Schrittmacher mit der höheren Frequenz inhibiert den anderen unabhängig von der Effektivität der Stimulation. Ein asynchroner Schrittmacher kann in der vulnerablen Phase stimulieren und Kammerflimmern auslösen.

Defibrillation und Kardioversion:

> **!** *Defibrillation* ist die Applikation eines instantanen elektrischen Impulses zur gleichzeitigen Depolarisation aller Herzmuskelzellen mit dem Ziel, alle kreisenden Erregungen zu beenden und einen geordneten Erregungsablauf wieder herzustellen.

Sie kommt nur beim Kammerflimmern zur Anwendung und kann bei allen anderen Anwendungen Kammerflimmern erst auslösen.

> **!** *Kardioversion* ist die EKG-synchronisierte Applikation eines instantanen elektrischen Impulses während der absoluten Refraktärzeit des Hauptteils des Ventrikelmyokards zur gleichzeitigen Depolarisation aller übrigen Herzmuskelzellen (Vorhof, Reizleitungssystem) mit dem Ziel, kreisende Erregungen zu beenden.

Sie kommt bei anhaltenden tachykarden Herzrhythmusstörungen (außer Kammerflimmern) zur Anwendung, wenn entweder eine akute Kreislaufinsuffizienz besteht (klinischer Herz-Kreislauf-Stillstand, Schock, Lungenödem, schwere Hypotension) oder andere Therapien erfolglos waren. Bei Kammerflimmern löst ein auf Kardioversion (Synchronisation) eingestelltes Gerät keinen Stromstoß aus.

Praktische Durchführung:
- *Primäre Defibrillation:*
  - Einschalten des Geräts,
  - Einstellung der EKG-Ableitung auf Paddel,
  - Wahl der Energie (2 J/kg KG, dann 3 und 4 J/kg KG),
  - Aufsetzen der dick mit Gel bedeckten Elektroden (Paddel) auf den Thorax des Patienten rechts infraklavikular und links am Rippenbogen,
  - Nachweis des Kammerflimmerns im Monitor des Defibrillators,
  - Laden des Kondensators und Ankündigung („Weg vom Bett!"),
  - Auslösen,
  - Erfolgskontrolle.
- *Sekundäre Defibrillation und Kardioversion:*
  - kardiopulmonale Reanimation,
  - EKG-Beobachtung über Klebeelektroden,
  - Einstellung der optimalen Ableitung,
  - Auflegen von Defibrillationsklebeelektroden (standardmäßig rechts infraklavikulär und links am Rippenbogen, bei offenem Thorax beidseits lateral, bei lateralem Verband auch links präkardial – links paravertebral, bei Dextrokardie spiegelbildlich),
  - Nachweis und Dokumentation der Arrhythmie,
  - Wahl der Energie (0,5–4 J/kg KG),
  - ggf. Einschalten der Synchronisation und Kontrolle der Synchronisationsmarkierung (blinkende Lampe, Marke im Monitor-EKG),
  - Laden des Kondensators und Ankündigung, erst jetzt Unterbrechung der anderen Reanimationsmaßnahmen,
  - Auslösen,
  - Fortsetzen der kardiopulmonalen Reanimation,
  - Erfolgskontrolle.

Kammerflimmern. Bei Kammerflimmern empfiehlt sich folgendes Vorgehen:
- Die erste Defibrillation erfolgt mit etwa 2 J/kg KG.
- Bei Erfolglosigkeit werden 2 weitere Schocks mit 3 und 4 J/kg KG appliziert.
- Bei Persistenz des Flimmerns werden Adrenalin (10 µg/kg KG i.v. oder 100 µg/kg KG via Tubus) und Natriumbicarbonat (1 mmol/kg KG i.v.) verabreicht und die Basisreanimation fortgesetzt.
- Nach der nächsten Defibrillation (4 J/kg KG) wird Lidocain (1 mg/kg KG i.v.) verabreicht. Weiter Basisreanimation und erneute Defibrillation (4 J/kg KG).
- Bei fortgesetztem Flimmern erhöhte Adrenalindosis (30 µg/kg KG i.v.), Basisreanimation und nächste Defibrillation (4 J/kg KG).
- Eventuell erneut Lidocain (1mg/kg KG i.v.), Basisreanimation und nächste Defibrillation (4 J/kg KG).
- Dritte Adrenalindosis 100 µg/kg KG i.v., Basisreanimation und wieder Defibrillation (4 J/kg KG).
- Eine Fortsetzung der Reanimation mit Defibrillation (4 J/kg KG/2 min, Adrenalin 100 µg/kg KG/5 min., Natriumbicarbonat 1 mmol/kg KG/10 min und Lidocain 1mg/kg KG/15 min ist möglich.
- Spätestens nach 10 min anhaltendem Flimmern ist jedoch über weitere Medikamente (Magnesium 0,2 mmol/kg KG i.v., Amiodaron 5 mg/kg KG i.v.) und einen Transport unter Herzdruckmassage zu entscheiden.

!
Calcium (0,1 mmol/kg KG i.v. als Gluconat oder Chlorid) oder Kalium (0,1 mmol/kg KG als Chlorid sehr langsam i.v.) sollen nur bei nachgewiesener schwerer Hypokalzämie oder Hypokaliämie appliziert werden.

Ventrikuläre Tachykardien. Ventrikuläre Tachykariden (breite Kammerkomplexe, inadäquat hohe Frequenz) führen häufig rasch zur kardialen Dekompensation oder degenerieren zu Kammerflimmern. Deshalb gelten Tachykardien mit breiten Kammerkomplexen so lange als ventrikulär, bis das Gegenteil bewiesen ist, obwohl auch supraventrikuläre Tachykardien breite Kammerkomplexe aufweisen können.
- Wenn Bewusstlosigkeit, Schock, Lungenödem oder schwere arterielle Hypotension vorliegen, erfolgt eine sofortige Kardioversion mit 1–2 J/kg KG.
- Außerdem Applikation von Lidocain (1 mg/kg KG i.v. als Bolus und anschließend 1–3 mg/kg KG/h als Dauerinfusion).
- Stellt sich nur vorübergehend Sinusrhythmus ein, der wieder in eine Tachykardie umschlägt, so sind vor erneuter Kardioversion eine Normalisierung des Säure-Basen- und Elektrolytstatus und ggf. weitere medikamentöse Therapie erforderlich.

Bei Erfolglosigkeit der Kardioversion wird die Energie verdoppelt.
Auszuschließen ist eine Sinustachykardie mit Schenkelblock durch andere Ursachen.

Häufig auftretende selbstlimitierende kurze ventrikuläre Tachykardien sind keine Indikation zur Kardioversion.

Supraventrikuläre Tachykardien. Supraventrikuläre Tachykardien (schmale Kammerkomplexe, inadäquat hohe Frequenz) führen nur selten unmittelbar zum funktionellen Herz-Kreislauf-Stillstand. Während einer erfolgreichen Reanimation können sie vorübergehend auftreten, ohne dass eine spezifische Therapie erforderlich wird.

Wenn nicht Bewusstlosigkeit, Schock, Lungenödem oder schwere arterielle Hypotension vorliegen, sollten zunächst Diagnostik, Valsalva-Manöver, medikamentöse Therapie und Überstimulationstherapie zur Anwendung kommen. Anderenfalls erfolgt neben den anderen Reanimationsmaßnahmen eine Kardioversion mit 0,5–1,5 J/kg KG. Stellt sich nur vorübergehend Sinusrhythmus ein, der wieder in eine Tachykardie umschlägt, so sind vor erneuter Kardioversion eine Normalisierung des Säure-Basen- und Elektrolytstatus und evtl. eine medikamentöse Therapie erforderlich. Bei Erfolglosigkeit kann die Energie verdoppelt werden, jedoch ist gleichzeitig an eine Sinustachykardie durch andere Ursachen zu denken. Selten, aber ebenfalls einer Elektrotherapie nicht zugänglich, sind ektope atriale und ektope junktionale Tachykardien. Häufig auftretende selbstlimitierende supraventrikuläre Tachykardien sind keine Indikation zur Kardioversion, wenn ihnen nicht ein Vorhofflattern oder -flimmern mit intermittierender schneller Überleitung zugrunde liegt.

Schrittmachertherapie:

!
Schrittmachertherapie ist die rhythmische elektrische Stimulation des Herzens zur Auslösung einer regelmäßigen koordinierten Kontraktion des Herzens mit adäquater Frequenz.

Die Stimulation kann dabei über extrathorakale Elektroden (transthorakal), ösophageale Elektroden (transösophageal) (Tab. 5.5), epikardiale Elektroden und endokardiale Elektroden (transvenös) erfolgen. Wegen der un-

Tabelle 5.5 Tiefe der Ösophaguselektrode zur transösophagealen Stimulation

Altersgruppe	Tiefe von der Zahnleiste in cm
Frühgeborene	8–12
Neugeborene	10–15
Säuglinge	12–18
1–2 Jahre	15–20
2–6 Jahre	20–25
6–10 Jahre	25–30
10–14 Jahre	30–35
> 14 Jahre	35–40

terschiedlichen erforderlichen Energiemengen (Tab. 5.4) sind für transthorakale und transösophageale Stimulation jeweils spezielle Impulsgeneratoren erforderlich. Epikardiale und transvenöse Stimulation lassen sich mit einer Gerätegruppe vornehmen.

Asystolie und Bradykardie. Bei Nachweis einer Asystolie wird nur in Ausnahmefällen eine elektrische Therapie notwendig. Basisreanimation und Katecholaminapplikation führen in der Regel nach Wiederanspringen des Herzens zu einer ausgeprägten Tachykardie. Bei einer unter Reanimation persistierenden Asystolie ist auch fast nie eine Ankopplung an eine elektrische Stimulation zu erreichen. Nur wenn sich trotz maximaler Therapie lediglich ein bradykarder Eigenrhythmus erreichen lässt, sollte über transthorakale oder transösophageale Schrittmacherelektroden eine Stimulation versucht werden.

Bei Schrittmacherträgern muss die externe Stimulationsfrequenz höher eingestellt werden als die des implantierten Aggregats, um dieses zu inhibieren und potenziell gefährliche Stimulationsinterferenzen zu vermeiden. Versuche, eine Schrittmacherelektrode transvenös zu positionieren, sind in der Klinik möglich, jedoch bei Kindern im präklinischen Bereich eine gefährliche Zeitverschwendung. Epikardiale transkutane Schrittmacherelektroden stehen nur in der Frühphase nach Herzoperationen zur Verfügung.

Eine effektive elektrische Stimulation erkennt man im EKG an meist breiten, von T-Wellen gefolgten Kammerkomplexen mit Stimulationsfrequenz. Fehlen die T-Wellen, so handelt es sich wahrscheinlich um Artefakte. Findet sich trotz elektrisch effektiver Stimulation kein tastbarer Puls, ist eine Fortsetzung der Herzdruckmassage erforderlich. Ursache können Hypovolämie, Tamponade, Herzinsuffizienz oder elektromechanische Entkopplung sein.

Elektromechanische Entkopplung. Diese ist einer elektrischen Therapie nicht zugänglich. Sie wird medikamentös mit Adrenalin und Calcium behandelt.

Intubation und Beatmung

Beatmung:
Wichtigster Teil der erweiterten lebensrettenden Sofortmaßnahmen ist die Sicherung freier Atemwege und die Beatmung.
- *Maskenbeatmung:*
  - Initial sollten die oberen Atemwege abgesaugt werden und eine Maskenbeatmung mit einem FiO_2 (Sauerstoffkonzentration in der Einatemluft) von 1,0 erfolgen.
  - Neben einer passenden, dicht schließenden Maske ist dafür ein selbstaufblähender Beutel mit Nichtrückatemventil, Sauerstoffinsufflation und Reservoir oder ein sogenannter 100%-Beutel erforderlich.
  - Die Erfolgskontrolle erfolgt anhand der Thoraxexkursionen. Hebt sich der Thorax nicht, so müssen zunächst die Positionen von Maske, Kinn und Kopf korrigiert werden.
  - Kommt eine Spontanatmung in Gang, so kann die Maskenbeatmung als assistierte Maskenbeatmung fortgesetzt werden.
- *Intubation:* Bei in der Kinderintubation erfahrenem Notarzt sowie unter klinischen Bedingungen sollte gleichzeitig mit dem Reanimationsbeginn die endotracheale Intubation vorbereitet werden. Voraussetzungen (Tab. 5.6):
  - Intubationsspatel,
  - Tubus passender Größe,
  - Magill-Zange,
  - wenn möglich Absaugsystem.

Bei Säuglingen ist die nasale Intubation zu bevorzugen, bei größeren Kindern ist der oralen Intubation der Vorzug zu geben. Entscheidend ist die rasche und sichere Intubation.

Für die Intubation ist die Herzdruckmassage kurz zu unterbrechen. Der Kehlkopf wird eingestellt und der Tubus bis zum Ende des markierten Teils durch die Stimmritze geführt. Nach erfolgreicher Intubation ist die Herzdruckmassage sofort fortzusetzen. Die Tubuslage ist durch Beurteilung der Tubustiefe, Beobachtung einer gleichseitigen Thoraxexkursion,

Tabelle 5.6 Spatelgröße, Tubusgröße und Intubationstiefe in Abhängigkeit vom Alter

Altersgruppe	Spatelgröße	Tubusgröße (ID in mm)	Orotracheal (in cm)	Nasotracheal (in cm)
Frühgeborene	0	2,0–2,5	8–10	9–11
Neugeborene	1	3,0–3,5	9–11	10–12
Säuglinge	1	3,5–4,0	10–12	12–14
1–2 Jahre	1–2	4,0–4,5	12–14	14–16
2–6 Jahre	2	4,5–5,5	14–16	16–19
6–10 Jahre	2	5,0–6,5	16–18	19–22
10–14 Jahre	3	6,0–7,5	18–21	22–26
> 14 Jahre	3	7,0–9,5	21–24	26–29

Auskultation und Beurteilung der Magenfüllung zu überprüfen und der Tubus sicher zu fixieren. Nach Intubation sollte der Magen durch eine Sonde entlastet werden. Im Zweifelsfall gibt ein endlos in den Tubus einführbarer Absaugkatheter oder eine massiv Luft fördernde Magensonde einen Hinweis auf Fehllage des Tubus.

Gelingt die Intubation nicht sofort oder ist die Lage unsicher, so ist die Herzdruckmassage fortzusetzen. Die Beatmung wird zunächst als Maskenbeatmung oder mit verschlossenem Mund und Nase über den in den Mesopharynx zurückgezogenen Tubus weitergeführt.

Intubationshindernisse: Als ultima ratio ist eine *Koniotomie* (Krikothyreotomie) möglich wenn:
 – die oberen Atemwege anatomisch eng sind (z. B. Pierre-Robin-Sequenz, Franceschetti-Syndrom),
 – die oberen Atemwege verlegt sind (z. B. Gesichtsfraktur, Epiglottitis),
 – die Intubation mehrfach nicht gelingt,
 – eine Maskenbeatmung ebenfalls nicht möglich ist.

- *Koniotomie:* Je nach vorhandenem Besteck wird die Membran zwischen Schild- und Ringknorpel entweder punktiert oder inzidiert. Anschließend wird (z. B. in Seldinger-Technik) ein Tubus, ein Katheter oder ein Pleuradrain in die Trachea eingeführt. Während ohne besonderes Gerät über dünne Katheter nur eine Sauerstoffinsufflation möglich ist, kann über Tubus oder Pleuradrain effektiv beatmet werden. Die Koniotomie ist unter klinischen Bedingungen entweder durch eine *Tracheotomie* oder eine bronchoskopisch gestützte Intubation in Tracheotomiebereitschaft zu ersetzen.
- *Tracheotomierte Patienten:* Bei vor längerer Zeit tracheotomierten Patienten erfolgt die Basisreanimation mit Mund-zu-Kanüle oder Mund-zu-Stoma. Zur weiteren Beatmung wird eine Trachealkanüle oder ein Tubus in das Stoma eingeführt und geblockt.

Bei frisch tracheotomierten Patienten kann sich bei Dislokation oder Wechsel der Kanüle eine via falsa bilden, die eine Beatmung verhindert, die Trachea verlegt und/oder ein Mediastinalemphysem entstehen lässt. Ist die Kanüle nicht problemlos einzuführen, die Beatmung ineffektiv oder lässt sich die Tracheahinterwand nach Spreizung mit einem geeigneten Instrument (z. B. Nasenspekulum) nicht sicher erkennen, so sollte das Stoma zugehalten und eine Mund-zu-Mund-Beatmung, Maskenbeatmung oder Intubation versucht werden.

Gefäßzugänge

Voraussetzung für eine effektive Pharmako- und Volumentherapie während der Reanimation ist die Schaffung sicherer Gefäßzugänge. Die Basisreanimation wird dabei nicht unterbrochen.

Periphere venöse Zugänge. Wenn möglich, sollten mindestens 2 periphere venöse Zugänge gelegt und so fixiert werden, dass eine paravasale Injektion sofort erkennbar wird. Als Punktionsstellen bieten sich an:
- beim Säugling die Schädelvenen,
- beim Kleinkind Hand- und Fußrücken,
- bei größeren Kindern radial am Handgelenk oder in der Ellenbeuge.

Alternative in jedem Alter ist die V. jugularis externa.

Zentralvenöse Zugänge. Zentralvenöse Zugänge sollten unter präklinischen Bedingungen nicht gelegt werden (Ausnahme Nabelvenenkatheter bei Neugeborenen). Allenfalls kommt eine Katheterisierung der V. femoralis in Betracht, da dafür die kardiopulmonale Reanimation nicht unterbrochen werden muss und keine akuten thorakalen Komplikationen drohen. Schneller und sicherer ist jedoch bei Säuglingen und Kleinkindern die Schaffung eines intraossären Zugangs.

Auch unter stationären Bedingungen sollten zentralvenöse Zugänge während der kardiopulmonalen Reanimation nur in Ausnahmefällen gelegt werden. Nach erfolgreicher Reanimation sind sie jedoch für die weitere Überwachung und Therapie unverzichtbar.

Intraossärer Zugang. Der intraossäre Zugang nutzt das offene Kapillargebiet des roten Knochenmarks. Dafür wird die glatte Facies medialis der Tibia ca. 2 cm distal der Tuberositas tibiae mit einer Knochenmarkpunktionsnadel, einer kurzen Lumbalpunktionsnadel (mindestens 1 mm Innendurchmesser, mit Mandrin!) oder einer speziellen Nadel wie zur Knochenmarkpunktion durchstochen, bis sich die Nadelspitze im Markraum befindet. Nach Mandrinentfernung können Medikamente und Volumen wie beim i.v. Zugang injiziert werden. Wichtig sind steriles Vorgehen und sichere Fixation der Nadel.

Arterieller Zugang. Arterielle Zugänge (A. radialis, A. femoralis) sind sinnvoll, wenn regelmäßige Analysen des Elektrolyt- und Säure-Basen-Haushalts möglich sind und ein Monitorsystem für eine kontinuierliche arterielle Drucküberwachung zur Verfügung steht. Präklinisch sind sie nicht erforderlich, unerlässlich jedoch für die Überwachung und Therapiesteuerung in der Postreanimationsphase.

Pharmakotherapie, Pufferung und Volumentherapie in der Reanimationsphase

Während des Herz-Kreislauf-Stillstands bestehen immer eine Hypoxie/Anoxie und eine respiratorische und metabolische Azidose. Abhängig von Ursache und Dauer des Zustands bestehen bereits vor oder entwickeln sich während der Reanimation Anämie, Hypovolämie, Hypoglykämie, Hyperkaliämie und Hypother-

mie. Ziele der Pharmakotherapie während der Reanimation sind:
- Restitution der kardialen Pumpfunktion,
- Etablierung einer ausreichenden kardialen, pulmonalen und zerebralen Perfusion
- Korrektur von diesem Ziel entgegenstehenden Parametern.

Sauerstoff:

Indikation: Immer bei Reanimation (Ausnahme Neugeborene).

Dosierung und Applikation:
Inhalation:
- $FiO_2 = 1,0$
Immer so früh wie möglich!

Kommentar: Wichtigstes Stoffwechselsubstrat und einziges Medikament mit unzweifelhaft nachgewiesener Wirksamkeit unabhängig von Reanimationsursache und aktuellem Zustand. Senkt den pulmonalen Gefäßwiderstand.

Adrenalin:

Indikation: Immer bei Herz-Kreislauf-Stillstand.

Dosierung und Applikation:
I. v.:
- 1. Dosis: 10 µg/kg KG
- 2. Dosis: 30 µg/kg KG
- 3. und weitere Dosen: 100 µg/kg KG alle 3–5 min
Infusion nach erfolgreicher Reanimation möglichst zentralvenös:
- (0,01–)0,1–4 µg/kg KG/min
Dosis nach Wirkung titrieren.
Intratracheal:
- 1. und weitere Dosen: 100 µg/kg KG
Am besten in stärkerer Verdünnung tief endobronchial über Absaugkatheter instillieren.
Intrakardial:
Bei geschlossenem Thorax nur als Ultima Ratio. Nach Ventrikelpunktion mit dünner Nadel im 4. ICR links parasternal und Aspiration von Blut:
- 10–100 µg/kg KG als Bolus
Bei offenem Thorax gleiche Dosis mit dünner Nadel in die Aortenwurzel injizieren

Kommentar: Alpha- und Betamimetikum, wirkt über periphere Vasokonstriktion, positiv inotrope und positiv chronotrope Effekte. Die potenzielle Proarrhythmogenität ist im Kreislaufstillstand unbedenklich. Kurze Halbwertszeit. Wird durch alkalische Lösungen (Natriumbicarbonat!) inaktiviert, wirkt im Körper jedoch bei Azidose schlechter als bei ausgeglichenem pH-Wert. Nach erfolgreicher Reanimation werden pulmonale und periphere Adrenalindepots resorbiert und können dann Tachykardie, extreme Blutdruckspitzen, Rhythmusstörungen, Kammerflimmern oder ein Lungenödem hervorrufen. Bei hohen Dosen Mydriasis!

Lidocain:

Indikation: Kammerflimmern, ventrikuläre Tachykardie, komplexe ventrikuläre Arrhythmien.

Dosierung und Applikation:
I. v. oder intratracheal:
- 1 mg/kg KG, Wiederholung möglich
I. v. Infusion:
- 1–3 mg/kg KG/h

Kommentar: Antiarrhythmikum Klasse Ia, vasodilatatorische, negativ chronotrope (Bradykardie, AV-Block) und negativ inotrope Eigenschaften, in höherer Dosierung zerebrale Nebenwirkungen (Übelkeit, Verwirrung, Krampfanfälle).

Natriumbicarbonat:

Indikation: Vermutete oder nachgewiesene metabolische Azidose, Hyperkaliämie.

Dosierung und Applikation:
I. v. blind:
- 1 mmol/kg KG
Kurzinfusion bei bekanntem Basendefizit (BE) und pH-Wert < 7,20:
- 0,3 × BE in mmol/kg KG
Bei Säuglingen Verdünnung 1 : 1 mit Aqua oder Glucose 5 %.
Eine intratracheale oder intraossäre Applikation ist nicht zulässig.

Kommentar: Puffersubstanz. Wirksamkeit in der Reanimationsphase nicht nachgewiesen, Indikation umstritten. Überdosierung (Alkalose) nachteilig. Kontraindiziert bei rein respiratorischer Azidose. Alternative bei Hypernatriämie ist Trispuffer.

Calcium:

Indikation: Hyperkaliämie, Hypermagnesiämie, Intoxikation mit Calciumantagonisten, Hypokalzämie, elektromechanische Entkopplung.

Dosierung und Applikation:
I. v. als Calciumgluconat oder Calciumchlorid:
- 0,1 mmol/kg KG
Langsame Injektion. Keine intratracheale oder intraossäre Injektion. In der Klinik am besten Dosierung nach Spiegel des extrazellulären ionisierten Calciums.

Kommentar: Positiv inotrop und Vasokonstriktor. Für die elektromechanische Kopplung von Muskelzellen und andere Prozesse essenzielles Ion. Wirksamkeit in der

Reanimationsphase nicht nachgewiesen. Nachgewiesen ist jedoch ein während des Herz-Kreislauf-Stillstands auftretender intrazellulärer Calciumkonzentrationsanstieg, der als wichtiger Mechanismus des ischämischen Zelltods wie des postischämischen Zellschadens verstanden wird.

Atropin:

Indikation: Symptomatische Bradykardie, Intoxikation mit Betablockern, Organophosphaten oder Parasympathomimetika.

Dosierung und Applikation:
I. v.:
- 10–30 µg/kg KG
- bei Neugeborenen nicht weniger als 100 µg

Bei Vergiftungen Titration nach Wirkung bis 1 mg/kg KG möglich.
Intratracheal oder intraossär:
- gleiche Dosis

Kommentar: Parasympatholytikum. Wirksamkeit im Herz-Kreislauf-Stillstand nicht nachgewiesen. Kann in der Postreanimationsphase Tachykardie, Arrhythmie und Hyperthermie hervorrufen. Mydriasis!

Volumen:

Indikation: Hypovolämie (Blutung, Dehydratation, arterielle Hypotension und Schockzustände außer kardiogenem Schock, Postreanimationsphase).

Dosierung und Applikation:
I. v. oder intraossär:
initial:
- 20 ml/kg KG Elektrolytlösung mit oder ohne Glucosezusatz (Ringer, E 153, Päd II) in etwa 5 min

weiter:
- abhängig vom geschätzten Blut- bzw. Flüssigkeitsverlust

Kolloidale Lösungen z. B. 10 ml/kg KG Hydroxyethylstärke oder Humanalbumin 5 %.
Bei Anämie Erythrozytenkonzentrat (0 Rhesus negativ) anfordern und Blut für Blutgruppenbestimmung und Kreuzprobe abnehmen.

Tabelle 5.7 Reanimationsmedikamente zur intravenösen, intraossären oder intratrachealen Applikation

Name	Konzentration	Dosis	Kommentar
Adrenalin:			
• Supra 1:100	10 µg/ml	• 10 µg/kg KG • 1,0 ml/kg KG	1. Dosis i.v. bei < 10 kg KG
• Supra 1:10	100 µg/ml	• 10 µg/kg KG • 0,1 ml/kg KG	1. Dosis i.v. bei > 10 kg KG
		• 30 µg/kg KG • 0,3 ml/kg KG	2. Dosis i.v.
		• 100 µg/kg KG • 1,0 ml/kg KG	ab 3. Dosis i.v., 1. Dosis intratracheal
• Supra pur	1,0 mg/ml	• 100 µg/kg KG • 0,1 ml/kg KG	ab 3. Dosis i.v.
Lidocain:			
• Xylo 1 %	10 mg/ml	• 1 mg/kg KG • 0,1 ml/kg KG	
Atropin:			
• Atropin 2:8	100 µg/ml	• 20 µg/kg KG • 0,2 ml/kg KG	Minimum 100 µg
• Atropin pur	0,5 mg/ml	• 20 µg/kg KG • 0,04 ml/kg KG	Maximum 2,0 mg
Natriumbicarbonat:			nicht intratracheal
• Nabi 1:1	0,5 mmol/ml	• 1 mmol/kg KG • 2 ml/kg KG	< 10 kg KG
• Nabi pur	1,0 mmol/ml	• 1 mmol/kg KG • 1 ml/kg KG	> 10 kg KG
Calcium:			nicht intratracheal, nicht intraossär
• Calciumgluconat 10 %	0,22 mmol/ml 9 mg Ca/ml	• 0,1 mmol/kg KG • 0,5 ml/kg KG • 4,5 mg/kg KG	
Volumen:			
• z. B. Humanalbumin 5 %	5 g/100 ml	• 20 ml/kg KG	nicht intratracheal

Kommentar: Anzustreben, jedoch auch unter Klinikbedingungen und mit häufigen Laborkontrollen nicht vollständig erreichbar, ist die gleichzeitige Korrektur von Hypovolämie, Anämie, Osmolarität, Elektrolytimbalancen und Säure-Basen-Status unter Vermeidung von Überkorrekturen (Tab. 5.7).

Besonderheiten der Reanimation des Neugeborenen

Die Reanimation Neugeborener unterscheidet sich nicht grundsätzlich von der Reanimation in anderen Lebensabschnitten, weist jedoch eine Reihe von Besonderheiten auf. Da die Geburt in der Regel vorhersehbar eintritt und einige Zeit dauert, ist prinzipiell eine primäre Versorgung des Neugeborenen durch gut ausgerüstetes qualifiziertes Personal möglich. Häufig kann auch der Geburtsort noch entsprechend den zu erwartenden Problemen gewählt werden. Die Zeit zwischen Eintritt des reanimationspflichtigen Zustands und dessen Feststellung sowie Behandlung ist im Vergleich zu allen anderen Reanimationssituationen meist sehr kurz. Ein primärer Herz-Kreislauf-Stillstand kommt bei Neugeborenen praktisch nie vor. In den meisten Fällen steht eine Ateminsuffizienz im Vordergrund, deren Behandlung allein bereits zur Kreislaufstabilisation führt. Aus diesem Grund besteht keine Einigkeit darüber, ob eine Herzdruckmassage bei Neugeborenen Bestandteil der Basisreanimation sein sollte.

Basisreanimation:

Eine Reanimationsindikation beim Neugeborenen besteht, wenn das Kind nach der Geburt nicht kräftig schreit und sich nicht oder nur schwach aktiv bewegt. Eine Stimulation wird am besten durch Trockenreiben des Kindes mit einem Tuch und leichtes Klopfen auf die Fußsohlen vorgenommen. Führt dies nicht zu kräftigem Schreien oder regelmäßiger Atmung mit Rückbildung der zentralen Zyanose, so sind die Atemwege durch Freiwischen des Munds oder besser durch Absaugen freizumachen und durch Lagerung des Kindes auf dem Rücken in „Schnüffelstellung" freizuhalten. Bei weiterhin insuffizienter Spontanatmung erfolgt eine Mund-zu-Mund- und Mund-zu-Nase-Beatmung oder besser eine assistierende Maskenbeatmung. Stärke und Menge der eingeblasenen Luft orientieren sich an einer sichtbaren Thoraxexkursion. Bei den ersten Beatmungszyklen muss zur Lungenentfaltung meist ein deutlich höherer Beatmungsdruck aufgebracht werden als im weiteren Verlauf. Die Herzfrequenz wird durch Palpation der Nabelschnurpulsation direkt am Nabelring gemessen. Herzdruckmassage ist indiziert, wenn die Herzfrequenz unter 60/min liegt. Sie erfolgt durch Kompression des unteren Sternumdrittels mit 2 Fingern und einer Kompressionstiefe von etwa 2 cm mit einer Frequenz von 120/min. Bei 2 Helfern sollte eine Frequenz von 3 Thoraxkompressionen zu einem Beatmungszyklus gewählt werden.

Tabelle 5.8 Tiefe von Nabelvenenkatheter und Nabelarterienkathetern

Gewicht in kg	Nabelarterienkatheter (2–3 Ch) (Nabel bis Zwerchfell) in cm	Nabelvenenkatheter (4–5 Ch) (Nabel bis Vorhof) in cm
2,0	15	8
2,5	16	9
3,0	18	10
3,5	20	11
4,0	21	12
4,5	23	13

Erweiterte lebensrettende Sofortmaßnahmen:

Diese beginnen bei Anwesenheit qualifizierten medizinischen Personals in der Regel bereits unmittelbar bei der Geburt und richten sich nach der bekannten oder vermuteten Ursache. Die Grundlage bilden je nach Reanimationsursache assistierte Maskenbeatmung bzw. endotracheale Intubation und Beatmung, Applikation von Sauerstoff, Schaffung peripherer venöser Zugänge, Schaffung zentraler venöser und arterieller Zugänge über Nabelvene und Nabelarterie (Tab. 5.8) und Applikation von Adrenalin, anderen Medikamenten und Volumen.

Während früher auch für die Neugeborenenreanimation die Applikation von reinem Sauerstoff empfohlen wurde, ist dies inzwischen zumindest für lungengesunde Neugeborene als unnötig und potenziell schädlich abzulehnen.

Die meist unmittelbar mit der Reanimation beginnende und diese modifizierende Differenzialtherapie spezieller neonatologischer Krankheitsbilder übersteigt den Rahmen dieses Kapitels.

Behandlung in der Postreanimationsphase

Die Postreanimationsphase kann abhängig von Ursache und Dauer des Herz-Kreislauf-Stillstands sowie Dauer und Erfolg der Reanimation sehr unterschiedlich verlaufen. Erforderlich sind gleichzeitig Diagnostik und Therapie der Reanimationsursache, die weitere Stabilisierung der Vitalfunktionen und die Vermeidung von Reperfusionsschäden. Nach prolongierter Reanimation sind besonders Hirnschäden (Hirnödem, postischämische Hypoperfusion), Atemnotsyndrom und Multiorganversagen zu fürchten.

Als minimale Maßnahmen nach kurzer erfolgreicher Reanimation mit scheinbar vollständiger Erholung des Patienten sind zu fordern:
- stationäre Aufnahme,
- sicherer venöser Zugang,
- nichtinvasive Überwachung von Herzfrequenz, Atmung, Blutdruck und Sauerstoffsättigung,
- Elektrokardiogramm,
- Echokardiogramm,
- Thorax-Röntgen.

Bei instabilen Patienten sind ein zentralvenöser Zugang, ein arterieller Zugang und ein komplettes hämodynamisches Monitoring erforderlich.

Atmung:

Patienten mit Beeinträchtigung von Atmung, Hämodynamik oder Bewusstseinszustand sollten weiter beatmet werden.

Anzustreben sind ein normaler Hämoglobinwert und eine Normoventilation mit paO_2-Werten von 100–120 mm Hg und $paCO_2$-Werten von 30–35 mm Hg.

Kreislauf:

- Ziel ist die Wiederherstellung und Aufrechterhaltung einer ausreichenden globalen und Mikrozirkulation.

Der Perfusionsdruck (Differenz zwischen arteriellem und zentralvenösem Mitteldruck) sollte bei Neugeborenen mindestens 35 mm Hg, im Säuglingsalter 40–45 mm Hg und jenseits davon 50 mm Hg betragen. Wichtiger als der Druck ist jedoch der Fluss. Periphere Vasokonstriktion, Oligurie, hohe arteriovenöse Sauerstoffsättigungsdifferenz und metabolische Azidose weisen auf ein zu niedriges Herzzeitvolumen hin. Unter Umständen ist eine kontinuierliche oder intermittierende Messung des Herzzeitvolumens erforderlich (invasive Thermodilution über Swan-Ganz-Katheter, nichtinvasiv echokardiographisch über Flow-Velocity-Integral). Anzustreben ist ein Cardiac-Index von mindestens 3 l/min/m². Die Therapie besteht in Optimierung des Intravasalvolumens und – unter hämodynamischem Monitoring – titrierter Infusion vasoaktiver Substanzen (Katecholamine, Vasodilatantien) (Tab. 5.9). Starke Blutdruckschwankungen (Bolusgaben) sind unbedingt zu vermeiden. Lässt sich nach Reanimation unter maximaler Therapie lediglich ein Low-Output-Zustand erreichen, so ist in Abhängigkeit von Reanimationsdauer und Gesamtprognose über die Anwendung extrakorporaler Zirkulationsverfahren zu entscheiden.

Nierenfunktion:

- Anzustreben ist eine Urinproduktion von mehr als 1 ml/kg KG/h.

Eine bei ausreichendem Perfusionsdruck und aufgefülltem Intravasalraum trotz Applikation von Diuretika fortbestehende Oligo- oder Anurie (akutes Nierenversagen) wird aggressiv durch Peritonealdialyse oder Hämofiltration behandelt.

Stoffwechsel:

- Anzustreben sind eine Normalisierung des Elektrolyt- und Säure-Basen-Haushalts.

Eine notwendige Pufferung erfolgt mit Natriumhydrogencarbonat oder Trometamol. Der Blutzuckerspiegel sollte hoch normal eingestellt werden. Bei Blutglucosespiegeln über 250 mg % Reduktion der Glucosezufuhr und niedrig dosierte Insulininfusion.

Aminosäuren und Fette sollten nach einer Reanimation zunächst nicht verwendet werden.

Temperatur:

- Hyperthermie vermeiden, Normothermie herstellen.

Bei Low-Cardiac-Output-Syndrom auch kontrollierte Hypothermie bei gleichzeitiger Analgosedierung und Relaxierung.

Gerinnung:

Bei Blutung vorsichtiger Ausgleich der Gerinnungsparameter vorzugsweise durch Fresh-Frozen-Plasma (FFP) unter Heparinisierung und AT-III-Substitution. Nach Hinweisen für disseminierte intravasale Gerinnung (DIC) und Verbrauchskoagulopathie ist zu suchen.

Tabelle 5.9 Medikamente zur Infusion während oder unmittelbar nach einer Reanimation

Medikament	Dosis (µg/kg KG/min)	Flussrate (ml/h)	Einsatz (mg/kg KG je 50 ml-Spritze)	1 ml/h entspricht µg/kg KG/min
Adrenalin	(0,01–)0,1–1,0(–5,0)	(0,1–)1,0–10(–50)	0,3	0,1
Dopamin	2–4(–30)	2–4(–30)	3,0	1,0
Dobutamin	4–10(–20)	2–5(–10)	6,0	2,0
Lidocain	15–50	1–3	50,0	16,7
Prostaglandin E_2	(0,005–)0,05(–0,1)	(0,5)–5(–10)	0,03	0,01

Formel für Infusionsansätze in 50-ml-Spritzen bei einer Laufgeschwindigkeit von 1 ml/h: Gewünschte Dosis in µg/kg/min × Körpergewicht in kg × 3 = Einsatz je Spritze in mg.

Gehirnprotektion

Alle bisher beschriebenen Maßnahmen dienen gleichzeitig auch der Gehirnprotektion.

Diagnostik

Erforderlich ist eine wiederholte Beurteilung des neurologischen Status im Verlauf. Bei Beeinträchtigung oder erschwerter Beurteilbarkeit sollten verlaufsbegleitende Doppler-Sonographien der intrazerebralen Arterien erfolgen. Die Aussagekraft der ebenfalls nichtinvasiven Near-Infrared-Spektroskopie ist noch nicht ausreichend untersucht. Eine 2-D-Sonographie ist bei Säuglingen durch die offene Fontanelle möglich, bei älteren Kindern kann eine orientierende transtemporale Beurteilung versucht werden. Elektroenzephalogramme geben Hinweise auf Herdbefunde oder subklinische Krampfpotenziale, erlauben eine Verlaufsbeurteilung und dienen nicht zuletzt der Dokumentation. Protein S 100 ist ein unspezifischer Marker.

Bei hämodynamischer Stabilität und neurologischem Problem sollte ein CT oder MRT des Schädels erfolgen. Eine invasive Hirndruckmessung ist nur in Sonderfällen sinnvoll.

Therapie

Osmotherapie:

Die Wirksamkeit einer Osmotherapie mit Mannitol 20 % ist umstritten. Sie sollte nur bei Hinweis auf das Vorliegen eines manifesten Hirnödems erfolgen. Sie ist nur möglich bei stabilen Kreislaufverhältnissen und erhaltener Nierenfunktion. Ein ausreichendes intravasales Volumen, hämodynamisches Monitoring sowie eine regelmäßige Kontrolle der Serumosmolalität und des Elektrolytstatus sind erforderlich.

Mannitol 20 %:
- alle 3 Stunden 0,5 g/kg KG

Furosemid:
- 1 mg/kg KG

Sedierung und Relaxation:

Sedierung und Relaxation vermindern den Sauerstoff- und Energieverbrauch und verhindern Angst, Schmerz und Unruhe. Sie verhindern andererseits die neurologische Beurteilbarkeit und u. U. das Erkennen von Krampfanfällen. Ihr Einsatz muss im Einzelfall hiergegen abgewogen werden.

Eine *Analgosedierung* kann z. B. mit Fentanyl (4–16 µg/kg KG/h) und Midazolam (4–16 µg/kg KG/min) erfolgen, die Relaxation mit Norcuron (0,1–0,2 mg/kg KG/h).

Lagerung:

Die Lagerung erfolgt mit erhöhtem Oberkörper, geradem Hals und sagittaler Schädelausrichtung.

Antikonvulsive Prophylaxe/Therapie:
- Die antikonvulsive Prophylaxe ist mit Phenobarbital möglich.

Phenobarbital:
Sättigungsdosis:
- maximal 3×10 mg/kg KG/d
Erhaltungsdosis nach Spiegel.

- Eine antikonvulsive Therapie erfolgt mit Phenobarbital. Bei Erfolglosigkeit kommen Phenytoin, Thiopental, Etomidat und weitere Medikamente zum Einsatz.

Der Einsatz von Steroiden nach Reanimation hat keinen nachgewiesenen positiven Effekt.

Komplikationen

Reanimationen erfolgen häufig unter suboptimalen äußeren Bedingungen, immer unter zeitlichem und psychischem Druck. Komplikationen sind deshalb unvermeidbar. Schwere Komplikationen führen zur Erfolglosigkeit der Reanimation. Medizinisches Personal neigt dazu, eine erfolglose Reanimation als Reanimationskomplikation zu betrachten.

Tatsächlich aber liegt die Ursache erfolgloser Reanimationen fast immer in dem zur Reanimationspflicht führenden Zustand und/oder in dem bis zum Reanimationsbeginn vergehenden Zeitintervall. Reanimationskomplikationen sind demgegenüber selten und noch seltener schwerwiegend.

Wichtige Reanimationskomplikationen sind:
- Fehlintubation,
- Pneumothorax,
- Pneumomediastinum.

Diese sind bei erfolglos bleibender Reanimation immer auszuschließen oder zu behandeln.

Weitere Reanimationskomplikationen können sein:
- Rippenfrakturen,
- Verletzungen parenchymatöser Organe,
- Magendistension,
- Pneumoperitoneum,
- Hautemphysem,
- Blutung (einschließlich Hirnblutung und Retinablutung),
- Lungenödem,
- Aspiration,
- Infektion.

Tabelle 5.10 Zeiten vom Eintritt des Herz-Kreislauf-Stillstands bis zum Funktionsverlust bzw. zum irreversiblen Zelltod verschiedener Organe bei normaler Temperatur

Organ	Funktionsverlust	Zelltod
Gehirn	< 1 min	8–10 min
Leber	10–15 min	3–4 h
Niere	10–15 min	3–4 h
Herzmuskel	8–10 min	30–60 min
Skelettmuskel	10–15 min	3–6 h

Prognose

Über die Prognose von Reanimationen gibt es sehr widersprüchliche Angaben mit erfolgreicher Reanimation in 10–60% der Fälle und Überleben bis zur Entlassung aus der Klinik in 9–38% der Fälle. Bleibende neurologische Schäden wurden bei 25–100% der überlebenden Patienten festgestellt. Die große Streubreite dieser Aussagen ergibt sich aus unterschiedlichen Patientenkollektiven und verschiedenen Definitionen der Reanimation. Offensichtlich ist eine *Abhängigkeit der Prognose:*
- von der Grunderkrankung,
- vom Ort des Eintritts der reanimationspflichtigen Situation (Öffentlichkeit, zu Hause, Krankenhaus, Intensivstation),
- von den Zeitintervallen zwischen Eintritt des Ereignisses, Basisreanimation und erweiterten lebensrettenden Sofortmaßnahmen.

Außerdem besteht ein prognostischer Zusammenhang damit, ob initial ein isolierter Atemstillstand, eine Asystolie oder ein Kammerflimmern beobachtet wurden.

Reanimationsabbruch:

Wenn sich durch anhaltende kardiopulmonale Reanimation keine Spontanzirkulation erreichen lässt, muss nach ca. 30 Minuten über ein Ende der Bemühungen nachgedacht werden (Tab. 5.10).

Für den Abbruch von Reanimationsmaßnahmen gibt es keine verbindlichen Richtlinien. Der die Reanimation leitende Arzt trifft aufgrund seiner Einschätzung der Gesamtsituation eine Einzelfallentscheidung, in die Auffindungssituation, Dauer und Verlauf der Reanimation ebenso einfließen wie die vorhandenen therapeutischen Optionen und alle vor und während der Reanimation bekannt werdenden Daten über Grund- und Begleiterkrankungen. Über die Einbeziehung der anderen Helfer sowie der Eltern in diese Entscheidung muss ebenfalls im Einzelfall entschieden werden.

Organisatorische Probleme

Organisatorische Aufgaben des Ersthelfers am Notfallort beschränken sich auf das Memorieren der Auffindungssituation, gegebenenfalls Selbst- und Fremdschutz und das Herbeirufen weiterer Helfer. In Kliniken müssen Festlegungen über die Alarmierung getroffen werden. Spätestens mit dem Eintreffen qualifizierter medizinischer Hilfe wird eine klare Aufgabenverteilung mit Leitung und Koordination durch den erfahrensten beteiligten Arzt erforderlich.

In Kliniken sollten Reanimationsteams und Reanimationsstandards festgelegt sowie einheitliche Notfallmedikamente und -materialien (Reanimationswagen) vorhanden sein. Reanimationssituationen können simuliert und das Verhalten in ihnen geübt werden.

Nach einer Reanimation werden häufig widersprüchliche Angaben über den Verlauf gemacht. Ist genügend Personal verfügbar, so sollten alle gemessenen Daten, applizierten Medikamente und vorgenommenen Handlungen laut angesagt und von einer Person mit Uhrzeit schriftlich dokumentiert werden. Nach der Reanimation ist in geeigneter Form ein Bericht zu erstellen.

Wenn Angehörige anwesend sind, sollten diese nicht unmittelbar der Reanimation beiwohnen. Es ist jedoch wichtig, dass sich eine Person mit ihnen beschäftigt, sie aktuell über den Stand der Bemühungen unterrichtet und ihre Reaktionen aufnimmt. Die frühzeitige Information des Klinikpsychologen oder Klinikseelsorgers kann dabei hilfreich sein. Sind die Angehörigen nicht anwesend, so werden sie telefonisch informiert und um ihr Kommen gebeten.

Zufällig anwesende andere Patienten und Angehörige müssen gegebenenfalls an einen anderen Ort begleitet und beruhigt werden, auf jeden Fall sollten sie später Gelegenheit haben, mit dem medizinischen Personal über das Erlebte zu sprechen, soweit das ohne Verletzung der Schweigepflicht möglich ist.

Auch innerhalb des medizinischen Personals sollte grundsätzlich nach jeder Reanimation, besonders aber nach erfolglosen Reanimationen, ein Gespräch der an der Reanimation beteiligten Personen stattfinden. Bei einem solchen Gespräch, das vom Leiter der Reanimation moderiert werden sollte, können Grunderkrankung, zur Reanimation führendes Ereignis und deren Ablauf noch einmal in Ruhe besprochen werden. Es kann einerseits dem Einzelnen bei der Verarbeitung des Erlebten helfen und andererseits dafür sorgen, dass Probleme im Reanimationsablauf erkannt, ohne Schuldzuweisung benannt und mit maximaler positiver Motivation behoben werden können.

Literatur

Barr P, Courtman SP (1998) Cardiopulmonary resuscitation in the newborn intensive care unit. J pediatr Child Health 34: 503–507

Barzilay Z, Somekh E, Sagy M, Boichis H (1988) Pediatric cardiopulmonary resuscitation outcome. J Med 19: 229–241

Benson DW, Sanford M, Dunnigan A, Benditt DG (1984) Transesophageal atrial pacing treshold: Role of interelectrode spacing, pulse width and catheter insertion depth. Am J Cardiol 53: 63–67

Cummins RO, Sanders A, Mancini E, Hazinski MF (1997) In-hospital resuscitation. Circulation 95: 2211–2212

Duncan BW, Ibrahim AE, Hraska V, et al. (1998) Use of rapid-deployment extracorporeal membrane oxygenation for the resuscitation of pediatric patients with heart disease after cardiac arrest. J Thorac Cardiovasc Surg 116: 305–311
Fiser DH (1990) Introsseus infusion. NEJM 322: 1579–1581
Fiser DH, Wrape V (1987) Outcome of cardiopulmonary resuscitation in children. Pediatr Emerg Care 3: 235–238
Handley AJ, Becker LB, Allen M, van Drenth A, Kramer EB, Montgomery WH (1997) Single-rescuer adult basic life support. Circulation 95: 2174–2179
Hetzer R, Loebe M, Potapov EV, et al. (1998) Circulatory support with pneumatic paracorporeal ventricular assist device in infants and children. Ann Thorac Surg 66: 1498–1506
Hickey RW, Cohen DM, Strausbaugh S, Dietrich AM (1995) Pediatric patients requiring CPR in the prehospital setting. Ann Emerg Med 25: 495–501
Jeschke MG, Barrow RE, Wolf SE, Herndon DN (1998) Mortality in burned children with acute renal failure. Arch Surg 133: 752–756
Kloeck W, Cummins RO, Chamberlain D, et al. (1997a) The universal advanced life support algorithm. Circulation 95: 2180–2182
Kloeck W, Cummins RO, Chamberlain D, et al. (1997b) Early defibrillation. Circulation 95: 2183–2184
Kloeck W, Cummins RO, Chamberlain D, et al. (1997c) Special resuscitation situations. Circulation 95: 2196–2210
Kumar VR, Bachman DT, Kiskaddon RT (1997) Children and adults in cardiopulmonary arrest: Are advanced life support guidelines followed in the prehospital setting ? Ann Emerg Med 29: 743–747
Milner AD (1998) Resuscitation at birth. Eur J Pediatr 157: 524–527
Myers C (1997) Fluid resuscitation. Eur J Emerg Med 4: 224–232
Nadkarni V, Hazinski MF, Zideman D, et al. (1997) Pediatric resuscitation. Circulation 95: 2185–2195
O'Donnell AI, Gray PH, Rogers YM (1998) Mortality and neurodevelopmental outcome for infants receiving adrenaline in neonatal resuscitation. J Pediatr Child Health 34: 551–556
Quan L, Graves JR, Kinder DR, Horan S, Cummins RO (1992) Transcutaneous cardiac pacing in the treatment of out-of-hospital pediatric cardiac arrests. Ann Emerg Med: 21 905–909
Salassi-Scotter M, Fiser DH (1990) Adoption of intraosseous infusion technique for prehospital pediatric emergency care. Pediatr Emerg Care 6: 263–265
Saugstad OD (1998) Resuscitation with room-air or oxygen supplememtation. Clin Perinatol 25: 741–756
Saugstad OD, Rootwelt T, Aalen O (1998) Resuscitation of asphyxiated newborn infants with room air or oxygen: an international controlled trial: the Resair 2 study. Pediatrics 102: e1
Sheikh A, Brogan T (1994) Outcome and cost of open- and closed-chest cardiopulmonary resuscitation in pediatric cardiac arrests. Pediatrics 93: 392–398
Simma B, Burger R, Falk M, Sacher P, Fanconi S (1998) A prospective, randomized, and controlled study of fluid management in children with severe head injury: lactated Ringer's solution versus hypertonic saline. Crit Care Med 26: 1265–1270
Sirbaugh PE, Pepe PE, Shook JE, et al. (1999) A prospective, population-based study of the demographics, epidemiology, management, and outcome of out-of-hospital pediatric cardiopulmonary arrest. Ann Emerg Med 33: 174–184
Slonim AD, Patel KM, Ruttimann UE, Pollack MM (1997) Cardiopulmonary resuscitation in pediatric intensive care units. Crit Care Med 25: 1951–1955
Spevak MR, Kleinman PK, Belanger PL, Primack C, Richmond JM (1994) Cardiopulmonary resuscitation and rib fractures in infants. A postmortem radiologic-pathologic study. JAMA 272: 617–618
Suominen P, Rasane J, Kivioja A (1998) Efficacy of cardiopulmonary resuscitation in pulseless paediatric trauma patients. Resuscitation 36: 9–13
Tarnow-Mordi WO (1998) Room air or oxygen for asphyxiated babies? Lancet 352: 341–342
Torres A Jr, Pickert CB, Firestone J, Walker WM, Fiser DH (1997) Long-term functional outcome of inpatient pediatric cardiopulmonary resuscitation. Pediatr Emerg Care 13: 369–373
Young KD, Seidel JS (1999) Pediatric cardiopulmonary resuscitation: a collective review. Ann Emerg Med 33: 195–205

Herzinsuffizienz und kardiogener Schock

J. Syska

Definition

Die Herzinsuffizienz ist definiert als ein Zustand, unter welchem das Herz trotz eines genügenden venösen Blutangebots und Aktivierung verfügbarer Kompensationsmechanismen nicht mehr in der Lage ist, den gesamten Organismus seinen Bedürfnissen hinsichtlich des Sauerstoff- und Substratangebots für den Stoffwechsel ausreichend mit Blut zu versorgen. Parallel dazu wird der Abtransport von CO_2 und anfallenden Stoffwechselprodukten aus den Geweben, die zur Umverteilung oder Ausscheidung anstehen, nicht mehr gewährleistet.

Pathophysiologie

Das gesunde menschliche Herz ist durch eine dynamische Anpassung in der Lage, sein Fördervolumen in Abhängigkeit vom Bedarf erheblich zu steigern. Andererseits kann eine myokardiale Pumpfunktionsstörung die Auswurfleistung so vermindern, dass ein Kreislaufversagen eintritt.

Eine derartige Funktionsstörung kann sich akut einstellen oder über einen längeren Zeitraum manifestieren. Verläufe, bei denen eine Herzinsuffizienz aus einem latenten, kompensierten Verlauf in eine akute Dekompensation übergeht, sind möglich.

Die Einschränkung der Pumpfunktion kann regional oder global vorliegen, und sich je nach Schweregrad bereits in Körperruhe oder erst bei Belastungen auswirken. Nach Beseitigung der Ursache ist eine Restitution der Organfunktion möglich.

Die *akute Herzinsuffizienz* entwickelt sich innerhalb von Minuten bis Stunden auf dem Boden einer kardialen Funktionsstörung.

Die *chronische Herzinsuffizienz* entsteht innerhalb von Wochen bis Monaten, Adaptationsmechanismen können sich etablieren und die Toleranz an das verminderte HZV ist größer.

Der *kardiogene Schock* ist definiert als Minderperfusion der Organperipherie mit Multiorganversagen, verursacht durch einen unzureichenden Blutauswurf und bedingt durch einen primären Defekt der Herzfunktion. Wenn der Schockzustand zu lange andauert, werden die abhängigen Organe so geschädigt, dass eine „Restitutio ad integrum" auch nach Beseitigung der Ursache nicht mehr möglich ist.

Ätiologie, Häufigkeit

Die Herzinsuffizienz wird unabhängig vom Alter durch morphologische, zellphysiologische und herzmuskelmechanische Störungen verursacht.

Bei Kindern (Säuglingen) überwiegen in der Regel herzmuskelmechanische Ursachen.

Herzmuskelmechanische Ursachen der Myokardinsuffizienz:
- Veränderungen der Vorlast durch:
  - Kardiopathien mit Volumenbelastungen,
  - Hypervolämie,
  - vermindertes venöses Angebot,
  - Obstruktion der Kammerfüllung.
- Veränderungen der Nachlast durch:
  - Kardiopathien mit Druckbelastungen,
  - system- und pulmonalarterielle Hypertonie.
- Verminderung der Kontraktilität durch:
  - Myokarditis,
  - Ischämie,
  - negativ inotrope Pharmaka.
- Veränderungen der Herzfrequenz in Folge:
  - bradykarder oder tachykarder Herzrhythmusstörungen (unterhalb oder oberhalb der sog. „Kritischen Herzfrequenz")

Kontraktilitätsversagen:
- Störungen zellmembranständiger Rezeptoren für Hormone und Pharmaka:
  - Schilddrüsenhormone,
  - STH (somatotropes Hormon),
  - Betablocker,
  - Glykoside.
- Störungen des cAMP-Systems (zyklisches Adenosinmonophosphat).
- Störungen der passiven Zellmembranpermeabilität für Ionen:
  - Lidocain,
  - Anticholinergika,
  - Calciumantagonisten,
  - Bakterientoxine,
  - Urämietoxine,
  - Insektentoxine,
  - Nickel.
- Störung des aktiven Ionentransports:
  - Glykoside,
  - Lithium,
  - Kalium.
- Störung der oxydativen Phosphorylierung:
  - O_2-Mangel,
  - CN,
  - CO,
  - Halothan,
  - Blei.
- Veränderungen der Sarkomere:
  - hypertrophe Kardiomyopathie.
- Verminderung der calciumabhängigen ATPase-Aktivität:
  - Azidose,
  - Chlorpromazin,
  - Halothan.
- Änderung der Proteinsynthese:
  - Antimetaboliten,
  - Viren,
  - Alkohol,
  - Antiarrhythmika,
  - Bakterientoxine,
  - ionisierende Strahlen.

Morphologische Ursachen:
- Regionale Kontraktionsstörungen durch:
  - traumatische und chirurgische Läsionen,
  - Aneurysmen,
  - Chagaskrankheit.
- Globale Kontraktionsstörungen durch:
  - dilatative Kardiomyopathie,
  - Myokarditis,
  - toxische Ursachen,
  - lang dauernde Druckbelastungen u. a.

Partialursachen für eine Herzinsuffizienz unter Bezug auf das Lebensalter und Störungen des Herzrhythmus:
Als Ursache kommen *in jedem Lebensabschnitt* in Frage:
- Volumenbelastungen,
- kritische Druckbelastungen,
- Kombinationen von Druck- und Volumenbelastung,
- Kardiomyopathien,
- Myokarditis,
- hämodynamisch bedeutsame Herzrhythmusstörungen,
- Anämie,
- Sepsis,
- schwere pulmonale Erkrankungen,
- Niereninsuffizienz u. a.

Bei Neugeborenen und Säuglingen wird eine Herzinsuffizienz überwiegend und anhaltend verursacht durch:
- hämodynamisch bedeutsame kongenitale Angiokardiopathien,
- Koronaranomalien,
- extrakardiale Ursachen wie:
  - perinatale Asphyxie,
  - pulmonale Zirkulationsstörungen (PFC),
  - Atemnotsyndrom,
  - Hypothermie,
  - Azidose,
  - Elektrolytverschiebungen,
  - Stoffwechselstörungen (diabetische Kardiomyopathie),
  - Funktionsstörungen der Schilddrüse oder der Nebennieren u. a.

Der Verlauf ist in der Regel hochakut, da die ventrikuläre Reserve physiologischerweise noch recht gering ist, und die Anpassungsmechanismen (kompensatorische Herzmuskelhypertrophie) aufgrund ungenügender Ausprägung die unphysiologische Herzbelastung nicht kompensieren können. Eine akute Dekompensation, gegebenenfalls die Entwicklung eines kardiogenen Schockzustands ist daher potenziell möglich, insbesondere bei kombinierter Belastung des wenig adaptierten linken Ventrikels.

Kinder und Jugendliche können eine Herzinsuffizienz u. a. entwickeln als kardiale Folge chronischer Erkrankungen, z. B.:
- Anstieg des pulmonal-arteriellen Widerstands (Mukoviszidose, obstruktives Atemwegssyndrom, chronische Bronchitis),
- Druck- und Volumenüberbelastung (Nierenerkrankungen),
- massiver Perikarderguss und Kreislaufschock (immunologische Erkrankungen, die häufig mit einer Vaskulopathie oder Kardiomyopathie einhergehen). Ähnliche Auswirkungen kann eine aggressive Tumorchemotherapie, thyreotoxische Krise oder eine koronare Perfusionsstörung infolge eines Kawasaki-Syndroms haben.

Ungleich häufiger entwickelt sich eine akute oder chronische Herzinsuffizienz jedoch als Spätfolge nach Herzoperationen auf dem Boden einer myokardialen Dysfunktion bzw. bedrohlichen Herzrhythmusstörung. Betroffen sind vorwiegend Kinder mit komplizierten Angiokardiopathien, die einer kausalen Behandlung nicht zugänglich sind (univentrikuläre Herzen, Kinder mit Transposition der großen Arterien nach Vorhofumkehroperation, Shone Komplex, extreme Formen der Fallot-Tetralogie).

Ein Prothesenklappenausriss oder eine akute Klappeninsuffizienz (Mitralklappe, Aortenklappe) im Rahmen einer Endokarditis sowie eine pulmonalarterielle Hochdruckkrise bei fixierter pulmonalarterieller Hypertonie (Eisenmenger-Reaktion) sind weitere Ursachen einer akuten kardialen Pumpinsuffizienz.

In seltenen Fällen führen bindegewebige Texturstörungen (Marfan-Syndrom, Morbus Erdheim-Gsell) über Klappeninsuffizienzen oder Aortenaneurysmen sowie Herztraumen akut zu einer Herzinsuffizienz.

In Tab. 5.11 sind die Ursachen der Herzinsuffizienz unter Sicht gemeinsamer pathogenetischer Faktoren zusammengefasst, Tab. 5.12 zeigt den Bezug zum Lebensalter.

Tabelle 5.11 Ursachen der Herzinsuffizienz nach pathogenetischen Faktoren

Myokardiale Ursachen
- primäre Kontraktionsinsuffizienz
- Kardiomyopathien
- Myokarditis
- sekundäre Kontraktionsinsuffizienz

Tabelle 5.11 Fortsetzung

- metabolische Störungen (Hyper- und Hypothyreose, Vitaminmangel, Amyloidose)
- ungenügende Blutzufuhr (Koronarinsuffizienz)
- chronische Druckbelastung im Körper- oder Lungenkreislauf (obstruktive Lungenerkrankungen, Hypertonie)
- Druckbelastung durch valvuläre Stenosen, Aortenrohrstenosen
- Aortenstenosen (valvulär, supra- und subvalvulär)
- Pulmonalstenosen (valvulär, supra- und subvalvulär), Aortenisthmusstenose und periphere Aortenstenose
- akute Druckbelastung im kleinen oder großen Kreislauf (Lungenembolie, Phäochromozytom, akute Glomerulonephritis)

Störungen der kardialen Mechanik
- Perikardkonstriktion
- Restriktion (endo- und/oder myokardiale Asynergien, ventrikuläre Dyskinesen, Aneurysmen)
- Volumenbelastung, akut/chronisch bei Shuntvitien und Regurgitationen
- Kammerseptumdefekt
- Ductus arteriosus
- atrioventrikulärer Septumdefekt
- aortopulmonales Fenster
- Truncus arteriosus
- Aorteninsuffizienz
- Mitralinsuffizienz
- Obstruktionen der ventrikulären Einflussbahnen
- supravalvuläre/valvuläre Mitralstenose, Trikuspidalstenose
- Vorhofthromben
- Vorhoftumoren
- Perikardzysten bzw. -tumoren
- raumfordernde Prozesse im Mediastinum

Herzrhythmusstörungen
- tachykarde Formen
- bradykarde Formen
- Asynchronie
- atrioventrikuläres Kammerflimmern
- Asystolie
- Vorhofflimmern
- Vorhofstillstand (besonders bei ventrikulärer Vorschädigung)
- Schenkelblöcke

Extrakardiale Ursachen
- Anämie
- Hyperthyreose
- hyperkinetisches Herzsyndrom
- periphere arteriovenöse Shunts
- chronisch reduzierte Sauerstoffsättigung des Blutes (Emphysem, O_2-Mangel der Atemluft)
- erhöhter Sauerstoffverbrauch

Tabelle 5.12 Ursachen der Herzinsuffizienz des Kindes in Bezug zum Lebensalter

Alter bei Manifestation	Primär kardiale Ursachen	Primär extrakardiale Ursachen
Jedes Lebensalter	• Myo- und Perikarditis • Herzrhythmusstörungen • Kardiomyopathien (dilatativ) • schwere Anämie	• Sepsis und schwere Infektionen • Verbrennungen • Hyperthyreose • Stoffwechselstörungen • maligne Hypertonie • Chemotherapie • Schock • Hyperinfusion • Niereninsuffizienz
1. Lebensmonat	• kongenitale Angiokardiopathien • Linksherzhypoplasiesyndrom • kompletter atrioventrikulärer Septumdefekt • VSD und Aortenisthmusstenose • Truncus arteriosus communis Typ I • Transpositionskomplex • univentrikuläres Herz • komplette Lungenvenenfehleinmündung • TGA • kritische Aorten- und Pulmonalstenose	• Hypotrophie • Frühgeburtlichkeit • Ductus arteriosus mit großem Shuntvolumen • Polyglobulie • Atemnotsyndrom • Hypoglykämie
1. Trimenon	• Kammerseptumdefekt mit großem Shunt • Ductus arteriosus mit großem Shunt	• arteriovenöse Aneurysmen mit großem Durchfluss
Ab 2. Lebensjahr	• progressive Klappenstenosen und -insuffizienzen • Folgen nach kardialen Korrekturen • Endokarditis • pulmonalarterieller Hochdruck	• chronische Lungenerkrankungen • Immunopathien • Speicherkrankheiten

Herzrhythmusstörungen:

Isolierte angeborene oder erworbene Herzrhythmusstörungen mit hämodynamischen Auswirkungen sind im Kindes- und Jugendalter relativ selten. Häufiger treten sie in Verbindung mit hämodynamisch bedeutsamen Angiokardiopathien auf, insbesondere nach herzchirurgischen Eingriffen (Ventrikulotomie).

Primär bradykarde Formen führen nur in Ausnahmefällen (akutes Auftreten) zu einer Herzinsuffizienz etwa bei fehlerhafter Sinusautomatie, Syndrom des kranken Sinusknoten, SA- und AV-Blockierungen II.–III. Grades oder durch Systemstörungen bei Herzschrittmachertherapie. Besonders gefährlich sind Intoxikationen mit kardioblockierenden Substanzen (Betablocker), da sie jegliche Autoregulation außer Kraft setzen können.

Tachykarde Formen mit extrem hoher Kammerfrequenz durch Vorhof- und Kammertachykardien ohne physiologische Notwendigkeit, Flattern, Flimmern sowie eine chaotische Dysrhythmie führen sehr schnell zu einer Pump- und Kreislaufinsuffizienz infolge drastischer Reduzierung des Minutenvolumens und des hohen Energieverbrauchs. Prädisponiert sind Kinder mit Präexzitations- (WPW-Syndrom [Wolff-Parkinson-White-Syndrom]) und QT-Syndrom. Chronische Tachykardien sind unter Umständen Ursache einer Tachykardiomyopathie.

Der *kardiogener Schock* kann sich durch eine akute Behinderungen der Füllung- und Förderleistung des Herzens verschiedenster Ätiologie entwickeln. Für den betroffenen Organismus bedeutet dieser Zustand immer eine vitale Bedrohung.

In Tab. 5.13 sind die ätiologischen Ursachen des kardiogenen Schocks aus der Sicht einer eingeschränkten Pumpfunktion des Herzens aufgelistet.

Die Häufigkeit einer akuten oder chronischen Herzinsuffizienz im Kindesalter hat unmittelbaren Bezug zur Rate der kardiovaskulären Fehlbildungen, die mit etwa 0,8 % zu veranschlagen ist. Unter diesen Patienten entwickeln etwa 20 % akut oder im weiteren Verlauf eine Herzinsuffizienz. Etwa 90 % der Herzinsuffizienzzustände ereignen sich im ersten Lebensjahr, fast immer als kombinierte Links- und Rechtsherzinsuffizienz.

Die Anzahl erworbener Kardiopathien, z. B. in Folge eines rheumatischen Fiebers mit dauerhafter Beeinträchtigung der kardialen Pumpfunktion, ist in den letzten 2 Jahrzehnten dramatisch zurückgegangen. Nach schwedischen Erhebungen ist lediglich mit 2 Fällen auf 1 Mio. Einwohner zu rechnen, sodass diesem Patientengut als Morbiditätsfaktor der kindlichen Herzinsuffizienz derzeit keine Bedeutung zukommt. Sporadische Fälle von akuter Myokarditis, Komplikationen bei Kawasaki-Syndrom, Kardiomyopathie unter Tumorchemotherapie oder eine angiokardiale Beteiligung im Rahmen immunologischer Erkrankungen kommen in Betracht.

Die Entwicklung eines kardiogenen Schocks ist im Kindesalter sehr selten und betrifft insbesondere Säug-

Tabelle 5.13 Ätiologische Ursachen des kardiogenen Schocks

Herzrhythmusstörungen	• supraventrikuläre Tachykardien • Vorhofflimmern • Vorhofflattern • ventrikuläre Tachydysrhythmien • Bradykardien
Kardiomyopathien/Karditis	• Herzstillstand • prolongierter Schock
Hypoxie und Ischämie	• Koronararterienanomalie • toxischer Katecholaminspiegel
Metabolische Störungen	• Hypoglykämie • Elektrolytstörungen • Azidose • Schilddrüsendysfunktion • Hypothermie • Glykogenosen • Mukopolysaccharidosen
Infektionen	• septische Erkrankungen • Myokarditis
Immunopathie, Vaskulitis	• Kawasaki-Syndrom • Polyarteriitis nodosa • Lupus erythematodes visceralis • Embolie
Intoxikationen	• Antiarrhythmika • CO • Alkohol • Betablocker
Kongenitale Angiokardiopathien	• Linksherzhypoplasie • kompletter atrioventrikulärer Septumdefekt • Transpositionskomplex • Ductus arteriosus mit massivem Shunt • kritische Aortenisthmusstenose • kritische Aortenstenose • Aortenisthmusstenose und Kammerseptumdefekt • Pulmonalatresie • Truncus arteriosus communis Typ I
Mechanische Veränderungen	• akute Mitral- und Aorteninsuffizienz • Ruptur des Kammerseptums • Perikarderguss • Herzbeuteltamponade • Spannungspneumothorax • Zwerchfellhernie • Kugelthrombus • Tumor
Kardiale und aortale Läsionen	• Herzoperation • Herzkontusion • Aortenläsion

linge und Kleinstkinder mit kardialen Mehrfachfehlbildungen und manifester Herzinsuffizienz, die durch eine arterielle Hypoxie und Lungengefäßstauung zusätzlich belastet sind. Maligne Herzrhythmusstörungen und Zustände nach kardiochirurgischen Eingriffen sind begünstigende Faktoren.

Ältere Kinder und Jugendliche geraten vorwiegend durch extrakardiale Ursachen in einen kardiogenen Schockzustand.

Pathophysiologie der Herzaktion

Das menschliche Herz ist bei normal funktionierenden Klappen und intakter Herzmuskulatur in der Lage, sein Fördervolumen (Preload [Vorlast]) aus einem Ruhewert von etwa 5 l/min gegen den peripheren Widerstand (Afterload [Nachlast]) auszupumpen, und dieses bei Belastungen auf ein Mehrfaches zu steigern.

Die physiologischen Anpassungsmechanismen der Herzfunktion machen es möglich, unterschiedliche Belastungen unter normalen Bedingungen, sowie außergewöhnliche Anforderungen unter pathologischen Belastungsbedingungen für kurze Zeitabschnitte zu bewältigen. Drastische bzw. anhaltende Veränderungen des Preload oder des Afterload oder deren Kombination können jedoch die adaptiven Mechanismen überfordern und zur Pumpinsuffizienz führen.

Die wichtigsten adaptiven Mechanismen sind der Frank-Straub-Starling-Mechanismus zur Anpassung an veränderte Vorlastbedingungen, der *Grad der Kontraktilität*, die aufgebaute *Spannung* des Ventrikels während der Kontraktion (Nachlast) und die *Herzfrequenz*.

Tab. 5.14 zeigt die Verknüpfung der verschiedenen Parameter der Pump- und Muskelfunktion während der Herzaktion.

Zusätzliche *Anpassungsmechanismen* befähigen das Herz, einige der pathophysiologischen Veränderungen in Verbindung mit einer chronischen Herzinsuffizienz zu kompensieren. Diese Adaptationen schließen Veränderungen des Herzmuskels, wie *Hypertrophie* und *Dilatation*, und *periphere Reaktionen*, wie arterielle und venöse Konstriktion einschließlich reduzierter renaler Durchblutung, sowie Änderungen im Flüssigkeitshaushalt ein. Die kardialen und peripheren Adaptionen werden vorwiegend durch *humorale Substanzen* (atrialer natriuretischer Faktor, Katecholamine, Renin-Angiotensin-System) gesteuert.

Frank-Starling-Mechanismus

Das Frank-Starling-Gesetz beruht auf der Beobachtung, dass die Spannung während der Muskelkontraktion innerhalb bestimmter Grenzen verstärkt wird, wenn die Länge des Herzmuskels vor der Kontraktion zunimmt. Am gesunden Herzen wird die diastolische Muskelfaserlänge durch das enddiastolische Volumen bestimmt, das in enger Beziehung zum enddiastolischen Druck (Füllungsdruck) steht.

Die Muskelspannung während des Auswurfs spiegelt sich in der Schlagarbeit bzw. dem Herzminutenvolumen wider. Eine Zunahme des linksventrikulären enddiastolischen Volumens oder Drucks erhöht folglich das Schlagvolumen.

Tabelle 5.14 Pump- und Muskelfunktionen des Herzens in ihrer Beziehung zueinander

Parameter	Pumpfunktion	Muskelfunktion	Parameter
Schlagvolumen Schlagarbeit		Vorlast (Preload)	{ enddiastolischer Druck, enddiastolisches Volumen, enddiastolische Wandspannung
		Nachlast (Afterload)	{ mittlere systolische Wandspannung, mittlerer systolischer Arteriendruck
	Druck- und Volumenarbeit der Ventrikel	isovolumetrisch, auxoton	→ Kontraktilität
Herzzeitvolumen/ Herzfrequenz Ventrikelleistung		Synergie der Kontraktion Relaxation und regionale Kinetik	→ mittlere systolische Dehnbarkeit Austreibungsrate

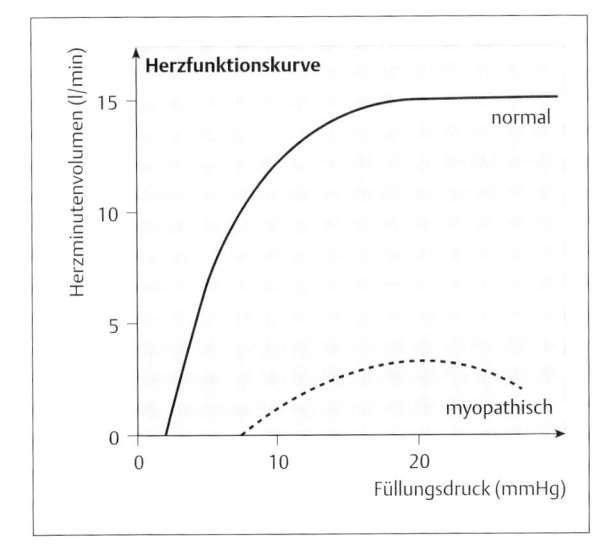

Abb. 5.1 Funktionskurve des Herzens zur Beurteilung der Pumpfunktion.
Das Herzminutenvolumen steigt ohne wesentliche Zunahme des Füllungsdrucks.

Inotropie. Die Fähigkeit, eine bestimmte Spannung zu erreichen, drückt sich in der Kontraktionsgeschwindigkeit des Herzmuskels aus. Bei erhöhter Inotropie kontrahiert der Muskel unter bestimmten Umständen schneller und entwickelt eine höhere Spannung. Die sympathische Aktivität, zirkulierende Katecholamine und diverse Pharmaka steigern diesen Vorgang. Umgekehrt schränken verschiedene Medikamente, Kardiomyopathie, Hypertrophie und Ischämie, Azidose und Hypoxie die Kontraktilität ein. Daraus folgert, dass ein insuffizientes Herz mit eingeschränkter Kontraktilität bei einem bestimmten Füllungsvolumen weniger Arbeit leisten kann als ein normales Herz, während ein Herz mit erhöhter Kontraktilität bei bestimmtem Füllungsvolumen mehr Leistung erbringt als ein normales Herz.
Abb. 5.1 erläutert die Abhängigkeit des Cardiac Output von der Kontraktilität.

Nachlast. Durch die ventrikuläre Kontraktion wird eine Spannung entwickelt, die zur Öffnung der Semilunarklappen führt. Bei normalen Verhältnissen entspricht der Druck im linken Ventrikel dem Aortendruck. Er steigt mit zunehmendem peripheren Widerstand. Für einen vergrößerten linken Ventrikel ist die Nachlast in jedem Falle höher, als für einen normalen Ventrikel bei gleichem Aortendruck.

Herzfrequenz. Im Normalzustand wird das Herzminutenvolumen durch erhöhte Frequenzen kaum verändert, da gleichzeitig kompensatorische Veränderungen des Schlagvolumens eintreten. Bei niedriger Herzfrequenz steigen die Füllungszeit und das enddiastolische Volumen, bei hoher Herzfrequenz verringert sich die Füllungszeit und damit auch das Schlagvolumen. Bei Patienten mit Herzinsuffizienz und geringem Herzminutenvolumen ist dagegen das Schlagvolumen relativ konstant.
Bei Frequenzanstieg erhöht sich das Herzminutenvolumen als Folge der Zunahme der Kontraktionen und Inotropie. Dieser Vorgang ist sehr energieintensiv aber im Vergleich zum gesunden Herzen die einzige Möglichkeit, das Herzzeitvolumen zu steigern.

Hypertrophie und Dilatation. Bei chronischer Überlastung entwickelt sich eine Hypertrophie der einzelnen Muskelfaser mit Zunahme der Muskelmasse. Diese Anpassung ist nur partiell günstig, denn ein hypertrophiertes Herz arbeitet mit einer schlechteren Inotropie aufgrund seiner Steifigkeit. Bei chronischer Volumenbelastung kommt es zur ventrikulären Dilatation, wobei innerhalb bestimmter Grenzen nach dem Starling-Mechanismus das Minutenvolumen ansteigen kann. Eine Ventrikeldilatation ohne Volumenüberlastung kann als sicheres Zeichen einer Herzinsuffizienz gewertet werden.

Periphere Mechanismen. Durch eine Herzinsuffizienz wird eine arterielle und venöse Vasokonstriktion infolge einer Zunahme der Aktivität des sympathischen Nervensystems ausgelöst. Die arterielle Konstriktion dient dazu, den Blutdruck trotz des erniedrigten Minutenvolumens aufrechtzuerhalten. Die Folge ist eine Umverteilung des Blutflusses mit reduzierter Perfusion von Nieren, Haut, Splanchnikusgebiet und Skelettmuskulatur. Wegen einer geringeren Anzahl von Alpharezeptoren, die für die Vasokonstriktion verantwortlich sind, bleibt die Blutversorgung für Hirn und Herz stabiler.

Die Aktivierung des Renin-Angiotensin-Aldosteron-Systems bei geringem Cardiac Output und der erhöhte Natriumgehalt in der Gefäßwand infolge der erhöhten renalen Retention, steigern zusätzlich den peripheren Gefäßwiderstand.

Bei *hypovolämischen Zuständen* sind diese Mechanismen günstig, da sie zur Aufrechterhaltung eines, wenn auch eingeschränkten Kreislaufs, für lebenswichtige Organe beitragen. Ein insuffizientes Herz ist infolge der myokardialen Kontraktionsschwäche nicht in der Lage, den Anstieg der Vorlast, Nachlast und adaptiv erhöhten Herzfrequenz zu bewältigen und es kommt zum Pumpversagen.

Wird der pathogenetische Grundvorgang, der zur Auslösung der Adaptionsvorgänge beigetragen hat nicht unterbrochen, steigert sich diese Reaktionskette bis zum *kardiogenen Schock*. Die arterielle Vasokonstriktion erhöht den Entleerungswiderstand für die Herzkammern, der Sauerstoffverbrauch steigt an und die energetische Bilanz wird negativ.

Das hohe enddiastolische Volumen kann im Extremfall die Sarkomeren soweit überdehnen, dass eine ausreichende Interaktion von Aktin und Myosin kaum noch zustande kommt. Das klinische Bild des *Vorwärtsversagens* (Low-Cardiac-Output-Syndrom) ist dann manifest.

Die kritische Erhöhung des pulmonalvenösen und pulmonal-kapillaren Drucks führt außerdem dazu, dass das Gleichgewicht von Flüssigkeitsaustritt aus den Kapillaren und Rückresorption, zugunsten der Extravasation verschoben wird.

Die Flüssigkeitsvermehrung in der Lunge erfasst zunächst das Interstitium, danach die Alveolen und schließlich die Bronchiolen bis zum manifesten Lungenödem mit dem klinischen Bild des *Rückwärtsversagens*.

Am Herzen des Neugeborenen und sehr jungen Säuglings ist die Neuorganisation zwischen Myofibrillen und Mitochondrien noch unvollständig, sodass etwa nur 40–50 % der Myozyten kontraktil sind, und ihr Reifungsprozess dauert einige Monate. Das Neugeborenherz weist demzufolge eine geringere Compliance auf. Daraus resultiert wiederum eine ungenügende Anpassung an eine Vorlastvermehrung. Um den Vorlastanstieg zu bewältigen, muss das Herz einen erhöhten enddiastolischen Druck aufbringen. Bei Drücken über 15–20 mm Hg wird andererseits die Myokardperfusion verschlechtert und es tritt ein Kontraktilitätsverlust ein. Ähnlich nachteilig wirkt sich eine Nachlaststeigerung aus, die durch eine erhöhte periphere vaskuläre Resistenz, einen hohen Hämatokrit oder als Folge einer Obstruktion des rechten oder linken Ventrikels entstehen kann. Da keine Adaption möglich ist, kann eine drastische Reduktion des Schlagvolumens bis hin zur fehlenden Ejektion eintreten. Prognostisch bedeutsam ist unter anderem die Tatsache, dass bei beständiger Druckbelastung das Herz des Neugeborenen und jungen Säuglings über 3–6 Monate mit einer Muskelhyperplasie einschließlich Koronarangiogenese reagiert, einem für die Herzfunktion irreversiblen und prognostisch ungünstigen Prozess.

Im späteren Säuglings- und jungen Kindesalter steht die Ausbildung einer Herzinsuffizienz in der Regel in engem Zusammenhang mit kongenitalen Angiokardiopathien. Häufig sind es Fehlbildungen mit Querverbindungen zwischen Körper- und Lungenkreislauf welche *Mischformen der Insuffizienz* hervorrufen. Sie führen einerseits zu Interaktionen der Herzventrikel und andererseits zu einer systemischen und pulmonalen Kongestion. Dazu kommt, dass im Säuglingsalter die kardiale Reserve geringer ist als im späteren Lebensalter. Dadurch ist sowohl die Volumen- als auch die Druckbelastbarkeit eingeschränkt, und die Herzinsuffizienz primär eine *Globalinsuffizienz*. Auch die adaptiv erhöhte Herzfrequenz begrenzt ihrerseits die Kompensation zur Aufrechterhaltung des Herzzeitvolumens, da bereits die Ruhefrequenz im oberen Grenzbereich liegt.

Physiologische und pathophysiologische Vorgänge der Herztätigkeit zeigen die Komplexität der Anpassung zur Aufrechterhaltung des Herzzeitvolumens und die vorhandenen adaptiven Möglichkeiten. Daraus wird ersichtlich, dass bei einem akuten Herzversagen, einschließlich kardiogenem Schock, alle Pathomechanismen therapeutisch bedacht werden müssen, während bei chronischem Verlauf adaptive Regulationen Unterstützung brauchen.

Enddiastolisches Volumen

Definition

Das enddiastolische Volumen (EDV) steht in enger Beziehung zur kardialen Förderleistung und entspricht der Blutmenge, welche die Herzventrikel nach abgeschlossener Füllungsphase aufgenommen haben. Dieses Blutvolumen wird als Schlagvolumen während der Herzaktion teilweise ausgeworfen.

Pathophysiologie

Zur Aufrechterhaltung des Herzminutenvolumens kommt dem EDV eine wesentliche Bedeutung zu. Es beträgt bei Herzgesunden etwa 70 ± 15 ml/m^2 KOF mit einer obersten Normgrenze von 110 ml/m^2, und wird in der Regel zu 56–78 % ausgeworfen. Während der Kammerfüllung baut sich in den Herzkammern ein Füllungsdruck auf, der im linken Ventrikel normalerweise 12 mm Hg und im rechten Ventrikel 5 mm Hg nicht überschreitet. Der Zeitraum, in welchem die Herzventrikel das diastolische Volumen aufnehmen, liegt zwischen

dem Aorten- und Mitralklappenschluss und umfasst folgende Phasen:
- Isovolumetrische Erschlaffung, die vom Aortenklappenschluss bis zur Mitralöffnung ohne Volumenveränderung andauert.
- Füllungsphase ab Mitralöffnung bis zum Mitralklappenschluss:
  - Zunächst wird in einer *schnellen Phase* eine Auffüllung der Ventrikel um etwa 60% bezogen auf das erste Drittel der Gesamtdiastole vollzogen, und der Ventrikeldruck steigt dabei nur geringfügig an.
  - Die *langsame Füllungsphase* schließt sich an und erhöht das Ventrikelvolumen um etwa weitere 20–25%, wobei jetzt der ventrikuläre Druck bis zur Vorhofkontraktion zunimmt.
  - Durch die *Vorhofkontraktion* tritt das Herz in seine aktive Füllungsphase ein, und das ventrikuläre Volumen wird um weitere 10–15% angehoben.

Die von *Frank-Straub-Starling* beschriebene Kraft-Längen-Beziehung des Myokards beschreibt die Fähigkeit des intakten (linken) Ventrikels, aufgrund wechselnder diastolischer Volumenangebote (Vorlast) und zunehmender muskulärer Dehnung die Kontraktionskraft zu erhöhen. Dieses Phänomen hat eine enge Beziehung zur Struktur der Herzmuskulatur und dem EDV.

Abb. 5.2 erläutert die Frank-Starling-Beziehung zwischen EDV und Kontraktilität.

Die kontraktilen Elemente des Myokards stellen die *Sarkomere* dar, die durch die diastolische Ventrikelfüllung eine Ausdehnung erfahren.

Bei einer Vordehnung bis auf eine Länge von 2–2,2 µm können sie in Synergie die maximale Kontraktionskraft entfalten. Bei einer Dehnung unter 1,9 µm oder über 2,2 µm fällt die Kontraktionsfähigkeit ab, da bei zu geringer oder zu großer Vordehnung immer weniger Sarkomere überlappen können. Ab einer Länge von 3,65 µm ist eine Interaktion nicht mehr möglich, und damit auch keine Kontraktion, was am lebenden Myokard praktisch nicht eintreten kann.

Änderungen der Vorlast beeinflussen das EDV und damit die Kontraktion. So ist z. B. die Steigerung der Kontraktion unter erhöhter Vorlast ein wesentlicher Faktor der kardialen Leistungsanpassung, der es ermöglicht, bei wechselndem Blutangebot das Schlagvolumen zu variieren.

Das enddiastolische Volumen unterliegt sowohl unter physiologischen, als auch unter pathologischen Kreislaufverhältnissen einer ständigen Variabilität und wird insbesondere von folgenden Faktoren beeinflusst:
- Herzfrequenz,
- diastolische Füllungszeit,
- venöse Kapazität,
- ventrikuläre Interaktionen,
- intrathorakale Druckverhältnisse,
- Beweglichkeit des Perikards.

Herzfrequenz und diastolische Füllungszeit. Bei einem Anstieg der Herzfrequenz mit normaler Vorlast steigt das Minutenvolumen, wenn die Herzrate 160/min nicht überschreitet. Höhere Frequenzen verkürzen die diastolische Füllungszeit, reduzieren das enddiastolische Volumen, steigern den Energieverbrauch und vermindern die Koronarperfusion, sodass die Anpassungsmechanismen zur Aufrechterhaltung des Herzzeitvolumens nicht mehr greifen.

Venöse Kapazität. Einerseits führt das venöse System den Herzkammern Volumen zu und garantiert somit die diastolische Füllung. Andererseits kann bei einem Volumenüberangebot, z. B. durch akute Klappeninsuffizienz, Überinfusion oder durch Shuntvitien das enddiastolische Volumen und der Füllungsdruck so ansteigen, dass bei mangelnder Anpassung oder kontraktiler Insuffizienz eine starke venöse Kongestion mit nachteiligen Folgen für die Herzfunktion aufkommt.

Ventrikuläre Interaktion. Beide Herzkammern stehen funktionell in ständiger Interaktion. Steigt z. B. das EDV des rechten Ventrikels und damit auch der Füllungsdruck, kommt es konsensuell zu einer Druckzunahme im linken Ventrikel. Zusätzlich wird die Bewegung des Kammerseptums verändert und behindert die Synergie der Kontraktion.

Intrathorakale Druckverhältnisse. Die Druckverhältnisse im Thorax verändern sich bei pulmonalen Dysfunktionen, Stützgerüsterkrankungen und insbesondere bei maschineller Beatmung mit erhöhten inspiratorischen Drücken und PEEP. Für den rechten Ventrikel erhöht sich die Nachlast und die Ventrikelfüllung wird behindert, linksventrikulär resultiert dagegen eine Vorlastminderung.

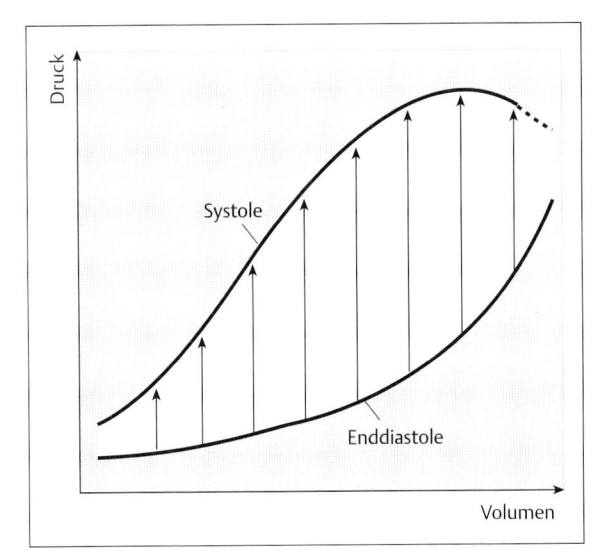

Abb. 5.2 Frank-Starling-Mechanismus des Herzens. Mit zunehmender enddiastolischer Füllung steigt der Druck während der isovolumetrischen Kontraktion.

Perikard. Das Perikard umhüllt das Herz so optimal, dass eine exzessive Ausdehnung der Sarkomere in Verbindung mit erhöhtem EDV nicht eintreten kann, andererseits führen konstriktive Einflüsse (Perikarderguss, Verkalkungen) zu einer Reduzierung des EDV.

EDV und akute Herzinsuffizienz. Im Rahmen einer Volumenbelastung z. B. durch akute Aorten- oder Mitralinsuffizienz, bei sehr jungen Kindern durch Vitien mit aortopulmonaler Kommunikation oder infolge eines Volumenüberangebots, entwickelt sich sehr schnell eine *Vorwärtsinsuffizienz* bis zum kardiogenen Schock, da der Ventrikel das exzessive Volumenüberangebot aufgrund der Überdehnung nicht mehr auswerfen kann.

Myokardiale Erkrankungen (Myokarditis, dilatative Kardiomyopathie) führen in ähnlicher Weise zu einer systolischen Insuffizienz, bei welcher trotz Anstieg des EDV keine ausreichende Kontraktion erfolgen kann. Die begleitende Erweiterung der Herzkammern ist aber nicht Ursache des Herzversagens, sondern eine Folge der reduzierten Leistungsanpassung des Myokards an die unphysiologische Belastung.

Hämodynamische Auswirkungen hat auch die *diastolische Dysfunktion*, bei welcher infolge Steifheit des Myokards der enddiastolische Druck ansteigt und das EDV, und somit auch das HZV abfallen. Diastolische Dysfunktionen werden in der Regel besser verkraftet und sind nur selten Ursache einer akuten Herzinsuffizienz.

Tab. 5.15 enthält kardiale und extrakardiale Einflussgrößen auf HZV und EDV.

Klinische Bedeutung

Das enddiastolische Volumen und das totale Schlagvolumen stehen in enger Korrelation zur Dehnbarkeit und Kontraktilität der Ventrikel. Beide Parameter werden erheblich durch das Regurgitationsvolumen bei Shuntvitien oder Klappeninsuffizienzen modifiziert. Unter klinischen Gesichtspunkten führt eine Volumenbelastung zu unterschiedlichen hämodynamischen Auswirkungen. Durch eine systolische und diastolische Belastung (Aorteninsuffizienz, Ductus arteriosus persistens) ist die Anforderung an die Pumpfunktion in Hinblick auf die Druck- Volumenbeziehungen wesentlich größer als bei einer überwiegenden Volumenbelastung (Mitralinsuffizienz, Kammerseptumdefekt), die mit einer normalen Kontraktilität einhergehen kann.

Die Anpassung an eine chronische, unphysiologische Belastung erfolgt in Form einer *muskulären Hypertrophie*.

Tabelle 5.15 Kardiale und extrakardiale Einflussgrößen auf das Herzzeitvolumen (HZV) und das enddiastolische Volumen (EDV)

Ursachen	Hämodynamische Folgen
Druckveränderungen: • systemarterieller Hochdruck • pulmonalarterieller Hochdruck	erhöhte Nachlast: • EDV↑ • HZV↓ • linksventrikuläres enddiastolisches Volumen ↓
Volumenbelastungen	erhöhte Vorlast: • EDV↑ • HZV↑
Eingeschränkte Pumpfunktion	Vorwärts- und Rückwärtsversagen: • EDV↑ • HZV↓
Frequenzstörungen: • supraventrikuläre Tachykardie • Vorhofflattern/Vorhofflimmern	verminderte diastolische Füllung: • EDV ↓ fehlende Vorhofkontraktion: • EDV ↓
Metabolische Störungen: • Ischämie • Hypoxie • Azidose • Hypoglykämie	erniedrigte ventrikuläre Anspannung: • EDV ↓
Änderung des Blut- und Plasmavolumens: • hämorrhagischer Schock • septischer Schock	erniedrigter venöser Rückfluss: • EDV ↓ erniedrigter venöser Rückstrom durch Kapillarleck: • EDV ↓
Anstieg des Drucks in den Atemwegen	Abfall des venösen Rückflusses: • EDV ↓
Massive Vasodilatation (venöse Kapazität erhöht)	venöser Rückfluss erniedrigt • EDV ↓
Andere Ursachen: • Akuter Perikarderguss	ventrikuläre Füllungsbehinderung: • EDV ↓

Solange das enddiastolische Volumen normal bleibt (Druckbelastung) in *konzentrischer Form*, bei Volumenbelastungen mit erhöhtem EDV entwickelt sich eine *exzentrischer Hypertrophie*, die in der Regel mit einer Ventrikeldilatation einhergeht.

Bei *chronischer Druck- und Volumenbelastung* kommt es relativ früh zu einer Umstrukturierung der Muskelfasern mit *Gefügedilatation* und eingeschränkter Pumpfunktion besonders unter Belastungsbedingungen.

Die Bestimmung des enddiastolischen Volumens (linker Ventrikel) mittels Echokardiographie, angiokardiographisch oder durch den Einsatz radionuklidischer Untersuchungen lässt Aussagen über die aktuelle Kontraktionsleistung und gegebenenfalls über die Reserven der Pumpfunktion des Herzens zu. Zur Überprüfung des Therapieeffekts bei der Behandlung der Herzinsuffizienz, insbesondere bei Volumenveränderungen ist die Bestimmung des EDV von wesentlicher Bedeutung.

Ejektionsvolumen, Herzfrequenz

Definition

Das Ejektionsvolumen in Millilitern entspricht der Blutmenge, die von jedem Herzventrikel während einer Kontraktion ausgeworfen wird. Bei Herzgesunden entspricht es dem überwiegenden Anteil des enddiastolischen Kammervolumens.

Pathophysiologie

Für das normale Herz liegt das angiographisch bestimmte, linksventrikuläre *enddiastolische Volumen* bei 75 ml/m^2 KOF (48–92 ml/m^2 KOF) und das *endsystolische* bei 23 ml/m^2 KOF (15–35 ml/m^2 KOF). Das Auswurfvolumen beträgt demnach etwa 35–50 ml/m^2 KOF. Zur Berechnung eignet sich in der Routinediagnostik die Bestimmung der Ejektionsfraktion (EF) nach der Formel:

$$EF = SV : EDV \times 100\ (\%)$$

EDV = enddiastolisches Volumen
EF = Ejektionsfraktion
SV = Schlagvolumen

Sie beträgt im Mittel 68 ± 5 %.

Ein Abfall der EF unter 60 % kann als Hinweis auf eine Herzleistungsschwäche gelten.

Setzt man das Schlagvolumen in Bezug zur Zeit, erhält man das *Herzzeitvolumen (HZV = Cardiac Output)*. Der Normalwert beträgt ca. 7 l/min. Zum besseren interindividuellen Vergleich eignet sich der Herzindex als Bezugsgröße des Herzminutenvolumens zur Körperoberfläche

(*CI = Cardiac Index = HZV in l/min/m^2 KOF*) mit einem Normalwert von 2,5–4,0 l/m^2 KOF.

Zur Bewältigung des Schlagvolumens während der Austreibung sind die Herzmuskelfasern von verschiedenen Parametern abhängig:
- Faserausgangslänge (Vorlast, enddiastolisches Volumen),
- Widerstand, gegen welchen das Blut ausgeworfen werden muss (Nachlast),
- Kontraktilitätszustand des Myokards,
- Synergie der Ventrikelkontraktion.

Faserausgangslänge. Gemäß dem Frank-Starling-Mechanismus wird bei Erhöhung der Faserausgangslänge die Auswurfmenge gesteigert, bei exzessiver Erhöhung der diastolischen Ventrikelfüllung ist jedoch eine weitere Steigerung des Schlagvolumens nicht mehr möglich. Dieser Mechanismus ist für jeden Herzschlag individuell wirksam und gestattet eine momentane Anpassung der Pumpfunktion beider Ventrikel an das vom Körper geforderte Schlagvolumen.

Auswurfwiderstand. Das Herz kann in gewissen Grenzen auch gegen einen erhöhten Widerstand ein konstantes Schlagvolumen auswerfen. Meistens erfolgt aber simultan eine Vergrößerung des enddiastolischen Volumens mit konsekutiver Zunahme der Wandspannung. Andererseits kann bei erhöhtem enddiastolischen Volumen ein gleiches Schlagvolumen mit geringerer Faserverkürzung ausgeworfen werden.

Kontraktilität. Bei konstanten Vor- und Nachlastbedingungen entwickelt der Ventrikel eine maximale Druckanstiegsgeschwindigkeit. Während bei Herzgesunden das Schlagvolumen mehr von peripheren Faktoren beeinflusst wird, bewirkt bei Herzerkrankungen der Inotropiezuwachs einen Anstieg des HZV.

Herzfrequenz. Obwohl das Herzminutenvolumen das Produkt aus Schlagvolumen und Herzfrequenz darstellt, führen bei Gesunden Herzfrequenzsteigerungen innerhalb des physiologischen Bereichs von 40 bis 160/min und abhängig vom Lebensalter (Neugeborene und Kleinkinder haben eine eingeschränkte Frequenzreserve), kaum zu Veränderungen des HZV. In gewissem Umfang bewirkt ein Anstieg der Herzfrequenz eine Kontraktilitätssteigerung, die als Treppenphänomen oder *Bowditch-Effekt* bezeichnet wird. Als Ursache wird eine Erhöhung des für die elektromechanische Kopplung verfügbaren intrazellulären Calciumpools angenommen. Durch betaadrenerge Stimulation, die in der Regel mit einer Frequenzsteigerung einhergeht, werden zusätzlich langsame Calciumkanäle rekrutiert, die zu einer Steigerung der Kontraktionskraft und -geschwindigkeit sowie der Relaxation beitragen. Dieser Vorgang geht allerdings mit einem erhöhten Sauerstoffverbrauch einher und erfordert eine ausreichende Bereitstellung von cAMP.

Bei einer Herzinsuffizienz (chronischer Verlauf) ist bei steigender Frequenz eine Abnahme der Kontraktionskraft die Regel, offenbar durch eine Störung der intrazellulären Calciumaufnahme in das sarkoplasmatische Retikulum und eine verminderte systolische Freisetzung von Calcium aus dem sarkoplasmatischen Retikulum in das Zytoplasma. Ungenügendes Calciumangebot und zu langes Verhaften im sarkoplasmatischen Retikulum führen zur Abnahme der systolischen Kontraktionskraft und zum Anstieg der diastolischen Steifheit. Daraus leitet sich ab, dass eine hohe Frequenz für die Energieversorgung und die Kontraktilität des insuffizienten Herzens deletär sein kann.

Unter *physiologischen Bedingungen* kann das Herzzeitvolumen in Abhängigkeit vom Lebensalter bis zu einer Frequenz von 180–200 Schlägen von etwa 6 l/min auf maximal 30 l/min zunehmen, um bei noch höheren Frequenzen wieder abzunehmen, da die enorm verkürzte Diastole eine optimale Ventrikelfüllung ausschließt.

Klinische Auswirkungen auf das Schlagvolumen durch Druck-, Volumen- und Frequenzbelastungen:
- *Druckbelastungen:* Das HZV ist in Ruhe normal oder nur leicht vermindert, die Herzfrequenz normal, damit auch das Schlagvolumen normal oder nur leicht vermindert. Herzen mit kompensierter chronischer Druckbelastung haben ein normales bis verkleinertes Innenvolumen der Kammern mit deutlich erhöhter Wanddicke. Die Vermehrung der Muskelmasse führt zur konzentrischen Hypertrophie. Diese Adaption ist zunächst günstig, denn durch die erhöhte Totalkraft kann das Schlagvolumen gegen den erhöhten Widerstand mit einer normalen oder nur leicht erniedrigten Auswurffraktion des Ventrikels gefördert werden.
Eine massive Myokardhypertrophie führt letztendlich zu einer Verminderung der Kontraktilität der Sarkomere und zu einer erhöhten Muskelsteifigkeit. Dagegen werden bei *akuten Druckbelastungen* Widerstandserhöhungen von mehr als 100 mm Hg vom gesunden linken Ventrikel ohne wesentliche Verminderung des Schlagvolumens bewältigt.
- *Volumenbelastungen:* Bei chronischen Verläufen sind das Schlagvolumen und das enddiastolische Volumen vergrößert. Die Wanddicke ist bei diesen Herzen gegenüber einer Druckbelastung nur gering erhöht. Kompensatorisch ist die diastolische Dehnbarkeit vergrößert, sodass bei normalem Füllungsdruck ein vergrößertes enddiastolisches Volumen vorliegen kann.
Bei Klappeninsuffizienzen bewirkt der systolische oder diastolische Reflux eine Verminderung des Schlagvolumens prozentual zum Regurgitationsvolumen. Die Kompensation besteht in einer Vergrößerung des Schlagvolumens und Druckanstiegen in den Ventrikeln, den vorgeschalteten Vorhöfen und venösen Stromgebieten.
Bei Angiokardiopathien mit Links-rechts-Shunt werden die Herzhälften unterschiedlich belastet. Besteht Kommunikation im Hochdruckgebiet, trägt das linke Herz eine Volumen- und das rechte Herz eine Druckbelastung davon. Bei Verbindungen im Niederdruckgebiet überwiegt zunächst die Volumenbelastung rechts. Das Schlagvolumen wird auch hier durch kompensatorische Mechanismen aufrecht erhalten. Eine Herzinsuffizienz wird besonders bei jungen Kindern schnell manifest, da Stauungen, Volumenretention und Abfall des HZV das System überfordern.
Weitere Faktoren mit negativer Auswirkung auf die Ejektionsfraktion enthält Tab. 5.16.
- *Frequenzbelastungen:* Durch eine autonom nervöse, adrenergische Stimulation kann vorübergehend oder permanent eine Tachykardie entstehen. Das Schlagvolumen ist bei diesen Formen (hyperkinetisches Syndrom, Hyperthyreose) normal oder mäßig erhöht, das Herzminutenvolumen stark erhöht. Eine Beeinträchtigung der Pumpfunktion ist akut nicht zu erwarten. Bei chronischem Verlauf ist jedoch die Entwicklung einer Tachymyopathie möglich.
Kardiogen verursachte Frequenzänderungen (supraventrikuläre, ventrikuläre Tachykardien) werden in Abhängigkeit von ihrer Dauer und Grundrhythmik unterschiedlich lange toleriert. Bei Frequenzen von mehr als 170/min (Grenzfrequenz) tritt eine Erhöhung des Vorhofdrucks auf, die diastolische Kam-

Tabelle 5.16 Faktoren mit negativer Auswirkung auf die Ejektionsfraktion

Vorlastreduktion:
Blut- und Plasmaverlust
Pulmonalarterieller Hochdruck
Herzrhythmusstörungen
Metabolische Entgleisungen
Atemstörungen
Nachlastvergrößerung:
Systemarterieller Hochdruck
Pulmonalarterieller Hochdruck
Linksherzobstruktion
Ausgeprägte Polyzythämie
Kontraktilitätsminderung:
Septische Erkrankungen
Azidose
Hypoglykämie
Hypoxie
Hyperkaliämie
Hyponatriämie
Hypokalzämie
Antiarrhythmika
Kardiomyopathie (dilatative)
Myokarditis
Mangel an kontraktiler Myokardsubstanz

merfüllung wird verkürzt und damit verringert sich das EDV.

Herzfrequenzen über 220/min reduzieren das HZV so erheblich, dass nur eine eingeschränkte Organversorgung möglich ist. Bei vorgeschädigtem Myokard liegt die Grenzfrequenz wesentlich tiefer, sodass bei exzessivem Frequenzanstieg sehr schnell eine akute Herzinsuffizienz eintritt. Kammerflattern/-Flimmern ist hämodynamisch gleich bedeutend mit einem Herzstillstand.

Bei sinkender Herzfrequenz erhöht sich das enddiastolische Volumen aufgrund der verlängerten Füllungsphase. Es resultiert eine verstärkte Kontraktionskraft mit größerem Schlagvolumen. Dadurch wird das HZV kompensiert. Die Grenze des enddiastolischen Volumens liegt bei Gesunden bei 145 ml/m² KOF. Ein weiterer Anstieg löst in der Regel Kammerflimmern aus. Die Toleranzgrenze für den unteren Frequenzbereich ist abhängig vom Alter und dem kardialen Funktionszustand. Säuglinge entwickeln bei einem dauerhaften Abfall der Herzfrequenz unter 60/min unter Umständen eine Herzinsuffizienz.

Preload, Afterload, Kontraktilität

Definition

Diese 3 Parameter stellen die mechanischen Determinanten der Kontraktion dar und bestimmen im Wesentlichen die kardiale Pumpfunktion.

Pathophysiologie

Preload:

Als *Vorlast* (Preload) bezeichnet man die bei Füllung der Herzkammern passiv entstandene *diastolische Faserspannung*, d.h. die Länge der Herzmuskelfasern zu Beginn der Kontraktion. Sie wird bestimmt vom venösen Rückfluss aus den Hohlvenen bzw. den Lungenvenen und der Dehnbarkeit der Ventrikel.

Für die kontraktile Funktion ist von Bedeutung, dass sich in Abhängigkeit von der diastolischen Dehnung der Ventrikelwand intrazellulär der *Zustand der kontraktilen Elemente* ändert. Ausgehend von kleineren enddiastolischen Ventrikelvolumina resultiert bei zunehmender Vordehnung eine kontinuierliche Dehnung der Sarkomere, bis sich bei einer Länge über 2,2 μm die Aktinketten gerade nicht mehr überlappen können.

Bei dieser Vordehnung ist die maximale Kraftentwicklung erreicht. Somit kann die Pumpleistung der Herzkammern durch eine Veränderung der Vorlast beeinflusst werden. Dieser bereits oben beschriebene *Frank-Straub-Starling-Mechanismus* hat besondere Bedeutung bei wechselndem venösen Blutangebot, z.B. durch Atmung, Lageänderungen oder körperliche Belastung. Dabei handelt es sich in der Regel um kurzfristig sich ändernde Belastungen des Herzens über wenige Herzschläge, denen es sich sofort anpassen muss, denn die extrakardialen Steuerungsvorgänge können wegen einer längeren Laufzeit den Anpassungsprozess erst nach Verzögerung regulieren. Dieser Mechanismus führt z.B. nach einer Extrasystole mit kompensatorische Pause zu einer vermehrten Füllung der Ventrikel und einem erhöhten Ejektionsvolumen.

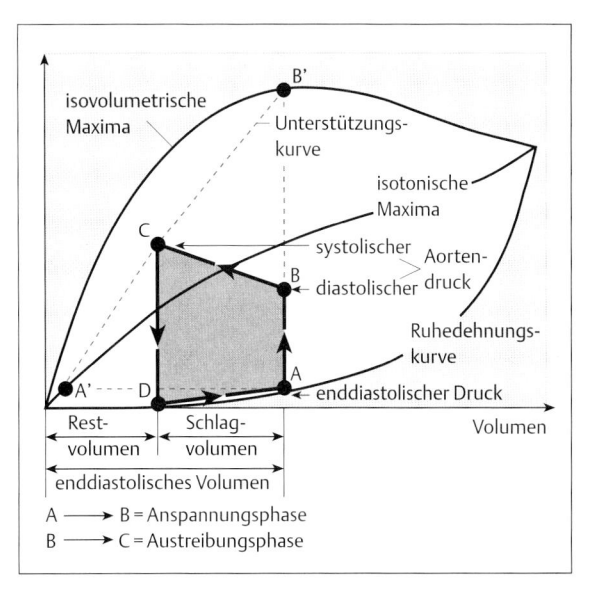

Abb. 5.3 Druck-Volumen-Beziehung des Herzzyklus im Arbeitsdiagramm.

Abb. 5.3 zeigt die normale Druck-Volumen-Beziehung während des Herzzyklus im Arbeitsdiagramm.

Eine chronisch erhöhte Vorlast kann nur bewältigt werden, indem das Myokard durch zusätzliche Anlagerung von Sarkomeren hypertrophiert. Bei Neugeborenen und jungen Säuglingen (bis 6. Monat) mit chronischer Druckbelastung steht nicht die Hypertrophie, sondern die *Hyperplasie* und Koronarangiogenese im Vordergrund der Anpassung. Eine Myokardveränderung dieser Art ist irreversibel und weist eine dauerhafte Funktionsstörung auf. Damit verbunden ist eine Zunahme des interstitiellen Bindegewebes, die sich durch eine vermehrte Steifigkeit negativ auf die diastolische Ventrikelfunktion auswirkt.

Daraus resultiert eine geringere Reaktionsfähigkeit auf Vorlaststeigerung und eine schnellere Entwicklung einer Herzinsuffizienz.

Abb. 5.4 (Romero u. Mitarb. 1972) lässt erkennen, dass die enddiastolische Druck-Volumen-Kurve für das Neugeborene gegenüber dem Erwachsenen nach links verschoben ist, sodass bei geringerer Compliance für die Förderung des gleichen Volumens ein höherer Druck benötigt wird.

Die Druckdifferenz (δp) ist größer.

Während bei der *exzentrischen Hypertrophie* neue Sarkomere in Reihe angelegt werden, geht die *konzentrische Hypertrophie* vor allem mit einer Vermehrung paralleler Sarkomere einher.

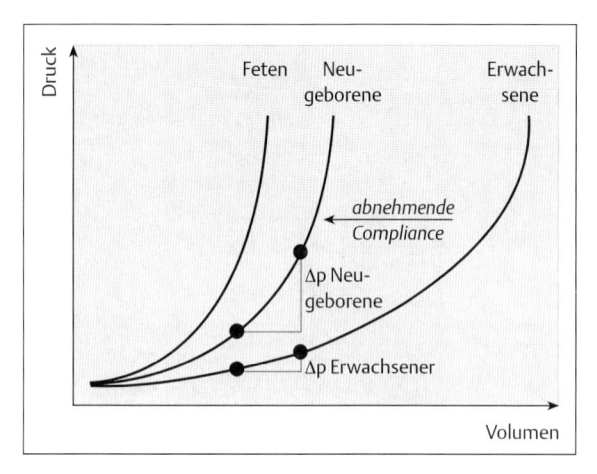

Abb. 5.4 Relation zwischen enddiastolischem Druck und Volumen für Feten, Neugeborene und Erwachsene (Romero u. Mitarb. 1972).

Durch eine gesteigerte Aldosteronsekretion werden Natrium, Chlorid und Wasser vermehrt durch die Nieren rückresorbiert und führen zu einer Volumenretention sowie einem Anstieg der venösen Drücke im großen und kleinen Kreislauf. Zunächst ist der damit einhergehende Anstieg der Vorlast für die Verbesserung des Schlag- und Herzzeitvolumens nach dem Frank-Straub-Starling-Mechanismus von Nutzen. Bei dauerhafter Steigerung der Vorlast kommt es jedoch zu Rückstauungen in den venösen Kreisläufen, die sich nachteilig auf die Funktion der betroffenen Organe (Leber, Lunge) auswirken und die Befindlichkeit des Patienten erheblich verschlechtern.

Auch durch *Verminderung der Vorlast* (Volumenmangel, Orthostasesyndrom) kann die Abnahme des Schlagvolumens eine kritische Verminderung des Herzzeitvolumens nach sich ziehen. In diesem Zusammenhang treten Symptome des Herzkreislaufschocks und nicht der Kongestion in den Vordergrund.

Pathologische Vorlastveränderungen haben insbesondere Kardiopathien mit rechts- und linksventrikulärer *Volumenbelastung* und *gestörter Myokardfunktion*.

Ähnliche Auswirkungen hat ein akutes oder chronisches *Volumenüberangebot* (Transfusion, Infusion) bei primär suffizientem Herzen.

In Abb. 5.5 (modifiziert n. Tobin u. Wetzel 1995) lässt die Druck-Volumen Beziehung auch für das Neugeborene erkennen, dass eine Erhöhung des Preload zur Steigerung des Schlagvolumens führt (aus SV wird SV1).

Wegen der Linksverschiebung der Druck-Volumen-Beziehung wird dafür jedoch ein höherer enddiastolischer Druck als beim Erwachsenen erforderlich. Steigt dieser über 15–20 mm Hg, wird die Myokardperfusion gestört und es kommt zum Kontraktilitätsverlust. Eine weitere Preload-Steigerung würde zwangsläufig zur Ödembildung mit verminderter Organperfusion führen.

Gegen ungünstige Förderbedingungen im absteigenden Schenkel der Druck-Volumen-Kurve ist das Herz durch die hüllende Funktion des Herzbeutels geschützt. Selbst hohe Füllungsdrücke bis zu 50 mm Hg führen deshalb nicht zu einer kritischen Überdehnung der Herzmuskelfasern.

Die Ruhedehnungskurve ist für beide Ventrikel nicht einheitlich, sondern wird für die jeweilige Kammer von deren Anatomie und funktionellem Zustand bestimmt. Der rechte Ventrikel ist dem linken Ventrikel blasebalgförmig angelagert, er weist eine relativ dünne Wand und einen halbmondförmigen Querschnitt auf.

Durch diese geometrischen und strukturellen Besonderheiten ist seine Dehnbarkeit (Compliance) größer als die des linken Ventrikels.

Das Volumen des rechten Ventrikels nimmt demnach bei gleichem Druckanstieg stärker zu. Bei muskulärer Wandhypertrophie setzt jedoch die Aufnahme des gleichen enddiastolischen Blutvolumens einen höheren enddiastolischen Druck voraus.

Durch Fibrosierungen unterschiedlicher Genese, sowie passagere Relaxationsstörungen weist ein akut oder chronisch geschädigtes Myokard eine verminderte Dehnbarkeit auf. Dadurch ist selbst bei ausreichend hohen Füllungsdrücken die Förderleistung ungenügend und ein *diastolisches Herzversagen* möglich.

Die Vorlastabhängigkeit der Leistungsfähigkeit des Herzens hat neben Anpassungsaufgaben im gesunden Kreislauf auch Relevanz für pathologische Arbeitsbedingungen.

Bei einem unzureichenden Herzminutenvolumens werden im Organismus verschiedene *neurohumorale Regulationsvorgänge* mit dem Ziel aktiviert, die Kreislaufhomöostase wieder herzustellen. Zu diesen Kompensationsmechanismen zählt die Erhöhung des Sympathikotonus sowie die Aktivierung des Renin-Angiotensin-Aldosteron-Systems (s. oben).

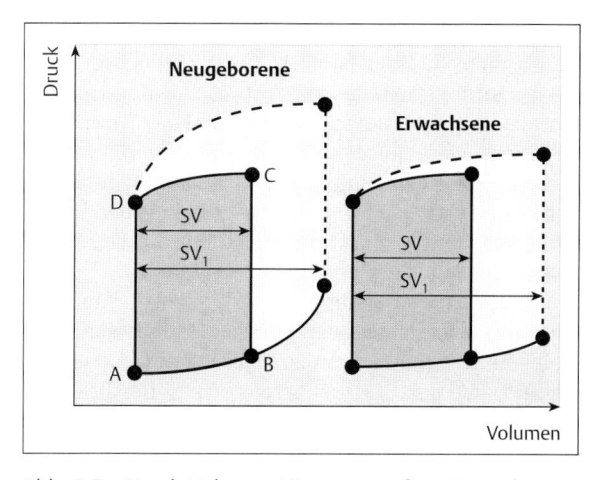

Abb. 5.5 Druck-Volumen-Diagramm für Neugeborene und Erwachsene bei erhöhter Vorlast (modifiziert nach Tobin u. Wetzel 1995).

Afterload:

Als *Nachlast* (afterload) bezeichnet man die *systolische Wandspannung*, die während des Blutauswurfs aufgebaut werden muss und die der Größe des Austreibungswiderstands der beiden Herzventrikel entspricht. Sie ist durch den Kammerdruck, Kammerradius und die Kammerwandstärke bestimmt. Die Hauptdeterminanten der Nachlast sind die mittlere systolische Wandspannung und das mittlere arterielle Druckniveau in der Systole.

Bei gesunden Personen sind die Druckwerte im linken Ventrikel und der Aorta etwa identisch, sodass die Nachlast im Wesentlichen durch den systolischen Blutdruck (systemarterieller Widerstand) bestimmt wird. Während des Kontraktionsablaufs wird die Aortenklappe bei Erreichen des diastolischen Aortendrucks geöffnet, und das Ejektionsvolumen wird unter mäßigem Druckanstieg ausgeworfen. Dabei erfährt der Ventrikel eine Volumenabnahme.

Zum Schlagvolumen befindet sich die Nachlast in inverser Beziehung, da die Verkürzungsfähigkeit der Herzmuskelfasern mit einem Anstieg der zuvor aufzubauenden Faserspannung abnimmt. Wesentliche Änderungen der Nachbelastung treten beim gesunden Herzen im Ruhezustand nicht auf. Sie kann sich lediglich beim Übergang von liegender in stehende Körperposition oder bei akut einsetzenden vegetativen Störeinflüssen oder Aufregungen etwas erhöhen.

Im Rahmen einer Herzinsuffizienz bewirken der kompensatorisch erhöhte Sympathikotonus sowie das Renin-Angiotensin-System eine arterielle Vasokonstriktion mit dem primären Ziel, die Perfusion der zentralen lebenswichtigen Organe aufrechtzuerhalten. Der damit verbundene Anstieg des systemarteriellen Gefäßwiderstands entspricht einer Nachlaststeigerung, die den Blutauswurf aus dem Ventrikel erschwert. Folge ist eine weitere Abnahme des Schlagvolumens und der Circulus vitiosus der Herzinsuffizienz ist geschlossen. Für den Patienten stellt sich ein neues Gleichgewicht mit erniedrigtem HZV und erhöhtem arteriellen Gefäßwiderstand ein.

Abb. 5.6 (modifiziert nach Tobin u. Wetzel 1995) verdeutlicht, dass eine erhöhte Nachlast das Herz zwingt, mit einem höheren systolischen Druck auszuwerfen.

Legt man die endsystolische Druck-Volumen-Beziehung zugrunde, kann man von einer Verringerung des Schlagvolumens bis hin zur frustranen Ejektion ausgehen.

Akute Druckbelastungen des linken Ventrikels (Hochdruckkrise) oder des rechten Herzens (Lungenembolie) führen zu einem erheblichen Anstieg des Afterload und Abfall des Schlagvolumens. Dieser Effekt ist umso ausgeprägter, je stärker die Myokontraktilität eingeschränkt ist. Während ein normales Herz linksventrikuläre Drücke bis 400 mm Hg und rechtsventrikulär bis 150 mm Hg entwickeln kann, sind vorgeschädigte Herzen bereits bei gering über dem Normbereich liegenden Druckwerten kaum noch zu einer normalen Schlagvolumenförderung fähig. Außerdem besteht die Gefahr einer Verstärkung des Rückwärtsversagens durch den Blutstau im venösen Strombett. Durch Senkung der Nachlast (pharmakologisch, Volumenveränderung) lässt sich das Schlagvolumen vergrößern und die Pumpleistung eines insuffizienten Herzens verbessern, ohne dass daraus eine Zunahme der Herzarbeit erwächst. Somit verhält sich die Steigerung des Schlagvolumens umgekehrt proportional zur Abnahme des arteriellen Druckniveaus.

Auswirkungen auf die Nachlast haben insbesondere Obstruktionen der Ausflussbahnen beider Ventrikel, Einengungen der pulmonal- und systemarteriellen Strombahn, akute Embolien sowie Volumenbelastungen des Herzens mit peripherer Vasokonstriktion.

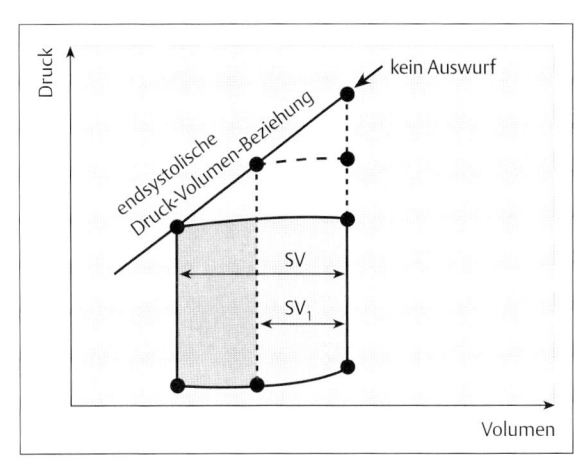

Abb. 5.6 Druck-Volumen-Diagramm bei erhöhter Nachlast (modifiziert nach Tobin u. Wetzel).

Kontraktilität:

Eine weitere Möglichkeit die Pumpfunktion des Herzens zu beeinflussen, besteht in der Veränderung der Kontraktilität. Der Begriff bezeichnet die Geschwindigkeit der Verkürzung des Herzmuskels und damit die Entwicklung der Schlagkraft.

Das normale Myokard besitzt eine große kontraktile Reserve, die als entscheidende Determinante für die Steigerung des Schlagvolumens einzustufen ist. Zellbiologisch resultiert bei der Kontraktilitätssteigerung eine zunehmende Rekrutierung von aktivierten Querbrücken im kontraktilen Element über eine Erhöhung der Calciumkonzentration im Zytoplasma. Dadurch kommt es zu einer Aufhebung der Hemmwirkung des Troponin-Tropomyosin-Komplexes am Aktinfaden während des Kontraktionsablaufs.

Die Einwirkungen auf die Kontraktilität des Myokards sind abhängig von der Katecholaminkonzentration. Eine Stimulierung der Betarezeptoren bewirkt über eine Aktivierung der Adenylatcyclase die Bildung von cAMP, das wiederum Calciumkanäle öffnet. Über die Triggerwirkung der einströmenden Ionen wird sekundär die Calciumfreisetzung aus dem sarkoplasmatischen Retikulum erhöht und damit die Kontraktionskraft verstärkt, während Änderungen der Vor- und Nachlast nur Längenänderungen der Sarkomere hervorrufen.

Die Auswirkung der Kontraktilitätssteigerung zeigt sich an einer Erhöhung der Kontraktionskraft. Bei gleichen Bedingungen für die Vor- und Nachlast wird ein größeres Schlagvolumen ausgeworfen und die Ejektionsfraktion erhöht. Umgekehrt können gleiche Schlagvolumina bei höheren arteriellen Drücken gefördert werden.

Die chronische Steigerung des Sympathikotonus zur Aufrechterhaltung der Kontraktilität führt jedoch zu einer Abnahme der myokardialen Betarezeptoren. Dieser Vorgang („Down-Regulation") bedingt eine Abnahme der Ansprechbarkeit des Herzens auf Katecholamine und trägt zur Progredienz der Herzinsuffizienz bei.

Bei eingeschränkter Myokontraktilität können kardiale Druckbelastungen schnell zur kritischen Verringerung der Schlagvolumina und zu Vergrößerungen des Restvolumens bzw. der Füllungsdrücke beitragen und ein akutes Vorwärts- und Rückwärtsversagen auslösen.

Verminderung der Kontraktilität: Durch muskuläre Hypertrophie oder Verlust an Muskelmasse kann die maximale myokardiale Verkürzungsgeschwindigkeit nur vorübergehend durch den Starling-Mechanismus kompensiert werden. Daneben besteht eine Verminderung der myokardialen Energieproduktion und -utilisation, sodass die vom ATP (Adenosintriphosphat) abhängigen Ionenpumpen partiell ausfallen, bei Sauerstoffmangel sogar stillgelegt werden. Ionenverschiebungen sind die Folge, führen zu einer Reduktion des Ruhepotenzials und vermindern den für die Myokardkontraktion notwendigen Calciumeinstrom.

Strukturelle und funktionelle Veränderungen des Myokards in Verbindung mit einer chronischen Herzerkrankung, akute und chronische Störungen der Koronarperfusion, toxische Einwirkungen durch Tumorchemotherapeutika, Pharmaka wie Antiarrhythmika, Betablocker, Calciumantagonisten und andere, aber auch Narkotika, Analgetika und Verschiebungen im Säure-Basen-Haushalt – insbesondere in den azidotischen Bereich – greifen an verschiedenen Stellen in den Kontraktionsprozess ein. Die Kenntnis der Pathomechanismen einer Kontraktilitätsstörung bilden die Voraussetzung einer wirksamen Therapie.

Lässt sich die Myokardkontaktlität steigern, verringert sich die Nachlast und das Restvolumen nimmt ab, sodass konsekutiv das Vorwärts- und Rückwärtsversagen abgebaut werden kann. Die Spannungsentlastung verbessert gleichzeitig die Koronarperfusion und der Wirkungsgrad der Pumpfunktion des Herzens nimmt wieder zu.

Die Therapie einer akuten oder chronischen Herzinsuffizienz ist am effektivsten, wenn es gelingt, diese Parameter zu normalisieren.

Kardiopulmonale Interaktionen

Definition

Durch die enge anatomische und funktionelle Verknüpfung von Herz und Lunge beeinflussen sowohl physiologische als auch pathologische Vorgänge die Funktion beider Organe im Sinne einer gegenseitigen Anpassung.

Ätiologie

Die Hämodynamik der pulmonalen Strombahn, die Teil des Niederdrucksystems ist, zeichnet sich durch eine starke Abhängigkeit der Gefäßmechanik von der Höhe des intraalveolären Drucks, einen niedrigen, weitgehend druckpassiven Strömungswiderstand und eine relativ geringe Tonusentwicklung der spärlichen Gefäßmuskulatur aus. Die Lungendurchblutung ist stark inhomogen und lageabhängig. Einen wesentlichen Einfluss auf die Regulation der pulmonalen Strombahn hat die alveoläre Ventilation. Sinkt der alveoläre pO_2 z. B. unter 60–70 %, kommt es unmittelbar zu einer Vasokonstriktion mit deutlichem Anstieg des pulmonalarteriellen Widerstands.

Pathophysiologie

Das pulmonale Gefäßbett hat eine Austauschfläche von 70–80 m^2 in Ruhe und 100 m^2 bei maximaler Durchblutung und umgibt etwa 700 Mio. Alveolen. In den Kapillaren sind bei tiefer Inspiration etwa 9 %, endexspiratorisch ca. 6 % des Blutvolumens enthalten. Die mittlere Kontaktzeit zu den Atemgasen im pulmonalen Kapillarbett beträgt etwa 0,7–0,8 s und verkürzt sich bei körperlicher Belastung bis auf 0,3 s. Aus dieser engen Verknüpfung der kardiopulmonalen Funktion wird verständlich, dass Funktionsstörungen des Herzens und der Lunge einen wesentlichen Einfluss auf die Druck- und Flussverhältnissen in den Lungenkapillaren ausüben.

Der Kapillardruck steht in enger Beziehung zum:
- Luftdruck in den Alveolen,
- Druck in den Arteriolen des Lungen und Bronchialgefäßsystems,
- Druck in den Lungenvenen.

Ein Druckanstieg im linken Vorhof und im venösen Schenkel des Pulmonalkreislaufs z. B. bei Dysfunktion des linken Herzens oder einer Überflutung des pulmonalarteriellen Gefäßbetts durch interventrikuläre und aortopulmonale Kurzschlüsse führt unmittelbar zu einer pathologischen kardiopulmonalen Interaktion. Das Filtrationsgleichgewicht zwischen den Kapillaren, dem Interstitium, dem Lymphsystem und den Alveolen wird instabil mit zusätzlichen Diffusionswiderständen. Bereits geringere Druckanstiege können die Balance destabilisieren, sodass Flüssigkeit in das Lungengewebe übertritt. Der Extravasalraum kann aber nur ein kleines Volumen aufnehmen, außerdem enden die Lymphgefäße vor den Alveolen. Bevor eine suffiziente Lymphdrainage einsetzt, steigt der *Flüssigkeitsgehalt* in der Alveolarwand mit negativen Auswirkungen auf die *Atemmechanik*, insbesondere durch eine Veränderung der Dehnbarkeit der Lunge. Die unmittelbare Folge ist eine *obstruktive Ventilationsstörung* und eine verminderte Organperfusion. Strömungsveränderungen über Anastomosen zwischen den Bronchial- und Pulmonalgefäßen verursachen ein Ödem der Bronchialschleimhaut und behindern zusätzlich die Ventilation. Durch den Anstieg der elastischen und Strömungswiderstände sind höhere transpulmonale Drücke erforderlich, um ein ausreichendes Atemzugvolumen zu bewegen. Das hat wiederum Einfluss auf den Tonus der Pulmonalvenen. Infolgedessen steigen die Vorlast, der Füllungsdruck und das Schlagvolumen des rechten Ventrikels an.

Der Circulus vitiosus zwischen Linksherzinsuffizienz, Störungen der Atemmechanik und der intrathorakalen Druckverhältnisse mit negativen Rückwirkungen auf die rechtsventrikuläre Funktion ist damit geschlossen.

Erhöhte Atemarbeit, Hyperventilation, Dyspnoe und Tachypnoe sind direkte Folgen der gestörten Atemmechanik. Sie lösen Angst aus und steigern den Sympathikotonus mit einem Anstieg des systemarteriellen Gefäßwiderstands. Tachykardie und das Risiko von Herzrhythmusstörungen belasten das insuffiziente Herz zusätzlich. In dieser Situation kann durch eine sitzende Körperhaltung der hydrostatische Druck verändert werden, denn im Sitzen enthält die Lunge weniger Blut als im Liegen, wodurch die Lungenhyperämie reduziert wird und eine Vorlastverminderung eintritt.

Durch das gestörte Ventilations-Perfusions-Verhältnis werden außerdem vermehrt arteriovenöse *Shuntarterien der Lunge* eröffnet, die mehr als 25% des rechtsventrikulären Auswurfvolumens vor dem Alveolarkreislauf abdrainieren und zur *Hypoxämie* führen. Der abrupte Abfall der arteriellen O_2-Spannung löst schließlich ein alveoläres Ödem aus.

Wirft der rechte Ventrikel ein größeres Blutvolumen in das Pulmonalarteriensystem aus, als der linke Ventrikel bewältigen kann (Shuntvitien), wird durch den Druckanstieg im Pulmonalkreislauf ebenfalls Flüssigkeit in das Interstitium und die Alveolen ausgepresst. Die Beeinträchtigung der Wirksamkeit des Surfactant und eine Instabilität der Alveolen mit abnehmender Dehnbarkeit der Lunge sind die Folge. Das Atemzugvolumen, welches am Gasaustausch beteiligt ist, wird kleiner und außerdem verlängert das Ödem die Sauerstoffdiffusionsstrecke.

In Tab. 5.17 sind die häufigsten Ursachen für pathologische kardiopulmonale Interaktionen aufgeführt.

Eine kompensatorische Hyperventilation kann die Bedingungen der Sauerstoffaufnahme nicht verbessern, sondern erhöht zusätzlich den O_2-Bedarf der Atemmuskulatur.

Der Druck im linken Vorhof hat einen wesentlichen Einfluss auf den diastolischen Druck in den Pulmonalarterien. Er steht in enger Beziehung zur Funktion des linken Ventrikels, obstruktiven Abflussbehinderungen und einer Volumenbelastung über das pulmonalarterielle Gefäßbett.

Durch eine Linksherzinsuffizienz mit *niedrigem Herzzeitvolumen* wird die periphere *Sauerstoffausschöpfung* intensiviert, der Lungenvenendruck steigt an und bewirkt transkapillar eine Nachlaststeigerung für den rechten Ventrikel mit Erhöhung des *Pulmonalgefäßdrucks*. Druckmessungen in diesem Gefäßbett gestatten somit Aussagen zur linksventrikulären Pumpfunktion.

Schließlich kann sowohl durch eine Vergrößerung des Herzens, als auch durch gestaute Pulmonalgefäße infolge der engen Beziehung einzelner Herz- und Gefäßabschnitte zum Bronchialbaum mechanisch eine Bronchuskompression mit Dyspnoe, Atelektasen oder Lungenüberblähung aufkommen.

> **!** Die oben aufgeführten pathophysiologischen Abläufe der kardiopulmonalen Interaktion zeigen den therapeutischen Ansatz auf, der in einer Senkung der Vor- und Nachlast sowie einer Volumenreduktion für den linken Ventrikel besteht.

Tabelle 5.17 Kardiovaskuläre und pulmonale Ursachen für pathologische Interaktion

Kardiovaskuläre Ursachen:
- persistierende fetale Zirkulation
- primär vermehrter pulmonaler Durchfluss
- primär verminderter pulmonaler Durchfluss
- pulmonalvenöse Rückstauung
- kritische Herzfehler
- alle Formen der Herzinsuffizienz mit Lungenstauung
- Aortenisthmusstenose (präduktal)
- Obstruktion der Lungengefäße
- Lungenembolie
- Herzrhythmusstörungen
- Kardiomegalie jeglicher Genese mit mechanischer Kompression pulmonaler Strukturen
- postnatale Polyglobulie

Pulmonale Ursachen:
- Asphyxie
- neonatale Ischämie
- ANS des Neugeborenen
- Zwerchfellhernien
- partielle Lungenagenesie
- Aspirationssyndrom (Mekonium)
- Flüssigkeitlunge des Neugeborenen
- obstruktive Atemwegserkrankungen
- Bronchiolitis (RS-Viren)
- maligne Mediastinalprozesse
- Lungenemphysem
- Pneumothorax
- Pleuraerguss
- Beatmung (PEEP↑, Druck↑)

Eine *suffiziente Beatmung* steigert den Druck in den Atemwegen, der PEEP verbessert die Ventilation schlecht belüfteter Lungenbezirke, vermindert die funktionellen Shuntverbindungen und vergrößert die funktionelle Residualkapazität. Die Reduktion des enddiastolischen Volumens führt letztlich zu einer Verbesserung der linksventrikulären Funktion und stabilisiert das HZV.

Die Erhöhung des intrathorakalen Drucks hat andererseits wesentliche Einflüsse auf das Kontraktilitätsverhalten des rechten Ventrikels. Durch hohe Beatmungsdrücke (PEEP) wird der venöse Return zum rechten Ventrikel reduziert und das Schlagvolumen weiter gesenkt. Was der rechte Ventrikel nicht auswirft, steht dem linken Ventrikel zur Systemperfusion nicht zur Verfügung. Ein erhöhter pulmonaler Widerstand und damit ein erhöhter pulmonaler Mitteldruck bedeutet eine zusätzliche systolische Rechtsherzbelastung.

Bei der Planung und Durchführung einer Beatmung müssen deshalb die kardiopulmonalen Interaktionen unbedingt Beachtung finden.

Klinik

Die Herzinsuffizienz ist keine eigenständige klinische Entität, sondern ein komplexes klinisches Syndrom verschiedener Ursachen. Sie ist keine Diagnose, sondern ein deskriptiver Begriff, der die kardialen und extrakardialen Störungen erfasst und nie unabhängig von der zugrunde liegenden Herzerkrankung und ihren Auswirkungen auf das Gesamtsystem gesehen werden darf.

Die klinischen Zeichen der Herzinsuffizienz sind Folge:
- einer Verminderung der Pumpfunktion,
- der Zunahme des Füllungsdrucks,
- der Auswirkung von Anpassungsmechanismen.

Das klassische klinische Bild der manifesten Herzinsuffizienz bietet in der Regel keine diagnostischen Schwierigkeiten. Die auffälligsten Symptome sind Folge der Stauung im großen und kleinen Kreislauf oder Zeichen der peripheren Minderperfusion.

Eine *manifeste Herzinsuffizienz* äußert sich bereits bei leichten Belastungen und im fortgeschrittenem Stadium als Ruheinsuffizienz.

Als klinisches Erscheinungsbild ist eine akute Herzinsuffizienz im Kindesalter selten. Am ehesten sind Säuglinge mit kongenitalen Kardiopathien betroffen, die in der Regel typische Symptome der Fehlfunktion aufweisen. Durch die *geringe kardiale Reservekapazität* des Neugeborenen und jungen Säuglings manifestieren sich sehr schnell Organfunktionsstörungen, während das ältere Kind einen Anpassungsspielraum ausschöpfen kann.

Je nachdem, ob es sich um eine akut eingetretene oder chronisch verlaufende Form handelt, unterscheiden sich die Anpassungsmechanismen und damit auch die klinischen Symptome. Bei einer akuten Form sind Adaptionsmechanismen nur in beschränktem Ausmaß wirksam, sodass die hämodynamischen Auswirkungen sowohl den Lungen- als auch den Körperkreislauf betreffen.

Wenn sich Herz und Kreislauf langsam an die gestörte Pumpfunktion oder eine erhöhte Belastung adaptieren können, treten die typischen klinischen Zeichen verhältnismäßig spät auf, und werden vorwiegend durch sekundäre Anpassungsmechanismen geprägt.

Bei einer *latenten Herzinsuffizienz* ist die herabgesetzte Pumpfunktion klinisch nicht sicher zu erkennen und oft nur durch hämodynamische Untersuchungen, insbesondere durch Belastungstests aufzudecken.

Unter Umständen gestattet das klinische Bild die Zuordnung der Pumpschwäche zum rechten bzw. linken Ventrikel oder lässt die Symptome einer Globalinsuffizienz erkennen.

Bei der klinischen Bewertung der Symptome sollten ursächliche Zusammenhänge zum Grundleiden hergestellt werden, um eine optimale Therapie zu konzipieren.

Tab. **5.18** enthält die Klassifikation der Herzinsuffizienz nach Schweregraden entsprechend den Vorgaben der New York Heart Association (NYHA [Smith et al. 1997]).

Tabelle 5.**18** New York Heart Association (NYHA). Klinische und hämodynamische Klassifikation der Herzinsuffizienz nach Schweregraden

Klinik		Hämodynamik	
NYHA-Klasse		HMV	LVEDP
0	Beschwerdefreiheit normale Belastbarkeit	normal	normal
I	Beschwerdefreiheit normale körperliche Belastbarkeit	normal	in Ruhe normal bei starker Belastung erhöht
II	Beschwerden bei stärkerer körperlicher Belastung	normal	bereits in Ruhe erhöht
III	Beschwerden bereits bei leichter körperlicher Belastung	bei Belastung vermindert	wie unter II
IV	Beschwerden bereits in Körperruhe	in Ruhe vermindert	wie unter II

LVEDP: Left Ventricular and Diastolic Pressure

Klinische Einschätzung

Bei der klinischen Befundeinschätzung hat es sich bewährt, die Symptome durch *Inspektion, Palpation, Perkussion und Auskultation* einzuordnen und den Schweregrad der kardialen Funktionsstörung zu klassifizieren.

Säuglinge und Kleinkinder mit einer Herzinsuffizienz sind häufig schlaff, auch ängstlich und ruhelos und bieten typische Zeichen einer schwerwiegenden Erkrankung.
Dazu gehören:
- schlechtes Gedeihen,
- Gewichtsstillstand bis zur kardialen Dystrophie infolge vermehrten Energieverbrauchs durch die gesteigerte Herzarbeit,
- erschwerte Atmung,
- ungenügende Kalorienzufuhr durch Trinkschwäche,
- rezidivierende Infekte.

! Die sog. kardiale Dystrophie als Ausschlussdiagnose bei allgemeiner Dystrophie sollte in Deutschland der Vergangenheit angehören.

Größere Kinder klagen über:
- Schwindel,
- synkopale Zustände,
- präkordiale Beschwerden,
- Palpitationen,
- Müdigkeit,
- Lustlosigkeit,
- Inappetenz.

Mögliche klinische Symptome bei überwiegender Rechtsherzinsuffizienz:
- Inspektion:
  - graublasses bis zyanotisches Hautkolorit,
  - Dyspnoe,
  - inspiratorische Atemmittellage,
  - Vossure,
  - Einflussstauungen im Bereich der großen herznahen Venen,
  - Jugularispulsationen,
  - Ödeme an den lageabhängigen Partien,
  - Sklerenikterus.
- Palpation:
  - tastbarer Venenpuls,
  - Hepatosplenomegalie,
  - Druckschmerz im Oberbauch,
  - Aszites.
- Auskultation:
  - Spaltung des I. Herztons über dem Mesokard (Druckbelastung des rechten Ventrikels),
  - fixiert gespaltener II. Herzton bei Volumen- und Druckbelastung,
  - akzentuierter II. Herzton bei erhöhtem Pulmonalarteriendruck,
  - Vorhofton.
   Daneben sind Herzgeräusche verschiedener Ursache, z. B. systolische Austreibungsgeräusche bei rechtsventrikulärer Ausflussbahnobstruktion, Regurgitationsgeräusche über der Trikuspidalklappe, diastolische Rückströmungsgeräusche über der Pulmonalklappe sowie diastolische Füllungsgeräusche auskultierbar.

Gelegentlich kommen Extrasystolen auf, sowie ein abgeschwächtes Atemgeräusch bei Pleuraerguss.

Mögliche klinische Symptome bei überwiegender Linksherzinsuffizienz:
- Inspektion:
  - Dyspnoe/Tachypnoe/Einziehungen (Belastungsdyspnoe, Ruhedyspnoe, Orthopnoe), Lungenödem durch Druckanstieg in den Lungenvenen mit Flüssigkeitsaustritt durch alveolokapillare Diffusionsstörung, Tachypnoe um 60/min möglich,
  - Reizhusten mit spastischer Komponente (Mitralstenose, Kinder mit dekompensierten Herzfehlern) durch Kompression und Rezeptorreizung,
  - Zyanose – zentral und/oder peripher durch ungenügende Sättigung und periphere Minderperfusion (Shuntvitien, komplexe Fehler), marmorierte Hautzeichnung (Gitterzyanose),
  - Ödeme besonders bei chronischem Verlauf, trotz Trinkschwäche deutliche Gewichtszunahme durch Flüssigkeitsretention.
- Palpation:
  - Pulse peripher abgeschwächt, oft frequent, anfangs auch kräftige Pulse möglich,
  - Haut kühl und feucht.
- Auskultation:
  - Rasselgeräusche, feinblasig oder rasselnd bis röchelnd durch Transsudation,
  - Stridor durch Bronchialkompression,
  - Tachykardie, bei progressivem Verlauf eher zunehmende Bradykardie,
  - Herztöne akzentuiert, bei erheblicher Pumpinsuffizienz abgeschwächt („stummes Herz"),
  - Galopprhythmus durch Druck- und Volumenanstieg im Ventrikel, verkürzte Diastole,
  - Herzgeräusche – systolische und diastolische bei Shuntvitien, Aorten- oder Mitralinsuffizienz.

Symptome bei Globalinsuffizienz (Synopsis der Rechts- und Linksinsuffizienz):
- eingeschränkte körperliche Leistungsbreite,
- Nykturie,
- Herzrhythmusstörungen,
- Tachykardie bereits bei geringer Belastung,
- Pleura- und Perikarderguss,
- periphere Ausschöpfungszyanose,
- Verminderung der zentralvenösen Sauerstoffsättigung in Körperruhe,
- Atemstörungen,
- zentrale und/oder periphere Zyanose,
- Herzvergrößerung.

Klinische Symptome bei kardiogenem Schock:

Sie entsprechen einem akuten Pumpversagen oder einer Verlegung der großen, vom Herzen abgehenden Blutwege bzw. einem akuten Blutverlust. Der Organismus befindet sich in einem präfinalen Zustand mit Hypotension und „Low Flow":
- hochgradige Blässe bis Zyanose der Haut- und Schleimhäute,
- Bewusstseinstrübung,
- Schlaffheit,
- extreme Atemnot, eher Bradypnoe als forciert mit inspiratorischer Atemmittellage und verlängertem Exspirium,
- feuchtkalte Haut, kühle Extremitäten,
- Hepato(spleno)megalie möglich,
- fadenförmiger peripherer Puls,
- frustrane Kontraktionen mit Pulsdefizit,
- kapillare Füllungszeit über 3 s verlängert,
- systolischer Blutdruck unter 90 mm Hg, mittlerer arterieller RR unter 60 mm Hg (Lebensalter!) bei enger RR-Amplitude,
- abgeschwächtes Atemgeräusch,
- Rasselgeräusche, überwiegend feinblasig,
- Tachykardie oder Bradykardie, auch Tachy- und Bradyarrhythmie,
- Herztöne abgeschwächt, Galopprhythmus,
- Multiorganversagen.

Differenzialdiagnostisch zum kardiogenen Schock ist ein perakutes Kreislaufversagen durch Herzstillstand (AV-Block), Verlegung des linksventrikulären Ausstroms (Vorhoftumor, LV-Obstruktion) sowie eine orthostatische Synkope abzugrenzen.

Diagnostik

Zur Kardiodiagnostik hat sich ein breites Spektrum an nichtinvasiven und invasiven Untersuchungstechniken etabliert. Dieses Methodenspektrum muss in Abhängigkeit vom klinischen Zustand des Patienten und der Erfahrung des Arztes differenziert zur Anwendung kommen. Wesentliche Fortschritte sind auf dem Gebiet der nichtinvasiven bildgebenden Diagnostik zu verzeichnen. Sie gestattet es u. a., Fehlbildung oder Funktionsstörung bereits pränatal zu erfassen. Dadurch kann das gesamte postnatale Management bei erwarteter Fehlbildung oder Fehlfunktion beschleunigt und optimiert erfolgen. Daneben stehen preiswerte und handliche elektronische Überwachungssysteme für ein Heimmonitoring gefährdeter Kinder zur Verfügung. Ihr Einsatz hat nur Sinn, wenn die Eltern über Fähigkeiten in der Laienreanimation verfügen.

Zur diagnostischen Einschätzung und Verlaufsbeurteilung im Rahmen einer Herzinsuffizienz ist neben der klinischen Einschätzung durch das Pflegepersonal und den Arzt eine breitbasige Funktions- und Labordiagnostik erforderlich. Hierzu gehören:
- Blutdruckmessung arteriell/zentralvenös,
- Messung der Körpertemperatur,
- transkutanes O_2- und CO_2-Monitoring als Standard bei Beatmungspatienten und persistierender Perfusionsstörung,
- Pulsoxymetrie,
- Elektrokardiogramm (Holter-Monitoring),
- Phonokardiogramm (beschränkte Aussage),
- Röntgendiagnostik (verschiedene Strahlengänge),
- Echokardiographie (unentbehrlich)
- TEE (transösophageale Echokardiographie), Stressechokardiographie,
- Doppler-Sonographie (Farb-Doppler),
- Katheterangiographie (differenziert),
- Labordiagnostik,
- Kardio-CT, MRT, nuklearmedizinische Verfahren bei besonderer Fragestellung.

Arterielle Blutdruckmessung

Die arterielle Blutdruckmessung ist:
- problemlos und überall einsetzbar,
- als Manschettenmessung oder invasiv möglich,
- für Akut- und Langzeitmessung geeignet,
- Hauptparameter des Monitoring bei der Patientenüberwachung,

Ihre Aussage ist bei erniedrigtem HZV eingeschränkt (Tab. 5.19).

! Die invasive arterielle Messung bei Intensivpatienten postoperativ und im kardiogenen Schock ist Voraussetzung für eine differenzierte Patientenbeurteilung und zur Steuerung der Therapie.

Tab. 5.20 enthält Angaben zu den normalen Blutdruckwerten (systolisch, diastolisch, Mitteldruck in mm Hg) in Bezug zum Lebensalter.

Zentralvenöse Druckmessung

Diese ist unverzichtbar zur Einschätzung des ZVD und zur Therapieoptimierung. Gegebenenfalls über einen Pulmonaliskatheter mit erweiterter Aussage zur Frage der Nachlast für den rechten Ventrikel (Pulmonalvenendruck).

Elektrokardiographie

Einzeluntersuchung, Längsschnittkontrolle, Langzeit-EKG, Belastungs-EKG.

Für die Intensivtherapie ist das EKG ein wesentlicher Parameter des Monitoring.

Tabelle 5.19 Systemarterielle Blutdruckwerte (oberer Normbereich) in mm Hg für Knaben und Mädchen vom 1. bis 17. Lebensjahr (Plenert u. Heine 1984)

Alter in Jahren	Jungen Systole (mm Hg)	Diastole (mm Hg)	Mitteldruck (mm Hg)	Mädchen Systole (mm Hg)	Diastole (mm Hg)	Mitteldruck (mm Hg)
1	95–103	50–55	80– 87	98–104	52–55	82– 87
2	100–110	55–63	85– 95	99–105	57–60	85– 90
3	105–113	65–70	92–100	100–106	61–64	85– 92
4	107–115	65–72	93–101	101–108	64–67	88– 94
5	108–117	71–76	95–103	103–109	66–70	90– 96
6	109–118	74–79	97–105	104–111	69–72	92– 98
7	110–119	77–81	99–106	106–112	71–74	94– 99
8	112–120	79–83	101–107	108–114	72–76	96–101
9	113–122	80–85	102–109	110–116	74–77	98–103
10	115–123	81–86	103–110	112–118	75–78	99–104
11	117–125	82–87	105–112	114–120	76–80	101–106
12	119–128	83–87	107–114	116–123	78–81	103–109
13	121–130	83–88	108–116	118–124	79–82	105–110
14	124–133	83–88	110–118	120–126	80–83	106–111
15	127–136	84–89	112–120	121–128	84–80	107–113
16	130–138	86–90	115–122	122–129	81–84	108–114
17	132–141	88–93	117–125	123–129	81–85	109–114

Tabelle 5.20 Normale arterielle Blutdruckwerte (systolisch, diastolisch, Mitteldruck) in Bezug zum Lebensalter (Körpergewicht) (Plenert u. Heine 1984)

Körpergewicht/ Alter	Blutdruck	Blutdruck (mm Hg)
1000–2000 g*	systolisch (S)	50
	diastolisch (D)	30
	mittel (MD)	38
2000–3000 g	systolisch	60
	diastolisch	35
	mittel	42
über 3000 g	systolisch	65
	diastolisch	40
	mittel	50
1 Jahr	systolisch	100
	diastolisch	50–60
	mittel	85
6 Jahre	systolisch	110
	diastolisch	60–80
	mittel	95
10 Jahre	systolisch	110–120
	diastolisch	60–80
	mittel	100
16 Jahre	systolisch	110–120
	diastolisch	70–80
	mittel	102
Erwachsene	systolisch	100–140
	diastolisch	60–90
	mittel	105

*: Pauschalwert für unreife Neugeborene: MD = SSW

Berechnung des arteriellen Mitteldrucks: $(mSAP) = S - \dfrac{S-D}{3}$

Normalwert (EW) = 80–105 mm Hg

! Die variable Ätiologie der Herzinsuffizienz lässt spezifische EKG-Kriterien nicht zu. Für den Einzelfall ergeben sich jedoch Zusatzinformationen zur Grundkrankheit und dem Entwicklungsstadium. Eine Korrelation zum Schweregrad der Herzinsuffizienz besteht nicht. Durch wiederholte Ableitungen wird die Befundeinschätzung informativer.

Im EKG sind ablesbar:
- manifeste Dysrhythmien,
- Hinweise auf myokardiale Nekrosen,
- Hypertrophiezeichen,
- temporäre Hypoxie,
- Perikarditis (Niedervoltage),
- Elektrolytverschiebungen.
  Eine Herzfehlerdiagnose ist nicht möglich.

Abb. 5.7 bietet eine Synopsis der wichtigsten EKG-Befunde von der normalen Stromkurve bis zu den wesentlichen Herzrhythmusstörungen.

Phonokardiographie

Registrierung normaler und pathologischer Herztöne und Geräusche in der Zuordnung zum EKG. Sie ergänzt die Auskultation und trägt zur Differenzierung von zweifelhaften Auskultationsbefunden (Galopprhythmus) bei. Der besondere Stellenwert ist mit den akustischen Phänomenen bei angeborenen Herzfehlern verknüpft, eine wesentlicher Beitrag zur Beurteilung der Herzinsuffizienz ist nicht zu erwarten.

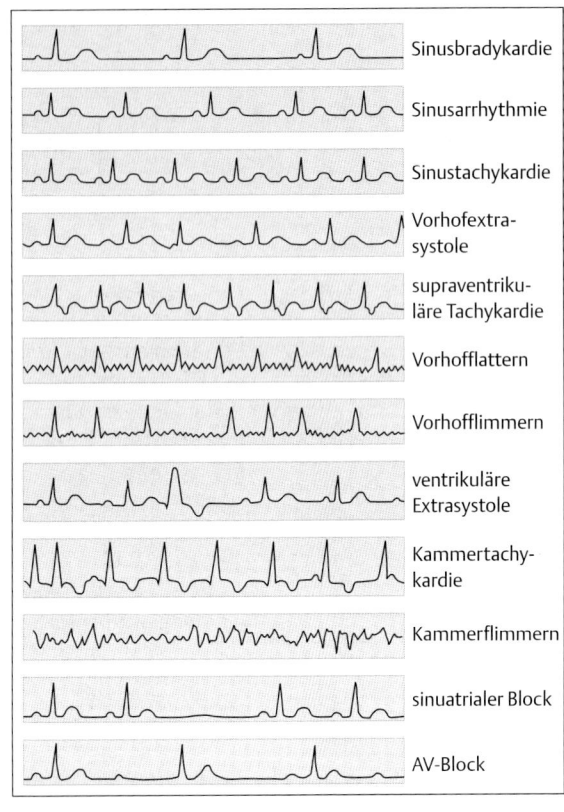

5 Spezielle Funktionsstörungen und Krankheitsbilder

Sinusbradykardie
Sinusarrhythmie
Sinustachykardie
Vorhofextrasystole
supraventrikuläre Tachykardie
Vorhofflattern
Vorhofflimmern
ventrikuläre Extrasystole
Kammertachykardie
Kammerflimmern
sinuatrialer Block
AV-Block

Abb. 5.7 Synopsis der wichtigsten EKG-Befunde.

Konventionelle Röntgenaufnahme

In der Regel schnell verfügbare bildgebende Untersuchung, die eine synoptische Bewertung *röntgenmorphologischer Informationen* vom Herzen zulässt, wie:
- Lage,
- Größe,
- Ausdehnung,
- Formveränderung,
- herznahe Gefäße.

Außerdem ermöglicht sie in einer Projektionsebene die Einschätzung:
- der Lungenstrombahn,
- der Lungen,
- der Zwerchfelle,
- des Stützgerüsts.

Durch frontale und Schrägprojektion sowie Ösophaguskontrastierung ist ein diagnostischer Zugewinn erreichbar. Nachteilig sind die Strahlenbelastung, uneinheitliche Aufnahmetechnik und Fehlprojektionen.

Befundabhängige Röntgenkriterien:
Rechtsherzinsuffizienz im Röntgenbild (Abb. 5.8):
- Querverbreiterung des Herzens in die linke Thoraxhälfte bei ausgefüllter Herzbucht,
- progrediente Verbreiterung des Herzens nach rechts durch dilatierten rechten Vorhof als Hinweis auf (relative oder manifeste) Trikuspidalinsuffizienz,
- Verbreiterung der oberen Hohlvene und der V. azygos,
- bei ausgeprägter Rechtsinsuffizienz basaler Pleuraerguss möglich,

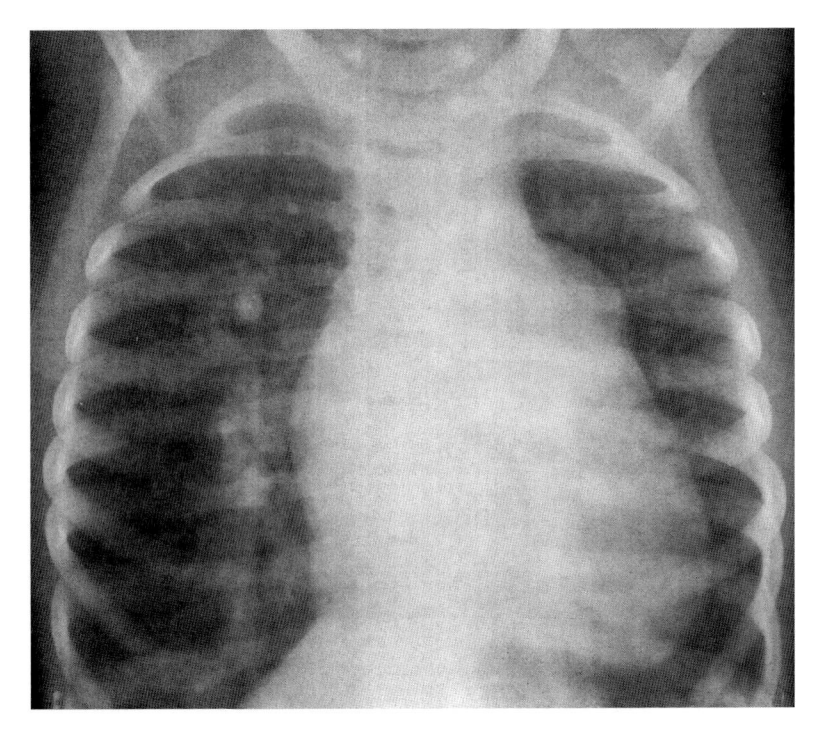

Abb. 5.8 Röntgen-Thoraxbild bei Rechtsherzinsuffizienz.

- kardiale Pleuraergüsse meist rechtsseitig und anfangs basal subpulmonal gelegen, eindeutige Erfassung durch Röntgenbild in rechter Seitenlage (Erguss läuft nach kranial ab) möglich.
- weitere röntgenmorphologische Zeichen:
  - kein Hinweis auf venöse Lungenstauung,
  - flächenmäßige Vergrößerung des rechten Vorhofs und rechten Ventrikels bei prätrikuspidalen Shuntvitien,
  - prominentes Pulmonalsegment,
  - Kalibererweiterung der Pulmonalarterien,
  - Dilatation der Pulmonalisgabel und der Pulmonalarterien bis in die Segmentarterien und unscharfe Abgrenzung der Gefäßhili,
  - aktive Lungenstauung,
  - Diskrepanz zwischen den Kalibern der dilatierten zentralen Pulmonalarterien und den engen peripheren Gefäßen bei arterieller pulmonaler Hypertension mit charakteristischen Kalibersprüngen, scharfe Abgrenzung der Gefäßhili,
  - transparente Lungenperipherie.

Linksherzinsuffizienz im Röntgenbild (Abb. 5.9):
Die Veränderungen sind gut erfassbar. Eine Vergrößerung nach links kann aber auch durch dilatatorische Vergrößerung beider Ventrikel eingetreten sein.

Bei myogener Dilatation vermehrte Restblutmenge, deshalb systolisches und diastolisches Ventrikelvolumen vergrößert, meist Einbeziehung des linken Vorhofs und der Lungenvenen.

- Verbreiterung des Herzens in die linke Thoraxhälfte mit vergrößerter Herzlängsachse, die in den Zwerchfellschatten eintauchen kann,
- Kontur des linken Vorhofs als Vorhofdoppelkontur erkennbar,
- prominentes Mittelsegment (verstrichene Herztaille), im Frontalbild mit Kontrastmitteldarstellung des Ösophagus Dorsalverlagerung und Impression desselben,
- Kerley-A-Linien = radiäre hiluswärts gerichtete Streifen,
- Kerley-B-Linien = kostodiaphragmale Septumlinien als Zeichen des interstitiellen Lungenödems,
- Dilatation der Lungenvenen mit mehr milchig streifiger Gefäßzeichnung bis in die Lungenperipherie und verwaschener Absetzung der Gefäßhili,
- Kardiomegalie mit diffus fleckigen Eintrübungen besonders der Mittel- und Unterfelder.

Globale Herzinsuffizienz:
Zeichen der Links- und Rechtsinsuffizienz sind kombiniert im Röntgenbild nachweisbar (Abb. 5.10).

> **!** Bei hämodynamisch wirksamen Angiokardiopathien werden Form und Größe des Herzens von den veränderten Strömungsbedingungen beeinflusst, sodass bei der Interpretation auf zusätzliche Zeichen wie Lungengefäßzeichnung, Lunge, Pleura, Thymusdrüse zu achten ist.

Im kardiogenen Schock ist infolge der Pumpinsuffizienz eine Kardiomegalie mit aktiver und passiver Lungenstauung zu erwarten. Eine normale Herzsilhouette spricht eher für eine extrakardiale Ursache des Schockgeschehens.

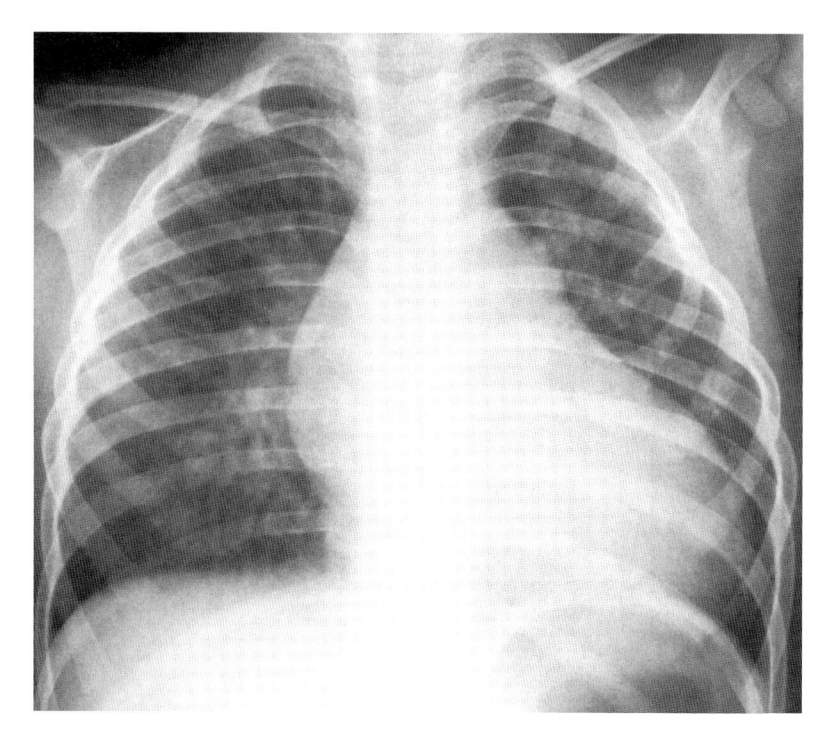

Abb. 5.9 Röntgen-Thoraxbild bei Linksherzinsuffizienz.

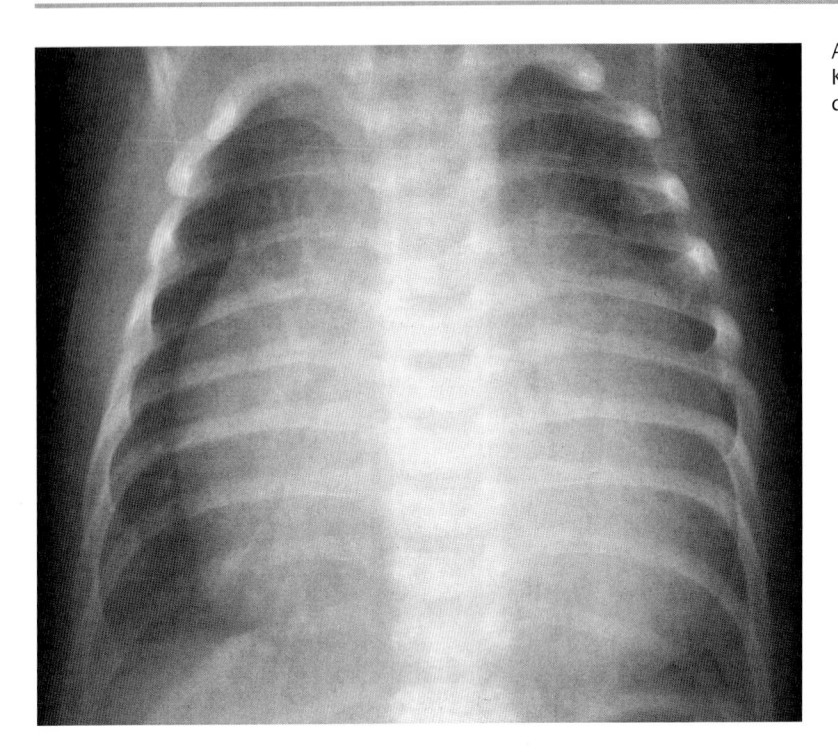

Abb. 5.10 Röntgen-Thoraxbild mit Kardiomegalie bei Globalinsuffizienz durch dilatative Kardiomyopathie.

Echokardiographie und Doppler-Sonographie

Echokardiographisch sind die Morphologie und der Funktionszustand des Herzens in der Regel gut zu erfassen, eine Tamponade auszuschließen und z. T. eine detaillierte Aussage über Flow und Druckverhältnisse möglich. Die Methode ist nicht invasiv, völlig ungefährlich, nicht belastend und häufig wiederholbar. Bei Kindern gehört die Echokardiographie zu den wertvollsten kardiologischen Diagnostikmethoden und sie ist für die Auschlussdiagnose eines Patienten mit Herzinsuffizienz unabdingbar.

Einschränkungen in der Aussage sind bei ungenügender Erfahrung des Untersuchers oder durch unzureichende Strukturerfassung möglich.

Dopplersonographisch lassen sich die Regurgitationen über insuffizienten Klappen quantitativ beurteilen und Druckdifferenzen anhand des Geschwindigkeitsprofils ermitteln.

Durch die Farbkodierung sind Shuntverbindungen und Klappenregurgitationen noch besser zu beurteilen.

Die transösophageale Echokardiographie erlaubt semiinvasiv eine gute Darstellung der Aortenwurzel, des linken Vorhofes und der thorakalen Aorta. Bei akuter Herzinsuffizienz kann sie zur strukturellen und funktionellen Beurteilung (Mitralis, Aorta, Valsalva-Aneurysma, Aortenprothesenleck) wesentlich beitragen.

Informationsgewinn durch die Echokardiographie:
- Herzkammerdimensionen und Volumina,
- Einschätzung der Kontraktilität/Pumpfunktion,
- Vermessung der Kammerwandstärken/Septum,
- Morphologie der Klappen und des Klappenapparats,
- Strömungsbeurteilung/Druckabschätzung,
- Beweglichkeit der Herzklappen,
- Erkennung und Vermessung bei Perikarderguss,
- Erfassung von Tumoren, Thromben und endokarditischen Vegetationen,
- Morphologie und Funktion bei angeborenen Herzfehlern,
- mögliche Abgrenzung bei Mediastinalprozessen mit enger Beziehung zum Herzen.

Der besondere Nutzen ergibt sich in der nichtinvasiven bettseitig möglichen Verlaufskontrolle zur Einschätzung von Morphologie und Funktion unter der Therapie.

Echokardiographische Parameter bei manifester Herzinsuffizienz:
- Größenzunahme der Ventrikel und Vorhöfe über den altersentsprechenden Normbereich,
- linksventrikuläre Verkürzungsfraktion < 28 %,
- Ejektionsfraktion < 60 %,
- abnorme Stellung (Kinetik) des Kammerseptums,
- Klappenregurgitationen (Mitralklappe),
- Kinetikstörungen.

Invasive Diagnostik

Der Stellenwert liegt in der Möglichkeit, anatomische Strukturen des Herzens und der intrathorakalen Gefäße darzustellen. Durch Kontrastmittelinjektionen sind hämodynamische Besonderheiten erfassbar. Dazu besteht die Möglichkeit zur Messung der aktuellen Füllungsdrücke und arteriovenösen Sauerstoffdifferenz zur Berechnung von Shuntgrößen (Abb. 5.11). Auch die Ermittlung

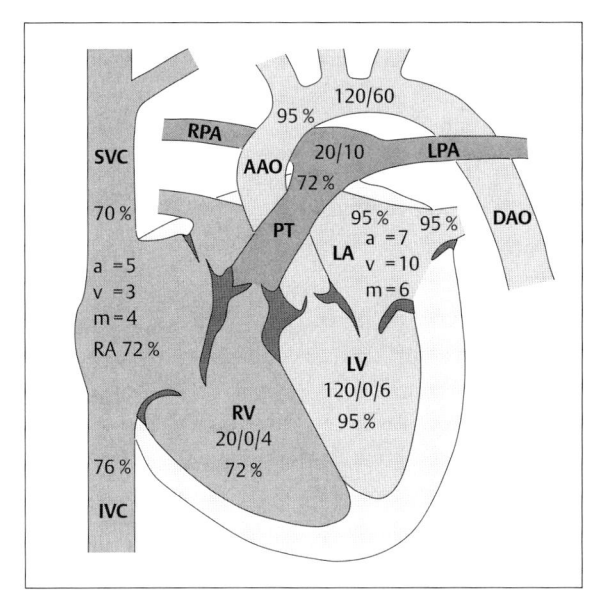

Abb. 5.11 Schematische Darstellung des normalen Herzens und der großen Gefäße mit Druckwerten [mm Hg] und Sauerstoffsättigung [%].
AAO = Aorta ascendens
DAO = Aorta descendens
IVC = V. cava inferior
LA = linker Vorhof
LPA = linke A. pulmonalis
LV = linker Ventrikel
PT = Pulmonaltrunkus
RA = rechter Vorhof
RPA = rechte A. pulmonalis
RV = rechter Ventrikel
SVC = V. cava superior

des Herzminutenvolumens mittels Dilutionsmethoden (Thermodilution) ist möglich.

Die Ausmessung des kontrastmittelangefärbten linken Ventrikels in Endsystole und Enddiastole gestattet unter Einsatz geeigneter Computerprogramme eine Errechnung der Volumina und der Ejektionsfraktion.

Indikation bei Herzinsuffizienz:
- Abklärung morphologischer und hämodynamischer Besonderheiten bei kongenitalen Vitien die durch nichtinvasive Methoden nicht erfassbar sind,
- Dokumentation morphologischer und hämodynamischer Befunde für eine notwendige Operation bei nicht beherrschter Herzinsuffizienz in Verbindung mit Fehlbildungen,
- interventionelle Eingriffe zur Reduzierung valvulärer Obstruktionen, die eine Herzinsuffizienz hervorrufen, Angioplastien (Aortenisthmus),
- Ballonatrioseptostomie (Transposition),
- interventionelle Verschlüsse arteriovenöser Shuntverbindungen (Duktusokklusion, Kollateralgefäße, künstliche Shunts),
- ggf. Myokardbiopsie bei dilatativer Kardiomyopathie zur Abgrenzung einer Myokarditis.

Befunde bei Herzinsuffizienz:
- Nachweis pathologischer Füllungsdrücke in den Vorhöfen – rechts über 8 mm Hg, links über 16 mm Hg,
- erhöhter systolischer und enddiastolischer Ventrikeldruck,
- intravasale Druckerhöhung,
- verlängerte Kontrastmittelverweildauer in den Ventrikeln durch verminderte Ejektion oder Regurgitation bei Klappeninsuffizienz bzw. großem Shuntvolumen,
- pulmonalvenöse Untersättigung durch intrapulmonale arteriovenöse Kurzschlüsse,
- Diffusionsstörungen,
- Ventilationsstörung durch kardiopulmonale Interaktion, Rechts-links-Shunt,
- systemvenöse Untersättigung durch erhöhte periphere Sauerstoffausschöpfung.

Die invasive Diagnostik ist dem Notfall vorbehalten. Zunächst sollte eine Rekompensation durch eine adäquate Therapie angestrebt werden.

Labordiagnostik

Wesentlicher Bestandteil der Primärdiagnostik und zur Beurteilung des Therapieerfolgs. Hierzu gehören:
- Säure-Basen-Status,
- arterieller pO_2, Hyperoxietest,
- Blutbild mit Thrombozytenzahl,
- Blutzucker,
- Eiweiß im Serum,
- Serumelektrolyte mit Magnesium,
- Serumeisenspiegel,
- Entzündungsparameter, CRP,
- Virusdiagnostik und Blutkulturen (arteriell, venös) bei Verdacht auf Myokarditis jeder Genese,
- Kreatinin, Leberwerte und Fermente,
- CK, LDH (myokardspezifische Fermente),
- Blutgerinnungsparameter,
- Urinstatus,
- Digitoxinspiegel im Serum (Zeitpunkt der Blutabnahme zur letzten Einnahme beachten).

Weitere Untersuchungen

Sie sind von den spezifischen Fragestellungen abhängig. Hierzu gehören:
- Kardio-CT,
- MRT,
- Radionukliddiagnostik.

Die Indikation ist nur in seltenen Fällen gegeben und muss den Aufwand gegen den diagnostisch/therapeutischen Nutzen rechtfertigen.

Indiziert sind diese Verfahren bei:
- Perikardprozessen,
- Herztumoren,
- Störungen der Kinetik bei normalen Koronararterien,

- zur Beurteilung des rechten Ventrikels,
- zur Gewebedifferenzierung und Lagebeziehung intrathorakaler Strukturen,
- zur Beurteilung der Aorta bei Verdacht auf Aneurysma oder Ektasie.

Moderne Klappenprothesen sind MRT-fähig, Streueffekte verwischen jedoch die Erkennbarkeit der Klappen und der benachbarten Gewebeareale.

Sinnvoll ist der Einsatz in der Regel bei chronischen Verläufen zur morphologischen und funktionellen Detailabklärung oder Validierung dyskinetischer Befunde. Technische Weiterentwicklungen deuten darauf hin, dass mittels Angio-MRT und Spiral-CT eine sehr gute Detailauflösung mit 3-D-Rekonstruktionen möglich wird, sodass diese Verfahren an Bedeutung gewinnen werden.

Therapie

J. Syska

Eine erfolgreiche Therapie der Herzinsuffizienz erfordert einige Grundvoraussetzungen:
- Diagnose der Grundkrankheit,
- Kenntnis anatomischer und pathophysiologischer Zusammenhänge,
- Einschätzung des Schweregrads der Herzinsuffizienz und der Kreislaufstörung,
- technische und medikamentöse Voraussetzungen,
- optimales Überwachungssystem.

Bei der Einschätzung des Grundleidens muss geklärt werden, ob es sich um eine akute Herzinsuffizienz bei bisher anatomisch und funktionell normalem Herzen (z. B. akute Myokarditis) oder eine akute Dekompensation eines strukturell und funktionell vorgeschädigten Organs handelt. Im Kindesalter entwickelt sich eine Herzinsuffizienz überwiegend im Zusammenhang mit einer angeborenen Fehlbildung des Herzens.

Soweit die anatomischen und pathophysiologischen Besonderheiten kongenitaler Angiokardiopathien bekannt sind, können anhand des aktuellen klinischen Bildes, der hämodynamischen Störungen und altersentsprechender Spezifika therapierelevante Entscheidungen gefällt werden. Sehr zu beachten sind die Umstellungsvorgänge des Neugeborenenalters bezüglich der primären kardiopulmonalen Adaptation und den möglichen Störungen dieser Phase z. B. durch persistierende fetale Zirkulation, postnatale Polyglobulie, Ductus arteriosus apertus u. a.

In Abhängigkeit vom Schweregrad – z. B. kompensierte Herzinsuffizienz oder kardiogener Schock – ist eine moderate Stufentherapie bis zum gesamten Repertoire der kardialen Intensivtherapie erforderlich.

Ziel aller Therapiekonzepte ist die Aufrechterhaltung einer ausreichenden Durchblutung vitaler Organe, vor allem des Gehirns, der Nieren, der Lunge und des Herzens selbst. Dazu gehört die Ökonomisierung der Herzarbeit mit einer konsekutiven Senkung des myokardialen Sauerstoffverbrauchs, sowie die Wiederherstellung normaler Strömungsverhältnisse. Eine ausreichende Organdurchblutung ist in der Regel dann gegeben, wenn der arterielle Mitteldruck 65 mm Hg beträgt (altersabhängige Normwerte beachten!). Längerdauernde RR-Abfälle unter diesen Wert sind unzureichend und führen meist zum prärenalen Nierenversagen. Noch niedrigere Werte bewirken eine zerebrale Funktionseinschränkung mit Somnolenz und Verwirrtheit.

Die Pharmakotherapie mit Substanzen, die das kardiovaskuläre System beeinflussen, erfordert Kenntnisse über deren Wirkungsprofil und mögliche Interaktionen. So ist z. B. der blutdrucksteigernde Effekt einer rein positiv inotropen Therapie nicht in allen Fällen ausreichend, denn bei einer kritischen Hypotension sind u. a. vasokonstriktorische Pharmaka und ein ausreichendes Volumenangebot zusätzlich erforderlich.

Der *Therapieeffekt* bedarf einer ständigen Überprüfung. Dazu dient unter anderem die Überwachung der Patienten mittels:
- EKG,
- Blutdruckmonitoring (arteriell, zentralvenös),
- Messung der Atemfrequenz,
- Messung der Körpertemperatur,
- Bestimmung des Säure-Basen-Haushalts,
- Ermittlung von pO_2 und pCO_2,
- einschließlich Datenspeicherung.

■ Stufenplan der Therapie

Das therapeutische Vorgehen kann sich an einem (modifizierbaren) Stufenplan mit folgendem Ablauf orientieren:
- allgemeine Maßnahmen,
- Ausschaltung komplizierender Faktoren,
- Flüssigkeitsbilanzierung,
- Ernährung und Kalorienangebot,
- Korrektur metabolischer Entgleisungen,
- Pharmakotherapie allgemein,
- Pharmakotherapie speziell mit Wirkung auf Vorlast/Nachlast/Kontraktilität,
- Rhythmusstabilisierung (Normalisierung).

Da etwa 70 % aller Herzinsuffizienzzustände im jungen Kindesalter infolge einer kongenitalen – selten einer erworbenen – Angiokardiopathie vorkommen, ist eine zügige und schonende Ausschlussdiagnostik anzustreben, um das Therapiekonzept dem Grundleiden entsprechend zu modifizieren. Neben der konservativen Therapie ist die Möglichkeit für eingreifende Therapieformen (Intubation und Beatmung, Katheterintervention, ECMO, Dialyse, Kardiochirurgie) zu schaffen. Bei Angiokardiopathien ist die Beseitigung oder Reduktion der hämodynamischen Belastung durch einen sofortigen bzw. frühzeitigen herzchirurgischen Eingriff oder eine Katheterintervention kausal anzustreben.

Tabelle 5.21 Synopsis der Therapie bei akuter Herzinsuffizienz (kardiogener Schock)

Allgemeine Maßnahmen	Nachlastveränderung	Vorlastveränderung	Inotropiesteigerung
Lagerung: Lungenödem: • erhöht 30–40° lagern Schock ohne RR-Messbarkeit: • flach lagern	**Nitroglycerin:** • 1–5 µg/kg KG/min per infusionem • p. o.: Tropfen/Spray wenn kein Zeitverzug möglich • RR-beachten!	**Natriumnitroprussid:** • 1–8 µg/kg KG/min per infusionem ausreichender RR erforderlich!	**Dobutamin:** • 7–15 (–20) µg/kg KG/min i. v. **Dopamin:** • 2–3 µg/kg KG/min i. v.
Beatmung: • Bewusstseinstrübung **O₂-Gabe:** • Spontanatmung Rhythmusnormalisierung Cave: negative Inotropie vieler Präparate	**Furosemid** • 1 mg/kg KG i. v./Repetition cave: Volumenmangel Füllungsdruck < 6 mm Hg	**Nitroglycerin oder Enoximon**	**Adrenalin:** • 0,01–0,1–1 (–5) µg/kg KG/min • 0,3 µg/kg KG /min – optimal Nur einsetzen, wenn Dobutamin sine effectu!
Analgosedierung: nicht generell, jedoch großzügig bei Bedarf • Diazepam: 0,2 mg/kg KG oder Midazolam: 0,1 mg/kg KG • Morphium: 0,1 mg/kg KG oder Fentanyl: 2 µ/kg KG	**Enoximon:** 0,25 (–0,5) mg/kg KG/min	**ACE-Hemmer:** • ventrikuläre Dysfunktion • großer Links-rechts-Shunt • Mitral- und/oder Aorteninsuffizienz *Lopirin:* • 0,1–0,5 mg/kg KG p. o. in 2–4 ED/d	**Digitalisglykoside:** • chronischer Verlauf mit Kontraktilitätsreserve • Vorhof- Tachydysrhythmie
Pufferung: • Natriumbicarbonat • Trispuffer Cave: Kontraindikationen zunächst Zirkulation wieder herstellen	**HF oder PD:** • therapierefraktäres Lungenödem		
Flüssigkeitsrestriktion: • 60–80 % des Erhaltungsbedarfs • Exsikkose vermeiden • ausreichend Kalorien	**Sonderfall:** *Dekompensation mit myokardialer Insuffizienz:* • Kardiomyopathie • Myokarditis • komplexe Fehlbildung • postoperativ	**Kombination von:** • Dobutamin • Enoximom • Nitroglycerin	

HF: Hämofiltration, PD: Peritonealdialyse

Für die Pharmakotherapie stehen wirksame Substanzen zur Vor- und Nachlastreduktion, Vasodilatation und Kontraktilitätssteigerung zur Verfügung. Die kombinierte Anwendung verschiedener Substanzen mit unterschiedlicher Wirkung steigert den Erfolg und reduziert die Nebenwirkungen (Tab. 5.21).

Vorlastsenkung

Die Vordehnung oder Füllung der Herzkammern bis zum Ende der Diastole entspricht der Vorlast (Preload) und ist abhängig vom systemvenösen und pulmonalvenösen Rückfluss sowie der Dehnbarkeit der Ventrikel. Bei maximaler Vordehnung ist eine maximale Kraftentwicklung möglich, steigt die Vorlast weiter, fällt die myokardiale Kraftentwicklung rapide ab. Somit kann durch eine Veränderung der Vorlast die Pumpleistung beeinflusst werden.

Eine Vorlastreduktion ist im Kindesalter bei allen Formen eines hydrostatischen aber auch bei einem „Low-Pressure"-Lungenödem erforderlich.

Zu den Angiokardiopathien, die besonders auf eine Vorlastreduktion ansprechen gehören:
- Aorteninsuffizienz,
- Mitralinsuffizienz,
- Ductus arteriosus persistens,
- aortolinksventrikulärer Tunnel,
- aortopulmonales Fenster,
- atrioventrikuläre Septumdefekte (ASD),
- großer Ventrikelseptumdefekt (VSD),
- große arteriovenöse Fisteln (AV-Fisteln),
- massive Trikuspidal- und Pulmonalinsuffizienz.

Folgende Möglichkeiten zur Vorlastreduktion mit Einzelsubstanzen oder in Kombination bestehen:
- bei schwerer Herzinsuffizienz einschließlich kardiogenem Schock: Diuretika und Vasodilatanzien,

- bei hohem linksventrikulären Füllungsdruck: zusätzlich Phosphodiesterase-III-Hemmer,
- bei Lungenödem (kardiogen/extrakardial): Negativbilanzierung, evtl. Hämofiltration und Dialyse,
- bei akuter Dekompensation mit Schocksymptomatik: Beatmung (PEEP) mit erhöhtem Sauerstoffangebot.

Diuretika

Bei i. v. Applikation eines Schleifendiuretikums vom Typ Furosemid tritt eine hämodynamische Wirkung innerhalb von 15-20 Minuten ein. Der Haupteffekt besteht in einer Verminderung des zirkulierenden Volumens und einer Senkung der kardialen Füllungsdrücke. Zusätzlich haben diese Substanzen offenbar auch eine vasodilatierende Sofortwirkung, die zeitlich vor dem diuretischen Effekt einsetzt, und zur Nachlastreduktion bei myokardialer Pumpinsuffizienz ausgenutzt werden kann. Durch die Erniedrigung des enddiastolischen Kammervolumens und des enddiastolischen Drucks ist ein Anstieg des Auswurfvolumen bei verbesserter Druck-Volumen-Relation zu erzielen. Bei Volumen- und Elektrolytmangel ist der Einsatz diuretischer Substanzen äußerst kritisch vorzunehmen. Patienten mit ausreichendem arteriellen Blutdruck, die auf eine diuretische Therapie nicht ansprechen, können nötigenfalls durch eine arteriovenöse Hämofiltration entwässert werden
Die wichtigsten *Präparate* sind:

Furosemid (Lasix/Furesis):
- ED: 0,5-2 mg/kg KG i. v.
- Infusion: 6 mg/kg KG/d

Etacrynsäure (Hydromedin):
- ED: 0,5-1 mg/kg KG i. v. (nicht überschreiten)
Vorsicht bei Kindern unter 2 Jahren!

Piretanid (Arelix):
- KI: 0,1 mg/kg KG i. v.
Applikation wiederholbar (wenig Erfahrung bei Kindern)

Torasemid (Unat):
- ED: 0,05 mg/kg KG i. v.
Wenig Erfahrung bei Kindern.

Spironolacton. Es kann zusätzlich zur Anwendung kommen, wenn unter der Behandlung mit Schleifendiuretika keine ausreichende Diurese erreicht wird. Die Wirkung der klassischen Diuretika wird verstärkt, gleichzeitig wird die kaliuretische Wirkung abgeschwächt. Spironolactone sind Steroidanaloga der Mineralocorticoide und wirken antagonistisch auf Aldosteron im distalen Tubulus. Sie erhöhen die Natriumausscheidung im Urin, während Kalium retiniert wird. Die kaliumretinierende Wirkung trägt zur positiv inotropen Wirkung bei. Wegen des verzögerten Wirkungseinsatzes ist Spironolacton für eine Akutbehandlung ungeeignet. Besondere Vorsicht ist bei einer Niereninsuffizienz wegen der Gefahr einer Hyperkaliämie angebracht.

Spironolacton (Aldactone):
- KI: initial 4 mg/kg KG/d
- ab 3. Tag: 2 mg/kg KG in 2 ED p. o.

Vasodilatanzien

Sie dienen zur Reduktion des venösen Rückstroms, bewirken einen Abfall des venösen Füllungsdrucks und -volumens und reduzieren die myokardiale Wandspannung (erleichterte Relaxation). Die Anwendung ist nur möglich, wenn der arterieller Mitteldruck um 65 mm Hg und darüber liegt (altersbezogene Mittelwerte beachten).

Nitroglycerin. Nitroglycerin ist das Medikament der Wahl zur raschen diastolischen Drucksenkung. Sublingual appliziert setzt die Wirkung nach wenigen Minuten ein. Die Substanz erweitert den venösen Schenkel des Systemkreislaufs und die venöse Lungenkapazität. Ein drastischer Abfall des Lungenkapillardrucks kann eintreten, wobei das Gleichgewicht im Flüssigkeitsaustausch zugunsten einer stärkeren Flüssigkeitsaufnahme verbessert wird.

Die Dosierung muss vom Blutdruckverhalten abhängig gemacht werden. Ein zusätzlicher Blutdruckabfall ist zu vermeiden, da die Herzinsuffizienz bereits zu einer hypotensiven Zirkulationsstörung führt. Bei Linksherzobstruktion mit guter Kontraktilität sollten Nitroglycerinpräparate nicht verwendet werden. Die ständige Messung des arteriellen Drucks ist unter dieser Therapie unbedingt erforderlich!

Trinitrosan:
- Dauerinfusion: 0,5-5-(20) µg/kg KG/min

Natriumnitroprussid. Natriumnitroprussid wirkt vasodilatierend (venös und arteriell) und senkt einen erhöhten Füllungsdruck. Durch die Abnahme der Wandspannung resultiert eine Steigerung der Ejektionsfraktion.

Die Wirkung ist unabhängig vom zentralen und autonomen Nervensystem. Bei Hypovolämie, Linksherzobstruktion, Aortenisthmusstenose oder Nierenfunktionsstörungen ist die Anwendung nicht gerechtfertigt. Entwickelt sich unter der Behandlung eine kardiale Arrhythmie oder besteht eine metabolische Azidose, muss die Zufuhr abgebrochen werden.

Nipruss:
- Dauerinfusion: 1-8-(10) µg/kg KG/min

Phosphodiesterasehemmer (PDE-Hemmer)

Die Phosphodiesterasehemmer wirken über eine Erhöhung der zellulären Konzentration von cAMP und einer dadurch ausgelösten Aktivierung von Proteinkinasen. Durch die gesteigerte Phosphorylierung des sarkolemmalen Ca^{2+}-Kanals wird mehr intrazelluläres Calcium für die Kontraktion zur Verfügung gestellt. Neben der Kontraktilitätssteigerung haben PDE-Hemmstoffe positiv chronotrope und dromotrope Effekte steigern abnorme Impulsbildungen und können dadurch Arrhythmien auslösen.

Enoximon (Perfan). Enoximon ist eine inotrop und vasodilatierende Substanz. Die Wirkung wird hervorgerufen durch eine Hemmung der Phosphodiesterase (PDE-III) mit vermehrter Bereitstellung von intrazellulärem Calcium für die Kontraktion.

Pharmakokinetik: Nach i.v. Gabe werden rasch hohe Konzentrationen erzielt. Die Eliminationshalbwertszeit beträgt 4,2 Stunden (bei Herzinsuffizienz über 6 Stunden), und die Metabolisierung erfolgt in Leber und Niere. 70–80% werden als Sulfoxid über die Niere ausgeschieden.

Therapeutischer Wert: Enoximon sollte bei schwerer Herzinsuffizienz in der Akutbehandlung (bis zu 48 Stunden) angewendet werden. Es kann m.E. die Katecholamine nicht ersetzen. Besonders wirksam ist eine Kombination mit Katecholaminen, wenn es nach länger dauernder Behandlung zu einer Down-Regulation der Betarezeptoren (4–6 Tage) gekommen ist.

Enoximon (Perfan):
- Bolus: 0,5 mg/kg KG i.v. (langsam < 12,5 mg/min)
- nachlassende Wirkung: 2. Dosis erneut 0,5–1,0 mg/kg KG (15–30 min nach der 1. Dosis)
Weitere Injektionen nach 4–8 Std. möglich.
Tagesmaximum: 2–3 mg/kg KG
- Infusion (alternativ): 5–20 µg/kg KG/min bis zum Wirkungseintritt
Anwendung nicht länger als 48 Stunden.

Nebenwirkungen: Supraventrikuläre und ventrikuläre Arrhythmien, Hypotonie, Kopfschmerzen, Übelkeit, Erbrechen, Diarrhöe.

Amrinon (Wincoram). Amrinon ist eine positiv inotrop wirksame Substanz vom Typ der PDE-Hemmstoffe. Durch eine Hemmung des Abbaus von cAMP kommt es unter Amrinon gleichfalls zu einer vermehrten Freisetzbarkeit von intrazellulärem Calcium und damit zu einer Steigerung der Kontraktionskraft.

Pharmakokinetik: Für therapeutische Zwecke steht nur die i.v. Applikationsform zur Verfügung. Bei i.v. Bolusinjektion (Aufsättigungsdosis) wird das Maximum der Wirkung rasch erreicht. Die Wirkungsdauer hält auch nach Absetzen länger an als die der Katecholamine.

Therapeutischer Wert: Als positiv inotrop wirksame Substanz kann Wincoram eine Bereicherung bei der Therapie der schweren Herzinsuffizienz bzw. des kardiogenen Schocks sein. Es ist mit Katecholaminen kombinierbar und vermag deren positiv inotropen Effekt zu potenzieren. Die bisherigen Behandlungsergebnisse sind jedoch nicht so, dass Dobutamin als Standardsubstanz durch Amrinon ersetzt werden kann. Für eine Langzeittherapie ist auch Wincoram nicht geeignet.

Amrinon (Wincoram):
Die Dosis sollte von klinischen und hämodynamischen Effekten abhängig gemacht werden. Amrinon darf nur mit 0,9%iger Natriumchloridlösung verdünnt werden. Die Dauer der Therapie sollte maximal 14 Tage betragen.
- *initialer Bolus:* 0,5 mg/kg KG Wincoram in einer Geschwindigkeit von ca. 1 mg/s
- *weitere Bolusdosen:* 0,5–1,5 mg/kg KG in 10- bis 15-minütigen Intervallen
- *Erhaltungsdosis:* Infusion mit 5–50 µg/kg KG/min

Nebenwirkungen: Bei längerer Dauer der Applikation (12 Stunden und mehr) muss mit Thrombozytopenien und Transaminasenanstieg sowie bedeutsamen kardialen Arrhythmien gerechnet werden.

Kontraindikationen sind:
- Hypovolämie,
- obstruktive Kardiomyopathie,
- Aortenstenose,
- unbehandelte hochfrequente Herzrhythmusstörungen.

Nachlastverminderung

Das Schlagvolumen verhält sich umgekehrt proportional zur Nachlast. Eine Erhöhung der Nachlast (erhöhter arterieller Widerstand) kann eine verlangsamte und geringere Entleerung der Herzkammern herbeiführen.

Die Verringerung der Nachlast – z.B. bei Mitralinsuffizienz oder Kammerseptumdefekt durch Abstrom des Bluts in das Niederdrucksystem – bewirkt neben einer Senkung des systemarteriellen Widerstands einen Anstieg des Schlagvolumens, und erniedrigt das endsystolische Volumen. Das Schlagvolumen kann somit über eine Veränderung der Nachlast gesteuert werden.

Bei schwerer Herzinsuffizienz sind in der Regel die Kompensationsmöglichkeiten über den Frank-Starling-Mechanismus, den Anstieg der Vorlast oder eine Kontraktilitätssteigerung ausgeschöpft.

Die verfügbaren Präparate senken durch direkten Angriff an den peripheren Widerstandsgefäßen die Nachlast, indem sie an der glatten Gefäßmuskulatur angreifen oder eine Alpharezeptorblockade auslösen.

Zu den wirksamen Substanzen gehören:
- Dihydralazin,
- Prazosin,

- Calciumantagonisten,
- Nitrate,
- ACE-Hemmer.

Für den *akuten Einsatz* haben sich *Natriumnitroprussid* und *Glyceroltrinitrat* wegen ihrer guten Steuerbarkeit durch die sehr kurze Halbwertszeit bewährt. Im *chronischen Gebrauch* wird jedoch die Gegenregulation des sympathikoadrenergen und Renin-Angiotensin-Aldosteron-Systems aktiviert, was den Nachlast senkenden Effekt antagonisiert und zu einer zusätzlichen Flüssigkeitsretention sowie Reflextachykardie führt. Diese Effekte beobachtet man insbesondere unter *Dihydralazin und Prazosin*. Sie sollten bei Kindern im Akutfall nicht verwendet werden, da ihre Wirkung schlecht steuerbar ist.

ACE-Hemmer. Durch die ACE-Hemmer ist ein wesentlicher Beitrag zur Verbesserung der kardialen Pumpfunktion – auch zur Senkung der Nachlast – möglich.

Im Vergleich zu den bereits erwähnten vasodilatierenden Substanzen haben sie eine zunehmende Bedeutung zur Behandlung der chronischen Herzinsuffizienz erlangt.

Ihre Wirkung erstreckt sich auf das zirkulierende und ortsständige Renin-Angiotensin-System am Herzen, im Gefäßsystem und den Nieren. Die Hemmung der Umwandlung von Angiotensin I in Angiotensin II verhindert die durch Angiotensin II vermittelte Vasokonstriktion. Infolge der Gefäßerweiterung wird unter anderem die Nierendurchblutung verbessert, vermehrt Natrium und Wasser ausgeschieden und die Sekretion von Aldosteron reduziert. Zusätzlich wird die Katalysierung von Bradykinin beeinflusst, das somit als vasodilatierende Substanz vermehrt zur Verfügung steht. Durch ihre antisympathikotone Wirkung wird zusätzlich die Herzfrequenz verlangsamt.

Die ACE-Hemmer sind relativ nebenwirkungsarm und gewähren bei der Behandlung der Herzinsuffizienz günstige Einflüsse auf Vor- und Nachlastbedingungen. Bei dieser Indikation sollte den ACE-Hemmern mit kürzerer Halbwertszeit der Vorzug eingeräumt werden, da sie besser steuerbar sind (Captopril). Bei Präparaten mit Langzeitprofil könnte eine anhaltende Blutdrucksenkung den renalen Perfusionsdruck ungünstig beeinflussen, und gegebenenfalls zu einer bedrohlichen Hyperkaliämie führen.

Die derzeit verfügbaren Präparate haben keinen direkt dilatierenden Einfluss auf das Pulmonalarteriensystem, deshalb ist ihr Einsatz auch bei Kardiopathien mit größerem Links-rechts-Shunt sinnvoll.

Daneben ist eine Vasodilatation zur Verminderung der Nachlast bei allen akuten Zuständen einer Herzinsuffizienz mit erhöhtem enddiastolischen Volumen indiziert, wenn trotz Verbesserung der Myokontraktilität und Vorlastreduktion die Anhebung des Herzzeitvolumens nur unvollständig bleibt. Dazu gehören:
- Mitral- und Aorteninsuffizienz,
- Myokarditis,
- dilatative Kardiomyopathie,
- angeborene Herzfehler mit Links-rechts-Shunt,
- univentrikuläre Hämodynamik.

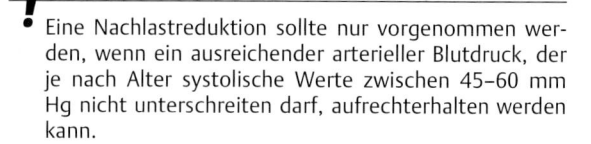

! Eine Nachlastreduktion sollte nur vorgenommen werden, wenn ein ausreichender arterieller Blutdruck, der je nach Alter systolische Werte zwischen 45–60 mm Hg nicht unterschreiten darf, aufrechterhalten werden kann.

Eine Pharmakotherapie zur Nachlastreduktion ist eher kontraindiziert bei:
- einer rechts- oder linksventrikulären Ausflussbahnobstruktion durch obstruktive Kardiomyopathie,
- Aortenstenosen,
- Aortenisthmusstenose,
- Infundibularstenose.

Die in der Therapie verfügbaren Substanzen unterscheiden sich durch ihre unterschiedliche Wirksamkeit am venösen und/oder arteriellen Gefäßbett.

Nitroprussidnatrium

Nitroprussidnatrium (z. B. Nipruss):
- 0,5–8 µg/kg/min

Die Vasodilation betrifft die Arteriolen und den venösen Gefäßbereich. Sie kann bei großem Abstrom in das venöse Pooling zum Abfall des Füllungsdrucks und des Schlagvolumens führen, sodass die Vorlast durch entsprechende Volumenzufuhr wieder angehoben werden muss. Bei längerem Einsatz ist mit einer Zyanidvergiftung zu rechnen.

Glyceroltrinitrat

Glyceroltrinitrat (z. B. Trinitrosan):
- 0,5–5–20–(60) µg/kg KG/min

Die arterielle Vasodilatation ist geringgradig, die venöse steht im Vordergrund, deshalb ist auch die Nachlastsenkung weniger effektiv. Bei Optimierung der Vorlast (z. B. Druck im linken Vorhof über 11–12 mm Hg) ermöglicht die Substanz einen z. T. signifikanten Anstieg des Schlagvolumens.

! Nitratpräparate führen bei kontinuierlicher Zufuhr bereits nach 12–24 Stunden zu einer Tachyphylaxie mit der Notwendigkeit der Dosissteigerung.

Einige Stunden nach Beendigung der Anwendung ist der erneute Einsatz in Normaldosierung möglich. Intermittierende Gaben sind wenn möglich zu bevorzugen.

Therapie

Prostacyclin

> Prostacyclin (Flolan):
> 5–20 µg/kg KG/min

Prostacyclin eignet sich insbesondere zur Nachlastreduktion für den rechten Ventrikel bei Widerstandserhöhung im Pulmonalkreislauf. Unter der Anwendung ist ein systemischer Blutdruckabfall wahrscheinlich, deshalb ist eine konsequente Blutdrucküberwachung notwendig.

Einer Kreislaufzentralisation kann durch Volumenzufuhr und Katecholamingaben mit systemischer Nachlaststeigerung (Dopamin, Noradrenalin) überbrückt werden. Ein Abbruch der Flolaninfusion muss vom therapeutischen Bestreben abhängig gemacht werden.

Die Wirkung hält nach Abbruch der Infusion noch ca. 30 Minuten an.

ACE-Hemmer

Balancierte Vasodilatatoren mit sowohl venöser wie arterieller Gefäßerweiterung.

Captopril (Lopirin). Captopril ist nur oral einsetzbar. Die Halbwertszeit beträgt 2 Stunden. Effektiv über 8 Stunden, deshalb 3 Dosen. Dosierung langsam steigern. Elimination renal, Vorsicht bei Niereninsuffizienz.

> Captopril (Lopirin):
> zu Beginn:
> - 0,1 mg/kg KG in 2 ED
> Erhaltungsdosis:
> - 1,5 mg/kg KG/d für Säuglinge
> - 0,5–(6) mg/kg KG/d in 2–4 Dosen für ältere Kinder

Enalapril (Xanef). Oral und i.v. verwendbar.

> **Enalapril (Xanef):**
> - 0,08–0,16–(0,5) mg/kg KG/d in 2 Dosen

Halbwertszeit, Blutdrucksenkung und renale Perfusion sind unter Enalapril verlängert!

Stickstoffmonoxid

Stickstoffmonoxid (NO) wirkt unmittelbar auf die glatte Gefäßmuskulatur und ist identisch mit dem Relaxationsfaktor des Endothels (ERDF).

Wirkprinzip: Das Wirkprinzip ist identisch mit dem anderer NO-Donatoren wie Nitroglycerin oder Natriumnitroprussid. Durch die Zufuhr über ein Beatmungsgerät ist ein selektiver Kontakt zu den pulmonalen Widerstandsgefäßen möglich, ohne den Systemkreislauf zu beeinträchtigen.

Indikation: Insbesondere nach Korrektur von Herzfehlern mit pulmonal-arterieller Hypertonie mit erwarteter oder aufkommender pulmonaler Hochdruckkrise durch Dysfunktion des Lungengefäßendothels, ist eine transpulmonale Senkung des Gefäßwiderstands in einem hohen Prozentsatz erfolgreich möglich. Das PFC-Syndrom stellt eine weitere Indikation dar.

Vorgehen: Die Dosierung von 2–10(–20) ppm (parts per million) muss bei der Zufuhr über spezielle Systeme am Atemgerät exakt überwacht werden. Nebenwirkungen ergeben sich speziell durch die Bildung von Methämoglobin. Die Konzentration darf 3% der Hämoglobinkonzentration nicht überschreiten. Im Exspirationsgas sollten 3 ppm NO_2-Konzentration nicht überschritten werden, da höhere Werte ein toxisches Lungenödem hervorrufen können.

Kontraktilitätssteigerung

Die Pumpleistung des Herzens wird unmittelbar durch die Veränderung der Kontraktilität beeinflusst. Die Auswirkung einer Kontraktilitätssteigerung äußert sich in einer Erhöhung der systolischen Kontraktionskraft und einem erhöhten Ejektionsvolumen.

Die Steigerung der Kontraktilität durch positiv inotrope Pharmaka führt demnach zur Steigerung des Schlag- und Herzzeitvolumens. Infolge der daraus resultierenden Verbesserung der systolischen und diastolischen Funktionen sinken in den meisten Fällen auch die Füllungsdrücke.

Die elektromechanische Kopplung in der Herzmuskelzelle, welche über die Freisetzung von Calciumionen vermittelt wird, kann an verschiedenen Stellen durch Medikamente im Sinne einer Steigerung der Kontraktion beeinflusst werden. Im Kindesalter werden als inotrope Pharmaka eingesetzt:
- Katecholamine,
- Herzglykoside,
- Phosphodiesterasehemmer,
- Glucagon,
- gelegentlich Kalium-Insulin-Infusionen (Tab. 5.22).

Tabelle 5.22 Charakteristik der gebräuchlichen Inotropika nach ihrer Wirkung auf Kontraktilität und peripheren Widerstand

Präparat	Kontraktilität	Peripherer Widerstand
Digitalis	+	(↑)
Dobutamin	+++	↓
Dopamin	++	↓
Adrenalin	+++	↑
Noradrenalin	+++	↑↑
Phosphodiesterasehemmer	++	↓↓

Zur Behandlung der akuten Herzinsuffizienz sind Inotropika die Mittel der Wahl. Bei chronischer Herzinsuffizienz sollten sie erst dann zur Anwendung kommen, wenn unter einer vasodilatorischen und myoprotektiven Behandlung eine akute Dekompensation eingetreten ist. Ist der Einsatz von Inotropika im Kindesalter erforderlich, muss die klinische Indikation, die pharmakologische Wirkung der Substanz sowie die Pathophysiologie der zugrunde liegenden Erkrankung mit ihren altersabhängigen Besonderheiten unbedingt berücksichtigt werden.

Nach der Geburt besteht eine physiologische Rechtshypertrophie und das Herzgewicht ist für beide Ventrikel etwa gleich. Bei normaler Entwicklung des pulmonalen Gefäßwiderstands verändert sich dieses Verhältnis etwa innerhalb von 5 Monaten auf 2:1 zugunsten des linken Ventrikels. Außerdem hat das Herz des Neugeborenen eine verminderte Gesamtmasse an kontraktilen Elementen und eine reduzierte diastolische Dehnungsfähigkeit. Veränderungen der Kontraktion durch Einflüsse des autonomen Nervensystems sind nur unvollständig möglich, da insbesondere das sympathische Innervationssystem noch nicht voll ausdifferenziert ist. Die Noradrenalinspeicher sind noch spärlich und die adrenerge Rezeptorintegrität ist vermindert. Aus dieser Sicht spricht das Herz des Neugeborenen mehr auf die zirkulierenden Katecholamine, und weniger auf sympathische Innervationsreize an. Man muss davon ausgehen, dass die neonatale Herzfunktion nur eine begrenzte systolische und diastolische Reservekapazität aufweist. Die Ruheleistung ist bereits maximal ausgeschöpft und das geringe Schlagvolumen von etwa 1,5 ml/kg KG würde bei einer Steigerung durch erhöhtes Volumenangebot zu maximaler Wandspannung und hohen Füllungsdrücken führen, die nur durch eine Senkung der Nachlast bewältigt werden können. Die Veränderung des Minutenvolumens über die Herzfrequenz ist gleichfalls nur in einem beschränkten Umfang möglich, da die Ruhefrequenz bereits grenzwertig hoch ist und bei einem Anstieg auf 180/min und mehr durch die Verkürzung der Diastole eine ungenügende Koronarperfusion resultiert, sodass der gesteigerte myokardiale Sauerstoffverbrauch nicht adäquat abgedeckt werden kann.

Pharmakotherapie mit Inotropika

Positiv inotrope Substanzen:

Herzglykoside. Herzglykoside gehören nach wie vor zu den unverzichtbaren Medikamenten bei der Behandlung vieler Formen einer myokardialen Insuffizienz insbesondere zur Behandlung chronischer Herzinsuffizienzzustände (NYHA II–IV).

Wirkungsweise: Steigerung der Kontraktilität (positive Inotropie), Abnahme der Herzfrequenz (negative Chronotropie) und die negative Bathmotropie (Überleitungsverlangsamung vor allem im AV-Knoten) sind die therapeutisch relevanten Eigenschaften der Glykoside.

Sie hemmen die Funktion der Natrium-Kalium-Membran-ATPase und bewirken eine Zunahme des intrazellulären Natriums. Die daraus resultierende verstärkte Freisetzung von Calcium dient der Interaktion zwischen Aktin und Myosin und bewirkt eine Kontraktilitätssteigerung. Dieser Vorgang ist mit einem erhöhten myokardialen Sauerstoffverbrauch gekoppelt, der bei einer akuten Herzinsuffizienz unerwünscht ist, da er einer Ökonomisierung entgegensteht. Aus dieser Sicht ist Digitalis kein Mittel zur Behandlung einer akuten Herzinsuffizienz, die in der Regel mit einem Mangel an energetischem Potenzial verbunden ist.

Ähnlich nachteilig ist der Digitaliseffekt bei Kardiopathien mit erhöhter Ventrikelsteifigkeit, wie etwa Kardiomyopathien oder diffus fibrosierenden Herzmuskelerkrankungen. Andererseits vermindert Digitoxin durch die verbesserte Kontraktilität die Herzgröße und erhöht das Minutenvolumen, wodurch die reflektorische periphere Vasokonstriktion (Abfall des Afterload) zurückgeht. Die Pumpfunktion des Herzens wird effizienter, und der Sauerstoffverbrauch nimmt ab.

Neben der verbesserten Kontraktilität ist die bradykardisierende Wirkung ein weiterer entscheidender Effekt der Glykoside bei der Behandlung der Herzinsuffizienz, weil die Herzfrequenz aus einem myokardial unökonomischen in einen hämodynamisch effektiven Bereich gesenkt werden kann. Besteht gleichzeitig mit der Myokardinsuffizienz eine tachykarde Vorhofautomatie, wird durch Glykoside die Überleitung im AV-Knoten und damit die Kammerfrequenz verlangsamt. Die bei der Herzinsuffizienz unter Digitalistherapie beobachtete Abnahme des Venentonus begünstigt zusätzlich die Ökonomisierung der Herzarbeit.

Pharmakokinetik (Digoxin, Digitoxin): Die Resorption von Digitoxin liegt bei 95–100 %, diejenige des Digoxins bei 70–80 %. Für die acetylierte Form des Digoxin (z. B. Novodigal) bzw. das methylierte Digoxin (z. B. Lanitop) wurden Werte um 80–90 % und mehr bestimmt. Die Resorption ist vermindert bei einer defekten Darmmukosa (Malabsorption, Sprue), bei einer von der Absorption ausgeschlossenen Intestinalmukosa (Short-Bowel-Syndrom) und bei einer Passagebeschleunigung.

Auch der Metabolismus von Digoxin und Digitoxin ist unterschiedlich. Während Digitoxin metabolisiert wird, bleibt Digoxin weitgehend unverändert. Die Ausscheidung von Digoxin erfolgt überwiegend über die Nieren, Digitoxin wird enterohepatisch eliminiert. Die Eliminationshalbwertszeit von Digoxin liegt bei 1–2 Tagen, die von Digitoxin bei 6–8 Tagen was bei Intoxikationen oder unerwünschten Nebenwirkungen nachteilig ist.

Die Therapie mit Glykosiden bei gleichzeitigem Vorliegen einer Niereninsuffizienz verlangt ein spezifisches Vorgehen. In diesen Fällen sollte Digitoxin verwendet werden, andererseits kann die Digoxindosis an das Serum-Kreatinin angepasst werden, da eine direkte Beziehung zwischen dem Kreatininspiegel im Serum und der Abklingquote von Digoxin besteht. Der Beginn der

Behandlung sollte über eine zeitlich festgelegte Aufsättigungsphase erfolgen.

Therapeutischer Wert: Unabhängig von Kontroversen um die Gabe von Herzglykosiden bei Herzinsuffizienz bleibt festzustellen, dass diese Substanzen positiv inotrop (meist erwünscht) und bradykardisierend bzw. rhythmisierend (meist erwünscht z. B. bei supraventrikulären Tachyarrhythmien) sind. Sie stabilisieren die Barorezeptorenfunktion durch direkte Stimulation von atrialen und arteriellen Rezeptoren und schwächen oder heben den negativen Einfluss der endogenen Vasokonstriktoren auf. Auch dann, wenn die Herzinsuffizienz mit einem Sinusrhythmus einhergeht, können Herzglykoside wirksam sein. Das macht sich bei Patienten mit systolischer Dysfunktion und Symptomen der Herzinsuffizienz trotz adäquater Vorlast- bzw. Nachlastsenkung bemerkbar.

Andererseits spricht die Nutzen-Risiko-Analyse vor allem bei Frühgeborenen gegen den Einsatz von Digitalisglykosiden. Die Digitalisrezeptoren sind beim unreifen Neugeborenen noch nicht ausgereift, sodass keine wesentliche positiv inotrope Wirkung zu erwarten ist, die Nebenwirkungen in der Regel aber eintreten. Bei Frühgeborenen sollte deshalb unbedingt auf andere inotrope Mittel ausgewichen werden. Die für das Frühgeborene angemerkten Kontraindikationen bzw. die unsichere Wirksamkeit bezieht sich auch auf die pränatale Therapie der Herzinsuffizienz vor der 36. SSW. In solchen Fällen kann die Schwangere versuchen, durch eine geeignete Lebensführung mit viel Körperruhe die Versorgung des ungeborenen Kindes zu optimieren. Bei ausbleibendem Erfolg sollte die Entbindung vorzeitig angestrebt werden und zwar in einer Klinik mit den Möglichkeiten einer neonatologischen und kinderkardiologischen Intensivtherapie. Ist eine Digitalisierung über die Mutter möglich, ist die Wirkdosis dem Körpergewicht der Schwangeren anzupassen.

Bei reifen Neugeborenen und etwas älteren Frühgeborenen (ab 36 SSW bzw. der 3.–4. Lebenswoche) sind Digitalisglykoside weiterhin unverzichtbar zur Behandlung der (chronischen) Herzinsuffizienz. Die Dauer einer Glykosidbehandlung muss nach einer erfolgreichen Rekompensationsphase von den morphologischen und gestörten hämodynamischen Befunden abhängig gemacht werden. Gegebenenfalls kann ein Auslassversuch klären, ob eine Weiterbehandlung gerechtfertigt ist.

Dosierung: Bei der Dosierung ist nicht die Wahl des Glykosids entscheidend, sondern die Beachtung folgender Grundsätze:
- Vermeidung einer Unterdosierung,
- Ermittlung der individuellen Glykosiddosis,
- isodynamische Dosierung beim Wechsel der Glykoside,
- Beschränkung auf wenige, am besten auf ein einziges Digitalispräparat.

Nur bei ausgeprägter Dekompensation, vor allem in Verbindung mit tachykardem Vorhofflimmern, sollte eine schnelle Sättigung angestrebt werden. In der akuten Phase der Dekompensation mit Rechtsherzinsuffizienz empfiehlt es sich ebenfalls, Glykoside i. v. zu applizieren.

Im Allgemeinen kann die Therapie mit der Erhaltungsdosis begonnen werden, eventuell mittelschnelle Aufsättigung, sodass am 1. Tag 25–60 % der Vollwirkdosis verabreicht werden.

Wird Digoxin bzw. Digitoxin als Antiarrhythmikum gegeben (z. B. bei tachykarden supraventrikulären Arrhythmien), sollten bei vorher nicht digitalisierten Patienten 50 % der Vollwirkdosis initial i. v. appliziert werden. Unter einer Digitalismedikation ist ein normaler (oberer Normbereich) Serumkaliumspiegel unbedingt anzustreben.

Schnellsättigung (i. v.) innerhalb von 24 Stunden:
- Gabe ½ Sättigungsdosis
- 2. Gabe nach 6–8 Stunden ¼ Sättigungsdosis
- Gabe nach weiteren 6–8 Stunden ¼ Sättigungsdosis

Langsame Sättigung (i. v. oder p. o.):
Faustregel:
- über 3 Tage: 3-mal täglich Verabreichung der Erhaltungsdosis = Sättigungsdosis
- ab 4. Tag: Erhaltungsdosis

Therapeutischer Bereich:
Digitoxin ca. 10–30 ng/ml
Digoxin ca. 0,9–2 ng/ml

Die pharmakologische Wirkung beider Substanzgruppen ist identisch, deshalb ist ein Präparateaustausch möglich.

Der antiarrhythmische Effekt verlangt in der Regel Dosierungen im oberen therapeutischen Bereich.

Bestehen Zweifel über die richtige Dosierung, ist eine Serumspiegelüberprüfung angezeigt. Die Blutentnahme sollte frühestens 8–12 Stunden nach der letzten Applikation erfolgen.

Digoxin (Lanitop). Digoxin ist mittelschnell wirksam. Die tägliche Abklingquote beträgt 20 %. I. v. und oral anwendbar. Orale Resorptionsquote etwa 80 % im oberen Jejunum. Ausscheidung vorwiegend renal, deshalb bei Nierenfunktionsstörung schlecht steuerbar. Bei Serumkreatinin von 2 mg% Dosis halbieren, bei 3 mg% auf ⅓ reduzieren.

2 Gaben pro Tag ratsam.

Therapeutischer Serumspiegel: 0,5–2,5(–3,0) ng/ml. Toxische Wirkung ab 3 ng/ml.

Digitoxin (Digitoxin). Digitoxin ist ein lang wirkendes Glykosid mit einer täglichen Abklingquote von 7 % und hohem Verteilungsvolumen. Die Resorption beträgt nahezu 100 %. Enterohepatischer Kreislauf, Ausscheidung extrarenal. Mittel der Wahl bei Nierenfunktionsstörungen. Oral und i.v. gut wirksam. Eine tägliche Erhaltungsdosis ist ausreichend (günstige Compliance). Nachteilig ist die langsame Abklingquote.

Therapeutischer Serumspiegel: 15–30(–45) ng/ml. Toxische Wirkung ab 45 ng/ml.

Nebenwirkungen: Nebenwirkungen unter Glykosidtherapie sind häufig und betreffen etwa 10 % der Patienten. Im Vordergrund stehen Herzrhythmusstörungen unterschiedlichster Art sowie gastrointestinale, neurologische und endokrinologische Störungen. Allergien sind selten. Die Ursachen der Nebenwirkungen liegen meist in einer absoluten oder relativen Überdosierung (Erhöhung des Kreatinins bei einem niedrigen Serumkalium, niedriger arterieller Sauerstoffdruck). In beiden Fällen müssen die Glykoside entweder kurzfristig abgesetzt oder die Dosis reduziert werden. Behandlungspausen, Reduktion des enterohepatischen Resorptionszyklus oder die Gabe von Antidots sind bei Überdosierungen oder Intoxikationen möglich, eine Detoxikation jedoch kompliziert.

Kontraindikation: Die einzige absolute Kontraindikation ist die Glykosidintoxikation mit lebensbedrohlichen Rhythmusstörungen. Bei Patienten mit komplettem atrioventrikulären Block kann man ohne Bedenken Glykoside verwenden, da eine weitere hämodynamisch relevante Abnahme der Herzfrequenz in aller Regel nicht zu befürchten ist (permanenter Schrittmacher!).

Katecholamine. Die für die Behandlung der Herzinsuffizienz entscheidenden Wirkungen der Katecholamine sind die positive Inotropie und die Verbesserung der Nierendurchblutung. In täglichen klinischen Anwendungen haben sich Dopamin (Vorstufe des Noradrenalins), Dobutamin (synthetisches Katecholamin) und Adrenalin beständig bewährt.

Therapeutischer Wert von Dopamin, Dobutamin und Adrenalin: Diese Substanzen sind sowohl in der internistischen und kinderkardiologischen als auch der herzchirurgischen Intensivmedizin unverzichtbar. Durch eine kombinierte Anwendung von Dopamin und Dobutamin kann eine myokardiale Kontraktilitätssteigerung durch das nur unwesentlich chronotrop wirkende Dobutamin und die renale Durchblutungsförderung des Dopamins optimal titriert werden.

Bewährt hat sich auch die Kombination mit Vasodilatatoren. Wenn sich die Behandlungsbedürftigkeit über Tage ausdehnt, verlieren die Katecholamine jedoch durch die unter der Infusion auftretende Down-Regulation der Betarezeptoren ihre therapeutische Wirksamkeit. Zu bevorzugen ist eine intermittierende Infusionstherapie mit Dobutamin (entweder 48 h/Woche oder 4–6 h/d in einer Dosierung von 4–6 μg/kg KG/min über 6–8 Tage) z. B. bei schwerer Linksherzinsuffizienz und ungenügendem Ansprechen auf Diuretika. Wegen erhöhter Gefahr ventrikulärer Arrhythmien darf jedoch nur unter laufender Überwachung therapiert werden.

Dopamin. Dopamin ist die physiologische Vorstufe von Noradrenalin und Adrenalin. Es findet sich im Nebennierenmark, in den chromaffinen Zellen, im postganglionären Sympathikus und in bestimmten dopaminergen Zentren des ZNS. Es wird metabolisiert und z. T. in Noradrenalin umgewandelt. In Abhängigkeit vom Stoffwechselweg findet sich im Urin Homovanillinsäure bzw. Vanillinmandelsäure.

Wirkungsweise: Dopamin besitzt eine stimulierende Wirkung sowohl auf Alpha- als auch auf Betarezeptoren, wobei im unteren und mittleren Dosisbereich die betastimulierende Wirkung, bei höheren Dosen die Alpharezeptorenstimulation im Vordergrund steht.

Im Gegensatz zu den anderen Katecholaminen führt Dopamin durch die Anregung spezieller dopaminerger Rezeptoren zu einer deutlichen Mehrdurchblutung der Nieren und des Splanchnikusgebiets, in geringerer Ausprägung auch des Skelettmuskelstromgebiets.

Durch die Kombination von peripherer Vasokonstriktion und gleichzeitiger Steigerung des Herzminutenvolumens steigt der arterielle Druck an.

Pharmakokinetik: Dopamin wird etwa zu einem Drittel in Noradrenalin und in Adrenalin umgewandelt. Die beiden anderen Drittel werden hingegen metabolisiert und als Homovanillinsäure über den Urin ausgeschieden. Im Gegensatz zum intrinsischen Dopamin passiert exogen zugeführtes Dopamin nicht die Blut-Liquor-Schranke.

Die Hauptindikation für Dopamin bei Herzinsuffizienz ist die Verbesserung der Nierendurchblutung mit Förderung der Natriurese möglichst in Kombination mit Dobutamin bzw. bei kardiogenem Schock in Kombination mit Adrenalin oder Noradrenalin.

Dosierung: Die Anwendung erfolgt als Infusion in einer Dosis, die sich nach der hämodynamischen Situation richtet und damit eine große Variationsbreite von ca. 100 μg/min bis etwa 1 mg/min aufweist (im Allgemeinen 3–10 μg/kg KG/min). Höhere Dosierungen können von Fall zu Fall, insbesondere wenn eine stärkere Vasokonstriktion erwünscht ist, notwendig werden. Ab einer Dosis von etwa 4–6 μg/kg KG/min wird die maximale positiv inotrope Wirkung durch die Aktivierung der Beta-1-Rezeptoren erreicht, Dosierungen über 6 μg/kg KG/min führen zusätzlich zur Freisetzung von Noradrenalin aus den sympathischen Nervenendigungen mit deutlichem RR-Anstieg.

Dopamin:
- 1–2(–4) μg/kg KG/min als Low Dose zur Verbesserung der Nierenperfusion
- 2–4(–6) μg/kg KG/min beginnende Wirkung auf die Hämodynamik
- 5–10 μg/kg KG/min kardiohämodynamische Dosierung (positiv inotrop)
- > 10 μg/kg KG/min Alpharezeptoren-Stimulation mit Vasokonstriktion in allen Gefäßgebieten und Blutdruckanstieg

Nebenwirkungen:
- Übelkeit,
- Erbrechen,
- Tachykardie,
- Palpitationen,
- Zephalgie,
- ventrikuläre Rhythmusstörungen.

Kontraindikationen:
- Phäochromozytom,
- hypotone Kreislaufinsuffizienz,
- Hypertonie,
- tachykarde Herzrhythmusstörungen,
- akute Myokardinsuffizienz ohne zusätzliche Gabe von Dobutamin,
- hypertrophe obstruktive Kardiomyopathie.

Weitere relative Kontraindikationen sind:
- ventrikuläre Arrhythmien,
- Narkose mit halogenierten Kohlenwasserstoffanästhetika.

Dobutamin (Dobutrex). Dobutamin ist ein synthetisches Katecholamin, das fast ausschließlich auf die Beta-1-Rezeptoren des Herzens wirkt. Im Gegensatz zu anderen Katecholaminen geht die Kontraktilitätssteigerung mit einer weniger ausgeprägten Frequenzsteigerung einher. Weniger ausgeprägt gegenüber Isoproterenol ist die Neigung zur Automatie und damit die arrhythmiefördernde Wirkung. Dobutamin ist unabhängig von den endogenen Noradrenalinspeichern wirksam.

Dieser Effekt ist besonders für Neugeborene und junge Säuglinge wegen ihrer verminderten Anzahl an Noradrenalinspeichern von Bedeutung.

Wie auch andere Katecholamine verbessert Dobutamin die Kontraktilität des Myokards. Das Herzzeitvolumen wird im Gegensatz zu Isoproterenol durch eine Zunahme vor allem des Schlagvolumens und weniger durch einen Anstieg der Herzfrequenz gesteigert. Bei Patienten mit myokardialer Insuffizienz und Hypotension bewirkt Dobutamin neben der Steigerung des Schlagvolumens und einer Abnahme des linksventrikulären Füllungsdrucks einen deutlichen Anstieg des Aorten- und damit des Perfusionsdrucks für die Koronararterien. Der Unterschied zu Dopamin besteht darin, dass es unter Dobutamin nicht zu einem Anstieg des linksventrikulären Füllungsdrucks und des Pulmonalarteriendrucks kommt, da Dobutamin keine Vasokonstriktion, sondern eine periphere Gefäßdilatation bewirkt.

Pharmakokinetik: 2–3 min nach parenteraler Applikation setzt die Wirkung ein und erreicht nach etwa 10 min das Maximum. Die Serumhalbwertszeit liegt bei etwa 2 min. Die Metabolisierung erfolgt über eine Methylierung und Konjugation des Brenzkatechins. Die Ausscheidungsprodukte im Urin sind hauptsächlich Konjugate von Dobutamin sowie 3-o-Methyl-Dobutamin.

Dosierung: Die Zufuhr erfolgt wie bei Dopamin ebenfalls parenteral als Infusion nach Verdünnung z. B. in 5 %iger Glucoselösung, 0,9 %iger Natriumchloridlösung, Ringerlactat oder Natriumlactat. Die Verdünnung darf nicht mit 5 %igem Natriumbicarbonat oder anderen alkalischen Lösungen erfolgen. Die Dosierung liegt je nach Hämodynamik ähnlich wie bei Dopamin zwischen 100 µg/min und maximal 1 mg/min (d. h. etwa zwischen 2–10 µg/kg KG/min). Hohe Dosen werden vor allem bei der myokardialen Insuffizienz nach kardiochirurgischen Eingriffen und bei schweren Formen der Herzinsuffizienz benötigt.
- Die Halbwertszeit beträgt 2–3 min.
- Eine Tachyphylaxie entwickelt sich etwa nach einer Infusionsdauer von 72 Stunden.
- Eine proarrhythmische Wirkung ist möglich.
- Bei relativem Volumenmangel ist ein Abfall des Herzzeitvolumens und des Blutdrucks zu erwarten.
- Im Schock (volumenrefraktär) ist eine Kombination mit anderen Mitteln erforderlich.

! Durch den Anstieg des Herzzeitvolumens kann bei Kardiopathien mit Links-rechts-Shunt der pulmonale Durchfluss erheblich ansteigen, was die Vorlast des linken Herzens erhöht.

Dobutamin (Dobutrex):
- 5–10 µg/kg KG/min initial
- nach Effekt steigern, maximal: 20 µg/kg KG/min

Nebenwirkungen:
- Kopfschmerzen,
- Palpitationen,
- pektanginöse Beschwerden.

Kontraindikationen:
- terminale Herzinsuffizienz ohne Perspektive,
- obstruktive Kardiomyopathie,
- Volumenmangel.

Dopexamin (Dopacard). Dopexamin stimuliert ebenfalls dopaminerge Rezeptoren und steigert die Nierendurchblutung. Der Einfluss auf die Beta-2-Rezeptoren ist stärker als auf die Beta-1-Rezeptoren. Die Alpharezeptoren werden nicht aktiviert. Die Wirkung ist nur schwach positiv inotrop aber deutlich vasodilatatorisch. Der Anstieg des HZV ist bei geringerem myokardialen O_2-Verbrauch größer als unter Dobutamin. Bei niedriger Dosierung tritt ein leichter Blutdruckabfall ein, bei höherer Dosierung ein mäßiger RR-Anstieg durch Hemmung der Noradrenalin-Wiederaufnahme. Die Wirkung ähnelt einer Kombinationsbehandlung mit Natriumnitroprussid plus Dobutamin.

Indikation: Schwere Linksherzinsuffizienz mit nichthypotensivem Blutdruck.

Kontraindikation: Fehlende kontraktile Reserve des insuffizienten Herzens.

Dopacard:
- 0,5–4 mg/kg KG/min per infusionem ein- und ausschleichend dosieren

Adrenalin und Noradrenalin. Sie sind Präparate der Wahl bei Schockzuständen, unter Vorbehalt auch für den kardiogenen Schock.

Adrenalin. Adrenalin aktiviert verstärkt die kardialen Beta-1-Rezeptoren mit positiv inotropen Effekten. Die peripheren Alpha-1-Rezeptoren werden weniger aktiviert, dadurch tritt ein geringerer Anstieg des Gefäßtonus und der Nachlast ein. Trotzdem deutlicher RR- und Frequenzanstieg. Die proarrhythmogene Wirkung ist hoch. Zusätzlich erfolgt eine Stimulation bronchialer Beta-2-Rezeptoren (bronchodilatatorisch).

Indikation: Kardiale Reanimation bei Asystolie und/oder Hyposystolie sowie Schockformen mit erniedrigtem HZV nach Ausschluss extrakardialer Ursachen.

Bei isoliertem kardiogenen Schock ist Adrenalin ungünstig, da die ausgelöste Nachlaststeigerung den positiv inotropen Effekt am Herzen überlagert. Wenn unter maximalen Dosen Dopamin und Dobutamin der Blutdruck unzureichend bleibt, ist Adrenalin immer indiziert.

Suprarenin:
- Bolus: 0,005–0,01 mg/kg KG i.v.
  Wiederholung möglich, Substanzstau beachten.
- 0,05–0,1 µg/kg KG/min per infusionem
  Wiederholung möglich.
  Maximal 5fache Normaldosis, höher dosiert kein weiterer Effekt, eher Substanzstau mit fatalen Folgen (therapierefraktäres Kammerflimmern) nach erfolgreicher Reanimation.

Kontraindikationen:
- obstruktive Kardiomyopathie,
- Aortenstenosen höheren Grades.

Noradrenalin. Noradrenalin beeinflusst stärker die Alpha-1- als die Beta-1-Rezeptoren mit einer ausgeprägten arteriellen Vasokonstriktion bei nur geringer Steigerung der Herzkraft. Die Herzfrequenz bleibt konstant oder sinkt gering ab. Noradrenalin ist kaum arrhythmogen.

Indikation:
- schwere, auf andere Inotropika nicht ansprechende Hypotonie mit unzureichender Koronarperfusion,
- Rechtsherzinsuffizienz mit Blutdruckabfall durch ungenügende (fehlende) Füllung des linken Ventrikels in Verbindung mit Volumenangebot,
- bei hypotoner Herzinsuffizienz in Kombination mit Dobutamin.

Arterenol:
- Bolus: 0,01–0,03 mg/kg KG i.v.
- 0,05–1,0 µg/kg KG/min per infusionem
  Wiederholung möglich, Substanzstau beachten.

Phosphodiesterasehemmer. Phosphodiesterasehemmer sind als Reservemedikamente bei katecholaminrefraktärer Herzinsuffizienz einsetzbar. Ihre Charakterisierung s. oben.

■ Behandlung bei kongenitaler Kardiopathie mit Herzinsuffizienz

Angiokardiopathien zählen zu den häufigsten angeborenen Fehlbildungen. Bei einigen Fehlern kann frühzeitig eine Dekompensation eintreten.
Dazu gehören:
- hochgradige Obstruktionen des rechten und linken Herzens (kritische Stenosen),
- intraventrikuläre und aortopulmonale Shunts,
- komplexe Fehlbildungen, insbesondere univentrikuläre Herzen.

Durch interventrikuläre und kardiopulmonale Interaktionen entwickelt sich schnell eine kardiopulmonale Insuffizienz.

Aufgrund der fehlenden Anpassungsfähigkeit und ungenügenden kontraktilen Reserve ist eine allgemeine und auf das Grundleiden ausgerichtete Therapie unverzichtbar. Ziel ist in jedem Fall die Wiederherstellung eines ausreichenden HZV unter Berücksichtigung folgender Faktoren:
- Art und Ausmaß der Fehlbildung,
- Kontraktilitätszustand des Herzens,
- Vor- und Nachlastparameter,
- Rhythmik und Frequenzverhalten.

Vorgehen

Allgemeine Maßnahmen

- Optimierung des körperlichen Zustands durch:
  - Lagerung und Beseitigung von Beengungen,
  - Wärmeausgleich,
  - Behaglichkeit,
  - Sedierung,
- ausreichende Sauerstoffversorgung durch:
  - O_2-Supplement,
  - Atemhilfe mit PEEP,
- maschinelle Beatmung,
- kalorische angereicherte Ernährung (ggf. Sondierung, i.v. Zufuhr).

Von essenzieller Bedeutung ist die Einschätzung, ob bei einem Neugeborenen mit schwerer Herzfehlbildung eine Abhängigkeit von den fetalen Zirkulationswegen besteht. In diesem Fall ist die Wiedereröffnung oder das Offenhalten des Ductus arteriosus mit Prostaglandinen die wichtigste Intensivmaßnahme zur Stabilisierung und Oxygenierung des Kindes ohne Kontraindikation.

Steigerung der Kontraktilität

- Volumenersatz bei Mangel durch Humanalbumin,
- Elektrolytausgleich (Kalium, Magnesium, Natrium, Calcium),
- Betamimetika wie Dobutamin, Adrenalin,
- Digitalisglykoside.

Steigerung oder Stabilisierung des arteriellen Perfusionsdrucks bei etwa 75 mm Hg (25–90 mm Hg, abhängig vom Alter).

Nachlastbeeinflussung

- Erythrozytenvolumen ausreichend (Hk 45 % und mehr, Aderlass bei Polyglobulie über 70 %; cave: zyanotische Kardiopathie),
- Reduktion von Sympathikomimetika,
- Sedierung,
- Natriumnitroprussid, evtl. Nitroglycerin,
- bei Shuntvitien (Links-rechts-Shunt) ACE-Hemmer.

Vorlastbeeinflussung

- Volumenreduktion durch Diuretika und Flüssigkeitsrestriktion,
- Volumensubstitution mit Humanalbumin,
- Nitroglycerin zur Öffnung der venösen Kapazitätsgefäße,
- Stabilisierung der Herzfrequenz.
  Bradykardien und chaotische Tachy-Dysrhythmien sind bedrohliche Komplikationen, die Reduzierung extrakardialer Einflüsse wie Hypoxie, Hyperkapnie, Volumenmangel sowie eine Reduzierung der Zufuhr von Sympathikomimetika kann bereits Erfolg bringen.
- Dobutamin ab 5 µg/kg KG/min und steigern,
  - Orciprenalin (Alupent) 0,1 µg/kg KG/min,
  - Pacing 10–20 Schläge über der Altersfrequenz,
- Digitalisierung (nicht bei isolierter Sinustachykardie),
  - Adenosin,
  - Verapamil ab 1. Lebensjahr,
  - Overdrive Pacing,
  - Kardioversion.

In der Regel ist ein anhaltender Behandlungserfolg erst durch Stabilisierung oder Normalisierung der Hämodynamik erreichbar.

Die folgende Übersicht „Herzinsuffizienz auf einen Blick" enthält in gestraffter Form die wesentlichen Aspekte der Diagnostik und Therapie in Verbindung mit einer Herzinsuffizienz.

■ Herzinsuffizienz auf einen Blick

Definition

Unvermögen des Herzens, das vom Kreislauf benötigte Schlagvolumen ohne besondere Kompensationsmechanismen zu fördern.

Einteilung

Man unterscheidet:
- Linksherzinsuffizienz,
- Rechtsherzinsuffizienz,
- Globalinsuffizienz,
- latente (kompensierte) Herzinsuffizienz: durch physiologische oder therapeutische Kompensation ausreichende Pumpleistung,
- manifeste (dekompensierte) Herzinsuffizienz: keine ausreichende Pumpleistung infolge Versagen physiologischer und therapeutischer Ausgleichsmechanismen.

Ätiologie

Als Ursache für eine Herzinsuffizienz kommen in Frage:
- angeborene Angiokardiopathien,
- entzündliche Herzerkrankungen,
- Herzrhythmusstörungen,
- extrakardiale Ursachen:
  - große arteriovenöse Shunts,
  - Anämie,
  - Pneumonie.

Pathophysiologie

Pathophysiologisch findet man:
- verminderte myokardiale Kontraktilität,
- erhöhte Vorlast (Volumenbelastung),
- erhöhte Nachlast (Druckbelastung),
- verminderte enddiastolische Ventrikelfüllung,
- inadäquate Herzfrequenz und/oder Herzmuskelkontraktion.

Klinik

Allgemeine klinische Symptome sind:
- Trinkschwäche,
- Schwitzen,
- Blässe,
- Unruhe,

Symptome bei Rechtsherzinsuffizienz sind:
- Hepato-(spleno-)megalie,
- Ödeme:
  - Lidödeme
  - seltener periphere Ödeme,
- jugulare Einflussstauung (größere Kinder),
- pathologischer Gewichtsanstieg.

Symptome bei Linksherzinsuffizienz sind:
- Leistungsminderung,
- Dys- und Tachypnoe,
- Einziehungen,
- Hustenanfälle,
- pulmonale Rasselgeräusche (feinblasig),
- periphere Zyanose,
- Lungenödem.

! Säuglinge und Kleinkinder bieten in der Regel die Symptome der Globalinsuffizienz.

Diagnostik
- Röntgen-Thorax,
- EKG,
- Echokardiographie,
- Doppler-Sonographie,
- Labordiagnostik.

Therapie

Allgemeinmaßnahmen
- O$_2$-Supplement,
- Pufferung,
- Beatmung,
- Homöostaseausgleich:
  - Elektrolyte,
  - Eiweiß,
  - Erythrozyten.

Pharmakotherapie
- inotrope Pharmaka:
  - Isoprenalin,
  - Dopamin,
  - Dobutamin,
  - Digitalis,
- Diuretika,
- Vasodilatatoren,
- Antiarrhythmika.

Andere Maßnahmen
- Entlastungspunktion (Perikarderguss),
- Intervention,
- Operation.

Herzrhythmusstörungen

Definition

Pathologisch oder vegetativ ausgelöste Abweichungen der zeitlichen Folge bzw. Regelmäßigkeit der Herzaktion von der normalen Herzfrequenz durch Erregungsbildungs- und/oder Erregungsleitungsstörungen.

Pathophysiologie

Sowohl bei akuten, als auch chronischen Verläufen der Herzinsuffizienz treten bradykarde, tachykarde und arrhythmische Phasen auf, ohne dass eine manifeste Störung der Erregungsbildung und/oder Erregungsausbreitung primär zugrunde liegen muss.

Tachykarde wie bradykarde Herzrhythmusstörungen führen fast immer zu einer Abnahme des Herzzeitvolumens unabhängig von ihrer Ätiologie.

Das bezieht sich nicht nur auf Art und Häufigkeit, sondern auch auf die hämodynamischen Auswirkungen und ihre prognostische Bedeutung. Im Kreislaufverhalten bei Herzrhythmusstörungen bestehen prinzipielle Unterschiede zwischen Erwachsenen und Kindern. Neugeborene, Säuglinge und Kleinkinder regulieren das Herzzeitvolumen mehr über die Herzfrequenz. Ohne Begleitkardiopathie werden hohe Frequenzen relativ lange toleriert. Im späteren Lebensabschnitt erfolgt eine Anpassung mehr über das Schlagvolumen.

Bei kongenitalen Angiokardiopathien sind sowohl strukturelle Anomalien des Reizbildungs- und Reizleitungssystems, als auch funktionelle Einflüsse auf den Herzrhythmus möglich.

Bei ihrer Entstehung kann eine Vielzahl von Faktoren eine Rolle spielen. Besonders zu erwähnen sind:
- Störungen im Ionenhaushalt,
- neurohumorale Einflüsse,
- koronare Durchblutungsstörungen,
- toxische Einflüsse,
- Myokardschäden.

Häufig sind die Störungen, die Zell- bzw. Membranfunktionen beeinträchtigen, flüchtiger Natur, denn das Reizleitungssystem hat einen geringeren Sauerstoffbedarf als das Arbeitsmyokard und reagiert bei Hypoxie weniger empfindlich. Bei dauerhaften Störungen der Erregungsbildung und -leitung liegen meist Zelluntergänge vor, die von der Mikronekrose bis zum ausgedehnten Gewebedefekt reichen können. Entzündliche Veränderungen oder fibrosierende Prozesse zeigen ähnliche Auswirkungen. Flüchtige Leitungsstörungen können auch bei kollateraler Ödembildung oder reaktiver Entzündung vorkommen. Durch Unterbrechung der Blutversorgung oder mechanische Verletzungen rhythmogener Strukturen infolge operativer Eingriffe sind irreversible Rhythmusstörungen möglich.

Infolge der Arrhythmie reduzieren sich insbesondere die zerebrale, renale und koronare Perfusion. Bei ventrikulären Tachykardien zerebral bis 70%, renal und koronar bis 60%, was in Abhängigkeit von der Dauer und dem Organzustand zu schwerwiegenden Dauerschäden führen kann.

Einflüsse extrakardialer Faktoren auf den Herzrhythmus

Sympathikusreize und Katecholamine:
- Steigerung der Erregbarkeit,
- Beschleunigung der Erregungsleitung,
- Frequenzzunahme in allen Reizbildungszentren,
- Leitungsbeschleunigung im AV-Knoten.

Hyperkaliämie:
- reduziertes Ruhepotenzial,
- Beschleunigung der Repolarisation,
- Verkürzung der Refraktärphase,
- Unterdrückung der Schrittmacherpotenziale.

Bei extremer Hyperkaliämie entsteht Kammerflimmern durch extreme Hemmung der Reizbildung.

Hypokaliämie:
- Hyperpolarisation der Membran,
- Verlangsamung der Dauer des Aktionspotenzials,
- vermehrter Natriumeinstrom in die Zelle,
- Erhöhung der Automatiebereitschaft (begünstigt Flimmern).

Hyperkalzämie: Bei mäßigem Anstieg verringerte, bei hohen Werten gesteigerte myokardiale Erregbarkeit.
  Hypokalzämie: Steigerung der Erregbarkeit.
  Azidose:
- verstärkter Austausch zwischen Wasserstoff- und Kaliumionen an der Zellmembran,
- Anstieg der extrazellulären Kaliumkonzentration,
- Wirkung wie bei Hyperkaliämie.

Alkalose:
- intrazellulärer Ersatz von Wasserstoff- durch Kaliumionen,
- Abfall der extrazellulären Kaliumkonzentration,
- Auswirkungen wie bei Hypokaliämie.

Hypoxie: Sauerstoffmangel der Zelle bewirkt eine Funktionsstörung der Natrium-Kalium-Pumpe. Die Folgen sind:
- intrazellulärer Kaliumverlust,
- Natriumanreicherung,
- Reduktion des Aktionspotenzials mit herabgesetzter Erregungsleitung und Verkürzung der Refraktärzeit.

Das begünstigt das Auftreten von Extrasystolen und Torsaden.

Pathogenese der Herzrhythmusstörungen

Kardiale Arrhythmien, die eine Herzinsuffizienz auslösen oder in Verbindung damit aufkommen sind:

- Folge einer blockierten oder abnormen Erregungsausbreitung,
- Folge einer abnorm beschleunigten oder verlangsamten Impulsentstehung (normotop oder heterotop [jeder Myokardabschnitt]).

■ Bradykarde Rhythmusstörungen

Definition

Bradykarde Herzaktionen zwischen 30–60/min in Abhängigkeit vom Lebensalter und körperlichen Zustand, bei Neugeborenen und jungen Säuglingen bereits bei ständigen Herzfrequenzen unter 45–50/min.

Klinik

- Morgagni-Adams-Stokes-Anfall,
- Synkopen,
- bradykarde Herzinsuffizienz,
- manifeste Herzinsuffizienz (Kardiopathie),
- Bradykardie.

Asystolie

In der Regel Folge eines totalen Verlusts der elektrischen Aktivität oder einer kompletten elektromechanischen Ankopplung. Sie ist in Verbindung mit multiplen Systemerkrankungen, myokardialen Schädigungen oder Intoxikationen zu erwarten.

Therapie

Sofortige kardiopulmonale Reanimation.

Bradyarrhythmien

Reizbildungsstörungen. Dazu zählen:
- pathologische Sinusbradykardie (Hirndrucksteigerung, hoher systemischer Gefäßwiderstand, Herztraumen, metabolische Störungen, Intoxikationen, Anorexia nervosa),
- Sinusknotensyndrom (nach Herzoperation, Myokarditis, Kardiomyopathie, Ischämie),
- Bradyarrhythmie bei Vorhofflimmern mit inkonstanter Überleitung.

Erregungsleitungsstörungen. Hierzu gehören:
- sinuatrialer Block (höhergradig),
- atrioventrikulärer Block (höhergradig),
- Schenkelblöcke (Mehrfachblockierungen).

Ursächlich sind kongenitale Kardiopathien, Folgen nach Herzoperation, familiäre oder idiopathische Formen, Entzündungen. AV-Blöcke sind die häufigste Ursache für bradykarde Herzinsuffizienz besonders bei Neugeborenen und jungen Säuglingen (Frequenzen unter 55/min mit atrialer Tachykardie). Besonders kritische

Auswirkungen auf das HZV haben AV-Blöcke II. Grades mit inkonstanter Überleitung. Die Betroffenen bedürfen einer konsequenten Überwachung.

Diagnostik

Klinischer Befund mit:
- Bradykardie,
- Bradyarrhythmie (frustrane Kontraktionen),
- Blutdruckabfall,
- Schwindel,
- Bewusstseinstrübung,
- Zeichen der Herzinsuffizienz,
- kardiogener Schock.

Klassischer EKG-Befund. Pränatal evtl. durch fetale Echokardiographie differenzierbar.

Therapie

Grundsätzlich lassen sich bradykarde Arrhythmien behandeln. Vielfach gelingt es jedoch nicht, die Herzfrequenz ausreichend und dauerhaft zu beschleunigen, sodass eine transitorische oder permanente Elektrostimulation unumgänglich wird. Eine zwingende Therapieindikation besteht, wenn hämodynamische Auswirkungen mit Hypotension und Hypoperfusion eintreten.

Parasympathikolytika:
Acetylcholinverdrängung am Rezeptor führt zum Überwiegen des Sympathikotonus mit Beschleunigung der Erregungsbildung und -leitung.

> Atropin:
> - 0,01–0,03 mg/kg KG i. v. als ED
>
> Ipratropiumbromid (Itrop):
> - i. v.: 0,01–0,02 mg/kg KG 8-stündlich
> - p.o: 0,5–0,8 mg/kg KG/d in 3 ED

Sympathikomimetika:
Stimulation der Betarezeptoren mit Beschleunigung der Erregungsbildung und -leitung. Heterotope Erregungsbildungszentren werden aktiviert.

> Orciprenalin (Alupent):
> - i. v.: 0,01 mg/kg KG (wiederholbar)
> - per infusionem: 0,1 µg/kg KG/min
> - p.o.: 0,5–1 mg/kg KG/d in 4- bis 6-mal täglich
>
> Dobutamin (Dobutrex):
> - 5–10 µg/kg KG/min
>
> Adrenalin:
> - i. v.: 0,01 mg/kg KG i. v.
> Infusion danach: 0,01–0,1 µg/kg KG/min (Nur bei schlechter Hämodynamik anwenden.)

Herzschrittmachertherapie:
Sie ist besonders bei erworbenen Blockierungen aber auch bei persistierender Bradykardie meist nicht zu umgehen. Bei einem bradykarden Schock *passagere Stimulation ösophageal, transthorakal* oder *transvenös* möglich.

Eine *permanente Stimulation* sollte nur nach chirurgischer Implantation eines *Pacemaker-Systems* vorgenommen werden.

Besonders kritisch – weil schlecht beherrschbar – sind bradykarde Arrhythmien in Verbindung mit chronischer Herzinsuffizienz oder Myokarditis, sowie Intoxikationen mit kardiodepressorischen Pharmaka (Detoxikation zwingend, Interaktion mit Therapeutika beachten!).

■ Tachykarde Herzrhythmusstörungen

Supraventrikuläre Tachykardie

Definition

Anfallsweise auftretende Herzfrequenzsteigerung über 200/min, erhaltene Rhythmik und schlanke QRS-Komplexe.

Pathophysiologie

Im Säuglings- und Kindesalter sind sie die häufigsten symptomatischen Tachyarrhythmien. Sie beruhen auf einem abnormen Mechanismus und entstehen in Strukturen proximal der Bifurkation des His-Bündels. Elektrophysiologisch sind verschiedene Formen zu differenzieren. Die Abgrenzung zum Vorhofflattern ist elektrokardiographisch möglich.

Die rhythmologische Grundlage sind eine gesteigerte Automatie und ein Reentrymechanismus. Paroxysmale Reentrytachykardien sind relativ häufig.

Vorkommen: Als paroxysmale Tachykardie bei Neugeborenen und im Säuglingsalter meist bei Herzgesunden, im Schulkind- und Jugendalter häufiger nach Korrekturoperation eines angeborenen Herzfehlers. Bei Ebstein-Anomalie der Trikuspidalklappe und „korrigierter Transposition" sind sie eine bekannte Begleiterscheinung.

EKG: Bei über 90 % sind die QRS-Komplexe schmal. P-Wellen sind in 50 % erkennbar, die Kammerfrequenz liegt um 230/min (Säuglinge: 200–300/min, Kinder: 150–200/min). Bei mehr als der Hälfte ist eine akzessorische Leitungsbahn (bei Sinusrhythmus Präexzitation) vorhanden.

Weitere Ursachen sind ein AV-Knoten-Reentry, welches Vorhof und Kammern nahezu simultan erregt. Die P-Wellen liegen im QRS-Komplex und sind im Oberflächen-EKG nicht erkennbar.

Seltener sind chronisch permanente supraventrikuläre Tachykardien mit Frequenzen um 120–200/min infolge gesteigerter Automatie und ektope junktionale Tachykardien mit hoher Frequenz, erkennbar an der AV-Dissoziation.

Klinik

Durch die verkürzte, und damit verminderte diastolische Füllung, führt die paroxysmale Tachykardie nach Minuten bis Stunden zur Herzinsuffizienz. Eine periphere Minderperfusion und Stauungszeichen sind nebeneinander erkennbar. Ältere Kinder und Jugendliche spüren z. T. den Beginn der Attacke subjektiv unangenehm.

Diagnostik

Diagnostisch ausreichend sind:
- klinischer Befund,
- klassische EKG-Veränderungen,
- echokardiographischer Ausschluss einer Kardiopathie,
- Röntgen-Thorax,
- Blutbild,
- Astrup,
- Serumelektrolyte.

Therapie

In der Regel liegt ein kinderkardiologischer Notfall vor. Je jünger der Patient und je höher die Kammerfrequenz, umso eher ist eine wirkungsvolle Therapie mit dem Ziel der Terminierung der Tachykardie erforderlich.

Ein venöser Zugang ist nötig, da die Therapiemodalitäten einen Herz-Kreislauf-Stillstand bewirken können. Reanimationsbereitschaft, Monitoring incl. Dokumentation müssen gegeben sein.

Therapie der supraventrikulären Tachykardien – bedrohliche Form

! Therapie im Anfall immer unter Monitor-/EKG-Kontrolle.

Basismaßnahmen bei Herzrhythmusstörungen:
Vor Therapieeinleitung:
- venöser Zugang (Homöostase, Azidose?, Elektrolytimbalance?),
- Sedierung,
- O_2-Nasensonde (Hypoxie?).

Patienten im Kreislaufschock mit hypotoner Herzinsuffizienz:
Basismedikation zur Kardioversion in Kurznarkose:

Ketanest:
- 1,0 mg/kg KG i. v.

Dormicum:
- 0,1–0,2 mg/kg KG i. v.

Kardioversion:
- 0,5–1,0–2,0 J/kg KG (synchronisiert, transthorakal)

Wenn 0,5 Ws/kg KG ohne Effekt, Dosis verdoppeln. Mehrere Wiederholungen bis 2 Ws/kg KG möglich.

Tab. 5.**23** u. 5.**24** geben in Form eines Flussdiagramms Hinweise zur Notfallbehandlung tachykarder supraventrikulärer Herzrhythmusstörungen.

Tabelle 5.**23** Vorgehen bei tachykarden Herzrhythmusstörungen mit normalem QRS-Komplex

Normaler QRS-Komplex Tachykardie	
↓	↓
Instabiler Patient	stabiler Patient
↓	
	kardiovaskuläre Ausschlussdiagnostik
Kardioversion (synchronisiert)	↓
	vagale Reize
	↓
↓	Adenosin
	↓
Hämodynamische Stabilisierung	Overdrive Pacing temporärer Schrittmacher
↓	↓
	Verapamil
Adenosin	↓
	Propaphenon

Tabelle 5.**24** Flussdiagramm: Vorgehen im Notfall bei supraventrikulärer Tachykardie

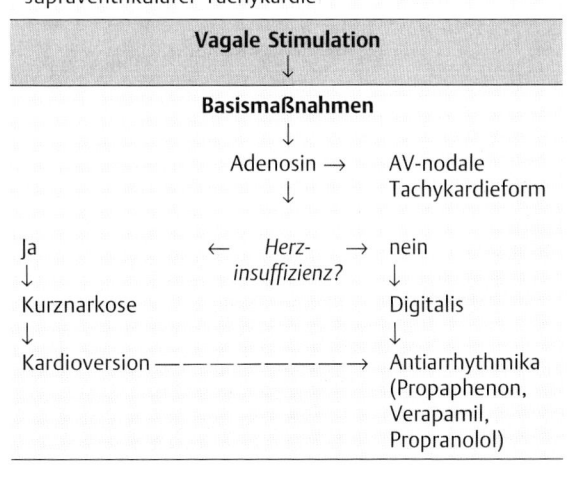

Vagale Stimulation		
↓		
Basismaßnahmen		
↓		
Adenosin	→	AV-nodale
↓		Tachykardieform
Ja	← Herz- →	nein
↓	insuffizienz?	↓
Kurznarkose		Digitalis
↓		↓
Kardioversion	—————→	Antiarrhythmika (Propaphenon, Verapamil, Propranolol)

Patient mit noch stabilen Kreislaufverhältnissen:
Vagusmanöver:
- Valsalva-Pressversuch,
- Bauchpresse,
- kaltes Sprudelwasser, Eistee (Säuglinge), Eisbeutelauflage über Gesicht, Gesicht kurzzeitig in Kaltwasser eintauchen, Gesicht mit Kaltwasser anspritzen.

Sedierung: bei Bedarf Phenobarbital 2–5 mg/kg KG i.v. als ED.

Adenosin (Adrekar): 0,1–0,2–0,3 mg/kg KG als Bolus i.v., Injektionsabstand ca. 2 min, sehr kurze Halbwertszeit von 10–15 s, falls sine effectu alternativ:

Digoxin (Dilanacin, Lanicor, Novodigal): Hälfte der Sättigungsdosis i.v., gut geeignet bei älteren Säuglingen mit instabilem Kreislauf, kontraindiziert bei: Kindern mit WPW-Syndrom nach dem 6. Lebensjahr. Nach 10–20 min bei Bedarf Zugabe von:

Propafenon (Rytmonorm): 0,5–1,0 mg/kg KG über 1–2 min i.v., nach 10–15 min wiederholbar. Effekt am Monitor beachten, Abbruch der Injektion bei Rhythmisierung. Negativ inotrop.

Verapamil (Isoptin, Falicard): Vorher 0,5 ml/kg KG Calciumgluconat 10% i.v. (mindert negativ inotrope Wirkung). 0,1–(0,2) mg/kg KG langsam i.v. über 2–3 min, Wiederholung nach 10–15 min. Effekt am Monitor beachten, sofortiger Abbruch bei Rhythmisierung. Kontraindiziert bei Neugeborenen, Säuglingen im I. Trimenon, Myokarditis, Pumpinsuffizienz, WPW-Syndrom mit Vorhofflimmern/-flattern.

Supraventrikuläre Tachykardien, Anfallsprophylaxe nach Rhythmisierung

Indikation: Erfolgreiche Rhythmusstabilisierung bei Patienten mit kritischer Rhythmusanamnese.

Medikamente. Folgende Medikamente werden eingesetzt:
- Digitalisglykoside,
- Propafenon: 7–20 mg/kg KG/d (oder: 200–500 mg/m^2 KOF/d) in 3 ED (Dosis einschleichen),
- Flecainid: 3–6 mg/kg KG p.o. (oder: 100–200 mg/m^2 KOF/d) in 2 ED einschleichend dosieren,
- Betarezeptorenblocker:
  - Propranolol: 2–3(–5) mg/kg KG/d in 3 ED p.o.,
  - Metoprolol: 1–2 mg/kg KG/d in 2 ED,
  - Sotalol: 2–7 mg/kg KG/d (oder 40–80–160 mg/m^2 KOF/d in 2 ED. Anwendung sehr kritisch abwägen,
- Amiodaron: 10 mg/kg KG/d in 2 ED initial über 10 Tage; 2,5–5 mg/kg KG/d, 1 ED als Erhaltungsdosis.

! Die Antiarrhythmika sind in Kombination mit Digitalis einsetzbar. Enge Überwachung ist nötig, da eine Bradykardisierung eintreten kann. In diesem Falle Dosisreduktion der Antiarrhythmika.

Serumspiegeluntersuchungen sind bei allen Antiarrhythmika und Digitalisglykosiden (nicht bei Betablockern) notwendig. Vorschriften zum richtigen Zeitpunkt der Blutentnahme sind zu beachten.

Elektrostimulation. Die Therapie durch Elektrostimulation erfolgt alternativ zur medikamentösen Terminierung oder im Anschluss nach erfolgloser Antiarrhythmikagabe. Es ist eine *transösophageale Stimulation mit Ableitung des Ösophagus-EKG* möglich. Erfolge sind bei über 90% zu erwarten.

Technische Voraussetzungen zum „Overdrive Pacing" sind erforderlich. Eingriff unter leichter Sedierung vornehmen. Für CPR und Defibrillation rüsten.

Das Vorgehen immer nach der vorhandenen Erfahrung bzw. den örtlichen Möglichkeiten ausrichten.

Führen genannte Maßnahmen nicht zum Ziel, ist eine *synchronisierte Kardioversion* erforderlich. Diese kann zur Asystolie führen, deshalb die Möglichkeit zum kardialen Pacing vorrichten. Eine Kardioversion ist auch nach Digitalisierung möglich. Zum Schutz vor Kammerflimmern sollte Lidocain 1 mg/kg KG voriniziert werden.

Ektope (junktionale) supraventrikuläre Tachykardie

Ätiologie

Häufig mit einer organischen Herzerkrankung assoziiert. Auch nach komplizierten kardialen Korrekturen, Ischämie, Myokarditis, Intoxikation. Meist chronisch rezidivierend. Frequenzen zwischen 130–300/min möglich.

Therapie

Sie beinhaltet:
- die Beseitigung möglicher Auslöser wie:
  - Elektrolytstörungen,
  - Hypoxie, Hyperkapnie,
  - Hypovolämie,
  - sympathikoadrenerge Stimulation,
- Förderung des Vagotonus,
- Vertiefung der Analgosedierung,
- Drosselung der Sympathikomimese.

Eine Rhythmusnormalisierung ist akut selten zu erreichen. Verschiedene Maßnahmen gestatten jedoch eine Überbrückung besonders kritischer Zeitabschnitte, z.B. nach Herzoperation.

Medikamente. Präparate in alternativer Abfolge:
- Adenosin: 0,1–0,2–0,3 mg/kg KG als Bolus i.v.,
- Verapamil: 0,1–(0,2) mg/kg KG langsam i.v.,
- Ajmalin: 1 mg/kg KG i.v.,
- Propafenon: 0,2–2 (maximal) mg/kg KG langsam i.v.,

Reduktion der Herzfrequenz möglich, nicht kausal wirksam,
- Digitalisierung:
  - mittelschnelle Sättigung,
  - evtl. Reduktion der Herzfrequenz,
  - nicht kausal wirksam,
- Kardioversion, „Overdrive Pacing": In der Regel ohne Effekt,
- Disopyramid: 2 mg/kg KG 10–15 min i.v., nach Bolus 0,4 mg/kg KG/h infundieren. maximale Tagesdosis 10 mg/ kg KG.

Flecainid, Amiodaron, Sotalol und Propranolol sind alternativ zu bedenken. Alle myokardial depressorischen Präparate werden nach Herzoperationen nicht toleriert. Abwägung der Maßnahmen immer gegen den Nutzen.
Eine Absenkung der Frequenz und synchronisiertes Pacing kann kritische Situationen überbrücken.

Reentry-Tachykardie (WPW-Syndrom)

Klinisch durch EKG gesichert, aus der Anamnese bekannt oder hochgradiger Verdacht.

Medikamente. Präparate in alternativer Abfolge:
- Ajmalin: 1 mg/kg KG langsam i.v.,
- Propafenon: 1–2 mg/kg KG i.v.,
- Flecainid: 1–2 mg/kg KG i.v.

Vorhofflattern und Vorhofflimmern

Definition

Hochfrequente Vorhofaktionen, die regelmäßig (Vorhofflattern) oder völlig unregelmäßig (Vorhofflimmern) verlaufen und zum inadäquaten HZV bis zur akuten Herzinsuffizienz führen.

Vorhofflimmern

Häufigste heterotope supraventrikuläre Tachykardie durch chaotische Depolarisation multipler atrialer Foci. In Form, Dauer und Amplitude wechselnde Flimmerwellen mit arrhythmischer Überleitung auf die Kammern und absoluter Kammerarrhythmie. Flimmerfrequenzen zwischen 300–700/min sind möglich. Eine hämodynamisch wirksame Vorhoftätigkeit besteht nicht. Im Kindesalter selten, meist bei Myokarditis, Kardiomyopathie, Mitralfehlern, Ebstein-Anomalie oder nach Herzoperationen.

Diagnostik

Bei Vorhofflimmern mit schneller Überleitung:
- Zeichen der Kreislaufinsuffizienz,
- absolute Arrhythmie durch inkonstante Überleitung,
- frustrane Aktionen,
- Flimmerwellen im EKG.

Therapie

Da jederzeit ein Kreislaufzusammenbruch möglich ist, muss schnell gehandelt werden. Wenn noch möglich, Echokardiographie, insbesondere zum Ausschluss von Vorhofthromben.
Eine primäre Pharmakotherapie oder „Overdrive Pacing" sind bei akuten Verläufen (Herzinsuffizienz, kardiogener Schock) nicht indiziert und verschlechtern nur die Chancen zur Rhythmisierung.

> ! Die Kardioversion ist die sicherste Therapieform!

Nachbehandlung: Digitalis und/oder Propafenon.

Vorhofflattern

Charakteristische uniforme sägezahnartige Flatterwellen mit Frequenzen von 250–500/min. Die AV-Überleitung ist inkonstant blockiert, die Kammererregung abhängig von Überleitung (regulär, irregulär). Ursächlich überwiegend nach kardialen Korrekturen im Vorhofbereich (Mitralklappe, Vorhofumkehr, Vorhofseptumdefekte, Ebstein-Anomalie, Fontan-Prozedur) Myokarditis und bei Kardiomyopathien zu beobachten.

Diagnostik

EKG: Regelmäßige P-Wellen mit konstanter oder wechselnder Beziehung zwischen Vorhof- und Kammeraktion (2:1, 3:1 usw.).

Therapie

Abhängig von der Grunderkrankung, Überleitungsbeziehung und hämodynamischen Folgen. Möglichst Ausschluss von intrakardialen Thromben (Echokardiographie) vor Therapie, da Emboliegefahr. Sie beinhaltet:
- Glykoside,
- Verapamil (cave: Säugling I. Trimenon),
- Betarezeptorenblocker,
- Chinidin,
- Flecainid,
- Elektrotherapie (Overdrive Pacing, Kardioversion).

Patient mit stabilem Kreislauf:
Medikation in alternativer Abfolge, Dosierungen s. oben:
- Digitalisierung: i.v. Schnellsättigung,
- Propranolol: 0,01–0,1 mg/kg KG i.v., besser p.o.: 5 mg/kg KG,
- Verapamil i.v.,
- Propafenon i.v.,
- Flecainid i.v.,
- Chinidin, Disopyramid und Amiodaron als weitere Alternativmittel.

Mögliche Kombinationen in alternativer Folge:
- Digitoxin und Verapamil,
- Digitoxin und Propafenon,
- Digitoxin und Flecainid,
- Propranolol und Disopyramid,
- Propranolol und Propafenon,
- Propranolol und Flecainid.

Patient mit instabilem Kreislauf:

Atriales Overdrive Pacing: Via Ösophagus oder über eine venöse Einschwemmelektrode möglich. Pacingfrequenz um 50 Schläge über der Vorhoffrequenz ansetzen. Etwa 1 Minute stimulieren. Der Schrittmacherimpuls sollte die 3–5fache Schwellendosis erreichen.

Kardioversion: Synchronisiert 0,5–1 Ws/kg KG, großflächige Elektroden wirksamer einsetzbar. Allgemeine und Zusatzbedingungen wie oben.

Nachbehandlung: Wie nach Kammerflimmern.

Ventrikuläre Tachyarrhythmien

Ventrikuläre Tachyarrhythmien zählen zu den seltenen Formen der kindlichen Herzrhythmusstörungen. Sie kommen vor als:
- ventrikuläre Extrasystolie (VES),
- ventrikuläre Tachykardie,
- Kammerflattern und Kammerflimmern.

Ohne Ursache beträgt die Häufigkeit unter den Tachyarrhythmien weniger als 3 %. Im Kindesalter sind sie überwiegend Folge einer schweren Herzerkrankung wie Myokarditis oder Kardiomyopathien. Prädisponierend sind:
- Herzoperationen (Ventrikulotomien),
- Kardiopathien mit ventrikulären Druckbelastungen,
- Mitralklappenprolaps,
- Long-QT-Syndrom,
- Herztumoren,
- Intoxikationen (Digitalis, trizyklische Antidepressiva, Chinidin, Phenothiazine, Sympathikomimetika),
- Azidose,
- Hypoxie,
- Elektrolytstörungen u. a.

Risikoparameter. Zu den Risikoparametern zählen:
- mehr als 1000 VES/d,
- multifokale VES,
- Salven,
- ventrikuläre Tachykardien.

Ungünstig wirkt sich eine Kombination mit rechtsventrikulärer Druckbelastung oder Dysplasie aus. Beziehungen zwischen ventrikulären Tachykardien und plötzlichem Kindstod (SIDS) sind gegeben

Diagnostik

EKG: VES = verbreiterte QRS-Komplexe (über 0,12 s) mit vorzeitigem Einfall und kompensatorischer Pause. Auftreten als Couplets, Triplets, fixe Kopplung bis Bigeminus, Tachykardie oder chaotischer Kammerrhythmus.

Therapie

Das Vorgehen ist abhängig vom hämodynamischen Zustand.

Bei vitaler Bedrohung ohne Zeitverzug Intensivtherapie einleiten.

Bei stabilen Patienten subtile Ursachendiagnostik vor der Therapie anstreben.

Ansatzpunkt der Pharmakotherapie ist die Behandlung arrhythmogener Kausalfaktoren (Grundleiden), sowie eine Veränderung arrhythmogener Einflüsse des vegetativen Nervensystems und dessen Transmitter. Die Antiarrhythmika dienen der symptomatischen Beeinflussung arrhythmogener Abläufe im Reizbildungs- und Erregungsleitungssystem.

Tab. 5.25, 5.26 u. 5.27 geben jeweils in Form eines Flussdiagramms eine Sofortorientierung zur Behandlung tachykarder ventrikulärer Herzrhythmusstörungen.

Tabelle 5.25 Flussdiagramm: Vorgehen im Notfall bei ventrikulärer Tachykardie

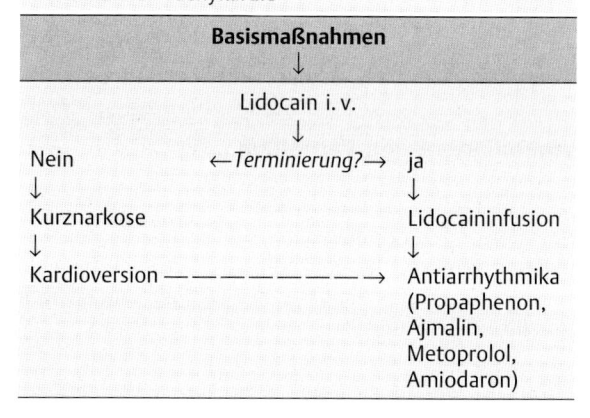

Basismaßnahmen		
	↓	
	Lidocain i. v.	
	↓	
Nein	←Terminierung?→	ja
↓		↓
Kurznarkose		Lidocaininfusion
↓		↓
Kardioversion ——————→		Antiarrhythmika (Propaphenon, Ajmalin, Metoprolol, Amiodaron)

Tabelle 5.26 Vorgehen bei tachykarden Herzrhythmusstörungen mit breitem QRS-Komplex

Breiter QRS-Komplex Tachykardie	
↓	↓
Instabiler Patient	stabiler Patient
↓	↓
Kardioversion (synchronisiert)	kardiovaskuläre Ausschlussdiagnostik
	↓
	vagale Reize
↓	↓
Hämodynamische Stabilisierung	
	temporärer Schrittmacher
↘	↙
Lidocain i. v.	

Tabelle 5.27 Stark schematisierte Vorgehensweise bei kritischer ventrikulärer Rhythmusstörung mit Kreislaufversagen

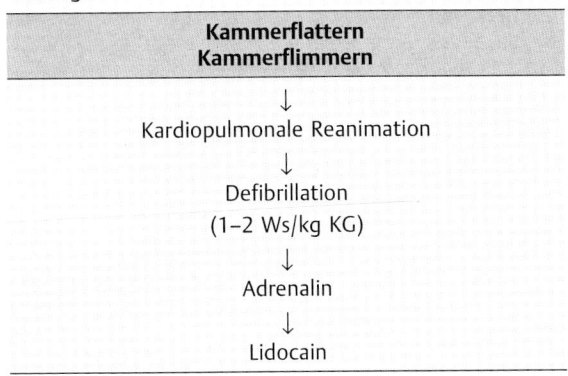

Kammerflattern Kammerflimmern
↓
Kardiopulmonale Reanimation
↓
Defibrillation (1–2 Ws/kg KG)
↓
Adrenalin
↓
Lidocain

Tachykardien

Salven mit mehr als fünf Extrasystolen. Herzfrequenz meist 100–130/min.

Akut eintretend, meist spontan terminierend. Übergang in Kammerflimmern ist möglich. Abgrenzung von supraventrikulären Reentry-Tachykardien mit WPW-Charakteristik ist nicht immer leicht.

Instabiler Patient, HZV niedrig:
- Kardioversion: 1–2 (–4) Ws/kg KG, mehrfach wiederholbar,
- kardiales Pacing – transthorakal, transösophageal,
- Lidocain: 1 mg/kg KG als Bolus, 1–2 mg/kg KG/h per infusionem (Rezidivprophylaxe),
- Overdrive Pacing, wenn Kardioversion ohne einen bleibenden Effekt.
Pacingfrequenz 50 Schläge über der aktuellen Herzfrequenz. Anwendung 3–8 min. Akut beenden, unbedingt Defibrillationsbereitschaft herstellen.

! Antiarrhythmika sind potenziell negativ inotrop und proarrhythmisch wirksam, deshalb CPR-Bereitschaft herstellen.

Stabiler Patient, HZV ausreichend:
Antiarrhythmika in alternativer Reihenfolge:
- Propranolol: 0,01–0,1 mg/kg KG i.v.,
- Sotalol: 1,0–2,0 mg/kg KG i.v.,
- Lidocain: 1 mg/kg KG i.v.,
- Disopyramid: 2 mg/kg KG i.v.,
- Propafenon: 0,5–1,0 mg/kg KG i.v.,
- Flecainid: 0,5–1,0 mg/kg KG i.v.,
- Amiodaron: 5 mg/kg KG (Sättigung).

Torsade de pointes

Besondere Form der Kammertachykardie (Spitzenumkehrtachykardie). Sie ist eine sehr bedrohliche Rhythmusstörung mit undulierenden Kammerausschlägen in der QRS-Achse und wird als Spezialform des Kammerflatterns angesehen. Wahrscheinlich liegt eine Interaktion zweier ventrikulärer ektoper Zentren zugrunde. Es besteht ein breites Ursachenspektrum wie:
- AV- und SA-Blockierungen,
- Long-QT-Syndrom,
- Elektrolytstörungen,
- Antiarrhythmikabehandlung (proarrhythmischer Effekt).

Instabiler Patient:
Vorgehen: alternativ.
Kardioversion: Overdrive Pacing – ventrikulär.
Vorhofpacing plus Betarezeptorenblocker.

Stabiler Patient:
Betarezeptorenblocker i.v. oder Mexilitin 3 mg/kg KG langsam i.v. (über 5 min), 1 mg/kg KG/h per infusionem anschließend.

Kammerflattern/-flimmern

Definition

Hochfrequente Kammeraktionen, die regelmäßig (Kammerflattern) oder völlig unregelmäßig (Kammerflimmern) ablaufen und zum funktionellen Kreislaufversagen durch unzureichendes (fehlendes) HZV führen.

Überwiegend als Mikroreentry in strukturell veränderten Myokardregionen (arrhythmogenes Segment). Meist durch Kammertachykardien ausgelöst.

Beim Flattern sind Frequenzen um 300/min möglich. Die QRS-Komplexe sind nicht mehr abgrenzbar, die Amplituden der Ausschläge gleichmäßig hoch. Flimmern zeigt dagegen wechselnde ventrikuläre Depolarisationen mit niedrigen Ausschlägen.

! Kammerflimmern = Kreislaufstillstand.

Therapie

Kardioversion, Lidocain i.v.

Bei Kammerflimmern sofortige Defibrillation mit 1–2 (–5) Ws/kg KG. Im Extremfall mehrfach. Als Überbrückung bis Defibrillation möglichst CPR vornehmen.

■ Spezialindikationen

Hämodynamisch wirksame Extrasystolie

Lidocain: 1 mg/kg KG i.v., 3 Folgedosen möglich. Bei Effekt aber Instabilität weiter per infusionem.

Atropin: 0,01 mg/kg KG i.v., i.m., bei bradykardem Sinusrhythmus.

Pacemaker: Möglichst atrial, da bessere Hämodynamik, Überleitung muss intakt sein. Frequenzen ansteuern, die VES unterdrücken.

Extrasystolie bei Intoxikation

Wenn möglich, Detoxikation einbeziehen.
Digitalisintoxikation:
- Digitalisantidot (FAB),
- Diphenylhydantoin 5 mg/kg KG i.v. 2 Folgedosen möglich,

Natriumkanalblockerintoxikation (Chinidin, Disopyramid, Procainamid):
- 3%ige Natriumchloridlösung 1–2 mmol/kg KG,
- Lidocain alternativ.

■ Hämodynamisch bedeutsame Herzrhythmusstörungen auf einen Blick

Die folgende Übersicht charakterisiert hämodynamisch bedeutsame Herzrhythmusstörungen auf einen Blick.

Definition

Pathologisch oder vegetativ ausgelöste Abweichungen der zeitlichen Folge bzw. Regelmäßigkeit der Herzaktion von der normalen Herzfrequenz durch Erregungsbildungs- und/oder Erregungsleitungsstörungen

Paroxysmale Tachykardie

Definition

Anfallsweise auftretende Herzfrequenzsteigerung über 200/min bei erhaltener Rhythmik.

Häufigkeit

Supraventrikuläre Form 90%, ventrikuläre Form 10%.

Ätiologie

- Präexitation (WPW, LGL),
- AV-junktionale Reentry-Tachykardie ohne Präexzitation,
- strukturelle Herzfehler.

Klinik

Charakteristische Symptome sind:
- plötzlicher Herzfrequenzanstieg über 200/min,
- Blässe,
- Erbrechen,
- Schweißausbruch,
- Unruhe,
- periphere Zyanose,
- Dys-, Tachypnoe,
- Konvulsionen,
- Angst und Beklemmung (ältere Kinder).

Diagnostik

Sie umfasst:
- klinischen Befund,
- EKG.

Therapie

Die Therapie sollte ohne Zeitverzug einsetzen:
- supraventrikuläre paroxysmale Tachykardie:
  - vagale Stimulation (Eisbeutel, Eintauchtest, Brechreiz, Valsalva-Pressversuch),
  - Adenosin (Adrekar): 0,1–0,2–0,3 mg/kg KG als Bolus i.v. (Abstand pro Injektion 2 min),
  - Propafenon: 0,5–1,0 mg/kg KG i.v. über 1–2 min (Folgedosis nach 10–15 min),
  - Verapamil (ab 2. Lebenshalbjahr): 0,1–0,2 mg/kg KG sehr langsam (2–3 min) i.v.,
  - Kardioversion,
  - bei Erfahrung: Overdrive Pacing.
- WPW-Reentry-Tachykardie:
  - Vagusreize,
  - Propafenon i.v.,
  - Ajmalin: 0,5–1,0 mg/kg KG i.v.,
  - Flecainid 1–2 mg/kg KG i.v.,
  - Elektrokonversion bei drohendem kardiogenen Schock.
- ventrikuläre paroxysmale Tachykardie:
  - Kaliumsubstitution bis an oberste Normgrenze,
  - Lidocain: 1 mg/kg KG i.v.,
  - Propafenon: 0,5–1,0 mg/kg KG i.v.,
  - Propranolol: 0,01–0,1 mg/kg KG i.v.,
  - Sotalol: 1–2 mg/kg KG i.v.,
  - Amiodaron: 5 mg/kg KG i.v.,
  - Defibrillation: 1–2 Ws/kg KG, 1–3(–5) Anwendungen.

Vorhofflattern und Vorhofflimmern

Definition

Hochfrequente Vorhofaktionen, die regelmäßig (Vorhofflattern) oder völlig unregelmäßig (Vorhofflimmern) verlaufen und die zum inadäquaten HZV bis zur akuten Herzinsuffizienz führen

Ätiologie

Ursache können sein:
- angeboren,
- Myokarditis,
- Herzfehlbildungen mit Vorhofüberlastung,
- Zustand nach Herzoperation (Vorhofumkehr, Fontan-Prozedur).

Klinik

Typische Symptome bei Vorhofflattern/-flimmern sind:
- Herzklopfen,
- Schwindelgefühl,
- Dyspnoe,
- Angst,
- Tachyarrhythmie,
- Pulsdefizit.

Diagnostik

EKG
Vorhofflattern:
- sägezahnartiges Bild der Vorhoferregung (Ableitungen II, V 1),
- Vorhoffrequenz 250–350/min, meist 2:1- oder 3:1-Überleitung.

Vorhofflimmern:
- sehr flache Vorhoferregungskurve,
- Frequenz über 350/min,
- Tachyarrhythmia absoluta.

Therapie

Vorhofflattern:

! Schnelles Handeln erforderlich, vitale Bedrohung bei 1:1-Überleitung.

Therapieziele sind:
- Sinusrhythmus,
- Überführen in Vorhofflimmern (elektromechanisch günstiger).

Medikamentöse Therapie:
- Digitalisglykoside,
- Verapamil,
- Betarezeptorenblocker,
- Kalium.

Elektrische Therapie:
- Kardioversion 1–2 Ws/kg KG (mehrfach),
- atriale Hochfrequenzstimulation.

Vorhofflimmern:
Medikamentöse Therapie:
- Digitalisglykoside zur Normalisierung der Kammerfrequenz vor medikamentöser Regularisierung,
- Propafenon,
- Flecainid 0,5–1 mg/kg KG i.v.,
- Disopyramid 2 mg/kg KG sehr langsam (5–15 min) i.v.

Elektrische Therapie:
- Kardioversion 1–2 Ws/kg KG,

! Bei Bradyarrhythmie alle Maßnahmen unter Pacemakerschutz.

Kammerflattern und Kammerflimmern

Definition

Hochfrequente Kammeraktionen, die regelmäßig (Kammerflattern) oder völlig unregelmäßig (Kammerflimmern) ablaufen und zum funktionellen Kreislaufstillstand durch unzureichendes (fehlendes) HZV führen.

Ätiologie

Als Ursachen kommen in Frage:
- Hypoxie,
- Intoxikation (Digitalis, Katecholamine),
- Elektrolytstörungen (Hypokaliämie, Hypokalzämie),
- Trauma,
- Elektrounfall,
- Torsade-de-pointes-Tachykardie bei Long-QT-Syndrom,
- arrhythmogenes Substrat nach Entzündung oder Kardiotomie.

Klinik

Präfinaler Zustand mit Kreislaufstillstand.

Therapie

Therapeutische Maßnahmen sind.
- kardiopulmonale Reanimation (CPR),
- Defibrillation parallel zur CPR, ggf. mehrfach,
- Lidocain: 1 mg/kg KG i.v.,
- Phenytoin: 10–15 mg/kg KG i.v. (im Kindesalter gut wirksam),
- in der Regel Dauermedikation erforderlich (Betablocker, Phenytoin),
- Kardioverter-Defibrillator, wenn Reanimation erforderlich war.

Bradykarde Herzrhythmusstörungen

Sinuatriale Überleitungsstörung, atrioventrikuläre Überleitungsstörung.

Ätiologie

Als Ursache kommen in Frage:
- erhöhter Vagotonus,
- Digitalis- und Antiarrhythmikaüberdosierung,
- Angiokardiopathien,
- Zustand nach Herzoperation,
- entzündliche Herzerkrankungen.

Klinik

- suspekte Pulsrate (Neugeborene < 90/min, später < 60/min),
- erhöhtes Schlagvolumen,
- erhöhter systolischer Blutdruck,
- Müdigkeit,
- Schwäche,
- Präsynkopen,
- Synkopen,
- Morgagni-Adams-Stokes-Anfall.

Therapie

Das therapeutische Vorgehen beinhaltet:
- im Anfall Reanimation,
- transitorische Schrittmachertherapie,
- Alupent: ED 10 µg/kg KG i. v., 0,01–0,1 µg/kg KG/min per infusionem,
- bei bradykarder Herzinsuffizienz permanente Schrittmachertherapie.

Allgemeine Maßnahmen

Allgemeine Maßnahmen sind zur Unterstützung der Behandlung einer Herzinsuffizienz unverzichtbar.

Selbst für den Idealfall, dass eine Korrektur der zugrunde liegenden Erkrankung (etwa durch Operation) möglich ist, muss die Herzinsuffizienz zunächst behandelt werden. Das klinische Bild verlangt in jedem Fall ein differenziertes Vorgehen in Abhängigkeit von der Akutheit und unter Kenntnis der Grunderkrankung. Im akuten Notfall gilt ausschließlich die Stabilisierung der systemischen Perfusion als Behandlungsmaxime.

Nachfolgend einige Empfehlungen supportiver Maßnahmen bei der Behandlung herzinsuffizienter Kinder:
- Bettruhe,
- harmonische Umgebung,
- Lagerung mit erhöhtem Oberkörper,
- Intensivüberwachung (Monitoring),
- Atemwege freihalten,
- Ein- und Ausfuhrkontrolle,
- Flüssigkeitsrestriktion,
- optimales Ernährungsregime,
- Beruhigung,
- Sedierung (Diazepam, Midazolam, Phenobarbital, Chloralhydrat),
- Analgosedierung (Morphin, Fentanyl, Midazolam).

Jede Form von körperlicher Belastung muss auf ein Mindestmaß reduziert werden, um die energetischen Anforderungen an das Herz-Kreislauf-System und den Stoffwechsel zu minimieren. Dazu ist *Bettruhe* die geeignetste Maßnahme. Bei schwerer Pumpinsuffizienz muss das Regime besonders streng gehandhabt werden. Ein häufiger Lagewechsel einschließlich passiver physikalischer Therapiemaßnahmen und Atemgymnastik sind erforderlich, um Drucknekrosen in Low-Flow-Regionen zu verhindern. Die Thrombemboliegefahr ist bei Kindern geringer als im Erwachsenenalter, gefährdet sind aber Patienten mit Zyanose, Hypoxie und Polyglobulie. Nach Verbesserung der kardialen Pumpfunktion ist eine aktive Mobilisierung anzustreben.

Die Unterbringung in einer *harmonischen Umgebung* (Stationsbetrieb, zu helles Licht) reduziert Störungen von außen.

Unruhe erhöht den Energieverbrauch. Kleinstkinder sollten deshalb nur selten aufgenommen werden. Die Einbeziehung naher Angehöriger in die Pflege ist überwiegend vorteilhaft, wenn sie über das Therapieziel und die Methoden gut informiert wurden.

Eine *Hochlagerung* (30°–45°), bei welcher Kopf und Thorax höher als Abdomen, Gesäß und Beine liegen, erleichtert die Atmung. Eingelagerte Ödemflüssigkeit kann zunächst in abhängigen Regionen verbleiben (Gesäß, Beine). Durch Ausschöpfung des systemvenösen Poolings ist eine vorübergehende Reduktion des venösen Rückstroms und somit der Vorlast erreichbar.

Säuglinge profitieren von dieser Körperhaltung besonders, da ihre respiratorische Leistung sehr von der Zwerchfellbewegung abhängt. Ein Abrutschen muss durch sanfte Fixierung verhindert werden, was u. U. eine zusätzliche Belastung bedeuten kann. Die Bekleidung sollte leicht und offen angelegt werden, um das dyspnoische Kind in Atmung und Bewegung nicht zu behindern. Auch eine Kompression der Bauchorgane (Leber, Magen, Milz) durch Bekleidungsstücke muss unbedingt vermieden werden.

Neugeborene und Säuglinge sollten möglichst in Inkubatoren oder Wärmebetten untergebracht werden, um ein optimales Mikroklima zu sichern und die Thermoregulation zu erleichtern.

Monitoring ist Teil des Behandlungskonzepts. Es sollte EKG, Atemfrequenz, Blutdruck, SaO_2 und Körpertemperatur beinhalten. Im kardiogenen Schock ist eine invasiv ermittelte arterielle und zentralvenöse Druckregistrierung unverzichtbar.

Akustische Signale (Herzschlag, Alarm) sind weitestgehend vom Patienten fernzuhalten, um den Ruhebedarf zu gewährleisten.

Freie Atemwege erleichtern die Atmung, reduzieren den Energieverbrauch und vermeiden eine zusätzliche Unruhequelle (gilt auch für Sonden etc.).

Die *Flüssigkeitsbilanz* ist ein essenzieller Bestandteil der allgemeinen Maßnahmen. Durch die Kontrolle der Ein- und Ausfuhr sowie des Gewichts kann die Flüssigkeitszufuhr optimal gesteuert werden und eine Wasserretention wird schnell erkannt.

Die *Flüssigkeitszufuhr* sollte initial auf 60–80% (50–90 ml/kg KG/d bzw. 800–1200 ml /m² KOF/d) des errechneten Erhaltungsbedarfs *reduziert* werden, bis die Ödeme ausgeschieden sind. Zu bedenken ist, dass Neugeborene und Säuglinge relativ schnell in eine Exsikkose geraten können.

Für eine *ausreichende Kalorienzufuhr* muss unbedingt Sorge getragen werden, um eine katabole Stoffwechsellage zu verhindern. Sie würde nur kurzzeitig bei hypokalorischer Ernährung toleriert und zu einem Abbau von Körpergewebe – u. a. der Herzmuskulatur – führen.

Eine normale Serumelektrolythomöostase und ein ausreichendes Serumeiweiß sind weitere Grundpfeiler in der Behandlung der Herzinsuffizienz.

Die Ernährung muss in ihrer Form dem Zustand des Kindes angepasst werden. Im Schock oder bei komplizierten Verläufen ist die parenterale Zufuhr nicht zu vermeiden. Eine enterale Ernährung, die kalorisch hochwertig, gut bilanziert (cave: Osmolaritätsstörungen), schmackhaft und leicht verdaulich ist, sollte angestrebt werden. Häufige kleinere Mahlzeiten sind zu bevorzugen (45–50 ml). Säuglingen mit einer Dys- und Tachypnoe sollte die Hauptmenge der Nahrung per Sonde zugeführt werden, denn bei Sondenernährung kann das Kind in seiner Körperlage verbleiben und der Schlaf muss nicht unbedingt unterbrochen werden. Initial ist es jedoch sinnvoll, eine kleinere Menge oral anzubieten, um den Saugreflex zu erhalten. Ab Kleinkindalter ist eine kochsalzarme Kost (cave bei Diuretikazufuhr) sinnvoll. Für eine ausreichende Zufuhr von Kalium, Calcium und Magnesium muss gesorgt werden.

Körperliche Rastlosigkeit und Schreien stellen eine zusätzliche Herzbelastung dar. Durch Atemnot und Hypoxämie werden Säuglinge besonders belästigt, ältere Kindern leiden zusätzlich unter Schmerzen und Überlebensangst. Deshalb ist ein *abgestuftes Regime zur Beruhigung* z. B. durch die Anwesenheit eines Elternteils, gegebenenfalls eine milde Sedierung und im Bedarfsfall (kardiogener Schock) eine wirksame Sedierung oder Analgosedierung angebracht.

Sauerstoffzufuhr, Pufferung, Beatmung

Sauerstoffzufuhr

Die akute Herzinsuffizienz und insbesondere der kardiogene Schock führen zu einer Minderperfusion vieler Organsysteme mit Gewebshypoxie, welche schwere metabolische Störungen verursacht.

Die Oygenierungsstörungen bei Herzinsuffizienz und kardiogenem Schock sind Folge mehrerer Faktoren:
- gestörte Ventilation,
- gestörte Diffusion,
- gestörte Perfusion,
- Störungen der Sauerstoffbindung,
- Störungen des Sauerstofftransports.

Stoffwechselaktive Gewebe mit einem hohen Energiebedarf, zu denen auch das Myokard zählt, sind davon besonders betroffen. Bereits eine mäßige Verminderung des Herzzeitvolumens führt zu einer kompensatorisch verstärkten Sauerstoffausschöpfung und zum Verbrauch wichtiger metabolischer Reserven. Die energetische Bilanz und das metabolische Ungleichgewicht können nur durch ein ausreichendes Herzzeitvolumen und ein erhöhtes Sauerstoffangebot in den Geweben normalisiert werden.

Das kann partiell durch die Anhebung des inspiratorischen Sauerstoffpartialdrucks in der Atemluft erfolgen, wodurch linear der physikalisch gelöste Sauerstoffgehalt des Bluts ansteigt. Durch ein Sauerstoffangebot von 100 % in der Atemluft wären im Serum etwa 2 Vol% Sauerstoff gelöst, welcher ohne Bindung an Hämoglobin einen wesentlichen Anteil des O_2-Bedarfs decken könnte. Bei manifester Herzinsuffizienz ist jedoch die Diffusionsstrecke durch Lungenstauung oder Lungenödem deutlich verlängert, sodass ein vergrößertes Angebot nur unzulänglich ausgeschöpft werden kann. Neben der Oxygenierung beeinflusst Sauerstoff auch die Hämodynamik über eine systemische Vasokonstriktion und eine pulmonalvaskuläre Vasodilatation. Dieser Umstand kann bei Kardiopathien mit Links-rechts-Shunt durch Zunahme des Shuntvolumens die Herzinsuffizienz verstärken. In der Regel führt jedoch eine Verbesserung der Lungenperfusion zur hämodynamischen Stabilisierung und verbesserten peripheren Sauerstoffversorgung.

Vorgehen:

Ziel ist ein SaO_2 von 95–99 % bei einem Hämatokrit-Wert von 40–45 % (45–55 % [bei zyanotischen Kardiopathien nicht erreichbar]).

Eine Hypoxämie (paO2 < 40 mm Hg) ist eine Indikation zur Sauerstoffzufuhr.

Die Supplementierung ist bei Neugeborenen durch Erhöhung der O_2-Konzentration im Inkubator auf etwa 40 % – bei Säuglingen und größeren Kindern über eine Kopfbox oder „Sauerstoffbrille" – mit einem Flow von 1–5 l/min (je nach Supplementierungsart und Alter) erreichbar. Kurzzeitig ist auch das höchstmögliche O_2-Angebot trotz bekannter Nebenwirkungen vertretbar, wenn es zur Stabilisierung des Patienten beiträgt.

Lässt sich das angestrebte Ziel einer ausreichenden Saturation durch einfaches O_2-Supplement nicht erreichen, ist besonders bei Neugeborenen und Säuglingen die Indikation zur Beatmung frühzeitig zu stellen, sonst drohen Erschöpfung und energetische Destabilisierung durch die hohe Atemarbeit. Dieser Zustand ist bei einem pCO2 > 70 mm Hg oder deutlicher Dyspnoe mit drohender Erschöpfung immer gegeben.

Pufferung

Im Fall einer metabolischen Entgleisung ist eine Pufferung dringend erforderlich. Die azidotische Stoffwechsellage hat einen stark negativ inotropen Effekt auf das Myokard und erschwert zusätzlich eine wirksame pharmakologische Beeinflussung der Herzinsuffizienz durch positiv inotrope Medikamente. Ein anaerober Metabolismus mit Lactatanstieg und metabolischer Azidose sowie ventilatorische Störungen mit respiratorischer Azidose verstärken diesen Prozess, den man bei dekompensierter Herzinsuffizienz und kardiogenem Schock zu erwarten hat. Die Höhe der Laktazidose korreliert positiv mit den Überlebenschancen. Hypoxie und Azidose haben zusätzlich eine hohe arrhythmogene Potenz.

Auf den Ausgleich des Säure-Basen-Haushalts ist vor allem bei zyanotischen Vitien zu achten. Die Azidose reduziert zusätzlich durch eine Vasokonstriktion die pulmonale Perfusion. Die zunehmende Hypoxie hat fatale Auswirkungen auf den betroffenen Organismus.

Bevor die Azidose medikamentös ausgeglichen wird, muss daher unbedingt für eine adäquate Atemfunktion sowie ausreichende Perfusion gesorgt werden. Häufig erübrigt sich danach eine forcierte Puffertherapie. Zu bedenken ist, dass in einer Low-Flow-Situation durch Bicarbonatgabe ein erheblicher pCO_2-Überschuss erzeugt werden kann, der letztlich eine myokardiale Depression zur Folge hat.

Vorgehen:
Vor der Puffertherapie pH-Wert und aktuellen BE bestimmen. Bei BE > -6 mmol/l
oder pH > 7,15 Pufferung vornehmen. Als Puffersubstanz *Natriumhydrogencarbonat 8,4%* verwenden.

Bedarf Natriumhydrogencarbonat 8,4% in ml:
- = 0,3×kg KG × BE (Verdünnung: 1:1 mit Glucose 5%)

Die berechnete Gesamtmenge nie als Bolus applizieren.
- ED: 1 mmol/kg KG
- Wiederholung: 0,5 mmol/kg KG nach jeweils 15 min, genauer nach BE (kutanes CO_2-Monitoring)

Infusion:
- 0,5–1 mmol/kg KG/h (bevorzugen)

Einschränkungen: Eine unkritische Puffertherapie mit $NaHCO_3$ führt:
- zur Hyperosmolalität, Hypernatriämie,
- zur Myokarddepression,
- zum intrakraniellen Druckanstieg.

Alternative: Trometamol-Lösung (0,3 M Tris-Puffer) bei Serumnatriumwerten über 150 mmol/l oder nicht beherrschbarer Hyperkapnie. Bei Tris-Puffer überwiegt die intrazelluläre Wirkung.

Bedarf 0,3 M Tris-Puffer in ml:
- = BE×kg KG (Verdünnung: 1:2 mit Glucose 10%)

! Tris-Puffer fördert die H_2O-, Kalium- und Natriumausscheidung und senkt den Blutzucker.
Nicht bei Anurie, Vorsicht bei Oligurie. Günstig bei maschineller Beatmung.

Bei leichteren Azidosen ist eine orale Pufferung mit Natriumbicarbonat möglich.

Beatmung
Über die verbesserte Belüftung der Lunge steigert die maschinelle Ventilation die Oxygenierung des Bluts u. a. durch eine Veränderung der Diffusion. Die Beatmung ist grundsätzlich dann indiziert, wenn durch die Herzinsuffizienz Organschäden infolge Hypoxie, Hyperkapnie und Azidose drohen. Eine Kontraindikation für eine Beatmung gibt es nicht.

Um Sauerstoffdefizit, respiratorische Azidose, Minderperfusion und Hypoxie abzubauen, die nicht nur das Herz sondern auch die Atemmuskulatur ermüden, ist eine Beatmung besonders bei Neugeborenen und jungen Säuglingen sowie im kardiogenen Schock unabdingbar. Unter der Beatmung kann ein beträchtlicher Anteil des Herzzeitvolumens (bis 20%), der für die Zwerchfelldurchblutung erforderlich ist, der systemischen Perfusion zufließen. Außerdem kann durch die maschinelle Ventilation ein erhöhter transmuraler Druck für den linken Ventrikel vermieden werden, was einer Nachlastreduktion gleichkommt.

Beim Lungenödem sind höhere Drücke notwendig, um die Alveolen zu füllen und eine ausreichende Residualkapazität zu erreichen. Einem Alveolenkollaps wirkt eine PEEP-Variante (4–6 mm H_2O) entgegen. Mit dem erhöhten Beatmungsdruck steigt aber die Gefahr, dass die Lungenkapillaren komprimiert werden, wodurch das Ventilations-Perfusions-Verhältnis und die O_2-Aufnahme seitens der Durchblutung wieder verschlechtert wird. Mit dem erhöhten Atemwegsdruck nimmt auch der pulmonalvaskuläre Widerstand zu, was eine Nachlaststeigerung für den rechten Ventrikel zur Folge hat. Der steigende intrathorakale Druck verkleinert zusätzlich die Durchmesser der Herzhöhlen. Die Änderung der Geometrie des Herzens, die Vorlastbegrenzung und die Nachlaststeigerung summieren sich in ihrer Auswirkung auf das linke Herz. Aus dieser Sicht bewirkt eine Beatmung mit erhöhtem Druck, die primär der Aufrechterhaltung einer normalen Homöostase dienen soll, eine Funktionsstörung des linken Herzens. Vor- und Nachteile der Beatmung sind daher abzuwägen, und nach Besserung des Grundleidens ist ein schneller Übergang zur Spontanatmung erforderlich.

Vorgehen:
Folgendes Vorgehen ist zu empfehlen:
- frühe Intubation und Beatmung bei manifestem oder drohendem Herzversagen (je jünger das Kind, umso eher),
- initial kontrollierte Beatmung,
- Ruhigstellung des Patienten (evtl. Relaxierung),
- Beatmung mit FiO_2 von 1 beginnen,
- Druck und PEEP (4–6 cm H_2O) m physiologischen Bereich zur Minimierung von Nebenwirkungen halten,
- optimales Beatmungsgerät,
- Kontrolle des Beatmungserfolgs (transkutane pO_2-, pCO_2-Messung, Pulsoxymetrie),

- baldige Einbeziehung der Eigenatmung (SIMV), wenn Schockgeschehen beherrscht.

Eine suffiziente Beatmung kann insbesondere bei Säuglingen mit dekompensierten Shuntvitien eine lebensrettende Maßnahme sein. Sie ist auch zu erwägen, wenn bei chronischer Herzinsuffizienz durch eine pulmonale Erkrankung eine akute Dekompensation zu befürchten ist.

Schocktherapie

Das Ziel der Therapie des kardiogenen Schocks ist die Anhebung des HZV bzw. Herzindex über die Norm:
- zur Verbesserung der peripheren Perfusion,
- zum Wiedereinsetzen der Diurese.

Der alleinige Anstieg des Blutdrucks dokumentiert keineswegs die Stabilisierung der Zirkulation.

Die Therapie erfolgt stufenweise und muss sich an den hämodynamischen Parametern
(Herzindex unter 2,2 l/min/m^2 KOF und Füllungsdruck über 20 mm Hg) orientieren.

Wegen der vitalen Bedrohung dieses Zustands nachfolgend nochmals einige Hinweise zur Pathophysiologie und Klinik des kardiogenen Schocks.

Dem kardiogenen Schock liegt ein akutes Kreislaufversagen mit verminderter Organperfusion durch eine eingeschränkte Pumpleistung des Herzens zugrunde.

Im Neugeboren- und jungen Säuglingsalter führen überwiegend kongenitale Kardiopathien zu dieser Symptomatik, bei älteren Kindern vermehrt extrakardiale Ursachen. Neugeborene und Säuglinge bieten überwiegend Symptome der globalen Herzinsuffizienz. Mit zunehmendem Alter und veränderter kardiozirkulatorischer Leistung entspricht das Bild eher der akuten Linksherzinsuffizienz.

Die *kompensierte Form* der Herzinsuffizienz zeigt die klassische Trias:
- Hypotonie,
- Tachykardie,
- Oligurie.

Hämodynamisch bestehen erhöhte Füllungsdrücke vor dem rechten und linken Herzen und ein erhöhter systemischer Gefäßwiderstand. Der systemarterielle Blutdruck ist erniedrigt, weist eine geringe Amplitude auf und kann sich im unteren Normbereich stabilisieren. Durch die Vasokonstriktion gibt die indirekte Blutdruckmessung zu niedrige Werte an, deshalb ist eine intraarterielle Messung erforderlich.

Bei der *dekompensierten Form* ist die Perfusion generell reduziert mit z. T. nicht messbaren peripheren Blutdruckwerten, Lungenödem und Multiorgandysfunktion (-versagen).

Durch die Minderperfusion der Koronararterien kann eine fatale Herzrhythmusstörung bis zur Asystolie einbezogen sein.

Häufigste klinische Symptome des kardiogenen Schocks:
- Unruhe,
- ausgeprägtes Schwitzen,
- Bewusstseinstrübung,
- blass-zyanotisches Hautkolorit,
- kalte Extremitäten,
- Tachypnoe, final auch Bradypnoe,
- feinblasige RG über den basalen Lungenfeldern,
- Hepatomegalie,
- Oligurie, später Anurie,
- Füllungszeit der Kapillaren über 2–3 s verlängert,
- periphere Pulse kaum tastbar,
- Tachykardie über 175/min, Tachyarrhythmie, final Bradyarrhythmie,
- Herzgeräusche in Abhängigkeit von strukturellen Fehlbildungen,
- veränderte eher leise Herztöne,
- Galopprhythmus.

Vorgehen:

Das therapeutische Vorgehen umfasst die Ventilation, Infusionsbehandlung und Stabilisierung der Pumpfunktion des Herzens (VIP).

Falls der Zustand es zulässt, Klärung der Morphe und des kardialen Funktionszustands sowie der Flussverhältnisse durch Echokardiographie und Doppler-Sonographie. Dies dient auch dem Ausschluss einer Herzbeuteltamponade oder Gefäßruptur. Der Herzrhythmus kann sowohl klinisch als auch elektrokardiographisch beurteilt werden.

Bei manifestem Schock ist die kardiopulmonale Reanimation ohne Zeitverzug erforderlich. Folgendes Vorgehen ist zu empfehlen:
- bei Spontanatmung Sauerstoffgabe,
- bei Bewusstseinstrübung und im Säuglingsalter Intubation und Beatmung,
- zentraler Venenzugang zur Infusion und ZVD-Messung,
- arterielle Druckmessung,
- erhöht (35°–40°) bei pulmonaler und systemischer Einflussstauung,
  – flach bei hypotensivem Schock,
- Vermeidung bzw. Beseitigung einer Hypothermie,
- Analgosedierung.

Es besteht keine generelle Indikation, jedoch bei Angst und Unruhe ist Analgosedierung vorteilhaft. Sie reduziert O_2-Verbrauch. Dosierung beachten, keine kardiodepressorischen Mittel (Phenothiazine, hohe Phenobarbitaldosen) einsetzen.

Sedierung:
Diazepam:
- 0,2 mg/kg KG als ED

Midazolam:
- 0,1 mg/kg KG als ED

Analgesie:
Morphin:
- 0,05–0,1 mg/kg KG i. v. als ED,
- 10–100 µg/kg KG/h per infusionem

Fentanyl:
- 1–10 µg/kg KG i. v. als ED,
- 2–(6) µg/kg KG/h per infusionem

Analgosedierung:
Fentanyl und Midazolam (Dormicum) kombiniert.

Volumenzufuhr

Allein beim kardiogenen Schock darf die bei sonstigen Schockformen indizierte großzügige initiale Infusionstherapie nicht erfolgen, da bei reduziertem Füllungsdruck meist ein intraarterieller Volumenmangel besteht. Bei Volumenmangel ist auf Diuretika zu verzichten, sonst drohen weiterer Blutdruckabfall und bedrohliche Vasokonstriktion der Endstrombahn.

Volumenersatz:

Humanalbumin 5 % oder Biseko:
- 5–15 ml/kg KG

kristalline Lösungen an 2. Stelle:
- z. B. Ringer-Lactat: 10 ml/kg KG als Bolus über 10–15 min

Vorlastreduktion

Bei erhöhtem ZVD und Pulmonalkapillardruck möglich durch:

Nitroglycerin:
- 1–5 µg/kg KG/min per infusionem

Blutdruckabfall (Vasodilation) vermeiden, Ziel ist RR-Stabilisierung oder RR-Anhebung mit normalisierter RR-Amplitude.

Furosemid:
- 1 mg/kg KG i. v. als ED (Kurzinfusion s. oben)

Weitere Gaben und/oder erhöhte Dosis nach Bedarf, kontinuierliche Infusion bedenken.

Phosphodiesterasehemmer: Sie werden eingesetzt, wenn keine Besserung eintritt und sind besonders indiziert bei dilatativer Kardiomyopathie, Myokarditis, univentrikulärem Herzen mit hohem systemischen Widerstand und niedriger Blutdruckamplitude sowie pulmonal-arteriellem Hochdruck.

Enoximon (Perfan):
- 0,5 g/kg KG als Kurzinfusion
- 2. Dosis nach 15 min
- maximale Tagesdosis 2–(3) mg/kg KG

Steigerung der Kontraktilität

Dobutamin:
- 7–15–(20) µg/kg KG/min
mit Dopamin kombinieren bei dobutaminrefraktärer Herzinsuffizienz und zur Verbesserung der Koronarperfusion

Dopamin:
- 2,5–4 µg/kg KG/min

Adrenalin:
- 0,01–0,1 µg/kg KG/min, in kritischer Lage bis 1–(5) µg/kg KG/min per infusionem

Im Extremfall Kombination von Adrenalin mit Enoximon.
ED von Enoximon nicht über 0,5 mg/kg KG/ED (evtl. repetitiv)

! Katecholamine erhöhen nicht nur das Sauerstoffangebot, sondern auch den myokardialen Sauerstoffverbrauch. Besondere Vorsicht ist daher bei Myokardischämie und angeborenen Angiokardiopathien geboten.

Digitalis hat im Zustand des kardiogenen Schocks keine Indikation. Eine bereits laufende Digitalisierung sollte jedoch aufrecht erhalten werden.

Nachlastreduktion

Sie ist nur möglich, wenn eine ausreichende Blutdruckstabilisierung erreicht wird und keine Ausflussbahbobstruktion (obstruktive Kardiomyopathie, Aortenstenose) vorliegt.

Natriumnitroprussid:
- 0,5– (maximal) 8 µg/kg KG/min per infusionem

Lichtschutz beachten!

Nitroglycerin:
- 1–5 µg/kg KG/min per infusionem

Enoximon:
- 0,5 mg/kg KG/ED

Maximale Tagesdosis beachten.

ACE-Hemmer: Sie vermindern den systemischen Widerstand und erhöhen die venöse Kapazität. Indiziert bei kongestiver Herzinsuffizienz, Vitien mit großem Links-rechts-Shunt, massiver Mitral- und Aorteninsuffizienz.

Monotherapie oder in Kombination mit Digitalis und Diuretika (verstärkter hypotensiver Effekt!) möglich.

> *Captopril:*
> p.o.: 2–3 ED
> < 6. Lebensmonat 0,1–1(2) mg/kg KG/Tag
> > 6. Lebensmonat 1–6 mg/kg KG/Tag
> *Enalapril:*
> 1. Tag 0,04 mg/kg KG/Tag
> Danach
> 0,08–0,16–0,5 mg/kg KG/Tag
> in 2–3 ED

Enalapril (Xanef) steht als Injektionslösung zur i.v. Zufuhr zur Verfügung. Erfahrungen im Kindesalter liegen nicht vor.

Perikardobstruktion (Herzbeuteltamponade)

Ursache

Ursache können sein:
- Traumen,
- Stichverletzungen,
- Kathetermanipulationen,
- dissezierende Aortenaneurysmen,
- postoperativ,
- Postkardiotomiesyndrom,
- Immunopathien,
- Infektionen.

100–200 ml bewirken eine Tamponade (Alter!).

Klinik

Typische Symptome sind:
- Dyspnoe,
- Tachypnoe,
- gestaute Halsvenen,
- retrosternaler Schmerz,
- Reizhusten,
- RR-Abfall,
- Schock,
- ZVD > 20 mm Hg.

Diagnosesicherung erfolgt mittels Echokardiographie.

Therapie

Die Behandlung erfolgt mittels Perikardpunktion (Drainage). Indikation bei klinischer Symptomatik mit RR-Abfall oder bei diastolischer Kompression des rechten Vorhofs und rechten Ventrikels gegeben (Ergussmantel über 10 mm). Wenn eine Punktion sogleich nicht möglich ist, Flüssigkeitsangebot zur Erhöhung des rechtsventrikulären Füllungsdrucks steigern und bei Erfolglosigkeit zusätzlich Dobutamin einsetzen.

Herzrhythmusstörungen

Sie sind im Kindesalter häufiger Ursache eines kardiogenen Schocks. Nicht selten sind sie Folge einer Kardiopathie bzw. einer Herzoperation oder ausgelöst durch kongestive Herzinsuffizienz. Wenn möglich, Klärung der zugrunde liegenden Dysrhythmie und gezielte Therapie.

Bei hochfrequenter Dysrhythmie (Flattern, Flimmern) mit Kreislaufzentralisation ist eine sofortige Kardioversion erforderlich.

Tab. 5.28 zeigt in Form eines Flussdiagramms die wichtigsten Maßnahmen zur Behandlung des kardiogenen Schockzustands.

Besondere Verläufe

Zu Kardiopathien mit irreversibler Pumpinsuffizienz zählen:
- dilatative Kardiomyopathien,
- Myokarditis im Akutzustand,
- Myokardinfarkte,
- komplizierte Kardiopathien nach Herzoperation,
- Tachymyopathien.

Hier gelingt es u.U., durch den Einsatz von Dobutamin, Nitroglycerin, ACE-Hemmern und Enoximon eine passagere Rekompensation zu erzielen. Bei Dobutamin-refraktärem kardiogenen Schock mit peripherem Gefäßversagen ist auch die Wirkung von Adrenalin und Noradrenalin durch Down-regulierte Alpharezeptoren exzessiv vermindert. Maximale Adrenalin- oder Noradrenalindosen bis 5 g/kg KG/min können erforderlich sein. In dieser Phase kann der Einsatz von Glucose-Kalium-Insulin zur forcierten ATP-Synthese versucht werden.

Vorgehen:

> 2 g Glucose + 1 I.E. Insulin + 1 mmol K^+
> davon 0,3 IE bis maximal 0,5 I.E./kg KG Insulin-Äquivalent in 20 min infundieren

Dieses Vorgehen ist auch über längere Zeit gerechtfertigt, wenn eine Aussicht auf Herztransplantation besteht.

Akut dekompensierte Kardiomyopathien oder foudroyant verlaufende Myokarditiden können bei Versagen konservativer Therapieformen eine Indikation für den Einsatz von ECMO sein, da eine Erholung der Pumpfunktion oder eine Transplantation möglich sind.

In Zentren mit herzchirurgischem Profil kommen überbrückend auch Assistsysteme zum Einsatz.

Tabelle 5.28 Flussdiagramm der Behandlung des kardiogenen Schocks

Lagerung:
- Oberkörper hoch (30–40°)
- Beine herab
- bei Volumenmangel Flachlagerung

Sauerstoff:
- 2–4 l/min (Brille, Sonde, Maske)

Beatmung:
- Bewusstseinsstörung
- Säuglinge
- protrahierter Verlauf
- Angiokardiopathien.

Volumentherapie:
- ZVD unter 12 mm Hg
- PCP unter 16 mm Hg
- Humanalbumin, Plasma, kristalline Lösungen

↓

Katecholamine:
- Dopamin: 10–20 µg/kg KG/min
- Dobutamin: 10–15 µg/kg KG/min
- Adrenalin: 0,05–1,0 µg/kg KG/min

Therapierefraktäre Fälle:
- Enoximon: 5–20 µg/kg KG/min
- alternativ oder zusätzlich

↓

Diuretika:
- ZVD über 12 mm Hg
- PCP über 18 mm Hg
- Furosemid: 0,5–1mg/kg KG i. v.

Vasodilatatoren:
- Nitroglycerin: 1–5 µg/kg KG/min (diastolische Blutdrucksenkung)
- Natriumnitroprussid: 0,5–5-(8) µg/kg KG/min (nur bei hyperkinetischer Reaktion, strenge Indikation)

↓

Analgosedierung:
- Diazepam: 0,3–0,5 mg/kg KG i. v.
- Midazolam: 0,1–0,2 mg/kg KG i. v.
- Morphin: 0,05–0,1 mg/kg KG i. v.

Azidoseausgleich:
- pH-Wert unter 7,25
- Natriumbicarbonat (Vorsicht, nicht auspuffern! Natriumspiegel im Serum beachten!)
- Trispuffer

↓

Sonderoptionen:
Bei Versagen der klassischen Schocktherapie:
- HF
- ECMO
- Assistsysteme
- intraaortale Ballongegenpulsation

↓

Kausale Therapie:
- Rhythmusnormalisierung – Kardioversion (Asystolie, Flimmern)
- Perikardpunktion bei Herztamponade
- Katheterintervention
- Herzoperation (Herzfehler)
- Detoxikation (Vergiftung)

Atmungsorgane

W. Brömme

Störungen der Atemfunktionen sind im Kindesalter häufiger als in jeder anderen Lebensperiode. Bereits mit dem Eintritt ins Leben ist das Neugeborene durch Atemstörungen besonders gefährdet. Schnelles Erkennen der respiratorischen Insuffizienz und die folgerichtige Behandlung sind Eckpfeiler der pädiatrischen Intensivmedizin.

Altersabhängige Struktur und Funktion der Atemorgane

Strukturelle Besonderheiten der Atemorgane in Abhängigkeit vom Reifegrad und Alter sind für die Pathogenese akuter Atemstörungen im Kindesalter von großer Bedeutung.

In der Neonatologie sind Störungen der Atemfunktionen häufig durch unausgereifte Differenzierung anatomischer Strukturen der Atemorgane bedingt. In der 16. Schwangerschaftswoche (SSW) entwickeln sich die terminalen Bronchiolen und rudimentäre Acini (kanalikuläres Stadium). Am Ende dieses Stadiums – in der 24. SSW – sind die ersten strukturell ausgereiften Acini entwickelt. Erst jetzt sind die strukturellen Voraussetzungen für die Atemfunktionen außerhalb des Mutterleibs gegeben.

Zu diesem Zeitpunkt differenzieren sich Ductus alveolares und Alveolen (Hislop u. Reid 1974). Ausdruck zunehmender Lungenreifung sind ein Anstieg des Surfactant und der Amnionflüssigkeit (Gluck u. Kulovich 1973) in der 30.–36. SSW sowie ein deutlicher Rückgang des Atemnotsyndroms nach der 35. SSW.

Zum Zeitpunkt der Geburt ist die Muskularisierung der Lungenarterien noch nicht bis in die intraacinären Gefäße vorgedrungen (Reid 1979). Dies erfolgt erst im Verlauf der postnatalen Entwicklung.

Bei Neugeborenen mit erhöhtem pulmonal-arteriellen Druck (persistierende fetale Zirkulation, Mekoniumaspiration) kann eine abnormale Muskularisierung der pulmonalen Strombahn bis in periphere Arterien nachgewiesen werden (Reid 1977).

Auch bei kongenitalen Kardiopathien mit erhöhter pulmonaler Durchblutung (Ventrikelseptumdefekte, persistierender Ductus arteriosus, hypoplastisches Linksherzsyndrom) wurde eine vorzeitige Muskularisierung der peripheren Pulmonalarterien gefunden (Reid 1977), während die Zahl der intraacinären Gefäße reduziert war.

Abnorme Druck- und Volumenbelastungen führen auch postnatal zu morphologischen Veränderungen der Lungenstrombahn, die im 2. Lebensjahr als persistierende pulmonale Hypertension in Erscheinung treten kann.

Ateminsuffizienz und Atemstillstand

Pathophysiologie

Der Gasaustausch in den Alveolen vollzieht sich über den in- und exspiratorisch pendelnden Atemstrom, gesteuert vom Atemzentrum. Antriebskraft ist die Atemmuskulatur, wobei im Neugeborenen- und Kleinkindalter die Zwerchfellatmung im Vordergrund steht.

Der im Vergleich zum Erwachsenen horizontale Rippenverlauf im Neugeborenen- und Säuglingsalter ist die Ursache dafür, dass die thorakale Atmung in diesem Alter wenig effizient ist und die Hauptatemarbeit vom Zwerchfell geleistet wird.

Die Thoraxwand ist im frühen Kindesalter weitgehend instabil, forcierte Atemarbeit des Diaphragmas führt zu Einziehungen der Thoraxwand und ist immer mit vermehrter Atemarbeit verbunden. Da die Thoraxwandinstabilität vom Gestationsalter abhängig ist, sind die Einziehungen der Rippenbögen bei Frühgeborenen schon bei geringen Ventilationsstörungen ausgeprägt.

Paradoxe Thoraxbewegungen sind im Kindesalter sichere Zeichen für eine Ventilationsstörung, während das Fehlen von Einziehungen und eine altersentsprechende Atemfrequenz für suffiziente Spontanatmung sprechen.

Paradoxe Thoraxwandbewegungen sind mit vermehrter Atemarbeit und damit der Gefahr einer Erschöpfung der Atemmuskulatur verbunden.

Vor der 27. SSW sind nur ca. 10 % ermüdungsfreie Typ-I-Muskelfasern im Zwerchfell nachweisbar (Keend u. Mitarb. 1978), bei reifen Neugeborenen 25 %, im adulten Diaphragma 60 %.

Obstruktive Ventilationsstörungen

Als obstruktive Ventilationsstörung wird ein partieller oder totaler Verschluss der Luft leitenden Atemwege, die anatomisch vom Naseneingang bis in die Bronchiolen reichen, bezeichnet. Dass der Strömungswiderstand (Resistance) von 19–28 cm $H_2O \times s/l$ bei Neugeborenen, bis auf 1–2 cm $H_2O \times s/l$ bei Erwachsenen abnimmt (Taussig 1977), ist Ausdruck der englumigen anatomischen Strukturen des Luft leitenden Systems der Atemwege im frühen Kindesalter. Obstruktive Ventilationsstörungen sind aus diesem Grund im Kindesalter häufiger als bei Erwachsenen mit lebensbedrohlichen Atemstörungen verbunden (Hogg u. Mitarb. 1970). In der Praxis der pädiatrischen Intensivmedizin sind Obstruktion bzw. Verschluss zentraler oder distaler Bronchien (Mucoidimpaction) häufig Ursache von Atelektasen oder Pneumonien, während ventilartige Stenosen Überblähungen distaler Lungenstrukturen nach sich ziehen.

Beurteilung des Schweregrads

Die Enge der Luftwege in den ersten Lebensjahren führt bei entzündlichen Schwellungen der Schleimhäute im Bereich der unteren Luftwege sehr schnell zur Lumeneinengung und zum Auftreten von Turbulenzströmungen, die zunächst als Stridor hörbar sind. Prädilektionsstellen sind der Kehlkopf und das proximale Drittel der Trachea. Die Art des Stridors u. a. typische Symptome erlauben die Einteilung in Schweregrade, aus denen sich therapeutische Schlussfolgerungen ablesen lassen (Tab. 5.29).

Tabelle 5.29 Symptomatik und Notfalltherapie der akuten stenosierenden Erkrankungen im Bereich des Kehlkopfs und der Trachea am Beispiel der stenosierenden subglottischen Laryngitis (sog. Pseudokrupp)

Schweregrad	Symptome	Blutgase	Therapie
I	Inspirationsstridor + Thoraxwandantagonismus +	$paCO_2$	Sedierung Corticosteroide i. v.
II	Inspirationsstridor ++ Exspirationsstridor + Thoraxwandantagonismus ++ Nasenflügelatmung	$paCO_2(\downarrow)$	Sedierung Versuch mit: • Corticosteroiden i. v. • Adrenalinaerosole
III	Thoraxwandantagonismus +++ Atemgeräusch abgeschwächt Zyanose	$paCO_2(\uparrow\downarrow)$	Intubation
IV	Unruhe Stridor +/(+) Zyanose unter Sauerstoff Somnolenz Herzfrequenz = 100/min Atem- und Herzstillstand	$paCO_2(\uparrow\uparrow)$	Reanimation

Inspiratorischer Stridor: Durch Aktion der Atemmuskulatur ist die Strömungsgeschwindigkeit im Inspirium – verglichen mit der passiven Exspiration – mehr als verdoppelt. Demzufolge führen graduell zunehmende Stenosen im Bereich der Glottis und der Trachea zunächst beim Einatmen zu Turbulenzströmungen. Ein therapeutisch nicht sofort zu beeinflussender inspiratorischer Ruhestridor zeigt eine beachtliche strukturelle Lumeneinengung an und bedarf der klinischen Überwachung.

In- und exspiratorischer Stridor: Zum inspiratorischen tritt ein exspiratorischer Stridor, wenn durch Zunahme der Stenose oder forcierte Atmung (Unruhe, Belastungen, hohes Fieber) Turbulenzströmung auch während der Ausatmung zustande kommt. Bei exspiratorischem Ruhestridor kann die Trachea bis auf Stricknadelstärke eingeengt sein. Zur Überwindung dieser Stenose muss beträchtliche Atemarbeit aufgewendet werden, erkennbar an verstärkten Einziehungen der Rippenbögen und Interkostalräume. In- und Exspiration sind bei ruhiger Atmung verlängert und gleich lang. Eine oft plötzlich eintretende Ateminsuffizienz kann entstehen, wenn:

- die Schleimhautschwellung durch venöse Stauung (Schreien, Unruhe) zunimmt; bei der Epiglottitis z. B. ist ein fast vollständiger Verschluss der Glottis möglich,
- bei begleitenden Entzündungen der distalen Luftwege ein Sekretstau und damit zusätzliche Obstruktion eintritt, weil ein effektiver Hustenstoß durch die schwerwiegende Störung der Hustenmechanik nicht zustande kommt.

Nasenflügelatmung: Sie zeigt eine unmittelbar bevorstehende Erschöpfung der Atemmuskulatur an und wird ausgelöst durch maximale Atemarbeit und/oder Hyperkapnie. Auf unserer Station gilt der Leitspruch: „Ein Kind mit Nasenflügelatmung übersteht die Nacht nicht ohne Intubation.", der für alle Formen der respiratorischen Insuffizienz zutrifft. Tritt zur Nasenflügelatmung Zyanose, steht ein hypoxischer Herzstillstand unmittelbar bevor.

■ Stenosierende Laryngitis oder der sog. Pseudokrupp

Die auch als Pseudokrupp bezeichnete Erkrankung tritt oft abends oder nachts auf und ist durch den typischen bellenden, hohlklingenden Husten unverkennbar. Betroffen sind Säuglinge und Kleinkinder. Ursache ist ein Virusinfekt (Parainfluenzaviren, RS-Viren, Adenoviren, Influenzaviren). Die Infektion betrifft den Kehlkopf (Larynx) und den proximalen Abschnitt der Trachea im Sinne eines Schleimhautödems, das jedoch selten zu einer bedrohlichen Einengung der oberen Luftwege führt. Eine Erhöhung der Körpertemperatur um 38 °C ist häufig, kann jedoch auch fehlen.

Wie bei allen stenosierenden Erkrankungen im Bereich des Kehlkopfs und der Trachea kann der Schweregrad der Obstruktion anhand der klinischen Symptomatik in vier Stadien eingeteilt werden.

Stadieneinteilung

Stadium I. Im Stadium I besteht ein inspiratorischer Stridor mit sichtbaren leichten Einziehungen.

Die Behandlung beschränkt sich auf die Ruhigstellung des Patienten, z. B. Diazepam rektal 5–10 mg je nach Alter oder als Tropfen p. o. sowie 100 mg Rectodelt. Bei ausgeprägter Symptomatik Adrenalininhalationen mit 2 ml 1 : 10 000 Adrenalin in 8 ml Natriumchloridlösung 0,9 % in den Verneblertopf eines Inhaliergeräts. Neuerdings steht auch racematisches Epinephrin in 2,5 %iger Lösung zur Verfügung.

Effektives Inhalieren ist auch bei Säuglingen nur durch den Mund (Mundstück) gewährleistet, deshalb vorsichtiges Zuhalten der Nase unter Hinzuziehung der Mutter und nach Sedierung. Auch die Platzierung eines Mikronephrin-Aerosols ist bei jüngeren Kindern problematisch.

Ein Wiederauftreten des Stridors in gleicher Stärke ist 30–60 min nach der Inhalation zu erwarten.

Häufig bessert sich ein Pseudokrupp im Stadium I bereits während der Fahrt in die Klinik, z. B. durch das Einatmen kalter Luft. Auch hier sollten 100 mg Rectodelt verabreicht werden, da die Rezidivneigung der Erkrankung groß ist.

Stadium II. Im Stadium II verstärken sich Inspirationsstridor und Einziehungen, auffälligstes Symptom ist jetzt ein hörbarer Exspirationsstridor. Der Exspirationsstridor entsteht durch Turbulenzströmung, die jetzt auch während der Exspiration hörbar wird. Es ist das Stadium der erhöhten Alarmbereitschaft, das durch Unruhe plötzlich in das Stadium III übergehen kann, z. B. durch den Einstichschmerz beim Legen eines venösen Zugangs. Auch im Stadium II steht die Sedierung im Vordergrund. Adrenalininhalationen, wenn auch schwieriger durch perorales Inhalieren zu applizieren, sowie Corticosteroide führen auch in diesem Alter häufig zum Rückgang der Atemnot. Klinikeinweisung und die Überwachung auf einer Intensivstation sind unumgänglich.

Stadium III. Im Stadium III kommt als neues Symptom die Nasenflügelatmung hinzu. Sie ist Ausdruck einer manifesten respiratorischen Insuffizienz. Der Atemstrom im Stenosebereich ist so stark vermindert, dass die Turbulenzströmung und damit der Stridor vermindert werden.

Die primäre Behandlung ist hier die Intubation, da dieses Stadium sehr schnell in das Stadium IV übergehen kann. Die Problematik der Intubation entspricht der bei Kindern mit Epiglottitis (S. 120).

Der Terminus Pseudokrupp entstand ursprünglich zur Abgrenzung des diphtherischen Krupps und beschreibt nach allgemeiner Auffassung eine in der Symptomatik wohl beeindruckende, aber stets reversible Ob-

Tabelle 5.30 Differenzialdiagnose und Symptomatik der stenosierenden Erkrankungen im Bereich der oberen Luftwege im Kindesalter

Differenzialdiagnosen	Hinweisende Symptome
Stenosierende Laryngitis	• bellender Husten • Fieber um 38 °C
Maligne stenosierende Laryngotracheitis	• hohes Fieber • schlechter Allgemeinzustand • kein Ansprechen der Therapie
Epiglottitis	• meist hohes Fieber • heiser • kloßige Sprache
Fremdkörper	• plötzlicher Reizhusten • dann symptomfreies Intervall
Allergie, Insektenstiche, Angina, Abszess	• Fieber
Laryngitis diphtherica (besonders ungeimpfte Kinder, Ausländer)	• Heiserkeit • Aphonie • leichtes Fieber

struktion der oberen Atemwege. Indessen können sich unter der klinischen Symptomatik des Pseudokrupps lebensbedrohliche Krankheitsbilder verbergen. So verstarb 1998 in Sachsen-Anhalt ein Kind mit der typischen Symptomatik, jedoch hyperpyretischen Temperaturen, bei dem autoptisch eine maligne Tracheobronchitis (siehe unten) nachgewiesen wurde.

Differenzialdiagnostisch müssen auch in Betracht gezogen werden:
- Fremdkörper (Fischgräte im laryngotrachealen Bereich),
- Epiglottitis,
- diphtherischer Krupp (angesichts der rückläufigen Durchimpfung).

Ungenügendes Ansprechen auf die Therapie, hohes Fieber und schwere Verlaufsformen erfordern differenzialdiagnostische Erwägungen zum Krankheitsbild des Kruppsyndroms (Tab. 5.30).

Therapie

Stadium I (Tab. 5.29): Sedierung, z. B. Phenobarbital 5–10 mg/kg KG einmal als Zäpfchen oder 2 mg/kg KG Faustan rektal. Kühle Luft im Schlafzimmer.

Stadium II: Darüber hinaus: 4–8 mg Dexamethason i. v. (je nach Alter) oder Äquivalenzdosen Prednisolut. Klinikeinweisung, wenn nicht nach 30 min die Symptome denen des Stadium I entsprechen. Jede Aufregung vermeiden, z. B. durch schmerzhafte intramuskuläre Injektionen. Unter ambulanten Bedingungen Versuch mit Adrenalin-Aerosolen: 2 Ampullen (2 ml) Adrenalin 1 : 1000 zusammen mit 8 ml Natriumchloridlösung 0,9 % in den Verneblertopf eines Ultraschallgeräts einfüllen.

Effektives Inhalieren auch bei Säuglingen nur durch den Mund, vorsichtig Nase zuhalten; evtl. Sedierung, Hinzuziehen der Mutter. Ein Wiederauftreten des Stridors in der gleichen Stärke ist nach 30–60 min zu erwarten.

Stadium III: Auch im Stadium III können Sedierung, Corticoide und Adrenalininhalation eine drastische Verminderung der Atemnot bewirken. Tritt sie nicht ein, ist an eine maligne Tracheobronchitis, Fremdkörperaspiration oder angeborene Stenose zu denken.

■ Maligne Tracheobronchitis

Bei dem seltenen Krankheitsbild handelt es sich um eine in Ausdehnung und Schwere fortschreitende bakterielle Entzündung (Staphylokokken, Streptokokken, Haemophilus influenzae) des Tracheobronchialsystems.

Klinik

Der Erkrankungsbeginn täuscht einen Pseudokrupp mit dem typischen bitonalen Husten vor und ist Ursache von Fehldiagnosen. Während beim Pseudokrupp im kehlkopfnahen Teil der Trachea eine Schleimhautschwellung entsteht, wobei das Epithel weitgehend intakt ist, kommt es bei der malignen Tracheobronchitis zu Schleimhautzerstörungen mit borkigen Auflagerungen, die das obere Drittel der Trachea betreffen, aber auch bis in die peripheren Bronchien reichen können.

Im Unterschied zum Kruppsyndrom spricht die maligne Tracheobronchitis nicht auf Corticoide oder auf Adrenalininhalationen an. Fast immer besteht hohes Fieber.

Differenzialdiagnose

Differenzialdiagnostisch schwer einzuordnen ist das Vollbild der Erkrankung. Die hochgradige Atemnot steht im Widerspruch zu uncharakteristischen Auskultations- und Röntgenbefunden. Differenzialdiagnostisch muss auch an eine Fremdkörperaspiration oder einen fortgeschrittenen Status asthmaticus gedacht werden. Hinweiszeichen auf die Diagnose sind bräunliche Borken im Bronchialsekret oder eitriges Bronchialsekret, das puddingartig außen am Absaugschlauch haftet. Eine gefährliche Komplikation ist die Ablösung größerer Borken, welche die Lichtungen großer Bronchien verlegen können. Das Ereignis ist durch einen plötzlich einsetzenden, bedrohlichen Atemnotzustand gekennzeichnet, bei dem die Kinder mit tiefen Einziehungen der Rippenbögen buchstäblich nach Luft schnappen. Gelegentlich gelingt es, mit scharfem Absaugsog größere Borken durch langsames Zurückziehen des Absaugschlauchs aus den Luftwegen zu entfernen.

Eine Notbronchoskopie mit starrem Bronchoskop und Absaugen unter Sicht bzw. die Entfernung großer Borken mit der Zange muss erwogen werden.

Therapie

Die Behandlung und Pflege der Patienten ist aufwendig und komplikationsreich. Sie erfordert geeignete Absaugeinrichtungen. Häufiges Absaugen nach endobronchialer Instillation von 2–4 ml 5%iger, angewärmter N-Acetylcysteinlösung sowie flaches Ventilieren mit dem Beutel, um den Transport der Flüssigkeit in periphere Bronchien zu vermeiden, verbessern die Effektivität des Absaugens und verhindern die Tubusobstruktion.

Die antibiotische Therapie richtet sich zunächst gegen Staphylokokken, Streptokokken und Haemophilus influenzae, und wird nach den bakteriologischen Befunden des Bronchialsekrets konkretisiert.

Mit Hilfe des Fiberbronchoskops kann die Entwicklung der schweren entzündlichen Veränderungen im Tracheobronchialsystem während der Beatmung eingeschätzt werden. Häufige Röntgenkontrollen sind für ein frühzeitiges Erkennen von pneumonischen Komplikationen und Atelektasen zweckmäßig.

Die maligne Tracheobronchitis tritt gehäuft bei Grippeepidemien auf. Angesichts der rückläufigen Impfungen muss heute auch wieder eine Diphtherie in Betracht gezogen werden.

■ Epiglottitis

Es handelt sich um eine bakterielle Infektion (Haemophilus influenzae Typ B) mit bevorzugter Manifestation am Kehlkopfeingang. Meist sind Schulkinder betroffen.

Klinik

Man findet im Gegensatz zur stenosierenden Laryngitis:
- keinen bellenden Husten,
- keine Heiserkeit.

Charakteristisch sind:
- kloßige Sprache,
- typische Sitzhaltung mit nach vorn geneigtem Oberkörper,
- Speichelfluss aus dem Mund, bedingt durch erhebliche Schluckstörungen,
- hochrote, kirschähnlich verschwollene Epiglottis.

Diagnostik

Racheninspektion oder Laryngoskopie nur in Intubationsbereitschaft. Beurteilung des Schweregrads (Tab. 5.**29**).

Therapie

Folgendes Vorgehen ist zu empfehlen:
- schnellstmöglicher Transport in die Klinik,
- jede weitere Aufregung vermeiden (plötzlich auftretende, schwerste Atemnot mit hypoxischem Herzstillstand [Bass u. Mitarb. 1974, Kissoon u. Mitarb. 1985]).

Grundprinzipien der Behandlung in der Klinik sind:
- ausreichende Sedierung,
- antibiotische Therapie (Ampicillin bzw. Cefotaxim),
- evtl. Intubation über ca. 2–4 Tage.

Spezielle Intubationsprobleme bei Kindern mit Epiglottitis und akuten stenosierenden Erkrankungen im Bereich der Glottis und des subglottischen Raums

Die Intubation von Kindern mit Epiglottitis oder stenosierenden Erkrankungen der Glottis und des subglottischen Raums ist selbst für den Erfahrenen ein spezielles Problem. Zunächst ist eine Halothannarkose – zusammen mit dem Anästhesisten – evtl. Ketanest 1 mg/kg KG mit 5–10 mg Diazepam i. v., je nach Alter, in unmittelbarer Intubationsbereitschaft zu planen. Apnoeanfälle während der Narkose sind häufig.

Laryngoskopisch zeigt sich bei der Epiglottitis der Kehldeckel monströs verschwollen und hochrot. Form und Farbe erinnern an eine Kirsche. Oft ist der Kehlkopfeingang nicht gleich erkennbar und erscheint als diskrete Einsenkung auf dem sichtbaren Pol der Kirsche, der Ansatzstelle eines Kirschstiels vergleichbar. Bei nicht optimal sedierten Kindern kann sich ein Restlumen des Kehlkopfeingangs durch Unruhe und pressende Atmung völlig verschließen, indem Hyperämisierungsgrad der Glottis und damit das Volumen der Epiglottis sichtbar zunimmt.

Selbst Tuben mit kleinem Außendurchmesser lassen sich bei hochgradiger Verschwellung der Epiglottis nicht in den Aditus laryngis einführen, eine Tracheotomie erscheint unumgänglich, ist jedoch angesichts der schweren Atemnot mit beachtlichem Abfall der Sauerstoffsättigung aus Zeitgründen problematisch.

In dieser prekären Situation hat sich bei uns eine von *Körner angegebene Intubationshilfe* außerordentlich bewährt. Sie besteht aus einem in allen Kliniken verfügbaren metallenen Blasenkatheter.

Der in einem sterilen Reagenzglas auf unserer Station bereitstehende Katheter ist proximal mit einem gekürzten Plastiktubus versehen, auf den ein passender Konus für die Beutelbeatmung aufgesteckt werden kann. Mit der abgerundeten und verschlossenen, leicht gebogenen Spitze gelingt es immer, jede Art von Stenosen des Kehlkopfs oder der subglottischen Region zu überwinden und durch Beutelbeatmung die Oxygenierung überbrückend sicherzustellen.

Nach ca. 10 min kann die nasotracheale Intubation, die in der Regel mit einem Tubus, dessen Außendurchmesser 1 Ch unter dem der Altersnorm entsprechenden liegen sollte, ohne Schwierigkeiten durchgeführt werden. Laryngoskopisch zeigt sich dann, dass der Aditus laryngis durch einen Bougierungseffekt deutlich an Weite zugenommen hat.

Die Intubation ist bei Kindern mit Epiglottitis im Mittel 2–3 Tage erforderlich, bis sich die lokale Infektion und das Ödem unter der antibiotischen Therapie zurückbilden. Durch fiberbronchoskopische Kontrollen kann der Entzündungs- und Ödemzustand der Epiglottis beurteilt werden.

Prozedere unter Intubation

Die weiterführende Behandlung des intubierten Patienten besteht:
- in der Anfeuchtung und Erwärmung der Atemluft über CPAP-Systeme,
- der Überwachung von:
  - Herzrhythmus,
  - SaO_2,
  - Temperatur,
  - ggf. Blutgase.

Ein spezielles Problem ist die Sedierung. Bewährt hat sich Somsanit (initial: 50 mg/kg KG, anschließend Dauerinfusion: 20–30 mg/kg KG/h). Bei nicht ausreichender Sedierung, z. B. beim endotrachealen Absaugen, können zusätzlich Opiate in halbierter Dosis eingesetzt werden. Nach Abklingen der initialen Narkose kann die enterale Nahrungszufuhr über nasogastrale Sonden begonnen werden.

■ Status asthmaticus

Der Status asthmaticus wird durch Virusinfekte, massive Allergenexposition, Reizgasinhalation (Malerarbeiten im Haus) oder Behandlungsfehler ausgelöst. Kinder, die häufig an schweren Atemnotzuständen leiden oder bereits intensivmedizinisch behandelt werden mussten, sind besonders betroffen. Im Krankengut unserer Intensivstation wurden 50 Kinder mit Status asthmaticus in den vergangenen Jahren behandelt (23 maschinell beatmet) und insgesamt 82-mal mit der gleichen Diagnose aufgenommen.

Der akute Asthmaanfall beginnt mit einer Tonuszunahme der glatten Bronchialmuskulatur. Gleichzeitig setzt eine vermehrte Aktivität Schleim bildender Organellen im Tracheobronchialsystem ein. Auskultatorisch ist der Bronchospasmus an einem endexspiratorischen, musikalischen Giemen mit verlängertem Exspirium erkennbar. In dieser Phase der asthmatischen Atemnot bestehen die besten therapeutischen Chancen, z. B. durch Einsatz inhalativer Beta-2-Mimetika, den Fortgang der Atemnot zu unterbrechen.

Doch nicht selten entsteht der Status asthmaticus durch verpasste oder inkonsequente Behandlung in dieser Krankheitsphase. Häufig entwickelt sich der Status asthmaticus über einen Zeitraum von 24 Stunden mit progredienter Atemnot und zunehmender Therapieresistenz. Ursache ist eine Sekretobstruktion der Atemwege, die in Abhängigkeit von der Dauer der asthmatischen Atemnot zunimmt. Auskultatorisch ist jetzt ein raues, lautes, früh in der Exspiration einsetzendes in- und exspiratorisches Giemen hörbar. Die inspiratorische Einziehungen haben zugenommen und die Exspiration ist erheblich verlängert.

Fortbestehende Atemnot tritt nun in eine kritische Phase. Es kommt zur Desquamation von Flimmerepithelien mit Plasmaaustritt aus den frei liegenden Basalmembranen. Zusammen mit dem hoch viskösen Bronchialsekret, Epithelzellen, Eosinophilen und Fibrinexsudaten entstehen Bronchusverschlüsse – zunächst der kleineren Bronchien –. Teil der Bronchialobstruktion sind verdickte und zellulär infiltrierte Wandstrukturen. Dieser Inflammationsprozess scheint auch auf das Ausmaß der Bronchokonstriktion Einfluss zu nehmen.

Pathophysiologie des Status asthmaticus

Folgen der generalisierten Obstruktion in den Atemwegen ist eine Störung der alveolären Ventilation ($\dot{V}_A$) in Relation zur Lungenperfusion ($\dot{Q}$), die durch die hypoxische intrapulmonale Vasokonstriktion (Euler-Liljestrand-Reflex) nicht ventilierter Alveolen nur unvollständig kompensiert wird. Die $\dot{V}_A/\dot{Q}$-Inhomogenität wirkt sich stärker auf den paO_2 als auf den $paCO_2$ aus. Klinische Schlussfolgerungen sind, dass die Zufuhr von Sauerstoff zu den ersten therapeutischen Maßnahmen gehören muss. Sinkt die $SaO_2 < 90\%$, kann von einer schwerwiegenden Störung der $\dot{V}_A/\dot{Q}$-Relation ausgegangen werden (respiratorische Partialinsuffizienz), während der Anstieg des $paCO2 > 40$ mm Hg die respiratorische Globalinsuffizienz anzeigt und Indikation für die maschinelle Beatmung ist.

Klinik

Das klinische Bild ist gekennzeichnet durch bedrohliche Atemnot mit maximalen Thoraxrefraktionen und Einsatz der Atemhilfsmuskulatur. Auskultatorisch ist das Atemgeräusch stark abgeschwächt oder unhörbar.

Auf dem Höhepunkt der asthmatischen Atemnot kann es differenzialdiagnostisch schwierig sein, das klinische Bild eines eingewiesenen Patienten ohne anamnestische Angaben als Status asthmaticus einzustufen. Auf die Diagnose weisen:
- verlängerte Exspiration,
- Inspirationsstellung des Thorax,
- silentes Atemgeräusch.

Tab. 5.31 gibt einen Überblick bezüglich Stadieneinteilung und Behandlung des Status asthmaticus.

Differenzialdiagnose

Unter dem klinischen Bild des Status asthmaticus können differente Obstruktionen – obstruktive und restriktive Ventilationsstörungen – in Erscheinung treten wie:
- Pneumonien, die gelegentlich mit einer Obstruktion einhergehen,

Tabelle 5.31 Stadieneinteilung und Behandlung des Status asthmaticus

Stadium	Symptome	Ursache	Behandlung
I	• erhebliche Atemnot • verlängerte Exspiration • feines endexspiratorisches Giemen • gut hörbares Atemgeräusch	Bronchospasmus	• initial: 5 mg/kg KM Aminophyllin/Theophyllin über 15 min i.v. • Prednisolut/Methylprednisolon: 2 mg/kg KM i.v., 1 Amp. Intal + 2 Tr. Sultanol/kg KM in 2–3 ml NaCl 0,5 % alle 20′ mit PARI Anschließend Kenacort p.o. über 5–10 Tage
II	• rauhes exspiratorisches, oft inspiratorisches Giemen • inspiratorische Einziehungen • Hypoxämie, respiratorische Alkalose • $SaO_2 < 90\%$	Bronchospasmus Sekretobstruktion	• Sauerstoffnasensonde; Aminophyllin/Theophyllin 5 mg/kg KM i.v. • dann 30/20 mg/kg KM als Dauertropf in 24 Stunden/1 mg/kg/h Theophyllin, Prednisolut • 2 mg/kg KM i.v., evtl. Wiederholung 2-4-6-stdl. • Bricanyl 4 × 5–7,5 µg/kg KM (= 0,1–0,15 ml/10 kg KM) s.c., dann 20–30 µg/kg KM als Dauertropf über 24 Stunden • 4 × 1,5–2 mg/kg KM Ambroxol i.v., Ampicillin 200 mg/kg KM in 4 Dosen i.v.
III	• intercostale und subcostale Einziehungen • verlängerte Exspiration-Lippenzyanose • starke Erschöpfung oder auch Unruhe • Hypoxämie, Hyperkapnie	wie Stadium II mit ausgedehnten Bronchusverschlüssen, verminderte Kraft des Hustens	wie Stadium II; evtl. Sedierung mit Faustan 0,5–1 mg/kg i.v. bzw. Ketanest 1 mg/kg KM als Bolus oder 1,5 mg/kg KM/h als Infusion, in der Aufweckphase Diazepam 0,5–1 mg/kg KM i.v.
IV	• wie Stadium III • Zyanose unter Sauerstoff • Nasenflügelatmung • Bewusstseinsstörung • fehlendes Atemgeräusch • Herzfrequenz = 180/min	wie Stadium III extreme Sekretobstruktion	wie Stadium II, Intubation, Beatmung, Relaxierung, Ketanest

- Fremdkörperaspiration,
- Pneumothorax,
- maligne Tracheobronchitis,
- Erstmanifestation und Dekompension einer Mukoviszidose,
- thermische Verletzungen,
- bei Kindern unter 2 Jahren die Bronchiolitis.

Literatur

Gerhardt T, Banalari E (1980) Chest wall compliance in full-term and premature infants. Acta Paediatr Scand 69: 353–364

Gluck L, Kulovich MV (1973) Letcithin/sphyngomyelin ratios in amniotic fluid in normal and abnormal pregnancy. Am J Obstet Gynecol 115: 539–546

Heldt GP (1988) Development of stability of the respiratory system in preterm infants. J Appl Physiol 65: 441–444

Higg JC, Williams J, Richardson JB (1970) Age as a factor in the distribution lower – airway conductance and in the pathologic anatomy of obstructive lung disease. N Engl J Med 28: 1283–1287

Hislop A, Reid L (1974) Development of the acinus in the human lung. Thorax 29: 90–94

Karlberg P, Koch G (1962) Respiratory studies in newborn infants. Development of mechanics of breathing during the first week of life: A longitudinal study. Acta Paediatr Scand, Suppl 135, 51: 121–123

Keen TG, Bryan AC, Levison H (1978) Development pattern of muscle fiber types in human ventilatory muscles. J Appl Physiol 44: 909–913

Reid L (1977) The lung: Its growth and remodeling in health and disease. Am J Roentgenol 129: 777–778

Reid L (1979) The pulmonary circulation: Remodeling in growth and disease. Am Rev Respir Dis 119: 531–548

Taussig LM, Harris TR, Lebowitz MD (1977) Lung function in infants and young children. Am Rev Respir Dis 116: 233–239

Thurlbeck WM (1982) Post-natal human lung growth. Thorax 37: 564–571

Maschinelle Beatmung beim Status asthmaticus

V. Varnholt, J. Große, W. Kachel

Die Indikation zur maschinellen Beatmung beim Status asthmaticus ist in weniger als 5 % aller Fälle gegeben. Sie wird in erster Linie klinisch (Zeichen drohender/manifester Erschöpfung) oder bei Hypoxämie (O_2-Sättigungsabfall trotz zusätzlicher O_2-Gabe) gestellt. Der Anstieg des pCO_2 ist ein sehr spätes Symptom.

Der Tubusdurchmesser sollte möglichst groß sein, der Tubus bei älteren Kindern (> 6 Jahre) blockbar.

Als Medikation zur Intubation sollte Ketamin in Kombination mit einem Benzodiazepin (z. B. Midazolam) angewandt werden, bei erforderlicher Relaxierung Vecuronium. Wegen möglicherweise verstärkter Bronchuskonstriktion sollten Morphin, Pethidin oder Atracurium nicht verwendet werden. Durch die für die Intubation erforderlichen Manipulationen am Patienten kann es zur Verstärkung des Bronchospasmus und zum Laryngospasmus kommen, deshalb sollte die Intubation beim schweren Asthmaanfall von einem möglichst erfahrenen Arzt durchgeführt werden. Wegen der im Status asthmaticus bestehenden akuten Rechtsherzbelastung sind plötzliche Bradykardien/Asystolien möglich.

Die maschinelle Beatmung beim Status asthmaticus wird wie folgt durchgeführt:

Standardeinstellung:
- druckkontrollierte Beatmung,
- Frequenzsenkung unter Altersnorm,
- Druckbeschränkung auf maximal 45 mbar (AZV [Atemzugvolumen] 7– (maximal) 10 ml/kg KG),
- bewusste Hypoventilation mit pCO2-Werten zwischen 60 und 80 mm Hg, in einigen Fällen bis 100 mm Hg – evtl. unter gleichzeitiger Gabe von Natriumbicarbonat zur Erreichung eines Blut-pH-Werts > 7,2,
- Exspirationszeit ausreichend lang mit ti : te = 1 : 3–4,
- PEEP von 2–3 mbar.

Eine druckunterstützte Beatmung ist evtl. möglich, jedoch besteht die Gefahr einer weiteren Erhöhung der Lungenvolumina durch hohe Atemfrequenzen und damit zu kurze Exspirationszeiten (erhöhte Pneumothoraxgefahr).

Empfehlenswert ist die fortlaufende Registrierung der Flow-Zeit-Kurve, um eine unvollständige Ausatemphase sofort zu erkennen (Gefahr der weiteren Lungenüberblähung).

Eine intermittierende Messung des Auto-PEEP ist ebenfalls empfehlenswert.

Komplikationen:
Komplikationen der maschinellen Beatmung beim Status asthmaticus sind:
- Pneumothorax,
- Pneumomediastinum,
- interstitielles Emphysem,
- Behinderung des venösen Rückstroms,
- vermindertes Herzzeitvolumen,
- RR-Abfall,
- Herzrhythmusstörungen,
- Rechtsherzinsuffizienz, -versagen,
- pulmonale Hypertonie.

Bei Versagen der konservativen Therapie des Status asthmaticus und zunehmenden Beatmungsproblemen können als Ultima Ratio eingesetzt werden:

- iNO,
- Helium-Sauerstoff-Beatmung,
- Halothan-Narkose,
- ECMO.

Sedierung:
Die Sedierung zur maschinellen Beatmung sollte vorzugsweise mit Ketamin (2 mg/kg KG initial, dann 20–60 µg/kg KG/min als Dauerinfusion) und einem Benzodiazepin durchgeführt werden. Manchmal ist eine Relaxierung (mit Vecuronium) erforderlich.

Literatur

Cox RG et al. (1991) Efficacy, results, and complications of mechanical ventilation in children with status asthmaticus. Pediatr Pulmonol 11: 120–126

Nakawaga TA et al. (1998) Life-threatening status asthmaticus treated with iNO. Crit Care Med 26: A 113

Shugg AW et al. (1990) Mechanical ventilation of paediatric patients with asthma, short and long term outcome. J Paediatr Child Health 26: 343–346

Tobias JD, Garrett JS (1997) Therapeutic options for severe refractory status asthmaticus: inhalational anaesthetic agents, ECMO and helium/oxygen ventilation. Paediatr Anaesth 7: 47–57

Wetzel RC (1995) Pressure support ventilation in children with severe asthma. Critical Care Med 24: 1603–1605

Youssef-Ahmed MZ et al. (1996) : Continuous infusion of ketamine in mechanically ventilated children with refractory bronchospasm. Intensive Care Med 22: 972–976

Aspirationssyndrome

W. Hirsch

Definition

Aufnahme von flüssigen oder festen Substanzen in das Tracheobronchialsystem.

Ätiologie

Die Aspiration von Flüssigkeiten oder festen Bestandteilen ist im Kindesalter ein häufiges Ereignis und wird durch Risikofaktoren begünstigt (Tab. 5. 32).

Durch diese – meist symptomlos verlaufenden – Ereignisse kann es zu schwerwiegenden Erkrankungen kommen (rezidivierende Pneumonien, obstruktive Atemwegsveränderungen), die nur selten einer Intensivtherapie bedürfen. Überschreitet eine aspirierte Flüssigkeitsmenge jedoch das Maß der ziliären Clearance oder kommt es zu einer ausgeprägten Obstruktion, so kann eine lebensbedrohliche Symptomatik resultieren.

Aus therapeutischer Sicht kann eine Einteilung der Aspirationssyndrome hilfreich sein. Man unterscheidet:
- primär obstruierende Aspirationen:
  - Fremdkörper,
  - Mekonium,

Tabelle 5.32 Ursachen und Risikofaktoren für Aspirationsereignisse

Anatomische Disposition	ösophagotracheale Fistel Ösophagusfehlbildung (Stenose, Divertikel) Kardiaachalasie Pylorushypertrophie
Funktionelle Disposition	gestörte Schluckkoordination beim Säugling Fehlkoordination (z. B. infantile Zerebralparese) Myastheniesyndrome Kardiachalasie mit GÖR
Iatrogene Disposition	nasogastrale Sondenernährung (5 % Aspirationen!) Schluckstörung bei endotrachealem Tubus Tracheotomie
Zerebrale Disposition	Krampfanfall Schädel-Hirn-Trauma Narkose
Andere	adrenogenitales Syndrom (AGS) Stoffwechselstörungen (z. B. diabetisches Koma) Intoxikation; Geburt (Mekonium, infiziertes Fruchtwasser)

- primär toxisch wirkende Aspirationen:
  - Magensaft,
  - Alkohol,
  - Öle,
  - u. a.,
- primär bakteriell kontaminierte Aspirationen:
  - Rachensekret,
  - infiziertes Fruchtwasser,
- Ertrinkungssyndrom:
  - Süßwasser,
  - Salzwasser.

■ Fremdkörper- und Nahrungsaspiration

Ätiologie

Bei Säuglingen meistens durch flüssige Nahrung, ab dem 6. Lebensmonat bis 3. Lebensjahr häufig durch glatte, in den Mund gesteckte Gegenstände bis ca. 2 cm Durchmesser (Erdnüsse, Nuss-Schokolade, Bohnen, Kunststoffteile). Auch bei größeren Kindern auftretend (z. B. Zähne), dann oft bei debilen Patienten. Bei Säuglingen kommen auch gefährliche Puder- und Ölaspirationen (Pflegemittel, Nasentropfen) vor.

Pathogenese

Feste Fremdkörper führen häufig über einen Ventilmechanismus zu einer Überblähung der betroffenen Seite (überwiegend rechtsseitig) bzw. zum Lungenemphysem. Bei kompletter Obstruktion kommt es zu einer Minderbelüftung/Atelektase der distal gelegenen Lungenabschnitte. Bei Verbleib des Fremdkörpers können sich poststenotisch Abszesse, Gewebezerfall oder Bronchiektasen entwickeln. Fast immer finden sich entzündliche Veränderungen im distalen Lungenbereich, die bei Nahrungsaspiration und insbesondere bei toxischer Wirkung des Aspirats (Lipidpneumonie, Puder) zu schweren, nichtbakteriellen Pneumonien mit späterer Lungenfibrose führen können.

Klinik

Bei festen Fremdkörpern reichen die klinischen Bilder vom Bolussyndrom (Ersticken und/oder reflektorischer Atemstillstand) bis zur unbemerkten Aspiration. Hierbei kann es zu einer Einklemmung des Fremdkörpers im Bronchialsystem kommen, der dann keinen Hustenreiz mehr hervorruft.

Kardinalsymptome sind:
- plötzlich einsetzender Hustenreiz,
- bei trachealen Fremdkörpern:
  - inspiratorischer Stridor,
  - Dyspnoe oder Apnoe,
  - evtl. Zyanose,
  - kein Fieber.

Wenn das akute Ereignis initial nicht erkannt wurde, imponiert die klinische Symptomatik als Asthma bronchiale und/oder rezidivierende Pneumonie. Auch aus einer zurückliegenden, unbemerkten Aspiration kann sich durch Lösung der Fremdkörpers ein akutes Krankheitsbild entwickeln.

Diagnostik

Auskultatorisch und röntgenologisch wechselnde Befunde in Abhängigkeit von Sitz und Röntgendichte des Aspirats sowie Verschlussgrad der Luftwege (Tab. 5.33).
Die Bronchoskopie kann z. B. durch Nachweis ölhaltiger Makrophagen in der bronchoalveolären Lavage bei Lipidpneumonie entscheidend zur Diagnosefindung beitragen.

Therapie

Tracheale und bronchiale Fremdkörper

Folgendes Vorgehen ist zu empfehlen:
- Versuch der Fremdkörperentfernung durch Schläge zwischen die Schulterblätter in „Kopftieflage", gleichzeitig Thoraxkompression,
- bei älteren Kindern ruckartiges Komprimieren des Abdomens (Heimlich-Handgriff, Wirksamkeit nicht belegt),
- Intubation und Beatmung, wenn kein rascher Erfolg,
- Tracheotomie mit COOK-Trachealkanüle (Seldinger-Technik), ggf. Koniotomie, wenn Intubation nicht möglich.

Tabelle 5.33 Symptomatik und Röntgenbefunde bei Fremdkörper- und Nahrungsaspiration

	Auskultation	Röntgenbild
Nahrungsaspiration	reichlich grob- und mittelblasige RG	grobfleckige Transparenzminderungen über beiden Lungen perihilär bei Säuglingen oft im rechten Oberlappen
Lipidaspiration	oft ohne RG	diffuse Verteilung der Infiltrate
Puderaspiration	mittelblasige RG	uncharakteristischer Befund hilusnahe Fleckschatten
Fremdkörper: *Ventilmechanismus*	abgeschwächtes AG hypersonorer Klopfschall über betroffenem Areal	Überblähung der betroffenen Seite (Röntgen-Thoraxaufnahme in Exspiration) Mediastinalhernie zur Gegenseite Zwerchfelltiefstand Durchleuchtung: „Mediastinalflattern"
Fremdkörper: *Obstruierend*	aufgehobenes AG Klopfschallverkürzung	minderbelüftete Segmente/Lappen Traktion des Mediastinums zur betroffenen Seite (Atelektase)

Wenn keine Intubation notwendig ist:
- schonender Transport unter O_2-Insufflation zur Fremdkörperentfernung.
- Wegen der Beatmungsnotwendigkeit und der besseren instrumentellen Möglichkeiten bei der Fremdkörperentfernung wird der starren Bronchoskopie im Kindesalter meist der Vorzug gegeben.

Nahrungs-, Puder-, Ölaspiration

Das Prozedere ist wie folgt:
- Mund sofort freisaugen,
- Intubation und reichliche bronchiale Lavage mit 0,9%iger Natriumchloridlösung,
- anschließend Corticoidgabe: 0,5 mg/kg KG Dexamethason i. v. (bei älteren Kindern auch inhalativ),
- antibiotische Prophylaxe (Cephalosporin).

■ Magensaftaspiration

Definition

Aspiration von saurem Mageninhalt, die neben der sofort einsetzenden, schweren Bronchialobstruktion häufig zu einem mediatorvermittelten Lungenversagen führt (Mendelson-Syndrom).

Ätiologie

Gehäuft bei Kindern unter Intensivtherapie, oft in Zusammenhang mit abdominellen Erkrankungen und Darmparalyse sowie bei relaxierten Patienten. Auch kleine Mengen von saurem Magensekret (ab 0,4 ml/kg KG, pH-Wert < 2,5) genügen für eine schwere Ausprägung des Magensaftaspirationssyndroms.

Pathogenese

Unmittelbar nach Aspiration kommt es zu einem Bronchospasmus, der als Asthmaanfall fehlgedeutet werden kann. Durch eine toxisch bedingte alveoläre Schädigung („leak") kommt es im zeitlichen Abstand von einer Stunde bis zu wenigen Tagen zur Ausprägung eines Lungenödems („Mendelson-Syndrom"). Die Pathogenese entspricht dem Acute Respiratory Distress Syndrome (ARDS).

Klinik

Zunächst:
- Husten,
- obstruktiver Auskultationsbefund mit verlängertem und erschwertem Exspirium.

Im weiteren Verlauf und mit zeitlichem Abstand:
- Dyspnoe,
- Nasenflügeln,
- Zyanose,
- schwere Hypoxie.
- mittel- und feinblasige RG im Auskultationsbefund.

Diagnostik

Röntgen-Thorax. Dissiminierte, zur Konfluenz neigende Verdichtungen (90% der Fälle), oft zeitlich verzögert. Mit zunehmendem alveolären Ödem kommt es zur „weißen Lunge".

Bronchoskopie. Sie ist charakterisiert durch entzündliche Schleimhautveränderungen.

Therapie

! Bei Verdacht auf Magensaftaspiration müssen rasches Absaugen und bronchoalveoläre Lavage mit 0,9%iger Natriumchloridlösung unter endoskopischer Sicht innerhalb der ersten Viertelstunde erfolgen. Eine verzögerte Lavage bleibt erfolglos.

In Abhängigkeit von der Schwere des sich ausprägenden Mendelson-Syndroms muss nach einer Magensaftaspiration eine *ARDS-Behandlung* eingeleitet werden mit:
- Respiratortherapie,
- Dehydrierung,
- Lagerungstherapie,
- ggf. bis ECMO.

■ Mekoniumaspiration

Definition

Aufnahme von mekoniumhaltigem Fruchtwasser in die Atemwege, meist bei Reifgeborenen oder übertragenen Kindern und nach Sectio. Von einem Mekoniumaspirationssyndrom (MAS) wird gesprochen, wenn folgende klinische Befunde hinzukommen:
- Dyspnoe auf der Grundlage gemischt atelektatischer und überblähter Lungenbezirke,
- nichtbakterielle Pneumonie,
- typischer Röntgenbefund.

Ätiologie

Mekonium (u. a. Muzin, Gallensekrete, Proteine) wird bei Geburtsstress in utero entleert und findet sich bei etwa 10 % aller Geburten im Fruchtwasser. Die Mekoniumentleerung geschieht reflektorisch unter dem Einfluss einer peripartalen Hypoxie. Das zunächst im Nasen-Rachen-Raum befindliche mekoniumhaltige Fruchtwasser wird nur von etwa 10 % der betroffenen Kinder mit dem ersten Atemzug aspiriert.

Pathogenese

Aspiration von Mekoniumbestandteilen führt zu:
- primär bronchiolärer Obstruktion durch Mekoniumbestandteile,
- sekundärer Bronchialobstruktion durch Mukosaödem,
- direkter Schädigung der Alveolardeckzellen,
- abakteriell-entzündlicher Reaktion,
- reflektorischer Lungengefäßkonstriktion.

Die durch Bronchialobstruktion und Schleimhautschwellung bedingte Minderventilation der Lunge führt über den Euler-Liljestrand-Mechanismus auch zu einer Minderperfusion der Lunge und damit zu einer persistierenden pulmonalen Hypertonie. Diese erhöht das Risiko eines PFC-Syndroms.

Klinik

Typische Befunde sind:
- schwere Dezelerationen im CTG (Kardiotokogramm) als Hinweis auf intrauterine Hypoxie,
- grünes Fruchtwasser,
- postnatal asphyktisches Neugeborenes,
- Muskelhypotonie,
- bei Spontanatmung:
  - grob- und mittelblasige RG,
  - exspiratorisches Giemen,
  - inspiratorische Einziehungen,
  - meist schwere Dyspnoe.

Von einer zusätzlichen Infektion des Fruchtwassers ist auszugehen bei länger zurückliegendem Blasensprung, fötidem Geruch des Fruchtwassers, erhöhter Temperatur oder laborchemischen Entzündungszeichen.

Diagnostik

Laryngoskopie. Beurteilung der Glottisregion, Mekonium subglottisch darstellbar.

Röntgen-Thorax. Wechsel von atelektatischen, grobfleckig verdichteten Bereichen und überblähten Lungenbezirken, sehr häufig „air leaks", extraalveoläre Luft.

Therapie

Kreißsaal:
Unmittelbar nach Geburt des Kopfes: Absaugen des Rachens und der Nase.
Bei Sectio: Kind nicht in Rückenlage bringen, sofortiges Absaugen mit Katheter 12 Charrière.
Laryngoskopische Einstellung des Larynx:
Mekonium im Larynxbereich: Es folgt die sofortige Intubation und Absaugung, Beatmung mit hoher Frequenz und niedrige Drücken (dadurch kleineres Atemzugvolumen), $FiO_2 = 1,0$. Spülen der Trachea mit 1–2 ml Natriumchloridlösung 0,9 % bis die Lavageflüssigkeit klar ist.

! Nur wenn kein Mekonium im Larynxbereich sichtbar ist, darf nach nochmaligem Absaugen mit Maske beatmet werden.

Intensivstation:
Die Beatmungsindikation ist streng zu stellen.
Wenn Beatmung:
- hohe Frequenz (60–80/min),
- niedrige Atemzugvolumina anstreben (4–5 ml/kg KG).

Erhöhter Beatmungsdruck ist gelegentlich trotzdem erforderlich. Wegen der bronchialen Obstruktion besteht die Gefahr des „air trapping":
Ausreichende Exspirationszeit gewähren (I//E = 1 : 2), gelegentlich ist jedoch eine längere Inspirationszeit (0,5) mit einem I//E von 1 : 1 notwendig. PEEP 3 cm H_2O.
Die Hochfrequenzoszillationsventilation (HFOV) kann wegen der oft ausgeprägten Bronchialobstruktion problematisch sein, sollte aber insbesondere beim Eintreten von Pneumothoraces oder Pneumoperikard erwogen werden, da über positive Verläufe unter HFOV

nach Mekoniumaspiration berichtet wurde. Wenn sich eine pulmonale Hypertonie mit PFC-Syndrom ausbildet, muss eine den Pulmonaldruck senkende Therapie und ggf. ECMO durchgeführt werden.

Schocktherapie

Fast jedes Kind mit Mekoniumaspirationssyndrom befindet sich aufgrund der peripartalen Asphyxie in einem dekompensierten Kreislaufzustand. Stabilisierung des Kreislaufs mit:
- Plasma-, Blutderivaten,
- Azidoseausgleich,
- Förderung der Urinproduktion,
- Vermeidung der Verbrauchskoagulopathie.

Medikamente:
Sekretolyse und Verbesserung der mukoziliaren Clearance:

Fluimucil:
1. 10 mg/kg KG in 3 ED

Sedierung: Analgosedierung, z. B.:

Fentanyl:
2. 5–10 μg/kg KG als Bolus i.v.
3. dann: 0,5–3,0 μg/kg KG/h

Relaxierung (nur selten nötig), z. B.:

Pancuronium:
4. 0,08 mg/kg KG i.v.
5. Repetitionsdosen: 0,04 mg/kg KG i.v.

Antibiotika: Wegen prinzipieller Gefahr einer bakteriellen Infektion, z. B.:

Cefotaxim: 100 mg/kg KG und *Gentamicin:* 2,5–4,0 mg/kg KG

Surfactantgabe: Inhibitorischer Effekt des Mekoniums auf Surfactantfunktion und Auswascheffekt durch Lavage:

Surfactant:
6. ED: 50 mg/kg KG
(cave: Bronchialobstruktion)

Sonstiges:
- Physiotherapie: Vibrationsmassage,
- Pleurapunktion vorbereiten, da häufig Pneumothorax (Punktionsort: 2. ICR Medioklavikularlinie).

Prognose

Mortalität noch immer bis zu 10 %, meist auf der Grundlage eines sich entwickelnden ARDS bzw. einer persistierenden pulmonalen Hypertonie. Häufig neurologische Defektzustände (Krampfanfälle), zurückführbar auf eine meist schwere perinatale Asphyxie (Hypoxie), seltener bronchopulmonale Dysplasie nach lang dauernder Respiratortherapie.

■ Bakteriell kontaminierte Aspiration/Fruchtwasseraspiration

Ätiologie

Die Fruchtwasseraspiration beim Amnioninfektionssyndrom bzw. die Aspiration von bakteriell kontaminiertem Rachensekret sind zu unterscheiden. Bei Neugeborenen handelt es sich um Keime des Geburtskanales wie:
- B-Streptokokken,
- Chlamydien,
- Mykoplasmen,
- Escherichia coli,
- u. a.

Bei älteren Kindern sind es die Keime der Mundflora:
- in 90 % der Fälle Anaerobier wie:
  – Clostridien,
  – Peptokokken,
  – Fusobakterien,
  – u. a.
- Aerobier (oft Staphylococcus aureus).

In 75 % der Fälle handelt es sich bei älteren Kindern um Mischinfektionen von Anaerobiern und Aerobiern.

Pathogenese

Wenn keine zusätzliche toxische Komponente oder Fremdkörperreize hinzutreten (Magensaft, Nahrungsaspiration), kommt es zu einer Bronchopneumonie.

Bei länger dauernder Antazidagabe erhöht sich bei Intensivpatienten die Pneumonieinzidenz (bakterielle Übersiedlung).

Klinik

Unmittelbar nach der Aspiration:
- Husten,
- grob- und mittelblasige RG.

Je nach Erregertyp im zeitlichen Abstand von Stunden (Staphylococcus aureus) bis zu 2 Wochen (Mykoplasmen, Chlamydien):
- Fieber (kann bei Neugeborenen oft nur gering ausgeprägt sein),
- klinische, röntgenologische und laborchemische Zeichen einer Pneumonie.

Diagnostik

Röntgen. Initial oft keine radiologische Auffälligkeit, gelegentlich minderbelüftete Lungenareale, beim liegenden Patienten vor allem in dorsalen Lungenabschnitten (posteriores Oberlappensegment, apikales Unterlappensegment, bevorzugt rechts). Später radiologischer Befund einer Pneumonie (radiologisches Bild je nach Erregertyp variierend, oft Bronchopneumonie).

Mikrobiologie. Endobronchialer Erregernachweis, falls möglich; dann immer Anaerobiernachweis anstreben.

Therapie

Bei Neugeborenen empfiehlt sich initial eine Kombination von Cefotaxim (100 mg/kg KG/d) und Gentamicin (2,5–4,0 mg/kg KG/d). Wegen der drohenden Anaerobierinfektion (z.B. Bacteroides fragilis) sollte Metronidazol (22,5 mg/kg KG/d) angewendet werden. Bei Verdacht auf mütterliche Infektion mit Chlamydien und Mykoplasmen: Erythromycin (40 mg/kg KG/d).

Prognose

Abszedierungen oder nekrotisierende Entzündungen verschlechtern die insgesamt gute Prognose von bakteriellen Aspirationen.

■ Süßwasser/Salzwasseraspiration

Diese Sonderform der Aspiration führt zu einem ARDS. Zur spezifischen Behandlung des Ertrinkungsunfalls s. Kap. Ertrinkungsunfälle.

Literatur

Britto J, Demling RH (1993) Aspiration lung injury. New Horiz 1: 435–439
Davey AM, Becker JD, Davis JM (1993) Meconium aspiration syndrome: Physiological and inflammatory changes in a newborn piglet model. Pediatr Pulmonol 16: 101–108
Erkkola R, Kero P, Suhonen HP, Korvenranta H (1994) Meconium aspiration syndrome. Ann Chir Gynaekol Supp 208: 106–109
Goodwin R (1992) Aspiration Syndroms. In: Civetta JM, Taylor RW, Kirby R. R () Critical care. Philadelphia, Lippincot Company, S. 1261–1271
Hirsch W, Kedar R, Preiß (1996) Color Doppler in the Diagnosis of the Gastroesophageal Reflux in Children. Pediatr Radiol 26: 232–235
Hirsch W, Sitka U, Schobeß A (1996) Flexible Mikrobronchoskopie bei beatmeten Kindern auf der Frühgeborenen- und Kinderintensivstation. Pädiatr Grenzgeb 34: 443–449
Hoeve LJ, Rombout J, Pot DJ (1993) Foreign body aspiration in children. The diagnostic value of signs, symptoms and preoperative examination. Clin Otolaryngol 18: 55–57
Reilly J, Thompson J, MacArthur C (1997) Pediatric aerodigestive foreign body injuries are complications related to timeliness of diagnosis. Laryngoscope 107: 17–20
Yuksel B, Greenough A, Gammsu HR (1993) Neonatal meconium aspiration syndrome and respiratory morbidity during infancy. Pediatr Pulmonol 16: 358–361

Aspiration von festen Fremdkörpern

L. Wild

Definition

Unter Aspiration von festen Fremdkörpern versteht man das unbeabsichtigte Ansaugen von festen Körpern.

Ätiopathogenese

Die Aspiration von Fremdkörpern ist typisch für das Kindesalter. Den Häufigkeitsgipfel bilden die 1- und 2-jährigen Kinder. Das Säuglings- und Schulalter bleibt jedoch nicht ausgeschlossen. Jungen sind fast doppelt so häufig betroffen wie Mädchen. Die Palette der aspirierten Fremdkörper ist vielfältig. Während für das Säuglings- und Kleinkindalter die Aspiration von Nüssen bzw. Nussteilen, Melonenkernen und Plastikspielzeugteilen typisch ist, findet man bei Kindern im Vorschul- und Schulalter z.B. Knochenteile, Milchzähne, Nägel, Nadeln, Fahrradventile und Füllerkappen. Der aspirierte Fremdkörper kann sich in jedem Abschnitt des Respirationstrakts festsetzen.

Pathophysiologie

Der aspirierte Fremdkörper führt primär zu einer regionalen Ventilationsstörung, deren Ausmaß je nach Größe und Sitz des Körpers differiert. Nach der akuten respiratorischen Störung bilden sich im poststenotischen Bereich, distal vom Fremdkörpersitz, entweder Überblähungen oder Atelektasen heraus. Das längere Verweilen des Fremdkörpers führt dann zu sich wiederholenden entzündlichen Affektionen in Form von Pneumonien und asthmoiden Bronchitiden. Als *Spätfolgen* einer Fremdkörperaspiration sind beschrieben worden:
- Bronchiektasen,
- Pneumothorax,
- Pneumomediastinum,
- Abszedierung mit Pleuraempyem.

Klinik

Die *akuten respiratorischen Störungen* während der Passage des Fremdkörpers äußern sich in:

- Erstickung,
- Husten,
- keuchender Atmung,
- Dyspnoe.

Nach Festsetzen des Fremdkörpers im Larynxbereich oder in der Trachea (vor der Karina) bleiben die akuten Symptome bestehen. Besonders charakteristisch ist dabei ein grober Stridor mit Einziehungen.

Die Symptome der akuten Phase verschwinden, wenn sich der Fremdkörper im Bronchialbaum festsetzt. *Später* tritt der Fremdkörper klinisch in Erscheinung in Form von:

- rezidivierenden Bronchitiden,
- Pneumonien.

Diagnostik

Die Diagnose der Aspiration – besonders der tiefen Atemwege – kann schwierig sein.

Anamnese. Eine sorgfältig erhobene Anamnese ist von entscheidender Bedeutung!

Auskultation. Bei der Auskultation muss auf eine Asymmetrie des Atemgeräuschs geachtet werden. **Röntgen-Thorax.** Röntgen-Thoraxaufnahmen in der Inspirations- und Exspirationsphase kommen eine besondere Bedeutung zu. Nur in 7–14 % lassen sich radiopake Fremdkörper nachweisen. Röntgenologisch findet man dystelektatische Bilder unterschiedlichen Ausmaßes, Überblähungen bzw. Emphyseme oder Atelektasen im poststenotischen Bereich (Abb. 5.**12**).

Bei nicht erkannten Fremdkörpern sind immer wieder auftretende therapieresistente respiratorische Infekte verdächtig. Trotz Entfieberung und Besserung des klinischen Bilds verbleiben röntgenologische Korrelate. Wechselnde röntgenologische Befunde weisen auf einen flottierenden Fremdkörper hin.

Differenzialdiagnose

Eine eindeutige Anamnese erfordert keine weiteren differenzialdiagnostischen Überlegungen. Bei rezidivierenden Pneumonien und fieberhaften Bronchitiden muss eine unerkannte Fremdkörperaspiration immer als mögliche Ursache mit in Erwägung gezogen werden.

Therapie

Priorität hat die endoskopische Fremdkörperentfernung als definitive Behandlungsmaßnahme. In der akuten Phase der Bolusaspiration kann der Heimlich-Handgriff nützlich sein.

> ! Im Kindesalter muss bei jedem Verdacht auf eine Fremdkörperaspiration und zum Ausschluss endoskopiert werden.

Die Endoskopie wird bei Kindern immer in Allgemeinnarkose unter Überwachung der Sauerstoffsättigung und des EKG durchgeführt. Je zeitiger die Endoskopie erfolgt, desto leichter gestaltet sich die Entfernung des Fremdkörpers. Bei fortgeschrittener Sekundärpathologie kann eine Thorakotomie mit Bronchotomie oder Segment- bzw. Lobektomie unumgänglich sein.

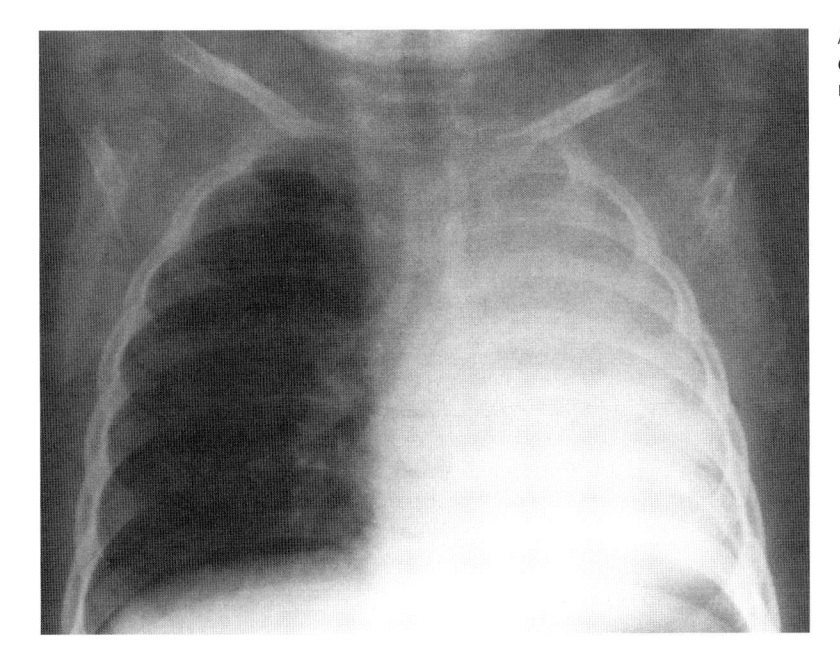

Abb. 5.**12** Totalatelektase links bei einem 1 ½-jährigen Kind 12 Stunden nach Erdnussaspiration.

Prognose

Nach Entfernung des Fremdkörpers ist die Prognose sehr gut.

Literatur

Burton EM, Brick WG, Hall DJ, Riggs W jr, Houston CS (1996) Tracheobronchial foreign body aspiration in children. South Med J 89: 195–198
Halvorson DJ, Merritt RM, Mann C, Porubsky ES (1996) Management of subglottic foreign bodies. Ann Otol Rhinol Laryngol 105: 541–544
Hoeve LJ, Rombout J, Pot DJ (1993) Foreign body aspiration in children. The diagnostic value of signs, symptoms and preoperative examinations. Clin Otolaryngol 18: 55–57
Losek JD (1990) Diagnostic difficulties of foreign body aspiration in children. Am J Emerg Med 8: 438–350
Maayan C, Avital A, Elpeleg ON, Springer C, Katz S, Godfrey S (1993) Complications following oat head aspiration. Pediatr Pulmonol 15: 52–54
Martinot A, Closset M, Marquette CH, et al. (1997) Indications for flexible versus rigid bronchoscopy in children with suspected foreign body aspiration. Am J Respir Crit Care Med 155: 1676–1679
Metz O, Illing S (1992) Fremdkörperaspiration im Kindesalter. Kinderärztl Prax 60: 145–149
Mu L, He P, Sun D (1991) The causes and complications of late diagnosis of foreign body aspiration in children. Report of 210 cases. Arch Otolaryngol Head Neck Surg 117: 876–879
Parsons DS, Kearns D (1991) The two-headed stethoscope: is use for ruling out airway foreign bodies. Int J Pediatr Otorhinolaryngol 22: 181–185
Pasaoglu I, Dogan R, Demircin R, Hatipoglu A, Bozer AY (1991) Bronchoscopic removal of foreign bodies in children: retrospective analysis of 822 cases. Thorac Cardiovasc Surg 39: 95–98
Ramadan HH, Bu Saba N, Baraka A, Mroueh S (1992) Management of an unusual presentation of foreign body aspiration. J Laryngol Otol 106: 751–752
Schimpl G, Weber G, Haberlik A, Hollwarth ME (1991) Fremdkörperaspiration im Kindesalter. Vorteile der notfallmäßigen Endoskopie und Fremdkörperentfernung. Anaesthesist 40: 479–482
Steen KH, Zimmermann T (1990) Tracheobronchial aspiration of foreign bodies in children: a study of 94 cases. Laryngoscope 100: 525–530
Steen KH, During A, Bowing B (1990) Röntgenzeichen der Fremdkörperaspiration bei Kindern. Radiologe 30: 324–327
Steen KH, During A (1991) Bildverwechslung?–derselbe Patient? Wechselnde Röntgenbefunde bei einem Kind mit flottierendem bronchialen Fremdkörper nach Erdnussaspiration. Radiologe 31: 47–48

Mendelson-Syndrom

W. F. Baum

Definition

Die akute Aspiration von saurem Magensaft führt zu einer Verätzung der Tracheobronchialschleimhaut und des Lungenparenchyms, die klinisch durch die Symptomentrias Bronchialobstruktion, Lungenödem und Rechtsherzinsuffizienz gekennzeichnet ist. Auf diesen Zusammenhang wurde 1940 erstmals von Hall hingewiesen (Hall 1940). Mendelson, nach dem das Syndrom später benannt worden ist, publizierte 1946 die erste systematische Beschreibung und stützte seine Angaben auf tierexperimentelle Untersuchungen (Mendelson 1946).

Ätiologie

Als klassische Ausgangssituation für die Entwicklung eines Mendelson-Syndroms ist die Koinzidenz von Erbrechen bzw. Regurgitation und Bewusstlosigkeit anzusehen. Umfangreiche Erfahrungsberichte kommen aus der geburtshilflichen Anästhesiologie. In diesem Fachgebiet sind Allgemeinnarkosen wegen der Notfallmäßigkeit vieler Eingriffe, der graviditätsbedingten intraabdominellen Drucksteigerung und der sog. Steinschnittlagerung mit einem erhöhten Aspirationsrisiko verbunden (Mendelson 1946, Roberts u. Mitarb. 1975). Zum gefährdeten Personenkreis gehören aber ebenso Notfallpatienten nichtchirurgischer Fachrichtungen (Zilcher 1976). Säuglinge und Kleinkinder scheinen trotz altersdispositionell erhöhter Brech- und Krampfneigung seltener betroffen zu sein (Freund u. Mitarb. 1993, Dupard u. Mitarb. 1973). Das Vorkommen bei Neugeborenen gehört zu den Ausnahmen (Horn u. Mitarb. 1992).

Nach tierexperimentellen Studien ist das Vollbild immer dann zu erwarten, wenn mindestens 0,4 ml Magensaft/kg KG (Roberts u. Mitarb. 1975) mit einem pH-Wert $\leq 2,5$ aspiriert werden (Mendelson 1946). Das Aspirat erreicht innerhalb von 12–18 Sekunden die Lungenperipherie (Hamelberg u. Mitarb. 1964). In jüngeren Arbeiten wird allerdings darauf hingewiesen, dass ein Mendelson-Syndrom auch durch Pepsin allein (Popper u. Mitarb. 1986) sowie Magensaft mit einem höheren pH-Wert (Popper u. Mitarb. 1986, Schwartz u. Mitarb. 1980) ausgelöst werden kann. Jede Nahrungsaufnahme führt zu einer Steigerung der Magensaftproduktion. Der Erwachsene sezerniert 600–1200 ml mit einem pH-Wert von 0,5–1,8. Postprandiales Erbrechen kann somit besonders risikoreich sein.

Pathogenese

Während die pathophysiologischen Prozesse noch nicht in allen Einzelheiten bekannt sind, weisen die pathomorphologischen Veränderungen die typischen Merkmale eines ARDS auf und erlauben die Unterscheidung von 3 verschiedenen Phasen (Lawin u. Mitarb. 1994). Der *initialen Schädigungsphase* durch Verätzung des Bronchial- und Alveolarepithels mit Permeabilitätsstörungen der alveolokapillaren Membran folgt in der *exsudativen 2. Phase* die Entwicklung eines alveolären Ödems mit Beeinträchtigung der Surfactant-Synthese und Ausbildung hyaliner Membranen. Überleben die Patienten, droht in der *proliferativen 3. Phase* die Gefahr der Entwicklung einer Lungenfibrosierung mit quo ad vitam ungünstiger Prognose. Der Verätzungsschaden betrifft zunächst die Bronchialepithelzellen und die Pneumozyten Typ II. Mit zeitlicher Verzögerung folgt die Nekrose der Pneumozyten Typ I (Popper u. Mitarb. 1986).

Von zentraler pathogenetischer Bedeutung scheint die Permeabilitätsstörung der alveolokapillaren Membran (capillary leak syndrome) zu sein. Sie basiert auf der synchronen Aktivierung verschiedener Kaskadensysteme, insbesondere des Kallikrein-Kinin-, Komplement- und Gerinnungs-Fibrinolyse-Systems (Matthias 1996, Lawin u. Mitarb. 1994). Daraus resultiert neben den jeweils spezifischen Wirkungen eine verstärkte Synthese von Arachidonsäuremetaboliten und über die Rekrutierung und Aktivierung von Makrophagen, Granulozyten und anderen Zielzellen die Freisetzung von Zytokinen und Mediatoren. Pathophysiologisch bedeutsam sind Proteasen, O_2-Radikale, IL-1, Tumornekrosefaktor und wiederum Arachidonsäuremetabolite (Lawin u. Mitarb. 1994, Popper u. Mitarb. 1986).

Das pathomorphologische Substrat dieser Aktivitäten sind die Ausbildung eines zunächst interstitiellen, später alveolären Ödems und die Entwicklung hyaliner Membranen (Popper u. Mitarb. 1986, Ratzenberger u. Mitarb. 1982). Arachidonsäuremetabolite sind auch für den Anstieg des pulmonalvaskulären Widerstands in der Frühphase eines ARDS verantwortlich. Kann die Permeabilitätsstörung nicht behoben werden, setzen bereits nach wenigen Tagen Fibrosierungsprozesse ein.

Klinik

Die klinische Symptomatik ist abhängig von Menge und pH-Wert des aspirierten Magensafts und lässt in Übereinstimmung mit den pathomorphologischen Veränderungen einen phasenartigen Verlauf erkennen.

Das akute Aspirationsereignis führt zu reflektorischem Bronchospasmus und Kreislaufdepression, ablesbar an:
- schwerer Dyspnoe,
- Zyanose,
- Tachykardie,
- Blutdruckabfall.

Durch Schleimhautzerstörung, Ödembildung, Exsudation und Blutung nimmt die Bronchialobstruktion weiter zu. In dieser Phase kann es zum Herz-Kreislauf-Versagen kommen.

Mit der Entwicklung eines alveolären Ödems erfährt die klinische Symptomatik nach 6–8 Stunden eine weitere Zuspitzung. Unter Zunahme von Dyspnoe und Zyanose sind jetzt neben Symptomen der schweren Bronchialobstruktion auch feinblasige Rasselgeräusche zu auskultieren. Aus den Atemwegen kann blutig tingierte, schaumige Ödemflüssigkeit abgesaugt werden. Eine effektive Ventilation ist u. U. kaum noch möglich. Bedingt durch schwere Lungenparenchymveränderungen und einen zunehmenden pulmonalen Hypertonus kann sich innerhalb der ersten 12–24 Stunden eine akute Rechtsherzinsuffizienz mit der Gefahr des plötzlichen Myokardversagens entwickeln. Hinweiszeichen ist eine rasch progrediente Hepatomegalie.

Ist die kritische Phase nach etwa 2–3 Tagen abgeklungen, schließt sich ein mitunter langwieriger Heilungsverlauf an. Jetzt ist mit dem Auftreten bakterieller Superinfektionen zu rechnen. Ausheilung ist möglich, der Übergang in ein chronisches Lungenleiden aber nicht auszuschließen (Abb. 5.**13**–5.**15**).

Diagnostik

Die Diagnostizierung eines Mendelson-Syndroms ist im Allgemeinen unproblematisch. Schwierigkeiten kann es geben, wenn das initiale Erbrechen nicht beobachtet werden konnte. Differenzialdiagnostisch muss an die akute Linksherzinsuffizienz gedacht werden. Die Ursache der Bewusstlosigkeit bedarf einer sorgfältigen Abklärung. Im Kindesalter ist vor allem an zerebrale Krampfanfälle, Intoxikationen, entzündliche Erkrankungen des ZNS und Komata verschiedener Ätiologie zu denken.

Therapie

Eine spezifische Therapie des Mendelson-Syndroms gibt es nicht. Empfehlungen zur symptomatischen Behandlung basieren auf Einzelbeobachtungen und orientieren sich an den Standards der ARDS-Therapie.

Intubation. Das kritische Befinden der Patienten macht immer eine Intubation erforderlich. Sie ermöglicht eine ausreichende Bronchialtoilette und die maschinelle Beatmung mit positiv endexspiratorischem Druck (PEEP). Eine Spülung des Bronchialbaums kommt immer zu spät und ist durch das Herausspülen von Surfactant eher nachteilig. Der PEEP sollte zur Verbesserung des Gasaustauschs schrittweise auf ein möglichst hohes Niveau angehoben werden, jedoch ohne dass es zum Abfall des HZV und damit des O_2-Transports kommt.

Flüssigkeitsrestriktion und Diuretika. Durch Flüssigkeitsreduktion (1500 ml/m^2 KOF/d) und Diuretika lassen sich der hydrostatische Druck und damit die Ödembildung vermindern. Die Zufuhr von Humanalbumin wirkt eher Ödem verstärkend, da die Substanz wegen der Permeabilitätsstörung schnell in Interstitium und Alveolen diffundiert.

Glucocorticoide. Die Verabfolgung hoch dosierter Glucocorticoide wird unterschiedlich beurteilt. Während ihr Einsatz bei Patienten mit Sepsis keinen Einfluss auf Inzidenz und Letalität des ARDS zeigte (Bone u. Mitarb. 1989), wird die lokale Therapie bei Rauchgasinhalationen empfohlen. Das Fehlen klinischer Studien einerseits und die oft dramatische Bronchialobstruktion andererseits lassen die Anwendung beim Mendelson-Syndrom gerechtfertigt erscheinen, zumal für die proliferative Spätphase des ARDS ein günstiger Effekt nachgewiesen

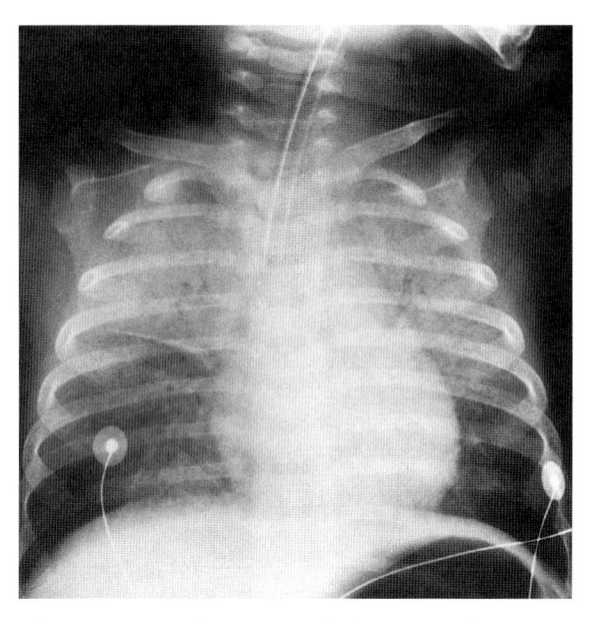

132 5 Spezielle Funktionsstörungen und Krankheitsbilder

Abb. 5.13 Entwicklung und Verlauf eines Mendelson-Syndroms nach Fieberkrampf bei einem 10 Monate alten Säugling. – Die Röntgen-Thoraxaufnahme 9 Stunden nach Magensaftaspiration zeigt eine fleckig-konfluierende Verschattung in Ober- und Mittelfeldern der Lunge.

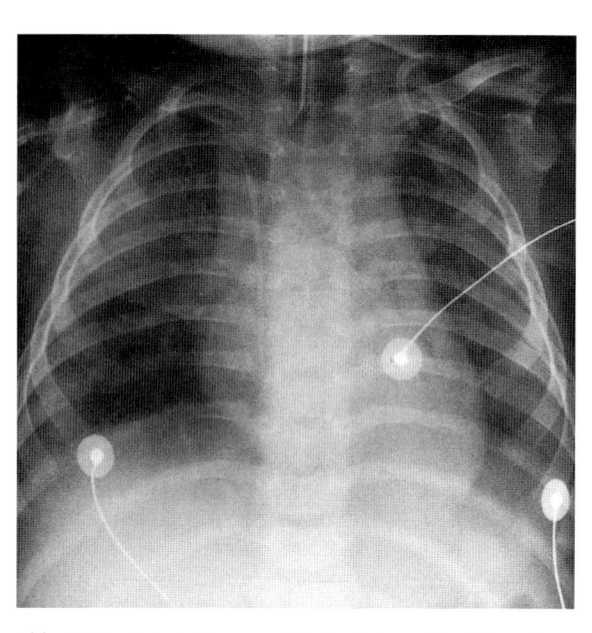

Abb. 5.15 Entwicklung und Verlauf eines Mendelson-Syndroms nach Fieberkrampf bei einem 10 Monate alten Säugling. – Die Röntgen-Thoraxaufnahme 26 Stunden nach Magensaftaspiration und 2½ Stunden nach der 2. Surfactantapplikation zeigt eine weitgehende Rückbildung der Lungenverschattungen.

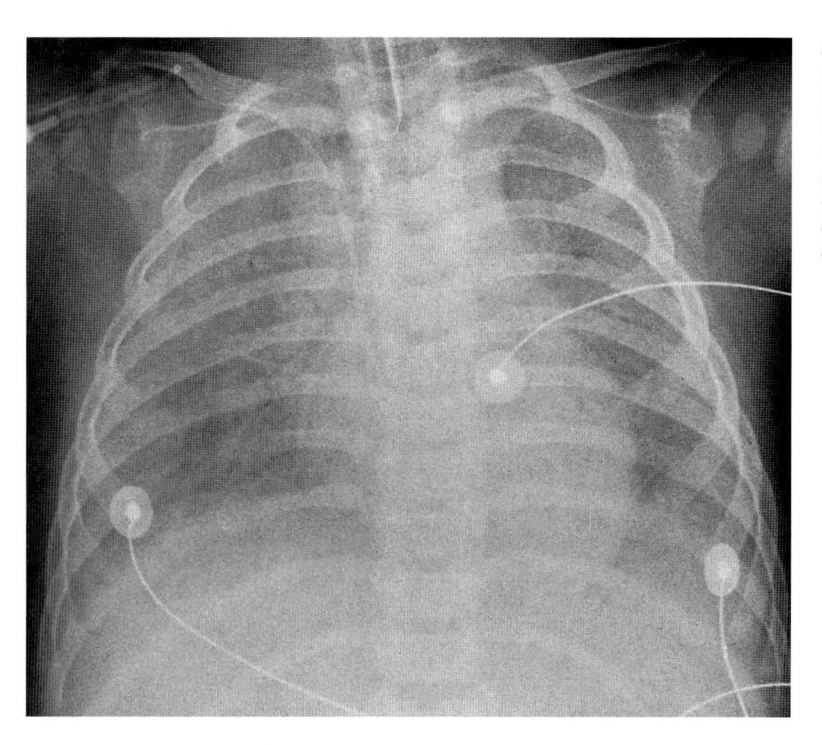

Abb. 5.14 Entwicklung und Verlauf eines Mendelson-Syndroms nach Fieberkrampf bei einem 10 Monate alten Säugling. – Die Röntgen-Thoraxaufnahme 19 Stunden nach Magensaftaspiration und 1 Stunde nach der 1. Surfactantapplikation zeigt das Vollbild des ARDS. Surfactanteffekt noch nicht nachweisbar.

werden konnte (Meduri u. Mitarb. 1991). **Bronchospasmolytika.** Wegen des bronchospasmolytischen Soforteffekts ist die intravenöse Applikation von Theophyllin und Beta-2-Mimetika angezeigt.

Senkung des pulmonalvaskulären Widerstands. Von zentraler Bedeutung – auch im Hinblick auf das Lungenödem – ist die Senkung des pulmonalvaskulären Widerstands. Hierzu steht mit Epoprostenol (Prostacyclin) eine geeignete Substanz zur Verfügung, deren Wirkung aber nicht auf den Pulmonalkreislauf beschränkt bleibt.

Inotropika. Im Stadium der Herzinsuffizienz ist die Verabfolgung von Katecholaminen indiziert. Für den Einsatz in kritischer Situation hat sich – auch für das Säuglingsalter – Enoximon bewährt, das neben positiv inotropen auch vasodilatative Effekte aufweist.

Surfactant. Zu einem möglichst frühen Zeitpunkt ist die Verabfolgung von Surfactant indiziert. Neben der Herabsetzung der alveolären Oberflächenspannung beeinflusst Surfactant die Produktion verschiedener Entzündungsmediatoren, die kapillare Leckage, den pulmonalen Hypertonus sowie Störungen im Ventilations-Perfusions-Verhältnis und besitzt somit einen komplexen Wirkmechanismus (Möller u. Mitarb. 1995). Einzeldosen von 50–100 mg/kg KG haben sich bewährt. Dosierungsintervalle und Gesamtdosis sind individuell festzulegen (Evans u. Mitarb. 1996, Möller u. Mitarb. 1995).

Antibiotika. Da bei Aspiration von Mageninhalt Infektionen nicht ausgeschlossen werden können, ist die Einleitung einer Antibiotikatherapie empfehlenswert.

In der Frühphase des Mendelson-Syndroms wäre – trotz noch fehlender klinischer Erfahrungsberichte – der Einsatz eines C1-Esterase-Inhibitorkonzentrats zu erwägen, durch das eine Eingrenzung des geschädigten Areals bzw. eine Abkürzung der exsudativen Phase erzielt werden könnte (Seeger u. Mitarb. 1995).

Prognose

Mit Spätschäden muss gerechnet werden. Neben der Entwicklung einer Lungenfibrose kann es zur Ausbildung von Bronchiektasen kommen. Eine Langzeitbetreuung in einer Spezialsprechstunde ist anzuraten.

Literatur

Bone RC, Fisher CJ, Clemmer TP, Slotman GJ, Metz CA, Balk RA (1989) Sepsis syndrome: a valid clinical entity. Methylprednisolone severe sepsis study group. Crit Care Med 17: 389–393

Dupard MC, Fournet JP, Allaneau C (1973) Le syndrom de Mendelson chez l'enfant. A propos de deux observations chez de nourrissens atteints d' affection medicale. Sem Hopitaux 49: 621–628

Evans DA, Wilmott RW, Whitset JA (1996) Surfactant replacement therapy for adult respiratory distress syndrome in children. Ped Pulmonol 21: 328–336

Freund A, Jorch G (1993) Kindliche Besonderheiten des ARDS: Eine Metaanalyse. Klin Pädiatr 205: 411–415

Hall CC (1940) Aspiration pneumonitis an obstetric hazard. J Am Med Assoc 114: 728–732

Hamelberg W, Bosomworth PP (1964) Aspiration pneumonitis, experimental studies and clinical observations. Anaesth Analg 43: 669–677

Horn LC, Mahnke PF (1992) Das Mendelson-Syndrom im Kindesalter. Kinderärztl Praxis 60: 288–290

Lawin P, Müller KM, Neuhof H, Scherer R (1994) Akutes Lungenversagen. In: Lawin P (Hrsg.) Praxis der Intensivbehandlung. Stuttgart, New York, Georg Thieme: S. 732–743

Matthias FR (1996) Das Capillary Leak-Syndrom. Die gelben Hefte 36: 185–190

Meduri GU, Belenchia JM, Estes RJ, Wunderink RG, ElTorky M, Leeper KV (1991) Fibroproliferative phase of ARDS. Clinical findings and effects of corticosteroids. Chest 100: 943–952

Mendelson CL (1946) Aspiration of stomach contents into lungs during obstetric anaesthesia. Am J Obstet Gynecol 52: 191–204

Möller JC, Reiss I, Schaible T, Tegtmeyer FK, Gortner L (1995) Surfactantbehandlung des respiratorischen Versagens im Kindesalter jenseits der Neugeborenenperiode. Monatsschr Kinderheilkd 143: 685–690

Popper H, Juettner F, Pinter J (1986) The gastric juice aspiration syndrome (Mendelson syndrome). Aspects of pathogenesis and treatment in the pig. Virchows Arch (Pathol Anat) 409: 105–117

Ratzenberger M, Popper H (1982) Über die besondere Form der Lungenkarnifikation beim Mendelson-Syndrom. Verh Dtsch Ges Path 66: 458

Roberts RB, Shirley MA (1975) The obstetrician's role in reducing the risk of aspiration pneumonitis. Am J Obstet Gynecol 124: 611–617

Schwartz DJ, Wynne JW, Gibbs CP, Hood CI, Kuck EJ (1980) The pulmonary consequences of aspiration of gastric contents and pH values greater than 2,5. Am Rev Resp Dis 121: 119–126

Seeger W, Walmrath D, Grimminger F (1995) ARDS – Intensivtherapie des akuten Lungenversagens. Internist 36: 785–801

Zilcher H (1976) Mendelson-Syndrom auf einer Herzüberwachungsstation. Med Klin 27: 1157–1162

Pathophysiologie und Überwachung des pulmonalen Gasaustauschs

F. Mertzlufft, F. Bach und C. Kulbe

Die Sicherstellung eines ausgeglichenen Säure-Basen-Status und der Sauerstoffverfügbarkeit sind grundlegende Aufgaben der Versorgung des kritisch Kranken. Die besondere Rolle des Atmungssystems liegt dabei darin, gemischtvenöses Blut zu oxygenieren und gleichzeitig Kohlendioxid (CO_2) zu eliminieren. Die beiden Hauptstörungen der respiratorischen Funktion sind daher das hyperkapnische (Anstieg des CO_2-Partialdrucks) und das hypoxämische (Abnahme der O_2-Konzentration) respiratorische Versagen (Hall u. Mitarb. 1987). Ziel des respiratorischen Monitorings ist es, die verschiedenen komplexen Formen beider Hauptstörungen identifizieren und integrieren zu können. Vorliegend soll das klinisch verfügbare invasive respiratorische Monitoring betrachtet und eingeordnet werden.

■ Hyperkapnische Störungen der Atmung

Der arterielle Kohlendioxidpartialdruck ($paCO_2$) ist das Ergebnis der Qualität der alveolären Ventilation ($\dot{V}_A$) in Bezug zur CO_2-Produktion ($\dot{V}CO_2$), wie die folgende Beziehung widerspiegelt (Nunn 1989, West 1990):

■ $paCO_2 = \text{Konstante} \times \dot{V}CO_2 / \dot{V}_A$

Die alveoläre Ventilation selbst wird bestimmt durch die Absolutwerte der Gesamtminutenventilation ($\dot{V}_E$) und das Totraumverhältnis ($\dot{V}_D/\dot{V}_T$), wie die folgenden Beziehungen verdeutlichen (Nunn 1989, Roussos u. Mitarb. 1986):

$$\begin{aligned}
\dot{V}_E &= \dot{V}_A + \dot{V}_D \\
\dot{V}_A &= \dot{V}_E - \dot{V}_D \\
\dot{V}_A &= \dot{V}_E \times (1 - \dot{V}_D / \dot{V}_E) \\
\dot{V}_A &= \dot{V}_E \times (1 - [\dot{V}_D \times f] / \dot{V}_T \times f]) \\
\dot{V}_A &= \dot{V}_E \times (1 - \dot{V}_D / \dot{V}_T) \\
paCO_2 &= \text{Konstante} \times \dot{V}CO_2 / \dot{V}_E (1 - \dot{V}_D / \dot{V}_T)
\end{aligned}$$

$\dot{V}CO_2$: CO_2-Produktion
$\dot{V}_A$: alveoläre Ventilation
$\dot{V}_E$: Gesamtminutenvolumen
$\dot{V}_T$: Tidalvolumen
$\dot{V}_D$: Totraumvolumen
$\dot{V}_D/\dot{V}_T$: nicht am Gasaustausch beteiligter Teil des Tidalvolumens

Diese Komponenten der CO_2-Homöostase ($\dot{V}CO_2$, $\dot{V}_E$ und $\dot{V}_D/\dot{V}_T$) bestimmen wesentlich auch die Anforderungen an das Monitoring.

Arterieller Kohlendioxidpartialdruck ($paCO_2$)

Unphysiologische arterielle Kohlendioxidpartialdrücke können nicht nur akut sondern auch als Spätphänomen des hyperkapnischen Versagens der Atmung vorkommen. Vor allem beim künstlich beatmeten Patienten muss ein normaler $paCO_2$ nicht automatisch das Vorliegen bereits limitierender Parameter (z.B.: $\dot{V}CO_2$, $\dot{V}_D/\dot{V}_T$, $\dot{V}_E$) ausschließen. Das genaueste invasive Monitoring ist hier trotzdem die Kontrolle des $paCO_2$ über die arterielle Blutgasanalyse, entweder diskontinuierlich (BGA) oder kontinuierlich (Katheter). Sofern keine präanalytischen Messfehler begangen werden (Shapiro u. Mitarb. 1985, Mertzlufft u. Mitarb. 1989, Risch 1994) und regelmäßige Qualitätskontrollen durchgeführt werden – etwa mittels Tonometrie – (Shapiro u. Mitarb. 1985), kann der $paCO_2$ mit den meisten heutigen Verfahren ausreichend genau bestimmt werden, zumindest unter den Bedingungen der Normoxie. Falls gleichzeitig die Bestimmung des alveolären pCO_2 ($pACO_2$) über den endexspiratorischen ($petCO_2$) Wert erfolgt, muss bedacht werden, dass die physiologische alveoloarterielle pCO_2-Differenz ($AaDCO_2$) nur 0,8 mm Hg beträgt (Whitesell u. Mtarb. 1981). Abweichungen von diesem Wert machen eine genaue Fehleranalyse beider Messmethoden erforderlich. Problematisch bei diesen alveoloarteriellen pCO_2-Betrachtungen sind beispielsweise:

- Änderungen von $\dot{V}_E$ und/oder $\dot{V}_D/\dot{V}_T$,
- präanalytische Fehler bei der Behandlung der Blutproben,
- Funktionsfähigkeit der pCO_2-Elektrode,
- falsche oder nicht der Standhöhe der Geräte entsprechende Einstellung des Barometerdrucks,
- möglicherweise fehlende bzw. falsche Wasserdampf- und/oder Barometerdruckkorrektur beim Erhalt der alveolären Werte (Zander u. Mitarb. 1992).

Unter den präanalytischen Fehlern kommt im Falle der diskontinuierlichen Bestimmung des $paCO_2$ Luftblasen eine größere Bedeutung zu als etwa Heparinfehlern oder dem Spritzenmaterial (Shapiro u. Mitarb. 1985). Messverzögerungen können ebenfalls für relevante Messfehler verantwortlich sein (Risch 1994, Shapiro u. Mitarb. 1985).

Kohlendioxidproduktion ($\dot{V}CO_2$)

Im Zustand des Gleichgewichts (steady state) spiegeln Änderungen der $\dot{V}CO_2$ des Gesamtorganismus in der Regel eine geänderte zelluläre Atmung und Bicarbonatpufferung wider, und zwar abhängig von der Substratauswertung sowie der Säureproduktion und -clearance. Ein $\dot{V}CO_2$-Anstieg sollte zu einem proportionalen Anstieg der Alveolarventilation führen, aber $\dot{V}_E$-Werte über 10 l/min sind oft mit einer schlechten Prognose verbunden (Stoller 1991). Besonders hoch ist das Risiko dann, wenn die alveoläre Ventilation ($\dot{V}_A$) nicht mehr proportional gesteigert oder auf dem erreichten Wert gehalten werden kann.

Indirekte Kalorimetrie. Für das Monitoring der CO_2-Produktion wird heute meist die indirekte Kalorimetrie angewandt, d.h. die Analyse der in- und exspirierten CO_2-Fraktionen sowie der Minutenventilation. Als Normalwert unter Ruhebedingungen gilt eine $\dot{V}CO_2$ von ca. 200 ml/min. Allerdings beziehen sich die Steady-State-Bedingungen auf eine Variation des respiratorischen Quotienten (RQ) und der $\dot{V}CO_2$ von nur ca. 5% und von < 10% bzgl. des O_2-Verbrauchs ($\dot{Q}O_2$). Ferner sind eine stabile FiO_2 (inspiratorische O_2-Fraktion) von < 60%, exakte Analyse und Kalibration der Gasgemische, Ausschluss von Leckagen und einer Vermischung von In- und Exspirationsgasen sowie eine mindestens 10-minütige Gleichgewichtsphase Voraussetzung (Branson 1990, Weissmann u. Mitarb. 1986). Sofern diese Voraussetzungen berücksichtigt sind, erlaubt die Methode auch die Bestimmung

- des respiratorischen Quotienten ($RQ = \dot{V}CO_2 / \dot{Q}O_2$),
- des Ruhegrundumsatzes, und
- des Totraumverhältnisses.

Allerdings fehlen bisher allgemein akzeptierte Empfehlungen dazu, bei welchen Patienten und wie oft die indirekte Kalorimetrie angewandt werden soll. Bewährt hat sich, die Messungen bei unerwarteter Änderung der Atemmuster oder umfassendem Wechsel des Infusions- und Ernährungsregimes durchzuführen.

Alternativen. Alternativen zur indirekten Kalorimetrie gibt es nur wenige. Sofern der Energiebedarf bzw. der Grundumsatz bestimmt werden sollen, zählen hierzu:
- Pulmonalarterienkatheter (Liggett u. Mitarb. 1990),
- Bestimmung des Harnstoffs im 24-Stunden-Sammelurin,
- Berechnungen nach der Harris-Benedict-Gleichung (z. B. für Männer:
  = kg KG×13,7+5×cm KH+66-6,8×Alter).

Für den Pulmonalarterienkatheter spräche, dass die Messungen auch bei FiO_2-Werten von > 0,5 recht zuverlässig erhalten werden. Nachteilig sind die Invasivität, die Annahme eines RQ von 0,85 und die limitierte Genauigkeit der arteriellen und gemischtvenösen Blutgasanalyse (Biedler u. Mitarb. 1995, Mertzlufft u. Mitarb. 1996).

Die 24-Stunden-Harnstoffbestimmung dagegen ist nur ein grobes Maß des Grundumsatzes und an eine Reihe von Hypothesen geknüpft (z. B. verborgene Stickstoffverluste).

Die Harris-Benedict-Näherungen schließlich sind unzuverlässig, weil sie subjektiv bestimmte Faktoren beinhalten, die nur eingeschränkt mit dem Ruhegrundumsatz korrelieren (Weissmann u. Mitarb. 1986).

Allen genannten Methoden ist gemeinsam, dass damit nicht die notwendige Direktbestimmung der CO_2-Produktion, des O_2-Verbrauchs, des respiratorischen Quotienten und des Totraumverhältnisses möglich ist.

Totraumverhältnis ($\dot{V}_D/\dot{V}_T$)

Bezogen auf die Minutenventilation gilt, dass die Alveolarventilation umso niedriger und der pCO_2 umso höher werden, je höher $\dot{V}_D/\dot{V}_T$ ist (der anatomische Totraum beträgt ca. 150 ml, der physiologische etwas mehr). Die physiologischen Konsequenzen können eine Zunahme der Atmung und die Akzeptanz höherer pCO_2-Werte (mit permissiven Bereichen einer respiratorischen Azidose) beinhalten, die dann oft mit Problemen bei der Respiratorentwöhnung vergesellschaftet sind (Stoller 1991). Die klinisch genaueste Methode zum Monitoring des Totraumverhältnisses ist eine Modifikation der sogenannten Bohr-Methode (West 1990).

■ $\dot{V}_D/\dot{V}_T = (paCO_2 - p_{\bar{E}}CO_2)/paCO_2$

Dies verlangt allerdings neben der arteriellen pCO_2-Bestimmung ($paCO_2$) auch die Messung des mittleren ausgeatmeten ($p_{\bar{E}}CO_2$) CO_2-Partialdrucks mittels Douglas-Sack oder indirekter Kalorimetrie. Klinisch wird daher häufig anstelle des $p_{\bar{E}}CO_2$ der endexspiratorische pCO_2 eingesetzt ($petCO_2$). Dabei kann davon ausgegangen werden, dass sich die endexspiratorischen ($petCO_2$), alveolären ($pACO_2$) und arteriellen ($paCO_2$) Ausgangswerte praktisch entsprechen. Dadurch erlaubt dieses Vorgehen bei weitgehend gesunden Lungenverhältnissen eine akzeptable Genauigkeit. In jedem Fall ist die exakte Messung sowohl des arteriellen als auch des alveolären pCO_2 erforderlich (± 1 mm Hg [Zander u. Mitarb. 1992]) sowie die Berücksichtigung potenzieller Messfehler (Risch 1994, Zander u Mitarb. 1992).

Minutenventilation ($\dot{V}_E$)

Neben der CO_2-Produktion und dem Totraumverhältnis sind für die Minutenventilation die Kapazität der Atemmuskeln, die respiratorische Impedanz und/oder der zentrale Atemantrieb relevant.

Zentraler Atemantrieb. Ist der zentrale Atemantrieb gestört, kann die Alveolarventilation beeinträchtigt sein mit der Folge einer respiratorischen Azidose. Ein gesteigerter zentraler Atemantrieb hingegen erzeugt möglicherweise eine zwar adäquate Alveolarventilation, jedoch unter Inkaufnahme einer Überlastung der Atmung. Zum Monitoring des zentralen Atemantriebs kann der Mundokklusionsdruck (P_{100}) aussagefähig sein, der mit der Aktivität des N. phrenicus korrelieren soll (Eldridge 1975, Milic-Emili u. Mitarb. 1975). Gemessen wird die während vorübergehender Okklusion am Mund erhaltene Druckänderung während der ersten 100 ms der Inspiration. Als Normbereich gelten Werte von 2–4 cm H_2O. Alternativ zum hierfür erforderlichen Ösophagusballon soll die Messung des Atemwegsdrucks herangezogen und vom Patienten besser toleriert werden können. Für die Interpretation des P_{100} muss jedoch in jedem Fall berücksichtigt werden, dass Änderungen der funktionellen Residualkapazität (FRC), des positiv endexspiratorischen Drucks (PEEP), der Atemarbeit (WOB) und der Aktivität der CO_2- und O_2-Chemorezeptoren den zentralen Atemantrieb ebenso beeinflussen können wie vorbestehende Lungenerkrankungen (Sassoon 1987). Die ebenfalls mögliche direkte Messung der Phrenikusaktivität ist dagegen vergleichsweise umständlich und bleibt derzeit primär wissenschaftlichen Labors vorbehalten.

Respiratorische Impedanz. Die respiratorische Impedanz bestimmt wesentlich, ob die Atmung ein für die CO_2-Homöostase erforderliches Minutenvolumen erreicht und aufrecht erhalten werden kann oder nicht. Für das Monitoring der respiratorischen Impedanz wichtig sind:
- zentraler Atemantrieb,
- Sauerstoffverbrauch der Atmung (oxygen cost of breathing [OCB]),
- Druck-Volumen-Verhältnisse,
- Druck-Fluss-Verhältnisse.

Zur Bestimmung des zentralen Atemantriebs sind erforderlich:
- Mundokklusionsdruck (P_{100}),
- Atemmuskelkraft (inspiratorischer Flow: $\dot{V}_T/T_I$),
- Minutenvolumen ($\dot{V}_E$),
- Inspirationszeit (T_I),
- gesamte Zeit für einen Atemzyklus (T_{ges}),
- Arbeitszyklus (T_I/T_{ges}).

■ $\dot{V}_E = \dot{V}_T //T_I \times T_I//T_{ges}$

Je höher der P_{100} im Verhältnis zum inspiratorischen Flow oder zum Minutenvolumen ist, desto größer ist die Impedanz (Scott u. Mitarb. 1990). So lässt beispielsweise ein Wert des Verhältnisses aus $\dot{V}_E//P_{100}$ von < 7 eine mechanische Störung vermuten. Zum Erhalt der OCB (oxygen cost of breathing) im Sinne der Bestimmung der Atemarbeit (WOB: work of breathing) wird der O_2-Verbrauch unter kontrollierter Beatmung mit demjenigen während Spontanatmung verglichen (Harpin u. Mitarb. 1987). Eine Differenz beider Werte von etwa 5 % des O_2-Verbrauchs wäre normal, ein Wert von > 15 % weist auf Probleme bei der Entwöhnung vom Respirator hin (Stoller 1991). Allerdings wird der O_2-Verbrauch nicht nur von der Atemarbeit beeinflusst, sondern auch vom O_2-Angebot, der O_2-Ausschöpfung und vom Stoffwechsel. Eine spezifischere Analyse der respiratorischen Impedanz ergibt sich jedoch über die Druck-Volumen-Beziehung. Dies erfolgt entweder über die Bestimmung der Atemarbeit (WOB = $\dot{V}_T \times \delta P$) oder der Compliance (C = $\delta V // \delta P$).

Für die Compliance ist relevant, ob die Messungen unter dynamischen (mit Flow) oder statischen (ohne Flow) Bedingungen erfolgen: Die dynamische Compliance (C_{dyn}) reflektiert Probleme der Elastance und der Resistance, während die statische Compliance (C_{stat}) lediglich die Elastance wiederspiegelt. Gleichsinnige Veränderungen beider Parameter legen eine Zunahme der Elastance nahe. Eine verringerte dynamische Compliance bei normaler statischer Compliance hingegen deutet auf eine Zunahme der Resistance hin. C_{dyn}-Werte von < 25 ml/cm H_2O deuten auf eine kritische Impedanz hin (Dark u. Mitarb. 1985).

Im Fall der Atemarbeit kann die auf den Patienten (WOB_P) oder die auf den Ventilator bezogene Größe (WOB_V) bestimmt werden: Für die WOB des Patienten genügt die Bestimmung der Atemwegsdrücke. Zum Erhalt der auf den Ventilator bezogenen Werte sind die transpulmonalen Drücke erforderlich. Am Patienten gelten WOB-Werte von über 1,8 kg/min/m als kritisch (Stoller 1991).

Bezüglich der Druck-Fluss-Beziehung schließlich kann der Atemwegswiderstand (R_{aw}) aus der Differenz der Atemwegsdrücke (Spitzendruck (PiP) und Plateaudruck (P_{Plat})) im Verhältnis zum inspiratorischen Flow (VI) bestimmt werden:

■ $R_{aw} = (PiP - P_{Plat})//VI$

(Werte von über 15 cm $H_2O/l/s$ sind meist mit Problemen bei der Entwöhnung vom Respirator verbunden).

Kapazität der Atemmuskeln. Zum physiologischen Gasaustausch ist die Kraft der Atemmuskeln unentbehrlich, besonders des Zwerchfells. Wird ein Wert von -20 cm H_2O unterschritten, muss mit schwerwiegender Abnahme des Minutenvolumens im Zusammenhang mit zunehmender CO_2-Produktion oder Zunahme des Totraumverhältnisses gerechnet werden (NHLBI 1990).

Zum Monitoring bieten sich an:
- klinische Parameter,
- Vitalkapazität (VC),
- maximal ventiliertes Volumen (MVV),
- maximaler inspiratorischer Druck (MiP),
- Dehnungszeitindex (TT_i),
- elektromyographische Parameter,
- transdiaphragmale Druckantworten.

Die klinischen Parameter (z. B. Atemfrequenz, verbale Dyspnoe, Einsatz der Hilfsmuskulatur) können durch einfache physikalische Untersuchung erhalten werden, mittels Pneumotachograph (T_I/T_{ges}, $\dot{V}_T$) oder durch die Impedanzplethysmographie (Yang u. Mitarb. 1991). Unabhängig von der verwendeten Methode hat aber keines dieser Verfahren für sich allein genügend Aussagekraft, etwa zur Beurteilbarkeit der Entwöhnung vom Beatmungsgerät (Rochester 1988). Die Vitalkapazität (VC) birgt Unsicherheiten, weil z. B. restriktive Lungenerkrankungen unabhängig von der Atemmuskelkapazität zur Verringerung dieses Parameters führen (Stoller 1991). Technisch wird diese Messung zudem häufig durch die erforderliche Anstrengung des Patienten limitiert. Auch für das Monitoring des maximal ventilierten Volumens (MVV) ist die Kooperation des Patienten erforderlich, vor allem weil dabei das Ruheminutenvolumen etwa verdoppelt werden muss (Rochster 1988). Der maximale inspiratorische Druck (MiP) dagegen kann mittels Manometer recht einfach am Mund gemessen werden und gilt ab Werten von < -20 cm H_2O als kritisch, hängt allerdings stark vom Grad der Sedierung des Patienten ab (Sahn u. Mitarb. 1976). Die in diesem Fall theoretisch denkbare Alternativmessung über den Pleuradruck dürfte in den meisten Fällen zu invasiv sein (Ösophagus und/oder Magenballon erforderlich). Die Bestimmung des Dehnungszeitindex (TT_i) schließlich verlangt die Atemzyklusparameter (T_I/T_{ges}) sowie die transdiaphragmalen Drücke ($P_{Diaphragma} //P_{Diaphragma\ max}$): $TT_i = P_{Diaphragma} //P_{Diaphragma\ max} \times T_I/T_{ges}$ (Marini 1988). Die Messung dieser Drücke ist ebenso wie das Zwerchfell-EMG meist wissenschaftlichen Fragestellungen vorbehalten und wegen des invasiven Charakters insgesamt kaum für die klinische Praxis und Routine geeignet (Marini 1988, Rochester 1988).

Hypoxämische Störungen der Atmung

Zur Aufrechterhaltung der O_2-Versorgung bedarf es neben der CO_2-Homöostase sowohl einer ausreichenden arteriellen O_2-Konzentration und Durchblutung (O_2-Angebot) als auch eines ausreichenden arteriellen O_2-Partialdrucks. Das O_2-Angebot ergibt sich dabei aus dem Herzzeitvolumen (HZV; ml/min) und dem arteriellen O_2-Gehalt (caO_2; ml/dl). Der O_2-Gehalt wird erhalten aus der Hb-Konzentration (g/dl), der auf das Gesamthämoglobin bezogenen O_2-Sättigung (sO_2), der Hüfner-Zahl von 1,39 ml O_2/g Hb (Molekulargewicht des Hb-Moleküls: 64 458 g, Molvolumen für O_2: 22,394 l/mol), dem pO_2 (mm Hg) und der Hb-bezogenen Sauerstofflöslichkeit für Blut (αO_2; ml/dl/mm Hg) (Zander u. Mitarb. 1991):

- $\dot{A}O_2$ [ml O_2/min] =
  HZV × [(cHb × sO_2 × 1,39)$_{chem. gebunden}$ + (pO_2 × αO_2)$_{phys. gelöst}$]

Vereinfacht ergibt sich daraus das O_2-Angebot wie folgt: $\dot{A}O_2$ [ml O_2/min] = HZV × caO_2. Durch Kenntnis des arteriellen (caO_2) und gemischtvenösen ($c\bar{v}O_2$) O_2-Gehalts sowie des HZV kann über die $a\bar{v}DO_2$ der O_2-Verbrauch ($\dot{Q}O_2$) erhalten werden:

- $\dot{Q}O_2$ = HZV × $a\bar{v}DO_2$

Bei einem Schlagvolumen von 0,7 dl, einer Herzfrequenz von 70/min und einer caO_2 von 20,6 ml/dl (cHb = 15 g/dl, sO_2 = 97 %, O_2-Bindungszahl = 1,39 ml/g, pO_2 = 90 mm Hg, αO_2 = 0,0037 ml/dl/mm Hg) ergibt sich das physiologische O_2-Angebot von 1 000 ml/min, bei einer $c\bar{v}O_2$ von 15,5 ml/dl ein O_2-Verbrauch von etwa 250 ml/min (der O_2-Verbrauch ist im Steady State praktisch identisch mit der O_2-Aufnahme ($\dot{V}O_2$) über die Lunge). Das hypoxische Atmungsversagen wird demzufolge dann ein kritischer Faktor für das O_2-Angebot, wenn der paO_2 Werte von < 60 mm Hg erreicht (Hypoxie), also eine durch den pO_2 verursachte Abnahme der cO_2 (Hypoxämie) und damit des $\dot{A}O_2$ vorliegt, die als hypoxische Hypoxämie bezeichnet wird (Zander u. Mitarb. 1990, Zander u. Mitarb. 1991). Die zugrunde liegenden respiratorischen Ursachen (Tab. 5.**34**) belegen deshalb auch die Notwendigkeit, das $\dot{A}O_2$ kompensatorisch zu stabilisieren (beispielsweise über das HZV). Das invasive respiratorische Monitoring (Tab. 5.**35**) sollte demnach die das O_2-Angebot betreffenden Parameter und deren pathophysiologische Veränderungen erfassen können.

O_2-Versorgung

Zur Messung des übergeordneten Globalparameters O_2-Gehalt gibt es derzeit kein für die Routine verfügbares Messverfahren, während dieser Parameter im wissenschaftlichen Labor bestimmt werden kann (van-Slyke-Methode, Lex-O_2-Con-Verfahren, O_2-Küvette). So muss der cO_2 berechnet und wie das $\dot{A}O_2$ hilfsweise aus denjenigen Parametern abgeleitet werden, die den O_2-Gehalt determinieren (pO_2, sO_2, cHb). Die Fehlermöglichkeiten dabei sind z. T. erheblich. Hierzu zählen vor allem prä- und intraanalytische pO_2-Messfehler, die in Hyperoxie (FiO_2 > 0,21) über 200 mm Hg betragen können (Biedler u. Mitarb. 1995, Mertzlufft u. Mitarb. 1996, Risch 1994) (Tab. 5.**34**). Auch für die kontinuierliche blutige pO_2-Messung sind in Hyperoxie Fehler zu erwarten, eine entsprechende Analyse ist allerdings noch nicht abgeschlossen.

Ungenauigkeiten bei der Hb-Bestimmung sollen je nach Gerät und Methode zwischen < 1,0 bis >> 5,0 % betragen (Zander 1997). Weitere Fehler ergeben sich bisweilen auch durch die O_2-Sättigung. Dies gilt vor allem dann, wenn anstelle der tatsächlichen sO_2 (Mehrwellenlängen-Häm- oder CO-Oxymeter, O_2-Gehalt) nur die partielle sO_2 (psO_2) (IUPS 1973, Zander u. Mitarb. 1990, Zander u. Mitarb. 1994) erhalten oder eingesetzt wird (z. B. Fiberoptikpulmonaliskatheter, Blutgasanalysatoren, Pulsoxymeter, Hämoxymeter mit nur 2 Wellenlängen) (Mertzlufft u. Mitarb. 1993, Zander u. Mitarb. 1991). Hier muss darauf hingewiesen werden, dass bei der invasiven kontinuierlichen Messung (z. B. mittels Pulmonaliskatheter) nur die psO_2 (IUPS 1973, Mertzlufft u. Mitarb. 1993, Zander u. Mitarb. 1990, Zander u. Mitarb. 1994) erhalten wird, ein Rückschluss auf die cO_2 und damit das $\dot{A}O_2$ näherungsweise möglich ist – selbst wenn das HZV sehr genau bestimmt werden könnte (Brandt u. Mitarb. 1991, Mertzlufft u. Mitarb. 1993, Zander u. Mitarb. 1991).

Insofern müssen derart erhaltene Daten mit Vorbehalt interpretiert werden (Brandt u. Mitarb. 1991, Zander u. Mitarb. 1991). Fehler ergeben sich auch durch die Hüfner-Zahl, wenn anstelle des gemessenen und von heutigen Mehrwellenlängenoxymetern benutzten Werts von 1,39 ml O_2/g Hb bei späteren Berechnungen andere Werte eingesetzt werden (z. B. 1,34 oder 1,36 ml/g). Problematisch bei den Berechnungen ist auch ein Fehler durch den O_2-Löslichkeitskoeffizienten (αO_2), vor allem in Hyperoxie. Beispielsweise müssen die gemessene Löslichkeit des Plasmas (0,0217 ml/ml/atm) und die aktuell gemessene Hb-Konzentration berücksichtigt und nach den Einheiten ml/ml/atm oder ml/ml/mm Hg unterschieden werden (αO_2 = 0,0279 [ml/ml /atm] bzw. 0,0037 [ml/ml/mm Hg] bei einer cHb von 15 g/dl, und 0,0034 ml/ml/mm Hg bei einer cHb von 10 g/dl) (Zander u. Mitarb. 1991).

Alveoläre Hypoventilation (V_E)

Weil die CO_2-Retention wesentlich die alveoläre Ventilation bestimmt (Nunn 1989, West 1990), kann über die Abnahme des alveolären pO_2 (pAO_2) ein hypoxämisches Versagen entstehen (Tab. 5.**34**), wie die so genannte Alveolargasgleichung (Farhi u. Mitarb. 1955, Risch 1994, West 1990) verdeutlichen kann:

- pAO_2 = [FiO_2 (pB–pH_2O)]–[$paCO_2$[FiO_2+(1–FiO_2)//RQ)]]

Tabelle 5.34 Ursachen für ein hypoxämisches respiratorisches Versagen

Alveoläre Hypoventilation	↔	pAO_2-Abnahme
• zentral	↔	Abnahme des zentralen Atemantriebs
• peripher	↔	Zunahme des Totraumverhältnisses ($\dot{V}_D/\dot{V}_T$) Abnahme der Kapazität der Atemmuskeln
Ventilations-/Perfusions-störung ($\dot{V}/\dot{Q}$)	↔	Atelektasen Pneumonie Lungenembolie Lungenödem erhöhte respiratorische Impedanz
Shunt (refraktäre Hypoxämie)	↔	latent offenes Foramen ovale: • PEEP • sitzende Position • Lungenembolie • rechtsventrikulärer Infarkt intrapulmonale Fisteln arteriovenöse Fehlbildungen und Fisteln (z. B. bei Zirrhose) ARDS und assoziierte Erkrankungen vaskuläre Lungentumoren
• anatomisch	↔	arteriovenöse Fisteln kongenitale Herzfehler Lungentumoren
• kapillar	↔	Atelektasen: • Kompressionsatelektasen • Absorptionsatelektasen • Mikroatelektasen alveoläre Flüssigkeitsansammlung
• venöse Beimischung	↔	Hypoventilation Verteilungs- und Diffusionsstörungen (nicht refraktär)
Erniedrigter gemischt-venöser O_2- Gehalt ($c\bar{v}O_2$)	↔	HZV-Abnahme (verringerter Blutfluss erfordert höhere O_2-Ausschöpfung) schwere Hypoxämie • anämisch • toxisch • hypoxisch erhöhter Stoffwechselbedarf mit erhöhtem O_2-Verbrauch Missverhältnis zwischen O_2-Angebot ($\dot{A}O_2$) und O_2-Verbrauch ($\dot{Q}O_2$) bzw. O_2-Aufnahme ($\dot{V}O_2$) und O_2-Verteilung an die Zellen ($\dot{D}O_2$) mit Störung der O_2-Utilisation ($\dot{U}O_2$)

Tabelle 5.35 Verschiedene venöse O_2-Werte für Blut aus verschiedenen Organsystemen (modifiziert nach Shapiro u. Mitarb. 1985, Zander u. Mitarb. 1991)**.

Organsystem	Gewicht (g)	pvO_2 (mm Hg)	svO_2 (%)	$caO_2 - cvO_2$ ($avDO_2$) (ml/ml)	$\dot{Q}$ (ml/min)
Zerebrum	400	37	69	0,065 (0,043)*	775 (1165)*
Herz	300	30	56	0,12 (0,12)*	250 (375)*
Intestinum (Leber)	2500	45	80	0,04 (0,026)*	1400 (2100)*
Nieren	300	74	94	0,015 (0,001)*	1200 (1800)*
Skelettmuskel	30000	32	60	0,07 (0,047)*	850 (1275)*

*: Angenommene Bedingungen: paO_2 = 100 mm Hg, caO_2 = 20,4 ml/dl, cHb = 15 g/dl, saO_2 = 96%, HZV = 6 l/min, Ruhebedingungen beim gesunden Menschen, Hüfner-Zahl = 1,39 ml O_2/g Hb, αO_2 = 0,0037 ml/dl/mm Hg.
**: Werte in Klammern bedeuten Situation bei HZV-Anstieg um 50% als Folge einer Hypoxämie (Angaben für pO_2 und sO_2 unberücksichtigt).

Da der Wasserdampfdruck (pH_2O) beim Patienten praktisch eine nahezu feste Größe darstellt (BTPS-Bedingungen), sind nur der Barometerdruck (pB), die FiO_2 und der arterielle CO_2-Partialdruck ($paCO_2$) zu berücksichtigende Variablen. Somit wird im Steady State die CO_2-Retention über den erhöhten $paCO_2$ zwangsläufig zur Abnahme des alveolären (pAO_2) und in der Folge auch des arteriellen (paO_2) Sauerstoffpartialdrucks führen müssen. Aufgrund der proportionalen Abnahme von pAO_2 und paO_2 bleibt die alveoloarterielle O_2-Partialdruckdifferenz ($AaDO_2$; mm Hg) unverändert. Die $AaDO_2$ wird daher oft zum Monitoring der alveolären Hypoventilation verwendet (Farhi u. Mitarb. 1955, Gilbert u. Mitarb. 1979). Hierfür werden die arteriellen Blutgase benötigt, der aktuelle Barometerdruck und die Alveolargasgleichung (s. oben) bzw. zusätzlich die Direktmessung des pAO_2 und $pACO_2$ über die endexspiratorischen Partialdrücke. Vor diagnostischen Schlussfolgerungen und therapeutischen Schritten muss allerdings sichergestellt sein, dass die betreffenden Parameter sehr genau gemessen werden können (± 1 mm Hg). Dies war bei FiO_2-Werten >> 0,21 aber nicht der Fall (Farhi u. Mitarb. 1955, Gilbert u. Mitarb. 1979, Martyn u. Mitarb. 1979, Tenney 1974), ist bei entsprechend aufwendigen Maßnahmen (Risch 1994) aber sehr wohl möglich, sodass die $AaDO_2$ entgegen früheren Literaturbefunden auch bei einer FiO_2 von 1,0 den physiologischen Wert von ca. 10 mm Hg beibehält (Biedler u. Mitarb. 1995, Mertzlufft u. Mitarb. 1996, Risch 1994). In Hyperoxie gewarnt werden muss insofern vor allem vor den präanalytischen paO_2- und $paCO_2$-Messfehlern (Biedler u. Mitarb. 1995, Mertzlufft u. Mitarb. 1996, Risch 1994, Shapiro u. Mitarb. 1985, Zander u. Mitarb. 1990), etwa von >> 200 mm Hg im Fall des paO_2 (Biedler u. Mitarb. 1995, Mertzlufft u. Mitarb. 1996, Risch 1994). Bezüglich des Barometerdrucks sollte sichergestellt sein, dass der vom betreffenden Analysator erhaltene Wert auf die Höhe des Gerätestandorts korrigiert ist bzw. entsprechend der Höhe eingestellt werden kann (log pB_{korr} = log pB – [0,055 × km Höhe]). Falls die Alveolargase mittels eines Nebenstromanalysators erhalten werden, muss auch eine Wasserdampfkorrektur geprüft und ggf. berücksichtigt werden, weil diese Geräte das vom Patienten angesaugte Gas (BTPS) meist mehr oder weniger vollständig trocknen (STPD), die Werte in der Regel aber bezogen auf BTPS-Bedingungen angeben (Zander u. Mitarb. 1992). Wenn die genannten Fehlerquellen unberücksichtigt bleiben, wird die $AaDO_2$ mit steigender FiO_2 aufgrund von Fehlmessungen des paO_2 (und pAO_2) zwangsläufig zunehmen (Chatburn u. Mitarb. 1990, Farhi u. Mitarb. 1955, Gilbert u. Mitarb. 1979), allerdings irrtümlich. Es handelt sich jedoch solange um einen reinen pO_2-Messfehler, wie eine begleitende pathologische respiratorische Veränderung nicht sicher diagnostiziert werden kann. Eine Reihe von Korrekturfaktoren sind mitgeteilt, um so entstehende Fehleinschätzungen minimieren zu können (Risch 1994). Die paO_2-Messfehler bei steigender FiO_2 mit irrtümlich zunehmenden $AaDO_2$-Werten haben auch Konsequenzen für das Monitoring von Ventilations-/Perfusionsstörungen und bei Shuntberechnungen.

Ventilations-/Perfusionsstörungen ($\dot{V}//\dot{Q}$)

Die beim Intensivpatienten am häufigsten zu beobachtende Ursache einer Hypoxämie ist eine Ventilations-/Perfusionsstörung ($\dot{V}//\dot{Q}$-Störung), hervorgerufen durch eine Reihe verschiedener Auslöser (Tab. 5.**34**). Die meisten dieser Zustände gehen auch mit einer erhöhten respiratorischen Impedanz einher, die zusätzlich zum hyperkapnischen Versagen führen kann. Für das Monitoring von $\dot{V}/\dot{Q}$-Störungen gibt es zwei grundsätzliche Möglichkeiten, die aber nicht in der klinischen Routine angewandt werden können, sondern nur im wissenschaftlichen Labor (oder im Einzelfall bei strenger Indikationsstellung). Dies sind die Multiple Inertgasauswaschung und die Berechnung auf der Basis abgeleiteter Parameter: $\dot{V}//\dot{Q} = \{(RQ) \times (pB-pH_2O) \times (caO_2-c\bar{v}O_2)\}//(paCO_2 \times 100)$ (Chatburn u. Mitarb. 1990). Deshalb werden $\dot{V}//\dot{Q}$-Störungen häufig per Ausschlussdiagnose identifiziert bzw. indirekt bestimmt. Hierfür werden herangezogen die $AaDO_2$ (pAO_2-paO_2) (Farhi u. Mitarb. 1955) und andere Indices (z. B. $paO_2//FiO_2$, $paO_2//pAO_2$) (Gilbert u. Mitarb. 1979). Diese Indices wurden wegen ihrer vermeintlichen Abhängigkeit von der FiO_2 als wenig hilfreich bezeichnet (Farhi u. Mitarb. 1955, Gilbert u. Mitarb. 1979), obwohl dies bei Berücksichtigung der genannten pO_2-Messfehler (Biedler u. Mitarb. 1995, Mertzlufft u. Mitarb. 1996, Risch 1994) nicht mehr zuzutreffen braucht. Sind die potenziellen Messfehler dagegen eliminiert, könnten während Hyperoxie z. B. ein $paO_2//FiO_2$-Qotient von < 238 oder ein $paO_2//pAO_2$-Verhältnis von < 0,47 durchaus als Indikatoren einer schweren $\dot{V}//\dot{Q}$-Störung diskutiert werden. Ferner ließe sich dann die $AaDO_2$ auch zur Beurteilung eines Shunts als Ursache des hypoxämischen Versagens heranziehen (Tab. 5.**34**).

Shunt

Obwohl eine Hypoxämie oft mit einem physiologischen Shunt ($\dot{Q}_S//\dot{Q}_T$: Blutfluss durch den Shunt im Verhältnis zum Gesamtblutfluss) gleichgesetzt wird, hängt der tatsächliche Effekt eines Shunts (Tab. 5.**34**) von vielen unterschiedlichen Faktoren ab, z. B. von:
- Hb-Konzentration,
- O_2-Sättigung,
- Herzfunktion,
- Stoffwechselrate.

Eine direkte Shuntbestimmung kann jedoch erhalten werden durch Atmung von 100 % Sauerstoff mit gleichzeitiger Stickstoffauswaschung, sodass ein pN_2 von etwa 15 mm Hg resultiert – z. B. mit einer gerichteten nasooralen O_2-Speicherung (Zander u. Mitarb. 1995). Bei einem Barometerdruck von z. B. 760 mm Hg und normalem $pACO_2$ von 40 mm Hg sollte mit einer zuverlässigen Technik ein pAO_2 von ca. 650 mm Hg (Mertzlufft u. Mitarb. 1994, Zander u. Mitarb. 1995) erreicht werden. Aus diesem pAO_2 kann für den endkapillaren O_2-Anteil (ccO_2) ein Wert angenommen werden, der nach Addition des physikalisch gelösten O_2-Anteils dem arteriellen O_2-Gehalt entsprechen (caO_2) sollte bzw. diesem gleichgesetzt werden kann. Werden zusätzlich noch die gemischtvenösen (Pulmonaliskatheter) und arteriellen Blutgase bestimmt, kann der gemischtvenöse O_2-Gehalt ($c\bar{v}O_2$) ermittelt werden. Somit ließe sich der Shunt wie folgt erhalten:

- $\dot{Q}_S/\dot{Q}_T = (caO_2-ccO_2)/(c\bar{v}O_2-ccO_2)$

Dies setzt allerdings den Ausschluss der bei der Berechnung des O_2-Gehalts möglichen Fehlerquellen voraus (s. dort). Vereinfacht kann bei exakt ermittelten pAO_2- und paO_2-Werten sowie unverändertem $p\bar{v}O_2$ der Shuntanteil auch über die $AaDO_2$ erhalten werden.

Gemischtvenöses Blut

Manchmal wird die O_2-Versorgung eines Gewebes oder des Organismus mit Daten des venösen (Gewebe) oder des gemischtvenösen (Organismus) Bluts beurteilt. Zudem soll ein niedriger $p\bar{v}O_2$ die Effekte von $\dot{V}/\dot{Q}$-Störungen und Shuntanteilen verdeutlichen sowie Störungen des Gleichgewichts zwischen O_2-Angebot und O_2-Verbrauch anzeigen (z. B. Tenney 1974). Dies ist insofern schwierig, als alle relevanten Größen (pO_2, sO_2, cO_2) auf der venösen Seite nur dann beurteilt werden können, wenn die jeweilige Durchblutung bekannt ist: Venöse Daten werden sowohl von der Durchblutung ($\dot{Q}$) als auch vom O_2-Verbrauch ($\dot{Q}O_2$) bestimmt (Brandt u. Mitarb. 1991, Zander u. Mitarb. 1991). Im Fall des gemischtvenösen Bluts (Gesamtorganismus) wird die Diagnostik zusätzlich dadurch kompliziert, als hier lediglich der Mittelwert aller Organe bzgl. O_2-Verbrauch und Durchblutung erfasst werden kann (Brandt u. Mitarb. 1991, Tenney 1974, Zander u. Mitarb. 1991) (Tab. 5.**35**). Eine Änderung des O_2-Verbrauchs eines Organs oder eine Unterbrechung der Durchblutung zu einem Organ wird auf der gemischtvenösen Seite nur schwer zu differenzieren sein. Als invasives Monitoring steht der Pulmonalarterienkatheter zur Verfügung. Eingeschränkt kann auch das P_iCCO-System eingesetzt werden (Pulskonturanalyse).

Schlussfolgerungen

Invasives respiratorisches Monitoring konzentriert sich im Wesentlichen auf die Identifizierung von Störungen im Sinne eines hyperkapnischen und/oder hypoxischen Versagens der Atmung (Tab. 5.**34**). Die Wichtung und Reihenfolge des daran ausgerichteten jeweiligen Monitorings (Tab. 5.**36**) hängt von der klinischen Situation und den vorhandenen Möglichkeiten ab. Für alle Messverfahren oder Berechnungen müssen die betreffenden

Tabelle 5.**36** Ergänzendes respiratorisches Monitoring in der Pädiatrie*

Obstruktive Erkrankungen	Bemerkungen	Restriktive Erkrankungen einschließlich neuromuskulärer Krankheiten	Bemerkungen
Exspiratorischer Spitzenflow (PiF)	auch am nicht intubierten Kind Spirometrie PiF-Messung	Vitalkapazität (VC)	Kooperation erforderlich Maske oder Mundstück cave: Ermüdung, Langeweile
Forciertes exspiriertes Volumen (FEV)	wie bei PiF	maximaler inspiratorischer Druck (MiP)	wie bei VC
Fluss-Volumen-Kurven	nicht quantifizierbar Mundstück/Maske manchmal Sedierung nötig	Vitalkapazität beim Schreien („crying VC")	bei unkooperativen Kindern maximal 4 Atemzüge zu 4 ml nötig
Exspiriertes Flussvolumen	schnell aufblasbare Jacken (für Kinder unter 3 Jahren möglich)		
Funktionelle Residualkapazität (FRC)	Bodyplethysmograph (auch für Tidalvolumen) Gasdilution (beim unkooperativen Kind)	funktionelle Residualkapazität (FRC) totale Lungenkapazität (TLC)	bei Intensivpatienten meist unmöglich

Kooperative Kinder über 5 Jahren können bzgl. des Monitorings wie Erwachsene behandelt werden. Für Kinder ab dem 1. Monat bis zum 5. Lebensjahr hingegen ist das Monitoring noch suboptimal (Antonio-Santiago u. Mitarb. 1990, Fisher u. Mitarb. 1990), zudem sollten anstelle des bloßen Alters vor allem die prozentualen Wachstumskurven einbezogen und überwacht werden (Dockery u. Mitarb. 1983). Es ist bemerkenswert, dass etwa 26–60 % aller respiratorischen Komplikationen beim Kind sekundär durch ein mechanisches Versagen des Ventilators verursacht sein sollen (Streiter u. Mitarb. 1988, Zwillich u. Mitarb. 1974).

* APNOE-Monitoring (klassifiziert über zentrale oder obstruktive Komponenten bzw. Mischformen aus beiden, praktisch normal bei < 15 s): thorakale Bioimpedanz (zur Überwachung von Atemtiefe und Atemfrequenz, besonders bei zentraler Apnoe geeignet) sowie EKG und Pulsoxymetrie (Alarmsystem für Apnoephasen zwischen 15–20 s) sollte integriert sein plus ggf. kutanes pO_2-Monitoring und Airflow-Erkennung (am Respirator).

methodischen Limitierungen und Fehlermöglichkeiten berücksichtigt werden, bevor therapeutische Maßnahmen abgeleitet werden.

Literatur

Antonio-Santiago MT, Clutario BC (1990) Pulmonary function testing. In: Scarpelli EM (ed) Pulmonary Physiology: Fetus, Newborn, Child, and Adolescent. ed. 2. Lea and Febiger, Philadelphia, S 446–472

Biedler A, Risch A, Zander R, Mertzlufft F (1995) Increase in $AaDO_2$ with increased FIO_2: Pulmonary function disorders or error of paO_2 measurement? Brit J Anaesth 74 (Suppl. 1): 45

Brandt L, Mertzlufft F (1991) Zur Aussagekraft „zentralvenöser" Blutproben: „Zentralvenöser" vs. gemischtvenöser O_2-Status. Anaesthesist 40: 131–144

Branson RD (1990) The measurement of energy expenditure: Instrumentation, practical considerations, and clinical application. Resp Care 35: 640–656

Chatburn RL, Lough MD (1990) Physiologic monitoring. In: Handbook of Respiratory Care, ed 2. Year Book Medical Publishers, Chicago Chapter 3

Dark DS, Pingleton SK, Kerby GR (1985) Hypercapnia during weaning – a complication of nutritional support. Chest 88: 141–143

Dockery DW, Berkey CS, Ware JH, Speizer FE, Ferris BG (1983) Distribution of forced vital capacity and forced expiratory volume in 1 second in children 6 to 11 years of age. Am Rev Respir Dis 128: 405–412

Eldridge FL (1975) Relationship between respiratory nerve and muscle activity and muscle force output. J Appl Physiol 39: 567–574

Farhi LE, Rahn H (1955) Theoretical analysis of the alveolo-arterial O_2 difference with special reference to the distribution effect. J Appl Physiol 7: 699–703

Fisher BJ, Waldemar AC, Doershuk CF (1990) Pulmonary function testing from infancy through adolescence. In: Scarpelli EM (ed) Pulmonary Physiology: Fetus, Newborn, Child, and Adolescent. ed 2. Lea and Febiger, Philadelphia S 421–445

Gilbert R, Auchincloss JH, Kuppinger M, Thomas MV (1979) Stability of the arterial/alveolar oxygen partial pressure ratio. Crit Care Med 7: 267–272

Hall JB, Wood LDH (1987) Liberation of the patient from mechanical ventilation. JAMA 257: 1621–1628

Harpin RP, Baker JP, Downer JP, Whitwell J, Gallacher WN (1987) Correlation of the oxygen cost of breathing and length of weaning from mechanical ventilation. Crit Care Med 15: 807–812

International Union of Physiological Sciences (1973) Glossary on respiration and gas exchange. J Appl Physiol 34: 549–551

Liggett SB, Renfro AD (1990) Energy expenditures of mechanically ventilated nonsurgical patients. Chest 98: 682–686

Marini JJ (1988) Monitoring during mechanical ventilation. Clin Chest Med 9: 73–107

Martyn JAJ, Aikawa N, Wilson RS, Szyfelbein SK, Burke JF (1979) Extrapulmonary factors influencing the ratio of arterial oxygen tension to inspired oxygen concentration in burn patients. Crit Care Med 7: 492–496

Mertzlufft F, Zander R (1993) Perioperative respiratory monitoring of oxygen transport. Infusionsther Transfusionsmed 20: 237–239

Mertzlufft F, Zander R (1994) Optimal preoxygenation: The Nasoral-System. Adv Exp Med Biol 345: 45–50

Mertzlufft F, Brandt L, Stanton-Hicks MDA, Dick W (1989) Arterial and mixed-venous blood gas status during apnoea of intubation – Proof of the Christiansen-Douglas-Haldane effect. Anaesth Intens Care 17: 325–331

Mertzlufft F, Biedler A, Risch A, Zander R (1996) paO_2 errors under hyperoxic conditions. Anesth Analg 82 (Suppl): S 312

Milic-Emili J, Whitelaw WA, Derenne JP (1975) Occlusion pressure – a simple measure of the respiratory center's output. N Engl J Med 203: 1029–1030

NHLBI Workshop Summary (1990) Respiratory muscle fatigue – report of the respiratory muscle fatigue workshop group. Am Rev Resp Dis 142: 474–480

Nunn JF (1989) Applied Respiratory Physiology, ed 3. Butterworths, London

Risch AS (1994) Präanalytische Fehlerquellen bei der Bestimmung des arteriellen O_2-Partialdruckes unter Hyperoxie und ihre Bedeutung für die alveolo-arterielle O_2-Partialdruckdifferenz. Dissertationsarbeit aus der Medizinischen Fakultät der Universitätskliniken des Saarlandes.

Rochester DF (1988) Tests of respiratory muscle function. Clin Chest Med 9: 249–261

Roussos C, Macklem PT (1986) Inspiratory muscle fatigue, in: Handbook of Physiology – The Respiratory System III. Oxford University Press S 511–527

Sahn SA, Lakshminarayan S, Petty TL (1976) Weaning from mechanical ventilation. JAMA 235: 2208–2212

Sassoon CSH, Te TT, Mahutte CK, Light RW (1987) Airway occlusion pressure – an important indicator for successful weaning in patients with chronic obstructive pulmonary disease. Am Rev Respir Dis 135: 107–113

Scott GC, Burki NK (1990) The relationship of resting ventilation to mouth occlusion pressure – an index of resting respiratory function. Chest 98: 900–906

Shapiro BA, Harrison RA, Walton JR (1985) Clinical Application of Blood Gases, 3. Aufl. Year Book Medical Publishers, Chicago London S 143–157

Stoller JK (1991) Establishing clinical unweanability. Resp Care 36: 186–198

Streiter RM, Lynch JP (1988) Complications in the ventilated patient. Clin Chest Med 9: 127–139

Taussig LM, Landau LI, Godfrey S (1982) Determinants of forced expiratory flows in newborn infants. J Appl Physiol 53: 1220–1227

Tenney SM (1974) A theoretical analysis of the relationship between venous blood and mean tissue oxygen pressures. Resp Physiol 20: 283–296

Weissmann C, Kemper M, Askanazi J, Hyman AI, Kinney JM (1986) Resting metabolic rate of the critically ill patient: Measured versus predicted. Anesthesiology 64: 673–679

West JB (1990) Respiratory Physiology – The Essentials, 4. Aufl. Williams Wilkins, Baltimore

Whitesell L, Asiddao C, Gollman D, Jablonski J (1981) Relationship between arterial and peak expired carbon dioxide pressure during anesthesia and factors influencing the difference. Anesth Analg 60: 508–512

Yang KL, Tobin MJ (1991) A prospective study of indexes predicting the outcome of trials of weaning from mechanical ventilation. N Engl J Med 324: 1445–1450

Zander R (1997) Geräte zur Messung der Hämoglobin-Konzentration, in: QualiTest 2: 1.–8. Thieme, Stuttgart

Zander R, Mertzlufft F (1990) Oxygen parameters of blood: Definitions and symbols. Scand J Clin Lab Invest 50(Suppl 203): 177–185

Zander R, Mertzlufft F (1991) The Oxygen Status of Arterial Blood. Karger, Basel

Zander R, Mertzlufft F (1992) Überprüfung der Präzision von Kapnometern. Anästhesiol Intensivmed Notfallmed Schmerzther 27: 42–50

Zander R, Mertzlufft F (1994) Tentative recommendation on terminology and definitions in Respiratory Physiology (ISOTT Consensus 1992). Adv Exp Med Biol 345: 913–919

Zander R, Mertzlufft F (1995) Optimale Präoxygenierung mit dem Nasoral-System, in: Jahrbuch der Anästhesiologie und Intensivmedizin 1995/96. Biermann, Zülpich S 275–280.

Zwillich CW, Pierson DJ, Creagh CE, Sutton FD, Schatz E, Petty TL (1974) Complications of assisted ventilation. Am J Med 57: 161–170

Endotracheale Intubation

A. Schobeß

Die endotracheale Intubation bei Kindern verlangt im Vergleich zum Erwachsenen abweichende Vorgehensweisen, die in den anatomischen Besonderheiten der kindlichen oberen Luftwege begründet sind. So liegt der Kehlkopf relativ höher und ist zusätzlich noch verkippt, was im Säuglingsalter das gleichzeitige Trinken und Atmen ermöglicht. Die engste Stelle der oberen Luftwege wird beim Kind durch den subglottischen Raum in Höhe des Ringknorpels und nicht wie beim Erwachsenen durch die Stimmbandebene gebildet. Aus diesen Gründen muss bei vorhandener Indikation zur endotrachealen Intubation im Kindesalter beachtet werden:

- Die starke Überstreckung des Kopfs führt bei Säuglingen nicht zum Freimachen der Atemwege, sondern eher zu einer weiteren Verlegung. Für eine suffiziente initiale Maskenbeatmung bzw. Intubationslagerung ist hier lediglich eine angedeutete Überstreckung des Kopfs mit gleichzeitigem Hochziehen des Unterkiefers vorzunehmen.
- Wegen der Gefahr schwerer subglottischer Traumatisierungen mit Entwicklung narbiger Stenosen sollten für Kinder bis ca. 8. Lebensjahr nur ungeblockte Tuben verwendet werden. Bei voraussichtlich längerer Intubation und Beatmung bei Kindern jenseits des 8. Lebensjahres vorrangig „Low-Pressure-Cuff"-Tuben einsetzen!

Vorbereitung

Die endotracheale Intubation stellt für den kindlichen Patient eine außergewöhnliche Belastungssituation dar, deren Dauer auch für den Geübten im Voraus nie sicher abzuschätzen ist. Sie sollte daher bei planbarem Vorgehen immer erst nach Abschluss aller Vorbereitungen und Optimierung der Ausgangssituation erfolgen. Hierzu gehören die Bereitstellung von:

- *Verschiedenen Laryngoskopspateln:* Für Neugeborene und Säuglinge sind gerade Spatel (Foregger, Miller, Wisconsin) günstiger, während ab dem Kleinkindalter von uns gebogene Spatel (Macintosh Gr. 1–3) bevorzugt werden. Zu achten ist auf eine altersgerechte Spatelgröße, wobei jedoch als Faustregel gelten kann, dass mit einem „zu großen" Spatel im Gegensatz zu einem „zu kleinen" die Intubation immer gelingt.
- *Tuben unterschiedlicher Größe:* Die altersgerechte Tubusgröße kann Tab. 5.37 entnommen werden.
- Für die Praxis ermöglicht die Formel:

$$ID (mm) = \frac{16 + Alter}{4}$$

(ID: Tubusinnendurchmesser)

Tabelle 5.37 Tubusgrößen und -längen für das Kindesalter

Alter	Tubusgröße Innendurchmesser (mm)	Nasotracheale Tubuslänge (cm)
Frühgeborene:		
• < 1000 g	2,0–2,5	8
• 1000–1500 g	2,5	9,5
• > 1500 g	3	11
Neugeborene:		
• –6. Monate	3,0–3,5	11–12
• 6.–12. Monat	3,5–4,0	12–13
• 1–2 Jahre	4,0–4,5	13–15
• 2–4 Jahre	4,5–5,0	15–17
• 4–6 Jahre	5,0–5,5	17–19
• 6–8 Jahre	5,5–6,0	19–20
• 8–10 Jahre	6,0–6,5	20–22
• 10–12 Jahre	6,5–7,0	22–23
• 14–16 Jahre	7,5–8,0	24–26

eine schnelle Berechnung der korrekten Tubusgröße jenseits des ersten Lebensjahrs. Immer sollte je ein kleinerer und größerer Tubus als errechnet zur Intubation mit bereitliegen. Altersentsprechende Magill-Zange, altersentsprechender Beatmungsbeutel, Masken.

Optimieren lassen sich die Bedingungen für die endotracheale Intubation durch eine Reihe von Analgetika, Hypnotika sowie Muskelrelaxanzien (Tab. 5.38).

Bei adäquater Analgosedierung kann nach unseren Erfahrungen durchaus auf eine Relaxierung und deren Risiken ohne Beeinträchtigung der Intubationsbedingungen verzichtet werden. Beachtet werden muss die allen Hypnotika mehr oder weniger eigene dosisabhängige Unterdrückung des Herz-Kreislauf- und Atmungssystems. Bewährt haben sich z. B. Kombinationen von Fentanyl/Midazolam oder Ketamin/Diazepam. Neuere Untersuchungen (Hiller 1993, Steyn 1994, Schrum 1994) und eigene Erfahrungen belegen eine sehr gute und nebenwirkungsarme Wirkung von Propofol, z. T. verwendet in Kombination mit Sufentanil. Vagalen Reflexen muss bei geplantem Vorgehen durch Gabe von Atropin (0,02 mg/kg KG i. v.) vorgebeugt werden. Die Lokalanästhesie des Rachens und Benetzung der Tubusspitze mit einem anästhesierendem Gleitmittel sind ergänzende Möglichkeiten zur Erleichterung der Intubation.

Weitere vorbereitende Maßnahmen

- Bei geplanter Intubation venösen Zugang schaffen,
- überprüfen, ob Atemwege frei sind (Spangen usw. entfernen),
- vor Intubationsbeginn ausreichende Präoxygenierung durch Maskenbeatmung mit reinem Sauerstoff anstreben,

Tabelle 5.38 Medikamentenauswahl zur Einleitung der endotrachealen Intubation

Medikament	Dosierung (mg/kg KG)	Anmerkungen
Einleitung:		
Alfentanil	0,015–0,02	
Diazepam	0,5–1,0	Vasodilatation
Etomidat	0,3	gute Kreislaufstabilität Anwendung bei Hochrisikopatienten Nebenwirkungen: Myoklonien und NNR-Depression
Fentanyl	0,010–0,015	
Ketamin	1–2	positiv chronotrop, inotrop, vasopressorisch Anwendung bei Hypovolämie Hirndrucksteigerung
Methohexital	1–1,5	Gefahr des Laryngo- und Bronchospasmus
Midazolam	0,2–0,3	Vasodilatation
Propofol	3–4	auf Fettstoffwechselstörungen achten
Sufentanil	0,01–0,02	Gefahr des Laryngospasmus
Thiopental	3–5	Hirndrucksenkung Gefahr des Laryngospasmus
Neuromuskuläre Blockade:		
Pancuronium	0,1	lange Wirkdauer nicht depolarisierend
Suxamethonium	1,0–1,5	kurze Wirkdauer depolarisierend Gefahr der Bradykardie, Hyperkaliämie bzw. malignen Hyperthermie beachten
Vercuronium	0,1	mittellang wirksam nicht depolarisierend gute kardiovaskuläre Stabilität Vorsicht bei Myasthenia gravis
Lokalanästhetika:		
Xylocain-Gel		
Xylometazolin-0,1%-Aerosol	2 Sprühstöße	kontraindiziert bei Therapie mit MAO-Hemmern

- bei nicht nüchternen Kindern zur Vermeidung von Erbrechen und Aspiration Magen mittels Magensonde entleeren,
- pharyngeale Absaugmöglichkeit bereitstellen.

Auswahl der Intubationsart

Prinzipiell bieten sich oro- und nasotrachealer Intubationsweg an, wobei die Auswahl im Einzelfall manchmal nicht leicht fällt.

Orotracheale Intubation:
Vorteile:
- technisch einfacher,
- insgesamt weniger traumatisierend.

Nachteile:
- schwierigere Tubusfixation mit Gefahr der Tubusdislokation,
- für Patienten, die Bewusstsein wiedererlangen, subjektiv unangenehmer,
- bei längerer Liegedauer mundhygienische Pflegeprobleme.

Bevorzugte Anwendung erfolgt in akuten Notfallsituationen und bei kalkulierter kurzer Intubationsdauer.

Nasotracheale Intubation:
Vorteile:
- Inzidenz von Trachealverletzungen geringer,
- bessere Fixationsmöglichkeit des Tubus,
- wird vom Patient besser toleriert (weniger Sedativa erforderlich).

Nachteile:
- Epistaxis,
- Nasenseptumdeviation,
- Begünstigung einer Sinusitis maxillaris,

- behinderte Nasenspontanatmung nach Extubation wegen Schleimhautschwellung.

Die nasotracheale Intubation wird vor allem bei längerer Beatmungsdauer und bei der Beatmung von Neugeborenen – hier wegen der Kürze der Trachea (nur ca. 4 cm, Tubusfehllagen besonders häufig) – angewandt.

> **!** Absolute Kontraindikation besteht aber bei traumatisierten Patienten mit Halswirbelsäulenverletzung wegen der Gefahr weiterer Rückenmarksquetschung durch Kopfüberstreckung.

Vorgehen

Das Platzieren des Endotrachealtubus soll in der Regel zügig erfolgen, oberste Priorität besitzt aber die lückenlose Oxygenierung des Patienten. Gelingt die Intubation nicht sofort und wird das Kind hypoxisch, ist der Intubationsvorgang zu unterbrechen und mit Maske (100% O_2) intermittierend zu beatmen. Eine Überwachung mittels EKG-Monitoring und Pulsoxymetrie ist bei geplantem Vorgehen obligat.

Technik der Intubation

- Lagerung in Rückenlage, Kopf bei Säuglingen in Neutralposition, bei älteren Kindern leicht überstrecken, Unterkiefer vorziehen,
- vom Kopfende aus mit linker Hand Spatel unter Sicht bis in Recessus piriformis einführen, durch Drücken der Spatelspitze nach ventral Epiglottis so kippen, dass die Stimmbänder voll einsehbar sind,
- bei Säuglingen: Spatel unter Sicht in Ösophagus einführen, dann zurückziehen, bis Aryknorpel freigegeben werden und zurückschnappen, Epiglottis „aufgeladen" lassen,
- schwarze Tubusspitze mit Magill-Zange fassen und in Trachea einführen, bis sich Ende der schwarzen Markierung in Höhe der Stimmbänder befindet.

Komplikationen

Prinzipiell können bei endotrachealer Intubation eine Reihe von Komplikationen auftreten. So muss reflektorisch mit Erbrechen und Aspiration sowie Laryngospasmus gerechnet werden. Längerdauernde Intubationsmanöver infolge Schwierigkeiten führen zu Zyanose und Bradykardie. Während der Intubation können Schleimhäute, Lippen, Zähne, Stimmbänder und Trachea verletzt und zum Teil heftige Blutungen verursacht werden. Ernsthafte Beeinträchtigungen können aus Tubusfehllagen resultieren, die als einseitige, d.h. zu tiefe bronchiale Intubation oder als Fehllage im Ösophagus vorliegen können. Dies verlangt gründliches Auskultieren auf seitengleiches Atemgeräusch nach jeder Intubation und laryngoskopische Kontrolle bei jedem Zweifel an einer korrekten Tubusplatzierung.

Subglottische Stenosierungen stellen Spätkomplikationen dar, die abhängig von der Intubationsdauer und dem verwendeten Cuff-Druck sind und zum Teil erhebliche Postextubationsprobleme verursachen können.

Alternative Intubationsverfahren

Koniotomiekanülen. Koniotomiekanülen (z.B. „Quicktrach" Notkoniotomieset für Kinder, 2 mm ID, o.Ä.) ermöglichen das Einstechen in Krikothyreoidmembran zwischen palpaplem Schild- und Ringknorpel ohne Inzision bei totaler Atemwegsverlegung, z.B. nach Fremdkörperaspiration, Insektenstich, Verätzung oder schwerer Epiglottitis.

Twintubus. Der Twintubus (z.B. „Revive Easy") als Notfalltubus für Intubationsuntrainierte kann blind – ohne Laryngoskop – bis zur Mundplatte eingeführt werden.

Durch simultanes Aufblasen der beiden vorhandenen Cuffs werden Ösophagus und Rachenraum abgedichtet. Die Beatmung erfolgt über den kurzen Tubus. Wenn kein Atemgeräusch auskultierbar ist (Tubus in Trachea), wird die Beatmung über den langen Tubus fortgesetzt.

Laryngealmaske. Die Laryngealmaske ist leicht und atraumatisch in den Hypopharynx einsetzbar, schont Stimmbänder und Trachealschleimhaut. Sie ist geeignet für kurz dauernde Narkosen (15–60 Minuten) mit erhaltener Spontanatmung. Zu beachten ist die Aspirationsgefahr durch Erbrechen.

Folgende Größen sind verfügbar:
- Größe 1: Säuglinge bis 6,5 kg KG,
- Größe 2: Kinder bis 25 kg KG,
- Größe 2,5: Kinder zwischen 20–30 kg KG,
- Größe 3: Jugendliche bis 45 kg KG.

Literatur

Areeus JF, LeJeune FE, Webre DR (1974) Maxillary sinusitis, a complication of nasotracheal intubation. Anaesthesiology 40: 415–416

Brain AIJ (1983) The laryngeal mask – a new concept in airway management. Br J Anaesth 55: 801–804

DeLaurier GA, Hawkins ML, Treat RC, Mansberger AR (1990) Acute Airway Management. Role of Cricothyroidotomy. Am Surg 56: 12–15

Elhakim M (1992) Effects of Thiopentone and Propofol on pharyngeal and laryngeal reactivity in children. Acta Anaesth Italica 43 Suppl. 2: 137–141

Heath ML (1991) Endotracheal intubation through the Laryngeal Mask – helpful when laryngoscopy is difficult or dangerous. Eur J Anaesthesiol 4: 41–45

Hiller A, Klemola UM, Saarnivaara L (1993) Tracheal intubation after induction of anaesthesia with propofol, alfentanil and lidocaine without neuromuscular blocking drugs in children. Acta Anaesthesiol Scand 37: 725–729

Holzki J (1993) Die Gefährdung des Kehlkopfes durch Intubation im frühen Kindesalter. Deutsches Ärzteblatt 90 [Heft 21]: A 1586–1592

Mulvey DA, Mallett SV, Browne DRG (1993) Endotracheal Intubation. Intensive Care World Vol. 10 No. 3: 122–128

Schrum StF, Hannallah RS, Verghese PM, Welborn LG, Norden JM, Ruttiman U (1994) Comparison of Propofol and Thiopental for Rapid Anaesthesia Induction in Infants Anesth Analg 78: 482–485

Steyn MP, Quinn AM, Gillespie JA, Miller DC, Best CJ (1994) Tracheal intubation without neuromuscular block in children. Br J Anaesth 72: 403–406

Toye FJ, Weinstein JD (1986) Clinical experience with percutaneous tracheostomy and cricothyroidotomy in 100 patients. J Trauma: 1034–1040

Restriktive Ventilationsstörungen

W. Brömme

Definition

Unter restriktiver Ventilationsstörung wird eine Verminderung des ventilationsfähigen Lungenparenchyms verstanden, d. h. eine Einschränkung der Alveolaroberfläche, die am Gasaustausch teilnimmt. Ursachen sind Lungenödem, Pneumonien, Atelektasen, Pleuraergüsse, Tumoren oder die Behinderung der Zwerchfellfunktion durch Aszites u. a.

■ Abszedierende Pneumonie

Die primär abszedierende Pneumonie ist eine Erkrankung des Säuglings- und Kleinkindalters. Verantwortliche Keime sind überwiegend Staphylokokken, seltener Pneumokokken, bei nosokomialen Infektionen auch Pseudomonasspecies, Escherichia coli, Proteus u. a.

Nicht selten geht der Erkrankung eine inkonsequente antibiotische Behandlung im Zusammenhang mit banalen Infekten voraus.

Klinik

Im zumeist dramatischen Krankheitsbeginn stehen hohes Fieber und die Zeichen der Pneumonie mit schmerzhafter Pleuritis im Vordergrund:
- Dyspnoe mit kurzer, stoßweiser, stöhnender Atmung,
- charakteristisches trockenes Hüsteln,
- Zyanose,
- Nasenflügelatmung.

Diese Symptome weisen auf die manifeste Ateminsuffizienz hin. Auskultatorisch besteht eine Abschwächung des Atemgeräuschs, des weiteren Klopfschalldämpfung, die jedoch in der Frühphase der Erkrankung auch fehlen können. Als Ausdruck der systemischen Infektion bestehen häufig Zeichen der Sepsis mit Schocksymptomen, allgemeine Hautblässe und kalte Extremitäten.

Ein häufiges und zugleich vieldeutiges Symptom ist das akute Abdomen mit aufgetriebenem Bauch, Erbrechen und fehlenden Darmgeräuschen. Der paralytische Ileus führt in der Anfangsphase der Erkrankung häufig zu differenzialdiagnostischen Problemen, indem auch ein Zwerchfellhochstand zur Erklärung der pulmonalen Symptome herangezogen werden kann. In wenigen Fällen entsteht das klinische Bild des akuten Abdomens ca. 12–24 Stunden vor dem röntgenologischen Nachweis der Pneumonie.

Diagnostik

In der Mehrzahl der Fälle ist jedoch die *Röntgenaufnahme des Thorax* für die Diagnose entscheidend. Sie sollte möglichst in aufrechter Position, bei ateminsuffizienten oder Kindern mit Schocksymptomen jedoch auch im Liegen durchgeführt werden.

Röntgen-Thorax. Typische Röntgenbefunde sind:
- größere Eintrübungen der Lungen,
- Pleura- und Interlobärergüsse,
- Pneumothorax.

Bestehen Ileussymptome, ist auch eine *Abdomenübersicht im Hängen* wünschenswert, die aufgetriebene Darmschlingen evtl. Spiegelbildungen erkennen lässt.

Laborparameter. Zu den ersten diagnostischen Maßnahmen gehört die Bestimmung nachfolgender Parameter:
- Blutgase,
- Hämoglobin, Hämatokrit,
- Serumeiweiß,
- Lactat.

Niedrige Hämoglobin-Werte und eine Hypalbuminämie gehören zu den häufigsten Befunden.

Mikrobiologische Diagnostik. Für die Infektionsdiagnostik sind von größter Bedeutung:
- Bakterienkulturen, Resistenzbestimmung
- bakteriologische Untersuchung von Pleuraeiter und Bronchialsekret.

Therapie

Die Initialbehandlung richtet sich nach dem Grad der respiratorischen Insuffizienz und den Schocksymptomen. Immer ist Sauerstoffzufuhr erforderlich. Ist die Ateminsuffizienz bedrohlich, muss außer Intubation und Beatmung auch ein Spannungspneumothorax oder ein massiver Erguss im Blickpunkt stehen. In der Rangfolge der therapeutischen Maßnahmen stehen Spannungspneumothorax und ausgedehnte Ergüsse an erster Stelle, wenn nicht bereits ein Apnoeanfall eingetreten ist. Eine im Vergleich mit dem Röntgenbild nur schwer zu erklärende Ateminsuffizienz spricht für das gleichzeitige Vorliegen obstruktiver Ventilationsstörungen, die als eitrige Begleitbronchitis häufig auftreten. Gelegentlich kommt es auch zu einer endobronchialen Abszessdrainage. Hier sind Intubation und Absaugen entscheidende therapeutische Faktoren. Diese Kinder müssen zumeist beatmet werden.

■ Alveolarproteinose (AP)

Die AP entsteht durch Ansammlung eines eiweiß- und phospholipidhaltigen Exsudats in den Alveolen. Der Nachweis kann durch positive PAS-Färbung (Schiff-Reagens) im Bronchialsekret geführt werden.

Chemisch handelt es sich dabei um Surfactant, sodass von einer Surfactantüberproduktion ausgegangen werden muss.

Klinik

Die klinische Symptomatik entspricht der zunehmenden respiratorischen Insuffizienz mit:
- Anstieg der Atemfrequenz,
- Einziehungen,
- Abfall der Sauerstoffsättigung,
- uncharakteristischem Auskultationsbefund.

Diagnostik

Röntgen-Thorax: Röntgenologisch finden sich bilaterale, wolkige Infiltrate der Lungen.

Differenzialdiagnose

Differenzialdiagnostisch und prognostisch bedeutsam ist der Ausschluss einer Infektion durch Pneumocystis carinii und Zytomegalieviren (CMV). Sie kommen fast ausschließlich bei immunsupprimierten Kindern vor, gelegentlich sind beide Erreger anzutreffen (Volpi u. Mitarb. 1983). Es gibt Hinweise, dass die AP durch CMV ausgelöst werden kann. Typische Viruseinschlüsse wurden in alveolären Pneumozyten nachgewiesen, die zur exzessiven Surfactantbildung befähigt sind (Ranchod u. Bissell 1979).

Therapie

Eine spezifische Behandlung der AP ist nicht bekannt. Von therapeutischem Nutzen sind bronchoalveoläre Lavagen, die zugleich die Diagnose durch die PAS-Reaktion (Periodsäure-Schiff-Reagens) sichern. Intensivtherapeutische Erfahrungen wurden bisher nicht mitgeteilt.

■ Nichttraumatischer Pneumothorax

Ein spontaner Lufteintritt in den Pleuraraum entsteht bei lungengesunden Kindern durch Einrisse der Pleura visceralis im Bereich apikaler Emphysemblasen (*idiopathischer Spontanpneumothorax*). Häufig jedoch führen obstruktive Ventilationsstörungen wie Asthma bronchiale und Mukoviszidose zum Spontanpneumothorax (*symptomatischer Spontanpneumothorax*).

Die initiale klinische Symptomatik ist zumeist beeindruckend durch den plötzlichen Thoraxschmerz auf der betroffenen Seite. Je nach Ausdehnung ist dieser verbunden mit Dyspnoe, Reizhusten sowie – in schweren Fällen oder bei schon eingeschränkter ventilatorischer Reserve (Mukoviszidose) – mit Zyanose. Der trockene Reizhusten entsteht durch die Irritation der Pleura.

Der Spontanpneumothorax kann viele Probleme aufwerfen oder auch völlig harmlos verlaufen, wenn die Pneumothoraxausdehnung ca. 25 % an Raumforderung unterschreitet.

Pathophysiologie

Da durch die Rückstellkraft des Lungengewebes der intraalveoläre Druck größer ist als der negative Druck im Pleuraspalt, tritt bei jeder Eröffnung der Pleura viszerale Luft in den Pleuraspalt ein, während sich die Lunge hilifugal retrahiert. Mit dem Lungenkollaps kommt es zu einer Oberflächenreduktion der Pleura mit partiellem oder totalem Verschluss der Pleuraöffnung. Sie ist Ursache dafür, dass der spontane Pneumothorax zumeist nicht mit einem totalen Lungenkollaps einhergeht. Häufig findet man einen schmalen Mantelpneumothorax.

Der Gasdruck im Gebiet des Pneumothorax ist atmosphärisch, d.h. 760 mm Hg, während der intrapulmonale Gasdruck durch fortlaufende Sauerstoffdiffusion ca. 700 mm Hg beträgt. Das daraus resultierende Druckgefälle führt zur Gasresorption aus dem Pleuraraum und damit zur Verkleinerung des Pneumothorax. Eine Spontanheilung kann eintreten, wenn sich beide Pleurablätter anlegen und mit dem mechanischen Verschluss ein Narbenverschluss der Pleuraläsion erfolgt.

Sauerstoffatmung mit 100 % O_2 beschleunigt die Luftresorption beim Pneumothorax durch Verminderung des Stickstoffpartialdrucks im Lungenparenchym (normaler PN_2 570 mm Hg), der auf 0 mm Hg absinken kann.

Lungendystelektasen und die Obstruktion kleiner Bronchien prädisponieren zum Pneumothorax, indem normale Alveolargebiete überdehnt werden, insbesondere bei Beatmungspatienten.

Nicht selten ist der Pneumothorax auf pädiatrischen Intensivstationen iatrogen bedingt, z. B. durch:
- Thorakozentesen,
- Punktionen zentraler Venen (besonders V. subclavia),
- Tubusdislokation in den rechten Hauptbronchus,
- Überdruckbeatmung,
- maschinelle Beatmung mit hohem Druck und kurzer Inspirationszeit.

Klinik

Während bei nichtsedierten, spontan atmenden älteren Patienten plötzlicher Thoraxschmerz, auch Schulterschmerz mit Atemnot klinische Symptome des Pneumothorax sind, kann ein Spontanpneumothorax im Säuglingsalter mit Herz- und Atemstillstand oder rapidem Blutdruckabfall einhergehen.

Vielfach sind es jedoch eher diskrete Symptome wie:
- abgeschwächtes oder fehlendes Atemgeräusch,
- hypersonorer Klopfschall,
- verminderter Stimmfremitus,
- aufgehobene Thoraxexkursionen auf der betroffenen Seite.

Diagnostik

Röntgen-Thorax. Die Diagnose des Pneumothorax stützt sich auf das Röntgenbild der Lunge.

Thoraxillumination. Bei Neugeborenen und jungen Säuglingen liefert die seitenvergleichende Thoraxillumination mit einer starken Lichtquelle sichere Hinweise auf Luftansammlungen im Pleuraspalt.

Wird ein Pneumothorax vermutet, ist in jedem Fall eine Röntgenthoraxaufnahme indiziert.

Röntgenologisch ist die Luftansammlung im Pleuraspalt – frei von jeglicher struktureller Zeichnung gegen den kontrahierten Lungenflügel – deutlich abgrenzbar. Beim liegenden Patienten sind Luftansammlungen substernal oft nur durch eine seitliche Aufnahme erkennbar.

Differenzialdiagnose

Differenzialdiagnostisch kommen in Frage:
- intrapulmonale Luftansammlungen wie:
  - das kongenitale lobäre Emphysem,
  - Lungenzysten,
  - große Emphysembullae,
  - Fremdkörper mit Ventilmechanismus,
  - die einseitig helle Lunge (Swyer-James-Syndrom),
  - Pneumatozelen.
- Zur Differenzierung eignet sich die CT der Thoraxorgane.

Komplikationen

Spannungspeumothorax. Eine unmittelbar lebensbedrohliche Komplikation ist der Spannungspneumothorax, der bei Neugeborenen und Säuglingen oder Pulmonalerkrankungen mit eingeschränkter respiratorischer Reserve unmittelbar zum Tode führen kann. Auch bei plötzlichem Blutdruckabfall muss differenzialdiagnostisch an den Pneumothorax gedacht werden.

Der Spannungspneumothorax entsteht durch Einriss der Pleura visceralis mit Ausbildung eines Ventilmechanismus. In der Inspirationsphase entweicht Atemluft in den Pleuraspalt, die in der nachfolgenden Exspiration durch Schluss des Ventils nicht mehr entweichen kann. Die Folge ist ein mit jedem Atemzug zunehmendes Pneumothoraxvolumen, das unter Druck steht und zur kontralateralen Mediastinalverschiebung führt. Zunehmender intrapleuraler Druck führt schließlich zur Kompression oder auch Knickung venöser Blutgefäße im Mediastinum mit drastischem Absinken des rechtsventrikulären und damit auch linksventrikulären Preloads. Die Folgen sind:
- Blutdruckabfall,
- bedrohliche Atemnot mit Zyanose durch Ventilations-Perfusions-Störungen in der kollabierten Lunge.

Therapie

Spontanpneumothorax. Ein unkomplizierter Spontanpneumothorax unter 20–30 % verschwindet nach 8–10 Tagen spontan infolge Resorption der intrapleuralen Luft, unterstützt durch Sauerstoffzufuhr. Ein persistierender Pneumothorax erfordert in der Regel die Thoraxsaugdrainage.

Ein spontaner Verschluss der Pleuraleckage ist nicht zu erwarten bei Patienten mit Lungenerkrankungen wie:
- Pneumonien,
- Status asthmaticus,
- Mukoviszidose.

Außerdem ist sie nicht bei beatmeten Kindern anzunehmen.

Bei Mukoviszidosepatienten mit schmalem Mantelpneumothorax kann allerdings eine Spontanresorption abgewartet werden.

Spannungspneumothorax. Beim Spannungspneumothorax ist eine Entlastungsfunktion ohne Verzug indiziert. Die Punktion mit einer großkalibrigen Kanüle erfolgt im 2. oder 3. Interkostalraum in der Medioklavikularlinie mit Stichrichtung nach kraniodorsal. Unmittelbar nach der Entlastungspunktion im Sinne einer Akuttherapie schließt sich die Thoraxsaugdrainage an.

■ Nichttraumatischer Hämatothorax

Ätiologie

Der Hämatothorax ohne Thoraxtrauma ist eine zumeist unerwartete Komplikation, die im Zusammenhang mit Punktionen zentraler Venen oder Pleurapunktionen auftreten kann. Blutungen in den Pleuraspalt kommen häufiger nach Punktionen der V. subclavia oder Verletzungen von Interkostalarterien bei Pleurapunktionen vor. Seltener sind spontane Blutungen bei Gerinnungsstörungen, z. B. im Zusammenhang mit einer Verbrauchskoagulopathie. Nach iatrogen bedingten Gerinnungsstörungen, z. B. Vollheparinisierung bei Herzoperationen mit kardiopulmonalem Bypass oder Hämodialysen, entwickelt sich nicht selten mit zeitlicher Verzögerung ein

Hämatothorax aus vorangegangenen Fehlpunktionen zentraler Venen. Ein weiteres Problem sind intrapleurale Blutungen nach Lungen- und Herzoperationen.

Klinik

Das klinische Bild ist zunächst uncharakteristisch. Erste klinische Symptome sind:
- abgeschwächtes homolaterales Atemgeräusch,
- Klopfschallverkürzung,
- Blässe mit Hb-Abfall,
- zunehmende Atemstörungen bei spontan atmenden Kindern.

Arterielle Blutungen können jedoch schnell zur homolateralen Totalatelektase mit hämorrhagischem Schock führen, die beherzte Volumensubstitution und Entlastungspunktion erforderlich machen.

Diagnostik

Häufig sind es röntgenologische Zufallsbefunde, die zu einer Probepunktion Anlass geben und zur Diagnose führen.

Zur frühzeitigen Erkennung und Abschätzung postoperativer Blutverluste werden zumeist intraoperativ Pleuradrainagen gelegt und die stündlichen Blutverluste protokolliert. Sie erlauben die Indikation zur Reoperation nach den Verlusten pro Zeiteinheit, wenn Gerinnungsstörungen ausgeschlossen oder behandelt wurden.

Therapie

Jede Form der Blutansammlung im Pleuraspalt muss mit möglichst weitlumigen Drainagen abgeleitet werden, die in der unteren oder mittleren Axillarlinie so platziert werden, dass die Schlauchspitze am tiefsten Punkt im Thorax liegt. Vor der Thoraxdrainage ist ein stabiler venöser Zugang erforderlich, um Volumenverluste adäquat zu substituieren.

> **!** Die Punktion mit Kanülen ist für die diagnostische Klärung einer Pleuraverschattung indiziert, nicht aber für die Drainage des Hämatothorax.

Die Drainage des Hämatothorax verfolgt folgende Ziele:
- Die vollständige Evakuierung des Bluts. Andernfalls wird dieses organisiert und führt zum Fibrothorax (Pleuraschwarte), welcher nachhaltige Folgen für die freie Beweglichkeit der Pleurablätter und der Lungenausdehnung hätte und u. U. eine chirurgische Entfernung erfordern würde.
- Die Reexpansion der Lunge. Sie trägt vielfach durch Kompression verletzter Interkostalgefäße zur Blutstillung bei. Das trifft jedoch für größere oder arterielle Gefäße nicht zu.
- Die Abschätzung der verloren gegangenen Blutmenge, die eine chirurgische Intervention erforderlich macht, wenn der Blutverlust 1–2 mg/kg KG/h beträgt.

Stets müssen zuvor alle hämostaseologischen Probleme wie ein evtl. Heparinüberhang, Thrombozytopenien, Antithrombin-III- und Gerinnungsfaktorenmangel korrigiert sein. Dann sind Drainagefördermengen von 1–2 ml/kg KG/h Alarmzeichen, die ein chirurgisches Konsilium erforderlich machen und die Frage der Reoperation und chirurgischen Blutstillung in den Vordergrund rücken.

Thoraxdrainagen beim Hämatothorax müssen besonders überwacht werden. Ein Saugdruck von 10–15 cm H_2O sollte nicht überschritten werden, um durch negative intrapleurale Drücke die Blutung nicht zu verstärken. Andererseits ist auf ein atemsynchrones Pendeln im Saugschlauch zu achten, der eine freie Passage der Drainage anzeigt. Häufig kommt es zur Gerinnselbildung und Obturation der Schläuche, die durch spezielle Rollerzangen und Ausmelken der Drainagen gängig gehalten werden. Nicht zu empfehlen ist der Einsatz von Rollerzangen in rhythmischen Zeitabfolgen ohne Zeichen der Verclottung der Drainagen, da hohe intrapleurale Negativdrücke die Blutung aktivieren können.

Die Thoraxdrainage kann entfernt werden, wenn das drainierte Blutvolumen von Tag zu Tag geringer wird und zunehmend serumartige Flüssigkeit in den Saugschläuchen sichtbar wird.

■ Chylothorax

Der Chylothorax ist eine einseitige, seltener auch doppelseitige intrapleurale Chylusansammlung. Chylomikronen bestehen aus Lipoproteinen (Lipidanteil ca. 98 %), die im Darm aus Triglyceriden synthetisiert und über die Lymphbahnen zum Ductus thoracicus transportiert werden. Der Ductus thoracicus verläuft rechts mit der Aorta durch das Mediastinum, kreuzt die Mittellinie etwa in der Mitte des Ösophagus und findet Anschluss an das Venensystem am Zusammenfluss der V. jugularis interna sinistra und der V. subclavia sinistra.

Ätiologie

Die Ursachen des Chylothorax sind vielfältig und entziehen sich oft der diagnostischen Klärung. Häufigste Ursachen sind intraoperative Verletzungen des Ductus thoracicus nach intrathorakalen Eingriffen, insbesondere Herzoperationen. Auch stumpfe Thoraxtraumen und die Folgen einer Reanimation können zum Chylothorax führen. Aber auch angeborene Formen, die sich bereits im Neugeborenenalter manifestieren, sind bekannt.

Pathophysiologie

Verletzungen des Ductus thoracicus führen zunächst zur Freisetzung von Chylus in das Mediastinum und von dort in den Pleuraspalt (Eichelberger 1988). Perforationen durch erhöhten intraduktalen Druck, Duktusfehlbildungen und Lymphabflussstörungen sind nur schwierig zu diagnostizieren.

Klinik

In Abhängigkeit vom Umfang der Verdrängung des Lungenparenchyms findet man klinisch:
- zunehmende Atemnot,
- abgeschwächtes Atemgeräusch,
- Klopfschallverkürzung.

Diagnostik

Röntgen-Thorax. Häufig sind röntgenologisch sichtbare Pleuraverschattungen das erste Hinweiszeichen.

Pleurapunktion. Erst die Pleurapunktion bestätigt die Diagnose.

Chylus ist eine weißlich-trübe bis gelb-weiß gefärbte Flüssigkeit, die an verdünnte Milch erinnert. Für die Diagnose entscheidend sind mikroskopisch nachweisbare Chylomikronen und Lymphozyten. Der Nachweis von Chylomikronen ist abhängig vom Fettgehalt der Nahrung und kann bei parenteraler Ernährung schwierig sein.

Therapie

Die Behandlung des Chylothorax besteht in der Drainierung des Chylus ohne oder mit geringem Sog, um homolaterale Atelektasen zu vermeiden. Durch parenterale Ernährung, überlappend mit oraler Ernährung, die mittelkettige Triglyceride enthält (basic F, Milupa), kann das Fördervolumen der Thoraxdrainage zumeist deutlich verringert werden.

Die Gefahr der Chylusdrainage besteht im Verlust an Lymphozyten und damit der zunehmenden Infektionsgefährdung.

Zur Vermeidung von Infektionen muss die chirurgische Duktusligatur erwogen werden, wenn die konservativen Mittel nicht innerhalb von 3–6 Wochen zum Stillstand der Chylusausscheidung führen.

■ Atelektasen

Atelektasen gehören zu den häufigsten restriktiven Ventilationsstörungen bei pädiatrischen Intensivpatienten. Ursachen und Erscheinungsformen sind vielfältig, nicht selten entstehen Atelektasen als Folge intensivmedizinischer Behandlungsmethoden.

Morphologisch handelt es sich um einen Alveolarkollaps mit Verlust der funktionellen Residualkapazität in der betroffenen Lungenregion. Der Alveolarkollaps geht mit einem intrapulmonalen Volumenverlust einher, der in angrenzenden Alveolen zum vikariierenden Emphysemen oder bei Atelektasen eines Lungenflügels zur Verlagerung von Mediastinalstrukturen zur Seite der Atelektasen führen kann.

Atelektasen vermindern die elastischen Eigenschaften (Compliance) der Lunge und erhöhen damit die Atemarbeit. Im atelektatischen Lungenareal entsteht eine Ventilations-Perfusions-Störung, indem die venöse Beimischung durch Perfusion nicht ventilierter Alveolen zunimmt, erkennbar an einer Zunahme der alveoloarteriellen Sauerstoffpartialdruckdifferenz ($AaDO_2$).

Offenbar bestehen keine festen Beziehungen zwischen dem Abfall des alveolären pO_2 und der hypoxischen pulmonalen Vasokonstriktion (alveolovaskulärer Reflex, Euler-Liljestrand-Mechanismus), die bei ausgedehnten Atelektasen zu pulmonalem Hochdruck und Reduktion der linksventrikulären Preloadreserve führen kann.

Ätiologie

Ätiologisch können verschiedene Formen unterschieden werden:

Angeborene Atelektasen. Fehlende Lungenentfaltung und Surfactantmangel.

Obstruktionsatelektasen. Sie entstehen infolge:
- Bronchialobstruktion durch eingedicktes Bronchialsekret (mucoid impaction),
- Fremdkörperaspiration.

Obstruktionsatelektasen sind häufige Komplikationen bei:
- Asthma bronchiale,
- Mukoviszidose,
- allergischer bronchopulmonaler Aspergillose.

Im Zusammenhang mit angeborenen Kardiopathien führen insbesondere Linksherzdilatationen (supravalvuläre Mitralstenose, hämodynamisch wirksamer Ductus arteriosus, Aortenklappeninsuffizienz u. a.) zur Spreizung des Bifurkationswinkels > 75° mit Obstruktionsatelektasen im Bereich der linken Lunge.

Therapieresistente Atelektasen können durch angeborene Missbildungen pulmonaler Gefäße mit Schlingenbildung um größere Bronchien oder auch kongenitale Bronchusfehlbildungen entstehen, die nur mit speziellen diagnostischen Verfahren wie Angiographie und Bronchoskopie zu erkennen sind. Ursache für die Entstehung von Obstruktionsatelektasen bei fehlender alveolärer Frischgaszufuhr ist der subatmosphärische Gaspartialdruck im gemischtvenösen alveolären Kapillarblut. Aufgrund der Differenz in der Summe der Gaspartialdrücke werden Gase in das gemischtvenöse Blut bis zum vollständigen Verlust des Gasgehalts in den Alveolen aufgenommen.

Kompressionsatelektasen. Sie entstehen als Folge von außen auf die Lunge einwirkender Verdrängung durch Pleuraergüsse, Pneumothorax, Tumoren oder Kardiomegalie bei Herzfehlern.

Postoperative Atelektasen. Nach Laparotomien und thoraxchirurgischen Eingriffen sind Atelektasen häufige pulmonale Komplikationen. Ursachen sind Einschränkungen der Zwerchfellbeweglichkeit, Schmerzen oder Thoraxinstabilität.

Funktionsstörungen des ZNS. Fehlende Tiefatemreflexe, Verminderung des Atemantriebs und der Effektivität des Hustens sind Ursache für die Entstehung von Atelektasen bei Bewusstlosen, Sedierten oder Patienten mit Narkoseüberhang. Die Auswirkungen einer ZNS-Depression auf die Atemfunktion ist Grund für eine großzügige Indikation zur Beatmung.

Neuromuskuläre Erkrankungen. Die spinale Muskelatrophie (Werdnig-Hoffmann-Krankheit), kongenitale Myotonie, Myasthenia gravis, das Guillain-Barré-Syndrom, Tetanus u. a. neuromuskuläre Erkrankungen mit temporärer (oft postoperativer) oder permanenter Gefährdung der Atemfunktion gehen häufig mit ausgedehnten, therapieresistenten Atelektasen einher, die eine Dauerbeatmung erforderlich machen können.

Atelektasen durch Tubusdislokation. Fehlintubationen oder die Dislokation der Tubusspitze in den rechten Hauptbronchus mit Atelektase der linken Lunge können im Zusammenhang mit Lagerung und Transport von beatmeten Patienten auftreten. Nicht immer finden sich bei seitenvergleichender Auskultation deutliche Hinweise für die Tubusfehllage, die röntgenologisch sicher erkannt werden kann.

Atelektasen durch Hyperoxie. Beatmung mit hochprozentigen Sauerstoffgemischen führt zur Auswaschung des alveolären Stickstoffs. Nach Resorption des verbleibenden alveolären Sauerstoffs in das Kapillarbett der Alveolen entsteht ein intraalveoläres Vakuum mit Verlust der funktionellen Residualkapazität. Der daraus entstehende Alveolarkollaps geht mit einer Störung der Surfactantsynthese und Surfactantzerstörung durch Einstrom von Plasmaprotein in den Alveolarraum einher.

Therapie

Das empirische Konzept der Atelektasetherapie gründet sich auf:
- Beseitigung der Ursache wie:
  - Punktion von Pleuraexsudaten,
  - Punktion von Empyemen,
  - Hämatothoraxdrainage,
  - Repositionierung von Tubusfehllagen.
- Physiotherapie und Sekretolyse:
- Während die aktive Atemtherapie mit Lagerungsdrainagen und Klopfmassage bei größeren Kindern unbestritten ist, zeigen neuere Untersuchungen bei Neugeborenen, dass physiotherapeutische Maßnahmen zur Verhütung und Behandlung von Atelektasen wenig effektiv sind.
- endobronchiales Absaugen mit Bronchiallavage,
- bronchoskopische Entfernung von obstruktivem Bronchialsekret mit Bronchiallavage und Reinflation des Atelektasengebiets,
- Intubation und Bronchialtoilette nach Bronchiallavage,
- Beatmung mit PEEP.

Stets muss die Ursache der Atelektase diagnostiziert und deren Behandlung angestrebt werden.

Eine kostenintensive Behandlung ist die endobronchiale Instillation von Surfactant. Da es bei jeder Form von Atelektasen zum Verlust des Antiatelektasefaktors kommt und die Reexpansion der Alveolen mit hohen Scherkräften verbunden ist, wird durch endobronchiale Surfactantapplikation eine wirkungsvolle Lungenentfaltung erzielt.

■ Lungenemphysem

Lungenfunktionsstörungen durch Aufblähung selektiver Lungenareale kommen sowohl angeboren als auch im Gefolge maschineller Beatmung vor oder sind Begleiterscheinungen obstruktiver Ventilationsstörungen.

Schwerwiegende Probleme der Beatmung entstehen, wenn durch äußere oder endobronchiale Obstruktionen ein Ventilmechanismus entsteht, durch den das Emphysem bei jedem Inspirationszyklus an Volumen zunimmt und so zur intrathorakalen Raumforderung führt, die dem Spannungspneumothorax vergleichbar ist.

Kongenitales lobäres Emphysem (CLE)

Ätiologie und Häufigkeit

Das CLE tritt bevorzugt im Säuglingsalter auf, nicht selten schon in den ersten Lebenstagen. Als Ursache des CLE kommen endobronchiale Obstruktionen in Betracht, die in ca. 50% der morphologisch untersuchten lobären Emphyseme gefunden wurden. Häufigste Obstruktionsursachen sind:
- Bronchomalazien,
- Bronchialstenosen,
- Bronchusknickungen.

Klinik

Das klinische Bild ist zunächst uncharakteristisch. Durch Unruhe oder im Zusammenhang mit der Nahrungsaufnahme kommt es zur Dys- und Tachypnoe mit Zyanoseanfällen, die zunächst auf eine Kardiopathie hinweisen. Zunehmende Atemnot, abgeschwächtes

Atemgeräusch und hypersonorer Klopfschall sind Zeichen der zunehmenden Emphysemausdehnung.

Diagnostik

Röntgen-Thorax. Ausschlaggebend für die Diagnose ist die Röntgenaufnahme der Lunge. Bei älteren Kindern ist das CLE nicht selten ein röntgenologischer Zufallsbefund.

Die Röntgenaufnahme zeigt die typischen Zeichen der lobären Überblähung. Im Vergleich zum Pneumothorax ist im Überblähungsfeld feine Streifenzeichnung erkennbar. Je nach Ausdehnung des CLE ist das Mediastinum zur kontralateralen Seite verdrängt und kann so zu Kompressionsatelektasen der gesunden Lunge führen.

Im Neugeborenenalter kommen radioopake flüssigkeitsgefüllte CLE vor, die erst nach Flüssigkeitsresorption die typischen Überblähungszeichen zeigen können (DeLuca u. Mitarb. 1973).

Ist die Diagnose CLE gesichert, muss die Frage nach möglichen Obstruktionsursachen im Bereich der zugehörigen Lappenbronchien gestellt werden. Hierzu gehören:
- Fremdkörper,
- eingedicktes Bronchialsekret,
- Bronchialkompressionen von außen (z. B. durch aberrierende Blutgefäße).

Bronchoskopie. Bronchologische Untersuchungen mit dem starren Beatmungsbronchoskop sind besonders bei jungen Kindern mit CLE nicht ohne Risiko, weil durch Überdruckbeatmung der Luftgehalt im Emphysembereich und damit die intrathorakale Raumforderung zunehmen kann. Als Alternative kann die Fiberbronchoskopie erwogen werden.

Zum Ausschluss einer Bronchuskompression von außen sind geeignet:
- Ösophagographien (Gefäßringbildungen, Mediastinaltumoren),
- Kontrastmittel-CT,
- MRT.

Differenzialdiagnose

Differenzialdiagnostisch kommen reversible Lappenbronchusobstruktionen, Zystenlunge, Zwerchfellhernien, der Pneumothorax und die einseitig helle Lunge (Swyer-James-Syndrom) in Betracht.

In der Regel ist das CLE einseitig, Ober- und Mittellappen sind häufiger betroffen als die Unterlappen. Ein bilaterales CLE gibt ist selten, es wird aber beschrieben (Floyd u. Mitarb. 1963, May u. Mitarb. 1964).

Häufig sind jedoch im Emphysemgebiet die anatomisch nicht veränderten Gefäße erweitert und komprimiert.

Therapie

Therapie der Wahl ist die unverzügliche chirurgische Behandlung. Ohne Lobektomie versterben ca. 50 % der Kinder. Sind mehrere Lappen betroffen, hat sich ein mehrzeitiges chirurgisches Vorgehen bewährt, indem zuerst das Emphysemareal mit der größten Überblähung entfernt wird.

Ein spezielles Problem ist die Beatmung von Kindern mit lobärem Emphysem. Häufig wird das CLE erst im Zusammenhang mit Beatmungsproblemen manifest und diagnostiziert. Durch die Überdruckbeatmung kommt es zur zunehmenden Überblähung des Emphysems mit Raumforderung und Mediastinalverdrängung, die an einen Spannungspneumothorax mit Medialstinalhernie erinnert. Hier wird die chirurgische Behandlung zum dringlichen Problem. Intraoperativ demonstriert sich der erhöhte Emphyseminnendruck durch ein oft monströses Hervorquellen der Lunge bei Eröffnung des Thorax.

Literatur

DeLuca FG, Wesselhoeft jr CW, Frates R (1973) Congenital lobar emphysema documented by serial roentgenograms. J Pediatr 82: 859–862

Eichelberger MR, Anderson KD (1988) Sequelac of thoracic injury in children. In: Eichelberger MR, Pratsch GL (eds) Pediatric Trauma Care. Rockville, MD: Aspen, pp. 59–68

Floyd FW, Recipi AJ, Gipson ET, McGeorge CK (1963) Bilateral congenital lobar emphysema surgical corrected. Pediatrics 31: 87–96

May PL, Meese EH, Timmes JJ (1964) Congenital lobar emphysema: Case report of bilateral involvement, J Thorc Cardiovasc. Surg 48: 850–854

Atemnotsyndrome

W. Hirsch

Neonatales Atemnotsyndrom

Nach den Erstbeschreibungen durch Hochheim (1903) und Johnson (1925) wurde der Begriff „Syndrom der hyalinen Membranen" geprägt. Da dieser Begriff aus der bildhaft beschreibenden Sprache des Pathologen heraus entstand, setzte sich die klinische Beschreibung des Dyspnoezustands als Atemnotsyndrom des Neugeborenen (ANS, synonym: infant respiratory distress syndrome, IRDS) durch. Die ätiologisch determinierte Bezeichnung als „primäres Surfactantmangel-Syndrom" weist auf den Unterschied zum „sekundären Surfactantmangel" (ARDS) anderer Genese hin.

Definition

Respiratorische Störung des Neugeborenen, die auf einer primär verminderten Lungenbelüftung und Lungenperfusion beruht. Die Verminderung der Ventilation und Perfusion basiert auf einem Mangel an oberflächenaktivem Surfactant und führt unbehandelt zu charakteristischen morphologischen Veränderungen (hyaline Membranen) mit schwerer respiratorischer Insuffizienz.

Ätiologie

Unreife der Lunge. Produktion und Ausschüttung von Surfactant, einer oberflächenstabilisierenden Substanz aus Phospholipiden und Proteinen, findet in den Alveolarzellen Typ II ab der 20.–23. Schwangerschaftswoche statt. Durch die Unreife der Lunge bedingt, kommt es zu einer verminderten Produktion und einer Hemmung der Sekretion von Surfactant. Ab der 35. SSW werden meist ausreichende Mengen Surfactant gebildet und sezerniert.

Peripartale Hypoxie. Diese führt zu einem alveolären Arteriolenspasmus bei gleichzeitiger Zunahme der fetalen Rechts-links-Shuntverbindungen. Über die im großen Kreislauf entstehende periphere Hypoxie und Azidose kommt es zu einer sekundären Schädigung des Surfactantsystems.

Endogener Cortisolmangel. Viele Befunde sprechen dafür, dass die IRDS-Entstehung eng an eine hormonelle Unreife mit endogenem Cortisolmangel gekoppelt ist. Die Prophylaxe des IRDS durch Dexamethasongabe an die Mutter zwischen der 22. und 35. SSW begründet sich auf dieser Annahme.

Andere mögliche Faktoren:
- Erhöhte Dihydrotestosteronspiegel bei männlichen Feten hemmen die Surfactantproduktion, was die höhere IRDS-Inzidenz bei männlichen Frühgeborenen erklärt.
- Inaktivierung des Surfactantsystems durch Fibrin, sowie eine verminderte Lyse von Fibrinniederschlägen in den Alveolen durch die physiologisch verminderte Plasminogenaktivität bei Frühgeborenen.

Pathogenese

Verminderter Surfactantgehalt in den Alveolen führt über die Verminderung der Oberflächenspannung zu einer Verkleinerung des Alveolarraums oder einem Kollaps der Alveolen. In deren Folge bilden sich zunehmend Mikroatelektasen und intrapulmonale Shunts aus. Die pulmonale Compliance und die funktionelle Residualkapazität vermindern sich. Gleichzeitig kommt es zu einer hohen Druckdifferenz zwischen In- und Exspiration. Diese Druckdifferenz, verbunden mit der alveolären Hypoperfusion, führt zu einer zusätzlichen Schädigung des Alveolar- und Kapillarendothels. Die resultierende Permeabilitätssteigerung erlaubt eine Transsudation von Plasmaproteinen und Zelltrümmern in den Alveolarraum, die sich hier in Form von hyalinen Membranen ablagern.

Das durch die Atelektasen bedingte Ventilations-Perfusions-Missverhältnis mit ausgesprochen hohen Rechts-links-Shunt-Volumina (bis 80 % des HZV) verschlechtert die periphere Gewebeoxygenierung, sodass es zur Ausbildung eines hypoxisch-azidämischen Circulus vitiosus mit weiterer Verminderung der Surfactantproduktion und zu einer zunehmenden Schädigung der kapillar-alveolären Schranke kommt.

Klinik

Der klinische Verlauf des unbehandelten IRDS folgt eng den pathogenetischen Vorgängen:
1. „freies Intervall" in den ersten 6 Lebensstunden, mit relativ geringen klinischen Symptomen (Dys-/Atelektasenbildung),
2. zunehmende Verschlechterung zwischen der 6. und 24. Lebensstunde (Transsudation in den Alveolarraum),
3. maximale Ausprägung des IRDS zwischen der 18. und 36. Lebensstunde (hyaline Membranen, hypoxischer Circulus vitiosus),
4. mögliche Besserung der Symptome (zellulärer Abbau der hyalinen Membranen) ab der 48. Lebensstunde.

Fast immer finden sich auch im sog. „freien Intervall" klinische Symptome:
- stöhnende Atmung („Knorksen"); infolge verzögerter Glottisöffnung wird ein erhöhter endexspiratorischer Druck erzeugt, der als „Auto-PEEP" der alveolären Kollapsneigung entgegen wirkt,
- inspiratorische Einziehungen, meist in den unteren Interkostalräumen und im Epigastrium,
- „Nasenflügeln" als Zeichen der alveolären Hypoventilation,
- im Auskultationsbefund keine RG, stöhnendes Exspirium.

Klinische Verschlechterung nach dem „freien Intervall":
- Anstieg der Atemfrequenz auf 70 bis über 100 Atemzüge/min,
- zunehmende Einziehungen, jetzt auch in den oberen Interkostalräumen und jugulär,
- leichte Zyanose, im Hyperoxietest lässt sich anfänglich meist eine Normoxämie erzielen.

Im Vollbild des IRDS finden sich zusätzlich folgende Symptome:
- Zyanose, nicht durch O_2-Insufflation beeinflussbar (Rechts-links-Shunt),
- periphere Perfusionsminderung,
- arterielle Hypotonie,
- Hypothermie,
- Verbrauchskoagulopathie.

Atemnotsyndrome **153**

Diagnostik

Klinisch:
- Auskultation:
  - anfänglich keine RG, stöhnende Atmung (Knorksen, Nasenflügeln),
  - später Entfaltungsknistern,
- Inspektion:
  - inspiratorische Einziehungen,
  - Nasenflügeln,
- Diaphanoskopie:
  - Ausschluss eines Pneumothorax.

Bildgebung:
- Röntgen-Thoraxaufnahme zur Stadieneinteilung des IRDS nach Giedeon (Tab. 5.39 u. Abb. 5.16–5.19).
- Sonographie (Rippenbogenrandschnitt): Nur zur Verlaufskontrolle unter Surfactanttherapie: Die anfängliche, partielle Darstellung von nicht belüftetem Lungengewebe weicht mit zunehmender Belüftung der basalen Lungenabschnitte einer hellen Totalreflexion oberhalb des Zwerchfelles.

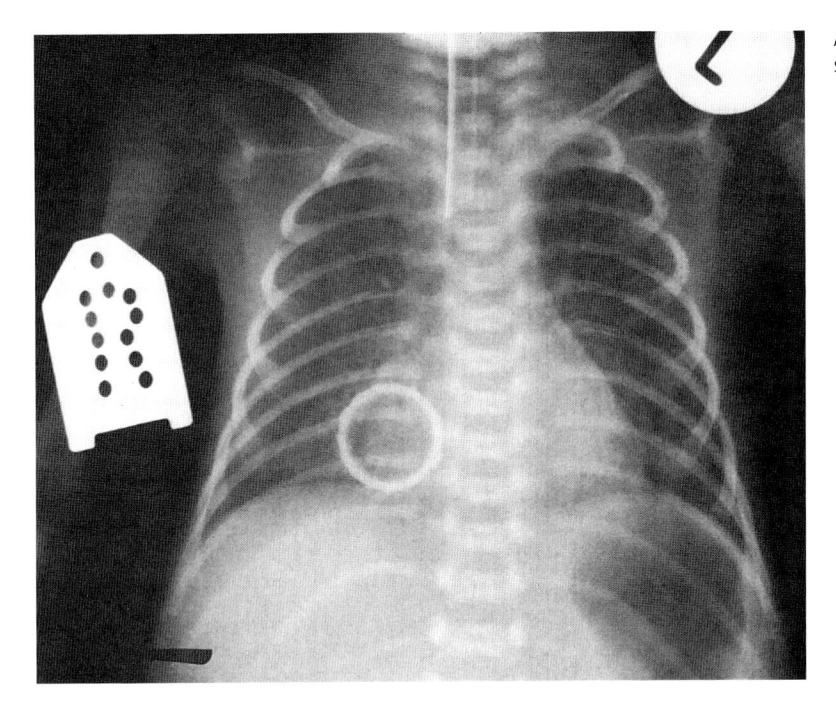

Abb. 5.16 Neonatales Atemnotsyndrom, Stadium I.

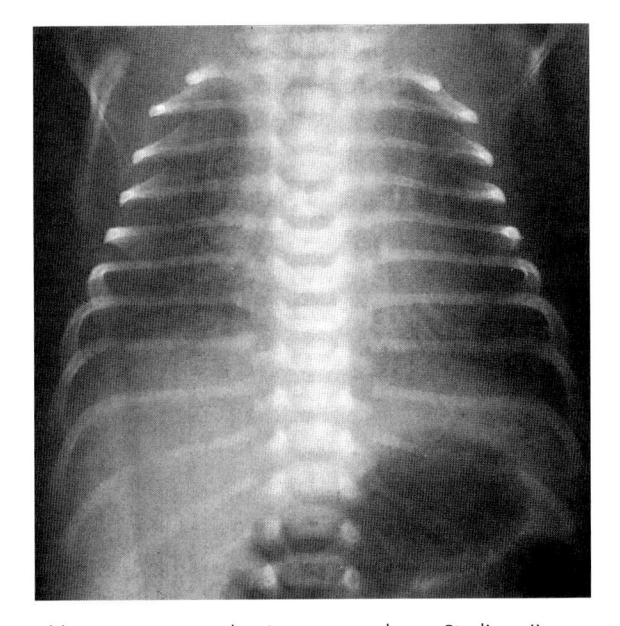

Abb. 5.17 Neonatales Atemnotsyndrom, Stadium II.

Tabelle 5.39 Radiologische Stadieneinteilung des IRDS nach Giedeon

Stadium	Befund
I	feingranulär-retikuläres Muster (kollabierte Alveolen = Mikroatelektasen)
II	Stadium I + über den Herzschatten hinausgehendes Aerobronchogramm
III	Stadium II + Unschärfen an Herz- und Zwerchfellkonturen, schleierartige Transparenzminderung infolge des verdickten Interstitiums und der interstitiellen Flüssigkeit
IV	weiße Lunge

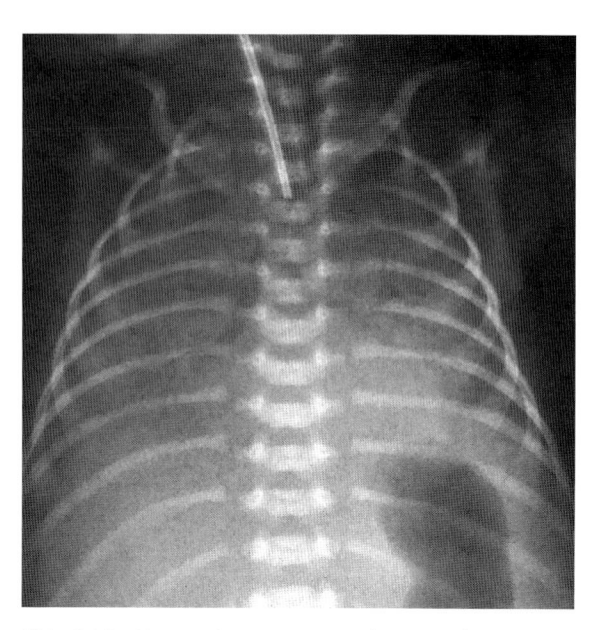

Abb. 5.18 Neonatales Atemnotsyndrom, Stadium III.

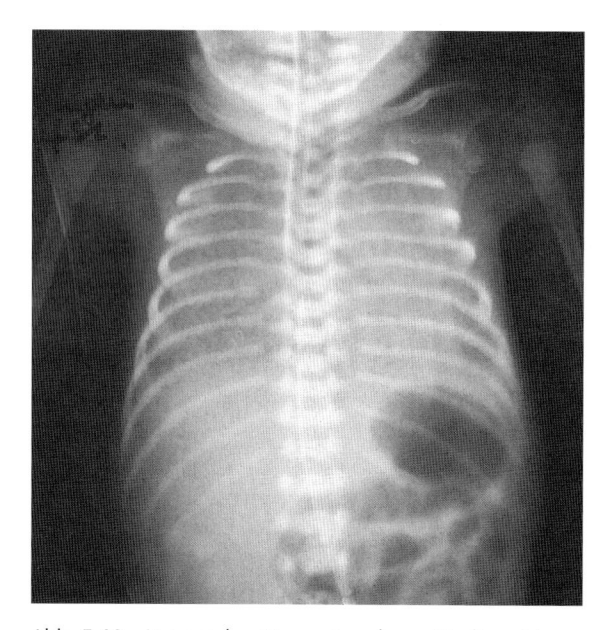

Abb. 5.19 Neonatales Atemnotsyndrom, Stadium IV.

Laborchemische Befunde:
- gemischt metabolisch-respiratorische Azidose, Werte unter 7,25 auch schon im „freien Intervall",
- Hyperkapnie,
- Hypoxie:
- Durch einen Hyperoxietest lässt sich das Ausmaß des Rechts-links-Shunts abschätzen: Bei Erhöhung der inspiratorischen O_2-Konzentration von 21% auf 70% muss der paO_2 um 14,0 kPa (100 mm Hg) ansteigen. Das Shuntvolumen liegt dann unter 30%

und damit im physiologischen Bereich für Neonaten während der kardiorespiratorischen Adaptationsphase.
- häufig Hyperbilirubinämie,
- Glucoseverwertungsstörung.

Mikrobiologie:
- Urin auf B-Streptokokken,
- Blutkultur,
- Bronchialsekrete.

Überwachung:
- Pulsoxymeter,
- transkutane pO_2- und pCO_2-Messung,
- Blutdruck (bei Katecholamingabe ggf. auch arterielle Druckmessung).

Differenzialdiagnose

Die Leitsymptome Dyspnoe und zunehmende Zyanose finden sich bei einer Vielzahl von angeborenen Fehlbildungen und erworbenen Erkrankungen (Tab. 5.40).
Differenzialtherapeutisch spricht die Besserung der klinischen Symptome nach Surfactantgabe für das Vorliegen eines IRDS.

Tabelle 5.40 Differenzialdiagnosen des IRDS

Angeborene Fehlbildungen	• Choanalatresie/-stenose • Makroglossie, Mikrogenie (z. B. Pierre-Robin-Syndrom) • Lungenfehlbildung (z. B. Hypoplasie, lobäres Emphysem) • ösophagotracheale Fistel • Vitium cordis • Zwerchfellfehlbildungen
Adaptationsstörungen	• wet lung (Ausschlussdiagnose, häufiger nach Sectio) • Polyglobulie • Anämie • Hypoglykämie • persistierender fetaler Kreislauf (PFC)
Infektionen	• konnatale Pneumonie/Sepsis (insbesondere nach Amnioninfektion) • erworbene Pneumonie (Keime des Geburtskanals), B-Streptokokken!
Andere Ursachen	• Pneumothorax • Phrenikusparese • erworbenes Atemnotsyndrom (ARDS) im Neugeborenenalter (z. B. nach Mekoniumaspiration)

Atemnotsyndrome

Therapie

Die Therapie des neonatalen Atemnotsyndromes hat folgende grundlegenden Zielvorstellungen:
- Normalisierung der alveolären Surfactantauskleidung (Substitution, medikamentöse Induktion),
- Beseitigung oder Verhinderung des Alveolarkollaps (positiver endexspiratorischer Druck),
- Unterbrechung oder Prävention des hypoxämisch-azidämischen Circulus vitiosus (Senkung des O_2-Verbrauchs durch „Minimal Handling", Azidose- und Hypoxieausgleich).

Therapie und Prophylaxe des neonatalen Atemnotsyndroms lassen sich in der peripartalen Phase und während der Primärversorgung nicht voneinander trennen.

Kreißsaal

Allgemeine Maßnahmen:
- präduktale O_2-Sättigungsmessung (rechte Hand),
- ruhiges Arbeiten:
  - Absaugen von Rachen und Ösophagus,
  - erst dann kurze Maskenbeatmung zur Entfaltung der Lungen,
  - routinemäßiges nasales Absaugen nur bei mekoniumhaltigem oder infiziertem Fruchtwasser,

! Nach Sectio-Entbindung ist wegen der fruchtwasserhaltigen Lunge und der möglichen Atemdepression gelegentlich eine Maskenbeatmung nötig. Dann immer eine offene Magensonde legen!

- Vermeidung von Hypothermie, Azidose, Hypoxie (O_2-Insufflation je nach tcO_2-Sättigung),
- „prophylaktische" Intubation und Surfactantgabe im Kreißsaal nur bei sehr unreifen Kindern < 27. SSW indiziert, bei ausreichender Sättigung klinische Beobachtung bis zum Vorliegen der Röntgen-Thoraxaufnahme gerechtfertigt.

Spezielle Maßnahmen:
- Wenn primäre Intubation notwendig: Nie (auch nicht kurzzeitig!) ohne PEEP beatmen. PEEP je nach O_2-Bedarf zwischen 2,5–4 cm H_2O (hoher FiO_2-Bedarf = beginnendes IRDS = hoher PEEP) wählen.
- Beatmungsdruck je nach Atemzugvolumen (Ziel: 5–8 ml/kg KG) einstellen.
- Wenn während des Transports kein Atemvolumenmonitor zur Verfügung steht: Thorax muss sich sichtbar heben (Richtwert: p_{insp} 18–25 mbar).
- Die „prophylaktische" Surfactantgabe vor dem ersten Atemzug ist meistens nicht praktikabel. Auch die Applikation von Surfactant innerhalb der ersten 30 Lebensminuten wirkt prophylaktisch (Erstdosis: 100 mg/kg KG, z. B. Alveofact).
- Vor einem längeren Transport in ein neonatologisches Zentrum sollte auch bei stabilem Kind eine Flexüle gelegt werden: Bei IRDS findet sich häufig eine Hypovolämie (Gabe von AB-Plasma oder Biseko 5–10 ml/kg KG, später in Abhängigkeit von den Blutdruckwerten).

Frühgeborenen-Intensivstation

- „Minimal Handling" zur Vermeidung von erhöhtem O_2-Verbrauch,
- Indikation zur Beatmung: Entscheidend sind immer der klinische Zustand, das Ausmaß der Dyspnoe und die Tendenz der präduktal gemessenen pO_2- und pCO_2-Werte. Die Röntgen-Stadieneinteilung unterstreicht ggf. die klinische Beurteilung. Eine Beatmung sollte durchgeführt werden, wenn der FiO_2 bei einem Frühgeborenen unterhalb der 30. SSW größer als 0,4 gewählt werden muss, um eine ausreichende Oxygenierung zu erzielen. Der pCO_2 sollte 10 kPa (70–80 mm Hg) nicht für längere Zeit überschreiten.

Beatmung

Die initiale Atemfrequenz sollte der vom Kind vorgegebenen Frequenz zunächst möglichst entsprechen (60–90/min), um die Adaptation des Kindes an die Beatmung ohne Muskelrelaxierung zu ermöglichen. Bei diesen hohen Frequenzen ist eine vom Kind getriggerte Beatmungsform nicht zu empfehlen, da die Verzögerungszeit bis zum Auslösen der Inspiration oft in die Exspirationsphase des Kindes hineinreicht. Der Beatmungsdruck richtet sich nach den tatsächlich ventilierten Volumina, die bei 5–8 ml AZV/kg KG liegen sollen. Bei diesen Ventilationsvolumina kommt es zu einer deutlich sichtbaren Atemexkursion des Thorax. Der PEEP wird je nach FiO_2 zwischen 2,5 und 4 cm H_2O eingestellt. Der FiO_2 wird nach transkutan gemessenen O_2-Werten (88–94 %) eingestellt und sollte wegen der toxischen O_2-Wirkung auf Alveolarzellen und des angenommenen Zusammenhangs mit der retrolentalen Fibroplasie sobald als möglich auf Werte unter 0,4 gesenkt werden. Ab einem FiO_2 < 0,5 sollte sowohl die O_2-Konzentration als auch der Atemwegsmitteldruck gesenkt werden. Beatmungsziel: $paCO_2$: 4,5–6,5 kPa (35–50 mm Hg), paO_2: 6,0–9,0 kPa (45–65 mm Hg).

Bezüglich Details der Beatmungsstrategie, Entwöhnung und Indikation zur Hochfrequenzventilation s. spezielle Kapitel.

Surfactantgabe

Diese erfolgt:
- prophylaktisch im Kreißsaal nur in Ausnahmefällen und wenn der klinische Zustand eine Intubation erforderte (< 27. SSW).
- therapeutisch bei klinischer IRDS-Symptomatik und entsprechendem Röntgen-Thoraxbefund (Tab. 5.**39**).

Beatmungsparameter als gute Indikatoren für einen Surfactantmangel:
- Solange *FiO₂-Konzentrationen > 0,4* und ein *Atemwegsmitteldruck > 7 cm H₂O* (Spitzendruck > 18 cm H₂O) zur Erzielung ausreichender Blutgaswerte benötigt werden, ist von einem substitutionsbedürftigen Mangel auszugehen.

Diese Kriterien gelten auch für die Repetitionsdosen (frühestens nach 2 Stunden beim „Nonresponder" (20–30%) oder „Delay Responder" bzw. nach 8–12 Stunden beim „Responder"). Folgedosen 50–100 mg/kg KG.

! Eine Gesamtmenge von 200 mg/kg KG Surfactant sollte nicht überschritten werden.

Nach Surfactantgabe ist häufig eine kurze Beatmungsdruckerhöhung notwendig, dann verbessern sich Blutgaswerte rasch, sodass eine zügige Reduzierung von FiO_2 und Druck nötig wird.

Hinweise:
- Surfactant ohne Schaum, angewärmt und exakt am Tubusende applizieren.
- Ausreichende Exspirationszeit gewähren (Exspiration länger als Inspiration).
- Nach Surfactantgabe keine endotracheale Absaugung für 6–8 Stunden durchführen.
- Kreislaufstabilisierung mit Plasma oder Humanalbumin 5% (5–10 ml/kg KG) bei Hypovolämie (HF erhöht, MAD erniedrigt), da diese bei weiterer Eröffnung des kapillaren Gefäßbetts zunimmt.
- Gabe von Dobutamin (4–10 µg/kg KG/min) kann erforderlich werden, dann in Kombination mit Dopamin in Nierendosis (2–4 µg/kg KG/min).

Medikamente

Medikamente und körpereigene Substanzen wurden in experimentellen und/oder klinischen Studien als wirksam auf die Surfactantsystem-Modulation erkannt, dazu gehören: Hormone (Glucocorticoide, Insulin, Thyroxin, Prolaktin, Östrogen, Adrenalin, Acetylcholin), Aminophyllin, Ambroxol. Klinisch bleibt die Anwendung dieser Substanzen umstritten, eine Gabe von Ambroxol (10 mg/kg KG, unterteilt in 3–4 ED) ist bei intubierten Kindern zu empfehlen, wobei neben den spezifischen Effekten auf die Phospholipidproduktion und deren Exkretion auch die sekretolytische Wirkung erwünscht ist.

Sedierung

- Phenobarbital (1. Tag 3 × 5 mg/kg KG i.v., weiter mit 5 (–10) mg/kg KG nach Spiegelkontrolle, cave: rasche Kumulation),
- Diazepam (ggf. zusätzlich bis 4 × 0,5 mg/kg KG).

Bei nicht an die Beatmung adaptierbaren Kindern:
- Fentanylinfusion (5–10 µg/kg KG Bolus, dann 0,5–3,0 µg/kg KG/h i.v.) oder
- Morphininfusion (50–100µg/kg KG Bolus, dann 10–30 µg/kg KG/h i.v.).

Eine über die Analgosedierung hinausgehende zusätzliche Relaxierung (z.B. Pancuronium 0,1 mg/kg KG, Repetitionsdosen 0,05 mg/kg KG) wird dadurch nur in Ausnahmefällen notwendig.

Extrakorporale Membranoxygenierung

Bei „Nonrespondern" auf eine Surfactanttherapie und hohen Atemwegsmitteldrücken, sowie hohem FiO_2 scheint die ECMO auch beim IRDS eine therapeutische Alternative zu bieten. Als Kriterium für die ECMO kann ein unverändert schlechter Oxygenierungsindex (OI) dienen:

$$OI = \frac{\text{mittlerer Atemwegsdruck} \times FiO_2 \times 100}{paO_2 \text{ (mmHg)}}$$

Da bei einem OI > 40 von einer 80%igen Letalität auszugehen ist, sollte der Kontakt zu einem ECMO-Zentrum gesucht werden, wenn sich trotz maximaler Therapie innerhalb von 3 Stunden keine Besserung einstellt.

Prophylaxe

- Eine antibiotische Prophylaxe kann bis zu einem Keimnachweis oder andernfalls bis zur Extubation nach Klinikstandard durchgeführt werden: z.B. Cefotaxim 100 mg/kg KG + Gentamicin 2,5–4,0 mg/kg KG.
- Hämostaseologische Prävention beinhaltet:
  – Gabe von gerinnungsaktivem AB-Plasma oder Biseko (statt Humanalbumin),
  – „Low Dose"-Heparinisierung (100 I.E./kg KG) nur bei normalem AT III,
  – AT-III-Substitution, wenn Spiegel < 40% (50 I.E./kg KG als KI),
  – Konakion 2 mg p.o., s.c., i.v.
- Prophylaxe eines Ductus arteriosus persistens (bis zu 50% der Frühgeborenen mit IRDS) durch:
  – relative Flüssigkeitsrestriktion (60–70 ml/kg KG am 1. LT),
  – Vermeidung von Furosemidgaben.

Prognose

Das IRDS korreliert mit der Unreife der Neonaten. Bei Kindern < 28. SSW bzw. < 1000 g tritt es bei 50–80% der Patienten auf. Zwischen der 29. und 31. SSW bzw. 1000–1500 g wird es noch bei 30–50% der Frühgeborenen beobachtet.

Während vor Einführung der Surfactanttherapie die Letalität von Frühgeborenen < 1000 g mit schwerem

Atemnotsyndrom (Grad III und IV) hoch war (bis zu 57,6 %), sank sie in dieser Gruppe auf bis zu 9 %. Die Prognose des IRDS wird heute durch die Komplikationen bei extremer Unreife der Neugeborenen determiniert. Die spezifischen Therapiekomplikationen wie Pneumothoraces (42 % vor Surfactant versus 13 % unter Surfactant) und schwere bronchopulmonale Dysplasie (4,2 %) werden seltener beobachtet. Unter Surfactantgabe nahm dagegen das (zwar geringe) Risiko einer Lungenblutung um 50 % zu. Auch die Gefahr einer erst- oder zweitgradigen Hirnblutung soll bei extrem unreifen Kindern (600–750 g) um bis zu 30 % erhöht sein. Bei schwereren Kindern kommt es dagegen zu einer Abnahme der Blutungshäufigkeit und der Inzidenz der periventrikulären Leukomalazie.

Prophylaxe des IRDS

Man unterscheidet zwischen prä- und postpartaler Prophylaxe.
Die präpartale Prophylaxe beinhaltet:
- Vermeidung der Frühgeburtlichkeit,
- Induktion der Surfactantsynthese bei pränataler Glucocorticoidgabe zwischen der 22. bis 35. SSW und mit zunehmender Zeitdifferenz zwischen einem vorzeitigen Blasensprung und Geburt.

Zur postpartalen Prophylaxe zählen:
- „Minimal Handling",
- Stressreduktion,
- Vermeidung einer Hypothermie,
- rascher Ausgleich einer Hypoxie (Ziel: SaO_2 88–93 % bei Hb > 8 mmol/l [> 13 g/dl]) durch vorübergehende O_2-Insufflation.

Akutes Atemnotsyndrom im Kindesalter (ARDS)

Definition

Gasaustauschstörung mit schwerer, anhaltender Hypoxie, bedingt durch ein nichtkardiales Lungenödem und eine verminderte Lungencompliance. Man unterscheidet das akuten Lungentrauma (acute lung injury [ALI]) durch eine direkte Schädigung des Alveolarendothels und das akute Atemnotsyndrom (ARDS). In der überwiegenden Zahl der ARDS-Fälle kommt es zu einer Lungenkapillarschädigung, die von einer extrapulmonalen Erkrankung ausgeht und „sekundär" zu einem Lungenversagen führt. Das ARDS kann deshalb auch bei Neugeborenen auftreten.
Nach der American-European Consensus Conference müssen folgende Kriterien bei der Diagnosestellung des ARDS erfüllt sein:
- plötzliches Einsetzen der Erkrankung,
- Oxygenierung: $paO_2//FiO_2 = 200$ mm Hg
- bilaterale Infiltrationen auf der Röntgen-Thoraxaufnahme,
- falls gemessen: Paw = 18 mm Hg bzw. keine Zeichen eine linksatrialen Hypertension.

Als *akutes Lungentrauma* (ALI) werden direkte Schädigungen des Alveolarendotheles bezeichnet, wenn zusätzlich zu den vorgenannten Kriterien die Oxygenierung $paO_2//FiO_2 = 300$ mm Hg beträgt.

Ätiologie

Nachfolgende Ursachen kommen in Frage:
- direkte Lungenschädigung (primäre Alveolarepithelschädigung, Tab. 5.41),
- indirekte Schädigungen durch Triggerereignisse (primär endotheliale Schädigung mit nachfolgender entzündlicher Lungenreaktion, Tab. 5.42).

Wegen der Vielzahl der Ursachen und weiterer Einzelbeobachtungen (ARDS und Leukämie, Thrombosen, Embolie, allergische Reaktion u. a.) sollte beim schwer

Tabelle 5.41 Ursachen des ARDS (direkte Lungenschädigung)

Aspiration	• Mekonium • Magensaft • Süß- oder Salzwasser
Toxische Inhalation	• Rauchvergiftung • technische Gase
Diffuse Lungeninfektion	• bakteriell • viral • Pneumocystis-carinii-Infektion
Lungenkontusion	

Tabelle 5.42 Ursachen des ARDS (Triggerereignisse)

Schock	Sepsis (vorwiegend durch gramnegative Keime, Meningitis) Trauma (akutes Abdomen, SHT mit Hirndruck) Hypovolämie/Blutung
Gerinnungsstörung	disseminierte intravasale Koagulation (z. B. Waterhouse-Friderichsen-Syndrom, Operation)
Intoxikationen	Lösungsmittel technische Fette Medikamente u. a.
Sonstige	Pankreatitis nephrotisches Syndrom nach i. v. Kontrastmittelgabe Radiatio extrakorporale Zirkulation Transfusion (transfusion associated lung injury [TRALI]) u. a.

kranken Kind mit Lungenbeteiligung immer ein ARDS in Erwägung gezogen werden.

Wichtig ist neben der Kenntnis der Ursachen auch deren relative Häufigkeit.

Mit bis zu 30% ist die Sepsis die häufigste Ursache eines ARDS, gefolgt von Aspiration und Trauma mit 20–25%. Allerdings entwickelt nur etwa jedes 10. Kind mit Sepsis eine ARDS-Symptomatik. Demgegenüber ist das ARDS bei Kindern mit Mekoniumaspiration wesentlich häufiger (bis zu 50%).

Pathogenese

Trotz der Vielfalt der zugrunde liegenden Ursachen findet sich pathophysiologisch eine gleiche Organreaktion die über 3 wesentliche Endglieder zur arteriellen Hypoxämie führt:
- Zunahme der Lungenkapillarpermeabilität und Ausbildung eines zunächst interstitiellen, später auch alveolären Ödems,
- Inaktivierung von Surfactant sowie Störung seiner Produktion verursacht einen Alveolarkollaps und einen hohen intrapumonalen Rechts-links-Shunt (bis zu 70% des HZV),
- zunehmende Ventilations-Perfusions-Inhomogenität mit Bronchospasmen und intramuralem Ödem durch Einwirkung von Mediatoren (Histamin, Serotonin, PAF u. a.).

Der Weg vom auslösenden Triggerereignis bis zur pulmonalen Endreaktion läuft über ein kompliziertes Kaskadensystem, in dessen Mittelpunkt die Freisetzung von Mediatoren bzw. deren mangelhafter Abbau steht. Die beteiligten Mediatoren (Elastasen, Proteasen, lysosomale Enzyme, Komplement, Leukotriene, Eicosanoide u. a.) führen zu Läsionen des pulmonalen Kapillarendothels und der Alveolarzellen sowie zu Gefäß- und Bronchialdysregulationen. Es kommt zur Exsudation von Plasma und neutrophilen Granulozyten zunächst in das Interstitium und später in die Alveolen sowie zur Verminderung der Surfactantproduktion und -exkretion in den Alveolarzellen Typ II. Die sehr häufig nachweisbare pulmonale Hypertonie wird durch eine mediator- und hypoxiebedingte arterielle Vasokonstriktion hervorgerufen. Diese Prozesse verstärken die lokale und systemische Hypoxie im Sinn eines Circulus vitiosus.

Bei längere Zeit fortbestehendem ARDS kommt es zu einer zunehmenden Fibrosierung mit Verdickung der alveokapillaren Membran bis auf das 5fache des Normalen, zu einer Kapillarobliteration und peribronchialer Fibrose. Letale Ausgänge aufgrund einer irreversiblen chronischen respiratorischen Insuffizienz sind deshalb auch nach der akuten ARDS-Phase häufig.

Klinik

Die klinische Symptomatik lässt sich in 3 Stadien einteilen:

Initialphase:
- leichte bis mäßige Dyspnoe,
- Tachypnoe,
- Hyperventilation,
- gelegentliche Sättigungsabfälle mit angedeutetem blass-lividem Hautkolorit.

Manifestes ARDS:
- schwere Dyspnoe,
- zunehmende Bewusstseinstrübung,
- Glasgow Coma Scale < 8,
- zunehmende Tachykardie,
- auskultatorisch Zeichen eines Lungenödems mit fein- bis mittelblasigen RG.

Terminalstadium:
Fortbestehende Dyspnoesymptomatik und Bewusstlosigkeit, die einsetzenden Therapiekomplikationen bestimmen den klinischen Verlauf und die Symptomatik. Hierzu zählen:
- Pneumothorax,
- Pneumomediastinum,
- Ödeme,
- sekundäre Bronchopneumonien.

Es folgen:
- therapieresistente Hypoxie infolge Rechts-links-Shunt,
- Hypotonie,
- Herzrhythmusstörungen,
- Tod durch Kreislaufversagen bei akutem Cor pulmonale.

Diagnostik

Initialphase:
Labor:
- paO_2 < als 9,5 kPa (70 mm Hg) bei mehr als 40% O_2 in der Inspirationsluft (Oxygenierung: paO_2 (mm Hg)//FiO_2 < 250),
- $paCO_2$ oft erniedrigt,
- leichte Alkalose,
- Gerinnung und Thrombozyten: (selten) beginnende intravasale Gerinnung.

Echokardiographie:
- kein Hinweis auf erhöhten pulmonalen Widerstand.

Röntgen-Thorax:
- meist normal; evtl. erweiterte, unscharfe, hilusnah betonte Lungengefäßzeichnung.

Manifestes ARDS:
Labor:
- paO_2 < 6,5 kPa (50 mm Hg) bei 100% O_2 in der Inspirationsluft (Oxygenierung: paO_2//FiO_2 < 100),
- Anstieg des $paCO_2$,
- zunehmende, vorwiegend metabolische Azidose,

- intrapulmonaler Shunt: jenseits des ersten Lebensjahrs sollte der paO_2-Anstieg bei einer inspiratorischen O_2-Erhöhung von 21 % auf 70 % mehr als 14 kPa (100 mm Hg) betragen (Hyperoxietest),
- Gerinnung und Thrombozyten: gelegentlich manifeste Verbrauchskoagulopathie.

Echokardiographie:
- erhöhter pulmonaler Widerstand (ggf. Pulmonaliskatheter).

Lungenfunktion:
- Compliance vermindert (Messung unter Beatmung).

Röntgen-Thorax:
- anfänglich typisch interstitielles Lungenödem,
- später zunehmend alveoläres Ödem mit flauen Verschattungen und Wechsel von dystelektatischen und überblähten Bereichen („air trapping").

Terminalstadium:
Labor:
- schwerste Hypoxie.

Röntgen-Thorax:
- ausgeprägte, die gesamte Lunge einnehmende alveoläre Verschattung (weiße Lunge),
- ggf. Pneumomediastinum.

Weitere Untersuchungen: Eine Vielzahl weiterer Untersuchungen kann die Diagnose eines ARDS stützen:
- Bronchoalveoläre Lavage (bronchoskopisch oder nach Intubation): Man findet erhöhte Leukozytenzahl, Protein und Elastase. Bei Patienten mit Sepsis ist das Persistieren der erhöhten polymorphkernigen Leukozyten am 7. und 14. Tag ein prognostisch schlechtes Zeichen.
- Scoresysteme: Im Erwachsenenalter wird eine 4-stufige Schweregradeinteilung nach Morel u. Mitarb. (1985) verwendet, die wegen des einzubeziehenden pulmonalarteriellen Drucks bisher in der Kinderheilkunde keinen Eingang gefunden hat.
- Untersuchungen auf experimenteller Ebene: Es konnten initiale Erhöhungen von Interleukin 6 (IL-6), Interleukin 8 (IL-8) und der Komplementfragmente C3a und C4a, eine verstärkte Expression von CD 11b-Rezeptoren auf Granulozyten innerhalb der ersten 24 Stunden sowie hohe Konzentrationen des vasokonstriktorischen Proteins Endothelin-1 (ET-1) nachgewiesen werden.

Therapie

Die Therapie der auslösenden Erkrankung und des sich entwickelnden ARDS muss zeitgleich erfolgen, um eine anhaltende Hypoxie und ein Multiorganversagen zu verhindern.

Das Ziel der spezifischen ARDS-Therapie besteht in dem Versuch, während der Lungeninsuffizienzphase eine adäquate Oxygenierung und CO_2-Elimination zu gewährleisten. Die hierzu notwendige Therapie, insbesondere die aggressive Beatmungstherapie, wird beim ARDS durch häufig auftretende, behandlungsbedingte Komplikationen zum eigenständigen Prognosefaktor.

Drucklimitierte Beatmung mit permissiver Hyperkapnie

In den letzten Jahren wurde vorwiegend eine volumenkontrollierte Beatmung eingesetzt. Wegen der erheblich eingeschränkten Lungencompliance wurden bei einem notwendigen Atemzugvolumen (AZV) von 10–12 ml/kg KG oft extreme Atemwegsdrücke erreicht (Spitzendrücke bis 60 cm H_2O), die infolge beatmungstraumatischer Lungenschädigung die Prognose erheblich beeinträchtigen.

Die Beatmung wird deshalb heute zunehmend drucklimitiert durchgeführt. Die Druckbegrenzung sollte zunächst bei 30–35 cm H_2O eingestellt werden. Eine mechanische Schädigung noch intakter Lungenareale wird dadurch vermieden, einer druckinduzierten Fibrosierung vorgebeugt. Das so erreichte Atemzugvolumen schwankt in Abhängigkeit von der sich stets ändernden Lungencompliance, sollte aber keinesfalls 5 ml/kg KG unterschreiten. In der Regel wird ein solch niedriges AZV zu einer Hyperkapnie führen. Diese „permissive Hyperkapnie" bis auf pCO_2-Werte von 10,5 kPa (80 mm Hg) führt zu einer pH-Erniedrigung, die bei niereninsuffizienten Kindern meist rasch metabolisch kompensiert wird. Bei Niereninsuffizienz darf der pCO_2 allerdings nicht so stark ansteigen, ggf. ist eine geringe Pufferung mit Natriumbicarbonat vorzunehmen. Das Verhältnis Inspirationszeit : Exspirationszeit sollte 1 : 1 betragen, wobei darauf zu achten ist, dass auch bei Bronchialobstruktion kein „Air Trapping" entsteht.

Die in einigen Beatmungsgeräten (z. B. EVITA, Fa. Dräger) vorhandene Möglichkeit der BIPAP (bi-phasic-airway-pressure) wird als günstig beim ARDS beschrieben. Es wird dabei eine Spontanatmung auf 2 unterschiedlichen CPAP-Niveaus zugelassen. Erfahrungen beim kindlichen ARDS fehlen jedoch bisher noch. Bei Frühgeborenen unter 2000 g mit einem ARDS bietet sich die Hochfrequenz-Oszillationsbeatmung als alternative Beatmungsform an. Hohe Druckspitzen werden dadurch vermieden. Bei unterschiedlich belüfteten Lungen (vor allem nach lokalem Thoraxtrauma) kann eine seitengetrennte Intubation durchgeführt werden, um eine druckinduzierte Schädigung der besseren Lunge zu verhindern.

Die Einstellung des positiven endexspiratorischen Drucks (PEEP) spielt bei der Beatmungstherapie des ARDS eine entscheidende Rolle zur Vermeidung eines endexspiratorischen Alveolarkollaps. Die von Freund

und Jorch (1993) bei Kindern mit ARDS (0–15 Jahre) in einer Metaanalyse gefundenen maximalen PEEP-Niveaus von durchschnittlich 14,7 cm H_2O erscheinen hoch. Ein PEEP von über 12 cm H_2O führt nur in Ausnahmefällen zu einer besseren Oxygenierung, jedoch meistens zu einer Verminderung des Herzzeitvolumens. PEEP-Werte von 4 cm H_2O werden regelmäßig benötigt, eine allmähliche Steigerung des PEEP in Schritten von 2 cm H_2O erfolgt dann unter Kontrolle von transkutanem $pCO_2//pO_2$.

Dehydratation

Die Reduzierung des interstitiellen und alveolären Lungenödems stellt eine wesentliche Therapiekomponente dar. Maßnahmen hierzu sind der hohe Atemwegsmitteldruck (überwiegend durch den PEEP bestimmt) und eine negative Flüssigkeitsbilanz.

Diuretika. Gabe von Furosemid (1 mg/kg KG/ED oder als Dauerinfusion [Start mit 3 mg/kg KG/d]), haben sich bewährt.

Hämofiltration. Eine kontinuierliche venovenöse Hämofiltration kann bei älteren Kindern zur Flüssigkeitsreduktion erwogen werden.

Eine negative Flüssigkeitsbilanz führt oft zu einer eindrucksvollen Besserung des Krankheitsbilds, andererseits verstärkt ein intravasaler Volumenmangel die ohnehin vorhandene Neigung zum Multiorganversagen. Ein Volumenmangel, erkennbar an kalten, schweißigen Extremitäten, ZVD- und RR-Erniedrigung, HF-Anstieg und Lactaterhöhung > 2,0 mmol/l, muss deshalb vermieden oder ggf. rasch behoben werden.

Hierzu sollte zunächst mit der Gabe von Erythrozytenkonzentrat die Sauerstofftransportkapazität verbessert werden (Hk: 0,35–0,45, O_2-Transportkapazität > 15 ml/kg KG/min), anschließend Gabe von kristalloiden und kolloidalen Lösungen (z. B. 5 ml/kg KG virusinaktiviertes FFP).

Dopamin. Dopamin in α-adrenerger Dosis (2–4 µg/kg KG/min) hat sich bewährt, höhere Dosen sind wegen der Erhöhung des pulmonalen Widerstands zu vermeiden.

Dialyse. Bei Unterschreitung der kritischen Urinproduktion (< 1 ml/kg KG/h).

Lagerungstechnik

Der Lagewechsel von Bauch-, Rücken- und Seitenlage hat sich bei ARDS-Patienten zu einem festen Bestandteil der Therapie entwickelt. Durch CT-Untersuchungen wurde das Missverhältnis von vermehrter Perfusion und verminderter Ventilation in den dorsalen Lungenabschnitten nachgewiesen. Insbesondere, wenn ansteigende paO_2-Werte auf eine Wirksamkeit der Lagerungstechnik hinweisen, sollte diese einfache Maßnahme routinemäßig durchgeführt werden. Spezialbetten (Schwenkbett) erleichtern die Durchführung dieser Therapiekomponente.

Weitere therapeutische Maßnahmen

Infektionstherapie, -prophylaxe. Im Rahmen der Grundkrankheit (z. B. Sepsis), ansonsten antibiotische Prophylaxe (z. B. Cephalosporin-Aminoglykosid-Kombination) zur Vermeidung von sekundären Infektionen.

Herz-Kreislauf. In der Frühphase des ARDS ist die Gabe von positiv inotropen Medikamenten meist nicht nötig. Bei Abfall des Cardiac-Index, Hypotonie und klinischer Symptomatik (aber erst nach Auffüllen eines etwaigen Volumenmangels): Dobutamin 5–10 (–15) µg/kg KG/min. Bei unbeeinflussbarer Rechtsherzinsuffizienz kann die Gabe von Noradrenalin (Arterenol) oder Enoximon (Perfan) noch versucht werden.

Prophylaxe der Gerinnungsstörung:
- Ausgleich eines bestehenden AT-III-Defizits (< 80 %): AT-III-Einheiten = (AT III$_{[100\%]}$-AT III$_{[ist]}$) × kg KG,
- Gerinnungsfaktorensubstitution mit virusinaktiviertem FFP,
- Low-Dose-Heparinisierung: 100 I. E./kg KG.

Bei Zeichen einer Verbrauchskoagulopathie s. entsprechende Kapitel.

Prophylaxe der gastrointestinalen Blutung:
- Sucralfat (Ulcogant)): Gabe von 4-mal 0,5 g, ab 10 kg KG 4-mal 1 g Sucralfat p. o.,
- bei manifester Blutung: Cimetidin (4×5 mg/kg KG i. v.) oder Ranitidin (4×0,4 mg/kg KG i. v.).

Ernährung. Eine frühzeitige, höher kalorische, enterale Ernährung ist anzustreben und verbessert die Prognose. Im Akutstadium auf Fettinfusionen verzichten, da eine verminderte Fettclearance der Leber vorliegen kann. Triglyceridkontrollen.

Neue therapeutische Ansätze

Folgende Strategien scheinen sich in der Therapie des ARDS zu bewähren, eine ausreichende wissenschaftliche Dokumentation liegt aber zumindest für das Kindesalter bisher nicht vor.

Pentoxyfyllin (Trental). Pentoxyfyllin (Trental) verbessert die rheologischen Eigenschaften der Erythrozyten, was der pulmonalen Perfusion zu Gute kommen dürfte. Darüber hinaus berichten verschiedene Untersucher über Blockierung der TNF-induzierten Erniedrigung des Phosphatidylcholins. Dies könnte einen positiven Effekt auf die beim ARDS nachweisbare verminderte Surfactantproduktion haben. Eine Dauerinfusion mit

Pentoxyfyllin (2–4 mg/kg KG/d) sollte deshalb erwogen werden.

Pulmonale Vasodilatation. Von den bisher verwendeten Vasodilatatoren scheint sich lediglich die Inhalation von NO in der Therapie des ARDS zu bewähren. Es handelt sich um eine lokal, und damit selektiv pulmonal wirksame Substanz, deren Einsatz aber im Kindesalter bisher nur in kontrollierten Studien zugelassen ist.

NO wird normalerweise in den Endothelzellen produziert und wirkt stark vasodilatatorisch. Bei Einatmung von NO wird der hohe pulmonale Widerstand in den ventilierten Lungenarealen gesenkt, die pulmonale Oxygenierung wird verbessert, sodass sich toxische O_2-Konzentrationen vermeiden lassen. Es kommt dabei nicht zu einer Senkung des mittleren arteriellen Drucks, auch eine Tachyphylaxie ist bei Langzeitanwendung bis zu 53 Tagen nicht beobachtet worden. Problematisch ist die bisher nicht kommerziell erhältliche Zumischungseinheit und die kontinuierliche Messung des NO. In niedrigen Dosierungen (2–20 ppm NO) scheinen akute Nebenwirkungen, wie Meth-Hb-Bildung und zytotoxische Effekte keinen nennenswerten Einfluss zu gewinnen, über die Kanzerogenität von NO in niedriger Dosierung fehlen verlässliche Untersuchungen.

Surfactantsubstitution. Da die Verminderung der Surfactantsynthese und -exkretion sowie der vermehrte Surfactantabbau durch in die Alveolen austretende Plasmaproteine eine zentrale Rolle spielen, hat der Einsatz von Surfactantpräparaten einen zunehmenden Stellenwert in der Therapiediskussion des ARDS erhalten. Eine Vielzahl von Untersuchungen der letzten Jahre bestätigte den vermuteten positiven Effekt der intratrachealen Surfactantgabe. In Analogie zur Surfactantgabe beim IRDS kommt es zu Veränderungen der Compliance und zu einer Verbesserung der pathologischen Ventilations-Perfusions-Verhältnisse. So erscheint die Diskussion um die Surfactantgabe beim ARDS heute eher als eine Frage der Applikationsform, des Zeitpunkts und der zu verabreichenden Dosis. Wegen der exorbitanten Kosten einer breiten Surfactantanwendung wurden sichere Einsatzkriterien beim ARDS zurzeit noch nicht fixiert. Die Angaben für die Surfactantdosis schwanken zwischen 50–200 mg/kg KG, das zu verabreichende Volumen liegt bei 2–4 ml/kg KG und Einzeldosis. Bei Ansprechen auf die Surfactantgabe wurde die Mortalität in einer Multizenterstudie um ca. 50% reduziert, wenn Surfactant über insgesamt 5 Tage verabreicht wurde.

Extrakorporale Membranoxygenierung. Wenn unter Ausnutzung der beatmungstechnischen und medikamentösen Behandlung eine Normalisierung des Oxygenierungszustands nicht erreicht werden kann, bietet sich die extrakorporale Membranoxygenierung als Behandlungsmöglichkeit an. Hierbei wird ein venovenöser Bypass (oft zwischen der V. femoralis und der V. jugularis interna oder als Doppellumenkatheter) zur präpul-

Tabelle 5.43 Einschluss- und Ausschlusskriterien für ECMO nach Rossaint u. Mitarb. (1994)

Einschlusskriterien	Ausschlusskriterien
Typische Befunde des ARDS: • Röntgen-Thorax • Lungenfunktion $paO_2 < 10{,}9$ kPa (80 mm Hg) länger als 48 h bei $FiO_2 > 60\%$ und PEEP > 5 cm H_2O Keine Besserungstendenz unter bisheriger Therapie	Immunsuppression irreversible Hirnschädigung schwere chronische pulmonale Erkrankung kardiogenes Lungenödem intrakranielle Blutung

monalen Oxygenierung des Bluts verwendet. Es gelingt dadurch, die notwendigen Beatmungsdrücke zu reduzieren und atoxische FiO_2-Werte zu erreichen. Oft kommt es in dieser Zeit zu einer Restitutio der Lungenfunktion, die behandlungsbedingten Komplikationen (Pneumothoraces, Fibrosierung) können reduziert werden. Entscheidungskriterien bzgl. Verlegung zur ECMO-Therapie bei ARDS sollten mit der durchführenden Klinik vereinbart werden (Tab. 5.43).

Für einen raschen Anschluss an die ECMO spricht ein paO_2 von < 50 mm Hg länger als 2 Stunden bei $FiO_2 = 1$ und PEEP > 5 cm H_2O. Auch ein Oxygenierungsindex (OI = mittlerer Atemwegsdruck $\times$ FiO_2 $\times$ 100 : paO_2 [mm Hg]) von über 40 spricht für eine schlechte Prognose (Letalität $> 80\%$) und ist ein Kriterium für einen schnellen ECMO-Anschluss.

Prognose

Trotz neuer, theoretisch begründbarer Therapieansätze der letzten Jahre liegt die Gesamtletalität des kindlichen ARDS noch immer zwischen 30 und 50%. Prognostisch schlechte Kriterien sind vor allem das Versagen weiterer Organe, hoher PEEP und hoher FiO_2 ($> 0{,}6$) in den ersten 72 Beatmungsstunden. Todesursachen sind in $> 50\%$ respiratorisches Versagen, in $> 20\%$ Hirntod und bei etwa 15% der verstorbenen Kinder eine Infektion/Sepsis. Wird das ARDS überlebt, kommt es in etwa 10% der Fälle zu deutlichen Einschränkungen der Lebensqualität durch neurologische und pulmonale Defektheilung.

Literatur

Abman SH, Griebel JL, Parker DK, et al. (1994) Acute effects of inhaled nitric oxide in children with severe hypoxemic respiratory failure. J Pediatr 124: 881–888

Bernard GR, Artigass A, Brigham KL, et al. (1994) Report of the American-European consensus conference on ARDS: The Consensus Committee. J Crit Care 20: 225–232

Bevilacqua G, Halliday H, Parmigiani S, Robertson B (1993) Randomized multicentre trial of treatment with porcine natural surfactant for moderately severe neonatal distress syndrome. The Collaborative European Multicentre Study Group. J Perinat Med 21: 329–340

De Carvalho WB, Souto EJ, Fascina LP, Madeira GA, Lederman HM (1993) Adult respiratory distress syndrome in newborns: 5 cases. Rev Paul Med 111: 445–448

Dolfin T, Zamir C, Regev R, Ben-Ari J, Wolach B (1994) Effect of surfactant replacement therapy on the outcome of premature infants with respiratory distress syndrome. Isr J Med Sci 4: 267–270

Donelly TJ, Meade P, Jagels M, et al. (1994) Cytokine, complement, and endotoxin profiles associated whith the development of the adult respiratory distress syndrome after severe injury. Crit Care Med 22 768–776

Fanaroff AA (1992) The respiratory distress syndrome and its management.In: Fanaroff AA, Matrin RJ (Hrsg.) Neonatal-perinatal medicine: diseases of fetus and infant. St. Louis: Mosby-Year Book, Inc.: S. 810–834

Farstad T, Bratlid D (1994) Incidence and prediction of bronchopulmonary dysplasia in a cohort of premature infants. Acta Paediatr 83: 19–24

Freund A, Jorch G (1993) Kindliche Besonderheiten des ARDS: Eine Metaanalyse. Klin Pädiatr 205: 411–415

Hirsch W, Bell DS, Crawford DC (1995) Colour Doppler image analysis for tissue vascularity and perfusion. Ultrasound in Med Biol 21: 1107–1117

Kari MA, Hallmann M, Eronen M, et al. (1994) Prenatal dexamethasone treatment in conjunction with rescue therapy of human surfactant: a randomized placebo-controlled multi-center study. Pediatrics 93: 730–736

Laurent T, Markert M, von Fliedner V, et al. (1994) CD11b/CD18 expression, adherence, and chemotaxis of granulocyte in adult respiratory distress syndrome. Am J Resp Crit Care Med 146: 1534–1535

Meade P, Shoemaker WC, Donnelly TJ, et al. (1994) Temporal patterns of hemodynamics,oxygen transport, cytokine activity and complement activity in the development of adult respiratory distress syndrome after severe injury. J Trauma 36: 651–657

Moya FR, Gross I (1993) Combined hormonal therapy for the prevention of respiratory distress syndrome and its consequences. Semin Perinatol 17: 267–274

Pomerance JJ, Richardson CJ (1993) Neonatology for the clinican. Connecticut: Appleton Lange

Rossaint R, Lewandowski K, Pappert D, Slama K, Falke K (1994) Die Therapie des ARDS. Anaesthesist 43: 298–308, 364–375

Schmidt BK (1994) Antitrombin III deficiency in neonatal respiratory distress syndrome. Blood Coagul Fibrinolysis 5: 13–17

Schranz D (1993) Spezielle pulmonale Erkrankungen. In: Schranz D (Hrsg.) Pädiatrische Intensivtherapie. Stuttgart-Jena-New York: Gustav Fischer Verlag, S. 52–112

Schulz V (1994) Respiratorische Insuffizienz. In: Ferlinz R (Hrsg.) Pneumologie in Praxis und Klinik. Stuttgart-New York: Thieme-Verlag, S. 807–862

Troncy E, Francoeur M, Blaise G (1997) Inhaled nitric oxide: clinical applications, indications and toxicology 44: 973–988

Wiedemann H, Baughmann R, desBoisblanc B, et al. (1992) A multicenter trial in human sepsis-induced ARDS of an aerosolized synthetic surfactant (Exosurf). Am Rev Resp Dis 124: A:184

Fehl- und Missbildungen der Atemorgane

L. Wild

Definition

Die Begriffe „Fehlgebildetes" und „Missgebildetes" setzen eine in der Zeit vor sich gehende Entwicklung voraus. Missbildungen können im Gefolge dysontogenetischer Vorgänge mit gröberer und feinerer Deformation entstehen. Wenn dennoch der Begriff „Missbildung" beibehalten wird, so soll damit unterstrichen werden, dass im Folgenden nur noch von morphologischen, also von Bildungsfehlleistungen während der fetalen Entwicklung bzw. von deren Epidemiologie die Rede ist.

Klassifikation nach Pathomorphogenese

Agenesie. vollständige Abwesenheit einer Organanlage.

Aplasie. im frühen Entwicklungsstadium stehen gebliebenes Organ, ein nur angedeutetes Organ.

Hyperplasie. im Ganzen überproportional entwickeltes Organ.

Hypoplasie. im Ganzen weit hinter der normalen Größe zurückgebliebenes Organ.

Dysplasie. unproportioniertes Wachstum der verschiedenen Keimblätter.

■ Choanalatresie

Definition

Verschluss- bzw. Einengung der vorderen, mittleren oder hinteren Abschnitte der Nase.

Morphogenese

Es wird eine abnorme Wanderung neuroektodermaler Zellen angenommen.

Die Choanalatresie bzw. -stenose kann ein- oder beidseitig vorkommen. Die Nasengänge können zum Epipharynx häufig knorpelig oder knöchern verschlossen sein.

In ca. 50% der Fälle assoziiert die Choanalatresie mit Fehlbildungen anderer Organe wie Herz, Augen, Ösophagus und kommt bei Syndromen wie Wolfsrachen, Holoporenzephalie und CHARGE-Assoziation vor.

Klinik

Bei der *einseitigen Atresie* fällt oft eine *vermehrte Sekretion aus der betroffenen Seite* der Nase auf, die *beidseitige Atresie* kann jedoch *lebensbedrohliche Atemnot* unmittelbar post partum verursachen, da die Mundatmung eine enorme Belastung für Neugeborene darstellt. Später sieht man:
- Dys- und Tachypnoe,
- Einziehungen,
- Zyanose.

Diagnostik

Die einfachste diagnostische Maßnahme besteht in der Sondierung der Nasengänge mit einem Gummikatheter. Eine Röntgendarstellung mit Kontrastmittel bringt exakte Informationen über die anatomischen Verhältnisse. Diese Methode wird heute durch CT und MRT ersetzt.

Therapie

Bis zum operativen Eingriff erfolgt die Ernährung der Säuglinge durch eine Sonde, da es bei normaler Fütterung leicht zur Aspiration kommt. Die Behandlung der Ateminsuffizienz wird dem Grad ihrer Ausprägung angepasst und reicht von der Sauerstoffinsufflation bis zur Intubation. Häutige Atresien werden durchstoßen und für mehrere Wochen mit Kunststoffröhrchen offen gehalten, um Rezidive zu verhindern. Knorpelige oder knöcherne Atresien müssen operativ behandelt werden, als Alternative bietet sich die endoskopische Lasertherapie an.

Prognose

Sie ist abhängig von begleitenden kongenitalen Malformationen.

■ Robin-Syndrom

Definition

Hemmungsfehlbildung des Mund-Kiefer-Zungen-Bereichs mit lebensbedrohlicher Gefährdung der Atemfunktion.

Morphogenese

Mögliche Desorganisation der ektomesenchymalen Zellen der Neuralleiste mit extrem ausgeprägter Mikrognathie des Unterkiefers, kleiner Zunge mit Ptose nach hinten und medianer Gaumenspalte. Kardiovaskuläre Missbildungen sind mögliche Begleiterscheinungen.

Klinik

Typisches Aussehen durch die Mikrognathie des Unterkiefers, röchelnde Mundatmung, erschwerte Nahrungsaufnahme durch Verfangen der Zunge in der Gaumenspalte, Aspiration bei Glottisverschluss durch Ptose der Zunge. Ateminsuffizienz mit Apnoe bis zur Asphyxie kann auftreten.

Differenzialdiagnose

Differenzialdiagnostisch unterscheidet man die Pierre-Robin-Anomalie bei Trisomie 18 genannt Edwards-Syndrom, das Moebius-Syndrom und die progressive Arthroophthalmopathie.

Diagnostik

Blickdiagnose, Gesichts-CT bzw. -MRT.

Therapie

Das Freihalten der Atemwege ist problematisch und kann durch unterschiedliche Maßnahmen erreicht werden, wie:

- Bauchlagerung,
- Wendeltubus,
- Intubation,
- Tracheotomie.

Oft ist die Intubation schwierig, optische bzw. fiberoptische Hilfsmittel sollen im Umfeld vorhanden sein. Die Tracheotomie ist die letzte, aber sicherste Methode zur Freihaltung der Atemwege.

Prognose

Nur unter Sicherung freier Atemwege und Vermeidung von Apnoen ist eine normale Entwicklung der Kinder möglich.

■ Fehlbildungen des Kehlkopfs

Morphogenese

Durch Störungen des Kanalisierungsprozesses eines bis zum 3. Embryonalmonat verschlossenen Epithelblatts und durch Missverhältnisse zwischen der Entwicklung des epithelialen und mesenchymalen Anteils des Larynxrohrs kommt es zur Entstehung von zahlreichen Fehlbildungen des Larynx.

Kehlkopffehlbildungen kommen oft in Kombination mit Fehlbildungen anderer Organe oder Organsysteme, z. B. des kardiopulmonalen Systems, mit Stenosen oder Atresien des Intestinaltrakts oder kranialen Dysmorphien vor.

Kehlkopfatresie

Definition

Verschluss der Lichtung des gesamten Larynx durch bindegewebige, muskuläre oder auch knorplige Gewebemassen.

Klinik

Klinisch beobachtet man nach der Entbindung beim Neugeborenen frustrane Atembewegungen ohne Atemgeräusch und Zyanose.

Diagnostik

Sofortiges Erkennen aufgrund des klinischen Bilds.

Therapie

Sofortige Beseitigung des Glottisverschlusses.

Prognose

In der Literatur sind insgesamt 21 Fälle zusammengestellt. Es handelte sich um Frühgeborene, von denen nur 11 lebend zur Welt kamen und nur ein einziger Säugling überlebte durch die Erkennung der Fehlbildung (Ungeheuer u. Dalichau 1965).

Kehlkopfdiaphragmen

Definition

Es handelt sich um schwimmhautähnliche Synechien der ventralen Stimmlippenabschnitte, die je nach Ausprägung den Glottisspalt mehr oder weniger einengen.

Klinik

Die Restlichtung des Glottisspalts bestimmt die Ausprägung der Symptome wie:
- grober Stridor,
- erschwerte Atmung,
- Einziehungen,
- in schweren Fällen: Zyanose.

Wenn das Kehlkopfdiaphragma nur auf die vordere Kommissur beschränkt bleibt (Abb. 5.**20**), sind keine Symptome zu erwarten und ihre Entdeckung ist meist Zufall.

Diagnostik

Die direkte Laryngoskopie mit der Optik in Narkose unter Beibehaltung der spontanen Atmung ist die Methode der Wahl.

Therapie

Die Behandlung der dünnen Membranen erfolgt durch den Einsatz von Laser. Bei dickwandigen und ausgeprägten Diaphragmen sind ausgedehnte plastisch-rekonstruktive Eingriffe erforderlich. Sie sollten möglichst nicht vor dem 3. Lebensjahr vorgenommen werden. Die Kinder müssen bis dahin mit einem Tracheostoma versorgt werden. Die prolongierte Intubation als Überbrückungsmaßnahme bei Kindern mit Diaphragmen ist kontraindiziert. Durch den mechanischen Reiz des Tubus entwickeln sich schwer behandelbare Stenosen.

Prognose

Bei Früherkennung und Behandlung ist die Prognose günstig.

Larynxstenosen

Definition

Unterschiedlich ausgeprägte angeborene Einengung des Kehlkopflumens (Abb. 5.**21** u. 5.**22**).

Klinik

Ein meist grober Stridor, bei ausgeprägten Formen der Stenose fallen erschwerte Atmung und Einziehungen auf. Nicht selten verstärken sich die Symptome erst um die 6.–12. Lebenswoche durch zunehmende Belastung. Während der Nahrungsaufnahme, bei Erhöhung des Nahrungsangebots können zyanotische Anfälle beobachtet werden.

Diagnostik

Eine direkte Laryngotracheoskopie mit der dünnen Optik in Allgemeinnarkose unter Erhalt der Spontanatmung ist die Methode der Wahl.

Therapie

Die Behandlung der dekompensierten Kehlkopfstenosen ist bis zum heutigen Tag problematisch. Neugeborene und Säuglinge sind auf die Tracheotomie angewiesen, da erst jenseits des 2. Lebensjahrs eine plastische Kehlkopferweiterungsoperation sinnvoll ist.

Larynxzysten

Definition

Verlegung der Stimmritze durch zystisch veränderte Larynxteile, welche durch Störungen in der Entwicklung der mesodermalen und mesenchymalen Blätter entstehen.

Klinik

Die klinischen Symptome werden vom Sitz und der Größe der Zysten bestimmt. Das klinische Bild beherrschen:
- Stridor,
- Einziehungen,
- Zyanose bei Belastung.

Erstickungsgefühl bzw. -anfälle während der Nahrungsaufnahme beobachtet man bei weichen sezernierenden Zysten (Abb. 5.**23**).

Therapie

Sezernierende Zysten werden operativ entfernt. Bei derben Zysten ist eine abwartende Haltung zu empfehlen. Ateminsuffizienz erfordert die Tracheotomie. Im 2. bis 3. Lebensjahr kann mit Zunahme des Lumens durch das Wachstum das Décanulement erfolgen, oder es muss ein erweiterungsplastischer Eingriff durchgeführt werden.

Fehl- und Missbildungen der Atemorgane **165**

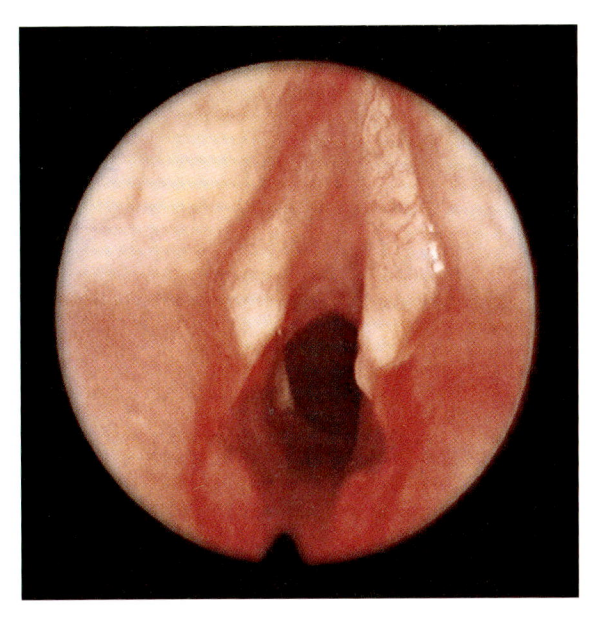

Abb. 5.**20** Partielles Diaphragma in der vorderen Kommissur des Larynx bei einem 7 Monate alten Säugling.

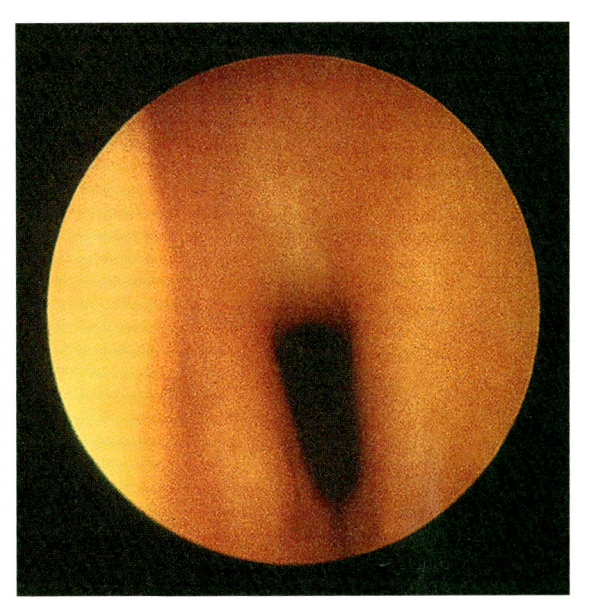

Abb. 5.**21** Ausgeprägte Stenose des Kehlkopflumens bei einem 1-jährigen Säugling.

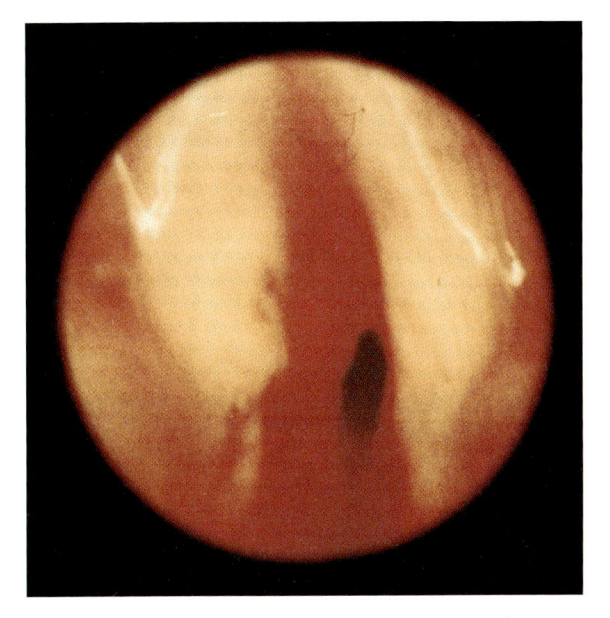

Abb. 5.**22** Angeborene subglottische harte Krikoidstenose bei einem 3 Monate alten Säugling.

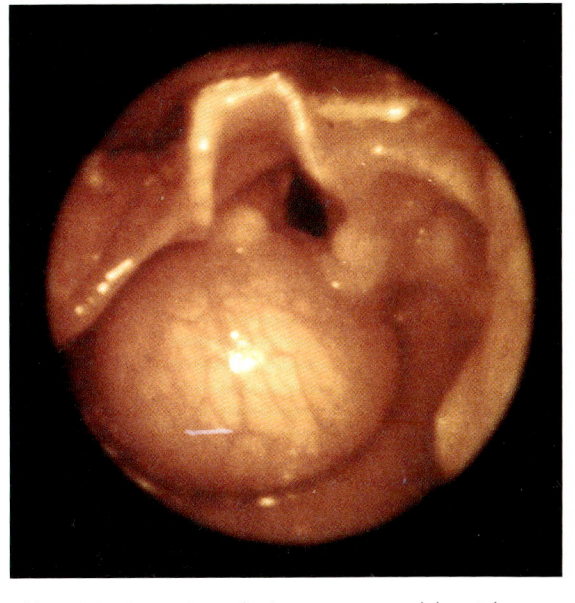

Abb. 5.**23** Sezernierende Larynxzyste, welche sich, vom hinteren Teil des Ventriculus Morgagni ausgehend, in die Aryregion entwickelt hat.

Laryngozele

Definition

Es handelt sich um eine Hernie der Kehlkopfschleimhaut, welche sich bei Steigerung des intralaryngealen Drucks ausbildet.

Klinik

Betroffene Kinder bleiben in der Regel symptomlos. Erst im Erwachsenenalter und besonders bei Personen in bestimmten Berufsgruppen (Trompeter, Glasbläser) wird die Diagnose gestellt.

Therapie

Operative Behandlung bzw. Lasertherapie.

Larynxspalte

Definition

Eine bis zum Ringknorpel reichende Incisura interarytaenoidea bezeichnet man als partielle Larynxspalte. Wenn Entwicklungsstörungen in der Phase der Anlage der Lamina cartilaginis cricoidis auftreten, so bleibt der Ringknorpel auch nach dorsal offen und ist in die totale Form der Larynxspalte einbezogen.

Klinik

Im Vordergrund stehen die Aspirationssymptome wie:
- Hustenreiz,
- Hustenattacken bei der Nahrungsaufnahme,
- rezidivierende Bronchitiden.

Es kommt während des Schluckakts zu einer Kommunikation der Speiseröhre mit dem Kehlkopf. Bei Ausdehnung der Spalte auf den Ringknorpel befördert der Killian-Muskel (M. constrictor pharyngis inferior) während seiner Kontraktion stets einen Teil der Nahrung in die Trachea. Zusätzlich haben die Kinder einen groben Stridor und eine erschwerte Atmung mit Einziehungen bis zur Ausbildung einer Trichterbrust.

Diagnostik

Die Diagnose der Larynxspalte erfolgt ausschließlich anhand des endoskopischen Befunds. Die Befundsuche muss allerdings, der Symptomatik entsprechend, gezielt erfolgen, sonst werden die Spalten leicht übersehen und als extreme Laryngomalazie verkannt. Während der Endoskopie sollte man die Incisura interarytaenoidea mit einer Haarsonde auf ihre Ausdehnung überprüfen.

Therapie

Mit der Diagnosestellung ist die Indikation zur Operation gegeben.

Prognose

Frühzeitige Diagnose und erfolgreiche Operation bestimmen maßgebend die Entwicklung des Kindes.

Laryngomalazie

Definition

Aus einem Missverhältnis in der Entwicklung vom epithelialen und mesenchymalen Anteil des Larynxrohrs entstandene abnorme Weichheit des Kehlkopfgerüsts.

Klinik

Das Kardinalsymptom einer Malazie ist der grobe, laute Stridor. Obwohl die Laryngomalazie als harmlos angesehen wird, bedeutet sie für den Säugling stets vermehrte Atemarbeit, Schwierigkeiten beim Trinken und erhöhte Gefahr bei Infekten der oberen Luftwege.

Diagnostik

Endoskopisch bietet die Laryngomalazie ein typisches Bild. Während der Inspiration fällt der weiche Kehlkopf infolge des negativen Drucks mit seinem weichen Gerüst zusammen, die schlaffen aryepiglottischen Falten werden dabei lumenwärts eingesogen (Abb. 5.24).

Therapie

Wohldosierte Belastung des Kindes in den ersten Lebensjahren ist ratsam. Mit Wachstum des Kindes und der Stabilisierung des Knorpelgerüsts verschwindet der Stridor bzw. das Atemhindernis.

Prognose

Die Prognose ist günstig.

Hämangiome

Definition

Es handelt sich um flächenhafte, kavernöse oder tumorartige Wucherungen von Blutgefäßen im Kehlkopfbereich. Dabei werden nicht selten identische hämangiomatöse Herde auch in der Trachea oder im Bronchialbereich beobachtet.

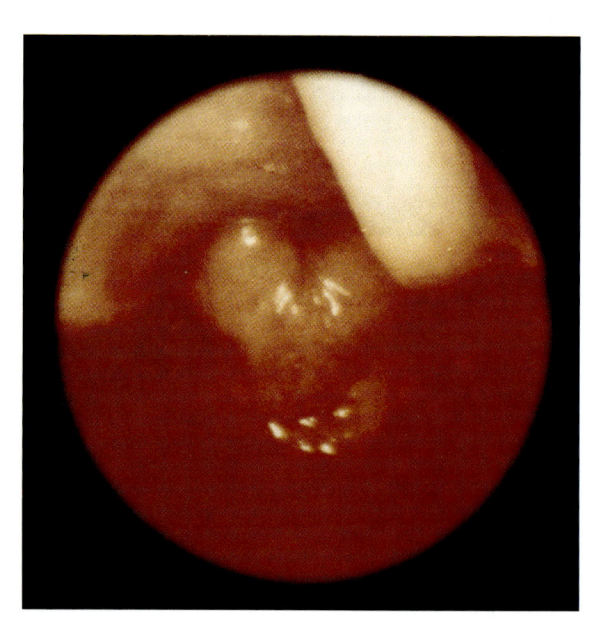

Abb. 5.24 Larynx in der Inspiration mit lumenwärts eingesogenen aryepiglottischen Falten.

Klinik

Nach der Geburt meist symptomlos, manifestieren sich subglottische Hämangiome im 1. Lebensjahr durch anfallsweise Atemnot oder Stridor mit oder ohne Zyanose. Charakteristisch ist eine Opisthotonushaltung, welche die Kinder im Anfall einnehmen, um den venösen Abfluss zu verbessern.

Diagnostik

Als diagnostische Methode der Wahl gilt die Endoskopie mit der Optik. Komplikationen, wie Blutungen, werden so ausgeschlossen.

Therapie

Kleinere flächenhafte Hämangiome bilden sich oft spontan zurück. Die Behandlung erfolgt durch systemische Corticoidgabe und/oder Lasertherapie. Zur Freihaltung der Atemwege während der Therapie ist oft eine Tracheotomie erforderlich.

Prognose

Bei konsequenter Therapie ist die Prognose günstig.

Tumoren

Definition

Tumoren sind häufig lebensbedrohliche, die Atemwege obstruierende, proliferative Gewebe unterschiedlicher Morphologie und Genese im Kehlkopfbereich.

Hier kann es sich einmal um das kongenitale Chondrom handeln, welches vom Arytaenoidknorpel ausgeht. Es ist ein gutartiger mesenchymaler Tumor aus neu gebildeten Chondrozyten mit submukösen Drüsenkomplexen. Äußerst selten kommen zum anderen Myxome vor, welche als glasige Gebilde auf den Stimmlippen oder ihren Taschen sitzen. Zu den gutartigen, erworbenen Tumoren gehören Papillome. Histologisch bestehen sie aus einem gefäßarmen, zapfenartig gewucherten Bindegewebsstroma, das von einem stark verbreiterten Plattenepithel bedeckt wird. Angeborene Geschwülste im Halsbereich können durch ihre Wachstumsfreudigkeit zur Verlegung der Atemwege führen. Selten penetrieren sie in die Atemorgane selbst.

Klinik

Durch ihre Lokalisation im Kehlkopfbereich behindern die Tumoren den Atemweg und erzeugen demzufolge, in Abhängigkeit von der erreichten Größe:
- Stridor,
- Einziehungen,
- Atemnot,
- Stimmveränderungen von der Heiserkeit bis zur Aphonie.

Diagnostik

Die Symptomatik erfordert zur Abklärung die direkte Laryngotracheoskopie mit der Optik (Abb. 5.**25**).

Therapie

Die Therapie richtet sich nach der Art des Tumors und seiner Größe. Zu Beginn der Behandlung muss für die Sicherung der Atmung gesorgt werden. Man wählt zwischen prolongierter Intubation, wenn eine definitive Behandlung des Prozesses in Aussicht steht (z. B. bei Kindern mit Larynxfibromen) und Tracheotomie, wenn auf lange Sicht mehrere geplante Eingriffe erforderlich sind (z. B. Kinder mit Papillomen). Die Therapie des Tumors erfolgt immer auf operativem Weg durch Laserchirurgie oder chirurgische Abtragung. Die Therapie der Papillomatose ist wegen der hohen Rezidivfreudigkeit bis heute noch sehr problematisch.

In den letzten Jahren wurden durch Kombination der Lasertherapie mit Interferon recht befriedigende Ergebnisse erzielt.

Prognose

Die Prognose ist abhängig von der Rezidivfreudigkeit des Tumors und der Durchgängigkeit im Kehlkopfbereich.

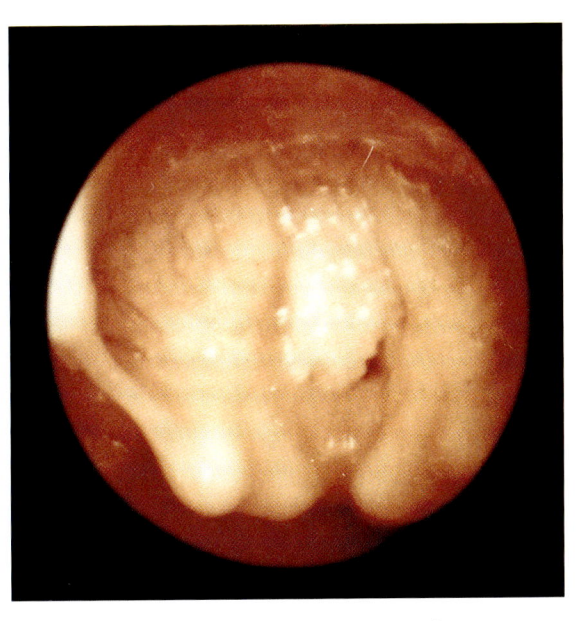

Abb. 5.**25** Isoliertes Papillom in der vorderen Stimmlippenkommissur bei einem 4 Monate alten Säugling.

Fehlbildungen der Trachea

Morphogenese

Störungen in der Entwicklung der Trennleiste zwischen Vorder- und Hinterwand des Vorderdarms bzw. der trachealen und ösophagealen Anlagen in der 3. Embryonalwoche führen zur Entstehung von verschiedenen Arten der Kommunikation zwischen beiden Systemen.

Ab der 5. Embryonalwoche kommt es nach Abtrennung des epithelialen respiratorischen Rohrs, durch Anlegen von bindegewebigem Vorknorpel aus mesenchymalem Gewebe, zur Gerüstbildung. Bis zur 8. Fetalwoche trennen sich Knorpelringe in regelmäßigen Abständen ab, bei gleichzeitiger membranöser Umwandlung der dorsalen Partien. Alle in diesem Zeitraum wirksamen Störungen erzeugen in Abhängigkeit vom Stand der Differenzierung der Trachea unterschiedliche Anomalien.

Mangelbildungen der Trachea

Definition

Mangelbildungen – die Atresie bzw. Agenesie – bedeuten das Fehlen des Tracheallumens über eine kurze Strecke oder total. Sie kommen zustande, wenn über eine begrenzte Strecke die Verschiebung der Trennleiste nach ventral erfolgt. Die Trachealatresien haben in den meisten Fällen eine Verbindungsfistel zur Speiseröhre analog der Ösophagusatresie, die meist mit der Trachea kommuniziert. Mangelbildungen der Trachea gehören bis heute zu den Raritäten. Man findet einzelne Fallbeschreibungen in der Literatur. Da es an klinischer Relevanz mangelt, verdienen diese Fehlbildungen nur Erwähnung.

Tracheoösophageale Kommunikation

Definition

Als Ergebnis einer abnormen Entwicklung des ösophagotrachealen Septums entstandene Kommunikation zwischen Speiseröhre und Luftröhre. Diese Fehlbildung hat mannigfaltige Formen in Abhängigkeit vom Umfang und Zeitpunkt der aufgetretenen Störung. Die häufigste Form ist die tracheoösophageale Fistel in Kombination mit einer Atresie des Ösophagus. Seltener kommt eine isolierte ösophagotracheale Fistel, genannt H-Fistel, vor. Bei schweren Störungen in der Entwicklung des Septums können solche Kommunikationsstörungen auftreten, dass eine Verbindung vom Larynx bis zur Bifurkation bestehen bleibt. Sie werden nach Pettersson (1969) in 3 Typen unterteilt:
- *Typ I:* totale Larynxhinterwandspalte,
- *Typ II:* Längsspalte zwischen Kehlkopf, zervikaler Trachea und Ösophagus,
- *Typ III:* Ausdehnung der laryngotracheoösophagealen Spalte bis zur Karina.

Klinik

Bei Nahrungsaufnahme, besonders von flüssiger Nahrung, äußert sich die klinische Symptomatik im Hustenreiz bzw. in Hustenanfällen. Bei Säuglingen können die Hustenanfälle mit Zyanose, geblähtem Magen sowie rezidivierenden Bronchitiden und Pneumonien einhergehen. Kinder mit totaler ösophagotrachealer Spalte sind nicht ernährbar.

Diagnostik

Erst die Einführung der Tracheoskopie mit der Optik nach Thal ermöglichte die rein endoskopische Sicherung der Diagnose. Bis dahin führten die diagnostischen Bemühungen auf radiologischem Weg über den Schluckakt nur zufällig und gelegentlich zum Erfolg. Die Tracheoskopie mit der Optik unter Allgemeinnarkose erlaubt nicht nur die absolut sichere Diagnose, sondern es gelingt auch, die Fistel zu sondieren.

Wenn beim Kind vor der Untersuchung eine Magensonde gelegt und dazu während der Endoskopie die Fistel sondiert wird, kann durch die anschließende Anfertigung einer seitlichen Röntgenaufnahme die Höhe des Fistelgangs bestimmt werden.

Auch Rezidivfisteln nach Ösophagusatresie sind eindeutig und endoskopisch sicher feststellbar.

Um die Durchgängigkeit der Fistel nachzuweisen, muss man eine Sonde am Ösophaguseingang lokalisieren und 1:1 verdünnten Farbstoff (z. B. Methylenblau) instillieren und den Austritt des Farbstoffs aus der Fistel beobachten.

Bei ösophagotrachealen Spalten führt man den endotrachealen Tubus zwischen den Stimmlippen ein, um dann den Schluckakt mit verdünntem Kontrastmittel in der seitlichen Position durchzuführen.

Durch diese Methode können bei tracheoösophagealen Spalten die anatomischen Verhältnisse zwischen den beiden Systemen besser dargestellt werden.

Therapie

Die Behandlung von ösophagotrachealen Spalten erfolgt bisher ausschließlich operativ.

Prognose

Frühzeitige Diagnose und Operation verhindern sekundäre pulmonale Schäden. Ein Teil der Kinder mit ösophagotrachealen Spalten vom Typ II und III müssen als Trachealkanülenträger aufwachsen, falls die trachealen Knorpelspangen mangelhaft angelegt sind.

Vorderdarmzysten

Definition

Alle aus dem embryonalen Vorderdarm entspringenden zystischen Fehlbildungen werden unter dem Begriff der Vorderdarmzysten zusammengefasst. Nach ihrer Herkunft sind sie, zum Zeitpunkt der Differenzierung der Lungenanlage aus dem Vorderdarm separierte, endodermale Gebilde. Sie werden nach ihrer Herkunft Organsystemen zugeteilt in:
- dem Respirationstrakt zugehörige, tracheale und bronchogene Zysten,
- dem Digestionstrakt zugehörige, ösophageale und gastrale Zysten.

Alle Vorderdarmzysten besitzen eine sekretorisch aktive Mukosa. Damit unterliegen sie einem allmählichen Größenwachstum. Zur Trachealanlage gehörende Zysten sind paratracheal lokalisiert, meist auf der rechten Seite. Die Trachealwand kann dabei abnorm entwickelt sein oder einen partiellen Defekt der Knorpelspangen aufweisen, welcher von einer hauchdünnen flottierenden Membran überbrückt wird. Sogar der operativ versorgte Trachealzystenstumpf neigt durch einen Knorpelspangendefekt zum Prolaps in das Tracheallumen.

Klinik

Während anfangs die klinischen Symptome sehr dezent sind und sich in chronischem, trockenem Husten äußern, kommt es später durch Verlegung des Tracheallumens zu plötzlichen Erstickungsanfällen mit Stridor und Dyspnoe. Falls die Trachealwand normal gebaut ist, kann es durch den Druck der wachsenden Zyste zu einer partiellen Tracheomalazie kommen. Außerdem entwickelt sich eine Kompressionssymptomatik von Nerven (N. recurrens, N. phrenicus, N. sympathicus, N. vagus) und Gefäßen, besonders von Venen und Lymphgefäßen.

Diagnostik

Anamnese und klinische Symptome können schon auf einen zystischen Prozess im Mediastinum hinweisen. Röntgen-Thoraxaufnahmen in 2 Ebenen, CT und MRT sichern die Diagnose. Die Tracheoskopie mit der Optik ermöglicht die Inspektion des Trachealgerüsts.

Therapie

Die Diagnose einer Vorderdarmzyste bedeutet gleichzeitig die Indikation zur Operation.

Prognose

Die Prognose ist günstig.

Tracheozele, Trachealdivertikel

Definition

Die Tracheozele bzw. das Trachealdivertikel gehören zur Exzessbildung der Luftröhre. Anatomisch imponieren sie als Ausstülpungen der Luftröhre, fast wie ein zystenartiges Sackgebilde mit trachealer Kommunikation.

Sie können in jeder Höhe der Trachea vorkommen, ihre typischen Lokalisationen sind die Zwischenräume der Trachealspangen oder die Pars membranacea.

Klinik

Die Symptome werden durch chronisch entzündliche Reaktionen des Respirationstrakts ausgelöst. Bei Volumenzunahme können durch mechanische Einwirkung auf die Nachbarorgane im Mediastinum Beschwerden auftreten.

Diagnostik

Die Diagnose ist endoskopisch zu stellen. Die Größe der Zele und ihre topographische Beziehung zu Nachbarorganen ermittelt man durch die selektive röntgenographische Darstellung.

Therapie

Mit der Diagnose einer Tracheozele ist gleichzeitig die Operationsindikation gegeben.

Prognose

Die frühzeitige operative Behandlung verhindert die Ausbildung sekundärer pulmonaler Schäden durch chronisch entzündliche Prozesse.

Trachealbronchus

Definition

Als Trachealbronchus wird der direkt aus der Trachea, oberhalb der Bifurkation entspringende Bronchus bezeichnet. Diese Fehlbildung manifestiert sich in der 5. und 6. Embryonalwoche, nachdem das vom Vorderdarm abgetrennte Trachealrohr mit dem unpaarigen Lungensäckchen seine weitere Teilung durch Ausknospung und Differenzierung erfährt. Die abnormen Bronchien sind nur zu einem kleinen Teil überzählig bzw. akzessorisch, fast immer stellen sie einen transponierten Ast des normalen Bronchialbaums dar. Bei einer trachealen Transposition kann es sich um den ganzen Oberlappenbronchus oder um einen Teil desselben, wie Segment- oder Subsegmentbonchus, handeln. Die bevorzugte Lokalisation des Trachealbronchus ist die rechte Seite. Der Trachealbronchus stellt mehr eine Anomalie dar, weniger eine Fehlbildung von pathogenetischer Wertigkeit. Bedeutung erlangt er erst durch pathologische Veränderungen des zugeordneten Parenchyms im Sinne einer atelektatischen Entwicklung als Herd zur Unterhaltung entzündlicher Prozesse oder im Sinne einer Überblähung bzw. eines Emphysems mit Verdrängung anderer Lungenanteile. Oft tritt der Trachealbronchus mit anderen Organmissbildungen auf.

Klinik

Die klinischen Symptome sind unspezifisch und abhängig von sekundären Parenchymveränderungen. Die Kinder leiden meist an chronischen bzw. rezidivierenden Bronchitiden oder Bronchopneumonien.

Diagnostik

Die Endoskopie mit der Optik allein bringt den sicheren Nachweis eines Trachealbronchus. Seine Identifikation erfolgt durch die Bronchographie.

Therapie

Die operative Therapie ist nur dann indiziert, wenn sekundäre Parenchymschäden entstanden sind. In diesen Fällen weisen die Kinder resistente chronische pulmonale Affektionen auf.

Prognose

Meist stellt der Trachealbronchus einen Zufallsbefund ohne klinische Relevanz dar. Nach operativem Eingriff sind die Heilungsaussichten gut.

Dysontogenetische Geschwülste

Definition

Durch Fehlentwicklung der mesenchymalen und ektodermalen Elemente entstandene Blastome. Sie gehören zu den größten Raritäten im frühen Kindesalter. Bei allen in der Literatur beschriebenen Fällen handelte es sich histologisch um Fibrome.

Fibrome sind überwiegend im oberen, selten im unteren Drittel der Trachea lokalisiert und gehen, scharf gegen ihre Umgebung abgegrenzt, von deren Hinterwand aus.

Klinik

Zunehmend erschwerte Atmung weist auf ein Atemwegshindernis hin. Oft werden die Kinder wegen rezidivierendem Pseudokrupp behandelt.

Diagnostik

Die Methode der Wahl ist die Endoskopie mit der Optik. Eine Untersuchung mit dem starren Endoskoprohr ist kontraindiziert. CT und MRT stellen alternative Untersuchungsmethoden dar.

Therapie

Nach vorausgegangener Gewebeentnahme zur histologischen Untersuchung wird je nach Größe und Sitz die operative oder Lasertherapie durchgeführt. Bei einigen Patienten macht sich eine Tracheotomie zur Freihaltung der Atemwege notwendig.

Prognose

Sie ist von einem operativen Vorgehen, der Histologie und der Rezidivierung abhängig.

Tracheomalazie

Definition

Funktionelle Stenose des Luftwegs während der einzelnen Atemphasen. Morphogenetisch liegt hier eine Störung des Umwandlungsprozesses vom Vorknorpel zum definitiven Trachealknorpel zugrunde. Eine verminderte Knorpelbildung führt zu eingeschränkter Stabilität und zur Kollapsneigung. Diese Entwicklungsstörungen des Trachealgerüsts können die ganze Trachea betreffen oder segmental begrenzt auftreten. Aerodynamisch besteht ein Unterschied in Abhängigkeit von der Lokalisation der instabilen weichen Strecke. Beim Vorliegen eines weichen Abschnitts im zervikalen Bereich kommt es zu einem Kollaps bzw. zu einer Einengung infolge des Bernoulli-Effekts sowohl bei verstärkter Inspiration als auch bei beschleunigter Exspiration. Im thorakalen Abschnitt verengt sich die Trachea dagegen mehr in der exspiratorischen Phase, während sie bei Inspiration durch den thorakalen Druck erweitert wird.

Klinik

Obwohl es eine Formenvielfalt bei der Tracheomalazie gibt, wird eine relativ einförmige klinische Symptomatik durch Atembehinderung bzw. Stenose erzeugt. Alle Kinder bieten einen mehr oder weniger ausgeprägten Stridor ohne oder mit Einziehungen und hörbarer röchelnder Atmung. Die Kinder leiden an chronischer Bronchitis. Lokalisation und Ausdehnung des Defekts bestimmen das Ausmaß der Atembehinderung. In seltenen Fällen, wenn die Weichheit der Knorpelspangen mit einer pathologisch gesteigerten Bewegungsfreiheit der Pars membranacea kombiniert ist, kann es zu lebensbedrohlicher Atemnot kommen.

Diagnostik

Röntgen-Thorax. Die einfachste diagnostische Maßnahme ist die Röntgenaufnahme des Thorax in Hartstrahltechnik in beiden Atemphasen im seitlichen Strahlengang.

Tracheoskopie. Die Tracheoskopie mit der Optik allein, unbedingt unter Spontanatmung des Kindes, kann differenzierte Auskunft darüber geben, ob es sich um eine Weichheit der Knorpelspangen oder eine Atonie der Pars membranacea handelt. Bei einer Atonie wölbt sich die Pars membranacea während der Exspiration auf ihrer gesamten Länge extrem vor und engt das Tracheallumen halbmondförmig ein oder verschließt es in extrem ausgeprägten Fällen nahezu vollständig.

Beschlagtracheographie. Während der endoskopische Befund Aussagen über die Art der Stenose zulässt, liefert die Beschlagtracheographie Informationen über das Ausmaß bzw. die Ausdehnung der malazischen Strecke.

Therapie

In den meisten Fällen empfiehlt sich konservatives Verhalten, da mit zunehmendem Alter die Tracheomalazie eine Tendenz zur spontanen Besserung zeigt. Bei schwerer Atemwegsobstruktion ist eine Tracheotomie unumgänglich. Die Trachealkanüle wirkt als intraluminaler Stent. Hier ist meist im Alter von 5–6 Jahren das Décanulement möglich, da es durch das Wachstum zur Stabilisierung des Trachealgerüsts kommt. Die Tracheopexie und der Einsatz von autologem oder alloplastischem Material zur Stabilisierung bleibt einzelnen Fällen bei bestimmter Indikation vorbehalten. Auch der selbst expandierende Stent stellt zur temporären Atmung eine Möglichkeit dar.

Prognose

Sie gestaltet sich in den meisten Fällen günstig.

Tracheomegalie bzw. Mounier-Kuhn-Syndrom

Definition

Es handelt sich um eine extreme Erweiterung der Luftröhre, die stets von einer Dilatation der Bronchien begleitet wird. Morphologisch liegt eine Strukturanomalie des Zwischenknorpelgewebes zugrunde, glatte Muskulatur und elastische Fasern sind unterrepräsentiert. Die Knorpelstruktur selbst weist histologisch keine Abnormitäten auf. Durch Mangel an elastischen und Muskelfasern sind die Knorpelzwischenräume weit gestellt.

Klinik

Klinisch fallen die Patienten durch charakteristischen, kaum beeinflussbaren Husten auf. Später kommen rezidivierende Atemwegsinfektionen dazu.

Diagnostik

Die zum Teil starke Dilatation der Trachea kann schon auf einer nativen Röntgenübersichtsaufnahme auffallen (Abb. 5.**26**).

Während der Endoskopie mit der Optik unter Erhalt der Spontanatmung beobachtet man mitunter den „Ziehharmonika"-Effekt. Es fällt auch ein stark betontes Knorpelgerüst und ein weites Tracheallumen auf (Abb. 5.**27**).

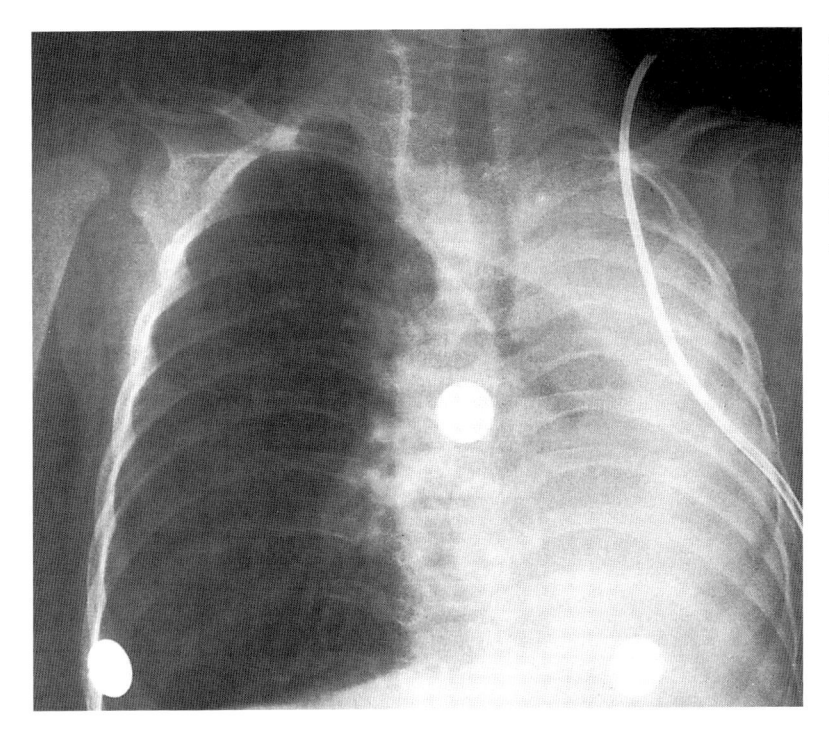

Abb. 5.**26** Röntgen-Thoraxaufnahme bei einem 9 Monate alten Säugling.
Auffallend deutliches und weites Bronchoaerogramm. Extrem starke Überblähung der rechten Seite mit Entwicklung einer Mediastinalhernie und Verdrängung der linken Lunge. „Einseitig helle Lunge".

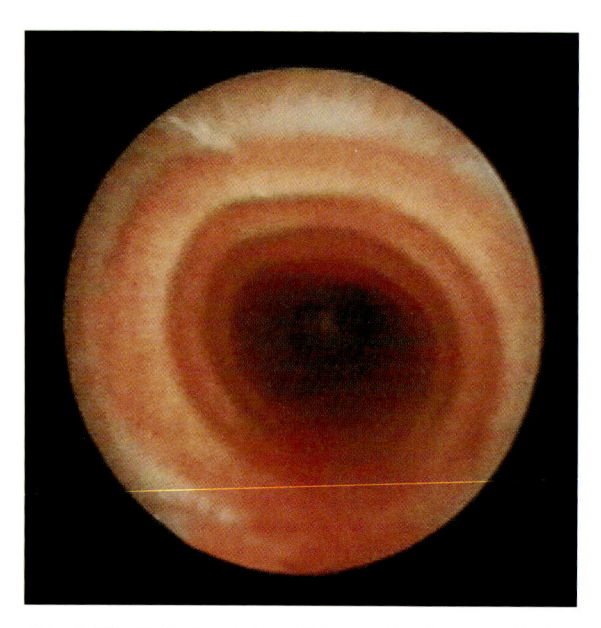

172   5 Spezielle Funktionsstörungen und Krankheitsbilder

Abb. 5.**27**   Endoskopisches Bild einer Tracheomegalie bei einem 2-jährigen Patienten. Knorpelspangenzwischenräume mit „Zieharmonika"-Effekt.

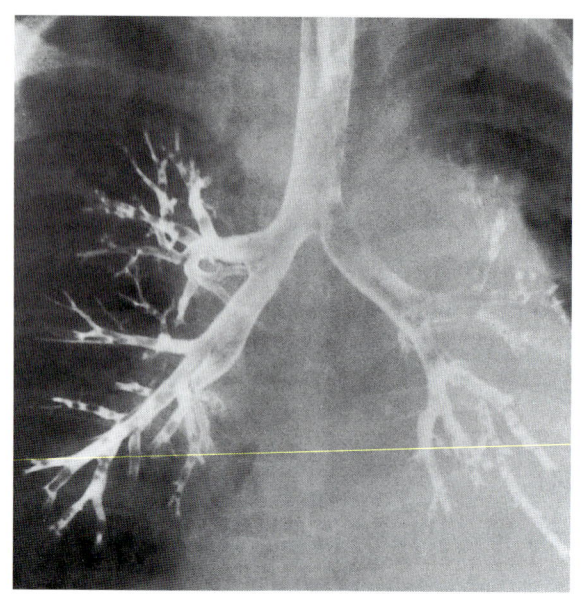

Abb. 5.**28**   Tracheobronchogramm bei einem 9 Monate alten Säugling über den Tubus von 4 mm Durchmesser. Auffällige Unterschiede in „Soll"- und „Ist"-Größe der Trachea sowie groteske Kaliberunterschiede zwischen Lappen- und Segmentbronchien.

Der Tubus zeigt in diesem Fall die „Soll"-Größe und das Tracheogramm die „Ist"-Größe. Die Tracheobronchographie zeigt nicht nur eine Erweiterung von Trachea und Hauptbronchien, sondern auch typische multiple divertikelartige Wandveränderungen. Die peripheren Bronchien bleiben intakt, solange nicht Sekundärschäden durch rezidivierende Bronchopneumonien auftreten.

Therapie

Erst im Erwachsenenalter werden stabilisierende Operationen der Trachea vorgenommen. Bis dahin kann die Therapie nur symptomatisch sein.

Prognose

Da es keine definitive kausale Therapie gibt, muss man mit zunehmenden, gravierenden Sekundärschäden rechnen.

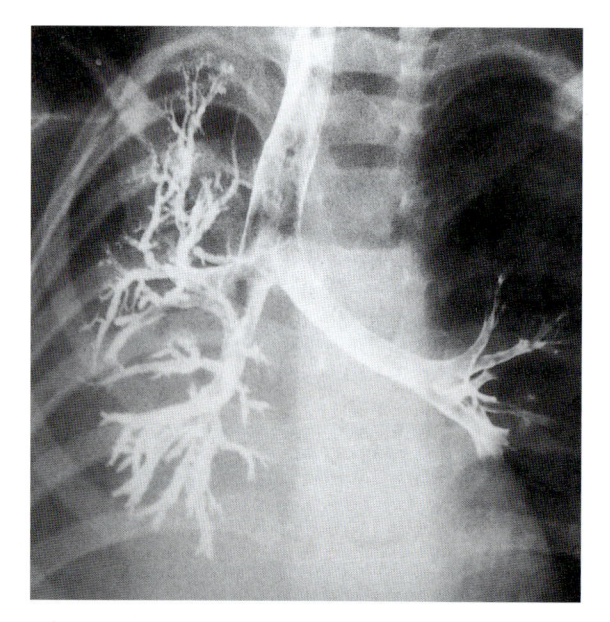

Abb. 5.**29**   Tracheobronchogramm bei einem 2-jährigen Kind mit „Megalie der Trachea und der Hauptbronchien". Überblähung der linken Lunge mit Verdrängung des Mediastinums nach rechts sowie Kompression der rechten Lunge.

Die Tracheobronchographie bestätigt die endoskopische Diagnose. Sie muss über einen endotrachealen Tubus, welcher einen streng altersgerechten Durchmesser aufweist und relativ weit oben platziert wird, mit wenig Kontrastmittel durchgeführt werden (Abb. 5.**28** u. 5.**29**).

Harte Trachealstenosen

Definition

Eine nicht dehnbare Einengung der Luftröhre, entstanden durch Störungen bei der Differenzierung des Vorknorpels zu definitiven Knorpelspangen, wobei die Ausbildung der Pars membranacea ausbleibt und die Knorpelringe geschlossen bleiben. Diese Anomalie kann segmental oder tubulär vorkommen. Trachealstenosen werden häufig auch in Verbindung mit anderen Anomalien beobachtet, so z. B. bei Ösophagusatresie und beim Ellis-Creveld-Syndrom.

Klinik

Stridoröse Atmung, Atemnot während der Nahrungsaufnahme, bellender Husten und rezidivierende Bronchitiden fallen erst mit steigender Belastung auf.

Diagnostik

Endoskopie und Tracheobronchographie. Bei ausgeprägter Symptomatik ist es besonders wichtig, dass zur Durchführung der endoskopischen Untersuchung kein starres Bronchoskop Verwendung findet. In solchen Fällen ist die Untersuchung mit der Optik die Methode der Wahl, sonst sind durch Irritationen der stenotischen Strecke mit dem Instrument schwere Komplikationen mit lebensbedrohlicher Atemnot, kurze Zeit nach der Untersuchung, zu erwarten.

Durch die Tracheobronchographie schätzt man – besonders im Hinblick auf die Therapie – die Ausdehnung der Stenose und den Zustand des peripheren respiratorischen Trakts ein.

Bei allen Stenosen ist die wichtigste Frage nach ihrem Krankheitswert. Von Bedeutung ist eine Einengung nur dann, wenn sie eine Behinderung der Ventilation und der Expektoration bedeutet. Das funktionelle Ausmaß der Stenose ermittelt man durch die Bodyplethysmographie. Ist das Lumen der Trachea auf weniger als 25 % des Normaldurchmessers reduziert, erreicht die Stenose ihre obere kritische Grenze.

Therapie

Bei ringförmig angelegten Knorpelspangen ist ein operatives Vorgehen unumgänglich. Die operativen Möglichkeiten richten sich nach Art und Form der Stenose.

Prognose

Die Prognose ist abhängig vom Grad der Stenose und ihrer Operabilität.

Chondroosteoplastische Tracheopathie

Definition

Es handelt sich um eine Fehlbildung, die ausschließlich den knorpligen Teil der Trachea, selten die Pars membranacea betrifft und sich in einer submukösen Knochenbildung äußert. Die typische Lokalisation befindet sich im mittleren und unteren Drittel der Trachea. Der Prozess kann sich auch bis in die Hauptbronchien erstrecken.

Diagnose

Die Diagnose ist schon endoskopisch zu stellen, man beobachtet reibeisenartig verteilte, kleinere knöcherne stachelförmige Wucherungen, vorwiegend in den Zwischenknorpelräumen an den Vorder- und Seitenwänden. Die Manifestationszeit liegt nach klinischen Beobachtungen im Erwachsenenalter.

Gefäßanomaliebedingte Kompressionsstenosen der Trachea

Definition und Pathogenese

Hierbei handelt es sich um eine Kompression des Tracheallumens durch Anomalien des Aortenbogens, die durch Störungen im Obliterations- und Verschmelzungsprozess der Kiemenbogenarterien und durch Aberration der Gefäßabgänge zustande kommen. Beim Arcus aortae duplex bleiben sowohl der linke als auch der rechte IV. Kiemenbogen bestehen. Die Aorta ascendens teilt sich in 2 Bögen, die wie ein Ring die Speiseröhre und die Trachea umfassen. Der doppelte Aortenbogen als geschlossener Ring erzeugt eine hochgradige tracheoösophageale Kompression, sodass bei 85 % der Kinder bereits innerhalb der ersten 3 Monate ernsthafte Beschwerden auftreten. Unerkannt sterben die Kinder schon oft im 1. oder 2. Lebensjahr an pulmonalen Komplikationen. Neben dem klassischen doppelten Aortenbogen können auch andere Anomalien einen Ring um Trachea und Ösophagus bilden, z. B. Arcus aortae dexter und Arcus aortae circumflexus. Bei der Aorta circumflexa verläuft die Aorta nach rechts retroösophageal zur kontralateralen Seite, um auf der linken Seite als Aorta descendens abzusteigen. Der Gefäßring kann auch wie bei rechts deszendierender Aorta durch eine distal und retroösophageal verlaufende linke A. subclavia und den Ductus Botalli bei dessen Obliteration, dem Lig. arteriosum, geschlossen werden. Die vorzeitige embryonale Rückbildung des IV. rechten Aortenbogens im proximalen Teil zwischen der rechten A. carotis communis und der rechten A. subclavia führt zur Verlagerung bzw. Aberration des Abgangs der A. subclavia. Sie wird in diesem Fall als letzter Ast von der links deszendierenden Aorta abgegeben und dann nach rechts meist hinter dem Ösophagus zu dem von ihr versorgenden Gebiet oder bei 20 % der Fälle zwischen der Trachea und dem Ösophagus weiterlaufen und dabei eine Trachealkompression verursachen. Bei abnorm nach links verlagertem Abgang des Truncus brachiocephalicus muss er, an der Vorderwand der Trachea anliegend, zu seinem Versorgungsgebiet ziehen. Dabei kommt es zur Kompression der Vorderwand der Trachea.

Das Bild trachealer Kompression verstärkt sich bei gleichzeitigem Vorliegen des nach proximal verschobenen Abgangs der A. carotis communis sinistra. In seltenen Ausnahmefällen liegt auch direkt vor der Trachea ein dicker Arterienstamm, aus dem die linke und rechte

A. carotis communis entspringen und die Luftröhre Y-förmig umfassen. Sind die Gefäße ausreichend lang, fehlt die klinische Symptomatik. Hingegen können kurze und stark angespannte Arterien beim Säugling eine Einengung der Trachea erzeugen. Zu den Anomalien der großen Gefäße gehört auch die aberrierende linke A. pulmonalis. Die anomale linke A. pulmonalis entspringt dem distalen Teil des Truncus pulmonalis oder sogar der rechten A. pulmonalis und läuft über den rechten Hauptbronchus sowie zwischen dem Ösophagus und dem tracheobronchialen Winkel bzw. der Trachea zum Hilus der linken Lunge. Die so verlaufende Arterie bildet eine Schlinge um den rechten Hauptbronchus sowie den Bifurkationsbereich und übt einen starken Druck auf den umschlungenen Bereich aus.

Klinik

Das klinische Bild der trachealen Kompression ist durch gestörte Atmung und Nahrungsaufnahme geprägt und hängt vom Ausmaß der Kompression ab.

Doppelter Aortenbogen. Das früheste und auffälligste Symptom des doppelten Aortenbogens ist ein rauer, vorwiegend inspiratorischer Stridor mit Einziehungen. Es können Dyspnoe, Anfälle von Zyanose und Apnoe mit begleitender Bradykardie beobachtet werden. Die Säuglinge nehmen meist eine Opisthotonushaltung ein, um der Luft eine Passage durch die komprimierte Trachea zu ermöglichen. Später kommen rezidivierende Bronchitiden mit spastischer Komponente hinzu. Je stärker die Einengung der Luft- und Speiseröhre ist, umso früher treten die Symptome auf.

Aberrierende rechte A. subclavia. Die Beschwerden durch eine aberrierende rechte A. subclavia, genannt „Dysphagia lusoria", treten bei Erregung und Nahrungsaufnahme besonders in Erscheinung.

Trunkus. Klinische Symptome durch den Trunkus werden in den meisten Fällen nur im Säuglingsalter beobachtet. Mit zunehmendem Wachstum ändert sich die Lage des Herzens und des Aortenbogens, was auch Änderungen im Verlauf des Trunkus nach sich zieht. Jenseits des 1. Lebensjahrs nimmt die Kompressionssymptomatik in den meisten Fällen eine rückläufige Entwicklung.

Pulmonalisschlinge. Die Pulmonalisschlinge verursacht meistens schon im Neugeborenenalter Symptome schwerer Ateminsuffizienz. Klinisch äußert sie sich häufig bereits nach der Geburt als respiratorischer Notfall. Dyspnoe, Zyanose und Giemen beherrschen das Gesamtbild. Bei entsprechender Symptomatik ist eine weiterführende Diagnostik dringend erforderlich.

Diagnostik

Doppelter Aortenbogen. Bei Verdacht auf doppelten Aortenbogen ist der Schluckakt von erstrangiger Bedeutung. Auf der seitlichen *Röntgen-Thoraxaufnahme* findet man immer eine Impression der Speiseröhre von dorsal in Höhe des vierten Brustwirbelkörpers.

Obwohl dem Schluckakt bei der diagnostischen Beurteilung der Vorrang gehört, kommen junge Säuglinge wegen der Symptomatik einer spastischen, rezidivierenden Bronchitis häufig zuerst zur bronchologischen Diagnostik. Die Endoskopie bestätigt die tracheale Kompression und kann Angaben über Ausmaß und Lokalisation derselben geben.

Die Ausdehnung der Kompression zeigt das *Tracheobronchogramm* in beiden Atemphasen (Abb. 5.**30**).

Die sicherste Diagnose ermittelt man natürlich durch die *Aortographie*.

Die simultan durchgeführte *Angiotracheographie* schafft bessere Voraussetzungen zur Beurteilung der topographischen Verhältnisse zwischen dem Gefäßring und der Trachea. Die Endoskopie mit der Optik liefert differenzialdiagnostische Bilder der gefäßbedingten Kompression der Trachea.

Aberrierende rechte A. subclavia. Bei einer „Dysphagia lusoria" findet man *endoskopisch* kurz vor der Bifurkation eine Einengung des Tracheallumens durch eine Kompression von dorsal her.

Während des Schluckakts beobachtet man in der seitlichen Aufnahme eine Aussparung, die bei Durchleuchtung heftig pulsiert.

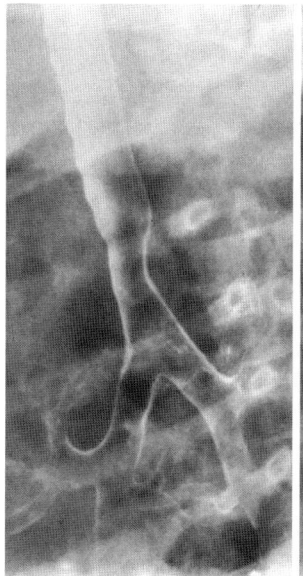

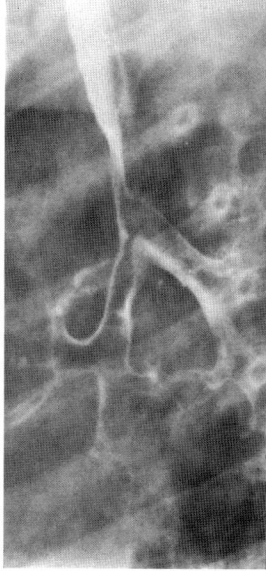

Abb. 5.**30** Tracheobronchogramm in beiden Atemphasen. Im Exspirium zeigt sich die Stenose in voller Länge.

Fehl- und Missbildungen der Atemorgane **175**

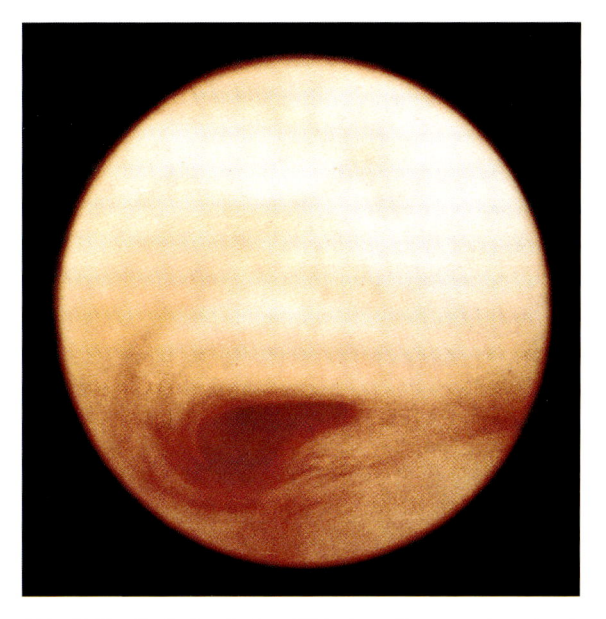

Abb. 5.**31** Endoskopisches Bild einer Kompression durch den Truncus brachiocephalicus bei einem 5 Monate alten Säugling.

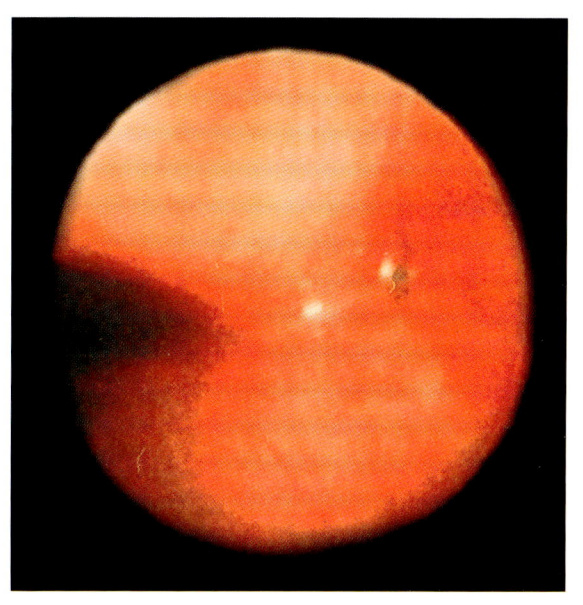

Abb. 5.**32** Typisches endoskopisches Bild einer Kompression bei Pulmonary Sling. Die Luftblase deutet den Abgang des rechten Hauptbronchus an.

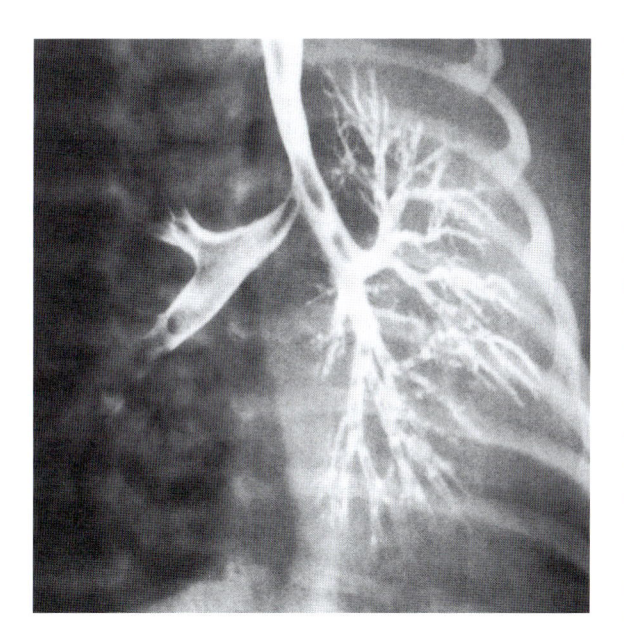

Abb. 5.**33** Typisches Bronchogramm bei Pulmonary Sling.

lativ einfachen *Methode nach Bruce Benjamin* erbringen. Während der Tracheoskopie wird an beiden Händen ein Pulsmonitor angelegt. Bei der Passage der Stenose wird diese Trachealstrecke mit der Optik gegen das Sternum komprimiert. Kommt es dabei zu einem Pulsabfall oder zu einer Abschwächung der Amplitude am rechten Arm, so ist das beweisend für die Kompression durch den Truncus brachiocephalicus. In seltenen Fällen, bei schwerem klinischen Verlauf mit Anfällen von Apnoe und Bradykardie, besteht die Indikation zur *Bronchographie* oder zur *simultanen Angiotracheographie*.

Aberrierende A. pulmonalis. Die Diagnostik der aberrierenden A. pulmonalis beginnt mit der *Röntgen-Thoraxaufnahme*. Es fällt sofort die seitendifferente Belüftung im Sinne einer starken Überblähung der rechten Seite auf.

Endoskopisch findet sich eine typische ausgeprägte pulsierende Kompression des rechten Hauptbronchus (Abb. 5.**32**).

In manchen Fällen ist auch der Bifurkationsbereich in die Kompression einbezogen. Die *Bronchographie* liefert das Bild von der rechts eingeengten, nach links verlagerten Bifurkation und der Kompression des rechten Hauptbronchus (Abb. 5.**33**).

Die *Pulmonalisangiographie* erhärtet die Diagnose durch den Nachweis des retrotrachealen Verlaufs der linken A. pulmonalis.

Das *MRT* kann heute in die diagnostische Palette der gefäßbedingten Kompressionen der Trachea einbezogen werden.

Truncus brachiocephalicus. Eine ganz andere Art der Kompression zeigt sich im Fall des Truncus brachiocephalicus. *Endoskopisch* findet man immer eine Vorwölbung in das Lumen der vorderen Trachealwand im unteren Drittel der Trachea (Abb. 5.**31**).

Der Nachweis einer Kompression durch den Truncus brachiocephalicus lässt sich durch den Einsatz einer re-

Therapie

Doppelter Aortenbogen. Die Behandlung der Kinder mit doppeltem Aortenbogen erfolgt operativ. Aufgrund der allgemein erheblich ausgeprägten Trachealstenose mit begleitender Malazie ist häufig eine postoperative Behandlung mit Langzeitintubation oder Tracheotomie erforderlich. In solchen Fällen überdauern die Deformationen der Trachea die Operation und die Kinder behalten noch über längere Zeit die Symptomatik der Stenose, allerdings nicht mehr in lebensbedrohlichem Ausmaß, bis eine ausreichende Stabilisierung der Trachealknorpel eintritt.

Aberrierende A. pulmonalis (pulmonary sling). Die operative Therapie erweist sich bei Neugeborenen mit Pulmonary Sling als notwendig. Postoperativ kann der Verlauf im Neugeborenenalter auch nach erfolgter Korrektur der Gefäßanomalie mit Komplikationen einhergehen. Ausgeprägte Tracheobronchialstenosen führen zur respiratorischen Insuffizienz und erfordern eine individuelle Therapie.

Trunkus. Die klinischen Symptome durch den Trunkus nehmen mit dem Wachstum des Kindes ab. Nur in seltenen Fällen ist die Indikation zur operativen Therapie gegeben.

Das betrifft auch die Fälle mit „Dysphagia lusoria".

Prognose

Für Kinder mit doppeltem Aortenbogen ist die Prognose ohne operative Therapie infaust. Wichtig ist die frühzeitige Diagnostik und Operation. Bei Kindern mit Pulmonary Sling ist durch die ausgeprägte Tracheobronchialstenose die Prognose von der Beherrschung der respiratorischen Komplikationen abhängig. Günstig ist der Verlauf bei Kindern mit Aberrationen von Trunkus und rechter A. subclavia.

■ Fehlbildungen des Bronchialsystems

Morphogenese

Die in der 5. Embryonalwoche beginnende Gliederung in den Lappenanlagen durch weitere Sprossung und Differenzierung setzt sich fort, sodass am Ende der 6. Woche alle bronchopulmonalen Segmente schon vorhanden sind. Zwischen der 10. Embryonal- und 14. Fetalwoche entstehen etwa 60–75% der weiteren bronchialen Teilungen jenseits der Segmentbronchien. In der 16. Fetalwoche ist die bronchiale Entwicklung bereits abgeschlossen. Entwicklungsstörungen in dieser Periode hinterlassen ihre Spuren entweder im Skelettbau der Bronchialwand oder als Verzweigungsanomalien sowie in Form der Separation.

Fehlbildungen der Bronchialwand

Definition

Den Fehlbildungen liegt eine Instabilität der Wand durch Knorpelspangenanomalien zugrunde. Beim Aufbau der Bronchialwand während der Proliferation des Mesenchyms kommt es zu Störungen im Knorpelbau und der Bronchialmuskulatur. Durch die Instabilität der Bronchialwand treten während der beiden Atemphasen erhebliche Kaliberschwankungen auf (Abb. 5.**34** u. 5.**35**).

Es entsteht eine sog. funktionelle Stenose. Diese funktionellen Stenosen können lang- oder kurzstreckig sein und einen Lappen-, Segment- oder Subsegmentbronchus betreffen. Eine angeborene bronchiale Fehlbildung mit generalisierter Knorpelhypo- bis Knorpelaplasie im Bereich der 3. und 4. Bronchialgeneration (den Bronchioli terminales bzw. Bronchioli respiratorii) ist als Williams-Campbell-Syndrom bekannt. Analog zur Trachea können im Bronchialbaum die Knorpelspangen in sich und miteinander verschmelzen und harte Stenosen ergeben.

Klinik

Als erste Folgeerscheinung tritt eine Störung der mukoziliären Klärfunktion auf, woran sich sekundär die bakterielle Infektion anschließt. Die Spätfolgen der Bronchusstenosen sind meist therapieresistent verlaufende Bronchitiden mit Übergang in chronische Verlaufsformen. In poststenotischen Bezirken entwickeln sich sekundär im Lauf der Zeit Bronchiektasen. Der Stenoseeffekt ist besonders ausgeprägt in der Exspirationsphase. Deshalb imponieren die meist chronischen Bronchitiden der Patienten als asthmatoide oder spastische Bronchitis. Malazische Bronchusstenosen können auch wie ein Ventil wirken und zur Überblähung des dazugehörigen Parenchymanteils führen.

Diagnostik

Die *Bronchoskopie* sollte bei diesen Patienten unter Erhalt der Spontanatmung erfolgen, um die Kaliberschwankungen besser differenzieren zu können. Es empfiehlt sich entweder die Optik allein, oder das flexible Bronchoskop einzusetzen. Die *Bronchographie* dokumentiert das Ausmaß und den Grad der Ausdehnung der Stenose sowie den Zustand des dazugehörigen Parenchymteils. Dabei sollte das Kontrastmittel über einen endotrachealen Tubus eingebracht werden und die Aufnahme in beiden Atemphasen erfolgen. In manchen Fällen, wo die Prozesse einen streng begrenzten Umfang aufweisen und evtl. die operative Therapie bevorsteht, kann man durch die *Bodyplethysmographie* den stenotischen Effekt dokumentieren und objektivieren.

Fehl- und Missbildungen der Atemorgane **177**

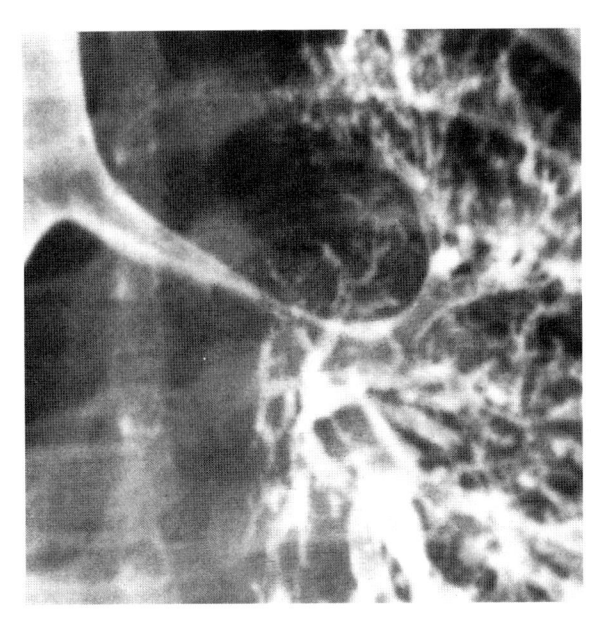

Abb. 5.34 Bronchogramm. Linker Hauptbronchus im Exspirium. Nach distal zunehmende hochgradige weiche Stenose.

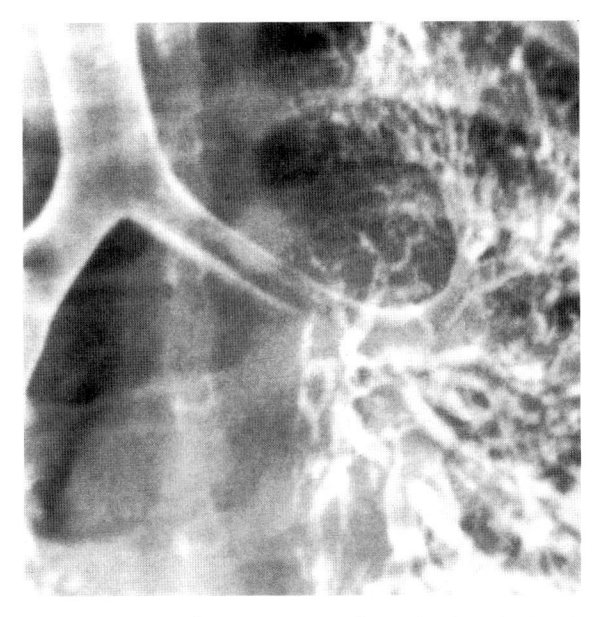

Abb. 5.35 Bronchogramm. Derselbe Befund in der Inspirationsphase.

Therapie

Die Behandlung der funktionellen Bronchusstenosen erfolgt bei Säuglingen und Kleinkindern meist symptomatisch. Mit dem Wachstum zeigt sich eine Tendenz zur Stabilisierung der Bronchialwand in den betroffenen Abschnitten. In seltenen Fällen kann in Abhängigkeit vom individuellen Befund und klinischen Verlauf die operative Therapie in Frage kommen.

Prognose

Bei Behandlung und Dispensairebetreuung in Zentren gestaltet sich die Prognose günstig. Sie ist abhängig von Art und Ausmaß der Stenose.

Bronchogene Zysten

Definition

Bronchogene Zysten stellen eine abgespaltene Bronchusanlage dar und gehören zur allgemeinen Gruppe der Vorderdarmzysten. Sie sind im mittleren und hinteren, selten im oberen Mediastinum und äußerst selten im vorderen Mediastinum lokalisiert. Dabei überwiegt die Lokalisation zwischen Hilus und Bifurkation. Die eigentlichen bronchogenen Zysten werden nach der Lokalisation differenziert in:

- karinale (subkarinale) Zysten,
- paratracheale Zysten,
- intraperikardiale Zysten mit vorwiegendem Sitz zwischen den beiden Vorhöfen,
- intrapulmonale Zysten,
- atypische Zysten:
  - im Brustwirbelbereich,
  - im sternalen Bereich,
  - im diaphragmalen Bereich.

Die intrapulmonal gelegene bronchogene Zyste kommt meist solitär in der Nähe des Bronchialbaums vor, meistens als kugelförmiger Hohlraum. Die Wand von bronchogenen Zysten enthält muskuläre, knorpelige und drüsige Elemente, ausgekleidet mit Flimmerepithel des Bronchialbaums.

Klinik

Die Zysten sind bereits bei der Geburt vorhanden, bleiben aber symptomlos. Erst im Lauf der Entwicklung, nach dem Erreichen einer gewissen Größe treten sie in Erscheinung. Sie können zufällig bei Röntgenuntersuchungen entdeckt werden.

Eine besondere Rarität stellen die bronchogenen mediastinalen Zysten bei Neugeborenen und Säuglingen dar.

Wenn die Gebilde eine entsprechende Größe erreicht haben, verursachen sie Symptome, welche von ihrem Sitz und ihrer Größe abhängig sind. Es kann eine Nervenkompressionssymptomatik (N. recurrens, N. phrenicus, N. sympathicus und N. vagus) oder eine Gefäßabflussbehinderung, besonders eine Kompression von Venen und Lymphgefäßen beobachtet werden.

Diagnostik

Die Diagnose ist allein anhand des *Röntgen-Thoraxbilds* möglich. *CT* bzw. die *MRT* stehen heute zur Verfügung. Sie können zur Differenzialdiagnose hinsichtlich eines

Tumors einbezogen werden. Durch die *Bronchographie* ist man in der Lage, die Ausdehnung und Beziehung der Zyste zum Bronchialsystem durch mangelnde Bronchusfüllung, Auseinanderspreizung oder Kompression von Bronchialästen zu beurteilen.

Therapie

Die Postulierung der Diagnose einer bronchogenen Zyste ist identisch mit der Indikation zur operativen Therapie.

Prognose

Nach Jahren sind Rezidive möglich.

Bronchusdystopien/Lappungsanomalien

Definition

Die Lappungsanomalie könnte man als eine Verschiebung untergeordneter Bronchien auf den Hauptbronchus oder die Trachea charakterisieren. Man unterscheidet die atypische Teilung bzw. Variation und die Transposition, wenn der Abgang des Bronchus vom falschen Abschnitt erfolgt oder der Bronchus die Überschussbildung darstellt. Der Trachealbronchus kommt am häufigsten auf der rechten Seite vor. Von klinischer Bedeutung ist der Bronchus cardiacus accessorius superior dexter. Es handelt sich hierbei um einen zusätzlichen Bronchus, welcher sich von der medianen Wand des Bronchus intermedius, meist gegenüber dem Oberlappenbronchus, abzweigt. Er endet häufig blind oder führt zu einem akzessorischen Lappen (Abb. 5.**36**).

Der Mittellappen weist nur selten Verzweigungsanomalien auf, die klinisch von Bedeutung wären.

Der eher rechtwinklige und relativ enge Abgang des Mittellappenbronchus aus dem Bronchus intermedius ist häufig die Ursache für Erkrankungen des Parenchyms und führt zum sog. „Mittellappensyndrom" (Abb. 5.**37**).

Der Lobus venae azygos imponiert oft als überschüssiger Lungenlappen, obwohl er genetisch nicht mit der Lungenentwicklung zusammenfällt. Er ist der, durch eine Pleuradoppelfalte abgetrennte, mediane Teil des Oberlappens und verdankt seine Entstehung der Entwicklung des venösen Gefäßsystems bzw. dem anomalen Verlauf der V. azygos. Der Lobus venae azygos hat eine größere klinische Bedeutung, da er häufig von Atelektasen, zystischen Erkrankungen, Tuberkulose und bei Erwachsenen von Karzinomen betroffen ist. Als Verzweigungsanomalien der linken Seite werden angesehen:
- der Abgang des 3. Oberlappensegments aus der Lingula,
- der getrennte Abgang des 1. und 2. Oberlappensegments,
- der gemeinsame Abgang des 1. und 2. Segments aus dem linken Hauptbronchus.

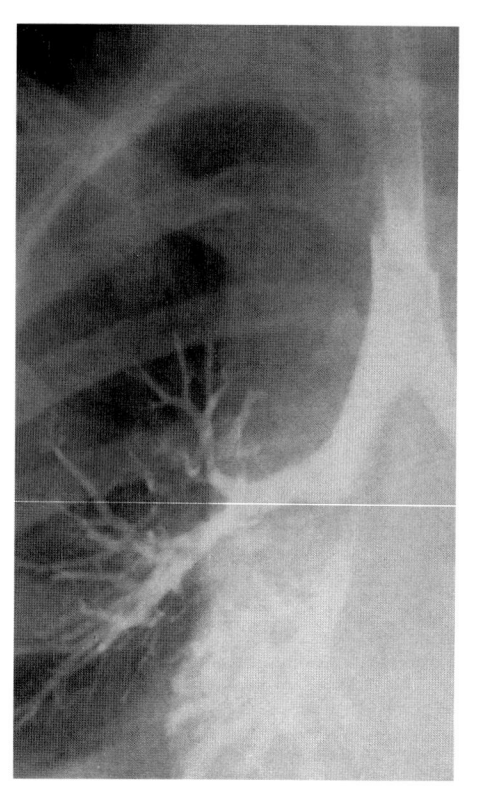

Abb. 5.**36** Bronchogramm. Präkordial gelegener Lobus cardiacus superior bei Hypoplasie des rechten Bronchialbaums.

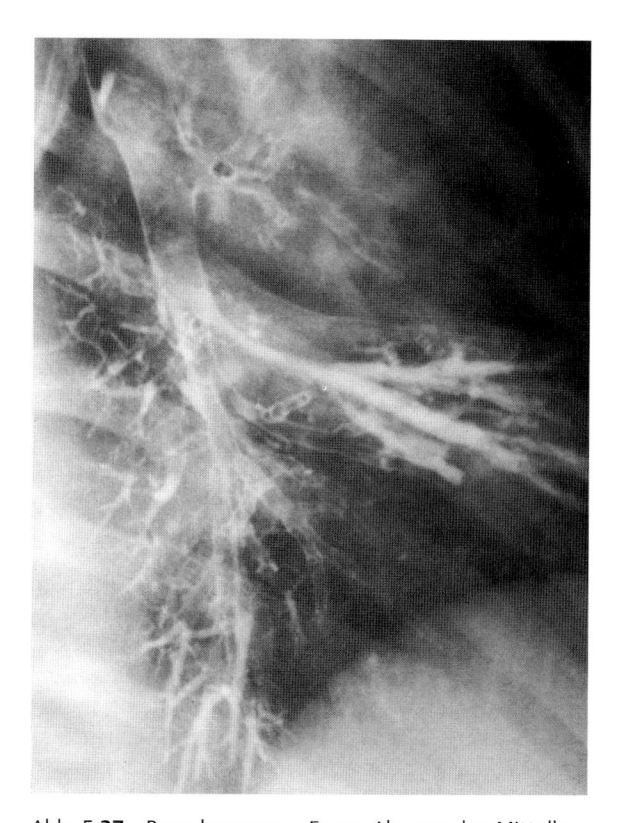

Abb. 5.**37** Bronchogramm. Enger Abgang des Mittellappenbronchus beim sog. „Mittellappensyndrom".

Fehl- und Missbildungen der Atemorgane **179**

Therapie

Je nach klinischem Verlauf und Ausprägung der Symptome reicht die Behandlung von konservativ-symptomatisch bis zum operativen Eingriff. Der Lobus venea azygos und der Lobus cardiacus superior dexter werden meist operativ behandelt.

Prognose

Die Prognose ist günstig.

■ Fehlbildungen der Lunge

Lungenmangelfehlbildung

Definition

Die extreme Mangelbildung der Lunge kommt in Form der Agenesie oder Aplasie vor, gefolgt von der Hypoplasie. Sie kann die Lappenbildung oder sogar einen ganzen Lungenflügel betreffen.

Agenesie. Unter Agenesie versteht man des Fehlen des Parenchyms, des dazugehörigen Bronchus und Gefäßes. Agenesien der linken Seite sollen häufiger vorkommen als Agenesien der rechten Seite. Am seltensten sind darunter die, nicht mit dem Leben zu vereinbarenden, doppelseitigen Lungenflügelagenesien, von denen nur 5 Fälle beschrieben worden sind.

Lungenagenesien werden oft von anderen Fehlbildungen begleitet, wie z. B. Dysplasie der Rippen auf der ipsilateralen Seite, Ösophagusatresie bis zum Situs inversus totalis.

Aplasie. Die Aplasie unterscheidet sich von der Agenesie durch das Vorhandensein der Bronchusanlage, welche blind endet. Die Aplasie des gesamten Atemsystems wird in der Literatur nur 2-mal beschrieben.

Hypoplasie. Zur Hypoplasie eines Lungenflügels oder eines Lungenlappens gehört entweder eine zu niedrige Zahl an Bronchusaufteilungen oder ein nur rudimentär vorhandenes Parenchym.

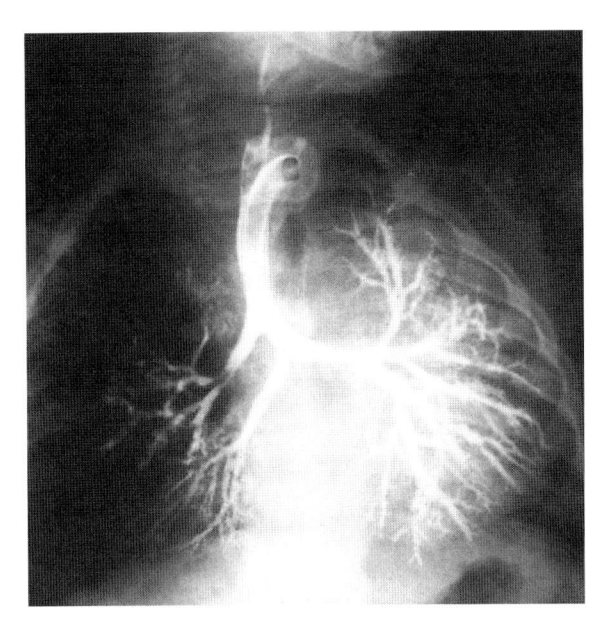

Abb. 5.**38** Laryngotracheobronchogramm eines 1½-jährigen Kindes mit hochgradiger angeborener Larynxstenose. Hypoplasie des gesamten rechten Lungenflügels und Dystopie des 2. Oberlappensegments links.

Lingulasegmente des Oberlappens können den Mittellappen imitieren, wenn sie dystop unterhalb des Oberlappenbronchus abgehen als Folge einer überzähligen Furchenbildung. Als weitere Folge der überzähligen Furchenbildung können der Lobus posterior und der Lobus cardiacus entstehen. Der Lobus posterior stellt das abgetrennte apikale Segment des Unterlappens dar. Der Lobus cardiacus ist ein vom Bronchus infracardiacus versorgter, abgespaltener Teil des Unterlappens. Linksseitige Anomalien sind oft mit einem Situs inversus oder mit gleichzeitigen Abweichungen des rechten Bronchialbaums kombiniert (Abb. 5.**38**).

Klinik

Klinische Bedeutung erhalten die Bronchusdystopien nur dann, wenn Ventilationsstörungen mit ihren Folgen in Erscheinung treten. Die Kinder leiden an rezidivierenden oder chronischen Atemwegserkrankungen.

Diagnostik

Röntgenologisch bekommt man Hinweise auf mehr oder weniger ausgeprägte Belüftungsstörungen.

Endoskopisch zeigt sich der dystope Bronchus, seine weitere Indentifizierung erfolgt nur auf bronchographischem Wege. Um eine exakte Information über den Parenchymteil zu erhalten, welcher zu dem dystopen Bronchus gehört, empfehlen sich *Perfusionsszintigraphie*, *CT* und *MRT* sowie bei Bedarf *Ventilationsszintigraphie*.

Klinik

Bei ausreichender funktioneller Reserve der vorhandenen Lunge brauchen Agenesien, Aplasien und Hypoplasien nicht in Erscheinung zu treten. Man entdeckt sie dann zufällig anhand der Röntgen-Thoraxaufnahme. Sonst ist die Symptomatik unspezifisch und äußert sich in Minderbelastbarkeit, Dyspnoe und Zyanose bis zur respiratorischen Insuffizienz. Wie sich Agenesien und Aplasie klinisch äußern, ist auch abhängig von den Begleitfehlbildungen. Als kritische Zeit gilt das Neugeborenen- und Säuglingsalter.

Diagnostik

Die diagnostischen Maßnahmen der Lungenmangelfehlbildung bestehen in:
- Röntgen-Thoraxaufnahme,
- Bronchoskopie,
- Bronchographie,
- Pulmonalisangiographie,
- Perfusions- und Ventilationsszintigraphie.

Röntgenologisch entstehen die Bilder der mehr oder weniger ausgeprägten sog. „hellen Lunge" (Abb. 5.**39**).

Die Diagnose der Agenesie kann man schon endoskopisch stellen. Die Bronchographie bestätigt das Bild einer Agenesie und kann außerdem wertvolle Hinweise über den Differenzierungsgrad der angelegten Lunge geben (Abb. 5.**40**).

Im Fall des Vorliegens einer Aplasie findet man während der Endoskopie eine ausgebildete Bifurkation und den blind verschlossenen Hauptbronchus auf der entsprechenden Seite.

Die Bronchographie bestätigt das Fehlen des Parenchyms (Abb. 5.**41**).

Ausgeprägte Formen der Hypoplasie ähneln den endoskopischen Befunden der Agenesie. Das Bronchogramm lässt eine exakte Differenzierung der Mangelbildung zu.

Zur Einschätzung des funktionellen Zustands des Lungenparenchyms werden bei Hypoplasie Perfusions- und Ventilationsszintigraphie sowie Spirometrie empfohlen.

Therapie

Der unterentwickelte Lungenlappen ist ein Nährboden für chronisch verlaufende Infektionen. Bezüglich der Therapie herrscht eine einheitliche Meinung. Sie besteht in der Resektion der hypoplastischen Lunge bzw. der Lungenlappen.

Prognose

Bei der Agenesie und Aplasie hängt die Prognose von der funktionellen Reserve der vorhandenen Lunge und von möglichen Begleitfehlbildungen ab. Bei der Hypoplasie ist der Grad der Differenzierung des Parenchyms entscheidend.

Lungensequestration, Nebenlunge, Bronchopulmonary Foregut Malformation

Definition

Unter Lungensequestration versteht man eine Fehlbildung, bei der ein umschriebener Anteil des Lungengewebes anatomisch und funktionell aus dem Verband der Lungenanlage herausgelöst ist, die arterielle Versorgung aus dem großen Kreislauf erhält und keine primäre Verbindung zum Bronchialsystem besitzt. Bei der Lungensequestration unterscheidet man 2 Formen:
- intralobäre Sequestration,
- extralobäre Sequestration.

Intralobäre Sequestration. Die intralobäre Sequestration ist ein innerhalb der eigentlichen Lungenanlage liegender, demzufolge von der gemeinsamen Pleura visceralis überzogener, fehldifferenzierter Lungenanteil, der mit einem eigenen Bronchialsystem versehen ist, aber ohne jegliche Kommunikation mit dem normalen Bronchialbaum. Die arterielle Versorgung erfolgt aus dem großen Kreislauf, entweder direkt aus der Aorta oder über ihre Äste. Der venöse Abfluss erfolgt über die Vene des betreffenden Lungenlappens in die V. pulmonalis und den linken Vorhof.

Extralobäre Sequestration. Die extralobäre Sequestration unterscheidet sich von der intralobären Sequestration einerseits durch die Lage, sie liegt immer außerhalb des Lappens und ist mit einem eigenen Pleurablatt überzogen, und andererseits durch den venösen Abfluss, der über das Azygos-Hemiazygos-System erfolgt. Sehr oft wird in der Literatur die extralobäre Lungensequestration gleichzeitig mit dem Begriff „Nebenlunge" bezeichnet, besonders wenn der „extralobäre Sequester" eine Verbindung zum Intestinaltrakt besitzt und in Kombination mit Fehlbildungen anderer Organe auftritt. Als Nebenlunge weist die separierte Lungenanlage alle Bestandteile der Lunge auf, einschließlich des respiratorischen Epithels und der Bronchialwand, die zystischen Ausweitungen sind mit zähem Sekret angefüllt. Es besteht keine primäre oder sekundäre Verbindung zum eigentlichen Organ Lunge, sondern man findet eine stiel- oder strangartige Verbindung zum oberen Intestinaltrakt. In diesem Strang verlaufen eine atypische Arterie meist direkt aus der Aorta und eine Vene, die in das Azygossystem oder direkt in die Hohlvene mündet. Oft stellt dieser Strang eine kanalikuläre Verbindung zum Ösophagus oder Magen dar. Wegen der Verbindung zum Ösophagus oder Magen wurde für diese Variante der extralobären Sequestration bzw. Nebenlunge auch der Terminus Bronchopulmonary Foregut Malformation eingeführt. Diese Art ist sehr oft kombiniert mit Fehlbildungen anderer Organe wie Vitium cordis, Zwerchfellhernie, Fehlbildungen des Ösophagus, der Wirbelsäule, der Nieren und Hüftgelenke. ⅔ aller Sequestrationen sind in den posteriorbasalen Anteilen des Unterlappens lokalisiert, ⅓ verteilt sich auf den linken und rechten Oberlappen.

Klinik

Extralobäre Sequestration. Die extralobäre Sequestration bietet durch ihre besondere Lokalisation *selten eine klinische Symptomatik* und bleibt deshalb lange unerkannt. Die Anamnese von Patienten mit Lungensequestration weist häufig rezidivierende Pneumonien, Lun-

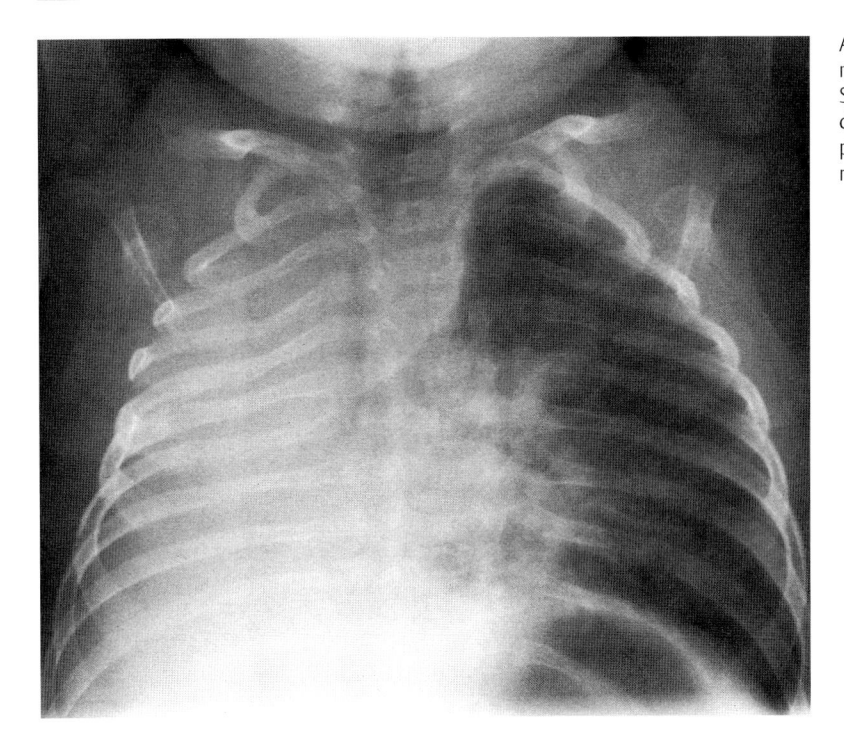

Abb. 5.**39** Röntgen-Thoraxaufnahme bei einem 6 Wochen alten Säugling mit rechtsseitiger Aplasie der Lunge und Operation einer Ösophagusatresie Vogt IIIb. „Helle Lunge rechts". Überblähung links.

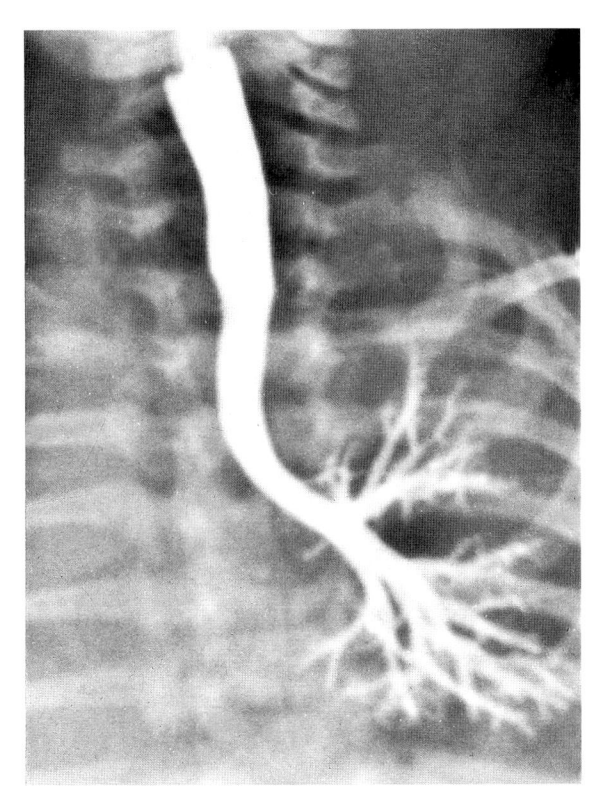

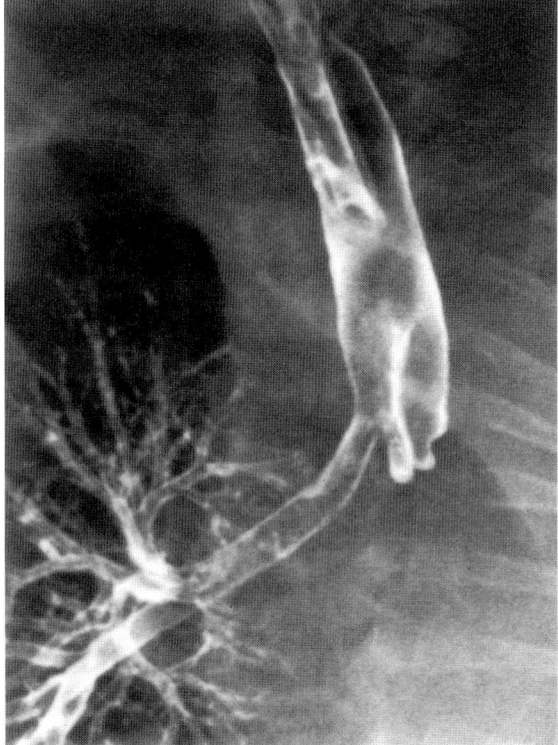

Abb. 5.**40** Bronchogramm der rechtsseitigen Lungenagenesie bei einem 4 Wochen alten Säugling.

Abb. 5.**41** Tracheobronchogramm der Lungenaplasie. Hinter dem rechten Bronchusstumpf zeigt sich ein langer Fistelstumpf nach Operation einer Ösophagusatresie. Das Tracheallumen ist bis zum Abgang des Fistelstumpfs sehr weit und weist danach eine harte Trachealstenose auf.

genabszesse, Bronchiektasen auf. Eine typische Besonderheit der Sequestration ist der konstant bleibende pathologische Röntgenbefund unabhängig vom Zustand des Patienten und den therapeutischen Maßnahmen.

Intralobäre Sequestration. Die intralobäre Sequestration bleibt *niemals symptomfrei*. In den umgebenden Lungenanteilen, kommt es sehr häufig zur Keimbesiedlung mit sekundären Veränderungen.

Die Lungensequestration, besonders die extralobäre Form, kann wegen ihrer besonderen Blutversorgung bei Neugeborenen und jungen Säuglingen hinter Herz-Kreislauf-Symptomen, wie unklaren Tachykardien mit niedrigem Blutdruck maskiert vorkommen. Im späteren Alter sind die hämodynamischen Besonderheiten so gering, dass sich keine kardialen Komplikationen ergeben.

Diagnostik

Röntgen-Thorax. Zur Diagnostik einer Lungensequestration kann schon das **Röntgen-Thoraxbild** beitragen. Bei aufmerksamer Betrachtung fällt eine unterschiedlich ausgeprägte homogene Verschattung meistens im kardiodiaphragmalen Winkel auf. In Abhängigkeit vom klinischen Verlauf und der Art der sekundären Veränderungen können röntgenologisch 3 Formen unterschieden werden:
- pseudotumoröse Form mit mehreren scharf begrenzten Verschattungen im Bereich der Sequestration,
- Pseudoabszessform mit zartwandigen Aufhellungen und Flüssigkeitsspiegeln
- bronchiektatische Form mit Darstellung multilokulärer Zystenbildungen (Abb. 5.42).

Bronchographie. Diese kann anhand der Verdrängung, Aussparung oder Aufspreizung basaler Segmentbronchien indirekte Hinweise auf eine Lungensequestration geben.

Retrograde Aortographie. Die retrograde Aortographie mit selektiver Katheterisierung der zuführenden Arterie erhärtet die Diagnose.

CT, MRT. Durch die Entwicklung der bildgebenden Diagnostik wurde die Aortographie als invasive diagnostische Methode durch CT und MRT ersetzt.

Doppler-Sonographie. Die farbkodierte Doppler-Sonographie ist ein weiteres wesentliches Untersuchungsverfahren zum sicheren Nachweis einer arteriellen Durchblutung. Man registriert mit der Doppler-Sonographie im echoarmen Raum oberhalb des Zwerchfells auf der Seite des Prozesses den pulsatilen arteriellen Fluss.

Perfusionsszintigraphie. Die hinzugezogene Perfusionsszintigraphie der Lungen zeigt bei Sequestrationen einen völligen Ausfall der Perfusion im betroffenen Gebiet an.

Ösophagoskopie und -graphie. Da hinter einseitiger Lungenagenesie häufig Nebenlungen mit Verbindungen zum Intestinaltrakt verborgen sein können, empfiehlt sich eine Ösophagoskopie und -graphie.

Therapie

Eine Lungensequestration ist ein operationspflichtiger Befund. Nur die Entfernung des sequestrierten Lungen-

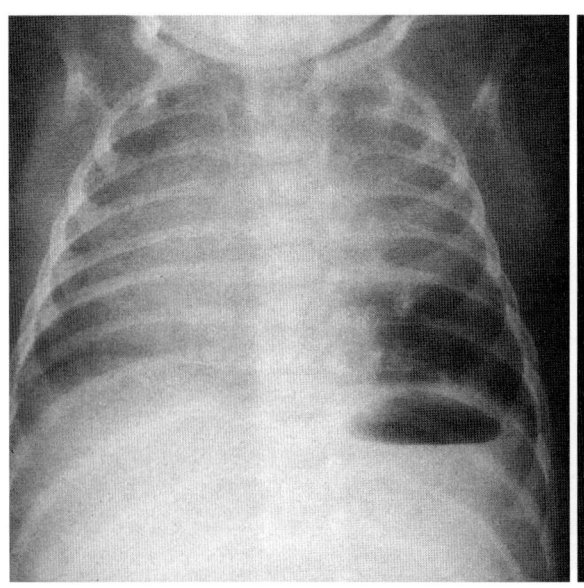

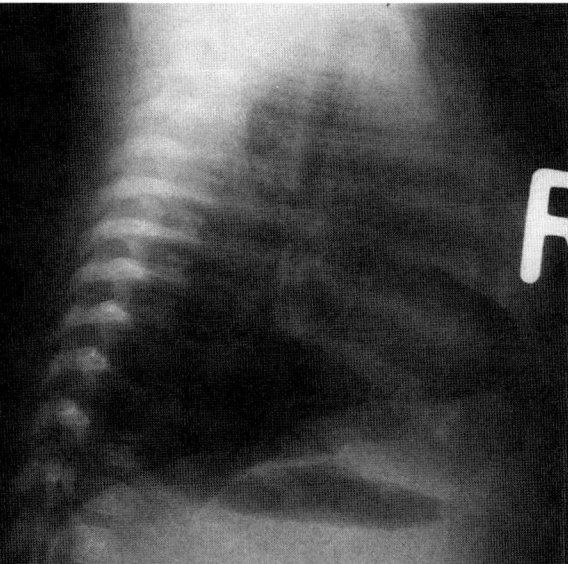

Abb. 5.42 Als Lungenzyste in der Röntgen-Thoraxaufnahme imponierende Aufhellung im linken Unterlappen bei einem 2 Wochen alten Säugling. Als Symptome traten nur Tachykardie und niedriger Blutdruck auf.

teils kann die Ursache der rezidivierenden Pneumonien beseitigen und die sich daraus ergebenden Komplikationen vermeiden.

Prognose

Die Prognose ist vom frühzeitigen Erkennen und adäquater Therapie abhängig.

Zystische Lungenfehlbildungen

Definition

Charakteristisch für alle zystischen Gebilde sind die epitheliale Auskleidung und die Kommunikation mit dem Bronchialsystem. Die bestehende freie Verbindung mit dem Bronchialbaum birgt eine ständige Infektionsgefahr in sich. Die epitheliale Auskleidung besitzt sekretorische Eigenschaften. Bei nicht genügender Resorptionsfunktion kommt es zum expansiven Wachstum mit Kompressions- und Verdrängungserscheinungen. Nach der Art und Ausdehnung der zystischen Veränderungen unterscheidet man:
- Parenchymzysten,
- Zystenlunge,
- Wabenlunge,
- zystische Adenomatose.

Parenchymzysten. Zur Entwicklung von Parenchymzysten führt die Fehlbildung des Bronchiolus respiratorius 1. Ordnung. Im respiratorischen Parenchym entstehen postnatal einzelne dünnwandige unterschiedlich große Hohlräume. Bei der Parenchymzystenform sind alle Lappen gleichermaßen betroffen.

Zystenlunge. Die Zystenlunge ist bedingt durch einen zystenähnlichen Umbau des gesamten Lungengewebes. Meist ist sie begrenzt auf einen Lungenlappen, sehr selten auf einen Lungenflügel.

Wabenlunge. Morphologisch bestehen Wabenlungen aus zystisch veränderten Bronchioli terminales und Bronchioli respiratorii. Das Parenchym des Lungenanteils ist durchsetzt mit dicht aneinanderliegenden zystischen Hohlräumen. Die Wabenlunge nimmt eine Intermediärstellung zwischen Lungenzyste und Bronchiektasen ein. Die rechte Lunge ist öfter befallen als die linke, die Oberlappen werden von der Lokalisation her bevorzugt.

Zystische Adenomatose. Die kongenitale zystische Adenomatose der Lunge ist eine seltene Form der zystischen Lungenfehlbildungen. Für den dysgenetischen Entwicklungsmechanismus ist die disproportionale Entwicklung zwischen der zentrifugal gerichteten Entodermaussprossung und dem zentripetal verlaufenden Mesenchymwachstum verantwortlich. Je nach Lokalisation und Beginn der bindegewebigen Insuffizienz entsteht eine kontinuierliche Entwicklungsreihe von der einkammerigen Sacklunge bis zur mehrkammerigen Zystenlunge. Diese sehr seltene Fehlbildung täuscht eine Zwerchfellhernie vor.

Klinik

Die zystischen Lungenfehlbildungen manifestieren sich klinisch erst nach Auftreten ihrer Komplikationen. Bei expansivem Wachstum treten Kompressions- und Verdrängungssymptome, rezidivierende pulmonale Affektionen und gelegentlich Pneumonien auf.

Diagnostik

In der Diagnostik gewinnt das Röntgen-Thoraxbild an Bedeutung. Die Bronchographie ist in der Lage, die Ausdehnung und die Beziehung der Zyste bzw. des zystischen Anteils zum Bronchialsystem durch mangelnde Bronchusfüllung, Spreizung oder Kompression von Bronchialästen darzustellen.

Therapie

In der Behandlung stehen konservative, symptomatische Maßnahmen an.

Kongenitale Bronchiektasen – Kartagener-Syndrom

Definition

Durch eine Störung in der Differenzierung der Bronchialwand in der frühesten Embryonalphase kommt es in den Unterlappen zur Ausbildung von Bronchiektasien. Von Kartagener stammt die Trias der histologischen Merkmale der kongenitalen Bronchiektasie:
- Atrophie der glatten Muskulatur,
- Atrophie der elastischen Elemente der Bronchialwand,
- Gefäßhypoplasie,
- Strukturanomalie der Zilien.

Unter dem Kartagener-Syndrom versteht man die Kombination von:
- Bronchiektasie,
- Situs inversus,
- chronischer Sinusitus bzw. Polyposis nasi.

Klinik

Chronische Sinusitiden und pulmonale Affektionen bestimmen das Krankheitsbild.

Diagnostik

Bronchoskopie und -graphie gestatten die Diagnosestellung.

Therapie

Symptomatische Behandlung von Bronchitiden und Pneumonien, Physiotherapie.

Prognose

Sie wird von der Effizienz der Therapie chronischer Prozesse oder deren Prophylaxe bestimmt.

Lobäres Emphysem

Definition

Unter einem lobären Emphysem versteht man eine groteske Überblähung eines Lungenlappens. Durch den Kollaps der mangelhaft entwickelten Bronchialwand entsteht während der Atemphasen ein Ventilmechanismus, welcher für die Ausbildung des Emphysems verantwortlich ist. Die morphologische Grundlage des lobären Emphysems besteht in einem Mangel an Elastizität des Lungenparenchyms und einem völligen Fehlen oder einer mangelhaften Entwicklung der Knorpelsubstanz insbesondere der Segmentbronchien. Am häufigsten trifft man die emphysematischen Veränderungen im linken Oberlappen, gefolgt vom rechten Ober- und Mittellappen an.

Klinik

Die klinische Manifestation erfolgt in 90% der Fälle im Neugeborenen- und Säuglingsalter, indem sich eine akute respiratorische Insuffizienz einstellt, mit:
- Dyspnoe,
- Zyanose,
- Tachypnoe,
- Tachykardie,
- Einziehungen.

Meist imponiert das lobäre Emphysem als respiratorischer Notfall.

Diagnostik

Die Diagnose ist schon durch die konventionelle Röntgenaufnahme zu stellen. Das typische Röntgen-Thoraxbild zeigt eine Transparenz der Lunge mit spärlicher Zeichnung des Bronchial- und Gefäßbaums, mit mediastinaler Verdrängung zur „gesunden" Seite und Zwerchfelltiefstand auf der „kranken" Seite. Im Seitenbild ist eine retrosternale Aufhellung durch die vordere Mediastinalhernie typisch. Nur in einzelnen unklaren Fällen sind eine Bronchoskopie und evtl. -graphie erforderlich. Die Bronchoskopie liefert Informationen über Lokalisation und Charakteristik des Ventilmechanismus.

Therapie

Bei foudroyantem klinischen Verlauf gilt im Neugeborenen- und jungen Säuglingsalter das entsprechende Röntgenbild als Kriterium für die Operationsindikation.

Prognose

Die rechtzeitige Operation sichert einen 100%igen Heilerfolg.

Wilson-Mikity-Syndrom

Definition

Dem Wilson-Mikity-Syndrom liegt eine Fehlentwicklung des elastischen Fasersystems im parenchymatösen Teil der Lunge zugrunde. Pathologisch-anatomisch findet sich ein starkes Emphysem mit kleinfleckigen Atelektasen. Histologisch findet man geblähte Alveolen mit möglichen Einrissen, Verdickung der Septen, Umbau des Interstitiums, Parenchymverlust und zahlreiche, fast ausschließlich mononukleäre oder monozytoide Rundzellen.

Klinik

Zur klinischen Manifestation kommt es in der Neugeborenenperiode. Die Symptomatik äußert sich in Dyspnoe, Zyanose und apnoischen Anfällen.

Diagnostik

Röntgenologisch findet man eine grobmaschige, netzartige Zeichnung in den Ober- und Mittelfeldern als Ausdruck eines diffus verteilten Prozesses im Interstitium.

Therapie

Konservativ mittels symptomatischer Maßnahmen.

Dysontogenetische Blastome

Definition

Als dysontogenetische Blastome bezeichnet man Geschwülste, die aus Zellen und Zellstrukturen bestehen, wie man sie auch in der ihre verschiedenen Entwicklungsstadien durchlaufenden Lunge findet. Nach ihrem zellulären Aufbau unterscheidet man myxomatöse Blastome wie Leiomyome, Myome, Adenoleiomyome, Fibroadenome und Hamartome, Chondrome, auch Hamartochondrome genannt. Harmatome haben typische Strukturen von Knorpelgewebe, das von der Bronchialschleimhaut durchflochten ist, also von Teilen des Mesoderms und Ektoderms. Diese Blastome lassen sich als versprengte Bronchusknospen verstehen und werden deshalb den Fehlbildungen zugerechnet. Die dysontogenetischen Blastome sind mit 3–5 % an der Gesamtheit der Tumoren der Lunge beteiligt.

Klinik

Wegen des sehr langsamen Wachstums bleiben die meist peripher gelegenen Formen lange Zeit stumm und werden nur zufällig entdeckt. Zentral liegende Blastome äußern sich sehr spät, meist erst im 4.–6. Lebensjahrzehnt durch Kompressionssymptomatik.

Diagnostik

Die Diagnosestellung anhand des Röntgenbilds im Kindesalter gehört zu den Seltenheiten. Zu weiteren diagnostischen Schritten zählt die Magnetresonanztomographie.

Therapie

Die Behandlung erfolgt operativ.

Prognose

Die Prognose ist vom histologischen Befund abhängig.

Literatur

Abramson AL, Zielinski B (1984) Congenital laryngeal saccular cyst of newborn. Laryngoscope 94: 1580–1582
Angola CA, Tadini B, Mosca F, Wesley JR (1992) Prenatal Ultrasonography of Early Surgery for Congenital Cystic Disease of the Lung. J Pediatr Surg 24: 1414–1417
Arends M J, Wyllie AH, Bird CC (1990) Papilloma viruses and human cancer. Hum Pathol 21: 656–698
Baumgartl G, Erkens H (1961) Missbildungen des Atemapparates. Aplasie, Hypoplasie, Stenosen, Fisteln und Lungensequestration. In: Kremer K (Hrsg.) Die chirurgische Behandlung der angeborenen Fehlbildungen. Stuttgart: Thieme-Verlag, S. 71–87
Benjamin B (1984) Tracheomalacia in infants and children. Ann Otol Rhinol Laryngol 93: 438–442
Benjamin B (1991) Congenital interarytenoid web. Arch Otolaryngol Head Neck Surg 117: 1118–1122
Benjamin B (1994) Posterior glottic pathology. Int J Pediatr Otolaryngol 12: 23–31
Benjamin B, Inglis I (1989) Minor congenital laryngeal clefts: diagnosis and classification. Ann Otol Rhinol Laryngol 89: 417–420
Benjamin B, Walker P (1991) Management of airway obstruction in Pierre Robin sequence. Int J Pediatr Otorhinolaryngol 22: 29–37
Berkovits RNP, Bax NMA, v.d.Schans EJ (1987) Surgical treatment of congenital laryngotracheo-oesophageal cleft. Prog Pediatr Surg 21: 36–46
Berlien H-P, Cremer H, Djawari D, Granitzow R, Gübisch W (1993/1994) Leitlinien zur Behandlung angeborener Gefäßerkrankungen. Pädiatr Prax 46: 87–92
Boos D, Hof-Zehnder E, Haun C (1984) Die laryngotracheo-oesophageale Spalte. Monatsschr Kinderheilkd 134: 667–669
Borkowsky W, Martin D, Lawrence HS (1984) Juvenile Larynxpapillomatose mit Lungenbeteiligung. Am J Dis Child 138: 667–669
Breyer G, Häußinger K (1991) Tracheobronchiale Stents – Indikationen und Möglichkeiten. Pneumologie 45: 997–1003
Chernoff WG, White AK, Ballagh RH (1993) Tracheoesophageal fistula: A case report. Pediatr Otorhinolaryngol 27: 173–182
Corbally MT, Fitzgerald RJ, Guiney EJ, Ward D, Blayney A (1993) Laryngo-tracheo-oesophageal cleft: a plea for early diagnosis: Eur J Pediatr Surg 3: 241–243
Cotton RT, Myher CM, O,Conner DM (1992) Innovations in pediatric larnyngotracheal reconstruction. J Pediatr Surg 27: 196–200
Cozzi F, Myers NA, Piacenti S, et al. (1993) Maturational Dysautonomia and facial anomalies associated with oesophageal atresia: Support for neural crest involvement. J Ped Surg 28: 798–801
Deeg KH (1992) Möglichkeiten der farbkodierten Dopplersonographie im Kindesalter. Pädiat Prax 44: 9–22, 181–200
Dietzsch HJ, Rupprecht E (1985) Zur Bedeutung und Häufigkeit der intralobären Lungensequestration im Kindesalter. Kinderärztl Prax 53: 395–399
Eber E, Zach M (1994) Die oberen Luftwegsobstruktionen im Säuglingsalter. Paediatrica-Paedologica Bd. 29, 3: A40–A44
Evans JNG (1985) Management of the cleft larynx and tracheoesophageal clefts. Ann Otol Rhinol Laryngol 94: 627–630
Flack HG (1993) Neue Methode zur tracheobronchialen Implantation einer selbstexpandierenden Endoprothese (Stent): Pneumologie 47: 344–347
Froehlich D, Truy E, Stamm D, Floret D, Morgen A (1993) Role of long-term stenting in treatment of pediatriac subglottic stenosis. Pediatr Otorhinolaryngol 27: 229–244
Froehlich P, Truy E, Stamm D, Morgon A, Floret D, Chappuis CP (1993) Cleft larynx: management and one-stage surgical repair by anterior translaryngotracheal approach in two children. Int J Pediatr Otorhinolaryngol 27: 73–78
Garel C, Hassan M, Hertz-Pannier L, Francois M, Contencin P, Narcy P (1992) Contribution of MR in the diagnosis of occult posterior laryngeal cleft. Int J Pediatr Otorhinolaryngol 24: 147–181
Garnett JD, Cook CB (1993) Primary bronchopulmonary fibrosarcoma of the trachea in a child. South Med J 86: 1283–1285
Gauderer MWL, Oitica C, Biskop HC (1993) Congenital Bronchobiliary Fistula: Management of the Involved Hepatic Segment. J Pediatr Surg 28: 452–455
Geißler W, Wurnig P, Klos I (1985/86) Formen und Bedeutung von Tracheastenosen. Pädiatr Prax 32: 487–503
Gerein V, Pfister H, Lodemann E (1986) Korrelation der klinischen Befunde und Ansprechen der Alpha-Interferontherapie zum Papillomvirustyp bei Larynxpapillomatose. Monatsschr Kinderheilkd 134: A79
Gillov A, Eickschen-Montazeri M, Schickendantz S (1986) Aberrierende linke A. pulmonalis (Pulmonalisschlinge) als Ursache der Ateminsuffizienz im Neugeborenen- und Säuglingsalter. Pädiatr Prax 33: 381–387
Gosepath J, Orestano F, Jüngst B (1967) Mehrfache Missbildungen des Kehlkopfs: Aplasie der Ventrikel, Taschenbänder und Stimmbänder, subglottische Diaphragmen, Synchondrose eines Krikoarytenoidgelenkes und rinnenförmige Epiglottis. Z Laryngol Rhinol Otol 46: 190–199
Gottschalk E, Lichey C (1977) Bronchogene mediastinale Zysten bei Kindern. Z Kinderchir 20: 14–24
Greschuchna D, Katsouros T (1971) Kartagener-Syndrom. Prax Pneumol 25: 526–529
Gubbawy H, Zeidler D (1985) Die Lungenharmatome. Prax Klin Pneumol 39: 918–919
Guys JM, Triglia JM, Louis C, Pamel M, Carcassonne M (1991) Esophageal atresia tracheomalacia and arterial compression: Role of Aortopexy. Eur J Pediatr Surg 1: 261–265
Haas RJ (1972) Unilaterale Lungenagenesie. Z Klin Pädiatr 184: 135–139
v.d.Hardt H (1985) Fehlbildungen der Bronchien. In: Fenner A, v.d.Hardt H (Hrsg) Pädiatrische Pneumologie. Berlin-Heidelberg-New York: Springer-Verlag, S. 127–138

Hayashi AH, McLean DR, Peliowski A, Tierney AJ, Finer NN (1992) A Rare Intrapericardial Mass in a Neonate. J Pediatr Surg 27: 1361–1363

Healy GB, McGill T, Jako GJ, Strong MS, Vangham CW (1978) Management of choanal atresia with the carbon dioxide laser. Ann Otol Rhinol Laryngol 87: 658–662

Heugel A, Tiedemann KH, Heuberger B (1987) Die gastrobronchiale Fistel. Chir Prax 37: 467–474

Hoffmann A, Koerfgen P, Rupprecht H (1993) Eine Ösophagusduplikatur bei früherer bronchogener Cyste: Fallbeschreibung und Literaturüberblick. Chirurg 64: 744–747

Holinger LD, Oppenheimer RW (1989) Congenitial subglottic stenosis: the elliptical cricoid cartilage. Ann Otol Rhinol Laryngol 98: 702–706

Holtmann S, Kleinsasser N, Mantel K, Merkenschlager A (1994) Die chirurgische Behandlung der kindlichen Larynxstenosen im Ringknorpelbereich. Laryngol Rhinol Otol 73: 41–45

Hruda J, Tuma S, Schneider P (1986) Pulmonale Gefäßschlinge – Respiratorische Störungen durch vaskuläre Fehlbildung. Kinderärztl Prax 54: 577–582

Hubert P, Manach Y, Cheron G, Hermabessiere C, Cloup M (1991) Le syndrome de Pierre Robin. Rev Prat 41: 33–37

Hunter TB, Kuhns LR, Roloff MA (1975) Tracheobronchomegaly in an 18 months old child. Radiology 123: 687 Huth J, Bohley P (1961/62) Trachealzysten und ihre Behandlung. Thoraxchirurgie 9: 207–213

Irmer W, Ringler W (1961) Mediastinaltumoren und Zysten. In: Kremer K (Hrsg.) Die chirurgische Behandlung der angeborenen Fehlbildungen. Stuttgart: Thieme-Verlag, S. 112–120

Irving RM, Baily CM, Evans ING (1993) Posterior glottis stenosis in children. Int J Pediatr Otorhinolaryngol 28: 11–23

Kallfelz HC (1985) Gefäßfehlbildungen. In: Fener A, v. d.Hardt H (Hrsg.) Pädiatrische Pneumologie. Berlin-Heidelberg-New York, Springer-Verlag, S. 160–194

Kelm C, Schück R, Padberg W, Zimmermann T (1994) Kongenitales lobäres Emphysem der Lunge. Pädiat Prax 47: 44–450

Kempf FK (1953/1954) Vorderdarmzysten des Mediastinums unter besonderer Berücksichtigung einer Trachealzyste. Thoraxchirurgie 1: 114–122

Kennedy T (1989) Cystic hygroma-lymphangioma: A rare and still unclear entity. Laryngoscope 99, Suppl: 1–10

Kinsella JP, Neish SR, Shaffer E, Abmann SH (1992) Low-dose inhalational nitric oxide in persistent pulmonary hypertension of the newborn. Lancet 340: 819–820

Klos I, Wurnig P (1984) Zur Abklärung von Stridor und Trachealstenose im Neugeborenen- und Säuglingsalter. Prax Pneumol 38: 295–300

Kuznetsowa LS, Velikosetseva LG, Annenkowa ID (1985) Papillomatosis of the larynx in children, with some immunologic parallels. Vest Otolaringol (Moskau) 1: 53–55

Laitinen SH, Ranta RE (1992) Cephalometric measurements in patients with Pierre Robin syndrome and isolated cleft palate. Scan J Plast Reconstr Surg Hand Surg 26: 177–183

Langer R, Kaufmann HJ, Vogel M (1985) Röntgenbefunde bei primärer bilateraler Lungenhypoplasie – Korrelation mit pathologisch-anatomischen Befunden. Klin Pädiatr 197: 427–430

Langhorst H, Mall W, Jaumieling-Langhorst A (1993) Fehlbildungen der Lunge. Pneumologie 47: 566–572

Lusk RP, Mentz HM (1987) Nasal obstruction in the neonate secondary to lacrimal duct cysts. Intern J Pediatr Otorhinolaryngol 13: 315–322

Mahboubi S, Bellah RD (1992) CT evaluation of tracheobronchial tumors in children. Int J Pediatr Otorhinolaryngol 24: 135–143

Mahboubi S, Meyer JS, Hubbard AM, Harty MP, Weinberg PM (1994) Magnetic resonance imaging of airway obstruction resulting from vascular anomalies. Int J Pediat Otorhinolaryngol 28: 111–123

Mazzaka CA, Respler DS, Jalin AF (1993) Neonatal respiratory distress: sequela of bilateral nasolacrimal duct obstruction. Int J Pediatr Otorhinolaryngol 25: 209–216

Menzer SJ, Filler RM, Phillips J (1992) Limited Pulmonary Resections for Congenital Cystic Adenomatoid Malformation of the Lung. J Pediatr Surg 27: 1410–1413

Meyer D, Höchst B, Horwitz AE (1994) Lungensequestration im Kindesalter – Diagnostisches Vorgehen. Pädiat Prax 47: 517–524

Miehlke A, Chilla R, Vollrath M (1980) Die Kryo- und Laserchirurgie zur Behandlung maligner und benigner Kehlkopfprozesse. HNO 28: 357–364

Mollinedo J (1992) Chirurgie der unteren Trachea und der Hauptbronchien. Pneumologie 46: 255–314

Morrison AJ, Evans JNG (1993) Juvenile respiratory papillomatosis: acyclovir reassessed. Int J Pediatr Otorhinolaryngol 26: 193–197

Müller C, Dienemann H, Hoffmann H, et al. (1993) Expandierbare Metallmaschenstents zur Behandlung von Trachealstenosen und Tracheomalazie. Zentralbl Chir 118: 543–548

Murphy JJ, Blair GK, Fraser GC, Ashmore PG (1992) Rhabdomyosarcoma Arising Within Congenital Pulmonary Cysts: Report of Three Cases. J Pediatr Surg 27: 1364–1367

Myer III CM, Cotton RT, Holmes DK, Jackson RK (1990) Laryngeal and laryngotracheal clefts: role of early surgical treatment. Ann Otol Rhinol Laryngol 99: 98–104

Narcy P, Bobin S, Contencin P (1984) Anomalie laryngèes du nouveauné. A propos de 687 observation. Ann Otolaryngol Chir Cervicofac 101: 363–373

Nicolette LA, Koloske AM, Bartow SA, Murphy S (1993) Intralobar pulmonary sequestration: A clinical and pathological spectrum. J Ped Surg 28: 802–805

Paul K, Adler D, Wille L (1986) Kongenitales Chondrom des Larynx als Ursache neonataler Asphyxie mit Pneumothorax. Monatsschr Kinderheilkd 134: A38

Pettersson BG (1969) Laryngo-tracheo-oesophageal cleft. Z Kinderchir 7: 43–49

Philipp C, Poetke M, Berlien H-P (1993/1994) Klinik und Klassifikation angeborener Gefäßerkrankungen. Pädiatr Prax 46: 75–83

Prescott CAJ, Laing D (1993) Medium term fate of cartilage grafts from children after laryngo-tracheoplasty. Int J Pediatr Otorhinolaryngol 27: 163–171

Rashid A, Zeidler D (1985) Lungensequestration. Klinisches Bild, Diagnostik und Therapie. Prax Klin Pneumol 39: 916–917

Rebmann H, Schmaltz AA, Nolte K (1986) Pulmonalarterienschlinge und dysplastische Trachealstenose. Monatsschr Kinderheilkd 134: 819–822

Richter A, Heyne K, Sagebeil J (1986) Respiratorischer Notfall beim Neugeborenen: extreme laryngotracheo-oesophageale Spalte (Oesophago-Trachea). Monatsschr Kinderheilkd 134: 874–877

Richtering I, Minnigerode B (1971) Obstruierendes Tracheal-Fibrom bei einem Kleinkinde. Z Kinderchir 10: 142–146

Ring-Mrozik E, Hecker WCh, Nerlich A, Krandick G (1991) Clinical findings in middle lobe syndrome and other processes of pulmonary shrinkage in children (atelectasis syndrome) Eur J Pediatr Surg 1: 266–272

Risher WA, Avensman RM, Ochsner JL (1990) Congenital bronchoesophageal fistula. Ann Thorac Surg 49: 500–505

Rodgers BM, Harman PK, Johson AM (1986) Bronchopulmonary foregut malformations the spectrum of anomalies. Ann Surg 203: 517–524

Rossberg G, Kriegsmann B (1967) Diagnose und Behandlung der Laryngozele. Laryngol Rhinol Otol 46: 49–57

Rotthoff F (1961) Über die Aortenringanomalie und ihre operative Behandlung. In: Kremer K (Hrsg.) Die chirurgische Behandlung der angeborenen Fehlbildungen. Stuttgart: Thieme-Verlag, S. 159–171

Rüdli L (1967) Die Missbildungen des Kehlkopfes. Gutartige Geschwülste. In: Handbuch der inneren Medizin. Heidelberg, Springer-Verlag Bd. IV, 2, S. 5–6

Sadewitz VL (1992) Robin sequence: changes in thinking leading to changes in patient care. Cleft Palate Craniofac J 29: 246–253

Saim L, Mohamad AS, Ambu VK (1994) Congenital lobar emphysema: a case with bronchial septum. Int J Pediat Otorhinolaryng 28: 241–246
Schmauser J, Waldschmidt J, Bassiv Ch, Schmitz L, Bein G (1992) Einseitige Lungenagenisie – diagnostische und therapeutische Möglichkeiten. Zentralbl Kinderchir 1: 191–201
Schultz-Coulon HJ (1984) Klinik und Therapie der kongenitalen Fehlbildungen des Kehlkopfes. HNO 32: 135–148
Schultz-Coulon HJ (1985) Fehlbildungen des Kehlkopfes und der Trachea. In: Fenner A, v.d.Hardt H (Hrsg.) Pädiatrische Pneumologie. Berlin: Fischer-Verlag, S. 114–124
Sheffield LJ, Reiss JA, Strohm K, Gilding M (1987) A genetic follow-up study of 64 patients with Pierre Robin complex. Am J Med Genet 28: 25–36
Sher AE (1992) Mechanisms of airway obstruction in Robin sequence: implications for treatment. Cleft Palate Craniofac J 29: 224–231
Smith RJ, Catlin FI (1984) Congenital anomalies of the larynx. Am J Dis child 138: 35–39
Solak H, Yeniterzi M, Yüksek T, Anil N, Göktogan T, Ceran S (1990) The hydatid cyst of the lung in children and results of surgical treatment.Thorac Cardiovasc Surg 38: 45–47
Sollich V, Freitag J, Thal W (1985) Stellenwert der Computertomographie bei bronchopulmonalen Erkrankungen im Kindesalter. Z Erkrank Atmungsorg 164: 88–93
Spandow O, Lindholm CE (1994) Granular cell tumour in a child,s trachea-diagnostic and therapeutic challenge. Pediatr Oto Rhino Laryngol 30: 159–166
Stenley P, Vachon L, Gilsanz V (1985) Pulmonary sequestration with congenital gastroesophageal communication. Report of two cases. Pediatr Radiol 15: 343–345
Stephan U (1978) Erkrankungen der Luftwege. In: Bachmann KD, Ewerbeck H, Joppich G, Kleinhauer E, Rossi E, Stalder GR (Hrsg.) Pädiatrie in Praxis und Klinik. Bd. I. Stuttgart, New York, Gustav Fischer Verlag Georg Thieme Verlag, 6.25-6.27
Szalay A (1985) Lungensequestration im Kindesalter. Wiener med Wochenschr 135: 301–304
Terris MH, Mainwaring RD, Pransky SM (1994) Airway compromise secondary to vascular compression in a neonate. Int J Pediatric Otorhinolaryngol 28: 111–123
Thal W, Röse W, Simm R (1970) Eine neue Methode der Laryngotracheoskopie bei jungen Säuglingen. Kinderärztl Prax 38: 20–29
Thiemann HH (1985) Bedeutung bronchopulmonaler Verzweigungsanomalien für die rezidivierenden und chronischen unspezifischen Erkrankungen der Atemorgane bei Kindern. Z Erkrank Atmungsorg 164: 145–149
Töpke B, Schmidt H, Buchenau W (1987) Respiratorische Insuffizienz infolge Trachealkompression durch den Truncus brachiocephalicus. Kinderärztl Prax 55: 397–401
Toriello HV, Higgins JV, Jones AS, Radecki LL (1985) Pulmonary and diaphragmatica agenesis. Report of affected sibs. Am J Med Genet 21: 87–92
Ungeheuer E, Dalichau H (1965) Angeborene Missbildungen der Atemorgane und ihre Operabilität. Stuttgart: Enke-Verlag, S. 1–65
Waldschmidt J, Gdanietz K, Proano L (1992) Laryngo-tracheoösophageale Spalte mit laryngealem Hamartom. Erfolgreiche endoskopische Korrektur mit dem Neodym-YAG-Laser. Zentralbl Kinderchir 1: 74–82
Wang CR, Tiu CM, Chou Y H, Chang T (1993) congenital bronchoesophageal fistula in childhood. Pediat Radiol 23: 158–159
Wassner UJ (1980) Lungenfehlbildungen. Entwicklungsgeschichte, Gestalt, Klinik, Behandlung. Stuttgart, Schattauer-Verlag
Weber TR, Connors RH, Tracy TF (1991) Congenital tracheal stenosis with unilateral pulmonary agenesis. Ann Surg 213: 70–74
Weingärtner L (1970) Lungenerkrankungen im frühen Kindesalter und ihre Besonderheiten. Z Erkrank Atmungsorg 133: 296–307
Wieseman NE, Sanchez J, Powell RE (1992) Rigid Bronchoscopy in the Pediatric Age Groups: Diagnostic Effetiveness. J Pediatr Surg 27: 1294–1297
Williams WT, Cole RR (1993) Lymphangioma presenting as congenital stridor. Pediatr Otorhinolaryngol 26: 185–191
Willner A, Gereau SA, Ruben RJ (1994) Reconstruction of the pediatric airway with an open stented tracheotomy tube. Pediat Oto Rhino Laryngol 28: 205–211
Wilmes E, Berger H, Dienemann H, Jolk A (1994) Feinmaschige Metallendoprothesen zur Behandlung der langstreckigen zervikalen und intrathorakalen Tracheomalazie. Laryngol Rhinol Otol 73: 36–40
Wise W (1987) Tracheoesophageal anomalies in waterstone ‚C' neonates: A 30 year perspective. J. Pediatr Surg 22, 6: 526–529
Wurnig P, Hartl H, Salzer SM (1985) Trachealresektion bei Säuglingen und Kleinkindern. Prax Klin Pneumol 39: 588–589
Yoshpe NS (1993) Use of acetic acid to delineate laryngeal papilloma better. Pediatr Otorhinolaryngol 26: 251–253
Yuan GB, Poon KS, Chan KH, Lee TY, Lin ChY (1993) Fatal gas embolism as complication of Nd-YAG laser surgery during treatment of bilateral choanal stenosis. Int J Pediatr Otorhinolaryngol 27: 193–199

Fremdkörperingestionen im Kindesalter

U. Winkler

Allgemeines

Fremdkörperingestionen sind im Kindesalter vermutlich wesentlich häufiger als angenommen, da ein Großteil wahrscheinlich unbemerkt und asymptomatisch bleibt. Der Altersgipfel liegt im Kleinkindalter (spätes Säuglings- bis Vorschulalter). In diesem Alter dominieren Münzen, Spielzeugteile, Murmeln und andere Kleinteile aus Kinderzimmer und Haushalt. Bei Fremdkörperingestionen im späteren Schulalter handelt es sich häufig um Fremdkörper wie Nadeln, Reißzwecken o. Ä. (Mund als „3. Hand" genutzt), bei demonstrativen Ingestionen auch um relativ große oder gefährliche Fremdkörper (Rasierklingen).

Die Hauptkomplikation besteht – neben Verletzungen durch die Ingestion selbst – darin, dass die Fremdkörper auf ihrem Weg im Magen-Darm-Trakt stecken bleiben bzw. nicht weitertransportiert werden können. Haupt- und bedeutendste Lokalisation ist dabei der Ösophagus mit seinen 3 Engen. Fremdkörper findet man am häufigsten vor der 2. Enge, also im oberen Ösophagusdrittel, nicht selten auch bereits im Ösophaguseingang, wo sie bei einer üblichen Thoraxübersichtsaufnahme unter Umständen nicht dargestellt werden können (Abb. 5.**43**).

! • Eine unauffällige Nahrungsaufnahme schließt einen im Ösophagus steckenden Fremdkörper nicht mit Sicherheit aus.

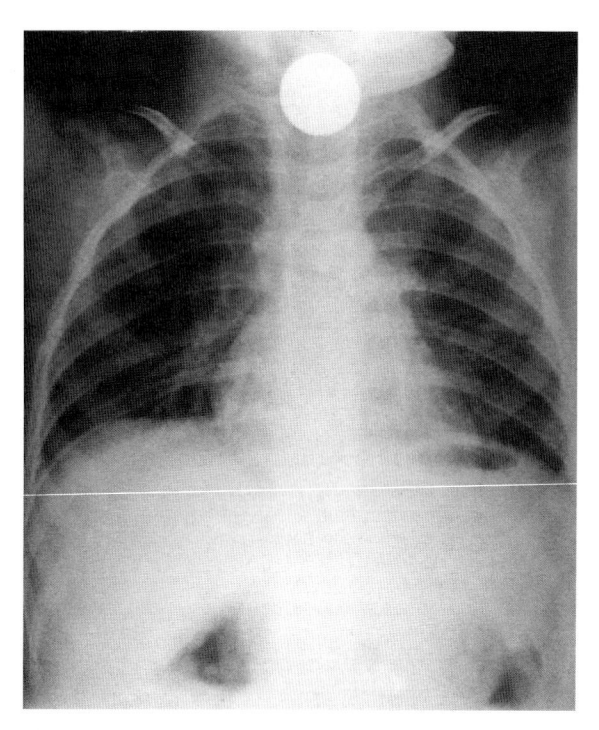

Abb. 5.43 Schulkind mit verschluckter Münze. Erst bei der Röntgen-Kontrolle, auf der auch die untere Zahnleiste abgebildet ist, stellt sich die Münze im Ösophagus dar.

Nicht selten passieren Fremdkörper den Ösophagus problemlos, bleiben aber im Magen liegen, gelegentlich auch dann, wenn in Bezug auf ihre Größe eine Pyloruspassage möglich wäre. Dabei sind Druckulzera möglich, bei größeren Fremdkörpern auch eine Pylorusverlegung. Ein Liegenbleiben im weiteren Gastrointestinaltrakt (Meckel-Divertikel, Bauhin-Klappe, Zökum) ist selten, muss aber stets bedacht werden.

Bei Kleinkindern gehen Münzen mit einem Durchmesser kleiner als 20 mm meist spontan ab, Münzen um 20 mm Durchmesser (früher 10 Pf) bleiben dagegen häufig im Ösophagus stecken. Bei Münzen ab 23 mm (heute 50 ct, 1 €, 2 €) ist zumindest bei Kleinkindern eine Spontanpassage wenig wahrscheinlich. Murmeln zeigen meist einen Spontanabgang, ebenso Reißzwecken. Bei Knopfzellen droht möglicherweise der Austritt toxischer Stoffe (bei alten Batterien z. B. Quecksilber), daher ist eine baldige Extraktion anzustreben.

Bei der Entscheidung über einzuleitende Maßnahmen muss eine strenge Abwägung von Risiko und Nutzen erfolgen, da einerseits die meisten Fremdkörperingestionen folgenlos bleiben und übereiltes Handeln fehl am Platz ist, andererseits es immer wieder zu Todesfällen durch nicht rechtzeitig erkannte Fremdkörperingestionen kommt.

Die Aufgabe des erstkonsultierten Arztes ist es daher, die Dringlichkeit diagnostischer und therapeutischer Maßnahmen einzuschätzen und diese einzuleiten.

Folgende Fragen sind von Wichtigkeit („Checkliste"):

Hat eine Fremdkörperingestion stattgefunden?

Hierzu gehört die genaue Anamneseerhebung. Bereits bei der telefonischen Anmeldung eines Kindes sollten folgende Fakten erfragt und dokumentiert werden:
- Uhrzeit der Benachrichtigung/Vorstellung, Name des Anrufers/Vorstellenden,
- Alter und Gewicht des Kindes,
- was wurde verschluckt,
- wann,
- bisherige Beobachtungen/Symptome,
- bisherige Maßnahmen,
- Uhrzeit der letzten Nahrungsaufnahme, Art und Menge der Nahrung (wichtig für evtl. Narkose).

Es empfiehlt sich, den gleichen Gegenstand mitbringen zu lassen!

Aussagen der Röntgendiagnostik?
- Röntgenbild vom Mund bis zum Anus (bei erst kurz zuvor erfolgter Ingestion zunächst bis zum Mittelbauch ausreichend), nicht nur einfache Thorax- oder Abdomenübersichtsaufnahme! Thoraxaufnahme dabei in Exspiration (Aspiration?),
- ggf. zusätzliche Seitenaufnahme,
- wenn kein Schatten gebender Fremdkörper sichtbar ist, Ösophagusbreischluck in 2 Ebenen.

Welcher Fremdkörper wurde verschluckt?
Welche Gefährdung besteht durch den Fremdkörper?
- Material (metallisch = Schatten gebend),
- Größe (Pyloruspassage möglich?),
- Form und Gestalt (gefährlich, da scharfkantig oder spitz?),
- Inhaltsstoffe gefährlich (Batterien?).

Wie ist die Position des Fremdkörpers?
Besteht eine Gefährdung durch die Lage?
- Rachen, Ösophaguseingang (vital bedrohlicher Notfall, Aspirationsgefahr!),
- Ösophagus (Notfall, da Gefahr von Drucknekrosen innerhalb weniger Stunden, besonders bei Münzen; auch hier Aspiration durch Hochwürgen möglich!),
- Magen (kein Notfall, wenn ungefährlicher Fremdkörper).

Differenzialdiagnose

Nachfolgende Symptome sind zu beachten:
- Husten,
- hörbares Atemgeräusch,
- Auskultationsbefund.

Bei Vorhandensein schließt sich eine Röntgen-Thorax-Kontrolle in Exspiration (Seitendifferenz? Fremdkörper meist auf der überblähten Seite durch Ventilmechanismus) an.

Prozedere

Fremdkörper im Rachen oder Ösophagus:
- Bei Verdacht auf Aspiration oder Fremdkörper im Rachen bzw. Ösophagus sofortige Klinikeinweisung unter notärztlicher Betreuung (Gefahr der akuten Atemwegsverlegung!).
- Bei negativem Fremdkörpernachweis, aber retrosternalen Schmerzen wie bei gesichertem Ösophagusfremdkörper verfahren.

Fremdkörper im Magen:
- Bei gefährlichen Fremdkörpern Klinikeinweisung zur stationären Beobachtung und Entscheidung über evtl. Extraktion.
- Bei ungefährlichen Fremdkörpern:
  - ambulante Beobachtung,
  - Röntgenkontrolle frühestens nach 7–10 Tagen wenn Kind klinisch unauffällig,
  - bis dahin peinliche Stuhlkontrolle durch die Eltern,
  - bei Knopfzellen in jedem Fall Kontrolle nach 2–3 Tagen,
  - umgehende Klinikvorstellung bei Symptomen.
- Bei großen Fremdkörpern (Pyloruspassage unwahrscheinlich, z. B. 1-DM-Stück beim Kleinkind) baldige Extraktion anstreben.

Endoskopie zur Fremdkörperextraktion

Notfall (innerhalb weniger Stunden):
- Ösophagusfremdkörper,
- gefährliche Fremdkörper im Magen (individuelle Entscheidung).

Möglichst am Folgetag:
- große Fremdkörper im Magen.

Innerhalb von 3 Tagen:
- Knopfzelle im Magen.

Geplant:
- ungefährliche Fremdkörper, wenn nach 10 Tagen noch im Magen.

Entschließt man sich bei gefährlichen Fremdkörpern im Magen nicht zur Endoskopie oder befindet sich der Fremdkörper bereits weiter distal im Darmtrakt, ist eine stationäre Überwachung anzuraten (klinische Beobachtung, Blutbildkontrollen, Hämokkult-Tests, Stuhlinspektion, ggf. Abdomen-Leeraufnahme zum Ausschluss oder Nachweis eines Pneumoperitoneums), bis der Fremdkörper via naturalis erschienen ist.

Unter Umständen ist eine Endoskopie auch zum Ausschluss von Verletzungen durch die Fremdkörperpassage indiziert (Glassplitter).

Tipps für den reibungslosen Ablauf

- Bei Angabe von Atembeschwerden oder Allgemeinsymptomen sowie bei Ösophagusfremdkörpern sollte man stets auf einen Transport mit notärztlicher Begleitung bestehen!
- Die Möglichkeit der Ingestion mehrerer Fremdkörper sollte bedacht werden (mehrere Münzen im Magen kleben häufig aneinander, was röntgenologisch schwer auszumachen ist, aber die Extraktion erschweren kann)!
- Endoskopische Fremdkörperextraktion im Kindesalter erfordert (fast) immer eine Narkose (Einwilligungen einholen!).
- Zerebral geschädigte Kinder verschlucken häufiger Fremdkörper, was aber seltener bemerkt oder geäußert wird. Daher muss bei unklarem Erbrechen, Speicheln oder Unruhe daran gedacht werden (auch Bezoare oder stecken gebliebener Bolus möglich)!
- Fremdkörper werden im Röntgenbild projektionsbedingt ca. 10–20% größer abgebildet, als sie eigentlich sind, schräg getroffene Flächen erscheinen aber verkürzt (ggf. 2. Ebene anfertigen).
- Die Gabe von Prokinetika, Ballaststoffen oder Abführmitteln zur Beschleunigung der Passage hat keinen nachgewiesenen Effekt. Bei scharfen oder spitzen Fremdkörpern sollte auf jeden Fall auf Prokinetika verzichtet werden.
- Nach dem Entschluss zur endoskopischen Fremdkörperextraktion anhand eines Röntgenbilds sollte bis zur Durchführung möglichst wenig Zeit vergehen, ansonsten ist eine nochmalige Röntgenkontrolle vor Endoskopiebeginn notwendig; in der Zwischenzeit sollte Linksseitenlage eingehalten werden. Günstig ist daher eine Röntgenkontrolle nüchtern morgens in einer Klinik mit Endoskopiemöglichkeit.

Dermatologische Erkrankungen mit intensivmedizinischem Bedarf oder Hintergrund

W. Ch. Marsch, J. Wohlrab, M. Fischer

Intensivmedizinpflichtige Hauterkrankungen des Kindes

In Betracht kommen Hauterkrankungen, deren Klinik charakterisiert ist durch:
- Blasenbildung und Hautablösung (bullöse bzw. exfoliative Dermatosen),
- zumindest weitgehend generalisierte Rötung mit häufiger Schuppung (Suberythrodermie, Erythrodermie),
- Pustelbildung (sterile Pustulosen),
- ausgedehntes Ödem von Haut und Schleimhäuten ggf. mit Hämorrhagie.

Im Allgemeinen sind durch derartige Morphen charakterisierte Hauterkrankungen von akutem oder subakutem Verlauf bestimmt und häufig mit schweren Allgemeinzeichen behaftet.

■ Schwere Hautreaktionen

Definition

Es handelt sich um akut oder perakut verlaufende, meist generalisierte Hautkrankheiten, die als klinische Zeichen Blasenbildung, Exfoliation und Erythrodermie in variabler Zusammensetzung und topographischer Verteilung bieten. Dabei sind neben den medikamentös bedingten und sehr selten auch durch Viren oder Mykoplasmen ausgelösten Epithelnekrosen mit Exfoliation – die allerdings eher bei älteren Menschen auftreten – insbesondere bei Kindern klinisch ähnliche, aber durch bakterielle Exotoxine induzierte, schwere Hautreaktionen ins Kalkül zu ziehen.

■ Schwere Hautreaktionen durch Medikamente

Es handelt sich um Erkrankungen eines klinischen Crescendo-Spektrums, das vom Erythema exsudativum multiforme (Abb. 5.44) über Krankheitsbilder mit fast generalisiertem Befall des Körpers und ausgedehntem Schleimhautbefall (Mundschleimhaut, Konjunktiven) bis hin zum Vollbild eines generalisierten Syndroms der verbrühten Haut, also einer toxischen epidermalen Nekrolyse (TEN; früher: medikamentöses Lyell-Syndrom) reicht.

Pathogenese

Für die arzneimittelbedingten schweren Hautreaktionen ist eine genetische Disposition wahrscheinlich. Eine Assoziation von HLA-B12 (TEN), HLA-A29, HLA-B12, HLA-DR7 (TEN bei Sulfonamidgabe) und HLA-A2, HLA-B12 (TEN bei Oxicamgabe) wird auf eine genetisch determinierte verminderte Metabolisierungsfähigkeit von Arzneistoffen (z. B. Acetylierung bei Sulfonamiden) zurückgeführt.

Eine toxische epidermale Nekrolyse (TEN) tritt im Kindesalter gehäuft bei akuter lymphatischer Leukämie (ALL), bei Knochenmarktransplantierten, bei systemischem Lupus erythematodes (SLE) und bei HIV-Infektion auf. Die Letalität beträgt bei Kindern 5–15 % (Erwachsene 25 %). Es besteht ein gesteigertes Letalitätsrisiko bei pulmonalen Komplikationen durch bronchiale und alveoläre Epithelnekrosen sowie durch bakterielle Superinfektion mit häufiger Pflicht zur Beatmung. Eine Xerophthalmie und ein chronisches Symblepharon sind häufige Langzeitfolgen.

Nach Reexposition mit dem auslösenden Arzneimittel wird bei einer Vielzahl der Fälle eine erneute Provokation von ähnlichen oder typischen Hautveränderungen erreicht. Die Vermutung eines allergischen oder pseudoallergischen Geschehens liegt nahe, kann aber mit den klassischen pathologischen Immunreaktionen nach Gell und Coombs nicht erklärt werden. In seltenen Fällen wurden als Auslöser derartiger Hauterscheinungen eine alleinige virale (Herpes-simplex-Infektion, Röteln, Masern) oder Mykoplasmeninfektion und als Triggerfaktor andere virale Infekte (z. B. HIV-Infektion) sowie Vakzinationen beobachtet. Das histologische, immunhistochemische und elektronenmikroskopische Bild lassen durch die zytotoxische Reaktionsweise Zusammenhänge mit der Graft-versus-host-(GvH-)Reaktion vermuten.

Klinik

Heute werden gemäß dem Befallsmuster und Letalitätsrisiko folgende Erkrankungen durch klinische Inspektion graduell unterschieden:
- generalisiertes bullöses fixes Arzneimittelexanthem (GBFDE),

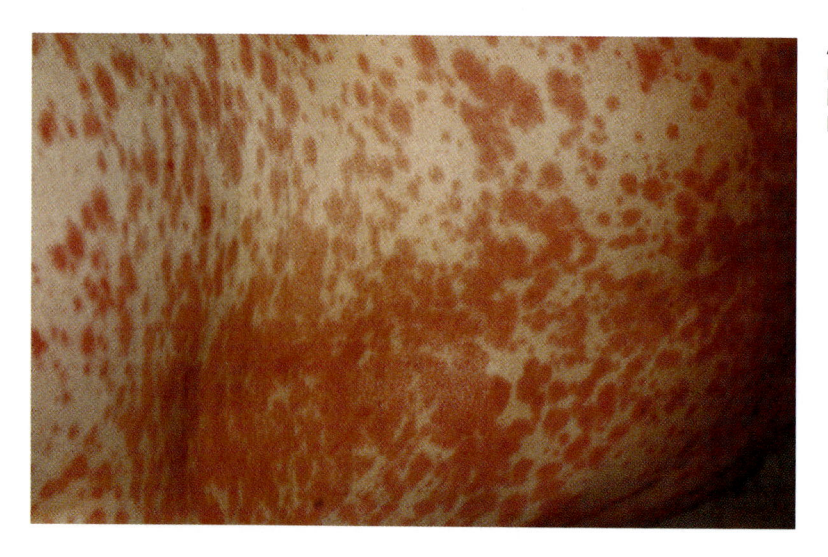

Abb. 5.44 Erythema exsudativum multiforme majus. Am Stamm Kokarden und Maculae mit deutlicher Konfluenz.

- Erythema exsudativum multiforme majus (EEMM) mit Schleimhautbeteiligung:
  - Erosionen und Blasenbildung < 10 % der Körperoberfläche,
  - typische Kokarden bzw. atypische Kokarden mit einer Verteilung vorwiegend im Hand- und Fußbereich.
  - frühere Bezeichnungen:
    Syndroma muco-cutaneo-occulare acutum (Fuchs 1876),
    Fiessinger-Rendu-Syndrom (1917),
    Dermatostomatitis Baader (1925),
- Stevens-Johnson-Syndrom (SJS):
  - Erosionen und Blasenbildung < 10 % der Körperoberfläche,
  - atypische Kokarden bzw. Maculae von großflächiger meist stammbetonter Ausdehnung,
- Übergangsform Stevens-Johnson-Syndrom/toxische epidermale Nekrolyse:
  - Erosionen und Blasenbildung zwischen 10 % und 30 % der Körperoberfläche,
  - atypische Kokarden bzw. Maculae von großflächiger Ausdehnung,
- toxische epidermale Nekrolyse (TEN) mit Maculae (Minorvariante):
  - Erosionen und Blasenbildung von > 30 % der Körperoberfläche,
  - gleichzeitig Vorliegen von Kokarden bzw. Maculae mit oder ohne Konfluenz,
- toxische epidermale Nekrolyse auf großflächigem Erythem (Majorvariante):
  - Erosionen und Blasenbildung von > 10 % der Körperoberfläche,
  - ohne Vorliegen von Kokarden bzw. Maculae.

Diagnostik und Differenzialdiagnose

Die Minor- und Majorvariante einer toxischen epidermalen Nekrolyse (TEN) muss insbesondere vom subkornealen Staphylokokken-Schälsyndrom (SSSS) rasch abgegrenzt werden. Das TEN hat eine nahezu obligate erosive Mundschleimhautbeteiligung. Von hoher praktischer Relevanz ist die Schnellschnittuntersuchung (Gefrierschnitt) einer repräsentativen Hautbiopsie oder sogar alleinig der Blasendecke und außerdem eine Blasengrundzytologie. Es zeigt sich eine mit Keratinozytennekrosen einhergehende Spaltbildung in der basalen Epidermis, also nahe der Grenze zur darunter gelegenen Dermis.

Therapie

Ein standardisiertes therapeutisches Vorgehen konnte bisher aufgrund der Seltenheit der Erkrankungen nicht in Studien herausgearbeitet werden. In der Praxis hat sich bewährt, ohne Rücksicht auf das Ausmaß der Hauterscheinungen zunächst alle in Frage kommenden Medikamente abzusetzen, insbesondere die, welche innerhalb der letzten 3–4 Wochen verabreicht wurden. Bei großflächiger Exfoliation oder Blasenbildung sollten die Grundzüge der Therapie und Pflege wie bei Verbrennungspatienten übernommen werden. Dies gilt insbesondere für:

- Elektrolyt-, Eiweiß- und Flüssigkeitssubstitution,
- Sedierung,
- Schmerztherapie,
- Antibiotikatherapie,
- Lokaltherapie (z. B. 0,05 %ige Chlorhexidin- oder 0,5 %ige Silbernitratlösung).

Eine kausale Therapie ist derzeit nicht bekannt. Die Gabe von Glucocorticoiden wird in der Literatur kontrovers diskutiert, derzeit kann keine verlässliche Aussage über Nutzen und Schaden gemacht werden. Als Richtlinie sollte allerdings gelten, dass, wenn man sich für eine Glucocorticoidtherapie entschließt, eine kurzfristige (ca. 1 Woche) hoch dosierte Bolustherapie am ehesten eine iatrogene Immunsuppression vermeidet. In Einzelfallbeschreibungen wurde erfolgreich eine Plasmapherese durchgeführt sowie mit Ciclosporin A oder Cyclophosphamid behandelt. Nach eigenen Erfahrungen zeigt auch die Gabe von Anti-Tumor-Nekrose-Faktor-α-Antikörpern (Infliximab) eine rasche Wirkung. Bei nachgewiesener oder vermuteter viraler Infektion kann eine Aciclovirgabe erfolgen. Bei Beteiligung der Konjunktivalschleimhaut sollte eine gezielte Lokaltherapie durchgeführt werden, um Komplikationen zu vermeiden oder zu minimieren.

■ Schwere Hautreaktionen durch bakterielle Exotoxine

In Frage kommen das subkorneale Staphylokokken-Schälsyndrom (SSSS) sowie das staphylogene und streptogene Toxinschocksyndrom (TSS).

Subkorneales Staphylokokken-Schälsyndrom (SSSS; staphylococcal scalded skin syndrome; früher: Morbus Ritter von Rittershain)

Pathogenese

Die Erkrankung wird durch das epidermolytische Toxin A oder B verursacht, welches von Staphylokokken der Phagengruppe I oder II produziert wird, die häufig von einem okkulten Infektionsherd stammen. Die Exotoxine lösen eine Spaltbildung im Stratum granulosum der Epidermis, also subkorneal, aus. Die dort wirksame Konzentration des an einer meist hautfernen Infektionsquelle resorbierten und hämatogen verteilten Exotoxins ist durch den Titer spezifischer antitoxischer Serumantikörper und die renale Eliminationsrate des Toxins bestimmt. Letztere ist bei Säuglingen und Kleinkindern aufgrund einer physiologischen Funktionsschwäche vermindert. Deshalb bilden diese Altersgruppen einen Prävalenzgipfel. Weitere Risikopatienten sind anephrogene Kinder mit Hämodialysebedarf, auch Neugeborene von Müttern mit staphylogener Mastitis.

Klinik

Hauptsymptom ist eine generalisierte Hautrötung mit Ablösung der Haut ohne Blutung. Die Schleimhäute sind im Gegensatz zu einer TEN nicht betroffen (Abb. 5.45).

Diagnostik

Zur Abgrenzung gegenüber einer TEN sind die dort erwähnte Schnellschnittdiagnostik und/oder Blasengrundzytologie (vitale kohärente Keratinozyten) aussagekräftig, sicher und schnell. Dagegen kann die staphylogene Infektionsquelle klinisch symptomarm sein (häufig: Befall des Respirationstrakts).

Therapie

Staphylokokkenwirksames Antibiotikum. Sicherstellung der Nierenfunktion bzw. forcierte Diurese einleiten.

! Glucocorticoide sind kontraindiziert (Potenzierung der Toxine am Rezeptor).

Staphylogenes Toxinschocksyndrom (toxic shock syndrome)

Pathogenese

Ursache sind genitale oder extragenitale Infektionen mit Staphylokokkenstämmen, die TSST-1 (genital) und/oder Enterotoxin B (Phagengruppe I) als Exotoxine produzieren. Diese entfalten offenbar über toxische Zytokine eine multiorganäre Wirkung und sind bei vaginalem Staphylokokkendauerträgertum und genetisch bedingter Unfähigkeit des Aufbaus einer spezifischen antitoxi-

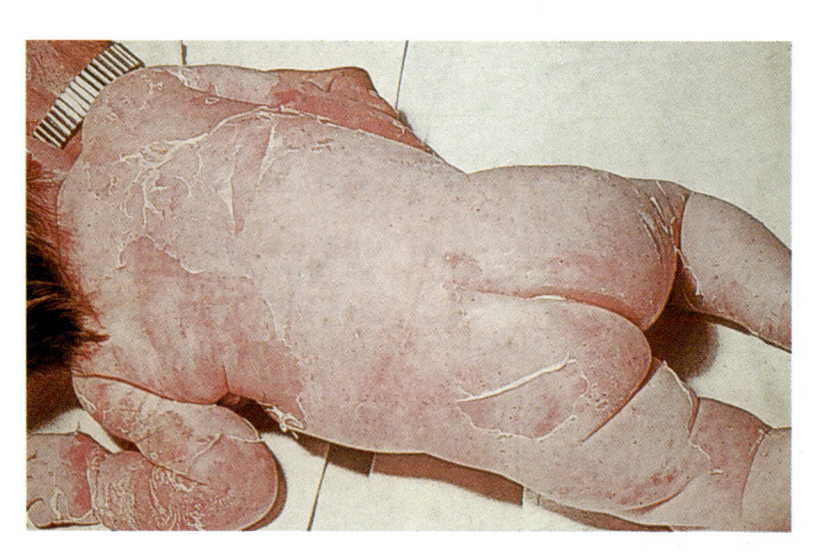

Abb. 5.**45** Subkorneales Staphylokokken-Schälsyndrom (Morbus Ritter von Rittershain). Säugling mit Erythrodermie und großflächiger Hautablösung (Exfoliation) (aus Marsch, W. C.: Bakterielle Infektionen. In: Traupe, H., H. Hamm: Pädiatrische Dermatologie. Springer, Berlin 1999; Abb. 15.5, S. 268).

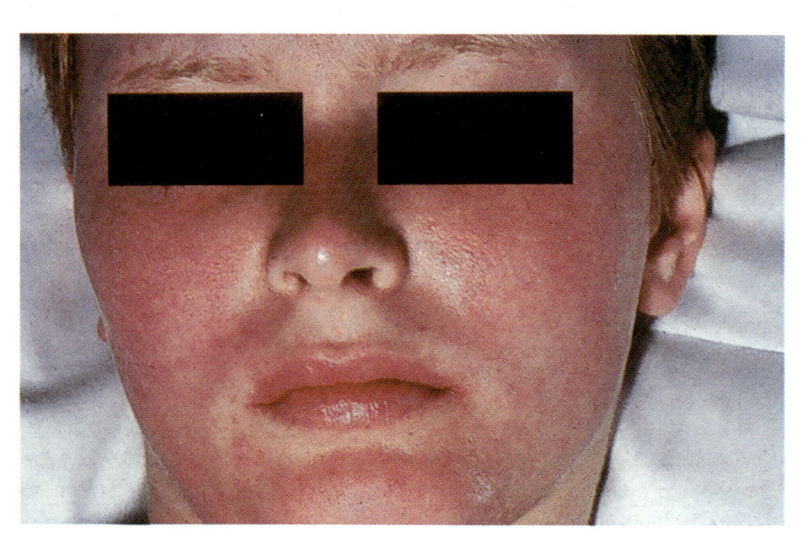

Abb. 5.**46** Staphylogenes Toxinschocksyndrom. 15-jähriges bewusstloses Mädchen mit staphylogener eitriger Vaginitis bei Tampongebrauch. Makulöses scarlatiniformes Gesichtsexanthem mit perioraler Ausprägung (Blässe) (aus Marsch, W. C., A. Ott, F. J. Fehrenbach: Toxinschocksyndrom. Hautarzt 37 [1986] 410–512).

schen Immunität (Fehlen oder Mangel an TSST-1-AK) die Ursache des Rezidivcharakters bei Menstruation und Tampongebrauch (80 % aller Fälle). Extragenitale staphylogene Infektionsquellen (Laryngitis, Tracheitis [gehäuft im Gefolge primärer Influenzainfektionen], Pneumonie, aber auch unverdächtige Wundinfektionen sowie superinfizierte Varizellenläsionen) machen 20 % aus und betreffen naturgemäß auch männliche Kinder und Jugendliche.

Klinik

Leitsymptome sind:
- akutes ödematöses und nichtjuckendes Erythem an Palmar- und Plantarflächen (Differenzialdiagnose: Scharlach, Kawasaki-Syndrom),
- Konjunktivitis,
- scarlatiniformes kleinmakulöses Exanthem mit perioraler Blässe (Abb. 5.**46**),
- Himbeerzunge (wie bei klassischem streptogenem Scharlach),
- akut und früh einsetzende arterielle Hypotonie (sehr charakteristisch).

Aufgrund der multiorganären Wirkung der Exotoxine können weiterhin folgende Symptome auftreten:
- Somnolenz,
- Koma,
- Hepatose,
- akutes Nierenversagen,
- wässrige Diarrhöen,
- Myalgien
- Schock.

Diagnostik

Bei Verdacht auf eine genitale Infektionsquelle sollte nach einer eitrigen Vaginitis (Abstrich, Direktnachweis und Kultur), Tampongebrauch und TSST-1-AK-Mangel gefahndet werden.

Therapie

Bei genitaler Infektionsquelle muss konsequent auf Tampons verzichtet werden, da Staphylokokkendauerträgertum vorliegt und die maximale Exotoxinausbeute durch Tampons gesteigert wird. Andernfalls drohen menstruationsabhängige Rezidive. Neben der Gabe eines staphylokokkenwirksamen Antibiotikums sollte eine organspezifische und symptombezogene Therapie erfolgen.

Streptogenes Toxinschocksyndrom (synonym toxic strep syndrome)

Pathogenese

Als Auslöser der streptogenen Variante des Toxinschocksyndroms sind Beta-hämolysierende Streptokokken (Streptococcus pyogenes) der Gruppe A bekannt. Sie bilden die pyrogenen Exotoxine A, B, C. Häufig kommen derartige Stämme bei Superinfektion von Weichteilverletzungen (z. B. Insektenstich), Varizellen oder stumpfen Traumen (Muskelhämatom) vor. Als prädisponierende Faktoren werden eine passagere postvirale Immunsuppression (z. B. durch Varizellen) oder eine Funktionsminderung neutrophiler Granulozyten durch nichtsteroidale Antiphlogistika angesehen.

Klinik

Klinisch imponiert zunächst eine Weichteilschwellung (Phlegmone, Myositis, nekrotisierende Fasziitis), die von einer Schocksymptomatik und häufig zusätzlich einer disseminierten intravasalen Gerinnung gefolgt ist. Die Letalitätsrate liegt bei ca. 30 %. Das sekundär entwickelte Exanthem ähnelt dem des staphylogenen Toxinschocksyndroms, ebenso wie das Muster eines drohenden Multiorganversagens (u. a. akutes Nierenversagen, arterielle Hypotonie).

Diagnostik

Richtungsweisend sind:
- abszedierender oder phlegmonöser, rasch progredienter fokaler Weichteilprozess,
- die sekundäre Entwicklung eines Exanthems wie beim staphylogenen TSS,
- Zeichen eines Multiorganversagens.

Der Nachweis von pathogenen Streptokokken mit charakteristischem Exotoxin ist wichtig und beweisend, gleichwohl bei der meist bedrohlichen klinischen Dynamik für die therapeutischen Entscheidungen wegen des Zeitbedarfs eher nachrangig.

Therapie

Neben einer chirurgischen Intervention bei bekanntem Fokus sollte eine antibiotische Therapie (z. B. Clindamycin) erfolgen. Die zusätzlichen Gabe von Immunglobulinen scheint äußerst wesentlich und von rascher klinischer Wirksamkeit zu sein. Eine disseminierte intravasale Gerinnung – ggf. mit Verbrauchskoagulopathie – und ein drohendes akutes Nierenversagen verstärken den intensivmedizinischen Therapiebedarf.

Nekrotisierende Fasziitis

Definition

Die Fasciitis necroticans ist eine in der Subkutis und an angrenzenden Muskelfaszien etablierte, protrahiert verlaufende erysipelähnliche Infektion durch Streptokokken der Gruppe A, seltener Enterokokken oder Staphylococcus aureus. Zusätzlich können Anaerobier und gramnegative Bakterien (E. coli, Proteus mirabilis, Pseudomonas aeruginosa, Clostridium perfringens) pathogenetisch beteiligt sein. Die lebensgefährliche Erkrankung kann als eine reduzierte Variante des streptogenen Toxinschocksyndroms angesehen werden. Die Letalität liegt wegen drohender Systemtoxizität bei etwas 30 %, bei postoperativen Fällen sogar 45 %.

Pathogenese

Im Unterschied zum Erwachsenenalter (periphere arterielle Verschlusskrankheit, Diabetes mellitus, Immunsuppression) sind im Kindesalter keine sicheren prädisponierenden Faktoren erkennbar. Selbst bislang gesunde und unauffällige Jugendliche können insbesondere nach Varizellen und postoperativ betroffen sein. Der wiederholt diskutierte negative Einfluss von nichtsteroidalen Antiphlogistika ist bislang unbewiesen. Ein prädisponierender Faktor ist offenbar eine Neutropenie, z. B. nach Chemotherapie wegen Leukämie, andererseits bei aplastischer Anämie. Transmissionen von infektiösen Kranken in Haushalt und Gesundheitseinrichtungen auf Gesunde sind unlängst gehäuft beschrieben worden.

Klinik

Die nekrotisierende Fasziitis zeigt an der Haut eine teigige, an den Extremitäten eine zirkumferenzielle blassrote Schwellung, die häufig von einer unregelmäßigen knitterigen oder orangenschalenartigen Oberflächenstruktur der Haut begleitet ist, seltener sind Bullae, Petechien oder Nekrosen erkennbar. Klinische Entzündungszeichen sind häufig nur gering ausgeprägt. Fieber, Tachykardien und eine Leukozytose sind nicht immer nachweisbar. Die Infektionskrankheit kann folgend foudroyant (septischer Schock) verlaufen und wird nicht selten im Anschluss an einen operativen Eingriff, aber auch nach Bagatellverletzungen und Windpocken (Symptome: lokalisierte Schwellung, 3 oder mehr Tage nach Exanthembeginn) beobachtet. Die Erkrankung kann auch als Komplikation einer staphylogenen Mastitis im Säuglingsalter flächenhaft nekrotisierend die umgebende Brustwand unilateral und im Gefolge einer Omphalitis die vordere Bauchwand bilateral erfassen.

Diagnostik und Differenzialdiagnose

Als wegweisend gelten hier ein hoher Anti-DNAse-B-Titer, die Darstellung eines in der tiefen Subkutis gelegenen infektiösen Fokus mittels CT bzw. MRT oder eine tiefe subkutane Messerbiopsie einschließlich der Muskelfaszie unter Schnellschnittbegutachtung (tiefe phlegmonöse Entzündung). Differenzialdiagnostisch sind weniger foudroyant verlaufende Streptokokkeninfekte (Erysipel mit Varianten), am Genitale und Perineum auch die akute Fournier-Gangrän zu erwägen. Ein wesentlicher richtungsweisender Laborwert ist die Erhöhung des Serumlactats.

Therapie

Ein frühzeitiges, großzügiges und ggf. wiederholtes Debridement unter breiter antibiotischer Abschirmung (Penicillin, Clindamycin, Aminoglykoside) ist das therapeutische Vorgehen der Wahl und einer alleinigen konservativen Therapie überlegen. Eine hyperbare Sauerstofftherapie ist sinnvoll. Wichtig ist die engmaschige Überwachung der Gerinnungsparameter, wobei eine verlängerte Prothrombinzeit mit einer schlechteren Prognose verknüpft zu sein scheint.

■ Kindliche Erythrodermien

Definition

Als Erythrodermie bezeichnet man ein generalisiertes entzündliches, hellrotes Erythem, das häufig mit leichter Schwellung, fakultativer Exfoliation und Zeichen des permanenten Wärmeverlusts einhergeht.

Ätiologie

Man unterscheidet grundsätzlich primäre idiopathische von sekundären Erythrodermien bei dermatologischen und systemischen Grunderkrankungen. Die Erythrodermien bei Kindern lassen sich gemäß dem Manifestationszeitpunkt in neonatale und infantile Erythrodermien einteilen (Tab. 5.44).

Klinik

Charakteristisch ist ein Erythem, welches weitgehend das gesamte Integument betrifft und häufig von einer Schuppung (psoriasiform, pityriasiform oder lamellös) betroffen ist. Durch die extreme Weitstellung der Kapillaren versagt die Temperaturregulation, die Patienten kühlen sehr rasch aus und leiden an einer erhöhten Perspiratio insensibilis durch vermehrten Flüssigkeitsverlust. Bei längerer Dauer wird die proliferative Aktivität von Haarfollikeln und Nagelmatrix derart beeinträchtigt, dass es zum diffusen Effluvium bis hin zur Alopezie und/oder zum Verlust der Finger- und Zehennägel kommen kann. Nicht selten werden derartige erythrodermatische Erkrankungen auch von einem starken und weitgehend therapieresistenten Juckreiz begleitet. Im Blut lassen sich Zeichen einer chronischen Entzündung, ggf. eine Hypoproteinämie bei relativer Hypoglobulinämie, Erhöhung des Hämatokrits und Elektrolytverschiebungen nachweisen.

Diagnostik und Differenzialdiagnose

Grundsätzlich ist bei einer neonatalen Erythrodermie zuerst ein hereditäres Immundefektsyndrom zu erwägen. Auch die so genannte Erythrodermia desquamativa Leiner ist eher ein heterogener klinischer Ausdruck einer Vielzahl immunologischer Defekte. Die Erkennung

Tabelle 5.44 Einteilung der Erythrodermie im Kindesalter

Neonatal (kongenital und im 1. Lebensjahr):
- hereditäre zelluläre, humorale oder kombinierte Immundefektsyndrome (besonders Omenn-Syndrom)
- Graft-versus-Host-Reaktion (z. B. maternofetale Blutzelltransfusionen, meist bei hereditären kombinierten Immundefekten)
- disseminierte Candidose (bei Frühgeborenen)
- Ichthyosis-congenita-Typen (inklusive komplexe Ichthyosis wie Sjögren-Larsson-Syndrom)
- Erythrodermia ichthyosiformis congenitalis bullosa (Brocq)
- Kollodiumbaby
- Netherton-Syndrom (Ichthyosis linearis circumflexa)

Seltener:
- atopische Dermatitis
- seborrhoides Ekzem des Neugeborenen (Erythrodermia desquamativa Leiner)
- Psoriasis vulgaris

Selten:
- subkorneales Staphylokokken-Schälsyndrom (SSSS)

Idiopathisch (in 10%)

Infantil:
- atopische Dermatitis
- Psoriasis vulgaris
- Pityriasis rubra pilaris
- subkorneales Staphylokokken-Schälsyndrom (SSSS)
- toxische epidermale Nekrolyse (TEN)

einer zugrunde liegenden dermatologischen oder systemischen Erkrankung ist häufig schwierig. Hilfreich sind:
- Familienanamnese,
- Erfassung einer Konsanguinität,
- Faktum eines kongenitalen Krankheitsbeginns,
- Hautphänomene wie:
  – Größe der Schuppen,
  – Alopezie,
  – Haarschaftanomalien,
  – Corticosteroidsensitivität,
- Infektlabilität,
- Histologie.

Therapie

Erythrodermien bei Kindern zeigen eine langfristige Persistenz in etwa 20% der Fälle trotz intensiver Therapieversuche. Die Letalität ist bei allen Betroffenen mit 15% überraschend hoch, die Komplikationsrisiken sind Sepsis, hypernatriämische Dehydratation und Malnutrition.

Wichtig ist die Erkennung der Grundkrankheit unter Nutzung möglicher spezifischer Therapieansätze. Darüber hinaus ist besonderer Wert auf eine Flüssigkeits- und Elektrolytsubstitution bei Kontrolle der renalen Funktionsparameter zu legen. Eine frühzeitige systemische Gabe von Glucocorticoiden kann eine Diagnosefindung erschweren oder unmöglich machen.

■ Leitsymptom: generalisierte sterile Pustulose; Psoriasis pustulosa generalisata und akute generalisierte exanthematische Pustulose

Definition und Klinik

Die Psoriasis vulgaris ist eine Erkrankung mit polygenem Hintergrund und verschiedenen endogenen und exogenen Triggerfaktoren, welche die Manifestation und die Schubdauer bestimmen. Im Allgemeinen manifestiert sich eine Psoriasis vulgaris im Kindesalter (HLA-Cw6-Haplotyp, Frühmanifestationsmarker zwischen dem 8. und 12. Lebensjahr) zunächst mit silbriger Kopfhautschuppung auf erythematösem Grund. Sehr häufig sind eher diskrete, mit wenigen Herden imponierende Manifestationen am Stamm und an den intertriginösen Flächen (sog. minimale Psoriasis). Dem gegenüber sind schwere generalisierte Psoriasisformen wie eine kongenitale oder infantile psoriatische Erythrodermie oder eine Psoriasis pustulosa generalisata (Typ Zumbusch) recht selten. Letztere mit Fieber einhergehende Hauterkrankung reduziert die Lebensqualität des Kindes erheblich. Häufig geht ihr eine zeitlich limitierte oder persistierende klinische Manifestation einer Psoriasis vulgaris um Jahre voraus. Das schwere Krankheitsbild kann in Einzelfällen wie bei der Psoriasis vulgaris (dort in ca. 10%) durch Ultraviolettlicht verschlechtert werden.

Differenzialdiagnose

Differenzialdiagnostisch ist eine akute generalisierte exanthematische Pustulose (AGEP) zu erwägen, die ebenfalls im Kindesalter sehr selten ist. Hierbei handelt es sich um ein selbst limitiertes akutes bis subakutes Krankheitsgeschehen mit hohem Fieber und Leukozytose in unmittelbarer Folge eines infektiösen Geschehens (virale Gastrointestinalinfekte) oder einer Arzneimittelapplikation (z. B. Beta-Lactam-Antibiotika, Makrolide, Paracetamol). Eine Psoriasisdiathese besteht nicht.

Therapie

Als Therapie der Wahl bei der Psoriasis pustulosa generalisata sind Retinoide (Acitretin) anzusehen, wobei bei der AGEP eher systemische Glucocorticoide zu bevorzugen sind.

Leitsymptom: akutes generalisiertes haut- und schleimhautbezogenes bzw. hämorrhagisches kutanes Ödem

Angioödem (Quincke-Ödem)

Definition

Das Angioödem ist eine Maximalvariante einer Urticaria profunda, die außer der üblichen dermalen entzündlichen Beteiligung auch insbesondere das submuköse Gewebe von Pharynx und Larynx betrifft. Es sind nichthereditäre Angioödeme (in ca. 50 % begleitend bei konventioneller Urtikaria) von hereditären Angioödemen mit angeborenem Serumkomplementdefekt zu unterscheiden.

Klinik

An den Lippen, Augenlidern, Genitalien sowie Zunge und Rachen (Glottisödem) tritt eine massive Schwellung durch ein interstitielles Ödem auf, welches in der Regel erst nach 2 bis 3 Tagen verschwindet. Häufig besteht nur ein geringer Juckreiz.

Eine Besonderheit mit teilweise schwerer anaphylaktischer Symptomatik bietet das Urtikaria-Angioödem-Syndrom bei der Anstrengungsurtikaria (exercise induced anaphylaxis). Hier kommt es zur notfallmedizinpflichtigen Symptomatik mit Flush, Kopfschmerzen, Desorientierung, Glottisödem, Dyspnoe und Schock wenige Minuten nach körperlicher Anstrengung im Gefolge einer ausgiebigen Nahrungsaufnahme. Die pathogenetische Rolle eines gastroösophagealen Refluxes und eine neurogene Triggerung werden heute angenommen.

Diagnostik und Differenzialdiagnose

Zunächst ist zu klären, ob das Angioödem in Begleitung einer ansonsten konventionellen physikalischen oder nichtphysikalischen Urtikaria auftritt. Bei Auslösung durch körperliche Anstrengung ist die häufig mit bedrohlichen Symptomen einhergehende Anstrengungsurtikaria zu erwägen. Insbesondere bei zusätzlicher abdominaler Symptomatik ist differenzialdiagnostisch ein hereditäres Angioödem zu erwägen (quantitativer oder funktioneller Mangel an Serumkomplementfaktoren, z. B. C1-Esterase-Inhibitor-Mangel).

Therapie

Therapeutisch sind im Allgemeinen systemische Glucocorticoidgaben und ggf. Antihistaminika gut wirksam. Mit längeren Ödemresorptionszeiten muss wegen der Einbeziehung der Subkutis gerechnet werden. Im Notfall muss bei drohendem Erstickungstod durch ein Glottisödem eine Krikotomie oder Tracheotomie durchgeführt werden. Hereditäre Angioödeme reagieren nicht auf Glucocorticoide, Antihistaminika und Adrenalin. Hier ist die Infusion von Plasma oder C1-Esterase-Inhibitor (Berinert HS) angezeigt. (cave: Wenn Anti-C1-Esterase-Inhibitor-Antikörper nachgewiesen wurden, Kombination mit Glucocorticoiden!) Zur Dauertherapie empfehlen sich anabole Substanzen (z. B. Danazol, Stanazol).

Akutes hämorrhagisches Ödem des Kindes (AHE)

Definition

Das AHE des Kindesalters kommt gehäuft zwischen 4 und 24 Monaten vor und ist durch ein akrales subkutanes Ödem und eine dolente Purpura gekennzeichnet.

Ätiologie

Da im histologischen Präparat eine leukozytoklastische Vaskulitis (wie bei der Purpura Schoenlein-Henoch) sichtbar ist und sowohl der hämorrhagische als auch der ödematöse Aspekt für eine Gefäßwandaffektion sprechen, wird das Akute hämorrhagische Ödem als Sonderform einer Vasculitis allergica angesehen. Als Antigen werden bakterielle Epitope vermutet (z. B. Streptokokken).

Klinik

Das akute hämorrhagische Ödem ist klinisch durch eine schmerzhafte, ecchymatöse, kokardenartige Purpura und ein subkutanes Ödem im Kopf-Hals-Bereich bzw. an den distalen Extremitätenabschnitten (auch Genitalbereich) gekennzeichnet. Gelegentlich werden auch Arthralgien, insbesondere im Schulterbereich, beobachtet. Augenscheinlich ist die Diskrepanz zwischen der Schwere des klinischen Bildes und dem relativen Wohlbefinden der Kinder.

Therapie

Therapie der Wahl ist zunächst eine systemische Antibiotikatherapie. Bei schweren Verläufen sollten zusätzlich Corticosteroide systemisch appliziert werden (z. B. 1,5 mg/kg KG Prednisolonäquivalent).

Hauterkrankungen mit intensivmedizinischem Hintergrund

Hautverletzungen im Rahmen perinataler Intensivmedizin

Peri- und pränatale diagnostische und therapeutische Prozeduren können die kindliche Haut der Neu- und Frühgeborenen, gar des intrauterinen Fetus attackieren. Die Bildung eines Ersatzgewebes (Narbe) ist häufig unerheblich, kann aber auch zu morphologischen oder funktionellen Problemen führen. Die Zahl und Schwere der iatrogenen Narben ist erhöht bei geringem Gestationsalter. Die Folgen der intensivmedizinischen Betreuung des Neugeborenen können in *frühe* (irritative Dermatitis, thermische, chemische und physikalisch-kaustische Verbrennungen, allergische Kontaktdermatitis) und *späte Hautfolgen* (Narben und die so genannte „Anetodermie des Frühgeborenen") eingeteilt werden. Die Irritation und Traumatisierung der Haut des Früh- und Neugeborenen sollte konsequent minimiert werden.

■ Zinkmangel

Definition

Unter Zinkmangel wird eine persistierende Erniedrigung des Serumzinkspiegels bei Normalbuminämie verstanden.

Ätiologie

Eine unzureichende Zufuhr an Zink ist bei einseitiger oder unausgewogener (parenteraler) Ernährung möglich. Weitere Gründe können in renalen, extrarenalen Verlusten (Verbrennungen) oder in einer gestörten enteralen Aufnahme (chronisch entzündliche Darmerkrankungen) liegen. Selten besteht eine autosomal rezessiv vererbte Störung der Resorption (Acrodermatitis enteropathica).

Pathogenese

Zink ist als Kofaktor oder Bestandteil verschiedener Enzyme an einer Vielzahl von Stoffwechselprozessen beteiligt. Von besonderer Bedeutung ist die Aktivierung der Kollagen- sowie der DNA- und RNA-Synthese. Zinkionen sind für die Aktivierung der δ-6-Desaturase notwendig, was bei Mangel zu einer verminderten Konzentration von Linolensäure führt. Darüber hinaus wird die Produktion von Immunglobulinen und die Funktion von T- und B-Lymphozyten unter Einfluss von Zink gesteigert. Parallel dazu ist eine verminderte Chemotaxis phagozytierender Leukozyten im Rahmen eines Zinkmangels beobachtet worden.

Klinik

Das klinische Bild an der Haut ist durch scharf begrenzte schuppende, teils nässende Eryheme und Erosionen sowie sterile Pusteln gekennzeichnet. Ausgesprochen typisch ist der Befall der Perioral- und Genitoanalregion (periorifiziell) sowie der Akren (Abb. 5.47). Dadurch werden eine Acne vulgaris papulopustulosa, eine Psoriasis und eine kutane Kandidose imitiert. Darüber hinaus kann ein dystrophes Nagelwachstum und eine diffuse Alopezie vorliegen. Die Wundheilung ist verzögert und die Vigilanz vermindert.

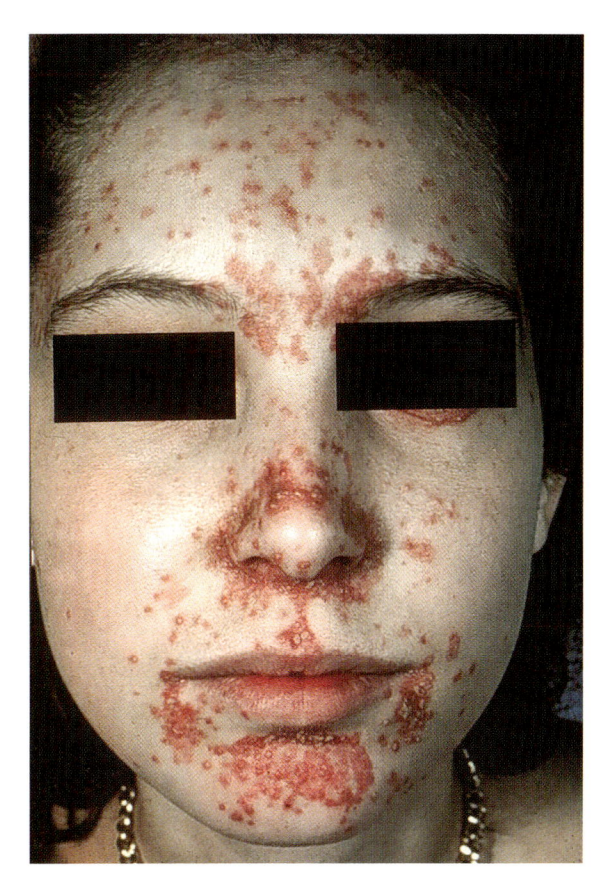

Abb. 5.**47** Erworbenes Zinkmangelsyndrom. 16-jähriges Mädchen bei Morbus Crohn. Perinasal und perioral (pluririfiziell) akzentuierte erythematöse Papeln und Papulopusteln (akneartiges Bild).

Extrakutane Symptome sind:
- Diarrhöen,
- Entwicklungsverzögerungen,
- neurologische Störungen.

Diagnostik und Differenzialdiagnose

Die Diagnose ergibt sich aus dem klinischen Bild und dem erniedrigten Zinkspiegel im Serum. Differenzialdiagnostisch sind verschiedene andere Mangelzustände (essenzielle Fettsäuren, Biotin, Riboflavin) zu berücksichtigen. Wichtig ist die Erkennung etwaiger Ursachen (z. B. chronisch entzündliche Darmerkrankungen).

Therapie

Sie besteht in der oralen Zinksubstitution (bei schweren Zuständen auch parenteral). Bei Hypalbuminämie ist eine Substitution dieses Zinktransportproteins notwendig. Die Säuglingsnahrung und eine parenterale Ernährung sollten auf einen ausreichenden Zinkgehalt überprüft werden. Eine rasche Befundbesserung nach Zinkgabe ist äußerst charakteristisch.

Literatur

Barry W, Hudgins L, Donta ST, Pesanti EL (1992) Intravenous immunoglobulin therapy for toxic shock syndrome. JAMA 267: 3315–3316

Bastuji-Garin S, Rzany B, Stern RS, Shear NH, Naldi L, Roujeau JC (1993) Clinical classification of cases of toxic epidermal necrolysis, Stevens-Johnson syndrome, and erythema multiforme. Arch Dermatol 129: 92–96

Bodemer C (1991) Problèmes posés par les érythrodermies du nouveau-né et du nourrisson. Med Infantile 1: 25–35

Boyle MF, Singer J (1992) Necrotizing myositis and toxic strep syndrome in a pediatric patient. J Emerg Med 10: 577–579

Braun-Falco O, Berthold D, Ruzicka T (1987) Psoriasis pustulosa generalisata-Klassifikation, Klinik und Therapie. Hautarzt 38: 509–520

Epelbaum S, Benhamou PH, Lok C, et al. (1989) Pustulose éxanthematique aigue generalisée. Pédiatrie 44: 387–389

Fischer M, Fiedler E, Marsch WC, Wohlrab J (2002) Antitumour necrosis factor-α-antibodies (infliximab) in the treatment of a patient with toxic epidermal necrolysis. Br J Dermatol 146: 707–708

Glover MT, Atherton DJ, Levinsky RJ (1988) Syndrome of Erythroderma, failure to thrive and diarrhoea in infancy: A manifestation of immunodeficiency. Pediatrics 81: 66–72

Goodyear HM, Harper JI (1989) Leiner's disease associated with metabolic acidosis. Clin Exp Dermatol 14: 364–366

Goskowicz M, Eichenfield LF (1993) Cutaneous findings of nutritional deficiencies in children. Curr Opin Pediatr 5: 441–445

Hsiao GH, Chang CH, Hsiao CW, Fanchiang JH, Jee SH (1998) Necrotizing soft tissue infections. Surgical or conservative treatment? Dermatol Surg 24: 243–247

Ince E, Mumcu Y, Suskan E, Yalcinkaya F, Tümer N, Cin S (1995) Infantile acute hemorrhagic edema: A variant of leukocytoclastic vasculitis. Ped Dermatol 12: 224–227

Janier M, Enjolras O, Mensire A, et al. (1986) Réticulose D'Omenn. Ann Dermatol Venereol 113: 980–982

Köttgen E, Büchsel R (1984) Zink und Vitamin A. Biologische Funktion und Wechselwirkung. Z Allgemeinmed 60:1043–1048

Kujath P, Eckmann C (1998) Die nekrotisierende Fasziitis und schwere Weichteilinfektionen durch Gruppe-A-Streptokokken. Dt Ärztebl; 95: A-408–413

Legrain V, Lejean S, Taieb A, Guillard J-M, Battin J, Maleville J (1991) Infantile acute hemorrhagic edema of the skin: Study of ten cases. J Am Acad Dermatol 24: 17–22

McCarthy NR (1985) Diagnosis and management of hereditary angio-oedema. Br J Oral Maxillofac Surg 23: 123–127

Moreno MV, Gonzalez de la Cuesta C, Oehling A (1988) Contribution to the etiopathogenesis of urticaria in children. Allergol Immunopathol Madr 16: 225–230

Paller AS (1988) Neonatal and infantile erythrodermas. In: Lebwohl M (ed) Difficult diagnosis in dermatology. Churchill Livingstone, London: p. 241–256

Patrizi A, Masina M, Tassoni P, Cassio A, Paolucci P (1987) Erythroderma in infancy: a sign of immunodeficiency. J Am Acad Dermatol 17: 694–695

Prendiville JS, Hebert AA, Greenwald MJ, Esterly NB (1989) Management of Stevens-Johnson syndrome and toxic epidermal necrolysis in children. J Pediatrics 115: 881–887

Prizant TL, Lucky AW, Frieden IJ (1996) Spontaneous atrophic patches in extremely premature infants. Arch Dermatol 132: 671–674

Resnick SD (1992) Staphylococcal toxin-mediated syndromes in childhood. Semin Dermatol 11: 11–18

Rzany B, Mockenhaupt M, Baur S, Stocker U, Schöpf E (1993) Schwere Hautreaktionen. Hautarzt 44: 549–554

Schöpf E, Stühmer A, Rzany B, Victor N, Zentgraf R, Kapp F (1991) Toxic epidermal necrolysis and Stevens-Johnson syndrome. An epidemiologic study from West Germany. Arch Dermatol 127: 839–842

Scully MC, Frieden IJ (1992) Toxic epidermal necrolysis in early infancy. J Am Acad Dermatol 27: 340–344

Vugi DJ, Peterson CL, Meyer HB, Kim KS (1996) Invasive group A streptococcal infections in children with varicella in Southern California. Pediatr Infect Dis J 15: 146–150

Waldhausen JHT, Holterman MJ, Sawin RS (1996) Surgical implication of necrotizing fasciitis. In: Children with chickenpox. J Pediatr Surg 31: 1138–1141

Wüthrich B (1989) Urtikaria und Quincke-Ödem. Ther Umsch 46: 641–644

6 Zentrales Nervensystem

ZNS-orientierte Intensivmedizin

W. Brömme

Unter ZNS-orientierter Intensivmedizin wird ein problembezogenes intensivmedizinisches Vorgehen verstanden, das die Besonderheiten und die Beeinflussbarkeit intrakranieller pathologischer struktureller Veränderungen in den Mittelpunkt intensivmedizinischen Interesses stellt.

Fundament der ZNS-orientierten Intensivmedizin sind:
- spezialisiertes ärztliches Personal, das mit der Einschätzung akuter Hirnfunktionsstörungen durch skalierte Komascores, der neurologischen Akutdiagnostik und der Dynamik, Messtechnik und Behandlung intrakranieller Drucksteigerung, der Aufrechterhaltung des intrakraniellen Perfusionsdrucks sowie den Wechselwirkungen zwischen Beatmung, Wasser-, Elektrolyt- und Säure-Basen-Haushalt auf die Hirnfunktion vertraut ist,
- Pflegepersonal mit Erfahrung in der neurologischen Diagnostik, Einschätzung und Monitoring von Bewusstseinsstörungen, mit Kenntnissen der Hirndruckdynamik und deren Beeinflussbarkeit durch Pflegemaßnahmen (Lagerung, endotracheales Absaugen) und im psychologischen Umgang mit bewußtseinsgestörten Patienten und deren Angehörigen sowie Grundkenntnissen in der neurologischen Frührehabilitation mit dem Ziel der zerebralen Reorganisation, dem Erwecken alternativer Funktionsabläufe und dem Erlernen von Umwegstrategien,
- Verfügbarkeit (24 Stunden) von CT, MRT, neurochirurgischer, kindertraumatologischer und anästhesiologischer Konsiliar- und Operationskapazität,
- frühzeitige Krankengymnastik, Logopädie und Ergotherapie,
- spezialisierte Einrichtungen, die über rechnergestützte Verfahren, multimodal evozierte Potenziale, Mikrodialyse, jugularvenöse Oxymetrie und Messmethoden der regionalen Sauerstoffsättigung des Hämoglobins, Messung des PET etc. verfügen, sind heute noch die Ausnahme und stellen neue Einsichten in die intrazerebralen Funktionsabläufe bei akuten Hirnläsionen im Kindesalter in Aussicht.

Die Häufigkeit primärer Zerebralerkrankungen und die Generalisierungstendenz akuter Erkrankungen mit Störungen der Homöostase prädisponieren besonders Neugeborene, Säuglinge und Kleinkinder zu neurologischen Komplikationen, die sich klinisch als Bewusstseinsstörung äußern. Ursache dieser Hirnfunktionsstörungen, die durch unterschiedliche Noxen wie bakterielle und virale Infektionen, Traumen, Hypoxie und Ischämie, Sepsis und Vergiftungen ausgelöst werden können, sind vielfältig. Oft werden akute Hirnläsionen durch Sekundärinsulte wie Hypoxie, Hyperkapnie, Störungen der regionalen Perfusion, aber auch Lagerungs- und Transportfehler aggraviert. ZNS-orientierte Intensivmedizin schließt deshalb sowohl notfallmedizinische wie pflegewissenschaftliche Kompetenz ein. Ein wesentliches Element der Behandlung ist die Frührehabilitation, die schon auf der Intensivstation beginnen muss. Sie setzt sich zum Ziel, die im Kindesalter noch erhaltenen Fähigkeiten zur Reorganisation und Kompensation der Hirnfunktion sachkundig zu fördern.

Das bewusstlose Kind

R. Lietz

Eines der häufigsten Symptome, das zur Aufnahme auf eine Intensivstation Anlass gibt, ist eine Störung des Bewusstseins. Auch wenn am Anfang kaum eine gültige Aussage über den Ausgang der vorliegenden schweren Beeinträchtigung des Kindes abgegeben werden kann, so ist doch vom Intensivmediziner rasches, umsichtiges und der Situation angepasstes Handeln gefordert.

Sein diagnostisches Vorgehen und therapeutisches Handeln beeinflussen letztendlich die Prognose.

Die Definition des Bewusstseins im medizinisch-psychologischen Sinn ist am besten dahingehend zu beschreiben, dass es sich dabei um das Gewahrwerden des eigenen Ichs in Beziehung zur Umwelt handelt. Dieser Zustand ist von außen indirekt am Verhalten des Kindes ableitbar, jedoch sind bestimmte Automatismen im Handlungsablauf eines Kindes möglich (epileptische Dämmerzustände), die zu Fehldeutungen führen können.

Unter dem Aspekt eines veränderten Schlaf-wach-Rhythmus sind zu unterscheiden:

Somnolenz. Das Kind ist schwer besinnlich und schläfrig, jedoch durch leichte Außenreize jeweils rasch erweckbar.

Sopor. Hierbei sind stärkere Reize erforderlich, um das Kind vorübergehend oder teilweise zu erwecken, wobei das „Wach sein" sich in abwehrendem Grimassieren, kurzen Äußerungen oder einem Lagewechsel im Bett erschöpft.

Koma. Das Kind ist hierbei tief bewusstlos und reaktionslos, fast stets begleitet von neurologischen Störungen.

Bei Zugrundelegen der Orientierung bezüglich Ort, Zeit und zur eigenen Person, wobei diese Kriterien alters- und reifebezogen entwickelt sind, kann unterschieden werden zwischen:

Benommenheit. Sie weist sich aus durch eine Verlangsamung der Handlungen und Denkabläufe (völlig verändert gegenüber den sonstigen Verhaltensweisen), das Kind erscheint antriebsarm und apathisch.

Verwirrtheit. Sie zeigt sich beim Kind in einem gegenüber der Norm verworrenen Handeln, zumeist verbunden mit affektivem Druck, illusionärer Verkennung der Umwelt; das Kind ist dabei oft motorisch unruhig und umtriebig, durch äußere Einwirkung kaum zu beruhigen oder zu beeinflussen.

Dämmerzustand. Das Kind ist in seinem Bewusstsein, in seiner Kommunikationsfähigkeit mit der Umgebung auf einen bestimmten Bereich eingeengt, der ihm zwar die volle Bewegungsfreiheit erhält, jedoch das dabei ablaufende Handeln nicht seinem mentalen Entwicklungsstand entspricht und für die Dauer des Dämmerzustands eine Amnesie besteht.

Delirium. Bei einem eingeengten Bewusstseinsgrad, d. h. verringerte Umweltbindung, besteht eine dranghafte und überschießende motorische Unruhe.

Alle diese vorgenannten Zustände sind in voller Ausprägung leicht zu erkennen, zeigen jedoch fließende Übergänge und sind dann weitaus schwieriger einzuordnen.

Es ist daher zu fordern, dass der Bewusstseinsgrad vom betreuenden Arzt täglich mehrfach beurteilt wird. Eine sehr praktikable Lösung ist die Verwendung der Glasgow Coma Scale, die zu Vergleichszwecken mit anderen Studien und zur groben Prognosebestimmung insbesondere nach Schädelhirntraumen dient.

Daneben sind unbedingt eine gründliche neurologische Untersuchung und nach Möglichkeit eine apparative Bestimmung neurophysiologischer Parameter (EEG, evozierte Potenziale) sowie sonographische Ermittlung der zerebralen Gefäßversorgung zu gewährleisten.

Seltene Zustände im Rahmen eines gestörten Bewusstseins im Kindesalter:

Locked-in-Syndrom. Mit weitgehend oder vollständig erhaltenem Bewusstsein, jedoch kompletter Lähmung aller Extremitäten und sämtlicher Hirnnerven bis auf Anteile des N. oculomotorius (vertikale Augenbewegung sowie Schließen der Lider möglich, was bei Kenntnis dieser Störung zu einer einfachen Form der Verständigung genutzt werden kann).

Akinetischer Mutismus. Mit der Unfähigkeit zu irgendwelchen Bewegungen bei auffallend wach blickenden Augen und fehlenden sprachlichen Äußerungen.

Sofortmaßnahmen

R. Lietz

Erhebung anamnestischer Daten

Diese sollten so frühzeitig wie möglich von allen Personen eingeholt werden, die Aussagen zum Zustand des Kindes vor der Bewusstlosigkeit und über evtl. abgelaufene Ereignisse unmittelbar vor Einsetzen der Bewusstlosigkeit machen können (Eltern, Geschwister, Erzieher, Krankentransportpersonal, Passanten).

Körperliche Untersuchung

Sie dient dem vorrangigen Ziel der Wiederherstellung bzw. des Erhaltes der vitalen Funktionen (Atmung, Herz-Kreislauf-Funktion). Wenn auch der äußere Eindruck vom bewusstlosen Kind entsprechend der Schadenseinwirkung, beispielsweise eine schwere Hirnverletzung, nahe liegt, so muss der Aspekt der Vitalfunktionen primär beachtet werden. Nach Sicherung dieser Funktionen sollte der Arzt das Kind systematisch untersuchen, um die körperlichen Befundauffälligkeiten zur Diagnosefindung und der darauf aufbauenden Therapie nutzen zu können.

Folgende Aspekte sind dabei zu beachten:
- *Atmung:*
  - Atemwege freihalten, erforderlichenfalls absaugen, auf – die Atemwege offen haltende – Kopfposition achten,
  - für Intubation und Beatmung sind weniger die Messwerte (pH-Wert $< 7,2$; $paCO_2 > 60$ mm Hg) entscheidend, sondern oftmals die Erfahrung des Intensivmediziners, dass das gerade aufgenommene Kind respiratorisch instabil erscheint (thorakale Atmung, maximaler Einsatz der Atemhilfsmuskulatur, sehr unregelmäßige Atmung, erhöhte Atemfrequenz) oder dem Anschein nach sehr bald werden wird.
- *Blutdruck:*
  - Sicherung einer ausreichenden Perfusion des Gehirns zur Hypoxievermeidung,
  - erhöht bei akuter Glomerulonephritis und hypertensiver Enzephalopathie,
  - erniedrigt bei Hypovolämie und NNR-Insuffizienz.

- *Herzfrequenz:*
  - erhöht bei NNR-Insuffizienz, kongenitalen Vitien, diabetischer Azidose und Hypovolämie.
- *Temperatur:*
  - erhöht bei Infektionskrankheiten (Meningitis, Enzephalitis, Hirnabszess), immunologischen Prozessen, Thyreotoxikose und diabetischer Azidose.
- *Haut:*
  - Zyanose bei Hypoxien und kongenitalen Vitien,
  - trockene Haut bei Dehydratation, Myxödem und NNR-Insuffizienz,
  - Erythem bei Hg-, CO- und Atropinintoxikationen.
  - Nävi,
  - Adenoma sebaceum,
  - chagrinlederähnliche Veränderungen,
  - White Spots bei tuberöser Hirnsklerose,
  - petechiale Blutungen bei idiopathischer Thrombozytopenie, Bakteriämie und subakuter bakterieller Endokarditis,
  - Hautdesquamationen bei Scharlach, im Rahmen einer Staphylokokkeninfektion, bei Vitamin-A-Intoxikation und beim Kawasaki-Syndrom.
- *Nase:*
  - Liquorrhö spricht für basale Schädelfraktur mit Duraeinriss (Unterscheidung vom regulären Nasensekret durch Bestimmung des Zuckergehalts).
- *Ohren:*
  - bei basaler Schädelfraktur sind Blutungen aus einem oder beiden Ohren oder ein Hämatotympanon möglich.
- *Mundbereich:*
  - Vernarbungen im seitlichen Zungenbereich bei vorausgegangenen Grand-Mal-Anfällen im Rahmen einer Epilepsie,
  - vermehrte Pigmentierungen bei Morbus Addison.
- *Foetor ex ore:*
  - fruchtig bei diabetischer Ketoazidose,
  - fäkalisch bei hepatischer Enzephalopathie,
  - knoblauchartig bei Arsenvergiftung,
  - mandelartig bei Blausäureintoxikation.
- *Augen:*
  - Chemosis im Rahmen einer Sinus-cavernosus-Thrombose möglich.
- *Meningismus:*
  - bei Meningitis, Enzephalitis, Subarachnoidalblutung, aber auch bei knöchernen Affektionen der oberen Halswirbelsäule.

! Bei dem geringsten Verdacht auf eine Spinalkanalverletzung sind schützende Lagerung und umgehende Röntgen-Diagnostik zu gewährleisten.

- *Schilddrüse:*
  - Vergrößerung bei Thyreotoxikose und Myxödem.
- *Abdomen:*
  - Hepatomegalie bei hepatischen Prozessen, Leukämie, Rechtsherzinsuffizienz.

! Eine sehr sorgfältige und wiederholte Palpation des Abdomens ist bei unklarer Bewusstlosigkeit des Kindes auch bei offensichtlicher Schädelverletzung angezeigt, da ein verdeckter Milz- und/oder Leberriss bei Nichterkennen die Prognose sehr verschlechtert, ein kinderchirurgischer Konsiliarius ist hinzuziehen.

Laboruntersuchungen

Es ist so früh wie möglich ein venöser Zugang anzulegen und nach erfolgter Uringewinnung ein Foley-Katheter in der Blase zu platzieren, um eine Ausscheidungsbilanz zu gewährleisten.

Glucose. Für die rasche Orientierung genügt zunächst der Streifentest, die exakte Bestimmung ist unbedingt nachzuholen.

Elektrolyte. Kalium, Natrium, Calcium, Magnesium, Chlorid- und Phosphationen.

Ammoniak. Ammoniak ist erhöht bei Störung des mitochondrialen Harnstoffzyklus (siehe Reye- Syndrom).

Weitere Parameter:
- komplettes Blutbild mit Hämatokrit,
- Blutgruppe, Kreuzprobe,
- Gerinnungsparameter:
  - PTT, Quick-Wert, Thrombozyten, Fibrinogen, Blutungszeit,
- Leberwerte:
  - ALAT, ASAT, γ-GT,
- Nierenwerte:
  - Kreatinin, Harnstoff,
- Urinanalyse,
- Asservation von Material für die spätere forensische Analyse,
- Säure-Basen-Haushalt,
- Liquorpunktion:
  - bei positiven meningitischen Zeichen,
  - bei positiven Infektionsparametern.

! Bestehen Zeichen eines erhöhten Hirndrucks – als relativer Kontraindikation für eine Lumbalpunktion – sollte mit einer sehr dünnen Nadel wenig Liquor zur Zellzahl- und Eiweißbestimmung entnommen werden, da eine Meningitis unbedingt erfasst werden muss.

Monitoring

Registrierung von:
- Herz- und Atemfrequenz,
- Blutdruck,
- pO_2, pCO_2,
- Hirndruck,
- kontinuierliche EKG-Aufzeichnung,
- partielle oder kontinuierliche EEG-Aufzeichnung.

Tabelle 6.1 Beschreibung der Hirnnervenbereiche (HN)

Hirnnerv	Beurteilung
I. (N. olfactorius)	• Prüfung des Riechvermögens bei entsprechender Kooperabilität
II. (N. opticus)	• Funduskopie zur Beurteilung von Papille, Makula und Gefäßzustand
III. (N. oculomotorius)	• direkte und indirekte Lichtreaktion der Pupillen
IV. (N. trochlearis) VI. (N. abducens)	• differenzierte Beschreibung eines vorhandenen Nystagmus, einer Ptose, eines Strabismus oder einer Blickparese
V. (N. trigeminus)	• Prüfen des Kornealreflexes
VII. (N. facialis)	• gestörte Symmetrie der Mimik (spontan oder nach Schmerzreizen)
VIII. (N. vestibulocochlearis)	• Hören • Gleichgewichtsempfinden
IX. (N. glossopharyngeus)	• Würgereflex • Zäpfchenstellung
X. (N. vagus)	• Schluckreflex
XI. (N. accessorius)	• klinisch durch einseitige Schulteratrophie auffällig
XII. (N. hypoglossus)	• Faszikulieren über der Zunge • seitliches Abweichen der herausgestreckten Zunge

Neurologische Untersuchung

Hauptziele sind hierbei die Suche nach neurologischen Herd- und Hirndruckzeichen, das frühzeitige Erkennen von meningitischen Zeichen, die neurologische Untersuchung zur Statusbestimmung, anfänglich die Erhebung des Ausgangsbefunds (einschließlich des Bewusstseinsgrads) für die weitere Diagnostik- und Therapieplanung sowie für spätere Kontrolluntersuchungen. Bevor eine aufwendige apparative Untersuchung eingesetzt wird, ist eine aufmerksame Beobachtung des Kindes bezüglich seiner Kopf- und Körperhaltung und hinsichtlich seiner Bewegungsmuster von nicht zu unterschätzender Bedeutung. Dabei sind spontan ablaufende Muster von durch Provokation (Schmerzreize auf das Sternum) ausgelösten Bewegungen zu beachten.

Die Beschreibung der Hirnnervenbereiche ist Tab. 6.1 zu entnehmen.

Motorik

Eine sorgfältige Beobachtung des Kindes lässt bei asymmetrischen Bewegungen (spontan oder nach Schmerzreizen) eine Hemiparese erkennen, wobei das bewegungsgestörte Bein flektiert, abduziert und nach außen rotiert auf der Unterlage liegt.

Bei der mimischen Begleitreaktion ist im Normalfall eine symmetrische Reaktion zu erwarten, die bei einer Fazialisparese über der betroffenen Seite – graduell unterschiedlich – ausfallen kann.

Einschätzung akuter Hirnfunktionsstörungen mit Hilfe standardisierter neurologischer Untersuchungen

W. Brömme

Die neurologische Beurteilung akuter Hirnfunktionsstörungen setzt spezielle Erfahrungen voraus. Basierend auf einfach prüfbaren Parametern führten Teasdale und Jennett 1974 für die Neurotraumatologie des Erwachsenen die Glasgow Coma Scale (GCS) ein, die auch als Scoresystem für Erwachsene mit nichttraumatischen Bewusstseinsstörungen weltweit Anerkennung und Verbreitung fand.

In der originalen Form ist die GCS im Säuglings- und Kleinkindalter nicht anwendbar, weil die Fähigkeit zur verbalen Antwort und die Reaktion auf Schmerzreize nicht dem Reifegrad bzw. Reaktionsvermögen dieser Altersgruppe entsprechen. So erreicht der gesunde Säugling in der Skalierung der verbalen Antwort (s.unten) nur 2 Punkte (unverständliche Laute). Auch bei älteren Kindern ist die Prüfung der verbalen Antwort durch fremde Umgebung, diagnostisch-therapeutische Maßnahmen u. a. erschwert. Zahlreiche Modifikationen der GCS für Kinder wurden mitgeteilt (Ritz u. Mitarb. 1982, Hofweber 1982, Raimondi u. Hirschauer 1984, Brömme 1985).

An der Kinderklinik der Martin-Luther-Universität Halle-Wittenberg hat sich seit 1985 die in Tab. 6.2 dargestellte Komaskala für Säuglinge und Kleinkinder bewährt.

Um den Score bei Säuglingen und Kleinkindern anzuwenden, muss das Prüfverfahren dem Alter entsprechen. Das Ansprechen des Patienten zur Prüfung des Augenöffnens erfolgt zunächst durch Artikulation des Vornamens im Ton der Umgangssprache. Patienten mit Bewusstseinsstörungen reagieren oft erst auf lauten Anruf oder Schmerzreize. Wie von Teasdale und Jennet vorgeschlagen, wird stets die beste Reaktion aus mehreren Prüfungen im Untersuchungszeitraum bewertet. Die als „Verbal Response" bezeichnete Artikulierungsfähigkeit benennen wir als Reaktion auf Anruf. Die Skalierung dieses Prüfteils ist schwierig und interpretatorisch nicht immer eindeutig.

■ Praktische Anwendung der Komascores und Interpretation der Befunde

Augenöffnen:

Als Augenöffnen gilt das Heben der Lider bis über die Mitte der Pupillen, der Blickstellung der Augen, auch wenn sie nur kurz anhält. Bei Seitendifferenzen muss an eine Fazialisparese gedacht werden. Es ist zu unterscheiden zwischen Lidbewegungen und dem Öffnen der Augen. Lidbewegungen können spontan, auf Licht-,

Tabelle 6.2 Originale GCS (links) und modifizierte Scale für Säuglinge und Kleinkinder (rechts)

	Öffnen der Augen	(4 Punkte)
	spontan	4
	auf Anruf	3
	auf Schmerz	2
	fehlend	1

Beste verbale Antwort	(5 Punkte)	Reaktion auf Anruf	(5 Punkte)
Ältere Kinder/Erwachsene		*Säuglinge/Kleinkinder*	
Orientiert	5	munter/fixiert	5
Konfus	4	verlangsamt, weinerlich, zeitweilig fixiert	4
Inadäquat	3	träge, Wein-/Wachphasen, wechselnd mit Somnolenz	3
Nicht zu verstehen	2	zeitweilig träge, kurze Wein-/Wachphasen	2
Keine	1	keine	1
Beste motorische Antwort	**(6 Punkte)**	**Reaktion auf Schmerzreiz**	**(6 Punkte)**
Befolgt Aufforderungen	6	normale Abwehr	6
Gezielte Schmerzabwehr	5	lokalisierend lebhaft	5
Normale Beugung	4	lokalisierend träge	4
Abnorme Flexion	3	ungerichtet, träge	2
Strecksynergismen	2	veränderter Atemrhythmus, Pupillenerweiterung	2
Keine	1	fehlend	1

Schmerz- oder akustische Reize auftreten. Spontanes Blinzeln spricht für die Intaktheit der pontinen Formatio reticularis (Plum u. Posner 1972), Blinzeln nach Licht-, Schmerz- und akustischen Reiz für die des Kortex (Regali u. Foerster 1979). Dagegen kann ein allein durch helles Licht provozierter Blinzelreflex auch bei Ausfall der Hemisphärenfunktion auslösbar sein, wenn die rostralen Hirnstammfunktionen erhalten sind (Tavy u. Mitarb. 1984). Ein höherer Integrationsgrad kortikaler Funktionen besteht, wenn die Augen tatsächlich geöffnet werden. Häufig sind zur Differenzierung mehrere Prüfungen notwendig, in Zweifelsfällen erfolgt die bestmögliche Interpretation.

Spontanes Augenöffnen ist ein Zeichen, dass die vom Hirnstamm kontrollierte Wachheit nicht stärker beeinträchtigt ist. Allerdings verfolgen Patienten mit struktureller Dekortikation die Umgebung mit den Augen, wobei die Bewusstseinshelligkeit fehlt. Auch bei Säuglingen werden im Anschluss an längere Bewusstlosigkeit oft die Augen nach Rückkehr der Hirnnervenreflexe offen gehalten und blicken ins Leere. Sie fixieren nicht, es fehlt der Lidschlagreflex.

Das Öffnen der Augen ist bei gestörter Hirnfunktion zunächst als Reaktion auf verbale oder akustische Reize aufzufassen und nicht als Befolgen einer Aufforderung. Dies gilt für Säuglinge und ältere Kinder. Nur ältere Kinder mit uneingeschränktem Bewusstsein könne die Aufforderung zum Augenöffnen tatsächlich befolgen.

Verbale Antwort, Reaktion auf Anruf:
Bei älteren Kindern erfolgt die Prüfung entsprechend der originalen GCS als verbale Antwort. Es wird auch hier das beste Prüfergebnis notiert, da der Wachheitsgrad insbesondere bei metabolischem Koma stärker schwanken kann. Die Fähigkeit zur Verbalisierung entspricht der Definition des Bewusstseins, indem die Wiederkehr der Sprache einen hohen Integrationsgrad des ZNS anzeigt.

Gefragt wird nach Name, Alter, Wohnort, Geschwistern etc. Konfus heißt, es erfolgen reaktive Antworten, die keinen Sinnbezug ergeben. Der Patient erscheint nicht voll orientiert. Inadäquate Antwort bedeutet artikulierte Sprache, aber keine Sinnzusammenhänge.

Die verbale Antwort ist im Säuglingsalter nicht und im 2.–3. Lebensjahr nur unsicher prüfbar. Deshalb notieren wir, um das System und die Vergleichbarkeit der GCS beizubehalten, bei Kindern unter 3 Jahren die Reaktion auf Anruf durch Sprechen des Vornamens im Ton der Umgangssprache. Die Reaktion ist altersabhängig. Der junge Säugling öffnet die Augen und blickt wach, ältere Säuglinge fixieren mit den Augen, wenn die kortikalen Funktionen ungestört sind.

Das durch eine schwere Allgemeinerkrankung mitgenommene Kind reagiert verlangsamt, mit anhaltenden Weinphasen, der ältere Säugling fixiert nur zeitweilig (4 Punkte). Dieses Verhalten kann das erste Zeichen einer kortikalen Funktionsstörung sein.

Die manifeste Störung zeigt sich durch anhaltenden Schlaf (Somnolenz), der durch Anruf unterbrochen werden kann. Die Kinder reagieren träge, fixieren nicht (Blick ins Leere, seltener Lidschlag), weinen häufig kurze Zeit, versinken bald wieder in Somnolenz und zeigen spärliche Spontanmotorik. Eine graduelle Verschlechterung führt dann nur noch zeitweilig zu Reaktionen.

Reaktion auf Schmerzreiz:
Befolgen ältere Kinder Aufforderungen, wie das Geben der Hand oder Öffnen des Mundes, erfolgt die Einstufung mit 6 Punkten. Ist das nicht möglich, wird die Reaktion auf Schmerzreiz geprüft. Der Schmerzreiz muss in standardisierter Form geprüft werden, in der originalen GCS durch Druck auf die Fingernägel mit einem Bleistift.

Bei gezielter Schmerzabwehr entsteht der Eindruck, als wolle der Patient die Extremität zurück ziehen. Flexion an den Armen kann mit rapidem Zurückziehen und Abduktion in der Schulter als auch einer verlangsamten Reaktion bei Hemiplegien oder tiefer Bewusstlosigkeit einhergehen. Normale Beugung (4 Punkte) wird von abnormer Flexion (3 Punkte) unterschieden. Während die normale Beugung auf Schmerzreiz auch für Säuglinge und Kleinkinder eine typische Reaktionsform darstellt, ist die abnorme Streckung selten.

Ein sicherer pathologischer Befund bei Kindern und Erwachsenen ist die Dekortikationshaltung nach Schmerzreiz, charakterisiert durch Strecken der Beine, Spitzfußstellung und Anwinkeln aller Armgelenke.

Strecksynergismen (2 Punkte) sind im Säuglingsalter eher selten und treten als späte Zeichen der Defektheilung auf. Sie sind gekennzeichnet durch Extension und Pronation der Arme mit Adduktion und Innenrotation der Schultern. Die Beine sind gestreckt und nach innen rotiert, die Füße plantarflexiert (Dezerebrationshaltung).

Die Prüfung der Schmerzreaktion kann bei größeren Kindern durch Kneifen an Fingern und Zehen vorgenommen werden. Im Säuglings- und Kleinkindalter halten wir das Kneifen seitlich am Thorax (mittlere Axillarlinie) für aussagekräftiger. Es lassen sich 5 gut differenzierbare Reaktionen unterscheiden:

- *5 Punkte:* Spontanmotorik oder lokalisierende, lebhafte Bewegung zur homolateralen Seite. Zumeist werden dabei die Extremitäten deutlich bewegt, sodass Seitendifferenzen erkennbar sind.
- *4 Punkte:* Die Bewegung zur Reizseite ist träge, doch deutlich. Auch hier ist die Motorik der Extremität einschätzbar.
- *3 Punkte:* Strecksynergismen mit abnormer Flexion sind im frühen Kindesalter selten. Die Reaktion auf Schmerzreiz ist jetzt träge und ungerichtet, d. h. es erfolgt keine Bewegung des Oberkörpers zur Seite der Schmerzauslösung, vielmehr eine spärliche motorische Reaktion ohne Lokalisation des Schmerzreizes.

Tabelle 6.3 Standardisierter neurologischer Score (SNS)

Punkte:	Lichtreaktion und Größe der Pupillen:
5	normale Reaktion und Größe
4	träge oder nicht vollständige Verengung beider Pupillen
3	einseitig träge
2	Anisokorie mit träger oder fehlender Reaktion
1	fehlende Lichtreaktion mit maximaler Mydriase

Punkte:	Zerebrale Reflexe:
5	normal
4	kein Wimpernreflex
3	kein Kornealreflex
2	kein vestibulookulärer, okulozephaler Reflex
1	kein Husten- und Würgereflex

- *2 Punkte:* Vertiefte Atmung und Pupillenerweiterung sind die einzigen Reaktionen auf Schmerzreiz.
- *1 Punkt:* Es fehlt jegliche Reaktion.

Für Verlauf und Prognose akuter Hirnläsionen sind außer der Intensität und Dauer des Komas, die durch den Komascore eingeschätzt werden, rostrokaudal fortschreitende Funktionsstörungen des Hirnstamms entscheidende Kriterien. Störungen der Hirnstammfunktionen sind zu erwarten, wenn der Komascore unter 8 Punkte abfällt.

Aus diesem Grund überwachen wir die Pupillenreaktion und die zerebralen Reflexe – jeweils in 5 Schweregrade skaliert – auf dem neurologischen Formblatt (Tab. 6.3) unserer Station (Brömme 1985).

Der SNS (standardisierter neurologischer Score) wird einmal im ärztlichen Schichtdienst bzw. bei abfallender Punktzahl im Komascore oder von den Schwestern in festgesetzten Abständen geprüft.

Hirnstammfunktionen

R. Lietz

Aufgrund der engen Nachbarschaft von auf- und absteigenden Bahnen, Kerngebieten von Hirnnerven und lebensnotwendigen vegetativen Arealen (Zentren für den Schlaf-wach-Rhythmus, für Atmung-, Temperatur- und Herz-Kreislauf-Regulation) können im Hirnstamm (Basalganglien, Zwischenhirn, Mittelhirn, Pons und Medulla oblongata) bereits relativ kleine Prozesse sehr vielfältige neurologische Ausfälle produzieren.

Die Analyse der neurologischen Ausfälle kann entsprechend der Topographie der Schädigung zur Höhenlokalisation des Prozesses beitragen. Darüber hinaus kann sie zu einer prognostischen Aussage verwendet werden und dies mit einer Sicherheit, die in diesem

Fall bedeutend höher zu bewerten ist als es die sehr kostenaufwendige bildgebende Diagnostik zu gewährleisten vermag, weil mit diesen Untersuchungen auch die neuroanatomisch nicht fassbaren funktionellen Ausfälle angezeigt werden.

Die Formatio reticularis, eine netzartige Ansammlung von unterschiedlichsten Nervenzellen zentral im Hirnstamm verlaufend, enthält in ihrem rostralen Anteil das sog. aufsteigende retikuläre Aktivierungssystem, das afferente Impulse zum Kortex sendet. Seine Funktion ist für die Aufrechterhaltung der Vigilanz zwingend.

Es lassen sich folgende Symptome als sehr verdächtig für eine Hirnstammaffektion herausstellen:
- Vigilanzveränderungen bis zum Vigilanzverlust,
- Hirnnervenausfälle,
- Schluck- und Sprachstörungen,
- Schwindelzustände,
- Atem-, Herz-Kreislauf- und Temperaturdysregulation.

Diese Störungen treten in unterschiedlicher Ausprägung kombiniert mit Sensibilitäts- und motorischen Ausfällen auf.

Für die tägliche ITS-Praxis wichtige Funktionen werden nachfolgend aufgeführt:

Atmung

Normalerweise läuft die Atmung in einem regelmäßigen Wechsel zwischen In- und Exspiration ab, wobei körperliche Anstrengungen mit einem vermehrten Bedarf an Sauerstoff die Atemfrequenz und die Atemtiefe entsprechend beeinflussen.

Affektionen des Hirnstamms modulieren in Abhängigkeit vom Sitz der Schädigung ganz bestimmte Atemmuster, die durch äußere Beobachtung der Atemexkursionen und der Atemfrequenz beim bewusstseinsgestörten Kind leicht erkennbar sind.

Cheyne-Stokes-Atmung. Hierbei ist ein periodisches An- und Abschwellen der Atemzüge mit apnoischen Phasen zu beobachten (bei der sog. wogenden Atmung, die der periodischen Atmung vorausgehen kann, fehlen die Atempausen).

Als Ursachen kommen eine bilaterale Schädigung des Prosenzephalons und/oder des Dienzephalons in Frage, biochemisch kann dieser Atemtyp als Reaktion auf erhöhte Blut-CO_2-Werte ausgelöst werden.

Maschinenatmung. Die auch als neurogene Hyperventilation bezeichnete Atmung weist eine frequente, uniforme und nicht modulierte Atmung auf, wobei es zu Hypokapnie und respiratorischer Alkalose kommt und die Gefahr eines neurogenen Lungenödems auf der Basis einer Hypoxämie droht.

Als Schädigungsort wird die Mittelhirnhaube angesehen, die eine Enthemmung des oberen Ponsareals bewirkt.

Cluster-Atmung. Bei diesem Atemtyp sind unterschiedlich lange Gruppen von regulären Atemzügen durch wechselnd ausgeprägte Atempausen abgesetzt.

Lokalisiert wird dieser Atemtyp in den pontomedullären Übergang.

Biot-Atmung oder ataktische Atmung. Charakteristisch bei dieser Atmung ist der völlig unregelmäßige Atemablauf mit wechselnden Atemzügen und zwischengestreuten Atempausen bei Vorherrschen einer Bradypnoe.

Diese Atmung ist auf CO_2 nur eingeschränkt reagibel und erweist sich als ausgesprochen anfällig gegenüber zentral dämpfend wirkenden Medikamenten.

Ursache dieser Atmung ist eine partielle Leitungsblockade zwischen den dorsalen (für die Inspiration verantwortlichen) und den ventralen (für die Exspiration zuständigen) medullären Zellgruppen des Atemzentrums.

Schnappatmung. Bei dieser Atmung werden seltene und sehr tiefe Atemzüge mit plötzlich einsetzender tiefer Inspiration unter Einbeziehung der gesamten Atemhilfsmuskulatur gesehen.

Läsionsort dieses bulbären Atemtyps ist der nahezu komplette Funktionsausfall des kaudalen medullären Atemzentrums.

Atemstillstand. Im Gefolge eines vollständigen Funktionsausfalls aller oder alleinig des medullären Atemzentrums ist keine Spontanatmung mehr möglich.

Hyperventilation. Teilweise in dieser Einteilung graduell auftretend, aber auch als singuläres Symptom ist die Hyperventilation zu nennen.

Es handelt sich hierbei um eine beschleunigte Atmung, die zudem durch Einbeziehen der Atemhilfsmuskulatur eine verstärkte Atemarbeit erkennen lässt. Sie geht mit einem erhöhten paO_2 und einem erniedrigten $paCO_2$ einher, führt somit zu einem vermehrten Abatmen von CO_2.

Ursachen für eine Hyperventilation sind:
- primäre respiratorische Alkalose:
  - nach Hypoxie,
  - toxisch durch Ingestion verschiedener Medikamente (Salicylate, Adrenalin, Noradrenalin, Progesteron) sowie im Coma hepaticum,
- metabolische Azidose:
  - bei vermehrter Laktatazidose (z. B. diabetisches oder urämisches Koma),
- psychogen:
  - bei besonderen emotionalen Ereignissen (z. B. Schmerz).

Reflexe

Trotz der beeindruckenden Entwicklung auf dem Gebiet der neuroanatomischen und neurophysiologischen Diagnostik hat die klinisch-neurologische Beurteilung in der ITS-Praxis einen hohen Stellenwert.

Pupillenreflex

Auslösung. Jeweils einseitige Beleuchtung der Pupillen mit einer gebündelten Lichtquelle.

Reaktion. Prompte und ausreichend ergiebige (in Abhängigkeit von der Pupillenweite in der Ausgangslage) Verengung der Pupille der gleichen Seite (direkte Lichtreaktion) und der Gegenseite (indirekte oder konsensuelle Lichtreaktion).

Beteiligte Strukturen. N. opticus (im Mittelhirn verschaltet), N. oculomotorius (parasympathischen Anteil enthaltend), Sehbahn, sympathische Bahnen, Hypothalamus.

Das vegetative Nervensystem vermittelt über den Sympathikus die Pupillenweitstellung und über den Parasympathikus, der das Übergewicht hat, die Engstellung der Pupillen. Der Ausfall eines dieser Systeme führt zum Überwiegen des anderen Systems (z. B. Miose bei Sympathikusausfall).

Pathologie. Unter topischen Gesichtspunkten sind folgende Aussagen wichtig:
- Läsion des Dienzephalons:
  - Pupillen vorwiegend eng mit erhaltener Lichtreaktion (unter dem Vergrößerungsglas sichtbar!) (Differenzialdiagnose: Opiate machen ebenfalls stecknadelkopfgroße Pupillen),
- Läsion des Mittelhirns:
  - Pupillen sind mittelweit, oft entrundet und anisokor, ohne Lichtreaktion (parasympathischer Anteil ausgeschaltet),
- Läsion der Mittelhirnhaube:
  - Pupillen weit, Lichtreaktion zumeist aufgehoben, spontane Größenschwankungen (bezeichnet als Hippus) auffällig, dabei ist der ziliospinale Reflex erhalten,
- transtentorielle Herniation:
  - einseitige Pupillenstarre hat ihre Ursache oft in einer ipsilateralen Kompression des N. oculomotorius in seinem Verlauf zwischen A. cerebri posterior und Plica petroclinoidea,
- Läsion des unteren Abschnitts der Medulla oblongata:
  - maximal erweiterte Pupillen, die nicht auf Licht reagieren.

Tab. 6.4 weist auf die Pupillenstellungen bei verschiedenen Pharmaka hin.

Tabelle 6.4 Pharmakologische Beeinflussung der Pupillenstellung

Pupillenverengung durch:	Pupillenverengung durch:
Sympathikolytika, z. B.: • Tolazolin • Reserpin • Guanethidin	*Adrenergika*, z. B. • Adrenalin • Ephedrin • Cocain • Tyramin
Cholinergika, z. B. • Acetylcholin • Nicotin • Neostigmin • Physostigmin • Pilocarpin • Carbachol	*Parasympathikolytika*, z. B.: • Atropin • Scopolamin • Botulinustoxin • Natrium-Phenobarbital • Fliegenpilztoxin

Wichtige pathologische Bulbusstellungen:
- **Bulbi vom Herd abgewandt** – wenn paramedian die pontine Formatio reticularis betroffen ist.
- **Bulbi dem Herd zugewandt** – wenn die Schädigung im präzentralen Kortex sitzt (auch als sogen. konjugierte Bulbi bezeichnet, oft mit einer gleichseitigen Kopfdrehung verbunden).

Kornealreflex

Auslösung. Seitliches Berühren der Kornea mit einem Wattetupfer.

Reaktion. Prompter Lidschluss aufgrund einer Kontraktion des M. orbicularis oculi und – bei intakter Verbindung von Pons zum Mesenzephalon – Verdrehen des Bulbus nach oben.

Beteiligte Strukturen. V. und VII. Hirnnerv, Pons; Verschaltung beider Hirnnerven im Pons.

Pathologie. Bei einer Schädigung von rostral bis zur pontinen Ebene fällt der Kornealreflex aus.

Okulozephaler Reflex

Auslösung. Passive Kopfdrehung in horizontaler und vertikaler Richtung, wobei der letzte Auslösungsmodus auch als Puppenkopfphänomen bezeichnet wird.

Reaktion. Die Bulbi bewegen sich nach passiver Kopfdrehung in die entgegengesetzte Richtung, sodass die ursprüngliche Blickrichtung erhalten bleibt.

Beteiligte Strukturen. Verschaltung mit dem vestibulookulären Reflex, evtl. sind auch Afferenzen von Propriorezeptoren der Halsmuskeln beteiligt.

Pathologie. Der okulozephale Reflex ist:
- beim wachen Kind unterdrückt,
- im soporösen Zustand enthemmt,

- beim dienzephalen Störsyndrom am deutlichsten sichtbar,
- bei Schädigung bis zum Mittelhirn, nur noch schwer oder dyskonjugiert auslösbar,
- bei Ponsläsion nicht mehr auslösbar.

Vestibulookularer Reflex

Auslösung. Es wird bei einem gegenüber der Horizontalen um 30° angehobenen Kopf (nach Sicherstellung der Intaktheit der Trommelfelle) zur Vestibularisreizung Wasser eingebracht – bei der regulären Reizung mit einer Wassertemperatur von 30 °C und zur verstärkten Auslösung mit Eiswasser –.

Reaktion. Die Bulbi lassen eine tonische Blickwendung zur Reizseite und einen Nystagmus zur Gegenseite erkennen.

Beteiligte Strukturen. II. und VIII. Hirnnerv, Pons, Mesenzephalon, afferente Vestibularisfasern sind über den Fasciculus longitudinalis medialis mit den Augenmuskelkernen verbunden.

Pathologie. Dieser Hirnstammreflex ist ein wichtiger Test zur Prüfung der Funktionstüchtigkeit mesenzephaler und pontomedullärer Strukturen.
- Abduktion des ipsilateralen und fehlende Seitabweichung des kontralateralen Bulbus bei einer Störung von rostral bis zum Mittelhirn (als dyskonjugierte Blickwendung bezeichnet, weil die gleichseitige Verbindung zum Abduzenskern erhalten und die zum kontralateralen Okulomotoriuskern unterbrochen ist).
- Fehlende Bulbusreaktion beiderseits bei Ausdehnung des Schädigungsprozesses bis zum Ponsbereich (auch hier ist differenzialdiagnostisch eine mögliche pharmakologische Beeinflussung zu berücksichtigen).

Bei erloschener horizontaler Reaktion lässt sich – bei intaktem Mittelhirn durch Spülung mit 30 °C-Wasser – eine Abweichung der Bulbi nach oben und bei einer bilateralen Kaltspülung ein Abweichen der Bulbi nach unten auslösen.

Orbicularis-oculi-Reflex

Auslösung. Beklopfen des Nervenaustrittspunkts des N. supraorbitalis (Teil des N. trigeminus) entweder mit dem Reflexhammer oder auch durch einen elektrischen Triggerimpuls.

Reaktion. Prompter Augenschluss aufgrund einer Kontraktion des M. orbicularis oculi.

Beteiligte Strukturen. N. trigeminus, N. facialis, Pons, Medulla oblongata.

Pathologie. Bei einer Schädigung in der Brückenhaube ist die Reaktion entweder ausgefallen oder stark verzögert über der betroffenen Seite auslösbar.

Ziliospinaler Reflex

Auslösung. Durch Schmerzreize über der Haut des Sternums.

Reaktion. Bilaterale Erweiterung der Pupillen.

Beteiligte Strukturen. Gereizte Spinalsegmente, zervikaler Sympathikus, N. oculomotorius.

Pathologie. Diese Reaktion eignet sich zur Beurteilung der Komatiefe und dient nicht der topographischen Beurteilung.

Bilaterale Erweiterung der Pupillen ist im Schlaf und bei Bewusstseinseinengung stärker ausgeprägt als beim vigilanten Kind.

Ein Ausfall der Reaktion ist bei Unterbrechung der spinalen Bahn oder der Sympathikusbahnen zu sehen.

Okulokardialer Reflex

Auslösung. Kräftiger Druck auf die Bulbi des Kindes.

Reaktion. Verlangsamung der Herzfrequenz.

Beteiligte Strukturen. N. vagus, N. trigeminus, Medulla oblongata.

Würgreflex

Auslösung. Berührung des weichen Gaumens mit einem Tupfer oder einem Absaugkatheter.

Reaktion. Auslösung des Hustenreflexes.

Beteiligte Strukturen: N. glossopharyngeus, N. vagus, Medulla oblongata.

Pathologie. Ausfall des Hustenreflexes bei einer Schädigung von rostral bis zur Medulla oblongata.

Zungen-Kiefer-Reflex

Auslösung. Bestreichen der Zunge mit einem Tupfer oder Spatel.

Reaktion. Langsames Öffnen des Kiefers

Beteiligte Strukturen. N. trigeminus, N. glossopharyngeus, N. vagus, Medulla oblongata.

Pathologie. Ausfall der Reaktion bei Störung in der Medulla oblongata und in den leitenden Bahnsystemen.

Körperhaltungsmuster

Die bei komatösen Kindern zu beobachtenden, anscheinend spontan auftretenden Streck- und Beugesynergien sind in den meisten Fällen nicht epileptischer Genese, sondern Ausdruck von durch endogene Schmerzreize induzierten Hirnstammsynergismen. Entsprechend dem Schädigungsniveau wird grob unterschieden in:

Dekortikationshaltung. Gekennzeichnet durch eine Beugehaltung der Arme (Adduktion und Flexion) und eine Streckhaltung der Beine (Extension und Innenrotation), verstärkt hervortretend bei schmerzhafter Reizung der Haut im Thorax- oder Gesichtsbereich; dieses Muster ist charakteristisch für ein rostrales supratentorielles Läsionsniveau.

Dezerebrationshaltung. Charakterisiert durch Streckhaltung sowohl der Arme (Adduktion und Innenrotation der Arme, Pronation und Flexion der Finger) als auch der Beine aufgrund einer Läsion, die von rostral bis zum Mittelhirn reicht (Ausfall des Tractus rubrospinalis und Enthemmung des Tractus vestibulospinalis).

Sind auch die Vestibulariskerne im unteren Ponsareal ausgefallen, so fehlen die Muskeleigenreflexe und die schmerzinduzierten Haltungsmuster, der Muskeltonus ist schlaff.

Differenzialdiagnose des Komas

R. Lietz

Nach erfolgter internistischer und neurologischer Untersuchung des Kindes, Stabilisierung hinsichtlich kardiopulmonaler und Kreislauffunktionen, Anlegen eines venösen Zugangs und Platzierung der Überwachungselektroden sind zur Planung der Behandlung des bewusstseinsgestörten Kindes folgende differenzialdiagnostischen Abgrenzungen vorzunehmen, wobei viele der angeführten Einzelfaktoren auch parallel und einander verstärkend auftreten können:

Hirnmassenverschiebungen:
Diese entstehen auf der Grundlage von:
- Traumata:
  - lokalisiertes Hirnödem oder diffuse Hirnschwellung,
  - epidurale, subdurale oder subarachnoidale Blutungen,
  - kontusionelle Einblutung.
- Tumoren:
  - Im Kindesalter oft anfänglich mit einer zunehmenden Beeinträchtigung des Verhaltens auffällig, später dann absinkende Vigilanz und meist vorausgehend Hervortreten einer neurologischen Herdsymptomatik, wobei im Fall einer Einblutung sich das Gesamtbefinden dramatisch verschlechtern kann.
- Gefäßprozessen:
  - Hirnblutung,
  - Hirninfarkt mit Begleitödem,
  - subdurale oder subarachnoidale Blutung,
  - Thrombophlebitis.
- Infektionen:
  - Hirnabszess,
  - subdurales oder epidurales Empyem,
  - Meningitiden mit begleitenden Vaskulitiden.
- Liquorzirkulationsstörungen:
  - im Gefolge eines Hydrocephalus internus.

Metabolische Entgleisungen:
Metabolische Entgleisungen, die sich im Einzelnen in den nachstehenden Störungen zeigen können als:
- Hypoglykämie:
  - Unruhe, Tachykardie, starkes Schwitzen, Erbrechen, zunehmende Müdigkeit, Kopfschmerzen, Verwirrtheit, Krämpfe.
- Hypermagnesiämie:
  - im EKG verlängerte QRS- und QT- Strecken, evtl. mit AV-Block einhergehend,
  - zunehmend Übelkeit, Erbrechen, Bradyarrhythmie, Asystolie, schlaffe Extremitätenlähmungen, Atemlähmung.
- Hypomagnesiämie:
  - im EKG verlängerte QRS- und QT-Strecken mit flacher T-Welle,
  - Parästhesien, Muskelschwäche, tetanische Krämpfe, Verwirrtheit.
- Hyperkalzämie:
  - im EKG QT-Verkürzung charakteristisch,
  - Erbrechen, Obstipation, Darmatonie, Hypertonie, Polyurie und metabolische Azidose.
- Hypokalzämie:
  - Hypotonie, Rhythmusstörungen, Tetanie, Krampfanfälle.
- Hypokaliämie:
  - im EKG ST-Senkung, verkleinerte T-Welle, QRS-Verbreiterung, Dysrhythmien,
  - muskuläre Schwäche, Darmatonie.
- Hyperkaliämie:
  - im EKG spitze T-Wellen, QT-Verkürzung, später QRS-Verbreiterung, Bradykardie, Kammerflattern, Kammerflimmern.
- Dehydratation:
  - isotone Dehydratation mit normalem Na-Spiegel, dabei Erbrechen und Diarrhö,
  - hypotone Dehydratation mit erniedrigtem Na-Spiegel, klinisch durch Antriebsverlust, Krämpfe, Kreislaufkollaps auffällig,
  - hypertone Dehydratation mit erhöhtem Na-Spiegel, klinisch Muskelschwäche und Tachypnoe.
- Hyperammonämie (einschließlich Reye-Syndrom):
  - Tachypnoe, Fieber, zunehmende Bewusstseinstrübung,
  - in der Neugeborenenperiode oft Zeichen des septischen Schocks.

- Urämie:
  - generalisierte Ödemneigung,
  - Schock,
  - Oligurie (< 0,5 ml Urin/kg KG/h), aber auch Polyurie möglich.
- Hepatische Enzephalopathie:
  - mit Tremor, zunehmender Verlangsamung, Hypotonus, Areflexie,
  - im EEG Verlangsamung der Grundaktivität bis zum Nulllinien-EEG.
- Hypoxie:
  - mit Apnoeneigung, Bradykardien, metabolischer Azidose.
- Porphyrie:
  - Bauch- und Rückenschmerzen, Erbrechen, Verwirrtheitszustände, Anfälle.
- Vitaminmangelzustände:
  - besonders bei Nicotinsäure, Thiamin, Pyridoxin, Pantothensäure, Vitamin B12 können im Gefolge von Ernährungsstörungen schwere neurologische Ausfälle auftreten.

Infektionen:
- Meningoenzephalitiden, Enzephalitiden, Abszesse, Empyem.

Epilepsie:
- Grand-Mal-Status,
- verlängerte postkonvulsive Bewusstlosigkeit.

Toxineinwirkungen:
- endogene und exogene Toxine,
- Barbiturate, Ethanol, Phenothiazine, Amphetamine, Paraldehyde,
- Drogen.

Besonders bei Kleinkindern ist immer daran zu denken, dass sie alles Erreichbare unabhängig von Geschmack und Geruch zu sich nehmen.

Physikalische Schadenseinwirkungen:
- Hypo- und Hyperthermie,
- Stromeinwirkung,
- Insolation.

Endokrinologische Störungen:
- Thyreotoxikose,
- Nebenniereninsuffizienz.

Strukturelle ZNS-Schäden – Schäden durch toxische und metabolische Hirnschäden

Nachfolgend werden die Folgen einer pathologischen Einwirkung auf die Hirnstrukturen dargestellt und die typischen Strukturläsionen beschrieben.

Akute hypoxische Enzephalopathie. Als umfassendere Bezeichnung gegenüber der im klinischen Alltag verwendeten Bezeichnung „Asphyxie" geht die akute hypoxische Enzephalopathie einher mit:
- Nabelschnur-pH-Wert < 7,10,
- eingeschränkter Reagibilität,
- vermindertem Muskeltonus,
- Myoklonien,
- gestörtem Saugverhalten.

Periventrikuläre Leukomalazie. Betroffen sind Frühgeborene mit einem Gestationsalter von weniger als 34 Wochen, die ein hypoxisch-ischämischer Insult im Marklager um die Ventrikel ereilt. Der hypoxische Zellschaden entwickelt sich auf der Basis einer Gefäßunreife, dessen Folgen eine Gewebsnekrose und Ausbildung einer Gliose sind.

Das klinische Bild einer beinbetonten spastischen Tetraparese ist hierfür typisch.

Hirninfarkt. Ein Hirninfarkt ist dagegen typisch für eine zerebrale Gefäßaffektion des reifen Neugeborenen.

In den meisten Fällen handelt es sich um eine Verschlussembolie in der A. cerebri media (zumeist in einem ihrer Äste, der A. lenticulostriata). Als Ursachen hierfür kommen mit Thrombusbildung einhergehende Herzfehler, Gerinnungsstörungen auf der Grundlage eines Mangels an Protein S oder C, Infektionen, Gefäßanlagestörungen, Traumata in Frage.

Nach ihrer Lokalisation werden Marklager- von Hirnrindeninfarkten unterschieden.

Wenn die Grenzzonen zwischen zwei arteriellen Versorgungsgebieten gestört sind, so sind die Ausfälle meist diffus und beziehen sich in unterschiedlichem Ausmaß auf:
- Motorik (spastische Zerebralparese),
- intellektuelle Entwicklung (Enzephalopathie),
- Reizaufnahme durch die Sinnesorgane (u. a. Seh- und Hörstörungen),
- hirnelektrisches Potenzialgleichgewicht (Entwicklung einer Epilepsie).

Hirnblutung. Eine Hirnblutung ist bei Frühgeborenen unter der 32. SSW ein häufiges Ereignis. Beim Reifgeborenen ist ein solches Ereignis sehr viel seltener zu sehen – an möglichen Ursachen ist an einen Faktor-VIII-Mangel, Thrombozytopenie oder Vitamin-K-Mangel zu denken. Sie tritt in 4 Schweregraden auf und zeigt entsprechend der sehr unterschiedlichen Topographie ein vielfältiges klinisches Bild:
- spastische Syndrome mit Dyskinesien und Dystonien,
- Epilepsien,
- Intelligenzminderungen.

Dabei kann die Entwicklung bis hin zur Ausbildung von Hirnatrophien (innere und äußere), porenzephale Zysten (mit oder ohne Verbindung zum Ventrikelsystem) und Nekrosen reichen.

Hirnabszess. Ein Hirnabszess lässt in den meisten Fällen einen zeitlichen Zusammenhang zu abgelaufenen entzündlichen Prozessen anderer Lokalisation erkennen. Sie treten entsprechend ihrer Lokalisation als raumfordernde zerebrale Herdprozesse in Erscheinung.

Seitens der Ätiopathogenese wird unterschieden zwischen einem metastatisch-embolisch entstandenen Hirnabszess zumeist auf der Grundlage einer bakteriellen pleuropulmonalen Erkrankung oder auf der Basis einer Endokarditis.

Hirnabszesse durch eine fortgeleitete Infektion leiten sich von Prozessen aus der unmittelbaren Umgebung des Gehirns ab (Mastoidzellen, Mittelohr, Nasennebenhöhlen). Sie entwickeln sich auf der Grundlage einer Destruktion aller zwischengeschalteten Gewebestrukturen, einer retrograden septischen Thrombose des nächstgelegenen Sinus oder die Infektion zieht entlang der Hirnnervenscheiden.

Als weitere Ursache für Hirnabszesse kommen SHT in Frage, die sich hieraus entwickelnden Hirnabszesse treten oft mit einer sehr langen Latenz auf.

■ Zerebralparesen

Einteilung

- *spastische Tetraparesen* (alle Extremitäten und Rumpf betroffen) meist mit Betonung einer Seite oder der Arme gegenüber den Beinen bzw. umgedreht,
- *spastische Diparese* (spastische Tonuserhöhung über den unteren Extremitäten),
- *spastische Hemiparesen* (eine Extremitätenseite betroffen) mit unterschiedlicher Betonung,
- *dyston-dyskinetische Zerebralparese* (mit Chorea, Athetose seitens der Extremitäten und des Rumpfs),
- *hypotone Zerebralparese* (sehr variabel abgeschwächter Muskeltonus),
- *Mischformen.*

Pathogenese

Für die einzelnen Paresen gibt es typische zeit- und lokalisationsbezogene Mechanismen, die meist für das jeweilige Ausfallsmuster zutreffen, wobei im Einzelfall aber auch andere Schädigungsabläufe in Frage kommen können.

Eine *periventrikuläre Malazie* ist mit der Frühgeborenenperiode verbunden, wobei es infolge Unreife der Gefäßwände im Gebiet lateral der Seitenventrikel zu Einblutungen kommen kann.

Aus diesem Schädigungsmuster entwickelt sich später in der Regel eine beinbetonte spastische Tetraparese.

■ Strukturelle ZNS-Schäden

Im Kindesalter findet sich im Gehirn neben einer besonderen Reaktionsfähigkeit der Gewebestrukturen zusätzlich noch eine Abhängigkeit der Veränderungen vom jeweiligen Alter bzw. vom Entwicklungsstand des Gehirns. Die verschiedenen Reaktionsmöglichkeiten begründen sich auf relativ wenige pathologische Kategorien: Nekrose, Entzündung, Blutung, Trauma, Tumor, Degeneration.

Die hierfür in Frage kommenden auslösenden Bedingungen sind außerordentlich vielfältig und kommen auch in variablen Kombinationen vor. Während beim Erwachsenen bezüglich zerebraler nekrotisierender Prozesse eine Destruktion im Vordergrund steht, ist beim sich in Entwicklung befindlichen Gehirn das Bild der destruktiven Schadenseinwirkungen durch ontogenetisch programmierte regressive Veränderungen kompliziert. So kann es durchaus schwierig sein, frühkindliche Reaktionsformen auf Schadenseinwirkungen in den frühen Schwangerschaftswochen von Entwicklungsstörungen abzutrennen, weil beispielsweise in den ersten Schwangerschaftsmonaten Makrophagen, umschriebene histiozytäre Reaktionen und Faser bildende Astrozyten zunächst fehlen. Erst ab etwa dem 5. Schwangerschaftsmonat sind pathologische Reaktionen – wie im Erwachsenenbereich üblich – verfügbar.

Nachfolgend sollen einzelne Reaktionsmuster des ZNS am Beispiel der kreislaufbedingten Schadensauswirkungen dargestellt werden:

Telenzephale Leukenzephalopathie. Bedingt durch Hypoxie, Sepsis oder transplazentare Endotoxinexposition (z. B. abgelaufene mütterliche Harnwegsinfekte) treten im telenzephalen Marklager Nekroseherde auf.

Periventrikuläre Leukomalazie. Diese findet sich bei Frühgeborenen, aber auch bei Reifgeborenen. Ursächlich kommen septische Prozesse (vor allem B-Streptokokken), intrauterine Wachstumsretardierung, Hypoglykämien und vor allem kardiorespiratorische Insuffizienz in Frage. Neuropathologisch finden sich unregelmäßig geformte nekrotische Herde im Centrum semiovale in unmittelbarer Ventrikelnähe sowie in der Radiatio optica und acustica. Klinisch treten im Neugeborenenalter vor allem Hypotonuszustände der unteren Extremitäten auf, die spätere Entwicklung führt in wechselnder Ausprägung zu spastischen Diplegien mit oder ohne Sehschädigungen und recht oft auch zu intellektuellen Defiziten (Abb. 6.1).

Mikronekrosen. Vor allem bei Kindern mit Asphyxie finden sich solche Herde in unterschiedlicher Ausdehnung, sie sind im Kortex, im Striatum, dienzephal-rhombenzephal und pontosubikulär zu finden. Etwa 1–2 Tage nach dem Ereignis treten Kernschrumpfungen mit nachfolgender Proliferation von Astrozyten und Makrophagen auf, beim Status marmoratus (vor allem im dorsolateralen Putamen zu finden) bilden sich charakteristischerweise myelinisierte Gliafasern in den betroffenen Arealen aus. Die kortikalen Nekrosen sind meist sehr diffus verteilt, sie können im Verteilungsgebiet eines bestimm-

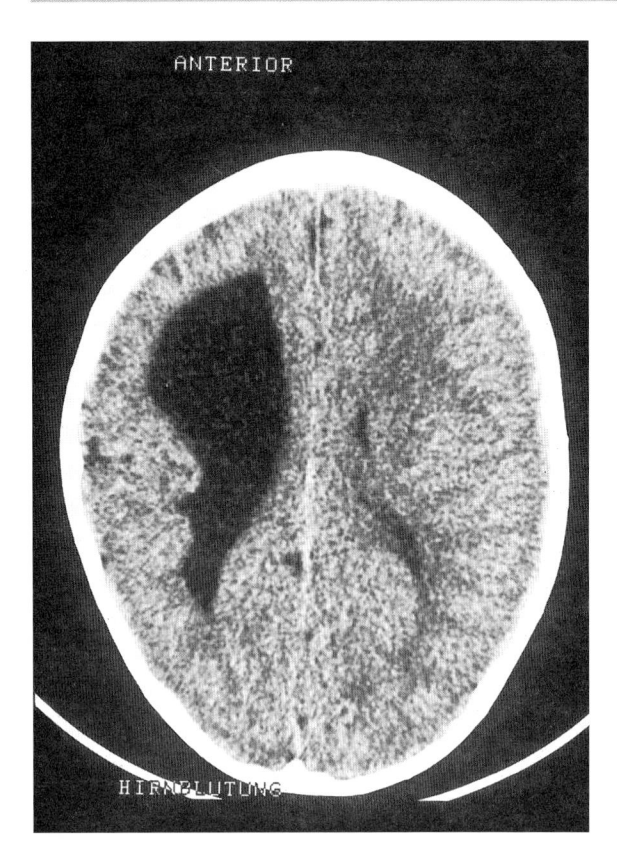

Abb. 6.1 Periventrikuläre Leukomalazie mit nachfolgender Einblutung. Ehemaliges Frühgeborenes der 32. SSW, intrauterine Hypoxie mit längerer postnataler Asphyxie. Am 2. Lebenstag Krampfanfälle, in der frühen Säuglingsperiode Hemiparese links, ab 3. Lebensjahr komplex-fokale Epilepsie mit Progredienz. Das CT im 6. Lebensjahr zeigt eine zystische Erweiterung des rechten Cella-media-Anteils des Seitenventrikels als Endzustand eines periventrikulären Malazieherds mit Einblutung.

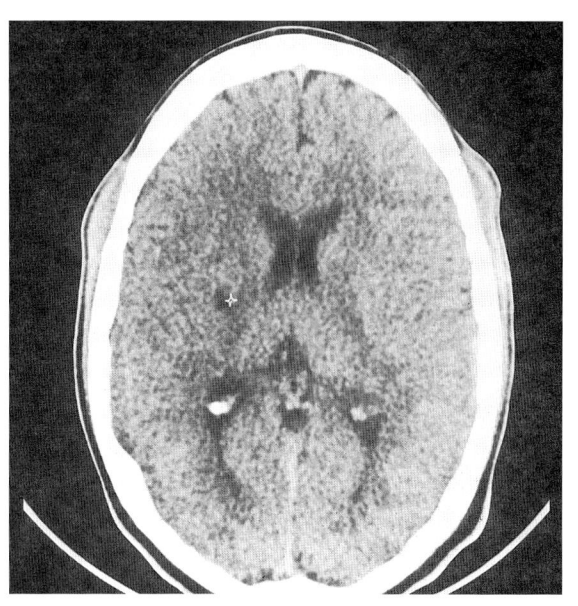

Abb. 6.2 Selektiver Nekroseherd. Geburtsanamnese unauffällig, CT-Untersuchung wegen „unkontrollierter Zuckungen im linken Arm" und Schwierigkeiten beim Geigenspiel im 11. Lebensjahr. Die neurologische Untersuchung ergab eine latente Hemiparese links. Im CT Nachweis einer kleinen hypodensen Läsion im Nucleus lentiformis rechts.

ten arteriellen Versorgungsgebiets oder als Grenzzonentyp auftreten. Bei dieser Form der Schädigung gelten die mediobasalen Temporallappen, das Striatum, der Thalamus (subthalamische Kerngebiete), die Corpora geniculata lateralia und Colliculi inferiores sowie bestimmte Kleinhirnabschnitte (Nucleus dentatus, Purkinje-Zellen, innere Körnerschicht) als prädestiniert. In der Neugeborenenzeit finden sich Hemiparesen mit oder ohne fokale Krämpfe, die dann auch in der weiteren Entwicklung akzentuiert hervortreten und oft zusätzlich mit intellektuellen Defiziten kombiniert sind (Abb. 6.2).

Enzephaloplastische Porenzephalie. Hierbei handelt es sich um Höhlenbildungen im Gefolge von Zelleinschmelzungen größeren Ausmaßes. Diese auch als „zerebrale Pseudozysten" bezeichneten liquorgefüllten Bezirke können mit dem Ventrikelsystem oder mit dem Subarachnoidalraum kommunizieren. Da die durch bildgebende Diagnostik zu erzielenden Bilder ähnlich denen der Dysraphien sind, ist zu unterscheiden zwischen einer nekrotisch-enzephaloklastischen Porenzephalie und einer dysraphisch-schizenzephalen Porenzephalie

Hydranenzephalie. Hierunter ist die schwerste Form einer nekrotischen Einschmelzung unter Einbeziehung der Großhirnhemisphären und mehr oder weniger großer Teile der Stammganglien zu verstehen, meist fehlt die ependymale Auskleidung der Höhlen. Der Kopfumfang der Kinder kann bei Geburt durchaus noch im Normbereich liegen, fällt dann nach dem 3. Monat meist aus dem normalen Perzentilenwachstum heraus. Ähnlich kann sich auch ein pränatal bestehender Hydrozephalus mit Destruktion der Hemisphärenanteile darstellen.

Literatur

Brömme W (1985) Untersuchungen zur Standardisierung der klinisch-neurologischen Diagnostik und Methodik, Grundlagen und Anwendung nicht-invasiver Hirndruckmessungen (Aplanationsfontanometrie) in der pädiatrischen Intensivmedizin. Dissertation B, Halle-Wittenberg

Hofweber K (1982) Beurteilung einer Bewußtseinsstörung im Kindesalter mit Hilfe der Glasgow-Coma-Scale. Kinderarzt 13: 889–898

Plum F, Posner J (1972) Diagnosis of stupor and coma (ed. 2). Philadelphia; Davis Comp.

Raimondi A, Hirschauer J (1984) Head injury in the infant and toddler. Coma scoring and outcome scale. Childs Brain 11: 12–35

Regli F, Foerster K (1979) Der neurologische Untersuchungsgang beim bewusstlosen Patienten. In: Ahnefeld F, Bergmann

H, Burri C, Dick W, Halmagyi M, Hossli G, Reulen H, Rügheimer E, Schuster H-P (Hrsg.) Der bewusstlose Patient. Berlin-Heidelberg-New York: Springer
Ritz A, Emrich R, Jacobi G, Thorbeck R (1982) Prognostische Wertigkeit der Glasgow-Coma-Scale bei Schädelhirntraumen im Kindesalter. In: v.Loewenich V (Hrsg.) Pädiatrische Intensivmedizin III. Symposium, Thieme
Tavy D, v.Woerkom T, Bots G, Endtz L (1984) Persistence of the blink reflex to sudden illumination in a comatose patient. Arch Neurol 41: 323–324
Teasdale G, Jennett B (1974) Assessment of coma and impaired consciousness. A practical scale. Lancet I: 81–84

Spezielle Krankheitsbilder und Komplikationen

Krampfanfälle in der Intensivmedizin
R. Lietz

Nachfolgend werden die für die Intensivmedizin wichtigen kindlichen Krampfanfallsmuster hinsichtlich ihrer Ätiopathogenese dargestellt und das entsprechende therapeutische Vorgehen aufgezeigt.

■ Der akute Krampfanfall

Definition

Ein Krampfanfall ist der klinische Ausdruck einer im ZNS ablaufenden plötzlichen (d.h. paroxysmalen), mehr oder weniger lang anhaltenden, synchronen Entladung einer größeren Zahl von Neuronen.

Diese Symptomatik kann einerseits durch isolierte Dysfunktion in einem bestimmten Hirnareal bedingt sein, andererseits kann es sich um ein Ereignis aus einer Vielzahl von wiederholt ablaufenden Anfällen im Rahmen eines epileptischen Anfallsleidens handeln.

Aus dem Blickwinkel der klinischen Symptomatik unterscheiden wir zwischen dem komplex ablaufenden, mehr oder weniger den ganzen Körper und das Bewusstsein einbeziehenden Krampfgeschehen (wie wir es von den Grand-Mal-Anfällen kennen) und den fokalen (einfach-fokale, komplex-fokale, fokal beginnende Krämpfe mit sekundärer Generalisierung) Krampfanfällen. Daneben gibt es die lokal begrenzten und isoliert ablaufenden Krämpfe im Sinne von Myoklonien.

Ein Myoklonus besteht aus kurzen Zuckungen, die relativ isoliert an einem Muskel oder an Gruppen von Muskeln ablaufen.

Ätiologie

Als Ursachen kommen für Myoklonien am häufigsten hypoxisch-ischämische Ereignisse und metabolische Störungen in Frage. Seltener ist ihr Vorkommen als Epiphänomen bei einem epileptischen Anfallsleiden oder im Zusammenhang mit einem genetischen Syndrom.

Hinsichtlich der Ätiologie von Myoklonien besteht eine Vielfalt, die der diagnostischen Differenzierung bedarf, um eine erfolgreiche Therapie zu ermöglichen.

Sie können auf jeder Stufe des ZNS ausgelöst werden:
- als epilepsieverbundenes Zeichen im Zusammenhang zwischen dem durch synaptische Dysfunktion gestörten Hirnareal und den peripher ablaufenden Myoklonien, die ihre kortikale Repräsentanz in diesem Gebiet haben,
- bei primärer oder sekundärer Alteration des Hirnstamms,
- in der spinalen Ebene des II. motorischen Neurons.

Klinik und Diagnostik

Die Vorgehensweise bei einem akuten Krampfanfall hängt ganz entscheidend von einer gründlichen Anamneseerhebung ab, wobei die Fragen abzielen auf:
- genauen Ablauf des Krampfgeschehens im aktuellen Fall,
- Ablauf des Krampfgeschehens bei früheren Krampfanfällen,
- Anzahl der vorausgegangenen Anfälle,
- Einhaltung der Medikation,
- Belastungen im sozialen Umfeld,
- evtl. andere gleichzeitig bestehende Krankheiten.

Während des klinischen Beobachtungszeitraums wird das Augenmerk vor allem auf die Suche nach fokalen Zeichen gerichtet. So kann das Kind durch seine fokal oder einseitig ablaufende Krampfsymptomatik (vor allem bei einfach- und komplex-fokalen Anfällen) topographisch zu wertende Hinweise geben. Die fokalen Zeichen sind auch dann von Bedeutung, wenn sie im Ablauf des Krampfgeschehens nur zu Beginn des dann im Weiteren sich als generalisiert erweisenden Geschehens zu finden sind.

So kann das erstmalige Hervortreten eines fokalen Anfalls oder einer kurzzeitig fokalen Symptomatik mit sekundärer Generalisierung bei einem Kind mit Fieber stark verdächtig für einen entzündlichen Herdprozess (Abszess, Enzephalitis) sein. Diese diagnostische Richtung wird dann durch weitere Untersuchungsmaßnahmen zu bestätigen oder zu entkräften sein (LP, mikrobiologische Untersuchungen, EEG, Neuroradiologie).

Die genaue Beobachtung des Krampfgeschehens ist schon deshalb von Wichtigkeit, weil sie im Allgemeinen zur Einordnung des vorliegenden Anfalls in das System der internationalen Klassifikation ausreicht. Das EEG dient der Vertiefung und Bestätigung dieser primär klinisch getroffenen Einteilung.

Therapie

Medikamentös wird nach Anlegen eines venösen Zugangs beim akuten Krampfanfall folgendes Vorgehen empfohlen:

Diazepam:
- 0,1–0,25 mg/kg KG langsam i.v. (nicht schneller als 1 mg/min), maximal 10 mg
Nach 15 min noch keine Wirkung:
- nochmals 0,25–0,4 mg/kg KG, maximal 15 mg

Phenytoin setzt hinsichtlich seiner Wirkung erst nach ca. 20–40 Minuten ein.

Phenytoin:
Isolierte Infusion:
- 15–20 mg/kg KG
Nicht schneller als 1 mg/kg KG/min!

Stattdessen kann auch Phenobarbital eingesetzt werden.

Phenobarbital:
- 10 mg/kg KG i.v. über 10–15 min
Bei fehlender Reaktion: Repetitionsdosis nach 30 min.

■ Status epilepticus

Definition

Unter einem Status ist eine bedrohliche Situation zu verstehen, bei der über einen Zeitraum von 30 Minuten hinaus entweder das Krampfgeschehen kontinuierlich abläuft oder mehrere Krampfanfälle auftreten, wobei das betroffene Kind zwischendurch das Bewusstsein nicht wiedererlangt.

Diese Definition schließt auch jene seltenen Fälle ein, bei denen sich kaum motorische Auffälligkeiten zeigen und keine oder nur eine geringgradige Bewusstseinsbeeinträchtigung vorhanden ist, jedoch das EEG kontinuierlich eine Krampfaktivität im Sinn eines elektrophysiologischen Status aufzeigt.

Da im Fall des Nichterkennens, bei Fehldeutung oder verzögerter Behandlung bleibende neurologische bzw. mentale Schäden oder sogar ein Exitus letalis (im Kindesalter 7%) drohen, ist diesem Krankheitsbild – als einem der wenigen lebensbedrohlichen neurologischen Notfallsituationen – besondere Aufmerksamkeit entgegenzubringen (Maytal 1989, Shorvon 1994).

Ätiologie

Ein Status kann *idiopathisch* (ca. ¼ aller Fälle) oder *symptomatisch* sein.

Ursachen des symptomatischen Status:
- Akutes zerebrales Schadensereignis:
  - Infektion,
  - Trauma,
  - Blutung,
  - Hypoxie,
  - Intoxikation,
  - u.a.
- Enzephalopathie (meist auf der Basis eines epileptischen Anfallsleidens).
- Akute metabolische Entgleisung.
- Reduzierung oder Weglassen der laufenden antiepileptischen Medikation.
- Fieberhafte Erkrankung (oft zunächst ohne erkennbare zerebrale Beteiligung).

! Im Kindesalter sind epileptische Status häufiger als im Erwachsenenalter zu beobachten, meist treten sie in generalisierter Form auf.

Pathogenese

Dem Krampfgeschehen liegt eine Depolarisation von größeren Neuronenverbänden zugrunde, die sich neurophysiologisch in abnormen, synchron und kontinuierlich ablaufenden Aktionspotenzialen zeigen und sich im EEG durch die Zeichen einer erhöhten Anfallsbereitschaft (Sharp Waves oder Spikes in Kombination mit langsamen Wellen) darstellen. Der Unterschied zwischen einem einfachen Krampfanfall und einem Status liegt im Fehlen oder Nichtfunktionieren der inhibitorisch wirksamen Mechanismen zur Begrenzung eines Anfalls. Die dabei ablaufenden Veränderungen auf zellulärer Ebene sind sehr komplex, betreffen den Energiehaushalt, das Elektrolytgleichgewicht, die synaptischen Funktionen und das Zell-Matrix-Umfeld. Eine sichere Bestimmung der auslösenden Ursache ist nicht möglich, weil die Abläufe eng und komplex miteinander verbunden und zugleich in verschiedenen Ebenen wirksam sind.

Folgende Faktoren im Zusammenhang mit einem Status sind zu berücksichtigen:

Neurotransmitter. Sind die wichtigsten Substanzen im Verbund von Synapse, prä- und postsynaptischem Synapsenanteil. Sie sind exzitatorisch (Glutamat, N-Methyl-D-Aspartat [NMDA]) oder inhibitorisch (GABA) wirksam, im Status werden die exzitatorischen postsynaptischen Rezeptoren verstärkt stimuliert gegenüber einer mehr oder weniger kompletten Blockade der inhibitorisch wirkenden postsynaptischen Rezeptoren. Eine anhaltende Depolarisation am exzitatorischen Rezeptor wirkt sich neurotoxisch aus und führt zum Untergang der pathologisch aktivierten Zellen (Aicardi 1989).

Blutdruck. Ein Ansteigen des arteriellen und zentralen Venendrucks (durch adrenerge Stimulation) wird zu Beginn des Krampfgeschehens beobachtet, danach Normo- oder Hypotonie (wahrscheinlich aufgrund einer Hypovolämie und eines Versagens der adrenergen Vasorezeptoren). Trotzdem bleibt der zerebrale Blutfluss über dem Normalniveau erhalten, zusätzliche vasodilatatorische Einflüsse können zu einer zerebralen Hyperämie führen. Eine Zunahme des CO_2-Anteils bedingt eine zerebrale Vasodilatation. Im Zusammenhang mit einer gesteigerten Stoffwechselaktivität sind die maximal erweiterten Gefäße von einem Ausfall der autonomen zerebralen Gefäßregulation bedroht, was ein Hirnödem, eine Herniation oder eine regionale zerebrale Ischämie zur Folge haben kann.

Glucosehaushalt. Anfangs Anstieg der Glucosewerte im Serum, bei Andauer der Krämpfe nach ½–1 Stunde Übergang in Normo- oder Hypoglykämie.

Elektrolyte. Wegen der im Rahmen der tonisch-klonischen Krampfanfälle zu leistenden erheblichen Muskelarbeit überwiegt eine Hyperkaliämie, die sich bei Vorliegen einer Azidose verstärken kann, was die Gefahr einer kardialen Arrhythmie nach sich zieht.

Fieber. Die Hyperpyrexie ist wahrscheinlich Ausdruck einer Hypothalamusdysfunktion und der enormen Muskelarbeit

Oxygenierung. Während der Frühphase des Status steigt der zerebrale Blutfluss auf das 3,5fache der Norm, dabei steigt auch die kortikale Oxygenierung an. Bei den späteren Krampfanfällen nehmen diese Steigerungsraten deutlich ab, sodass grundsätzlich ein längerer Krampfanfall besser kompensiert wird als eine Reihe von Anfällen. Die kortikale Oxygenierung ist grundsätzlich abhängig vom zerebralen Blutfluss, der Wert sollte 200% der Norm erreichen, um eine ausreichende O_2-Versorgung zur Gewährleistung des unter Krampfbedingungen gesteigerten Hirnstoffwechsels zu erbringen.

Klinik

Wir unterscheiden zwischen folgenden Formen eines Status
- generalisierter Status epilepticus:
  - konvulsiv,
  - Absence-Status,
- partieller Status epilepticus:
  - einfach-partielle Anfälle („Epilepsia partialis continua"),
  - komplex-partielle Anfälle.

Therapie

Unter Intensivstationsbedingungen werden im Sinn eines abgestuften Vorgehens zunächst Atmung und Herz-Kreislauf-Situation stabilisiert, anschließend wird mit der Gabe von Antiepileptika angestrebt, die Krampfanfälle möglichst rasch einzugrenzen. Die bekannten Nebenwirkungen dieser Präparate (Atem- und Kreislaufdepression) sind durch die laufende Überwachung der Vitalfunktionen frühzeitig zu erkennen und zu minimieren.

Folgendes Vorgehen erscheint beim Status sinnvoll:
- Gewährleistung einer ausreichenden Oxygenierung (Überwachung mit Pulsoxymeter),
- Sicherung einer optimalen Atmung:
  - u. U. Intubation und Beatmung (möglichst nasotracheal),
- Überwachung von Herz- und Atemfrequenz,
- Schaffung eines venösen Zugangs:
  - i. v. Zufuhr von Medikamenten, Elektrolyt- und Nährlösungen gewährleisten,
  - erforderliche Blutentnahmen (Blutzucker, Elektrolyte, Leberwerte, Ammoniak, Gerinnungsparameter, Blutbild, Astrup) durchführen,
- antiepileptische Medikation.

! Es besteht beim Status epilepticus eine erhöhte Aspirationsgefahr aufgrund der verzögerten Magenentleerung bei unbekanntem Magenfüllungszustand, außerdem ist der Sphinktertonus des unteren Ösophagusabschnitts vermindert.

Da unter Intensivstationsbedingungen manchmal die Gabe von Muskelrelaxanzien erforderlich ist, muss daran erinnert werden, dass damit zwar die äußerlich sichtbare Muskelaktivität beendet, doch nicht die am Gehirn ablaufende Krampfaktivität beeinflusst wird! Im Gegenteil – die am Gehirn wirkende schädliche Noxe kann jetzt quasi unkontrolliert weiter wirken.

Wenn diese Präparate eingesetzt werden, sollte die Hirnaktivität entweder kontinuierlich oder engmaschig mittels EEG kontrolliert werden.

Für die Medikation empfiehlt sich die Einhaltung der nachfolgend aufgeführten Reihenfolge an Medikamenten, da zu Beginn der Statustherapie meist weder die Ätiologie bekannt noch die Beeinflussbarkeit durch die eingesetzten Medikamente vorhersagbar ist, sodass zunächst die risikoärmere Medikation zu wählen ist.

Diazepam. Die Wirkung erfolgt über eine Verstärkung der inhibitorischen GABA(Gammaaminobuttersäure)-Rezeptoren, da es außer diesen spezifische, gleichfalls inhibitorisch wirksame Benzodiazepinrezeptoren an der postsynaptischen Membran gibt.

Diazepam:
Initial:
- 0,2–0,5 mg/kg KG langsam (über 2 min) i. v. Wiederholung nach ca. 15–20 min möglich (insgesamt 3 Dosen verabreichen). Kurze Verteilungshalbwertszeit!

Es gibt Kinder, die wesentlich höhere Dosen benötigen (0,5–1,0 mg/kg KG). Die Ursache hierfür ist nicht bekannt.

Durch die i. v. Gabe sind innerhalb von Minuten ausreichende Plasmakonzentrationen zu erreichen, die im Säuglingsalter häufig praktizierte rektale Gabe von Diazepam in Rektiolenform ist bei ausreichender Dosierung eine vergleichbare Alternative.

Nebenwirkungen bzw. Anwendungsbeschränkungen:
- keine Verabreichung bei Vorliegen einer Myasthenia gravis,
- Gefahr des Atemstillstands und des Blutdruckabfalls (insbesondere bei vorbestehender Herz- und/oder Lungenerkrankung),
- Thrombophlebitisgefahr bei unverdünnter Injektion,
- beschleunigter Abbau bei gleichzeitiger Gabe von enzyminduzierenden Antiepileptika (Hydantoin, Phenobarbital).

Phenobarbital. Die Wirkung beruht auf einer Senkung der Erregbarkeit der Neuronenmembran durch gesteigerte Affinität zum GABA-Rezeptor, außerdem ist durch eine verminderte Hirndurchblutung eine Hirndrucksenkung erreichbar. Die Toleranz der Neuronen gegenüber Hypoxie, Azidose und Sauerstoffradikalen wird verbessert, eine Verarmung des ZNS an hoch energetischen Metaboliten verhindert. Es besteht damit ein gewisser Schutz vor der Entwicklung eines Hirnödems.

Phenobarbital:
Initial:
- 15–20 mg/kg KG i.v. über 25–30 min
Wiederholung nach 30 min möglich.

Die damit zu erreichenden Serumspiegel sind individuell sehr unterschiedlich und schwanken beträchtlich (70–340 µg/ml [Crawford 1988]). Spitzenkonzentrationen treten im Gehirn nach wenigen Minuten auf, die Abgabe des Phenobarbitals aus dem Gehirn erfolgt sehr langsam (Serumhalbwertszeit 80–100 Stunden).

Der therapeutische Bereich liegt zwischen 10 und 40 µg/ml.

Eine mögliche Atem- und Kreislaufdepression ist von der Schnelligkeit der Injektion, also der Anflutung, sowie von der wirksamen Gesamtdosis abhängig.

Wegen seiner stark enzyminduzierenden Wirkung in der Leber werden andere Medikamente vermehrt abgebaut (u. a. Furosemid, Dexamethason, Digitoxin, Dopa, Ovulationshemmer).

Nebenwirkungen:
- Müdigkeit,
- Schlaflosigkeit,
- Ataxie,
- Nystagmus,
- Leukopenie,
- Vitamin-K-Synthesestörungen,
- Osteomalazie.

Hydantoin. Seine Wirkung besteht in einer Unterdrückung der Nachentladungen der postsynaptischen Membran durch Förderung des Transports von Natrium und Calcium durch die zelluläre Membran (im Epilepsieherd Förderung des Na^+-Transports und Reduktion des Ca^{++}-Einflusses).

Hydantoin:
Initial:
- 3–5 mg/kg KG als Bolus i.v.
Danach Infusion:
- Gesamtdosis 20 mg/kg KG am ersten Tag in physiologischer Natriumchloridlösung (sonst Ausfällungsgefahr)
- Infusionsgeschwindigkeit < 1 mg/kg KG/min
Laufende Überwachung von Blutdruck und Herzaktion.

Es ist ein therapeutischer Spiegel von 10–20 µg/ml anzustreben.

Nebenwirkungen:
- Kleinhirnzeichen,
- Polyneuropathien,
- Gingivahyperplasie,
- Hypertrichose,
- Leukopenie,
- Anämie,
- Osteopathien,
- Enzephalopathien.

Hydantoin gehört wie das Phenobarbital zu den Leberenzyme induzierenden Medikamenten. Erwähnenswert ist hinsichtlich der Therapieführung die nichtlineare Pharmakokinetik.

Weit über 80 % der Status sind mit diesen 3 Medikamenten zu kontrollieren. Zunächst sollte das Diazepam ausreichend dosiert eingesetzt werden. Wenn binnen kurzer Zeit (30 min) keine entscheidende Besserung seitens der Anfallshäufigkeit zu erzielen ist, sollte mit der Phenobarbitaltherapie begonnen werden. Zeichnet sich auch hierunter keine Änderung ab, so sollte das Hydantoin zusätzlich eingesetzt werden.

Bei einem epileptischen Status, der aus einer Folge von tonischen Anfällen besteht, ist die primäre Gabe von Phenobarbital vor der Therapie mit Hydantoin erfolgversprechend, die Zufuhr von Benzodiazepinen dagegen kann die Krampfaktivität noch verstärken und ist damit kontraindiziert!

Sollten die bisherigen Maßnahmen zu keinem Erfolg geführt haben, so bleibt gewissermaßen als Ultima Ratio der Einsatz folgender Präparate:

Thiopental. Die Dosierung ist nach den Blutdruckwerten auszurichten.

Thiopental:
Dauerinfusion:
- 2–5–10 mg/kg KG/h
Unter Beatmungsbedingungen und unter laufender EEG-Kontrolle!

In Abhängigkeit von der Beeinflussung des Krampfgeschehens, dem EEG-Bild und der wirksamen Beeinflussung des intrakraniellen Drucks wird nach ca. 4–8 Stunden auf eine Erhaltungsdosis von 1–6 mg/kg KG/h übergegangen. Der angestrebte Plasmaspiegel liegt bei 25–50 μg/ml. Das EEG-Kriterium bei der Infusion ist das Auftreten eines Burst-Suppression-Musters, das als wichtigstes Kriterium für die weitere Infusionsmenge verwendet werden sollte.

! Da unter Thiopental die laryngealen Schutzreflexe erheblich verstärkt auftreten können, ist bei Einsatz dieses Präparates Intubationsbereitschaft zwingend.

Kontraindikationen:
- ausgeprägte Leber- und Nierenfunktionsstörungen,
- Myokardschäden.

Etomidat. Relativ selten eingesetztes Mittel zur Statusunterbrechung.

Etomidat:
- ED: 0,3 mg/kg KG i. v. bis zur Unterbrechung des Status

Keine Gabe über mehrere Tage hinweg, da hierbei die Cortisolsynthese gehemmt und die Stressbewältigung des Organismus eingeschränkt wird (u. a. Infektionsgefahr).

Der antiepileptische Effekt beruht auf einer kortikalen Depression.

Sein Einsatz sollte nach Testung noch vor der länger dauernden Thiopentalgabe erwogen werden.

■ Fieberkrämpfe

Definition

Es handelt sich um meist generalisiert ablaufende Krampfanfälle, die auf eine bestimmte Altersgruppe (6. Lebensmonat bis 5. Lebensjahr) bezogen sind, eine günstige Prognose zeigen und im Zusammenhang mit akuten fieberhaften Infekten *ohne* Beteiligung zerebraler Strukturen auftreten. Während die meisten Fieberkrämpfe nur kurzzeitig anhalten, sind einzelne dieser Krampfanfälle von über 30 Minuten Dauer beschrieben worden. In diesem Fall können kurzzeitige oder anhaltende neurologische Auffälligkeiten nachfolgen. Etwa ⅓ der betroffenen Kinder neigt zur Wiederholung solcher mit Fieber verbundenen Krampfanfälle.

Pathogenese

Die betroffenen Kinder sind zumeist statomotorisch und psychomental ihrem Alter entsprechend entwickelt.

Das Auftreten der Krämpfe wird oft unerwartet in der Initialphase des Fieberanstiegs beobachtet. Als Ursache für die Fieberzustände sind in über 90 % der Fälle Viruserkrankungen anzuschuldigen (Lewis 1979), daneben kommen aber auch bakterielle Infektionen sowie stattgehabte Immunisierungen mit Pertussis- oder Masernvakzinen in Frage (Hirtz 1983).

Familienanamnestisch werden in der gleichen Familie oder bei engen Verwandten oft ähnliche Ereignisse (Fieberkrämpfe oder nicht mit Fieber verbundene Krämpfe) angegeben. Der Vererbungsmodus ist unklar, teilweise autosomal dominante Vererbung mit inkompletter Penetranz, daneben auch polygenetische Vererbung (Rich 1987).

Möglicherweise besteht eine genetische Verbindung zwischen Fieberkrämpfen und später einsetzenden generalisierten, sog. idiopathischen und fokalen Krampfanfällen (Absencen, Rolando-Epilepsie). Mädchen unter einem Alter von 1 ½ Jahren sind wahrscheinlich häufiger und schwerer von Fieberkrämpfen betroffen als Knaben.

! Die meisten Fieberkrämpfe werden zwischen dem 1. und 2. Lebensjahr registriert, erste Anfälle dieser Art nach dem 3. Lebensjahr sind selten. Vereinzelt sind Fieberkrämpfe auch noch bis zum 5. oder 6. Lebensjahr evtl. darüber hinaus möglich (Aicardi 1986).

Das sich in der Entwicklung befindliche Gehirn ist nach der Neonatalzeit recht empfänglich gegenüber der Ausbildung einer Epilepsie (Moshe 1987). Einen wenig günstigen Beitrag könnte die Substantia nigra mit einem normalerweise hohen inhibitorischen GABA-Ausstoß im unreifen Organismus aufgrund ihrer inadäquaten Funktion (Moshe 1989) leisten.

Neben der individuell unterschiedlichen genetischen Disposition, bei rasch ansteigendem Fieber mit Krämpfen zu reagieren, sind vorbestehende Hirnerkrankungen zum einen als zusätzliche Realisationsfaktoren zum anderen als Ursache für eine fokale Ausgestaltung verstärkend wirksam.

Neuropathologisch gibt es Hinweise dafür, dass sehr lang anhaltende oder wiederholt auftretende Krampfanfälle in der Temporalregion und den limbischen Strukturen bleibende Veränderungen im Sinn einer mesialen temporalen Sklerose verursachen können.

Klinik

Einfache Fieberkrämpfe. Die sog. einfachen Fieberkrämpfe sind:
- kurz,
- singulär auftretend,
- mehr oder weniger symmetrisch ablaufend,
- tonisch-klonische oder klonische Krampfanfälle.

Sie haben im Anschluss keine neurologischen Restsymptome.

Komplizierte Fieberkrämpfe. Die viel selteneren komplizierten Fieberkrämpfe sind charakterisiert durch:
- Dauer über 30 min,
- wiederholtes Auftreten innerhalb eines Infekts,
- oft nicht symmetrisch, sondern fokal oder unilateral betont ablaufend,
- im Nachhinein entweder kurzzeitige oder anhaltende neurologische Störungen,
- zumeist transient auftretende TODD-Lähmung einer Extremität.

! Der Hauptunterschied zwischen beiden Arten liegt in der Dauer des Krampfgeschehens.

Das Risiko einer Wiederholung des Fieberkrampfs ist besonders hoch bei familiärer Belastung und bei Erstkrampf im 1. Lebensjahr (Berg 1990). Insgesamt liegt das Wiederholungsrisiko für Fieberkrämpfe bei bis zu 50 %.

Diagnostik

Laborparameter. Neben Blutbild, Blutkultur und Urinanalyse ist die Entscheidung hinsichtlich einer Lumbalpunktion (LP) zu treffen. Da die meningitischen Zeichen im Säuglingsalter zumindest anfänglich oft wenig ausgeprägt sein können, sollte unter einem Alter von 18 Monaten bei jedem Kind eine LP erfolgen, jenseits dieses Alters in Abhängigkeit von der klinischen Symptomatik.

EEG. Im EEG lassen sich oft bilateral über den hinteren Ableitbereichen Verlangsamungen der Hintergrundaktivität nachweisen, oftmals auch in Form von spannungshohen Theta-Gruppen, die insbesondere nach einem Krampfanfall hervortreten und über Tage andauern können. Hinweise für eine erhöhte Anfallsbereitschaft im Sinn von Spikes und Slow Waves sind mit der Diagnose von Fieberkrämpfen nicht vereinbar!

Therapie

Herabsetzung der erhöhten Körpertemperatur durch fiebersenkende Maßnahmen:
- Paracetamol: 10 mg/kg KG p. o. oder rektal, evtl. Wiederholung nach 4 h,
- Befreiung von Wärme stauender Kleidung,
- kühlende Brust- und/oder Wadenwickel.

Verabreichung von Antiepileptika mit rasch einsetzender Wirkung:
- *Diazepam:*
  - 0,1–1,0 mg/kg KG, nicht schneller als 1,0 mg/kg/min, insgesamt nicht mehr als 10 mg/d. Bei fehlender Reaktion wird die Gabe nach 15 min wiederholt.
  - Verabreichung als Rektiole: 0,5 mg/kg KG, bei Nichtansprechen nach 15 min wiederholen.
- *Phenobarbital:*
  - bei prolongiertem Krampfanfall: 5–10 mg/kg KG i. v.

Langzeittherapie nur in seltensten Fällen zu vertreten, z. B.:
- bei ausdrücklichem Verlangen der Eltern,
- bei wiederholten komplizierten Fieberkrämpfen auf der Grundlage einer erheblichen Hirnschädigung.

Differenzialdiagnose

Fieberkrämpfe sind strikt von Krampfanfällen aufgrund einer Epilepsie zu unterscheiden, die gelegentlich auch einmal bei Fieber auftreten können. Des Weiteren sind synkopale Anfälle und Anfälle im Zusammenhang mit einer Intoxikation abzugrenzen.

Prognose

Die Prognose ist insgesamt als günstig einzuschätzen. Lediglich etwa 4 % der komplizierten Fieberkrämpfe sind mit der Entwicklung einer späteren Epilepsie verbunden (Annegers 1987).

Es gibt keinen Beweis, dass die prophylaktische Behandlung von Fieberkrämpfen die Entwicklung einer Epilepsie verhindern kann (Wolf u. Forscyte 1989).

■ Krampfanfälle in der Neugeborenenperiode

Krampfanfälle sind in der Neugeborenen- und Frühgeborenenperiode das häufigste neurologische Ereignis als Zeichen einer gestörten Hirnfunktion. In einer Entbindungseinrichtung ist mit einer Inzidenz von etwa 0,8 % zu rechnen, wohingegen auf einer neonatalen Intensivstation bis zu ca. 25 % der dort behandelten Frühgeborenen betroffen sein können.

In der neonatalen Entwicklungsperiode, die durch eine sehr aktive Myelinisierung, Synaptogenese und intensive Ausbildung von Dendritenverknüpfungen charakterisiert ist, kann eine möglichst frühzeitig gestellte Diagnose und eine darauf aufbauende optimale Therapie für die weitere Prognose des Kindes von wesentlicher Bedeutung sein.

Während Krampfanfälle im Kindesalter üblicherweise durch ihr klinisches Erscheinungsbild und/oder EEG-Kriterien zu klassifizieren sind, ist eine Einordnung in der Neugeborenenperiode aufgrund der recht vielfältigen Symptomatik erschwert. Generalisierte Krampfanfälle sind beispielsweise sehr viel seltener zu finden, wohingegen diskret ablaufende lokale Phänomene weitaus überwiegen.

Einordnung der neonatalen Krampfanfälle

In Anlehnung an Mizrahi und Kellaway sowie an Volpe werden die neonatalen Krampfanfälle in folgender Weise eingeordnet:

Neonatale Krämpfe in Korrelation mit EEG-Veränderungen:
- *Fokale Kloni:*
  - unifokal oder multifokal (entweder alternierend oder irradiierend),
  - hemikonvulsiv oder (recht selten) axial.
- *Myokloni:*
  - fokal oder generalisiert.
- *Fokale tonische Anfälle:*
  - asymmetrisch über dem Rumpf verteilt oder (recht häufig) isoliert als Verdrehen der Bulbi.
- *Apnoe:*
  - neuroexzitatorische Erscheinungsform (Apnoe als Krampfanfall – bei in Frühgeborenenperiode überwiegender kardiopulmonaler oder zentral-dysregulativer Ursache von Apnoezuständen – meist nicht berücksichtigt),
  - begleitet von vegetativen Komponenten (Pulsfrequenz-, Blutdruck-, Pupillengrößenänderung).

Neonatale Krämpfe ohne feste Korrelation zu EEG-Veränderungen:
- *Motorische Automatismen:*
  - im Extremitätenbereich (rotierend, rudernd, schreitend),
  - im Hirnnervenbereich (oral, lingual, bukkal, okulär betont),
  - komplexe, nicht intendierte Bewegungsmuster.
- *Generalisierte tonische Streck-, Beuge- oder gemischte Muster.*
- Myoklonische Krampfanfälle:
  - fokal,
  - generalisiert,
  - fragmentarisch.

Infantile Spasmen:
- Keine tonischen Verkrampfungen, jedoch kurze Cluster in Form von Flexor-, Extensor- oder gemischten Muskelkontraktionen.

EEG-Krampfpotenziale ohne klinische Erscheinungen

Pathogenese

Pathophysiologisch beruhen die besonderen Reaktionsweisen des Neugeborenengehirns auf folgenden Gegebenheiten:
- inkomplette Synapsenverbindungen und Dendritenaussprossungen,
- Instabilität der Neuronenmembran gegenüber Na^+- und K^+-Austausch,
- Erschwerung der Funktion der Na^+-Pumpe aufgrund eines insuffizienten energetischen Potenzials der Zellen, damit einhergehend verzögerte Repolarisation und in der Folge relative Hyperpolarisation der Zelle,
- relative Reife der Temporallappen und der subkortikalen Strukturen.

Aus diesen vorgenannten Gesichtspunkten resultiert eine relativ iktophobe Phase in der Neugeborenenperiode und, falls es zu Krampfanfällen kommt, übernimmt sehr oft die Temporalregion die Ausgestaltung der Anfallssymptomatik (erkennbar an Schmatz-, Saug- und Kaumustern).

Nicht alle auffälligen Bewegungsmuster sind mit einer epileptischen Genese in Zusammenhang zu bringen, was für die Therapie von Bedeutung ist. Ein Teil der anfallsartig auftretenden Bewegungen – z.B. tonische ATNR-(asymmetrischer tonischer Nackenreflex-)Muster – sind nicht kortikal, sondern durch eine unzureichende Hemmung unterer Hirnstammanteile bedingt. Eine antiepileptische Medikation ist in diesem Fall nutzlos. Andererseits können sehr diskrete Anfallsmuster wie z.B. tonische Bulbusbewegungen – von Krampfpotenzialen im EEG begleitet – sehr wohl eine antiepileptische Medikation erforderlich machen.

Ätiologie

In der Früh- und Neugeborenenperiode sind die folgenden Einflussfaktoren von wesentlicher Bedeutung:

Asphyxie. Die Asphyxie kann sich vor, unter und/oder nach der Geburt auswirken. Die hiermit im Zusammenhang stehenden Krampfanfälle treten sehr frühzeitig – in der 2.–20. Lebensstunde – auf. Sie sind meist schwierig medikamentös zu kontrollieren und mit einer ungünstigen Prognose belastet.

Hypoglykämie. Blutglucosewerte unter 1,7 mmol/l bei Reifgeborenen und unter 1,1 mmol/l bei Frühgeborenen sind anzutreffen:
- bei gestressten Frühgeborenen,
- nach Asphyxie,
- bei Hyperinsulinismus,
- als führendes Symptom bei schwerwiegenden Stoffwechselerkrankungen (z.B. Methylmalonsäureazidämie, Ahornsirupkrankheit, Propionsäureerkrankung).

Ein verlässliches Monitoring ist zur Verhinderung bleibender Hirnschäden hierbei zwingend.

Infektionen. Insbesondere im Rahmen einer generalisiert ablaufenden Sepsis oder bei einer Meningitis treten Neugeborenenkrämpfe auf. Als Erreger kommen in Frage:
- β-hämolysierende Streptokokken (vorrangig),
- Coxsackie-B-Viren,
- Herpes-Viren (oft mit Bläschen im Gesichtsbereich).

Hypokalzämie. Der Serumwert des ionisierten Calciums liegt unter 0,65 mmol/l. Manchmal geht die Hypokalzämie mit einem erhöhten Phosphatspiegel einher. Sie ist im Zusammenhang mit Hypoglykämien bei Stress oder

Asphyxien zu beobachten, zeitlich meist nach dem 5. Lebenstag auftretend. Hypokalzämien findet man
- bei mütterlichem Hyperparathyreoidismus (Adenom der Glandula parathyreoidea),
- beim Di-George-Syndrom (Thymus- und Parathyreoideahypoplasie, T-Zell-Immundefizienz, Tetanie),
- bei unreifer Nierenfunktion,
- bei mütterlichem Vitamin-D-Mangel.

Ein klinisch relevantes Calciumdefizit lässt sich sehr leicht im EKG nachweisen, hier ist ein QT-Intervall > 0,21 s beim Frühgeborenen und > 0,19 s beim Reifgeborenen beweisend.

Hyponatriämie. Serumnatrium unter 120 mmol/l. Vorkommen:
- im Gefolge einer mütterlichen Toxikose, die mit hypotoner Infusionslösung behandelt wurde,
- bei inadäquater Sekretion von antidiuretischem Hormon (z. B. bei Sepsis, Meningitis, Hirnblutung, Pneumothorax u. a.).

Hypomagnesiämie. Symptomatisch unter einer Konzentration von 0,6 mmol/l. Man findet sie meist im Zusammenhang mit einer Hypokalzämie, -kaliämie, -natriämie und -phosphatämie.

Hypernatriämie. Serumwerte über 150 mmol/l. Sie kann Folge sein von:
- Flüssigkeitsverlusten infolge Inkubatorüberhitzung,
- zu hohen therapeutischen Natriumbicarbonatgaben.

Pyridoxinmangel. Es handelt sich um ein Defizit bei der Kopplung des Pyridoxinphosphats an die Glutamatdecarboxylase. Dieses Enzym ist an der Bildung des inhibitorisch wirksamen Neurotransmitters GABA beteiligt.

Kongenitale Missbildungen des Zerebrums. Wegweisend hierfür sind:
- Gesichtsdeformierungen (Zellweger-Syndrom, Smith-Lemli-Opitz-Syndrom),
- Schädeldisproportionen,
- anderweitige Anomalien.

Eventuell lassen sich entsprechende Missbildungen durch die bildgebende Diagnostik nachweisen.

Toxine. Sie werden teilweise über die Plazenta von der Mutter zugeführt (z. B. Methadon, Heroin, Barbiturate, lokal und systemisch angewandte Anästhetika), teilweise aber auch im kindlichen Organismus gebildet (z. B. Bilirubin).

Therapie

Die Therapie sollte unverzüglich, d. h. noch vor dem Ergebnis der Blutanalysen einsetzen. Binnen kurzer Zeit kann das Dextrostix-Ergebnis verfügbar sein, was die Entscheidung für die notwendige Gabe von Glucose zur Beseitigung einer Hypoglykämie als eine der häufigsten Ursachen von Krampfanfällen im Neugeborenenalter forciert.

Hypoglykämie. Bei Hypoglykämie wird 10%ige Glucose mit einer Geschwindigkeit von 5–8 ml/h infundiert, nach entsprechenden Kontrollen evtl. reduziert oder erforderlichenfalls die Zufuhr mit 15–20%iger Glucose erhöht.

Hypokalzämie. Bei Hypokalzämie wird 10%iges Calciumgluconat in einer Dosierung von 100 mg/kg/die oder als 1–2 ml/kg KG i. v. über 10 min verabreicht.

Antiepileptika. An Antiepileptika werden initial *Phenobarbital* (10 mg/kg KG über 15 min i. v., evtl. nach 30 min Wiederholung) gegeben, um einen Plasma-Spiegel von 20–40–60 µg/ml nach 1–2 Tagen zu erreichen. Bei den höheren Dosen besteht die Gefahr der zerebralen Hypotension aufgrund einer kardialen Depression.

Die täglich erforderlichen Erhaltungsdosen können bei 3–5–10 mg/kg KG liegen und sind 12 Stunden nach Gabe der Aufladdosis zu applizieren.

Sind die Anfälle mit dem bisherigen Vorgehen nicht zu beeinflussen, so wird *Diazepam* in einer Dosierung von 1 mg/kg KG i. v. (gelöst in 0,9 %iger Natriumchloridlösung) eingesetzt, was nach einer Stunde wiederholt gegeben werden kann.

Nachteilig ist beim Diazepam die – allerdings dosisabhängige – Tendenz zur Atemdepression, zur Hypotension und zur Hyperbilirubinämie (wegen der Bindung des Natriumbenzoats an das verfügbare freie Albumin).

Pyridoxin. Pyridoxin (Vitamin B_6) wird in einer Dosierung von 50–200 mg i. v. – möglichst unter EEG-Kontrolle – verabreicht, da bei pyridoxinabhängigen Krampfanfällen eine Normalisierung des Hirnstrombilds zu beobachten ist.

Ist auch unter diesen Präparaten keine Beeinflussung der Krampfanfälle zu erreichen, wird als 3. Präparat Phenytoin eingesetzt. Es werden zur Aufsättigung bis 20 mg/kg KG i. v. (3–5 mg/kg KG als ED) mit einer Infusionsgeschwindigkeit von 0,5–1,0 mg/kg KG/h verabreicht. Die gewünschten Spiegel liegen zwischen 10 und 20 µg/ml, die auf 2 Dosen verteilte Erhaltungsdosis bei 3–5 mg/kg KG/d i. v. oder 15–20 mg/kg KG/d p. o.

Nach erfolgreicher medikamentöser Kontrolle der Krampfanfälle können die Antiepileptika in Abhängigkeit von der Genese abgesetzt werden. Lediglich Phenobarbital sollte bis zur EEG-Normalisierung verabreicht und danach stufenweise reduziert und abgesetzt werden.

Prognose

Ist eine Hirnmissbildung die Ursache für Krampfanfälle gewesen, so ist nach einiger Zeit in einem hohen

Prozentsatz ein Wiederauftreten der Krampfanfälle möglich, ebenso ist bei hypoxischen Hirnschäden noch nach Jahren mit einer Reaktivierung des Krampfleidens zu rechnen.

Krampfanfälle in der Neugeborenenperiode sind in einem hohen Grad von prognostischem Aussagewert für die spätere Belastung des Kindes mit neurologischen Störungen in Abhängigkeit:
- vom Zeitpunkt des Auftretens,
- vom Ansprechen auf die medikamentöse Therapie,
- von begleitenden Risikozuständen (z.B. Gestationsalter, Apgar-Score, Nachweis einer Hirnblutung),
- von der Krampfdauer,
- von der Familiarität ihres Vorkommens (Ryan) und ihrer Ätiologie.

Die Prognose ist z.B. recht ungünstig, wenn die Neugeborenenkrämpfe innerhalb der ersten 12 Lebensstunden auftreten und mit einer zerebralen Missbildung verbunden sind.

Von Bedeutung ist auch das im Intervall abzuleitende EEG, wobei der Nachweis einer Kurvenabflachung, von periodischen oder multifokalen Krampfäquivalenten für die spätere neurologische Entwicklung das mögliche Auftreten von Defiziten (im mentalen, kognitiven und/oder motorischen Bereich) signalisieren (Takeuchi).

Meningitiden

R. Lietz

Es handelt sich dabei um einen primär pathologischen Prozess, der durch eine entzündliche Infiltration – vorwiegend von Pia mater und Arachnoidea – verbunden mit einer Exsudation in den Subarachnoidalraum und der Tendenz zum Einbeziehen des angrenzenden Hirnparenchyms charakterisiert ist.

Ätiologie

Die Inzidenz einer bakteriellen Meningitis liegt bei 5–10 auf 100 000 Einwohner pro Jahr, wobei etwa 80% davon bei Kindern im Alter unter 10 Jahren vorkommen.

Vor der Antibiotikaära war diese Erkrankung mit einer hohen Letalitätsrate behaftet. Gegenwärtig rechnet man noch mit einer Mortalität von 3–7%.

Die wichtigsten Erreger sind Bakterien und Viren, die hämatogen bzw. lymphogen oder per continuitatem die Meningen erreichen.

Die Häufigkeit neurologischer Folgeschäden – Hörverlust, Krampfanfälle, neurologische Ausfälle – ist noch relativ hoch (ca. 30%) und lässt sich nur durch ein verbessertes Vorgehen während der akuten Phase der Erkrankung ändern.

Pathogenese

Durch Komponenten der bakteriellen Zellwand wird die Produktion von Zytokinen, Tumor-Nekrose-Faktor (TNF), Interleukin-α und Interleukin-1β im Liquor ausgelöst, was zu den nachfolgenden entzündlichen Veränderungen im Liquor führt.

Im Tierversuch konnten die Ausbildung eines Hirnödems mit der Folge einer Zunahme des intrakraniellen Hirndrucks und eine Hemmung der Liquorproduktion sowie -resorption nachgewiesen werden. Regional kann der Blutfluss im Anfangsstadium der Meningitis verstärkt sein, im fortgeschrittenen Stadium dagegen ist der regionale Blutdurchfluss reduziert mit dem Resultat einer verminderten O_2-Verfügbarkeit, eines Lactatanstiegs und eines Glucoseabfalls.

Die morphologischen Veränderungen in der Blut-Hirn-Schranke führen zu einer Permeabilität seitens dieses Schrankensystems (Freisetzung der Faktoren PGE_2 und PAF).

Die Faktoren, die zu einer Schädigung des Hirns beitragen, sind Leukozyten und deren Produkte, die endotheliale Adhäsion der Leukozyten, Zytokine, reaktive O_2-Metaboliten und Thrombozytenaktivierungsfaktoren.

Bezüglich der Pathogenese ist zwischen einer primären und einer sekundären bakteriellen Meningitis zu unterscheiden: Erstere entsteht durch hämatogene Streuung der Bakterien aus einem infektiösen Herd (Sinusitis, Endokarditis, Osteomyelitis, Pyodermie usw.), Letztere aufgrund eines Traumas oder im Rahmen eines operativen Eingriffs in der Nähe der Meningen (Ausräumen einer Sinusitis, einer Mastoiditis).

Traumata können noch nach Jahren Ursache für die Auslösung einer Meningitis sein.

Klinik

Symptome

Klinische Symptome bei bakterieller Meningitis:
- plötzlich einsetzendes Krankheitsgefühl,
- Nackensteife (Meningismus),
- Kopf- und Rückenschmerzen,
- Fieber,
- Photophobie,
- Erbrechen, Übelkeit,
- Bewusstseinsstörungen,
- fokale oder generalisierte Krampfanfälle,
- Hirndruckzeichen,
- Hirnnervenlähmungen.

Die klinische Untersuchung muss immer die wesentlichsten meningitischen Zeichen (Brudzinski, Kernig) beinhalten, deren Ergebnis ist unbedingt zu dokumentieren.

Es ist immer zu bedenken, dass sehr blande Infektionszeichen im Nasenrachenraum nicht die Ursache sondern das Begleitzeichen einer Meningitis sein können.

Eine positive Nackensteife bedeutet Widerstand gegen eine axiale Beugung des Kopfes zum Thorax hin, dagegen ist die Rotation des Kopfes nach lateral ohne Widerstand möglich. (Diese Untersuchung wäre bei Vorliegen einer Wirbelaffektion im HWS-Bereich – gleich welcher Genese – nicht durchführbar!)

Im Neugeborenen- und Säuglingsalter können die Symptome recht unspezifisch sein:
- schrilles Schreien,
- gespannte Fontanelle,
- gestörte Nahrungsaufnahme,
- auffällige Hyperexzitabilität.

Diese Symptome können neben den in unterschiedlicher Weise ausgeprägten klassischen Symptomen auffallen, gelegentlich kann sogar das Fieber fehlen.

Prädisponierende Faktoren, Keimspektrum bei bakterieller Meningitis, Eintrittspforten

Das Spektrum der Meningitiskeime hängt ab vom Alter des Patienten, der Begleit- oder Grundkrankheit sowie den klinischen prädisponierenden Faktoren.

Prädisponierende Faktoren:
- parameningitische Infektionsursachen, z. B.:
  - Otitis,
  - Sinusitis,
  - Mastoiditis,
  - Hirnabszess,
  - subdurales Empyem,
- anamnestisch zurückliegender neurochirurgischer Eingriff,
- Schädel-Hirn-Trauma mit oder ohne eine Dura-Sinus-Fistel,
- entfernter Infektionsherd (Pneumonie, Endokarditis),
- Immundefizienz,
- maligner Prozess.

Hauptkeime für die Ausbildung einer Meningitis nach der 7. Lebenswoche:
- Haemophilus influenzae (30–40 %),
- Meningokokken (20–30 %),
- Pneumokokken (15–20 %).

Gramnegative Keime sind für etwa 10 % der Meningitiden verantwortlich, sie sind zu 60–70 % für Meningitiden des neurochirurgischen Krankenguts verantwortlich.

Der für die Meningitis verantwortliche Keim kann bei ca. 10–30 % der Fälle einer eitrigen Meningitis unklar bleiben.

In der *Neugeborenenperiode* kommen vor allem in Frage:
- Streptokokken,
- Escherichia coli,
- Haemophilus influenzae,
- Campylobacter,
- Listerien.

Beim *Säugling und Kleinkind* sind es vorwiegend:
- Pneumokokken,
- Meningokokken.

Beim *Schulkind* sind die Hauptkeime:
- Pneumokokken,
- Meningokokken,
- Mycobacterium pneumoniae,
- Borrelien.

Aus parameningealen Herden wandern vor allem Staphylokokken, Pseudomonaden, Enterobakterien und Anaerobier ein, sodass sich aus dem Keimspektrum etwas über den Herkunftsort der Meningitis zumindest vermuten lässt.

Eintrittspforten sind im Allgemeinen folgende Wege:
- *hämatogene Aussaat:*
  - meningeale Gefäße,
  - Plexus choroideus,
  - Nasopharynx,
- *transdurale Ausbreitung:*
  - nach Schädelhirntraumen,
  - nach neurochirurgischen Eingriffen,
  - über liegende Shuntsysteme,
  - bei Vorliegen eines Hirnabszesses,
- *transparenchymale Ausbreitung:*
  - nach einer Abszessruptur.

Bei einer Infektion über ein *subdural oder intraventrikulär liegendes Shuntsystem* sind folgende Keime vorrangig beteiligt:
- Staphylococcus aureus,
- Streptokokken,
- koagulase-negative Staphylokokken,
- gramnegative Keime (Escherichia coli, Pseudomonaden).

Das Auftreten einer Purpura oder von Petechien leitet den Verdacht auf eine Meningokokkeninfektion, seltener auf eine Staphylococcus-aureus-Infektion. Bei etwa 10 % der Meningokokkenmeningitiden entwickelt sich ein Waterhouse-Friderichsen-Syndrom, das zumeist ohne eine meningitische Symptomatik rasch progredient auftritt.

Die Klinik der bakteriellen Meningitis entwickelt sich gewöhnlich innerhalb von Stunden sehr dramatisch, der subakute Verlauf dauert etwa 24–72 Stunden.

Bei adäquater Therapie bessert sich die Symptomatik innerhalb von Tagen.

Diagnostik

Liquordiagnostik. Bei der Liquorpunktion (LP) sind eine Zellzahlerhöhung der weißen Blutzellen (bei Zellzahlen über 10 Zellen/mm^3 und Fehlen von Erythrozyten ist bereits eine Meningitis sehr wahrscheinlich) und eine unterschiedlich ausfallende Eiweißerhöhung zu erwarten.

Bei Sepsis im Neugeborenen- und Säuglingsalter ist auch bei fehlenden weiteren Hinweisen auf eine Meningitis eine LP vorzunehmen.

> **!** Liegt der seltene Fall vor, dass bei dem Kind mit Meningitis eine Stauungspapille (als relative Kontraindikation) existiert, so ist entweder ein neurochirurgischer Konsiliarius hinzuzuziehen oder eine bildgebende Diagnostik zur weiteren Aufklärung zu veranlassen.
> Des Weiteren besteht eine Kontraindikation für eine LP bei Nachweis einer Verbrauchskoagulopathie.

Die erforderlichen Laboruntersuchungen beziehen sich im Liquor auf:
- *Bakteriennachweis:*
  - Gramfärbung des Ausstrichs,
  - Anlegen einer Bakterienkultur,
  - Nachweis bakterieller Antigene im Latexagglutinationstest (besonders bei Haemophilus influenzae Typ b und Pneumokokken),
- *Pleozytosenachweis* mit über 1000 Zellen/µl, wobei über 70 % polymorphkernige Leukozyten sind,
- Nachweis einer *Erniedrigung des Glucosegehalts im Liquor* (normaliter unter der Hälfte des Blutglucosespiegels).

Weitere Labordiagnostik. Vor der LP sollte der Blutglucosespiegel bestimmt werden. Des Weiteren:
- vollständiges Blutbild, Blutsenkung,
- Blutgasanalyse, Lactat,
- Gerinnungsstatus, Blutgruppe,
- Elektrolyte, Harnstoff, Kreatinin, Transaminasen,
- Blut- und Urinkultur,
- Ohr- und Rachenabstrich,
- bei Neugeborenen und kleinen Säuglingen: Magensaftanalyse.

In Abhängigkeit vom Zustand des Kindes sind weitere serologische Untersuchungen angezeigt: Gerinnungsstatus, Immunglobuline, Komplementfaktoren.

Für eine *bakterielle Meningitis* sprechen folgende Befunde:
- Linksverschiebung mit Neutrophilie im Blutbild,
- Senkungsbeschleunigung,
- CRP-Erhöhung > 50 mg/l,
- Gesamteiweißerhöhung > 1,0 g/l im Liquor,
- Lactat > 5,0 mmol/l,
- Granulozytose im Zellbild.

Für eine *virale Meningitis* spricht, wenn:
- im Blutbild trotz Leukozytose und Granulozytose die Linksverschiebung fehlt,
- im Liquor Eiweiß und Lactat nur gering erhöht sind,
- die Zellzahlen sich um 100–500 Zellen/mm^3 bewegen,
- Granulozytenanteil auch nach 1- bis 2-tägiger Dauer im Differenzialzellbild unter 50 % liegt.

Konsiliarische Vorstellung des Kindes beim HNO-Arzt, wenn in der bakteriologischen Kultur Pneumokokken oder Hämophilus nachgewiesen wurden.

Therapie

Zur Stabilisierung des Kreislaufs ist möglichst ein zentralvenöser Zugang anzulegen, um die erforderliche Flüssigkeitszufuhr bei drohendem Volumenmangel zu gewährleisten.

Das Angebot an Flüssigkeit muss wegen der Gefahr der Entstehung bzw. Verstärkung des Hirnödems auf ca. 75 % des Normalbedarfs reduziert werden. Natrium ist ausreichend zu substituieren. Bei verminderter Adiuretinsekretion (mit Hyponatriämie und Oligurie) sind Katecholamine zur Gewährleistung eines ausreichenden Blutdrucks einzusetzen.

Nur bei bakteriell verursachten Meningitiden ist eine kausale Therapie mittels gezielter Antibiotikatherapie möglich. Die i.v. Antibiotikatherapie sollte so früh wie irgend möglich einsetzen.

Bei Neugeborenen und Säuglingen wird bis zur 6. Lebenswoche bei nicht bekannten Erregern eine Kombination von Cefotaxim, Ampicillin und einem Aminoglykosid verabreicht.

Bei Kindern ab der 7. Lebenswoche:

> *Cefotaxim:*
> - 200 mg/kg KG/d bis maximal 8 g/d
>
> **oder:**
> *Ceftriaxon:*
> - 100 mg/kg KG am 1. Tag
> - 75 mg/kg KG an den folgenden Tagen bis maximal 4 g/d
>
> **kombiniert mit:**
> *Ampicillin:*
> - 200–400 mg/kg KG/d
> verabreicht in 4-stündlichem Abstand

Wenn in der Blutkultur Meningokokken oder Pneumokokken bestätigt wurden, so ist Penicillin G das Mittel der Wahl.

Antibiotika. Im Einzelnen sind folgende Antibiotika für die Meningitistherapie wesentlich:
Penicillin G:
- sehr gut wirksam gegen:
  - grampositive und -negative Kokken (nicht bei Penicillinase bildenden Staphylokokken und Enterokokken),
  - Anaerobier (nicht bei Bacteroides fragilis),
- geringe Wirksamkeit gegen:
  - Haemophilus influenzae,
  - gramnegative Enterobakterien,
  - Pseudomonas aeruginosa,
- Nebenwirkungen:
  - allergische Reaktionen,

– meningeale Reizsymptome (Ausdruck neurotoxischer Wirkung!).

Ampicillin:
- sehr gut wirksam gegen:
  - Enterokokken,
  - Haemophilus influenzae,
  - Listerien,
- geringere Wirksamkeit gegen:
  - Pneumokokken,
  - Streptokokken,
- Nebenwirkungen:
  - Thrombo- oder Leukopenie,
  - makulopapulöses Exanthem,
  - Urtikaria.

Piperacillin:
- sehr gut wirksam gegen:
  - Enterokokken,
  - Enterobakterien,
  - Pseudomonas aeruginosa,
- Nebenwirkungen:
  - allergische Reaktionen (Fieber, Exanthem),
  - Leukopenie,
  - Eosinophilie.

Bei erforderlicher Liquorgängigkeit gegen Pseudomonaden ist eine Kombination mit einem Aminoglykosid erforderlich (z. B. Gentamicin, Tobramycin, Amikacin).

Cephalosporine der 3. Generation (Cefotaxim und Ceftriaxon):
- sehr gut wirksam gegen:
  - Meningo- und Pneumokokken,
  - Haemophilus influenzae,
  - gramnegative Enterobakterien,
- nicht ausreichend wirksam gegen:
  - Pseudomonas aeruginosa,
  - Staphylokokken,
  - Enterokokken,
  - Listerien,
- Nebenwirkungen:
  - allergische Reaktionen,
  - Leukopenie,
  - Erhöhung der Leberwerte,
  - Lymphadenopathie.

Als weiteres Cephalosporin ist *Ceftazidim* (Fortum) mit einer *hohen Wirksamkeit gegen Pseudomonas aeruginosa* herauszustellen
Chloramphenicol:
- sehr gute Wirksamkeit gegen:
  - Pneumokokken,
  - Meningokokken,
  - Haemophilus influenzae,
- Nebenwirkungen (darum zurückgedrängt):
  - aplastische Anämie,
  - Knochenmarkdepression.

Außerdem recht gute Liquorgängigkeit.

Metronidazol (Clont): Wird bei seltenen Anaerobiern empfohlen, sehr gut liquorgängig, an Nebenwirkungen sind epileptische Anfälle, Polyneuropathien, Leukopenien, Urtikaria, gastrointestinale Störungen möglich.

Therapiedauer. Die Dauer der Therapie sollte bei Meningitiden aufgrund von Pneumokokken, Meningokokken, Haemophilus influenzae 2 Wochen und bei Auslösung durch gramnegative einschließlich Listerien 4 Wochen betragen.

Beatmung. Eine Indikation zur Beatmung besteht bei:
- Schock,
- Zeichen eines erhöhten Hirndrucks,
- vermehrten Krampfanfällen im Sinn eines Status.

Supportive Therapie. Als supportive Therapie ist die zusätzliche Gabe von Dexamethason 0,8 mg/kg KG/d in 2 Dosen über 2–3 Tage zu empfehlen. Die erste Dexamethasongabe hat vor der Antibiotikagabe zu erfolgen.

Differenzialdiagnose

- *Tbc:*
  Langer Krankheitsverlauf mit entsprechender Anamnese, oft Kleinkinder betroffen.
- *Liquorfistel:*
  Wiederholte meningitische Erkrankungen, als Erreger häufig Pneumokokken, anamnestisch oft Schädel-Hirn-Trauma zu eruieren.
- *Hirnabszess:*
  Kinder mit Vitium bevorzugt betroffen, Erregerspektrum weist auf Streptokokken und Staphylokokken, typisches CT-Bild.
- *Borreliose:*
  Zeckenbissanamnese, oft zusätzliche Hirnnervenaffektion.
- *Mykoplasmen*:
  Meist eine Pneumonie als Begleiterkrankung.
- *Listeriose:*
  Unterschiedliche Verläufe der Meningitis, sehr vieldeutige Liquorbefunde, bei Neugeborenen und immunsupprimierten Kindern vorkommend.
- *HSV-Enzephalitis:*
  Sehr frühzeitig einsetzende hirnlokale Defektzeichen, bevorzugter Befall der Temporalregionen.
- *Leptospiren:*
  Häufig mit einer konjunktivalen und skleralen Injektion verbunden, intensiver Zungenbelag, Beteiligung des Magen-Darm-Trakts.
- *Brucellose:*
  Mit einer Polyneuritis und Enzephalomyelitis einhergehend, die lymphozytäre Meningitis verläuft meist gutartig.

Virusenzephalitiden
R. Lietz

■ Herpes-simplex-Enzephalitis

Definition

Die Herpes-simplex-Enzephalitis stellt als Herdenzephalitis die häufigste Form einer primären Virusenzephalitis dar, ist bevorzugt im Temporallappen lokalisiert und hat bei Nicht- oder zu später Behandlung eine sehr schlechte Prognose.

Ätiologie

Die Inzidenz wird mit 2–5 Erkrankungen auf 1 Million der Gesamtbevölkerung (Prange 1988) angegeben.

Bei den Herpes-simplex-Viren (HSV) wird unterschieden zwischen Typ-1-Infektionen, die meist orokonjunktival lokalisiert sind, und Typ-2-Infektionen, die genital übertragen werden.

Primärinfektionen können asymptomatisch ablaufen, aber auch neben typischen Lokalinfektionen zu generalisierten Erkrankungen führen.

Der wichtigste Infektionsweg bei Neugeborenen ist der Herpes genitalis der Mutter. Infektionen in der Embryonalzeit führen meist zum Abort. Eine wiederholte Infektion der Mutter mit Herpes-simplex-Viren löst zwar eine Antikörperproduktion aus, trotz der diaplazentar übertragenen Antikörper ist das Neugeborene aber nicht gegen eine Erkrankung gefeit (Benador 1990).

Nach erfolgter Primärinfektion bleibt das Virus latent im Körper (oft in den sensiblen Spinalganglienzellen), rezidivierende Infektionen sind zumeist endogene Reaktivierungen, die sich besonders deletär bei immunsupprimierten Kindern auswirken. Eine Übertragung ist auch durch asymptomatische Virusausscheider möglich. Die Inkubationszeit beträgt 4–21 Tage.

Pathogenese

Das Virus wird von der Läsionsstelle transaxial in das sensible Spinalganglion oder aus dem Gesichtsbereich über einen Hirnnerven (sehr oft sind die Nn. olfactorii betroffen) in das entsprechende zerebrale Kernareal transportiert, wo es lebenslang als DNA-Partikel verbleibt. Der Reaktivierungsweg ist, bei unveränderter Anwesenheit von humoralen Antikörpern im Serum, im Einzelnen nicht bekannt.

Überwiegend wird die Herpes-simplex-Enzephalitis durch Typ-1- und nur selten durch Typ-2-Infektionen ausgelöst, die Neugeborenen sind allerdings zumeist über die Geburtswege von einer Typ-2-Infektion betroffen. Etwa ⅓ der Enzephalitiden werden durch eine Primärinfektion ausgelöst.

Klinik

Disseminierte HSV-Infektion beim Neugeborenen. Die disseminierte Form beim Neugeborenen oder sehr jungen Säugling zeigt sich in:
- plötzlich aufschießender Hyperexzitabilität,
- Apnoeneigung,
- Krampfanfällen,
- Opisthotonushaltung,
- Ausbreitung auf andere Organe:
  - Pneumonitis,
  - Hyperbilirubinämie,
  - Gerinnungsstörungen,
  - Schocksymptomatik.

Hauteruptionen sind in diesen Fällen relativ selten.

HSV-Enzephalitis bei älteren Kindern. Bei älteren Kindern sind es unspezifische, oft schleichend sich entwickelnde Prodromi wie Fieber, Appetitlosigkeit, Übelkeit, Abgeschlagenheit und Kopfschmerzen über mehrere Tage (zumeist 1–4 Tage), danach entwickelt sich eine herdförmige Enzephalitis (meist in den mediotemporalen oder inferior-frontalen Hirnlappen) mit hämorrhagischen Nekrosen. Klinisch fallen herdbedingte Störungen auf, wie:
- Verhaltensänderungen,
- Sprachstörungen,
- Geruchs- und Geschmackssensationen,
- zwanghafte Bewegungsmuster,
- Vigilanzverlust.

! Das Auftreten von Krampfanfällen (in der Symptomatik sowohl fokal als auch generalisiert ablaufend) nach Tagen zunehmenden Krankseins mit Fieber sollte als bedeutendes Alarmsignal für eine zentrale Läsion angesehen werden (Hacke u. Zeumer 1986).

Diagnostik

Aus dem klinischen Bild kann unter Verwendung des EEG und von bildgebenden Verfahren (Sonographie, CT, MRT) die Diagnose gestellt werden.

Direkter Virusnachweis. Bei Hautbefall mit Bläschenbildung ist der direkte Virusnachweis aus dem Bläschenmaterial möglich, bei Verwendung von monoklonalen Antikörpern kann auch die Typisierung erfolgen.

Antikörpernachweis. Nachweis virusspezifischer IgM-Antikörper im Serum und Liquor, bei Ersterkrankung nach ca. 10–14 Tagen positiv, bei Reinfektionen ist ein 4facher Titeranstieg zu fordern.

Der Nachweis intrathekal gebildeter Antikörper gelingt meist mittels ELISA und – besonders empfindlich – mittels Western-Blotting.

Um den 10. Erkrankungstag beginnt die lokale IgG-Produktion im Liquor, um diesen Zeitraum herum lassen sich auch oligoklonale Antikörper nachweisen.

LP. Seitens der LP sind unspezifische Befunde zu erwarten:
- mononukleäre Pleozytose,
- Nachweis von Erythrozyten und Siderophagen,
- Xanthochromie,
- Eiweißerhöhung.

EEG. Entsprechend dem zerebralen Läsionsort:
- Herdbefunde,
- Zeichen einer erhöhten Anfallsbereitschaft,
- typischerweise auch rhythmische triphasische Theta- und Delta-Wellen.

Diese periodischen Komplexe können in fortgeschrittenen Stadien als prognostisches Zeichen bildbestimmend werden.

Bildgebende Diagnostik. Hierzu gehören:
Sonographie: Fleckig-inhomogene echogene Areale mit verwaschener Randstruktur zumeist temporal zu lokalisieren, etwas schmales Ventrikelsystem,
CT: In den ersten Tagen keine Veränderungen, nach etwa 4 Tagen Auftreten von hypodensen Gebieten bevorzugt mediotemporal und in der Inselregion, später auch auf der Gegenseite und evtl. die frontobasalen Strukturen einbeziehend, seltener finden sich Einblutungen,
MRT: Veränderungen um Tage früher zu sehen, weisen größere Ausdehnung der involvierten Strukturen aus (ausgeprägt echoarme T1-gewichtete und echoreiche T2-gewichtete Bilder sprechen für ein sekundäres Ödem).

PCR. Nachweis der Herpes-simplex-Virus-DNA mittels PCR-Technik frühzeitig – auch bei geringem Virusgehalt – im Liquor möglich. Allerdings können auch negative Resultate erzielt werden, wenn intrathekal produzierte spezifische Antikörper eine Neutralisierung bewirken.

Therapie

Bei Vorliegen einer mütterlichen Anamnese, die den Verdacht auf eine Herpesinfektion bei dem Neugeborenen nährt, sollte ohne Verzögerung mit der Therapie begonnen werden.

Mit dem Virostatikum Aciclovir steht ein wirksames, mit wenig Nebenwirkungen versehenes Mittel zur Verfügung, das selektiv die vom Herpes-simplex-Virus induzierten DNA-Polymerasen in der Replikationsphase hemmt. In der Viruslatenzphase ist das Aciclovir somit nicht wirksam.

Je frühzeitiger die Therapie einsetzt desto wirksamer ist in der Regel der zu erzielende Erfolg.

Aciclovir:
- 10 mg/kg KG 8-stündlich über 1 Stunde i. v. Therapiedauer: 10–14 Tage

Bei Aciclovir-resistenten HSV-Stämmen ist eine Kombinationstherapie mit Vidarabin und evtl. eine Interferontherapie angezeigt. Dann ist auch eine höhere Aciclovirdosis angezeigt (30–45 mg/kg KG, aufgeteilt auf Kurzinfusionen im Abstand von jeweils 8 h).

Nebenwirkungen. An Nebenwirkungen wurden sehr selten folgende Ereignisse gesehen: Übelkeit und Erbrechen, lokale Thrombophlebitis, Nephropathien, Enzephalopathien.

Überwachung. Sie sollte beinhalten:
- tägliche Erhebung des neurologischen Status,
- tägliche EEG-Kontrollen,
- Schädel-CT-Kontrolle bei Befundänderung und Hinweiszeichen für einen erhöhten intrakraniellen Druck.

Prognose

Die Prognose hängen vom Zeitintervall zwischen Erkrankungsbeginn und Einsetzen der Therapie, vom Alter des Kindes bei Erkrankung und vom Grad der Vigilanzminderung bei Therapiebeginn ab (Schlüter 1991).

Bei fehlender Intervention bzw. Immunsuppression weitet sich der lokalisierte Befall mit einem begleitenden Hirnödem (Gefahr der transtentoriellen Herniation) zur generalisierten Enzephalitis mit einem diffusen Hirnödem aus. Meist ist der Ausgang letal.

■ Herpes-zoster-Enzephalitis

Definition

Die Herpes-zoster-Enzephalitis ist eine durch das Varicella-Zoster-Virus nach durchgemachter Varizellenerkrankung verursachte Virusenzephalitis.

Ätiologie

Im Zusammenhang mit dieser Erkrankung sind zwei Krankheitsentitäten zu berücksichtigen.

Zum einen ist es die Varizellenerkrankung, die als Primärinfektion in über 95% der Fälle in der Kindheit vor dem 10. Lebensjahr auftritt. Als zerebrale Komplikationen können sich eine Meningoenzephalitis oder eine Zerebellitis anschließen.

Zum anderen kann durch Reaktivierung des latenten Varicella-Zoster-Virus sekundär – auch wiederholt – ein Herpes zoster unter dem Bild einer Gürtelrose ausgelöst werden, dessen zerebrale Komplikation die Herpes-zoster-Enzephalitis darstellt. Besonders prädestiniert für solch einen Erkrankungsablauf sind Kinder, bei denen eine immunsuppressive Therapie läuft (Morbus Hodgkin, AIDS-kranke Kinder).

Pathogenese

Beide Krankheitseinheiten lassen histopathologisch Einschlusskörperchen vom Typ Cowdry A in den Zellkernen erkennen. Die zerebralen Komplikationen werden jedoch bei der Primärinfektion (durch Varizellen) als immunvermittelte parainfektiöse und bei der Sekundärinfektion als granulomatöse Angiitis der zerebralen Gefäße angesehen (Meyding-Lamade 1994).

In der Akutphase sind lymphoplasmazelluläre Ganglienzellinfiltrationen zu finden, die in ausgeprägten Fällen zu einer Neuronophagie über eine hämorrhagische Nekrose führen.

Klinik

Zumeist tritt die Herpes-zoster-Enzephalitis 1–2 Wochen nach Auftreten der segmentalen Hauterscheinungen auf. Symptome sind:
- Übelkeit,
- Erbrechen,
- Nackensteifigkeit,
- Verhaltens- und Bewusstseinsänderung bis hin zum Bewusstseinsverlust,
- neurologische Herdzeichen,
- Krampfanfälle.

Allerdings kann die Enzephalitis auch 2–3 Wochen den charakteristischen Hauterscheinungen vorausgehen.

Diagnostik

Hautbefund. Die Effloreszenzen bei Herpes zoster sind in der Regel einseitig segmental begrenzt und mit Schmerzen verbunden, im Gegensatz dazu zeigen die Effloreszenzen bei Herpes simplex ein unregelmäßig gruppiertes und beiderseitiges Auftreten.

Antikörper. Antikörpertiter gegen Varicella-Zoster-Viren sind erst nach 2–3 Wochen durch Titeranstieg aussagefähig.

Liquorbefund. Die Liquorveränderungen sind unspezifisch und zeigen eine mäßiggradig ausgeprägte Eiweißvermehrung.

EEG. Im EEG sind die Veränderungen ebenfalls unspezifisch. Man findet:
- Allgemeinveränderungen verschiedenen Grades,
- lokalisierte Einstreuung von langsamen Delta-Wellen,
- Zeichen einer erhöhten Anfallsbereitschaft.

Bildgebende Diagnostik. In der bildgebenden Diagnostik kann vor allem im MRT mit Enzephalitiszeichen (Signalanhebung im TZ-Bild) gerechnet werden, wohingegen das CT seltener Veränderungen erkennen lässt.

Differenzialdiagnose

Differenzialdiagnostisch ist bei erfolgter Verabreichung von Salicylaten an die Auslösung eines Reye-Syndroms zu denken, das sich ebenfalls vordergründig als enzephalitisches Bild zeigt.

Therapie

Die antivirale Therapie entspricht dem Vorgehen bei der Herpes-simplex-Enzephalitis.

Ein kompliziertes therapeutisches Problem stellt die Postzosterneuralgie dar, die jedoch im Kindesalter zu den absoluten Raritäten zählen dürfte.

Prognose

Die Mortalität liegt bei ca. 30 %, bei über einem Drittel der Kinder ist mit ernsteren Folgeschäden zu rechnen.

■ Masernenzephalitis

Definition

Die Masernenzephalitis kann in 3 Formen auftreten:
- als akute Enzephalitis in unmittelbarem Zusammenhang mit dem Exanthem,
- als akute progressive Masernenzephalitis Monate nach dem Exanthem,
- als subakut sklerosierende Panenzephalitis (SSPE) mehrere Jahre nach der stattgehabten Maserninfektion.

Ätiologie

Die Maserninfektion hat einen Kontagionsindex von über 90, die Inzidenz der Masernenzephalitis beträgt 1–2 auf 10 000 Masernfälle. Das Risiko einer Impfenzephalitis wird mit 1 : 1 000 000 Impflinge angegeben, was jedoch bei den gegenwärtig zur Verfügung stehenden abgeschwächten Impfstämmen noch weit unterschritten werden dürfte.

Das Masernvirus gehört zu den Paramyxoviren, es ist ein einsträngiges RNA-Virus. Es kann nur über den Menschen verbreitet werden und ist außerhalb des menschlichen Organismus nur kurze Zeit lebensfähig. Die Übertragung erfolgt durch Tröpfcheninfektion und über den direkten Kontakt.

Pathogenese

Eintrittspforten für das Masernvirus sind die Schleimhäute von Konjunktiven, Nase und Oropharynx.

In allen von den Masernviren infizierten Zellen finden sich Synzytien aus mehrkernigen Riesenzellen, die durch Verschmelzung mit benachbarten Zellen entstanden sind. Im ZNS bildet das Masernvirus innerhalb von 8 Tagen nach Auftreten des Exanthems herdförmige perivenöse oder diffus-entzündliche Veränderungen mit der Ausbildung von ausgedehnten Demyelinisierungsherden.

Die zelluläre Immunität kann nach einer Masernviruserkrankung wochenlang gestört sein, was zur Reaktivierung einer latenten Tuberkulose führen kann.

Klinik

Nachfolgende Symptome sind anzutreffen:
- Fieber,
- zentralnervöse Herdzeichen:
  - extrapyramidale Bewegungen,
  - Paresen,
  - Ataxien,
  - Jaktationen,
  - Krampfanfälle,
  - Verhaltensstörungen (schrilles unmotiviertes Schreien, Verwirrtheit),
  - Bewusstseinseinengung.

Wenn die Enzephalitis sich, wie es die Regel ist, nach dem Exanthem ausbildet, ist die Diagnose wesentlich leichter zu stellen als in den seltenen Fällen, in denen die Enzephalitis dem Exanthem vorausgeht.

Diagnostik

Antikörper. Nachweis eines 4fachen Antikörpertiteranstiegs mittels RIA und ELISA, wobei das masernspezifische IgM meist schon in den ersten 3 Tagen des Exanthems nachweisbar ist, für ca. 40–60 Tage nachweisbar bleibt und danach wieder zurückgeht. Das IgG bedarf des wiederholten Nachweises nach 10–14 Tagen mit einem 4fachen Titeranstieg.

Liquorbefund. Im Liquor weisen ca. ⅔ der Patienten eine Pleozytose mit mononukleären Zellen auf sowie eine meist geringe Gesamteiweißerhöhung. Im Reiber-Schema kann die intrathekale Antikörperproduktion durch den Quotienten des Gesamt-IgG im Serum und Liquor nachgewiesen werden (Reiber 1991). Normalwerte liegen zwischen 0,7 und 1,3. Werte größer als 1,5 weisen auf eine intrathekale Antikörperproduktion hin.

Therapie

Da es kein gesichert wirksames Virostatikum gibt (evtl. Ribavirin: 35 mg/kg KG als Erstdosis, danach 3×15 mg/kg KG i.v.), sind symptomatische Maßnahmen zu beachten. Hierzu zählen:
- ausreichend kalorische Nahrungszufuhr,
- fiebersenkende Mittel,
- Antibiotika bei begleitenden oder Sekundärinfektionen,
- Hirnödembehandlung,
- Antiepileptika.

Wenig Erfahrungen liegen mit dem Interferon-β vor, das in einer Dosierung von 500 000 I.E./kg KG/d über 5 Tage zu verabreichen ist (Wintergerst 1992).

Eine passive Immuntherapie kann mit Hyperimmunglobulin-Serum (0,04 ml/kg KG i.m.) bis etwa zum 6. Inkubationstag erfolgreich sein, in den ersten beiden Tagen nach der Infektion kann auch die aktive Lebendimpfstoffgabe eine Wirkung erzielen, da die reguläre Inkubationszeit länger als der durch die Impfung initiierte Schutz ist.

Prognose

Etwa 15–20 % der Erkrankungsfälle verlaufen letal, bei 30–40 % der Kinder ist mit ernsteren neurologischen Störungen zu rechnen.

■ HIV-Enzephalitis

Definition

Langsam sich entwickelnde, als isolierte Erkrankung relativ seltene Enzephalitis mit progredienter Atrophie zerebraler Strukturen, zunehmender motorischer Retardierung und fortschreitender Demenz bei HIV-positiver Serologie.

Ätiologie

Erste Beschreibung dieser Infektion bei Kindern stammt aus dem Jahr 1983 (Rubenstein), seitdem gibt es in Ländern mit einem hohen Grad der Durchseuchung auch entsprechend ansteigende Zahlen von betroffenen Kindern.

Die Infektion durch die Mütter erfolgt hauptsächlich aufgrund deren sexueller Kontakte mit an HIV-erkrankten Drogensüchtigen, Hämophilen und Heterosexuellen. Dieser Weg über die HIV-positiven Mütter wird in einer Größenordnung von 80 % angegeben, etwa 15 % der infizierten Kinder wurden über Blutprodukte kontaminiert und 5 % sind Hämophile (Crain 1990).

Pathogenese

Das HIV-Virus ist ein RNA-Retrovirus, das im Körper durch sein Hüllprotein (gp 120) an das CD-4-Molekül von Monozyten, T-Helfer-Lymphozyten, Makrophagen, Dendriten, Gliazellen und endothelialen Darmzellen gebunden wird, wobei sicher noch durch weitere Rezeptoren die Bindung ermöglicht wird.

Über diesen Bindungsprozess erfolgt eine Verschmelzung des Virus mit der Zellmembran. Damit ist der Weg frei für eine Übertragung der Virus-RNA durch die sog. reverse Transkriptase zur DNA und ihre Aufnahme und Integration in die DNA der Wirtszelle. Die Virus-DNA kann zunächst über längere Zeiträume inaktiv bleiben, bis sie stimuliert wird und sich zur Messenger-RNA wandelt mit nachfolgender Proteinsynthese und Freisetzung des Virus und von Viruspartikeln.

Der kausale Prozess für die Wandlung einer zunächst latenten in eine aktive Infektion ist im Einzelnen nicht bekannt, wahrscheinlich ist jedoch eine stimulierende Wirkung durch andere Infektionen.

Klinik

Bei über 85 % der HIV-infizierten Kinder ist mit einer neurologischen Begleiterkrankung zu rechnen.

In der frühkindlichen Periode sind es vor allem Entwicklungsverzögerungen und -stillstand, daneben können Mikrozephalie und Pyramidenbahnzeichen hervortreten.

Die neurologische Untersuchung zeigt:
- einen ausgeprägten Hypotonus,
- das Persistieren der frühkindlichen Reflexmuster (Moro, ATNR, STNR).

Häufig findet sich eine HIV-Enzephalopathie mit unterschiedlich fortschreitender Symptomatik an motorischen und kognitiven Defiziten, was sich bei den Kindern in einer zunehmenden apathischen Grundhaltung zeigt, begleitet vom Verlust erlernter Fähigkeiten (fein- und grobmotorische Abläufe, Sprachzerfall).

Das Fortschreiten der Erkrankung schließt zumeist ein:
- die Entwicklung einer spastischen Di- und Tetraparese,
- zunehmende Ataxie,
- bulbäre Beteiligung (Dysphagie, Dysarthrie),
- Krämpfe (gelegentlich).

Neurologisch treten bei diesen Kindern Pyramidenbahnzeichen und Kloni über den Extremitäten auf (Ultmann 1985, Zuckerman 1991).

Diagnose

Maternale IgG-Antikörper werden diaplazentar übertragen, was dazu führt, dass die Neugeborenen und Säuglinge in den ersten Lebensmonaten HIV-Antikörper haben. Damit ist eine Aussage zur Infektionsgenese nicht zu sichern. Aus diesem Grund hat der wiederholte Nachweis mittels positiver Viruskulturen oder der Nachweis des p24-Antigens zu erfolgen.

Nach dem 2. Lebensjahr erfolgt die Routinediagnostik durch Nachweis von HIV-Antikörpern mit der ELISA-Technik und mittels Westernblot.

Therapie

Eine kausale Therapie ist gegenwärtig nicht verfügbar.

Die antiretrovirale Therapie (allerdings oft durch Nebenwirkungen belastet) baut bei der Umwandlung der viralen RNA in die wirtseigene DNA fehlerhafte Bausteine ein, was zum Abbruch der Nukleinsäure führt. Solch ein Nukleosidanalogon ist das Retrovir, welches in einer Dosierung von 3×180 mg/m^2 KOF p.o. verabreicht wird. Voraussetzung ist jedoch, dass das Kind Krankheitssymptome zeigt und dass zweimalig ein T-Zell-Defekt gesichert wurde.

Bei Unverträglichkeit oder Resistenzentwicklung wird Videx angewendet, das in einer Dosis von 2×100 mg/m^2 KOF p.o. gegeben wird.

Als weiteres Nukleosidanalogon steht das DCC (Hivid) zur Verfügung, das im Kindesalter noch der generellen Zulassung bedarf.

Da bei den erkrankten Kindern mit einer gestörten B-Zellfunktion und gehäuften Infektionen zu rechnen ist, kann die regelmäßige Verabreichung von γ-Globulinen i.v. (0,4 g/kg KG aller 4 Wochen) von Nutzen sein.

Prognose

Im Großen und Ganzen ist die Prognose sehr ungünstig, eine Heilung im Erkrankungsfall ausgeschlossen.

Bei rund 80 % der nichtinfizierten Neugeborenen kommt es nach einem Zeitraum von 1½ Lebensjahren zu einem Verschwinden der Antikörper aus dem Blut, wenn die Ursache des positiven Antikörpernachweises lediglich die transplazentare Übertragung von der Mutter war.

Eine starke Erhöhung der Immunglobuline im Serum deutet sehr frühzeitig auf eine erfolgte Infektion hin.

■ Zeckenenzephalitis

Definition

Es handelt sich um eine in bestimmten Landschaftsgebieten von Mittel- und Osteuropa endemische akute Infektionskrankheit aufgrund von Arborviren mit im Kindesalter meist meningitischer Beteiligung und gelegentlich zusätzlichen Zeichen einer Enzephalitis bzw. Myelitis. Synonym: Frühsommermeningoenzephalitis (FSME).

Ätiologie

Das Zeckenenzephalitisvirus ist ein Flavivirus, es wird durch den Biss der Zecke (Ixodes ricinus) übertragen.

Das Risiko der Übertragung einer Zeckenenzephalitis beträgt in Endemiegebieten 1:900 und das Risiko der infizierten Personen an einer Enzephalitis zu erkranken liegt bei 10–20 %.

Pathogenese

Nach Eintritt des Virus in den Körper erfolgt zunächst eine lokale Vermehrung und Konzentration in den lokalen Lymphknoten. Von hier aus entwickelt sich eine Virämie und danach die Organmanifestation. Das Neurotoxin wird während des Saugakts der Zecke abgegeben und an spinalen und bulbären Kerngebieten wirksam. Im Gefolge kommt es zu einer Verlangsamung der Nervenleitgeschwindigkeit.

Die Inkubationszeit liegt zwischen 3 und 21 Tagen.

Klinik

Das Krankheitsbild verläuft 2-phasig:
In der 1. Phase etwa 1 Woche nach dem Zeckenstich besteht eine Infektsymptomatik mit:
- Kopf- und Gliederschmerzen,
- allgemeiner Müdigkeit,
- Pharyngitis,
- Augenschmerzen.

! Ein Großteil der infizierten Kinder erfährt keinen Fortgang der Erkrankung.

In einer 2. Phase treten nach einem beschwerdefreien Intervall von wiederum ca. 1 Woche Dauer auf:
- meningitische Zeichen,
- Hirnnerven- und Extremitätenlähmungen,
- vermehrtes Schlafbedürfnis,
- Bewusstseinsänderung,
- Krämpfe.

! Es gibt auch Krankheitsverläufe, bei denen die erste Phase unmittelbar in die zweite Krankheitsphase übergeht.

Die *Meningitis* geht typischerweise mit sehr hohen Temperaturen einher, begleitet von starkem Kopfschmerz im Stirn- und Hinterkopfbereich.

Bei der *Meningoenzephalitis* sind vor allem Hirnstammsymptome vordergründig, die sich in Form von Schluckstörungen, Dysarthrien, vegetativen und Hirnnervenstörungen darstellen.

Die *Myelitis* zeigt proximal betonte und bevorzugt über den oberen Extremitäten auftretende schlaffe Paresen.

Im Rahmen einer *Radikulitis*, die meist erst recht spät das Kind befällt, sind radikulär verteilte Schmerzempfindungen und Sensibilitätsstörungen zu finden, begleitet von einer schlaffen Parese in den bevorzugt betroffenen oberen Extremitäten.

Diagnostik

Die Diagnosestellung wird erleichtert durch die Symptomatik im Zusammenhang mit dem Aufenthalt des Kindes in einem Endemiegebiet. Der Zeckenstich kann wegweisend sein, wird aber auch sehr oft nicht bemerkt.

Laborchemisch findet man:
- Entzündungszeichen (Senkungsbeschleunigung, erhöhtes CRP, Leukozytose),
- spezifische FSME-IgM-Antikörper im Serum mittels ELISA (ab 2. Krankheitsphase nachweisbar),
- bei Fehlen der Serum-IgM-Antikörper (beweisend):
  - 4facher IgG-Antikörper-Anstieg im Serum,
  - IgM-AK-Nachweis im Liquor,
- im Liquor:
  - unspezifische Pleozytose,
  - geringe oder mäßiggradige Gesamteiweißerhöhung.

Differenzialdiagnose

Differenzialdiagnostisch ist zu denken an:
- Lyme-Erkrankung (häufig fehlen Fieber und Bewusstseinsstörungen),
- Q-Fieber,
- Leptospirose,
- andere Viruserkrankungen (ECHO, Mumps, Coxsackie, Polio),
- tuberkulöse Meningoenzephalitis.

Therapie

Es gibt keine spezifische Therapie. Eine aktive Immunisierung ist immer zu empfehlen, wenn eine mit diesem Erkrankungsrisiko ausgewiesene Gegend im Sommer oder Frühjahr aufgesucht wird. Es wird insgesamt 3-mal immunisiert, wobei der erreichte Schutz 3 Jahre anhält.

Eine passive Immunisierung ist mittels FSME-Antikörper enthaltender Immunglobulingabe möglich. Die Schutzwirkung setzt nach etwa einem Tag ein, ist jedoch recht unsicher bezüglich der Wirkungsdauer. Es werden in den ersten 2 Tagen nach erfolgtem Zeckenstich 0,1–0,2 ml/kg KG i.m. (in den Oberarm) verabreicht und 0,2 ml/kg KG nach dem 2. Tag (bis etwa zum 4. Tag).

Prognose

Insgesamt überwiegend günstig, insbesondere hat die Meningitis eine sehr gute Rückbildungstendenz. Dagegen ist bei enzephalitischer und insbesondere myelitischer Beteiligung mit nur inkompletter Rückbildung der Paresen zu rechnen.

Enzephalopathien
R. Lietz

Diese recht weit verbreitete, etwas unpräzise Bezeichnung umfasst den großen Komplex einer multifaktoriellen diffusen Hirndysfunktion, die sich mehr oder weniger in einer Veränderung des Bewusstseinsniveaus zeigt. An dieser Hauptstörung – begleitet von wechselnd ausgeprägten anderen Veränderungen – wird klinisch die Diagnose gestellt.

Im Kindesalter ist diese Diagnose um einiges schwieriger zu stellen, weil hier beispielsweise entschieden werden muss, inwieweit kindliche Abwehr, ungerichtete Unruhe, ausgeprägte Lustlosigkeit Zeichen der individuellen Reaktion auf die aktuelle Situation sind – und damit in das Spektrum sehr weit zu fassender Verhaltensmuster fallen würde – oder ob es sich um Zeichen einer echten zerebralen Dysfunktion handelt – und damit dringend ein medizinischer Behandlungsbedarf besteht.

Die Entscheidung darüber wird immer sehr eng an eine gründliche Anamnese gebunden sein, weil nur so über die sonstigen Gewohnheiten und Verhaltensweisen des Kindes Aufschluss gewonnen werden kann.

■ **Reye-Syndrom**

Definition

Das Reye-Syndrom ist eine der am häufigsten vorkommenden akuten postinfektiösen Enzephalopathien mit einer hepatischen Dysfunktion.

Ätiologie

Die Inzidenz dieses Syndroms liegt bei 1–8 Kindern auf 100 000 Erkrankungen, in Grippeepidemien ist die Inzidenz wesentlich höher. Eine Wiedererkrankung ist extrem selten.

Bei Geschwistern wurde eine überzufällige Erkrankungshäufung gefunden, woraus zu schließen ist, dass neben dem auslösenden Agens auch genetische Faktoren eine wichtige Rolle spielen (Arrowsmith et al. 1987).

Ursächlich wurde diese Enzephalopathieform zunächst mit der Hepatitis B in Zusammenhang gebracht. Es zeigten sich jedoch auch eine Reihe von anderen Verbindungen zu viralen Infektionen (insbesondere Influenza und Varizellen). Seit 1986 (Takahashi) ist die enge ursächliche Bindung zum Aspirin erstmalig hergestellt worden.

Pathogenese

Die anfänglich reversible Schädigung des Energiestoffwechsels in den Mitochondrien wird mit zunehmender Dauer des Fortbestehens der Veränderungen unumkehrbar.

Zu Beginn des Reye-Syndroms steht wegen der gestörten Harnstoffsynthese eine Hyperammonämie im Vordergrund. Zunehmend tritt dann die Fettstoffwechselstörung hervor.

Eine verminderte Oxidation von freien Fettsäuren bedeutet für die Zelle einen Energiemangel, den sie durch vermehrte Lipolyse, Glykogenolyse und Gluconeogenese mit erhöhter Produktion von Lactat und Pyruvat auszugleichen versucht. Das vermehrt anfallende Pyruvat und Lactat kann aber intrazellulär – wie erforderlich – nicht dem gluconeogenetischen Prozess zugeführt werden, weil die mitochondriale Pyruvatcarboxylase nur partiell aktiv ist.

Da die Oxidation der freien Fettsäuren vermindert ist, erhöht sich kompensatorisch die intrazelluläre Veresterung mit der Folge einer mikrovesikulären Steatose.

Das vermehrt anfallende Lactat führt im Gehirn durch Verminderung des Perfusionsdrucks zu einer eingeschränkten Sauerstoffversorgung

Der erhöhte Fettsäurespiegel beeinträchtigt die mitochondriale Energieproduktion und provoziert einen vermehrten Insulinausstoß, was eine Hypoglykämie nach sich zieht.

Die Entgleisung dieser Faktoren des intrazellulären Energiehaushalts löst die Entwicklung eines Hirnödems und letztendlich den Zelluntergang aus (Heubi 1987).

Klinik

Vorausgehend findet sich ein Virusinfekt der oberen Luftwege oder des Gastrointestinaltrakts, aber auch eine Varizellenerkrankung. Etwa 5–7 Tage nach der Prodromalerkrankung setzen bei dem erkrankten Kind starkes Erbrechen, Krämpfe und Bewusstseinsstörungen ein.

Klinisch findet sich eine vergrößerte Leber, dabei besteht kein Ikterus.

Das Reye-Syndrom wird nach Loveyoy u. Mitarb. (1974) in 5 Stadien eingeteilt:

Stadium I:
- Kind erbricht,
- fühlt sich abgespannt,
- im EEG rhythmische Verlangsamung mit Überwiegen der Theta-Wellen.

Stadium II:
- Kind zeigt verlangsamte Reaktionen,
- Reflexe können gesteigert sein,
- im EEG dysrhythmische Verlangsamung und Vorherrschen von Delta-Wellen.

Stadium III:
- Kind ist delirant,
- über den Extremitäten Kloni,
- Nachweis von positiven Pyramidenbahnzeichen,
- Pupillen erweitert und reagieren noch prompt auf Licht,
- Sinustachykardie,
- im EEG ähnliche Veränderungen wie im Stadium II.

Stadium IV:
- Kind ist komatös,
- Opisthotonus- und Dezerebrationshaltung,

- ausgeprägte Tachykardie,
- am Fundus venöse Stauung, Papillenödem,
- im EEG eingestreut kurze isoelektrische Intervalle daneben polyrhythmische Deltawellen niedriger Amplitude.

Stadium V (Hirntod):
- Kind ist tief komatös,
- schlaffe Parese,
- keine Spontanatmung,
- Spinalreflexe,
- dilatierte Pupillen ohne Reagibilität,
- durchgängig isoelektrisches EEG.

Diagnostik

Aus den anamnestischen (ca. 10–14 Tage vorausgehende Viruserkrankung) und klinischen Zusammenhängen (intervallmäßig plötzlich einsetzende Symptome und Zeichen einer progredienten Enzephalopathie) ist zur *Sicherung der Diagnose eine Leberbiopsie* dringlich.

Laborparameter:
- im Serum erhöhte Ammoniakwerte, dabei mitunter noch normale Leberenzymwerte,
- Hypoglykämie,
- verlängerte Prothrombinzeit,
- erhöhte Spiegel der freien Fettsäuren,
- erniedrigte Serumtriglyceride.

Differenzialdiagnose

Differenzialdiagnostisch sind abzugrenzen:
- primärer Carnitinmangel (keine Viruserkrankung in der Anamnese, verbunden mit Kardiomyopathie),
- Acetyl-Coenzym-A-Dehydrogenase-Mangel (Fehlen von Ketonkörpern im Urin, ein Carnitin-Mangel im Serum, Besserung nach Zufuhr von Glucose),
- hämorrhagisches Schock- und Enzephalopathiesyndrom (ohne fettigen intrazellulären Umbau im Leberparenchym).

Die Verordnung von Valproinsäure kann bei Unverträglichkeit ein reyeartiges Bild auslösen, da es sich chemisch um ein Derivat einer kurzkettigen Fettsäure handelt (Partin 1981).

Therapie

Grundsätzlich können die einzelnen Stadien sehr schnell in das nächstschlechtere übergehen. Es besteht beim Reye-Syndrom grundsätzlich ein recht hoher Sauerstoffbedarf.

Stadium I und II:
Im Stadium I und II sind die i. v. Glucosezufuhr (10–20 g/kg KG/d) und ein Elektrolytausgleich vordringlich erforderlich.

Stadium III:
Im Stadium III steht die Verhinderung eines Hirnödems im Vordergrund. Anzustreben sind:
- ausreichendes O_2-Angebot,
- $SaO_2 > 95\%$,
- HK von mindestens 40%,
- Herzzeitvolumen $> 4,5$ l/min/m^2.

Beatmung. Eventuell ist eine Beatmung erforderlich, die mit dem niedrigsten erforderlichen mittleren Beatmungsdruck und PEEP erfolgen sollte.

Antikonvulsiva. Krampfanfälle werden mit Phenobarbital (2–5 mg/kg KG) oder mit Hydantoin (4–10 mg/kg KG /d in 4 ED) i. v. behandelt.

Flüssigkeitsrestriktion. Bei Vorliegen eines erhöhten intrakraniellen Drucks ist die Reduktion der Flüssigkeitszufuhr (1250 ml/m^2 KOF/d) günstig.

Weitere Maßnahmen. Unterstützung der medikamentösen Therapie durch eine flach ansteigende Lagerung des Kindes. Außerdem ist eine Osmo-Onko-Therapie (Mannitol 0,25 g/kg KG 4- bis 6-stündlich, Furosemid 0,5–1–2 mg/kg KG i. v.) hilfreich.

Eine besondere pflegerische Sorgfalt (großzügige Gabe von kurz wirksamen Hypnotika (z. B. Thiopental), Gewährung von Analgosedierung wie Fentanyl oder Promethazin bei allen erforderlichen Manipulationen, Hyperoxygenierung bei vorgesehener Absaugung) vermindern die Stressfaktoren, denen das Kind ständig ausgesetzt ist.

Hyperventilation. Droht eine intrakranielle Einklemmung oder hat sich der Hirndruck aus anderen Gründen akut erhöht, so ist eine Hyperventilation (anzustrebender $paCO_2$: 30–25–20 mm Hg, pH nicht höher als 7,60) bei intakter zerebraler Gefäßautoregulation hilfreich.

Barbiturattherapie. Auch eine protektive Barbiturattherapie kann von Nutzen sein. Es wird unter möglichst kontinuierlicher EEG-Registrierung Thiopental 3–10 mg/kg KG/h i. v. verabreicht.

Überwachung:
- täglich wiederholte Überprüfung von Glucose-, Elektrolyt-, Säure-Basen-Haushalt,
- RR-Kontrollen,
- Bestimmung von Ammoniak, Transaminasen, Amylase,
- Messung des zentralen Venendrucks (Beachtung der Herzleistung),
- mikrobiologische Überwachung (Vermeidung einer antibiotischen Prophylaxe),
- Bestimmung der Gerinnungsparameter,
- Temperaturkontrollen.

Prognose

Je früher die Diagnose gestellt und eine adäquate Therapie eingeleitet wird, umso günstiger ist die Prognose. Verschiedene Autoren geben eine Mortalität von 25–60 % an; ungünstige Zeichen sind frühzeitig auftretende ausgeprägte pathologische EEG-Veränderungen, sehr rasche Verschlechterung der Bewusstseinslage bis zum Koma, sehr hohe Ammoniakwerte (> 175 µmol/l), anhaltende Hypoprothrombinämie, Hyperosmolalität, Azidämie und Hypokapnie.

■ Hepatische Enzephalopathie

Definition

Eine hepatische Enzephalopathie beruht auf verschiedenen Formen einer funktionellen Störung des Leberstoffwechsels mit Freiwerden von endogen-toxischen Substanzen, die eine zerebrale Symptomatik auslösen.

Ätiologie

Da der Hirnstoffwechsel sehr eng mit dem Stoffwechsel in der Leber verbunden ist (ca. ⅔ der Glucoseproduktion und ein Großteil der substituierten Aminosäuren werden für das Gehirn bereitgestellt), sind bei sehr verschiedenartigen Leberstoffwechselstörungen auch Funktionsstörungen des Gehirns möglich.

Pathogenese

Für die Form der neurologischen Symptomatik ist die in der Leber ablaufende Stoffwechselstörung entscheidend, wobei der gestörte Ammoniakstoffwechsel sicher am bedeutendsten ist. Daneben sind Veränderungen in den Neurotransmittern und bei den Fettsäuren zu berücksichtigen.

Durch den Abbau von Eiweiß im Muskel, in den Nieren und im Darm entsteht Ammoniak, der durch Glutamat gebunden und in die Harnstoffsynthese eingeleitet wird. Gelangt das Ammoniak in den zerebralen Kreislauf, so führt es zu einer Verminderung des Energiestoffwechsels, was am abnehmenden Sauerstoffbedarf und der verminderten Hirnperfusion ablesbar ist. Zusätzlich werden inhibitorisch wirksame Neurotransmitter wie Serotonin und GABA im Übermaß produziert und die Benzodiazepinrezeptoren vermehrt.

Klinik

Akut einsetzende Symptomatik. Es entwickelt sich innerhalb von Stunden eine Vigilanzbeeinträchtigung mit Somnolenz bis zum tiefen Koma.

Neurologisch zeigen sich zentralmotorische Reizphänomene wie:
- Finger- und Handtremor,
- orale und faziale Automatismen,
- gesteigert bis lebhaft auslösbare Muskeleigenreflexe,
- positive Pyramidenbahnzeichen,
- schlaffe Parese,
- Dekortikations- und Dezerebrationsmuster,
- Krampanfälle (⅓ der Kinder).

Chronische Verlaufsformen. Hier stehen psychopathologische Auffälligkeiten in wechselnder Ausprägung im Vordergrund:
- Aufmerksamkeitsverlust,
- Konzentrations- und Merkstörungen,
- Verwirrtheitsepisoden,
- illusionäre Verkennungen,
- Halluzinationen,
- eingeschränkte Vigilanz.

Alle diese Veränderungen sind anfänglich zeitlich begrenzt zu beobachten, später – beim Fortschreiten des Krankheitsgeschehens – werden sie zu ausgeprägten dauerhaften Störungen und münden in die gleiche Symptomatik ein wie bei den bereits beschriebenen akut einsetzenden Störungen.

Diagnostik

Wegweisend ist die anamnestisch bekannte Lebererkrankung.

EEG. Sehr hilfreich sind EEG-Untersuchungen, die in bestimmten Grenzen mit dem Ammoniakspiegel und vor allem mit dem Vigilanzgrad korrelieren. Es sind zu registrieren:
- zunehmende Frequenzverlangsamung bis in den Delta-Bereich,
- Auftreten von Rhythmen,
- bilateral synchrone Delta-Wellen über den vorderen und hinteren Hirnabschnitten.

Neurologische Untersuchung. Neurologisch ist bei der Reflexprüfung erwähnenswert, dass vor allem die Hirnstammreflexe einschließlich der Pupillenlichtreflexe über eine lange Zeit keine Beeinträchtigung erfahren, auch wenn das Kind bereits erheblich vom Krankheitsprozess betroffen erscheint.

Differenzialdiagnose

- Enzephalopathien anderer Genese (nephropathisch, hypoglykämisch, zerebrovaskulär),
- Hirnblutungen (vor allem chronisch subdurale Ergüsse),
- psychomotorische Anfälle,
- chronische Intoxikationen (z. B. Schwermetalle).

Therapie

- Verminderung der Ammoniakproduktion im Darm und Darmreinigung durch Gabe von Lactulose,

- Vermeidung lebertoxischer Medikamente,
- Elektrolytausgleich,
- verminderte Eiweißzufuhr oder völlige Karenz,
- Hirnödemtherapie mit Hyperventilation und Osmotherapie.

In Einzelfällen wurden Plasmapherese und Austauschtransfusionen eingesetzt.

Ein neueres Konzept empfiehlt den Benzodiazepinantagonisten Flumazenil, worunter sowohl bei akuten als auch bei chronischen Formen eine rasche Besserung zu erreichen war (Meier 1990).

Flumazenil:
- 0,005–0,01–0,3 mg/kg KG i. v.

Überwachung: Sie entspricht dem Vorgehen beim Reye-Syndrom.

Prognose

Sie ist abhängig von der Ätiologie der hepatischen Störung und dem Zeitpunkt des Einsetzens der Therapie.

■ Hypertensive Enzephalopathie

Definition

Bei dieser Erkrankung kommt es aufgrund anhaltender Einwirkung einer hypertonen Kreislaufsituation zu bleibenden Veränderungen im Gehirn.

Ätiologie

Bei folgenden Erkrankungen kann sich eine anhaltende hypertensive Situation entwickeln: Im Zusammenhang mit einem hämolytisch-urämischen Syndrom, einem nephrotischen Syndrom, bei Neuroblastomen, Phäochromozytom, Cushing-Syndrom, Aortenisthmusstenosen, Lupus erythematodes, bei allen schwerwiegenden Funktionseinschränkungen im Nierenbereich (Glomerulonephritis, Nierenarterienstenose, Parenchymnekrosen) (Strandgaard 1974).

Pathogenese

Ein Volumenhochdruck (im Rahmen einer Salz- und Wasserretention z. B. bei terminaler Niereninsuffizienz) oder ein Widerstandshochdruck (bei Prostaglandinmangel und bei Plasmareninüberschuß) führen gleichermaßen zu einer arteriellen Hypertonie.

Ein über längere Zeit wirkender arterieller Hochdruck führt schwellenmäßig zu einem Zusammenbruch der Autoregulation des Hirnkreislaufs. Die dabei auftretende Erweiterung der Hirnarteriolen zieht eine gesteigerte Permeabilität nach sich, wobei es in praxi zum Austritt von Plasma in die Gefäßrandgebiete kommt (gestörte Blut-Hirn-Schranke). Dabei können sich Ödeme oder sogar Blutungen entwickeln.

Klinik

Akute Hypertonie. Die betroffenen Kinder klagen anfangs und bei akuten Hypertonien über:
- Übelkeit,
- Bauchschmerzen,
- Kopfschmerzen,
- Visusstörungen.

Chronische Hypertonie. Bei längerem Bestehen des Hochdrucks oder sehr hohen RR-Werten werden die Kinder auffällig durch:
- Erbrechen,
- Vigilanzstörungen,
- akute Hemiplegien,
- Hirnnervenausfälle,
- Stauungspapille,
- Krampfanfälle.

Letztere sind bei den meisten Kindern zu beobachten. Charakteristisch ist ein zeitlicher Wechsel der Symptomatik, sodass nach Stunden eine zunächst als sehr bedrohlich eingeschätzte Symptomatik weitgehend wieder abgeklungen sein kann.

Die klinischen Symptome zeigen eine gewisse Parallelität zur Dauer und Ausprägung der Hypertoniesituation (Schärer 1984).

Diagnostik

Blutdruck. Die klinische Symptomatik im Verbund mit über eine längere Zeit kontrollierten und dabei als zu hoch identifizierten Blutdruckwerten lassen die Diagnose stellen. Einzelne RR-Messungen können dabei durchaus normale Werte ergeben.

EEG. Es findet sich eine verlangsamte Hintergrundaktivität, überlagert von rascheren Wellen.

Therapie

Antiödematöse Therapie. Bei Vorliegen einer Bewusstseinseinengung ist diese zwingend.

Antihypertensive Therapie. Hauptziel sollte die anhaltende Normalisierung des Blutdrucks sein, was mit verschiedenen Medikamenten zu erreichen ist:
- Nifedipin (0,5–4 µg/kg KG i. v.) als Calciumantagonist,
- Urapidil (0,2–0,3 mg/kg KG i. v.) und Labetalol (1–3 mg/kg KG/h i. v.) als α-Blocker.

Einer Monotherapie sollte immer der Vorrang gegeben werden.

Es muss außerdem eine ausreichende Perfusion des Gehirns und der anderen Organe gewährleistet werden, was optimal dadurch geschehen kann, indem die zerebrale Autoregulation wiederhergestellt wird. Um dies zu erreichen, sollte der Blutdruck nicht abrupt, sondern konsequent in langsamen Schritten gesenkt werden.

Dabei ist die gleichzeitige Gabe von Furosemid (1–2 mg/kg KG) hilfreich, allerdings ist dies bei Hypovolämie überflüssig. (Therapie – Empfehlungen 1992).

Überwachung:
- Langzeitmessung des RR,
- Überwachung der Herz- und Atemfrequenz,
- Messung des Hirndrucks,
- Elektrolyt- und Osmolaritätskontrollen,
- Ausscheidungsbilanz,
- Augenarztkontrollen in Abständen.

Prognose

Abhängig von der Zeitdauer des Bestehens der Hypertonie. Bei rechtzeitiger Therapie sind die Symptome weitgehend reversibel.

■ Urämische Enzephalopathie

Definition

Durch Akkumulation von toxischen Substanzen im Gehirn aufgrund einer gestörten Nierenfunktion treten enzephalopathische Symptome in wechselnder Ausprägung hervor.

Ätiologie

Verlässliche Angaben über die Häufigkeit sind aus der Literatur nicht zu erhalten, jedoch ist anzunehmen, dass in Abhängigkeit vom Grad der Nierenfunktionsstörungen auch entsprechend abgestufte Toxineinwirkungen auf das Gehirn stattfinden.

Pathogenese

Verschiedene Nierenerkrankungen (Pyelo- und Glomerulonephritiden, interstitielle Nephropathien, Zystennieren, Kollagenosen mit Nierenbeteiligung) führen im Stadium der Dekompensation zu einer unzureichenden Ausscheidung von harnpflichtigen Substanzen, die für das Gehirn toxisch sind (Wirkung über veränderte Neurotransmitterfunktion und über axonalen Transport). Es handelt sich dabei vor allem um Kreatinin, Harnstickstoff und Harnsäure, die zu einer Azidose führen und ein Hirnödem nach sich ziehen. Die Hirnperfusion wird in der Anfangsphase meist wenig beeinträchtigt, jedoch sind Glucose- und Sauerstoffverbrauch erheblich herabgesetzt, was sich – bei anhaltender Einwirkung – auf die neuronale Tätigkeit destruierend auswirkt.

Klinik

Psychische Auffälligkeiten. Im psychischen Bereich fallen die Kinder durch Desinteresse an ihrer Umgebung, Abgespanntsein einerseits, andererseits wieder durch Unruhe, Schlafstörungen sowie leichte Reiz- und Erregbarkeit auf. Die psychischen Störungen steigern sich bis zur Desorientiertheit, zu Verwirrtheitszuständen, Halluzinationen, Stupor und letztendlich bis zum Koma. In den Anfangsstadien wird die Symptomatik jedoch immer wieder unterbrochen durch Phasen mit völlig normalen Verhaltensweisen.

Neurologische Symptome. Bei den neurologischen Auffälligkeiten stehen Tremor und Myokloni im Vordergrund. Daneben kommt es zu tetanischen Zeichen. Wechselnd in Erscheinung tretende Hemiparesen – sowohl hinsichtlich der Seite als auch bezüglich ihrer Ausprägung – sind oft mit dieser Form der metabolischen Enzephalopathie verbunden. Der Grundtonus der Muskulatur ist hypoton, wobei eine verstärkte Schwäche seitens der Mm. vastus mediales als charakteristisch beschrieben wird (Bolton 1990).

Die nicht seltenen Krampfanfälle sind meist vom Grand-Mal-Typ, können aber auch bei Vorschädigung fokal sein.

Diagnostik

Die Herausbildung einer Enzephalopathie und die zeitlichen Abläufe hängen von der Akutheit der Entwicklung der Urämie ab. Führende klinische Zeichen sind dabei: Myoklonus, enzephalopathische Symptome und auffällige Hyperventilation.

Urinsediment. Das Urinsediment kann zur Differenzierung hinsichtlich des Orts der Nierenfunktionsstörung beitragen.

EEG. Vom EEG sind in Abhängigkeit vom Ausprägungsgrad zu erwarten:
- fokale Verlangsamung der Hintergrundaktivität (bevorzugt über dem hinteren Ableitbereich),
- aufgelagerte spannungshohe Bursts (bilateral synchron-frontal oder okzipital),
- generalisierte Krampfaktivität.

Eine Besserung des Grundleidens zeichnet sich auch in einer Normalisierungstendenz des EEG ab.

Labordiagnostik. Charakteristisch sind:
- Oligurie,
- deutliche Erhöhung der Kreatininwerte,
- metabolische Azidose,
- Hyperkaliämie,
- Hypokalzämie,
- Hypophosphatämie.

Differenzialdiagnose

- Enzephalopathien anderer Genese (hypertensive Enzephalopathie mit Liquoreiweißerhöhung, Papillenödem und nur geringer nephrogener Beeinträchtigung),
- Sepsis,
- Zustände mit metabolischer Azidose:
  - anoxische Zustände,
  - diabetische Ketoazidose,
  - exogene Intoxikationen (z. B. Salicylate, Methanol).

Therapie

Bei Gewährleistung einer *ausreichenden Nahrungszufuhr* zur Vermeidung einer weiteren katabolen Stoffwechsellage ist zunächst zu versuchen, die Diurese durch Einsatz von *Diuretika* bei einem ausreichenden Blutvolumen in Gang zu bringen. Danach sollte bezüglich des Ursachengefüges geklärt werden, welche Störungen kausal therapiert werden können (z. B. Hypovolämie, hämatologische und Gefäßstörungen, obstruktive Einschränkungen des Harnflusses).

Bei Versagen dieser Vorgehensweise kann aber auch sehr schnell eine *Dialyse* erforderlich werden, wenn Hyperkaliämie, Azidose und Hypervolämie unbeeinflussbar persistieren (Arieff 1978)

Bei Krampfanfällen sollten sowohl die kausalen Zusammenhänge als auch die krampfschwellenbeeinflussende medikamentöse Wirkung beachtet werden. Bei Letzteren empfiehlt sich Hydantoin wegen seiner parenteralen Verfügbarkeit und der fehlenden Bildung von Metaboliten (Young 1994).

Überwachung:
- Kontrolle des Harnstoff-, Elektrolyt-, Säure-Basen-Haushalts,
- Messung der Urinausscheidung,
- täglich mehrmalige Urinanalysen,
- EEG-Ableitung,
- Kontrolle des Serumspiegels der applizierten Antiepileptika.

Prognose

Die enzephalopathischen Veränderungen sind reversibel, solange keine strukturellen Läsionen gesetzt worden sind. Das EEG kann als prognostischer Faktor eingesetzt werden.

■ Hypoglykämische Enzephalopathie

Definition

Enzephalopathie aufgrund einer anhaltenden Hypoglykämie mit neurologischen Ausfällen und Funktionsstörungen.

Ätiologie

Lang anhaltende Hypoglykämien können grundsätzlich zum einen auf Erkrankungen mit erhöhtem Glucoseverbrauch wie beim Hyperinsulinismus (Insulinom) und immunologischen Störungen, zum anderen auf Erkrankungen mit zu geringer Glucoseproduktion wie bei Leber- und Nierenerkrankungen, Hypophysen-Nebennieren-Insuffizienz, anderen Endokrinopathien, Glykogenosen oder auf lang anhaltenden Fastenzuständen beruhen.

Pathogenese

Der mittlere Glucosebedarf des Gehirns liegt bei 30 µmol/100 g Hirnsubstanz/min. Bereits Glucosespiegel um 30 mg% können zu ersten EEG-Veränderungen führen.

Ein vermindertes Glucoseangebot zieht eine reduzierte intrazelluläre Glucoseaufnahme im Gehirn nach sich, was zunächst keine Rückwirkungen auf die Sauerstoffaufnahme hat. Die verminderte Glucosebereitstellung hat jedoch sehr rasch Auswirkungen auf den Intermediärstoffwechsel, führt zu einer Hypernatriämie bzw. Hyperkaliämie und verändert das Neurotransmittergleichgewicht.

Klinik

Die betroffenen Kinder klagen zu Beginn über
- Schwindelgefühl,
- Übelkeit,
- innere Unruhe,
- Kopfschmerzen,
- Schwitzattacken,
- Zittern,
- Tachykardien.

Je länger die ausgeprägte Hypoglykämie besteht, umso ausgeprägter wird im Laufe der Zeit die Symptomatik. Es zeigen sich:
- Koordinationsstörungen,
- extrapyramidale Bewegungsmuster,
- Krampfanfälle.

Bei Fortbestehen der metabolischen Störung wird die Vigilanz beeinträchtigt, was zum Bild des Komas führen kann. Bei einem mehr chronischen Verlauf droht die Entwicklung eines hirnorganischen Psychosyndroms mit Einmünden in einen Demenzprozess (Haymond 1989).

Diagnostik

Die Diagnose wird aufgrund der klinischen Symptomatik im Zusammenhang mit den Laborparametern gestellt.

Differenzialdiagnose

Differenzialdiagnostisch sind alle anderen Enzephalopathien zu berücksichtigen, wobei besonders ischämische Zustände zu beachten sind.

Therapie

Glucosezufuhr. Hypoglykämien sprechen recht gut auf eine Glucosezufuhr in jeglicher Form an.

> *Glucose 20 %:*
> - 2,5 ml/kg KG 20%ige Glucose als ED
>   Wiederholung in Abhängigkeit vom Glucosespiegel.

Glucagon. Alternativ kann auch Glucagon 1 mg i.v. oder i.m. injiziert werden. Es gibt jedoch keinen Vorteil durch diese Therapie gegenüber der Glucosegabe (im Übrigen auch sehr teuer).

Überwachung: Kontrolle von:
- Glucosespiegel,
- Elektrolyten, Osmolalität,
- Säure-Basen-Haushalt,
- Blutbild,
- Gerinnungsparametern.

Prognose

Bei früh einsetzender Therapie ist die Prognose sehr günstig, zumal die Therapie recht effektiv ist.
Anhaltende Hypoglykämien können zu manifesten Hirnstörungen führen, die nicht mehr reversibel sind.

■ Pertussisenzephalopathie

Definition

Es handelt sich um eine zumeist gefäßbedingte zerebrale Affektion, die nach stattgehabter Infektion und Erkrankung zu Demenz, Krampfanfällen und Blindheit führen kann. Wegen des besonderen Verlaufs wurde auch der Begriff „Keuchhusten-Enzephalose" geprägt.

Ätiologie

Der Keuchhusten (Pertussis) wird durch das hoch kontagiöse gramnegative Bakterium Bordetella pertussis ausgelöst. Die Übertragung erfolgt durch Tröpfcheninfektion vor allem im katarrhalischen und frühen konvulsiven Stadium, die Inkubationszeit beträgt 7–21 Tage.
Die Erkrankung kann auch bei Neugeborenen und jungen Säuglingen auftreten, da die mütterlichen Antikörper nicht auf das Kind übertragen werden (diaplazentar nicht durchgängig).

Pathogenese

Die Ausbildung der neurologischen Defizite beruht auf den während der Hustenattacken wegen der sehr ausgeprägten intrakraniellen Drucksteigerungen provozierten subarachnoidalen und Hirnparenchymblutungen. Das Endotoxin der Bordetellae ist für Fieber und Krampfanfälle verantwortlich.

An zerebralen Komplikationen sind bedeutsam:
- Krampfanfälle,
- Hirnödementwicklung,
- Hirnblutungen (aufgrund der mit den Keuchhustenanfällen einhergehenden intrathorakalen Druckerhöhungen),
- Blindheit (sowohl als Rindenblindheit als auch als Neuritis des N. opticus).

Klinik

Katarrhalisches Stadium. Die Erkrankung beginnt mit den unspezifischen Zeichen eines Infekts der oberen Luftwege von 1–2 Wochen Dauer (katarrhalisches Stadium).

Paroxysmales Stadium. Der zuvor leichte Husten verstärkt sich ganz erheblich. Charakteristisch sind:
- häufige Attacken mit lautem inspiratorischen Geräusch,
- Erbrechen von zähem Schleim,
- Hustenattacken besonders nachts.

In diesem Stadium sind vor allem Neugeborene und Säuglinge gefährdet, deren Hustenattacken sich bis zu Apnoeanfällen steigern.

Rekonvaleszenzstadium. Nach ca. 4 Wochen Übergang in das Rekonvaleszenzstadium mit Rückgang der Symptomatik (öfters verbleibt noch über einen längeren Zeitraum ein dem Keuchhusten ähnlicher Gewohnheitshusten).

Diagnostik

- Typische Hustenattacken,
- ab der 2. Erkrankungswoche charakteristisches Blutbild:
  - Leukozytose von 20–30 Gpt/l mit über 60 % Lymphozyten,
- Erregernachweis durch Abstrich aus der Nasenschleimhaut (mit hoher Sicherheit in 1. Erkrankungswoche vor Einleitung der Antibiotikatherapie nachweisbar),
- Nachweis von spezifischem Pertussis-IgM mittels ELISA-Technik.

Differenzialdiagnose

Differenzialdiagnostisch kommen alle Erkrankungen mit auffälligem Husten in Frage:
- die gegenüber dem o. g. Keuchhusten mildere Verlaufsform durch Bordetella parapertussis,
- Asthma bronchiale,
- Mukoviszidose,
- virusbedingte Bronchitiden,
- Pneumonien durch Mykoplasmen und Chlamydien,
- Fremdkörperaspiration.

Therapie

Behandlung der bakteriellen Infektion:

Erythromycin:
- 50 mg/kg KG/d oder:

Ampicillin:
- 100 mg/kg KG

Die Fortsetzung der Antibiotikatherapie kann auch im konvulsiven Stadium zur Verhinderung von Komplikationen (z. B. durch die sekundär superinfizierte Pertussispneumonie) sehr dienlich sein, hat aber auf den Krankheitsverlauf keine verkürzende Wirkung.

Weitere Therapieoptionen:
Daneben sind Corticoide zur Behandlung des Hirnödems (Dexamethason 1 mg/kg KG verteilt auf 3 Dosen i. v.), Gabe von Antikonvulsiva (Hydantoin oder Carbamazepin) und Sauerstofftherapie (evtl. auch über eine Beatmung) bei den mit Ischämien einhergehenden Hustenattacken im Stadium convulsivum angezeigt.

Einen hohen Stellenwert in der Therapie nehmen hygienische Pflegebedingungen und diätetische Versorgung (hoch kalorische und flüssigkeitsreiche Nahrung) der erkrankten Kinder ein.

Bei besonders gefährdeten Kindern (Vitien, Mukoviszidose) sollte Erythromycin über den Zeitraum der Exposition verordnet werden (Simon 1986).

Überwachung:
- Laborparameter: Blutbild, Antikörpertiter,
- LP,
- bildgebende Diagnostik: Röntgen-Thorax,
- EEG-Kontrollen,
- Monitoring der Vitalparameter: Sauerstoffsättigung.

Prognose

Bei Kindern unter 2 Lebensjahren ist die Prognose als ungünstig anzusehen.

■ Hämorrhagisches Schock- und Enzephalopathiesyndrom

Definition

Subakut verlaufende Erkrankung mit Kreislaufschock, Fieber, intravasalen Gerinnungsstörungen, charakteristischen Laborparametern (Hämoglobin- und Thrombozytenabfall, Transaminasen- und Kreatininerhöhung, metabolischer Azidose sowie negativer Blut- und Liquorkultur) und ausgeprägter Enzephalopathiesymptomatik (psychische Veränderungen, Krampfanfälle, Vigilanzstörungen) (Levin 1983).

Ätiologie

Die Erkrankung tritt während der gesamten Kindheit auf. Der Auslösungsmechanismus ist im Einzelnen nicht gesichert, am ehesten handelt es sich um ein multifaktorielles Geschehen. Es wurde an ein Toxin als Ursache – ähnlich dem Mechanismus bei dem toxischen Schocksyndrom – gedacht, doch konnten – und dies ist ein Einschlusskriterium für diese Erkrankung – weder virale noch bakterielle Erreger nachgewiesen werden. Neuere Thesen begründen die Erkrankung mit einem Defizit von zytoprotektiven Zell-Stress-Proteinen, die normalerweise bei fieberhaften Temperaturen freigesetzt werden (Trounce 1991).

Pathogenese

Bei über 90 % der Kinder findet sich vor dem Ausbruch der charakteristischen Krankheitssymptomatik ein Infekt der oberen Luftwege, daneben Erbrechen und Durchfälle. An pathologischen Veränderungen finden sich:
- Hirnödem,
- ausgedehnte Blutungen,
- Nekrosen in zahlreichen Organen (Nieren, Leber, Darm).

Von Conway (1990, 1991) wird die These vertreten, dass im Darm reichlich vorhandene Endotoxine, normalerweise für die Mukosa unpassierbar, bei Freisetzung in die Blutbahn den Zellstoffwechsel und den Sauerstoffverbrauch stören, die Gefäßpermeabilität erhöhen, die Hypotension verursachen und die Freisetzung von weiteren biologischen Mediatoren wie den TNF stimulieren.

Ähnlich wie bei der malignen Hyperthermie könnte auch bei diesem Krankheitsbild eine genetische Prädisposition für eine Hyperthermie eine gewichtige Rolle spielen.

Klinik

Initiale Symptome:
- Übelkeit, Erbrechen,
- Durchfälle,

- ansteigendes Fieber,
- Tachykardie,
- Tachypnoe.

Spätere Symptome:
- Verhaltensveränderung,
- eingeschränkte Vigilanz,
- Kreislaufzentralisation,
- abfallender Blutdruck,
- zunehmender Verlust der Kooperabilität mit der Umgebung,
- Krampfanfälle,
- Leber- und Niereninsuffizienz,
- Ateminsuffizienz.

Schließlich Übergang in einen komatösen Zustand.

Diagnostik

Die Diagnose wird gestellt aus dem zeitlichen Nacheinander und oftmals perakuten Ablauf von:
- zunächst vegetativen Symptomen und unspezifischen Infektzeichen,
- raschem Fieberanstieg mit Temperaturen über 40 °C,
- Zeichen des multiplen Organversagens (vor allem von Niere und Leber),
- Kreislaufschock,
- intravasalen Gerinnungsstörungen,
- zunehmender Bewusstseinseinengung bis hin zum Bewusstseinsverlust.

Folgende Zeichen sind bei der Diagnose häufig vorhanden (Bacon 1992, Kirchstein 1991):
- Enzephalopathie,
- Blutungen,
- Durchfälle,
- Kreislaufschock,
- Oligurie,
- Fieber.

EEG. Im EEG können sehr unregelmäßig zu erhebende Befunde auftreten, die sich zum einen in Allgemeinveränderungen, Zeichen einer erhöhten Anfallsbereitschaft und zum anderen einem unauffälligen Hirnstrombild zeigen können.

CT. Das CT lässt bei fortgeschrittener Erkrankung ausgedehnte Ödemzonen und intrazerebrale Einblutungen erkennen.

Differenzialdiagnose

Differenzialdiagnostisch sind Enzephalopathien anderer Genese in Erwägung zu ziehen:
- insbesondere das Reye-Syndrom,
- Hyperpyrexie durch Hitzeeinwirkungen,
- hämolytisch-urämisches Syndrom,
- Dehydratationszustände.

Überwachung:
- Laborparameter:
  - Blutbild, CRP, BSG, Säure-Basen-Haushalt, Elektrolyte, SGOT, SGPT, Bilirubin, γ-GT, Ammoniak, Blutzucker, Kreatinin, CK, LDH, Fibrinogen, PTT, Quick-Wert, Thrombinzeit,
- mikrobiologische Untersuchungen,
- EEG-Kontrollen,
- bildgebende Diagnostik,
- Monitoring:
  - Herz- und Atemfrequenz,
  - Temperatur,
  - Hirndruck, Blutdruck,
  - Sauerstoffsättigung.

■ Pseudotumor cerebri

Definition

Unter diesem Begriff werden alle Zustände erfasst, die eine intrakranielle Hirndrucksteigerung bewirken und nicht mit einem Hirntumor ursächlich im Zusammenhang stehen. Somit bedarf diese Diagnose einer sehr subtilen Suche nach allen Ursachen, die einen erhöhten Hirndruck verursachen können.

! Letztlich handelt es sich um eine Ausschlussdiagnose.

Ätiologie

Diese Erkrankung ist im Kindesalter selten. In der Literatur wird eine gewisse Bindung zum weiblichen Geschlecht, zur Adipositas, zu Endokrinopathien und zum Guillain-Barré-Syndrom beschrieben. Daneben gibt es zahlreiche Fallberichte, die den Pseudotumor cerebri mit bestimmten Medikamenten in Zusammenhang bringen (Nitrofurantoin, Nalidixinsäure, Tetracycline, Indometacin, anabole Steroide, Vitamin A, Lithium, Psychopharmaka) (Eggenberger 1994).

Pathogenese

Die Erhöhung des intrakraniellen Drucks beruht auf einer intrazerebralen Zirkulationsstörung, wobei am häufigsten die Störung im venösen Bereich in Gestalt einer Sinusvenenthrombose zu liegen scheint. Die klinischen Auswirkungen sind insbesondere im visuellen und visuomotorischen System zu finden. Im N. opticus führt die Unterbrechung des axonplasmatischen Flusses zu einem Stopp der Nervenleitung und zu einer Unterbrechung der den Nerven versorgenden Gefäße mit Zusammenbruch des Energiehaushalts und neuropathologisch zur Ischämie.

Klinik

Kopfschmerzen. Am häufigsten fallen die Kinder zunächst durch Kopfschmerzen auf, die oft retrobulbär lokalisiert werden.

Optische Sensationen. Sehr bald gesellen sich optische Sensationen dazu (Angaben über Doppelbilder, Fotopsien, gelegentlich auch Blindheit), wobei die gravierenden Veränderungen erst in einem relativ späten Krankheitsstadium auftreten.

Okulomotorische Veränderungen. Es überwiegen Lähmungen des N. abducens aufgrund seines langen extrazerebralen Verlaufs (Giuseffi 1991).

Papillenödem. Die Vorstellung des Kindes beim Augenarzt fördert sehr oft ein Papillenödem zutage, das beidseitig, einseitig betont oder lediglich einseitig hervortreten kann.

Diagnostik

Die Diagnose wird aufgrund folgender Kriterien gestellt:
- erhöhter Hirndruck ohne Nachweis eines Hirntumors,
- unauffälliger Liquorstatus,
- keine intrakranielle Massenverschiebung,
- keine peripher-neurologische Herdstörung.

MRT. Da es bei dieser Diagnose erforderlich ist, einen Hirntumor mit Sicherheit auszuschließen, ist die bildgebende Diagnostik in ihrer gesamten Bandbreite einzusetzen, wobei die diesem Krankheitsbild oftmals zugrunde liegenden Gefäßstörungen im MRT am besten darzustellen sind (Moser 1988).

LP. Sobald mittels dieser Methoden ein Tumor ausgeschlossen ist, sollte eine Liquorpunktion angeschlossen werden (Johnston, 1988). Dabei kann in Seitenlage gleichzeitig der Liquordruck gemessen werden. Da der intrazerebrale Druck erheblichen Schwankungen unterliegen kann, sollte aus einer einzelnen Messung – auch wenn diese normal ist – die Diagnose bei Vorliegen der anderen klinischen Zeichen nicht ausgeschlossen werden.

Therapie

Das optimale Vorgehen bei diesem Krankheitsbild erfordert eine enge Zusammenarbeit zwischen dem Intensivmediziner, dem Neurochirurgen und dem im pädiatrischen Bereich erfahrenen Ophthalmologen.

Analgetika. Die Kopfschmerzen erfordern eine abgestufte Analgetikagabe (Paracetamol, Ergotaminabkömmlinge, Calciumkanalblocker, β-Rezeptoren-Blocker).

Hirndrucksenkung. Eine geringe intrakranielle Druckerhöhung bedarf zunächst einer dehydrierenden Therapie (Acetazolamid 5 mg/kg KG i.v. als ED, die nach 2–4 Stunden wiederholt werden kann, alternativ kann Furosemid 1–2 mg/kg KG i.v. mehrfach verabreicht werden). Auch die LP trägt zur Senkung des intrakraniellen Drucks bei.

Neurochirurgie. Wenn der Hirndruck mit einer fortschreitenden Neuropathie des N.opticus einhergeht, so ist auch neurochirurgisches Vorgehen in Erwägung zu ziehen, wobei die Ableitung aus dem lumbalen Subarachnoidalraum am einfachsten und unkompliziertesten auszuführen ist (Rosenberg 1989). Eine ventrikuläre Ableitung ist durch die relative Einengung der Seitenventrikel schwieriger. Droht eine Erblindung, so kann eine Fensterung zur Entlastung des N. opticus erforderlich werden (Brourman 1988, Corbett 1988).

Überwachung:
- Liquoruntersuchungen einschließlich Liquordruckmessung,
- Kontrollen des Blutdrucks,
- wiederholte Augenarztuntersuchungen,
- neurophysiologische Überwachung (EEG, evozierte Potenziale).

Prognose

Unter der dem Ausmaß und der Dauer des intrakraniellen Drucks angepassten Therapie (medikamentös und/oder neurochirurgisch) können sich die Symptome rasch partiell oder vollständig zurückbilden.

Bei ausbleibender adäquater Therapie können die Kinder irreversibel erblinden.

■ Biotinidasemangel

Definition

Autosomal rezessiv vererbbare Störung des Biotinstoffwechsels mit neurologischer, dermatologischer und immunologischer Symptomatik in unterschiedlicher klinischer Ausprägung.

Ein Biotinidasemangel sollte bei allen Neugeborenen mit ausgeprägter Hypotonie, Lactatazidose und unbeeinflussbaren Krampfanfällen als Ursache in Erwägung gezogen und bei seinem Nachweis entsprechend frühzeitig behandelt werden (Ginat-Israeli 1993).

Ätiologie

Die Inzidenz dieser Erkrankung ist regional unterschiedlich und variiert zwischen 1 : 12 500 und 1 : 160 000.

Pathogenese

Durch Hydrolyse des Biocytins mittels der Biotinidase entsteht freies Biotin.

Biotin dient als obligater Kofaktor zur Aktivierung von 4 verschiedenen Carboxylasen (Pyruvat-, Propionyl-CoA-, β-Methyl-Crotonyl-CoA-Carboxylase in den Mitochondrien, Acetyl-CoA-Carboxylase im Zytosol), die mit einem Lysinrest des Apoenzyms verbunden werden. Bei der Katabolisierung wird Biocytin gebildet. Fehlt die Biotinidase, so entsteht ein klinischer Biotinmangel.

Die biotinabhängige Pyruvat-Carboxylase kann im Fall ihres Fehlens ursächlich für die Hirnvulnerabilität verantwortlich gemacht werden, da der bekanntlich hohe Glucoseverbrauch des Gehirns bei ohnehin recht niedrigen Biotin- und Biotinidasespiegeln im ZNS (gegenüber denen im Serum oder in anderen Geweben) drastisch beschränkt wird. Auf diesem Weg werden im Gehirn viel früher als in anderen Organen Lactat (in höherer Konzentration neurotoxisch) und andere organische Säuren gespeichert (Wolf 1989).

Klinik

Die Erkrankung setzt zumeist in den ersten Lebenswochen oder -monaten ein, kann aber in Gestalt von phänotypischen Varianten auch erst nach Jahren manifest werden.

Hypotonussyndrom. Bei neonatalem Auftreten entsteht ein ausgeprägtes Hypotonussyndrom mit:
- Trink- und Saugschwäche,
- Apnoe,
- Krampfanfällen.

Daneben können sich entsprechend der genetischen Anlage Dysmorphiezeichen (Mikrognathie, breite Nasenwurzel, nach oben gerichteter Nasenrücken, kleine und nach hinten gedrehte Ohren, kurze Finger, nach vorn verlagerter Anus, Hypospadie) zeigen (Collins 1993).

Internistische Störungen. Es treten wiederholt Infekte, Alopezie, Rushs über der Haut, metabolische Azidose und Unregelmäßigkeiten der Atmung auf.

Neurologische Symptome. Im neurologischen Bereich zeigen sich:
- Erbrechen,
- Bewusstseinsstörungen,
- Apathie,
- fehlende Reaktion der Pupillen auf Licht,
- Nystagmus,
- Opsoklonus,
- Fixationsstörungen,
- Retinadegeneration und Optikusatrophie,
- Abnahme der Spontanmotorik,
- Hypotonus der Muskulatur,
- gestörte Bewegungsmuster mit Choreoathetose,
- spastische Paraparesen.

EEG. Im EEG können irregulär ausgeprägte langsame Wellen in die Hintergrundaktivität eingelagert sein.

Evozierte Potenziale. Die Prüfung der evozierten Potenziale lässt deformierte kortikale Antwortpotenziale erkennen.

CT. Es zeigt sich sehr oft eine diffuse Atrophie (subkortikal und kortikal), die mit der Dauer des Krankseins zunimmt.

Suralisbiopsie. In der Suralisbiopsie sind keine Veränderungen zu erwarten, weil die peripher-sensiblen Strukturen kaum betroffen sind.

Diagnostik

Die quantitative Analyse der Biotinidase im Serum ergibt einen Normalbereich von 4,0–10,0 mmol/min/ml Serum.

Diese Untersuchungen sind gaschromatografisch oder massenspektrographisch möglich.

Der Biotinidasemangel bewirkt im Serum:
- Lactatazidose,
- Hyperammonämie,
- organische Azidurie.

Differenzialdiagnose

Differenzialdiagnostisch sind Enzymdefekte in der Atmungskette, ein Pyruvat-Dehydrogenase- bzw. Pyruvat-Carboxylase-Mangel zu berücksichtigen (Collins 1993).

Therapie

Biotin:
- 10–20 mg/d p. o.

Die symptomatischen Krampfanfälle reagieren kaum auf konventionelle Antiepileptika, sind aber mit der Gabe von Biotin innerhalb kürzester Zeit zum Sistieren zu bringen (Bousounis 1993, Riudor 1989).

Überwachung:
- Biotinidasespiegel,
- Lactat im Liquor und Serum,
- organische Säuren im Liquor und Urin.

Prognose

Unter Therapie ist oft eine rasche Besserung der neurologischen Symptomatik zu erreichen, dagegen bilden sich Hördefizite, Ataxien, Optikusatrophien und mentale Defizite kaum zurück. Eine gute Rückbildungsneigung zeigen auch die Infektzeichen und Hautauffälligkeiten.

Auch bei dieser Erkrankung gilt die Regel, dass die Prognose umso aussichtsreicher ist, je früher die Therapie einsetzt. Bei bestehendem Verdacht auf das Vorliegen des Enzymdefekts sollte umgehend mit Biotin behandelt werden, noch bevor der Biotinidasetest vorliegt, da die ZNS-Schäden bei Nichtbehandlung erheblich sein können (Ramaekers 1993).

Bewusstseinsstörungen durch Elektrolytimbalancen

R. Lietz

Während hypoxische Zustände und ischämische Ereignisse zahlenmäßig in der Pathogenese von Bewusstseinsstörungen bis hin zum Koma überwiegen, sind Elektrolytstörungen als Ursache für ein Koma weitaus seltener anzutreffen. Nichtsdestotrotz sind sie bei der differenzialdiagnostischen Abklärung unbedingt zu berücksichtigen.

Störungen des Natriumhaushalts

Die Auswirkungen auf das ZNS beruhen auf den Membran stabilisierenden Eigenschaften des Natriums und im Gefolge davon auf Veränderungen der zellulären Osmolarität.

So zieht ein vermehrter Na^+-Einstrom und ein K^--Ausstrom aus dem Neuron klinisch eine Hyperexzitabilität nach sich.

Hyponatriämie. Eine zunehmende Verminderung der Vigilanz ist mit einer steigenden Überwässerung des Zellinneren verknüpft. Diese Situation wird beispielsweise iatrogen geschaffen, wenn hypotone Lösungen unkontrolliert infundiert werden oder entsteht sekundär nach vermehrter Ausscheidung des antidiuretischen Hormons.

Klinische Zeichen einer Hyponatriämie sind gewöhnlich erst unter einem Serumspiegel von 120 mmol/l zu registrieren. Die betroffenen Kinder klagen über Kopfschmerzen, Übelkeit, Erbrechen. Sie sind anfänglich verwirrt, dann zunehmend müde und schläfrig, letztlich kann sich die Bewusstseinslage bis zum Koma einengen.

In dieser Situation sind auch Krampfanfälle möglich, wobei diese häufiger bei akut einsetzenden Hyponatriämien zu sehen sind und seltener bei chronischen Formen.

! Bei der Korrektur dieser Natriumentgleisungen ist zu beachten, dass eine rasche Normalisierung mit Gabe einer hypertonen Natriumlösung gelegentlich mit einer pontinen Myelinose verbunden sein kann.

Hypernatriämie. Die Hypernatriämie – im Kindesalter zumeist bei gastrointestinalen Erkrankungen und Dehydratation auftretend – geht mit einer erhöhten intrazellulären Osmolarität einher.

Mit klinischen Zeichen ist ab einem Serumspiegel von 150 mmol/l zu rechnen.

An pathologischen Störungen im ZNS sind damit verbunden:
- subdurale Hämatome aufgrund vaskulärer Schädigungen,
- Thrombosen im venösen oder arteriellen Gefäßsystem,
- intrazerebrale Blutungen auf der Basis der einsetzenden Hirnatrophie.

Da die Hyperosmolarität zu einer Beeinträchtigung des Krebszyklus führt, kommt es zu einem ansteigenden Verbrauch der GABA. Schließlich geht das sich ausbildende Hirnödem mit einer sehr raschen Rehydratation einher.

Störungen des Calciumhaushalts

Störungen sind auch hier sehr oft mit neurologischen Störungen verbunden, die sich zumeist in einer peripheren Veränderung zeigen. Hauptsächlich ist es eine muskuläre Schwäche, die von den Kindern angegeben wird.

Hyperkalzämie. Hyperkalzämie beginnt mit Verhaltensstörungen, nachfolgend Verwirrtheitszustände und bei Anhalten der Störung kann das Kind in einen komatösen Zustand geraten.

Hypokalzämie. Hypokalzämien sind mit Muskelzittern, tetanischen Zeichen und gelegentlich auch mit Krampfanfällen verbunden.

Bei sehr ausgeprägten Entgleisungen sind delirante und halluzinatorische Psychosen möglich, sehr selten können diese schweren Entgleisungen auch zum Koma führen.

Störungen des Magnesiumhaushalts

Hypomagnesiämie. Bei Spiegelwerten unter 1,3 mmol/l ist im Rahmen einer Hypomagnesiämie mit Myoklonien, Tremor und epileptischen Anfällen zu rechnen, psychopathologisch sind Verwirrtheitszustände zu gewärtigen.

Störungen des Phosphathaushalts

Hypophosphatämien. Stärkere Hypophosphatämien treten bei Serumwerten unter 1,0 mg/dl (0,3 mmol/l) auf. Sie sind in der klinischen Symptomatik mit Sensibilitätsstörungen, Myoklonien und Muskelschmerzen (bis zur Rhabdomyolyse reichend) sowie mit epileptischen Anfällen verbunden. Im psychischen Bereich kommt es oft zu Bewusstseinsstörungen.

Hypophosphatämie und eine verminderte Gesamtphosphatmenge im Körper werden bei unzureichender Phosphataufnahme und bei zusätzlicher Einnahme von Phosphat konsumierenden Antazida gesehen.

> **!** Während epileptische Anfälle auf der Grundlage einer Hypomagnesiämie in der Regel alleinig auf die Gabe von Antiepileptika reagieren, ist bei Krämpfen aufgrund einer Hypophosphatämie die ausschließliche Antiepileptikagabe nicht erfolgreich – es ist ein Elektrolytausgleich (Gabe von Phosphat, Kalium und Magnesium) erforderlich.

Ätiologie der Hypophosphatämie

- *Vermindertes Nahrungsangebot und reduzierte Aufnahme über den Darm:*
  - Vitamin-D-Mangel,
  - Diarrhö,
  - Erbrechen,
  - Malabsorption,
  - Antazida,
- *Phosphattransportstörung aus dem Serum in die Zellen:*
  - Hormonwirkung (Insulin, Glucocorticoide),
- *respiratorische Alkalose:*
  - Sepsis,
  - malignes neuroleptisches Syndrom,
  - Coma hepaticum,
  - Hitzschlag,
  - Salicylatüberdosierung,
- *vermehrte Zellaufnahme:*
  - nach Hypothermien,
  - Lymphome,
  - akute myeloische Leukämie,
- *vermehrte Ausscheidung im Urin:*
  - Hyperparathyreoidismus,
  - Defekte der Nierentubuli,
  - bei Mineralo- und Glucocorticoidtherapie,
  - Aldosteronismus,
  - Volumenexpansion.

Therapie

Eine sehr gute Phosphatquelle stellt die Milch dar (100 ml/dl). I. v. können Natrium- und Kaliumphosphat verabreicht werden.

Es werden 0,05–0,5 mmol/kg KG über 4–10 h i. v. appliziert, tgl. 2-malige Kontrolle des Phosphatspiegels.

Bei Vorliegen einer Hypokalzämie ist eine niedrige Dosis zu wählen.

Risiken einer Phosphattherapie sind Hyperosmolarität, Hypomagnesiämie und Hypokalzämie.

Funktionsstörungen des ZNS bei endokrinologischen Erkrankungen

R. Lietz

■ Coma diabeticum

Definition

Sich bei Kindern mit bekanntem Diabetes mellitus innerhalb von Stunden graduell entwickelnde Bewusstlosigkeit mit osmotischer Diurese, Glucosurie, Ketoazidose, Dehydratation und Salzverlust. Das diabetische Koma kann das Resultat einer Hypoglykämie oder einer Hyperglykämie sein. Wiederholte diabetische Komazustände können zu neurologischen Defiziten führen.

Nahezu alle Kinder haben einen insulinabhängigen (IDDM) oder Typ-I-Diabetes, der auf einem absoluten Defizit an Insulin beruht.

Ein sekundärer Diabetes kann sich bei allen Formen einer Pankreaserkrankung entwickeln (z. B. Mukoviszidose, Cushing-Syndrom).

Ätiologie

Die Aufgaben des Insulins bestehen darin, die Speicherung von Glykogen, Fett und Eiweiß in der Leber, im Muskel und Fettgewebe zu verbessern. Daneben hemmt das Insulin die Gluconeogenese, Glykogenolyse, Proteolyse, Lipolyse und Ketogenese.

„Gegenspieler" des Insulins:

- *Glucagon:*
  - Ketogenese, Glykogenolyse, Gluconeogenese, vermehrte Carnitinbildung und β-Oxidation,
- *Cortisol:*
  - vermehrte Gluconeogenese, Lipolyse und verminderter Glucoseeinbau in die Zelle,
- *Somatotropin:*
  - verstärkte Lipolyse, Hemmung der zellulären Glucoseaufnahme,
- *Katecholamine:*
  - verstärkte Lipolyse, Glykogenolyse, Behinderung der Glucoseaufnahme in die Zelle.

Durch eine Insulinüberdosierung oder Diätfehler kann ein hypoglykämisches Koma ausgelöst werden.

Pathogenese

Durch uneingeschränkte Ketonkörperbildung kommt es zur Ketoazidose, eine Verstärkung erfährt die Azidoseneigung beim Coma diabeticum aufgrund einer potenziellen anaeroben Glykolyse im Zusammenhang mit Hypoperfusion oder einem hyvolämischen Schock.

Kommt es zu vermehrtem Bicarbonatverlust über die Nieren, so kann eine hyperchlorämische Azidose gleichfalls zu einer Azidoseverstärkung beitragen.

Eine hyperkaliämisch verursachte Hyperosmolarität entsteht durch die Flüssigkeitsverluste (über 15 % des Körpergewichts) im Rahmen der Glucosurie mit der Folge von Hypovolämie, Absinken der glomerulären Filtrationsrate, Harnstoff- und Blutzuckeranstieg. Sie führt zur Hyperkaliämie.

Aufgrund der intrazellulären Dehydratation ist mit der Ausbildung von ZNS-Störungen zu rechnen.

Klinik

In der Anamnese dieser Kinder wird oft geklagt über:
- Polydipsie,
- Polyurie,
- Gewichtsverluste.

Das diabetische Koma entwickelt sich stufenweise innerhalb von Stunden nach einer präkomatösen Phase. Die vom Kind angegebenen Beschwerden (Bauchschmerzen, Erbrechen) können dabei in Richtung Appendizitis fehlleiten.

Koma. Zu Beginn des Komas vertieft sich die Atmung bei normaler Frequenz (Kussmaul-Atmung), die Ausatemluft riecht intensiv nach Azeton, die Muskulatur des Kindes ist hypoton, die Bulbi sind sehr weich, die Pupillen zumeist weit und reaktionslos. Es besteht eine Exsikkose.

Diagnostik

Labordiagnostik. Zu bestimmende Laborparameter sind:
- Blutbild,
- CRP, Blutglucose, HbA_{1c}, ALAT, ASAT, Na^+, K^+, Blutgasanalyse, Kreatinin,
- Urinstatus, Aceton im Urin.

Die Diagnose wird bei Bekanntsein des Diabetes mellitus (mit Glucosurie und Hyperglykämie) bei Vorliegen eines komatösen Zustands leicht zu stellen sein.

Im Rahmen einer ausgeprägten Dehydratation kommt es zu einem Gewichtsverlust von über 5%, im Urin sind Ketonkörper nachweisbar, die Blutanalyse ergibt einen Blutzuckerwert von über 25 mmol/l neben einer wechselnd ausgeprägten metabolischen Azidose (pH < 7,3). Die Serumosmolalität liegt bei > 310 mosmol/kg, außerdem lässt sich meist im Urin Zucker (> 4%) nachweisen.

Das Kind kann die Zeichen eines hypovolämischen Schocks, verbunden mit kardialen Dysrhythmien (als Folge einer Hypo-, Hyperkaliämie oder einer Hypokalzämie) zeigen.

Bildgebende Diagnostik. Das Schädel-CT weist in diesem Stadium oft ein diffuses Hirnödem auf.

Differenzialdiagnose

Differenzialdiagnostisch ist bei Hyperglykämie auch an ein vorausgegangenes stumpfes Schädeltrauma zu denken (dabei ist gleichfalls eine renale Glucosurie möglich). Des Weiteren sind andere Stoffwechselstörungen, das Reye-Syndrom und Meningoenzephalitiden auszuschließen.

Therapie

Insulin. Basis der Insulintherapie ist eine Infusionslösung mit 0,5 I. E./kg KG Normalinsulin U-40 auf 50 ml einer physiologischen Natriumchloridlösung.

Die Insulintherapie wird nach Stabilisierung des Blutdrucks (evtl. durch Gabe von Katecholaminen oder 5%igem Humanalbumin (10 ml/kg KG i.v. über 30 min) begonnen.

Insulin:
Initial:
- 0,1 I. E./kg KG, entspricht 10 ml der Infusionslösung pro h

Blutzuckerwert um 15 mmol/l:
- Infusion auf 0,05 I. E./kg KG verringert

Mit diesem Vorgehen ist ein Blutzuckerabfall von 3–5 mmol/l pro Stunde anzustreben.

Insulin hat eine Halbwertszeit von 3–5 min, sodass bei Infusionsstopp nach 5 min nur noch 50% der Gesamtdosis wirksam sind.

Bei ungenügendem Ansprechen auf die Therapie (kein oder kein ausreichendes Absinken des Blutglucosespiegels und kein Anstieg des Bicarbonats), muss die Insulindosis bis zum Erreichen einer Senkung des Blutglucosewerts erhöht werden.

Flüssigkeitssubstitution. Es werden 100–150 ml/kg KG/d an Flüssigkeit (in Abhängigkeit vom Exsikkosegrad) ediert, wovon der größte Anteil in der ersten Stunde (20 ml/kg KG), in den darauf folgenden 4–6 Stunden 10 ml/kg KG/h und danach 2–4 ml/kg KG/h gegeben werden. Bestehen eine Hypotension oder eine Schocksymptomatik, so werden für eine weitere Stunde 10–20 ml/kg KG verabreicht, bis diese Symptomatik beherrscht ist.

Die Infusionslösung besteht zu Beginn (bis zum Erreichen eines Blutzuckerwerts von 15 mmol/l) aus einer 0,9%igen Natriumchloridlösung, danach (also einem BZ von < 15 mmol/l) aus einer Mischinfusion, bestehend aus 5%iger Glucose (⅔) und einer Elektrolytinfusionslösung 77 (⅓). In Abhängigkeit von der Schnelligkeit der Blutzuckersenkung kann auch eine 10%ige Glucoselösung eingesetzt werden.

Besteht bei einer Ketoazidose ein unter der angegeben Grenze liegender Blutzuckerwert oder besteht gleichzeitig eine ausgeprägte Azidose, so wird nur mit einer 5%igen Glucoselösung als Basislösung infundiert.

Kaliumsubstitution. Zusatz von Kalium (als 1-molare Kaliumchloridlösung 7,45%ig) in der Infusionslösung erst nach Einsetzen der Diurese (2–4 mmol/kg KG/d), jedoch niemals als Bolus verabreichen.

Azidosekorrektur. Der Azidoseausgleich (bei pH < 7,00) mit Natriumbicarbonat (8,4%ig) sollte auch über eine längere Zeit mittels Infusion erfolgen. Die Gabe von

Natriumbicarbonat ist auch bei Vorliegen einer Hyperchlorämie erforderlich.

Wenn Normoglykämie erreicht, die Ketoazidose ausgeglichen und die Nahrungsaufnahme wiederhergestellt sind, kann zur subkutanen Insulingabe übergegangen werden.

Überwachung:
- Laborparameter:
  - BZ, Blutgasanalyse,
  - Hämoglobin, Hämatokrit, Blutbild,
  - Lactat, Ammoniak, Harnstoff, Kreatinin, Osmolarität, Calcium, Kalium, Natrium, Magnesium, Chlorid, Phosphat, Transaminasen, Gerinnungsstatus mit Antithrombin III,
  - Urinstatus (Glucose, Eiweiß, Aceton, Acetessig),
- transkutane O$_2$-Messung,
- RR,
- Herz- und Atemfrequenz,
- EKG,
- Kontrollen des Körpergewichts.

Prognose

Unter einer konsequent überwachten Therapie mit den Verhältnissen angepasster Insulingabe, Flüssigkeitsersatz und Ausgleich einer möglichen Hypokaliämie lassen sich schwerwiegende Komplikationen eines diabetischen Komas vermeiden.

Bei einem unzureichend behandelten oder prolongierten diabetischen Koma muss mit neurologischen Ausfällen (diffus oder fokal) gerechnet werden. An weiteren Komplikationen drohen Lungenödem, Hirnödem und Herzrhythmusstörungen.

■ Thyreotoxikose

Definition

Es handelt sich dabei um einen erhöhten Schilddrüsenhormonspiegel mit seinen Auswirkungen auf die verschiedenen Gewebearten und oftmals lebensbedrohlichem Verlauf, der sich im Kindesalter zumeist in Gestalt einer Hashimoto-Thyreoiditis oder als „Graves' Disease" zeigt.

Ätiologie

Die genaue Ursache ist unbekannt, wahrscheinlich kommen mehrere Faktoren zusammen, um das Krankheitsbild auszulösen. Bekannt ist, dass bestimmte genetische Faktoren vermehrt vorkommen wie die Haplotypen HLA-B8 und HLA-DRw3, eine familiäre Häufung ist nicht ungewöhnlich.

Auf konnataler Grundlage ist eine Erkrankung durch diaplazentaren Übertritt von thyreoideastimulierenden Autoantikörpern bei Basedow-Erkrankung der Mutter möglich (die Hyperthyreose klingt bei dieser Form meist nach 3–5 Monaten wieder ab).

Des Weiteren kann es nach Verabreichung von iodhaltigen Kontrastmitteln, bei Anwendung von antiseptischen Mitteln, nach Schilddrüsenoperationen und nach Infekten zu einer Thyreotoxikose kommen.

Pathogenese

Die Grundstörung besteht in einer Entgleisung der Homöostase der Anpassung des Hormonspiegels an den Gewebebedarf. Dies beruht auf dem Auftreten eines pathologischen Schilddrüsenstimulationsfaktors. Es handelt sich dabei um ein schilddrüsenstimulierendes Immunglobulin der IgG-Klasse.

Klinik

Die Kinder fallen durch auf durch:
- langsam zunehmende und über Monate bestehende Nervosität,
- Schlafstörungen,
- Gewichtsverlust,
- Bewegungsunruhe,
- verstärkt feuchte Hände,
- Tremor und Muskelschwäche,
- frühzeitig kardiovaskuläre Störungen:
  - Tachykardie, Tachypnoe, Tachyarrhythmie,
  - Hypertonie und Hypotonie mit Schockzeichen,
- Erbrechen,
- verstärktes Schwitzen bei geringsten Belastungen,
- Hyperthermie,
- oft auch Erbrechen und Durchfälle,
- psychische Symptome:
  - Verwirrtheit,
  - psychotische Zeichen,
- neurologische Zeichen:
  - im Hirnnervenbereich Konvergenzschwäche (Moebius-Zeichen),
  - seltener Lidschlag (Stellwag-Zeichen),
  - Exophthalmus (kann auch einseitig sein),
  - Hängenbleiben des Oberlids bei Blicksenkung (Zeichen nach Graefe),
  - Sichtbarwerden des Sklerenanteils über den Pupillen (Dalrymple-Zeichen),
  - schließlich Bewusstseinseinengung bis hin zum Koma.

! Bei der Erhebung des klinischen Status ist unbedingt auf eine vorhandene Struma zu achten.

Diagnostik

In ausgeprägten Fällen und bei Vergrößerung der Schilddrüse ist die Diagnose leicht zu stellen. Im akuten Stadium ist das TSH sehr niedrig, der Radiojodtest stark erhöht, ebenso T3 und T4.

Bei schwacher Ausprägung der Symptomatik und fehlender Ophthalmopathie kann die Diagnose schwierig sein, dann sind der TSH-Nachweis und der TRH-Stimulationstest ausreichend sensibel.

Therapie

Thyreostatika. Zunächst Blockade der weiteren Synthese von Schilddrüsenhormonen durch Gabe von Thyreostatika.

Methimazol (Thiamazol):
- 1 mg/kg KG i. v., nach 2 h eine Dauerinfusion von 2–3 mg über 24 Stunden oder:

Carbimazol:
- 1,0–2,0 mg/d über Magensonde

Blockade der Ausschüttung von Schilddrüsenhormonen. Dies ist ein weiteres Therapieprinzip, welches etwa 2 Stunden nach Verabreichung der Jodisationshemmer angewendet werden sollte.

Proloniumjodid:
10–15 mg/kg KG über 24 h infundiert oder:
Lithium:
10–20 mg/kg KG/d über Magensonde

Antipyrese. Die Fiebersenkung erfolgt mittels physikalischer Maßnahmen (Waden- und Brustwickel), medikamentös mit Paracetamol 10–15 mg/kg KG als ED.

Konversionshemmung. Mit der Gabe von Glucocorticoiden wird die Konversion von T4 in T3 gehemmt. Es sollte besonders bei einer stressinduzierten Nebennierenrindeninsuffizienz eingesetzt werden (als Prednisolon in einer Dosierung von 2 mg/kg KG/d p. o. oder als Hydrocortison 4–7 mg/kg KG aller 6 h i. v.)

Plasmapherese. In verzweifelten Fällen sollte die Elimination zirkulierender Schilddrüsenhormone mittels Plasmapherese angestrebt werden (immer dann zu erwägen, wenn nach 1–2 Tagen keine Besserung in Sicht ist oder wenn die Einlieferung des Kindes im Schock- oder komatösen Zustand erfolgt, was im Kindesalter sehr selten ist).

Subtotale Thyreoidektomie. Bei Versagen der medikamentösen Therapie, bei schweren toxischen Nebenwirkungen (z. B. Agranulozytose) und bei fehlender Compliance seitens des Elternhauses kann auch das chirurgische Vorgehen mittels einer subtotalen Thyreoidektomie erwogen werden.

Überwachung:
- Blutbild, Serumelektrolyte, Osmolarität, Säure-Basen-Status,
- T4, T3, fT4, fT3, TSH, Schilddrüsenantikörper,
- kardiologische Überwachung,
- RR-Kontrollen,
- Körpergewicht,
- Temperatur.

Prognose

Unter der angegebenen Therapie fühlen sich die Kinder bereits nach 1–2 Wochen subjektiv besser, nach 2–3 Monaten können sie euthyreot werden.

Bleibt die Schilddrüse gleichgroß oder vergrößert sie sich unter der laufenden Therapie, so ist von einer medikamentösen Überdosierung im Sinn einer Hypothyreose auszugehen, was einer medikamentösen Reduktion des Thyreostatikums bedarf.

Die Therapie wird über 1–3 Jahre fortgesetzt und kann dann stufenweise reduziert werden. Rezidive treten meist innerhalb von 3 Monaten nach Absetzen der Therapie auf.

■ Hypothyreose

Definition

Eine Hypothyreose führt aufgrund eines Mangels an Schilddrüsenhormonen unbehandelt zu zahlreichen Störungen, wobei die angeborene Form mit schwersten mentalen Schäden belastet ist.

Ätiologie

Die Häufigkeit der angeborenen Hypothyreose liegt bei 1 : 3500–1 : 5000 Neugeborenen.

Mädchen sind häufiger als Jungen betroffen. Die Hypothyreose kann thyreogen (Schilddrüsenerkrankung der Mutter, Autoimmunthyreoiditis, durch Gabe von thyreostatisch wirkenden und jodhaltigen Medikamenten) bedingt sein, auf einer Aplasie, Dysplasie bzw. Dysgenesie der Schilddrüse beruhen oder aufgrund einer hypophysär-hypothalamischen Störung ausgelöst werden.

Bereits die Struma connata ist sehr oft Zeichen eines transitorischen Schilddrüsenhormonmangels.

Pathogenese

Bei der thyreopriven Hypothyreose ist zu wenig Schilddrüsengewebe der Grund für eine mangelnde Synthese von Schilddrüsenhormon, was auch durch eine maximale Stimulation von TSH nicht ausgeglichen werden kann. Bei der primären Hypothyreose ist sehr oft ein Autoimmunprozess verantwortlich, wobei zirkulierende antithyreoidale Antikörper die TSH-Wirkung verhindern.

Wenn die Schilddrüse nicht in der Lage ist, ausreichende Mengen an Schilddrüsenhormon zu bilden, so führt die Übersekretion von TSH zu einer Struma.

Sehr empfindlich gegenüber Iod reagiert die fetale Struma, weshalb in der Schwangerschaft mit iodhaltigen Kontrastmitteln sehr vorsichtig umzugehen ist bzw. deren Einsatz vermieden werden sollte.

Klinik

Neugeborenenperiode. In der Neugeborenenperiode erscheint das Äußere des Kindes zunächst unauffällig, die betroffenen Kinder tendieren in unspezifischer Weise zu:
- Hypertrophie,
- Obstipation,
- Trinkstörungen,
- Schreien mit heißerer Stimme,
- Icterus prolongatus.

Säuglingsperiode. Erst in der Säuglingsperiode ist der äußere Aspekt wegweisend:
- ausgeprägter Hypotonus,
- Makroglossie,
- Nabelhernie,
- gespanntes Abdomen,
- Hyporeflexie,
- Vergrößerung der vorderen und hinteren Fontanelle,
- *später:*
  - statomotorische Entwicklungsretardierung,
  - verringerte Wachstumsrate (Minderwuchs).

Schulkinder. Schulkinder mit einer Hypothyreose klagen über:
- zunehmend schlechtere Bewältigung der schulischen Anforderungen,
- Kälteempfindlichkeit.
- *später (anhaltende Symptomatik):*
  - Hautblässe und -trockenheit,
  - Karotinikterus der Haut,
  - Verdünnung des Kopfhaars.

Diagnostik

Das äußere Bild ist sehr vom Alter des Kindes bei Ausbruch der Erkrankung abhängig.

Labordiagnostik. Als pathognomonisch gelten:
- erniedrigtes T4,
- normales oder erniedrigtes T3,
- erhöhtes TSH bei thyreopriven Varianten,
- TSH normal oder nicht messbar bei der hypophysären oder hypothalamischen Form,
- meist erhöhter Cholesterinspiegel, desgleichen CK-, LDH- und ALAT-Erhöhung,
- Gesamteiweißerhöhung im Liquor möglich.

EKG. Das EKG kann eine Bradykardie, niedrigamplitudige QRS-Komplexe und abgeflachte T-Wellen aufweisen.

EEG. Es findet sich oft eine Verlangsamung der Hintergrundaktivität.

Röntgen-Schädel. Im Röntgen zeigt sich eine Hypophysendysgenesie.

EMG. Typischerweise sind zumeist völlig unauffällige Potenziale oder spannungsniedrige polyphasische motorische Einheiten abzuleiten.

Differenzialdiagnose

Differenzialdiagnostisch ähnelt das äußere Bild des Down-Syndroms dem Kretinismus, mögliche Verwechslung auch mit dem nephrotischen Syndrom (T3 erniedrigt, TSH normal, T4 kann erhöht sein oder im Normalbereich liegen).

Therapie

L-Thyroxin. Die Gabe von L-Thyroxin ist die Methode der Wahl.

Die Substitutionstherapie sollte so schnell wie möglich erfolgen. Es wird die volle altersentsprechende Dosis verabreicht. Diese wird vor der ersten Mahlzeit gegeben.

Das anzustrebende Ziel ist eine Senkung des TSH-Spiegels (unter 10 mU/l) und eine Normalisierung des T4-Spiegels:

> *L-Thyroxin:*
> - Frühgeborene: 8–10 µg/kg KG
> - Säuglinge: 10–15 µg/kg KG
> - Kleinkinder: 6–8 µg/kg KG
> - Schulkinder: 2–5 µg/kg KG

Überwachung:
- Überprüfung von T4, T3, TSH,
- Bestimmung des Knochenalters,
- Kontrolle der psychischen und motorischen Entwicklung.

Prognose

Ziel ist die möglichst frühzeitige Diagnosestellung, weil nur die Frühbehandlung irreparable Schäden verhüten kann. Da das Erkennen des Krankheitsbilds anfänglich anhand äußerer Kriterien nicht sicher ist, kann nur ein Hypothyreosescreening im Verlauf des 3.–5. Lebenstags zur frühzeitigen Diagnose beitragen.

Bei einer Entwicklung der Hypothyreose nach dem 2. Lebensjahr können sich alle neuromuskulären Veränderungen unter der Therapie zurückbilden. Die Intelligenzentwicklung ist bei einer früh auftretenden Hypothyreose immer problematisch.

Eine Athyreose hat die schlechteste Prognose.

Nebennierenrindeninsuffizienz

Definition

Bei Vorliegen einer akuten Nebennierenrindeninsuffizienz führt der Funktionsausfall größerer Anteile des Nebennierenrindengewebes zu schwerwiegenden, lebensbedrohenden Störungen.

Ätiologie

Zum einen kann eine bestehende chronische Nebennierenrindeninsuffizienz durch ein Stressereignis (Operation, Sepsis, Hungerzustand) akut dekompensieren (sog. Nebennierenkrise), zum anderen kann durch einen akuten Gewebe zerstörenden Prozess (Blutung, Abszess, Infarkt) die erforderliche Hormonproduktion durch die Nebennierenrinde nicht mehr gewährleistet werden.

Unter den Infektionen sind es besonders die Meningokokken- und Pseudomonasinfektionen, die zu deletären Funktionsausfällen führen können.

Seltener sind kongenitale Hypoplasien der Nebennieren und Einblutungen in beide Nebennieren infolge eines Geburtstraumas (z. B. Geburt aus Steißlage).

Dagegen sind Therapiefehler bei der Anwendung von Steroiden öfter mit einer Nebenniereninsuffizienz verbunden, wenn die Steroide bei einer durch Langzeittherapie bedingten Rindenatrophie zu rasch abgesetzt werden. Bei verminderter Nebennierenrindenreserve kann die Gabe von den Steroidstoffwechsel steigernden Medikamenten (Hydantoine, Rifampicin) zu einer akuten Insuffizienz führen.

Ein weiteres umschriebenes Krankheitsbild, das mit einem Entgleisen der Nebennierenrindenfunktion verbunden sein kann, ist das adrenogenitale Syndrom.

Pathogenese

Eine Nebennierenrindeninsuffizienz tritt erst nach einem Ausfall von über 90% des Drüsengewebes auf.

Das von der Nebennierenrinde produzierte Cortisol bewirkt:
- Suppression des Immunsystems,
- Gluconeogenese, Proteolyse und Lipolyse,
- Ca^{2+}-Homöostase im Elektrolythaushalt.

Die Mineralocorticoidwirkung kontrolliert den Ionentransport durch die Epithelzellen, wobei Na^+ und Cl^- retiniert und K^+ sowie H^+ sezerniert werden.

Klinik

Die betroffenen Kinder zeigen Allgemeinsymptome in zunehmender Ausprägung wie:
- körperliche Schwäche,
- Übelkeit,
- Erbrechen,
- Durchfälle,
- Bauchschmerzen,
- gelegentlich hohes Fieber,
- Somnolenz bis Koma,
- evtl. hypovolämischer Kreislaufkollaps.

Diagnostik

Plasmacortisol, Elektrolyte. In der Frühphase kann die Steroidabgabe noch normal sein, jedoch ist die stressprovozierte Hormonfreisetzung vermindert (z. B. ACTH-Stimulation der Nebennierenrinde), ansonsten bestehen in der Regel ein erniedrigter Plasmacortisolspiegel und Elektrolytveränderungen (Hyponatriämie und Hyperkaliämie).

ACTH-Spiegel. Der ACTH-Spiegel ist bei einer primären Nebennierenrindeninsuffizienz signifikant erhöht. Nach Stabilisierung des Kindes lässt sich mittels des ACTH-Tests eine primäre Nebennierenrindeninsuffizienz bestätigen, wenn unter der ACTH-Gabe keine adäquate Ausscheidung von 17-Hydroxy-Ketosteroiden und 17-Hydroxy-Corticosteroiden im 24-h-Urin erfolgt.

Blutglucose, Blutgasanalyse, Urin. Im Serum lassen sich sehr oft eine Hypoglykämie und eine hypochlorämische Azidose nachweisen, im Urin wird vermehrt Natrium und vermindert Kalium ausgeschieden.

Blutbild. Im Blutbild korrelieren die Eosinophilie und relative Neutropenie mit der Schwere des Krankheitsbilds.

Die Elektrolytveränderungen gehen mit entsprechenden EKG-Auffälligkeiten einher.

Therapie

Vorrangig ist der Ersatz des Glucocorticoids und der Ausgleich der Natrium- sowie der Wasserverluste. Daneben darf nicht vergessen werden, nach den möglichen Ursachen der eingetretenen Nebennierenrindeninsuffizienz zu suchen und diese entsprechend zu behandeln (z. B. eine Infektion).

Flüssigkeitssubstitution. Es wird eine 5- bis 10%ige Glucoselösung, da oft eine Hypoglykämie vorliegt, zu gleichen Teilen mit einer physiologischen Natriumchloridlösung gemischt und infundiert.

Im Schockzustand ist die Gabe eines Plasmaexpanders oder ein vermehrtes Flüssigkeitsangebot (20 ml/h) unter entsprechender Kontrolle des jeweiligen Erfordernisses zwingend.

Azidosekorrektur. Eine bestehende Azidose wird mit Natriumbicarbonat ausgeglichen.

Glucocorticoidtherapie. An Glucocorticoiden wird am besten Hydrocortison gegeben.

> *Hydrocortison:*
> - 20–50 mg/m² KOF i. v. verabreicht
>
> danach:
> - 50–100 mg/m² KOF in der Infusionslösung über 24 h

Nach Einsetzen der Diurese und bei Möglichkeit einer oralen Nahrungsaufnahme wird das Hydrocortison ebenfalls p. o. angeboten (60–80 mg/m² KOF/d verteilt auf 2 ED).

Bei eingetretener Stabilisierung des Kindes sowie Normalisierung der Elektrolytwerte wird die normale Erhaltungsdosis von Hydrocortison angeboten (20–25 mg/m² KOF/d).

Mineralocorticoidtherapie. Diese erfolgt im akuten Fall mit Fludrocortison (0,005–0,007 mg/kg KG) p. o.

Überwachung:
- Blutbild mit Differenzialblutbild, Serumelektrolyte, Säure-Basen-Haushalt, Osmolalität,
- Kontrollen des Körpergewichts,
- evtl. EKG-, RR- und Pulskontrollen.

Prognose

Nach Ausheilen einer akuten Nebennierenrindeninsuffizienz ist nicht mit bleibenden Defiziten zu rechnen. Liegt dem Krankheitsgeschehen eine chronische Nebennierenrindeninsuffizienz zugrunde, so ist lebenslänglich eine Substitution erforderlich. Hierbei sind die Eltern genau über drohende Gefahren und die erforderliche Therapieanpassung bei Stresssituationen aufzuklären. (Verdopplung oder Verdreifachung der Tagesdosis bei fieberhaften Erkrankungen, Operationen, Stresssituationen im Verhältnis zu deren Schwere).

■ Hyperparathyreoidismus

Definition

Das von den Nebenschilddrüsen produzierte Parathormon führt über eine Hyperkalzämie zu Knochenveränderungen und zunehmend zu einem gestörten Allgemeinbefinden bis hin zu einem komatösen Zustand.

Ätiologie

Ein primärer Hyperparathyreoidismus ist im Kindesalter sehr selten. Er beruht entweder auf einem Tumor der Glandula parathyreoidea (einzeln oder multipel, sporadisch oder familiär) oder auf einer Nebenschilddrüsenhyperplasie (autosomal rezessiv). Der sekundäre Hyperparathyreoidismus kann neonatal aufgrund eines Hyperparathyreoidismus der Kindesmutter in Erscheinung treten oder im Zusammenhang mit einer chronischen Niereninsuffizienz evtl. auch mit einer Vitamin-D-Mangel-Rachitis stehen.

Ein tertiärer Hyperparathyreoidismus entsteht im Gefolge einer chronischen Hypokalzämie.

Pathogenese

Die Überproduktion von Parathormon bedingt eine Hyperkalzämie, da Calcium aus den Knochen in hohem Maße freigesetzt wird. Zusätzlich wird Calcium durch die Darmepithelien und in den Nierentubuli reabsorbiert.

Klinik

In der Neonatalperiode imponiert das Krankheitsbild durch eine ausgeprägte Hypotonie.

Neurologische Symptome:
- Verwirrtheitszustände,
- Gedächtnisstörungen,
- depressive Verstimmungen,
- zunehmender Vigilanzverlust.

Allgemeine Symptome:
- Müdigkeit,
- Obstipation,
- Erbrechen.

In ausgeprägten Fällen kann es zu einer akuten hyperkalzämischen Krise mit Krampfanfällen und komatöser Bewusstseinslage kommen.

Die Hyperkalzämie verhindert einen konzentrierten Urin mit den Folgen einer Polyurie und Polydipsie, die nicht auf antidiuretisches Hormon ansprechen. Charakteristisch ist eine Phosphaturie.

Diagnostik

Die Diagnose lässt sich aus der klinischen Symptomatik, dem hohen Calciumspiegel im Serum und dem Nachweis der generalisierten Demineralisation in der Röntgen-Untersuchung leicht stellen.

Normalerweise ist der anorganische Phosphatspiegel meist sehr niedrig, die alkalische Phosphatase dagegen erhöht.

Differenzialdiagnose

Differenzialdiagnostisch ist an eine Vitamin-D-Überdosierung zu denken (geht mit einem normalen oder erhöhten Phosphatspiegel einher).

Therapie

- Primäre Entfernung der Tumoren anstreben,
- Förderung der Calciumausscheidung durch ein Diuretikum (z. B. Furosemid 1 mg/kg KG),
- Ersatz der Elektrolytdefizite im Serum.

Überwachung:
- Kontrolle des Calcium- (von der verwendeten Methode abhängig), Kalium- und Magnesiumspiegels (günstig ist die Bestimmung des ionisierten Calciums),
- Phosphat im Serum und Urin,
- Blutbild,
- Osmolalität, alkalische Phosphatase,
- Densitätsbestimmung über den Wirbelkörpern,
- Nierensonographie,
- gelegentlich EKG-Kontrolle

Prognose

Spätfolgen sind Nierensteine und Verkalkungen im Nierenparenchym. Die länger bestehende Osteoporose kann zu Zystenbildungen, zu sog. braunen Tumoren führen. Weitere Veränderungen am Knochengerüst sind das Ausfransen und die Verbreiterung der Metaphysen (ähnlich wie bei der Rachitis).

■ Hypoparathyreoidismus

Definition

Unter dem Hypoparathyreoidismus werden alle Krankheitszustände zusammengefasst, die infolge einer fehlenden oder zu geringen Parathormonproduktion zu Störungen führen.

Ätiologie

Diese Erkrankung wird im Kindesalter sehr selten angetroffen. Der idiopathische Hypoparathyreoidismus tritt zum einen in einer geschlechtsgebundenen Form (nur Jungen sind betroffen) auf, zum anderen als nichtgeschlechtsgebundene Form mit einer kongenitalen Aplasie der III. und IV. Pharyngealtasche sowie beim Di-George-Syndrom (neben der fehlenden Nebenschilddrüse ist auch der Thymus nicht angelegt, was zu einem schweren Immundefekt führt, außerdem Mittelliniendefekte, intellektuelle Defizite).

Sekundär wird der Hypoparathyreoidismus bei Neugeborenen gesehen, deren Mütter einen Hyperparathyreoidismus haben.

Pathogenese

Bei der neonatalen Form ist es bei der Kindesmutter infolge Überfunktion der Nebenschilddrüse zu einer vermehrten Parathormonausschüttung gekommen mit der Folge eines erhöhten Calciumspiegels bei der Mutter und beim Feten, was zur Blockade der Nebenschilddrüsenfunktion beim Feten führt. Nach der Geburt zeigt das Neugeborene über Wochen einen erniedrigten Calciumspiegel.

Die idiopathische Form setzt bezüglich der Symptomatik erst um das 1. Lebensjahr ein.

Ist der Hypoparathyreoidismus mit einer Nebenniereninsuffizienz verbunden (hereditär oder sporadisch auftretend), so sind infolge der niedrigen Steroidspiegel, die eine intestinale Calciumabsorption fördern, die Symptome gemildert.

Klinik

Krampfanfälle. Es treten bei den betroffenen Kindern Krampfanfälle, sowohl in generalisierter als auch in fokaler Form, auf.

Tetanische Zeichen. Nach dem 1. Lebensjahr stehen bei einem Hypoparathyreoidismus die tetanischen Zeichen im Vordergrund. Hierzu gehören:
- Karpopedalspasmen,
- Muskelkrämpfe,
- Laryngealspasmen,
- Kribbelparästhesien in den Fingern,
- positive Zeichen nach Chvostek und Trousseau.

Weitere Symptome. Außerdem werden oft eine Stearrhö, trophische Haut- und Nagelstörungen sowie eine Alopecia areata gesehen und es wird von den betroffenen Kindern über Kopfschmerzen geklagt.

Schwerwiegende Zeichen sind:
- Hirndruckerhöhung (im Rahmen eines Pseudotumor cerebri),
- Papillenödem,
- Blepharospasmus,
- Linsentrübung,
- Katarakt,
- Keratokonjunktivitis.

Diagnostik

Laborparameter. Calcium im Serum vermindert, anorganisches Phosphat erhöht, alkalische Phosphatase im Normbereich.

Kein Nachweis einer Osteomalazie, keine Niereninsuffizienz und keine Diarrhö.

EEG. Im EEG können spannungshohe Wellen eingestreut sein.

EMG. Nachweis von typischen Douplets und Triplets.

EKG. Es besteht eine Verlängerung des QT-Intervalls.

Schädel-CT. Mitunter sind Verkalkungen im Basalgangliengebiet nachweisbar.

Differenzialdiagnose

Differenzialdiagnostisch ist der Pseudohypoparathyreoidismus abzugrenzen. Dieser ist charakterisiert durch:

- erniedrigtes Calcium,
- hohes anorganisches Phosphat,
- normale alkalische Phosphatase,
- erhöhtes Parathormon im Plasma,
- nach Gabe von Parathormon kein Anstieg des zyklischen Adenosin-5-Monophosphats im Urin).

Die Kinder sind auch von ihrem Äußeren her auffällig (minderwüchsig, kurze Metakarpalia, Wurstfinger, palpable subkutane Verkalkungen).

Therapie

Calciumsubstitution. Die Krämpfe werden mit einer umgehenden Calciuminfusion behandelt.

10 %ige Calciumgluconatlösung:
- 1,5 ml/kg KG per infusionem
- danach Erhaltungsinfusion mit 0,4 mg/kg KG/h unter entsprechenden Kontrollen

Vitamin D. Bei der Langzeitbehandlung ist die Zufuhr von Vitamin D sicherzustellen. Es werden Vitamin D_3 oder D_2 verabreicht (beim Neugeborenen 15 000–25 000 I.E./d, später 50 000–75 000 I.E./d). Bei Auftreten einer Hyperkalzämiesymptomatik ist die Vitamingabe einzustellen.

Überwachung:
- Blutbild, Osmolalität,
- Serumspiegel von Calcium, Natrium, Kalium, Phosphat, alkalischer Phosphatase,
- EKG und RR.

Prognose

Bei ausreichender Behandlung sind die meisten Symptome günstig beeinflussbar. Bei frühzeitiger Behandlung besteht auch die Chance einer ungestörten geistigen Entwicklung.

■ Dysfunktion der Neurohypophyse

Definition

Das neurohypophysäre System besteht aus dem Hypothalamus (mit seinen neurosekretorischen Neuronen in den supraoptischen und paraventrikulären Kernen, die das antidiuretische Hormon [ADH] und Oxytocin produzieren) und den Nervenfasern, die das Hormon zum hinteren Anteil der Hypophyse transportieren (Neurohypophyse).

Die beiden Hormone werden in Sekretgranula in den Nervenenden der Neurohypophyse gespeichert und auf entsprechende Reize hin mittels Exozytose in den Blutkreislauf abgegeben.

Im Folgenden werden die Ausführungen auf das ADH und seine Wirkungen beschränkt.

Ätiologie

Eine fehlende Adiuretinwirkung führt aufgrund der Unfähigkeit der Nieren zur Wasserresorption und Urinkonzentrierung zu einem exzessiven Wasserverlust, was dem Bild des Diabetes insipidus entspricht.

Ein neurogener bzw. zentraler Diabetes insipidus kann zum einen idiopathisch (kongenital – sowohl autosomal dominant als auch X-chromosomal rezessiv –) oder zum anderen symptomatisch (nach Schädel-Basis-Fraktur, im Zusammenhang mit akuter Infektion, bei Einblutung in die Hypophyse, bei vaskulären Malformationen, nach Bestrahlung, bei tumorösem Prozess [Kraniopharyngeom, Pinealom, Astrozytom des III. Ventrikels], bei Leukämie, bei Histiocytosis X, bei granulomatösem Prozess) bedingt sein.

Auch muss berücksichtigt werden, dass neben dem neurogenen Diabetes insipidus ein nephrogener Diabetes insipidus existiert, der dadurch charakterisiert ist, dass ein Nichtansprechen der Nieren auf ADH vorliegt.

Pathogenese

ADH hält durch Konzentration des Urins das Wasser zurück und gewährleistet damit die lebenserhaltende Osmolalität und das Flüssigkeitsvolumen des Körpers. ADH wird an die V_2-Rezeptoren am inneren Epithel der distalen Tubuli gebunden. Eine sehr hohe ADH-Konzentration löst durch Bindung an die V_1-Rezeptoren eine Vasokonstriktion aus. Wegen dieser vasokonstriktorischen Wirkung wird das ADH auch als Vasopressin (was in der Literatur synonym verwendet wird) bezeichnet.

Die ADH-Konzentration schwankt zwischen dem höchsten Wert in der Nacht und einem Minimum am Nachmittag. Eine maximale ADH-Wirkung bedingt eine Diurese von 0,5 ml/kg KG/h mit einer Osmolarität von 1200–1400 mosm/l. Bei Ausfall des ADH kann die Urinproduktion das 40fache überschreiten. ADH wird in der Leber und in den Nieren inaktiviert. Bis zu 10 % des aktiven Hormons lassen sich normalerweise im Urin nachweisen.

Die Hypophyse ist kein isoliert arbeitendes Organ, sondern steht in sehr engem Zusammenhang mit dem funktionell führenden und der Hypophyse vorgelagerten Hypothalamus.

Die Freisetzung des ADH in das venöse System wird vor allem durch Osmorezeptoren gesteuert, die im vorderen Hypophysenanteil und in der Area praeoptica sitzen.

Daneben sind noch eine ganze Reihe anderer Einflüsse in das Gleichgewicht zwischen Hormonstimulation und -hemmung einbezogen: Chemorezeptoren, Barorezeptoren, das Renin-Angiotensin-System. Die

Osmorezeptoren im Hypothalamus reagieren sehr empfindlich auf eine geänderte Plasmaosmolalität. Eine Erhöhung bedingt eine vermehrte Ausschüttung von ADH.

Ein Defizit an ADH resultiert in dem Krankheitsbild Diabetes insipidus.

Diabetes insipidus

Klinik

Die Kinder zeigen auffallend plötzlich:
- Polyurie mit der Ausscheidung von 5–20 l/d,
- exzessiven Durst (mit Bevorzugung von kalten Flüssigkeiten),
- Polydipsie (mit einem Drang zum Wasserlassen aller 15–30–60 min).

Meist ist der Urin auffallend hell mit einem spezifischen Gewicht unter 1010, es kann aber auch bei der milden Form eines Diabetes insipidus höher liegen.

Wird die Zufuhr von Flüssigkeit behindert, so ist eine schwere Dehydratation (mit erhöhtem Serumnatrium und ansteigender Serumosmolalität) die Folge mit Fieber, allgemeiner körperlicher Schwäche und Verhaltensstörungen.

Differenzialdiagnose

Polydipsiesyndrom. Differenzialdiagnostisch liegt ein sog. Polydipsiesyndrom vor, wenn die Urinosmolarität unter dem Durstversuch nur geringgradig ansteigt und sie sich durch ADH-Gabe in geringem Grad steigern lässt.

Nebennierenrindeninsuffizienz. Besteht zugleich eine Nebennierenrindeninsuffizienz, so kann der Diabetes insipidus verschleiert sein. Es sollen deshalb diagnostische Tests zur Aufklärung eines Diabetes insipidus erst dann durchgeführt werden, wenn ein Schilddrüsen- und Nebennierenrindenhormonmangel (sie sind hormonell zu substituieren) ausgeschlossen sind und wenn keine osmotische Diurese bedingt durch einen Diabetes mellitus vorliegt.

Diagnostik

Im Vordergrund der Untersuchungen steht die Bestimmung der Serum- und Urinosmolalität, wobei der Wasserentzugstest das einfachste Verfahren zur Diagnosefindung darstellt.

Wasserentzugstest (Durstversuch). Es werden dabei Körpergewicht, Körpertemperatur, Blutdruck, Serumharnstoffspiegel, Hämatokrit, Osmolalität und Natriumkonzentration im Urin und Serum sowie möglichst auch die ADH-Plasmakonzentration vor und während einer stündlichen Kontrolle (bis zu 6–8 h) bestimmt. Der Test gilt dann als positiv, wenn die Osmolalität im Serum ansteigt, die ADH-Konzentration jedoch trotz der anhaltenden Polyurie unverändert bleibt.

Die normale Osmolarität im Plasma liegt bei 285–295 mosmol/kg, wobei bei gesunden Kindern die Urinosmolarität immer über der im Plasma liegt.

ADH-Gabe. Wird nun ADH verabreicht (in Form des intranasal applizierbaren ADH; 0,05–0,2 ml), so steigt bei gesunden Kindern die Urinosmolarität auf >1020 und die Urinproduktion fällt auf 0,5 ml/h, was für ein gutes Ansprechen auf ADH spricht und bei entsprechender Konstitution der zuvor ermittelten Werte (stetig ansteigende Urinosmolarität unter dem Durstversuch) für einen zentralen Diabetes insipidus spricht. Wenn mit der ADH-Gabe keine Erhöhung der Osmolalität im Urin zu erreichen ist, so spricht dies für das Vorliegen eines renalen Diabetes insipidus.

MRT. Im MRT kann im T1-gewichteten Bild ein hyperintenses Signal das Vorhandensein der neurosekretorischen Granula im Hypophysenhinterlappen anzeigen, was für eine primäre Polydipsie spricht, da diese Hinweise beim zentralen Diabetes insipidus fehlen würden. Außerdem ist diese Untersuchung zur Aufdeckung von sehr kleinen Neoplasmen geeignet. Ein negativer Befund sollte kontrolliert werden.

Therapie

Hormonsubstitution. Die Behandlung erfolgt mittels Hormonsubstitution. Eine orale Zufuhr des Peptids ist wirkungslos, weshalb die Gaben entweder als wässrige Arginin-Vasopressin-Lösung subkutan (5–10 I.E.) mit einer Wirkungsdauer von 3–6 Stunden oder als Nasenspray (Desmopressin 10–20 µg mit einer Wirkungsdauer von 12–24 Stunden) erfolgen.

Bei einer Infektion der Nasenwege ist die Resorption vermindert, weshalb dann – wie bei allen Zuständen mit Bewusstseinseinengung – die subkutane Applikationsform zu wählen ist.

Überwachung:
- Laborparameter:
  - Urin- und Plasmaosmolalität,
  - Elektrolyte im Serum, Hämatokrit, Gesamteiweiß, Harnstoff,
  - ADH im Plasma und Urin (wegen der hohen Kosten ist diese Untersuchung nur zu differenzialdiagnostischen Zwecken erforderlich),
  - Glucose im Urin und Serum,
- Körpergewicht,
- Temperatur,
- Herz- und Kreislaufüberwachung.

Prognose

Unter der täglichen, 1- bis 2-maligen intranasalen ADH-Gabe ist eine weitgehende Regularisierung des Wasserhaushalts ohne den Nachteil einer vasokonstriktorischen Komponente zu gewährleisten.

Funktionsstörungen des ZNS durch Mangel an Vitaminen und Spurenelementen

R. Lietz

■ Niacinmangel

Definition

Eine meist im Kindesalter manifest werdende und intermittierend verlaufende neurokutane Erkrankung bei Vorliegen eines Niacinmangels.

Ätiologie

Niacin liegt in den beiden strukturell eng miteinander verwandten Verbindungen Nicotinsäure und Nicotinsäureamid vor.

Der tägliche Bedarf wird mit 5–15 mg angegeben.

In den Niacinstoffwechsel eingreifende Medikamente (z. B. Paracetamol, Diazepam, Phenytoin, Phenobarbital, Azathioprin) können bei hohen Dosen über längere Zeit oder Abusus einen Niacinmangel provozieren.

Pathogenese

Der Niacinbedarf des Körpers wird durch Gemüse (besonders Leguminosen) und Fleisch zum einen und über die essenzielle Aminosäure Tryptophan andererseits gedeckt. Die Bereitstellung von Tryptophan ist jedoch nur gesichert, wenn hiervon ausreichend zur Proteinneubildung verfügbar ist und auch andere Vitamine (Pyridoxin, Riboflavin, Thiamin) vorhanden sind.

Die Nicotinsäure führt pharmakologisch in hohen Dosen zu peripheren Gefäßdilatationen, zu einer verbesserten Energiebilanz im Muskelstoffwechsel sowie zur Cholesterin- und Lipoproteinsenkung im Serum, außerdem kann es die fibrinolytische Aktivität des Bluts steigern. Das Vitamin Nicotinamid zeigt diese Nebenwirkungen nicht.

Klinik

Das Prodromalstadium läuft sehr uncharakteristisch ab mit:
- Appetitmangel,
- Gewichtsverlust,
- Abnahme der körperlichen Leistungsfähigkeit.

Hautaffektion. Im Vordergrund des Vollbildes steht eine Hautaffektion, die pellagraähnlich abläuft und unter Sonnenlichteinfluss eine schwere, akut aufschießende Fotodermatose ausbildet, die später zu Hyperkeratosen und Hyperpigmentationen neigt.

Neurologische Symptome. Parallel dazu zeigen sich meist auch neurologische Auffälligkeiten in Form von:
- zerebellaren Funktionsstörungen (Ataxie, Nystagmus, Intensionstremor, Hypotonus),
- spastischen Tonuserhöhungen (mit positiven Pyramidenbahnzeichen).

Psychische Symptome. Im psychischen Bereich kommt es zu:
- Unlustzuständen,
- Verstimmungen,
- Schlaflosigkeit,
- Verhaltensstörungen,
- Bewusstseinseinengungen,
- teilweise auch psychotischen Symptomen.

Bei Nichtbehandlung kann es zum Koma und zu Defektsyndromen (Demenz, zentrale Paresen) kommen.

Daneben sind auch Veränderungen im Magen-Darm-Trakt bekannt geworden (Entzündungen der Zungen- und Mundschleimhaut, Durchfälle).

Diagnostik

Die Lichtdermatose als Leitsymptom lässt im Zusammenhang mit den anderen Veränderungen die Diagnose stellen.

Differenzialdiagnose

Differenzialdiagnostisch sind das Refsum-Syndrom (Heredopathia atactica polyneuritiformis), die Abetalipoproteinämie (Ataxie, Retinapigmentdegeneration) und die multiple Sklerose zu berücksichtigen.

Therapie

Proteinreiche Diät und Gabe von täglich 50–250 mg Nicotinsäure p. o.

■ Biotinmangel

Definition

Das Biotin (Vitamin H) wird im Rahmen der Carboxylierung als Wachstumsfaktor wirksam und erzeugt bei seinem Fehlen ausgeprägte neurokutane Störungen.

Ätiologie

Ein Biotinmangel ist wegen der großen Verbreitung dieses Vitamins in der Natur äußerst selten, er könnte im Ergebnis einer extrem hohen Eiweißaufnahme vorkommen. Außerdem ist eine angeborene Biotinstoffwechselstörung möglich.

Pathogenese

Die Auswirkungen eines angeborenen Biotinmangels zeigen sich in komplexen Störungen des Kohlenhydrat-, Fettsäure- und Aminosäurestoffwechsels. Diese Störungen werden auf einen multiplen Carboxylasemangel (MCD, multiple carboxylases deficiency) bezogen. Bei diesen komplexen Störungen, die der CO_2-Übertragung im Zwischenstoffwechsel dienen, sind sowohl das Immunsystem als auch das ZNS, die Homöostase des Säure-Basen-Haushalts und der Blutzuckerregulation betroffen.

Biotin wird durch das im Eiweiß enthaltene Avitin zu einem festen Komplex gebunden und damit dem Stoffwechsel entzogen.

Klinik

Typische Symptome sind:
- Appetitlosigkeit,
- Müdigkeit,
- Abgespanntheit,
- Muskelschmerzen,
- Dermatitiden,
- Hautschuppungen,
- Alopezie,
- Atrophien im Papillarbereich der Zunge,
- Veränderungen im roten Blutbild.

Außerdem sind Keratokonjunktivitis, Glossitis und Anorexie möglich.

Therapie

Die tägliche Gabe von 150–300 µg Biotin ist in den meisten Fällen ausreichend, höhere Dosen sind nur erforderlich im Fall von stark reduzierter Bindungsfähigkeit für Biotin seitens der Holocarboxylase.

Prognose

Unter der Therapie klingen die Symptome innerhalb von Tagen ab.

■ Pyridoxinmangel

Definition

Das Vitamin B_6 besteht aus den 3 Anteilen Pyridoxin, Pyridoxal und Pyridoxamin, die als biologisch aktive Koenzyme an der Synthese biogener Amine im ZNS teilnehmen.

Ätiologie

Der ernährungsbedingte Pyridoxinmangel dürfte sehr selten sein, kann jedoch im Zusammenhang mit einer Malabsorption und Malnutrition Bedeutung gewinnen.

Außerdem können Säuglinge bei ausschließlicher Milchnahrung, die zu stark erhitzt wurde (Pyridoxal ist sehr licht- und hitzeempfindlich), betroffen sein. Zu niedrige Vitamin-B_6-Zufuhr bei der schwangeren Mutter kann sich in einem Mangel beim Neugeborenen zeigen. Bestimmte Medikamente (Tuberkulostatika, Penicillamin) erhöhen den Bedarf an Vitamin B_6.

Vitamin B_6 kommt in den meisten Nahrungsmitteln vor (außer in Zucker und Speisefetten).

Pathogenese

Das Vitamin ist ein wichtiges Koenzym im Aminosäurestoffwechsel, wo es an der Decarboxylierung, an Desaminierungen und Transaminierungen teilnimmt.

Die zerebralen Auswirkungen beruhen wahrscheinlich auf einer unzureichenden Bereitstellung von γ-Aminobuttersäure.

Ein Mangel betrifft auch die Hämsynthese, wobei die roten Blutkörperchen trotz ausreichender Eisengabe eine mikrozytäre hypochrome Anämie entwickeln.

Klinik

Allgemeinsymptome. An Allgemeinsymptomen sind bei den betroffenen Kindern zu finden:
- Hautveränderungen (Seborrhö, Cheilose, Glossitis),
- vegetative Störungen (Übelkeit, Erbrechen),
- Verhaltensstörungen im Sinn von erhöhter Reizbarkeit (Hyperaktivität) und depressivem Zurückgezogensein.

Neurologische Symptome. Die Auswirkungen auf das ZNS zeigen sich in:
- Ataxien,
- Krampfanfällen vom Grand-Mal-Typ,
- Lähmungen (vor allem Neuritiden).

Psychische Symptome. Im psychischen Bereich sind mentale Entwicklungsretardierungen zu beobachten.

Im Urin wird eine Oxalurie beobachtet.

Überwachung:
Blut- und Plasmapyridoxinspiegel, Kontrolle der Pyridoxinausscheidung im Urin unter Berücksichtigung der Kreatininausscheidung, Bestimmung der Aktivität von ALAT und ASAT in den Erythrozyten, Tryptophanbelastungstest.

Therapie

Der tägliche Bedarf liegt bei 1,5–2,0 mg, kann jedoch in Abhängigkeit von der zugrunde liegenden Erkrankung und vom Alter sehr schwankend sein.

Bei pyridoxinabhängigen Krämpfen im Neugeborenen- und Säuglingsalter werden 0,4–5 mg/kg KG Pyridoxin zur oralen Gabe empfohlen.

Die Gabe von sehr hohen Dosen (100–300 mg/d), wie sie bei BNS-Krämpfen gebräuchlich ist, wird wegen der großen therapeutische Breite gut toleriert, kann aber eine vermehrte Bildung von Apoenzymen provozieren, die dann bei Absetzen der Vitamin-B_6-Therapie zu Mangelerscheinungen führen.

■ Thiaminmangel

Definition

Das durch Vitamin-B_1-Mangel entstandene Krankheitsbild äußert sich vornehmlich in kardiovaskulären und in neurologischen Störungen.

Ätiologie

Thiamin ist hitze- und sauerstoffempfindlich, es findet sich in größeren Mengen in den äußeren Getreidekornschichten (bei hochgradig ausgemahlenen Mehlen ist die Zufuhr für die menschliche Ernährung eingeschränkt).
Der tägliche Bedarf liegt bei 0,5–1,5 mg.

Pathogenese

Die Thiaminresorption im Darm ist recht störanfällig, das erforderliche Transportsystem ist an das Vorhandensein von Folsäure gebunden.

Thiamin wird als essenzielles Enzym im Energiestoffwechsel der Zelle benötigt, es zeigt daher hinsichtlich des erforderlichen Bedarfs eine Abhängigkeit zur Quantität der ablaufenden Stoffwechselprozesse. Im ZNS wird es dringend bei der Glucoseverbrennung gebraucht.

Klinik

Die betroffenen Kinder sind:
- frühzeitig müde,
- vermehrt apathisch,
- ängstlich, aber auch reizbar,
- oft unkonzentriert,
- neigen zu depressiven Verstimmungen.

Neurologische Defizite treten als Sensibilitätsstörungen (Polyneuritiden) und Muskellähmungen in Erscheinung (Haas 1988).
Die Mangelsituation zeigt sich im Darmbereich in Form von Motilitätsstörungen, Obstipation und verminderter Resorption. Im Herzkreislaufsystem sind Herzinsuffizienz aufgrund einer Kardiomyopathie und periphere Endstromweitstellung mit ausgeprägter Ödemneigung beschrieben.
Das klassische Bild eines hochgradigen Thiaminmangels stellt die Beriberi dar, die u. a. als zerebrale Form eine Wernicke-Enzephalopathie zeigen kann.

Therapie

Initial sollte die Gabe i. v. erfolgen, um bei einem bestehenden Defizit eine rasche Aufsättigung zu erreichen. Dabei werden Dosen von 50–200 mg/d verabreicht. Nach ca. 2 Wochen sollte auf orale Gaben übergegangen werden (Keller-Stanislawski 1991).
Hohe Dosen von Thiamin haben eine antinozizeptive Wirkung.

■ Vitamin-E-Mangel

Definition

Das Vitamin E besteht aus mehreren Tocopherol- und Tocotrienolformen, die sich in ihrer biologischen Aktivität sehr stark voreinander unterscheiden, wobei für den humanen Bereich das α-D-Tocopherol die größte Bedeutung hat. Sein Vorkommen in der Nahrung ist so weit verbreitet, dass mit einem echten Mangel kaum zu rechnen ist. Vielmehr wird aus Kenntnis der Stoffwechselabläufe bei bestimmten Risikozuständen vorsorglich therapiert.

Ätiologie

Ein Mangel an Vitamin E ist bei einer gestörten Fettresorption und bei anhaltender parenteraler Ernährung möglich, ebenso ist bei der genetisch bedingten A-β-Lipoproteinämie und den angeborenen hämolytischen Anämien mit einem Vitamin-E-Mangel zu rechnen.

Bei Mukoviszidosekindern und solchen mit einer Gallengangsatresie wird sehr oft ein erniedrigter Vitamin-E-Spiegel gefunden.

Pathogenese

Die Resorption erfolgt im mittleren Dünndarm und ist dosisabhängig (sie nimmt im höheren Bereich ab), das Vitamin E findet sich in allen Geweben, den höchsten Anteil enthält das Fettgewebe.

Seine Hauptbedeutung liegt in der Antioxidanswirkung, wodurch aggressive Sauerstoffradikale unschädlich gemacht werden können (Abbruch der Kettenreaktion, bei der Peroxylradikale entstehen).

In der Erythropoese kommt es zu Membranstörungen, wenn die Erythrozyten nicht vor einer oxidativen Hämolyse geschützt werden.

In der Neonatologie wird im Bereich der sehr unreifen Frühgeborenen ein Zusammenhang zwischen Atemnotsyndrom, retrolentaler Fibroplasie, Hirnblutungen (Sinha 1987), hämolytischer Anämie und erniedrigtem Vitamin-E-Spiegel gesehen, zumal das Vitamin E die Plazentaschranke kaum zu passieren in der Lage ist.

Klinik

Bisher sind nur wenige Mangelsymptome bekannt geworden, u. a. führt ein solches Defizit zu multifokalen Degenerationen in der quer gestreiften Muskulatur, zu ausgeprägten Ataxien (aufgrund einer neuroaxialen Degeneration) und zur Kreatinurie. In der Frühgeborenenperiode kann es bei sehr untergewichtigen Frühgeborenen zu einer hämolytischen Anämie kommen (Machlin 1991).

Diagnostik

Bei Verdacht auf Vorliegen eines Vitamin-E-Mangels ist neben der Spiegelbestimmung eine Untersuchung auf eine erhöhte Hämolyseneigung der Erythrozyten gegenüber oxidierenden Substanzen (H_2O_2) aussagefähig.

Therapie

Zur Sicherstellung des Bedarfs werden – je nach Alter – 3–30 mg/d empfohlen. Bei Krankheitsbildern, bei denen erfahrungsgemäß ein höherer Vitamin-E-Bedarf vorliegt, werden Dosen bis 100 mg, vereinzelt über Monate auch bis 800 mg täglich, empfohlen.

Überwachung:
Bestimmung des Serum-Vitamin-E-Spiegels, in der Regel liegt er bei 25–30 mg/l Gesamttocopherol.

■ Kupferstoffwechselstörungen

Definition

Die klinisch bedeutsamste Erkrankung mit einer Kupferstoffwechselstörung ist der Morbus Wilson, der eine sich toxisch auswirkende Kupferakkumulation in verschiedenen Organen (insbesondere Gehirn und Leber) zur Grundlage hat.

Ätiologie

Kupfermangel kann bei älteren Säuglingen entstehen, wenn diese ausschließlich durch Kuhmilch ernährt werden, deren Kupfergehalt extrem niedrig ist.

Das reife Neugeborene und der Säugling haben beträchtliche Kupferreserven in der Leber bei niedrigem Coeruloplasminspiegel im Serum, wohingegen das unreife Frühgeborene wenig Kupferreserven hat. Weitere Ursachen für die Entwicklung eines Kupferdefizits können Malabsorptionssyndrome sein.

Morbus Wilson. Beim Morbus Wilson, einer autosomal rezessiv vererbten Störung der Kupferausscheidung seitens der Leber, entsteht eine toxische Ansammlung von Kupfer in Gehirn, Leber und anderen Organen. Im Serum besteht ein Mangel an Coeruloplasmin.

Die Inzidenz dieser Erkrankung liegt bei 1 : 30 000.

Genlokus ist der lange Arm des Chromosoms 13 zwischen 13q14 und q21 (Bowcock 1988).

Pathogenese

Kupfer ist wichtiger Bestandteil von Cuproenzymen, von denen besonders die Cytochrom-c-Oxidase (von Bedeutung für die Zellatmung), die Tyrosinase (Melaninstoffwechsel) und die Dopamin-β-Hydroxylase (Stoffwechsel der biogenen Amine) bedeutsam sind.

Das Transportprotein des Kupfers ist das Coeruloplasmin, das u. a. an der Umwandlung des Speichereisens in die aktive ionisierte Form beteiligt ist.

Morbus Wilson. Die Stoffwechselstörung beim Morbus Wilson besteht darin, dass der Kupferspiegel nicht auf seinem normalerweise niedrigen Niveau gehalten werden kann. So kommt es zu einem Überschuss des in geringen Mengen für den Organismus essenziell lebensnotwendigen Metalls. Aufgrund eines lysosomalen Defekts wird das beim Abbau von Coeruloplasmin abgespaltene Kupfer nicht in der Galle ausgeschieden und das im Überschuss anfallende Metall kann nicht an spezifische Kupferproteine gebunden werden. Die Folgen daraus sind eine Kupferakkumulation in der Leber, eine ubiquitäre Speicherung im Gehirn und in anderen Organen.

Kupfer wird im Dünndarm resorbiert. Hier kann es vor allem durch Zink, Eisen, Sulfate, Calcium und Phytansäure in seiner Resorption gehemmt werden.

Klinik

Die betroffenen Kinder zeigen:
- Symptome einer chronischen Hepatopathie:
  - Müdigkeit,
  - Abgespanntsein,
  - Leistungseinbuße,
- sideropenische Anämie,
- Osteoporose mit Gelenk- und Gliederschmerzen sowie erhöhter Frakturneigung,
- wiederholte Ikterusschübe,
- Blutungsneigung bis zu gastrointestinalen Blutungen.

Bei Frühgeborenen finden sich:
- Gedeihstörungen,
- Diarrhö,
- seborrhoische Hautveränderungen.

Neurologische Symptome. Neurologisch fallen Sprachstörungen und vor allem ein Intentionstremor auf, der sich auf die gesamten Arme ausbreiten kann (sog. Flügelschlagen), bei stärkerem Betroffensein sind Tonusstörungen (Rigor, Spastizität) zu erwarten.

Diagnostik

Die Diagnose wird gestellt durch:
- klinischen Verdacht,
- Nachweis eines Kayser-Fleischer-Rings:
  - goldfarbene Kupferablagerung in der Descemet-Membran der Kornea,
  - keine Beeinträchtigung des Sehvermögens,
  - in der Kindheit nur sehr diskret nachweisbar),
- chronisch aktive Hepatitis (Aminotransferasen anhaltend erhöht),
- erniedrigtes Coeruloplasmin im Serum unter 200 mg/l,

! Da ein kleiner Teil der Betroffenen einen normalen Coeruloplasminspiegel hat, kann die Bestätigung der Diagnose nur im positiven Fall erfolgen.

- Kupferkonzentration von über 250 µg/g Trockengewicht der Leber (Leberbiopsie),
- vermehrte Kupferausscheidung im Urin (über 150 µg/d).

Radiokupfertest. Da in seltenen Fällen im Serum das Coeruloplasmin auch erhöht sein kann, ist der Radiokupfertest sehr aussagefähig bezüglich einer Bestätigung oder Ablehnung der Diagnose (beim Morbus Wilson werden keine oder nur sehr wenig Isotope in das Coeruloplasmin eingebaut).

Therapie

Die Basistherapie hat die Beseitigung und Entgiftung der Kupferablagerungen zum Ziel, was durch die orale Gabe von D-Penicillamin geschieht.

D-Penicillamin:
- 500–1250 mg/d (altersabhängig) verteilt auf 3 Dosen p. o. ½ h vor dem Essen

Da das D-Penicillamin einen antagonistischen Effekt bezüglich des Vitamin B_6 hat, wird Pyridoxin zusätzlich oral gegeben.

Pyridoxin:
- 20–40 mg p. o.

Überwachung:
- Blutbild,
- Leberwerte (ALAT, ASAT, Bilirubin, γ-GT), Albumin im Serum,
- Zinkkonzentration im Serum,
- Urinstatus, Kupferausscheidung im Urin (anfangs hoch wegen Kupferdepotausschwemmung),
- Spaltlampenuntersuchung beim Augenarzt,
- Leber- und Milzsonographie,
- EEG.

Prognose

Bei dieser Erkrankung ist eine lebenslange Therapie erforderlich, wobei Therapieunterbrechungen oder -fehler zu irreversiblen Schäden beitragen können.

Bei akuten Hepatitiden ist mit einem ernsten Ausgang zu rechnen, eine Lebertransplantation kann zwingend werden.

Bei frühzeitiger Erfassung der Kinder und konsequenter Behandlung können alle Symptome weitestgehend vermieden werden.

Zerebrovaskuläre Erkrankungen

R. Lietz

■ Sinusthrombosen

Definition

Die venösen Sinus sind die wichtigsten Abflusswege für die Gefäße des Gehirns, so wird ein Großteil des Liquors über die Pacchioni-Granulationen in den Sinus sagittalis drainiert.

Eine Thrombose in den Hauptabflusswegen führt zu einem erhöhten intrakraniellen Druck aufgrund des behinderten venösen Abflusses und der gestörten Liquorresorption.

Syndrome mit venösem Sinusverschluss:
- Thrombose des Sinus sagittalis superior,
- Thrombose des Sinus transversus,
- Thrombose des Sinus cavernosus.

Die klinisch in Erscheinung tretenden Krankheitsbilder sind von der Lokalisation des gestörten venösen Abflusses mit allen sich daraus ergebenden Folgen und Ursachengefüge für den Verschluss abhängig.

Thrombose des Sinus sagittalis superior

Ätiologie

Diese Form der Thrombose ist im frühen Kindesalter gar nicht so selten, insbesondere im ersten Lebensjahr (Barron 1992). Disponierende Faktoren für die Entwicklung einer solchen Thrombose sind fieberhafte Erkrankungen, Dehydratation, angeborene Herzfehler, Gerinnungsstörungen, Unterernährung, Schwächezustände (Govaert 1992).

Das zunehmend häufigere Erkennen solcher Zustände hängt mit den verfügbaren diagnostischen Möglichkeiten zusammen (bildgebende Verfahren, insbesondere die MR-Angiographie).

Pathogenese

Der Sinus sagittalis superior erhält seinen Zufluss von den kortikalen Venen der Konvexität. Die Thrombose kann komplett oder – häufiger – inkomplett sein. Ein Verschluss verursacht eine Stase und Thrombose in den angrenzenden kortikalen Venen, oftmals verbunden mit Einblutungen über der Hirnoberfläche.

Die rasche Ausbreitung der Thrombose in die kortikalen Venen hinein bedeutet eine intrakranielle Druckerhöhung, eine Veränderung der Vigilanz, das Auftreten von Krampfanfällen und von fokalen motorischen Ausfällen. Solche Folgeerscheinungen sind sehr oft mit einem septischen Prozess verbunden.

Die spinale Liquorresorption kann ebenfalls wegen der Gefährdung des spinalen Liquorflusses zwischen den arachnoidalen Granulationen und dem Blut in den Sinus gestört sein mit dem Ergebnis, dass sich ein Hydrocephalus communicans ausbildet. Die venöse Stase fördert einen Gefäßstau im Hirnparenchym und nachfolgendem Anstieg des Hirndrucks.

Bei Vorliegen dieser Form einer Thrombose kann es zu einer Ausweitung der Venen über der Kopfhaut, häufig über der oberen Stirnpartie kommen. Die Thrombose des vorderen Anteils des Sinus sagittalis ist bei erhaltenem Abfluss oberflächlicher Venen meist weniger mit neurologischen Ausfällen belastet. Der mittlere und hintere Anteil führt dagegen bei einem thrombotischen Verschluss zu recht deutlich erhöhtem Hirndruck und zu neurologischen Herdzeichen.

Klinik

Ein Verschluss des Sinus sagittalis erzeugt bei älteren Kindern das typische Bild des Psdeudotumor cerebri. Dies äußert sich in starken Kopfschmerzen, dazu kann eine Abduzensparese kommen, nicht selten sind auch epileptische Anfälle. Außerdem kommt es zu Hemiparesen (oft beinbetont), Aphasien, Sehfeldausfällen. Lang anhaltende Krampfanfälle können ein Zeichen für eine Ausbreitung der Thrombose auf die im Kortex verlaufenden Venen sein.

Oft ist eine Stauungspapille nachweisbar. Bleibt der Hirndruck über einen längeren Zeitraum erhöht, so entwickelt sich über vorübergehende Seheinschränkungen am Ende der Visusverlust.

Diagnostik

MRT. Mit dem MRT lässt sich sehr frühzeitig und mit einem hohen Sicherheitsgrad ein Verschluss in den venösen Sinus nachweisen, wobei die bildliche Darstellung vom Stadium des Thrombus abhängt.

Die Bildtechnik gestattet sehr elegant den Nachweis solcher Veränderungen im Sinus sagittalis, der im CT, bedingt durch den partiellen Volumeneffekt mit dem unmittelbar darüber liegenden Schädelknochen, nur indirekt gelingt.

Liquordiagnostik. Der Spinalliquor ist am Anfang oft normal, im weiteren Verlauf der Erkrankung wird er xanthochrom oder blutig tingiert, die Eiweißkonzentration nimmt stetig zu.

Sinusthrombosen können auch der Grund für Lungenembolien sein, was sehr oft nicht erkannt oder fehlgedeutet wird.

Differenzialdiagnose

Differenzialdiagnostisch sind Hirnblutungen, Hirnabszesse und alle anderen Ursachen für einen erhöhten Hirndruck zu berücksichtigen.

Thrombose des Sinus transversus

Ätiologie

Die prädisponierenden Faktoren sind die Gleichen wie bei der Sinus-sagittalis-Thrombose, vor allem aber eine Otitis media und eine Mastoiditis. In früheren Jahren, als die Anwendung der Antibiotika nicht so weit verbreitet war, sind oft thrombotische Verschlüsse des Sinus transversus aufgrund von Mastoiditiden und Otitiden beschrieben worden (Oyarzabal 1992).

Pathogenese

Bei dieser Thromboseform kann das klinische Bild stumm sein, wenn der Sinus transversus der Gegenseite einen ausreichenden Abfluss gestattet. Weil der rechte Sinus transversus meist einen längeren Verlauf als der linke hat, kann die rechtsseitige Sinusthrombose häufiger klinisch Symptome bieten. Mitunter kann auch ein Sinus transversus hypoplastisch sein oder völlig fehlen (Singh 1993).

Klinik

Im klinischen Bild zeigen sich:
- Krampfanfälle,
- erhöhter Hirndruck,
- Abnahme der Vigilanz.

Da diese Thromboseform sich oft in den Sinus sagittalis hinein ausbreitet, werden dann auch die unter dieser Thrombose beschriebenen Symptome gesehen (Taha 1990).

Diagnostik

Das Vorgehen bei der Diagnostik ist das Gleiche wie oben beschrieben (Talwar 1990).

Thrombose des Sinus cavernosus

Ätiologie

Prädisponierend für eine Sinus-cavernosus-Thrombose ist gelegentlich eine vorausgehende Thrombose des Sinus sagittalis.

Im Allgemeinen ist eine Thrombose des Sinus cavernosus Folge einer Infektion in der Orbita, in den paranasalen Sinus und über den Hautpartien des Mund-Kinn-Dreiecks.

Eine Thrombose aufgrund einer Infektion wird besser als Thrombophlebitis bezeichnet, die ein- oder beidseitig auftreten kann.

Pathogenese

Der Sinus cavernosus vereint in sich Anteile des III., IV. und VI. Hirnnervs sowie den Augenanteil des V. Hirnnervs. Außerdem verläuft in ihm die A. carotis interna.

Bei einer Ruptur der Arterie kommt es zu einem massiven arteriovenösen Shunt, der klinisch sich in Ptose, einem auskultierbaren Geräusch und Beteiligung der benachbarten Hirnnerven zeigt.

Die A. carotis interna kann in ihrem Verlaufsanteil im Sinus cavernosus thrombosieren, was zu einem ausgedehnten Hemisphäreninfarkt führt (Ceyhan 1994).

Klinik

Klinisch finden sich:
- Stirnkopfschmerzen,
- Fieber,
- konjunktivale Hämatome,
- Konjunktivalödem (Chemosis) im Frühstadium (Beteiligung der peripheren konjunktivalen Kapillaren),
- später Retinaödem mit Sehverlust.

Eine Stauungspapille ist ungewöhnlich. Ptosis als Zeichen der Beteiligung des III. Hirnnervs kann vorkommen. Ein Exophthalmus ist wegen der Beteiligung der vaskulären Gefäßverbindungen um die Orbita möglich. Die Ophthalmoplegia externa beruht auf der Hirnnervenaffektion III, IV und VI. Die Beteiligung des Augenanteils des V. Hirnnervs muss bei der Untersuchung nicht sehr deutlich sein. Später ist eine Einengung der Vigilanz die Regel. Auch kann sich die Sinus-cavernosus-Thrombose auf die Gegenseite ausdehnen und dort ein ähnliches klinisches Bild erzeugen.

Diagnostik

CT. Im CT kann die Diagnose vermutet werden bei vermehrter Densität in den Sinus, das sog. Deltazeichen entsteht nach Kontrastmittelgabe durch ein Enhancement um den thrombotischen Sinus herum. Zudem finden sich im CT kleine Blutungsherde und ein begleitendes Ödem.

MR-Angiographie. In der MR-Angiographie lässt sich besonders gut die Flussleere in den thrombotischen Bezirken nachweisen. Damit kann auch die Ausdehnung der Thrombose gut demonstriert werden.

Konventionelle Angiographie. Bei der konventionellen Angiographie muss besonderes Augenmerk auf die venöse Phase gelegt werden (Isensee 1994).

EEG. Das EEG ist wenig spezifisch, zeigt aber zumeist pathologische Befunde im Sinne von Allgemeinveränderungen und epileptischen Entladungsmustern.

Eine Angiographie ist vermeidbar, wenn durch die vorgenannten Untersuchungsmethoden bereits die Diagnose gestellt wurde.

Differenzialdiagnose

Differenzialdiagnostisch kommen eine Orbitalzellulitis, eine A.-carotis-Sinus-cavernosus-Fistel, eine Orbita- oder Retroorbitafistel in Frage.

Therapie der Sinusthrombosen

Es sollten alle Risikofaktoren von Sinusthrombosen in das Behandlungskonzept einbezogen werden, wobei es sich zumeist um unterschiedlich lokalisierte Infektionsprozesse handelt.

Antikonvulsiva. Das Auftreten von symptomatischen Krampfanfällen sollte mit einer umgehenden antikonvulsiven Therapie beantwortet werden. Es eignen sich für die akute Krampfbeeinflussung Phenobarbital und für die weitere Kontrolle des Anfallgeschehens das i.v. applizierbare Phenytoin.

Hirndrucksenkung. Beginnender bzw. schwach ausgeprägter Hirndruck lässt sich zumeist erfolgreich mit Mannitol, Dexamethason, Furosemid oder Acetazolamid beeinflussen. Stärker ausgeprägter Hirndruck bedarf einer kinderchirurgischer Konsultation mit der Fragestellung einer Shuntimplantation.

Antikoagulanzien. Der Einsatz von Antikoagulanzien wird in der Literatur kontrovers diskutiert, es sind unbedingt die Ursachen und das Ausmaß der Thrombose sowie die Begleitumstände zu berücksichtigen.

Unter Heparin ist nicht grundsätzlich mit einem erhöhten Risiko einer Hirnblutung zu rechnen.

Bei isolierten Sinusthrombosen sollte nicht primär der Einsatz von Heparin erfolgen, jedoch ist er bei multiplem Befall durchaus gerechtfertigt.

Thrombolyse. Erfolgreich wird auch der Einsatz der Urokinase als Thrombolytikum angesehen (Van Dyke 1992, Horowitz 1995).

Urokinase:
- 3000–3500 I. E./kg KG i. v.
- als Bolus auch 30 000–60 000 I. E. i. v.

Die Therapie bei der Thrombose des Sinus transversus ist erfolgreich, wenn die Otitis media und die Mastoiditis berücksichtigt wird, eventuell wird ein chirurgisches Vorgehen erforderlich sein.

Überwachung:
- Blutbild, CRP, Astrup, Gerinnungsstatus,
- LP, Lactat im Liquor,
- Hirndruck,
- EEG,
- Doppler-Sonographie,
- CT- bzw. MRT-Kontrollen,
- Beurteilung der Hirnperfusion (Hirnszintigraphie).

Prognose

Bei der Sinus-sagittalis-superior-Thrombose ist die Prognose im Fall einer mäßiggradigen Ausprägung (keine Ausdehnung der Thrombose in venöse Seitenarme) günstig, kann jedoch Monate in Anspruch nehmen.

Die Prognose des Pseudotumor cerebri ist insgesamt als günstig einzuschätzen.

In der Regel erholen sich die Kinder von einem Verschluss des Sinus transversus recht gut, vorausgesetzt es ist zu keiner weiteren Ausdehnung des Prozesses gekommen.

Die Aussichten für eine vollständige Erholung nach einer Sinus-cavernosus-Thrombose sind sehr begrenzt, da infolge einer häufigen (diese Diagnose ist schwierig zu stellen!) Verzögerung der antibiotischen Therapie eine begleitende bakterielle Meningitis oder ein Hirnabszess drohen. Andererseits kann es bei Beseitigung des Sinusverschlusses zu einer weitgehenden Besserung kommen.

■ Zerebrale arterielle Verschlusskrankheiten

Definition

Ein durch einen arteriellen Gefäßverschluss verursachter Sauerstoffmangel führt im betroffenen Gefäßversorgungsbereich zum Untergang von Neuronen und den benachbarten Strukturen (Glia, Matrix).

Ätiologie

Arterielle Verschlüsse werden hauptsächlich aufgrund von arteriellen Thrombosen und von Embolien ausgelöst.

Arterielle Thrombosen. Sie sind bei zyanotischen Vitien (Van Camp 1993), Arteriitiden (im Zusammenhang mit Tbc, Lues, einer akuten Infektionskrankheit, bei der Granulomatose Takayasu), kollagenösen Erkrankungen (Dermatomyositis, Polyarthritis nodosa, Lupus erythematodes), Gefäßtraumata, Sichelzellanämie, als Komplikation bei einer instrumentellen Gefäßdarstellung, bei einer erworbenen oder angeborenen Störung des Gefäßverlaufs (Kingking), bei Diabetes mellitus, Drogenmissbrauch, extraarteriellen Erkrankungen (Retropharyngealabszess, Tumoren der knöchernen Schädelbasis) gehäuft zu beobachten (Frisoni 1990).

Embolien. Diese treten im Zusammenhang mit rheumatischen Erkrankungen, Vitien mit Rechts-links-Shunt, Lungenabszessen, bakterieller Endokarditis, Parasitenerkrankungen, bakterieller Endokarditis, Arrhythmien und Vorhofflimmern, Thrombose der Koronargefäße, Fettembolien bei Frakturen der langen Röhrenknochen und Drogenmissbrauch auf (Roach 1992).

Am häufigsten treten solche Ereignisse in den ersten beiden Lebensjahren auf, danach sind sie sehr viel seltener zu beobachten.

Pathogenese

Eine Embolie kann durch verschiedene Materialien bedingt sein (Luft, Fett, Bakterien, Parasiten, Fremdkörper, organisierter Thrombus, Tumor), wobei das embolisierende Material am häufigsten in kleineren Gefäßen zu finden und vor einer Gefäßauftrennung (Bifurkation) zu lokalisieren ist. Aufgrund ihres Verlaufs ist die A. cerebri media mit ihren Aufzweigungen (ganz besonders die Aa. lenticulostriatae) am häufigsten betroffen.

Zerebrale Embolien im Kindesalter haben sehr oft eine kardiale Ursache (zyanotische Vitien, rheumatische Klappenveränderungen), wobei Arrhythmien zur Bildung von Wandthromben beitragen, die dann das Material für die Embolie liefern.

Eine weitere Verstärkung oder ausschließliche Ursache kann das Absinken des Perfusionsdrucks sein, der eine hämodynamische Insuffizienz bewirkt und zu Grenzzonen- und Endstrominfarkten führt.

Klinik

Das bislang weitgehend unauffällige Kind zeigt plötzlich Fieber. Danach laufen ein oder mehrere Krampfanfälle ab, die teilweise bereits eine mehr oder weniger ausgeprägte Seitenbetonung erkennen lassen. In der Folgezeit entwickeln sich rasch die neurologischen Ausfälle, die durch das zerebrale Störmuster bestimmt werden. Neben der Hemiparese, die auch isoliert auftreten kann, sind oftmals hemisensorische Defekte nachweisbar – gelegentlich kompliziert durch Hemianopsien, Aphasien und wiederholt auftretende Krampfanfälle.

Eine alternierende Hemiparese spricht für eine diffuse Gefäßerkrankung. Bei basalen Verschlüssen der A. carotis interna gehen charakteristischerweise Kopfschmerzen der typischen alternierenden Hemiplegie voraus (oftmals verbunden mit einer subarachnoidalen Blutung).

Das klinische Bild bei einer Embolie setzt ohne längere Vorzeichen (allenfalls Kopfschmerzen, Erbrechen, allgemeine Mattigkeit) ziemlich akut mit Krampfanfällen, verschiedenen Graden der Bewusstseinseinengung, herdabhängigen neurologischen Ausfällen ein.

Bei einer Luftembolie kommt es typischerweise zu einer vorübergehenden Blindheit.

Bei einer Fettembolie gibt es nach dem eingetretenen Ereignis zunächst ein freies Intervall, nach vielen Stunden pulmonale Zeichen einhergehend mit Fieber, Atemnot, blutigem Auswurf und Zyanose, um danach eine sehr unterschiedlich ausgeprägte neurologische Symptomatik zu entwickeln, die von Kopfschmerzen über psychische Veränderungen bis hin zu einer kompletten Hemiparese reichen kann.

Diagnostik

LP. Die LP zeigt in der akuten Phase keine Auffälligkeiten, nach Tagen oder Wochen kann eine Pleozytose hervortreten.

EEG. Elektroenzephalographisch sind neben Normalbefunden erwartungsgemäß auch Herdbefunde über den betroffenen Hirnarealen abzuleiten. Karotisverschlüsse weisen über der betroffenen Hemisphäre eine Amplitudenreduktion auf.

CT/MRT. Mit dem CT und MRT lassen sich die Herde identifizieren und eine gewisse Aussage über die zurückliegende Zeit bis zum Eintreten des akuten Ereignisses abgeben (Wanifuchi 1988).

Angiographie. Die angiographische Darstellung (Subtraktionsangiographie, MR-Angiographie) dient dem Auffinden des verschlossenen Gefäßes und der Klärung vorhandener Kollateralgefäße.

Therapie

Am Anfang steht die Suche nach den möglichen Ursachen, damit diese gezielt therapiert werden können.

Hirndruckprophylaxe/-senkung. Neben einer kontinuierlichen Beobachtung des Patienten im Hinblick auf ein zeitgerechtes Intervenieren bei Entwicklung eines Hirndrucks ist eine für den Einzelfall abgestimmte Flüssigkeitszufuhr wichtig (Vermeidung von Hypovolämie und Hypervolämie). Als recht günstig hat sich die Verordnung von Dexamethason (1–2 mg/kg KG/d verteilt auf 3–4 Dosen) bei einem Hirnödem im Tumorrandgebiet erwiesen, weniger effektiv wird seine Wirkung in zytotoxischen Ödemarealen rund um Hirninfarktzonen beschrieben.

Antikonvulsiva. Epileptische Anfälle, die symptomatisch auftreten können, werden mit Phenobarbital oder mit Valproat behandelt.

Antikoagulanzien. Der Einsatz von Antikoagulanzien wird sehr kontrovers gesehen, bei großen Infarktzonen verbietet er sich ohnehin wegen der Gefahr von multifokalen Blutungen. Zuvor sind die Gerinnungsparameter zu bestimmen und dabei offensichtliche Defizite gezielt auszugleichen.

Hyperbare Druckkammer. Bei größeren Luftembolien ist die umgehende Behandlung des Kindes in einer hyperbaren Druckkammer vonnöten.

Rehabilitation. Sehr bald nach dem stattgehabten Infarkt ist eine umfassende Rehabilitation erforderlich.

Überwachung:
- Gerinnungsstatus, Bestimmung der Osmolarität,
- LP,
- Hirndruck,
- RR, EKG,
- EEG, Hirnstammpotenziale,
- Doppler-Sonographie,
- CT-Kontrollen.

Prognose

Jahre nach dem akuten Ereignis ohne erfolgreiche Therapie führen neben der spastischen Parese zur Atrophie und Verkürzung des oder der betroffenen Extremitäten bzw. der Rumpfseite.

■ Hirnblutungen aufgrund vaskulärer Fehlbildungen

Definition

Bei diesen Hirnblutungen kommt es aufgrund eines Defekts an der Gefäßwand zum Blutaustritt in die das rupturierte Gefäß umgebenden Strukturen.

Ätiologie

Eine intrakranielle Blutung wird zumeist aufgrund einer traumatischen Einwirkung auf den kindlichen Schädel ausgelöst. Daneben sind an weiteren Auslösungsrisiken Toxine, Infektionen, Hochdruckkrisen, benachbarte Neoplasmen und Komplikationen im Rahmen einer Antikoagulanzientherapie zu nennen.

Die Blutung kann in das Hirngewebe, die Ventrikel, den Subarachnoidalraum oder den Subduralraum erfolgen.

Aneurysmen im Kindesalter werden meist in den ersten beiden Lebensjahren oder nach dem 10. Lebensjahr symptomatisch (Ito 1992).

Angeborene Störungen mit zerebralen Aneurysmen:
- multiple Nierenzysten (Chapman 1992),
- Aortenisthmusstenose,
- Ehlers-Danlos-Syndrom Typ IV (Schievink 1994),
- Marfan-Syndrom,
- tuberöse Hirnsklerose.

Pathogenese

Gefäßanomalien sind im Kindesalter die häufigste Ursache für eine primäre Subarachnoidalblutung. Die diesem Ereignis zugrunde liegenden Gefäßanomalien können kongenital bedingt, durch ein Trauma oder im Gefolge einer Infektion entstanden sein.

Die kongenital vorhandenen Gefäßfehlbildungen beruhen auf einer defizitären Reifung mit Persistieren von unreifen Gefäßwandarealen oder einer mangelnden bzw. disharmonischen Entwicklung der arteriovenösen Verbindungen.

Sehr häufig ist unter den Gefäßanomalien im Kindesalter das Angiom, das aus einem ganzen Netzwerk von kaum differenzierten, nichtkapillaren Gefäßen besteht.

Arteriovenöse Missbildungen können eine sehr unterschiedliche Größe aufweisen – von kaum nachweisbarer Größe bis hin zur Verdrängung einer ganzen Hemisphäre. Außerdem ändern sie ihre Ausdehnung im Lauf der Zeit, d. h. ⅓ wird größer, ⅓ wird kleiner, ⅓ behält seine Größe bei.

Arteriovenöse Missbildungen im Kindesalter (2 Hauptformen):
- V.-Galeni-Malformation
- hemisphärische, in den Verzweigungen der A. carotis interna liegende Gefäßmissbildungen.

Klinik

Trotz der verschiedenen Auslösungswege einer Hirnblutung ist die am Kind zu beobachtende Symptomatik relativ einförmig.

Subarachnoidalblutung. Nach stattgehabter Subarachnoidalblutung stehen meningitische und zunehmend Hirndruckzeichen im Vordergrund.

Die Symptomatik setzt ziemlich abrupt ein und ist charakterisiert durch:
- starke Kopfschmerzen,
- Erbrechen,
- Krampfanfälle,
- Bewusstseinsverlust.

Bei der klinisch-neurologischen Untersuchung sind Nackensteife, positives Kernig- und Brudzinski-Zeichen auslösbar.

Bei anfänglich intrazerebraler Einblutung mit anschließender Ausdehnung der Blutung in den Subarachnoidalraum kann die sorgfältige Anamneseerhebung Hinweise für fokale Zeichen geben.

Auch Fieber kann als ein sehr vieldeutiges Zeichen vorkommen.

Intrakranielle Blutung. Die intrakranielle Blutung kann – je nach Lokalisation – hinsichtlich ihrer Symptomatik sehr unterschiedliche Symptome zur Folge haben.

Die V.-Galeni-Malformation tritt auf der Grundlage der Größe des Shuntvolumens in 3 verschiedenen Formen auf.

Formen der V.-Galeni-Malformation:
Beim Neugeborenen (großes Shuntvolumen):
- kardiale Auswirkungen,
- Hydrocephalus internus,
- klinisch: Krampfanfälle.

Beim Säugling oder Kleinkind (kleineres Shuntvolumen):
- Kardiomegalie und Kreislaufunregelmäßigkeiten,
- Kompression der umgebenden Hirnareale einschließlich des Aquädukts mit Folge der Hydrozephalusentwicklung (infolge stark erweiterter venöser Anteile der V.-Galeni-Malformation),
- auskultatorisch: Shuntgeräusch,
- klinisch:
  - Stauungspapille,
  - Krampfanfälle,
  - positive Pyramidenbahnzeichen,
  - psychomotorische Retardierungen,
  - gelegentlich Subarachnoidalblutung.

Beim älteren Kind (wesentlich kleineres Shuntvolumen und eine geringere Verbreiterung der venösen Anteile):
- keine kardiovaskuläre Dysfunktion
- kein Hydrozephalus,
- klinisch:
  - Kopfschmerzen,
  - gelegentlich Subarachnoidalblutungen,
  - Hemiparesen,
  - Hirnnervenläsionen,
  - Aphasien,
  - Krämpfe,
  - sehr häufig alle Formen einer Beeinträchtigung des okulären Systems (Protrusio; Ptosis, Strabismus, Blicklähmungen, gestörte Pupillenreflexe).

Bei den Gefäßmissbildungen im arteriellen Bereich (am häufigsten in den Gefäßästen der A. cerebi media), die über Jahre oder auch Jahrzehnte symptomlos sein können, werden von den Kindern teilweise einige Jahre bestehende migräneartige Kopfschmerzen angegeben. Erst nach Auftreten einer Subarachnoidalblutung werden die Zusammenhänge offensichtlich (Verweij 1994).

Je nach Lage dieser Missbildungen werden unterschiedliche zerebrale Ausfälle gesehen, wobei die gesamte Problematik oft nach dem ersten generalisierten Krampfanfall bei entsprechender Diagnostik erkannt wird, der dann typischerweise von einer postparoxysmalen Lähmung begleitet sein kann. Ist von der Gefäßmissbildung der Parietallappen betroffen, so stehen sensorische Anfälle über der kontralateralen Seite, Werkzeugstörungen und kognitive Defizite im Vordergrund. Missbildungen im Bereich der hinteren Schädelgrube zeigen sich in zerebellaren Ausfällen oder in einem zunehmenden Hirndruck (z. B. beim Sturge-Weber-Syndrom).

Diagnostik

Liquordiagnostik. Der Nachweis von Blutbeimengungen im Liquor ist ein sehr wichtiges Kriterium, wobei die Erythrozyten daraufhin zu analysieren sind, inwieweit die vorliegende Blutung nicht artefiziell durch die Punktion ausgelöst worden ist. Bei einer um mehr als 2 Stunden der Punktion vorausgehenden Blutung findet sich ein mehr oder weniger deutlich ausgeprägter, xanthochromer Überstand. Außerdem ist der Liquordruck erhöht.

EKG. Bei der V.-Galeni-Malformation sind EKG-Veränderungen zu finden (nach links verschobener Herzvektor).

Bildgebende Diagnostik. Im Duplex-Sonogramm lässt sich eine um das Doppelte erhöhte kardiale Auswurfleistung darstellen. CT (mit Kontrastmittel), MRT, digitale Subtraktionsangiographie oder MR-Angiographie (schonender) zeigen die in der Mittellinie angeordnete Vergrößerung und Ausweitung der V. Galeni mit randständigem Kalksaum.

Das CT ohne Gabe von Kontrastmitteln kann mit einer sehr hohen Wahrscheinlichkeit Subarachnoidalblutungen nachweisen, besonders in den ersten beiden Tagen. Wenn hierdurch die Diagnose bestätigt wurde, so kann zum einen auf eine Lumbalpunktion verzichtet werden, es muss aber andererseits die Diagnostik zur Ursachenaufklärung für die stattgehabte Subarachnoidalblutung weitergeführt werden. Zur Lokalisierung des Aneurysmas kann ein CT mit Kontrastmittelgabe dienen, was allerdings zu dem nicht ganz zu vernachlässigenden Risiko einer Wiederholungsblutung führen kann.

Aus der Lokalisation der subarachnoidalen Blutung kann oft ein Hinweis auf den Ursprung der Blutung abgeleitet werden. So bricht eine Blutung im unteren Abschnitt der A. cerebri anterior oder der A. communicans anterior wegen der Nähe des III. Ventrikels und der geringen Wanddicke der Lamina terminalis oft in den III. Ventrikel ein (Frank 1990). Eine Blutung aus einem über den distalen Anteilen der A. cerebri anterior sitzenden Aneurysma breitet sich bevorzugt in den Interhemisphärenabschnitt aus. Blutungen aus dem unteren Anteil der A. cerebri media füllen die gleichseitige Cisterna Sylvii aus, die Blutungen aus dem Circulus Willisii die suprasellären Zisternen (Ahmodi 1993).

Auskultation. Gefäßmissbildungen in den Ästen der großen Hirnarterien können durch ein Geräusch auffällig sein, dann wäre die Auskultation wegweisend. In den meisten Fällen wird jedoch erst nach entsprechender klinischer Symptomatik die bildgebende und dopplersonographische Diagnostik eingesetzt und im positiven Fall die Diagnosestellung ermöglichen.

Angiographie. Ein weiteres schonendes Verfahren zur Diagnostik von Gefäßanomalien stellt die MR-Angiographie dar. Die klassische selektive angiographische Darstellung der zerebralen Gefäße mit Einführen eines Katheters über die A. femoralis bis in die Nähe der zu untersuchenden zerebralen Gefäßareale unter Narkosebedingungen wird erforderlich, wenn mit den bislang angeführten Methoden eine Darstellung der Gefäßmissbildung nicht gelungen ist oder wenn mehrere Aneurysmen vorliegen.

Therapie

Hirndrucksenkung. Vordergründig ist eine Senkung des Hirndrucks (adäquate Lagerung, Hyperventilation, mäßige Hypothermie, osmotische Diurese mit Mannitol, Kurzinfusionen von Plasmaexpandern, Gabe von Glucocorticoiden, gegebenenfalls Ventrikeldrainage oder Kraniotomie).

Antibiotika. Antibiotische Prophylaxe (nach Vorliegen mikrobiologischer Befunde entsprechend ausgerichtete Therapie) ist eine wichtige therapeutische Ergänzung.

Flüssigkeitsbilanzierung. Sie wird eingesetzt zur Vermeidung einer Hypovolämie.

Calciumkanalblocker. Die Gabe von einem Calciumkanalblocker (Nimodipin) ist bei gestörter Perfusion und partieller Einschränkung der zerebralen Gefäßautoregulation indiziert, wobei der systemische Blutdruck nicht beeinflusst werden sollte.

Nimodipin wird in einer Dosierung von 7,5–30 µg/kg KG/h i.v. verabreicht über den Zeitraum der postischämischen Hypoperfusion (ca. 5–15 h nach der kardiopulmonalen Reanimation). Die positive Wirkung zeigt sich u. a. im EEG: Das zunächst sehr verlangsamte oder Burst-Suppression-EEG wird insgesamt von schnelleren Wellen durchsetzt (Mercier 1994).

Antikonvulsiva. Antikonvulsive Therapie (im akuten Fall Gabe von Diazepam und Barbituraten, Fortsetzung der Therapie mit auf den Anfallstyp abgestimmter Medikation) wird bei Bedarf erforderlich.

Neurochirurgisches Konsilium. Es erfolgt zur Klärung der operativen Möglichkeiten und des optimalen Operationstermins, wobei gegenwärtig bei Stabilisierung des Kindes nach Möglichkeit eine sehr frühe Operation angestrebt wird (Kopitnik 1993).

Spezielle Krankheitsbilder und Komplikationen **263**

Überwachung:
- Blutbild, Elektrolyte, Säure-Basen-Haushalt, Osmolalität,
- Urinanalyse,
- Hirndruck,
- RR, kardiorespiratorische Funktionen, Sauerstoffsättigung,
- Temperatur,
- EEG,
- Doppler-Sonographie (zerebrale Perfusion).

Prognose

Die häufigste Komplikation bei einer Aneurysmablutung ist die Wiederholungsblutung, weshalb alle Maßnahmen zur Verhinderung erforderlich sind. Dazu gehören weitgehende Schonung des Patienten, psychische Ruhigstellung, aber auch sehr rasche diagnostische Klärung der Blutungsquelle, damit recht bald über das notwendige Vorgehen entschieden werden kann.

Intrazerebrale Blutungen werden im umgrenzten Areal sehr langsam über Monate resorbiert unter Ausbildung einer porenzephalen Zyste.

■ Hirnblutungen in der Neonatalperiode – das reife Neugeborene

Definition

Die Hirnblutung hat beim reifen Neugeborenen aufgrund der damit verbundenen Folgeschäden eine erhebliche soziale Relevanz und erfordert zu ihrer Verhinderung ein entsprechendes perinatales Management.

Ätiologie

Als Hauptursachen für eine intrazerebrale Blutung kommen Traumata und Hypoxiezustände (intrauterine Asphyxie, Atemnotsyndrome) in Frage. Daneben sind Gerinnungsstörungen (Thrombozytopenie, Hämophilie, Vitamin-K-Mangel, Fibrinogenmangel), vaskuläre Defekte (Aneurysmen, arteriovenöse Missbildungen), Hirntumoren und Hirninfarkte (Hirnembolien, arterielle und venöse Thrombosen) zu berücksichtigen. In einzelnen Fällen werden trotz intensiver Diagnostik die Ursachen nicht geklärt.

Pathogenese

Die intrazerebrale Blutung ist multifaktoriell bedingt, wobei das Bedingungsgefüge eine sehr unterschiedliche Wichtung haben kann. Zum einen sind es intravaskuläre Faktoren – wie vermehrter arterieller Blutfluss, erhöhter venöser Widerstandsdruck oder gestörte Gerinnung –, zum anderen sind es Gefäßfaktoren – wie abnormer Gefäßverlauf oder irregulärer Gefäßwandaufbau, die für eine Blutung prädestinieren. Hinzu kommen äußere Faktoren wie druckbedingte Alterationen oder Traumata jeglicher Art (Geburt aus Beckenendlage, Forzepsentbindung). Es gibt jedoch immer wieder Neugeborene ohne jegliche Auffälligkeiten in der Perinatalperiode, die aus Wohlbefinden heraus eine Hirnblutung bieten.

Traumatisch bedingte Blutungen treten vorwiegend als Subarachnoidalblutungen und in 2. Linie als subdurale Blutungen in Erscheinung, regional sind dabei am häufigsten die Konvexität und die Temporallappen des Gehirns betroffen.

Die Hauptlokalisation einer Blutung beim reifen Neugeborenen ist der Bereich des Plexus chorioideus, wohingegen die Region der subependymalen Matrix im Gegensatz zu den Frühgeborenen sehr selten als Blutungsherd in Betracht kommt (Roland 1990).

Klinik

Das Einsetzen der Symptomatik ist abhängig von der Ätiologie und vom Ausmaß der Blutung.

Geburtstraumatische und asphyktische Ursachen einer Hirnblutung.
Sie sind beim Neugeborenen bereits vom ersten Lebenstag an zu erkennen durch:
- gestörtes Verhalten,
- Krampfbereitschaft und Krampfanfälle (fokal oder multifokal),
- Apnoeneigung,
- Hirndruckzeichen.

Kleinere Blutungen. In der Regel bieten kleinere Blutungen wenig Symptome. Zu achten ist auf Krampfanfälle, die sich nur in sehr diskreter Form darstellen. Hierzu gehören:
- Apnoezustände,
- Nystagmus,
- Bulbusdeviationen,
- anormale mimische Muster.

Diagnostik

LP. Bei der LP Nachweis der den Liquorraum erreichenden Blutung in Form des blutigen Liquors, der entweder zerebralen Ursprungs ist oder punktionsbedingt eine artefizielle Blutung aus dem venösen spinalen Wandgeflecht darstellen kann.

Der blutige Liquor aufgrund einer Hirnblutung hinterlässt nach dem Zentrifugieren einen xanthochromen Überstand, der durch Bilirubin aus dem abgebauten Hämoglobin der zerfallenen Erythrozyten gebildet wird. Außerdem ist der Liquoreiweißgehalt meist stark erhöht und der Liquorzucker erniedrigt.

Bildgebende Diagnostik. Die Klärung der zerebralen Genese der Blutung erfordert eine bildgebende Diagnostik (Sonographie, CT oder MRT), womit die Hirnblutung unter Berücksichtigung des Zeitfaktors, den die jeweilige Methode benötigt, mit hoher Sicherheit nachzuweisen ist (Perlman 1994).

Therapie

Neben einer Ruhigstellung des Kindes, was das Verabreichen von Sedativa (Phenobarbital) bei hyperexzitablen Neugeborenen bedeuten kann, ist auch von pflegerischer Seite das Handling am Kind auf möglichst kurze Zeitdauer und auf das unbedingt erforderliche Maß zu begrenzen.

Es sind mögliche Schockzeichen konsequent anzugehen. Die sich aus den Untersuchungen ergebenden Defizite an Gerinnungsfaktoren sind zu ersetzen. Die Entwicklung eines Hydrozephalus kann durch häufige Lumbalpunktionen bei erhaltener Durchgängigkeit des Aquädukts zumindest verzögert werden. Wenn es die Schädelverhältnisse zulassen (weit offene Fontanelle), kann bei Aquäduktinsuffizienz vor dem Legen eines Ableitsystems die transkutane Ventrikeldrainage erfolgen. Diese ist wesentlich schonender und effektiver als häufige Ventrikelpunktionen.

Überwachung:
- Blutbild, Hämatokrit,
- Herz-Kreislauf-Monitoring,
- Hirndruckmessung,
- sonographische Überwachung der Hirnblutung,
- LP,
- EEG-Kontrollen.

Prognose

Bei kleinen Parenchymblutungen ist die Prognose generell günstig.

Ein Teil der Kinder entwickelt bei Ventrikeleinbruch oder bei entsprechender Lage der Parenchymblutung mit Druckwirkung auf den Aquädukt einen Hydrocephalus internus, ein kleinerer Teil der Kinder lässt bei späteren Untersuchungen eine Erweiterung der Ventrikel erkennen, wobei der Druck aus unbekannter Ursache sistierte und sich kein ableitungspflichtiger Hydrocephalus internus entwickelt hat. Diese Fälle imponieren später als Makrozephalus mit hydrozephaler Ventrikelerweiterung ohne erkennbare Hirndrucksymptomatik.

Darüber hinaus hängt die weitere Entwicklung des Kindes vom Sitz der Läsion und den hierdurch betroffenen Hirnstrukturen ab.

■ Hirnblutungen in der Neonatalperiode – das Frühgeborene

Definition

Die periventrikulär-intraventrikuläre Blutung ist die häufigste neurologische Komplikation der Frühgeborenenperiode.

Ätiologie

Die Häufigkeit von Hirnblutungen ist bei Frühgeborenen größer als bei Reifgeborenen. So sind etwa 30% der Frühgeborenen mit einem Geburtsgewicht unter 1500 g betroffen (Volpe 1995). Bei einem Geburtsgewicht zwischen 500 und 1500 g wird sogar eine Häufigkeit von 45% angegeben (Hack 1991). Dies weist darauf hin, dass die Hirnblutungsrate in Abhängigkeit vom Gestationsalter des Frühgeborenen sehr unterschiedlich sein kann. Bei zunehmend verbessertem Management ist mit einer abnehmenden Tendenz zu rechnen.

Pathogenese

Ausgangspunkt der Blutungen sind sehr oft der Plexus chorioideus und die subependymale Matrix (Keimlager), beides sehr blutreiche Gewebe mit entwicklungsbedingt sehr dünnen Gefäßwänden, die auf Blutdruckschwankungen (z. B. intrapartale Depressionen im Kardiotokogramm, bei Bradykardien, Ductus arteriosus persistens, Herzrhythmusstörungen), vermehrtes zerebrales Blutflussvolumen (z. B. bei einer Nabelschnurumschlingung, bei kardialer Insuffizienz, bei Austauschtransfusion, einem Pneumothorax, bei zu rascher Infusion, bei Hyperkapnie, bei Krampfanfällen) und hypoxischen Einflüssen (Atemnotsyndrom, gestörte plasmatische Gerinnung) sehr empfindlich reagieren.

Klinik

Kleinere Blutungen. Diese können nahezu ohne eine klinisch auffällige Symptomatik ablaufen oder sie verändern das Gesamtverhalten in der Weise, dass die betroffenen Frühgeborenen in ihrer Spontanmotorik gegenüber der Vorperiode auffallend antriebslos erscheinen.

Größere Blutungen. Bei größeren Blutungsherden können erkennbar werden:
- einseitig gestörte Bewegungsabläufe,
- vermehrte Irritabilität,
- zunehmendes Atemnotsyndrom,
- Hyperglykämie,
- Hämatokritabfall,
- Serumazidose,
- Krampfanfälle in teilweise sehr diskreter Ausprägung.

Diagnostik

Schädelsonographie. Nachweis der intrazerebralen Blutung erfolgt mit der Schädelsonographie, womit zugleich eine Einteilung nach dem Schweregrad möglich wird. Da etwa 90% dieser Ereignisse um den 3. Lebenstag ablaufen, sollte zu diesem Zeitpunkt die Sonographie erfolgen und eine erneute Kontrollsuche etwa eine Woche nach der Geburt veranlasst werden (Paneth 1993).

Differenzialdiagnose

Differenzialdiagnostisch ist die periventrikuläre Leukomalazie des Frühgeborenen mit echogenen Veränderungen im äußeren Winkel der Vorderhörner der Seitenventikel, im Centrum semiovale sowie in der Seh- und Hörstrahlung abzugrenzen. Es kommt hier zu einer Koagulationsnekrose in der weißen Substanz aufgrund einer gestörten Perfusion im arteriellen Grenzzonenbereich.

Therapie

Wesentlich ist die Verhütung einer Hirnblutung, wobei folgende Maßnahmen zu einer Senkung der Blutungshäufigkeit beitragen können:
- Verhinderung der Frühgeburt, ansonsten optimale perinatale Versorgung einschließlich schonender Geburt,
- postnatal Korrektur und Verhinderung größerer hämodynamischer Störungen,
- Phenobarbitalgaben (Verhinderung von Blutdruckspitzen),
- Vitamin E (Schutz der Kapillare in der Keimschicht vor Oxidationsprozessen durch Sauerstoffradikale),
- Korrektur von evtl. vorhandenen Gerinnungsstörungen.

Überwachung:
- Herz-Kreislauf-Kontrolle,
- perkutane Sauerstoffmessungen,
- Laborkontrollen: Blutzucker, Säure-Basen-Haushalt,
- Messung des Hirndrucks,
- sonographische Kontrollen,
- Doppler-Sonographie der Zerebralgefäße.

Prognose

Bei Hirnblutungen der Schweregrade III und IV drohen, wenn das Ereignis überlebt wird, ein posthämorrhagischer Hydrozephalus und/oder eine mehr oder weniger ausgeprägte porenzephale Zyste mit Hirnsubstanzverlusten.

Hirnembolien

J. Syska

Definition

Akute Störungen der zerebralen Zirkulation mit fokaler oder lokaler Unterbrechung des Strukturstoffwechsels sowie bleibenden neurologischen Ausfällen unterschiedlicher Ausprägung. Die Symptomatik der Durchblutungsstörungen ist abhängig von der Akuheit, der Art des eingeschwemmten Materials sowie dem Sitz des Verschlusses.

Inzidenz

Während der zerebrale Insult im Erwachsenenalter eine hohe Morbidität hat, sind derartige Ereignisse im Kindesalter eine Rarität. Nur etwa 1 % aller Kinder mit Angiokardiopathien haben mit einer klinisch relevanten Zerebralembolie zu rechnen. Im eigenen Patientengut mit Angiokardiopathien und isolierten Herzrhythmusstörungen ermittelten wir 26 Fälle (3,4 %) davon 2 bei azyanotischen und 24 bei zyanotischen Kindern. Damit kommt die erhöhte Prävalenz der Verbindung Angiokardiopathie und Hypoxie deutlich zum Ausdruck. Besonders gefürchtet sind septisch embolische Ereignisse, die bei etwa 40 % der Patienten mit Endokarditis zu erwarten sind.

Pathogenese

Die Pathogenese der arteriellen Thrombembolie ist multifaktoriell. Das embolische Material besteht überwiegend aus Thromben die sich im linken Herzen bei normaler oder gestörter Hämodynamik entwickelt haben. Bei Kardiopathien mit Rechts-links-Shunt entstammt das embolische Material vorwiegend aus dem systemvenösen Stromgebiet und gelangt unter Umgehung der Lungenstrombahn in das systemarterielle Gefäßbett. Hämodynamisch-rheologische Faktoren sowie hämostaseologische und metabolische Reaktionsabläufe – modifiziert durch das Grundleiden – triggern das Geschehen. Dazu gehören u. a. Hypoxämie, Azidose, Polyglobulie (Anämie) und Herzinsuffizienz, typisch für Kinder mit Transposition der großen Arterien bereits in der Neonatalperiode. Patienten mit zyanotischer Kardiopathie ohne Herzinsuffizienz (Fallot-Tetralogie) sind in der Regel erst im Kleinkindalter gefährdet.

Strömungsverlangsamungen, Hypoxie, Azidose, Thrombozytenhyperreagibilität, Polyglobulie sowie endotheliale Dysfunktionen durch die chronische Gewebshypoxie sind Prädiktoren, die besonders im hypoxischen Anfall lokal zur Thrombose oder zum Abstrom venöser Thromben in das arterielle Strombett Vorschub leisten. Nicht selten handelt es sich um eine bakteriell infizierte Embolie. Weitere Risiken ergeben sich in Verbindung mit komplizierten Herzoperationen, transluminalen Interventionen an Herz und Gefäßen, nach Klappenimplantationen oder Interposition von Fremdmaterialien (Conduit). Ein besonders hohes Hirnembolierisiko besteht bei einer Endokarditis nach Mitral- oder Aortenklappenersatz. Weitere Risikofaktoren sind maligne primäre oder postoperative Herzrhythmusstörungen (Tab. 6.**5**).

Klinischer Befund

Die Symptomatik des akuten Zerebralarterienverschlusses ist geprägt durch die Ausfallserscheinungen bzw. Funktionsstörungen des ischämischen Hirnareals. Die klinischen Zeichen können sehr different sein und Mo-

Tabelle 6.5 Angiokardiologische Ursachen für Zerebralembolien

- Kardiopathien mit Herzinsuffizienz, Hypoxie und Azidose
  (Transposition der großen Arterien)
- Kardiopathien mit Rechts-links-Shunt und rechtsventrikulärer Ausflussbahnobstruktion
  (Fallot-Tetralogie, Trikuspidalatresie)
- Kritische Herzfehler mit Linksherzobstruktion
  (Linksherzhypoplasiesyndrom)
- Endokarditis des linken Herzens
- Mitral- und Aortenklappenprothesenträger
- Kardiomyopathien mit linksventrikulärer Dysfunktion
- Aneurysma des Kammerseptums
- Chronische und chronisch rezidivierende Herzrhythmusstörungen
  (Vorhof- und Kammerflimmern/-flattern, paroxysmale Tachykardien)

Tabelle 6.7 Diagnostisches Vorgehen bei Hirnembolieverdacht

Vorgeschichte
Interner und neurologischer Befund
Kardiologischer Befund einschließlich Echokardiographie, Doppler-Echokardiographie, transösophageale Echokardiographie (TEE)
Extrakranielle Doppler-Sonographie
Transkranielle Doppler-Sonographie
EEG: Allgemeinveränderungen, Herdstörungen, wenig spezifisch, zur Vigilanzkontrolle geeignet
Kranio-CT:
- Befunde erst 4–6 h nach Ereignis angedeutet
- Größe und Ausdehnung nach 2–3 Tagen
- sofortige Aussage bei Verdacht auf Hirnblutung möglich

MRT:
- Methode der Wahl, da schon nach 4–6 Stunden pathologische Signalanhebung im infarzierten Bezirk

Lumbalpunktion:
- nur bei Verdacht auf septisch embolischen Prozess mit Meningitis oder Subarachnoidalblutung
- evtl. schädlich

Blutkulturen:
- venös und arteriell bei Verdacht auf septische Thrombose

Angiographie:
- bei gesicherter kardioembolischer Genese und „complete stroke"

torik, Sensibilität, Sprache, visuelles System sowie Koordination betreffen. Reizsymptome wie zerebrale Anfälle und extrapyramidale Störungen werden beobachtet. Subtile neurologische Untersuchen lassen eine relativ genaue Lokalisation des betroffenen Versorgungsgebiets zu. Aus hämodynamischen Gesichtspunkten übertrifft die Symptomatik des Verschlusses der A. cerebri media (Fortsetzung der A. carotis interna) jede andere Hirninfarktlokalisation, gefolgt vom vertebrobasilären System und schließlich der A. cerebri anterior. Je nach Befall der dominanten Hemisphäre kann es neben einer Hemiparese (sensomotorisch) auch zu neurologischen Ausfällen, einem unterschiedlichen hirnorganischen Durchgangs- oder Psychosyndrom kommen. Einerseits kann eine ausgeprägte neurologische Symptomatik das klinische Bild beherrschen, andererseits gibt es rezidivierende Embolien mit nur diskreter Symptomatik, die sich oft erst nach Jahren als zerebrale Teilleistungsschwäche bemerkbar machten. Das klinische Bild einer zerebralen Embolie unterscheidet sich nicht wesentlich von dem einer Thrombose. Es entwickelt sich bei der Embolie meist akuter und mit verstärkten Kopfschmerzen sowie häufig mit initialer Bewusstseinsstörung bis zur Bewusstlosigkeit. Neben der Embolisation intrakranieller Gefäße sind zusätzlich Verschlüsse peripherer Arterien in Verbindung mit Kardioembolien zu erwarten. Sehr gefürchtet sind septisch embolische Ereignisse. Sie können initial mit geringer Symptomatik einhergehen, z.B. afebril und mit wenig ausgeprägter bis fehlender Entzündungsaktivität, bis schließlich die Ausbildung eines Hirnabszesses fokal neurologische Ausfälle herbeiführt. Die Klassifikation der zerebralen Ischämie ist in Tab. 6.6 aufgeführt, das diagnostische Vorgehen bei Hirnembolieverdacht in Tab. 6.7.

Tabelle 6.6 Schweregrad zerebraler Durchblutungsstörungen nach Thrombembolie

Schweregrad in Stadien		Klinische Symptomatik
Stadium I		symptomlos oder flüchtige Symptome
Stadium II a	vorübergehende ischämische Attacke (TIA)	vollständige Rückbildung innerhalb von 24 h zu erwarten
Stadium II b	verlängertes, ischämisch induziertes neurologisches Defizit	vollständige Rückbildung nach 3 Wochen möglich
Stadium III	progressiver Schlaganfall	zunehmende neurologische Symptomatik innerhalb von 4 Wochen, partielle Restitution möglich
Stadium IV	apoplektischer Insult	chronisches neurologisches Defizit

In den Stadien II a–III ist rasches Handeln geboten, dadurch Aussicht auf komplette bis partielle Restitution der neurologischen Ausfallserscheinungen. Nach Stadium IV immer Defektheilung zu erwarten.

Diagnostik

Die Untersuchung zur Abklärung eines akuten oder subakuten zerebralen Gefäßverschlusses beinhaltet den Ausschluss kardiovaskulärer Emboliequellen unter Bewertung begleitender hämatologischer und hämostaseologischer Parameter sowie die Suche nach bedeutsamen Herzrhythmusstörungen und den konsequenten Ausschluss einer septischen Komplikation.

Therapie

Ziel ist in Abhängigkeit von zentralen und peripheren Ausfallserscheinungen die Stützung der vitalen Funktionen von Herz, Lunge, Nieren und Darm sowie die Schaffung normaler Zirkulationsverhältnisse. Therapeutische Einflüsse auf das ZNS dienen der Verbesserung der Ischämietoleranz, der Steigerung der Hirndurchblutung sowie der Verhinderung von Sekundärschäden.

Therapiegrundsatz:
Behandlung so früh wie möglich!

Therapieziel:
- Ausschaltung wesentlicher pathogenetischer Faktoren,
- Anregung der kollateralen Makrozirkulation,
- Anregung der Mikrozirkulation im Infarktbereich,
- Verhütung von Komplikationen.

Therapeutisches Vorgehen:
- Kopf hoch lagern,
- Atemwege freihalten, Atmung überwachen, ggf. Beatmung,
- Blutdruck auf altersentsprechendes Niveau regulieren (oberer Normbereich),
- O_2-Supplement,
- Herztätigkeit überwachen, Rhythmusstörungen beseitigen, Pumpleistung normalisieren,
- Wasser- und Elektrolythaushalt überwachen, bilanzieren,
- rheologische Maßnahmen zur Verbesserung der Mikrozirkulation mittels Hämodilution (evtl. Aderlass) mit HES oder Dextran innerhalb der ersten 6 Stunden,
- Calciumantagonisten (Nifedipin) in den ersten 6 Stunden besonders wirksam,
- Hirnprotektion mit Barbituraten,
- Antibiose mit liquorgängigen Medikamenten (besonders bei Verdacht septische Embolie),
- Antikoagulation und Fibrinolyse (Tab. 6.8):
  - Vollheparinisierung,
  - Fibrinolyse: Urokinase, Streptokinase, rt-PA. (Zeitfenster für erfolgversprechende Behandlung 2 bis maximal 6 Stunden),

Tabelle 6.8 Therapeutisches Vorgehen bei Zerebralgefäßverschlüssen

Ursache	Akuttherapie	Weitere Maßnahmen
Kardiopathie mit Rechts-links-Shunt	Vollheparinisierung über 3–4 Wochen • Bolus 100 I. E./kg KG • 500–1000 I. E./kg KG/d	• evtl. Hämodilution (isovolämisch) • HK um 45 % anstreben • langfristig Marcumar
Septische Thrombembolien (z. B. Endokarditis)	Vollheparinisierung über 3–4 Wochen wie oben	• i. v. Antibiose (liquorgängige Präparate) mit breitem Wirkspektrum • später nach Antibiogramm • evtl. Hämodilution
Hypoxämischer Gefäßschaden bei Herzinsuffizienz	Vollheparinisierung wie oben	• Behandlung der Insuffizienz und Azidose • Milderung der Hypoxie, • evtl. Hämorheologika (Trental)
Zusätzlich: Koagulopathien (Mangel an AT III, Protein C und S)	Substitution der Faktoren Vollheparinisierung wie oben	• evtl. Hämodilution
Hämoglobinopathien	Vollheparinisierung wie oben	• Hämodilution, • Hämorheologika • Protektion der Hirnzellen durch Barbiturate • neurochirgische Eingriffe zur Hirndruckentlastung oder Abszessausräumung
(Kardiale) Hirnembolie und/oder Thrombose	Fibrinolyse mit Gewebeplasminogenaktivator (rt-PA) *Akuttherapie:* 2– (maximal) 6 Stunden nach Ereignis • Boluslyse: 0,6 mg/kg KG i. v. über 2 min • Kurzlyse: 1,1 mg/kg KG i. v. über 2 Stunden *Anschlussbehandlung:* Heparinisierung wie oben	• Behandlung des perifokalen Ödems durch Osmo-Onko-Therapie • im Bedarfsfall Relaxation und Beatmung

- Hirnödembehandlung:
  – Glycerin, Sorbitol, Mannitol (Diuretika obsolet),
- Corticosteroide: Dexamethason bei erheblicher Raumforderung durch Territorialinfarkte,
- neurochirurgische Behandlung bei Hirnabszess,
- symptomorientierte Langzeittherapie in deren Mittelpunkt die Beseitigung der kardialen Fehlbildung oder Fehlfunktion stehen muss.

Eine Synopsis der Behandlung ist in Tab. 6.8 zusammengestellt.

Prognose

Die zunehmende Kenntnis der potenziellen Embolierisiken hat dazu beigetragen, durch palliative Maßnahmen (Offenhalten der duktalen Durchblutung, Katheterintervention, Shuntanlage) und primär korrigierende Eingriffe die Hämodynamik so zu beeinflussen, dass Hypoxie, Azidose, Staseerscheinungen und kompensatorische Polyglobulie vermieden werden. Eine konsequente Antikoagulation nach Herzklappenersatz, Conduitinterposition, Implantation von Homografts und anderen Fremdmaterialien mit Marcumar oder Acetylsalicylsäure kann das Embolierisiko zumindest vermindern, desgleichen eine konsequente Endokarditisprophylaxe und antiarrhythmische Therapie. Die Prognose nach einer Hirnembolie ist abhängig vom Umfang der Ausfallserscheinungen und deren Restitution sowie der Möglichkeit, weitere Schübe zu verhindern. Die Aussichten auf eine Kompensation bzw. Wiederherstellung der Funktionsverluste sind bei Kindern günstig.

Akute nichttraumatische Querschnittslähmung

R. Lietz

Es handelt sich um eine akut einsetzende schlaffe Lähmung, beginnend in Höhe der Segmentläsion mit Tendenz zur Einbeziehung auch höher gelegener Segmente und der Hirnnervenareale.

Ätiologie

Die Myelitis transversa kann viralen (Herpes-simplex-Virus, HIV, Varicella-Zoster-, Coxsackie-A- und B-, Epstein-Barr-Virus, Zytomegalie-, Influenza-, Polio- und Echovirus), bakteriellen (Leptospiren, Treponema pallidum, Mycoplasma pneumoniae), mykotischen Ursprungs (Actinornyces israeli, Cryptococcus neoforrnans) sein (Clevenbergh u. Mitarb. 1997). Ursächlich kann auch eine Vaskulitis in Betracht kommen (Lupus erythemotodes, Panarteriitis nodosa).

Klinik

Nach ihrem zeitlichen Ablauf wird unterschieden zwischen:
- akuter Form (Einsetzen innerhalb von Stunden),
- subakuter Form (innerhalb von 2–4 Wochen),
- chronischer Form (innerhalb von 6 Wochen voll ausgebildet).

Es tritt eine von der Höhe der Schädigung abhängige zunächst schlaffe, später spastische Para- oder Tetraparese auf, die Reflexe sind wegen der Unterbrechung des Reflexbogens erloschen, Sensibilitätsstörungen lassen sich querschnittsförmig nach oben begrenzen. Die Kinder klagen oft über Schmerzen oder Missempfindungen in den Beinen. Blasen- und Mastdarmstörungen sind obligatorisch.

Der Beginn der Erkrankung zeigt sich oftmals in einem spinalen Schock mit Kollaps der Vasomotoren, gestörter Blasen- und Mastdarmfunktion.

Diagnostik

Entzündungsparameter im Blut (CRP, BSG, Blutbild).

Hauptziel der diagnostischen Bemühungen sollte eine saubere *Liquordiagnostik* sein, je nach Ursache finden sich eine unterschiedlich ausgeprägte Pleozytose, erhöhtes Liquoreiweiß, Hinweise für eine Schrankenstörung und gelegentlich Nachweis einer intrathekalen IgG-Produktion. Aus dem Liquor muss gezielt die Erregersuche betrieben werden.

Mittels *Neurographie* lässt sich eine Verlängerung der Nervenleitgeschwindigkeit nachweisen.

Mit dem *MRT* sind ggf. entzündliche Herde nachweisbar und andererseits lassen sich raumfordernde Prozesse mit einer ähnlichen Symptomatik ausschließen (Packer u. Berman 1993).

Genaue topographische Diagnostik mittels SSEP möglich.

Therapie

Zovirax bei vermuteter viraler Genese (Herpes-simplex- und Varicella-Zoster-Virus).

Bei einer postvakzinalen Myelitis sind Glucocorticoide angezeigt, die auch bei post- und parainfektiösen Myelitiden eingesetzt werden.

Bei einer Myelitis transversa auf der Grundlage eines Lupus erythematodes sind Methylprednisolon (0,25–0,5 mg/kg KG/d) über 3–4 Tage und gleichzeitige Gabe von Cyclophosphamid (0,5–1,0 mg/kg KG/d) für den gleichen Zeitraum zu empfehlen.

An symptomatischer Therapie sind eine entlastende Bettlagerung zur Vermeidung von Kontrakturen, eine die Muskelaktivität und deren Durchblutung stimulierende Physiotherapie als auch ein effektives Blasentraining angezeigt.

Auch eine Low-Dose-Heparinisierung (100–maximal 200 IE/kg KG /d per infusionem) sollte erwogen werden (Spivack u. Aisen 1997).

Angeborener und erworbener Hydrozephalus

K. E. Richard

Physiologie der Liquordynamik

Der Mechanismus der Liquorbildung ist noch nicht vollständig geklärt.

Wahrscheinlich werden etwa 80 % des Liquor cerebrospinalis vom Epithel des Plexus chorioideus gebildet. Dabei handelt es sich um kapillarreiche Bildungen, die in die Hirnkammern, die beiden Seitenventrikel, den III. und den IV. Ventrikel eingestülpt sind.

Im Wesentlichen erfolgt die Liquorbildung in 2 Schritten:
1. Auf dem Boden einer hydrostatischen Druckdifferenz entsteht zunächst ein Plasma-Ultrafiltrat, das durch das chorioidale Kapillarendothel in das bindegewebige Stroma austritt.
2. Durch aktive Stoffwechselvorgänge wird dieses innerhalb des Plexusepithels in ein Sekret umgeformt. Etwa 20 % der Liquormenge stammen aus zusätzlichen Quellen, z. B. aus der zerebralen Extrazellularflüssigkeit (Milhorat 1984).

Der Liquor wird in relativ gleichmäßiger Menge von etwa 0,35 ml/min gebildet (Lorenzo u. Mitarb. 1970). Das sind etwa 20 ml/h oder 500 ml pro Tag (Davson 1987). Änderungen des Ventrikelliquordrucks haben in einem sehr breiten Bereich keinen nennenswerten Einfluss auf die Menge der Liquorbildung. Erst wenn der Hirnperfusionsdruck auf eine kritische Höhe von etwa 50 mm Hg sinkt, fällt die Liquorsekretionsrate deutlich ab, wahrscheinlich durch eine Abnahme des Plasma-Ultrafiltrats (Weiss u. Wertmann 1978).

Der mittlere Ventrikelliquordruck liegt beim liegenden Kind mit durchschnittlich 3–5 mm Hg bzw. 40–70 mm H_2O deutlich über dem Druck in den venösen Blutleitern. Diese üben so etwas wie eine Saugwirkung auf den Liquor aus (Bradley 1970).

Der in den Ventrikeln gebildete Liquor verlässt am Ausgang des IV. Ventrikels den inneren Liquorraum, fließt durch Zisternen und Subarachnoidalräume an Hirnbasis und Hirnoberfläche zu den Arachnoidalzotten. Wahrscheinlich strömt der Liquor unter einer hydrostatischen Druckdifferenz über Einwegkanäle in die Hirnblutleiter oder die spinalen Venen ab (Davson 1987).

Wird der normale Weg der Liquorströmung blockiert, so kommen als weitere Abstromwege der spinale Zentralkanal und der extrazelluläre Hirngewebsraum ins Spiel. Im CT des Schädels ist der Abfluss von Liquor in den ventrikelnahen Extrazellularraum erkennbar an einer die Hirnkammer umgebenden Zone verminderter Gewebsdichte, der ein erhöhter Wassergehalt zugrunde liegt. Der rasche Anstieg des Ventrikelliquordrucks hat als Folge eines vermehrten transependymalen Liquorabstroms ins umgebende Hirngewebe vor allem beidseits frontal zu einer Abnahme der Hirngewebsdichte, einer periventrikulären Dichteminderung, geführt.

Bei Kindern und Jugendlichen hilft dieses Merkmal zur Abgrenzung eines aktiven Hydrozephalus gegenüber einem hirnatrophischen Prozess.

Der Hauptteil der Liquorresorption findet unter einem Druckgradienten in den Arachnoidalzotten der venösen Hirnblutleiter statt. Weitere Resorptionswege sind nach heutiger Auffassung die Arachnoidalzotten der lumbalen Spinalnerven, die Plexus chorioidei, die Hirnnervenscheiden – vor allem die der Fila olfactorii – und schließlich die Lymphwege im Halsbereich (McComb u. Hyman 1990).

Im Gegensatz zur Liquorproduktion ist die Größe der Liquorresorption variabel. Sie nimmt mit dem Anstieg des subarachnoidalen Liquordrucks stetig zu.

Pathogenese

Unter einem Hydrozephalus versteht man den pathologischen Zustand relativer Ventrikelerweiterung, hervorgerufen durch ein Ungleichgewicht von Liquorproduktion und Liquorresorption. In der Regel resultiert dieses aus einer Reduktion des Liquorflusses aufgrund eines obstruktiven Prozesses.

Beim Hydrozephalus ist also das Liquorvolumen im Schädel vermehrt, ohne dass dieses auf einem primären

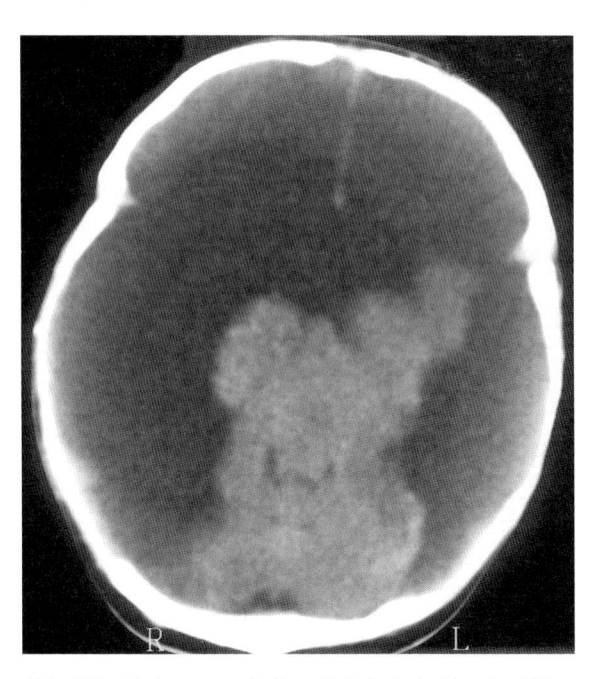

Abb. 6.3 Hydranenzephalie mit Aplasie beider Großhirnhemisphären bei einem 2 Monate alten Kind mit pathologischer Zunahme des Kopfumfangs. Restliche Anteile beider Thalami und des Okzipitalhirns sind erhalten.

Hirngewebsschwund (Hirnatrophie) oder einer Fehlanlage des Gehirns (Hydranenzephalie) (Abb. 6.3) beruht.

Im Allgemeinen findet sich pathologisch-anatomisch eine Erweiterung der Hirnkammern, der sog. inneren Liquorräume. Diese entwickelt sich meistens auf dem Boden einer Obstruktion im Verlauf der Liquorzirkulationswege bzw. einer Beeinträchtigung der Liquorresorption, sehr selten auf dem Boden einer Steigerung der Liquorsekretion, wie z.B. beim Tumor des Plexusgewebes, dem Plexuspapillom.

Es kommt zu einem Missverhältnis der Mengen von Liquorproduktion und -resorption. Die Liquormenge nimmt zu, durch Entwicklung transzerebraler Druckgradienten erweitern sich die Hirnkammern (Hakim u. Hakim 1984). Die radial auf das Hirngewebe einwirkenden Kräfte nehmen zu. Das an die Ventrikelwände angrenzende Hirngewebe wird komprimiert, Hirndurchblutung und Hirnstoffwechselaktivität nehmen ab. Zunächst leiden Sauerstoff- und Glucoseaufnahme, bei länger einwirkender Drucksteigerung die regionale Proteinsynthese mit der Folge eines Verlusts an Hirneiweißen, insbesondere an Myelin. Auf diesem Myelinverlust beruhen die chronischen Störungen der Hirnfunktionen.

Mit zunehmender Erschöpfung der intrakraniellen Raumreserve kommt es zu spontanen Anstiegen des Ventrikelliquordrucks in Form sog. A- oder Plateau-Wellen oder von sog. B-Wellen (1–3/Sekundewellen).

Bleibt der Liquordruck über einen Zeitraum von einigen Wochen erhöht, so besteht die Gefahr eines irreversiblen Hirngewebsschwunds, einer sekundären Hirngewebsatrophie (Abb. 6.4–6.6).

Wird das Hirngewebe aber durch Anlage einer Liquordrainage rechtzeitig entlastet, so bleibt die Chance einer Wiederentfaltung des Hirngewebsmantels und einer Erholung der gestörten Hirngewebsfunktionen.

Ätiologie und Formen des Hydrozephalus

Ein Hydrozephalus ist angeboren (*konnatal*), wenn er sich entweder schon in utero entwickelt oder sich bald nach der Geburt manifestiert. Er ist *erworben*, wenn er durch eine äußere Ursache vor- oder nachgeburtlich entsteht. Unter dem Aspekt der Liquorzirkulation ist es sinnvoll, 2 ursächlich für die Entstehung des Hydrozephalus verantwortliche Prozesse zu unterscheiden:
- Prozesse, die den Liquorfluss in den äußeren Liquorräumen verlegen. Hier spricht man vom *kommunizierenden Hydrozephalus*.
- Prozesse, die durch die Behinderung des Liquorflusses im Bereich der Hirnkammern oder der Verbindungswege (Foramina Monroi, Aquädukt; Foramen Magendii) zum *nichtkommunizierenden Hydrozephalus* führen.

Die Häufigkeit des konnatalen, während der ersten 3 Lebensmonate in Erscheinung tretenden Hydrozephalus liegt bei 3–4 auf 1000 Geburten. Der konnatale Hydro-

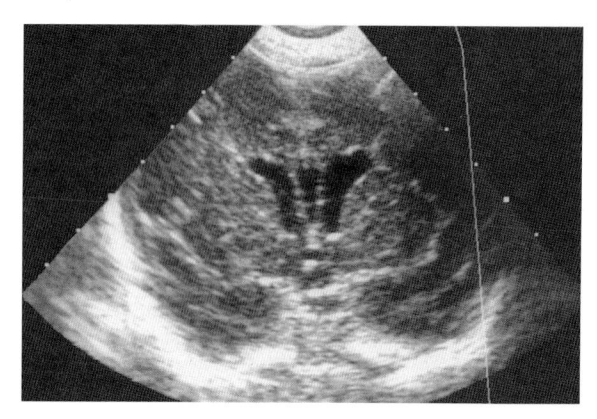

Abb. 6.**4** Ultraschall-B-Bild des Schädels bei einem Frühgeborenen der 30. SSW.

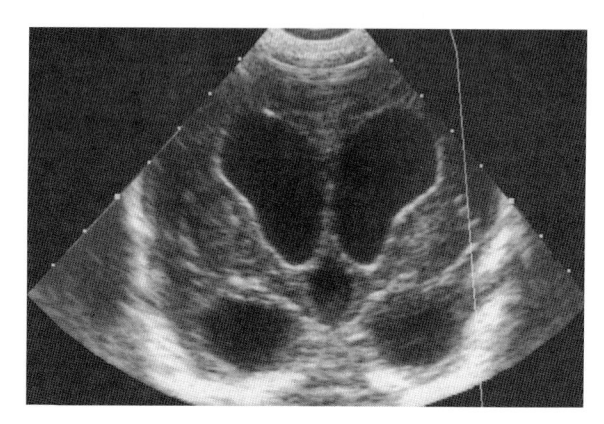

Abb. 6.**5** Erst 3 Wochen später erkannte Entwicklung eines Hydrozephalus.

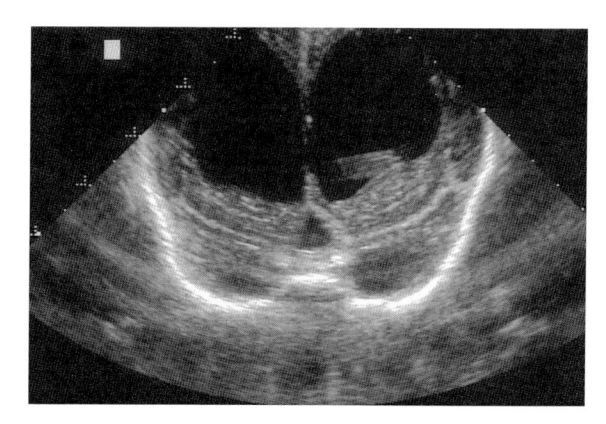

Abb. 6.**6** 3 Monate nach Anlage eines ventrikuloperitonealen Shunts und im weiteren Verlauf persistierende Erweiterung der Hirnkammern.

zephalus ist 3-mal häufiger als der erworbene (Milhorat 1978). Seine Ursache bleibt oft unklar (Schauseil-Zipf u. Mitarb. 1987).

Bei einer kleineren Zahl der Kinder spielen Mangelernährung der Mutter, Toxine, Strahlenexposition, intrauterine Infektionen, Toxoplasmose, Virus- oder Staphylokokkeninfektionen eine Rolle.

Der *angeborenen Form* liegen am häufigsten zugrunde:
- Verschluss oder Verengung (Stenose) des Aquädukts,
- andere Fehlbildungen des ZNS wie spinale Spaltbildung (Myelozele, Enzephalozele), Arnold-Chiari-Syndrom, Balkenmangel oder Dandy-Walker-Zyste. Seltener finden sich Gefäßmissbildungen, Arachnoidalzysten und kongenitale Tumoren.

Häufigste Ursachen eines *erworbenen Hydrozephalus* sind:
- spontane intrakranielle Blutungen,
- Meningitiden,
- Ventrikulitiden.

Intrakranielle Blutungen sind beim unreifen Neugeborenen Grundlage der Entwicklung eines akuten oder chronischen posthämorrhagischen Hydrozephalus. Bei 30–60 % der unreifen Neugeborenen mit einem Geburtsgewicht unter 1500 g wurden in früheren Jahren intrakranielle Blutungen nachgewiesen. Erst nach der 32. SSW werden diese seltener diagnostiziert. Die Unreife des Kindes und die während der Wehentätigkeit auf den weichen Schädel einwirkenden Kräfte sind wesentliche Faktoren für die Entstehung der Blutungen. Diese können sonographisch unmittelbar nach der Geburt oder innerhalb der ersten 48 Stunden zeitgleich mit einer klinischen Verschlechterung nachgewiesen werden.

Bei 64 % der unreifen Neugeborenen fanden sich computertomographisch intrakranielle Blutungen in Hirngewebe und Ventrikeln. Trotz aggressiver Behandlung mit serieller Lumbalpunktion, Ventrikeldrainage und antifibrinolytischer Therapie werden etwa 70 % dieser Kinder shuntpflichtig (Brockmeyer u. Mitarb. 1989, Weninger u. Mitarb. 1992).

Seltener ist der postmeningitische Hydrozephalus beim Früh- oder Neugeborenen als Folge einer bakteriellen Meningitis durch gramnegative, beim älteren Kind als Folge z. B. einer Otitis oder Mastoiditis mit grampositiven Erregern. Wie nach Blutungen kommt es zu einer Fibrose der weichen Hirnhäute, vor allem an der Hirnkonvexität.

Klinik

Die Hirnkammern des *Frühgeborenen und des unter 7 Monate alten Kindes* können wegen der noch bestehenden strukturellen Schwäche des Hirngewebes infolge unvollständiger Reifung und einem Mangel an Hirnstützgewebe eine größere Liquormenge aufnehmen, ohne dass der Liquordruck wesentlich ansteigt. Die Weite der Hirnkammern, insbesondere die der hinteren Abschnitte, nimmt daher zu, ohne dass sich klinische Symptome entwickeln müssen (Shapiro u. Mitarb. 1985). Da Schädelnähte und Fontanellen noch nicht verschlossen sind, ist nach weiterer Zunahme der Hirnkammerweite über längere Zeit häufig eine auffallende *Vergrößerung des Kopfumfangs* alleiniges *Frühsymptom*.

Erst *später* treten weitere Symptome wie:
- Vorwölbung der vorderen Fontanelle,
- Erweiterung der Hautvenen im Stirn- und Schläfenbereich,
- Trinkschwäche,
- Verzögerung der Entwicklung.

Im *fortgeschrittenen Stadium* der Dekompensation kommt schließlich der sog. *Sonnenuntergangsblick* hinzu.

Mit Hilfe der Sonographie ist schon in den frühen Schwangerschaftsstadien die Diagnose des konnatalen Hydrozephalus möglich. Bei früher Diagnosestellung in der 20.–25. Gestationswoche ist eine Differenzialdiagnose zwischen einer Ventrikulomegalie, d. h. einer einfachen Ventrikelerweiterung, und einem fetalen Hydrozephalus mit progredienter Ventrikelerweiterung und Entwicklung eines Makrozephalus nur durch regelmäßige Verlaufskontrollen möglich.

Entwickelt sich die Liquorzirkulationsstörung später, *nach Abschluss des 2. Lebensjahrs*, so steht der Hirnkammererweiterung infolge fortschreitender Reifung der weißen Hirnsubstanz und des Hirnstützgewebes, des abnehmenden Hirnwassergehalts sowie der Verknöcherung von Fontanellen und Schädelnähten ein zunehmend größerer Widerstand entgegen. Infolgedessen nehmen Compliance der Ventrikelwände und intrakranielle Raumreserve ab.

Bei einer akuten Blockade der Liquorzirkulation z. B. durch Tumoren im Bereich des Foramen Monroi oder des IV. Ventrikels, akute Meningitis, traumatische Ventrikelblutung oder plötzlichen Verschluss eines Shuntsystems kann jetzt schon bei mäßig erweiterten Hirnkammern der Ventrikelliquordruck steil ansteigen und *typische „Hirndrucksymptome"* hervorrufen wie:
- anfallsartige, nächtliche Kopfschmerzen,
- Erbrechen,
- Stauungspapille,
- Abduzensparese mit Doppelbildern.

Bleibt eine sofortige Behandlung aus, so können sich rasch *Symptome einer Mittelhirn- oder Hirnstammkompression* entwickeln mit
- Bewusstlosigkeit,
- Streckkrämpfen,
- Pupillen- und Atemstörungen,

im Extremfall mit tödlichem Ausgang.

Bei langsamer, *im Verlauf einiger Wochen sich entwickelnder Liquorabflussblockade* wirken kompensatorische Anpassungen, wie Abnahme des Hirnblutvolumens, langsame Erweiterung der Hirnkammern, transependymale Liquorresorption und Hirnsubstanzschwund einem kritischen Anstieg des Ventrikelliquordrucks entgegen.

Klinische Symptome sind:
- diffuse oder bifrontale Kopfschmerzen,
- psychisch-intellektuelle Verlangsamung und Verhaltensstörungen,
- fortschreitender Sehverlust infolge Stauungspapille mit nachfolgender Optikusatrophie,
- ein- oder beidseitige Abduzensparese.

Bei chronischer Ventrikelerweiterung:
- spastische Paraparese,
- hormonelle Störungen mit dem Bild des Infantilismus oder der Pubertas praecox.

Bei *chronischer Verlaufsform des Hydrozephalus* kann der Ventrikelliquordruck schließlich in den normalen Bereich zurückkehren, eventuell unterbrochen von kurzzeitigen Druckanstiegen vorwiegend während des Schlafs oder während fieberhafter Erkrankungen.

Da jedoch der effektive Liquordruck in den Hirnkammern etwas höher bleibt als der umgebende Hirngewebsdruck, kann die Erweiterung der Hirnkammern weiter fortschreiten. Nicht selten ist dieser Vorgang nur an diskreten Symptomen erkennbar, wie:
- vergrößertem Kopfumfang bei leichter geistiger Retardierung,
- im Handlungsteil vermindertem IQ,
- verminderter Lernfähigkeit bei auffallender Zungenfertigkeit („Cocktail-Party"-Persönlichkeit),
- leichter spastischer Paraparese.

Diese Form des Hydrozephalus wird häufig erst sehr spät erkannt.

Therapie

Die medikamentöse Drosselung der Liquorproduktion bringt in der Regel keinen dauerhaften Erfolg, da meist eine Störung der Liquorresorption vorliegt.

Beim frühkindlichen Hydrozephalus lassen sich durch kombinierte Gabe von Azetazolamid und Furosemid (Shinnar u. Mitarb. 1985) oder Isosorbid (Lorber 1973) meist nur kurzfristige Minderungen der Liquorproduktionsrate erzielen, um z.B. eine passagere Liquorresorptionsstörung zu überbrücken oder bei einem noch unreifen Frühgeborenen die Anlage des Shunts auf einen günstigeren Zeitpunkt zu verschieben (Lorber 1973).

Beim posthämorrhagischen Hydrozephalus des unreifen Frühgeborenen stellt die temporäre externe Liquordrainage eine wertvolle Behandlungsmethode dar. Sie zielt auf eine Kontrolle der gestörten Liquordynamik bis zum Erreichen eines Reifezustands, der die risikoarme Anlage eines internen Shuntsystems erlaubt. Vermieden werden heimliche Shuntdysfunktion, Hautnekrosen und zu hohes Operationsrisiko. Gegenüber der Methode, den Liquordruck durch regelmäßige Lumbalpunktionen oder Punktionen eines implantierten Liquorreservoirs zu senken, wird der Liquordruck gleichmäßig auf eine steuerbare Höhe gesenkt (Richard u. Mitarb. 1983). Klinischer Maßstab einer wirksamen Drainage ist die Normalisierung der Schädelwachstumskurve.

Die früher geübte Resektion oder Koagulation von Plexusgewebe wurde nach Verbesserung der endoskopischen Technik in den letzten Jahren wieder aufgegriffen (Griffith 1986).

Die stereotaktisch-endoskopisch geführte vordere Ventrikulozisternostomie, durch die eine Verbindung zwischen drittem Ventrikel und der präpontinen Zisterne hergestellt wird, hat ihre Indikation bei der Aquäduktstenose des älteren Kindes oder Jugendlichen, sofern gesichert werden kann, dass basale Zisternen und Subarachnoidalräume durchgängig sind (Hoffman u. Mitarb. 1981; Jack u. Kelly 1989). Nach Einführung ventilgesteuerter Shuntsysteme wurde zunächst der sog. ventrikuloatriale Shunt, d. h. die Ableitung des Liquors in den rechten Vorhof, bevorzugt. Thrombembolische Komplikationen und Sepsis waren jedoch schwere, nicht selten tödliche Komplikationen. Seit Ende der 70er Jahre wurde daher der ventrikuloperitoneale Shunt bevorzugt, d. h. die Ableitung des Ventrikelliquors in die Bauchhöhle.

■ Komplikationen der Shunttherapie

Intensivmedizinisch relevante Komplikationen der Shunttherapie sind:
- akute Shuntinsuffizienz,
- hypertensives Schlitzventrikelsyndrom,
- Syndrom des isolierten IV. Ventrikels,
- Shuntinfektion.

Akute Shuntinsuffizienz

Eine akute Shuntinsuffizienz durch Blockade oder Dislokation des Ventrikelkatheters oder des distalen Abdominal- oder Herzkatheters kann beim älteren Kind mit verschlossenen Schädelnähten innerhalb weniger Stunden zu einem lebensbedrohlichen Anstieg des Ventrikelliquordrucks führen. Besonders gefährdet sind Kinder mit den typischen *Zeichen einer chronischen Liquorüberdrainage*, d. h.:
- engem Ventrikelsystem,
- hochgradiger Verdickung der Schädelkalotte,
- dolichozephaler Schädelkonfiguration.

Shuntabhängige Kinder mit Entwicklung einer chronischen subependymalen Gliose, computertomographisch erkennbar an engen und starrwandigen sowie oft kaum noch expandierenden Ventrikeln, leiden an einer erheblichen Einschränkung der intrakraniellen Raumreserve. Die Volumen-Druck-Kurve hat einen wesentlich steileren Verlauf als bei normaler Hirnmanteldicke (Shapiro u. Fried 1986). Bei einer akuten Shuntobstruktion entwickelt sich daher rasch eine progrediente Hirndrucksymptomatik. Diese ist durch Reizbarkeit, Vigilanzschwankungen, Kopfschmerzen,

Erbrechen, Abduzensparese oder vertikale Blickparese charakterisiert. Die fortlaufende Druckmessung zeigt ansteigende Hirndruckwerte, gelegentlich auch an Höhe und Dauer zunehmende Plateauwellen.

Bei diesen Patienten muss umgehend eine Druckentlastung durch Shuntrevision, oder Anlage einer externen Ventrikeldrainage – im äußersten Notfall mit Hilfe einer bettseitigen perkutanen Nadeltrepanation – erfolgen.

Das CT des Schädels zeigt nicht selten nur mäßig erweiterte Ventrikel, evtl. mit fehlender Darstellung der basalen Zisternen, der kranialen Subarachnoidalräume und im Extremfall, als Folge einer Einklemmung der posterioren Hirnarterien, eine okzipitale Hypodensität.

Die bei der bisherigen Shunttechnik sehr häufige Entwicklung von anormal engen Ventrikeln, sog. Schlitzventrikeln, bleibt aber in den meisten Fällen symptomlos.

Schlitzventrikelsyndrom SVS

Kommt es aber zur Entwicklung klinischer Symptome in Form von Kopfschmerzen, rascher Erschöpfbarkeit, Übelkeit, Erbrechen und Doppeltsehen, so spricht man von einem SVS. Treten diese Symptome nur in aufrechter Körperstellung auf und bilden sich diese in horizontaler Lage rasch zurück, so ist ein SVS mit Liquorunterdruck, ein *hypotensives SVS*, anzunehmen. Verstärken sich diese nach dem Hinlegen, so besteht wahrscheinlich ein SVS mit Liquordrucksteigerung, ein *hypertensives SVS* (Richard u. Sanker 1993). Besteht bereits eine Stauungspapille, so muss zur Rettung des Visus unverzüglich eine Druckentlastung erfolgen, evtl. durch Anlage einer lumbalen Liquordrainage bei gleichzeitigem Monitoring des Schädelinnendrucks (Richard u. Heimann 1983). Die neuerliche Möglichkeit einer shuntintegrierten telemetrischen Liquordruckmessung (Richard u. Mitarb. 1999) hat die diagnostische Sicherheit, ein behandlungspflichtiges SVS frühzeitig zu erfassen, beträchtlich verbessert.

Isolierter IV. Ventrikel

Nach Ventrikelblutungen, Meningitiden oder Ventrikulitiden sowie bei chronisch überdrainierten Hydrozephaluspatienten kann sich durch Verklebung oder funktionellen Kollaps des Aquädukts ein sog. isolierter IV. Ventrikel entwickeln (Oi u. Matsumoto 1986) (Abb. 6.**7** u. 6.**8**).

Da der Plexus des IV. Ventrikels kontinuierlich Liquor bildet, kommt es zu einer progredienten Erweiterung dieses Hirnkammerabschnitts und klinisch zur Entwicklung einer zerebellären Symptomatik (Scotti u. Mitarb. 1980, O'Hare u. Mitarb. 1987) in Form von:
- Ataxie,
- Nystagmus,
- Doppeltsehen,
- Dysarthrie.

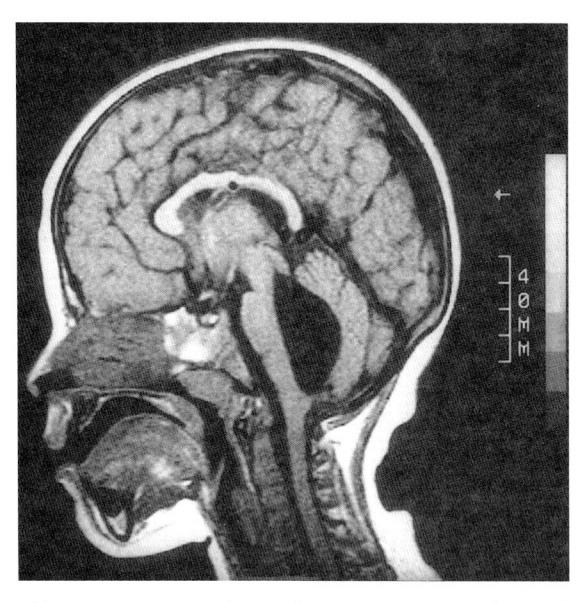

Abb. 6.**7** Syndrom des isolierten IV. Ventrikels nach shuntbedingter Liquorüberdrainage der hydrozephal erweiterten Hirnkammern mit Ausbildung von supratentoriellen Schlitzventrikeln. 1 Jahr nach Shuntanlage zeigt das MRT neben den supratentoriell schlitzförmigen Ventrikeln infratentoriell einen raumfordernd erweiterten IV. Ventrikel.
Klinisch: Nach zunehmenden Verhaltensstörungen plötzliches Hinstürzen („drop attacks"), verstärktes Innenschielen und Erbrechen.

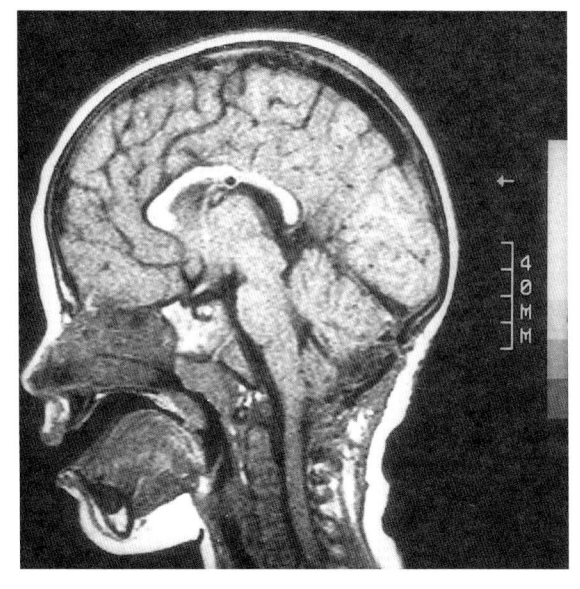

Abb. 6.**8** Syndrom des isolierten IV. Ventrikels nach shuntbedingter Liquorüberdrainage der hydrozephal erweiterten Hirnkammern mit Ausbildung von supratentoriellen Schlitzventrikeln. Nach Ableitung des erweiterten IV. Ventrikels durch Anschluss an den bereits liegenden supratentoriellen Shunt 2 Monate später im MRT wieder normale Weite des IV. Ventrikels und Rückbildung der klinischen Symptomatik.

Bei Verdacht auf einen nur funktionellen Verschluss des Aquädukts zielt die Behandlung auf Reduktion der supratentoriellen Überdrainage durch Erhöhung des Ventilöffnungsdrucks und/oder Einbau eines sog. Antisiphonventils; bei Verdacht auf morphologische Obstruktion wird die Beseitigung des Verschlusses durch einen endoskopischen Eingriff angestrebt. Ist dieses nicht möglich, so wird zusätzlich der IV. Ventrikel über das bereits liegende Shuntsystem abgeleitet.

Shuntinfektion

Der postmeningitische Hydrozephalus oder die Shuntinfektion mit akuter Meningitis und Ventrikulitis stellen intensivmedizinisch oftmals schwierige Behandlungsprobleme dar, vor allem, wenn sich ein gekammerter Hydrozephalus entwickelt (Kalsbeck u. Mitarb.. 1980).

In diesen Fällen ist die Anlage einer Ventrikeldrainage erst dann sinnvoll, wenn es gelungen ist, durch einen endoskopischen Eingriff eine ausreichend breite Kommunikation zwischen den neu entstandenen Ventrikelkompartimenten herzustellen.

Außerdem kann die Liquorproduktion nach einer durch gramnegative Erreger, z. B. Klebsiellen, hervorgerufenen Ventrikulitis als Folge der nekrotisierenden Entzündung der Plexuszotten nachlassen bzw. ganz versiegen (Breeze u. Mitarb. 1989).

Die Prognose der Kinder, die eine Shuntinfektion erleiden, scheint, insbesondere wenn es sich um gramnegative Erreger handelt, deutlich schlechter zu sein als die der Kinder, die vor einer Infektion bewahrt bleiben (McLone u. Mitarb. 1982). Hieraus leitet sich die Forderung ab, dass die Behandlung der durch eine Liquorinfektion gefährdeten Patienten mit externer Ventrikeldrainage eine intensivmedizinische Aufgabe ist.

■ Maßnahmen bei Shuntinfektion
G. Gräfe

Infektionen sind meist durch Staphylococcus epidermidis und/oder Staphylococcus aureus bedingt und treten in 75 % der Fälle im ersten Monat nach Shuntanlage auf (Richard 1997). Der Wert einer perioperativen Antibiotikatherapie (Cefotiam [Spicef] 100 mg/kg KG) ist noch nicht endgültig belegt. Bei Nachweis von Staphylococcus epidermidis empfiehlt sich die Gabe von Vancomycin (40 mg/kg KG) oder Fosfomycin (100–300 mg/kg KG) (Schärli 1991). Bei Verwendung neuartiger Shuntsysteme mit weitaus glätterer Oberfläche als die bekannten Silikone soll sich die Keimbesiedlung um 90 % verringern, gleichzeitig soll sich die Aufnahme einer vor Implantation in den Shunt injizierten antibiotischen Lösung um das 9fache erhöhen (Richard 1997).

Klinik

- Meningismus,
- Berührungsempfindlichkeit,
- Wesensveränderung,
- schrilles Schreien,
- nicht selten auch Hautrötung im Ableitungsverlauf.

Diagnostik

- Blutkultur, Differenzialblutbild, BSG, CRP,
- Sonographie,
- CT,
- Röntgenübersicht der Ableitungsstrecke (Ausschluss Dysfunktion),
- Liquoruntersuchung.

Die Liquoruntersuchung ist für die Diagnose beweisend.

Therapie

Die Behandlung der Infektion besteht:
- in der Entfernung des infizierten Shunts,
- der Anlage einer äußeren Liquordrainage,
- i. v., evtl. auch intrathekaler Antibiotikatherapie (bis Antibiogramm bekannt: Vancomycin 40 mg/kg KG als Kurzinfusion in 3 ED, Neugeborene und Säuglinge 15 mg/kg KG) bis zum vollständigen Abklingen der Entzündungsparameter in Blut und Liquor.

Vor Implantation eines neuen Shunts werden 3 sterile Liquor- bzw. Blutkulturen gefordert.

Literatur

Ahmadi J, Tung H, Giannonotta SL, et al. (1993) Monitoring of infectious intracranial aneurysms by sequential computed tomographic/magnetic resonance imaging studies. Neurosurgery 32: 45–50

Ahn TG et al. (1986) Familial isolated hypoparathyroidism: A molecular genetic analysis of 8 families with 23 affected persons. Medicine 65: 73–78

Aicardi J (1989) Epilepsy in children. Raven Press, New York: 212–232

Aicardi J, Chevrie JJ (1989) Status epilepticus. Pediatrics 84: 939

Allen DB (1994) Disorders of the endocrine system relevant to pediatric critical illness. In: Fuhrman, BP, Zimmerman, JJ (eds.) Pediatric Critical Care. Mosby Year Book, St. Louis, Baltimore, Boston: 781–784

Annegers JF, Hauser WA, Shirts SB, et al. (1987) Factors prognostic of unprovoked seizures after febrile convulsions. N Engl J Med 316: 493–498

Arieff AE, Massry SG, Barrientos A, Kleeman CR (1978) Brain, water and electrolyte metabolism in uremia: effects of slow and rapid hemodialysis. Kidney Int 4: 177–187

Arnold A, et al. (1990) Mutation of the signal peptide-encoding region of the preproparathyroid hormone gene in familial isolated hypoparathyroidism. J Clin Invest 86: 1084–1089

Arrowsmith JB, Kennedy DL, Kuritzky JN, Faich GA (1987) National patterns of aspirin use and Reye syndrome reporting. United States 1980 to 1985, Pediatrics 79: 858–862

Bacon CJ, Hall, MS (1992) Haemorrhagic shock encephalopathy syndrome in the British Isles. Arch Dis Child 67: 985–993

Barron TF, Gusnard DA, Zimmerman RA, et al. (1992) Cerebral venous thrombosis in neonates and children. Pediatr Neurol 8: 112–116

Benador GH : Eur J Pediat 149 (1990) 555–559

Berg AT, Shinnar S, Hauser WA, et al. (1990) Predictors of recurrent febrile convulsions. A meta-analytic review. J Pediatr 116: 329–337

Bergman I, Bauer E, Barmada MA, et al. (1985) Intracerebral hemorrhage in the term neonatal infant. Pediatrics 75: 488–496

Bolton CF, Young GB (1990) Neurological complications of renal disease. Butterworths, Boston

Bousounis DP, Camfield RP, Wolf B (1993) Reversal of Brain Atrophy with Biotin Treatment in Biotinidase Deficiency. Neuropediatrics 24: 214–217

Bowcock AM, et al. (1988) Eight closely linked loci place the Wilson Disease locus within 13q14-q21. Am J Hum Genet 43: 664–668

Bradley KC (1970) Cerebrospinal fluid pressure. J Neurol Neurosurg Psychiat 33: 387–397

Breeze RE, McComb JH, Hyman S (1989) Cerebrospinal fluid formation in acute ventriculitis. J Neurosurg 70: 619–622

Brockmeyer DL, Wright LC, Walker ML (1989) Management of posthemorrhagic hydrocephalus in the low-birth-weight preterm neonate. Pediatr Neurosci 15: 302–310

Brourman ND, Spoor TC, Ramocki JM (1988) Optic nerve sheath decompression for pseudotumor cerebri. Arch Ophthalmol 106: 1378–1383

Bühler UK (1980) Erkrankungen der Schilddrüse. In: Bachmann K-D, Ewerbeck H, Kleihauer E et al. (eds.) Pädiatrie in Praxis und Klinik. Gustav Fischer Verlag, Stuttgart, New York: 1. Aufl.

Ceyhan M, Erdem G, Kanra G, et al. (1994) Lymphoma with bilateral cavernosa sinus involvement in early childhood. Pediatr Neurol 10: 67–69

Chapman AB, Rubinstein D, Hughes R, et al. (1992) Intracranial aneurysms in autosomal dominant polycystic kidney disease. N Engl J Med 327: 916–920

Clevenbergh, P, Brohee, P, Velu P, et al. (1997) Infectious mononucleosis complicated by transverse myelitis. detection of the viral genome by polymerase chain reaction in the cerebrospinal fluid. J Neurol 244/9: 592–594

Collins JE, Nicholson NS, Dalton N, Leonard JV (1993) Biotinidase Deficiency: Early Neurological Presentation. Developmental Med Child Neurol 124: 268–270

Conway E, Singer L (1991) Hemorrhagic shock and encephalopathy: An entity similar to heatstroke. Am J Dis Child 145: 720–725

Conway E, Varlotta L, Singer L, et al. (1990) Hemorrhagic shock and encephalopathy: Is it really a new entity? Pediatr Emerg Care 6: 131–134

Corbett JJ, Nerad JA, Tse DT, Anderson RL (1988) Results of optic nerve sheath fenestration for pseudotumor cerebri. The lateral orbitotomy approach. Arch Ophthalmol 106: 1391–1397

Crain EF, Bernstein LJ (1990) Pediatric HIV infection for the emergency physician: Epidemiology and overview. Pediatr Emerg Care 6: 214

Crawford TO, Mittchell WG, Fishman LS, et al. (1988) Very high dose phenobarbital for refractory status epilepticus in children. Neurology 38: 1035

Czernichow P, Robinson AG (1985) Diabetes insipidus in man. Frontiers of Hormone Research, Bd. XIII, Karger, Basel

Davson H, Welch K, Segal MB (1987) Physiology and pathophysiology of the cerebrospinal fluid. Churchill Livingstone, Edinburgh

DeGroot LJ (1989) Diagnostic approach and management of patients exposed to irradiation to the thyroid. J Clin Endocrinol Metabol 69: 925–931

Deutsche Gesellschaft für pädiatrische Infektiologie (DGPI) (1997) Handbuch. Infektionen bei Kindern und Jugendlichen. 2.Aufl., Futuramed, München

Deutsche Liga zur Bekämpfung des hohen Blutdruckes e.V. (1992) Empfehlungen zur Hochdruckbehandlung in der Praxis und zur Behandlung hypertensiver Notfälle. 10. Auflage, Heidelberg. S. 5–6

Einhaupt KW, Villringer A, Meister W, et al. (1991) Heparin treatment in sinus venous thrombosis. Lancet 338: 597–600

Forster J, Kaiser R (1996) Frühsommermeningoenzephalitis (FSME). Monatsschr Kinderheilkd 144: 426–434

Frank E, Zusman E (1990) Aneurysms of the distal cerebral in infants. Pediatr Neurosurg 16: 179–182

Friedrich W (1987) Biotin. In: Friedrich W (Hrsg.) Handbuch der Vitamine. Urban und Schwarzenberg, München, Wien, Baltimore

Frisoni GB, DiMonda V, Bariselli M (1990) Stroke due to paradoxical embolism. Ital J Neurol Sci 11: 61–64

Ginat-Israeli T, Huvitz H, Klar A, et al. (1993) Deteriorating Neurological and Neuroradiological Course in Treated Biotinidase Deficiency. Neuropediatrics 24: 103–106

Giuseffi V, Wall M, Siegel PZ, Rojas PB (1991) Symptoms and disease associations in idiopathic intracranial hypertension: a case-control study. Neurology 41: 239–244

Govaert P, Achten E, Vanhaesebrouck P, et al. (1992) Deep cerebral venous thrombosis in thalamo-ventricular hemorrhage of the term newborn. Pediatr Radiol 22: 123–127

Griffith HB (1986) Endoneurosurgery: Endoscopic intracranial surgery. Advances and Technical Standards in Neurosurgery 14: 3–24

Grosch-Wörner I, et al. (1993) Zwischenergebnisse einer multizentrischen Studie zur Langzeitbetreuung HIV-exponierter und -infizierter Kinder. Monatsschr Kinderheilkd 141: 227–236

Haas RH (1988) Thiamin and the brain. Ann Rev Nutr 8: 483–515

Hack M, Horbar JD, Malloy MH, et al. (1991) Very low birth weight outcomes of the national institute of child health and human development neonatal network. Pediatrics 87: 587–597

Hacke W, Zeumer H (1986) Herpes-simplex-Enzephalitis. Dtsch Med Wochenschr 111: 23–25

Hakim S, Hakim C (1989) A biomechanical model of hydrocephalus and its relationship to treatment. In: Shapiro K, Marmarou A, Portnoy H (eds.): Hydrocephalus. Raven Press, New York: pp 143–160

Handrick W, Noack R (1998) Akute Infektionen der Meningen und des Hirns bei Kindern I. Kinderarzt 29: 1247–1251

Harms K, Herting E, Krohn M, et al. (1996) Intrakranielle Blutungen bei Frühgeborenen-Inzidenz und perinatale Risikofaktoren. Monatsschr Kinderheilkd 144: 387–395

Haymond MW (1989) Hypoglycemia in infants and children. Endocrinol Metab Clin N Am 18: 211–252

Heafner MD, Duncan CC, Kier L, et al. (1985) Intraventricular hemorrhage in a term neonate secondary to a third ventricular AVM. J Neurosurg 63: 640–643

Herman JM, Rekate HL, Spetzler RF (1991) Pediatric intracranial aneurysms: Simple and complex cases. Pediatr Neurosurg 17: 66–72

Heubi JE, Partin JC, Partin JS, Shubert WK (1987) Reye's syndrome: Current concepts. Hepatology 7: 155–158

Hirtz DG, Nelson KB, Ellenberg JH (1983) Seizures following childhood immunizations. J Pediatr 102: 14–18

Hoffman HJ, Harwood-Nash D, Gildy DL, Craven MA (1981) Percutaneous third ventriculostomy in the management of noncommunicating hydrocephalus. Concepts Pediatr Neurosurg 1: 87–106

Horowitz M, Purdy P, Unwin H, et al. (1995) Treatment of dural sinus thrombosis using selective catheterisation and urokinase. Ann Neurol 38: 58–67

Hunkert F, Nietzschmann U, Kess W. In: Hoepffner W (Hrsg.): Pädiatrie in Schlagworten. J A Barth (1999) 455–460

Imai WK, Everhart FR, Saners JM (1982) Cerebral venous sinus thrombosis: Report of a case and review of the literature. Pediatrics 70: 965–970

Isensee C, Reul J, Thron A (1994) Magnetic resonance imaging of thrombosed dural sinuses. Stroke 25: 29–34

Ito M, Yoshihara M, Ishii M, et al. (1992) Cerebral aneurysms in children. Brain Dev 14: 263–268

Jack CRjr, Kelly PJ (1989) Stereotactic third ventriculostomy: Assessment of patency with MR imaging. AJNR 10: 515–521

Johnston I, Besser M, Morgan MK (1988) Cerebrospinal fluid diversion in the treatment of benign intracranial hypertension. J Neurosurg 69: 195–202

Keller-Stanislawski B, Harder S, Rietbrock N (1991) Pharmakokinetik der Vitamine B1, B6 und B12 nach einmaliger und wiederholter intramuskulärer und oraler Applikation. In: Pharmakologie und klinische Anwendung hochdosierter B-Vitamine, Steinkopf Verlag, Darmstadt

Kirschstein M, Aksu F, Tegtmeyer F (1991) Hämorrhagisches Schock- und Enzephalopathiesyndrom im Säuglings- und Kleinkindesalter. Monatsschr Kinderheilkd 139: 105–109

Kopitnik TA, Samson DS (1993) Management of subarachnoid haemorrhage. J Neurol Neurosurg Psychiatry 56: 947–959

Levin M, Kay J, Gould J, et al. (1983) Haemorrhagic shock and encephalopathy: A new syndrome with a high mortality in young children. Lancet 2: 64–67

Lewis HM, Parry JV, Parry RP, et al. (1979) Role of viruses in febrile convulsions. Arch Dis Child 54: 869–876

Lorber J (1973) Isosorbide in the medical treatment of infantile hydrocephalus. J Neurosurg 39: 702–711

Lorenzo AV, Page LK, Watters GV (1970) Relationship between cerebral fluid formation absorption and pressure in human hydrocephalus. Brain 93: 679–692

Lovvejoy FH, Smith AL, Bresnan MJ, et al. (1974) Clinical staging in Reye Syndrome. Amer J Dis Child 128: 36–41

Machlin LJ (1991) Vitamin E. In: Machlin LJ (eds.) Handbook of Vitamins. Marcel Dekker, New York, Basel

Marx SJ (1990) Familial hypocalciuric hypercalcemia. In: Favus MJ (ed) Primer on the Metabolic Bone Disease and Disorders of Mineral Metabolism. William Byrd Press

Maytal J, et al. (1988) Low morbidity and mortality of status epilepticus in children. Pediatrics 83: 323

McComb JH, Hyman S (1990) Lymphatic drainage of cerebrospinal fluid in primate. In: Johansson BB, Owman C, Widner H (eds) Pathophysiology of blood-brain barrier. Elsevier Science Publishers: pp 421–438

McLone DG, Czyewski D, Raimondi AJ, Sommers RC (1982) Central nervous system infections as a limiting factor in the intelligence of children with myelomeningocele. Pediatrics 70: 338–342

Meier P (1990) Schweiz med Wschr 120: 553–556

Mercier P, Alhayek G, Rizk T, et al. (1994) Are calcium antagonists really useful in cerebral aneurysmal surgery? A retrospective study. 34: 30–37

Meyding-Lamade U, Hanley DF, Sköldenberg B (1994) Herpesvirus Encephalitis. In: Hacke W (ed.) Neurocritical Care, Springer pp 455–467

Milhorat ThH (1978) Pediatric neurosurgery. Davis Company, Philadelphia

Mizrahi EM, Kellaway P (1987) Characteristics and classification of neonatal seizures. Neurology 37: 1837

Mofenson LM, et al. (1993) Effect of intravenous immunoglobulin (IVIG) on CD4+ Lymphocyte decline in HIV-infected children in a clinical trial of IVIG infection prophylaxis. J Aquir immune defic Syndr 6: 1103–1113

Monographie Nicotinamid (1989) Bundesanzeiger Nr. 148
Monographie Nicotinsäure (1990) Bundesanzeiger Nr. 76

Moser FG, Hilal SK, Abrams G, et al. (1988) MR imaging of pseudotumor cerebri. Am J Roentgenol 150: 903–909

Moses AM et al. (1992) The use of T1-weighted magnetic resonance imaging to differentiate between primary polydipsia and central diabetes insipidus. Am J Neuroradiol 13: 1273–1277

Moshe SL (1987) Epileptogenesis and the immature brain. Epilepsia 28 Suppl.: 3–15

Moshe SL, Sperber EF, Brown LL, et al. (1989) Experimental epilepsy: developmetal aspects. Cleveland Clin J Med 56: Suppl.: 92–99

Noack R, Handrick W (1999) Verdacht auf Meningitis/Enzephalitis. Kinder- und Jugendarzt 30/1: 43–48

Nussbaum SR, Potts JT (1991) Immunoassays for parathyroid hormone 1-84 in the diagnosis of hyperparathyroidism. J Bone Miner Res (suppl) 6: 43

O'Connor G, Davies TF (1990) Human autoimmune thyroid disease: A mechanistic update. Trends Endocrinol Metab 1: 266–273

O'Hare AE, Brown JK, Minus RA (1987) Specific enlargement of the fourth ventricle after ventriculoperitoneal shunt for posthemorrhagic hydrocephalus. Arch Dis Child 62: 1025–1029

Oi, Matsumoto S (1986) Isolated fourth ventricle. J Ped Neurosc 2: 125–133

Oyarzabal MF, Patel KS, Tolley NS (1992) Bilateral acute mastoiditis complicated by lateral sinus thrombosis. J Laryngol Otol 106: 535–537

Packer RJ, Berman PH (1993) Neurologic Emergencies. In: Fleisher GR, Ludwig St (eds.) Textbook of Pediatric Ernergency Medicine. 3rd ed. Williams Wilkins, Baltimore, London, München: p. 586–587

Paneth N, Pinto MJ, Gardiner J, et al. (1993) Incidence and timung of germinal matrix-intraventricular hemorrhage in low birth weight infants. Am J Epidemiol 137: 1167–1176

Parfitt AM et al. (1991) Asymptomatic primary hyperparathyroidism discovered by multichannel biochemical screnning: Clinical course and considerations bearing on the need for surgical intervention. J Bone Miner Res (suppl) 6 S 97

Partin JC (1981) Reye's syndrome. Pediatric Consultant 2: Part 2

Pellicer A, Cabanas F, Garcia-Alix A, et al. (1992) Stroke in neonates with cardiac right – to – left shunt. Brain Dev 14: 381–385

Perlman JM, Rollins NR, Evans D (1994) Neonatal stroke: Clinical features and cerebral blood flow velocity measurements. Pediatr Neurol 11: 281–284

Pietrzik K, Hages M (1988) Nutzen-Risiko-Bewertung einer hoch dosierten B-Vitamintherapie. In: Rietbrock N (Hrsg.) Pharmakologie und klinische Anwendung hoch dosierter B-Vitamine. Steinkopff Verlag, Darmstadt

Prange HW (1988) Diagnostik der Herpes-simplex-Enzephalitis. Dtsch Med Wochenschr 113: 1923–1925

Ramaekers VT, Brab M, Rau G, Heimann G (1993) Recovery from Neurological Deficits Following Biotin treatment in a Biotinidase Km Variant. Neuropediatrics 24: 98–102

Reiber H, Lange P (1991) Quantification of virus-specific antibodies in cerebrospinal fluid and serum: sensitive and specific detection of antibody synthesis in brain. Clin Chem 37: 1153–1160

Rich SS, Annegers JF, Hauser WA, et al. (1987) Complex segregation analysis of febrile convulsions. Am J Hum Genet 41: 249–257

Richard KE, Günther H, Eikschen M, Hahn G (1983) Externe Liquor-Langzeitdrainage beim posthämorrhagischen Hydrocephalus des Frühgeborenen. In: Voth D (Hrsg.) Hydrozephalus im frühen Kindesalter: S. l81–186

Richard KE, Heimann G (1983) Lumbo-peritonealer Shunt beim sog. „Schlitzventrikelsyndrom". In: Voth D (Hrsg.) Hydrozephalus im frühen Kindesalter. Enke-Verlag, Stuttgart: S. 250–254

Richard KE, Sanker P (1993) ICP and TCD guided treatment of slitventricle syndrome. In: Avezaat CJJ (ed.) Intracranial Pressure VIII. Springer, Berlin: pp 871–874

Richard KE (1997) Behandlung des frühkindlichen Hydrocephalus und typischen Komplikationen. Zeitschrift der AG Spina bifida und Hydrocephalus e.V. 1/97: 15–20

Richard KE, Block FR, Weiser RR (1999) First clinical results with a telemetric shunt-integrated ICP-sensor. Neurol Res 21: 117–120

Richard KE, Block FR, Weiser RR (1999) Telemetric shunt-integrated CSF-measurement – Is it useful? Zentralbe Neurochir Suppl 11–12

Richman RA, Post EM, Notman DD et al. (1981) Simplifying the diagnosis of diabetes insipidus in children. Amer J Dis Child 135: 839–841

Riudor E, Vilaseca MA, Briones P, et al. (1989) Requirement of high biotin doses in a case of biotinidase deficiency. J Inherit Metab Dis 12: 338–339

Roach ES, Riela AR (1992) Pediatric cerebrovascular disease – a diagnostic approach. International Pediatrics 7: 161–172

Roland EH, Flodmark O, Hill A (1990) Thalamic hemorrhage with intraventricular hemorrhage in the full term neonate. Pediatrics 85: 737–742

Rosenberg M, Smith C, Beck R, et al. (1989) The efficacy of shunting procedures in pseudotumor cerebri. Neurology 39 (Suppl.): 209

Ryan SG, et al. (1991) Benign familial neonatal convulsions: evidence for clinical and genetic heterogenety. Ann. Neurol. 29: 469

Schärer K (1984) Renale Hypertonie im Kindesalter. Annales Nestle 42: 1–26

Schärli AT (1991) Komplikationen in der Kinderchirurgie. Stuttgart, Thieme: S 1–22

Schauseil-Zipf U, Dörpinghaus E, Schlensker KH, Richard KE (1987) Klinische und prognostische Aspekte des konnatalen Hydrozephalus. Monatsschr Kinderheilkd 135: 492–498

Scheinberg HI (1995) Morbus Wilson. In: Schmailzl KJG (Hrsg.) Harrison,s Innere Medizin. McGraw Hill, Berlin, Wien, Oxford

Schievink WI, Schaid DJ, Rogers HM, et al. (1994) On the inheritance of intracranial aneurysms. Stroke 25: 2028–2037

Schlüter B, Aguigah GG, Bürk GE, et al. (1991) Herpes-simplex-Enzephalitis im Kindesalter. Monatsschr Kinderheilkd 139: 457–464

Scotti G, Musgrave MA, Fitz CR (1980) The isolated fourth ventricle in children: CT and clinical review of 16 cases. Am J Roentgenol 135: 1233–1238

Shapiro K, Fried A (1989) Pressure-volume relationship in shunt-dependent childhood hydrocephalus. The zone of pressure instability in children with acute deterioration. J Neurosurg 64: 390–396

Shapiro K, Fried A, Marmarou A (1985) Biomechanical and hydrodynamic characterisation of the hydrocephalic infant. J Neurosurg 63: 69–75

Shinnar S, Gammon K, Bergman Ewjr (1985) Management of hydrocephalus in infancy: Use of acetazolamide and furosemide to avoid cerebrospinal fluid shunts. J Pediatr 107: 31–37

Shorvon SD (1994) Prognosis and outcome of status epilepticus. In: Status epilepticus, Cambridge, Cambridge University Press: 293

Simon C (1986) Diagnosis and Differentialdiagnosis of Whooping Cough. In: Simon C, Wilkinson P (eds.) Diagnosis of Infectious Diseases. Schattauer, Stuttgart

Singh B (1993) The management of lateral sinus thrombosis. J Laryngol Otol 107: 803–808

Sinha S, Davies J, Toner N, et al. (1987) Vitamin E supplementation reduces frequency of periventricular haemorrhage in very preterm babies. Lancet: 51–54

Smith AS (1994) Congenital and metabolic Myopathies. In: Swaiman, KF (ed.): Pediatric Neurology. Mosby, St Louis, Baltimore, Boston 2nd edition: 1505–1521

Spivack SB, Aisen ML (1997) A comparison of low molecular weight heparin and low dose unfractionated heparin prophylaxis in subacute myelopathy. J Spinal Cord Med 20/4: 402–405

Strandgaard S, Mackenzie ET, Jones JV (1974) Acute hypertension encephalopathy. New Engl J Med 291: 344–347

Taha JM, Crone KR, Berger TS, et al. (1993) Sigmoid sinus thrombosis after head injury in children. Neurosurgery 32: 541–546

Takeuchi T, Watanabe K (1989) The EEG evolution and neurologic prognosis of perinatal hypoxia neonates. Brain Dev. 11: 115

Talwar D, Schwartzman MJ, McGeachie RE (1990) Megalencephaly secondary to occlusion and stenosis of sigmoid sinuses. Pediatr Neurol 51: 51–53

Tiecks F, Pfister H-W, Ray CG (1994) Other viral infections. In: Hacke W (ed.) Neurocritical Care. Springer Berlin, Heidelberg, New York: 477–480

Trounce J, Lowe J, Lloyd B, et al. (1991) Haemorragic shock encephalopathy and sudden infant death. Lancet 337: 202–203

Ultmann MH, Belman AL, Holly AR, et al. (1985) Developmental abnormalities in infants and children with acquired immune deficiency syndrome (AIDS) and AIDS – related complex. Dev Med Child Neurol 27: 563

VanCamp G, Schulze D, Cosyns B, et al. (1993) Relation between patent foramen ovale and unexplained stroke. Am J Cardiol 71: 596–598

VanDyke D, Eldadah MK, Bale JF, et al. (1992) Mycoplasma pneumoniae-induced cerebral venous thrombosis treated with urokinase. Clin Pediatr 31: 501–504

Verweij RD, Wijdicks EFM, vanGijn J (1994) Warning headache in aneurysmal subarachnoid hemorrhage. A case-control study. Arch Neeurol 45: 1019–1920

Volpe JJ (1989) Neonatal seizures: current concepts and revised classification. Pediatrics 84: 422

Volpe JJ (1995) Neurology of the Newborn. WB Saunders, Philadelphia, 3rd edition

Wahn V, et al. (1993) Behandlung von Sekundärinfektionen bei symptomatischer HIV-Infektion im Kindesalter. Monatsschr Kinderheilkd 141: 178–200

Wanifuchi H, Kagawa M, Takeshita M, et al. (1988) Ischaemic stroke in infancy, childhood and adolescence. Child Nerv Syst 4: 361–364

Wartofsky L (1991) Use of sensitive TSH assay to determine thyroid hormone therapy and avoid osteoporosis. Ann Rev Med 42: 341–347

Weiss MH, Wertman N (1978) Modulation of CSF production by alteration in cerebral perfusion pressure. Arch Neurol 25: 527

Weniger M, Salzer HR, Pollak A (1992) External ventricular drainage for treatment of rapidly progressive posthemorrhagic hydrocephalus. Neurosurgery 31: 52–58

Willgerodt H, Keller E, Hoepffner W (1992) Thyreotoxische Krise. In: Hoepffner W (ed.) Pädiatrie in Schlagworten. Verlag für Medizin Dr. Ewald Fischer, Heidelberg: 215–217

Wintergerst U, Belohradsky BH (1992) Acyclovir versus the combination acyclovir plus ß-interferon in focal viral encephalitis in children. Infection 20: 207–212

Wintergerst U, Belohradsky BH (1993) III-2, Akute und akutprogressive Masern-Enzephalitis. In: Henkes und Kölmel (Hrsg.) Die entzündlichen Erkrankungen des Zentralnervensystems – Handbuch und Atlas. Ecomed, Landsberg/Lech, S. 1–45

Wolf B, Heard HS (1989) Disorders of biotin metabolism. In: Scriver CR, Beaudet AL, Sly WS, Valle D (eds.) The Metabolic Basis of Inherited Disease, 6th Edition, New York: Mc Graw-Hill, Inc, pp 2083–2103

Wolf SM, Forscyte A (1989) Epilepsy and mental retardation following febrile seizures in childhood. Acta Paediatr Scand 78: 291–295

Wolfsdorf JI (1988) Disorders of the Endocrine System. In: Graef JW (ed.) Manual of Pediatric Therapeutics. Little, Brown and Company, Boston, Toronto

Wüster C, Hanley DF (1994) Neurological symptoms associated with endocrine diseases. In: Hacke W (ed.) Neurocritical Care. Springer-Verlag, Berlin, Heidelberg, New York

Young GB (1994) Renal Diseases. In: Hacke W (ed.) Neurocritical care. Springer, Berlin, Heidelberg, New York: 928–930

Zachmann M (1990) Erkrankungen der Nebennierenrinde. In: Bachmann K-D, Ewerbeck H, Kleihauer E, et al. (eds.) Pädiatrie in Praxis und Klinik. Gustav Fischer Verlag, Stuttgart, New York, Bd. III, S. 423–429

Zuckerman G, Metrou M, Berstein LJ, Crain (1991) Neurologic disorders and dermatologic manifestations in HIV-infected children. Pediatr Emerg Care 7: 99

7 Lähmungen peripherer Nerven bei Neugeborenen

R. Lietz

Definition

Durch traumatische Einwirkungen unter der Geburt entstandene Schadenseinwirkungen an peripheren oder Hirnnerven, an Nervenwurzeln, an Plexus oder an peripheren Nerven.

Die häufigsten derartigen Schädigungen sind:
- Plexusparese,
- Fazialisparese,
- Diaphragmaparese,
- Radialisparese.

Plexusparese

Definition

In der Regel einseitige Affektion der Wurzelsegmente C5–Th1 durch Dehnung oder Ausriss der den Arm versorgenden Wurzelsegmente. Die häufigste Form der Plexusschädigung unter der Geburt ist die obere Plexusparese.

Pathogenese

Durch Drehung, extremen lateralen Zug, Zerreißen, einwirkenden Druck bei der Geburt (Schulterlösung, Kopfentwicklung, Forzepsgebrauch) werden die Nervenwurzeln alteriert.

Die Mehrzahl der betroffenen Neugeborenen ist zum Termin geboren. Als besondere prädestinierende Faktoren sind zu nennen:
- regelwidrige Schädellagen,
- Beckenendlage,
- Geburtsstillstand,
- fetale Depression,
- Hypertrophie des Neugeborenen.

Klinik

Obere Plexusparese. Bei der oberen Plexusparese (ERB-Lähmung, C5–C6) sind die Adduktoren und Außenrotatoren des Oberarms, die Schultermuskulatur, die Beuger und Suppinatoren des Unterarms ausgefallen.

Beim Kind steht in aufrechter Körperhaltung die betroffene Schulter tiefer, der hängende Arm ist nach innen rotiert und die Hand proniert, Fingergreifreflexe sind auslösbar, keine trophischen Störungen.

Untere Plexusparese. Bei der unteren Plexusparese (Klumpke-Lähmung, C8–Th1) sind die Unterarm- und Handmuskeln ausgefallen, was eine aktive Beweglichkeit der Hand ausschließt (bei diesem Lähmungstyp kann ein Horner-Syndrom eingeschlossen sein). Sensibilitätsstörungen im ulnaren Arm- und Handversorgungsbereich.

Komplette Plexusparese. Bei der kompletten Plexusparese entsteht ein Ausfallmuster unter Einschluss der Symptomatik von oberer und unterer Parese.

Differenzialdiagnose

Differenzialdiagostisch ist bei einer beidseitigen Plexusparese eine segmentale spinale Läsion zu erwägen.

Therapie

Unmittelbar nach Geburt sollte der Arm entlastend fixiert werden (Lagerung in Abduktion, Beugung im Ellbogengelenk, Außenrotation und Suppination auf einer Schiene).

Physiotherapie mit passiven (Vermeidung von Kontrakturen) und aktiven Bewegungen, Vojta-Therapie und Anwendung von Elektrotherapie (Schwellstrom) zur Stimulation von aktiven Bewegungen.

Prognose

In etwa $^2\!/_3$ der Fälle bildet sich die Parese innerhalb von wenigen Wochen bis Monaten – beschleunigt unter der Therapie – wieder zurück. Bei Wurzelausrissen ist die Prognose sehr ungünstig, hier ist mit keiner Besserung zu rechnen. Die ungünstigste Prognose hat die Klumpke-Lähmung.

Bei unvollständiger Remission bleibt der Arm – je nach Ausprägung des Defekts – in seinem Wachstum zurück.

Fazialisparese

Definition

Ein- oder beidseitiger Ausfall des VII. Hirnnerven durch eine Druckeinwirkung unter der Geburt mit nachfolgender (vollständiger oder unvollständiger) Schwäche der Gesichtsmuskulatur.

Ätiologie

Unter den geburtstraumatisch bedingten Schäden ist die Fazialisparese die am häufigsten zu beobachtende Schädigung, es handelt sich dabei immer um eine periphere Fazialislähmung.

Auslöser für diesen Lähmungstyp ist eine Blutung oder ein Ödem in den Nervhüllen aufgrund einer äußeren Druckeinwirkung im Geburtskanal.

Pathogenese

Die Druckwirkung geht in den meisten Fällen vom Promontorium (Os sacrum) aus, wobei eine linksseitige Fazialisparese im Lähmungsfall mit einer Okziputstellung links anterior oder links transversal korreliert. Bei der rechtsseitigen Parese ist die Gegenseite betroffen.

Bei einer Geburtsentwicklung mit der Gesichtsseite zum Promontorium wird dem oberflächlich verlaufenden N. facialis wenig Schutz gewährt, wobei der Bereich des Nervaustritts nahe dem Foramen stylomastoideum besonders gefährdet erscheint.

Seltenere Schadensabläufe sind eine intrauterine Zwangshaltung mit Kompression des Kieferwinkels gegen die Schulter oder ein direkter Druck durch die Zange bei einer schwierigen Forzepsentwicklung des Kindes.

Klinik

Die Gesichtslähmung mit dem beim Schreien zur gesunden Seite verzogenen Mund ist bereits bei Geburt oder wenige Tage danach zu sehen. Des Weiteren sind bei der gezielten Untersuchung auffällig:
- fehlendes Stirnrunzeln,
- verstrichene Nasolabialfalte,
- hängender Mundwinkel,
- Lagophthalmus auf der betroffenen Seite.

Differenzialdiagnose

Differenzialdiagnostisch sollten eine zentrale Fazialisparese und eine Fazialisparese bei Kernaplasie (z. B. kombiniert mit anderen Hirnnervenausfällen bei der Moebius-Kernaplasie) berücksichtigt werden.

Therapie

Zunächst:
- Schutz der Kornea (Keratitis e lagophthalmo) vor Austrocknung bei fehlendem Lidschluss,
- Massage der Mund- und Gesichtspartien,
- Reizstrombehandlung,
- bei Nichtbesserung operative Dekompression.

In seltenen Fällen kommt eine Anastomosenoperation in Frage, entweder eine faziofaziale oder eine Verbindung mit dem N. hypoglossus.

Prognose

Im Allgemeinen rasche Rückbildung innerhalb der ersten Lebenswochen.

Diaphragmaparese

Definition

Eine durch meist einseitige Schädigung des N. phrenicus bedingte Lähmung des Zwerchfells mit nachfolgender Einschränkung der Atemfunktion.

Ursachen

Die Zwerchfelllähmung tritt isoliert oder in Kombination mit einer gleichseitigen Plexusparese auf (zu ca. 5–10%). Zahlreiche milde Formen werden oft übersehen, zumal wenn sie keine tief greifenden klinischen Auswirkungen zeigen.

Pathogenese

Die Risikofaktoren sind ähnlich denen bei einer Plexusparese, wobei der bei der Kindesentwicklung extreme seitliche Zug als Schadensursache in Frage kommt.

In der Neugeborenenperiode ist die Zwerchfellläsion hinsichtlich der pulmonalen Toleranz belastender, weil das Neugeborene vorwiegend die für die Atmung ungünstigere Rückenlage einnimmt, eine unentwickelte Interkostalmuskulatur sowie eine Tendenz zu Atemwegsobstruktionen hat und die meiste Zeit im REM-(Rapid-Eye-Movements-)Schlaf (mit Erschlaffung der posturalen Muskulatur) verbringt.

Klinik

Die durch die Lähmung bedingte Hypoventilation geht in den ersten Lebensstunden des Neugeborenen mit einer Tachypnoe einher. Verstärkt kann die Atemstörung durch eine Zyanose sein, sodass diese wie ein Vitium oder eine Lungenerkrankung erscheint.

In den Tagen danach bessert sich das Befinden oder es stabilisiert sich unter Sauerstoffgabe. Bei schwerer betroffenen Neugeborenen verschlechtert sich der Zustand oft zugleich mit dem Auftreten von Atelektasen oder pneumonischen Infiltraten, die der gestörten Ventilation anzulasten sind.

Äußerlich sichtbar sind bei den betroffenen Kindern:
- paradoxe Atmung,
- hoch stehendes Zwerchfell, das unter Durchleuchtung keine oder keine ausreichenden Atembewegungen zeigt.

Therapie

Atemunterstützung. Das nichtchirurgische Vorgehen beinhaltet alle erforderlichen Formen einer Atemunterstützung von der CPAP-Atemhilfe über die intermittierende Negativ-(Vermeidung einer Intubation) bis zur Positiv-Druck-Beatmung.

Elektrische Schrittmacher. Verschiedene Formen von elektrischen Schrittmachern können zur Zwerchfellstimulation extern oder intern eingesetzt werden, solange eine Reizung über den N. phrenicus möglich ist.

Operative Zwerchfellraffung. Die in einigen schweren Fällen erforderliche Operation hat die Raffung des Zwerchfells in mittlerer Position zum Ziel und sollte zur Anwendung kommen, wenn alle anderen Möglichkeiten versagt haben. Bei beidseitiger Läsion wird die am stärksten betroffene Seite gerafft. Als zeitliches Limit bis zur Entscheidung über eine Operation werden etwa 3 Monate angegeben.

Radialisparese

Definition

Durch Druckeinwirkung auf den N. radialis entstandene Nervschädigung mit den klinischen Zeichen einer Fallhand.

Ätiologie

Zumeist ist der N. radialis in seinem Verlauf am Humerusschaft durch äußeren Druck verletzt, vor allem in Verbindung mit einer Humerusschaftfraktur bei einer sehr schweren traumatisierenden Geburt.

Diese Situation kann auch durch eine intrauterine Fehlhaltung hervorgerufen werden.

Pathogenese

Vom einwirkenden Druck abhängige Schwellung im Bereich der den Nerv umgebenden Myelinscheiden, evtl. zusätzlich im Axon mit nachfolgender Waller-Degeneration.

Klinik

Bereits kurz nach der Geburt imponiert die typische Fallhand.

Im Bereich der Druckschädigung findet sich oft eine subkutane Fettgewebsnekrose.

Differenzialdiagnose

Differenzialdiagnostisch ist eine untere Plexuslähmung in Betracht zu ziehen, bei welcher der Handgreifreflex ausgefallen ist.

Diagnostik

Untersuchungsbefund. Die Diagnose wird durch die klinisch-neurologische Untersuchung gestellt.

EMG. Im EMG sind myogene Muster in den vom N. radialis nicht ausreichend innervierten Muskeln nachweisbar (Fibrillationen).

Therapie

Ruhigstellung der Hand im Handgelenk auf einer Schiene mit Ausgleich der Flexionshaltung, danach Physiotherapie mit passiven und aktiven Bewegungsübungen. Versuch der Reizung über den N. radialis, evtl. operative Freilegung des Nerven mit evtl. erforderlicher Neuralnaht.

Prognose

Diese ist abhängig von der Ätiologie der Nervschädigung. Bei lediglich bestehender Nervkompression unter der Geburt ist die Prognose als günstig einzustufen.

Literatur

Austin JR, Peskind SP, Austin SG, Rice DH (1993) Idiopathic facial nerve paralysis: A randomized double blind controlled study of placebo versus prednisone. Larangoscope 103: 1326–1333

De Laat EA, Visser CP, Coene LN et al. (1994) Nerve lesions in primary shoulder dislocations and humoral neck fractures. A prospective clinical and EMG study. J Bone Joint Surg 76: 381–383

Röder R (1999) Läsionen des Plexus cervicalis und des N. phrenicus. In: Hopf HC, Deuschl G, Diener HC, Reichmann H (eds): Neurologie in Praxis und Klinik. Thieme Stuttgart, New York; 3. Auflage/II: 294–296

Shafshakh TS, Essa AY, Bakey FA (1994) The possible contributing factors for the success of steroid therapy in Bell's palsy: a clinical and electrophysiological study. J Laryngol Otol 108 940–943

Stöhr M (1980) Iatrogene Nervenläsionen. Thieme Stuttgart, New York

Sunderland S (1978) Nerves and Nerve Injuries. Churchill-Livingstone, Edinburgh

8 Nieren

G. Klaus, F. Schaefer, U. Querfeld

Überwachung der Nierenfunktion

Bei Intensivpatienten mit besonderen Risiken für Nierenfunktionsstörungen (z. B. nach kardiochirurgischen Eingriffen, bei Sepsis, Trauma, Verbrennungen) ist eine engmaschige Überwachung der Nierenfunktion erforderlich. Diese sollte folgende Maßnahmen beinhalten:
- vollständige Bilanzierung von Einfuhr und Ausfuhr (mindestens 12-, besser 6-stündlich, in kritischen Krankheitsphasen auch stündlich),
- Dokumentation des Gewichtsverlaufs (1- bis 2-mal täglich, ggf. mittels Bettenwaage),
- Bestimmung der Nierenfunktionsparameter (Kreatinin, Harnstoff) sowie der Elektrolyte im Blut.

Bei Erkrankungen mit Störungen des Muskelstoffwechsels (z. B. Verbrennungen, Muskeldystrophie) ist der Kreatininwert im Serum allein nicht aussagekräftig. In diesen Fällen hilft eine Urinsammlung (12 bis 24 Stunden) mit Ermittlung der endogenen Kreatininclearance weiter. Tubuläre Störungen können über die absoluten und fraktionellen Exkretionsraten der Elektrolyte im Urin erfasst werden. Die Beurteilung des Calcium-Phosphat-Stoffwechsels ist bereits durch die Bestimmung der Calcium/Kreatinin- und Phosphat/Kreatinin-Quotienten in einzelnen Urinportionen möglich. Weitere Funktionsprüfungen der glomerulären und tubulären Funktion stellen die Inulinclearance und die Ausscheidung bestimmter Tubulusenzyme dar. Wegen des hohen zeitlichen und methodischen Aufwands eignen sich diese Methoden jedoch im Allgemeinen nicht zur Anwendung auf Intensivstationen.

Prophylaxe von Nierenfunktionsstörungen

Die häufigste unter Intensivbedingungen beobachtete Nierenfunktionsstörung ist das sog. prärenale akute Nierenversagen (s. unten). Dieses lässt sich bei intakter oder mäßig eingeschränkter kardialer Funktion allein durch ausreichende Flüssigkeitszufuhr in der Regel vermeiden. Auf die engmaschige Bilanzierung der Patienten als wichtigste Maßnahme zur Prophylaxe von Nierenfunktionsstörungen sei nochmals hingewiesen. Steht ein zentralvenöser Gefäßzugang zur Verfügung, sollte der Hydratationszustand auch anhand des zentralen Venendrucks monitorisiert werden. Bei Flüssigkeits- und Eiweißverlusten ins Interstitium muss der intravasale kolloidosmotische Druck zur Vermeidung renaler Hypoperfusionszustände durch Gabe von hochwertigen Eiweißprodukten (Frischplasma) konsequent hoch gehalten werden. Ein renoprotektiver Effekt wurde dem Dopamin zugeschrieben, das in einer Dosierung von 1–4 µg/kg KG/min selektiv, d. h. ohne systemische kardiovaskuläre Effekte, das renale arterielle Gefäßbett dilatiert. Neuere klinische Studien bei Erwachsenen als auch Metaanalysen haben keinen Effekt von niedrig dosiertem Dopamin auf die Mortalität, Beginn des akuten Nierenversagens oder auf die Notwendigkeit einer Dialyse nachgewiesen. Im Gegensatz dazu gibt es Hinweise, dass niedrig dosiertes Dopamin die Nierenfunktion bei Frühgeborenen mit Atemnotsyndrom verbessert. Deshalb sollte abgesehen von Frühgeborenen Dopamin zur Behandlung des akuten Nierenversagens nicht mehr eingesetzt werden.

Die Prophylaxe des renalen akuten Nierenversagens beinhaltet die weitest gehende Vermeidung der entsprechenden Noxen (s. unten). Lässt sich der Einsatz nephrotoxischer Medikamente nicht vermeiden, sollten – soweit möglich – regelmäßige Kontrollen der Blutspiegel durchgeführt werden. Zumindest für Aminoglykoside ist mittlerweile gesichert, dass nicht die Höhe der Spitzen-, sondern die der Talspiegel mit der tubulären Toxizität korreliert. Experimentelle und klinische Studien belegen renoprotektive Effekte von verschiedenen Substanzen wie Thyroxin, Pentoxyphyllin und verschiedenen Calciumantagonisten, die jedoch ausschließlich prophylaktisch, nicht aber bei bereits eingetretener Nierenschädigung wirksam sind. Klinische Konzepte zur medikamentösen Renoprotektion bei Risikopatienten befinden sich allerdings erst im Erprobungsstadium.

Akutes Nierenversagen (ANV)

Definition

Ein akutes Nierenversagen (ANV) ist charakterisiert durch eine innerhalb von Stunden bis Tagen einsetzende, anhaltende Beeinträchtigung der bilateralen Nierenfunktion. Das ANV führt zur Akkumulation harnpflichtiger Substanzen und Verschiebungen im Elektrolyt-, Säure-Basen- und Wasserhaushalt. Die oligurische (< 300 ml/m² KOF/d bzw. < 1 ml/kg KG/h für länger als 24 Stunden bei Neugeborenen) oder anurische (komplettes Sistieren der Urinausscheidung) Form des ANV ist am häufigsten, jedoch wird die nichtoligurische Form zunehmend beobachtet. Das nichtoligurische ANV ist charakterisiert durch Ansteigen der Nierenretentionswerte trotz erhaltener oder sogar erhöhter Urinproduktion. Die Häufigkeit des ANV auf allgemeinpädiatrischen Intensivstationen wird mit 14%, bei intensivpflichtigen Neugeborenen mit 8–23% der Patienten angegeben.

Ätiologie und Pathogenese

Das ANV wird pathophysiolgisch eingeteilt in:
- prärenales ANV,
- renales ANV,
- postrenales ANV.

Ursache des prärenalen ANV stellt immer eine Hypoperfusion der Niere dar, die eine vorübergehende Funktionsstörung auslöst. Das renale ANV entsteht durch renal-vaskulär, glomerulär oder tubulär bedingte Nierenparenchymschäden. Das postrenale ANV wird verursacht durch eine akute Harnabflussstörung.

Diese klassische Einteilung ist nicht immer eindeutig. Es bestehen fließende Übergänge zwischen den einzelnen Formen. Die gemeinsame pathogenetische Endstrecke der verschiedenen Formen des ANV stellt die starke Reduktion des intrarenalen Blutflusses dar. Das metabolisch empfindliche Nierenmark wird bevorzugt durchblutet zu Lasten der Nierenrinde (kortikomedullärer Shunt), wodurch die glomeruläre Filtration sinkt.

Die kortikale Gewebshypoxie bewirkt die Freisetzung potenter Vasokonstriktoren, Zellschwellung, vermehrte Endothelzellpermeabilität und extrazelluläre Ödembildung. Dies führt zu einer weiteren Reduktion der Perfusion. Die Restitutionsphase nach Wegfall der auslösenden Ursachen ist kurz (Stunden), wenn nur reversible zelluläre Schäden aufgetreten sind. Bei irreversiblen Schäden dauert es jedoch mehrere Tage bis z. B. die Tubulusepithelzellen neu gebildet sind.

Prärenales ANV. Im Einzelnen wird das prärenale ANV verursacht durch:
- *intravasale Hypovolämie infolge:*
  - akuter Blutungen,
  - massiver gastrointestinaler, renaler oder dermaler Flüssigkeitsverluste,
- *Verteilungsstörungen:*
  - bei Sequestration von Flüssigkeit in den interstitiellen Raum (meist infolge Sepsis oder Hypalbuminämie),
- *kardial bedingte Hypoperfusion der Niere bei:*
  - Herzinsuffizienz,
  - Herzvitien,
  - Hyperviskositätssyndromen,
  - prä-, peri- oder postoperativen Komplikationen,
  - persistierender fetaler Zirkulation,
- *renale Vasokonstriktion durch:*
  - Katecholamine,
  - Cyclosporin,
  - nichtsteroidale Antiphlogistika.

Letzteres insbesondere bei Volumenmangelsituationen.

Bei Auftreten eines prärenalen ANV versucht die Niere regulativ durch Erhöhung des zirkulierenden Blutvolumens und des systemischen Blutdrucks die eigene Perfusion zu verbessern. Dies geschieht durch Aktivierung des Renin-Angiotensin-Aldosteron-Systems. Angiotensin wirkt stark vasokonstriktorisch, Aldosteron erhöht die tubuläre Natriumrückresorption. Gleichzeitig bewirken erhöhte Plasmaosmolalität und Hypovolämie die Sekretion von antidiuretischem Hormon (ADH) aus der Hypophyse, das die Wasserreabsorption stimuliert. Diese beiden Kompensationsmechanismen bedingen ein erniedrigtes Urinvolumen sowie eine niedrige Natriumkonzentration im Urin.

Renales ANV. Das renale ANV wird ausgelöst durch:
- *renovaskuläre Mechanismen:*
  - bei Nierenarterien oder -venenthrombose insbesondere bei Neugeborenen in Folge perinataler Asphyxie, kongenitaler zyanotischer Vitien oder mütterlichem Diabetes mellitus; weitere Prädispositionsfaktoren sind ausgeprägte Dehydratation, AT-III-, Protein-C- oder Protein-S-Mangel,
  - medikamentös durch nichtsteroidale Antirheumatika bei dehydrierten Patienten oder ACE-Inhibitoren bei (beidseitiger) Nierenarterienstenose,
- *gemischt vaskulär-glomeruläre Mechanismen:*
  - hämolytisch-urämisches Syndrom (HUS) als häufigste Ursache des ANV bei Kleinkindern,
  - akute Glomerulonephritis,
  - Glomerulonephritiden im Rahmen von Systemerkrankungen (Wegener-Granulomatose, Periarteriitis nodosa, Lupus erythematodes),
  - exsudative Glomerulonephritiden,
- *toxische Mechanismen:*
  - exogen durch Medikamente (Antibiotika – insbesondere: Aminoglycoside, Amphotericin B –, Cyclosporin A, Cisplatin, Ifosfamid, Cyclophosphamid, Kontrastmittel) und Schwermetalle (Blei, Quecksilber),
  - endogen durch Hämoglobin (Transfusionsreaktion, hämolytische Krise), Myoglobin (Rhabdomyolyse) oder Stoffwechselmetabolite (Harnsäure, Zystin),
- *Ischämie:*
  - protrahierter Schock,
  - schwere Herzinsuffizienz,
- *Infektion:*
  - fulminante Pyelonephritis,
- *allergische Reaktion:* bei interstitieller Nephritis durch:
  - Medikamente (Antibiotika, Furosemid, Allopurinol, γ-Interferon),
  - systemische Infektionen (Virushepatiden, Epstein-Barr-Virus).

Postrenales ANV. Das postrenale ANV wird ausgelöst durch:
- *erworbene Harnabflussstörungen:*
  - Verlegung der Ureteren durch Harnleitersteine, Tumoren,
  - Kompression der Ureteren von außen,
  - Blutkoagula in Ureteren oder Blase,
  - traumatische Verletzung oder Abriss der Urethra,
- *strukturelle Fehlbildungen im Harntrakt:*
  - Urethralklappen,
  - Ureterabgangs- oder Uretermündungsstenosen,
- *funktionelle Harnabflussstörungen:*
  - neurogene Blasenlähmung,
  - blockierter Blasenkatheter.

Dabei ist zu beachten, dass ein postrenales ANV bei supravesikalen Harntransportstörungen nur auftritt, wenn diese entweder beidseitig vorliegen oder mit einer funktionellen Einzelniere assoziiert sind. Das postrenale ANV ist bei schneller Diagnostik und Therapie – d. h. urologischer Entlastung – in der Regel schnell reversibel.

Klinik

Klinisch manifestiert sich das ANV zunächst in einem Anstieg der Retentionsparameter (Kreatinin, Harnstoff). Dabei steigt das Serumkreatinin bei vollständigem Ausfall der Nierenfunktion täglich um 0,5–1,5 mg/dl an. Die Serumkonzentration des Kreatinins stellt in dieser Phase kein Maß für die glomeruläre Filtrationsrate (GFR) dar. Jedoch lässt sich aus dem Serumkreatinin in dieser Anstiegsphase der Zeitpunkt des Beginns des ANV abschätzen. Bei eingeschränkter Nierenfunktion steigt das Serumkreatinin schrittweise auf ein neues Gleichgewichtsniveau. Nach mehreren Tagen (bis zu 4 Wochen) setzt in der Regel die Erholung der Nierenfunktion – oft über eine polyurische Phase – ein. In dieser Phase ist auf ausreichende Flüssigkeits- und Elektrolytsubstitution zu achten. Renale Restsymptome wie Mikrohämaturie, Proteinurie, Hypertonie oder Konzentrationsdefekte können längere Zeit persistieren.

Das klinische Bild ist charakterisiert durch:
- *Zeichen der Überwässerung:*
  - arterielle Hypertension,
  - periphere Ödeme,
  - Herzinsuffizienz,
  - Lungenödem,
  - Hirnödem,
- *Zeichen der Hyperkaliämie:*
  - EKG-Veränderungen bis hin zu Kammerflimmern ($K^+ > 7{,}5$ mmol/l),
- *Zeichen der Hypokalzämie:*
  - neuromuskuläre Übererregbarkeit bis hin zu zerebralen Krampfanfällen,
- *Zeichen der metabolischen Azidose:*
  - vertiefte (Kussmaul-) Atmung.

Diagnostik und Differenzialdiagnose

Untersuchungsbefund. Die körperliche Untersuchung fahndet nach Ursachen und Folgen des ANV. Hypotension, Tachykardie und verminderter Hautturgor sprechen für ein prärenales ANV, arterielle Hypertonie, periphere Ödeme und Lungenödem (Tachypnoe, feinblasige Rasselgeräusche, fleischfarbenes Sputum) für ein renales ANV. Bewusstseinsstörungen und zerebrale Krämpfe können Folge von arterieller Hypertonie (hypertensive Krise), ausgeprägter Urämie, Elektrolytstörungen (Hyponatriämie, Hypokalzämie) oder Ausdruck der Grunderkrankung (z. B. HUS) sein. Beteiligung anderer Organe (Haut, Gelenke, lymphatische Organe, nekrotisierende Enterokolitis etc.) weisen auf eine Systemerkrankung hin. Eine gefüllte, hoch stehende Blase findet man bei infravesikaler Obstruktion. Eine vertiefte Atmung ist Ausdruck einer metabolischen Azidose.

Laborparameter:
- *Blut/Serum:*
  - Blutbild mit Erythrozytenmorphologie (wichtig bei HUS [Fragmentozyten]), Differenzialblutbild (Sepsis, Allergie) und Thrombozyten (HUS, Nierengefäßthrombosen, Sepsis), Hämatokrit (Dehydratation),
  - Elektrolyte einschließlich Magnesium und Phosphat, Kreatinin, Harnstoff, Harnsäure, Gesamteiweiß und Albumin, Gerinnung, Transaminasen, Blutgasanalyse, Komplementstatus (C3, C4, klassischer und alternativer Weg, C3-Nephritisfaktor, CH50), ggf. antinukleäre Antikörper (ANA), Doppelstrang-DNA-Antikörper (ds-DNA-AK), antineutrophile zytoplasmatische Antikörper (ANCA), antiglomeruläre Basalmembranantikörper (anti-GBM-AK).
- *Urin:*
  - Eiweiß und Hämoglobin (Eintauchstäbchen),
  - mikroskopische Untersuchung auf Erythrozyten, Leukozyten, Zylinder,
  - Urinkultur,
  - Natrium, Kreatinin, Osmolalität,
  - falls möglich 24-h (wenigstens 12-h-)Sammelurin für Kreatininclearance und ggf. quantitative Eiweißausscheidung.

Die Unterscheidungskriterien zwischen prärenalem und renalem Nierenversagen sind in Tab. 8.1 aufgeführt. Neben klinischen Kriterien helfen hier insbesondere die Konzentration von Natrium im Urin, die Osmolalität und die fraktionelle Natriumexkretion.

$$FE_{Na^+}\,[\%] = 100 \times \left(\frac{U_{Na^+}}{S_{Na^+}}\right) \times \left(\frac{S_{Krea}}{U_{Krea}}\right)$$

U: Urinkonzentration
S: Serumkonzentration
FE_{Na^+}: fraktionierte Natriumexkretion

Tabelle 8.1 Differenzialdiagnose des ANV bei Kindern

	Prärenales ANV	Renales ANV	Postrenales ANV
Anamnese	Flüssigkeitsverlust	(Z. n.) Schock, längerer Hypotension, Sepsis	funktionelle Einzelniere
	Dehydratation	Diarrhö und Anämie	rezidivierende Harnwegsinfekte
	Schock	Toxinexposition	neurogene Blasenentleerungsstörung
	Sepsis	nephrotoxische Medikamente (NSAP, ACE-Hemmer)	Blasenkatheter
	Herzinsuffizienz	weitere Organbeteiligungen	Blutung im Harntrakt
	nephrotisches Syndrom	Allergie	
	Leberzirrhose	Hämolyse	
	intrazerebrale Blutungen (Neugeborene)	Rhabdomyolyse	
Urinvolumen	Oligurie	Oligurie, Nonoligurie	variabel
Urinosmolalität (mosmol/l)	> 500 > 400 (Neugeborene)	< 350 < 300 (Neugeborene)	< 350 < 300
Urinnatrium (mmol/l)	< 10 < 20 (Neugeborene)	> 40	> 40
FE_{Na^+} (%)	< 1 < 2,5 (Neugeborene)	> 2	< 2 < 3 (Neugeborene)
Urinmikroskopie	normal	Erythrozytenzylinder Leukozytenzylinder hyaline Zylinder Epithelzellen Eosinophile	normal ggf. Erythrozyturie Kristalle
Labor		Hämolyse Thrombozytopenie Fragmentozyten Komplementerniedrigung Streptokokkenserologie ANA, ds-DNA-AK, ANCA, anti-GBM-AK Eosinophilie	Hyponatriämie hyperchlorämische Azidose
Sonographie	normal	Echogenität erhöht Nephromegalie Resistanceindex erhöht	Einzelniere Dilatation proximal der Obstruktion

ACE-Hemmer: Angiotensin-Converting-Enzyme-Hemmer
FE_{Na^+}: fraktionelle Exkretion von Natrium (s. Text)
NSAP: nichtsteroidale Antiphlogistika

Die Interpretation der Werte ist nur zuverlässig, wenn die Patienten noch keine Saluretika erhalten haben. Neugeborene haben eine erhöhte FE_{Na^+}, sodass Werte > 2,5 % eher auf eine Unreife der Tubulusfunktion als auf ein renales ANV hinweisen. Ebenso spiegelt das Serumkreatinin innerhalb der ersten Lebenstage (maximal die ersten 5 Tage) nicht ausschließlich die Nierenfunktion des Neugeborenen, sondern auch den mütterlichen Kreatiningehalt wider.

Therapie

Die Therapie des ANV setzt sich aus 3 Eckpfeilern zusammen:
- Behandlung des Grundleidens (falls möglich),
- symptomatische konservative Behandlung,
- frühzeitige Nierenersatztherapie (Dialyse).

Kausale Therapie
Prärenales ANV

Volumensusbstitution. Verwendet wird 0,9%ige Natriumchloridlösung oder Humanalbumin 5%.

0,9 %ige Natriumchloridlösung oder Humanalbumin 5 %:
- 10–20 ml/kg KG in 30–60 min

Einmalige Wiederholung ist möglich, falls erforderlich.

Blutprodukte. Bei Bedarf kann die Volumensubstitution auch die Gabe von Blutprodukten beeinhalten. Patienten mit isoliertem ANV infolge Volumenmangels sollten innerhalb von 6 Stunden mit einer erhöhten Urinausscheidung reagieren. Falls die Oligurie trotz dieser Maßnahmen persistiert, ist die Messung des ZVD zur genauen Volumenbilanzierung erforderlich.

Katecholamine. Bei volumenrefraktärer Hypotension nach Ausschluss von Hypokalzämie Einsatz von Noradrenalin (1 µg/kg KG/min). Die durch Noradrenalin ausgelöste renale Vasokonstriktion spielt erst bei Erreichen des kritischen Perfusionsdrucks der Niere eine Rolle. Trotzdem sollte prophylaktisch immer eine Kombination mit niedrig dosiertem Dopamin (1–2 µg/kg KG/min) erfolgen (s. unten).

Weitere Maßnahmen. Sorgfältige Überwachung des zirkulierenden Blutvolumens. Ausreichende bilanzierte Flüssigkeitszufuhr.

Renales ANV

- Absetzen nephrotoxischer Substanzen.
- Immunsuppression durch Glucocorticoide oder Zytostatika bzw. Plasmapherese nur nach gesicherter Diagnose (Nierenbiopsie).

! Ausnahme: Bei ANV infolge nephrotischen Syndroms kann eine Prednisonbehandlung (60 mg/m² KOF/d in 3 ED) begonnen werden.

Postrenales ANV

- Beseitigung der Harntransportstörung je nach Lokalisation:
  – Blasenkatheter,
  – suprapubische Harnableitung,
  – Nephrostoma etc.

Symptomatische Therapie

Die symptomatische Therapie des ANV beinhaltet:
- genaue Volumenbilanzierung,
- Stimulation der Diurese,
- Ausgleich von Elektolytstörungen,
- Normalisierung des Säure-Basen-Haushalts,
- Kontrolle der arteriellen Hypertonie (S. 291),
- Einsatz von Blutreinigungsverfahren.

Flüssigkeitsbilanzierung:
Die genaue Volumenbilanzierung und Flüssigkeitsrestriktion sind Eckpfeiler der symptomatischen Therapie des ANV. Eine inadäquat hohe Zufuhr an Flüssigkeit (und insbesondere Natrium) begünstigen Ödembildung, arterielle Hypertension sowie kongestive Herzinsuffizienz. Dies sind die häufigsten Ursachen für den Beginn einer Nierenersatztherapie.

Flüssigkeitsrestriktion bei oligoanurischem ANV:
- Basisbedarf: 400 ml/m² KOF/d (10–15 ml/kg KG/d),
- zzgl. Perspiratio insensibilis:
  – 10–20 ml/kg KG/d: Schulkinder und Jugendliche,
  – bis 40 ml/kg KG/d: Neugeborene,
  – 60 ml/kg KG/d und mehr: Frühgeborene,

! Keine Perspiratio insensibilis bei maschinell beatmeten Patienten!

- Fieber:
  – zusätzlich 100 ml/m² KOF/d pro 1 °C Körpertemperatur über 38 °C,
- zzgl. sonstige Verluste über:
  – Urin,
  – Gastrointestinaltrakt,
  – Wunddrainagen,
  – große offene Wundflächen,
  – Behandlung mit Wärmestrahler oder Phototherapie.

Ziel der Volumenbilanzierung bei Patienten mit ANV sollte die Normohydratation darstellen. Eine Überwässerung ist ebenso zu vermeiden wie ein intravasaler Volumenmangel. Die beste Kontrolle des Volumenstatus stellt, falls technisch möglich, die Messung des zentralen Venendrucks dar. Aufgrund der schwierigen Bilanzierung insbesondere von Kleinkindern und Säuglingen empfehlen sich als zusätzliche Sicherheit häufige Gewichtskontrollen (6- bis 12-stündlich, ggf. mittels Bettenwaage). Aufgrund häufig ungenügender Kalorienzufuhr bei flüssigkeitsrestringierten Patienten muss ein möglicher kataboliebedingter Gewichtsverlust von 0,5–1 % des Körpergewichts pro Tag berücksichtigt werden.

Elektrolytbilanzierung

Natrium. Die Natriumsubstitution muss sich an den Natriumverlusten orientieren. Bei Anurie sind die Natriumverluste gering, sodass meist keine Natriumsubstitution erfolgen sollte. Eine Hyponatriämie bei fehlender Gewichtsabnahme oder gar Gewichtszunahme bedeutet meist eine zu hohe Zufuhr an freiem Wasser und sollte lediglich durch Flüssigkeitsrestriktion behandelt werden. Ein erhöhtes Serumnatrium – ggf. assoziiert mit einer raschen Gewichtsabnahme – zeigt eine zu niedrige Substitution mit freiem Wasser an. Erst ab Na$^+$

< 120 mmol/l muss die Serumnatriumkonzentration wegen der Gefahr zerebraler Symptome innerhalb mehrerer Stunden auf ca. 125 mmol/l angehoben werden.

- Na^+ [mval] = (125 − Na^+_{ist}) × kg KG × 0,5

Na^+-Werte < 120 mmol/l oder > 150 mmol/l sind beim oligoanurischen ANV eine Indikation zur Nierenersatztherapie.

Bei polyurischem ANV können große Elektrolyt- und Flüssigkeitsverluste auftreten. Die Messung der Urinmenge sowie der Na^+-Ausscheidung im Urin stellt die Basis für die quantitative Substitution von Flüssigkeit und Na^+ dar.

Kalium. Eine Hyperkaliämie ist die gefährlichste akute Komplikation des ANV. Die K^+-Zufuhr sollte deshalb nur unter häufiger Kontrolle des Serum-K^+ (3- bis 4-stündlich) in sehr geringen Mengen (ca. 20 % der Normalzufuhr) erfolgen. Bei K^+ > 4 mmol/l und ausgeglichenem Säuren-Basen-Status ist keine Substitution erforderlich. Cave: Versteckte K^+-Zufuhr in Medikamenten (z. B. Penicillin G: 1,7 mmol/1 000 000 I. E.) oder Bluttransfusionen (bis 30 mmol/l bei länger gelagerten Konserven) sowie endogene Freisetzung von K^+ bei Sepsis, Hämolyse, Tumor-Lyse-Syndrom, Verbrennung etc. Eine Azidose erhöht das extrazelluläre K^+ um ca. 0,3 mmol/l pro 0,1 Einheiten pH-Abfall (und vice versa). Therapie der Hyperkaliämie, s. dort.

Hypokalzämie und Hyperphosphatämie. Die Hypokalzämie resultiert aus
- Hyperphosphatämie,
- Hypalbuminämie,
- 1,25-Dihydroxycholecalciferolmangel,
- Resistenz des Knochens gegen die kalzämische Wirkung von Parathormon.

Zur Beurteilung der Hypokalzämie sollte das ionisierte Calcium (Ca^{2+}) herangezogen werden, da eine Verminderung des Serumcalciums auch durch eine Hypalbuminämie bedingt sein kann. Falls die Messung des Ca^{2+} nicht möglich ist, kann die Serumcalciumkonzentration orientierend geschätzt werden aus der Gesamtcalciumkonzentration und dem Serumalbumin.

- Korrigiertes Serumcalcium
  = Gesamtcalcium [mg/dl] − Albumin [g/l] + 4,0 *oder:*
  Korrigiertes Serumcalcium
  = Gesamtcalcium [mmol/l] − Albumin [g/l] + 3,25

Eine symptomatische Hypokalzämie (d. h. Abfall des Ca^{2+}) kann auch bei rascher Korrektur einer Azidose auftreten. Bei symptomatischer Hypokalzämie sollte 1 ml/kg KG Calciumgluconat 10 % langsam i. v. substituiert werden. Die Erhaltungsdosis beträgt ca. 2–5 ml/kg KG/d i. v. Ein unbefriedigendes Ansprechen auf die Calciumsubstitution kommt bei Magnesiummangel vor.

Die Hyperphosphatämie wird durch orale Phosphatbinder wie Calciumcarbonat oder Acetat (3 × 0,25–1 g/d) sowie phosphatarme Ernährung behandelt.

Hypophosphatämie. Eine Hypophosphatämie kann entstehen bei nichtoligurischem ANV und bei hoher parenteraler Carbohydratzufuhr.

Azidosekorrektur:
Kinder mit ANV entwickeln häufig rasch eine metabolische Azidose. Eine Azidose mit pH < 7,25 oder Bicarbonat < 12 mmol/l sollte langsam mit Natriumbicarbonat i. v. ausgeglichen werden bis zu einem Plasmabicarbonat von 20 mmol/l.

- HCO_3 [mmol/l] = (24 − $[HCO_3]_{gemessen}$) × kg KG × 0,3
  Die Hälfte der berechneten Menge wird in 1 Stunde, der Rest über 3 Stunden substituiert.

Tris-Puffer darf bei ANV nicht verwendet werden. Steigt unter Natriumbicarbonatsubstitution das Serum-Na^+ kritisch an, muss eine Nierenersatztherapie eingeleitet werden.

Diuretika

Mannitol (20 %). 0,5 g/kg KG = 2,5 ml/kg KG über 30–60 min i. v.. Nicht einsetzen bei Anurie oder Oligurie, die länger als 48 h besteht! In diesen Situationen ist die Induktion eines Lungenödems möglich.

Furosemid. 2–5 mg/kg KG i. v. als Einzelbolus. Tageshöchstdosen: 10 mg/kg KG/d. Langsame i. v.-Injektion zur Vermeidung ototoxischer hoher Plasmaspiegel. Kontinuierliche Infusion mit 2–10 mg/kg KG/d kann im Fall von Oligurie auf 24 Stunden gesehen effektiver sein als Bolusgabe, jedoch muss die Furosemidinfusion wegen Inkompatibilität mit vielen anderen Infusionslösungen über einen eigenen venösen Zugang erfolgen.

Etacrynsäure. 0,5–1,0 mg/kg KG i. v. als Kurzinfusion. Bei nicht ausreichendem Erfolg kann die Dosis verdoppelt werden. Einige Patienten sprechen auf Etacrynsäure besser an als auf Furosemid. Wegen der größeren Toxizität der Etacrynsäure wird Furosemid bevorzugt eingesetzt. Beide Medikamente sind Schleifendiuretika, deren Gabe nur sinnvoll ist, wenn eine glomeruläre Filtration vorhanden ist.

Thiaziddiuretika. (z. B. Metolazon: 0,1–0,2 mg/kg KG) werden bei ANV nur in Kombination mit Schleifendiuretika eingesetzt. Diese Kombination besitzt einen synergistischen Wirkmechanismus: Schleifendiuretika bewirken Anfluten einer höheren Konzentration von Natrium am distalen Tubulus. Deshalb erfolgt dort unter dem Einfluss von Aldosteron sowie des tubuloglomerulären Rückkopplungsmechanismus eine verstärkte Natriumreabsorption. Thiazide hemmen effektiv diese Gegenregulation, sodass eine vermehrte Salurese (vermehrte Urinausscheidung) erreicht wird.

Dopamin. 1–2 (–4) µg/kg KG/min, bei Frühgeborenen.

Bisher ist nicht eindeutig geklärt, ob Diuretika die Dauer des ANV beeinflussen, wenn sie erst nach Beginn des ANV eingesetzt werden. Jedoch lässt sich bei rechtzeitiger Anwendung häufig ein oligurisches in ein nichtoligurisches ANV überführen. Dadurch wird die Gefahr der Hyperkaliämie deutlich reduziert und die symptomatische Therapie vereinfacht.

Sonstige Medikation

Thyroxin. 1–2 µg/kg KG i.v als Kurzinfusion oder 54 µg/kg KG p.o. Eine Verkürzung der anurischen Phase mit Einsetzen der Urinproduktion innerhalb von 36–48 Stunden wurde kasuistisch berichtet. Prospektive, randomisierte klinische Studien wurden bisher jedoch nicht durchgeführt.

Calciumkanalblocker. (z.B. Diltiazem: 3 (–14) µg/kg KG/ min) wahrscheinlich nur wirksam zur Prävention des ANV (z.B. präoperativ bei kardiochirurgischen Eingriffen, vor Gefäßanschluss einer Transplantatniere). Nach Manifestation des ANV unwirksam.

Theophyllin. 1 mg/kg KG bei Neu- und Frühgeborenen. Die Urinmenge und die Kreatininclearance stieg signifikant bei 6 Neugeborenen mit Atemnotsyndrom und ANV an.

Nierenersatztherapie

Die Indikationen zur akuten Nierenersatztherapie und die bevorzugten Verfahren sind in Tab. 8.2 wiedergegeben.

Es gibt keine gesicherten Werte für Kreatinin oder Harnstoff, bei denen eine Nierenersatztherapie eingeleitet werden muss. Vielmehr richtet sich die Indikation nach Dauer, Verlauf und Schweregrad der klinischen Symptomatik. Bevorzugt eingesetzt wird die intermittierende oder kontinuierliche Hämofiltration (HF) zur schonenden Entfernung großer Flüssigkeitsmengen (Lungenödem), da dieses Blutreinigungsverfahren hämodynamisch besser verträglich ist als die Hämodialyse (HD). Bei Früh- und Neugeborenen, bei stärkeren Urämiesymptomen und insbesondere bei kreislauflabilen Patienten stellt die Peritonealdialyse (PD) das Verfahren der Wahl dar.

Die PD entfernt kleinmolekulare Substanzen wie K^+, Na^+, NH_3 oder wasserlösliche Toxine gut, jedoch stellt bei dringendem Handlungsbedarf die HD das effizientere Verfahren dar. Die HD wird im Kindesalter fast ausschließlich mit bicarbonathaltigen Lösungen durchgeführt. In den meisten Fällen können die verschiedenen Blutreinigungsverfahren alternativ angewendet werden. Dies richtet sich nach den medizinischen, technischen und personellen Gegebenheiten vor Ort.

Eine Sonderindikation stellt der Einsatz von HD oder PD zur Behandlung exogener oder endogener (Stoffwechselerkrankungen) Intoxikationen dar. Bei Substanzen mit hoher Eiweißbindung oder lipophilen Toxinen sind diese Dialyseverfahren unwirksam. In diesen Situationen werden die Plasmapherese (PP) bzw. die Hämoperfusion eingesetzt.

Ernährung bei ANV

Generell soll ein Katabolismus durch ausreichende kalorische Zufuhr vermieden werden (Tab. 8.3). Dies vermindert die Akkumulation von Harnstoff, Phosphat und K^+. In der Akutphase ist jedoch ein Katabolismus aufgrund verminderter Glucosetoleranz meist nicht zu verhindern (tägliche Gewichtsabnahme maximal 0,5–1%).

Tabelle 8.2 Indikationen und Verfahren für die akute Nierenersatztherapie

Indikation	Verfahren
Volumenüberladung:	
• Lungenödem	HF
• kongestive Herzinsuffizienz	HF
• therapieresistenter arterieller Hypertonus	HF, PD
• persistierende Oligurie nach kardiochirurgischem Eingriff	PD, HF
• fehlende Ernährungsmöglichkeit wegen Flüssigkeitsrestriktion	PD, HF
Elektrolytstörungen:	
• Hyperkaliämie (> 7 mmol/l)	HD, PD
• Hypo- (< 120 mmol/l) oder Hypernatriämie (> 150 mmol/l)	PD, HD
• therapierefraktäre Azidose mit/ohne Hyperkaliämie	PD, HD
Urämiesymptome:	
• Pruritus, Pleuritis, Perikarditis mit Perikarderguss	PD, HD
• ZNS-Symptome	PD, HD
Toxine:	
• exogene Vergiftungen	HD, PD, PP
• Leberinsuffizienz	HD, PP
Stoffwechselerkrankungen:	
• Hyperammonämie	HD, PD
• Enzephalopathie	HD, PD, PP

HD = Hämodialyse
HF = kontinuierliche Hämofiltration
PD = Peritonealdialyse
PP = Plasmapherese

Der Kalorienbedarf beträgt altersabhängig für Säuglinge ca. 100–120 kcal/kg KG, für ältere Kinder ca. 60–70 kcal/kg KG. Einzelne Studien zeigen, dass eine adäquate Ernährung eine schnellere Rückbildung des ANV begünstigt. Generell wird immer die schnellstmögliche Aufnahme einer enteralen Ernährung angestrebt. Bei mangelnder spontaner Nahrungsaufnahme soll frühzeitig eine Sondenernährung durchgeführt werden. Da Standardsondennahrungen einen zu hohen Gehalt an Elektrolyten, Phosphat und Eiweiß haben, empfiehlt sich der Einsatz von entsprechenden Spezialnahrungen (z. B. Survimed renal) oder phosphatarmen Milchen (z. B. Renamil). Bei flüssigkeitseingeschränkten Patienten kann die Nahrung schrittweise konzentriert sowie mit Maltose und Keimöl kalorisch ergänzt werden. In der Akutsituation ist eine enterale Ernährung aufgrund gastrointestinaler Komplikationen häufig nicht möglich. Eine adäquate parenterale Kalorienzufuhr kann bei oligoanurischem ANV ohne Nierenersatztherapie nur mit hyperosmolaren Glucoselösungen (30–50 %) über zentrale Venenkatheter erreicht werden. Der Einsatz kontinuierlicher Blutreinigungsverfahren (PD, HF) vereinfacht durch den Wegfall der Volumenrestriktion eine adäquate Ernährung erheblich. Eine Aminosäurensubstitution sollte bei protrahiertem Verlauf als ein Gemisch aus essenziellen und nichtessenziellen Aminosäuren erfolgen. Die empfohlene Nahrungszusammensetzung ist in Tab. 8.3 zusammengefasst.

Bei nichtoligurischem ANV ist eine adäquate Ernährung einfacher durchführbar.

Medikamentendosierung bei ANV

Tab. 8.4 listet Medikamente auf, die ein ANV verstärken oder prolongieren können.

Diese Medikamente bzw. Medikamentenkombinationen sollten deshalb möglichst nicht eingesetzt werden. Bei einigen Medikamenten akkumulieren Stoffwechselmetabolite bei stark eingeschränkter Nierenfunktion (Tab. 8.5). Der Einsatz dieser Substanzen erfordert eine strenge Indikationsstellung.

Viele Medikamente benötigen eine Anpassung der Dosis an die residuelle Nierenfunktion. Die Berechnung richtet sich nach der Kreatininclearance (CCR), die nach der Schwartz-Formel annähernd aus Körpergröße und Serumkreatinin berechnet werden kann.

$$CCR\ [ml/min/1{,}73\ m^2] = Körpergröße\ [cm] \times \frac{k}{Serumkreatinin\ [mg/dl]}$$

k = 0,45 für Kinder < 1 Jahr
k = 0,55 für Kinder > 1 Jahr

Diese Formel darf jedoch nur im Steady-State-Zustand angewendet werden. Beim Beginn des ANV mit einem Anstieg des Serumkreatinins um 0,5–1,5 mg/d rechnet man mit einer GFR < 10 ml/min/1,73 m². Tab. 8.6 gibt Dosisrichtlinien für einige häufig auf pädiatrischen Intensivstationen verwendete Medikamente an.

Wann immer möglich, sollten die Serumkonzentrationen insbesondere von nephro- und ototoxischen Substanzen bestimmt werden („drug monitoring").

Tabelle 8.3 Empfohlene Nahrungszusammensetzung bei Kindern mit ANV

Nahrungsbestandteil	Menge
Glucose	• 6–12–15 g/kg KG/d
Aminosäuren	• 0,5–1 g/kg KG/d (bei Peritonealdialyse 1,5 g/kg KG wegen peritonealer Eiweißverluste)
Fette (10–20 %)	• 0,5–1 g/kg KG/d (cave: Hyperlipidämie bei ANV)
Wasserlösliche Vitamine	• Vitamin C: < 2 mg/kg KG/d
Fettlösliche Vitamine	• 2-mal pro Woche (verminderter Bedarf, cave: erhöhte Vitamin-A-Spiegel!)
Spurenelemente	• 2-mal pro Woche (Toxizität)

Tabelle 8.4 Medikamente, die ein ANV prolongieren können

Aminoglykoside (v. a. Kombination mit Glykopeptidantibiotika und Cephalosporinen)
Nichtsteroidale Antiphlogistika
Amphotericin B
Cisplatin
Cyclosporin A, FK 506
Doxorubicin
Radiokontrastmittel

Tabelle 8.5 Medikamente mit Akkumulation von Metaboliten

Medikament	Metabolit
Allopurinol	Oxipurinol
Clofibrat	Clofibrinsäure
Digoxin	Digoxigenin-mono-digitoxosid
Metoprolol	α-Hydroxymetoprolol
Nitroprussidnatrium	Thiocyanat
Procainamid	N-Acetylprocainamid
Propanolol	4-Hydroxypropranolol
Sulfonamide	acetylierte Metaboliten

Tabelle 8.6 Dosierungsrichtlinien für einige gebräuchliche Medikamente

Medikament	Dosis bei GFR > 50 ml/min (mg/kg KG/d)	Dosis bei GFR 50–30 ml/min (mg/kg KG/d)	Dosis bei GFR 30–10 ml/min (mg/kg KG/d)	Dosis bei GFR < 10 ml/min (mg/kg KG/d)	Zusatzdosis nach HD (mg/kg KG)
Antibiotika:					
Amikacin*	15	10	3,5	initial: 7,5	3,7
Ampicillin	100–200	75–150	38–75 in 2 Dosen	20–40 in 2 Dosen	1 Dosis
Cefotaxim	100	75 in 3 Dosen	65 in 2 Dosen	50–25 in 2 Dosen	12,5
Ceftazidim	50–100	35 in 2 Dosen	20 in 1 Dosis	10 in 1 Dosis	10
Cefuroxim	100	75 in 2 Dosen	65 in 2 Dosen	50–25 in 2 Dosen	12
Clindamycin	20–40	20–40	20–40	10–20	
Fluconazol	5	2,5	2,5	1,25	2,5
Flucytosin*	150	75 in 2 Dosen	38 in 1 Dosis	38 alle 2–6 Tage	38
Fosfomycin	250	200	150	50 in 2–1 Dosen	40
Imipenem + Cilastatin	60	30	22,5 in 3 Dosen	15 in 2 Dosen	10
Metronidazol	22,5	22,5	22,5	15	
Netilmicin*	7,5	5	2,5 in 1 Dosis	initial: 2	1,5
Penicillin G**	150.000 I.E./kg KG/d	120.000 I.E./kg KG/d	30.000 I.E./kg KG/d	30.000 I.E./kg KG	
Piperacillin	200	140 in 3 Dosen	100 in 2 Dosen	75 in 2 Dosen	37,5
Teicoplanin*	initial: 2×10 ED: 10	initial: 1×10 5 ab 4.Tag	initial: 1×10 2 ab 4.Tag	initial: 1×10	
Tobramycin*	5	3	2	initial: 1	1
Vancomycin*	40	initial: 10	initial: 10	initial: 10	
Sonstige:					
Aciclovir	30	20 in 1 Dosis	12 in 1 Dosis	5 in 1 Dosis	
Atenolol	1–2	1	0,5	0,25	
Digoxin*	SD: 0,03 mg/kg KG/36 h ED: 0,005	SD: 0,02 mg/kg KG/36 h ED: 0,0025	SD: 0,02 mg/kg KG/36 h ED: 0,002	SD: 0,02 mg/kg KG/36 h ED: 0,0015	
Foscarnet*	180	80–100		nein	
Ganciclovir	10	6 in 2 Dosen	3 in 1 Dosis	1,5 in 1 Dosis	
Ranitidin	2	2	1	1	

*: Blutspiegelkontrollen erforderlich. Dosierung nach Blutspiegel. Die Werte bei eingeschränkter Nierenfunktion sind als Maximaldosierung angegeben. Die erste Dosis muss, falls nicht anders angegeben, immer als Volldosis appliziert werden.
**: Hyperkaliämiegefahr bei ANV
ED: Erhaltungsdosis
SD: Sättigungsdosis

Hämolytisch-urämisches Syndrom (HUS)

Das HUS ist die häufigste Ursache des akuten Nierenversagens im Kindesalter in Deutschland. Regionale und saisonale Schwerpunkte im Auftreten der Erkrankung (Sommermonate) sind seit langem bekannt, in letzter Zeit wurden aber auch regelrechte Epidemien beschrieben. Das HUS kann unterteilt werden in eine enteropathische Form und eine atypische Form. Bei der erstgenannten, häufigeren Form finden sich typische gastroenteritische Prodromalsymptome (meist blutige Diarrhöen, deswegen auch als D+HUS bezeichnet), die im Allgemeinen durch enterohämorrhagische Escherichia coli (EHEC) verursacht werden, die Verotoxin (Shiga toxin, ST) produzieren. Am häufigsten ist der Serotyp 0157-H7. Bei der atypischen, selteneren Variante des HUS findet sich keine anamnestische Diarrhö (D-HUS). Unter diesem Typ werden infektiöse (Pneumokokken), familiäre und andere seltene atypische Verlaufsformen – der thrombotisch-thrombozytopenischen Purpura (TTP) nahe stehend – zusammengefasst.

Definition

Das HUS ist klinisch gekennzeichnet durch die Trias:
- akute mikroangiopathische hämolytische Anämie,
- Thrombozytopenie,
- akutes Nierenversagen (ANV).

Ätiologie und Pathogenese

D+HUS. Beim D+HUS sind EHEC bzw. ST in den meisten Fällen im Stuhl (Direktnachweis mit empfindlichen Kulturmethoden) und/oder im Serum nachzuweisen (Lipopolysaccharidantikörper). Nach heutigen Vorstellungen kommt es nach einer Infektion mit ETEC (z. B. durch Genuss von nicht pasteurisierter Milch oder rohem Fleisch) zu einer Darminfektion und zur Freisetzung von ST, das sich an Rezeptoren von Endothelzellen bindet und für diese zytotoxisch ist, insbesondere bei gleichzeitiger lokaler Freisetzung von Zytokinen aus aktivierten Leukozyten. Ausmaß und Lokalisation der Endothelzellschädigung (als „gemeinsame Endstrecke") aller Formen des HUS bestimmen die weitere Klinik und die Prognose. Die Endothelläsion ist wahrscheinlich auch der Auslöser einer Mikrothrombenbildung im Kapillargebiet verschiedener Organe (Niere, Darm) mit lokalisierter intravasaler Hämolyse.

D-HUS. Beim sog. atypischen HUS ohne Durchfallanamnese handelt es sich um eine heterogene Gruppe von Erkrankungen, die entweder der TTP zuzuordnen sind (zirkulierender Inhibitor der [oder Mangel an] „von-Willebrand-factor cleaving protease") oder auf einem Mangel an Faktor H (Complementverbrauch) oder Mutation im Faktor H-Gen (ohne Complementverbrauch) beruhen (familiäres HUS).
Bei HUS/TTP ist die Substitution von Frischplasma die Therapie der Wahl. Da der Therapieerfolg von der Menge des zugeführten Frischplasmas abhängt (20–40 ml/kg/d) empfiehlt sich bei ANV die Plasmaaustauschbehandlung (Plasmapherese), um eine Hypervolämie zu vermeiden.
Bei Mangel an Faktor H ist die Zufuhr von FFP die Therapie der Wahl.

Klinik

Betroffen sind überwiegend Kleinkinder (1–3 Jahre). Symptome sind:
- auffallende Blässe,
- Dehydratation (häufig),
- diskrete Ödeme (manchmal),
- Appetitlosigkeit,
- eingetrübtes Sensorium (oft),
- Koma, Krämpfe (gelegentlich).
- Cave: arterielle Hypertonie.

Diagnostik

Blutbild:
- Zeichen der hämolytischen Anämie:
  - Hb-Abfall,
  - LDH-Anstieg,
  - Haptoglobinabfall,
  - Anstieg des indirekten Bilirubins,
- Nachweis von *Fragmentozyten* im Blutausstrich (entscheidend),
- Thrombozytopenie (< 100 000/µl).
- häufig Leukozytose.

Weitere Laborparameter bei ANV:
- in leichten Fällen (nichtoligurisches Nierenversagen):
  - Harnstoffanstieg,
  - Kreatininanstieg,
- in schweren Fällen (Anurie):
  - Hyponatriämie (bedingt durch gastrointestinale Natriumverluste und/oder Überwässerung),
  - Hypoproteinämie,
  - Hyperkaliämie.

Variable Beteiligung anderer Organe:
- Magen-Darm-Trakt (Perforation, toxisches Megakolon, „Appendizitis"),
- Leber (Transaminasenerhöhung, Ikterus),
- Pankreas (Pankreatitis, Diabetes),
- Herz (Myokarditis, Perikarditis, Linksherzversagen),
- Lunge (Lungenödem, ARDS),
- ZNS (Krämpfe, Hemiplegie, zerebrale Blutungen, hypertensive Enzephalopathie).

Differenzialdiagnose

- Autoimmunhämolytische Anämie:
  - Nachweis durch Coombs-Test,
  - keine Thrombozytopenie,
- thrombotisch-thrombozytopenische Purpura (Moschcowitz):
  - ähnliches Krankheitsbild vorwiegend bei Erwachsenen,
  - atypischer schwerer Verlauf mit schleichendem Beginn,
  - neurologische Beteiligung,
  - schlechtere Prognose,
- fortgeschrittene chronische Niereninsuffizienz mit renaler Anämie:
  - renale Osteopathie (Röntgenbild, PTH-Serumspiegel),
  - Wachstumsretardierung,
  - evtl. strukturelle Anomalien der Nieren- und Harnwege (Ultraschall),
  - keine Thrombozytopenie,
- Kugelzellanämie:
  - Nachweis erniedrigter osmotischer Resistenz,
  - anamnestisch hämolytische Krisen,
  - Splenomegalie,
  - selten Nierenversagen,
- Sichelzellanämie mit Nephropathie:
  - meist nur Proteinurie (histologisch: fokale Sklerose),
  - Nachweis von Sichelzellen,
  - Anamnese,
  - keine Thrombozytopenie,

- Hämolyse durch Medikamente,
- Myolyse (Crush-Syndrom) mit ANV:
  - Anamnese,
  - Nachweis von Myoglobin im Urin,
  - CK-Anstieg.

Therapie

Bereits bei der Diagnosestellung des HUS sollten Dialyseindikation und -kriterien bzw. Modalitäten einer Verlegung für eine Dialysebehandlung vorausgeplant werden. Indiziert ist eine frühzeitige Dialyse bei schwerer Nierenbeteiligung, d. h. bei Oligoanurie und steigenden Retentionswerten.

Bei Diagnosestellung muss insbesondere auf genaueste Flüssigkeitsbilanzierung und Kaliumrestriktion geachtet werden, da eine schubweise Hämolyse sonst kurzfristig zu lebensbedrohlichen Situationen (Überwässerung, Hyperkaliämie) führen kann.

Die spezielle Therapie richtet sich im Übrigen nach der klinischen Symptomatik (s. unten). Der Einsatz von FFP oder Standardimmunglobulinen ist nach kontrollierten Studien ohne erwiesenen Nutzen. Eine Plasmapherese kann in schweren Fällen möglicherweise die Prognose verbessern, sichere Kriterien für ihren Einsatz sind bisher nicht definiert. Wir führen gegenwärtig eine Plasmapherese bei größeren Kindern durch, die nach herkömmlichen bekannten Risikofaktoren eine schlechtere Prognose haben (s. unten), insbesondere beim Vorliegen einer persistierenden Anurie sowie neurologischen Symptomen. Üblicherweise werden 10–12 Plasmapheresen in etwa 2 Wochen durchgeführt.

Spezielle Maßnahmen

Blutdruck. Rasche Senkung erhöhter Blutdruckwerte (ggf. i. v. Dauerinfusion, z. B. Nifedipin, Urapidil, Natriumnitroprussid).

Bilanzierung. Ein venöser (am besten zentralvenöser) Zugang und ein Blasenkatheter sind unbedingt erforderlich. Bei Dehydratation und erhaltener Urinausscheidung vorsichtige Rehydrierung. In jedem Fall exakte Flüssigkeitsbilanzierung alle 4–6 Stunden mit laufender Bedarfsanpassung der i. v. Zufuhr (je nach Ausscheidung). Die orale Zufuhr von Flüssigkeit ist wegen des fast immer sehr schlechten Trinkverhaltens keine verlässliche Größe. Man kann schluckweise z. B. Tee verabreichen, wenn dies protokolliert werden kann. Lasix nur bei bestehender Diurese (1–2 [–5] mg/kg/d), evtl. kombiniert mit Metolazon (Zaroxolyn).

Elektrolyte. Kaliumarme Diät, keine i. v. Kaliumgaben, evtl. Ionenaustauscher p. o. oder p. r. Bei Hyponatriämie ohne Zeichen der Dehydratation Flüssigkeitsrestriktion.

Tabelle 8.7 Prognostische Indikatoren des HUS

Gute Prognose	Schlechte Prognose
Alter < 4 Jahre	Alter > 4 Jahre
Diarrhö bzw. D+HUS	D-HUS bzw. keine Prodromalsymptome
Histologisch: glomeruläre Läsionen	histologisch: überwiegend vaskuläre Beteiligung
Keine Anurie	Anurie länger als 14 Tage
	Nierenrindennekrose
	rezidivierendes HUS
	familiäres HUS
	neurologische Beteiligung
	arterielle Hypertonie
	Leukozytose (> 20.000/µl)

Transfusionen. Wenn möglich vermeiden (Cave: Blutdruckanstieg, Reaktivierung des HUS). Sie sind indiziert bei Hb < 6 g/dl.

ZNS. Cave zerebrale Krampfanfälle. Laufende Überwachung von Bewusstseinsstatus bzw. neurologischer Symptomatik.

Prognose

Beim D+HUS ist die Prognose in den meisten Fällen gut, beim D-HUS oft sehr ungünstig, vor allem bei schwerer neurologischer und/oder anderer extrarenaler Beteiligung sowie bei rezidivierenden HUS (Tab. 8.7).

In jedem Fall sollte man wegen des manchmal schubweise stattfindenden Verlaufs mit prognostischen Aussagen gerade in der Anfangsphase der Erkrankung eher zurückhaltend sein. Wegen der Möglichkeit von Rezidiven sollte eine pädiatrisch-nephrologische Nachbetreuung stattfinden.

Renale Hypertonie

Definition

Eine arterielle Hypertonie im Kindesalter liegt vor, wenn der systolische und/oder der diastolische Blutdruck über der 95. Perzentile für die Körpergröße liegt. Tab. 8.8 gibt einige orientierende Anhaltswerte. Eine hypertensive Krise ist gekennzeichnet durch eine plötzliche Steigerung des systolischen und/oder diastolischen Blutdrucks mit vitaler Beeinträchtigung von Herz-Kreislauf-System (Herzinsuffizienz), Zentralnervensystem (Ödem, Blutung, Krampfanfälle) und Nieren. Dabei ist oft nicht nur der quantitative Blutdruckanstieg, sondern vielmehr die Geschwindigkeit des Anstiegs von entscheidender Bedeutung.

Tabelle 8.8 Arterielle Hypertonie nach Altersgruppen

Altersgruppe	Systolischer RR (mmHg)	Diastolischer RR (mmHg)
Neugeborene (1.–7. Lebenstag)	100	
Neugeborene (8.–28. Lebenstag)	105	
Säuglinge und Kleinkinder < 4 Jahre	120	75
Kinder 4–9 Jahre	130	85
Schulkinder 10–12 Jahre	135	90
Adoleszente 13–15 Jahre	140	90
Adoleszente 16–18 Jahre	150	95

Cave: Diese Werte zeigen eine eindeutige arterielle Hypertonie an!

Ätiologie und Pathogenese

Häufigste Ursache der arteriellen Hypertonie bei Patienten mit oligoanurischem ANV stellt die intravasale Hypervolämie („Überwässerung") dar. Persistiert die Hypertonie auch nach Beseitigung der Hypervolämie durch Diurese oder Dialyse, müssen andere Ursachen in Betracht gezogen werden. Eine seltene Form ist die paradoxe Hypertonie bei Hypovolämie, hervorgerufen durch die reaktive Ausschüttung von Katecholaminen, ADH und Renin. Bei der renovaskulären Hypertonie steigert die Minderperfusion einer oder beider Nieren oder auch nur einzelner Segmente der Nieren den Blutdruck über eine Aktivierung des Renin-Angiotensin-Aldosteron-Systems. Auch die renoparenchymatöse Hypertonie ist meist reninmediiert. Zusätzlich spielen aber noch nicht eindeutig charakterisierte Einflüsse des autonomen Nervensystems eine große Rolle. Dies wird gestützt durch die Tatsache, dass die Behandlung mit ACE-Hemmern allein häufig nicht ausreichend ist.

Aufgrund des Überschreitens des Autoregulationsbereichs der ZNS-Durchblutung entsteht primär eine Mehrdurchblutung. Zusätzlich erfolgt eine Permeabilitätssteigerung der Arteriolen und Kapillaren mit der Folge von Hirnödem und Mikroblutungen. Bei weiterem Blutdruckanstieg kann sich eine Massenblutung entwickeln. Zusätzlich kann eine lokale Ischämie durch Kompression von Kapillaren entstehen.

Klinik

Bei der hypertensiven Krise besonders gefürchtet sind zerebrale Symptome. Als Warnzeichen sind zu beachten:
- Kopfschmerzen,
- Irritabilität,
- Nasenbluten.

Die akute zerebrale Symptomatik kann aber auch charakterisiert sein durch nachfolgende Symptome:
- Visusverschlechterung,
- Krämpfe,
- Somnolenz.

Therapie

Grundsätzlich ist eine Hypervolämie zu behandeln durch:
- Flüssigkeitsrestriktion,
- Natriumrestriktion,
- forcierte Diurese,
- Nierenersatztherapie (HF, PD).

Dabei soll eine Hypovolämie vermieden werden. Diese könnte das ANV durch Aufrechterhaltung insbesondere der kortikalen Minderperfusion der Nieren prolongieren. Auch soll der Blutdruck rasch, aber nicht abrupt gesenkt werden. Eine Ausnahme stellt die hypertensive

Tabelle 8.9 Antihypertensiva bei hypertensiver Krise

Medikament	Dosierung	Kommentar
Nifedipin (z. B. Adalat)	• 0,2–0,5–(1) mg/kg KG/ED sublingual	1. Wahl Wiederholung nach 10 min möglich
	• 0,2–0,5–1 µg/kg KG/min i. v. als Infusion	cave: 18 Vol % Alkohol
Urapidil (Ebrantil)	• 0,2–0,5 mg/kg KG i. v. als Bolus oder • 2–3 mg/kg KG/h i. v. initial, dann 0,2–0,5 mg/kg KG/h i. v. als Infusion	
Glyceroltrinitrat (Nitrolingual)	• 2–10 g/kg KG/min als Infusion	
Propranolol (Dociton)	• 0,2–1 mg i. v. initial	langsam i. v., Intensivüberwachung
Metoprolol (Beloc)	• 0,1 mg/kg (maximal 5 mg) i. v. initial	langsam (20 %/min) i. v., Intensivüberwachung; ggf. nach 10 min wiederholen
Nitroprussidnatrium (Nipruss)	• 0,5–8 µg/kg KG/min i. v. als Infusion Thiocyanatspiegel < 10 mg/dl Cyanidspiegel < 0.34 mg/dl	Dosis nach Wirkung titrieren

Tabelle 8.10 Orale Antihypertensiva im Kindesalter

Medikament	Initialdosis (mg/kg KG/d)	Maximaldosis (mg/kg KG/d)	Wirkmechanismus	Kommentar
Nifedipin (z. B. Adalat)	0,25	2	Calciumkanalblocker	1. Wahl Retardform
Propranolol (z. B. Dociton)	1–2	5–8–(10)	unselektiver Betablocker	1. Wahl
Atenolol (z. B. Tenormin)	1	2	kardioselektiver Betablocker	cave: Niereninsuffizienz
Captopril (z. B. Lopirin)	0,3	5	ACE-Hemmer	1. Wahl
Enalapril (z. B. Xanef)	0,05–0,1	0,5–1	ACE-Hemmer	lange Halbwertszeit auch i. v. verfügbar
Prazosin (z. B. Minipress)	0,05–0,1	0,4	Alphablocker	
Clonidin (z. B. Catapresan)	0,002	0,06	zentraler Alphablocker	2. Wahl Sedierung
Dihydralazin (z. B. Nepresol)	1–2	8	direkt	3. Wahl
Minoxidil (z. B. Lonolox)	0,1–0,2	1–2	direkt	3. Wahl wegen Nebenwirkungen

Tabelle 8.11 Antihypertensiva in der Neonatalperiode

Medikament	Dosierung	Kommentar
Nifedipin (z. B. Nifical)	• 0,5–1 mg/ED	1. Wahl
Propranolol (z. B. Dociton)	• 0,5–2,0 mg/kg KG/d p. o. • 0,05–0,15 mg/kg KG/ED i. v.	1. Wahl cave: Hypoglykämie! Kontraindikation: obstruktive Lungenerkrankungen
Captopril (z. B. Lopirin)	• 0,05–0,5 mg/ED	1. Wahl Dosisreduktion bei CNI cave: Oligurie, Hyperkaliämie
Nitroprussidnatrium (Nipruss)	• 1–5 µg/kg KG/min	Thiocyanidspiegel Cyanidspiegel

CNI: chronische Niereninsuffizienz

Krise dar, die eine schnelle Senkung des Blutdrucks auf Werte im oberen Normbereich erfordert.

! Eine abrupte Blutdrucksenkung kann überschießend erfolgen und eine Minderperfusion insbesondere des ZNS hervorrufen.

Medikamente

Die Dosierungen der Antihypertensiva sind in den Tab. 8.9, 8.10 u. 8.11 angegeben. Im Folgenden werden die einzelnen Substanzen genauer charakterisiert. Besondere Vorsicht ist beim Einsatz im Neugeborenenalter aufgrund sehr beschränkter Erfahrungen geboten.

Vasodilatatoren

Nifedipin. Medikament der ersten Wahl bei akutem Blutdruckanstieg einschließlich hypertensiver Krise. Nifedipin ist ein potenter Vasodilatator durch Hemmung der spannungsabhängigen Calciumkanäle insbesondere am glatten Gefäßmuskel. Die Wirkung auf das Reizleitungssystem des Herzens kann vernachlässigt werden, eine Kombination mit Betablockern ist – im Gegensatz zu Verapamil – erlaubt. Bei hoher Dosierung bzw. i. v. Applikation ist die negativ inotrope Wirkung zu beachten. Sowohl die Tropfen als auch die parenterale Lösung sind lichtempfindlich. Die kontinuierliche Gabe von Nifedipin als Dauerinfusion (kommerziell als Adalatperfusor in lichtgeschützten Spritzen erhältlich) erlaubt das „Austrieren" der erforderlichen Nifedipindosis.

Cave: Die parenterale Lösung enthält 18 Vol% Ethylalkohol! Zur Langzeittherapie ist Nifedipin in Retardform verfügbar.

Nebenwirkungen: Flush, Hitzegefühl, Herzfrequenzanstieg, Kopfschmerzen, Übelkeit, Parästhesien, Beinödeme. Eine zu starke Blutdrucksenkung unter die Norm ist nur bei Hypovolämie zu erwarten.

Verapamil. Aufgrund größerer kardialer Wirkung (Reizleitungssystem!) und stärkerer Interaktion mit anderen Medikamenten erfolgt der Einsatz zum Zweck der Blutdrucksenkung im Kindesalter sehr selten.

Glyceroltrinitrat. Kann in Kombination mit Nifedipin eingesetzt werden. Reflextachykardie beachten.

Nebenwirkungen: Ähnlich wie bei Nifedipin.

Dihydralazin. Bewährter Vasodilatator, Reflextachykardie. Bei Hirndruck/Enzephalopathie kontraindiziert (zerebraler Druckanstieg möglich)!

Natriumnitroprussid. Potentester Vasodilatator mit direkter Wirkung über cGMP-Stimulation. Voraussetzung für die Anwendung ist eine Intensivüberwachung mit zentralem Venenzugang. Die Dosierung erfolgt titrierend, wobei ein plötzlicher Blutdruckabfall auftreten kann. Bildung von Cyanid, das in der Leber in das wesentlich geringer toxische Thiocyanat umgewandelt wird (kein Einsatz bei Leberinsuffizienz). Thiocyanat wird renal ausgeschieden. Deshalb ist bei ANV die regelmäßige Kontrolle des Thiocyanatspiegels erforderlich. Die angestrebten Spiegel müssen unter 10 mg/dl liegen, ansonsten ist eine Therapieunterbrechung erforderlich. Muss die Medikation mit Natriumnitroprussid fortgesetzt werden, kann Thiocyanat effektiv dialysiert werden.

Nebenwirkungen: Zu rasche Blutdrucksenkung, metabolische Azidose, Met-Hb-Bildung.

ACE-Hemmer

Captopril. ACE-Hemmer mit kurzer Halbwertszeit. Der Einsatz beim ANV erfordert besondere Abwägung. ACE-Hemmer bewirken neben einer generellen Vasodilatation zusätzlich eine Relaxation des Vas efferens. Somit wird der effektive glomeruläre Filtrationsdruck gesenkt. Im Fall eines Volumenmangels oder einer renalen Minderperfusion (Nierenarterienstenose, Vaskulitis) kann ein ANV induziert oder prolongiert werden. Die Dosierung sollte immer einschleichend erfolgen.

Nebenwirkungen: Leukopenie, Hyperkaliämie, Reizhusten, Quincke-Ödem bei C1-Esterase-Inhibitor-Mangel.

Enalapril. ACE-Hemmer mit längerer Halbwertszeit (5–6 Stunden). Die Risiken der Anwendung sind daher noch bedeutender als bei Captopril, das bei ANV immer primär eingesetzt werden sollte. Im Gegensatz zu Captopril steht Enalapril auch als i. v. Präparation zur Verfügung.

Cave: Anaphylaktoide Reaktionen bei Einsatz in Kombination mit bestimmten Dialysemembranen!

Betablocker

Propranolol. Unselektiver Betablocker mit guter Blutdruck senkender Wirkung. Deshalb immer noch Betablocker der Wahl. Keine Dosisanpassung bei verminderter GFR erforderlich.

Nebenwirkungen: Herzinsuffizienz (negativ inotrop, chronotrop), Bronchusobstruktion, Hypoglykämie.

Atenolol. Kardioselektiver Betablocker mit langer Halbwertszeit. Kann u. U. bei Asthmatikern oder Patienten, die auf Propranolol mit einer Bronchusobstruktion reagiert haben, eingesetzt werden.

Dosisreduktion bei Niereninsuffizienz beachten!

Metoprolol. Kardioselektiver β1-Rezeptorenblocker mit langer Halbwertszeit. Zur i. v. Gabe existieren keine Studien bei Kindern mit arterieller Hypertonie.

Nebenwirkungen: Hypotension, Herzinsuffizienz, Bronchospasmus, Hyperglykämie, Leberschaden.

Sonstige

Prazosin. Alphablocker der 1. Wahl. Prazosin wird oft mit Betablockern kombiniert, obwohl es nur eine geringe Reflextachykardie hervorruft. Es kann eine rapide Blutdrucksenkung und Orthostasesymptome induzieren.

Nebenwirkungen (mild): Lethargie, Ödeme, Mundtrockenheit, Orthostasesymptome.

Clonidin. Zentrale Wirkung über α_2-Rezeptorstimulation, peripher präsynaptisch. Deshalb treten keine Reflextachykardie und kein Anstieg des peripheren Gefäßwiderstands auf. Nachteilig sind ein möglicher initialer, kurzfristiger Blutdruckanstieg – insbesondere bei intravenöser Applikation – sowie das Rebound-Phänomen, d. h. Blutdruckanstieg bei abruptem Absetzen. Beides ist bei Kindern ausgeprägter als bei Erwachsenen. Aufgrund des initialen Blutdruckanstiegs nicht bei hypertensiver Krise einsetzen!

Nebenwirkungen: Sedierung, Ödeme, Mundtrockenheit, Obstipation.

Urapidil. Urapidil ist ein postsynaptischer α_1-Rezeptorenblocker mit zentraler Wirkung. Präsynaptische α_2-Rezeptoren werden nicht involviert, β_1-Rezeptoren mäßig gehemmt. Aufgrund der zentralen Wirkung erfolgt kein reflektorischer Herzfrequenzanstieg oder eine Reninerhöhung. Urapidil kann mit Calciumantagonisten (Nifedipin), Betablockern und Saluretika kombiniert werden. Es liegen allerdings nur limitierte Berichte über den Einsatz von Urapidil im Kindesalter vor.

Nebenwirkungen: Kopfschmerzen, Übelkeit, Schwindelgefühl und Schweißausbruch. Sie sind überwiegend Folge der Blutdrucksenkung. Die Blutdruck senkende Wirkung anderer Antihypertensiva kann verstärkt werden.

Diazoxid. Nichtdiuretisch wirksames Thiazidderivat mit direkter Wirkung auf die glatte Gefäßmuskulatur. Wirkungseintritt nach 1–5 min, Wirkungsdauer Minuten bis 12 Stunden. Der Blutdruckabfall ist nicht streng dosisabhängig, sodass u. U. schon mit der niederen Dosierung hypotensive Werte erreicht werden können.

> **!** Diazoxid wurde in der Behandlung der hypertensiven Krise durch Nifedipin, Urapidil und β-Blocker verdrängt und wird heute wegen des nicht vorhersehbaren Blutdruckverhaltens nicht mehr eingesetzt.

Literatur

Bitzan M, Müller-Wiefel DE (1992) Hämolytisch-urämisches Syndrom (HUS): Enterohämorrhagische Escherichia coli 0157 als häufigste Erreger. Dt Ärztebl 89: A-2204–2212

Chan JCM, Alon U, Oken DE (1992) Acute renal failure. In: Edelmann CM (Hrsg) Pediatric Kidney Disease, second edition, Little, Brown and Company: pp. 1923–1940

Dillon MJ, Ingelfinger JR (1994) Pharmacological treatment of hypertension. In: Holliday MA, Barrat TM, Avner E (Hrsg) Pediatric Nephrology, third edition, Williams and Wilkins: pp. 1165–1174

Filler G (2001) Acute renal failure in children: aetiology and management. Pediatric Drugs 3: 783–792

Gasser C, Gautier E, Steck A, et al. (1955) Hämolytisch-urämische Syndrome: Bilaterale Nierenrindennekrosen bei akuten erworbenen hämolytischen Anämien. Schweiz Med Wschr 85: 905–909

Ingelfinger JR, Dillon I, Dillon MJ (1994) Evaluation of secondary hypertension. In: Holliday MA, Barrat TM, Avner E (Hrsg) Pediatric Nephrology, third edition, Williams and Wilkins, Boston: pp. 1146–1164

Karch H, Bockemühl J (1989) Infektionen durch enterohämorrhagische Escherichia coli (EHEC): Ein klinisches und mikrobiologisches Problem und eine Herausforderung für den öffentlichen Gesundheitsdienst. Immun Infek 6: 206–211

Karmali MA, Petric M, Lim C, et al. (1985) The association between idiopathic hemolytic uremic syndrome and infection by verotoxin-producing Escherichia coli. J Inf Dis 151: 775–781

Kellum JA, Decker MJ (2001) Use of dopamine in acute renal failure: a metaanalysis. Crit Care Med 29: 1526–1531

Loirat C, Sonsino E, Moreno AV, et al. (1984) Hemolytic-uremic syndrome: An analysis of the natural history and prognostic features. Acta Paediatr Scand 73: 505

Loirat C, Sonsino E, Hinglais N, et al. (1988) Treatment of childhood haemolytic uraemic syndrome with plasma. A multicenter randomized controlled trial. Pediatr Nephrol 2: 279

Long S, Gaudino KM, Siegel NJ (1992) Nondialytic treatment of acute renal failure. In: Edelmann CM (Hrsg) Pediatric Kidney Disease, second edition, Little, Brown and Company: S. 801–814

Oken D (1992) Mechanism of renal injury: Acute renal failure. In: Edelmann CM (Hrsg) Pediatric Kidney Disease, second edition, Little, Brown and Company: S. 427–442

Rizzoni G, Claris-Appiani A, Edefonti A, et al. (1988) Plasma infusion for hemolytic-uremic syndrome in children: Results of a multicenter controlled trial. J Pediatr 112: 284

Schranz D (Hrsg) (1993) Pädiatrische Intensivmedizin, Gustav-Fischer, Stuttgart-Jena

Seyffart G (Hrsg) (1992) Drug dosage in renal insufficiency, Kluwer Academic Publishers, Dordrecht

Siegel NJ, Van Why SK, Boydstun II, Devarajan P, Gaudio KM (1994) Acute renal failure. In: Holliday MA, Barrat TIVI, Avner E (Hrsg) Pediatric Nephrology, third edition, Williams and Wilkins, Boston 34: S. 1176–1203

9 Störungen des Wasser- und Elektrolythaushalts

W. Brömme

Wiederherstellung und Aufrechterhaltung der Wasser- und Elektrolythomöostase haben auf pädiatrischen Intensivstationen einen besonderen Stellenwert. Sind es doch häufig Störungen in diesem Bereich, die speziell im Kindesalter die Stabilität der Vitalfunktionen beeinflussen oder auch Störungen dieser Funktionen hervorrufen.

Verteilungsraum des Körperwassers

Aus didaktischen, theoretischen, aber auch praktisch-klinischen Gründen wird der Verteilungsraum für Wasser und Elektrolyte in 2 Kompartimente unterteilt:
- Intrazellulärraum (IZR),
- Extrazellulärraum (EZR).

Unter pathologischen Bedingungen kann sich ein dritter Verteilungsraum (sog. dritter Raum oder third space) formieren und durch Entzug beachtlicher Wassermengen aus dem EZR – evtl. auch aus dem IZR – zu bedrohlichen Dehydratationszuständen dieser beiden Räume führen. Klinische Beispiele für das Kindesalter sind das toxische Megakolon und die Peritonitis, wobei viele Liter Flüssigkeit in das Kolon bzw. die freie Bauchhöhle sequestriert werden können.

Als transzelluläre Flüssigkeiten werden Sekret im Gastrointestinaltrakt, Liquor, Urin und Pleuraflüssigkeit bezeichnet, die für den Flüssigkeitsaustausch zwischen den Kompartimenten eine untergeordnete Rolle spielen.

Intrazellulärraum (IZR)

Der IZR ist der größte der beiden Kompartimente, das bei Früh- und Neugeborenen 35%, am Ende des Säuglingsalters sowie bei Erwachsenen ca. 40% der Körpermasse beträgt. Er ist der Funktionsraum, in dem biologische Prozesse wie der Energiestoffwechsel ablaufen. Unter klinischen Bedingungen ist der IZR messmethodisch am wenigsten zugänglich. Da jedoch etwa die gleiche Osmolarität innerhalb der Zellen wie in deren unmittelbarer Umgebung, dem EZR, angetroffen wird, besteht zwischen den beiden Räumen ein fein abgestimmtes Gleichgewicht an Wasserbindungskräften. Aus der Analyse der Serumosmolarität bzw. des Serumnatriums (s. unten) kann deshalb auf die Volumenhomöostase des IZR geschlossen werden:

- Niedrige Serumosmolarität bzw. niedriges Serumnatrium führen zur Wasserbewegung vom EZR in den IZR, da die intrazelluläre Osmolarität jetzt höher ist als die des EZR. Die Folge ist eine Volumenzunahme der Zellen.
- Steigt dagegen die Serumosmolarität über den Normalwert von 280–300 mosmol/l, kommt es zur Schrumpfung der Zellen durch Wasserentzug.

Klinisch bedeutsam sind Osmolaritätsstörungen dieser Art für Organe und Zellverbände, die von einer druckfesten Kapsel umgeben sind, wie das Hirnparenchym. Bereits beim Säugling ist der intrakranielle Duralraum eine druckfeste Hülle, die bei einer Volumenzunahme (niedrige Serumosmolarität) mit einer erheblichen intrakraniellen Drucksteigerung reagieren kann (Brömme 1985). Im Gegensatz dazu kommt es bei Hypernatriämien zur Hirnschrumpfung, evtl. mit Brückenvenenabrissen und Subduralblutungen.

Veränderungen des Serumnatriums führen deshalb fast immer zu zerebralen Symptomen, die Korrektur dieser Störungen müssen mit besonderer Sorgfalt vorgenommen werden.

Extrazellulärraum (EZR)

Die Funktion des EZR ist klinisch von größter Relevanz. 2 Teilräume werden unterschieden:
- intravasaler Raum (IvR),
- interstitieller Raum (IstR).

Wenn wir den IZR als Funktionsraum betrachten, in dem alle lebenswichtigen Prozesse ablaufen, so ist der EZR der Transportraum für den An- und Abtransport von Stoffen, die den Zellstoffwechsel sicherstellen bzw. aus dem Zellmetabolite eliminiert werden müssen.

Zugleich werden Volumen und Zusammensetzung des EZR, speziell des IstR so geregelt, dass für den IZR optimale Funktionsbedingungen bestehen. Diese Funktionsbedingungen bezeichnen wir als Homöostase.

Bestandteile des EZR:
- interstitieller Raum (IstR), der die Zellen direkt umgibt,
- Lymphsystem,
- intravasaler Raum (IvR), dem Herz und Kreislauf zugeordnet werden.

Alle 3 Räume sind funktionell eng miteinander verbunden.

Herz und Kreislauf befördern Sauerstoff, Stoffwechsel- und Abbauprodukte über weite Strecken zum IZR und zurück zu den Ausscheidungsorganen für Stoffwechselmetabolite. Wasser und Elektrolyte treten in der arteriellen Endstrombahn in den interstitiellen Raum über. Treibende Kraft für diesen Auswärtstransport in den Kapillaren ist der vom Herzen generierte hydrostatische Druck. Im venösen Teil des Kapillargebiets sinkt dieser Druck stark ab, jetzt überwiegt der kolloidosmotische Druck im Gefäßinneren, Wasser wandert zurück in die Strombahn (Starling 1896).

Täglich wird ca. die 10fache Plasmamenge in der Endstrombahn ultrafiltriert und zu 90 % rückresorbiert. Die verbleibenden 10 % gelangen durch Lymphspalten, die sich insbesondere bei einer Hypervolämie im EZR öffnen, in das Lymphsystem und über den Ductus thoracicus zurück in den venösen Kreislauf. Die Lymphbahnen haben somit die Funktion eines Schleusensystems im Dienst der Volumenhomöostase des EZR. Ist das filtrierte Flüssigkeitsvolumen in der Endstrombahn größer als die Transportkapazität des Lymphsystems, entstehen Ödeme.

Die Autoregulation des IstR kann beschrieben werden als Nettokapillarfiltration = Lymphflow.

■ Starling-Gleichung

Für die Einordnung multipler pathophysiologischer Phänomene in der klinischen Praxis ist die von Starling formulierte Gleichung für die Filtration und Reabsorption ($\dot{V}$) (im Bereich der Endstrombahn bedeutsam:

■ $\dot{V} = K[(P_{cap} - P_{ist} - \delta(KOP_{ist} - KOP_{cap}))]$

K: Permeabilitätsfaktor
P_{cap}: hydrostatischer intrakapillarer Druck
δ: Reflexionskoeffizient
$\dot{V}$:
KOP_{ist}:
KOP_{cap}:

Betrachten wir die Starling-Gleichung aus dem Blickwinkel der klinischen Praxis, haben die einzelnen Glieder der Gleichung folgende Bedeutung:

Faktor K. Der Faktor K kann als Permeabilitätsfaktor bezeichnet werden, der die filtrierte Wassermenge im Verhältnis zur Kapillaroberfläche und zum Perfusionsdruck definiert. Die Permeabilität ist in verschiedenen Kapillarregionen außerordentlich unterschiedlich. Toxische und vasoaktive Substanzen wie Bradykinin, Histamin, Prostaglandine, Interleukine, freie Radikale und ein sekundärer C1-Inhibitormangel erhöhen die Permeabilität.

Klassisches Beispiel für eine massive Zunahme der Kapillarpermeabilität ist die Verbrennungskrankheit. Bei II.- und III.-gradigen thermischen Verletzungen von ca. 10–15 % der Haut entwickelt sich innerhalb von 6–8 Stunden ein so massiver Plasmaverlust in den interstitiellen Raum, dass unbehandelt ein hypovolämischer Schock entsteht. Das Ausmaß der Permeabilitätsstörung ist offenbar abhängig vom Ausmaß der thermischen Verletzung. Schwerbrandverletzte (> 40 % KOF) entwickeln den Schock oft schon innerhalb weniger Minuten, sodass von einer generalisierten Permeabilitätsstörung ausgegangen werden muss.

Etwa 80 % des Gesamtumfangs des Ödems bei Verbrennungen entsteht innerhalb von 6–8 Stunden (Schwartz 1979, Pitt u. Mitarb. 1987). Die Permeabilitätsstörung bleibt ca. 24–36 Stunden bestehen, dann ist die Integrität der Endstrombahn wiederhergestellt und die Rückresorption und renale Ausscheidung der Ödeme beginnen. Waren bis dahin, besonders in den ersten 8 Stunden, eine massive Volumentherapie mit kochsalzreichen Infusionslösungen notwendig, um ein ausreichendes Plasmavolumen aufrechtzuerhalten, muss jetzt die Volumentherapie drastisch reduziert werden.

Reflexionskoeffizient δ. Der Permeabilitätsschaden nach thermischen Hautverletzungen ließ sich auch tierexperimentell durch Drainage zentraler Lymphgefäße nachweisen (Harms u. Mitarb. 1982). Innerhalb von Minuten nach der thermischen Hautläsion kommt es zu einem starken Anstieg des Lymphflows als Ausdruck einer verstärkten Drainageaktivität des Lymphsystems. Zugleich steigt der Proteingehalt der Lymphe um das 4fache (Pitts u. Mitarb. 1987). Der Übertritt von Serumalbumin in den interstitiellen Raum im Bereich der Kapillaren wird durch den Reflexionskoeffizienten δ in der Starling-Gleichung ausgedrückt.

Verbrennungskrankheit: Bei Verbrennungspatienten ist der Koeffizient stark verändert, indem in allen – auch den nichtgeschädigten Kapillarregionen – die Permeabilität für Makromoleküle erheblich zunimmt. Aus diesem Grund wird bei thermischen Verletzungen der Einsatz von kolloidalen Volumenersatzlösungen wie Humanalbumin, Dextran oder Hydroxylstärke in den ersten 36 Stunden vermieden, was neuerdings durchaus kontrovers beurteilt wird. Die Sequestration von Natriumchlorid in die Ödemgebiete und der Verlust von Natriumchlorid über das Wundsekret soll durch Behandlung mit kolloidalen Infusionslösungen noch verstärkt werden (Bowers u. Mitarb. 1983). Ausdruck des schweren Permeabilitätsschadens der Kapillaren ist auch eine renale Eiweißausscheidung, die bis zur 3. Woche post combustionem anhalten kann.

Capillary Leak Syndrome: Krankheitsbild von intensivtherapeutischer Relevanz, charakterisiert durch massive Ödeme, Aszites, prärenales Nierenversagen und therapieresistenten Schock. Schon 1960 beschrieben (Clarkson 1960), wurde 1992 bei einem Frühgeborenen nachgewiesen, dass diese zunächst rätselhafte Erkrankung auf einem *C1-Inhibitormangel* beruht (Nürnberger 1992).

Der C1-Inhibitormangel kann auch bei Patienten mit Sepsis, nach Traumen, Verbrennungen und Knochenmarkstransplantationen auftreten und ist eine Komplikation bei Tumorpatienten, die mit IL-2 behandelt werden (Eisele 1994).

Bei sehr kleinen Frühgeborenen (< 1500 g) ist die Schrankenfunktion der endkapillaren Strombahn offenbar noch nicht voll ausgebildet. Diese Störung der Kapillarpermeabilität geht mit einem beachtlichen Albuminverlust in den Extrazellulärraum einher, erkennbar an der Verminderung des Serumalbumins. Dieser Albuminverlust ist bei Störungen der Homöostase besonders ausgeprägt. Es ist zu vermuten, dass auch der Abtransport der Albumine über das Lymphsystem gestört ist und die im Extrazellulärraum lagernden Albumine für die schwer beeinflussbaren Ödeme (Sklerödeme) verantwortlich sind. Ein physiologisch niedriger Perfusionsdruck, geringer onkotischer Druck und ein positiver Druck im EZR sind weitere Faktoren der Ödemgenese bei Frühgeborenen.

P_{cap}. P_{cap} ist der in den Kapillaren herrschende intravasale, vom Herzen generierte Druck. Im arteriellen Kapillarschenkel ist der hydrostatische intrakapillare Druck P_{cap} treibende Kraft für die Filtration. Jedoch gibt es Schutzmechanismen, die eine akute Zunahme der Nettofiltration bei Blutdrucksteigerungen verhindern. Andererseits überwiegen bei einem Blutdruckabfall die resorptiven Kräfte in der Endstrombahn. Die verstärkte Rückresorption bei Abfall des kapillaren Perfusionsdrucks P_{cap} ist von größter klinischer Bedeutung. Auf diese Weise kann ein intravasaler Volumenverlust bis ca. 10 % des zirkulierenden Blutvolumens durch den Einstrom interstitiellen Volumens ersetzt (Kaufmann 1958) bzw. die Entwicklung eines bedrohlichen Schockzustands verzögert werden.

Für die therapeutische Strategie auf pädiatrischen Intensivstationen ergeben sich daraus generelle Schlussfolgerungen:
- Die Euhydratation ist ein wesentlicher Aspekt für die Stabilisierung des Kreislaufs. Sind es doch insbesondere unerwartet auftretende Volumenverluste, z. B. durch perakute Blutungen, die einen intakten interstitiellen Raum als sofort verfügbaren Volumenspender für den intravasalen Raum voraussetzen.

Ionale Zusammensetzung des Intra- und Extrazellulärraums

Zwischen IZR und EZR bestehen beträchtliche Unterschiede der ionalen Zusammensetzung. Dominierende Kationen im IZR sind Kalium (ca. 140 mmol/l) und Magnesium (ca. 20 mmol/l), auf der Anionenseite Phosphate und Proteine. Der interstitielle Raum, der den IZR unmittelbar umgibt, entspricht in der Ionenzusammensetzung annähernd den Serumelektrolyten, während der Phosphatgehalt durch die geringe Permeabilität der Kapillarmembran für Eiweiße niedrig ist.

Werden unterschiedliche Elektrolytlösungen durch eine semipermeable Membran (die Zellmembran) getrennt, entsteht an der Zellwand ein Membranpotenzial, das von fundamentaler Bedeutung für den Stofftransfer in und aus den Zellen und die Grundlage für multiple Zellfunktionen ist.

Die Ionenunterschiede zwischen den beiden Kompartimenten werden aufrecht erhalten durch komplexe Systeme von Ionenkanälen, Carrierproteine, ATP-abhängige Pumpen und durch Wasserdiffusion (Klinke u. Mitarb. 1996, Guyton u. Mitarb. 1997). Am besten untersucht ist die Na^+/K^+-ATPase, die durch aktiven transmembranösen Transport gegen den Ionengradienten Kalium in die Zellen hinein- und im umgekehrten Arbeitsrhythmus Natrium aus den Zellen heraustransportiert. Das Ergebnis ist ein Ionengradient, der ein Membranpotenzial von ca. -80 mV erzeugt.

Mit Hilfe zellulärer Sensoren steuert das Membranpotenzial die Funktion der Ionenkanäle. So ist im Normalzustand das intrazelluläre Calcium niedrig (IZR : EZR = 1 : 1000), indem Ca^{2+}-Pumpen, welche wie die Na^+/K^+-ATPase in ihrer Funktion von energiereichen Phosphaten abhängig sind, den intrazellulären Raum praktisch calciumfrei halten.

Ein plötzlicher Zusammenbruch der Sauerstoffversorgung und damit der Bereitstellung energiereicher Phosphate – wie beim Herzstillstand oder beim schweren Schock – führen deshalb zu einem u. U. deletären Zusammenbruch der intrazellulären Homöostase, indem der Calciumeinstrom in die Zellen, so wird vermutet, intrazellulär Phophationen bindet und damit die Funktion der ATPase inhibiert. Da die ATPase selbst in ihrer Funktion von energiereichen Phosphaten abhängt, ist eine Funktionsstörung durch Sauerstoffmangel mit einem Natriumeinstrom in die Zellen verbunden, der konkomitierende Wassereinstrom führt zur intrazellulären Zellschwellung. In der Summe dieser pathologischen Prozesse resultiert der Zelltod, wenn nicht intensivmedizinische Sofortmaßnahmen einsetzen.

Für die Aufrechterhaltung des Ionengradienten zwischen IZR und EZR werden ca. 50–70 % der energiereichen Phosphate aufgewendet (Erecinska u. Mitarb. 1989, Hansen 1985). Schon 2 min nach einem Zirkulationsstopp fallen die ATP-Reserven auf 10 % des Ausgangswerts.

Die Aufrechterhaltung des Bestands an energiereichen Phosphaten und des transzellulären Ionengradienten ist von großer praktischer Bedeutung in der Herzchirurgie.

Ein normothermer Herzstillstand und nichtpulsativer Flow während des kardiopulmonalen Bypass (CPB) führt, vergleichbar dem Kreislaufschock, zum Abfall energiereicher Phosphate, Alteration der Ionenpermeabilität der Zellwand und damit Aktivierung der Ischämiekaskade (Kern u. Mitarb. 1995), die durch tiefe Hypothermie (15–20 °C) weitgehendst vermieden werden kann. Offenbar ist jedoch der neuroprotetive Effekt der tiefen Hypothermie zeitlich begrenzt, indem nach 45 min CPB die Häufigkeit postoperativer neuropsychiatrischer Störungen zunimmt (Newburger u. Mitarb. 1993).

Da die Protektion insbesondere der zerebralen intrazellulären Homöostase zur Vermeidung permanenter Hirnschäden nach CPR und SHT große praktische Relevanz besitzt, gewinnt die Hypothermie als Methode der Intensivmedizin zunehmend an Bedeutung (Bellamy 1996, Marion u. Mitarb. 1996, Rosomoff 1996).

Osmotisches Äquilibrium zwischen Extra- und Intrazellularraum

Die Unterschiede der ionalen Zusammensetzung zwischen EZR und IZR sind für die klinische Beurteilung des Wasser- und Elektrolythaushalts zunächst weniger bedeutsam als die Anzahl der gelösten Soluta in den Kompartimenten: die *Osmolarität*. Sie ist im IZR wie im EZR gleich (190–200 mosmol/l). Daraus ergeben sich, wenn die extrazelluläre Osmolarität bekannt ist (Serumelektrolyte, Osmolarität des Serums), folgende Schlussfolgerungen:

- Veränderungen in einem Kompartiment werden durch Wasserdiffusion sehr schnell ausgeglichen, um innerhalb kürzester Zeit Osmolaritätsunterschiede zu kompensieren.
- Da in der klinischen Praxis fast ausschließlich extrazelluläre Störungen der Osmolarität auftreten (Durchfall, Erbrechen, Ileus, Toxikosen, Diabetes, Niereninsuffizienz, Infusionsfehler, Diuretika u. a.), kann aus der Analyse der Serumosmolarität die intrazelluläre Hydratation beurteilt werden.
- Demzufolge führt ein Anstieg der extrazellulären Osmolarität (Hypernatriämie, Hyperglykämie, Osmotherapie mit Mannitol) zum Ausstrom von Wasser aus dem IZR, um das osmotische Gleichgewicht wieder herzustellen. Die Folge ist ein intrazellulärer Volumenverlust, verbunden mit einer Schrumpfung des Zellvolumens, bis sich die Osmolarität in beiden Räumen auf dem gleichen Niveau befindet.

Hyperosmolare Störungen treten bevorzugt im frühen Kindesalter auf, wenn die renalen Wasser sparenden Mechanismen und die Fähigkeit zur Selbsthilfe (Durststillen) noch nicht voll entwickelt sind. Insbesondere schnell einsetzende Wasserverluste durch Erbrechen und Durchfall, nicht selten mit hohem Fieber, führen zu Wasserverlusten des EZR mit konkomitierender Schrumpfung des IZR. Betroffen ist aufgrund anatomischer Verhältnisse in erster Linie das ZNS. Hirndruckabfall durch den Verlust an Zellvolumen, u. U. mit Brückenvenenabrissen und Subduralblutungen, äußern sich klinisch in Form multipler neurologischer Symptome wie Lethargie, abnormes Schreien, Krämpfe und Bewusstseinsstörungen. So ist der seltene Lidschlag bei Säuglingen mit Toxikose und Wasserverlusten von ca. 5 % des Körpergewichts erstes Symptom einer metabolischen Hirnfunktionsstörung.

Aus tierexperimentellen Untersuchungen ist bekannt, dass Hirnzellen durch Aufnahme von Natrium, Kalium und Chlorionen innerhalb von 2–3 Stunden die neuronale Volumenhomöostase stabilisieren können (Cserr u. Mitarb. 1987).

Darüber hinaus kommt es gleichsinnig zur Bildung idiogener Osmole (Ayus u. Mitarb. 1995), welche die intrazelluläre Osmolarität der extrazellulären angleichen. Klinische Erfahrungen, wie die Entwicklung zerebraler Symptome infolge schnell einsetzender hypotoner Wasserverluste bei Brechdurchfällen im Säuglingsalter sowie das Auftreten von Krämpfen und Bewusstseinsstörungen nach forcierter Rehydrierung stützen diese Befunde.

!

- Osmolaritätsstörungen durch Hypernatriämien über 160 mmol/l führen im Kindesalter in 10–15 % der Fälle zu bleibenden neurologischen Schäden.

Literatur

Eisele B, Rode M, Delvos U (1994) Capillary Leak Syndrome: Substitution mit C1-Inhibitor. Die gelben Hefte 34: 152–158
Starling EH (1896) Physiological factors in the causation of dropsy. Lancet 1: 407

Regulation und Störungen des Wasserhaushalts

Die Konstanterhaltung des Wasserbestands ist Grundlage aller physiologischen Organfunktionen. Bereits ein akuter Wasserverlust mit einer Abnahme des Körpergewichts um 3 %, die stets einer Reduzierung des extrazellulären Flüssigkeitsvolumens entspricht, vermindert die Harnausscheidung durch Ausschüttung von ADH aus der Neurohypophyse, das die Wasserrückresorption in den Sammelrohren der Nieren steigert. Gleichzeitig wird der Durstmechanismus aktiviert, der sich bereits im Säuglingsalter eindrucksvoll an einer gesteigerten oralen Motorik und Unruhe zeigt. Ein Rückgang der Speichelsekretion ist erkennbar an einer diskreten Trockenheit der Wangenschleimhaut.

Eine akute Abnahme des Körpergewichts von 5 % im Säuglingsalter infolge Durchfall und Erbrechen wird im älteren Schrifttum als Säuglingstoxikose bezeichnet. Dieser Terminus umschreibt einen bereits bedrohlichen Wasserverlust mit den Zeichen des hypovolämischen Schocks und metabolischer Azidose. Markantes Zeichen des Wasserverlusts sind stehende Bauchhautfalten.

Nur noch selten sind heute Toxikosen mit einem Verlust von 10 % des Körpergewichts, die durch einen schweren Schock und Bewusstseinsstörungen charakterisiert sind. Ein darüber hinausgehender Wasserverlust ist mit dem Leben unvereinbar.

Im Gegensatz dazu erfährt das Neugeborene in den ersten Lebenstagen einen physiologischen Gewichtsverlust von 5–7 % des Körpergewichts, dem offenbar ein extrazellulärer Volumenüberschuss zugrunde liegt. Bestrebungen, diesen Gewichtsverlust durch Frühernährung zu verhindern, konnten sich in der klinischen Praxis nicht durchsetzen. Bei Frühgeborenen < 1000 g kann der postnatale Gewichtsverlust bis 10 % des Körpergewichts betragen.

Flüssigkeitsbedarf

Der Flüssigkeitsbedarf ist eine Variable, die über die renale Ausscheidung reguliert und durch Verluste über Haut, Atmung (Perspiratio insensibilis), Schweißsekretion (Perspiratio sensibilis) und Darm moduliert wird. Darüber hinaus beeinflussen unter pathologischen Bedingungen Flüssigkeitssequester in den sog. dritten Raum (Aszites, Ileus, Peritonitis, Verbrennungen) den Wasserbedarf.

Third Space. Dieser transzelluläre Flüssigkeitsraum, der in die Regulation des Wasser- und Elektrolythaushalts nicht einbezogen ist, kann dem Extrazellulärraum beachtliche Wasservolumina im Sinn eines funktionellen extrazellulären Wasserverlusts entziehen und zum hypovolämischen Schock führen. Verluste in den dritten Raum sind mit Flüssigkeitsbilanzen und -kontrollen des Körpergewichts nicht zu erfassen. Wegweisend sind die Urinausscheidung (spezifisches Gewicht > 1020, Urinosmolarität > 500 mosmol/kg H_2O, Urinnatrium < 20 mval/l) mit Abfall des Harnzeitvolumens und die klinischen Zeichen der Dehydratation.

In den vergangenen 30 Jahren schwankten die Empfehlungen für den normalen Flüssigkeitsbedarf im Kindesalter zwischen 1500–2500 ml/m² KOF, Ausdruck der großen Variabilität des Flüssigkeitsbedarfs.

Die Körperoberfläche (KOF), als Grundlage zur Bedarfsberechnung für die Wasserzufuhr ursprünglich für Erwachsene konzipiert, wurde 1950 auch in die Pädiatrie eingeführt (Crawford u. Mitarb. 1950).

Da sich das Geburtsgewicht im 5.–6. Lebensmonat verdoppelt hat, die KOF jedoch erst mit 2 Jahren (das Geburtsgewicht bis dahin vervierfacht), ändert sich das Körpergewicht wesentlich schneller als die KOF. Aus diesem Grund hat sich heute die Berechnung des Wasserbedarfs nach dem Körpergewicht durchgesetzt (Tab. 9.1). Vom 8. Lebensjahr an kann der normale Wasserbedarf für 24 Stunden mit 2000 ml/m² KOF kalkuliert werden.

Der Flüssigkeitsumsatz des pädiatrischen Intensivpatienten ist von vielfältigen Faktoren abhängig, ein rechnerisch kalkulierter Flüssigkeitsbedarf muss deshalb durch Zwischenbilanzen kontrolliert werden.

■ Perspiratio insensibilis

Wasserverluste über die Haut und die Atemluft werden als Perspiratio insensibilis bezeichnet. Zu unterscheiden ist das Schwitzen (Perspiratio sensibilis), ein aktiver Prozess, der von atmosphärischen Faktoren wie der Umgebungstemperatur abhängig ist.

Tabelle 9.1 Basisbedarf an Wasser und Elektrolyten in Abhängigkeit vom Alter (nach Empfehlungen der deutsch-österreichischen AG für parenterale Ernährung)

Alter	Wasserbedarf/kg KG/d
1. Lebenstag	• 50–70 ml
2. Lebenstag	• 70–80 ml
3. Lebenstag	• 80–100 ml
4. Lebenstag	• 70–80 ml
5. Lebenstag	• 70–80 ml
1. Lebensjahr	• 70–80 ml
2. Lebensjahr	• 80–120 ml
3.–5. Lebensjahr	• 80–100 ml
6.–10. Lebensjahr	• 60–80 ml
10.–14. Lebensjahr	• 50–70 ml
Erwachsene	• 70–80 ml
Elektrolyte	**Elektrolytbedarf/kg KG/d**
Natrium	• 3–5 mmol
Kalium	• 1–3 mmol
Calcium	• 0,1–3* mmol
Magnesium	• 0,1–0,7 mmol
Chlorid	• 3–5 mmol
Phosphat	• 0,5–2,5* mmol

*: Frühgeborene in der Wachstumsphase

Bereits 1921 von DuBois exakt beschrieben und gemessen, beträgt der insensible Wasserverlust ca. 45 ml pro 100 umgesetzte kcal (419 kJ), davon gehen 30 ml/100 kcal über die Atmung verloren.

Die klinische Bedeutung dieser Wasserverluste wird deutlich, indem unter basalen Bedingungen der totale Wasserverlust 100 ml/100 kcal beträgt, davon werden 65 ml über die Nieren ausgeschieden und ca. 35 % gehen durch insensible Wasserverluste verloren.

Zur Aufrechterhaltung des Wärmegleichgewichts steigt bei hohen Außentemperaturen der Wasserverlust über die Haut. Diese Wasserverluste sind jedoch abhängig von der Luftfeuchtigkeit, hohe Luftfeuchte senkt diese Verluste.

Die altersabhängige Variabilität der Perspiratio insensibilis ist groß. Hautbeschaffenheit und hohe Atemfrequenz prädisponieren insbesondere Frühgeborene für Wasserverluste durch die Perspiratio insensibilis (El-Dahr 1990, Hammerlund 1997). Sie betragen bei Frühgeborenen bis zu 65 ml/kg KG/d (Böhles 1991), im Säuglingsalter bis 70 ml/kg KG/d. Intensive Wasserverluste in der Neonatologie können durch hohe Luftfeuchtigkeit vermindert und durch Wärmestrahler, Fototherapie usw. verstärkt werden.

In der intensivmedizinischen Praxis sind insensible Wasserverluste messtechnisch nur indirekt über die Flüssigkeitsbilanz bzw. das Körpergewicht zu erfassen.

Sie sollten bei einem nahe liegenden Anstieg der insensiblen Wasserverluste durch hohe Außentemperatur, anhaltende Hyperventilation oder Fieber in der Kalkulation des Flüssigkeitsbedarfs berücksichtigt werden. Mit dem Anstieg der Körpertemperatur erhöht sich zugleich der Energiestoffwechsel, der Kalorienbedarf wächst um ca. 12 % pro 1 °C Temperaturanstieg (Simmons u. Ichikawa 1990).

Insensible Wasserverluste sind besonders hoch bei Kindern mit Gastroschisis und Omphalozelen durch die Exposition großer Mukosaoberflächen. Bei Brandverletzten verdunsten bis zu 2 ml/kg KG pro % verbrannter Fläche. Der damit verbundene Wärmeverlust ist Ursache des hohen Energiebedarfs dieser Patienten.

Etwa 40 % intensiver Wasserverluste gehen über die Atmung verloren. Wenn trockene atmosphärische Luft in die Atemwege gelangt, verdampft Wasser von den Oberflächenstrukturen der Atemwege und reichert die Ausatemluft praktisch zu 100 % mit Wasserdampf an, der Wasserdampfpartialdruck steigt von 0,5 % auf 6,2 %.

Spontanatmung vorausgesetzt, steigen diese Verluste mit zunehmender Atemfrequenz z. B. bei Kindern mit pulmonalen Erkrankungen, Azidose und Fieber. Der respiratorische Wasserverlust ist der Atemfrequenz direkt proportional, wie tierexperimentell und an Neugeborenen gezeigt werden konnte (Riesenfeld u. Mitarb. 1990, Riesenfeld u. Mitarb. 1994).

Bei beatmeten Patienten entstehen durch Erwärmung und Befeuchtung der Inspirationsluft keine insensiblen Verluste über die Atemwege. Fieber erhöht den Flüssigkeitsbedarf unter maschineller Beatmung um ca. 10 % pro 1 °C Temperaturanstieg, bei Spontanatmung um ca. 20 % des Basisbedarfs.

■ Renale Flüssigkeitsregulation

Harnzeitvolumen und die Konzentrationsfähigkeit der Nieren nehmen in der Beurteilung des Wasserhaushalts eine Schlüsselstellung ein. Dies gilt mit der Einschränkung, dass die funktionelle Reifung der Wasserausscheidung erst im 4. Lebensmonat, die der Harnkonzentrationsfähigkeit etwa im 6. Lebensmonat der älterer Kinder und Erwachsener entspricht (Kerpel-Fronius 1961).

In der Praxis der Infusionsbehandlung spricht ein Harnzeitvolumen von 1–3 ml/kg KG/h für eine ausgeglichene Wasserbilanz. Harnstundenmengen unter 1 ml/kg KG/h erfordern eine Erhöhung der Infusionsrate, über 3 ml/kg KG/h eine Senkung der Flüssigkeitszufuhr. Bei schwer kalkulierbaren Wasserverlusten (Brandverletzte, Dehydratation, Ileus usw.) verdoppeln wir die Flüssigkeitszufuhr pro Stunde, wenn die Nierenausscheidung < 0,5 ml/kg KG/h zurück geht, bis die Urinausscheidung 1 ml/kg KG/h erreicht.

In dieser Infusionsphase ist eine intensive Überwachung erforderlich, da differenzialdiagnostisch auch ein akutes Nierenversagen (Myoglobinämie und -urie, Schockniere, Nierenschäden nach kardiopulmonalem Bypass usw.) in Frage kommt. Entspricht die Verdopplung der Infusionsmenge einem Zusatzvolumen von 20 ml/kg KG ohne Anstieg des Harnzeitvolumens, ist ein latenter Wassermangel als Ursache auszuschließen.

Differenzialdiagnostisch kann der Funktionszustand der Nieren durch das spezifische Gewicht bzw. die Harnosmolarität eingeschätzt werden. Ein spezifisches Gewicht von > 1015 bzw. eine Harnosmolarität > 400 mosmol/kg H_2O sind Zeichen aktiver Nierenfunktion, die bei oligoanurischen Patienten für eine prärenale Ursache sprechen und die Steigerung der Infusionsrate erfordern.

Steigt das Harnzeitvolumen nach einer niedrigen Dosis Furosemid (0,2 mg/kg KG) an, handelt es sich zumeist um eine funktionelle renale Ausscheidungsstörung, die sich durch kontinuierliche Furosemidzufuhr (2,1×kg KG auf 500 ml Infusionslösung: 1 ml/h = 1 mg/kg KG/d) von 1–3 mg/kg KG/d steuern lässt.

Voraussetzung für eine adäquate renale Ausscheidung ist nicht allein der Hydratationszustand, sondern auch die Nierenperfusion, d. h. ein stabiler Blutdruck. Die Nierendurchblutung ist mit ca. 20 % des Herzzeitvolumens größer als die anderer Vitalorgane. Die arteriovenöse Sauerstoffdifferenz beträgt nur 7 %, d. h. die renale Durchblutung steht fast ausschließlich im Dienst der Soluta- und Wasserausscheidung, Sauerstoff wird hauptsächlich zur ATP-abhängigen Natriumrückresorption benötigt.

Bis zu einem mittleren arteriellen Druck (MAP) von 80 mm Hg steigen Nierendurchblutung und glomeruläre Filtrationsrate (GFR) linear an. Klinisch bedeutsam ist die Abnahme des effektiven Filtrationsdrucks und damit die Bildung des Primärharns, wenn der MAP 60 mm Hg unterschreitet; bei Neugeborenen und Säuglingen liegt der Perfusionsdruck für Vitalorgane in den ersten Lebensmonaten ca. 10–20 mm Hg niedriger. Für Frühgeborene gilt als Faustregel, dass ein unterer Grenzwert für den mittleren arteriellen Druck etwa dem Schwangerschaftsalter in Wochen entspricht (z. B. 30. SSW = 30 mm Hg).

In der postoperativen Intensivmedizin nach herzchirurgischen Eingriffen und CPB sind Preloadmanipulationen mit hohem ZVD und RAP (rechtsatrialer Druck) von 10–15 mm Hg keine Seltenheit. Auch hier kann der renale Perfusionsdruck (MAP – ZVD [bzw. RAP]) die Grenzwerte unterschreiten (z. B. MAP: 60 mm Hg, ZVD bzw. RAP: 15 mm Hg). Der Perfusionsdruck – anzustreben sind 55–60 mm Hg oder höher – liegt dann mit 45 mm Hg unterhalb der Autoregulationsschwelle der Nierendurchblutung.

$$RD = \frac{(raD - rV)}{trvR}$$

RD: renale Durchblutung
raD: renaler arterieller Druck
rV: renaler Venendruck
trvR: totale renal-vaskuläre Resistence

Eine renale Minderdurchblutung mit Abnahme der GFR und der Harnausscheidung sind die Folgen. Auch hohe Katecholamindosen zur Aufrechterhaltung eines adäquaten Perfusionsdrucks können den renalen Perfusionsdruck vermindern und damit eine renale Ausscheidungsstörung verstärken (Adams u. Mitarb. 1980).

Literatur

Adams PL, Adams FF, Bell PD, Navar LG (1980) Impaired renal blood flow autoregulation in ischemic acute renal failure. Kidney Int 18: 68–76
Ayus JC, Brennan S (1995) Hypernatremia. In: Arief AJ, DeFronzo RA (Eds.) Fluid, Elektrolyte and Acid-Base Disorders. Sec. Ed., pp 304–317
Bellamy R, Safar P, Tisherman SA, et al. Ernster L, Hattler jr. BG, Hochachka P, Klain M, Kochanek PM, Kofke WA, Lancaster JR, McGowan FX, Oeltgen PR, Severinghaus JW, Taylor MJ, Zar H (1996) Suspended animation for delayed resuscitation. Crit Care Med 24 (Suppl.): 24–47
Böhles H (1991) Ernährungsstörungen im Kindesalter. Wissenschaftliche Verlagsanstalt Stuttgart: S. 27–29
Crawford JD, Terry ME, Rourke GM (1950) Simplification of drug dosage calculation by application of surface area principle. Pediatrics 5: 783
Cserr HF, DePasquale M, Patlak CS (1987) Regulation of brain waterand eletrolytes during acute hyperosmolarity in rats. Am J Physiol 253: F 522
El-DahrSS, Chevalier RL (1990) Special needs of the newborn infant in fluid therapie. Pediatr Clin North Am 37: 323–336
Finberg L, Lutrell C, Redd H (1987) Pathogenesis of lesions in the nervous system in hypernatremic states II: experimental studies of gross anatomic changes and alteration of chemical composition of the tissues. Pediatrics 34: 46
Guyton AC, Hall JE (1997) Human physiology and mechanisms of disease. 6th ed. Philadelphia, WB Saunders Comp, pp. 34–44
Hammerlund K, Sedin G (1979) Transepidermal water loss in newborn infants. Part III. Relation to gestational age. Acta Paediatr Scand 68: 795–801
Hogan GR (1976) Hypernatremia-problems in management. Pediatr Clin N Am 23: 569
Kerpel-Fronius E (1961) Besonderheiten des Salz- und Wasserhaushalts im Säuglingsalter. Triangel (Sandoz) 4: 307
Klinke R, Silbernagel S (1996) Lehrbuch der Physiologie. Stuttgart, Georg Thieme, S. 24–30
Marion DW, Leonov Y, Ginsberg M, et al. (1996) Resuscitative hypothermia. Crit Care Med 24 (Suppl.): 81–89
Newburger JW, Jonas RW, Wernovsky G, et al. (1993) A comparison of the perioperative neurologic effects of hypothermic circulatory arrest versus low-flow cardiopulmonary bypass in infant heart surgery. N Engl J Med 329: 1057–1064
Norstrom CH, Siesko BK (1978) Influence of phenobarbital on changes in the metabolites of the energy reserve of the cerebral cortex following complete ischemia. Acta Physiol Scand 104: 271
Riesenfeld T, Hammerlund K, Sedin G (1990) The effect of a warm environment on respiratory water loss in fullterm newborn infants on their first day after birth. Acta Paed Scand 79: 893–898
Riesenfeld T, Hammerlund K, Norsted T, Sedin G (1994) The temperature of inspired air influences respiratory water loss in young lambs. Biology of the Neonate 65: 326–330
Rosomoff HL, Kochanek PM, Clark R, et al. (1996) Resuscitation from severe brain trauma. Crit Care Med 24 (Suppl.): 48–56
Simmons jr CF, Ichikawa L (1990) External balance of water and electrolytes. In: Ichikawa L (ed.) Pediatric textbook of fluids and eletrolytes. Baltimore, Williams and Wilkins

Elektrolytstörungen

Natrium

W. Brömme

Die klinische Bedeutung des Natriums als Hauptkation des Extrazellulärraumes liegt in der Aufrechterhaltung der Osmolarität und damit des Volumens und der Stabilität des intravasalen und extrazellulären Raums.

Etwa 70 % des Natriums liegt in austauschbarer Form vor, davon entfallen 30 % auf den interstitiellen Raum, 10 % auf das Plasma und 10 % befinden sich intrazellulär. Fast $1/3$ des Natriums ist fest gebunden in der Knochensubstanz.

Infolge der niedrigen intrazellulären Natriumkonzentration (10 mEq/l) und der hohen im Extrazellulärraum (140 mEq/l) sind Natriummoleküle bestrebt, in den Intrazellulärraum zu gelangen. Das System der AT-Pasen verhindert das Eindringen von Natrium in den Intrazellulärraum, solange die Homöostase intakt ist.

Die Konstanterhaltung des Serumnatriums erfolgt durch die Nieren. In 24 Stunden wird weitaus mehr als der Gesamtbestand des Körpernatriums glomerulär filtriert, doch nur 1 % als fraktionierte Natriumausscheidung ($FE_{Na} < 1$) im Urin ausgeschieden. Somit werden ca. 99 % des glomerulär filtrierten Natriums im Tubulussystem der Niere rückresorbiert.

Während bei Frühgeborenen unter der 31. SSW die FE_{NA} noch 5 % beträgt, fällt sie innerhalb von 2 Monaten auf 1 % ab (Avner u. Mitarb. 1990). Dagegen liegt die FE_{NA} bei Kindern, die jenseits der 33. SSW geboren werden, bereits unter 1 %. Das kritisch kranke Neugeborene jedoch verliert bis zu 15 % des glomerulär filtrierten Natriums.

Während das reife Neugeborene seinen Natriumbestand durch einen effizienten Rückresorptionsmechanismus des glomerulär filtrierten Natriums aufrechterhalten kann, neigen Frühgeborene unter 1300 g in den ersten 6 Lebenswochen zu Hyponatriämien, die eine hohe Natriumsubstitution erfordern (Roy u. Mitarb. 1976).

Der bemerkenswerte Regulationsmechanismus für Natrium dient der Aufrechterhaltung des Extrazellulärvolumens und ist essenziell für die Funktion des Kreislaufs. Die Natriumsalze NaCl und $NaHCO_3$ sind die bestimmenden Faktoren für das Extrazellulärvolumen. Veränderungen ziehen sofortige Gegenregulationen nach sich, um den Haushalt der Natriumsalze konstant zu halten.

Im komplexen System der renalen Wasser- und Elektrolytregulation spielen für das Verständnis klinischer Zusammenhänge antidiuretisch wirksame Hormone (ADH, Arginin, Vasopressin) eine herausragende Rolle.

ADH. Es regelt den Wasserhaushalt über die Tonizität des Serums, jedoch nicht ausschließlich. Die hämodynamische Kontrolle der ADH-Freisetzung aus dem Hypothalamus erfolgt über Dehnungsrezeptoren in der Wand des linken Vorhofs, Barorezeptoren im Aortenbogen und im Karotissinus. Die Impulse dieser Sensoren werden an das ZNS geliefert, dort erfolgt die ADH-Freisetzung sowohl durch Hypovolämien als auch Störungen der Osmolarität (Plasmaosmolarität < 280 mmol/l). Auch intrathorakale Druckschwankungen durch Überdruckbeatmung können zur ADH-Ausschüttung führen.

Angriffspunkte des ADH sind das kortikale und medulläre Tubulussystem der Nieren. Ohne ADH-Wirkung sind die Nierentubuli nahezu impermeabel für Wasser, es wird ein verdünnter Urin (spezifisches Gewicht < 1010, Urinosmolarität 250 mosmol/l) ausgeschieden. ADH erhöht die Wasserpermeabilität der luminalen Zellmembran durch Bindung spezifischer Rezeptoren. Die Aktivität der Adenylatcyclase steigt an und katalysiert die Bildung von cAMP aus ATP. Mit dem Anstieg des cAMP erhöht sich die luminale Wasserpermeabilität.

! Störungen der Osmolarität und Veränderungen des Plasmavolumens sind die stärksten Stimulatoren für die ADH-Freisetzung.

Renin-Angiotensin-System. Hypovolämien aktivieren darüber hinaus das Renin-Angiotensin-System (RAS), das die Produktion von Angiotensin II (Hypertensin) auslöst, welches als starker Arteriolenkonstriktor Hypovolämien entgegenwirkt.

Auch Schmerz und Stress auf Intensivstationen, Meningitis, Bronchiolitis, bronchopulmonale Dysplasie und Fieber sind Stimulanzien für einen nichtosmotischen Anstieg antidiuretisch wirksamer Hormone (Gazal u. Mitarb. 1990, Kojima u. Mitarb. 1990, Powell u. Mitarb. 1991, Sharpless 1992).

Gerigk u. Mitarb. (1996) konnten bei einer größeren Gruppe akut kranker Kinder nachweisen, dass sich der häufige Anstieg des antidiuretischen Hormons Argininvasopressin auf einen latenten Volumenmangel zurückführen lässt, der sich durch positiven Nachweis von Urinketonen erkennen lässt.

■ Hyponatriämie

Hyponatriämien mit einem Serumnatrium < 130 mmol/l gehören zu den häufigsten Elektrolytstörungen in der pädiatrischen Intensivmedizin. Hyponatriämie bedeutet jedoch nicht zwangsläufig Natriumdefizit, das eine erhöhte Natriumzufuhr erforderlich macht. Erst die genaue Analyse der zugrunde liegenden Störung, die Anamnese, klinisches Bild und laborchemische Untersuchungen einschließen, führt zu folgerichtigen therapeutischen Konsequenzen.

Es sind 2 prinzipielle Entstehungsmechanismen zu unterscheiden:
- primärer Salzverlust,
- vermehrte Wasseraufnahme (Verdünnungshyponatriämie).

Primärer Salzverlust

Ätiologie

Der primäre Salzverlust, der zum Natriumdefizit führt, lässt sich zumeist anamnestisch klären. Häufigste Ursachen sind:
- Durchfälle und Erbrechen,
- Drainageverluste über Magensonden,
- Behandlung mit Diuretika,
- Osmodiurese (Diabetes mellitus),
- Brandverletzungen,
- Third-Space-Probleme:
  - Ileus,
  - Peritonitis,
  - toxisches Megakolon,
  - Höhlenergüsse.

Klinik

Klinische Symptome bei nichtsedierten Patienten sind:
- Schwäche,
- Apathie,
- Durst,
- Muskelkrämpfe,
- verminderter Hautturgor.

Diagnostik

Die Diagnose des primären Salzverlusts wird untermauert durch:
- verminderte Urinausscheidung,
- Urin-Natrium < 20 mmol/l,
- Anstieg des Hk-Werts,
- erhöhten Serumharnstoff,
- Symptome, die auf ein vermindertes Extrazellulärvolumen hinweisen.

Therapie

Natriumchloridlösung. Therapieprinzip ist hier die Zufuhr kochsalzreicher Infusionslösungen. Bestehen die Zeichen einer Hypovolämie, sollte die Initialtherapie mit 10–20 ml/kg KG 0,9%iger Natriumchloridlösung begonnen und wiederholt werden, wenn Kreislaufstabilität nicht erzielt wird.

Diuretika. Ist der Patient hyponatriämisch infolge der Zufuhr elektrolytfreier Flüssigkeiten (z. B. elektrolytfreie Teegaben bei Durchfällen im Säuglingsalter), sind Diuretika und ein Ausgleich des Natriumdefizits über 24–48 Stunden die wichtigsten therapeutischen Elemente.

Antikonvulsiva. Akut einsetzende Hyponatriämien können zum Hirnödem mit Bewusstlosigkeit und Krämpfen besonders dann führen, wenn ZNS-Erkrankungen eine Rolle spielen. Krampfanfälle in diesem Zusammenhang sind durch Antikonvulsiva nicht zu beeinflussen.

Schwerwiegende neurologische Symptome entstehen bei Serumnatriumwerten < 120 mmol/l, Krampfanfälle sind die häufigsten Erscheinungsformen.

Die antikonvulsive Behandlung besteht in der i. v. Zufuhr 3%iger Natriumchloridlösung (Arieff 1991).

Bei symptomatischen Patienten (Krämpfe, Koma) sollte die Behandlung unverzüglich beginnen.

3 %ige Natriumchloridlösung:
- 1–2 ml/kg KG i. v. über 20–30 min

Sistieren die Krämpfe, ist das Serumnatrium während der folgenden 8 Stunden auf ca. 125 mmol/l zu korrigieren. Das Natriumdefizit errechnet sich aus der Formel:

■ $(Na_{Soll} - Na_{Ist}) \times 0{,}6 \times kg\ KG = mmol\ Na$

Beispiel: Ein 5 kg schwerer Säugling mit einem Serumnatrium von 115 mmol/l, der auf ein Serumnatrium von 125 mmol/l korrigiert werden soll:

$(125-115) \times 0{,}6 \times 5 = 30$ mmol Natrium

30 mmol Natrium sind zuzuführen.

Die initiale Natriumzufuhr kann mit 3%iger Natriumchloridlösung bis zum Korrekturwert von 125 mmol/l Serumnatrium innerhalb von 8 Stunden fortgeführt werden. Die ml an 3%iger Natriumchloridlösung errechnen sich nach der Formel:

■ $(Na_{Soll} - Na_{Ist}) \times kg\ KG = ml$ 3%ige Natriumchloridlösung

Beispiel: Entsprechend dem oben gewählten Beispiel ergibt sich:

$(125-115) \times 5 = 50$ ml 3%ige Natriumchloridlösung.

Kalium

R. Lietz

Kalium ist das wichtigste Kation der Intrazellulärflüssigkeit und von höchster Bedeutung für die Gewährleistung des osmotischen Drucks und damit von vitaler Bedeutung für die Gewährleistung der zellulären Erregungsabläufe. Dagegen ist es mit nur 1–2% seines Gesamtbestands extrazellulär vertreten und hat hier eine Konzentration von 3,5–5,0 mmol/l. Auf extrazelluläre Konzentrationsveränderungen reagiert der Organismus wesentlich rascher mit Verschiebungen der extragegen die intrazelluläre Konzentration als auf Veränderungen der intrazellulären Abweichungen. So ist die Depolarisation an der Muskelmembran mit einem Kaliumausstrom bei gleichzeitigem Natriumeinstrom in die Zelle verbunden.

Der Kaliumgehalt des Liquors entspricht ca. 65% der Serumkonzentration.

Die Resorption des Kaliums erfolgt im oberen Dünndarmabschnitt. Das nicht resorbierte Kalium wird zu 90% im Urin und zu 10% über den Stuhl ausgeschieden.

Der Kaliumbedarf liegt bei ca. 1,6 g/m² KOF/d. Besonders kaliumreich sind Rind-, Schweine- und Geflügelfleisch, Fisch und Bananen, kaliumarm sind Milchprodukte, Eier, Fette und Obst.

■ Hypokaliämie

Hypokaliämien gehen mit Serumwerten unter 3,5 mmol/l einher. Da für die Aufrechterhaltung des Konzentrationsgefälles Energie bereitgestellt werden muss, sind schwere Stoffwechselstörungen zumeist mit Kaliumverlusten verbunden. Über diese Zusammenhänge gibt Tab. 9.2 Auskunft.

Die verschiedenen Ursachen für einen Kaliumverlust sind einzeln, aber auch in Kombination wirksam. Meist ist ein Kaliumverlust mit einem Magnesiumverlust verbunden. Aus klinischen Beobachtungen ist bekannt, dass die Hypokaliämie während der Phase des Kaliumverlusts weniger ausgeprägt in Erscheinung tritt als in der nachfolgenden Reparationsphase. Der dann einsetzende Kaliumeinstrom in die Zelle erfolgt in der Regel sehr rasch, was bei Nichtbeachten schwerwiegende Folgen für das Kind haben kann.

Klinik

Symptome bei Hypokaliämie:
- Polyurie,
- Hypokinese,
- Hypotonie,
- paralytischer Ileus,
- Parästhesien,
- Lähmungserscheinungen mit aufsteigender Tendenz,
- Somnolenz,
- Bradykardie,
- EKG-Veränderungen (TU-Verschmelzungswelle, ST-Senkung, QRS-Verbreiterung, Extrasystolen),
- Herzrhythmusstörungen.

Therapie

Eine ausgeprägte Hypokaliämie wird mit der i. v. Gabe von Kaliumchlorid behandelt.

Kaliumchloridlösung:
- 0,2–0,5 mmol/kg KG über 30–60 min

Elektrolytkontrolle spätestens nach 1 h und evtl. mit weiteren erforderlichen Infusionen. Der mittlere Normalbereich sollte über den Zeitraum von 1–2 Tagen eingestellt werden.

Tabelle 9.2 Ursachen für Kaliummangel

Mangelnde exogene Zufuhr:
- Defizit in der parenteralen Ernährung
- Hungerzustände
- Anorexia nervosa

Kaliumverlust über die Niere:
- Pyelonephritis
- chronische Glomerulonephritis
- Schockniere (polyurische Phase) Albright-, Hadorn-, Fanconi-Syndrom

Kaliumverlust auf endokrinologischer Basis:
- Cushing-Syndrom
- Conn-Syndrom
- sekundärer Hyperaldosteronismus

Enterale und parenterale Verluste:
- anhaltendes Schwitzen
- Verbrennungen und Verbrühungen
- Enteritiden, Toxikose
- Zöliakie
- Colitis ulcerosa
- Gallenweg- und Darmfisteln
- Laxanzienmissbrauch
- Dialyse

Metabolische Ursachen:
- Alkalose bei Pylorospasmus
- Azidose im Coma diabeticum
- hypoxische Zustände (Schock, Asphyxie)
- toxisch-entzündliche Erkrankungen (z. B. Meningitis)

Medikamentöse Wirkungen:
- Steroide
- Diuretika
- Salicylate
- PAS
- Insulin
- Aminoglykoside
- Amphoterizin B

Krisenhafte Kaliumverluste:
- thyreotoxische periodische Muskelparalyse
- periodische hypokaliämische Lähmung

Wenn möglich, ist auch eine orale Gabe von beispielsweise Kalinor-Brausetabletten ausreichend, was jedoch zu einem sehr raschen Kaliumanstieg im Serum führt.

■ Hyperkaliämie

Ätiologie

Am häufigsten sind Hyperkaliämien in der Praxis zu sehen, wenn es zu einem erhöhten Kaliumanfall kommt. Hierzu zählen:
- Zellzerfallsyndrome (Hämolyse, Rhabdomyolyse, Leukämietherapie),
- metabolische Azidose (Kaliumanstieg um 0,2–0,4 mmol/l je 0,1 pH-Wert-Abfall),
- Hyperpyrexie,
- parenterales Angebot,
- Digitalisüberdosierung,
- Niereninsuffizienz (tubuläre Azidose, Harnobstruktion),
- endokrinologische Erkrankungen:
  - AGS,
  - Morbus Addison,
  - Hypo- und Pseudohypoaldosteronismus.

! Zu beachten ist ein möglicher Abnahmefehler, bei dem Blut aus dem Stichkanal gequetscht wird, dabei Zellen zerstört werden und auf diese Weise erhöhte falsch-positive Kaliumwerte resultieren.

Klinik

Die Klinik zeigt pathologische Veränderungen in Form von:
- Sensibilitätsstörungen,
- Lähmungen,
- Herzrhythmusstörungen bis hin zum Kammerflimmern (mit EKG-Veränderungen einhergehend: hohe spitze T-Welle, QT-Verbreiterung).

Magnesium, Calcium, Phosphat

R. Lietz

Magnesium

Magnesium ist ein vorwiegend intrazellulär vorkommendes Kation, das zu etwa 31 % intrazellulär, zu 67 % im Knochen und nur zu ca. 1 % extrazellulär vorkommt. Die Konzentration im Serum beträgt bei Kindern zwischen dem 6. und 14. Lebensjahr 0,57–1,21 mmol/l. Bevorzugte Methode zur Bestimmung des Gehalts in Flüssigkeiten ist die Atomabsorptionsspektrometrie. Der größere Teil des Magnesiums ist organisch gebunden, vor allem an ATP. Da das ATP für alle Stoffwechselprozesse erforderlich ist, wird deutlich, welche enorme Bedeutung eine normale Magnesiumkonzentration im Serum hat.

Ein Erwachsener nimmt im Normalfall 36–48 mg/d an Magnesium auf. Nahrungsmittel mit einem hohen Magnesiumgehalt sind: Nüsse, Erbsen, Bohnen. Dagegen enthalten frisches Fleisch, Fisch und die meisten Früchte nur geringe Mengen. Die Resorption erfolgt im Jejunum und Ileum, die bei Vitamin-D-Mangel vermindert ist. Exkretion und Retention hängen im Wesentlichen von der Nierenfunktion ab. Schleifendiuretika wie Furosemid verursachen eine stärkere Exkretion als Diuretika, die auf die distalen Tubuli wirken (z. B. Thiazide). Eine Vergrößerung der Extrazellulärflüssigkeit steigert die Magnesiumexkretion, Aldosteron verringert die in den distalen Tubuli erfolgende Reabsorption des Magnesiums.

! Eine Hämolyse täuscht wegen des sehr hohen Gehalts in den Erythrozyten erhöhte Magnesiumwerte vor.

■ Hypomagnesiämie

Ätiologie

Eine Hypomagnesiämie entsteht durch:
- *renale Verluste:*
  - bei Verabreichung von nephrotoxischen Medikamenten (Cyclosporin, Methotrexat, Amphoterizin B, Aminoglykoside),
  - forcierte Diurese,
  - tubuläre Rückresorptionsstörung,
- *gastrointestinale Verluste,*
- *endokrinologische Störungen:*
  - Hypo- und Hyperparathyreoidismus,
  - Diabetes mellitus,
  - Aldosteronismus.

Bei Neugeborenen gibt es eine konnatale selektive Magnesiumresorptionsstörung. Mit Verlusten ist auch bei einer Austauschtransfusion zu rechnen.

Klinik

Ähnlich der Hypokalzämie (mit einer Homöostasestörung des Calciums und oft auch des Kaliums) treten auf:
- *neuromuskuläre Übererregbarkeit:*
  - Tremor,
  - gesteigert auslösbare Muskelreflexe,
  - Tetanie,
- *gastrointestinale Beschwerden,*
- *kardiale Beschwerden:*
  - Tachykardie,
  - Arrhythmie,
  - Kammerflimmern,
- *EKG-Veränderungen:*
  - QT-Verlängerung.

Therapie

Die Therapie ist erforderlich, wenn Zeichen und Symptome eines Magnesiumdefizits bestehen.

10%ige Magnesiumlösung:
Initial:
- 25–50 mg/kg KG i. v.

Je nach Ausfall der Spiegelkontrolle Wiederholung nach jeweils 4–6 h.

■ Hypermagnesiämie

Ätiologie

Die Hypermagnesiämie ist im Kindesalter sehr selten, jedoch bei akutem oder chronischem Nierenversagen zu berücksichtigen, des Weiteren ist sie bei vermehrter externer Zufuhr und übermäßiger Antazidaeinnahme zu erwarten.

Klinik

Klinische Zeichen treten bei einem Spiegel von über 2,25 mmol/l auf und führen zu Hyporeflexie, Atemdepression mit Lähmung der Atemmuskulatur bis hin zum Koma.

Therapie

Die Therapie hat zunächst die Quellen für den Magnesiumüberschuss aufzudecken, um die übermäßige Zufuhr zu unterbrechen. Bei normaler Nierenfunktion wird eine Diurese angestrebt. Die Symptome einer ausgeprägten Magnesiumintoxikation werden mit einer i. v. Infusion von Calciumgluconat (0,5 ml/kg KG einer 10%igen Lösung) kupiert. Besteht bei der Magnesiumintoxikation eine Niereninsuffizienz muss das Kind einer Peritonealdialyse oder einer Hämodialyse unterzogen werden.

Calcium

Das Calcium ist im Körper in 3 Formen vorhanden:
- als freie Ionen,
- an Plasmaproteine gebunden,
- an diffusionsfähige Komplexe gebunden.

Die Konzentration des freien ionisierten Calciums macht ca. 50% des Gesamtcalciums aus. Der Spiegel liegt bei 1,16–1,32 mmol/l. Er wird hormonell (durch die Nebenschilddrüse) kontrolliert und hat einen bedeutenden Einfluss auf eine Vielzahl von zellulären Funktionen. Dieser ionisierte Anteil ist gewissermaßen der physiologisch aktive Anteil im Calciumstoffwechsel und repräsentiert den Calciumstoffwechsel besser als das Gesamtcalcium. Allerdings sind die Unterschiede nicht gravierend, wenn keine Veränderungen des Gesamteiweiß und keine Dysproteinämie vorliegen. Ansonsten ist beim ionisierten Calcium mit einem Anstieg zu rechnen, wenn eine Azidose besteht, und mit einen Abfall bei Vorliegen einer Alkalose.

Das eiweißgebundene Calcium (vorwiegend an Albumin und nur zu einem geringen Anteil an Globuline gebunden) umfasst einen Anteil von ca. 45 %. Eine Hypoalbuminämie schließt jedoch noch nicht zwangsläufig eine Erniedrigung des ionisierten Calciumspiegels ein.

Ein weitaus geringerer Anteil von ca. 5 % ist an Anionen (Phosphat, Citrat, Bicarbonat) in komplexer Weise gebunden.

Die Absorption des Calciums erfolgt im Duodenum und oberen Jejunum.

Hierzu ist ein Calcium bindendes Proteinsystem der Schleimhaut, das zum Teil durch den Vitamin-Metaboliten D3 induziert wird, erforderlich.

Die Ausscheidung erfolgt über die Nieren und über den Darm. Das Parathormon ist verantwortlich für eine konstante Plasmakonzentration und ist ursächlich verantwortlich für die Mobilisierung von Calcium und Phosphat aus dem Skelettsystem. In der Niere bewirkt es eine vermehrte Calciumrückresorption und vermehrte Phosphatausscheidung.

An diagnostischen Schritten sind bei Calciumspiegeländerungen eine Bestimmung des Calciums und des Phosphats im Blut und Urin sowie die Bestimmung des Parathormons zu empfehlen.

■ Hypokalzämie

Ätiologie

Häufiger ist das Gesamtcalcium gegenüber dem ionisierten Calcium vermindert. Ein verminderter Calciumspiegel findet sich bei:
- Hypoparathyreoidismus und Pseudohypoparathyreoidismus,
- chronischer Niereninsuffizienz,
- nephrotischem Syndrom,
- Leberzirrhose,
- Calciumabsorptionsstörungen:
  - Vitamin-D-Mangel,
  - Malabsorptionssyndrome,
- Corticosteroidtherapie (Cortisol hemmt die intestinale Calciumabsorption und verstärkt die renale Calciumausscheidung),
- Gabe von Antiepileptika (Phenytoin, Primidon, Phenobarbital, Carbamazepin),
- Diuretika (Furosemid),
- massiver Phosphatfreisetzung infolge Leukämietherapie.

Eine rasch erfolgende Transfusion von Erythrozytenkonzentraten oder Frischplasma sind aufgrund der Bindung von mittransfundiertem Citrat an ionisiertes Calcium geeignet, eine Hypokalzämie zu provozieren. Des Weiteren sind ein Magnesiummangel (durch Hemmung der Parathormonausschüttung) oder eine Sepsis Ursache für eine Hypokalzämie.

Der Hypoparathyreoidismus kann funktionell auftreten bei Hypomagnesiämie, peripherer Parathormonresistenz und Pseudohypoparathyreoidismus Typ Ia und Ib. Er geht mit einer verminderten Parathormonsekretion auf autoimmunologischer Basis, bei Eisen- und Kupferüberladung des Körpers einher.

Eine normale oder vermehrte Parathormonproduktion ist verbunden mit einer Niereninsuffizienz, einer intestinalen Malabsorption, mit osteoblastischen Metastasen und Vitamin-D-Mangel bzw. -Resistenz.

Klinik

Klinisch geht ein erniedrigter Calciumspiegel einher mit:
- erhöhter neuromuskulärer Reizbarkeit,
- Tetanie,
- peripheren, insbesondere perioralen Parästhesien,
- typischen Karpopedalspasmen,
- Broncho- und Laryngospasmus,
- Krampfanfällen.

Die neurologische Untersuchung weist positive Chvostek-, Trousseau- und Erb-Zeichen aus. Die betroffenen Kinder sind oftmals lethargisch und erscheinen irritiert, ihre oftmals plötzliche Verhaltensänderung wirkt geradezu psychotisch. Des Weiteren kann das Bild einer hypokalzämischen Enzephalopathie mit einer intellektuellen Retardierung, evtl. auch mit Demenz und mit Krampfanfällen einhergehen.

Bei dieser Form einer Hypokalzämie findet sich neben einer Verkalkung im Bereich der Basalganglien auch oftmals ein Katarakt. Das EKG reagiert bei Hypokalzämie mit einer Verlängerung der QT- und ST-Strecken sowie mit Arrhythmien.

Therapie

Die Therapie der akut aufgetretenen Hypokalzämie erfolgt mit der i. v. Gabe einer 10 %igen Calciumgluconatlösung über einen Zeitraum von 20–30 min. Zu berücksichtigen ist, dass die Calciuminfusionen auch einen vasokonstriktorischen Effekt haben, was bei der kardiopulmonalen Reanimation zur Vorsicht auffordert.

Chronische, klinisch nicht in Erscheinung tretende Hypokalzämien werden mit der oralen Verabreichung von Calcium bzw. der Supplementierung von Vitamin D behandelt.

■ Hyperkalzämie

Ätiologie

Ursachen hierfür liegen zum einen in einem primären Hyperparathyreoidismus (mit Erhöhung des Parathormons), der sporadisch oder familiär bzw. im Zusammenhang mit einer familiären hypokalzurischen Hyperkalzämie auftreten kann, zum anderen in der Einnahme von Diuretika (Thiazide führen zu einer Hemmung der renalen Calciumausscheidung) oder bei erhöhten

25-OH-Vitamin-D$_3$-Werten (ohne Erhöhung des Parathormons). Sehr viel seltener kommt im Kindesalter ein Malignom mit Tumorhyperkalzämie in Frage.

Eine persistierende Hyperkalzämie führt zu ektopischen Ablagerungen von Calcium und Phosphat in Gefäßwänden, in der Kornea, im Nierenparenchym, in der Magenschleimhaut und im gelenknahen Bindegewebe.

Klinik

- Kopfschmerzen,
- Anorexie,
- Brechreiz und Erbrechen,
- Obstipation,
- Polyurie und Polydipsie,
- Hypotonie.

Psychisch sind die Kinder depressiv, lethargisch, delirant bis komatös.

Therapie

Therapeutisch wird zunächst die zugrunde liegende Störung beseitigt, damit wird eine Steigerung der renalen Calciumausscheidung und eine Verminderung der Resorption des Calciums aus dem Knochen angestrebt.

Initial wird das Volumen mit physiologischer Kochsalzlösung aufgefüllt und anschließend werden Diuretika zur Steigerung der Calcium- sowie Natriumausscheidung eingesetzt (Furosemid 1–2 mg/kg KG 2- bis 4-stündlich). Mit Hilfe der forcierten Diurese sind tgl. 1–2 g Calcium auszuscheiden. Mittels Calcitonin (2–4 I.E./kg KG 12-stündlich i.m.) wird die Calciumresorption aus dem Knochen gehemmt. Glucocorticoide sind sehr effektiv bei einer durch hohe Dosen von Vitamin D induzierten Hyperkalzämie (1–2 mg/kg KG).

■ Phosphat

Phosphat ist vor allem im Knochen (85 % des Körperphosphors befinden sich im Skelett) gespeichert, nimmt jedoch darüber hinaus an fast allen Stoffwechselprozessen des Körpers teil. Während das im Plasma vorliegende Calcium zu etwa 50 % an Proteine gebunden vorliegt, sind es im Plasma nur etwa 12 %.

Die Konzentration des anorganischen Phosphats beträgt 0,9–1,3 mmol/l. Die wesentlichste Kontrolle über den Phosphorgehalt des Körpers übt die Niere aus. Das vom Glomerulum herausgefilterte Phosphat wird im proximalen Tubulus zum größten Teil rückresorbiert.

Bei Abnahme des Phosphatgehalts nimmt vor dem Absenken des Spiegels die Phosphaturie ab, da tubulär der Rücktransport zunimmt. Eine vermehrte Aufnahme von Kohlenhydraten senkt wegen der Aufnahme des Phosphats in die Zellen und der Bildung von Phosphatestern den Phosphatspiegel.

Bei einer Hyperphosphatämie wird die Mineralisation verstärkt und primär das Calciumphosphat ektopisch abgelagert.

Eine ausgeprägte Hypophosphatämie führt klinisch zu Anorexie, Schwindel, Knochenschmerzen watschelndem Gangbild aufgrund einer proximal betonten Muskelschwäche und zu verzögertem Wachstum.

Störungen des Säure-Basen-Haushalts

W. Brömme

Das Säure-Basen-Gleichgewicht ist Voraussetzung für optimale Funktionsbedingungen des Stoffwechsels und damit der Organfunktionen. Ein Überschuss an H^+-Ionen, die chemisch eine erhebliche Reaktivität aufweisen, kann schon in minimaler Konzentration zu Funktionseinschränkungen von Enzymsystemen beitragen.

Die H^+-Ionenkonzentration wird deshalb in engen Grenzen konstant gehalten. Wichtigstes Element zur Aufrechterhaltung der Säure-Basen-Homöostase sind die Puffersysteme des Extra- und Intrazellulärraumes, von denen das Bicarbonat-/CO_2-System die größte Bedeutung hat.

Im Stoffwechsel der Organe fallen fortgesetzt beachtliche Beträge an H^+-Ionen und CO_2 an, die von den Puffersystemen unter Wahrung des pH-Werts neutralisiert und renal und pulmonal eliminiert werden. Dabei ist die Säureausscheidung über die Lungen ca. 400-mal größer als über die Nieren.

Bicarbonatpuffer. Wichtigstes Puffersystem des EZR ist der Bicarbonatpuffer, der H^+-Ionen aufnimmt und in Form von CO_2 über die Lungen und Wasser über die Nieren eliminiert.

■ $H^+ + HCO_3^- \rightarrow H_2CO_3 \leftrightarrow H_2O + CO_2$

Logarithmiert als Henderson-Hasselbalch-Gleichung:

$$\begin{aligned} pH &= pK + \log \frac{HCO_3^-}{CO_2} \\ &= 6{,}1 + \log \frac{24 \text{ mmol/l}}{1{,}2 \text{ mmol/l} (\triangleq pCO_2 \text{ 40 mm Hg})} \\ &= 6{,}1 + \log \frac{20}{1} \\ &= 7{,}35 - 7{,}45 \text{ (Normalwerte)} \end{aligned}$$

Steigt bei gleich bleibendem pCO_2 der Zähler der Gleichung an, resultiert eine metabolische Alkalose. Entsprechend führt die Abnahme des Nenners zur respiratorischen Alkalose, die Zunahme zur respiratorischen Azidose, wenn der Zähler gleich bleibt.

Vermehrt anfallende H^+-Ionen werden sowohl an Bicarbonat als auch an Nichtbicarbonatpuffer (Hämoglobin, Proteine) gebunden, wobei die Effektivität des

HCO_3^-/CO_2-Puffers durch CO_2-Abgabe über die Lungen gesteigert wird (offenes Puffersystem).

- $H^+ + HCO_3^- \rightarrow H_2O + \boxed{CO_2} \rightarrow$ Lungen

Ca. 99 % der im Stoffwechsel täglich generierten Säuren (15 000–20 000 mEq H^+) sind volatile Säuren, die als CO_2 über die Lungen und H_2O über die Nieren eliminiert werden.

Besteht jedoch eine Ventilationsstörung mit Verminderung der CO_2-Abatmung, kommt es zur Umkehrung der Reaktion.

- $H^+ + HCO_3^- \leftarrow H_2O + \boxed{CO_2} \rightarrow \Vert$

Die vermehrt anfallenden H^+-Ionen werden nun von Nichtbicarbonatpuffern aufgefangen. Aus der Gleichung geht auch hervor, dass bei respiratorischer Azidose vermehrt Bicarbonat gebildet wird (kompensierte respiratorische Azidose). Die Unterscheidung zwischen metabolischer und respiratorischer Azidose kann demnach auch am Bicarbonat abgelesen werden.

Die Summe aller Puffersubstanzen im Blut wird als Pufferbasen bezeichnet. Der Bicarbonatpuffer ist mit 24 mmol/l, Hämoglobin mit 19 mmol/l Vollblut (Hk-Wert von 0,45 vorausgesetzt) an der Summe aller Pufferbasen (42–54, im Mittel 48 mmol/l) beteiligt.

Standardbicarbonat. Das Standardbicarbonat wird unter standardisierten Bedingungen (volle O_2-Sättigung, pCO_2 40 mm Hg, Temperatur 37 °C) bestimmt.

Referenzbereich: 24 mmol/l.

Bei metabolischer Azidose ist das Standardbicarbonat vermindert, erhöht bei metabolischer Alkalose.

BE. Die Basenabweichung (base excess [BE]) wird unter den gleichen Bedingungen mit der Methode nach Astrup bestimmt und gibt die Gesamtkonzentration aller Pufferanionen (Bicarbonat und Nichtbicarbonat) im Gesamtblut an. Da der BE mit pCO_2 40 mm Hg bestimmt wird, werden respiratorische Störungen eliminiert.

Referenzbereich: ± 3 mmol/l.

Störungen des SBH werden unterschieden nach:
- *Art der Störung:*
  - Azidose,
  - Alkalose,
- *Ursachen:*
  - respiratorisch,
  - metabolisch,
- *Konstellation der o. g. Parameter:*
  - unkompensiert,
  - gemischt,
  - kompensiert.

Metabolische Azidose

Definition

- pH-Wert < 7,3,
- HCO_3^- < 22 mmol/l,
- pCO_2 40 mm Hg,
- BE < -3 mmol/l.

Charakteristisch für metabolische Azidosen ist die Bicarbonatverminderung. Der daraus resultierende pH-Wert-Abfall führt zur Atemstimulation mit verminderter CO_2-Abgabe über die Lungen. Wird dabei das Verhältnis Bicarbonat/CO_2 (20 : 1) entsprechend der Henderson-Hasselbalch-Gleichung konstant gehalten, d. h. sinkt der pH-Wert nicht unter 7,35, wird von *kompensierter metabolischer Azidose* gesprochen.

Ist die Kompensationsfähigkeit der Puffersysteme erschöpft, fällt der pH-Wert < 7,35. Es besteht eine *nichtkompensierte metabolische Azidose:*
- pH-Wert < 7,35,
- HCO_3^- 15 mmol/l,
- pCO_2 30 mm Hg,
- BE < -10 mmol/l.

Der normale Referenzbereich für den pH-Wert beträgt 7,35–7,45. Grenzwerte, die noch mit dem Leben vereinbar sind, liegen bei 6,35–7,8; für Bicarbonat bei 1–48 mmol/l.

Ätiologie

Metabolische Azidosen entstehen durch:
- *enterale Bicarbonatverluste:*
  - Durchfälle,
- *renale Verluste,*
- *Verminderung der renalen Säureexkretion,*
- *vermehrte Säurebildung mit Erschöpfung der Puffersysteme:*
  - Herz-Kreislauf-Stillstand,
  - Schock,
  - CO-Vergiftungen,
  - Vergiftungen mit Salicylaten oder Ethylenglykol,
  - maligne Hyperthermie,
  - anhaltender Status epilepticus,
  - dekompensierter Diabetes mellitus.

Klassisches Beispiel für enterale Bicarbonatverluste sind Durchfallerkrankungen des Säuglings.

Da die intestinale Bicarbonatkonzentration mit 100 mmol/l höher ist als die des EZR, gehen Wasser und Bicarbonat verloren. Das im verkleinerten EZR verbleibende Chlor ersetzt in der Gamble-Anionensäule das Bicarbonatanion. Es wird von der hyperchlorämischen Azidose gesprochen.

Anionenlücke (anion gap [AG]). In dem Maß, wie sich bei enteralen Verlusten ein Dehydratationsschock entwickelt, kommt es zur Milchsäurebildung. Es entsteht eine Anionenlücke. Der Normalwert ist:

- $AG = Na^+ - (Cl^- - HCO_3^-) = 5\text{-}15\ mmol/l$

Es werden Azidosen mit und ohne AG unterschieden. Aus dem AG, das heute von den meisten Automaten zur Untersuchung des SBH angegeben wird, sind Rückschlüsse auf die Art der Störung möglich. Während ein reiner Bicarbonatverlust (Durchfälle, enterale Drainagen, tubuläre Nierenfunktionsstörungen) zur hyperchlorämischen Azidose mit normalem AG führt, reflektiert ein Anstieg im Rahmen metabolischer Azidosen die Milliäquivalente an Säureanionen, die Bicarbonat äquimolekular verbraucht haben. Jedes mmol pro l Anstieg des AG zeigt ein identisches Milliäquivalent an strenger Säure (z. B. Lactat) an, um das der Betrag an Serum-HCO_3^- reduziert wurde.

Durch vermehrte Milchsäurebildung (Lactatazidose, Serumlactat > 1,3 mmol/l) steigt das AG an. Solange enterale Bicarbonatverluste bei Durchfallerkrankungen alleinige Azidoseursache sind (hyperchlorämischen Azidose), ist das AG nicht erhöht. Ein zunehmender Dehydratationsschock manifestiert sich schließlich als metabolische Azidose mit AG-Anstieg, Zeichen der additiven Lactatazidose, die bei schon vorangegangenen Bicarbonatverlusten zu schwerwiegenden metabolischen Azidosen führen kann.

Zusammengefasst gibt es 4 Ursachen für die Entstehung metabolischer Azidosen:
- enterale HCO_3^--Verluste,
- vermehrte endogene Produktion nichtvolativer Säuren:
  - als Endprodukt des Zellstoffwechsels unter Sauerstoffmangel (Schock, Herz-Kreislauf-Stillstand, Hypoxie),
  - Ketosäuren als Endprodukt des Zellstoffwechsels bei Glucose-/Insulinmangel,
- renale Störungen:
  - Ausscheidungsstörungen für die aus dem Stoffwechsel anfallenden fixen Säuren (ca. 50 mmol/d),
  - Störungen der renalen Resynthese von Bicarbonat,
- exogene Säurebelastung bei Vergiftungen (Salicylate).

Respiratorische Kompensation metabolischer Azidosen

Neben intrazellulären Puffersystemen spielt die respiratorische Kompensation metabolischer Azidosen die größte Rolle. Die azidosebedingte Atemstimulation senkt das pCO_2 nach der Henderson-Hasselbalch-Gleichung, die Robinson organbezogen formuliert hat:

$$pH = 6{,}1 + \log \frac{HCO_3^-}{PCO_2}$$

$$pH = pK + \log \frac{\text{Nieren}}{\text{Lungen (+ Atemzentrum)}}$$

Während die renale Säureausscheidung und Bicarbonatrückresorption langsam über Tage wirksam wird, tritt die respiratorische Kompensation schnell in Aktion.

Hier erhebt sich die Frage, ob die respiratorische Kompensation der metabolischen Azidose voll ausgeschöpft oder durch Ventilationsstörungen vermindert ist. Diese Frage lässt sich aus dem pCO_2-Wert nur schätzungsweise beantworten und muss rechnerisch kalkuliert werden:

- $pCO_2 = 1{,}54 \times [HCO_3^-] + 8{,}4 \pm 2$

Eine adäquate respiratorische Kompensation liegt vor, wenn z. B. bei einem Bicarbonat von 10 mmol/l der pCO_2-Wert 21-25 mm Hg beträgt ($1{,}5 \times [10] + 8{,}2 \pm 2 = 21\text{-}25$ mm Hg).

Einfacher kann die respiratorische Kompensation metabolischer Azidosen durch Addition des Faktors 15 zum gemessenen Bicarbonat ($10 + 15 = pCO_2$ 25 mm Hg) abgeschätzt werden. Höhere als die errechneten pCO_2-Werte erfordern weiterführende pulmologische Diagnostik und bei schweren Azidosen evtl. maschinelle Beatmung.

Die Effektivität des Bicarbonatpuffers

- $H^+ + HCO_3^- \rightarrow H_2CO_3 \rightarrow H_2O + CO_2$

beruht auf der Funktionsfähigkeit der pulmonalen CO_2-Abgabe. Restriktive und obstruktive Ventilationsstörungen sowie Ventilations-Perfusions-Störungen (Reanimation) schränken die CO_2-Abgabe u. a. drastisch ein. Bicarbonatzufuhr zur Pufferung metabolischer Azidosen führen unter den Bedingungen einer gestörten CO_2-Elimination zwangsläufig zur CO_2-Akkumulation und damit zur Verstärkung der Azidose durch Entwicklung einer respiratorischen Azidose.

Zusammengefasst sind 4 Puffersysteme an der Aufrechterhaltung des pH-Werts im EZR beteiligt:

Chemische Puffersysteme:
- Die größte Rolle spielt das Bicarbonat-CO_2-System für die schnelle Kompensation akut anfallender H^+-Ionen.

Respiratorische Kompensationsmechanismen:
- durch Hyperventilation,
- erfolgt innerhalb von Stunden,
- Limit liegt bei einem pCO_2 von 12 mm Hg.

Intrazelluläre Puffersysteme:
- können in Stunden aktiviert werden.

Renale Kompensationsmechanismen:
- durch verstärkte H^+-Exkretion und Rückresorption von Bicarbonat innerhalb von Tagen wirksam werdend.

Klinisch relevante Auswirkungen metabolischer Azidosen

Pulmonalkreislauf. Azidose führt zur pulmonalen Vasokonstriktion und zum Anstieg des Pulmonalisdrucks. Gefährdet sind besonders Kinder mit Kardiopathien und nach herzchirurgischen Eingriffen sowie Neugeborene mit Adaptationsstörungen, neonatalem Distress, ARDS, Mekoniumaspirationssyndrom und Zwerchfellhernien. Sorgfältige pH-Wert-Korrekturen mit verzögerter Natriumbicarbonatzufuhr (> 30 min), Hyperventilationsbeatmung ($paCO_2$ 30 mm Hg), Analgosedierung und Relaxierung wirken der pulmonalen Hypertonie entgegen. Die pH-Werte sollten in diesen Fällen auf $> 7,5$; der BE auf $+ 5$ mmol/l eingestellt werden.

Herz und Kreislauf. Eine schwerwiegende Auswirkung metabolischer Azidosen ist die Depression der myokardialen Kontraktilität. Im Verein mit der azidosebedingten Dilatation im Bereich der Arteriolen kann es zu kaum beeinflussbarer Hypotonie kommen.

Ursache der Myokarddepression ist eine Hemmung des myokardialen Ca^{2+}-Einstroms, indem H^+-Ionen zu einer kompetitiven Verdrängung von Ca^{2+} führen (Williamson u. Mitarb. 1975, Nayler u. Mitarb. 1979).

Die vermehrte Freisetzung endogener Katecholamine durch Azidose paralysiert die negativ inotrope H^+-Wirkung im pH-Wert-Bereich 7,20–7,40. Sinkt der pH-Wert $< 7,20$, überwiegt der negativ inotrope Effekt der Azidose, der durch Hypoxämie verstärkt wird (Zhou u. Mitarb. 1993).

Auch die periphere arterielle Vasodilatation wird im pH-Wert-Bereich $< 7,20$ durch Katecholamine kaum beeinflusst.

Im Gegensatz zur Weitstellung der Arteriolen werden durch Azidose die Venolen verengt, in Abhängigkeit von der H^+-Konzentration wird das Blutvolumen in zentrale Gefäßgebiete verschoben, während Pufferungen den ventrikulären Füllungsdruck und den pulmonalarteriellen Druck senken (Harvey u. Mitarb. 1966).

Therapie

Kaum eine andere Behandlungsmethode wird gegenwärtig so konträr beurteilt, wie die Puffertherapie metabolischer Azidosen.

Obgleich die Azidose als Epiphänomen akut verlaufender Erkrankungen einen nicht geringen prognostischen Stellenwert besitzt, zeigen jedoch neuere Untersuchungen pathophysiologische Phänomene, die durch die Puffertherapie selbst entstehen:
- Die Linksverschiebung der Sauerstoffdissoziationskurve und damit Verminderung der Sauerstofffreisetzung und der Gewebeoxygenierung.
Die azidosebedingte Rechtsverschiebung der O_2-Dissoziationskurve ist als bedeutsame Gegenregulation zu betrachten, welche die Gewebeoxygenierung verbessert und durch Pufferung außer Kraft gesetzt wird (von Planta u. Mitarb. 1993).
- Ist die pulmonale CO_2-Elimination unzureichend (kardiopulmonale Reanimation, restriktive oder obstruktive Begleiterkrankungen, Thoraxtraumen, verminderter Atemantrieb bei bewusstlosen Patienten), kommt es durch Bicarbonatzufuhr zur vermehrten CO_2-Freisetzung mit paradoxer intrazellulärer Azidose, welche die myokardiale Kontraktilität vermindert (von Planta u. Mitarb. 1993). So wurde als Folge der Bicarbonattherapie von Lactatazidosen ein pH-Wert-Abfall in Hirnparenchym, Leber und Muskulatur beschrieben (Arieff 1991).
- Hyperkapnien vermindern die Lactatclearance der Leber und verstärken systemische Lactatazidosen (Hindman 1990).
- Durch Pufferung mit Bicarbonat besteht die Gefahr der Hyperosmolarität, die zu schwerwiegenden Folgen im ZNS führen kann (hyperosmolares Koma).

Grundelemente der Azidosetherapie sind deshalb:
- Volumenzufuhr und Katecholamine (Schock),
- Insulin und Elektrolyte (Diabetes mellitus),
- Sauerstoffzufuhr, Beatmung, um die Effektivität des Bicarbonat-/CO_2-Systems zu steigern.

Indikationen und Kontraindikationen der Bicarbonatpufferung:
- Kann das HZV bei Hypoperfusionslactatazidosen durch Volumenzufuhr und Katecholamine nicht normalisiert werden, ist eine Puffertherapie indiziert, wenn der pH-Wert unter 7,2 abfällt.
- Keinesfalls soll die Puffergabe auf die Normalisierung des pH-Werts zielen, sondern ein pH-Wert von 7,2 angestrebt werden (Hörnchen 1994).
- Bei Vollkorrekturen metabolischer Azidosen besteht die Gefahr der paradoxen intrazellulären CO_2-Azidose und der gesteigerten Lactatproduktion (Kreisberg 1984, von Planta u. Mitarb. 1993).
- Puffertherapie mit Bicarbonat kann bei gegebener Indikation wirkungsvoll durch Hyperventilationsbeatmung unterstützt werden.
- Lactazidosen durch Hypoxämie lösen sympathikoadrenerge Reaktionen aus, welche die negativen Auswirkungen der Azidose auf das Herz-Kreislauf-System zunächst kompensieren. Bei einem pH-Wert $< 7,2$ ist diese Kompensationsfähigkeit erschöpft. Es droht ein plötzlicher Herz-Kreislauf-Stillstand. Auch hier zielt Pufferung auf pH-Werte $= 7,2$, ergänzt durch Sauerstoff und Beatmung.

Pufferung und CPR

In den Reanimationsrichtlinien der AHA (Emergency Cardiac Care Committee and Subcommittee, American Heart Association 1992) wird die Puffertherapie bei CPR nur noch in speziellen Situationen empfohlen wie:
- Herzstillstand als mögliche Folge metabolischer Azidosen,

- Vergiftungen mit Barbituraten und trizyklischen Antidepressiva.

Die empfohlene Bicarbonatdosis beträgt nur 1 mmol/kg KG (Emergency Cardiac Care Committee and Subcommittee, American Heart Association 1992).

Eine ausreichende arterielle Oxygenierung bei CPR kann durch Intubation und Beatmung erzielt werden, während eine progrediente Mischazidose durch Lactat- und CO_2-Anstieg auch bei adäquater Reanimationstechnik nicht zu verhindern ist. Das Bicarbonat-/CO_2-Puffersystem wird infolge der verminderten Lungendurchblutung, die durch eine azidosebedingte pulmonale Vasokonstriktion verstärkt wird, weitgehend außer Kraft gesetzt. Durch die Ventilations-Perfusions-Störung kommt es zum paradoxen Anstieg der venösen und intrazellulären CO_2-Konzentration, während in der arteriellen Strombahn das $paCO_2$ erniedrigt ist (Lindner u. Mitarb. 1991, von Planta u. Mitarb. 1993).

Die Zufuhr von Bicarbonat während der CPR führt demzufolge zur paradoxen intrazellulären Azidose, die insbesondere die myokardiale Depression weiter aggraviert und die Ansprechbarkeit auf Katecholamine vermindert. Eine Empfehlung zur Puffertherapie bei CPR kann deshalb nicht gegeben werden (Emergency Cardiac Care Committee and Subcommittee, American Heart Association 1992).

Während Azidosekorrekturen bei Patienten ohne Gewebshypoxie (enterale Bicarbonat- und Wasserverluste, Lebererkrankungen mit verminderter Milchsäureclearance) klinisch sinnvoll sind, ist die Bicarbonattherapie bei Azidosen mit Gewebshypoxie und Lactatakkumulation (CPR, Schock, Sepsis) von zweifelhaftem Nutzen (Arieff 1991). Bicarbonat beeinflusst nicht den Prozess, der durch Hypoxie zur Lactatbildung führt, steigert andererseits das $paCO_2$, trägt zu einer weiteren Verminderung der Gewebsoxygenierung bei (Arieff 1991) und verstärkt die Azidose (Cooper u. Mitarb. 1987, Graf u. Mitarb. 1985).

Dosierung des Bicarbonats

Die Bicarbonatdosierung erfolgt nach der Mellemgard-Astrup-Formel:

> Basendefizit (-BE) × kg KG × 0,3 = ml 1-molare Bicarbonatlösung (8,4 %)

Der Faktor kg KG × 0,3 entspricht dem Verteilungsraum für Bicarbonat, d. h. dem EZR im Kleinkind- und Säuglingsalter. Da der EZR im Neugeborenen- und Säuglingsalter kg KG × 0,5 oder 50 % der Körpermasse ausmacht, muss die Pufferformel in dieser Altersgruppe entsprechend korrigiert werden.

Zunächst wird ca. die Hälfte der errechneten Puffermenge in 30–60 min infundiert, um den pH-Wert auf 7,2 anzuheben (Abb. 9.1).

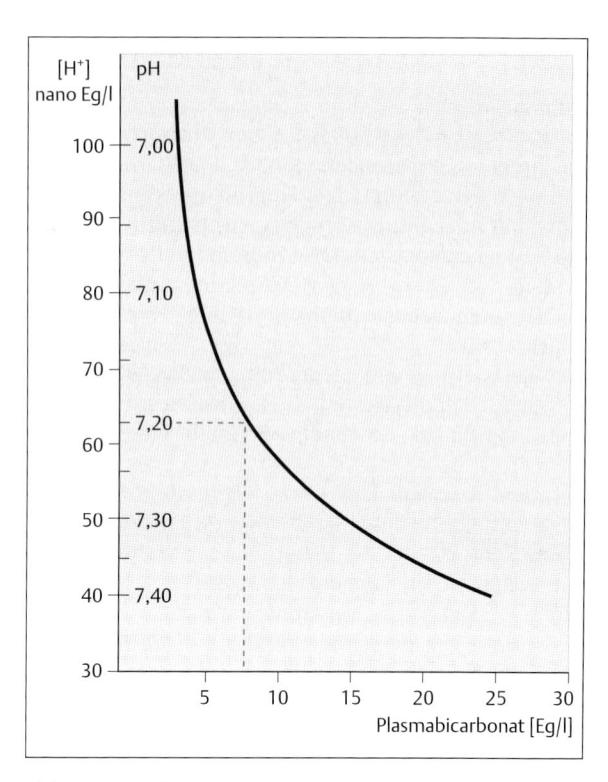

Abb. 9.1 Verhältnis von Bicarbonat und pH-Wert bei Kindern mit metabolischer Azidose. Bereits 1–2 mmol/l Bicarbonatverlust führen bei pH-Wert < 7,2 zu bedrohlicher Azidose. Pufferung mit 2 mmol/kg KG aus dem kritischen Bereich.

Abb. 9.1 zeigt den Zusammenhang zwischen Bicarbonat im Blut und pH-Wert. Im pH-Bereich < 7,2 fällt schon bei geringen Bicarbonatverlusten der pH-Wert steil ab, während ein Anstieg des Plasmabicarbonats um 5 mmol/l aus dem kritischen Bereich führt.

Bei bedrohlicher hämodynamischer Instabilität kann durch Pufferung mit 2,5 mmol/kg 1-molarem Bicarbonat das Plasmabicarbonat soweit erhöht werden, dass ein pH-Wert von 7,2 erreicht wird. Ist jedoch die respiratorische Kompensation der metabolischen Azidose unzureichend, muss die Effektivität des Bicarbonat-/CO_2-Puffersystems durch Beatmung erhöht werden.

> $pCO_2 = 1,54 \times [HCO_3^-] + 8,5 \pm 2$

■ Nichtkompensierte respiratorische Azidose

Definition

- pH-Wert > 7,36,
- HCO_3^- 24 mmol/l,
- $paCO_2$ > 40 mm Hg,
- BE < -3 mmol/l.

Ätiologie

Ursache ist ein primärer Anstieg des pCO_2 mit einem Ungleichgewicht zwischen Kohlensäure und Bicarbonat. Die Verminderung der CO_2-Elimination durch restriktive und obstruktive Ventilationsstörungen, Ventilations-Perfusions-Störungen oder Störungen des Atemantriebs führt zu einer positiven CO_2-Bilanz, die zumeist auf einer Verminderung der alveolären Ventilation beruht. Häufig besteht eine Hypoxämie unterschiedlichen Schweregrads.

Etwa 30% des CO_2 werden in den Erythrozyten zu Bicarbonat konvergiert und gegen Chlor ausgetauscht (Chloridshift), die gleiche Menge an H^+-Ionen intrazellulär gegen Natrium und Kalium ausgetauscht.

Klinik

Durch die Hyperkapnie kommt es zur peripheren Vasodilatation (warme Akren) mit zunächst stabilem Blutdruck.

Steigt der $paCO_2$ > 50 mm Hg, ist der Blutdruck erhöht, Tachykardie und Tachypnoe bestimmen das klinische Bild.

Mit zunehmendem $paCO_2$-Anstieg treten zerebrale Symptome, die von deliranten Zuständen bis zum Koma reichen, in den Vordergrund.

Ursache der zerebralen Symptomatik ist ein Hirndruckanstieg durch intrazerebrale Gefäßdilatation in Abhängigkeit vom $paCO_2$, indem die Hirndurchblutung um 4% pro 1 mm Hg $paCO_2$-Anstieg zunimmt.

Die Auswirkungen eines Apnoeanfalls auf den Hirndruck bei einem ungeimpften Säugling mit Pertussis zeigt Abb. 9.2.

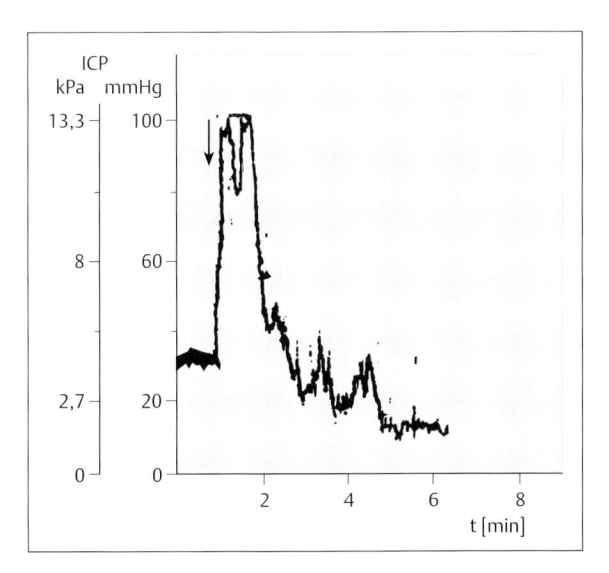

Abb. 9.2 Pertussisenzephalopathie: Weite deformierte Einzelamplituden (P1 niedriger als P2). Autoregulationsstörung und Hyperkapnie. Im nachfolgenden Krampfanfall Druckanstieg.

Beatmung mit Maske und Beutel führt zur Senkung des zuvor auf 26 mm Hg erhöhten Hirndrucks in den Normalbereich.

Die Senkung des erhöhten ICP durch Hyperventilationsbeatmung ($paCO_2$ 30–35 mm Hg) gehört zur Praxis der Hirndruckbehandlung in der Neurointensivmedizin (Brömme 1985)

Literatur

Arieff AI (1991a) Indications for use of bicarbonate in patients with metabolic acidosis. Brit J Anaesth 67: 165–177

Arieff AJ (1991b) Treatment of symptomatic hyponatremia: Neither haste nor waste. Crit Care Med 19: 748–751

Avner ED, Demetrius E, Ichikawa I, Yared A (1990) Normal Neonates and the matural development of homeostatic mechanisms. In: Ichikawa I (ed.) Pediatric textbook of fluids and electrolytes. Williams Wilkins

Brömme W (1985) Untersuchungen zur Standardisierung der klinisch-neurologischen Diagnostik und Methodik, Grundlagen und Anwendung nichtinvasiver Hirndruckmessung (Aplanationsfontanometrie) in der pädiatrischen Intensivmedizin. Diss B; Martin-Luther-Universität Halle-Wittenberg

Cooper DJ, Worthley LIG (1987) Adverse haemodynamic effects of sodium bicarbonate in metabolic acidosis. Int Care Med 13: 425–427

Emergency Cardiac Care Committee and Subcommittee, American Heart Association (1992) Guidelines for cardiopulmonary resuscitation and emergency cardiac care. J Amer Med Assoc 268: 2171–2298

Gozal D, Colin AA, Jaffe M, Hochberg Z (1990) Water, electrolyte, and endocrine homeostasis on infants with bronchiolitis. Pediatr Res 27: 204–209

Graf H, Leach W, Arieff AI (1985) Evidence for detrimental effect of bicarbonat therapy in hypoxic lactic acidosis. Science 227: 754–756

Harvey RM, Enson Y, Lewis ML (1966) Hemodynamic effects of dehydration and metabolic acidosis in Asiatic cholera. Trans Assoc Am Physicians 79: 177

Hörnchen U (1993) Azidoseausgleich. Pro Anaesth Intensivmed Notfall Schmerzther 29: 501–505

Kojima T, Fukuda Y, Hirata Y, Matsuzaki S, Kobayashi Y (1990) Changes in vasopressin, atrial natriumetic factor, and water homeostasis in the early stage of bronchopulmonary dysplasia. Pediatr Res 27: 260–263

Kreisberg RA (1984) Pathogenesis and management of lactic acidosis. Ann Rev Med 35: 181–193

Mellemgaard K, Astrup P (1960) The quantitative determination of surplus amounts of acid or base in the human body. Scand J Clin Lan Invest 12: 187

Modi N (1998) Hyponatremia in the newborn. Arch Dis Child Fatal Neonatal Ed 78: F81–F84

Nayler WG, Ferrari R, Pool-Wilson PA (1979) A protective effect of a mild acidosis on heart muscel. J Mol Cell Cardiol 11: 1053

Powell KR, Sugarman LJ, Eskenaz AE, Woodin KA, Kays MA, McCornic KL (1991) Normalisation of plasma arginine vasopressin concentration when children with meningitis are maintanance plus replacement fluid therapy. J Pediatr 117: 515–522

Sharpless PM, PM, Seckl JR, Human D, Lightmann SL, Dunger DB (1992) Plasma and cerebrospinal fluid arginine vasopressin in patients without feber. Arch Dis Child 67: 998–1002

von Planta M, Bar-Joseph G, Wiklund L, Bircher NG, Falk JL, Abrahamson NG (1993) Pathophysiologic and therapeutic implications of acid-base changes during CRP. Ann Emerg Med 22: 404–410

Williamson JR, Safer B, Rich T (1975) Effect of acidosis on myocardial contractily and metabolism. Acta Med Scand, Suppl: 95

Zhou HZ, Malhotra D, Doers J, Shapiro JI (1993) Hypoxia and metabolic acidosis in the isolated heart: evidence for synergistic injury. Magn Reson Med 29: 94

Spezielle Krankheitsbilder

Akute schwere Durchfallerkrankung (enterale Toxikose, Säuglingsenteritis mit toxischen Symptomen, Coma dyspepticum)

K. Beyreiß

Definition

Als Folge einer zunächst leichten akuten Durchfallerkrankung (aD) kann sich eine Prätoxikose oder eine Toxikose entwickeln. Beide Formen werden im Folgenden zusammengefasst, denn ihre Behandlung ist gleich und besteht immer in der stationären intravenösen Infusionsbehandlung. Die Toxikose ist Folge der erheblichen Wasser- und Salzverluste, die zur isotonen oder hypertonen Dehydratation führen. Bei dem größeren Teil der Patienten mit aD entwickelt sich eine Toxikose mit isotoner Dehydratation (enterale Toxikose).

Eine hypotone Dehydratation als Folge einer aD ist dagegen in unserer Region selten und entsteht dann oft durch eine unkorrekte Wasser- und Elektrolytsubstitution.

Die Infusionsbehandlung einer isotonen sowie hypotonen Dehydratation unterscheidet sich wesentlich von der hypertonen Form. Deshalb werden beide Formen getrennt dargestellt.

■ Isotone Dehydratation (enterale Toxikose)

Pathogenese

Die Wasser- und Elektrolytverluste durch anhaltende Durchfälle, die noch schwerwiegender sind, wenn die Kinder erbrechen, entstammen vorwiegend dem Extrazellulärraum. Ist die Pufferkapazität dieses Raumes erschöpft (stehende Bauchhautfalten), entsteht auch ein intravasales Wasserdefizit und damit das klinische Bild des Dehydratationsschocks mit kalten, blassen Akren und Störungen der Harnproduktion. Durch die zelluläre Hypoxie peripherer Organe wird beim Glucoseabbau vermehrt Laktat gebildet. Deshalb tritt eine metabolische Azidose auf, die durch die Bicarbonat- und Alkaliverluste mit den Stühlen, sowie durch die verminderte Ausscheidung saurer Valenzen durch die Nieren noch verstärkt wird. Moderate metabolische Azidosen bestehen deshalb oft schon vor der Entwicklung von Schocksymptomen als Ausdruck eines schweren Wasserdefizits.

Durch erhöhte Abgabe von CO_2 mit der Atmung versucht der Körper, die metabolische Azidose zu kompensieren, sichtbar an der intensiven thorakalen Atmung, deren Äquivalent die große Kußmaul-Atmung beim diabetischen Koma ist. Die renale Insuffizienz infolge der mangelnden Durchblutung führt schließlich zur Oligoanurie und zur prärenalen Urämie, wenn ein starkes Wasserdefizit länger als 12 Stunden anhält. Der Zusammenbruch des Stoffwechsels bedingt eine Störung der Natriumpumpe. Deshalb verlieren die Zellen vermehrt Kalium in den Extrazellularraum (Transmineralisation). Eine Hyperkaliämie kann die Folge sein. Mit den Durchfällen – bei noch intakter Nierenfunktion – gehen mit dem Urin große Teile des Kaliumbestandes verloren, sodass neben dem intrazellulären Kaliummangel auch eine Hypokaliämie auftreten kann. Der intrazelluläre Kaliummangel bewirkt Störungen der Muskeltätigkeit. Die schwersten Komplikationen sind ein paralytischer Ileus sowie Einschränkungen der Myokardkontraktilität. Verschiebungen im Elektrolyt- und Wasserhaushalt, Hypoxie und der Substratmangel im Gehirn führen zu zentralnervösen Störungen, klinisch erkennbar am sog. seltenen Lidschlag; er ist das erste Zeichen einer Hirnfunktionsstörung (Brömme 1985). Darüber hinaus spricht die rasche Aufhellung des Bewusstseins nach Behandlung der Azidose für deren große Bedeutung bei der Entwicklung der Bewusstseinstrübung bei der isotonen Dehydratation. Unzureichende oder verspätet einsetzende Behandlung führt zum Tod durch Versagen komplexer Systeme im „Coma dyspepticum", heute ein seltenes Ereignis.

Klinik

Das klinische Bild der Toxikose mit isotoner Dehydratation wird charakterisiert durch:
- *ausgeprägte Exsikkose:*
  - verlangsamt verstreichende Bauchhautfalte,
  - eingesunkene Fontanelle,
  - tief liegende Bulbi,
- *Bewusstseinstrübung bis zum Koma,*
- *thorakale Atmung.*

Die Schleimhäute sind trocken und z. T. kirschrot. Die Temperatur ist meist mäßig erhöht, gelegentlich aber auch erniedrigt. Bei dem vollentwickelten Krankheits-

Tabelle 9.3 Laborparameter einer isotonen oder hypertonen Dehydratation

Diagnostik	Typische Befunde
Na^+ im Serum	130–150 mmol/l
K^+ im Serum	3–5 mmol/l
Serumosmolalität	275–295 mosmol/kg H_2O
Säure-Basen-Status	metabolische Azidose
Hämatokritwert	bei starken Wasserverlusten erhöht
Serumeiweiß	erhöht
Kreatinin	erhöht (prärenale Urämie)
Blutglucose	normal

bild hat man den Eindruck eines Patienten mit schwerer zerebraler Schädigung. Er fixiert nicht, der Blick verliert sich im Leeren. Der Lidschlag ist selten, der Konjunktivalreflex nur schwach auslösbar oder aufgehoben.

Die Kenntnis der Na^+-Konzentration und/oder der Osmolalität ist entscheidend für die weitere Infusionsbehandlung.

Differenzialdiagnose

An eine Meningitis oder Enzephalitis muss gedacht werden. Steht das Erbrechen im Vordergrund, so sollten auch ein Pylorospasmus, ein adrenogenitales Syndrom oder eine primär chirurgisch zu behandelnde Krankheit wie z. B. eine Invagination ausgeschlossen werden.

Therapie

Sie beruht auf der unverzüglichen Wiederherstellung normaler Kreislaufverhältnisse unter teilweiser Korrektur der Azidose. Mit der Rehydratation und der Zufuhr von alkalisierenden Lösungen, Elektrolyten und Glucose werden Blutzirkulationsstörungen, Hypoxie und Azidose behoben. Die Therapie muss so rasch wie möglich ohne Laborbefunde, z. B. noch vor dem Transport in die Klinik, eingeleitet werden.

Grundsätzliche Therapiemaßnahmen:
- Immer Dauerinfusion über stabilen venösen Zugang mit Infusionspumpe.
- Beginn mit kaliumfreier Starterlösung:
  - in der Regel Elektrolytinfusionslösung 35 mit Glucose 5 unter Berücksichtigung der Pufferlösung und der Schocktherapie.

Elektrolytinfusionslösung 35 mit Glucose 5:
- 20 ml/kg KG in der 1. Stunde

- Nach Kenntnis von Na^+ bzw. Osmolalität Halbelektrolytlösung:
  - Elektrolytinfusionslösung 77 mit Glucose 5 ohne zusätzliche Beimischung von Glucose für 24 Stunden (Tab. 9.4).

Tabelle 9.4 Flüssigkeitszufuhr in Abhängigkeit vom Dehydratationsgrad

Dehydratationsgrad	Säuglinge (ml/kg KG/24 h)	Kleinkinder (ml/kg KG/24 h)
Leicht	150	110
Mittel	180	130
Schwer	200	150
Maximal	1000	1500

- Nach Einsetzen der Diurese (mindestens 0,5 ml/kg KG/h):
  - Zugabe von 1-molarer Kaliumchloridlösung (7,45%).

1 molare Kaliumchloridlösung (7,45%):
- 2–3 ml/kg KG/24 h (entsprechend 2–3 mmol/kg KG/24 h) zur Dauerinfusion (cave: Bolusinjektionen)

- Zusätzlich 1-molare Natriumchloridlösung (5,85%). Siehe hypotone Dehydratation.

Schocktherapie (nach 20 ml/kg KG kaliumfreier Starterlösung):
- Humanalbumin 5%: 5–10 ml/kg KG oder
- Plasmaexpander (z. B. Infukoll M 40, Rheofusin, Onkovertin N): 3–5 ml/kg KG (maximal: 15 ml/kg KG/24 h).

Korrektur der Azidose:
- Puffertherapie nur, wenn Basendefizit größer ist als 10 mmol/l.
- Korrektur bis zum Basendefizit von -5 mmol/l mit 1 molarer Natriumhydrogencarbonatlösung (8,4%), berechnen nach der Formel:

$$\text{ml Pufferlösung} = \frac{\text{kg KM} \times \text{Basendefizit}}{3}$$

Davon nur 50% ausgleichen. Die konzentrierte Lösung 1:1 mit Glucose 5% (10%) verdünnen.
- Nach der Infusion Calciumgluconicum (10%) langsam i. v. (Säuglinge 5 ml, Kleinkinder 10 ml) zur Vermeidung einer postazidotischen Hypokalzämie.
- Nach 1 Stunde Kontrolle des Säure-Basen-Status. Wenn nötig: erneute Pufferung.

Therapie des Fiebers:
- Entspricht Vorgehen bei hypertoner Dehydratation.

Hypotone Dehydratation. Für die hypotone Dehydratation (Na^+ < 130 mmol/l Serum) gelten die gleichen Behandlungsprinzipien. Allerdings muss das Natriumdefizit berücksichtigt werden. Andernfalls droht ein Hirnödem, besonders bei Werten unter 120 mmol/l.

Berechnung des zusätzlichen Natriumbedarfs:

$$(130 - \text{bestimmter } Na^+\text{-Wert}) \times \text{kg KG} \times 0{,}6 = \text{ml 1-molare Natriumchloridlösung (5,85%)}$$

Der Faktor 0,6 erklärt sich aus dem Verteilungsraum für Natrium, der etwa 60% des Körpergewichts beträgt (Kruse 1988). Die errechnete Dosis wird, unter Berücksichtigung der Dosis für die Behandlung der Azidose, der Infusionslösung für die ersten 12 Stunden zugegeben.

Kontrollmaßnahmen

- Puls, Atmung, Blutdruck, Temperatur, Hautturgor (Ödeme) anfangs alle 30 min, dann stündlich,
- Gewicht nach 12 und 24 Stunden, dann täglich (allmähliche Gewichtszunahme anstreben),
- Urinvolumen stündlich (mindestens 0,5 ml/kg KG/h werden angestrebt, exakte Messungen nur durch Blasenkatheter garantiert),
- Stuhlmenge und -beschaffenheit,
- Na^+, K^+, Säure-Basen-Status sowie Glucose im Blut 1 Stunde nach Therapiebeginn, danach bei Bedarf, spätestens nach 12–24 Stunden,
- Kreatinin, Hk-Wert und Serumeiweiß nach Rehydratation.

Weiterer Verlauf, Prognose

Die i.v. Rehydratation sollte nach spätestens 2 Tagen abgeschlossen sein. Die Mehrzahl der Patienten erholt sich rasch in weniger als 24 Stunden. Am 2. Tag kann, unter entsprechend reduziertem Infusionsvolumen, mit der oralen Ernährung begonnen werden. Dabei folgt man den gleichen Regeln, wie für die leichte Durchfallerkrankung. Ist aber eine enterale Ernährung am 3. Tag noch nicht möglich, muss die totale parenterale Ernährung eingeleitet werden (Beyreiß 1992). Außerdem ist nach der Ursache der mangelnden Erholung zu suchen.

■ Hypertone Dehydratation (hyperpyretische Toxikose)

Definition

Die hypertone Dehydratation (Synonyme: hyperpyretische Toxikose, hyperosmolares Syndrom, Neurotoxikose, Hyperventilationstoxikose) ist eine schwerwiegende Erkrankung vorwiegend des Säuglingsalters, die durch drohende oder manifeste Schocksymptomatik sowie z.T. durch hohes Fieber (über 40,0 °C rektal) charakterisiert ist. Die Störungen im Wasser- und Elektrolythaushalt bedrohen besonders das Gehirn.

Pathogenese

Ursachen für die hypertone Dehydratation sind der höhere Wasserverlust mit den Stühlen im Vergleich zum Salzverlust. Zusätzliche Verluste von freiem Wasser können durch Fieber und/oder Hyperventilation entstehen.

Wie bei der isotonen Dehydratation führen die Verluste schließlich zum Schock. Allerdings sind die Zeichen der Exsikkose in der Regel weniger ausgeprägt, da nur ein Teil des Wasserdefizits aus dem Extrazellularraum stammt (Tab. 9.**6**).

Tabelle 9.**5** Blutentnahme (nach Beendigung der therapeutischen Sofortmaßnahmen)

Parameter	Typische Befunde
Na^+ im Serum	> 150 mmol/l
K^+ im Serum	3–5 mmol/l
Osmolalität	> 295 mosmol/kg H_2O
Ca^{2+} im Serum	oft erniedrigt
Säure-Basen-Status	metabolische Azidose
Hämatokrit-Wert	erhöht
Hämoglobin	erhöht
Serumeiweiß	erhöht
Kreatinin	erhöht
Blutglucose	oft erhöht
Gerinnungsparameter	wenn nötig
Thrombozyten	wenn nötig

Auch die metabolische Azidose ist oft nicht so ausgeprägt wie bei der enteralen Toxikose. Besonders gefährdet ist hier das Gehirn:

- Die Hypertonie im Extrazellularraum führt durch Wasseraustritt aus dem Intrazellularraum zur Schrumpfung des Hirnparenchyms. Subduralblutungen durch Abrisse von Brückenvenen können die Folge sein. Gleichzeitig erhöht sich infolge des intrazellulären Wasserverlusts der osmotische Druck in den Zellen. Die klinischen Folgen dieser Veränderungen im ZNS sind Irritabilität, Rigor, Unruhe, schrilles Schreien, Meningismus, Bewusstlosigkeit und Krämpfe. Oft haben Kinder mit hypertoner Dehydratation zur Faust geschlossene Hände, die Schwestern sprechen dann von „Krampfneigung". Tatsächlich handelt es sich um einen erhöhten Muskeltonus als Ausdruck der komplexen zerebralen Funktionsstörung, die auch an den unteren Extremitäten nachweisbar ist (Brömme 1985). Im fortgeschrittenen Stadium treten auch Blutungen auf. Die Folge kann später ein subdurales Hygrom sein. Die Zellen versuchen, durch Mobilisierung von niedermolekularen Substanzen die intrazelluläre Osmolalität zu erhöhen, um weiteren Wasserverlust zu vermeiden.
- In der Phase der Rehydratation können die Zellen diese zusätzlichen osmotisch aktiven Substanzen nur langsam eliminieren. Damit besteht die Gefahr des erhöhten Rückflusses von Wasser in die Zellen beim zu raschen Abfall der Osmolalität im Extrazellularraum. Die Folgen sind ein provoziertes Hirnödem, u.U. mit Bewusstlosigkeit, Krämpfen und bleibenden Zerebralschäden, aber auch ein Atemstillstand kann eintreten.

! Die Natriumkonzentration im Serum darf deshalb nur langsam gesenkt (etwa 0,5 mmol/l in 1 Stunde) und die Rehydratation frühestens nach 2 Tagen erreicht werden, um einen gefahrlosen Druckausgleich zwischen Intra- und Extrazellularraum einzustellen.

Tabelle 9.6 Differenzialdiagnose, Pathogenese und Klinik der Dehydratation (nach Brodehl u. Mitarb. 1989, Kruse 1988)

	Isotone Dehydratation	Hypertone Dehydratation	Hypotone Dehydratation
Laborwerte:			
• Serum-Na$^+$ (mmol/l)	130–150	> 150	< 130
• Osmolalität (mosmol/kg H$_2$O)	275–295	> 295	< 275
• Pathogenese: Na$^+$- und H$_2$O-Verlust*	Na$^+$ = H$_2$O	Na$^+$ < H$_2$O	Na$^+$ > H$_2$O
Verhältnis von:			
• Extrazellularraum:	erniedrigt	erniedrigt	stark erniedrigt
• Intrazellularraum:	normal	erniedrigt	erhöht
Erkrankungen: (Beispiele)	Durchfall	Durchfall	sekretorischer Durchfall
	Erbrechen	Hyperventilation	(Cholera)
		Fieber	Salzverlust bei AGS
		Diabetes insipidus	
Hautturgor:	erniedrigt	teigig	stark erniedrigt
Schockneigung:	erhöht	erhöht	stark erhöht
ZNS:	Somnolenz	Unruhe	Koma
	Koma	Meningismus	Krämpfe
		Koma	

* Der Natriumverlust ist in der Regel mit einem äquivalenten Chloridverlust kombiniert.

Klinik

- Exsikkosezeichen mäßig, Hautturgor eher teigig,
- Irritabilität, Rigor, Unruhe, schrilles Schreien, Bewusstlosigkeit, Krämpfe,
- frühzeitige Schocksymptomatik,
- eventuell hohes Fieber (> 40,0 °C).

Diagnostik

Die Blutentnahme erfolgt nach Beendigung der therapeutischen Sofortmaßnahmen (Tab. 9.**5**).

Therapie

Prinzipien:
- Keine Zeitverschwendung durch diagnostische Maßnahmen.
- Frühzeitige Behandlung von Schock, Fieber, metabolischer Azidose und evtl. auftretenden Krämpfen.
- Infusion mit isotoner (0,9 %) NaCl-Lösung (in 1 l 154 mval Na$^+$). Für die langsame Rehydratation und den protrahierten Abfall der Natriumkonzentration (etwa 0,5 mmol/h) sind 48 Stunden und mehr notwendig.
- Alle Infusionen grundsätzlich kontinuierlich über stabilen Venenzugang (Venae sectio) mit Infusionspumpe.

Therapeutische Sofortmaßnahmen (vor diagnostischen Maßnahmen):
- Schockbehandlung (s. isotone Dehydratation). Anschließend etwa 1,5 ml/kg KG 1-molare Natriumhydrogencarbonatlösung (8,4 %) zusammen mit 1,5 ml 5 %iger (10 %iger) Glucoselösung/kg KG im Gemisch in 10–20 min infundieren,
- evtl. Fiebersenkung:
  - physikalische Maßnahmen (kalte Brustwickel, Ventilator u. a.),
  - Propylphenazon als Supp. oder i. m. in üblicher Dosis,
  - lytischer Cocktail II 0,1 ml/kg KG i. v. oder i. m.

Rezeptur des lytischen Cocktails II:
- 1 Ampulle = 1 ml = 50 mg Dolcontral
- + 1 Ampulle = 1 ml = 0,3 mg Hydergin
- + ½ Ampulle = 1 ml = 25 mg Promethazin
  + 2 ml 0,9 %ige Natriumchloridlösung (0,9 %)

- bei Krämpfen:
  - Diazepam (Valium, Faustan) i. v.,
  - Phenobarbital (Lepinal, Luminal) mit 10 mg/kg KG i. m./i. v.

Bilanzierte Wasser-, Elektrolyt- und Glucosesubstitution:

- *Infusionsvolumen für 24 Stunden einschließlich aller Volumina für Medikamente:*
  - Säuglinge: 70–90 ml/kg KG, maximal 600 ml/24 h,
  - Kleinkinder: 50–70 ml/kg KG, maximal 1000 ml/24 h,
  - Schulkinder: 40–50 ml/kg KG,
- *Basislösung:*
  - kaliumfreie Starterlösung (z. B. Elektrolytlösung 35 + Glucose 5)
- *Blutglucosewerte < 8,3 mmol/l (< 150 mg/dl):*
  - Zusatz von 40%iger Glucoselösung: 10 ml/kg KG/24 h,
- *nach Einsetzen der Diurese:*
  - Zugabe 1-molarer Kaliumchloridlösung (7,45%): 2–3 ml (2–3 mmol)/kg KG/24 h in der Dauerinfusion (cave: Bolusinjektion),
- *bei Hypokalzämie:*
  - Calciumgluconicum (10%) langsam i. v. (Säuglinge 5 ml, Kleinkinder 10 ml).

Die Korrektur der Wasser- und Elektrolytsubstitution erfolgt in Abhängigkeit vom klinischen Befund und den Laborwerten.

Weitere Schock- und/oder Azidosebehandlung (s. isotone Dehydratation).

Am 2. Tag kann das Infusionsvolumen um 10–20 ml/kg KG/24 h gesteigert werden.

Kontrollmaßnahmen

(s. isotone Dehydratation)

- Puls, Atmung, Blutdruck, Temperatur, Hautturgor zunächst halbstündlich, dann stündlich,
- Gewicht nach 12 und 24 Stunden, dann täglich,
- Urinvolumen laufend (0,5–2,0 ml/kg KG/h),
- Stuhlmenge und -beschaffenheit,
- Na^+, K^+ und Ca^{2+} im Serum sowie Blutglucose und Säure-Basen-Haushalt 1 Stunde nach Therapiebeginn, dann 6-stündlich bis zur Stabilisierung, wenn notwendig auch Kontrolle der Gerinnungsparameter,
- Kreatinin, Serumeiweiß und Hk-Wert spätestens nach Rehydratation.

Verlauf

Die Rehydratation sollte frühestens nach 2 Tagen abgeschlossen sein. Dann kann schrittweise mit der oralen Ernährung unter Berücksichtigung des Infusionsvolumens wie bei der leichten Durchfallerkrankung begonnen werden. Vor Entlassung muss ein subdurales Hygrom ausgeschlossen werden.

Prognose

Bis 1976 wurden an der Universitätskinderklinik Leipzig Patienten mit hypertoner wie Kinder mit isotoner Dehydratation behandelt, seitdem nach dem dargestellten Prinzip. Die Letalität sank von 32% vor 1977 auf 3,3%. Auch die Zahl der Kinder mit zerebralen Spätschäden nahm beachtlich ab.

Diese Erfolge beziehen wir vorwiegend auf die restriktive Infusionstherapie der hypertonen Dehydratation. Von anderen Autoren (Kruse 1988, Steiniger 1991) werden höhere Volumina mit Voll- oder Halbelektrolytlösungen bei ähnlichen Ergebnissen (Brodehl u. Mitarb. 1989) empfohlen.

Hypertrophische Pylorusstenose

J. Henker

Die hypertrophe Pylorusstenose (Pylorospasmus) ist eine Erkrankung des ersten Trimenons. Leitsymptom ist das spastische, schwallartige Erbrechen. Folgen können Dehydratation, metabolische Alkalose, Hypokaliämie und Dystrophie sein. Die Erkrankung tritt bei 1–2 ‰ der Neugeborenen auf. Es besteht eine Jungenwendigkeit von etwa 5 : 1.

Ätiopathogenese

Sowohl Ätiologie als auch Pathogenese dieser Erkrankung sind noch nicht geklärt. Die Pylorushypertrophie entwickelt sich in den ersten 2–3 Monaten post partum. Pathologisch-anatomisch findet sich eine Hypertrophie besonders des Ringmuskels des Pylorus, reaktiv auch des Antrumbereichs des Magens.

Klinik

Erbrechen. Zwischen der 2.–3. Lebenswoche, seltener bereits zur Geburt oder auch erst nach dem 3. Lebensmonat kommt es zunächst zu uncharakteristischem, später schwallartigem Erbrechen im Bogen nach jeder Mahlzeit (spastisches Erbrechen). Das Erbrochene besteht aus Mageninhalt und kann in Folge einer erosiven Gastritis oder eines Mallory-Weiss-Syndroms Hämatin enthalten. Dagegen fehlen gallige Beimengungen.

Peristaltikwellen. In typischen Fällen sieht man kurz nach der Nahrungsaufnahme Peristaltikwellen: Vom linken Rippenbogen wölbt sich ein halbkugeliger Wulst hervor und bewegt sich in Richtung Nabel. Die Kinder haben dabei einen leidenden Gesichtsausdruck durch die schmerzhaften Magenkontraktionen.

Der Nachweis der Peristaltikwelle diente früher als sog. Teeprobe der Diagnostik. Meist lässt sich die Pars pylorica als kirschgroßer Tumor rechts von der Mittellinie über dem Nabel tasten.

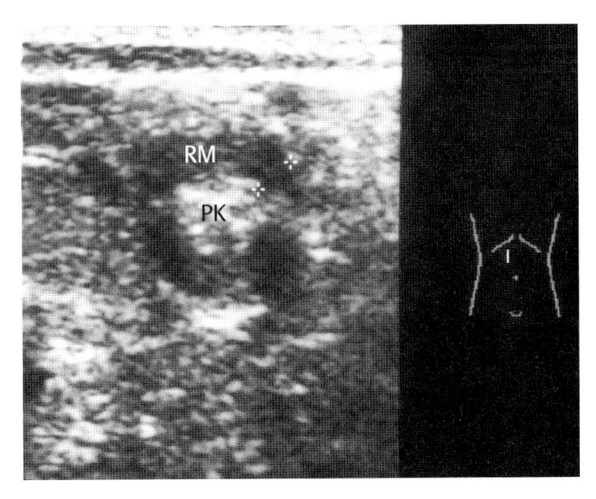

Abb. 9.3 Präoperativer Sonographiebefund einer hypertrophen Pylorusstenose.
Im Querschnitt stellt sich der Ringmuskel (RM) der Pars pylorica mit über 3,5 mm Stärke deutlich verdickt dar. Trotz Teegabe auch bei längerer Beobachtung keine Relaxation und damit Erweiterung des Pyloruskanals (PK) (mit freundlicher Genehmigung von Prof. Dr. E. Rupprecht, Abteilung für Kinderradiologie des Universitätsklinikums Dresden).

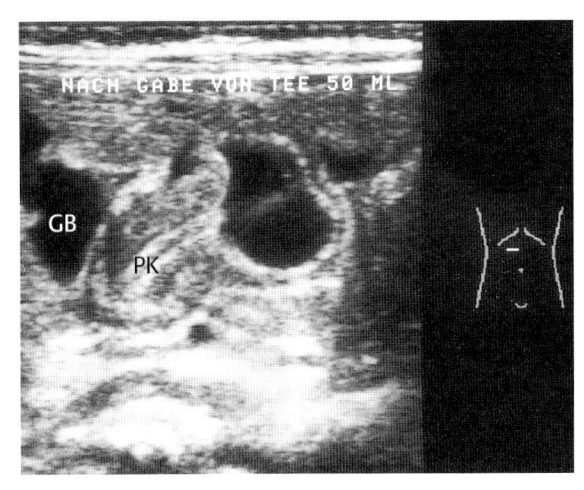

Abb. 9.4 Präoperativer Sonographiebefund einer hypertrophen Pylorusstenose.
Im Längsschnitt ist außerdem der deutlich verlängerte Pyloruskanal (PK) sowie eine Impression der Gallenblase (GB) durch die Muskulatur zu sehen (mit freundlicher Genehmigung von Prof. Dr. E. Rupprecht, Abteilung für Kinderradiologie des Universitätsklinikums Dresden).

Dystrophie, Dehydratation, hypochlorämische Alkalose. Die mangelhafte Nahrungsaufnahme führt zur Dystrophie, wobei die Patienten hungrig, unruhig und missgestimmt sind. Es entwickelt sich eine Scheinobstipation mit substanzarmen, dunklen Stühlen. Das häufige Erbrechen von Mageninhalt führt zur Dehydratation, zum Verlust von Salzsäure und damit zur hypochlorämischen Alkalose. Kompensatorisch wird die Atmung flach.

Coma pyloricum. Bei schwerem Verlauf können die Stoffwechselstörungen zum Coma pyloricum mit Exsikkose, Atemstörungen, Muskelhypotonie und Bewusstseinstrübung führen.

Diagnostik

Sonographie. Ein Pylorospasmus wird sonographisch diagnostiziert (Abb. 9.3 u. 9.4).

Nur selten ist eine zusätzliche Röntgenuntersuchung mit Kontrastmittel notwendig.

Laborparameter. Zu bestimmen sind:
- Blutbild,
- Na^+,
- K^+,
- Ca^{2+},
- Blutgase,
- Säure-Basen-Haushalt.

Differenzialdiagnose

Differenzialdiagnostisch kommen in erster Linie in Betracht:
- angeborener membranöser oder atretischer Verschluss des Pylorus,
- Hiatushernie,
- Kardiachalasie,
- adrenogenitales Syndrom mit Salzverlust.

Therapie

Die Therapie der Wahl ist die *Pyloromyotomie nach Weber-Ramstedt*. Präoperativ ist der Magen leicht zu spülen sowie der Wasser-, Säure-Basen- und Elektrolythaushalt auszugleichen. Postoperativ erfolgt der Nahrungsaufbau am besten mit Muttermilch.

Nur im Ausnahmefall, z. B. bei Operationskontraindikation, erfolgt die Behandlung konservativ mit einer Nahrungsdauerinfusion über eine nasogastrale Sonde unter Verabreichung eines Spasmolytikums bzw. Parasympatholytikums oder über eine transpylorisch platzierte Sonde.

Prognose

Trotz Operation können die Kinder später an funktionellen Beschwerden des Magens leiden. Das gilt besonders nach einer konservativen Therapie.

Azetonämisches Erbrechen

K. Beyreiß

Definition

Unter dem azetonämischen Erbrechen (Synonyme: ketonämisches Erbrechen, rezidivierendes azetonämisches Erbrechen u. a.) wird ein Krankheitsbild mit wiederholt auftretenden Attacken von heftigem, oft unstillbarem Erbrechen verstanden. Diese Attacken werden durch banale Ursachen ausgelöst und – ein weiteres Charakteristikum – die Ketose ist schon vor bzw. beim 1. Brechanfall nachweisbar.

Ätiologie und Pathogenese

Ursache und Pathogenese des rezidivierenden azetonämischen Erbrechens (aE) sind nicht restlos geklärt. Im Vordergrund steht die vermehrte Bildung von Ketonkörpern einschließlich von Azeton durch eine Umstellung des Stoffwechsels von Glucose- auf Fettsäureoxidation. Dabei bleibt aber offen, ob beide Symptome, die Ketonämie und das Erbrechen, durch eine gemeinsame zentrale Regulationsstörung verursacht werden. Auf jeden Fall wird durch die Brechattacken die Ketose verstärkt. Durch Gabe von Glucose wird der Circulus vitiosus durchbrochen. Die Folgen des Erbrechens sind eine meist isotone Dehydratation mit metabolischer Azidose. Steht aber der Verlust von Magensalzsäure im Vordergrund, so kann sich auch eine metabolische Alkalose entwickeln. In fortgeschrittenen Fällen kann der intrazelluläre Verlust von Kalium beträchtlich sein.

Klinik

Die Brechattacken treten am häufigsten im Vorschulalter auf. Sie beginnen selten vor dem 2. Lebensjahr und klingen spätestens im 10. Lebensjahr – vereinzelt aber erst mit der Pubertät – spontan ab. Bei den Patienten handelt es sich in der Mehrzahl um lebhafte, psycholabile Kinder. Schon harmlose Ursachen, wie übermäßige Fettzufuhr, emotionelle freudige oder traurige Belastungen, aber auch banale Infekte, können die Stoffwechselkrise auslösen.

Diagnostik

Klinische Zeichen:
- Acetonfötor,
- mäßige bis ausgeprägte Exsikkosezeichen,
- eingefallene, oft schmerzempfindliche Bauchdecken.

Laborparameter:
- Urin: Aceton, Acetessigsäure, Glucose,
- Blut (Serum): Ionogramm, Glucose, Säure-Basen-Status, Blutbild.

Differenzialdiagnose

Auch bei bekanntem rezidivierendem azetonämischem Erbrechen muss die Diagnose eine Ausschlussdiagnose sein und an andere Ursachen gedacht werden. Dazu zählen:
- Erkrankungen des Magen-Darm-Trakts, der Nieren, des ZNS (Hirntumor!),
- Diabetes mellitus,
- Peritonitis,
- ketotische Hypoglykämie,
- genetische Stoffwechselstörungen (Aminosäuren, Harnstoff),
- Infektionskrankheiten u. a.

Therapie

Die Prinzipien bestehen in:
- ausreichender Glucose-, Wasser- und Elektrolytsubstitution,
- Gabe von Antiemetika.

Orale Glucosezufuhr. 5–10 ml Glucoselösung (10 % Glucose in Tee oder Reisschleim 1 : 1 im Gemisch mit Ringerlösung, gekühlt auf 4–8 °C) in Abständen von 5–10 min.

Initiale Glucoseinfusion. Wenn die orale Gabe erfolglos bleibt, ist die Infusionsbehandlung unumgänglich.

Glucose:
- 0,5 g/kg KG Glucose in kaliumfreier Infusionslösung (z. B. Elektrolytlösung E35 + Glucose 5)
- Flüssigkeitsmenge: 10–15 ml/kg KG
- maximal 200 ml als i. v. Infusion in 1–2 Stunden

Antiemese. Dimenhydrinat (Vomex) als Antiemetikum (1 Supp. als ED):
- bis 15 kg KG: 40 mg Supp.,
- über 15 kg KG: 70 mg Supp.

Pufferung. Keine Blindpufferung, erst unter Kenntnis des Säure-Basen-Status im Blut.

Kaliumgabe. Sobald orale Ernährung möglich ist, orale Kaliumgabe:
- 2–3 mmol/kg KG/24 h (1 mmol Kaliumchlorid = 75 mg) verteilt auf 3 ED.

Stationäre Therapie bei schwerem Verlauf:
- *Glucosedauerinfusion:*
  - ca. 0,5 g/kg KG/h bis zur Gesamttagesmenge mit Halbelektrolytinfusionslösung ergänzen,
- *ggf. Infusionsbehandlung der Dehydratation (Beachtung der Glucosezufuhr),*

- *Kaliumsubstitution nach Serumkalium:*
  - 2–4 ml/kg KG/24 h 1-molare Kaliumchloridlösung (7,45 %) zur Glucosedauerinfusion (cave: Bolusinjektion),
- *Pufferung:*
  - erst indiziert, wenn Blut-pH-Wert unter 7,1 fällt,
  - Hälfte der errechneten Puffermenge infundieren, da mit einsetzender Infusion ein schneller Azidoseausgleich erfolgt,
- *Sedierung:*
  - Phenobarbital (Luminal, Lepinal) als Supp.,
- *ggf. Infektbehandlung,*
- *Kurzzeitinsulin in schwersten Fällen :*
  - Gabe von 1 I.E. Kurzzeitinsulin (H-Insulin Hoechst, Actrapid) zusammen mit 3–4 g Glucose i. v.

Kontrollmaßnahmen

Wie hypertone Dehydratation.

Kongenitale Chloriddiarrhö

J. Henker

Bei diesem autosomal rezessivem Erbleiden besteht eine partielle, selektive Malabsorption von Cl$^-$ im Ileum und Kolon im Austausch mit HCO$_3^-$. Dadurch kommt es zu wässrigen, sauren Durchfällen mit einer erhöhten Cl$^-$-(> 90 mmol/l Stuhlwasser) und verminderten HCO$_3^-$-Konzentration. Die Folge ist eine hypo- oder isonatriämische Dehydratation mit hypochlorämischer Alkalose. Deshalb wurde das Krankheitsbild bei der Erstbeschreibung als „congenital alkalosis with diarrhea" bezeichnet (Darrow 1945, Gamble u. Mitarb. 1945). Die Durchfälle bestehen bereits pränatal, sodass ein Hydramnion ein regelmäßiges Begleitsymptom ist.

Therapie

Die Therapie der kongenitalen Chloriddiarrhö besteht in der Korrektur und dem Ausgleich der Cl$^-$- und Na$^+$-Verluste und des Säure-Basen-Status. Bei schwerer Beeinträchtigung geschieht dies mittels intravenöser Infusionsbehandlung, später durch orale Na$^+$- und Cl$^-$-Gaben.

Infusionsbehandlung:
- 6–8 mmol Cl$^-$/kg KG/24 h, davon 1–2 mmol als KCl, der Rest als NaCl (Holmberg u. Mitarb. 1982).

Orale Substitutionslösung:
- 0,7 % NaCl (= 120 mmol/l) plus 0,3 % KCl (= 40 mmol/l) zu gleichen Teilen.

Mit zunehmendem Alter nimmt die Durchfallsneigung ab und die Kinder lernen mit ihrer Erkrankung umzugehen.

Adrenogenitales Syndrom

B. Tittel

Definition

Unter der Bezeichnung kongenitales adrenogenitales Syndrom (AGS) wird eine Gruppe von angeborenen, autosomal rezessiv vererbten Störungen der Steroidbiosynthese der Nebennierenrinde (NNR) zusammengefasst. Führt der Enzymdefekt zu einem Cortisolmangel, kommt es durch den negativen Feedback auf die ACTH-Sekretion zu einer gesteigerten Produktion von Steroiden vor dem jeweiligen Enzymdefekt und zur NNR-Hyperplasie (Dörr 1993). 95 % aller AGS-Formen sind durch einen 21-Hydroxylase-Mangel bedingt, andere Enzymdefekte sind sehr selten. Der klassische 21-Hydroxylase-Mangel geht mit einer überschießenden Androgenbildung einher. Liegt zusätzlich eine verminderte Mineralocorticoidproduktion (Aldosteronmangel) vor, tritt ein Salzverlustsyndrom ein.

Klinik

Symptome des unkomplizierten (einfach virilisierenden) AGS

Aufgrund der bereits in utero stattfindenden Virilisierung haben weibliche Neugeborene bei der Geburt ein intersexuelles Genitale (Einteilung nach Prader Typ 1–5). Die weiblichen AGS-Neugeborenen können fälschlicherweise als Jungen verkannt und registriert werden (cave: leeres Skrotum!). Das innere Genitale aller AGS-Mädchen ist immer weiblich. Das Genitale der männlichen AGS-Kinder ist bei Geburt in der Regel unauffällig, gelegentlich besteht eine vermehrte Pigmentierung des Skrotums.

Pseudopubertas praecox. Jungen und Mädchen mit unkompliziertem AGS entwickeln ab dem Kleinkindalter eine Pseudopubertas praecox:
- frühzeitige Schambehaarung,
- Penis- bzw. Klitorishypertrophie,
- beschleunigtes Längenwachstum,
- Knochenalterakzeleration.

Im Alter von 7–10 Jahren kommt es bei unbehandelten AGS-Kindern zum vorzeitigen Epiphysenschluss, die erreichte Endgröße liegt dann weit unter der genetischen Zielgröße. Die AGS-Mädchen bleiben amenorrhoisch, da die Hypophysen-Gonaden-Achse durch die hohen Androgenspiegel supprimiert ist (Dörr 1993, Knorr 1994, Stolecke 1997).

Symptome des AGS mit Salzverlust

Eine lebensbedrohliche Salzverlustkrise setzt in der Regel in der 2.–3. Lebenswoche ein. Typische Symptome sind:

- schlechtes Gedeihen,
- Trinkschwäche,
- Erbrechen,
- Exsikkose,
- zunehmende Apathie.

Es bestehen Hyponatriämie, Hyperkaliämie, Hypoglykämie und metabolische Azidose. Auch ältere Kinder unter Substitutionstherapie können bei akuten Stresssituationen (hohes Fieber, akute Gastroenteritis, Operationen) von einer Salzverlustkrise bedroht sein, wenn die Therapie nicht rechtzeitig adäquat angepasst wird (Stolecke 1997, Empfehlungen der Deutschen Gesellschaft für Endokrinologie 1997).

Diagnostik

Beweisend für den 21-Hydroxylase-Mangel sind massiv erhöhte 17-Hydroxyprogesteronspiegel im Serum. Auch gaschromatographische Steroidbestimmungen im 24-Stunden-Sammelurin (Erhöhung von Pregnantriol und Pregnantriolon) sichern die Diagnose. Durch die molekulargenetische Diagnostik kann in den meisten Fällen eine Mutation im 21-Hydroxylase-Gen auf Chromosom 6 nachgewiesen werden (Hughes 1988, Knorr 1994).

Therapie

Die Therapie bei allen AGS-Formen erfolgt durch die lebenslange Dauersubstitution mit Glucocorticoiden und beim AGS mit Salzverlust zusätzlich mit einem Mineralocorticoid. Mittel der Wahl ist bis zum Wachstumsabschluss Hydrocortison.

Dauerbehandlung AGS. Für die Dauerbehandlung gelten folgende Erhaltungsdosen:

Hydrocortison:
- Säuglinge: 8–12 mg/m² KOF
- Kleinkinder: 10–15 mg/m² KOF
- Schulkinder: 15–20 mg/m² KOF

in 3 ED p. o. mit Verteilung 50% / 25% / 25% über den Tag

Kontrollkriterien der Behandlung sind die 17-Hydroxyprogesteronspiegel im Serum und im Speichel (Tagesprofil), Wachstum und Gewichtsentwicklung, Pubertätsstadien und das Knochenalter (Flier 1990, Hübner 1997, New 1995).

Dauerbehandlung AGS mit Salzverlust. Beim Mineralocorticoidmangel wird als Dauersubstitution zusätzlich Fludrocortison oral in folgenden Erhaltungsdosen gegeben:

Fludrocortison:
- Säuglinge: 200–400 µg/m² KOF
- Kleinkinder: 100–200 µg/m² KOF
- Schulkinder: 50–150 µg/m² KOF

auf 3 gleiche Tagesdosen verteilt

Die Therapieüberwachung erfolgt durch Elektrolytkontrollen, die Plasmareninkonzentration und Blutdruckmessungen (Krüger u. Mitarb. 1996). Die Behandlung des AGS gehört immer in die Hände eines erfahrenen Endokrinologen, da sowohl Unter- wie auch Überdosierungen der Glucocorticoide das Körperlängenwachstum beeinträchtigen und die Wachstumsprognose verschlechtern. Die Ausstellung eines Nothilfepasses mit entsprechenden Therapieanweisungen für Stresssituationen (3- bis 5fache Hydrocortisondosis) ist notwendig.

Therapie der Salzverlustkrise

Eine akute Salzverlustkrise stellt immer einen lebensbedrohlichen Zustand und damit einen Notfall dar! Die Natrium-, Volumen- und Corticoidsubstitution ist unverzüglich in parenteraler Form zu beginnen. Im Säuglingsalter, wenn die Diagnose noch nicht gesichert wurde, muss vor Therapiebeginn Serum für die initialen Hormonanalysen (17-Hydroxyprogesteron, Cortisol) abgenommen werden.

Hydrocortison. Da kein parenteral applizierbares Mineralocorticoid mehr verfügbar ist, sollte anstelle von Prednisolon Hydrocortisonsuccinat, welches eine 2,5fach stärkere Mineralocorticoidwirkung hat, bevorzugt werden (20 mg Hydrocortisonsuccinat = äquivalente Wirkung von 0,1 mg Fludrocortison).
- Initial erfolgt eine Bolusgabe von 2 mg/kg KG Hydrocortison i. v. oder 4 mg/kg KG i. m.
- Anschließend wird Hydrocortison als Dauerinfusion in folgenden Richtdosen gegeben:
  – Neugeborene/Säuglinge: 20 mg/24 h,
  – Kleinkinder: 20–150 mg/24 h,
  – Schulkinder: 150–200 mg/24 h.

Infusionstherapie. Die Infusionstherapie erfolgt mit 20 ml/kg KG 0,9%iger Natriumchloridlösung als Gemisch mit Glucose 5% (Verhältnis 1 : 1) in den ersten 2 Stunden. Die Infusion für die folgenden 24 Stunden wird mit 100–200 ml/kg KG/d bei einem Körpergewicht < 20 kg bzw. 75 ml/kg KG/d bei Körpergewicht > 20 kg ebenfalls als Gemisch 0,9%ige Natriumchloridlösung und Glucose 5% 1 : 1 empfohlen (Hübner 1997).

! Keine kaliumhaltigen Lösungen bis zur Normalisierung des Kaliumspiegels infundieren, *dann* Substitution mit 2 mval/kg KG/d (1-molare Kaliumchloridlösung).

Schocktherapie. Bei ausgeprägten Schockzeichen (Kreislaufzentralisation, Hypotonie) wird Humanalbumin 5% 3–5 ml/kg KG zusätzlich zur geplanten Infusionsmenge infundiert.

Pufferung. Bei einer Azidose erfolgt die Pufferung mit $NaHCO_3$ (1-molar, 8,4%) entsprechend der Formel:

- BE × kg KG × 0,3 = ml $NaHCO_3$ 8,4%

Davon zunächst nur ⅔ ausgleichen. $NaHCO_3$ 8,4% wird gemischt mit Glucose 5% 1:1 und maximal 0,1 mval/kg KG/min infundiert.

Elektrolytkorrekturen. Eine ausgeprägte Hyperkaliämie (K^+ > 6,5 mmol/l, Bradykardie, EKG-Veränderungen) wird mit Elutit-Natrium-Pulver 0,5–1,7 mg/kg KG/d als Einlauf mit Reisschleim und/oder Glucose-Insulin-Infusion (0,1–0,2 I.E. Insulin/kg KG mit 0,5 g/kg KG Glucose als Kurzinfusion) behandelt. Bei Herzrhythmusstörungen wird Calciumgluconat 10% 0,5–1 ml/kg KG als ED sehr langsam i.v. unter EKG-Kontrolle empfohlen (Schranz 1993).

Modifikation der Substitutionstherapie bei Operationen

Direkt vor Anästhesiebeginn wird ein Bolus von 25 mg/m² KOF Hydrocortison i.v. appliziert. Während des operativen Eingriffs werden 50 mg/m² KOF Hydrocortison als Dauerinfusion gegeben und in den restlichen 24 Stunden (gerechnet vom Anästhesiebeginn) nochmals 50 mg/m² KOF Hydrocortison als Dauerinfusion.

Am 2. und 3. postoperativen Tag beträgt die Hydrocortisondosis 75 mg/m² KOF/d in einer Dauerinfusion. Ist eine Nahrungsaufnahme wieder möglich, kann auf die orale Gabe von Hydrocortison und Fludrocortison übergegangen werden. Je nach Stresssituation erfolgt die Gabe von Hydrocortison noch in der 3- bis 5fachen Menge der Erhaltungsdosis, Fludrocortison wird nur in der Erhaltungsdosis geben. Bei gutem Allgemeinzustand und Schmerzfreiheit Fortsetzung der üblichen Dauersubstitution (Hübner 1997).

Operative Therapie

Genitalkorrekturoperationen gehören in die Hand eines auf diesem Gebiet erfahrenen Kinderchirurgen oder Kinderurologen und sollten nur an spezialisierten Zentren erfolgen. Die Operation der Klitorishypertrophie unter Schonung der sensiblen Anteile wird im 2. Lebensjahr empfohlen, da dies für die Entwicklung der psychosozialen Geschlechtsrolle bedeutsam ist (Huma u. Mitarb. 1995, Stolecke 1997). Je nach Ausmaß der Fehlbildung im Bereich des Sinus urogenitalis ist eine einfache Eröffnung des Introitus vaginae bis hin zu einer Vaginalerweiterungsplastik notwendig. Die Vaginalerweiterungsplastik sollte nach Pubertätsbeginn durchgeführt werden, da die Narbenschrumpfung am östrogenisierten Genitale geringer ist.

Pränatale Therapie

Ziel der pränatalen Therapie des AGS ist, die Virilisierung des äußeren Genitales bei weiblichen AGS-Feten zu vermindern bzw. zu verhindern, um diesen Kindern aufwendige Genitaloperationen zu ersparen. Da die Virilisierung des Genitales durch den Androgenexzess bereits ab der 6. SSW beginnt, müssen alle AGS-Risikoschwangerschaften (Indexfall in der Familie und molekulargenetischer Nachweis der heterozygoten Mutation der Eltern) zunächst „blind" ab der 5. SSW behandelt werden. Dexamethason in einer Dosis von 3 × 0,5 mg/d ist das Medikament der Wahl, da es die Plazenta unverändert passiert und die fetale NNR supprimiert. Ergibt die pränatale Diagnostik (Chorionzottenbiopsie in der 9.–10. SSW), dass der Fetus weiblich und homozygot krank ist, wird die Therapie bis zum Ende der Schwangerschaft fortgeführt. In allen anderen Fällen erfolgt ein schrittweises Absetzen der Dexamethasontherapie (Stellungnahme der Arbeitsgemeinschaft Pädiatrische Endokrinologie [APE] in der Deutschen Gesellschaft für Kinderheilkunde und der Sektion Pädiatrische Endokrinologie in der Deutschen Gesellschaft für Endokrinologie [DGE] 1992).

Diabetes insipidus centralis
B. Tittel

Definition

Der Diabetes insipidus centralis oder neurohormonalis ist durch einen Mangel an Adiuretin (Vasopressin) gekennzeichnet. Er führt zu Wasserverlust, gesteigertem Flüssigkeitsbedarf und Durstgefühl.

Ätiologie und Pathogenese

Das im Hypothalamus (Nucleus supraopticus und Nucleus paraventrikularis) gebildete Adiuretin (ADH) wird im Hypophysenhinterlappen, der Neurohypophyse, ins Blut abgegeben. Physiologischer Reiz zur ADH-Freisetzung ist der Anstieg der Plasmaosmolalität, die von den Osmorezeptoren im Bereich der Vorderwand des III. Ventrikels gemessen wird (Hensen 1993). Gleichzeitig löst eine erhöhte Plasmaosmolalität ein Durstgefühl aus. ADH wird auch durch barorezeptorvermittelte Reize (Hypovolämie, Blutdruckabfall) sowie durch Übelkeit und Erbrechen freigesetzt. In den distalen Sammelrohren der Niere öffnet das Adiuretin die Wasserkanäle und steigert die Rückresorption von Wasser. Dadurch sinkt das Urinvolumen, während die Osmolalität im Urin ansteigt. Umgekehrt bewirkt ein Abfall der Plasmaosmolalität eine Hemmung der ADH-Sekretion mit der Folge einer erhöhten Ausscheidung hypotonen Urins. Durch diese Regulationsmechanismen von Hypothalamus, Hypophyse und Niere wird die

Plasmaosmolalität innerhalb sehr enger Grenzen (280–295 mosmol/kg) reguliert (Scherbaum 1991).

Die Ursachen des Diabetes insipidus centralis sind vielfältig:
- idiopathisch (30%), gelegentlich können Autoantikörper gegen ADH-sezernierende Zellen nachgewiesen werden,
- organische Schäden im Hypothalamus oder Hypophysenhinterlappen:
  – Tumoren (Kraniopharyngeome, Pinealome, Histiocytosis X, Zysten),
  – Granulome bzw. Tuberkulome,
  – Schädelbasisfraktur,
  – Operationen und Bestrahlung im Hypophysen- und Hypothalamusbereich,
  – Aneurysmen der Hirnbasisarterien,
  – angeborene Missbildungen,
  – Entzündungen (Meningitis, Encephalitis),
- familiär bedingt mit autosomal dominanter Vererbung.

In den letzten Jahren wurden verschiedene Mutationen im Polypeptidpräkursorgen für AVP-Neurophysin-II nachgewiesen (Hensen 1997).

Häufigste Ursache des Diabetes insipidus centralis stellen Hirntumoren und ihre Behandlung dar (Wang u. Mitarb. 1994).

Klinik

Leitsymtome sind:
- Polyurie einschließlich Nykturie,
- exzessiver Durst, der zur Aufnahme von 4–11 (–20) Liter Flüssigkeit pro Tag führt.

Gelegentlich entsteht die Krankheit schleichend über Monate.

Symptome beim Säugling:
- Gedeihstörung,
- Exsikkose,
- Irritabilität,
- Erbrechen,
- hypertone Dehydratation,
- Obstipation oder Diarrhö.

Die Urinvolumina sollten mit der Normausscheidung für das entsprechende Alter verglichen werden (Tab. 9.7).

Diagnostik

Hinweisend für einen Diabetes insipidus centralis sind:
- Polyurie > 5 ml/kg KG/h,
- verminderte Urinkonzentration (spezifisches Gewicht < 1010, Urinosmolalität < 100 mosmol/kg),
- Hypernatriämie von > 145 mmol/l (Lugo u. Mitarb. 1997).

Tabelle 9.7 Altersabhängigkeit der Harnausscheidung im Kindesalter unter physiologischen Bedingungen (Extremwerte) (nach Stolecke 1997)

Alter	Ausscheidung (ml/24 h)
1–2 Tage	30–60
3–10 Tage	100–300
10 Tage–2 Monate	250–450
2 Monate–1 Jahr	400–500
1–3 Jahre	500–600
3–5 Jahre	600–700
5–8 Jahre	650–1000
8–14 Jahre	800–1400

Durstversuch. Zum sicheren Ausschluss/Nachweis eines Diabetes insipidus wird ein Durstversuch unter stationären Bedingungen durchgeführt (Baylis 1995). Der Test beginnt um 20 oder 24 Uhr, bei jungen Säuglingen in den frühen Morgenstunden, und dauert je nach Alter des Patienten 6–12 Stunden. Während des Tests darf nichts getrunken oder gegessen werden. Um unerlaubtes Trinken zu vermeiden, ist eine ständige Beaufsichtigung erforderlich. Blutdruck- und Gewichtskontrollen erfolgen stündlich, auf Zeichen der Dehydratation ist zu achten. Bei einem Gewichtsverlust von 5% wird der Test abgebrochen.

Die Urinsammlung erfolgt in 1- bis 2-stündlichen Portionen (Säuglinge Blasenkatheter) mit Bestimmung von spezifischem Gewicht und Urinosmolalität. Im Blut werden 2-stündlich Natriumwert und Osmolalität bestimmt. Um einen ausreichenden osmotischen Reiz zu gewährleisten, sollte die Plasmaosmolalität am Ende des Tests > 295 mosmol/kg sein (Czernichow 1996). Die Testinterpretation ist in Tab. 9.8 dargestellt.

Desmopressintest. Steigt in 2 aufeinander folgenden Urinportionen die Osmolalität um weniger als 30 mosmol/kg an, wird im Anschluss an den Durstversuch ein Desmopressintest durchgeführt (Stolecke 1997). Dafür wird DDAVP (Minirin) nasal in einer Dosis von 10 µg für Säuglinge bzw. 20 µg für Kinder verabreicht. Alternativ kann die DDAVP-Gabe auch mit 0,5 µg/m^2 KOF

Tabelle 9.8 Adiuretin (ADH) im Plasma sowie Plasma- und Urinosmolalität nach dem Durstversuch (nach Czernichow 1996)

	ADH im Plasma (pg/ml ± SD)	Osmolalität (mosmol/kg ± SD)	
		Plasma	Urin
Normal	1,9 ± 0,2	283 ± 1	1056 ± 47
Partieller Mangel	2,0 ± 1,8	298 ± 9	511 ± 117
Kompletter Mangel	1,3 ± 0,8	312 ± 15	150 ± 70

Tabelle 9.9 DDAVP-Handelspräparate

Minirin-Lösung mit Rhinyle	2,5 ml (N1)	0,1 ml = 10 µg
Desmopressin-Nasenspray (Minirin, Nocutil, Desmogalen)	5 ml (N1)	1 Hub = 10 µg
Minirin-0,2 mg-Tabletten	30 Tabletten (N1), 90 Tabletten (N2)	1 Tablette = 0,2 mg
DDAVP-0,1 mg-Tabletten	30 Tabletten (N1), 90 Tabletten (N2)	1 Tablette = 0,1 mg
Minirin parenteral	5 Ampullen á 1 ml (N1)	1 ml = 4 µg

i.v. oder s.c. erfolgen (Czernichow 1996). Nach der DDAVP-Gabe können die Patienten essen und trinken, die Trinkmenge sollte aber nicht mehr als das 1,5- bis 2fache der während des Durstversuchs ausgeschiedenen Urinmenge betragen. Beim Diabetes insipidus centralis steigt die Urinosmolalität auf >750 mosmol/kg an. Kommt es zu keinem Anstieg der Urinosmolalität, liegt ein Diabetes insipidus renalis vor.

! Bei einer psychogenen Polydipsie steigt die Urinosmolalität sowohl im Durstversuch als auch nach DDAVP-Gabe an (Baylis 1995).

MRT. Ist ein Diabetes insipidus centralis gesichert, muss zum Ausschluss eines Hirntumors in jedem Fall eine MRT-Untersuchung der Sellaregion veranlasst werden.

Therapie

Mit dem Vasopressinanalogon DDAVP (1-Desamino-D-Arginin-Vasopressin) steht ein länger wirksames Präparat für den Ersatz des fehlenden ADH zur Verfügung. Wurde früher die nasale Applikation bevorzugt, kann jetzt auch die orale Gabe erfolgen. Nur in sehr seltenen Fällen (Rhinitis, Fehlbildungen im Nasen-Rachen-Bereich, perioperativ) ist eine subkutane Applikation des Medikaments erforderlich (Säuglinge beginnend mit 0,1 µg/d, Kinder 0,1–0,4 µg/d, Erwachsene 1–4 µg/d).

In der Regel reichen 2,5 µg bis 20 µg in 2 täglichen ED nasal aus, bzw. 0,2–1,2 mg verteilt auf 3 ED in Tablettenform (Tab. 9.9).

Die individuelle Dosis muss anhand der Diurese (altersentsprechende tägliche Urinmenge, normale Urinosmolalität) und der Serumelektrolyte ermittelt werden.

Eine Überdosierung kann zur hyponatriämischen Hyperhydratation führen.

Schwartz-Bartter-Syndrom

J. Henker und K. Beyreiß

Dem Schwartz-Bartter-Syndrom liegt eine hohe Adiuretin- (ADH) bzw. Vasopressinsekretion im Vergleich zur Osmolalität des Bluts zugrunde (Synonym: SIADH-Syndrom der inadäquaten ADH-Sekretion bzw. syndrome of inappropriate secretion of antidiuretic hormone).

Ätiologie

Folgende Ursachen können der erhöhten ADH-Sekretion zugrunde liegen:
- Erkrankungen des ZNS (Meningitis, Enzephalitis, Guillain-Barré-Syndrom, Schädel-Hirn-Traumen, Operationen, Blutungen, Tumoren),
- Lungenerkrankungen (Pneumonie, Tuberkulose, maschinelle Beatmung),
- maligne ADH-sezernierende Tumoren (Karzinom, Lymphom, Thymom),
- Medikamente, welche die ADH-Sekretion stimulieren (z. B. Chlorpropamid, Cyclophosphamid, Barbiturate, Morphin, Carbamazepin, Vincristin, Vinblastin, Thiazide, Haloperidol, Nikotin, Chlofibrat, Phenothiazine) oder die renale Wirkung verstärken (z. B. Indometacin),
- Porphyrie.

Pathogenese

Durch die inadäquat hohe ADH-Sekretion wird vermehrt Wasser in den Nieren rückresorbiert. Durch die erhöhte Wasserretention sinken Osmolalität und Na^+-Konzentration im Plasma. Trotz der niedrigen Na^+-Konzentration im Plasma ist die Na^+-Ausscheidung über die Nieren nicht eingeschränkt und liegt über 20 mmol/l Urin.

Klinik

Bei Abfall der Na^+-Konzentration unter 125 mmol/l besteht die Gefahr eines Hirnödems. Die Folgen sind – abhängig vom Schweregrad:
- Brechreiz,
- Kopfschmerz,
- Krämpfe,
- Ataxie,
- Koma.

Zeichen für eine Exsikkose bestehen nicht.

Diagnostik

Typisch ist die Hyponatriämie (< 130 mmol/l) bei vergleichsweise hoher Na^+-Konzentration im Urin (> 20 mmol/l). Die Serumosmolalität ist ebenfalls erniedrigt (< 275 mosmol) bei verhältnismäßig hoher Urinosmolalität.

Differenzialdiagnose

- Erkrankungen der Nieren (Niereninsuffizienz, hereditäre Tubulopathien),
- Erkrankungen der Nebennieren (AGS mit Salzverlust, Mineralocorticoidmangel, Nebenniereninsuffizienz),
- Pseudo-Bartter-Syndrom bei Mukoviszidose.

Therapie

Durch Behandlung des Grundleidens bzw. Absetzen des verursachenden Medikaments sollte die gestörte ADH-Sekretion normalisiert werden. Als Sofortmaßnahme hat eine Flüssigkeitsrestriktion auf die Hälfte des Erhaltungsbedarfs zu erfolgen. Bei Versagen dieser Maßnahmen ist eine Behandlung mit dem Tetracyclin Demeclocyclin indiziert in einer Dosierung von 0,6–1,2 g/d. Dieses Tetracyclin konkurriert mit ADH am Nierentubulus und hebt dessen Wirkung auf. Bei einem bestehenden Hirnödem ist die Infusion einer 1-molaren (5,85%) Natriumchloridlösung mit einer Geschwindigkeit von 3 ml/kg KG in 2 Stunden indiziert, ggf. auch der Versuch von Furosemid i.v. bei gleichzeitiger oraler Kochsalzgabe. Eine engmaschige Kontrolle der Na^+-Konzentration und Osmolalität im Plasma ist notwendig.

Prognose

Die Prognose des SIADH ist von dem Grundleiden abhängig.

Literatur

Baylis PH (1995) Investigation of suspected hypothalamic diabetes insipidus. Clin Endocrinol 43: 507–510

Beyreiß K (1984a) Störungen des Kohlenhydratstoffwechsels. In: Großmann P, Plenert W (Hrsg.) Pädiatrie, Bd. 1, Leipzig, G. Thieme Verlag: S. 432–473

Beyreiß K (1992b) Hypertone Dehydratation (Hyperpyretische Toxikose). In: Hoepffner W (Hrsg.) Pädiatrie in Schlagworten. Heidelberg, Verlag für Medizin Dr. F. Fischer: S. 153–156

Beyreiß K (1992c) Isotone und hypotone Dehydratation (enterale Toxikose). In: Hoepffner W (Hrsg.) Pädiatrie in Schlagworten. Heidelberg, Verlag für Medizin Dr. F. Fischer: S. 156–159

Beyreiß K (1992) Totale parenterale Ernährung. In: Hoepffner W (Hrsg.) Pädiatrie in Schlagworten. Heidelberg, Verlag für Medizin Dr. F. Fischer: S. 174–180

Boulgourdjian EM, Martinez AS, Ropelato MG, Heinrich JJ, Bergada C (1997) Oral desmopressin treatment of central diabetes insipidus in children. Acta Paediatr 86:1261–1262

Brodehl J, Krause M, Döhring-Schwerdtfeger E (1989) Parenterale Rehydratationsbehandlung bei akuter Diarrhoe. Monatsschr Kinderheilkd 137: 578–584

Bührdel P (1992) Ketonämisches Erbrechen. In: Hoepffner W (Hrsg.) Pädiatrie in Schlagworten. Heidelberg, Verlag für Medizin Dr. E. Fischer: S. 173–174

Czernichow P (1996) Testing water regulation. In: Ranke MB (Hrsg) Diagnostics of endocrine function in children and adolescents. 2. Aufl. Johann Ambrosius Barth Verlag Heidelberg, S. 230–239

Darrow DC (1945) Congenital alkalosis with diarrhea. J Pediatr 26:149–152

Dörr HG (1993) Störungen der Nebennieren. In: Kruse K (Hrsg) Pädiatrische Endokrinologie. 1. Aufl. Enke Verlag Stuttgart, S.80–82

Flier JS (1990) Congenital adrenal hyperplasia due to 21-hydroxylase deficiency. N Engl J Med 323: 1806–1813

Gamble JL, Fahey KR, Appleton J, McLachlan E (1945) Congenital alkalosis with diarrhea. J Pediatr 26:509–518

Hensen J (1993) Hypo- und Hypernatriämie. In: II. Intensivkurs für Klinische Endokrinologie, Köln. Syllabus, S. 69–81

Hensen J (1997) Diabetes insipidus – Update 1997. In: IV. Intensivkurs für Klinische Endokrinologie, Stuttgart. Syllabus, S. 159–166

Holl RW (1993) Hypophysäre Störungen. In: Kruse K (Hrsg) Pädiatrische Endokrinologie. 1. Aufl. Enke Verlag Stuttgart, S.10–11

Holmberg C, Perheentupa J (1982) Congenital chloride diarrhea. Adv Int Med Pediatr 49:137–172

Hübner A (1997) Salzverlustkrise beim Adrenogenitalen Syndrom. In: Diagnostik und Therapierichtlinien der Universitätskinderklinik Dresden (im Druck)

Hughes IA (1988) Management of congenital adrenal hyperplasia. Arch Dis Child 63: 1399–1404

Huma Z, Crawford C, New MI (1995) Congenital adrenal hyperplasia. In: Brook CGD (Hrsg) Clinical Paediatric Endocrinology. 3. Aufl. Blackwell Science Ltd. Oxford, S. 536–551

Knorr D (1994) Das kongenitale adrenogenitale Syndrom. Internist 35: 219–225

Krüger C, Höper K, Weissörtel R, Hensen J, Dörr HG (1996) Value of direct measurement of active renin concentrations in congenital adrenal hyperplasia due to 21-hydroxylase deficiency. Eur J Pediatr 155: 858–861

Kruse K (1988) Wasser-, Elektrolyt- und Säure-Basen-Haushalt. In: Schulte FJ, Spranger J (Hrsg.) Lehrbuch der Kinderheilkunde. Stuttgart, G. Thieme Verlag: S. 105–121

Lugo N, Silver P, Nimkoff L, Caronia C, Sagy M (1997) Diagnosis and management algorithm of acute onset central diabetes insipidus in critically ill children. J Pediatr Endocrinol Metab 10: 633–639

von Mühlendahl KE (1991) Endokrinologische Notfälle. In: Steiniger K, von Mühlendahl KE (Hrsg.): Pädiatrische Notfälle. Jena, Stuttgart, S. Fischer Verlag: S. 19–35

New MI (1995) Steroid 21-hydroxylase deficiency (congenital adrenal hyperplasia). Am J Med 98 (Suppl 1A)

Rationelle Therapie in der Endokrinologie. (1997) Hrsg: Deutsche Gesellschaft für Endokrinologie. Georg Thieme Verlag Stuttgart, S.295–301

Scherbaum WA (1991) Diabetes insipidus and SIADH. In: I. Intensivkurs für Klinische Endokrinologie, Essen. Syllabus, S. 111–138

Schranz D (Hrsg) (1993) Pädiatrische Intensivtherapie. 2. Aufl. Gustav Fischer Verlag. S. 380–382

Steiniger U (1991) Störungen im Wasser-, Elektrolyt- und Säure-Basen-Haushalt. In: Steiniger U, von Mühlendahl KE (Hrsg.) Pädiatrische Notfälle. Jena-Stuttgart, G. Fischer Verlag: S. 420–445

Stellungnahme der Arbeitsgemeinschaft Pädiatrische Endokrinologie (APE) in der Deutschen Gesellschaft für Kinderheilkunde und der Sektion Pädiatrische Endokrinologie in der Deutschen Gesellschaft für Endokrinologie (DGE) (1992) Pränatale Diagnostik und Therapie des Adrenogenitalen Syndroms (AGS) mit 21-Hydroxylase-Defekt: Monatsschr Kinderheilkd 140: 661–663

Stolecke H (1997) Endokrinologie des Kindes und Jugendalters. 3. Aufl. Springer Verlag Heidelberg, S. 44–48, S. 491–508

Wang LC, Cohen ME, Duffner PK (1994) Etiologies of central diabetes insipidus in children. Pediatr Neurol 11: 273–277

10 Leber

Fulminantes Leberversagen, akutes Leberversagen

B. Rodeck, M. Melter

Definitionen

Ein Leberversagen wird als „fulminant" definiert, wenn eine akute Lebererkrankung bei einem vorher Lebergesunden innerhalb von 8 Wochen zu einer hepatischen Enzephalopathie führt (Trey 1970). Diese Definition ist zwar recht klar und allgemein anerkannt, wird aber unterschiedlichen zeitlichen Abläufen des Leberversagens und unterschiedlichen Lebensaltern nicht immer gerecht. Daher formulierten andere Autoren noch weitere Definitionen. Bernuau unterschied das fulminante Leberversagen (FLV) mit einer Anamnese von 2 Wochen vom subfulminanten Leberversagen mit einem Beginn zwischen 2 und 12 Wochen vor Entwicklung der Enzephalopathie (Bernuau 1986). Gimson definierte ein „Late-Onset-Leberversagen" nach einer Anamnese von 8–24 Wochen (Gimson 1986).

Diese Definitionen wurden primär für das Erwachsenenalter entwickelt. Sie sind für die Pädiatrie nur bedingt anzuwenden. Besonders im Neugeborenen- und Säuglingsalter ist eine gering bis mäßiggradige Enzephalopathie kaum zu diagnostizieren. Das Ausmaß der Einschränkung der Leberfunktion wird zudem nicht berücksichtigt. Als zusätzliche Parameter sollten der Quicktest (< 40 %) und die Cholinesteraseaktivität (< 2,5 kU/l) im Serum vor Substitution von Gerinnungsfaktoren bzw. FFP (fresh frozen plasma) bewertet werden. In der Neugeborenenperiode ist zudem der Zeitfaktor nicht anwendbar. Die Neugeborenen entwickeln das Leberversagen meist auf dem Boden von angeborenen Stoffwechselerkrankungen, die sich zum Teil schon intrauterin manifestieren. Sie können somit streng genommen die o. g. Kriterien nicht erfüllen.

Für die Pädiatrie sollte daher der Begriff akutes Leberversagen wie folgt definiert werden (Melter 1996):
- Anamnese nicht länger als 6 Monate,
- vorher lebergesund (Ausnahme: Neugeborene),
- Einschränkung der Lebersyntheseleistung (s. oben) mit und ohne hepatische Enzephalopathie.

Angaben über die Häufigkeit des fulminanten Leberversagens im Kindesalter gibt es nicht. Lee (1993) und Jones (1991) geben eine Inzidenz in den USA mit 1 : 115 000 Einwohner pro Jahr an und beschreiben eine Letalität von annähernd 80 %.

Ätiologie

Die häufigsten Ursachen eines FLV im Kindesalter sind Infektionen und Intoxikationen (Sokol 1990, Mowat 1994). In Tab. 10.1 sind die wesentlichen Ursachen für die Neonatalzeit, für Säuglinge und Kleinkinder bis zum Alter von 3 Jahren sowie für ältere Kinder aufgeführt.

Pathogenese

Initial kommt es beim FLV zu einer Schädigung der Hepatozyten durch das auslösende Agens in unterschiedlichem Ausmaß. Die Faktoren, die letztlich das Ausmaß der Leberzellschädigung bedingen, sind nicht genau bekannt. Eine wichtige Rolle spielen Alter (bestimmte Infektionen), Immunstatus (Bewältigung der Infektionen) bzw. genetischer und/oder biochemischer Polymorphismus (bei Intoxikationen).

Histologisch findet man in der überwiegenden Anzahl der Fälle mit FLV eine Leberzellnekrose. Bei Virusinfektionen wirkt entweder das Virus selbst zytotoxisch oder induziert eine zytopathogene Immunantwort (Popper 1986). Das toxische Agens bei Intoxikationen oder Stoffwechselerkrankungen kann meist identifiziert werden. Der Prozess der Leberzellschädigung gleich welcher Genese kann durch Endotoxin perpetuiert werden, das – wahrscheinlich aus dem Darm freigesetzt – durch Insuffizienz des hepatischen Immunsystems systemisch wirkt (Nolan 1981).

Die Leber hat eine hohe Regenerationskapazität. Beim FLV werden daher hohe Spiegel des humanen Hepatozytenwachstumsfaktors (hHGF) gemessen (Gohda 1991). Auf der anderen Seite werden auch Inhibitoren der Zellregeneration aus den nekrotischen Hepatozyten freigesetzt (Hughes 1991). Der Ausgang eines FLV nach der Elimination des auslösenden Agens wird deshalb durch das Überwiegen der regenerativen oder der inhibierenden Faktoren bestimmt.

Klinik

Am Anfang steht meist eine kurze Phase mit unspezifischen Krankheitssymptomen, dann entwickelt sich rasch ein Ikterus. Die Einweisungsdiagnose in die Klinik

Tabelle 10.1 Ätiologie des fulminanten Leberversagens nach Sokol (1990)

Lebensalter	Krankheit	Inzidenz
Neonatalzeit:		
Infektion	Herpes-, Echo-, Adenoviren CMV EBV HBV u. a.	häufig
Stoffwechselerkrankung	Fructoseintoleranz Galaktosämie Tyrosinämie neonatale Hämochromatose Niemann-Pick-Krankheit Typ C u. a.	seltener
Ischämie	angeborene Herzfehler herzchirurgische Eingriffe Myokarditis schwere Asphyxie	selten
4 Wochen bis 3 Jahre:		
Infektion	HAV, HBV, NANB(NCND) Herpesviren Sepsis u. a.	häufig
Intoxikation	Paracetamol Amanita-Toxin (Knollenblätterpilz) Valproat Isoniazid Halothan u. a.	seltener
Stoffwechselerkrankung	Fructoseintoleranz Alpha-1-Antitrypsinmangel u. a.	selten
Ischämie	s. oben	selten
Andere Ursachen	maligne Erkrankungen	selten
> 3 Jahre:		
Infektion	HAV, HBV, NANB(NCND) Herpesviren Sepsis u. a.	häufig
Intoxikation	Paracetamol Amanita-Toxin (Knollenblätterpilz) Valproat Isoniazid Halothan u. a.	seltener
Ischämie, Perfusionsschaden	Budd-Chiari-Syndrom VOD s. oben	selten
Stoffwechselerkrankung	Morbus Wilson Alpha-1-Antitrypsinmangel	selten
Andere Ursachen	maligne Erkrankungen Autoimmunhepatitis Hyperthermie	selten

NANB(NCND): Non-A-Non-B-(Non-C-Non-D)-Hepatitis
VOD: Veno-Occlusive Disease

ist daher fast immer „Verdacht auf akute Virushepatitis". Ganz selten zeigt sich die Enzephalopathie schon vor dem Auftreten des Ikterus.

An ein FLV ist zu denken bei:
- ausgeprägtem Ikterus,
- anhaltender Anorexie,
- Erbrechen,
- spontanen Blutungen.

Später kommen hinzu:
- Foetor hepaticus,
- Aszites,
- Zeichen der hepatischen Enzephalopathie.

Diagnostik

Laborchemisch findet sich eine Hyperbilirubinämie und Erhöhung der Transaminasen (GOT, GPT, GLDH). Fallende oder niedrige Transaminasen können insbesondere bei abnehmender Lebergröße ein Zeichen der massiven Leberzellnekrosen sein und sind daher prognostisch ungünstig! Die daniederliegende Lebersyntheseleistung reflektiert sich in einer niedrigen Synthese der Cholinesterase (CHE) und Gerinnungsfaktoren. Die Hyperammonämie ist Ausdruck der beeinträchtigten Entgiftungsfunktion der Leber, korreliert aber nicht immer mit den klinischen Zeichen der Enzephalopathie. Elektrolytimbalancen sind häufig, ebenfalls Hypoglykämien. Die Blutgasanalyse zeigt ein breites Spektrum von einer metabolischen Azidose bis zur respiratorischen Alkalose. Zeichen der Verbrauchskoagulopathie und eines Nierenversagens können vorliegen.

Differenzialdiagnose

Infektion

Die virusbedingten Hepatitiden sind mit bis zu 80 % die häufigsten Ursachen des fulminaten Leberversagens im Kindesalter (Saunders 1972, Psacharopoulos 1980, Whitington 1993, Mowat 1994).

Hepatitis A. Bei der häufig auftretenden Hepatitis A ist das Risiko eines FLV mit 0,1–0,4 % sehr niedrig (Koff 1987). Die Diagnose wird durch den Nachweis von anti-HAV-IgM im Patientenserum gesichert.

Hepatitis B. Die Hepatitis B ist in Deutschland nicht endemisch, somit ist auch ein durch sie induziertes akutes Leberversagen selten. In Endemiegebieten liegt ihr Anteil beim FLV bei bis zu 75 % (Chang 1986). Die Erkrankung wird durch den Nachweis von HB_sAg oder anti-HB_c-IgM im Serum diagnostiziert. Bei einer foudroyant ablaufenden Leberzellnekrose kann es aber zu einer raschen Viruselimination kommen, sodass die Diagnose mit konventionellen Hepatitismarkern nicht mehr gesichert werden kann. Mit der Polymerasekettenreaktion (PCR) lässt sich meist auch dann noch der Nachweis von Virus-DNA führen. Bei etwa nur 50 % der Patienten ist zum Zeitpunkt der Diagnosestellung HB_sAg im Serum nachweisbar. Neugeborene HB_sAg-positiver Mütter, die anti-HB_e-positiv oder weder anti-HB_e- noch HB_e-positiv sind, tragen ein besonders hohes Risiko einer schweren Hepatitis-B-Infektion bis zum akuten Leberversagen.

Hepatitis C, D und E. Die Hepatitis C wird durch den Nachweis von anti-HCV, die Hepatitis D von anti-HDV gesichert. Beide spielen in der Ätiologie des FLV im Kindesalter – wie auch die Hepatitis E – nur eine untergeordnete Rolle.

Andere Hepatitiden. Die Non-A-Non-B-(Non-C-Non-D)-Hepatitis kann nur diagnostiziert werden, wenn die bekannten hepatotropen Viruserkrankungen und andere Hepatopathien ausgeschlossen worden sind. Diese Form der Hepatitis ist die häufigste Ursache eines FLV im Kindesalter in westlichen Ländern (Whitington 1994, eigene Beobachtung). Die spontane Prognose im Kindesalter ist im Vergleich mit anderen Ursachen eines FLV eher ungünstig (Gimson 1983, Whitington 1994).

Auch nach einer erfolgreichen Lebertransplantation tragen die Patienten ein erhöhtes Risiko, an einer offensichtlich durch die Virusinfektion induzierten aplastischen Anämie zu erkranken (Schlitt 1992). Infektionen mit anderen hepatotropen Viren betreffen vorwiegend das Neugeborenenalter (Herpes-, Adeno-, Echoviren) und sind eher selten. Auch eine Sepsis mit den unterschiedlichsten Keimen kann zu einem FLV führen.

Intoxikation

Neben der Virushepatitis sind medikamentöse bzw. toxische Ursachen die häufigsten Gründe für ein FLV (Lee 1989, Mowat 1994). Üblicherweise unterscheidet man obligate und fakultative Hepatotoxine:
- Die *obligaten Hepatotoxine* führen vorhersagbar bei jedem Individuum streng dosisabhängig zum Leberzellschaden und sind auch im Tierversuch reproduzierbar (z. B. Tetrachlorkohlenstoffvergiftung).
- Die *fakultativen Hepatotoxine* induzieren nicht bei jedem Menschen einen Leberzellschaden, die Toxizität ist nicht vorhersagbar, tritt nur sporadisch auf und ist dosisunabhängig. Häufig werden systemische Symptome wie Fieber, Exanthem und Eosinophilie beobachtet. Eine mögliche Erklärung dafür ist eine genetisch determinierte atypische Metabolisierung von potenziellen Toxinen, die metabolische Idiosynkrasie. Die bei der Detoxikation entstehenden reaktiven Metabolite werden durch einen Stoffwechseldefekt nicht zeitgerecht abgebaut, sodass sie ihre toxische Wirkung frei entfalten können. Bei Halothanintoxikationen konnten bei einigen Fällen IgG-Antikörper gegen Hepatozytenmembran gefun-

Tabelle 10.2 Medikamente und Toxine als auslösende Ursachen des fulminanten Leberversagens. Häufige Ursachen in Kursivschrift (nach Rodeck 1994)

Stoffklasse	Generika
Analgetika	*Paracetamol* *Acetylsalicylsäure*
Antiarrhythmika	Amiodaron
Antibiotika	Tetracyclin
Antihypertensiva	a-Methyldopa Hydralazin
Antikonvulsiva	Carbamazepin Phenytoin *Valproinsäure*
Antimykotika	Ketoconazol
Antiphlogistika	Indometacin Naproxen
Chemotherapeutika	Nitrofurantoin Salazosulfapyridin
Diuretika	Etacrynsäure
Narkotika	*Halothan* Enfluran Methoxyfluran
Thyreostatika	Propylthiouracil
Tranquilizer	Diazepam
Tuberkulostatika	*Isoniazid* Protionamid Rifampicin
Zytostatika	6-Mercaptopurin Methotrexat
Toxine	*Amanita-Toxin* *chlorierte Kohlenwasserstoffe* gelber Phosphor Lösungsmittel Kupfer

den werden, sodass dieser Mechanismus zur halothaninduzierten Hepatotoxizität beitragen kann (Treem 1991). In Tab. 10.2 sind die wesentlichsten Medikamente und Toxine aufgeführt, die zu einem FLV führen können.

Ein medikamenten- bzw. toxininduziertes FLV sollte erst dann diagnostiziert werden, wenn neben einer entsprechenden Anamnese entweder toxikologische Untersuchungen den Beweis erbringen (z.B. Paracetamol, Amanita-Toxin) oder andere Ursachen ausgeschlossen sind. Eine seltene Ursache der frühkindlichen Leberzirrhose, die sich bereits im frühen Säuglingsalter als FLV präsentieren kann, ist die Kupferintoxikation über das Trinkwasser (Eife 1987). Die betroffenen Kinder wurden mit Milchformula ernährt. Das Wasser für diese Milchnahrung stammte aus hauseigenen Brunnenanlagen, war sauer und wurde durch Kupferleitungen geführt, aus denen es die Kupferionen löste. Möglicherweise wird diese Erkrankung aber nur bei Kindern manifest, deren Kupferstoffwechsel auf seiner genetischen Grundlage beeinträchtigt ist (Müller 1996).

Stoffwechselerkrankungen

Obwohl die Definition des fulminanten Leberversagens bei Neugeborenen und jungen Säuglingen nicht streng zutrifft, können sich Stoffwechselerkrankungen wie ein FLV präsentieren. Hier sind in erster Linie zu nennen:
- Galaktosämie,
- hereditäre Fructoseintoleranz (bei Fructosezufuhr),
- Tyrosinämie Typ I.

Seltener ist die neonatale Hämochromatose.

Bei der Tyrosinämie zeichnet sich seit einigen Jahren eine neue Behandlungsmethode ab, die durch eine medikamentöse Blockade des Tyrosinabbaus in einer frühen Stufe die Produktion von toxischen Metaboliten verhindert (Lindstedt 1992). Diagnostisch wegweisend ist die Ausscheidung entsprechender Metabolite (Galactose, Fructose, Succinylaceton), beweisend sind Enzymaktivitätsbestimmungen. Bei der neonatalen Hämochromatose ist der Nachweis von hohem Serumferritin (> 2000 U/ml) und der Eisenspeicherung im Gewebe (Wangenschleimhautbiopsat, Leberbiopsat, MRT vom Pankreas) diagnostisch.

Morbus Wilson. Ab etwa einem Alter von sechs Jahren kann sich ein Morbus Wilson unter dem Bild eines FLV erstmals manifestieren (Yarze 1992). Häufig komplizieren ein akutes Nierenversagen und eine hämolytische Anämie das Management. Das Kupfer im Lebergewebe und im Serum ist charakteristischerweise hoch, das Coeruloplasmin im Serum niedrig, oft ist die alkalische Phosphatase auffallend niedrig (Willson 1987).

Der Alpha-1-Antitrypsinmangel führt nur selten zu einem FLV. Andere Stoffwechselerkrankungen wie das Zellweger-Syndrom, die Alpers-Krankheit, Störungen der Fettsäureoxidation, Niemann-Pick-Krankheit Typ C und Störungen der oxydativen Phosphorylierung sind sehr seltene Ursachen eines FLV (Whitington 1994, Mowat 1994).

Ischämische Hepatopathie

Im Allgemeinen ist die Leber sehr resistent gegenüber einer Hypoxie. Eine akute oder chronische Herzinsuffizienz kann allerdings auch mit einem akuten Leberversagen einhergehen (Treem 1991), wie auch das Budd-Chiari-Syndrom (Powell-Jackson 1986) und die Lebervenenverschlusserkrankung (veno-occlusive disease, VOD).

Andere Ursachen des FLV

Primäre Lebertumoren oder metastatische Lebertumoren lösen selten ein FLV aus, desgleichen infiltrative lymphatische Erkrankungen oder die hämophagozytoxi-

Tabelle 10.3 Diagnostik zur Definition und Einschätzung des Ausmaßes bzw. prognostischer Parameter des fulminanten Leberversagens

Klinik	Enzephalopathie
Blut/Serum	Blutbild (Differenzierung, Retikulozyten)
	Bilirubin (gesamt, direkt, indirekt)
	GOT, GPT, GLDH, γ-GT, LDH, CHE, AP, Amylase
	Na, K, Ca, Cl, PO_4, Mg
	Protein, Elektrophorese
	Cholesterin, Triglyceride
	Kreatinin, Harnstoff, Harnsäure, Ammoniak
	α-Fetoprotein,
	Blutgasanalyse
	Quick-Wert, PTT, Faktor I, II, V und VII, AT III, Protein C und S
	Blutgruppe, Coombs-Test
	Blutkulturen
	Candida-, Aspergillusantigen und -antikörper
Urin	Zytologie
	Na, K, Ca, PO_4, Mg
	Kreatininclearance
	Bakteriologie
Stuhl	Bakteriologie
	Virologie
Bildgebende Verfahren	abdominale Sonographie
	Doppler-Sonographie
	Echokardiographie
	Röntgen-Thorax

sche Lymphohistiozytose (Whitington 1994, Mowat 1994). Auch eine Autoimmunhepatitis kann sich initial als FLV manifestieren (Maggiore 1990, eigene Beobachtung).

Die Diagnostik bei einem FLV lässt sich in 2 Zielbereiche einteilen, zum einen die Diagnose des FLV selbst mit Einschätzung des Ausmaßes der Leberschädigung (Tab. 10.3), zum anderen die Diagnostik zur Klärung der Ursache (Tab. 10.4).

Therapie, Überwachung, Prognose

Wichtige Aspekte der Therapie und der Überwachung sind in Tab. 10.5, 10.6 u. 10.7 aufgeführt.

Die dort genannten supportiven Maßnahmen dienen lediglich der Zeitgewinnung, um der betroffenen Leber die Gelegenheit zur Regeneration zu geben. Die spontane Prognose des FLV unter rein supportiver Therapie ist im Kindesalter mit Überlebensraten von 6–30 % schlecht. Die bisher entwickelten Leberersatzverfahren haben bislang nicht zu einer Verbesserung der Überlebensraten beitragen können. Die Tierleberperfusion (Pavianleber) muss zurzeit noch als experimenteller Therapieansatz gesehen werden, ebenso die Hepatozytenperfusion. Der mehrfach wiederholbare Plasmaaustausch führt zumindest für eine begrenzte Zeit zu einer Stabilisierung des Patienten (Brunner 1992).

Tabelle 10.4 Ätiologische Faktoren des FLV

Infektionen	
Viren	*Hepatitis A:* anti-HAV-IgM, anti-HAV
	Hepatitis B: HB_sAg, HB_eAg, anti-HB_s, anti-HB_c, anti-HB_e, HBV-DNA (Blut/Leber)
	Hepatitis C: anti-HCV, HCV-RNA (Blut/Leber)
	Hepatitis D: HDV-Ag, anti-HDV-IgM, anti-HDV
	Zytomegalievirus: IgM, pp65, DNA-PCR (Urin), Urinkultur, Elektronenmikroskopie
	Epstein-Barr-Virus
	Adenoviren
	Echoviren
	Herpesviren (I,II,VI)
	HIV
	Varizellen
	Paramyxoviren: IgM, IgG, ggf. DNA/RNA-PCR
Bakterien	Blutkulturen
	ggf. Antikörperbestimmung
	(Toxoplasmose, Listeriose, Leptospirose)

Tabelle 10.4 Fortsetzung

Stoffwechselerkrankungen	
Galaktosämie	*Urin:* Reduktionsprobe, Zuckerdünnschichtchromatographie *Blut/Erythrozyten:* Neugeborenenscreening, Enzymaktivität (Galactose-1-Phosphat-Uridyltransferase)
Tyrosinämie Typ 1	*Urin:* Gaschromatographie (Succinylaceton) *Plasma:* Aminosäuren *Leber-PE/-Fibroblasten:* Enzymaktivität (Fumarylacetoacetase)
Fructoseintoleranz	*Urin:* Reduktionsprobe, Zuckerdünnschichtchromatographie *Leber-/Dünndarmmukosa-PE:* Enzymaktivität (Fructose-1,6-Diphosphat-Aldolase B)
Alpha-1-Antitrypsin-Mangel	*Blut:* Proteinelektrophorese, Alpha-1-Antitrypsinbestimmung, Phänotypisierung, Genotypisierung
Morbus Wilson	*24-Stunden-Sammelurin:* Kupfer, Kupfer nach D-Penicillamin 3×300 mg/d über 3 Tage *Blut:* Coeruloplasmin, Kupfer *Augen:* Kayser-Fleischer-Ring, Sonnenblumenkatarakt *Leber-PE:* Kupfergehalt, Histologie
Morbus Niemann-Pick Typ C	*Leber-PE:* Histologie, Elektronenmikroskopie *Knochenmarkpunktat*
Neonatale Hämochromatose	*Blut:* Eisen, Transferrin, Ferritin *Wangenschleimhautbiopsie* *Leberbiopsie*
Medikamentös/toxisch	
Knollenblätterpilz	Amanita-Toxin in Blut und Urin
Paracetamol u. a.	ggf. Spiegelbestimmungen in Blut und Urin
Halothan	Antikörperbestimmung
Autoimmunerkrankungen	
Autoimmunhepatits	Immunglobuline, BSG, ANA (antinukleäre Antikörper), Komplementanalyse (CH50,C3,C4) HLA-Typisierung, Coombs-Test AMA (antimitochondriale Antikörper) LKM (mikrosomale Antikörper gegen Leber/Niere) SMA (Antikörper gegen glatte Muskulatur) SLA (Antikörper gegen lösliches Leberantigen) PCA (Parietalzellantikörper) LMA (Leberzellmembranantikörper) thyreoidale Antikörper Leberbiopsie
Systemischer Lupus erythematodes	anti-DNA AK (Antikörper gegen Einzel- und Doppelstrang-DNA) Rheumafaktoren Komplementanalyse
Ischämische Hepatopathien	Differenzialblutbild Abdomensonographie (inklusive Doppler-Sonographie) (abdominales CT/MRT)
Budd-Chiari Syndrom	*Anamnese:* Kontrakonzeptiva? *Blut:* Lupusserologie, AT III, Protein C, andere thrombophile Erkrankungen *Urin:* Schwangerschaftstest, Hämoglobin EKG Echokardiographie (untere Kavographie/Lebervenographie), (Leberbiopsie)
Lebervenenverschlusskrankheit (veno-occlusive disease [VOD])	*Anamnese:* zytostatische Therapie? *Parasitenserologie:* Amöbiasis, Schistosomiasis, Echinokokkose Knochenmarkpunktion (Leberbiopsie) (abdominales CT/MRT) (Portographie)
Infiltrative Hepatopathien **Leukämien** **Histiozytosen**	onkologische Diagnostik inklusive Knochenmarkbiopsie

Tabelle 10.5 Invasive Supportivmaßnahmen

Maßnahme	Ziel
Magensonde	• sichere Verabreichung oraler Medikamente • Magen-pH-Messung
Blasenkatheter	• ggf. für Bilanzierung • bei: Diuresetherapie, Enzephalopathie oder Intubation
Zentraler Venenkatheter (möglichst mehrlumig, möglichst nicht inguinal)	• sichere Substitution hoch konzentrierter Lösungen • zentrale Venendruckmessung • nicht für Blutentnahmen nutzen (Infektionsgefahr) • für Hämofiltration, Dialyse, AV-Filtration, dann evtl. inguinal
Arterieller Verweilkatheter	• blutige Blutdruckmessung, • Blutentnahmen, • AV-Filtration • Substitution von Blutprodukten (ARDS-Prophylaxe)
Epidurale Drucksonde	• Monitoring des intrakraniellen Drucks
Intubation und Beatmung; ggf. Hyperventilation (pCO_2: 25–30 mm Hg)	• Hypoxämie • höhergradige Enzephalopathie (Grad III) • Hirnödem, intrakranieller Druck > 15 mm Hg
Arteriovenöse Filtration	• Niereninsuffizienz • unspezifische Giftelimination
Dialyse Hämo- oder Peritonealdialyse	• Niereninsuffizienz
Plasmapherese	• unspezifische Giftelimination

Tabelle 10.6 Nichtinvasive Supportivmaßnahmen

Maßnahme	Indikation/Ziel
Flüssigkeitsrestriktion und -bilanzierung	Prophylaxe und Therapie: • Hirnödem • Lungenödem • Aszites • Pleuraerguss
Reduktion der Proteinzufuhr (ggf. proteinfreie Diät)	Enzephalopathie Hyperammonämie
I.v. Zufuhr einer überwiegend verzweigtkettige Aminosäuren enthaltenden Lösung: • 0,5–1 g/kg KG/d (50–100% der Gesamtproteinzufuhr)	Enzephalopathie Aminosäurenimbalance
Fructose- und galactosefreie Diät (ggf. nur Reduktion)	sekundäre Fructose-/Galactoseintoleranz
Lactulose: (Ziel: tgl. 2–4 breiige Stühle)	Darmpassagezeitverkürzung
Colistin (Colistin): • 50.000 I.E./kg KG/d oder Paromomycin (Humatin): • 50 mg/kg KG/d p.o.	selektive Darmdekontamination
Amphotericin-B-Suspension: • 4-mal 1 ml/d p.o.	lokale Pilzprophylaxe
Nystatin: • 20.000 I.E./kg KG/d p.o.	intestinale Pilzprophylaxe
H_2-Rezeptor-Antagonist Ranitidin: • 5–10 mg/kg.KG/d p.o. oder i.v. ggf. Omeprazol: • 0,5–1 mg/kg KG p.o.	Prophylaxe oberer intestinaler Blutungen Magen-pH-Wert > 5
Spironolacton: • 2 mg/kg KG/d p.o. oder i.v.	Hyponatriämie Hypokaliämie Niereninsuffizienz
Furosemid: • 1–10 mg/kg KG/d p.o., i.v. oder als Dauerinfusion	Niereninsuffizienz Hyperkaliämie

Tabelle 10.6 Fortsetzung

Maßnahme	Indikation/Ziel
Dopamin: • 3–10 µg/kg KG/min als Dauerinfusion	Niereninsuffizienz (3–5 µg/kg KG/min) Hypotonie
Glucoselösung i. v. (Blutzucker immer sicher > 5 mmol/l bzw. 90 mg/dl)	Gefahr der Hypoglykämie sekundärer Hyperinsulinismus
Vitamin K: • 0,2 mg/kg KG/d bis max. 10 mg p. o., i. v. oder s. c. über 3 Tage	Vitamin-K-Mangel
Vitamin A, Vitamin E p. o., i. v., s. c.	Vitamin-A-Mangel Vitamin-E-Mangel
Vermeidung von Sedativa und Anästhetika	induzieren bzw. vertiefen hepatisches Koma und respiratorische Insuffizienz
Bilanzierte Zufuhr von: Na, Cl, Ca, PO$_4$, K, NaHCO$_3$	Imbalancen ausgleichen
Humanalbumin (NaCl-arm)	Hypoproteinämie hypovolämische Hypotonie
FFP (fresh frozen plasma)	nur bei Blutungen
Thrombozytenkonzentrat	Thrombopenie (Thrombo < 30.000/µl) Blutungen
Erythrozytenkonzentrat	Anämie (Hb < 8 g/dl)
Somatostatin: • 3–5 µg/kg KG/Dosis • 3–5 µg/kg KG/h als Dauerinfusion oder Vasopressin: • 0,33 U/kg KG/Dosis • Dauerinfusion: 0,2–0,4 U/1,73 m^2 KOF/min	intestinale Blutungen
Breite antibiotische Therapie	bakterielle Infektion Verdacht auf Sepsis
Amphotericin B + Flucytosin oder Fluconazol i. v.	Verdacht/Nachweis einer systemischen Pilzinfektion
N-Acetylcystein: • 200 mg/kg KG/d i. v. Dauerinfusion • 200 mg/kg KG/d in 17–20 ED	Antioxidanzientherapie
Metamizol: • 10–20 mg/kg KG/Dosis p. o. kein Paracetamol keine Acetylsalicylsäure	Fieber
Mannitol: • 0,25–0,5(–0,75) g/kg KG/Dosis i. v.	Hirnödem
Flumazenil • 0,004 mg/kg KG als Bolus, ggf. 0,002 mg/kg KG Alle 60 s bis maximal 0,02 mg/kg KG Gesamtdosis	Enzephalopathie

Tabelle 10.7 Therapie des FLV

FLV-Auslöser	Therapie
Hepatitis-B-Virus	Lamivudin
Zytomegalievirus	Ganciclovir: • 10 mg/kg KG/d in 2 ED
Herpesvirus	Aciclovir: • (15–)30 mg/kg KG/d in 3 ED
Virushepatitis	Prostaglandin E (PGE): • 0,2 µg/kg KG/h initial, • alle 30 min um 0,1 µg/kg KG/h steigern bis maximal 0,6 µg/kg KG/h für 28 Tage
Paracetamolintoxikation	N-Acetylcystein • 150 mg/kg KG über 15 min • dann 50 mg/kg KG über 4 h • dann 100 mg/kg KG über 16 h gelöst in Glucose 5 % als Infusion Aktivkohlehämoperfusion
Knollenblätterpilzintoxikation (Amanita phalloides)	Penicillin G • 500.000 I. E./kg KG initial • dann bis 100.000 I. E./kg KG/d Silibinin (Legalon SIL) • 20 mg/kg KG/d in 4 ED Hämoperfusion
Morbus Wilson	D-Penicillamin • 10(–20) mg/kg KG/d in ED p. o. vor den Mahlzeiten (cave: Nierenfunktion) Plasmapherese arteriovenöse Filtration

Artefizielle Leberersatzsysteme (Hepatozytenbioreaktoren) sind in der Entwicklung weit vorangeschritten, stehen aber noch nicht routinemäßig zur Verfügung. Auch der Einsatz dieser Systeme erlaubt nur einen temporären Ersatz der Leberfunktion.

Bei zunehmendem Koma mit Hirnödementwicklung ist die Durchführung einer orthotopen Lebertransplantation (OLT) indiziert. Patienten mit einem FLV sollten frühzeitig an ein Zentrum verlegt werden, welches das konservative Management beherrscht und wo vor allem auch die Möglichkeit einer OLT gegeben ist. Mit einer Überlebenswahrscheinlichkeit von 60–65 % und mehr nach vier Jahren ist die OLT heute bei entsprechender Indikation die Therapie der Wahl beim fulminanten Leberversagen im Kindesalter (Treem 1991).

Eine der schwierigsten Entscheidungen im klinischen Alltag ist die Festlegung des optimalen Zeitpunktes der OLT. Entscheidet man sich zu früh für die OLT, so läuft man Gefahr, einen Patienten zu transplantieren, der eventuell auch ohne OLT eine Restitutio ad integrum erlebt hätte. Entscheidet man sich zu spät, entstehen eventuell Kontraindikationen (z. B. ein irreversibler Hirnschaden), zumindest steigen die Risiken der OLT erheblich an.

In multivariaten Analysen sind verschiedene Versuche unternommen worden, die spontane Prognose des FLV und damit die Notwendigkeit der OLT zu erkennen. Anhaltspunkte sind unabhängig vom Ausmaß der vorliegenden Enzephalopathie:

- Quick-Wert < 7 % nach Vitamin-K-Substitution (Mowat 1994),
- Faktor-V-Spiegel < 20 %,
- Faktor-VII-Spiegel < 10 % (Treem 1991),
- Faktor-VIII/V-Ratio > 30 bei Paracetamolintoxikation (Pereira 1992).

Letztlich muss die Entscheidung zur OLT aber individuell nach sorgfältiger Risikoabwägung und Aufklärung der Eltern getroffen werden.

Patienten mit einem FLV werden in einer eigenen höchsten Dringlichkeitsstufe bei der europäischen Transplantationszentrale Eurotransplant gemeldet, sodass es in der Regel möglich ist, innerhalb von 72 Stunden eine OLT zu realisieren.

Ein bestechendes Konzept, das aber noch nicht endgültig beurteilt werden kann, ist die auxiliare partielle Lebertransplantation. Dabei wird der eigene linke Leberlappen entfernt und durch ein Transplantat ersetzt. Erholt sich die eigene Leber, kann der transplantierte Teil entfernt werden. Die bei einer kompletten Lebertransplantation sonst notwendige lebenslange Immunsuppression kann mit dieser Technik vermieden werden (Chenard Neu u. Mitarb. 1996).

Nierenfunktionsstörung und hepatorenales Syndrom

In den meisten Fällen kommt es insbesondere in den späteren Stadien des fulminanten Leberversagens zu einer Niereninsuffizienz, die prognostisch ungünstig zu werten ist. Wegen der verminderten Harnstoffsynthese in der Leber ist der Serumharnstoff nur bedingt als Nierenfunktionsparameter geeignet. Die häufigste Ursache der Niereninsuffizienz ist ein funktionelles Nierenversagen, das hepatorenale Syndrom. Seine Genese ist unklar, charakteristisch ist eine Natriumausscheidung im Urin < 20 mmol/l. Bei der selteneren akuten Tubulusnekrose liegt die Natriumausscheidung meist > 20 mmol/l (Whitington 1994). Neben einer sorgfältigen Flüssigkeitsbilanzierung, dem Einsatz von Diuretika unter Überwachung des Elektrolythaushalts und Dopamin ist nach unseren Erfahrungen die Niereninsuffizienz mit einer kontinuierlichen Hämofiltration effektiv zu behandeln (Latta 1994). Ein zentralvenöser Katheter mit Druckmessung ist unverzichtbar, um die intravasale Flüssigkeitsbeladung des Patienten einzuschätzen.

Hepatische Enzephalopathie und Hirnödem

Pathogenese

Die genaue Pathogenese der Enzephalopathie ist nicht bekannt. Es werden verschiedene Hypothesen diskutiert:
- Veränderungen der Blut-Hirn-Schranke,
- Akkumulation und/oder Synergismus von Neurotoxinen (Ammoniakhypothese),
- Beeinträchtigung der Neurotransmission (GABA-Hypothese, falsche Neurotransmitter),
- mögliche Verschlechterung des Energiestoffwechsels des Gehirns durch unzureichende Bereitstellung von Substraten (z. B. Glucose) (Ferenci 1991).

Klinik

Klinisch wird die Enzephalopathie in 5 Stadien eingeteilt:
- Stadium I: leichte neuropsychiatrische Auffälligkeiten,
- Stadium II: Somnolenz,
- Stadium III: Stupor,
- Stadium IV: Koma,
- Stadium V: schweres, tiefes Koma (Devictor 1992).

Die hohe Letalität des FLV wird maßgeblich durch die Entwicklung des Hirnödems bestimmt. Als Ursache gelten zum einen ein vasogenes Ödem, bei dem die geschädigte Blut-Hirn-Schranke proteinreiche Flüssigkeit in den Extrazellulärraum entweichen lässt, zum anderen ein intrazelluläres zytotoxisches Ödem. Iatrogene Faktoren können zur raschen Entwicklung des Hirnödems beitragen (Flüssigkeitsüberladung, anaerober Gehirnstoffwechsel durch nicht korrigierte Hypoglykämie, zerebrale Ischämie durch Hypotension).

Diagnostik, Überwachung, Therapie

Die Maßnahmen zur Diagnostik, Überwachung und Therapie sind im Folgenden aufgezählt (Tab. 10.**5** u. 10.**6**).

Die Diagnostik umfasst u. a.:
- CT zur Diagnostik intrazerebraler Blutungen,
- Monitoring der Hirnperfusion mit transkranieller Doppler-Sonographie,
- Monitoring der Sauerstoffsättigung in der V. jugularis interna zur Abschätzung der zerebralen Hypoxie (Larsen u. Mitarb. 1997).

Die Therapie schließt ein:
- Lactulose, selektive Darmsterilisation (Colistin/Neomycin, Metronidazol),
- Intubation und Beatmung (ab Komagrad III),
- nur wenn absolut notwendig: Sedierung (Fentanyl, Midazolam),
- bei Hirnödem (Diagnostik mit CT und MRT nicht ganz sicher) übliche Hirnödemtherapie mit:
  - Minimal Handling,
  - Hyperventilation (pCO_2 um 25–30 mm Hg),
  - Monitoring mit epiduraler Druckmesssonde (wenn möglich),
  - Kopfhochlagerung: nicht unumstritten (Davenport 1990),
  - Flüssigkeitsbilanzierung,
  - Mannitol (dann aber Kontrolle der Serumosmolalität, maximal 320 mosm/l),
  - Thiopental (nur mit epiduraler Druckmesssonde).

Eine N-Acetylcysteintherapie führt auch bei einem nicht paracetamolinduzierten akuten Leberversagen zu einer besseren Sauerstoffausnutzung in der Mikrozirkulation (wir setzen sie deshalb routinemäßig ein) (Ellis u. Mitarb. 1996).

Spezifische Therapiemaßnahmen stehen nur für einige Ursachen eines FLV zur Verfügung (Tab. 10.**7**):
- Virushepatitiden,
- Paracetamol- und Knollenblätterpilzvergiftungen,
- Morbus Wilson.

Koagulopathie und Blutung

Im Vordergrund steht die verminderte Syntheseleistung von Gerinnungs- und Fibrinolysefaktoren (Faktor I, II, V, VII, IX, X, AT III) in der Leber. Neben einer Thrombopenie sind auch Veränderungen der Thrombozytenmorphologie und -funktion (O'Grady 1986) beschrieben. Quick-Wert, PTT, Fibrinogen, Faktor II, Faktor V sollten auch nach parenteraler Substitution von Vitamin K regelmäßig kontrolliert werden. Der Nachweis von Fibrinspaltprodukten ohne Plasminogenaktivator ist Zeichen einer disseminierten intravasalen Gerinnung (DIC). Der Ersatz von Gerinnungs-/Fibrinolysefaktoren sollte in Form von Frischplasma (FFP) nur bei klinischen Blutungszeichen oder bevorstehenden invasiven Maßnahmen (z. B. Legen eines zentralvenösen Katheters) durchgeführt werden. Nach FFP-Gabe muss beachtet werden, dass auch Cholinesterase (CHE) mittransfundiert wird und somit als Lebersyntheseparameter nicht mehr interpretiert werden darf.

Literatur

Bernuau J, Rueff B, Benhamou JP (1986) Fulminant and subfulminant liver failure: definitions and causes. Semin Liver Dis 6: 97–106

Brunner G (1992) Plasmapherese und Detoxifikation. Chirurg 63: 999–1002

Chang MH, Lee CY, Chen DS (1986) Fulminant hepatitis in children in Taiwan: the important role of hepatitis B virus. J Pediatr 3: 34–38

Chenard Neu MP, Boudjema K, Bernuau J, et al. (1996) Auxiliary liver transplantation: regeneration of the native liver and outcome in 30 patients with fulminant hepatic failure – a multicenter European study. Hepatology 23: 1119–1127

Davenport A, Will EJ, Davison AM (1990) Effect of posture on intracranial pressure and cerebral perfusion pressure in patients with fulminant hepatic and renal failure after acetaminophen self poisoning. Crit Care Med 18: 286–289

Devictor D, Desplanques L, Debray D, et al. (1992) Emergency liver transplantation for fulminant liver failure in infants and children. Hepatology 16: 1156–1162

Eife R, Müller-Höcker J, Kellner M, et al. (1987) Kupferwasserleitungen als Ursache für Immundefizienz und frühkindliche letale Leberzirrhose (vom Typ der Indian Childhood Cirrhosis). Pädiatrische Praxis 36: 69–76

Ellis A, Wendon J (1996) Circulatory, respiratory, cerebral and renal derangements in acute liver failure: pathophysiology and management. Semin Liver Dis 16: 374–388

Ferenci P (1991) Pathophysiology of hepatic encephalopathy. Hepatogastroenterology 38: 371–376

Gimson AE, O'Grady J, Ede RJ, Portmann B, Williams R (1986) Late onset hepatic failure: clinical, serological and histological features. Hepatology 6: 288–294

Gimson AE, White YS, Eddleston AL, Williams R (1983) Clinical and prognostic differences in fulminant hepatitis type A, B and non-A non-B. Gut 24: 1194–1198

Gohda E, Tsubouchi H, Nakayama H, et al. (1991) Human hepatocyte growth factor in blood of patients with fulminant hepatic failure. Basic aspects. Dig Dis Sci 36: 785–790

Hughes RD, Yamada H, Gove CD, Williams R (1991) Inhibitors of hepatic DNA synthesis in fulminant hepatic failure. Dig Dis Sci 36: 816–819

Jones EA, Schafer DF (1990) Fulminant hepatic failure. In: Zakim, D, Boyer TD (Hrsg.) Hepatology. W.B. Saunders, Philadelphia, S. 460–492

Koff RS, Galambos JT (1987) Viral hepatitis. In: Schiff L, Schiff ER (Hrsg.) Diseases of the liver. J.B. Lippincott, Philadelphia, S. 457–581

Latta K, Krull F, Wilken M, Burdelski M, Rodeck B, Offner G (1994) Continuous arteriovenous haemofiltration in critically ill children. Pediatr Nephrol 8: 334–337

Lee MG, Hanchard, Williams NP (1989) Drug-induced acute liver disease. Postgrad Med J 65: 367–370 Lee WM (1993) Acute liver failure. N Engl J Med 329: 1862–1872

Lindstedt S, Holme E, Lock EA, Hjalmarson O, Strandvik B (1992) Treatment of hereditary tyrosinaemia type I by inhibition of 4-hydroxyphenylpyruvate dioxygenase. Lancet 340: 813–817

Maggiore G, Porta G, Bernard O, et al. (1990) Autoimmune hepatitis with initial presentation as acute hepatic failure in young children [see comments]. J Pediatr 116: 280–282

Mathiesen LR, Skinoj P, Nielsen JO, Purcell RH, Wong D, Ranek L (1980) Hepatitis type A, B, and non-A non-B in fulminant hepatitis. Gut 21: 72–77

Melter M, Rodeck B, Brodehl (1996) Akutes Leberversagen im Kindesalter. Mschr Kinderheilk 144: 592–598

Mowat AP (1994) Liver disorders in childhood. 3rd ed. Butterworth-Heinemann, Oxford

Müller T, Feichtinger H, Berger H, Müller W (1996) Endemic Tyrolean infantile cirrhosis: an ecogenetic disorder. Lancet 347: 877–880

Nolan JP (1981) Endotoxin, reticuloendothelial function, and liver injury. Hepatology 1: 458–465

O'Grady JG, Langley PG, Isola LM, Aledort LM, Williams R (1986) Coagulopathy of fulminant hepatic failure. Semin Liver Dis 6: 159–163

Pereira LM, Langley PG, Hayllar KM, Tredger JM, Williams R (1992) Coagulation factor V and VIII/V ratio as predictors of outcome in paracetamol induced fulminant hepatic failure: relation to other prognostic indicators. Gut 33: 98–102

Popper H, Klepper D (1986) Networks of interacting mechanisms of hepatocellular degeneration and death. In: Popper H, Schaffner F (Hrsg.) Progress in liver diseases, Band 8. New York: Grune Stratton, S. 209–234

Powell Jackson PR, Ede RJ, Williams R (1986) Budd-Chiari syndrome presenting as fulminant hepatic failure. Gut 27: 1101–1105

Psacharopoulos HT, Mowat AP, Davies M, Portmann B, Silk DB, Williams R (1980) Fulminant hepatic failure in childhood: an analysis of 31 cases. Arch Dis Child 55: 252–258

Rodeck B (1994) Leber. In: von Mühlendahl KE (Hrsg.) Vergiftungen im Kindesalter. Stuttgart, F. Enke, S. 91–95

Saunders SJ, Hickman R, MacDonald R (1972) The treatment of acute liver failure. In: Popper, H. F. Schaffner. (Hrsg.): Progress in liver diseases, Band 3. New York: Grune Stratton, S. 333–344

Schlitt HJ, Ringe B, Rodeck B, Burdelski M, Kuse E, Pichlmayr R (1992) Bone marrow dysfunction after liver transplantation for fulminant non-A, non-B hepatitis. High risk for young patients. Transplantation 54: 936–937

Sokol RJ (1990) Fulminant hepatic failure. In: Balistreri WF, Stocker JT (Hrsg.) Pediatric hepatology. Hemisphere Publishing, New York, S. 315–362

Treem WA (1991) Hepatic failure. In: Walker WA, Durie PR, Hamilton JR, Walker-Smith JA, Watkins JB (Hrsg.) Pediatric Gastrointestinal Disease. B.C. Decker: Philadelphia, Toronto, S. 146–192

Trey CC, Davidson S (1970) The management of fulminant hepatic failure. Prog Liver Dis 3: 282–298

Whitington PF (1994) Fulminant hepatic failure in children. In: Suchy FJ (Hrsg.) Liver disease in children. Mosby, St. Louis, S. 180–213

Willson RA, Clayson KJ, Leon S (1987) Unmeasurable serum alkaline phosphatase activity in Wilson's disease associated with fulminant hepatic failure and hemolysis. Hepatology 7: 613–618

Yarze JC, Martin P, Munoz SJ, Friedman LS (1992) Wilson's disease: current status. Am J Med 92: 643–654

11 Magen und Darm

Ileus

J. Henker und K. Beyreiß

Definition

Ein Ileus liegt vor, wenn die Darmpassage mechanisch behindert (*Subileus*), vollständig unterbrochen (mechanischer Ileus) oder die Peristaltik durch eine Darmlähmung (*paralytischer Ileus*) aufgehoben ist. Es handelt sich meist um ein schweres Krankheitsbild, das immer gemeinsam vom Pädiater und Kinderchirurgen zu behandeln ist. Die Ursachen für den mechanischen Ileus sind vielfältig.

■ Paralytischer Ileus

Ätiopathogenese

Ein paralytischer Ileus wird durch Innervationsstörungen oder auch durch eine lokale Entzündung hervorgerufen. Zu einer Darmparalyse können folgende Zustände führen:
- schwere Darminfektion,
- toxisches Megakolon,
- Peritonitis,
- schwere Allgemeininfektion,
- stumpfe Bauchtraumen,
- Gallen- und Nierenkoliken,
- Thrombose der Mesenterialgefäße,
- hämorrhagisch-nekrotisierende Pankreatitis,
- Kaliummangel.

Nicht selten ist der paralytische Ileus Folge eines mechanischen Ileus.

Klinik

Die Symptome beginnen in der Regel nicht so dramatisch wie beim mechanischen Ileus: Am Beginn stehen häufig kolikartige Leibschmerzen. Später entwickelt sich eine Atonie mit fehlenden Darmgeräuschen (Totenstille) und Meteorismus bei fehlendem Stuhl- und Windabgang. Zunehmend entwickelt sich ein schweres Krankheitsbild mit unstillbarem Erbrechen bis hin zum Stuhlerbrechen (Miserere).

Die Patienten zeigen zunehmend Zeichen eines Schockgeschehens mit Exsikkose, schweißbedeckter Haut und einer Facies abdominalis.

Diagnostik

Röntgen-Abdomen. Mit einer Röntgenaufnahme im Stehen, Hängen oder einer angestellten Aufnahme beim liegenden Patienten lassen sich die erweiterten geblähten Darmschlingen mit Spiegelbildungen durch den flüssigen Darminhalt nachweisen.

Labordiagnostik. Als Notfallparameter sollten im Blut bestimmt werden:
- Blutbild,
- Elektrolyte, Kreatinin,
- Blutgase,
- Säure-Basen-Haushalt,
- Entzündungsparameter,
- Quick-Wert, partielle Thromboplastinzeit,
- Blutgruppe.

Ausschluss einer Verbrauchskoagulopathie. Die weitere Diagnostik muss die Ursachenfindung des paralytischen Ileus zum Ziel haben.

Therapie

Die Therapie beinhaltet:
- Kreislaufstabilisierung,
- Ausgleich von Elektrolyt- und Säure-Basen-Imbalancen,
- Entlastung des Magen-Darm-Trakts:
  - Magenüberlaufsonde
    (Messen der Rückflussmenge),
  - Darmrohr,
- Therapie der Grundkrankheit.

Akute Gastroenteritis

J. Henker

Die akute Gastroenteritis ist neben den Infekten der oberen Luftwege die häufigste akute Erkrankung im Kindesalter. Sie ist fast ausschließlich infektiöser Natur, Fehlernährungen spielen in unseren Breiten kaum noch eine Rolle. Bereits 1894 unterschieden Czerny u. Moser eine durch Bakterien bedingte „Gastroenteritis" von einer Dyspepsie, die sie als funktionelle Störung der Verdauung ansahen. In der Folge wurden beide Begriffe mehr und mehr synonym gebraucht. Ob der Begriff „pa-

Tabelle 11.1 Stuhlkriterien eines gesunden Säuglings bei Muttermilch- oder Formulaernährung

Parameter	Muttermilch	Formula
Häufigkeit	1-mal/Woche bis 6- bis 8-mal/d	1- bis 3-mal/d
Farbe	goldgelb (grün)	braun
Geruch	aromatisch	stinkt
Konsistenz	salbenartig	pastenartig, geformt, knollig
Beimengungen	Schleim möglich	keine
pH-Wert	5,0	7,0
Gewicht	5–10 g/kg KG/d	

renterale" Dyspepsie noch aufrechterhalten werden kann, ist eher fraglich. Am ehesten ist die Mitreaktion des Darms bei anderen akuten Erkrankungen (Infekt der oberen Luftwege, Otitis, Pyelonephritis, Pneumonie) durch das infektiöse Agens direkt ausgelöst.

Leitsymptom der akuten Gastroenteritis sind die pathologischen Stuhlentleerungen hinsichtlich Frequenz, Konsistenz, Farbe, Geruch und Beimengungen (Tab. 11.1).

Wenn bei einer akuten Gastroenteritis auch der Dickdarm beteiligt ist, was sich in blutig-schleimigen Stühlen zeigt, liegt eine Enterokolitis vor.

Häufigster Erreger – bei Kindern bis zum 4. Lebensjahr in etwa ¾ aller Fälle – ist das Rotavirus.

Weltweit versterben ca. 4,6 Millionen Kinder an einer meist rotavirusbedingten Gastroenteritis (Haffejee 1995). Neben den zu den Reoviridae gehörenden Rotaviren spielen andere Viren (Norwalk-, Adeno-, Coxsackie-, ECHO-Viren), Bakterien (Salmonellen, Shigellen, enteropathogene und enterotoxische Escherichia-coli-Bakterien, Campylobacter jejuni, Yersinien, Clostridium difficile) und Protozoen (Giardia lamblia, Entamoeba histolytica, Cryptosporidien) eher eine untergeordnete Rolle.

Das klinische Bild der akuten Gastroenteritis ist sehr variabel und hängt vor allem vom Grad der Dehydratation ab. Danach ist eine leichte Gastroenteritis (Dyspepsie, Brechdurchfall) ohne wesentliche Dehydratation von einer schweren (Prä-)Toxikose mit erheblichem Wasserverlust bis zum hypovolämischen Schock und zum Coma dyspepticum zu unterscheiden.

Pathogenese

Durch meist plasmidkodierte Eigenschaften kommt es zur Adhäsion und danach zur Kolonisation darmpathogener Bakterien an der inneren Darmoberfläche. Durch enterotoxinbedingte Aktivierung des cAMP oder cGMP wird über die membranständige Adenylatcyclase unter dem Einfluss von Phosphoproteinkinase die Resorption von Natrium und Chlorid gehemmt und andererseits die Chlorid-, Natrium- und Flüssigkeitssekretion aus der Zelle in das Darmlumen stimuliert. Invasive Keime führen zu einem Mukosadefekt, Viren zum Epithelzelluntergang bis hin zur Zottenatrophie. Damit verbunden ist ebenfalls eine Resorptionsstörung für Natrium, Chlorid und Glucose sowie eine Beeinträchtigung der bürstensaumgebundenen Disaccharidasen, wobei die Lactase am empfindlichsten ist.

■ Gastroenteritis ohne Dehydratation

Klinik

Bevor die Erkrankung ihren Höhepunkt erreicht, sind die Kinder trinkunlustig, weinerlich und es zeigt sich als „Morgenröte" der Erkrankung ein Wundsein im Anogenitalbereich, das auf eine veränderte Stuhlzusammensetzung zurückzuführen ist. Rasch kommt es zur Entleerung häufiger, dünner bis wässriger, übel riechender, zum Teil blutiger und schleimiger Stühle und zum Erbrechen. Die Körpertemperatur ist meist nur mäßig erhöht, hohes Fieber ist die Ausnahme.

Diagnostik

Eine gezielte Diagnostik in Form von mikrobiologischen Stuhluntersuchungen ist nicht zwingend notwendig. Sie sollte aber bei sehr jungen Säuglingen, bei Kindern mit blutigen oder eitrigen Durchfällen, bei Kindern mit einem schweren Grundleiden oder bei septischen Prozessen immer durchgeführt werden, ggf. muss der Erregernachweis auch in Blutkulturen versucht werden. Nach Möglichkeit sollte auch bei einer Gastroenteritis ohne Dehydratation ein Serumionogramm und eine Bestimmung des Säure-Basen-Status erfolgen. Bei spezieller Fragestellung ist eine durchgemachte Infektion durch den Antikörpernachweis möglich.

Therapie

Da es sich in der Regel um eine selbstlimitierende Infektion handelt, ist die Behandlung rein diätetisch, wobei das Prinzip eines stufenweisen Nahrungsaufbaus mit einer antidyspetischen Kost gilt. Die früher über 8–12 Stunden geübte Teepause sollte heute nur noch in einer 1-maligen Teegabe bestehen, um die Akzeptanz der Nahrung zu überprüfen und ggf. ein Antiemetikum subkutan zu verabreichen. Wirkungsvollstes Antidyspeptikum im Säuglingsalter ist die Karotte in Form von Karottensuppe oder Karottenbrei.

Das enthaltene Pektin bindet intraintestinales Wasser und bildet eine geformte Stuhlsäule. Günstig ist der Kaliumanteil (20–35 mmol/l Karottensuppe) zum Ausgleich von enteralen Verlusten. Karottensuppe sollte erst jenseits der 6.–8. Lebenswoche eingesetzt werden, da bei sehr jungen Säuglingen in Folge Unreife des Schließmechanismus der Kardia leicht eine Aspiration karottensuppenhaltiger Nahrung mit der Folge einer Fremdkörperreaktion auftreten kann. Die Gefahr eines Karottenileus ist wohl eher hypothetisch. Ausgangsprodukt für Karottensuppe oder Karottenbrei sind Fertigpräparate, aber auch eine Selbstherstellung nach dem Rezept von Moro ist möglich.

> **Rezept von Moro:**
> - 500 g gewaschene, geschälte und zerkleinerte Karotten
> - in 1 l Wasser 1–1,5 h kochen
> - anschließend homogenisieren (Sieb, Mixer)
> - auf 1 l wieder auffüllen und mit einer Messerspitze Kochsalz versehen

Bei Säuglingen jünger als 8 Wochen alt wird Reisschleim verwendet.

Nach einer ausschließlichen Karottensuppen- oder Reisschleimflasche wird die Dauernahrung (Muttermilch, Fertigprodukt) flaschenweise oder tageweise auf Kosten des verwendeten Antidyspeptikums gesteigert.

Bei Kleinkindern erfolgt der Nahrungsaufbau über Karottenbrei, Karottenbrei mit Wasserkartoffelpüree bis zur anfangs fettreduzierten Normalkost. Unterstützend helfen Zwieback, Röstbrot, geriebener Apfel mit Schale, bittere Schokolade oder Produkte aus gemahlenen Johannisbrotfrüchten.

■ Gastroenteritis mit Dehydratation, (Prä-)Toxikose

Pathophysiologie

Die Dehydratation ist Folge des Flüssigkeitsverlusts durch Erbrechen, Durchfälle und Fieber mit erhöhter Perspiratio sensibilis und insensibilis. Bei einem Flüssigkeitsverlust bis 5 % des Körpergewichts liegt eine leichte, bei einer über 10 % eine schwere Exsikkose vor (Tab. 11.2).

Tabelle 11.2 Klinische Beurteilung der Dehydratation

Dehydratation	Gewichtsverlust	Symptome
Leicht	< 5 %	• durstig • unruhig • halonierte Augen • eingesunkene Fontanelle
Mittelschwer	5–10 %	• apathisch • trockene Schleimhäute • graues Hautkolorit • Hyperventilation • seltener Lidschlag • reduzierter Hautturgor • Oligurie
Schwer	> 10 %	zusätzlich: • deutliche Bewusstseinstrübung bis Koma (Coma dyspepticum) • stehende Bauchhautfalte • Schocksymptomatik

Die Unterscheidung einer isotonen/hypotonen und hypertonen Dehydratation ist wegen unterschiedlicher therapeutischer Konsequenzen wichtig. Der Wasserverlust führt zu einer zunehmenden Hypovolämie mit Minderdurchblutung lebenswichtiger Organe. Durch verstärkte anaerobe Glykolyse und die eingeschränkte Entgiftungsfunktion von Niere und Leber, insbesondere für saure Stoffwechselprodukte, kommt es zur Azidose und reflektorisch entsprechend der Henderson-Hasselbalch-Gleichung

$$pH = pK + \log \frac{Salz(HCO_3^-)}{Säure\,(H_2CO_3)}$$

zu einer vertieften, frequenten, thorakalen Atmung. Außer den Veränderungen des Natriumgehalts und der Serumosmolalität ist meist eine Kaliumerhöhung im Blut auffällig. Sie resultiert aus einer Verschiebung dieses Ions aus dem Intra- in den Extrazellularraum (Transmineralisation infolge Versagens der Natriumpumpe) sowie durch eine zunehmende Niereninsuffizienz bis hin zur Anurie. Der intrazelluläre Kaliummangel wirkt sich besonders an der Muskulatur aus mit der Folge eines großen Bauchs, eines paralytischen Ileus und eines Herzversagens (EKG zum Nachweis des intrazellulären Kaliummangels!).

Die hypertone bzw. hypernatriämische Dehydratation beschreibt einen pathophysiologischen Zustand, dem außer einer akuten Gastroenteritis auch andere Ursachen zugrunde liegen können, z. B.:
- akute hyperpyretische Toxikose (Neurotoxikose, Hyperventilationstoxikose),
- hohe orale Natriumaufnahme,
- fehlerhafte Infusionsbehandlung,
- exzessives Schwitzen.

Die erhöhte Natriumkonzentration im Extrazellularraum führt zur erhöhten Osmolalität in der Extrazellularflüssigkeit. Der so ausgebildete osmotische Druckgradient führt zur Wasserwanderung vom Intra- zum Extrazellularraum. Dem wirkt die Nervenzelle des Hirns durch Bildung von „Idiogenic Osmols" (Aminosäuren, speziell Taurin) entgegen. Die Abbauzeit der „Idiogenic Osmols" beträgt bei sinkender Osmolalität der Extrazellularflüssigkeit 8–12 Stunden.

Klinik

Die Symptomatik bei den einzelnen Dehydratationsgraden ist aus Tab. 11.2 ersichtlich. Natürlich sind die Übergänge fließend. Bei der hypertonen Dehydratation ist der Turgor teigig bis deutlich vermindert, es besteht Unruhe und Irritabilität, Krämpfe sind möglich, der Blutdruck ist meist normal, das Auftreten eines Schocks aber möglich.

Diagnostik

Folgende Laborwerte sollten notfallmäßig bestimmt werden:

Blut:
- Blutbild,
- Na^+, K^+, Ca^{2+},
- Osmolalität,
- Säure-Basen-Haushalt,
- Blutgase,
- Kreatinin,
- Gesamteiweiß, Albumin,
- C-reaktives Protein,
- Blutzucker.

Urin:
- Ausscheidungsmenge,
- spezifisches Gewicht.

Die Angaben über die normalen Harnmengen in verschiedenen Altersstufen sind different. Plenert u. Heine (1978) geben folgende Werte bei Kindern an:
- 1 Jahr: 300–600 ml/24 h,
- 5 Jahre: 500–1000 ml/24 h,
- 10 Jahre: 1000–1500 ml/24 h.

Daraus ergibt sich ein Wert von 1,5–2,0 ml/kg KG/h. Illing u. Spranger (1998) geben für Säuglinge 4 ml/kg KG/h an und eine Abnahme auf ca. 1 ml/kg KG/h bei Erwachsenen.

Kinder mit einer Toxikose müssen unverzüglich intensivmedizinisch überwacht werden.

Therapie

Therapieprinzipien sind:
- Kreislaufstabilisierung,
- Rehydratation durch Flüssigkeitszufuhr,
- Ausgleich von Imbalancen im Elektrolyt- und Säure-Basen-Haushalt.

Da die Infusionsbehandlung bei isotoner/hypotoner und bei der hypertonen Dehydratation unterschiedlich ist, werden beide Zustände getrennt dargestellt.

Isotone/hypotone Dehydratation

Volumensubstitution. Sind bereits Zeichen des hypovolämischen Schocks vorhanden, ist nach Legen eines stabilen venösen Zugangs die Volumensubstitution mit Humanalbuminlösung 5% einzuleiten (5–15–20 ml/kg KG als Kurzinfusion über ca. 30 min) und mit einer kaliumfreien Lösung fortzusetzen. Humanalbumin 5% enthält 148 mmol/l Na^+ und 140 mmol/l Cl^-. Bei einer hypotonen Dehydratation ist das Natriumdefizit mit 1-molarer Natriumchloridlösung (5,85%) auszugleichen.

Infusionsmengen (Richtwerte):
Säuglinge:
- 150–200 ml/kg KG/24 h (maximal 1000 ml)

Kleinkinder:
110–150 ml/kg KG/24 h (maximal 1500 ml)

Der erstgenannte Wert gilt jeweils für eine leichte, der zweite Wert für eine schwere Dehydratation. **Katecholamine.** Falls der Blutdruck nicht anzuheben ist, müssen zusätzlich Katecholamine eingesetzt werden.

Kalium. Kalium ist nach Ingangkommen der Diurese zu substituieren. Anfangs 2–3 ml/kg KG/24 h als 1-molare Kaliumchloridlösung (7,45%), später erfolgt ein gezielter Ausgleich entsprechend den Kontrollwerten.

Cave: Bolusgabe von konzentrierten Kalium- oder anderen Elektrolytlösungen!

Azidoseausgleich. Dieser sollte bei einem BE von über −10 oder einem pH-Wert unter 7,20 erfolgen. Geringere Abweichungen normalisieren sich im Allgemeinen mit den verbesserten Kreislaufverhältnissen. Zum Azidoseausgleich verwendet man in der Regel Natriumbicarbonat als 1-molare Lösung (8,4%), die 1:1 mit Glucose 5% verdünnt wird.

Calciumsubstitution. Zur Vermeidung einer postazidotischen Hypokalzämie wird Calcium gluconicum 10% (Säuglinge 5 ml, Kleinkinder 10 ml) langsam i.v. verabreicht. Weitere Gaben entsprechend dem Ionogramm.

Überwachung:
- Blutdruck, Puls, EKG, Atmung (laufend per Monitor),
- Urinsammlung,
- Körpergewicht (2-mal täglich),
- Ionogramm, Säure-Basen-Status, Blutgase (zunächst 1 Stunde nach Therapiebeginn, danach 4- bis 6-stündlich).

In leichten Fällen ist eine orale Rehydratation mit einer Glucose-Elektrolyt-Lösung möglich, da die intestinale Wasserabsorption mit einem an Natrium gekoppelten Glucosetransport eng verbunden ist. Die Osmolalität einer solchen Oralyt-Lösung sollte unter 300 mosmol/l liegen, die Natriumkonzentration bei 60 mmol/l und die Glucosekonzentration bei 75–110 mmol/l (13,3–20 g/l) (Goriup u. Mitarb. 1993). In den ersten 6 Stunden werden 50–100 ml/kg KG einer oralen Rehydratationslösung in kleinen Portionen verabreicht. An die Rehydrierung schließt sich die Realimentation in der beschriebenen Weise an.

Hypertone Dehydratation

! Aufgrund der geschilderten pathophysiologischen Vorgänge ist eine langsame Senkung des Serumnatriums um etwa 0,5 mmol/l/h anzustreben, eine Normalisierung frühestens nach 48 Stunden.

Auch die Rehydrierung sollte protrahiert erfolgen:
- Phase I:
  - Schockbekämpfung (s. oben)
- Phase II:
  - Ausgleich des Flüssigkeitsdefizits in 48 h,
  - Senkung des Serumnatriums um 0,5 mmol/l/h,
  - Senkung der Serumosmolalität um 1–2 mosmol/h,
  - Kaliumsubstitution nach Ingangkommen der Diurese,
  - Calciumsubstitution.

Infusionslösung. Als Infusionslösung empfiehlt sich:
- bei Serumnatriumwerten über 160 mmol/l: isotone (0,9%ige) Natriumchloridlösung (in 1 l 154 mmol Na^+ enthalten),
- bei Werten bis 160 mmol/l: ⅔ isotone Lösung:
  - 5%ige Glucoselösung + 1-molare Natriumchloridlösung in der gewünschten Konzentration.

So wie der Serumnatrium-Wert bzw. die Serumosmolalität in der gewünschten Geschwindigkeit abfallen, ist die Natriumkonzentration in der Infusionslösung zu senken:
- isotonisch,
- ⅔ isoton,
- halbisoton.

Infusionsmengen. Folgende Infusionsmengen für 48 h/kg KG sind zu empfehlen:
- *Säuglinge:*
  - 180–250 ml,
  - plus 50–60 ml bei Dehydratation,
  - plus 10 ml/kg KG/d pro 1°Fieber > 38 °C,
  - plus Verluste durch Erbrechen, Rücklauf, Diarrhö,
  - minus bereits eingelaufene Infusionsmenge
- *Kleinkinder:*
  - 150–180 ml,
  - plus bzw. minus wie Säuglinge.

Kalium- und Calciumsubstitution sowie Azidoseausgleich erfolgen wie bei der isotonen/hypotonen Dehydratation.

Nahrungsmittelintoleranz

J. Henker

Eine Nahrungsmittelunverträglichkeit kann bedingt sein:
- immunologisch (*Nahrungsmittelallergie*),
- nicht immunologisch (*Nahrungsmittelintoleranz*).

Tabelle 11.3 Durch Nahrungsmittelintoleranzen ausgelöste Symptome (nach Niggemann u. Mitarb. 1996)

Haut:
- Urtikaria
- Exanthem
- Quincke-Ödem
- Ekzemverschlechterung
- Pruritus
- Flush

Magen-Darm-Trakt:
- Übelkeit
- Erbrechen
- Durchfall
- Obstipation
- Meteorismus
- Leibschmerzen
- Gewichtsverlust
- Dystrophie

Respirationstrakt:
- bronchiale Obstruktion
- Rhinokonjunktivitis,
- Larynxödem
- Stridor
- Husten

Verschiedenes:
- Kopfschmerzen (Migräne)
- Müdigkeit
- Abgeschlagenheit
- Fieber
- Unruhe
- Irritabilität
- anaphylaktische Reaktionen

Die Unverträglichkeitsreaktionen sind sehr variabel und können unterschiedliche Organsysteme betreffen (Tab. 11.3).

An dieser Stelle sollen nur die Auswirkungen auf den Magen-Darm-Trakt abgehandelt werden.

Die Nahrungsmittelallergie (Hypersensitivität) kann durch eine immunologische Reaktion vom Typ I, III oder IV nach Coombs und Gell ausgelöst werden. Bedeutsam ist die IgE-vermittelte Sofortreaktion vom Typ I, wobei es in der Regel Minuten bis 2 Stunden nach oraler Allergenaufnahme zu Juckreiz und Urtikaria perioral und im Mund, Übelkeit, Erbrechen, Flatulenz, Durchfall, Unruhe und Blässe bis hin zum anaphylaktischen Schock kommen kann. Pathophysiologische Voraussetzung ist eine Degranulation von Mastzellen, nachdem (Nahrungsmittel-)Allergen-IgE-Komplexe an deren Oberfläche angedockt haben. In letzter Zeit haben pollenassoziierte Nahrungsmittelallergien vermehrt Interesse gefunden (Tab. 11.4).

Eine Mastzelldegranulation mit Mediatorenfreisetzung kann auch durch nicht immunologische Mechanismen (physikalische, pharmakologische und cholinerge Reize, Prostaglandine) ausgelöst werden. Eine solche

Tabelle 11.4 Kreuzsensibilisierungen zwischen Pollen- und Nahrungsmittelallergenen (modifiziert nach Pfau u. Mitarb. 1996)

Pollensensi-bilisierung	Assoziierte Nahrungsmittelallergie
Birkenpollen	Apfel, Pfirsich, Aprikose, Kirsche, Mandel, Sellerie (roh), Karotte (roh), Fenchel, Dill, Anis, Kümmel, Tomate (roh), Kartoffel (roh), Hasel- und Walnuss, Kiwi
Beifußpollen	Sellerie, Fenchel, Dill, Anis, Kümmel, Karotte, schwarzer und grüner Pfeffer, Paprika, Chili-Pfeffer, Estragon, Artischocken, Mango, Gurke, Melone
Gräserpollen	Tomaten, Hülsenfrüchte (Soja, Erdnuss), Getreide
Naturlatex	Banane, Avocado, Esskastanie, Kiwi

pseudoallergische Reaktion ist schwierig von einer echten allergischen zu unterscheiden. Intoleranzreaktionen auf Nahrungsmittel oder auch Nahrungsmittelinhaltsstoffe können auf enzymatischem, pharmakologischem, toxischem, idiosynkratischem und psychogenem Weg oder durch noch unbekannte Ursachen ausgelöst werden.

Intoleranzerscheinungen. Folgende Beispiele für Intoleranzerscheinungen seien genannt:
- *idiosynkratisch/pharmakologisch:*
    - Salicylate,
    - Antibiotika,
    - biogene Amine,
- *enzymatisch/metabolisch:*
    - Lactoseintoleranz,
    - Galaktosämie,
    - Harnstoffzyklusstörungen,
    - Phenylketonurie,
- *toxisch:*
    - infizierte und kontaminierte Speisen,
    - Schwermetalle,
- *psychogen:*
    - Abneigung gegen bestimmte Speisen.

Nahrungsmittelallergene. Die häufigsten Nahrungsmittelallergene im Kindesalter, die meist wasserlösliche Proteine oder Glykoproteine darstellen, sind:
- Kuhmilch,
- Hühnerei,
- Nüsse,
- Soja,
- Fisch,
- Zerealien,
- Zitrusfrüchte,
- Kakaoprodukte.

Hinzu kommen Zusatzstoffe wie Farbstoffe, Konservierungsstoffe, Antioxidanzien, Emulgatoren und Stabilisatoren sowie Dickungs- und Geliermittel.

Diagnostik

Anamnese. An erster Stelle steht die Anamnese. Der Betroffene sollte am besten ein Ernährungstagebuch über einen Zeitraum von mehreren Wochen führen, wobei es auf die Vollständigkeit der Erfassung der Speisen und Getränke ankommt.

Allergiediagnostik. Hinweisende Untersuchungen auf eine allergische Genese der Beschwerden sind:
- Gesamt-IgE im Serum,
- spezifisches Serum-IgE,
- Haut- (Prick-)Tests.

Beweisend ist nur der orale Provokationstest, der doppelblind, plazebokontrolliert durchgeführt werden sollte.

Therapie

Die einzig wirksame Behandlungsmaßnahme ist die Allergenkarenz. Darüber müssen die Eltern sorgfältig aufgeklärt werden. Wenn das auslösende Allergen nicht zu identifizieren ist, sollte versucht werden, mit einer hypoallergenen Ernährung die Symptomatik zu lindern. Eine solche Ernährung ist im Säuglingsalter einfach durchzuführen, da ein breites Angebot an hypoallergenen Trinknahrungen und auch Fertigbreien existiert. Im Kleinkindalter basiert die Ernährung auf Reis, Kartoffeln und selten unverträglichen Gemüsesorten (Blumenkohl, Brokkoli, Karotte) bzw. Fleischarten (Pute, Hühnchen, Kalb).

■ Kuhmilchproteinintoleranz

Definition

Eine der häufigsten Nahrungsmittelunverträglichkeiten im Säuglingsalter ist die Kuhmilchproteinintoleranz, die beispielhaft detaillierter dargestellt werden soll.

Ätiopathogenese

Die Genese ist noch weitestgehend unklar, die allergische Typ-I-Reaktion scheint nur bei einigen Patienten (meist älteren Säuglingen und Kleinkindern) eine Rolle zu spielen. Dagegen steht bei den meisten Patienten (meist junge Säuglinge) ein Malabsorptionssyndrom durch Mukosaschädigung des Dünndarms im Vordergrund mit pathologischen, zum Teil auch bluthaltigen Stuhlentleerungen, Steatorrhö und Gedeihstörung.

Es sollte deshalb bei einem solchen chronischen Verlauf von kuhmilchinduzierter Enteropathie gesprochen werden. Von den über 20 Proteinkomponenten der Kuhmilch kommen vor allem β-Lactoglobulin, Casein und α-Lactalbumin als auslösendes Agens in Frage. Die Häufigkeit der Kuhmilchproteinintoleranz liegt in den ersten beiden Lebensjahren bei knapp 1% bei Berücksichtigung nur der gastrointestinalen Symptome. Bezieht man auch die Lungen- und Hautbeteiligung mit ein, liegt sie bei 7 %. Die Erkrankung beginnt meist kurze Zeit nach Einführung einer kuhmilchhaltigen Nahrung und beschränkt sich praktisch nur auf die ersten beiden Lebensjahre. Scheinbar können Säuglinge bereits auf die erste Kuhmilchgabe reagieren. Bei genauer Anamneseerhebung lässt sich jedoch fast immer eine vorausgegangene Gabe von Flaschennahrung auf Kuhmilchbasis – manchmal bereits in der Entbindungsklinik – eruieren.

Klinik

Die klinische Symptomatik besteht in:
- Blässe,
- Unruhe und Erbrechen unmittelbar nach Gabe einer kuhmilchhaltigen Kost,
- Entleerung gehäufter, dünner, schleimiger und zum Teil bluthaltiger Stühle wenige Stunden nach der Fütterung.

Die Symptomatik kann sehr heftig bis hin zum anaphylaktischen Schock sein. Wie erwähnt, entwickelt sich nicht selten ein Malabsorptionssyndrom.

Diagnostik

Laborparameter. Meist bestehen:
- mäßiggradige Anämie,
- Hypalbuminämie,
- Eisenmangel,
- Antikörpernachweis gegen bestimmte Kuhmilcheiweißfraktionen (diagnostischer Hinweis, keine Diagnosesicherung).

Provokationstest. Dieser dient der Diagnosesicherung und muss beim Säugling immer unter stationären Bedingungen erfolgen.
- Vor der Provokation mit roher (pasteurisierter) Kuhmilch wird ein venöser Zugang gelegt und ein injizierbares Corticoid bereit gehalten.
- Danach benetzt man bei dringendem Verdacht auf eine Kuhmilchunverträglichkeit und bei sehr jungen Säuglingen zunächst nur Lippen und Zunge des Kindes mit Kuhmilch. Bei sensibilisierten Personen sind dann schon Rötung und Schwellung zu beobachten.
- Ansonsten werden dem nüchternen Kind 5 g Kuhmilch und – falls keine Reaktionen auftreten – 2 Stunden später 10 g Kuhmilch verabreicht.
- Falls weiterhin keine Reaktionen zu beobachten sind, können weitere 2 Stunden später 50 g Kuhmilch gegeben werden.
- Ein ununterbrochenes Monitoring des Kindes ist notwendig!
- Bleibt das Kind die ganze Zeit unauffällig, kann am Folgetag die altersentsprechende Menge einer Säuglingsdauernahrung auf Kuhmilchbasis angeboten werden.
- Wird das Kind symptomatisch, ist der Kreislauf zu stabilisieren, ein Corticoid i.v. zu injizieren und sind größere Mengen Kuhmilch aus dem Magen zu entfernen, falls diese nicht schon erbrochen wurden.
- Nach positivem oralen Provokationstest sollte kurzfristig eine Dünndarmsaugbiopsie zur Einschätzung der duodenalen Mukosaarchitektur erfolgen, was therapeutische Konsequenzen hat.

Therapie

Die Behandlung besteht in einer Elimination des auslösenden Agens aus der Nahrung, in diesem Fall von Kuhmilcheiweiß. Dabei ist zu bedenken, dass auch in bestimmten Gebäcken (Zwieback, Milchbrötchen) und auch in der Butter geringe Mengen an Kuhmilcheiweiß enthalten sind, worauf sehr sensible Kinder reagieren können. Liegt keine Dünndarmschleimhautalteration vor, kann mit einer Säuglingsnahrung auf Sojabasis begonnen werden. Bei einer (partiellen oder totalen) Zottenatrophie riskiert man dagegen die Entwicklung einer Sojaeiweißallergie.

Deshalb sollte die Verträglichkeit einer hypoallergenen Nahrung mit technologisch stark veränderten Proteinen zunächst versucht werden, am besten nach einem vorgeschalteten oralen Provokationstest mit einer solchen Nahrung. Ansonsten müssen Elementarnahrungen auf Aminosäurenbasis oder besser Frauenmilch von einer Milchbank verwendet werden. Bei nahezu allen Kindern verschwindet die enterale Symptomatik einer Kuhmilchproteinintoleranz jenseits des 2. Lebensjahres. Die Verträglichkeit einer kuhmilchhaltigen Nahrung sollte dann aber auch immer unter stationären Bedingungen überprüft werden.

Eine Kuhmilchintoleranz ist gelegentlich auch bei vollgestillten Kindern zu beobachten, entweder in Form der „Dreimonatskoliken" oder aber auch als schwer verlaufende, zum Teil ulzeröse Enterokolitis. Die Symptomatik wird von Kuhmilcheiweißbruchstücken ausgelöst, welche über die Muttermilch in den kindlichen Darm gelangen.

Literatur

Goriup U, Keller KM, Koletzko B, Lentze M, Stern M (1993) Therapie akuter Durchfallerkrankungen bei Kindern. Empfehlungen der Gesellschaft für Pädiatrische Gastroenterologie und Ernährung. Kinderarzt 24:61–66

Haffejee IE (1995) The epidemiology of Rotavirus infections: A global perspective. J Pediatr Gastroenterol Nutr 20:275–286

Illing St, Spranger St (1998) Klinikleitfaden Pädiatrie. Untersuchung, Diagnostik, Therapie, Notfall. 4., neu bearbeitete Auflage. Lübeck, Stuttgart, Jena, Ulm, Gustav Fischer Verlag: S. 13

Niggemann B, Beyer K, Pohl C, Wahn U (1996) Diagnostisches Vorgehen beim Verdacht auf Nahrungsmittelallergie im Kindesalter. Monatsschr Kinderheilkd 144:65–73

Pfau A, Stolz W, Landthaler M, Przybilla B (1996) Neue Aspekte zur Nahrungsmittelallergie. Dtsch med Wschr 121:346–350

Plenert W, Heine W (1978) Normalwerte. Untersuchungsergebnisse beim gesunden Menschen unter besonderer Berücksichtigung des Kindesalters. 5. Aufl. Berlin, VEB Verlag Volk und Gesundheit: S. 147

Nekrotisierende Enterokolitis (NEC)

J. Henker

Die NEC ist eine meist schwer verlaufende Darmerkrankung der ersten Lebenstage (90 % der Patienten erkranken innerhalb der ersten 5 Tage), wobei überwiegend Frühgeborene mit einem Geburtsgewicht unter 1500 g betroffen sind. Die Häufigkeit wird mit 1–5 % aller Kinder auf einer Neugeborenen-Intensiveinheit bzw. mit 1–2 ‰ aller Lebendgeborenen angegeben.

Ätiopathogenese

Die Ätiologie ist bis heute nicht endgültig geklärt. Am ehesten handelt es sich neben dem Risikofaktor Unreife um ein multifaktorielles Geschehen mit drei hauptsächlichen Kausalfaktoren:
- enterale Ernährung,
- Darmwandinfektion,
- intestinale Ischämie.

Eingeleitet wird der Entzündungsprozess durch eine Schleimhautschädigung bis hin zur Ulzeration, gefolgt von einer transmuralen Darmwandnekrose. Überwiegend sind das distale Ileum und das Colon ascendens betroffen. Wegbereitend ist dabei die Unreife des lokalen Abwehrsystems, das eine Invasion pathogener Keime möglich macht, die andererseits auch selbst die Schleimhautalteration initiieren können. Als Erreger lassen sich vor allem gramnegative Problemkeime (Escherichia coli, Pseudomonaden, Klebsiellen) aber auch Staphylokokken, Clostridien und Rotaviren nachweisen.

> ! Pathogene Keime als ätiologischer Faktor sind wahrscheinlich auch die Ursache für das zuweilen epidemische Auftreten der NEC in manchen Einrichtungen.

Als weitere Faktoren, die der Mukosaalteration den Boden bereiten, werden eine frühzeitige orale Ernährung – insbesondere mit einer hyperosmolaren Nahrung – sowie ischämische Darmwandschäden als Folge einer Viskositätserhöhung des Blutes, einer Zirkulationsstörung im Splanchnikusgebiet sowie von Mikrozirkulationsstörungen durch intravasale Gerinnung diskutiert. Deshalb sind Kinder mit zyanotischen Vitien, einer Polyzythämie, nach Blutaustauschtransfusion sowie mit perinataler Asphyxie und Hypoxie besonders gefährdet.

Die transmurale Nekrose bzw. Darmwandgangrän führt zu:
- Perforation mit Peritonitis,
- Schockgeschehen,
- Sepsis.

Als Spätfolgen können entstehen:
- Stenosen,
- Strikturen,
- Adhäsionen.

Notwendige Darmresektionen können ein Kurzdarmsyndrom zur Folge haben.

Klinik

Das klinische Bild ist variabel, vom milden bis zum foudroyanten Verlauf mit letalem Ausgang innerhalb von Stunden.

Leitsymptome:
- geblähtes Abdomen,
- galliges Erbrechen,
- verschlechterter Allgemeinzustand,
- Temperaturlabilität,
- grau-blasses Hautkolorit,
- Apnoezustände.

Besteht noch kein kompletter Ileus, ist häufig eine Hämatochezie zu beobachten. Häufig ist auch die Bauchwand entzündlich verändert, sie erscheint ödematös und erythematös. In einem solchen Bereich kann es zu einer spontanen Stuhlfistel nach außen kommen. Schließlich entwickelt sich bei einer Darmperforation mit Peritonitis das Vollbild eines paralytischen Ileus mit septischem Schock.

Diagnostik

Röntgen-Abdomen. Die klinische Verdachtsdiagnose NEC wird durch radiologische Befunde bestätigt. Eine konventionelle Röntgenaufnahme des Abdomens im Hängen oder seitlich angestellt zeigt:
- anfangs erhebliche Darmblähung zum Teil mit Spiegelbildungen,
- später perlschnurartige Gasblasen in der Darmwand (Pneumatosis intestini),
- als Signum malum Gas in der Pfortader (Pneumatosis venae portae),
- schließlich Pneumoperitoneum nach Darmwandperforation (Abb. 11.1).

Die freie Luft kann sich dreieckförmig zwischen den Darmschlingen, subphrenisch oder unter der Bauchdecke (seitlich angestellte Aufnahme!) darstellen (Abb. 11.2).

Sonographie. Ein meist nur gering ausgeprägter Aszites ist sonographisch zu erfassen, ebenso die Pneumatosis venae portae.

Erregernachweis. Ein Erregernachweis sollte aus Blut- und Stuhlkulturen und ggf. aus Peritonealflüssigkeit versucht werden.

Laborparameter. Die Laborbefunde sind uncharakteristisch:
- metabolischen Azidose,
- Elektrolytimbalancen,
- ggf. disseminierte intravasale Gerinnung.

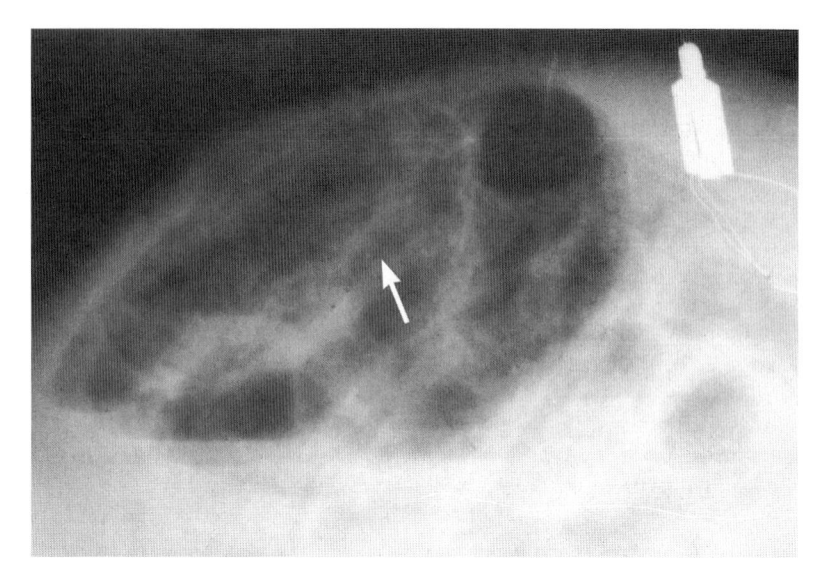

Abb. 11.1 Radiologische Befunde bei nekrotisierender Enterokolitis. Intramurale Gasbläschen in der Darmwand (Pneumatosis intestini) (Mit freundlicher Genehmigung von Prof. Dr. E. Rupprecht, Abteilung für Kinderradiologie des Universitätsklinikums Dresden).

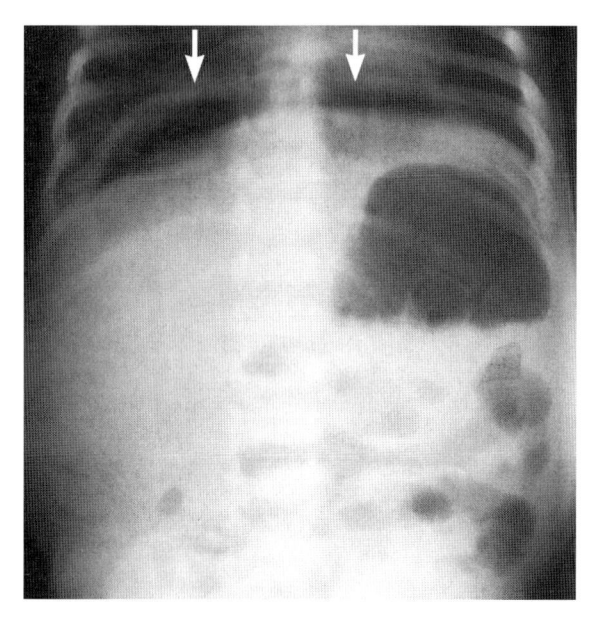

Abb. 11.2 Pneumoperitoneum bei nekrotisierender Enterokolitis.
Subphrenische Luftsicheln beiderseits in Röntgen-Abdomenübersicht im Hängen
(Mit freundlicher Genehmigung von Herrn Prof. Dr. E. Rupprecht, Abteilung für Kinderradiologie des Universitätsklinikums Dresden).

Therapie

Die Behandlung umfasst konservative und chirurgische Maßnahmen, weshalb die Behandlungsstrategie gemeinsam von Pädiater und Kinderchirurgen täglich festgelegt werden muss. Die Kinder sollten auf einer Intensivstation behandelt und kontinuierlich überwacht werden.

Konservative Therapie:
- Kreislaufstabilisierung und Schocktherapie,
- Gabe von Frischplasma, gezielte Substitution von Gerinnungsfaktoren, evtl. Blutaustauschtransfusion,
- Magenüberlaufsonde, absolute Nahrungskarenz,
- Ausgleich von Imbalancen im Elektrolyt- und Säure-Basen-Haushalt,
- antibiotische Therapie:
  - gezielt entsprechend Resistogramm bei positivem Erregernachweis,
  - ungezielt mit 2- oder 3-fach-Kombination (Cephalosporine + Metronidazol, Cephalosporine + Metronidazol + Mezlocillin, Cefotaxim + Vancomycin, Carbapeneme).

Chirurgische Therapie:

Sie ist indiziert bei Darmwandperforation mit Peritonitis. Am besten ist der Darm mit Anlage eines Stomas zu entlasten. Resektionen und Anastomosierungen sind anfangs meist nicht indiziert bzw. haben bei geschädigtem Darm eine schlechte Heilungstendenz.

Prognose und Prävention

Die Letalität der NEC liegt bei 20–40%. Wird die Erkrankung überstanden, beginnt nicht selten ein jahrelanger Leidensweg durch Kurzdarmsyndrom oder rezidivierende Ileuszustände in Folge von Strikturen, Stenosen, Adhäsionen und Darmmotilitätsstörungen.

Eine wirksame Prävention ist bisher nicht bekannt. Weil die Ursachen letztlich nicht endgültig geklärt sind, ist eine wirksame Prävention bisher nicht bekannt.

Da ein sicherer Risikofaktor die Frühgeburtlichkeit und damit die funktionelle und immunologische Unreife der Organsysteme ist, sollte versucht werden, mit pränatalen Corticoidgaben nicht nur das Atemnotsyndrom (RDS) sondern auch der nekrotisierenden Enterokolitis entgegenzuwirken. Die Effektivität einer solchen Maßnahme ist mehrfach nachgewiesen worden, der eigentliche Wirkmechanismus allerdings ist noch unklar (Neu 1996).

Bei Frühfütterung sollte auf Muttermilch oder gespendete Frauenmilch von einer Milchbank orientiert werden, da aufgrund des hohen s-IgA-Gehalts der humanen Milch die lokalen Abwehrmechanismen im Darm deutlich verbessert werden („s-IgA überzieht den Darm mit einem antiseptischen Anstrich"). Wird statt humaner Milch eine Formulanahrung zur Fütterung verwendet, sollte der Nahrungsaufbau vorsichtig erfolgen und die Osmolalität der Nahrung 400 mosmol nicht übersteigen.

Eine generelle Antibiotikaprophylaxe bei unauffälligen Frühgeborenen unter 1500 g zur Verhinderung einer NEC ist noch in der Diskussion.

Akute Pankreatitis

J. Henker

Die Klassifikation der akuten Pankreatitis ist in den letzten 35 Jahren aufgrund immer neuerer Erkenntnisse mehrfach geändert worden (Marseille 1963, Cambridge 1983, Marseille 1984, Marseille-Rom 1988, Atlanta 1992). Während anfangs morphologische Kriterien die Klassifikation bestimmten, sind es bei der Atlanta-Klassifikation von 1992 neben pathomorphologischen auch klinische Aspekte. Danach werden eine milde und eine schwere Verlaufsform unterschieden, pathomorphologisch entsprechend:
- interstitiell-ödematöse Pankreatitis (ca. 90 % der Fälle),
- hämorrhagisch-nekrotisierende Pankreatitis (ca. 10 % der Fälle).

Die milde Pankreatitis verläuft meist leicht und selbstlimitierend, kann aber in seltenen Fällen in eine schwere Verlaufsform übergehen. Die Sterblichkeit der schweren Form liegt bei ca. 25 %, insbesondere durch systemische Komplikationen.

Pathogenese

In pathogenetischer Hinsicht besteht eine durch Autodigestion des Pankreas bedingte Entzündung. Die Triggermechanismen, die diesen Prozess – vor allem die vorzeitige Trypsinaktivierung – einleiten, sind vielfältig. Während im Erwachsenenalter Gallensteine und Alkohol eine überragende Rolle spielen, sind es im Kindesalter vordergründig Infektionen, Arzneimittel und stumpfe Bauchtraumen (Tab. 11.5).

Für das Kind bedeutungsvolle Medikamente, die sehr wahrscheinlich eine akute Pankreatitis auslösen können, sind in Tab. 11.6 aufgeführt.

Tabelle 11.5 Ursachen und prädisponierende Faktoren bei akuter Pankreatitis

Mechanisch
- Gallereflux
- angeborene oder erworbene Pankreassaftabflussstörung bzw. Druckerhöhung im Pankreasgangsystem
- Trauma (posttraumatisch, postoperativ)

Systemerkrankungen
- Infektionen (viral, bakteriell, parasitär)

Metabolisch/toxisch
- Medikamente/Toxine
- Hyperlipidämie
- Hyperkalzämie
- Mukoviszidose mit exokriner Pankreassuffizienz
- Malnutrition (refeeding pancreatitis)
- Nierenerkrankungen
- Organtransplantation
- Hypothermie
- Diabetes mellitus
- Schock, Hypoxie
- Reye-Syndrom
- hämolytisch-urämisches Syndrom
- PSH
- Kawasaki-Syndrom

Vaskulär
- Vaskulitis/systemischer Lupus erythematodes

Unbekannt
- hereditär
- idiopathisch

Tabelle 11.6 Arzneimittel, die möglicherweise eine akute Pankreatitis induzieren können

L-Asparaginase

Azathioprin
Cisplatin
Corticoide
Didanosin
Furosemid
6-Mercaptopurin
Nichtsteroidale Antiphlogistika
Nitrofurantoin
Östrogene
Sulfasalazin
Sulfonamide
Tetracycline
Thiakzide
Valproinsäure

Klinik

Leitsymptom:
- plötzlich beginnender, anhaltender, heftiger Bauchschmerz,
- Übelkeit und Erbrechen.

In der Regel beginnen die Schmerzen im Epigastrium und strahlen in den linken und rechten Unterbauch, zuweilen auch zum Rücken aus. Zumindest subfebrile Temperaturen sind ein regelmäßiges Begleitsymptom. Palpatorisch besteht neben Druckschmerzhaftigkeit eine lokalisierte, eindrückbare Spannung („Gummibauch") im linken Oberbauch. Manchmal sind Ekchymosen an den Flanken (Grey-Turner-Zeichen) oder periumbilikal (Cullen-Zeichen) zu beobachten. Bei einer schweren Pankreatitis besteht praktisch immer ein paralytischer Ileus mit aufgehobener Darmperistaltik.

Komplikationen

Gefürchtete Komplikationen sind:
- hypovolämischer Schock,
- Infizierung der Pankreasparenchymnekrosen,
- systemische Komplikationen bis hin zum Multiorganversagen.

Die systemischen Komplikationen sind möglicherweise auf eine systemische Entzündungsreaktion zurückzuführen. So konnten Mc Kay u. Mitarb. (1996) eine Assoziation systemischer Komplikationen mit einer erhöhten Sekretion der Zytokine TNF-α, IL-6 und IL-8 aus Monozyten der Blutzirkulation bei Patienten mit moderater und schwerer akuter Pankreatitis finden. Auch ein oxidativer Stress wird für die systemischen Komplikationen verantwortlich gemacht (Niederau u. Mitarb. 1997). Bei der Organmitbeteiligung sind das akute Nierenversagen, die respiratorische Insuffizienz, eine disseminierte intravasale Gerinnung sowie die pankreatische Enzephalopathie besonders gefürchtet.

Folgende Kriterien weisen im Kindesalter auf eine ernste Prognose hin:
- systolischer Blutdruck < 90 mm Hg,
- Tachykardie: Herzfrequenz > 130/min,
- paO_2 < 8 kPa,
- Urinproduktion < 1 ml/kg KG/h,
- Serumcalcium < 2 mmol/l,
- Serumalbumin < 32 g/l,
- CRP > 100 mg/l,
- $α_2$-Makroglobulin < 1,5 g/l,
- Blutzucker > 12 mmol/l.

Diagnostik

Amylase/Lipase. Die wichtigsten Parameter der Labordiagnostik sind die pankreatische Serumamylase und -lipase. Beide Enzyme besitzen eine hohe Spezifität und Sensitivität. Sie sollten immer gemeinsam bestimmt werden, um einerseits den Aussagewert zu erhöhen, andererseits steigt die Amylase rascher an und fällt eher ab als die Lipase.

Laborparameter. Folgende laborchemische Notfalldiagnostik sollte bei Verdacht auf eine akute Pankreatitis bzw. beim klinischen Bild eines „akuten Abdomens" im Blut durchgeführt werden:
- pankreatische Amylase und Lipase,
- Blutbild einschließlich Differenzialblutbild und Thrombozyten,
- Ionogramm,
- Säure-Basen-Haushalt,
- C-reaktives Protein, BSG,
- ALAT (GPT), ASAT (GOT), Bilirubin,
- alkalische Phosphatase, γ-GT,
- Gesamteiweiß, Albumin, Elektrophorese,
- Lactatdehydrogenase,
- Creatinkinase,
- Quick-Wert, partielle Thromboplastinzeit, Fibrinogen, AT III,
- Triglyceride, Cholesterol,
- Blutzucker.

Ein wichtiger Parameter zur Differenzierung einer leichten ödematösen und einer schweren hämorrhagisch-nekrotisierenden Pankreatitis ist das C-reaktive Protein. Übersteigt es das 10- bis 20fache der Norm (über 100 mg/l) ist dies ein sicherer Hinweis für Parenchymnekrosen bzw. einen schweren Verlauf. Es sollte anfangs täglich bestimmt werden, zumal der maximale Anstieg erst nach 2–3 Tagen zu erwarten ist.

Bildgebende Diagnostik. Ergänzt wird die Labordiagnostik durch bildgebende Verfahren. Mit Kontrastmittel-CT lassen sich ebenfalls Nekrosen und damit eine nekrotisierende Pankreatitis nachweisen. Die Sonographie dient weniger der Differenzierung der beiden Pankreatitisformen als mehr der ätiologischen Klärung (Cholelithiasis!) und der Verlaufsbeurteilung (Pseudozysten!). Eine konventionelle Röntgen-Thoraxaufnahme dient dem Ausschluss oder Nachweis eines (meist linksseitigen) Pleuraergusses.

Differenzialdiagnose

Differenzialdiagnostisch sind u erwägen:
- Gallen- oder Nierenkolik,
- akute Cholezystitis,
- peptisches Ulkus,
- mechanischer Ileus,
- Peritonitis,
- Pneumonie,
- Pleuritis.

Gelegentlich ist eine Erhöhung pankreasspezifischer Enzyme ohne spezifische klinische Symptomatik zu beobachten. Eine solche „biochemische Pankreatitis" kann bei abdominalen und retroperitonealen operativen Eingriffen oder anderen Prozessen im Bauchraum beobachtet werden.

Therapie

Bisher gibt es keine spezifische Behandlungsmöglichkeit, die Therapie ist rein symptomatisch. Sie umfasst:
- intensivmedizinische Überwachung,
- Magenüberlaufsonde, Nahrungs- und Flüssigkeitskarenz,
- parenterale Ernährung,
- Schmerzbekämpfung,
- Behandlung von Komplikationen.

Die Gabe von Proteasehemmern oder die medikamentöse Hemmung der Pankreassekretion haben sich als wirkungslos erwiesen. Die Wirksamkeit von Somatostatin, Antioxidanzien und Radikalfängern wird derzeit noch untersucht. Eine absolute Nahrungs- und Flüssigkeitskarenz sowie eine Magenüberlaufsonde sollte in jedem Fall durchgeführt werden, um Erbrechen und Bauchschmerzen zu lindern und eine Verschlimmerung der akuten Pankreatitis zu vermeiden (Pitchumoni u. Mitarb. 1988). Der Schockbehandlung bzw. -vermeidung ist größte Aufmerksamkeit zu schenken, um vor allem ein akutes Nierenversagen zu verhindern.

Schmerztherapie. Die Schmerzbehandlung erfolgt bei geringen Beschwerden mit Paracetamol. Starke Schmerzen erfordern Tramadol, Procainhydrochlorid, Buprenorphin oder Pethidin. Morphin ist wegen seiner Druckerhöhung im M. spincter Oddi ungeeignet.

Antibiotika. Gefürchtet ist die Infektion von Parenchymnekrosen mit nachfolgender Sepsis. Infektionserreger sind meist aszendierende aerobe und anaerobe Darmkeime, aber auch Candidapilze (Farkas u. Mitarb. 1996). Der Keimnachweis sollte durch Blutkulturen oder eine computergestützte Feinnadelpunktion versucht werden.

Gelingt der Keimnachweis und damit eine gezielte antibiotische Behandlung nicht, bietet sich eine Behandlung mit Imipenem oder Meropenem bzw. die Kombination eines Gyrasehemmers (Ciprofloxacin, Ofloxacin) mit Metronidazol an.

Operative Maßnahmen. Infizierte Nekrosen sind operativ anzugehen. Ansonsten ist eher Zurückhaltung bei operativen Maßnahmen im Rahmen einer akuten Pankreatitis geboten.

Peritonitis

J. Henker

Ätiopathogenese

Eine Entzündung des Bauchfells kann als akute oder chronische, lokalisierte oder diffuse Peritonitis ablaufen. Nach der Ursache sind eine bakterielle und eine abakterielle Bauchfellentzündung zu unterscheiden. Die häufigsten Erreger der bakteriellen Peritonitis sind grampositive Kokken, gramnegative Stäbchen und Anaerobier. Diese Keime können an das Bauchfell gelangen durch:
- Perforation eines Hohlorgans:
  - nekrotisierende Enterokolitis,
  - Appendizitis,
  - Magen- und Darmulzera,
  - Gallenblasenempyem,
- transmurale Penetration von Bakterien aus Bauch- und Beckenorganen,
- Verletzungen von außen,
- chirurgische Eingriffe,
- hämatogen.

Die hämatogene Infektion wird als primäre (spontane) Peritonitis bezeichnet im Gegensatz zur häufigeren sekundären Peritonitis.

Die Entstehung einer primären Peritonitis wird meist durch eine Abwehrschwäche (Zustand nach Splenektomie!), eine Leberzirrhose oder Nephrose sowie eine schwere Grunderkrankung begünstigt.

Eine besondere Peritonitisform der Perinatalperiode ist die Mekoniumperitonitis in Folge Mekoniumaustritts aus dem Darm in die Bauchhöhle durch prä- oder perinatale Darmperforation. Meist liegt ein Mekoniumpfropfsyndrom zugrunde durch Mukoviszidose oder Passagehindernis (Darmstenose bzw. -atresie, Invagination).

Klinik

Leitsymptome der Peritonitis sind:
- Fieber,
- Bauchschmerzen (lokalisiert oder diffus),
- Übelkeit und Erbrechen,
- gelegentlich schleimige Durchfälle.

Diese Symptomatik entwickelt sich bei einer primären Peritonitis rasch innerhalb von Stunden, bei einer sekundären Peritonitis kann – je nach Ursache – auch ein protrahierter Verlauf beobachtet werden.

Die Kinder sind schwer krank und zeigen:
- behinderte Zwerchfellmotilität,
- gemischte oder thorakale Atmung,
- Fieberröte der Wangen,
- periorale Blässe,
- trockene, belegte Zunge,
- zunehmendes Bild des paralytischen Ileus.

Diagnostik

Im Blut bestehen deutliche Entzündungszeichen:
- Erhöhung der Akute-Phase-Proteine,
- beschleunigte BSG,
- Linksverschiebung im Differenzialblutbild bei anfangs nur geringer Leukozytose („Peritonitisblutbild").

Eine Keimisolierung sollte aus Blutkulturen, ggf. auch durch diagnostische Parazentese versucht werden.

Therapie

Das therapeutische Vorgehen bei einer Peritonitis ist immer eine gemeinsame Entscheidung von Pädiater und Kinderchirurgen.
- Bei einer sekundären Peritonitis ist stets chirurgisch vorzugehen, um die Infektionsquelle auszuschalten.
- Bei der primären Peritonitis steht die antibiotische Behandlung im Vordergrund. Bei unbekanntem Erreger ist die Behandlung mit einem Carbapenempräparat indiziert oder die Kombination eines Cephalosporins der dritten Generation mit einem Aminoglykosid.

Zuvor sind in jedem Fall Kreislaufstabilisierung und Ausgleich von Imbalancen im Elektrolyt- und Säure-Basen-Haushalt durchzuführen.

Literatur

Beeby Ph J, Heater J (1992) Risk factors for necrotising enterocolitis: the influence of gestational age. Arch Dis Child 67: 432–435

Bradley EL (1993) A Clinically based classification system for akute pancreatitis. Summary of the International Symposium on Acute Pancreatitis, Atlanta, Ga, September 11 through 13, 1992. Arch Surg 128: 586–590

Farkas G, Marton J, Mandi Y, Szederrenyi E (1996) Surgical strategy and management of infected pancreatic necrosis. Br J Surg 83: 930–933

Henker J (1996) Pankreatitis. In: Henker (Hrsg.) Erkrankungen des exokrinen Pankreas im Kindesalter. Stuttgart, Bücherei des Pädiaters, Band 103, F. Enke Verlag, S. 53–61

Mc Kay CJ, Gallagher G, Brooks B, Imrie CW, Baxter JN (1996) Increased monocyte cytokine production in association with systemic complications in acute pancreatitis. Br J Surg 83: 919–923

Neu J (1996) Necrotizing enterocolitis. The search for a unifying pathogenic theory leading to prevention. Pediat Clin North Am 43: 409–432

Niederau C, Lüthen R (1997) Neue Aspekte zur Pathogenese der akuten Pankreatitis. Praxis 86: 385–391

Pitchumoni CS, Agarwal N, Jain NK (1988) Systemic complications of acute pancreatitis. Am J Gastroenterol 83: 597–606

Sigge W (1984) Die nekrotisierende Enterocolitis des Neugeborenen. Monatsschr Kinderheilkd 132: 278–285

Gastrointestinale Blutungen

Ösophagusvarizenblutung

U. Preiß

Definition

Die akute Ösophagusvarizen- oder Fundusvarizenblutung ist im Kindesalter die häufigste Ursache für eine massive obere Gastrointestinalblutung. Sie ist gekennzeichnet durch:
- Hämatemesis und/oder Meläna,
- Anämie,
- hämorrhagischen Schock.

Ätiologie

Ösophagusvarizen entstehen infolge portaler Hypertension. Die gestauten submukösen und paraösophagealen Venen bilden den portosystemischen Kollateralkreislauf zwischen Vv. gastricae, V. gastroepiploica sinistra und V. azygos. Etwa 20 % aller Fälle von portaler Hypertension werden bereits im Kindesalter beobachtet. In Abhängigkeit von der Lokalisation der Blockade des Blutflusses unterscheidet man:
- prähepatischen Block,
- intrahepatischen Block:
  - präsinusoidal,
  - sinusoidal,
  - postsinusoidal,
- posthepatischen Block.

Der sinusoidale und postsinusoidale Pfortaderhochdruck geht in der Regel mit einer Störung der Leberzellfunktion und Aszitesbildung einher, während beim präsinusoidalen Block die Leberfunktion intakt ist. Als Ursache besteht beim Erwachsenen meist eine Leberzirrhose, die bei Kindern nur in etwa ⅓ der Fälle nachweisbar ist. Häufiger sind dagegen präsinusoidal bedingte portale Hypertensionen, die intrahepatisch infolge konnataler Leberfibrose und prähepatisch durch Pfortaderthrombose entstehen. Oft wird bei Kindern mit Pfortaderhochdruck auch eine portale Gastropathie beobachtet. Sie ist in etwa 10 % der Fälle die alleinige oder zusätzliche (neben der Varizenblutung) Ursache der oberen Gastrointestinalblutungen. Ursachen der portalen Hypertension im Kindesalter sind:

Prähepatischer Block:
- *kongenitale Fehlbildungen der Pfortader:*
  - Atresie,
  - Hypoplasie,
  - Aneurysma,
  - arterioportalvenöse Fistel,
- *Pfortaderthrombose oder Milzvenenthrombose:*
  - Nabelvenenkatheter,
  - Omphalitis,
  - Sepsis,

- AT-III-Mangel,
- Protein-C-Mangel,
- Peritonitis,
- Pankreatitis,
- *Bauchtrauma,*
- *abdominale Tumoren.*

Intrahepatischer Block:
- *konnatale Leberfibrose,*
- *Leberzirrhose:*
  - chronische Hepatitis B, C oder D,
  - Gallengangatresie,
  - Autoimmunhepatitis,
  - α_1-Antitrypsinmangel,
  - Morbus Wilson,
  - Mukoviszidose,
  - Galaktosämie,
  - Fruktoseintoleranz,
  - Glykogenose IV,
  - primär biliäre Zirrhose,
- *lymphoproliferative Erkrankungen:*
  - Non-Hodgkin-Lymphome,
  - Morbus Hodgkin,
- *Schistosomiasis.*

Posthepatischer Block:
- *kongenitale Atresien der Vv. hepaticae oder der V. cava inferior,*
- schwere chronische Rechtsherzinsuffizienz,
- Pericarditis constrictiva,
- Budd-Chiari-Syndrom.

Eine seltene Sonderform der Ösophagusvarizen stellen die Downhill-Varizen dar, die durch eine Druckerhöhung in der V. cava superior verursacht werden, ohne portale Hypertension auftreten und durch die kraniokaudale, hepatopetale Strömungsrichtung der Kollateralzirkulation gekennzeichnet sind. Die Ursachen dieser im oberen Ösophagusdrittel lokalisierten Varizen sind maligne Tumoren mit mediastinalem Lymphknotenbefall, mediastinale Fibrose und retrosternale Struma.

Pathogenese

Voraussetzung für eine Ösophagusvarizenblutung ist die Steigerung des Pfortaderdrucks über 12 mm Hg. Der i.v. Blutdruck und der Varizenradius bestimmen die Spannung der Varizenwand – sie sind die kritischen Faktoren in der Pathogenese der Varizenruptur. Große Varizen weisen einen höheren transmuralen Druck auf als kleinere, und Varizen mit „cherry red spots" sind durch einen höheren transmuralen Druck belastet als gleichgroße Varizen ohne Gefäßwandveränderungen. Varizen vom Grad III und IV mit erosiven Veränderungen sind stets blutungsgefährdet.

Als zusätzliche Faktoren, die letztlich die Blutung auslösen, werden plötzliche Drucksteigerungen in den Varizen (Explosionshypothese) und das Auftreten turbulenter Strömungen in den Varizen (Zirkulationshypothese) diskutiert. Schleimhaut- und Wandläsionen durch gastroösophagealen Reflux (Erosionshypothese) sind als Hauptursachen der Varizenblutung nicht gesichert. Erhöht wird das Blutungsrisiko durch Gerinnungsstörungen und Thrombozytopenie als Folgen der chronischen Lebererkrankung und des Hypersplenismus sowie durch die Vergrößerung des Plasmavolumens infolge Natriumretention. Die portale Hypertension kann bereits vor der akuten Ösophagusvarizenblutung zu kontinuierlichen Diapedeseblutungen in den Gastrointestinaltrakt führen.

Klinik

Leitsymptome:
- Erbrechen hellroten Bluts,
- meist wenige Stunden später folgende Entleerung dünnflüssigen, übel riechenden Teerstuhls,
- Zeichen des hämorrhagischen Schocks.

Kriterien des Volumenmangels zur Einschätzung des Blutverlusts:
- Blutdruck, Abfall des systolischen Blutdrucks bei Positionswechsel,
- Herzfrequenz, Pulsqualität,
- Hautfarbe und -temperatur,
- Schweißneigung,
- Venenfüllung,
- Durst.

Hämoglobin- und Hämatokritwerte sind in der Frühphase der Blutung meist nicht aussagefähig. In der Regel findet sich eine deutliche Splenomegalie, die bei Fehlen anderer Begleitsymptome auf den prähepatischen Block hinweist.

Dagegen darf ein intrahepatischer Block vermutet werden bei:
- Nachweis von Meteorismus,
- Aszites,
- Ikterus,
- Palmarerythem,
- Spinnennävi,
- Venenzeichnung der Bauchhaut,
- Symptomen der Enzephalopathie.

Klinische Zeichen und Laborparameter erlauben die Einschätzung des Schweregrads der Leberzirrhose nach der Child-Pugh-Klassifizierung (Tab. 11.7).

Im Verlauf der Varizenblutung können sich Aszites und hepatische Enzephalopathie verstärken (enteraler Proteinverlust und Ammoniakbelastung).

Tabelle 11.7 Child-Pugh-Klassifikation der Leberzirrhose

Parameter	Punktezahl		
	1	2	3
Aszites	keiner	mäßig	stark
Enzephalopathiegrad	0	1–2	3–4
Bilirubin (µmol/l)	< 34	34–51	> 51
Albumin (g/l)	> 35	30–35	< 30
Quick-Wert (%)	> 50	30–50	< 30
Child-Klasse	Punktesumme		
A	bis 6		
B	7–9		
C	10–15		

Diagnostik

- Die Akutheit der Ösophagusvarizenblutung limitiert in der Regel den Umfang von Anamnese und Diagnostik. Im Vordergrund stehen therapeutisches Handeln und Notfallendoskopie.

Anamnese. Nachfolgende Fragen sind zu klären:
- Umfang und Dauer der Blutung,
- Fremdkörperingestion oder Verätzung,
- Erkrankungen in der Neonatalperiode:
  - Nabelvenenkatheter,
  - Austauschtransfusion,
  - Omphalitis,
  - Sepsis,
- Hepatitis,
- Bluttransfusion.
- Ätiopathogenetisch relevante Erkrankungen?

Labordiagnostik.
- Blutbild, Thrombozyten,
- Blutgruppe, Kreuzprobe,
- Gerinnungsparameter, AT III,
- ASAT, ALAT, GGTP, CHE, AP, NH_3,
- Kreatinin, Elektrolyte, Säure-Basen-Status,
- Elektrophorese,
- Blutglucose,
- Hepatitisserologie (B, C, D)
- Coeruloplasmin, α_1-Antitrypsin.

Magensonde. Sie ist diagnostisch bedeutsam bei unklarer oberer Gastrointestinalblutung (Meläna) sowie zur Lavage mit 0,9 %iger Natriumchloridlösung (Raumtemperatur) zum Absaugen von Blut und Koagula aus dem Magen in Vorbereitung der Notfallendoskopie.
- Spülportionen bei Säuglingen: etwa 30 ml.
- Spülportionen bei Kindern: etwa 100 ml.

Kaffeesatzartiges Blut in der Spülflüssigkeit deutet eher auf eine weniger massive Blutung hin. Die liegende Magensonde erlaubt (nach Sklerosierung) die Kontrolle eines Blutungsrezidivs!

Sonographie. Real-Time- und Doppler-Sonographie können wesentlich zur Klärung der Ätiopathogenese einer Ösophagusvarizenblutung beitragen:
- Verbreiterung der V. coronaria ventriculi,
- Venenkonvolute,
- rekanalisierte und erweiterte Umbilikal- und Paraumbilikalvenen (Cruveilhier-von-Baumgarten-Syndrom),
- Verbreiterung von V. lienalis und V. portae,
- Milzhiluskollateralen,
- Pfortaderthrombose,
- pathologische Leberstruktur und Milzgröße,
- Budd-Chiari-Syndrom (fehlende Lebervenendarstellung und charakteristische Doppler-Wellen-Form).

Endoskopie. Die vollständige Ösophagogastroduodenoskopie erfolgt stets mit diagnostisch-therapeutischer Indikation. Neben blutenden Ösophagusvarizen können Fundusvarizen, Ulzera, erosive Gastritis, portale Gastropathie oder Mallory-Weiss-Syndrom besonders bei Leberinsuffizienz gleichzeitig vorkommen (Tab. 11.8).

Angiographie. Diese ist erst indiziert, wenn eine Shuntoperation vorgesehen ist.

Therapie

Schockbehandlung

- Legen eines zentralen Venenkatheters sowie von 1–2 peripheren Zugängen.
- Arterielle Verweilkanüle zur kontinuierlichen RR-Messung.
- Endotracheale Intubation und Beatmung bei Bewusstseinsstörung sowie zur Vorbereitung der Ballontamponade und Sklerosierung.
- Transfusion von Erythrozytenkonzentrat (nicht älter als 48 h) und FFP zur Volumensubstitution und Normalisierung der Hämostase (evtl. Thrombozytenkonzentrat). Keine Übertransfusion! Bluttransfusion bis zu Hämatokritwert von 30–35 %.

Tabelle 11.8 Gradeinteilung der Ösophagusvarizen (modifiziert nach M. O. Blackstone 1987)

Grad	Ösophagusvarizenhöhe
I	geringe Vorwölbung (1–2 mm) bläulicher, geschlängelter, längs verlaufender Venen
II	Vorwölbung (2–3 mm) bis zu ¼ des Ösophaguslumens
III	Vorwölbung (3–4 mm) bis zur Hälfte des Ösophaguslumens
IV	Ösophaguslumen wird vollständig von den Varizen verlegt (≥ 5 mm)

> Bei Wiederherstellung des normalen zirkulierenden Blutvolumens steigt auch der portale Venendruck wieder an, damit droht eine erneute bzw. verstärkte Varizenblutung.

- Korrektur des Flüssigkeits-, Elektrolyt- und Säure-Basen-Haushalts.
- Sedierung – wenn nötig – mit Diazepam.
- Ballontamponade und medikamentöse Supportivtherapie können der frühelektiven Sklerosierung vorausgehen.

Ballontamponade

Die Kompression der blutenden Varizen mit Ballonsonden ist eine effektive Sofortmaßnahme, mit der die Zeit bis zur Sklerosierungstherapie und dem Ansprechen der medikamentösen Behandlung überbrückt werden kann. Eine temporäre Blutstillung wird in bis zu 80 % der Patienten erreicht, jedoch nur in der Hälfte der Fälle ein dauerhaftes Sistieren der Blutung.

Sengstaken-Blakemore-Sonde: 3-lumige Doppelballonsonde (Ch 14, 16, 18) für Kinder und Jugendliche.
- Legen der Sonde erfolgt nach Gabe von Atropin 0,01 mg/kg KG i. v. in Intubations- und Reanimationsbereitschaft.
- Orientierende Messung der Sondenlänge mittels Ohr-Mund-Xiphoid-Distanz.
- Bestimmung der Luftmenge, mit der in den Ballons ein Druck von maximal 40 mm Hg aufgebaut werden kann. Ballons auf Dichtheit überprüfen!
- Einreiben der entblockten Sonde mit Gleitmittel und nasales Einführen.
- Magenballon mit dem vorher ermittelten Luftvolumen aufblasen und anschließend zurückziehen bis der federnde Widerstand der Kardia spürbar ist.
- Ösophagusballon mit dem bereits ermittelten Luftvolumen auffüllen, danach Röntgenaufnahme zur Lagekontrolle.
- Kontinuierlich oder mindestens alle 30 min Sekret aus Mund und Hypopharynx absaugen.
- Absaugen des Mageninhalts und Spülung mit raumtemperierter 0,9%iger Natriumchloridlösung bis die Spülflüssigkeit klar ist.
- Alle 6–8 h entblocken des Ösophagusballons für 5 min, der Magenballon bleibt aufgeblasen.
- Liegedauer der Sonde beträgt maximal 24 h.

Linton-Nachlas-Sonde: 3-lumige Einballonsonde ausschließlich zur Kompression von Fundusvarizen. Das Legen der Sonde erfolgt in Analogie zur Sengstaken-Sonde.

Komplikationen der Ballontamponade:
- Obstruktion der oberen Luftwege durch (dislozierten) Ösophagusballon,
- Aspiration,
- Drucknekrosen,
- Ösophagusruptur.

Medikamentöse Therapie

Die Pharmakotherapie dient:
- temporärer Beherrschung der akuten Blutung,
- Prophylaxe einer Rezidivblutung nach endoskopischer Therapie,
- Beherrschung von Komplikationen im Verlauf der Notfallsituation.

Medikamente:

Octreotid (Sandostatin):
- 1–3 µg/kg KG/h i. v. Dauerinfusion

Somatostatin:
- 1–3 µg/kg KG/h i. v.
- initial 3 µg/kg KG i. v. als Bolus

Beide Präparate bewirken durch spezifische Vasokonstriktion der Arteriolen des Splanchnikusgebiets eine Senkung des portalen Blutflusses und des Portalvenendrucks. Gleichzeitig erfolgt die Verringerung von Magendurchblutung, Säureproduktion und Gastrinsekretion.

> Die Somatostatinanaloga besitzen gegenüber Vasopressinderivaten eine bessere Wirksamkeit und haben kaum relevante Nebenwirkungen!

Die Gabe von Octreotid über 24–(maximal) 48 Stunden kann „alternativ" zur Sklerotherapie empfohlen werden. In etwa 65 % der Fälle wird eine primäre Blutstillung erreicht, jedoch sind häufig frühe Rezidivblutungen möglich.

Glycylpressin:
- 15–20 µg/kg KG 6-stündlich i. v.

Vasopressin:
- 0,005 U/kg KG/min (0,2–0,4 U/1, 73 m^2/min)
- Verdoppelung der Dosis im Verlauf von 2 h möglich
- Vasopressininfusion stets in Kombination mit Nitroglycerin 1–5 µg/kg KG/min i. v.

Die Vasopressinanaloga reduzieren das Herzminutenvolumen und senken den arteriellen Blutfluss im splanchnischen Gefäßbett mit dem Effekt des Portalvenendruckabfalls.

> **!** Wegen der Nebenwirkungen von Vasopressin, wie Arrhythmie, Hypertonie, Oligurie, Wasserretention, Hyponatriämie, abdominale Krämpfe und Diarrhö, sollte Glycylpressin prinzipiell bevorzugt werden!

In seiner Effektivität ist Glycylpressin vergleichbar mit Octreotid.

Metoclopramid:
- 0,1 mg/kg KG 4-stündlich i. v.

Das Medikament führt zur Konstriktion des unteren Ösophagussphinkters und vermindert den kollateralen gastroösophagealen Blutfluss mit Druckreduktion in den Varizen. Es sollte nur in Kombination mit Somatostatin- oder Vasopressinanaloga angewandt werden.

H$_2$-Blocker/Protonenpumpeninhibitoren:
Ranitidin:
- 2,5 mg/kg KG 2-mal täglich i. v.

Omeprazol pro infusione:
- 1 mg/kg KG/30 min initial
- dann 0,5 mg/kg KG/30 min 6-stündlich

Die Titration des Magen-pH-Werts über 4 fördert die lokale Thrombozytenaggregation und Funktion der Gerinnungskaskade. Prophylaktisch kann die Entstehung von Ösophagusulzerationen nach Sklerosierung beeinflusst werden.

Vitamin K (Konakion):
- 0,1–0,2 mg/kg KG
- insgesamt 4 Injektionen i. v. 6-stündlich

Bei Patienten mit Leberinsuffizienz ist immer eine Synthesestörung der Gerinnungsfaktoren anzunehmen, sodass eine Stimulation der Produktion von Vitamin-K-abhängigen Faktoren versucht werden sollte.

Darmsterilisation und Darmreinigung nach Sistieren der Varizenblutung:
Paromomycin:
- 50 mg/kg KG/d in 4 ED oder

Colistin:
- 200 000 I. E./kg KG/d in 4 ED p. o.

Lactulose:
- 3-mal täglich 5–20 ml p. o.

Die Darmsterilisation und -entleerung reduziert die Ammoniakproduktion und -absorption, sodass bei Leberinsuffizienz die Entwicklung der hepatischen Enzephalopathie gemindert wird.

In Abhängigkeit vom Gesamtzustand des Patienten und der Genese der Ösophagusvarizenblutung (Leberinsuffizienz, Hypersplenismus) ist der Einsatz von Breitbandantibiotika und die Gabe von Pneumovax (1-mal 0,5 ml s. c. oder i. m.) zu erwägen.

Endoskopische Sklerosierung

Die Sklerosierung erfolgt in Intubationsnarkose entweder als notfallmäßige Sofortmaßnahme oder möglichst nachdem die Blutung unter medikamentöser Therapie und Ballontamponade zum Stillstand gekommen ist. Massiv blutende Varizen lassen sich endoskopisch kaum einstellen und machen die Sklerosierungstherapie unmöglich. Gelingt die übliche para- oder intravariköse Injektion von Polidocanol (Aethoxysklerol) 0,5–1 % (0,5–3 ml pro Varize, maximal 0,8 ml/kg KG pro Sitzung), so kann bei 90 % der Patienten eine Blutstillung erreicht werden. Der Initialbehandlung folgt die elektive Sklerosierung in wöchentlichen Abständen bis zur Verödung aller Varizen und die Entscheidung über weitere Therapiemaßnahmen (TIPS, Shuntoperation).

Komplikationen:
- Ösophagusulzeration, -striktur, -perforation,
- Dysphagie,
- retrosternale Schmerzen,
- Fieber,
- Mediastinitis,
- Sepsis,
- Aspirationspneumonie.

Endoskopisches Banding

Die Ligatur von Ösophagusvarizen stellt in geübten Händen die komplikationsärmere Alternative zur Sklerosierung dar und kann auch mit ihr kombiniert werden. Das Banding erfolgt in Intubationsnarkose sowohl bei aktiv blutenden Varizen als auch zur elektiven Therapie nach medikamentöser Vorbehandlung oder Ballontamponade. Die Ligaturen werden nach 7 Tagen und später alle 2 Wochen bis zur Beseitigung aller Varizen wiederholt.

Komplikationen:
- Dysphagie,
- Odynophagie,
- Ösophagusulzeration.

Transjugularer intrahepatischer portosystemischer Stentshunt (TIPS)

Die Anlage eines TIPS ist bei rezidivierenden Varizenblutungen oder bei medikamentös und endoskopisch nicht befriedigend beherrschbarer Blutung indiziert. Sie stellt eine Alternative zur Shuntoperation dar und ermöglicht die Dekompression der portalen Hypertension um 50% unter Aufrechterhaltung der portalen Zirkulation (Stentshunt zwischen V. hepatica dextra und rechtem Ast der V. portae) u.a. in Vorbereitung auf eine Lebertransplantation.

Komplikationen:
- Stentokklusion,
- Induktion einer hepatischen Enzephalopathie.

Chirurgische Therapie

Die Kooperation mit dem Kinderchirurgen oder einem Transplantationszentrum muss gegebenenfalls frühzeitig in der therapeutischen Strategie bedacht werden. Bei Ineffektivität der medikamentösen sowie endoskopischen Behandlung und Persistieren der Varizenblutung sind operative Maßnahmen unumgänglich:
- Dissektionsligatur,
- Devaskularisationsoperation,
- selektiver splenorenaler Shunt nach Warren.

Die Möglichkeit des Legens von Stentshunts sollte die Indikationsstellung zur operativen Therapie künftig auch im Kindesalter beeinflussen.

Prophylaxe von Rezidivblutungen

Propranolol. Dosierung: 1 mg/kg KG/d (3 ED) p.o., Steigerung der Dosis um 0,5 mg/kg KG/d bis auf 3 mg/kg KG/d ist möglich.

Betablocker in einer Dosierung, welche die Ruheherzfrequenz um 25% senkt, bewirken eine Reduzierung des Pfortaderdrucks (β_2-Rezeptoren-Wirkung). Im Vergleich mit der elektiven Sklerotherapie erwies sich Propranolol als gleichwertige Präventivmaßnahme zur Verminderung von Blutungsepisoden bei guter Leberfunktion (Child A und B).

Weitere Maßnahmen:
- Sklerosierung/Banding,
- TIPS,
- elektive Shuntoperation,
- Lebertransplantation bei Patienten im Stadium Child C.

Prognose

Die Prognose der akuten Varizenblutung ist grundsätzlich ernst und wird wesentlich von der Ursache der portalen Hypertension beeinflusst. In Abhängigkeit von der Leberfunktion schwankt die Letalität der Ösophagusvarizenblutung bei erwachsenen Patienten zwischen 5 und 70%. Bei Kindern wird die erste akute Blutungsepisode in 10% nicht beherrscht. Nach der ersten endoskopischen Sklerosierung kommt es bei 20% der Kinder innerhalb von 3 Jahren zu einem Blutungsrezidiv. Die Letalität von Shuntoperationen liegt zwischen 5 und 15%.

Literatur

Berger H, Bugnon F, Goffette P, Steiner W, et al. (1994) Percutaneous transjugular intrahepatic stent shunt for treatment of intractable varicose bleeding in paediatric patients. Eur J Pediatr 153: 721–725

Blackstone MO (1987) Endoskopie in der Gastroenterologie. Stuttgart-New York: Georg Thieme Verlag

Burroughs AK (1991) Somatostatin and octreotide for variceal bleeding. J Hepatol 13: 1–4

Fox VL, Carr-Locke DL, Connors PJ, Leichtner AM (1995) Endoscopic ligation of esophageal varices in children. J Pediatr Gastroenterol Nutr 20: 202–208

Panes J, Pique JM, Bordas JM, et al. (1994) Effect of bolus injection and continous infusion of somatostatin on gastric perfusion in cirrhotic patients with portal-hypertensive gastropathy. Hepatology 20: 336–341

Paquet KJ, Lazar A (1994) Current therapeutic strategy in bleeding esophageal varices in babies and children and longterm results of endoscopic paravariceal sclerotherapy over twenty years. Eur J Pediatr Surg 4: 165–172

Pedretti G, Elia G, Calzetti C, Magnani G, Fiaccadori F (1994) Octreotide versus terlypressin in acute variceal hemorrhage in liver cirrhosis – emergency control and prevention of early rebleeding. Clin Invest 72: 653–659

Rodeck B (2002) Portale Hypertension und Ösophagusvarizen. Mschr Kinderheilkd 150: 40–46

Socha J, Rasinski A, Barra E, Cichy W, Celinska-Cedro D, Rondio H (1988) Somatostatin in the treatment of gastrointestinal diseases in children. Mat Med Pol 20: 6–11

Sung JJ, Chung SC, Lai CW, et al. (1993) Octreotide infusion or emergency sclerotherapy for variceal haemorrhage. Lancet 342: 637–641

Tanner S (1989) Pediatric hepatology. Edinburgh: Churchill Livingstone

Thapa BR, Mehta S (1990) Endoscopic sclerotherapy of esophageal varices in infants and children. J Pediatr Gastroenterol Nutr 10: 430–434

Purpura Schoenlein-Henoch (PSH)

U. Preiß

Definition

Die PSH ist eine generalisierte Immunkomplexvaskulitis, die durch Hautveränderungen, Abdominalsymptome, Gelenkbeschwerden und Nierenbeteiligung charakterisiert ist.

Ätiologie

Die Ätiologie der PSH ist unklar. Es ist die häufigste Vaskulitis des Kindesalters zwischen dem 2. und 8. Lebensjahr mit einer leichten Knabenwendigkeit und gehäuftem Auftreten im Winterhalbjahr. Den typischen Symptomen der PSH geht in 2/3 der Fälle ein Infekt der oberen Luftwege 1–3 Wochen voraus. Als Auslöser der Immunkomplexvaskulitis werden Influenza-A-Viren, Mykoplasmen, Insektenstiche, Impfungen, Antibiotika und Nahrungsmittel diskutiert. Streptokokkeninfektionen spielen wahrscheinlich ätiologisch keine Rolle. Es besteht eine enge Assoziation mit den HLA-Antigenen HLA-B35 und HLA-DR4.

Pathogenese

Die PSH ist eine Immunkomplexvaskulitis auf dem Boden einer Immunreaktion vom Typ III nach Coombs und Gell. Bei der akut auftretenden Erkrankung lagern sich überwiegend IgA-haltige Immunkomplexe subendothelial in den Arteriolen, Kapillaren und Venolen verschiedener Organe ab.

Die konsekutive Aktivierung der Komplementkaskade induziert eine perivaskuläre Gewebsinfiltration mit Granulozyten, die durch Freisetzung proteolytischer Enzyme zur Schädigung der Gefäßwände mit sekundärer Thrombosierung, Faktor-XIII-Verbrauch und Blutung führen (leukozytoklastische Vaskulitis). Blutungen, Ödeme und Schädigung der molekularen Austauschflächen lassen sich in zahlreichen Organen nachweisen (Haut, Gelenke, Darm, Pankreas, Gallenblase, Nieren, Harnblase, Testes, Myokard, ZNS).

Arachidonsäuremetaboliten spielen bei der PSH eine wichtige Rolle als Mediatoren oder Modulatoren der Entzündung (Cyclooxygenase-Pathway). Die Thrombozytenaktivierung geht mit gesteigerter Thromboxan-A_2-Synthese (TxA_2) einher, die eng mit der klinischen Aktivität des Krankheitsgeschehens korreliert. Im Gefäßendothel ist die Prostacyclinbildung (PGI_2) vermehrt. PGI_2 reguliert als potenter Vasodilatator und Thrombozytenaggregator die lokalen Thrombosereaktionen und moduliert den Entzündungsprozess. Gleichzeitig ist ein systemischer Anstieg des Prostaglandin E_2 (PGE_2) nachweisbar, das von aktivierten Granulozyten und Makrophagen freigesetzt wird. PGE_2 vermag die Ödembildung und Leukozyteninfiltration zu steigern und das Renin-Angiotensin-Aldosteron-System zu aktivieren.

Klinik

Die PSH beginnt akut und kann in einem oder mehreren Schüben verlaufen, die Tage bis Monate andauern. Das Allgemeinbefinden ist oft nur mäßig beeinträchtigt und die Körpertemperatur meist nur kurzzeitig über 38 °C erhöht.

Leitsymptom. Leitsymptom der PSH sind bei 95 % der Patienten makulopapulöse, rot-livide, später bräunliche Hautefloreszenzen mit einem Durchmesser von 1–3 mm, Petechien und Hämatome, die vorzugsweise an den Streckseiten der unteren Extremitäten, den Sprunggelenken und am Gesäß auftreten. Die Hautveränderungen sind symmetrisch verteilt, jucken nicht und neigen zur Konfluenz. Begleitet wird die Purpura häufig von Ödemen an Extremitäten, Fuß- und Handrücken sowie im Gesicht.

Organbeteiligung. Charakteristisch für die PSH ist die Beteiligung mehrerer Organe:

Gelenksymptome (Purpura rheumatica):
- In etwa 70 % der Fälle treten schmerzhafte periartikuläre Schwellungen auf. Oft (wandernd) sind Sprunggelenke, Knie- und Ellenbogengelenke bevorzugt betroffen.

Gastrointestinale Symptome (Purpura abdominalis):
- Abdominale Beschwerden werden von 65–90 % der Patienten angegeben.
- Zur Vielfalt der Symptome gehören:
  - kolikartige Bauchschmerzen,
  - Druckschmerz, Erbrechen,
  - Hämatemesis,
  - Diarrhö,
  - Eiweißverlusteneteropathie,
  - okkultes Blut,
  - Hämatochezie,
  - Meläna.
- Invagination, Darmperforation, Pankreatitis oder Cholezystitis können als besondere Komplikationen das Krankheitsbild beherrschen.

! Haut- und Gelenksymptome fehlen bei der Purpura abdominalis nicht selten oder treten erst später auf!

Nephropathie:
- Bei etwa der Hälfte der PSH-Patienten werden Symptome einer Glomerulonephritis beobachtet, die meist erst wenige Wochen nach Beginn der Purpura auftreten:
  - Mikro- oder Makrohämaturie,
  - Proteinurie,
  - Hypertonie,
- In 5–10 % der Fälle entwickelt sich eine chronische Niereninsuffizienz mit schlechter Prognose.

Orchitis:
- Im Verlauf der PSH kann es besonders bei Schulkindern zur schmerzhaften Schwellung der Hoden kommen, die differenzialdiagnostisch von einer Hoden- oder Hydatidentorsion abzugrenzen ist.

ZNS-Symptome (Purpura cerebralis):
- Kopfschmerzen,
- Verhaltensstörungen,
- Trübung des Sensoriums,
- seltener:
  - Meningismus,
  - Koma,
  - Paresen,
  - Krämpfe (10–20 % der Patienten).

Pulmonale Symptome:
- Hämoptyse oder pleuritische Beschwerden weisen auf die seltene Beteiligung der Lungen an der PSH hin.

Seltene Organmanifestationen:
- Myokard,
- Muskulatur (Blutungen),
- Speicheldrüsen,
- Nebennieren,
- Ureteren,
- Pankreas,
- Gallenblase.

Diagnostik

Anamnese. Ein früherer Purpuraschub oder ein Infekt während der letzten 3 Wochen können insbesondere bei ausschließlich abdominaler Symptomatik auf PSH hinweisen (cave: HUS).

Klinischer Status. Zu beachten sind:
- Hauteffloreszenzen,
- Zeichen der Anämie oder des hämorrhagischen Schocks,
- verminderte Kapillarresistenz:
  - Rumpel-Leede-Test,
  - Kneifphänomen positiv,
- abdominale Symptome:
  - lokalisierbarer Druckschmerz,
  - Abwehrspannung,
  - Darmgeräusche,
  - rektale Untersuchung.

Labordiagnostik. Die Laborparameter sind für die PSH nicht pathognomonisch, sie können aber die Verdachtsdiagnose stützen und auf die Organmanifestationen hinweisen:
- Leukozytose, Linksverschiebung,
- Hämoglobin- und Hämatokritabfall,
- Thrombozytenzahl normal oder erhöht,
- Gerinnungsanalyse:
  - Faktor XIII normal oder vermindert,
  - Quick-Wert, PTT und Blutungszeit normal,
- BSR beschleunigt,
- CRP erhöht,
- Immunglobuline:
  - IgA oft erhöht,
- Immunkomplexe im Serum erhöht,
- Komplementfraktionen im Serum:
  - CH 50, C 3, C 4 normal oder erhöht,
- p-ANCA, TNF-α können erhöht sein,
- TxA_2, PGI_2, PGE_2 erhöht,
- Serumeiweiß, -albumin können bei gastrointestialen oder renalen Verlusten vermindert sein,
- Serumamylase, -lipase sind bei Pankreasbeteiligung erhöht,
- Kreatinin, Harnstoff-N initial normal,
- Urinstatus (häufig pathologisch):
  - Erythrozyten,
  - Protein,
- Stuhl auf okkultes Blut:
  - stets indiziert bei fehlender Hämatochezie oder Meläna,
- Rachenabstrich (β-hämolysierende Streptokokken),
- Virusserologie (Influenzaviren).

Sonographie. Charakteristisch für die PSH ist der Nachweis von:
- ödematös-hämorrhagischen Wandverdickungen der Darmschlingen mit starker Lumeneinengung,
- dreischichtigen Wandverdickungen der Gallenblase,
- Verdickung der Harnblasenwand,
- Aszites.

! Ausschluss einer Invagination!

Röntgen-Abdomenübersicht. Sie ist bei Verdacht auf Darmperforation indiziert.

Röntgen-Kontrastmittelpassage. Typisch für die Purpura abdominalis sind so genannte „Daumenabdrücke" im Schleimhautrelief als Folge des Darmwandödems und submuköser Blutungen im Bereich des proximalen Dünndarms und im Colon.

Magensonde und evtl. Gastroduodenoskopie. Durchführung zur Sicherung der Purpura abdominalis und zum Ausschluss einer oberen Gastrointestinalblutung anderer Genese.

Koloskopie. Diese ist diagnostisch und differenzialdiagnostisch bei Purpura abdominalis (ohne Hauteffloreszenzen) indiziert.

! Bei der Endoskopie (Magen, Duodenum, Kolon) finden sich für die PSH typische erythematöse submuköse Läsionen, die den Hautveränderungen ähnlich sind, sowie Mukosaödem und Erosionen. Der bioptische Nachweis von IgA-Immunkomplex-Depots kann zur Diagnose der PSH beitragen.

EEG und evtl. CT: Durchführung bei Hinweis auf Purpura cerebralis.

Nierenbiopsie. Die Indikation zur Nierenbiopsie besteht, wenn renale Symptome länger als 6 Monate andauern (persistierende Erythrozyturie und/oder Proteinurie) oder sich eine Niereninsuffizienz manifestiert.

Differenzialdiagnose

- Invagination,
- Appendizitis,
- Morbus Crohn,
- Colitis ulcerosa,
- HUS,
- Infektionen des Gastrointestinaltrakts,

- Pankreatitis,
- Cholezystitis,
- Gerinnungsstörungen.

Therapie

Infusions- und Schocktherapie sowie parenterale Ernährung:
Sie erfolgen in Abhängigkeit vom Schweregrad des Blutverlusts und der abdominalen Symptomatik.

Nichtsteroidale Antirheumatika (NSAR):
Eingesetzt werden:

Indometacin:
- 2–4 mg/kg KG/d (2–3 ED) p.o.

Acetylsalicylsäure:
- 60–80 mg/kg KG/d (3–4 ED) p.o.

NSAR sind zur symptomatischen Therapie der PSH (Gelenkmanifestation) geeignet. Indometacin hat sich als besonders effektiv erwiesen. Als potenter Cyclooxygenasehemmer erscheint sein Einsatz pathogenetisch begründet. Indometacin reduziert jedoch nicht nur die Prostaglandinsynthese im Entzündungsgebiet, sondern es vermindert auch die PGI_2- und PGE_2-Bildung in der Magen- und Dünndarmschleimhaut um etwa 85% und kann Mukosaerosionen induzieren. Bei Gabe von NSAR ist die Kombination mit H_2-Blockern oder Protonenpumpenhemmern zu erwägen.

Antibiotika:
Sie sind nur bei Hinweis auf eine bakterielle Begleitinfektion indiziert.

Corticosteroide:

Prednisolon:
- 2–3 mg/kg KG/d (3 ED) p.o./i.v.
  Therapiedauer 6–10 Tage
  danach allmähliche Reduzierung der Dosis

Indikationen:
- Purpura abdominalis: Die rechtzeitige Therapie mit Corticosteroiden kann wahrscheinlich eine Invagination verhindern. Kombination mit H_2-Blockern oder Protonenpumpenhemmern!
- Dauer des ersten PSH-Schubs über 4 Wochen oder kurzfristiges Rezidiv.
- PSH-Nephropathie: Bei progressiver Glomerulonephritis evtl. zusätzlich Immunsuppressiva oder Zytostatika.
- Purpura cerebralis.
- Purpura rheumatica: Wenn sich die Behandlung mit NSAR als ineffektiv erweist.

Die grundsätzliche Kombination der Corticosteroidtherapie mit H_2-Blockern oder Protonenpumpenhemmern zur Vermeidung gastrointestinaler Komplikationen wird kontrovers beurteilt. Das Auftreten abdominaler Beschwerden oder der Nachweis okkulter Blutverluste rechtfertigt jedoch ihren Einsatz.

H_2-Blocker/Protonenpumpenhemmer:

Ranitidin:
- 2,5–3 mg/kg KG 2-mal tgl. p.o./i.v.

Omeprazol:
- 1 mg/kg KG (maximal 40 mg) 2 ED tgl. p.o.

Omeprazol pro infusione:
- 1 mg/kg KG /30 min initial
- dann 0,5 mg/kg KG/30 min 6-stündlich

Gerinnungsfaktor XIII:

Faktor-XIII-Konzentrat (Fibrogammin HS):
- 1 I.E./kg KG erhöht die Faktor-XIII-Aktivität um ca. 1% der Norm

Bei nachgewiesener Verminderung der Faktor-XIII-Aktivität ist die Substitution bei PSH mit gastrointestinalen Symptomen, Nephropathie oder ZNS-Beteiligung indiziert. Eine rasche Besserung des klinischen Krankheitsbilds wurde mehrfach beobachtet. Aufgrund der kurzen Halbwertszeit des Faktor XIII bei PSH sind wiederholte Gaben erforderlich.

Operation:
Chirurgische Eingriffe sind bei den relativ seltenen Komplikationen der PSH erforderlich:
- Invagination,
- massive gastrointestinale Blutung,
- Darmperforation,
- Stenosierung mit Ileussymptomatik,
- Hydatidentorsion.

Prognose

Die PSH hat grundsätzlich eine günstige Prognose, obwohl sie bei etwa der Hälfte der betroffenen Kinder in Schüben mit erneut auftretenden Hauteffloreszenzen und kolikartigen Bauchschmerzen verläuft. Komplikationen werden in der Regel innerhalb von 3 Monaten nach dem akuten Beginn beobachtet und nur selten später. Als schlechtes prognostisches Zeichen kann ein ungenügender Faktor-XIII-Substitutionserfolg gewertet werden. Dünndarmstenosen können sich als gastrointestinale Spätkomplikation der PSH entwickeln. Die

Langzeitprognose der Erkrankung ist abhängig vom seltenen Übergang der akuten Nephropathie in die chronische Schoenlein-Henoch-Nephritis.

Stressblutungen

U. Preiß

Definition

Blutungen aus akut entstandenen gastroduodenalen Erosionen oder Ulzera als Folge des Zusammenbruchs der Mukosaschutzmechanismen im Verlauf einer Grunderkrankung.

Ätiologie

Die Häufigkeit von Stressblutungen bei intensivmedizinisch behandelten Kindern wird mit 6,4–25 % angegeben (Cochran u. Mitarb. 1992, Lacroix u. Mitarb. 1992). Vermutlich bleibt die Mehrzahl stressbedingter Läsionen unentdeckt, da nur Patienten mit blutigem Magenaspirat, Hämatemesis oder Meläna klinisch in Erscheinung treten.

Ätiologisch gehören Stressläsionen, wie die Ulzera nach Einnahme NSAR, bei Morbus Crohn oder beim Zollinger-Ellison-Syndrom, zu den sekundären Mukosaläsionen.

Prädisponierende Faktoren mit erhöhtem Blutungsrisiko sind:
- Schock,
- Sepsis,
- Polytrauma,
- Verbrennung,
- Operation (über 3 h Dauer),
- Herzoperation,
- ZNS-Operation,
- SHT,
- Ateminsuffizienz,
- Nieren-, Leberversagen,
- Multiorganversagen,
- Status epilepticus.

Die Gefahr, Stressläsionen zu entwickeln, korreliert mit der Schwere der Grunderkrankung. In der Mehrzahl entstehen multiple Erosionen, die kapillar bluten, seltener Ulzera mit arterieller Blutung.

Für die Stärke der Blutung ist die Schleimhautläsion oft weniger ausschlaggebend als eine gleichzeitig bestehende Hämostasestörung, sodass geringe Erosionen zur massiven Blutungsquelle werden können.

Pathogenese

Die Pathogenese der Stressblutungen ist noch nicht vollständig aufgeklärt. Stressbedingte Läsionen entstehen nach einem Trauma oder einer akuten Erkrankung meistens innerhalb 72 Stunden und können als erosive Ösophagitis, erosive Gastritis, Ulcus oesophagei, Ulcus ventriculi, Ulcus duodeni oder als Kombination dieser Läsionen endoskopisch lokalisiert werden.

Morphologisch findet man subepitheliale Blutungen, Erosionen oder Ulzerationen der Mukosa.

Pathogenetisch gesichert scheint, dass Ischämie, Magensäure und Pepsin die Hauptfaktoren bei der Entstehung der Mukosaläsionen sind. Die Stressläsionen resultieren letztlich aus einer Imbalance zwischen aggressiven und protektiven Faktoren, die auf die Mukosa einwirken. Besonders empfindlich scheint die Schleimhaut auf einen verminderten Blutfluss zu reagieren, der eine Störung des Energiestoffwechsels, die Bildung freier Sauerstoffradikale, Permeabilitätserhöhung und reduzierte Pufferkapazität zur Folge hat. Die Mukosaischämie beeinträchtigt die Schleim- und Bicarbonatsekretion, wodurch die Rückdiffusion von Wasserstoffionen möglich wird. Sie scheint die entscheidende Voraussetzung für die Zerstörung der Epithelbarriere zu sein, der erosive Veränderungen und Blutung folgen.

Als zusätzlicher aggressiver Faktor konnte bei Intensivpatienten ein gesteigerter duodenogastraler Reflux von Gallensäuren und Lysolecithin mit zytotoxischer Wirkung auf die Magenmukosa nachgewiesen werden. Nach Operation oder bei ZNS-Erkrankungen stimuliert der erhöhte Vagotonus die Säure- und Pepsinproduktion und vermag gastroduodenale Läsionen zu induzieren.

Bei der Entstehung stressbedingter Läsionen im Duodenum werden ähnliche pathogenetische Mechanismen wirksam wie im Magen. Im Verlauf von Stressreaktionen wird das splanchnische Blutvolumen rasch mobilisiert, um Verluste im Systemkreislauf zu kompensieren. Dieser Mechanismus führt zur intestinalen Ischämie, von der die Zottenregion der Mukosa besonders betroffen ist. Daneben sind vermehrte Bildung von Superoxidradikalen, erhöhte Säure- und Pepsinkonzentrationen im Bulbus duodeni und auch Helicobacter-pylori-Besiedlung von Antrum und Bulbus nachweisbar.

Aufgrund anatomischer Besonderheiten und der Vaskularisation des Dickdarms wird angenommen, dass Stressläsionen hier wesentlich seltener auftreten als im oberen Gastrointestinaltrakt. Gewebshypoxie und die Produktion von Sauerstoffradikalen scheinen aber auch in der Kolonmukosa Hauptfaktoren für die Entstehung von Erosionen und Ulzerationen zu sein.

Klinik

Die Symptome der massiven gastroduodenalen Stressblutungen treten plötzlich auf.

Leitsymptome:
- Hämatemesis,
- Meläna,
- Hämatochezie,
- Zeichen des hämorrhagischen Schocks.

Das aus der Magensonde ablaufende blutige Sekret kann der erste Hinweis auf eine Stressläsion sein. Bauchschmerzen oder Druckschmerz werden von kooperativen Kleinkindern periumbilikal oder generalisiert angegeben, von Schulkindern oft epigastrisch lokalisiert. Bei Stressulzera fehlen Schmerzangaben jedoch häufig!

Im Vordergrund der Symptomatik können auch lediglich die Zeichen des sich entwickelnden hämorrhagischen Schocks stehen:
- Anstieg der Pulsfrequenz,
- Blutdruckabfall,
- Hautblässe,
- kalter Schweiß,
- Unruhe,
- Temperaturabfall,
- Zyanose,
- Oligurie,
- Bewusstseinstrübung.

Hämatokrit- und Hämoglobinwerte sind initial auch bei schweren Blutungen wenig aussagefähig. Infolge der Perforation oder Penetration eines Stressulkus kann das klinische Bild verändert und die Diagnostik erschwert sein.

Diagnostik

Anamnese. Im Rahmen der anamnestischen Erhebungen zur Grunderkrankung gezielt nach Familiarität gastroduodenaler Ulzera, Einnahme NSAR oder von Corticosteroiden und früheren Gastrointestinalblutungen fragen.

Klinischer Status. Unter Berücksichtigung des aktuellen Status der Grunderkrankung konzentriert sich die Untersuchung auf die Einschätzung des hämorrhagischen Schocks und auf Symptome möglicher Komplikationen (Perforation, Pankreatitis).

Labordiagnostik. Sie beinhaltet:
- Blutbild, Thrombozyten,
- Blutgruppe, Kreuzprobe,
- Gerinnungsparameter, AT III,
- Elektrolyte, Kreatinin,
- Protein,
- ASAT, ALAT,
- Amylase, Lipase,
- Säure-Basen-Status.

Magensonde/Magenlavage. Weitlumige nasogastrale Sonde zum Nachweis der Stressblutung (außer Duodenalläsionen) und zur Beurteilung der Effektivität der Therapie. Vereinzelte Blutspuren im Magensekret sind in den meisten Fällen harmlos, im Gegensatz zu persistierendem Blut- oder Hämatinnachweis. Magenlavage mit raumtemperierter bis lauwarmer 0,9 %iger Natriumchloridlösung zur Entleerung von Blut und Koagula vor Endoskopie bzw. zur Beurteilung der Blutungsaktivität.

> **!** Keine Spülung mit Eiswasser, da Inaktivierung der Gerinnungskaskade bei 4°C, Begünstigung von Stressläsionen durch Verminderung der Mukosadurchblutung, Verschlechterung der Gewebsoxygenierung und evtl. Hypothermie mit Herzrhythmusstörungen!

Endoskopie. Die Ösophagogastroduodenoskopie erfolgt nach Stabilisierung des Kreislaufs in Intubationsnarkose. Zielsetzungen der Notfallendoskopie sind:
- Lokalisation der Blutungsquelle,
- Charakterisierung der Blutungsquelle,
- Beurteilung der Blutungsaktivität nach Forrest (Tab. 11.9).
- Blutstillung,
- prognostische Aussage über das Risiko eines Blutungsrezidivs und Entscheidung über die weitere Behandlungsstrategie,
- Nachweis von Helicobacter pylori.

Röntgen. Abdomenübersicht zum Ausschluss einer Perforation. Kontrastmitteluntersuchungen sind bei der akuten oberen Gastrointestinalblutung kontraindiziert.

Differenzialdiagnose

- Ösophagusvarizen,
- Fundusvarizen,
- Duodenumvarizen,
- portale Gastropathie,
- PSH,
- Mallory-Weiss-Syndrom,
- Ösophagitis,
- Angiodysplasien,
- Hämoptyseursachen.

Tabelle 11.9 Klassifizierung der Blutungsaktivität nach Forrest

Blutungs-aktivität	Kriterien
Aktive Blutung	**Forrest-Typ Ia:** • arteriell spritzende Blutung **Forrest-Typ Ib:** • Sickerblutung
Sistierende Blutung	**Forrest-Typ IIa:** • sichtbares Gefäß im Ulkusgrund **Forrest-Typ IIb:** • Hämatin oder Koagulum auf Läsion
Keine Blutung	**Forrest-Typ III:** • Läsion ohne o. g. Blutungskriterien und positive Blutungsanamnese

Prophylaxe

Die Prophylaxe der Stressblutung ist die beste Therapie. Wichtigste prophylaktische Maßnahme ist die effektive Behandlung der Grunderkrankung. Adäquater Einsatz von Analgetika und Sedativa, frühzeitige enterale Ernährung sowie Vermeidung sekundärer metabolischer, zirkulatorischer, respiratorischer und renaler Störungen. Die generelle medikamentöse Stressblutungsprophylaxe bei Intensivpatienten im Kindesalter wird kontrovers beurteilt. Sie ist indiziert nach:
- schwerem Schock,
- ZNS-Operation,
- SHT,
- Herzoperation,
- Operation über 3 Stunden Dauer,
- Polytrauma,
- Ateminsuffizienz mit Langzeitbeatmung,
- akuter Leber- oder Niereninsuffizienz,
- Gerinnungsstörung.

Außerdem ist sie indiziert bei Patienten mit Steroiddauertherapie. Eine Anhebung des Magen-pH-Werts über 4 wird als ausreichend angesehen, um gastroduodenale Stressblutungen zu verhüten.

Sondennahrung. Gastrale Bolusgabe oder kontinuierliche Zufuhr haben einen protektiven Einfluss auf die Mukosa. Der Magen-pH-Wert bleibt jedoch überwiegend unter 4.

H_2-Rezeptoren-Blocker: H_2-Blocker stellen derzeit das Standardregime in der Stressblutungsprophylaxe dar.

Ranitidin:
- 4–6 mg/kg KG/d (4 ED) i.v. oder Dauerinfusion (s. Therapie)

Cimetidin:
- 20–40 mg/kg KG/d (4 ED) i.v.

Kontinuierliches Magen-pH-Monitoring ist ratsam und erlaubt individuelle Dosierung. Niedrige Dosierung bei Leber- oder Niereninsuffizienz.

Ranitidin weist geringere Interaktionen mit anderen Medikamenten (Theophyllin, Phenytoin, Betablocker) auf als Cimetidin (Cytochrom-P450-Enzymsystem).

Nosokomiale Pneumonien treten unter H_2-Blocker-Therapie nicht vermehrt und nicht häufiger als unter Sucralfatgabe (Wolfe 1994) auf.

Sucralfat. Die Effektivität von Sucralfat bei der Prophylaxe von Stressblutungen wird widersprüchlich diskutiert.

Ulcogant:
- 0,1 g/kg KG/d (4 ED) per Sonde

Sucralfat hemmt die Säuresekretion nicht und hat nur minimale Pufferwirkung.

Antipeptische und mukosaprotektive Effekte durch Stimulation der Prostaglandinsynthese und nachfolgend vermehrter Schleim- und Bicarbonatproduktion.

Dosisreduzierung bei Niereninsuffizienz erforderlich.

! Keine Kombination mit Antazida!

Nebenwirkungen: Aluminiumbelastung, Hypophosphatämie, Obstipation, Erbrechen, Urtikaria.

Antazida. Prophylaxe mit Antazida ist aufwendiger und komplikationsreicher als mit H_2-Blockern.

Magnesium-Aluminium-Hydroxid-Gel (Maaloxan) oder Magnesium-Aluminium-Silicathydrat (Gelusil):
- 1–2 ml/kg KG/d (6 ED) per Sonde

Titration der individuellen Dosis mittels Magen-pH-Monitoring erforderlich.

Nebenwirkungen: Aluminium- und Magnesiumbelastung, Hypophosphatämie, Resorptionsstörungen, Darmentleerungsstörungen, metabolische Alkalose, Aspiration, Begünstigung nosokomialer Pneumonien.

Prostaglandinanaloga. Prostaglandine hemmen die Säuresekretion und aktivieren die protektiven Mechanismen der Mukosa. Sie werden zur Prophylaxe von antirheumatikaassoziierten Magenläsionen empfohlen.

Misoprostol:
- 200–800 µg/d p.o. in 4 ED

Protonenpumpenhemmer. Zur Wirksamkeit von Omeprazol bei der Stressblutungsprophylaxe im Kindesalter liegen noch wenig Erfahrungen vor, sein Einsatz bleibt derzeit der Akuttherapie vorbehalten.

Therapie

Nach Stabilisierung des Kreislaufs erfolgt die Notfallendoskopie. Die medikamentöse Zusatztherapie kann bereits vorher eingeleitet werden und sich als effektiv erweisen.

Schockbehandlung. In Abhängigkeit vom Schockstadium Substitution mit FFP, Humanalbumin 5% und Erythrozytenkonzentrat, bei Bedarf Thrombozytenkonzentrat und Gerinnungsfaktoren.

Magensonde. Im Rahmen der Magenlavage kann die Instillation von Noradrenalin effektiv sein (8 mg Noradrenalin in 100 ml 0,9%iger Natriumchloridlösung, davon 2 ml/kg KG über 30 min).

Protonenpumpenhemmer. Omeprazol blockiert die H^+/K^+-ATPase und benötigt für seine Aktivierung das saure Milieu der Belegzelle. Die Säuresekretion wird stärker gehemmt als von H_2-Blockern. Studien zur Dosisfindung und Wirksamkeit bei Kindern liegen vor, in Einzelfällen von akuter Ulkusblutung erwies sich Omeprazol als sehr wirksam.

Omeprazol pro infusione:
- 1 mg/kg KG/30 min initial
- dann 0,5 mg/kg KG/30 min 6-stündlich

Nebenwirkungen, wie bakterielle Besiedlung des Magens, verzögerte Magenentleerung oder Hypergastrinämie, scheinen bei kurz dauernder Anwendung von geringer Bedeutung zu sein.

H_2-Rezeptoren-Blocker. H_2-Blocker erwiesen sich bei der Beherrschung der akuten Ulkusblutung gegenüber Omeprazol als weniger effektiv. Die pH-metrische Steuerung der Ranitidininfusion ermöglicht die individuelle Dosierung (Gedeit u. Mitarb. 1993).

Ranitidin:
- 2–3 mg/kg KG als i. v. Bolus
- dann Infusion mit 0,1–0,2 mg/kg KG/h

Endoskopie. Die Dringlichkeit der endoskopischen Blutstillung resultiert aus dem Volumen des akuten Blutverlusts bzw. aus dem notwendigen Blutersatz pro Zeiteinheit. Ein Blutungsstillstand wird in über 90% der Fälle sowohl mit der Injektionsmethode als auch mit der Elektro- oder Laserkoagulation erreicht. Bei gastroduodenalen Stressblutungen hat sich die Injektion von Adrenalin 1:10000 allein in die 4 Quadranten der Blutungsquelle oder von Fibrinkleber auch im Kindesalter als technisch einfache, effektive und komplikationsarme Methode bewährt. Riskant ist der endoskopische Therapieversuch bei massiver Blutung und mangelhafter endoskopischer Sicht. Nach Blutungslokalisation ist in diesen Fällen keine Zeit zu verlieren, sondern die Vorbereitungen zur Sofortoperation zu treffen.

Operation. Die Indikation zur Operation muss in interdisziplinärer Kooperation mit dem Kinderchirurgen rechtzeitig gestellt werden. Spätestens zum Zeitpunkt der Notfallendoskopie muss der Chirurg über den Patienten informiert sein. Die frühelektive operative Blutstillung ist indiziert, wenn die Blutung lebensbedrohlich persistiert und nicht endoskopisch beherrscht werden kann oder eine Perforation besteht.

> **!** Forrest-Stadien Ia und IIa oder ein Blutbedarf von mehr als 4 Transfusionseinheiten in 24 Stunden sind dringliche Indikationen zur Operation.

Helicobactereradikation. Der Akuttherapie folgt bei positivem Nachweis von Helicobacter pylori die Eradikationsbehandlung mit einer Triple-Therapie 7 Tage lang:

Omeprazol:
- 1 mg/kg KG/d, maximal 40 mg/d (2 ED)

Clarithromycin:
- 20 mg/kg KG/d (2 ED)

Amoxicillin:
- 50–100 mg/kg KG/d (2 ED) oder

Metronidazol:
- 20 mg/kg KG/d (2 ED)

Blutungsrezidive werden durch die Behandlung der Helicobacterinfektion deutlich reduziert.

Darmsterilisation und Darmreinigung nach massiver Blutung:

Paromomycin:
- 50 mg/kg KG/d (4 ED) oder

Colistin:
- 200 000 I. E./kg KG/d (4 ED) p. o.

Lactulose:
- 3-mal 5–20 ml/d p. o.

Prognose

Die Letalität gastroduodenaler Stressblutungen wird für Erwachsene mit 15–19% angegeben (Castiglione u. Mitarb. 1990). Beeinflusst wird die Prognose vom initialen Blutverlust, von der transfundierten Blutmenge, der Grunderkrankung und dem Vorhandensein einer Gerinnungsstörung. Die Gefahr eines Blutungsrezidivs ist bei Ulzera groß, wenn der sichtbare Gefäßstumpf einen Durchmesser von mehr als 1 mm hat oder der Ulkusdurchmesser größer als 1 cm ist. Bei einem Ulkus auf der Hinterwand des Bulbus duodeni ist aufgrund der unmittelbaren Nähe der A. gastroduodenalis ein Blutungsrezidiv wahrscheinlicher. Rezidivblutungen werden bei Ulzera duodeni häufiger beobachtet, und sie erfordern – mehr als andere Stressläsionen – operative Therapie.

Literatur

Amemoto K, Nagita A, Aoki S, Azumagawa K, Hirano K, Mino M (1994) Ultrasonographic gallbladder wall thickening in children with Henoch-Schönlein purpura. J Pediatr Gastroenterol Nutr 19: 126–128

Brunner G, Chang J (1990) Intravenous therapy with high doses of ranitidine and omeprazole in critically ill patients with bleeding peptic ulcerations of the upper intestinal tract: An open randomized controlled trial. Digestion 45: 217–225

Carter R, Anderson JR (1994) Randomized trial of adrenaline injection and laser photocoagulation in the control of haemorrhage from peptic ulcer. Br J Surg 81: 869–871

Castiglione F, Jehle EC, Blum AL (1990) Kontroversen um die Stressblutungsprophylaxe. Dtsch med Wschr 115: 1408–1410

Cochran EB, Phelps SJ, Tolley EA, Stidham GL (1992) Prevalence of, and risk factors for, upper gastrointestinal tract bleeding in critically ill pediatric patients. Crit Care Med 20: 1519–1523

De Giacomo C, Fiocca R, Villani L, Licardi G, Scotta MS, Solcia E (1990) Omeprazole treatment of severe peptic disease associated with antral G cell hyperfunction and hyperpepsinogenemia I in an infant. J Pediatr 117: 989–993

Dimand RJ (1990) Use of H_2-receptor antagonists in children. DICP Ann Pharmacother 24: 42–46

Fischer PJ, Hagge W, Hecker W (1990) Purpura Schönlein Henoch. Eine klinische Studie an 119 Patienten unter Berücksichtigung ungewöhnlicher Komplikationen. Monatsschr Kinderheilkd 138: 128–134

Gedeit RG, Weigle CGM, Havens PL, Werlin SL (1993) Control and variability of gastric pH in critically ill children. Crit Care Med 21: 1850–1855

Kamitsuji H, Tani K, Yasui M, et al. (1987) Activity of blood coagulation Factor XI/l as a prognostic indicator in patients with Henoch-Schönlein purpura. Eur J Pediatr 146: 519–523

Kato S, Shibuya H, Naganuma H, Nakagawa H (1992) Gastrointestinal endoscopy in Henoch-Schönlein purpura. Eur J Pediatr 151: 482–484

Kelly DA (1994) Do H2 receptor antagonists have a therapeutic role in childhood? J Pediatr Gastroenterol Nutr 19: 270–276

Koletzko S (1997) Die Heliobacter-pylori-Infektion im Kindes- und Jugendalter. Monatsschr Kinderheilkd 145: 660–678

Lacroix J, Nadeau D, Laberge S, Gauthier M, Lapierre G, Farrell CA (1992) Frequency of upper gastrointestinal bleeding in a pediatric intensive care unit. Crit Care Med 20: 35–42

Mollica F, LiVolti S, Garozzo R, Russo G (1992) Effectiveness of early prednisone treatment in preventing the development of nephropathy in anaphylactoid purpura. Eur J Pediatr 151: 140–144

Pery M, Alon U, Lachter JH, Kaftori JK, Gaitini D, Rosenberger A (1990) The value of ultrasound in Schoenlein-Henoch purpura. Eur J Pediatr 150: 92–94

Popp W, Klamann A, Bach J, Collin EA (1989) Therapie der Purpura Schoenlein-Henoch mit Gerinnungsfaktor XIII. Die gelben Hefte 29: 78–80

Ricour C (1989) Stress-induced disturbances of the gastro-intestinal tract in children. Intensive Care Med 15: 32–36

Tizard EJ (1999) Henoch-Schönlein purpura. Arch Dis Child 80: 380–383

Tönshoff B, Momper R, Schweer H, Schärer K, Seyberth HW (1992) Increased biosynthesis of vasoactive prostanoids in Schönlein-Henoch purpura. Pediatr Res 32: 137–140

Wolfe MM (1994) Stress-related erosive syndrome. In: Bayless TM (Ed.) Current therapy in gastroenterology and liver disease. 4th Edition. St. Louis, Mosby: S 139–143

Wurm J, Engels M, Tulzer W, Syré G (1992) Schoenlein-Henoch-Syndrom mit Abdominalmanifestation ohne Hautbeteiligung. Pädiatr Pädol 27: 183–186

Meckel-Divertikel

U. Preiß

Definition

Das blutende Meckel-Divertikel ist die häufigste Ursache für eine aus vollem Wohlbefinden auftretende profuse untere Gastrointestinalblutung im Säuglings- und Kindesalter.

Ätiologie

Die Persistenz des Ductus omphaloentericus als Meckel-Divertikel stellt die häufigste Hemmungsmissbildung des Magen-Darm-Trakts dar. Es findet sich bei 2–3% der Kinder in unterschiedlicher Größe etwa 30–50 cm oralwärts der Ileozäkalklappe gegenüber dem Mesenterialansatz. Bleibt während der Embryonalentwicklung die komplette Rückbildung des Dottergangs aus, so können pluripotente Zellinseln persistieren und sich zu Gewebsheterotopien entwickeln. Etwa die Hälfte der Meckel-Divertikel enthält heterotopes Gewebe (Magenmukosa, Pankreasgewebe, Kolonmukosa, hepatobiliäres Gewebe oder Kombinationen dieser Gewebe). In fast 90% der resezierten blutenden Meckel-Divertikel konnte ektope Magenmukosa als pathogenetisches Substrat der akuten Blutung nachgewiesen werden.

Pathogenese

Als Quelle der Blutung aus dem Meckel-Divertikel findet sich fast immer ein Ulkus der Ileummukosa in unmittelbarer Nachbarschaft von heterotoper Magenmukosa (Abb. 11.**3**).

Die peptische Ulzeration resultiert einerseits aus der Säure- und Pepsinproduktion der ektopen Schleimhautinseln und andererseits aus der verminderten Toleranz der Ileummukosa gegenüber den Sekreten der heterotopen Gewebe. Man darf annehmen, dass die ektope Magenschleimhaut den gleichen enterohormonellen Steuermechanismen unterliegt wie der Magen selbst.

Eine Besiedelung mit Helicobacter pylori ist möglich.

Klinik

! Typisch für die Blutung aus einem Meckel-Divertikel ist ihr akutes, schmerzloses und episodisches Auftreten.

In den meisten Fällen erfolgt die Blutung plötzlich aus voller Gesundheit und es werden per rectum reichlich frisches Blut oder ein Gemisch aus hellrotem Blut und dunklen Koagula (Hämatochezie + Meläna) entleert. Die Symptome des hämorrhagischen Schocks und der Blutungsanämie mit einem Hämatokritabfall über 10% entwickeln sich rasch. Eine initiale Anämie als Folge chronischen Blutverlusts ist dagegen eher ungewöhnlich. Bei wenigstens der Hälfte der betroffenen Kinder

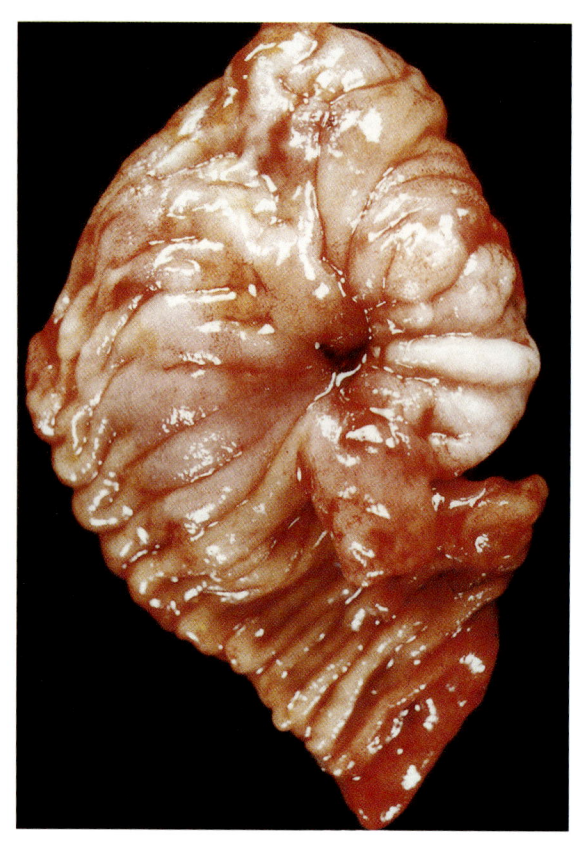

Abb. 11.3 Aufgeschnittenes Meckel-Divertikel mit Magenschleimhautinsel und Ulkus am Übergang zur Ileummukosa

verläuft die Blutung ohne begleitende Bauchschmerzen. Sistiert die erste Blutungsattacke spontan, so ist bei protrahierter Diagnostik stets mit intermittierenden Blutungen zu rechnen, wobei die Intervalle sogar mehrere Jahre dauern können.

Neben der Blutung sind als weitere typische Komplikationen des Meckel-Divertikels zu nennen:
- Divertikulitis,
- Perforation,
- Volvulus,
- Invagination,
- Dünndarmobstruktion,
- Fremdkörper im Divertikel,
- Tumoren.

Diagnostik

Anamnese. Die Anamnese kann wesentlich zur Diagnose beitragen, wenn sie auf das plötzliche Blutungsereignis aus voller Gesundheit hinweist oder bereits ähnliche Blutungsepisoden beobachtet wurden. Gezielt muss nach Zeitpunkt, Stärke und Art der aktuellen Blutung gefragt werden.

Klinischer Status. Zu achten ist auf:
- Zeichen der Anämie,
- Grad des hämorrhagischen Schocks,
- abdominale Begleitsymptome:
  - lokalisierter Druckschmerz,
  - Abwehrspannung,
  - Darmgeräusche,
  - rektale Palpation.

Labordiagnostik. Nachfolgende Parameter sollten bestimmt werden:
- Blutbild, Thrombozyten,
- Blutgruppe, Kreuzprobe,
- Gerinnungsparameter, AT III,
- Elektrolyte,
- Serumeiweiß,
- Kreatinin,
- Säure-Basen-Status.

Magensonde und evtl. Gastroduodenoskopie. Sie dienen zum Ausschluss einer oberen Gastrointestinalblutung.

Koloskopie. Bei untypischer Anamnese und klinischem Verlauf zum Ausschluss einer anderen Blutungsquelle. Die Endoskopie kann evtl. die Blutung aus dem Ileum sichern und die nachfolgende Technetium-Szintigraphie das blutende Meckel-Divertikel wahrscheinlich machen.

^{99m}Tc-Pertechnetat-Szintigraphie. Mit einer Sensitivität von 81 % und einer Spezifität von 97 % ist die Szintigraphie das diagnostische Verfahren der Wahl zum Nachweis eines Meckel-Divertikels als akute Blutungsquelle.

! Sie erlaubt ausschließlich den Nachweis ektoper Magenmukosa und nicht den Nachweis der Blutung selbst!

Die Untersuchung kann im Verlauf einer Stunde durchgeführt werden, wobei die kurze Halbwertszeit des Isotops eine Kontrollszintigraphie innerhalb von 24–48 Stunden ermöglicht. Bei typischer Anamnese und klinischem Verlauf sollte bei negativem Befund der Erstuntersuchung eine Kontrolle angestrebt werden.

Die differenzialdiagnostisch bedeutsamen Ursachen falsch positiver und falsch negativer Szintigraphiebefunde sind in Tab. 11.10 aufgeführt.

Mit der Gabe von H_2-Blockern oder Protonenpumpenhemmern (verhindern die Sekretion des aufgenommenen Tc-Isotops) und von Pentagastrin (stimuliert die Tc-Aufnahme in die Magenmukosa) kann die Sensitivität der Szintigraphie gesteigert werden.

Szintigraphie mit ^{99m}Tc-markierten Erythrozyten, Angiographie, Enteroklyse nach Sellink. Die Verfahren sind zum Nachweis eines (blutenden) Meckel-Divertikels wesentlich weniger geeignet als die ^{99m}Tc-Pertechnetat-Szintigraphie. Nach Anwendung bariumhaltiger Kon-

Tabelle 11.10 Ursachen für falsch positive und falsch negative Szintigraphiebefunde

Falsch positiv:
- technische Mängel und falsche Deutung normaler Strukturen
- ektope Magenmukosa außerhalb des Meckel-Divertikels (Dünndarmduplikaturen)
- Gefäßmissbildungen des Darms
- Nierenmissbildungen
- Ureterobstruktion mit Rückstau des eliminierten Tc
- Obstruktion von Darmschlingen
- Darmpolypen
- Lymphadenitis mesenterialis, Appendizitis
- Darmtumoren (malignes Lymphom)
- abdominale Abszesse (Morbus Crohn)
- Invagination
- Aneurysma der Aorta abdominalis
- sakrale Myelomeningozele

Falsch negativ:
- technische Mängel
- fehlerhafte Deutung des Scans (mobiles Meckel-Divertikel)
- enterale Kontrastmittelreste (Barium)
- hoch stehende gefüllte Harnblase
- funktionsgestörte oder nur geringe Magenmukosa im Divertikel
- Sekretstau im obturierten Meckel-Divertikel
- Entzündung oder starke Blutung im Divertikel
- blutendes Divertikel ohne Magenmukosa aber mit anderer Gewebsheterotopie

trastmittel ist die Szintigraphie nicht mehr aussagefähig.

Röntgen-Abdomenübersicht. Sie ist bei Verdacht bzw. zum Ausschluss einer begleitenden Perforation indiziert.

Sonographie. Ihr Einsatz ist aus differenzialdiagnostischen Überlegungen begründet und kann zum Nachweis eines Meckel-Divertikels beitragen.

Therapie

Schockbehandlung. Erythrozytenkonzentrat und FFP.

Infusionstherapie. Korrektur von Störungen des Elektrolyt- und Säure-Basen-Haushalts sowie der Hämostase.

Medikamentöse Therapie. In der präoperativen Phase kann die Gabe von H_2-Blockern oder Protonenpumpenhemmern den Stillstand der Blutung begünstigen, die Sensitivität der Tc-Szintigraphie erhöhen und damit die elektive Operation ermöglichen.

Omeprazol pro infusione:
- 1 mg/kg KG/30 min initial
- dann 0,5 mg/kg KG/30 min 6-stündlich

Ranitidin:
- 2,5 mg/kg KG 2-mal tgl. i. v.

Operation. Bei typischer Symptomatik und positivem Tc-Scan ist die Operation mit Resektion des Ileumsegments und Meckel-Divertikels indiziert.

Laparoskopische Exzision. Die laparoskopische Exzision des blutenden Meckel-Divertikels wurde in Einzelfällen durchgeführt (Teitelbaum 1994).

Prognose

Die Prognose ist bei initialer Beherrschung des hämorrhagischen Schocks, präoperativer Darstellung des Meckel-Divertikels mittels Tc-Szintigraphie und elektiver Operation sehr gut. Die operative Letalität wird mit 0 % und die postoperative Morbidität mit 8,5 % angegeben (StVil u. Mitarb. 1991). Die Gesamtletalität der Meckel-Divertikel-Blutung beträgt 7,5 % – vermutlich als Folge des oft foudroyanten Verlaufs und verzögerter Diagnostik.

Literatur

Baum S (1985) Pertechnetate imaging following cimetidine administration of a shifting Meckel's diverticulum. Clin Nucl Med 10: 252–255

Kong MS, Chen CY, Tzen KY, Huang MJ, Wang KL, Lin JN (1993) Technetium-99m pertechnetate scan for ectopic gastric mucosa in children with gastrointestinal bleeding. J Formos Med Assoc 92: 717–720

Kong MS, Huang SC, Tzen KY, Lin JN (1994) Repeated technetium-99m pertechnetate scanning for children with obscure gastrointestinal bleeding. J Pediatr Gastroenterol Nutr 18: 284–287

Plauth M, Jenss H, Grund KE, Kaiserling E, Skalej M, Starlinger M (1990) Meckel'sches Divertikel und untere Gastrointestinalblutung. Dtsch med Wschr 115: 1145–1148

Preiß U, Grävinghoff J, Berg U (1979) Die präoperative Diagnostik des blutenden Meckel'schen Divertikels mit der 99mTechnetium-Pertechnetat-Szintigraphie. Kinderärztl Prax 47: 374–381

StVil D, Brandt ML, Panic S, Bensoussan AL, Blanchard H (1991) Meckel's diverticulum in children: A 20-year review. J Pediatr Surg 26: 1289–1292

Teitelbaum DH, Polley TZ, Obeid F (1994) Laparoscopic diagnosis and excision of Meckel's diverticulum, J Pediatr Surg 29: 495–497

Treves S, Grand RJ, Erakils A (1978) Pentagastrin stimulation of technetium-99m uptake by ectopic gastric mucosa in a Meckel's diverticulum. Radiology 128: 711–712

Turgeon DK, Barnett JL (1990) Meckel's diverticulum. Am J Gastroenterol 85: 777–781

Zwas ST, Czerniak A, Wolfstein I (1985) Unusual scintigraphic presentation of a shifting MECKEL's diverticulum. Clin Nucl Med 10: 252–255

12 Hämatologische, hämostaseologische und onkologische Probleme auf pädiatrischen Intensivstationen

Anämien

W. Nürnberger und U. Göbel

Definition

Die Anämie ist definiert als eine Verminderung der Hämoglobinkonzentration unter dem altersabhängigen Normbereich (Tab. 12.1).

Auch unter Notfallbedingungen sind zu unterscheiden:
- *Blutungsanämie:*
  Anämie durch vermehrten Verlust,
- *hyporegeneratorische Anämie:*
  Anämie durch verringerte Synthese von Erythrozyten oder Hämoglobin,
- *hämolytische Anämie:*
  Anämie durch vermehrten Abbau.

Diagnose

Klinischer Verdacht:
- auffallende Blässe,
- Müdigkeit,
- verringerte körperliche Belastbarkeit,
- Tachykardie,
- Tachypnoe (in schweren Fällen).

Tachykardie und Tachypnoe kennzeichnen Reaktionen, die einen ausreichenden O_2-Transport bei verringertem Hämoglobingehalt des Blutes gewährleisten sollen.

Labordiagnostik:
- Hämoglobinwert,
- Hämatokritwert.

! Zweckmäßigerweise ist das vollständige Blutbild einschließlich Retikulozyten zu erstellen, da hierdurch wichtige Zusatzinformationen gewonnen werden.

Differenzialdiagnose

Peripherer Blutausstrich. Er gibt Informationen über das Vorhandensein morphologischer Veränderungen, z. B.:
- Normoblasten,
- Fragmentozyten,
- Kugelzellen,
- Elliptozyten,
- Leukämiezellen.

Weitere Labordiagnostik. Sollten Blutbild und Blutausstrich eine Zuordnung der Anämie nicht erlauben, sind ergänzend zu bestimmen:
- Eisen,
- Ferritin,
- Lactatdehydrogenase,
- Bilirubin (direkt und indirekt),
- Haptoglobin,
- Coombs-Test (direkt und indirekt)
  (Tab. 12.2).

Retikulozytenzahl und MCV. Mit Hilfe von Retikulozytenzahl und MCV lassen sich Erkrankungsformen mit beeinträchtigter Knochenmarksfunktion von solchen mit normaler oder gesteigerter Hämatopoese bei hämolytischen Anämien differenzieren sowie Hinweise auf bestimmte Substratmangelzustände (Eisen-, Folsäure- oder Vitamin-B_{12}-Mangel) erkennen (Tab. 12.2).

Hb-Elektrophorese. Zur Differenzierung der Thalassämien und anderer Hämoglobinopathien ist eine Hb-Elektrophorese erforderlich.

Fragmentozyten, Harnstoff. Zur Diagnostik des HUS sind der Blutausstrich auf Fragmentozyten sowie das Serum auf Harnstofferhöhung zu untersuchen.

Tabelle 12.1 Altersabhängige Normwerte für Hämoglobin- und Hämatokritwerte (nach Hematology of infancy and childhood 1993)

Alter	Hämoglobinwert*	Hämatokritwert
0,5 Monate	16,6 ± 2,2	53 ± 12
1 Monate	13,9 ± 3,2	44 ± 11
2 Monate	11,2 ± 2,8	35 ± 8
4 Monate	12,2 ± 1,9	38 ± 6
6 Monate	12,6 ± 1,5	36 ± 5
9 Monate	12,7 ± 1,3	36 ± 4
12 Monate	12,7 ± 1,4	37 ± 4
2–6 Jahre	12,5 ± 1,0	37 ± 3
6–12 Jahre	13,5 ± 2,0	40 ± 5
12–18 Jahre		
• weiblich	14,0 ± 2,0	41 ± 5
• männlich	14,5 ± 1,5	43 ± 6

*: Mittelwert ± 2 Standardabweichungen. Innerhalb dieses Bereichs liegen 95 % der Messwerte.

Tabelle 12.2 Diagnostische Abklärung von Anämien im Kindesalter

Retikulo-zytenzahl	MCV	Differenzialdiagnose	Beweisende Untersuchungen
Normal/erniedrigt	erniedrigt	Eisenmangel	• Ferritin • Serumeisen • Transferrin
		Bleivergiftung	Bleigehalt: • Blut • Haare
	normal/erhöht	aplastische Anämien	s. Tabelle 12.3
		Tumorleiden	onkologische Abklärung
		Folsäuremangel	Folsäureserumspiegel
		Einnahme von Folsäureantagonisten (z. B. Methotrexat)	Anamnese
		Vitamin-B_{12}-Mangel	Vitamin-B_{12}-Serumspiegel
Erhöht	erniedrigt	Thalassämien	Hb-Elektrophorese
	normal/erhöht	hämolytische Erkrankungen: • Kugelzellanämie • Glucose-6-Phosphat-Dehydrogenase-mangel • hämolytisch-urämisches Syndrom (HUS)	• Blutausstrich • Haptoglobin • LDH • Bilirubin • Coombs-Test (direkt und indirekt) • Enzymbestimmungen (Glucose-6-Phosphat-Dehydrogenase, Pyruvatkinase)
		Blutverlust	Screening auf okkulten Blutverlust: • Hämokkult • Mikrohämaturie

Screening auf Blutungen. Es muss neben der Inspektion auf äußerlich sichtbare Blutungen auch Untersuchungen des Stuhls, Urins und der inneren Körperhöhlen umfassen.

Hämolytische Anämien

Ätiologie

Hämolytische Anämien können ihre Ursache in Erkrankungen der Erythrozyten selbst haben oder durch Erkrankungen der Umgebungsbedingungen der Erythrozyten bedingt sein.

Erkrankungen der Erythrozyten:
- *Zytoplasmatische Defekte:*
  – Hämoglobinopathien,
  – Glucose-6-Phosphat-Dehydrogenasemangel,
  – bestimmte Pyruvatkinasedefekte.
- *Membrandefekte:*
  – Sphärozytose,
  – Elliptozytose,
  – paroxysmale nächtliche Hämoglobinurie u. a.

Extraerythrozytäre Erkrankungen:
- *Immunologisch bedingte hämolytische Anämien:*
  – passiv übertragene Antikörper (Rhesus- oder ABO-Inkompatibilität, Fehltransfusionen),
  – aktiv im Körper gebildete Antikörper (z. B. Lupus erythematodes, Kälteantikörper, idiopathische autoimmunologische hämolytische Anämien).
- *Nichtimmunologische Erkrankungen:*
  – Hypersplenismus,
  – Makroangiopathien (z. B. ausgedehnte Hämangiome, Herzklappenfehler, Herzklappenersatz),
  – Mikroangiopathien (disseminierte intravaskuläre Koagulopathien, HUS).
- *Sekundäre hämolytische Anämien:*
  – bestimmte Infektionen (z. B. Malaria, Chlostridium difficile),
  – Morbus Hodgkin.

Diagnostik

Peripherer Blutausstrich. Er hilft bei der Differenzierung von bestimmten Formen der hämolytischen Anämie:
- *Mikro- und Makroangiopathien:*
  – Fragmentozyten (Synonym: Eierschalenerythrozyten).
- *Korpuskuläre Anämien:*
  – Sphärozyten,
  – Sichelzellen,
  – Targetzellen.

Aplastische Anämien und myelodysplastische Syndrome

! Die prognostisch ungünstigen aplastischen Anämien und myelodysplastischen Syndrome weisen in der Regel zusätzlich zu einer verminderten Hämoglobinkonzentration auch verminderte Leukozyten-, Granulozyten- und/oder Thrombozytenzahlen im Blut auf.

Differenzialdiagnose

- *Leukämie:*
  Diese kann sich primär als Panzytopenie zeigen und weitergehende Untersuchungen bedingen.
- *Transiente Erythroblastophthise:*
  - junges Alter,
  - normale Leukozyten- und Thrombozytenzahl,
  - sehr gute Prognose.
- *Konstitutionelles Blackfan-Diamond-Syndrom:*
  Hier ist die Prognose eingeschränkt ist (Tab. 12.2).

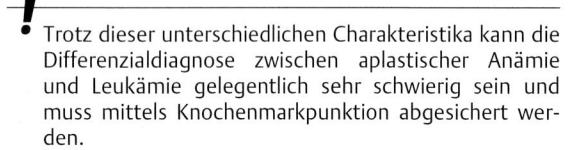

! Trotz dieser unterschiedlichen Charakteristika kann die Differenzialdiagnose zwischen aplastischer Anämie und Leukämie gelegentlich sehr schwierig sein und muss mittels Knochenmarkpunktion abgesichert werden.

- *Passagere Panzytopenie:*
  Darüber hinaus kann im Rahmen einer zytostatischen Behandlung eine interkurrente Infektion zu einer schweren passageren Panzytopenie führen.

Allgemeine Therapiemaßnahmen bei hämolytischen Anämien

Bei einem Großteil der Patienten mit hämolytischer Anämie stellt sich ein relativ stabiler Allgemeinzustand bei verringertem Hämoglobinwert ein, der durch eine vermehrte Neubildung von Erythrozyten aufrechterhalten wird.

! Ein niedriger Hämoglobinwert ist deshalb ohne klinisch relevante Symptome keine Transfusionsindikation.

Bluttransfusion bei akuter hämolytischer Krise

Die Hämolyse wird durch vermehrte Neubildung von Erythrozyten kompensiert. Bei einer Verkürzung der Erythrozytenlebensdauer auf 10–20 Tage (normale Lebensdauer: 120 Tage) ist die Produktionsrate des Knochenmarks auf das 5- bis 8fache gesteigert.

Dieses labile Gleichgewicht ist schnell gefährdet, wenn es zu Beeinträchtigungen der Erythropoese kommt, beispielsweise im Rahmen von Infektionen – insbesondere Virusinfektionen (sog. aregenatorische Krise). Häufig sind dabei akute hämolytische Krisen, die mit ausgeprägten Schmerzattacken einhergehen können und – je nachdem wie ausgeprägt die zugrunde liegende hämolytische Erkrankung ist – u. U. zu sehr niedrigen Hämoglobinwerten führen und zur Transfusion zwingen können.

Hämolytische Krisen sind meistens selbstlimitierend, nach ca. 10–20 Tagen stellt sich das zuvor erreichte labile Gleichgewicht wieder ein.

Aus forensischen Gründen ist die zur Transfusion führende klinische Symptomatik mit dem Patienten bzw. den Eltern zu besprechen und zu dokumentieren.

Je nach Symptomatik müssen die Kinder mit Analgetika behandelt werden.

! Bei Patienten, die auch eine Thrombozytopenie aufweisen, sollte bei der Wahl des Analgetikums auf Acetylsalicylsäure verzichtet werden.

Splenektomie bei chronischem Transfusionsbedarf

Eine Splenektomie ist unvermeidbar bei sekundärem Hypersplenismus.

Ein Transfusionsbedarf von über 200 ml/kg KG pro Jahr an Erythrozyten ist als hinweisend für die Diagnose Hypersplenismus gewertet.

! Die Indikation zur Splenektomie ist eng zu stellen, weil Infektionen mit foudroyantem septischen Verlauf nach Splenektomie beschrieben wurden.

Überwiegend sind dabei Pneumokokken oder Haemophilus influenzae B nachgewiesen worden. Jeder Patient mit Splenektomie und Fieber muss daher unter dem Verdacht auf eine beginnende Sepsis mit Breitspektrumantibiotika behandelt werden.

! Unbedingt zu empfehlen sind die Prophylaxe mittels Impfung gegen Pneumokokken und Haemophilus influenzae B (möglichst noch vor Splenektomie) sowie die Antibiotikaprophylaxe (z. B. Penicillin oder Amoxicillin).

Wegen der Häufigkeit fieberhafter Infektionen im Kleinkindalter sollte die Splenektomie möglichst nicht vor dem 6. Lebensjahr durchgeführt werden. In Einzelfällen kann ein exzessiver Transfusionsbedarf eine Splenektomie frühzeitig notwendig machen.

Spezielle Therapiemaßnahmen bei hämolytischen Anämien

Die Indikation zur Bluttransfusion und Splenektomie kann durch supportive Maßnahmen reduziert werden. Deshalb sollen die verschiedenen Formen der hämolytischen Anämien unter Berücksichtigung der Pathophysiologie dargestellt werden.

Pyruvatkinasemangel

Die verminderte Aktivität von Pyruvatkinase im Erythrozyten führt zu einer verminderten Bildung von Adenosintriphosphat sowie zum verminderten Pyruvatspiegel. Der Erythrozyt verliert als Folge des verringerten Adenosintriphosphats Kalium und hat eine wesentlich verkürzte Lebensdauer.

Es gibt milde und schwere Ausprägungen dieses Krankheitsbilds.

Austauschtransfusion. Die schweren Formen können zur kongenitalen, bedrohlichen hämolytischen Anämie führen, die eine Austauschtransfusion erforderlich macht.

Erythrozytenkonzentrate. In aplastischen Krisen oder bei sehr schwerer Anämie werden Erythrozyten transfundiert.

Splenektomie. Eine Splenektomie kann zu einer Normalisierung der Hämoglobinspiegel wie auch der Retikulozytenzahlen führen.

Glucose-6-Phosphat-Dehydrogenasemangel

Glycose-6-Phosphat-Dehydrogenase ist im Erythrozyten erforderlich, um eine ausreichende Synthese von Nicotin-Adenosin-Diphosphat (NADPH) aus Glucose zu erzielen. NADPH ist unbedingt erforderlich, um ausreichende Mengen reduzierten Glutathions bereitzustellen, welches als Antioxidans im Erythrozyten wirksam ist. Ohne reduziertes Glutathion werden die intrazellulären erythrozytären Proteine durch Oxidation zerstört und der Erythrozyt geht zugrunde.

Vermeidung von Oxidationsstress. Die wesentliche Maßnahme besteht im Vermeiden bestimmter Medikamente oder Nahrungsmittel, die zu einem Oxidationsstress führen können. Eine darüber hinausgehende spezifische Therapie gibt es nicht.

Folsäure. Folsäuresupplementierung (1 mg/d) kann die Erythropoese verbessern.

Eisen. Ein Eisenzusatz ist nicht erforderlich, da dieses aus hämolysierten Zellen zurückgewonnen und wieder verwendet wird.

Erythrozytenkonzentrate. Diese sind bei hämolytischen Krisen oder bei kardiovaskulären Auswirkungen der Anämie erforderlich.

Splenektomie. Bei sehr schwer betroffenen Patienten kann eine Splenektomie hilfreich sein.

Thalassämien

Die Thalassämien sind eine heterogene Gruppe hereditärer Erkrankungen, bei denen eine oder mehrere Globinketten vermindert produziert werden. Gleichzeitig werden andere Hämoglobinketten akkumuliert. Dieses bestimmt letztlich das klinische Spektrum der Erkrankung.

Der Überschuss an normalen Globinketten führt zur Aggregatbildung innerhalb des Erythrozyten und zu seiner Zerstörung. Diese ineffektive Erythropoese versucht der Körper über eine vermehrte extramedulläre Hämatopoese zu kompensieren.

> ! Die Behandlung zielt auf ein Transfusionsregime ab, das Hämoglobinwerte über 10 g/dl sicherstellt und einer Hämochromatose entgegenwirkt.

Transfusionen. Sie erfolgen in der Regel in 4-wöchigem Abstand, der Ziel-Hämoglobinwert liegt bei 14 g/dl nach der Transfusion.

Desferoxamin. Die Entfernung des überschüssig transfundierten Eisens ist zwingend erforderlich, da über die Eisenablagerung unterschiedliche Organe zum Teil schwerst geschädigt werden, z. B.:
- Herzmuskelschwäche,
- schwere Leberschädigungen,
- endokrinologische Störungen:
  - Minderwuchs,
  - Diabetes mellitus Typ I,
  - Hypothyreose,
  - verzögerter Pubertätseintritt.

Aber auch ohne Transfusion entwickeln Thalassämiepatienten aufgrund der exzessiv gesteigerten Eisenresorption aus dem Darm eine Eisenüberladung.

> ! Die Entfernung des Eisens wird mittels Desferoxamin entweder kontinuierlich i.v. oder s.c. durchgeführt.

Dennoch ist die Lebenserwartung bei der Thalassaemia major z. Z. auf maximal ca. 30 Jahre begrenzt.

KMT. Als kurative Behandlung wird daher seit einigen Jahren die allogene KMT durchgeführt, die allerdings ihrerseits mit letalen Risiken behaftet ist, insbesondere wenn es bereits zur Organschädigung durch übermäßige Eisenbelastung gekommen ist. Vor einer Knochenmarktransplantation muss daher im Regelfall eine Intensivtherapie mit Desferoxamin durchgeführt werden.

Membrandefektanämien

Die Erythrozytenmembran enthält u.a. ein Protein, genannt Spectrin, welches mit anderen membranständigen Strukturen verknüpft ist. Spectrin ist sowohl in die

Pathogenese der hereditären Sphärozytose als auch der hereditären Elliptozytose involviert. Bei der häufigeren Form, der hereditären Sphärozytose, ist der Schaden für den Erythrozyten größer, sodass es bei einem größeren Prozentsatz der Patienten zur klinisch relevanten Hämolyse kommt. In vitro zeigen die Erythrozyten bei der Sphärozytose eine vermehrte Autohämolyse (über 15%, verglichen mit 5% für gesunde Erythrozyten) und eine verringerte osmotische Resistenz. Beide Tests können zur Diagnose herangezogen werden.

Häufigste Begleitkomplikationen:
- hämolytische Krisen,
- Bildung von Gallensteinen (Beginn 2. Lebensdekade, im späteren Leben über 50% der Patienten betroffen).

Splenektomie. Die Neigung zu hämolytischen und aregeneratorischen Krisen bessert sich drastisch nach Durchführung einer Splenektomie. Der zugrunde liegende Membrandefekt persistiert zwar, die Lebensdauer der Erythrozyten wird nach Entfernung der Milz jedoch auf fast normale Werte verlängert, sodass interkurrente Infekte nicht mehr zu ausgeprägten aplastischen Krisen führen können. Die deutlich verringerte Hämolyse führt auch dazu, dass keine Gallensteine mehr gebildet werden.

Die Splenektomie ist zu diskutieren bei:
- ausgeprägter Anämie,
- klinischen Folgeerscheinungen,
- ausgeprägter Retikulozytose (> 80 ‰),
- Vorgeschichte mit Bildung von Gallensteinen.

Abwartende Haltung bei kompensierter Hämolyse, d. h.:
- keine signifikante Anämie,
- Retikulozytenwerte < 80 ‰.

Als günstiger Zeitpunkt für die Splenektomie wird der Zeitraum vom 6. bis 10. Lebensjahr angesehen, da einerseits die Periode mit den häufigsten Kleinkindinfektionen vorbei ist und die Phase der Bildung von Gallensteinen meist noch nicht eingetreten ist. Die beschriebenen Begleitmaßnahmen zur Splenektomie sind jedoch unbedingt einzuhalten.

Paroxysmale nächtliche Hämoglobinurie (PNH)

Die PNH ist eine Erkrankung hämatopoetischer Stammzellen, die mit einem Membrandefekt auf den Erythrozyten – zumeist auch mit Störungen der Leukozyten und Thrombozyten – einhergeht. Der Membrandefekt ist charakterisiert durch Fehlen des Regulatormoleküls „decay accelerating factor" (DAF). Das Fehlen von DAF kann zur spontanen Komplementaktivierung auf der Erythrozytenoberfläche und damit zur Hämolyse führen. Die PNH wird deshalb häufig unter den hämolytischen Erkrankungen klassifiziert. Da es bei einer schweren Verlaufsform zur intravasalen Hämolyse kommt, wird Hämoglobin im Urin ausgeschieden.

Eisensupplementierung. Eisen wird über den Urin verloren, sodass eine Eisensupplementierung erforderlich ist.

Antikoagulanzien. Der Defekt von DAF tritt jedoch auch auf Thrombozyten auf, sodass es über die Bindung von Komplement (C3) an den Thrombozyten zu deren Aktivierung und zur Ausbildung einer Thrombose kommen kann. Dies erfordert bei manchen Patienten die Behandlung mittels Antikoagulanzien (z. B. Marcumar).

KMT. Der Defekt auf den Leukozyten kann zu einer leukämischen Transformation führen, sodass diese Krankheitsform als Präleukose einzustufen ist und eine allogene Knochenmarktransplantation für die Patienten angestrebt wird.

Therapie von Anämien durch Knochenmarkversagen

Angeborene und erworbene Störungen der Hämatopoese können durch Knochenmarkversagen verursacht sein. Dabei ist die Ausprägung variabel. Bestimmte Erkrankungen sind typisch für bestimmte Altersbereiche. Das Behandlungsspektrum umfasst neben der engmaschigen Beobachtung mit evtl. Transfusion auch die Immunsuppression bis hin zur KMT. Die wichtigsten Formen der Anämien durch Knochenmarkversagen sind in Tab. 12.3 zusammengestellt.

Nicht berücksichtigt sind in Tab. 12.3 und im folgenden Text Anämien, die durch onkologische Erkrankungen verursacht werden.

Transiente Erythroblastophthise

Diese selbstlimitierte, benigne Form der Anämie tritt typischerweise bei sonst gesunden Kindern im Alter zwischen 1 und 4 Jahren auf und bietet – außer Blässe und Schwäche – meist keine weiteren Symptome. Sie lässt sich von Kindern mit Fanconi-Anämie oder Shwachman-Syndrom dann leicht differenzieren, wenn diese Patienten kongenitale Anomalien aufweisen, minderwüchsig und/oder bei Geburt Small for Date (Blackfan-Diamond-Syndrom) sind. Bei Kindern mit transienter Erythroblastophthise ist das Hämoglobin F allenfalls in der Regenerationsphase erhöht, während es bei Patienten mit Blackfan-Diamond-Syndrom durchweg erhöht ist. Die Abgrenzung zum Shwachman-Syndrom kann auch durch die bestehende Neutropenie bzw. den korrespondieren Reifungsarrest der neutrophilen Vorläuferzellen im Knochenmark erfolgen oder durch Nachweis metaphysärer Dysostosen.

Tabelle 12.3 Aplastische Anämien: typische Merkmale, Differenzialdiagnose, Behandlung und Prognose

Parameter	Transiente Erythroblastophthise	Fanconi-Anämie	Blackfan-Diamond-Anämie	Shwachman-Syndrom	Dyskeratosis congenita	Erworbene aplastische Anämie
Typisches Alter bei Diagnose (in Jahren)	1–4	5–10	Säuglingszeit	Säuglingszeit	10–20	jedes Alter
Genetik		autosomal rezessiv	autosomal rezessiv	autosomal rezessiv	X-chromosomal, autosomal rezessiv oder dominant	
Blutbild	Anämie	Panzytopenie	makrozytäre Anämie	Neutropenie/Panzytopenie erhöht	ca. 50 % der patienten mit Panzytopenie	Panzytopenie
Fetales Hämoglobin	normal	erhöht	erhöht	erhöht	erhöht	normal
Definitive Diagnosekriterien		erhöhte Chromosomenbrüchigkeit**	erhöhte Adenosindesaminase der Erythrozyten (vor der 1. Transfusion messen)	Malabsorption + Neutropenie (bei 1/3 der Patienten Anämie)	Hyperpigmentierung (Gesicht, Schultern), dystrophe Nägel, Leukoplakie	Knochenmarkzytologie und Knochenstanze; Fanconi-Anämie ausschließen
Therapie	Beobachtung, nur selten Transfusionen	KMT*, bei definierter Untergruppe Gentherapie-Ansätze	Prednisolon (2 mg/kg KG) bei Non-Respondern: KMT* mit verwandten, HLA-identischen Spendern	Pankreasenzyme, Corticoide und evtl. Androgene (bei starker Neutropenie)	Corticoide + Androgene	Meidung auslösender Agenzien (soweit bekannt); Immunsuppression/KMT*
Prognose	sehr gut	bei verwandtem, HLA-passendem KMT-Spender und früher KMT gut; Langzeitprognose (> 10 Jahre) noch ungewiss	bei Ansprechen auf Corticoide: ca. 80 % langfristiges Überleben; Non-Responder bzw. nicht behandelte Patienten werden ca. 45 Jahre alt	bei Auftreten von Anämie und/oder Leukämie: 50 % Todesfälle bis zum 10. Lebensjahr; sonst > 80 % Langzeitüberleben	medianes Überleben bei ca. 30 Jahren	40–90 % Langzeitüberleben; bei < 200 Leukozyten/µl ungünstigere Prognose

*: KMT = Knochenmarktransplantation
**: Eindeutig beweisend für Fanconi-Anämie

! Die transiente Erythroblastophthise bildet sich normalerweise innerhalb eines Monats nach Diagnosestellung zurück, spätestens aber nach maximal 4 Monaten.

Eine spontane Normalisierung wäre nicht der Fall bei der Fanconi-Anämie, dem Shwachman- oder Blackfan-Diamond-Syndrom.

Fanconi-Anämie

Den Verdacht auf eine Fanconi-Anämie lenken verschiedene Anomalien, die für diese Erkrankung pathognomonisch sind (Tab. 12.4).

! Die definitive Diagnose ergibt sich aus der erhöhten Chromosomenbrüchigkeit.

Transfusionen, Androgene. Supportiv werden zunächst Bluttransfusionen, bei stärkerer Anämie auch Androgene eingesetzt. Die Androgene führen zu einer gewissen Verbesserung der Prognose mit einer medianen Überlebenszeit von 7 Jahren unter Androgentherapie gegenüber 4 Jahren ohne Androgentherapie (gerechnet ab Diagnosezeitpunkt).

! Eine immunsuppressive Therapie ist kontraindiziert.

Tabelle 12.4 Körperliche Besonderheiten bei Kindern mit Fanconi-Anämie

Organ	Veränderungen
Haut	• generalisierte Hyperpigmentierung • Café-au-Lait-Flecken • vereinzelte Areale mit Hypopigmentierung
Wuchs	• Minderwuchs • Mikrozephalie
Kopf	• Hydrozephalus • Mikrognathie • Choanalatresie • auffällige Ohrformen • Schwerhörigkeit • kleine Augen • Ptose • Strabismus • Katarakt
Arme	• fehlender Radius • dysplastische Ulna • fehlender oder schwacher Radiuspuls • hypoplastischer Thenar • fehlender oder missgebildeter Daumen • Fehlbildungen der Finger (Klinodaktylie, überzählige Finger, kurze Finger)
Abdomen	• ektope Nieren • Stenosen bzw. Atresien im Gastrointestinaltrakt • Analatresie

Splenektomie. Eine Splenektomie ist nur dann günstig, wenn eindeutig ein Hypersplenismus vorliegt.

Hämatopoetische Wachstumsfaktoren. Die therapeutische Bedeutung der hämatopoetischen Wachstumsfaktoren (GM-CSF oder G-CSF) ist noch nicht endgültig geklärt.

Gentherapie. Bei einer bestimmten Untergruppe der Fanconi-Anämie (sog. C-Typ) wird zurzeit die Therapie mittels gentherapeutischer Korrektur autologer Blutstammzellen geprüft.

KMT. Die einzig kurative Behandlungsmöglichkeit besteht derzeit in der KMT, die bei Vorhandensein eines HLA-identischen Knochenmarkspenders in der Familie bei ca. 70 % der Behandelten ein langfristiges Überleben ermöglicht. Andere Transplantationsverfahren (ohne HLA-kompatiblen Familienspender oder HLA-kompatiblem unverwandten Spender) haben eine sehr viel schlechtere Prognose (Überlebensrate $\leq$ 30 % nach 5 Jahren) und werden lediglich als Ultima Ratio eingesetzt. Möglicherweise wird in Zukunft die Transplantation mit HLA-kompatiblen unverwandten Stammzellen zu günstigeren Langzeitergebnissen führen, wenn die Erfahrungen mit dieser Therapieform bei dieser speziellen Indikation größer sind und die Behandlung zu einem günstigen Zeitpunkt einsetzt.

Die hier beschriebenen Daten zur Prognose beziehen sich auf einen Zeitraum von ca. 10 Jahren. Da bei Patienten mit Fanconi-Anämie die Chromosomenbrüchigkeit nicht nur in den Blutzellen, sondern auch in anderen Zellen des Körpers vorliegt, muss mit einer erhöhten Rate an malignen Erkrankungen (Leukämien, soliden Tumoren) gerechnet werden. Tatsächlich finden sich bei langzeitüberlebenden Patienten mit Fanconi-Anämie bei bis zu 10 % der Patienten Leukämien, Tumoren der Leber, der Haut oder des Zungengrunds. Noch nicht geklärt ist, inwieweit Lebertumoren durch die – vor der Ära der KMT – häufig durchgeführte Androgentherapie mitbedingt sind (Leberschädigung bzw. -tumoren sind Nebenwirkungen synthetischer Androgene).

Blackfan-Diamond-Syndrom

Diese Erkrankung beruht nach heutigem Verständnis auf einer defekten erythrozytären Stammzelle. Die Diagnose stützt sich auf folgende Befunde:
- Anämie mit erniedrigten oder fehlenden Retikulozyten,
- makrozytäre Erythrozyten oder erhöhtes Hämoglobin F,
- Ausschluss von Mangelzuständen, die typischerweise zu einer Anämie führen können (Eisenmangel, Folsäuremangel, Vitamin-B_{12}-Mangel, Erythropoetinmangel),
- keine Antikörper gegen Erythropoetin nachweisbar.

Die Adenosindesaminase ist bei Patienten mit Blackfan-Diamond-Anämie im Erythrozyten erhöht und kann daher als differenzialdiagnostischer Parameter verwendet werden, solange die Patienten noch nicht transfundiert sind.

Prednisolon. Therapeutisch wird Prednisolon (2 mg/kg KG/d) eingesetzt. Diese Dosis ist in 3–4 Gaben über den Tag verteilt zu verabreichen, um einen möglichst kontinuierlich hohen Cortisonspiegel zu erreichen. Ein Therapieerfolg ist innerhalb von 6 Wochen bis 3 Monaten zu erwarten. Wird ein Hämoglobinwert von 10 g/dl erreicht, kann die Dosis hinsichtlich Einzelgabe und Häufigkeit reduziert werden.

> **!** Da die Patienten gewöhnlich sehr sensitiv gegenüber geringen Änderungen der Prednisolondosierung sind, darf ein Dosiswechsel nur in kleinen Schritten vorgenommen werden.

Das Ansprechen auf Steroide kann sehr verschieden sein:
- ⅓ der Patienten zeigt überhaupt keine Besserung.
- Ein kleiner Teil der Patienten spricht sehr schnell an und bleibt auch nach schrittweise Absetzen der Steroide langfristig in Remission.
- Das Blutbild bessert sich, aber die Patienten bleiben steroidabhängig. Dies betrifft ca. 60 % der Patienten.

Einige dieser Patienten werden zu einem späteren Zeitpunkt noch unabhängig von Steroiden.
- Gelegentlich gibt es Patienten, die nur auf deutlich höhere Prednisolondosen reagieren.

Zytostatika, Immunsuppressiva, Androgene. Wegen der Nebenwirkungen der Steroide bei einer derartigen Langzeitbehandlung sind verschiedene Therapieversuche mit Zytostatika (Cyclophosphamid, Mercaptopurin, Vincristin) sowie immunsuppressiven Medikamenten (Ciclosporin A, ATG) und auch Androgenen durchgeführt worden. All diese Ansätze waren ohne Erfolg.

KMT. Eine Therapiealternative für Patienten, die entweder gar nicht oder nur auf nicht vertretbar hohe Steroiddosen ansprechen, ist die allogene Knochenmarktransplantation. Hierbei ist vorzugsweise Knochenmark von verwandten, HLA-identischen Spendern zu verwenden, da die Transplantation von Stammzellen unverwandter Spender oder von verwandten Spendern mit Missmatch im HLA-System eine hohe Mortalität aufweist.

Shwachman-Syndrom

! • Das Shwachman-Syndrom ist charakterisiert durch eine exokrine Pankreasinsuffizienz verbunden mit Neutropenie.

Ungefähr 15% der Patienten entwickeln auch eine Anämie, 7% eine Thrombozytopenie, 20% haben beide Symptome. Bei Diagnosestellung stehen die Unterernährung und der Minderwuchs im Vordergrund. Gelegentlich treten auch andere physiognomische Auffälligkeiten auf (Strabismus, Mikrozephalie, Retinitis pigmentosa). Differenzialdiagnostisch lässt sich das Shwachman-Syndrom von der Fanconi-Anämie oder erworbenen aplastischen Anämien durch den Nachweis der Malabsorption abgrenzen.

Enzymsubstitution. Die Malabsorption lässt sich durch die orale Gabe von Pankreasenzymen recht gut behandeln. Dagegen ist die Behandlung der Neutropenie/Panzytopenie prognostisch ungünstiger.

Corticoide. Nur ca. 50% Patienten, die mit Corticoiden behandelt wurden, reagierten mit einer anhaltenden Besserung.

Androgene. Die zusätzliche Gabe von Androgenen erbrachte nur mäßige Besserungen der Neutrophilenzahl.

Hämatopoetische Wachstumsfaktoren. Einige Patienten, die bisher mit G-CSF behandelt wurden, sprachen auf diese Behandlung mit Anstieg der Neutrophilenzahlen an.

! • Da die G-CSF-Behandlung im Säuglingsalter möglicherweise mit dem Risiko der Entwicklung von myelodysplastischen Syndromen bzw. myeloischen Leukämien belastet ist und das Shwachman-Syndrom per se eine gewisse Leukämieinzidenz aufweist, wird diese Therapie nur bei schweren Krankheitsverläufen eingesetzt.

Als häufigste Todesursachen verbleiben somit beim Shwachman-Syndrom Infektionen oder Blutungen als Folgen der unbeeinflussbaren Panzytopenie.

Dyskeratosis congenita

Die Dyskeratosis congenita ist gekennzeichnet durch die Trias:
- Hyperpigmentierung von Gesicht, Nacken und Schultern,
- Dystrophie der Nägel,
- Leukoplakie der Schleimhäute.

Dabei manifestieren sich Hyperpigmentierung und Dyskeratose meist in der 1. Lebensdekade, während die Leukoplakie in der 2. Lebensdekade folgt. Etwa die Hälfte der Patienten erkranken in der 2. Lebensdekade an einer aplastischen Anämie, ca. 10% an malignen Tumoren – zumeist der Haut oder Schleimhäute, seltener der Lymphknoten oder des weiblichen Genitaltrakts. Nach den bisher veröffentlichten Berichten handelt es sich um ein heterogenes Erkrankungsbild, da offensichtlich Patienten mit autosomal rezessiver oder X-chromosomal vererbter Erkrankung früher und häufiger von diesen Komplikationen betroffen sind als Patienten mit autosomal dominanter Erkrankung.

Prednison und Androgene. Die Behandlung erfolgt mittels Prednison und Androgenen.

Splenektomie. Diese hat bei manchen Patienten nur einen vorübergehenden Anstieg der Zellen des peripheren Blutes erbracht.

Immunsuppression. Immunsuppressive Maßnahmen (Ciclosporin A oder ATG) sind offenbar nicht wirksam.

Hämatopoetische Wachstumsfaktoren. Diese (GM-CSF bzw. G-CSF) sind noch in der Erprobung.

KMT. Die KMT zeigt bisher auch keine wesentliche Verbesserung, weil ein großer Teil der Patienten an Transplantationskomplikationen verstorben sind. Da die klinischen Manifestationen bei der Dyskeratosis congenita relativ spät entstehen, besteht darüber hinaus die Gefahr, dass der Knochenmarkspender – wenn er aus der Familie stammt – u. U. ein noch nicht diagnostizierter Träger der Erkrankung ist. Die Prognose bei Patienten mit X-chromosomaler oder autosomal rezessiver Erkrankung lässt im Median eine Überlebenszeit von ca. 30 Jahren erwarten.

Erworbene aplastische Anämien

Bei der erworbenen aplastischen Anämie werden verschiedene mögliche Ursachen in Betracht gezogen. Allgemein anerkannt ist eine direkte Schädigung von Stammzellen durch Chemikalien, Medikamente oder ionisierende Strahlen. Zunehmend häufiger werden immunologische Störungen der Hämatopoese diskutiert, die entweder zu einer Zerstörung oder zur Proliferations- bzw. Differenzierungshemmung von Stammzellen führen. Für diese Störungen werden Virusinfekte – u. a. das Epstein-Barr-Virus – verantwortlich gemacht. Die resultierende Anämie bzw. Panzytopenie kann unterschiedlich ausgeprägt sein.

> ! Eine schwere aplastische Anämie (SAA) besteht, wenn die absolute Neutrophilenzahl unter 500/µl liegt, eine sehr schwere aplastische Anämie (VSAA), wenn die absolute Neutrophilenzahl unter 200/µl liegt. Bei beiden Formen wird definitionsgemäß eine Thrombozytopenie von unter 20 000/µl und eine Verminderung der Retikulozytenzahl gefordert.

Diagnostisch sind eine Fanconi-Anämie und auch eine paroyxsmale nächtliche Hämaturie (PNH) auszuschließen.

Wenn sich als auslösendes Agens eine chemische Noxe (Medikamente, halogenierte Kohlenwasserstoffe, Benzolderivate) vermuten lässt, muss diese auf Dauer vermieden werden.

> ! Für Patienten mit erworbener aplastischer Anämie ist ein standardisiertes Behandlungsprotokoll durch die Gesellschaft für Pädiatrische Onkologie und Hämatologie (GPOH) erstellt worden (www.gpoh.de).

KMT/Immunsuppression. Dieses Protokoll sieht bei Patienten mit SAA bzw. VSAA vor, dass diese innerhalb von 2–4 Wochen nach Diagnosestellung entweder der KMT mit einem HLA-identischen Geschwisterkind zugeführt werden, oder – falls dies nicht durchführbar ist – eine immunsuppressive Therapie eingeleitet wird, die Methylprednisolon, Ciclosporin A und ATG umfasst.

> *ATG:*
> - 0,75 ml/kg KG/d über 8 Tage
>
> *Methylprednisolon:*
> - 1 mg/kg KG/d Tag 1–14
> - bis Tag 28 dann schrittweise absetzen
>
> *Ciclosporin A:*
> Initial:
> - 5 mg/kg KG/d
> - über 18 Wochen verabreichen

G-CSF. G-CSF wird nur bei schwerster Neutropenie verabreicht.

> *G-CSF:*
> - 5 µg/kg KG/d s. c. mindestens über 28 Tage
>
> Bei Nichtansprechen Steigerung nach 4 Wochen auf:
> - 20 µg/kg KG/d s. c.
>
> Bei Nichtansprechen Steigerung nach wiederum 4 Wochen auf:
> - 40 µg/kg KG/d s. c.

Eine weitere Steigerung der G-CSF-Dosis ist nicht vorgesehen. Wenn es zu einem Anstieg der Granulozyten (> 1500/µl) kommt, sollte die Behandlung ca. 4 Monate fortgesetzt werden, wobei die G-CSF-Dosis so eingestellt bzw. angepasst werden sollte, dass der Granulozytenwert in einen Bereich von 1500–5000/µl fällt.

Die Behandlung der SAA bzw. VSAA kann also eine sehr lang dauernde immunsuppressive Therapie bedeuten, während derer die Patienten in höchstem Maße immunkompromittiert sind. Sie ist deshalb in entsprechend erfahrenen Behandlungszentren durchzuführen. Eine umfassende supportive Therapie ist unbedingt erforderlich, die bei Auftreten von Infektionen eine breite, bakterizid angelegte Antibiotika- bzw. Antimykotikatherapie einschließt.

Ein nicht unbeträchtlicher Anteil der Patienten spricht erst 4–6 Monate nach Behandlungsbeginn auf die immunsuppressive Therapie an. Dies hat wahrscheinlich seinen Grund darin, dass ein reduzierter Stammzellpool vorliegt und es deshalb relativ lange Zeit benötigt, bis wieder eine ausreichende Menge von differenzierten Stammzellen und Progenitorzellen zur Verfügung steht, aus denen die peripheren Blutzellen entstehen.

Erst nach Ausschöpfung aller anderen Therapiemöglichkeiten ist eine KMT mit einem HLA-identischen, unverwandten Spender oder einem haploidentischen verwandten Spender indiziert. Zudem sind diese Transplantationsverfahren mit einer sehr hohen Infektionsneigung verbunden.

Methämoglobinämien

Definition

Methämoglobin ist die Bezeichnung für die Verbindung aus Hämoglobin mit oxidiertem Eisen. Dieses ist nicht in der Lage, Sauerstoff aufzunehmen.

Ätiologie

Angeborene Formen der Methämoglobinämie gibt es bei einer Hämoglobinopathie (Hämoglobin M) sowie bestimmten Enzymdefekten. Die erworbene Methämoglobinämie entsteht nach Exposition bestimmter Medikamente oder Toxine, z. B. Nitrate, Anilin, Sulfonamide.

Klinik

Bei kleinen Kindern kommt es im Rahmen der Methämoglobinbildung auch zu schwerer Dehydratation und metabolischer Azidose, die es zu korrigieren gilt. Die Zyanose wird klinisch sichtbar bei einem Methämoglobinspiegel von über 1,5 g/dl. Kopfschmerzen und Kurzatmigkeit treten auf, wenn ⅓ des gesamten Hämoglobins als Methämoglobin vorliegen.

> **!** Wenn mehr als ⅔ des Hämoglobins oxidiertes Eisen enthält, muss auch ohne klinische Symptome eine Behandlung eingeleitet werden.

Therapie

Die i.v. Verabreichung von Methylenblau (1%ige Lösung, 1–2 mg/kg KG) senkt zuverlässig den Methämoglobinspiegel mit Ausnahme von Hämoglobin-M-Trägern.

> **!** Da Methylenblau als Oxidationsmittel wirkt, ist es nicht bei Patienten mit Glucose-6-Phosphat-Dehydrogenasemangel einzusetzen.

Längerfristig ist die Beseitigung der Methämoglobinbildung verursachenden Substanzen erforderlich. Die toxische Methämoglobinämie tritt jedoch überwiegend im Neugeborenen- bzw. Säuglingsalter auf.

Hämoglobin-M-Träger (heterozygote Genträger) sind, wenn die α-Ketten betroffen sind, von Geburt an zyanotisch. Sind die β-Ketten des Hämoglobins betroffen, tritt die Zyanose erst im Lauf des 1. Lebensjahrs in Erscheinung. Eine Behandlung ist bei sehr guter Prognose hinsichtlich Leistungsfähigkeit und auch Lebenserwartung nicht notwendig, wäre allerdings auch nicht möglich.

Polyzythämie

Polycythaemia vera

Die Polycythaemia vera ist bedingt durch eine abnorme Vermehrung erythropoetischer oder multipotenter hämatopoetischer Stammzellen bzw. Progenitorzellen. Der Hämatokritwert liegt dabei über 65% und beruht auf einer Vermehrung der Gesamtmenge an Erythrozyten. Leukozytose oder Thrombozytose können ebenfalls vorliegen.

Um eine Hämokonzentration oder eine sekundäre Polyzythämie auszuschließen, muss die Diagnostik eine arterielle Blutsauerstoffbestimmung und eine Messung der Erythrozytenmasse (unter Verwendung radioaktiv markierter roter Blutkörperchen) umfassen.

Die Ursache der Polyzythämie ist abzuklären, bevor ein Aderlass durchgeführt wird. Beispielsweise ist im Fall einer sekundären Polyzythämie wegen Sauerstoffmangels die Erythrozytose als adäquate, gesunde Gegenregulation des Körpers zu werten.

> **!** Die Polycythaemia vera ist bei Kindern und Jugendlichen sehr selten, weniger als 1% aller Patienten mit dieser Erkrankung sind jünger als 25 Jahre.

Therapie

Im Regelfall ist eine Behandlung mittels Aderlass ausreichend, um den Hämatokritwert unter 60% zu halten. Dies verbessert die Viskosität des Blutes und vermindert die Thrombosegefahr. Bei Patienten jenseits des Säuglingsalters sollte der Aderlass mit einem 1:1-Austausch von Blut gegen kristalline bzw. kolloidale Lösungen erfolgen. Bei häufiger Durchführung des Aderlasses ist der Eisenstatus zu überprüfen.

Sekundäre Polyzythämie

Bei sekundären Polyzythämien ist in 1. Linie eine systemische Hypoxie die zugrunde liegende Ursache, insbesondere chronische Lungen- bzw. Herzerkrankungen mit Rechts-links-Shunt. Bestimmte Hämoglobindefekte, die durch eine erschwerte oder verminderte Abgabe von Sauerstoff ans Gewebe charakterisiert sind, können dem Körper einen Sauerstoffmangel vortäuschen und über die Bildung von Erythropoetin ebenfalls zur Polyzythämie führen. Tumoren der Niere, manche Formen der Zystenniere sowie bestimmte Kleinhirntumoren können Erythropoetin produzieren und eine Erythrozytose verursachen. Die Erythrozytose kann auch durch eine Verringerung des Plasmavolumens vorgetäuscht sein. Eine Dehydratation (z.B. bei gastrointestinalen Flüssigkeitsverlusten oder Überdosierung von Diuretika) ist anamnestisch auszuschließen.

Polyzythämie des Neugeborenen

> **!** Auch hier gilt ein Hämatokritwert von > 65% als Arbeitsdefinition für die Polyzythämie.

Das Blut für die Diagnostik ist dabei aus einer größeren Vene oder der Nabelvene zu entnehmen, da kapillares Blut – bedingt durch periphere Stauung – evtl. einen falsch hohen Hämatokritwert anzeigen kann.

Ätiologie

Häufigste Ursache ist die sog. plazentare Transfusion, die eine Verschiebung von Blut aus der Plazenta zum Neugeborenen bedeutet. Eine fetofetale Transfusion bei Zwillingen kann zu einer Polyzythämie bei dem einen und gleichzeitig zur Anämie bei dem anderen Kind führen. Seltenere Ursachen sind Hypoglykämie (besonders bei Kindern diabetischer Mütter), Trisomie 21, adrenogenitales Syndrom oder chronische Plazentainsuffizienz.

Klinik

Symptome bei schwerem Verlauf:
- Anorexie,
- Lethargie,
- Zyanose,
- Atemstörungen,
- Krampfanfälle,
- Hyperbilirubinämie,
- nekrotisierende Enterokolitis,
- Thromboseneigung.

Die Symptome treten meist erst nach dem 2. oder 3. Lebenstag auf und erfordern einen Plasmaaustausch. Das Austauschvolumen kann nach folgender Formel berechnet werden:

$$V_A = V_B \times \left(\frac{H_{gem.} - H_{gew.}}{H_{gem.}}\right)$$

V_A = Austauschvolumen (ml)
V_B = Blutvolumen (ml)
H_{gem} = gemessener Hämatokritwert
H_{gew} = gewünschter Hämatokritwert

Literatur

Nathan/Oski (eds): Hematology of infancy and childhood (1993) 4. Aufl., W.B.Saunders, Philadelphia

Wegen der potenziell sehr schwerwiegenden Symptome empfehlen manche Autoren grundsätzlich bei einem Hämatokritwert über 70% eine Austauschtransfusion auch dann, wenn noch keine Symptome vorliegen. Eine Entscheidung über das beste Vorgehen ist schwer zu treffen, da das Infektionsrisiko durch einen Plasmaaustausch mit den kurzfristigen Nebenwirkungen der Polyzythämie (s.oben) und evtl. Spätschäden abgewogen werden muss.

Als Spätschäden sind verminderte Intelligenzleistungen beschrieben worden, ohne dass hierfür sicher kontrollierte Daten vorliegen.

Klinische Symptomatik der Hyperviskosität

E. M. App

Definition

Als Hyperviskosität bezeichnet man Symptome, die bei Krankheitszuständen, die mit einer erhöhten Viskosität des Blutes einhergehen, auftreten (englisch: hyperviscosity syndrome; griechisch: hyper = über; latein: viskos = zähflüssig, leimartig).

Ätiopathogenese

Durch eine Erhöhung der Gesamtviskosität des Blutes verlangsamt als direkte Folge sich der Blutfluss. Eine besondere Bedeutung kommt hierbei auch der jeweiligen Gefäßweite und der Endothelbeschaffenheit der Gefäßwände zu. Die Gesamtviskosität des Blutes wird durch das Plasma (Plasmaviskosität) und die darin enthaltenen zellulären und molekularen Bestandteile bestimmt. Unter den zellulären Bestandteilen ist die Verformbarkeit von Erythrozyten und Leukozyten besonders bedeutsam.

Pathophysiologie

Eine erhöhte Viskosität des Vollblutes vermindert die rheologischen Fließeigenschaften des Blutes im Extremfall bis zur Stase mit einem konsekutiv erhöhten Risiko für eine Thrombose oder Thromboembolie. Ein erhöhtes Thromboserisiko weisen jedoch eine ganze Reihe von angeborenen und erworbenen Erkrankungen mit primär oder sekundär erhöhter Gerinnungsneigung auf. Eine primär erhöhte Gerinnungsneigung zeigen relativ seltene vererbte Erkrankungen (Tab. 12.5) mit einer gestörten Thromboregulation der Endothelzellen mit quantitativem oder qualitativem Mangel an normaler endothelialer antikoagulativer Aktivität.

Eine sekundär erhöhte Gerinnungsneigung zeigen eine Vielzahl von heterogenen Erkrankungen (Tab. 12.6), die durch zytokininduzierte Endothelzellaktivierung ihre normale antikoagulative Gefäßwandfunktion verlieren und in einen proinflammatorischen thrombogenetischen Zustand konvertieren. Bei vielen dieser Erkrankungen sind außer dem Antikoagulationinhibitorsystem und der endothelial-zellulären Thromboregulation zusätzlich die Blutviskosität und Gefäßperfusion betroffen, die für das Hyperviskositätssyndrom die pathophysiologisch entscheidenden Stellgrößen darstellen.

Tabelle 12.**5** Primär erhöhte Gerinnungsneigung (nach Nachman u. Siverstein 1993)

Antithrombin-III-Mangel
Protein-C-Mangel
Protein-S-Mangel
Fibrinolytische Abnormalitäten
Hypoplasminogenämie
Dysplasminogenämie
Gewebeplasminogen-Aktivator-Freisetzungsmangel
Vermehrte Plasminogen-Aktivator-Inhibitorspiegel
Dysfibrinogenämie
Homozystinurie
Heparinkofaktor-II-Mangel
Erhöhte Spiegel von histidinreichem Glykoprotein

Tabelle 12.6 Sekundär erhöhte Gerinnungsneigung (nach Nachman u. Siverstein 1993)

Karzinome
Schwangerschaft
Orale Kontrazeption
Nephrotisches Syndrom
Myeloproliferative Erkrankungen
Hyperlipidämie
Diabetes mellitus
Paroxysmale nächtliche Hämoglobinurie
Postoperativer Zustand
Vaskulitis
Antiphospholipidsyndrom
Erhöhter Faktor VII und Fibrinogenspiegel
Chemotherapie
Heparininduzierte Thrombozytopenie
Fettleibigkeit

Erkrankungen mit primär oder sekundär erhöhter Thromboseneigung können in diesem Risiko durch eine zusätzliche Hyperviskositätssymptomatik noch weiter verstärkt werden. Gerinnungsneigung, Blutviskosität sowie Perfusion und Art des Blutflusses (laminar oder turbulent) können daher nicht als unabhängige Variablen einer Gleichung aufgefasst werden, sondern interagieren miteinander in Bezug auf eine Erhöhung oder Reduktion eines Thromboserisikos. Nach dem Hagen-Poiseuille-Gesetz reduziert eine erhöhte Blutviskosität auch den entsprechenden Blutfluss, besonders unter Bedingungen einer geringen Scherung in kleineren Gefäßen und begünstigt somit eine Thrombose.

Physikalischer Hintergrund. Die folgenden Ausführungen sind stark vereinfacht und sollen dazu dienen, die grundsätzlichen Beziehungen zwischen Blutströmung und Rheologie aufzuzeigen und dem Interessierten den Einstieg in die Materie zu erleichtern. Um die klinische Symptomatologie der Hyperviskosität zu verstehen und therapeutische Interventionen gezielt zu steuern, müssen die zugrunde liegenden physikalischen Mechanismen detaillierter betrachtet werden.

Blut ist keine echte Flüssigkeit, sondern eine Suspension. Daher trifft die Definition einer konstanten Viskosität im Sinn einer koeffizienten inneren Reibung wie bei echten Flüssigkeiten nicht zu.

Der Strömungswiderstand wird nicht nur durch eine einheitliche innere Reibung bestimmt, sondern durch eine Reihe weiterer Faktoren in komplexer Weise mitbestimmt:
- lokaler Hämatokritwert,
- Erythrozytenanzahl und -verformbarkeit,
- Aggregatbildung,
- interzelluläre Reibung,
- Plasmaviskosität,
- Schubspannung,
- Aktivierungszustände von Leukozyten und Thrombozyten.

Aus diesem Grund spricht man auch von der „scheinbaren oder apparenten" Blutviskosität, die keine Materialkonstante wie bei echten Flüssigkeiten ist. Ganz allgemein beschreibt die Rheologie, wie sich ein Körper bei Beanspruchung durch äußere Kräfte verformt. Körper können in diesem Zusammenhang Festkörper, Flüssigkeiten oder Gase sein.

Elastizität, Viskosität, Viskoelastizität. Ideale Festkörper verhalten sich elastisch. Die Energie der Deformation wird vollständig zurückgewonnen, wenn der Körper entlastet wird (Hooke-Körper).

Ideale Flüssigkeiten und Gase werden irreversibel verformt – sie fließen. Die Deformationsenergie wird in der Flüssigkeit in Wärme umgesetzt, d. h. sie wird nicht zurückgewonnen, wenn die Deformationsenergie entfällt – viskoses Verhalten.

Die meisten Flüssigkeiten zeigen rheologisch ein viskoelastisches Verhalten mit dem sie im Bereich zwischen Flüssigkeit und Festkörper eingestuft werden müssen. Sie sind sowohl elastisch als auch viskos und werden daher als viskoelastisch bezeichnet.

Geräte, die viskoelastische Eigenschaften von Festkörpern oder Flüssigkeiten im Bereich zwischen idealen Festkörpern und Flüssigkeiten messen, werden *Rheometer* genannt. Geräte, die ausschließlich das viskose Fließverhalten von Flüssigkeiten bestimmen, nennt man *Viskosimeter*.

Die Einheit der dynamischen Viskosität η ist die Pascalsekunde (Pa×s).

$$\eta = \frac{N \times s}{m^2} = Pa \times s$$

Die früher für die dynamische Viskosität verwendete Einheit „centiPoise" (cP) entspricht der Einheit mPa×s, d. h.: 1 mPa×s = 1 cP.

Blut als viskose Flüssigkeit. Wie erstmalig von Isaac Newton beschrieben, ist bei einer ausschließlich viskosen Flüssigkeit das Verhältnis zwischen Schubspannung, also der Kraft, die notwendig ist, um Flüssigkeitsschichten gegeneinander zu verschieben und dem Schergrad (relative Geschwindigkeiten der Schichten zueinander) konstant:

$$\tau = \eta \times \frac{dv}{dx}$$

$\frac{dv}{dx}$ = Geschwindigkeitsgefälle
τ = Schubspannung
η = dynamische Viskosität

Materialien, die bezüglich Schubspannung und Schergrad eine lineare Beziehung bilden, werden daher als

Newtonsch bezeichnet. Wasser, Honig sowie Blutplasma und Serum sind in diesem Sinn Newtonsche Flüssigkeiten. Für Vollblut ist das Verhältnis zwischen Schubspannung und Schergrad jedoch nicht linear. Am ehesten kann Vollblut als eine Nicht-Newtonsche, viskoelastische Flüssigkeit beschrieben werden, bei der außer einer scherratenabhängigen Viskosität auch eine elastische Komponente gemessen werden kann. Deshalb muss die Viskosität des Vollblutes als eine Funktion der Schubspannung untersucht werden. Darüber hinaus beobachtet man das Phänomen der Scherkraftverdünnung, das sich in einer Viskositätsabnahme bei niedrigen Schubspannungen äußert, wenn die Probe zuvor hohen Scherraten ausgesetzt war. Dieses Phänomen kann mit Instrumenten untersucht werden, die es erlauben, die Scherraten so zu steuern, dass periodisch zwischen hohen und niedrigen Raten hin und her geschaltet werden kann. Treten bei hohen Scherraten Brüche in der makromolekularen Struktur der Inhaltsstoffe auf, so kommt es zu einer dauerhaften, irreversiblen Viskositätsabnahme. Bei mittleren Scherraten (Gradient der Schergeschwindigkeit $< 10\ \text{s}^{-1}$) führt die Induktion einer angespannten molekularen Konfiguration zu einer temporären Viskositätsabnahme (reversible Scherkraftverdünnung = Thixotropie). In der Literatur wird immer wieder auf einen weiteren Grund für Viskositätsänderungen in Vollblut unter Scherkräften aufmerksam gemacht. Plasmaschichten werden von wasserlöslichen Molekülen oder Partikeln befreit, sodass intermolekulare Wechselwirkungen, die den Widerstand gegen das Fließen verursachen, reduziert werden.

Viskositätsprofil und Fließgeschwindigkeit in Blutgefäßen. Innerhalb von Blutgefäßen kommt es nicht zu Ausbildung einer geraden Flüssigkeitsfront, vielmehr bildet sich in Flussrichtung ein paraboloides Flussprofil aus mit dem schnellsten Spitzenfluss in der Mitte der Gefäße, in der auch die korpuskulären Blutbestandteile (Zellen, Makromoleküle, usw.) fließen. An den Gefäßrändern ist die Blutviskosität durch Scherkräfte mit den Gefäßwänden reduziert. Diese – durch Scherkraft reduzierte – Viskosität der gefäßwandnahen Plasmaschichten fungiert gewissermaßen als Schmierung oder Gleitmittel, der durch die Gefäße strömenden Blutsäule. Die im zentralen Axialstrom der Blutgefäße befindlichen Blutzellen bewegen sich zwar schneller vorwärts als Zellen im Randbereich, werden aber vergleichsweise mechanisch deutlich weniger belastet und verformt. Ganz im Gegensatz dazu sind im Randbereich die Geschwindigkeiten kleiner, die Schubspannungen jedoch die größten, sodass dort große Belastungen und Verformungen auf die Zellen und die benachbarte Gefäßwand selbst einwirken. Diese Beziehungen sind für das Verständnis zwischen Strömungskräften und biologischer Reaktion von Blutzellen, die Wirkung auf die Gefäßwände und Thromboseneigung zum Teil auch deshalb wichtig, da zum Beispiel Blutplättchen durch sehr hohe Schubkräfte zerstört oder stimuliert werden können.

Funktionelle rheologische Heterogenität des Blutes. Die „scheinbare" oder „apparente" Vollblutviskosität stellt keine Materialkonstante im Sinn einer Kenngröße dar, sondern variiert exponentiell in weiten Grenzen mit den tatsächlich einwirkenden Schubspannungen, Gefäßdurchmessern, usw.

> **!** Rheologische Mechanismen sind wesentlich für mikrozirkulatorische Stasephänomene verantwortlich, vor allem beim Unterschreiten einer kritischen Fließschubspannung, wie sie hauptsächlich in postkapillaren Venolen auftritt.

Rheologische Veränderungen wirken sich daher primär bei einer bereits vollständigen Rekrutierung der vasomotorischen Reserve und von stark reduzierten Perfusionsdrücken versorgungslimitierend in der Peripherie aus. Eine Aggravierung oder Fixierung von Durchblutungsproblemen wird hierbei durch das Zusammenspiel von lokaler Fließfähigkeit des Blutes („Viskoelastizität"), mikrovaskulärer Regulationsfähigkeit und lokalem hämodynamischen Perfusionsdruck verursacht. Die zelluläre Zusammensetzung des peripheren Blutes ändert sich auch dergestalt, dass der mikrovaskuläre Hämatokritwert von den zuführenden Arteriolen hin zu den Kapillaren abfällt, um anschließend postkapillar zu den Venolen wieder anzusteigen. Der lokale kapillare Hämatokritwert liegt hierbei im Durchschnitt um 30–50 % unter dem Wert des systemischen Hämatokritwerts (Fåhraeus-Lindqvist-Effekt). Ursache hierfür ist einerseits die größere Passagegeschwindigkeit der Erythrozyten, die im axialen Zentralstrom der Gefäße transportiert werden, ganz im Gegensatz zum Blutplasma, das durch einen langsamen, wandständigen Transport gekennzeichnet ist. Darüber hinaus sind andererseits die Passagewege von Plasma und Erythrozyten unterschiedlich. Unter physiologischen Bedingungen ist die Plasmaviskosität daher für den viskosen Widerstand der Mikrozirkulation bedeutsamer als der Hämatokritwert. Allerdings kann unter pathologischen Bedingungen dieser – unter physiologischen Bedingungen viskositätssenkende Fåhraeus-Lindqvist-Effekt – aufgehoben sein, wie bei:

- eingeschränkter Erythrozytenverformbarkeit (z. B. bei Sichelzellen),
- stark erhöhtem lokalem Hämatokritwert,
- Sedimentationsverhalten unter prästatischen Strömungsverhältnissen,
- stark erhöhten Leukozytenzahlen (allein oder in Kombination).

Innerhalb eines Mikrozirkulationsnetzwerks kommt es durch ungleiche Verteilung von Zellflüssen an arteriellen Verzweigungen des Gefäßbaums zu einer weiteren heterogenen Hämatokritverteilung, die durch die Netzwerkstruktur und lokale vasomotorische Aktivität gesteuert wird und im Strombahngebiet im Mittel unter dem der zuführenden Gefäße liegt (Fåhraeus-Netzwerk-Effekt).

> **!** Die lokale Hämatokritverteilung hat funktionell im Mikrozirkulationsnetzwerk Bedeutung für die Beziehung zwischen Strömungswiderstand und O_2-Transportkapazität.

Unter physiologischen Bedingungen kann dadurch im arteriellen Schenkel des Gefäßbetts eine bedarfsorientierte Versorgung durch diesen sog. „rheologischen Verstärkereffekt" gewährleistet werden. Andererseits begünstigt die ungleiche Hämatokritverteilung in minderdurchbluteten Abschnitten bei niedriger Perfusion die Entstehung einer Stase. Diese intravasale Entmischung des Blutes von Zellen und Plasma wird an Aufzweigungen und durch langsame Strömung noch vermehrt, sodass sich in nachfolgenden Gefäßbettabschnitten ein erhöhter rheologischer Widerstand bis hin zum „rheologischen Verschluss" ausbilden kann. Die restliche O_2-Versorgung beschränkt sich dann auf weniger – meist überperfundierte – Gefäße, die eine bedarfsorientierte Verteilung nicht mehr ermöglichen können. Eine Separation von Zellen und Plasma wird, neben des Netzwerk-Effekts, vor allem auch durch die Aggregationsneigung der Erythrozyten (Geldrollenbildung) begünstigt.

> **!** Neben Mikrozirkulationsproblemen, die sich aus der physikalischen Eigenschaft des Blutes als Suspension ableiten lassen, sind auch biomechanische Eigenschaften einzelner Zellen in der Lage, Kapillarverschlüsse zu verursachen.

Eine reduzierte Fluidität der Zellwände von Erythrozyten und verstärkte Aggregation können Kapillaren verstopfen. Auch bei reduzierter arteriovenöser Spannung und zum Zeitpunkt einer postischämischen Reperfusion von Geweben können vor allem Granulozyten einen Kapillarverschluss verursachen.

Methoden der Viskoelastizitätsmessung

Zur Bestimmung der viskoelastischen Eigenschaften des Blutes kommen oszillierende Rheometer zum Einsatz, die neben Schergrad und Schubspannung auch die Phasenverschiebung zwischen diesen Messgrößen bestimmen und auswerten können.

Empfehlungen zur Bearbeitung von Blutproben und messtechnisches Prozedere der Vollblutviskosität können den Richtlinien des International Committee for Standardization in Hematology (1986) entnommen werden.

Kugelfallviskosimeter. Für eine Serum- oder Plasmaviskositätsmessung kann der Kugelfallviskosimeter eingesetzt werden. Dieses Instrument misst die der Viskosität proportionale Fallzeit. Hierbei dient eine Präzisionsglasspritze als Fallrohr. Die Kugel durchläuft beim Fallen 2 Lichtschranken, die einen Zähler starten und stoppen. Die so gemessene Zeitdifferenz δt wird meist in Millisekunden angegeben. Für Newtonsche Flüssigkeiten wie Blutplasma und Serum kann der Viskositätswert in (mPa×s) angegeben werden.

Messbereich des Kugelfallviskosimeters:
- $\eta = 0{,}5{-}105$ mPa×s.
- Probenmenge: 0,3–0,5 cm³.
- Normwerte (mit Haake-Kugelfall-Viskosimeter nach Weiner u. Mitarb. 1994 bei 10 °C):
  - Serumviskosität: 1,16–1,27 mPa×s,
  - Plasmaviskosität: 1,10–1,28 mPa×s

Messbereiche anderer Rheometer:
- Normwerte für Serum und Plasma nach anderen Autoren (bei Temperatur von 25 °C):
  - Kapillarrheometer: 1,50–1,72 mPa×s,
  - Scherratenrheometer: 2,60 ± 0,35 mPa×s.

Im Gegensatz zur dynamischen Viskosität beschreibt die oft verwendete relative Viskosität das Verhältnis der Flusszeit von Serum im Vergleich zur Flusszeit von Wasser und liegt im Bereich zwischen 1,4 und 1,8.

Nicht-Newton-Flüssigkeiten – wie Vollblut – sind mit dem Messergebnis (Fallzeit in ms) nur relativ klassifiziert, da bei Kugelfallviskosimetern das Geschwindigkeitsgefälle im Spalt zwischen Kugel und Fallrohr unter diesen Bedingungen nicht eindeutig bestimmbar ist.

Hierfür müssen andere Messsysteme eingesetzt werden, da nur so Nicht-Newton-Flüssigkeiten mit viskoser und elastischer Komponente entsprechend analysiert werden können, wie:
- Kapillarrheometer mit geregelter Druckvorgabe,
- Rotationsrheometer mit geregeltem Geschwindigkeitsgefälle oder geregelter Schubspannung

Einfache Kapillarrheometer. Diese Rheometer sind vornehmlich zur Viskositätsmessung geeignet, wenn sie auch zur Rückprall- und Elastizitätsmessung umgebaut werden können. Das größte Problem besteht darin, dass die Viskositätsmessung sehr stark von der kapillaren Flussrate abhängt und selbst wenn diese kontrolliert würde, die Variationsbreite der Scherwirkung innerhalb einer Probe nicht konstant ist. Oft sind die Scherraten sehr hoch, sodass die Analyse selbst die Probe zerstört.

Kontrollierte Scherratenrheometer. Kapillarrheometer arbeiten mit relativ hohen Scherraten und können daher nicht zur Messung des Einflusses von Zellen auf die Vollblutviskosität verwendet werden, da die hier interessierenden Protein-Zell-Interaktionen nur bei niedrigen Scherraten maximal ausgebildet sind. Die besser geeigneten kontrollierten Scherratenrheometer arbeiten mit einer Platte-Kegel- oder zylindrischen Messkammer, in welche die Vollblutprobe eingebracht wird. Scherraten von 0,18 s^{-1} für Vollblut und 1,5 s^{-1} für Plasma erbringen gute und klinisch relevante Messergebnisse. Da Vollblutviskositätsmessungen auch den Einfluss von Hämatokritwert und Zell-Protein-Interaktion auf den mikrovaskulären Fluss reflektieren, sind viele Autoren davon überzeugt, dass diese besser mit der Prävalenz einer klinischen Manifestation von Hyperviskositätssymptomen korreliert als Messergebnisse der Plasmaviskosität.

Kontrollierte Scherratenrheometer sind die am häufigsten benutzten Instrumente, um die grundlegenden viskoelastischen Eigenschaften von biologischen Flüssigkeiten zu bestimmen. Ihr Messprinzip beruht gewöhnlich auf der Verformung einer Probe zwischen einem fixierten und einem beweglichen Element. Diese Systeme haben den Vorteil, dass die Scherrate in dem untersuchten Material definierbar und uniform ist. Da die viskoelastischen Eigenschaften des Blutes sehr stark von den angewandten Scherraten abhängen, ist dies ein klarer Vorteil. Es können damit sowohl dynamische Untersuchungen (oszillierende Bewegung) als auch konstante Untersuchungen (gleich bleibende Rotation und Rückprall) vorgenommen werden. Beide Analysenmethoden liefern prinzipiell vergleichbare Informationen – separate Messungen der Viskosität und Elastizität bei unterschiedlichen Scherraten.

Klinik

Hyperviskositätssymptome treten vor allem auf, wenn die relative Serumviskosität 6, den Schwellenwert zur klinischen Symptomatik, überschreitet (Abb. 12.1). Die normale relative Serumviskosität beträgt 1,8, somit ist Serum normalerweise nahezu doppelt so viskos als Wasser.

Klinische Symptome:
- Parästhesien,
- Kopfschmerz,
- Schwindel,
- Abgeschlagenheit,
- Muskelschwäche,
- Sehstörungen durch verminderte Perfusion der Retina oder aber Erweiterung der retinalen Venen,
- Ohrengeräusche wie Tinnitus,
- Taubheit,
- Synkopen,
- Claudicatio intermittens,
- Raynaud-Syndrom,
- Angina pectoris und Koronarthrombosen,
- Thrombophlebitis,
- neurologische Defizite bis hin zum Koma (Coma paraproteinaemicum),
- Polyneuritis,
- Zentralvenenthrombose,
- Ödeme,
- Urtikaria,
- Pruritus,
- Vaskulitis,
- Lungenembolie,
- hämolytische Anämie.

Die Retina kann Venenstauung, Blutungen, Exsudate und eine geschwollene oder verwaschen wirkende Papille aufweisen. Am Augenhintergrund des Patienten kann relativ einfach zum einen der momentane klinische Gefäßzustand sowie seine Folgen untersucht und zum anderen der Therapieerfolg (Plasmapherese, Aderlass usw.) unmittelbar validiert werden.

■ **Hyperviskosität durch Blutplasma**

! Ob erhöhte Plasmaviskositätswerte (z. B. bei Hyperfibrinogenämie) generell ursächlich für arterielle, venöse oder mikrozirkulatorische Perfusionsstörungen verantwortlich sind oder eher ein Epiphänomen darstellen, wird z. B. bei einer Vielzahl von vaskulären und nichtvaskulären Erkrankungen weiterhin kontrovers diskutiert.

Eine ganze Reihe von objektiven Berichten zeigt jedoch die Koexistenz zwischen zerebraler, koronarer sowie allgemein peripherer Minderperfusion und erhöhter Plasmaviskosität. Ob jedoch generell über die existierende Koinzidenz hinaus eine Kausalität besteht, ist bislang nicht gesichert. Einige Krankheitsbilder (z. B. monoklonale Gammopathien) implizieren einen klaren direkten Zusammenhang zwischen Plasmaviskosität und Mikrozirkulationsstörung:

IgA- und IgG-Plasmozytome. Hier ist eine Reduktion der Fließeigenschaften des Blutes durch Erythrozytenaggregation erst bei extremer Proteinämie über 50 g/l zu erwarten.

IgM-Gammopathien. Bei IgM-Gammopathien tritt dies aufgrund des weit größeren polymerisierten Moleküls weit früher und häufiger auf.

Wegen der ebenfalls eingeschränkten Thrombozytenfunktion kann es einerseits zu hämorrhagischen Diathesen als auch andererseits zu thrombotischen Prozessen in der Mikrozirkulation kommen.
Vorgehen:
- *Plasmapherese:*
  Die Akuttherapie der Wahl ist hier die Plasmapherese, bei der z. T. bis zu 5 Plasmaäquivalente täglich bis zum Absinken der relativen Serumviskosität < 4 abgenommen werden müssen.

! Der Schwellenwert zur klinischen Symptomatik liegt bei einer relativen Serumviskosität zwischen 5 und 6, der bereits bei einer Paraproteinkonzentration von 40 g/l für IgM, 50 g/l für IgG3 und 70 g/l für IgA erreicht wird (Abb. 12.1).

Bei einer relativen Serumviskosität zwischen 8 und 10 zeigen sehr viele Patienten eine Hyperviskositätssymptomatik, bei Werten über 10 alle Patienten. Abb. 12.1 zeigt Normbereich, Schwellenwert und die Wirkung unterschiedlicher Immunglobulinklassen und Subklassen auf die relative Serumviskosität in Abhängigkeit zur Paraproteinkonzentration.

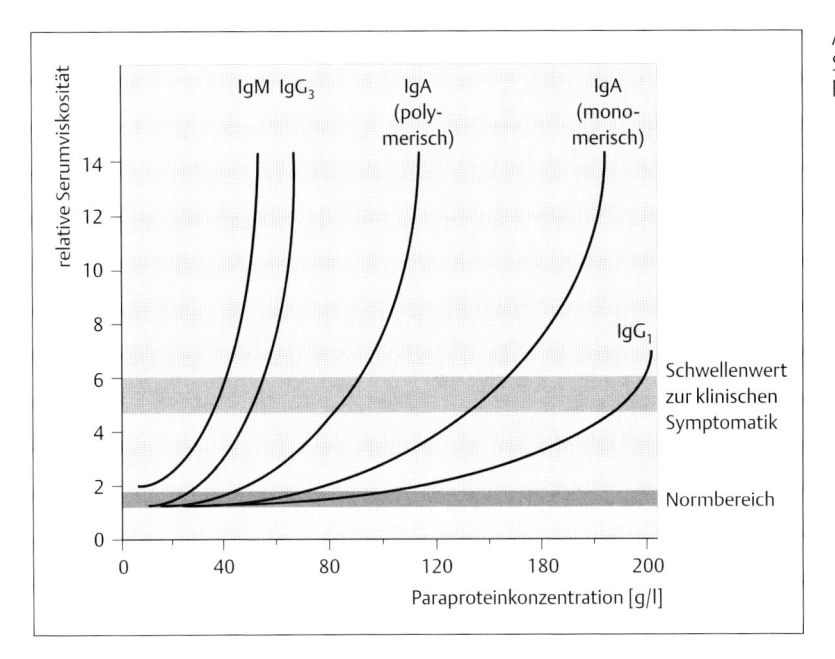

Abb. 12.1 Korrelation zwischen Serumviskosität und Paraproteinkonzentration

Beispielsweise steigert ein IgM-Paraprotein die Blutviskosität stärker als IgG oder IgA. Polymerisches IgA zeigt bei Konzentrationen über 80 g/l erste klinische Symptome, wohingegen IgG3 bei weit niedrigeren Konzentrationen im Serum (30–40 g/l) über unstabile, nicht kovalente Komplexe, die besonders sperrig und gefährlich bei niedrigen Temperaturen sind, symptomatisch wird. Geringe Konzentrationssteigerungen über 30 g/l bewirken eine exzessive Zunahme der relativen Serumviskosität.

> **!** Der Zusammenhang zwischen Immunglobulinkonzentration und Blutviskosität trifft ebenso für eine therapeutische Immunglobulingabe zu, sodass exzessive Immunglobulintherapien nicht durchgeführt werden und die beschriebenen Grenzen jeweils ermittelt und entsprechend berücksichtigt werden sollten.

- Zytostatika:
Mittel- und vor allem langfristig muss bei unzureichendem Therapieerfolg eine adäquate Zytostatikatherapie eingeleitet werden. Alkylierende Substanzen lindern die Schmerzen, reduzieren die Plasmazellproliferation im Knochenmark und senken auf diese Weise den Paraproteinspiegel im Serum.

> **!** Eine pathologisch erhöhte Plasmaviskosität wird auch bei Erkrankungen mit kältelabilen Serumeiweißen nachgewiesen:

Kryoglobuline. Sie fallen im Serum bei Temperaturen < 30 °C aus und gehen bei 37 °C wieder in Lösung.

Kryofibrinogene. Die Temperaturlöslichkeit entspricht den Kryoglobulinen.

Pyroglobuline. Diese fallen im Serum bei Abkühlung aus und gehen aber bei 37 °C nicht wieder in Lösung.

Kälteagglutinine. Kälteagglutinine agglutinieren reversibel Erythrozyten bei Abkühlung des Blutes unter 25–30 °C.

Durch die hohe Viskosität der Kryoglobuline kann es auch zur Verlangsamung des Blutes in den Arteriolen kommen.

Bei hoher Paraproteinkonzentration im Blut besteht generell die Gefahr eines Hyperviskositätssyndroms.

Die seltene chronische idiopathische Kälteagglutininkrankheit kann zur Ausbildung schwerer akraler Durchblutungsstörungen bis hin zu Gewebsnekrosen führen. Bei dieser Erkrankung werden vornehmlich IgM-Immunglobuline, die gegen das Erythrozytenantigen I gerichtet sind, produziert. Bei einem Temperaturoptimum von 22 °C kommt es zu Erythrozytenaggregation und Hämolyse.

■ Hyperviskosität durch Blutzellen

Polycythaemia vera. Klinisch dominieren thromboembolische Komplikationen und Mikrozirkulationsstörungen. Ursächlich für die thrombotische arterielle Durchblutungsstörung dieser Erkrankung sind die mit erhöhtem Hämatokritwert einhergehende exponentiell erhöhte „apparente" Viskosität des Blutes mit dadurch bedingter Strömungsverlangsamung, eine sekundäre thrombophile Gerinnungsneigung, erhöhte Thrombozytenzahl und Aktivierbarkeit. Patienten mit deutlich erhöhtem Hämatokritwert (> 60 %) haben ein um 38fach höheres Risiko für thromboembolische Komplikationen im Vergleich zu Patienten mit normalem Hämatokritwert. Diese erhöhten Hämatokritlevel sind

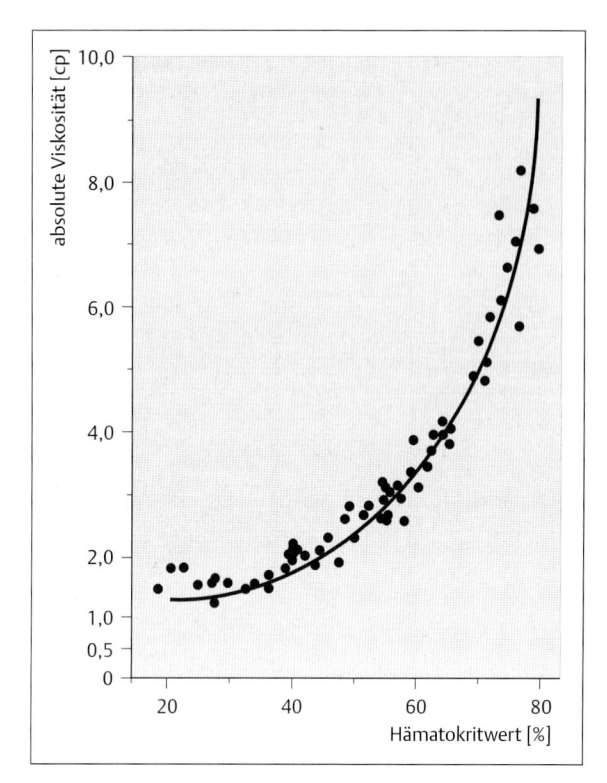

Abb. 12.2 Korrelation zwischen Vollblutviskosität und Hämatokritwert

darüber hinaus vergesellschaftet mit einer erhöhten Blutviskosität, reduzierter zerebraler, retinaler und pulmonaler Zirkulation, von denen die meisten klinischen Symptome dieser Patienten abgeleitet werden können. Wie bei steigenden Hämatokritwerten dieser Patienten die Blutviskosität zunimmt zeigt Abb. 12.2.

Infolge von primären oder sekundären Erythrozytosen nimmt die Viskosität des Blutes zu mit begleitender Hypervolämie. Blutvolumen und Gesamterythrozytenmenge zeigen bei Polycythaemia vera ab einer Erythrozytenmenge von 40 ml/kg KG eine lineare Korrelation. Bei erhöhten Erythrozytenmengen ist auch häufig der Sauerstofftransport eingeschränkt (Hämatokritwert > 0,60 %).

Vorgehen:
- *Aderlass:*
  Therapeutisch sollte der Hämatokritwert durch Aderlass auf Werte zwischen 40 und 50 % eingestellt werden, um dadurch die Vollblutviskosität zu senken.
- *Andere Therapiemaßnahmen:*
  Bei unbefriedigendem therapeutischen Erfolg ist eine zusätzliche myelosuppressive Therapie notwendig. Der therapeutische Nutzen einer Thrombozytenfunktionshemmung wird unterschiedlich beurteilt.

Essenzielle Thrombozythämie. Laborleitbefund ist eine persistierende Thrombozytenzahlerhöhung von über $10^6/\mu l$. In 30–70 % der Fälle gehören Mikrozirkulationsstörungen zu den häufigsten Erstmanifestationen:
- Kribbelparästhesien,
- Akrozyanose,
- Kältegefühl der Akren,
- Schwindelsymptomatik,
- Tinnitus,
- Zephalgien,
- Visusstörungen.

Auch Blutungen wie Ekchymosen und Epistaxis können auf allen Schleimhäuten (oropharyngeal, gastrointestinal und sogar zerebral) vorkommen als direkte Folge der hämorrhagischen Thrombozythämie. Es ist jedoch eher eine Erkrankung des älteren Patienten mit ca. 60 Jahren und älter, sodass eine ganze Reihe von weiteren Differenzialdiagnosen diese Erkrankung oft verschleiert. Die chronische Myeloproliferation und die vaskulären Probleme stehen im Mittelpunkt des therapeutischen Vorgehens. Ein standardisiertes Therapieregime ist hierfür bislang noch nicht etabliert.

Vorgehen: Rein symptomatisch wird mit Hydroxycarbamid und α-Interferon therapiert. Ein möglicher therapeutischer Effekt von Acetylsalicylsäure wird ebenfalls diskutiert.

Chronische myeloische Leukämie (CML). Selten kommt es bei einer CML zu vaskulären Problemen. Dies ist insoweit verwunderlich, da Leukozyten ganz im Gegensatz zu Erythrozyten weit weniger verformbar und damit in der Lage sind, Kapillaren zu verstopfen. Es können jedoch auch Mikrozirkulationsprobleme ab Leukozytenzahlen von 150 000 E./l auftreten, die dann offensichtlich mengenmäßig einen kritischen Schwellenwert überschreiten. Auch bei normaler Leukozytenzahl können aktivierte Leukozyten bei kritischer Ischämie und nachfolgender Reperfusionsphase durch eine noch erhöhte Gefäßwandadhärenz die Mikrozirkulation beeinflussen.

Disseminierte intravasale Gerinnung (DIC). Die komplexen Vorgänge der DIC, die letztlich in ein Multiorganversagen münden können, sollen hier im Einzelnen nicht ausgeführt werden. Pathophysiologisch besteht eine exzessive Hyperviskosität des Blutes. Die zunächst gebildeten und zirkulierenden Fibrinpolymere erhöhen die Plasmaviskosität und reduzieren vor allem die peripheren Flüsse der Mikrozirkulation. Reduzierter Blutfluss und erhöhte Fibrinmenge fördern eine Aggregation der Erythrozyten. Thrombozyten- und Leukozytenaktivierung sowie ein zytokininduziertes Gerinnungssystem begünstigen einen Circulus vitiosus, der über gerinnungsaktivierende, viskositätssteigernde und perfusionslimitierende Einflüsse letztlich die Mikrozirkulation beeinflusst. Diese Vorgänge können in allen Organsystemen auftreten und über Ischämie, Nekrose und Infarkt ein Organversagen verursachen. Aufgrund der resultierenden Verbrauchskoagulopathie mit Thrombosen kann es auch in allen Organsystemen zu Hämorrhagien kommen.

Sichelzellanämie. Pathophysiologisch bedeutsam ist bei der Sichelzellanämie, dass Erythrozyten bei reduzierter Hämoglobinoxygenierung (< 40 mm Hg) eine Sichelform annehmen, dadurch ihre Verformbarkeit verlieren, was letztlich zu einer Mikrozirkulationsstörung führt, die durch sekundäre Thrombozytenaggregation und Fibrinbildung noch aggraviert wird. Die in vitro messbare Vollblutviskosität dieser Patienten ist selbst im symptomfreien Intervall erhöht, was eine ständige Strömungswiderstandserhöhung im Gefäßbett dieser Patienten bedeutet. Selbst noch verformbare Sichelzellen haften am Endothel von Venolen durch exprimierte Adhäsionsmoleküle, engen das Gefäßlumen ein und vermindern dadurch die Strömungsgeschwindigkeit des Blutes. Rigide Sichelzellen verfangen sich in diesen Gefäßen und bewirken eine lokale Hypoxie.

Malaria. Das intraerythrozytär vorhandene Plasmodium falciparum bewirkt eine Zunahme der Membranrigidität der Erythrozyten. Dadurch wird der Fåhraeus-Lindqvist-Effekt (s. S. 378), die funktionelle Reduktion des Hämatokritwerts und der Vollblutviskosität, im Mikrozirkulationsgebiet neutralisiert. Trotz des Fluiditätsverlusts der Erythrozytenmembranen können sich Aggregationen in einer für Malaria typischen Rosettenform ausbilden.

■ Hyperviskosität durch maligne Erkrankungen

Ovarialkarzinome. Bei Ovarialkarzinomen scheint es eine – von Hämatokritwert und Krebsstadien unabhängige – Hyperviskosität des Blutes vor der Behandlung zu geben. Eine hohe präoperative Plasmaviskosität ist ein bedeutsamer Risikofaktor für eine tiefe postoperative Beinvenenthrombose und sogar danach. In einer Studie waren auch die Fibrinogenspiegel und die Plasmaviskosität der Patientinnen erhöht. Andere Untersuchungen zeigten hingegen bezüglich einer präoperativen und prächemotherapeutischen Untersuchung der Blutkoagulationsaktivierung (D-Dimere, Fibrinogen, Plasminogen-Aktivator-Inhibitor-Aktivität, Antithrombin und Protein C) keine signifikante Korrelation mit einem konsekutiv erhöhten Risiko für eine tiefe Beinvenenthrombose postoperativ oder während initialer Chemotherapie.

> ! Malignität einer Erkrankung reicht nicht aus, um eine tiefe Beinvenenthrombose oder ein Hyperviskositätssyndrom zu verursachen. Vielmehr werden weitere Faktoren – wie Dehydrierung durch z. B. malignen Aszites, Thrombozytose und Aktivierung einer Entzündung – als Kofaktoren hierfür angesehen, indem sie die rheologischen Bluteigenschaften verändern und zur Hyperviskosität beitragen, die wiederum zur tiefen Beinvenenthrombose prädisponiert.

Hyperviskosität könnte in diesem Zusammenhang auch eine Progression der malignen Grunderkrankung anzeigen, wie dies bisher bei Brustkrebs, Melanomen, Kopf- und Halskarzinomen sowie Lungenkarzinomen gezeigt werden konnte. Veränderungen des Blutflusses wurden bereits von Virchow als primäre ätiologische Faktoren für die Venenthrombose angesehen.

Die Hyperviskosität mancher hämatologisch-malignen Erkrankungen – wie Polycythaemia rubra vera – ist charakterisiert durch massive Zellvolumenvermehrung des Blutes und dadurch 30–50 %iges Risiko einer venösen oder arteriellen Thrombose. Eine Mehrzahl der Karzinompatienten haben abnormale Blutkoagulationstestergebnisse, weshalb vielfach angenommen wird, dass eine Thrombose dieser Patienten zumindest teilweise durch die maligne Grunderkrankung induziert wird. In 2 neueren Untersuchungen konnte gezeigt werden, dass präoperative Konzentrationen von Fibrin-/Fibrinogenspaltprodukten sowie frühe Marker einer Thrombinformation (z. B. Thrombin-Antithrombin-Komplexe) bei Patienten, die später eine tiefe Beinvenenthrombose entwickeln, signifikant erhöht waren.

■ Andere Erkrankungen mit Hyperviskosität

Eine erhöhte Vollblutviskosität wird auch unter verschiedenen Bedingungen mit einem erhöhten Risiko für Atherosklerose in Zusammenhang gebracht. Bei hohen Scherraten verursacht eine reduzierte Erythrozytenverformbarkeit einen Anstieg der Vollblutviskosität. Die Erythrozytenverformbarkeit hängt ab von den Charakteristika der Erythrozytenmembran und ihrer Umgebung, nämlich der Plasmazusammensetzung.

Reduzierte Erythrozytenverformbarkeit:
- Hyperlipoproteinämie,
- Diabetes mellitus,
- Erkrankungsstadien, bei denen Makroglobuline oder Fibrinogen erhöht sind.

Ob jedoch die Plasmazusammensetzung die Erythrozytenverformbarkeit über eine erhöhte Plasmaviskosität oder aber über eine direkte Einwirkung der Zellmembranzusammensetzung beeinflusst, ist nach wie vor nicht geklärt. In diesem Zusammenhang ist die Hypoalbuminämie von besonderer Bedeutung, da hier Veränderungen der Plasmaproteine mit der Lipidzusammensetzung des Blutes zusammenfallen.

Nephrotisches Syndrom. Beim nephrotischen Syndrom ist die Erythrozytenverformbarkeit konstant reduziert, da Albumin gewisse Lipidfraktionen wie Lysophosphatidylcholin und Fettsäuren bindet. Bei reduziertem Albumingehalt des Blutes ist der Lysophosphatidylcholingehalt der Erythrozyten vermindert und die Vollblutviskosität erhöht. Ein niedriger Albumingehalt des Blutes reduziert signifikant die Plasma-Protein-Bindung des polaren Phospholipids Lysophosphatidylcholin. Wie

Untersuchungen an der Nagase analbuminämischen Ratte zeigen konnten, waren Veränderungen der Phospholipidzusammensetzung der Erythrozyten von weit größerer Bedeutung für die Hyperviskosität des Blutes, als ein erhöhtes Plasmafibrinogen oder vermehrte Triglyceride.

Chronische Hypoxämie bei Herz- oder Lungenerkrankungen. Sie führt zur Erythrozytose (Polyglobulie) durch vermehrte Produktion von Erythropoetin. Zyanotische Patienten mit einer Polyglobulie können einen kompensierten oder dekompensierten Hämatokritwert aufweisen:

- *Kompensierte Polyglobulie:*
  Die kompensierte Polyglobulie mit eisengesättigtem Hämatokritwert im Gleichgewicht führt bei einem Wert unter 65% und gelegentlich auch über 70% selten zu einer symptomatischen Hyperviskosität.
- *Dekompensierte Polyglobulie:*
  Bei Patienten mit dekompensierter Polyglobulie, instabil steigenden Hämatokritwerten und wiederholter Hyperviskositätssymptomatik kann ein Aderlass zwar einerseits zur kurzfristigen Besserung der Symptome führen, andererseits aber zu einer Instabilität des Hämatokritwerts führen und einen Eisenverlust verstärken. Klinisch sind dann Zeichen eines Eisenmangels nur schwer von denen einer Hyperviskosität zu differenzieren. Eine fortschreitende Symptomatik – trotz wiederholter Aderlässe – ist dann meist durch Eisenverlust mit hypochromer Mikrozytose verursacht. Ein Eisenmangel bedingt dann nicht nur mikrozytäre hypochrome Erythrozyten, deren Sauerstoffbindungskapazität reduziert ist, vielmehr ist dann auch die Verformbarkeit der Erythrozyten vermindert, wodurch wiederum in der Mikrozirkulation die Blutviskosität erhöht ist. Die reduzierte Verformbarkeit der Erythrozyten und ihre größere Anzahl im Verhältnis zum Plasmavolumen sind hierfür verantwortlich.
  Auch eine eisenentsättigte Polyglobulie kann aufgrund einer verminderten Sauerstoffversorgung des Gewebes zu entsprechenden Symptomen sowie einem erhöhten Thromboserisiko führen.

! Eine orale Kontrazeption ist aus diesem Grund bei zyanotischen Frauen kontraindiziert.

Daher haben auch Kleinkinder mit Zyanose und Eisenmangel ein erhöhtes Apoplexierisiko, das sich durch Dehydratation noch weiter erhöhen kann. Erwachsene mit Zyanose scheinen hingegen kein erhöhtes Apoplexierisiko aufzuweisen – außer bei exzessiven, ungerechtfertigten Aderlässen oder anderen prädisponierenden Faktoren. Symptome einer Hyperviskosität können jedoch bei allen Patienten mit Zyanose und Polyglobulie auftreten, wenn das Plasmavolumen durch Dehydration reduziert wird.

Therapie
E. M. App

! Die Notfallbehandlung hängt von der Ursache ab.

Aderlass oder isovolämischer Austausch von Erythrozyten gegen Plasmaersatz: Polyzythämie.

Plasmapherese: Plasmozytom, Makroglobulinämie oder Hyperfibrinogenämie.

Leukopherese oder Chemotherapie: Leukämien mit hohen Leukozytenzahlen.

! Die Langzeitbehandlung hängt von der Kontrolle der Grunderkrankung mit spezifischen Therapien ab.

Blutiger Aderlass. Durch Senkung der Vollblutviskosität wird sowohl der kollaterale als auch der periphere Gefäßwiderstand reduziert und dadurch die Perfusion ohne Gefahr eines Steal-Effekts gesteigert. Zur Beeinflussung der Vollblutviskosität ist es notwendig, die Zusammensetzung des Blutes selbst zu ändern.

! Ein therapeutischer Aderlass bei Hyperviskositätssyndromen kann ambulant – durch Ablassen von 500 ml Blut über 45 Minuten und anschließenden Volumenersatz mit 0,9%iger Natriumchloridlösung, eventuell mit 5%iger Dextrose – erfolgen.

Damit kann eine Normalisierung der Blutmenge und eine wesentliche Beschwerdebesserung des Patienten erreicht werden. Eine gegebenenfalls notwendige Eisensubstitution bei eisenentsättigter dekompensierter Polyglobulie muss langsam erfolgen, da ein plötzlicher und exzessiver Hämatokritanstieg und eine dadurch verursachte Hyperviskosität vermieden werden muss. Auch eine durch den Aderlass möglicherweise verursachte allgemeine Steigerung der Proliferationsaktivität des Knochenmarks sollte kontrolliert werden.

! Ein akuter Aderlass ohne Volumenersatz ist kontraindiziert.

Hämodilution. Hämodilution bedeutet Verdünnung aller im Plasma befindlichen zellulären und darin gelösten Blutbestandteile, die – mit oder ohne Aderlass – durch Infusion kolloidaler Lösungen erfolgen kann. Auf diese Art lässt sich ein erhöhter Hämatokritwert auf kontrollierte Weise dosiert senken. Da die Vollblutviskosität im überwiegenden Maß vom Hämatokritwert abhängt, kann bei Steuerung des Hämatokritwerts mittels Hämodilution der kollaterale und periphere Organwiderstand durch Viskositätsabnahme reduziert werden. Zusätzlich wird durch Einsatz von Plasmaexpandern oder Plasmaersatzlösungen und deren Wasserbindungskapazität bewirkt, dass freies Wasser aus dem extravasalen in den intravasalen Raum verlagert wird. Je nach Zusammensetzung besitzen diese kolloidalen Lösungen unterschiedliche onkotische Wirkungen, abhängig vom Molekulargewicht, das zwischen 40 000 und 450 000 liegt, und einer Plasmahalbwertszeit von 2–12 Stunden. Der hämodynamische Nutzen dieser Therapien reicht über die Viskositätssymptomatik bis hin zur besseren Sauerstoffversorgung der Gewebe.

Kontraindikationen: Als Kontraindikationen dieser Therapie gelten allgemein:
- myokardiale Insuffizienz,
- koronare Herzkrankheit,
- vorbestehende Anämie,
- Niereninsuffizienz (Serumkreatinin > 2 mg/dl).

Plasmapherese. Seit der Einführung von Zellseparatoren wurde die Plasmapherese ein einfaches Verfahren, mit dem in 1–3 h 1–2 Plasmavolumina ausgetauscht werden können. Generell kann dieses Verfahren zur Reduktion der Plasmakonzentration von Proteinen, Lipiden, proteingebundenen Hormonen oder Toxinen, Antigenen und Antikörpern sowie Immunkomplexen mit über 50 % je Austausch eingesetzt werden.

Eine Vielzahl von unterschiedlichen Erkrankungen wurde bislang mit Plasmapherese therapiert, jedoch nur für wenige ist dieses Therapievorgehen generell anerkannt. Auch deshalb werden weiterhin die Frequenz und das Volumen des Austauschs sowie die Art der verwendeten Ersatzflüssigkeiten unterschiedlich beurteilt:
- Die am meisten etablierte Indikation ist das symptomatische Hyperviskositätssyndrom mit reproduzierbaren Ergebnissen einer deutlichen klinischen Verbesserung.
- Alle klinischen Erscheinungsformen der Hyperviskosität bei Paraproteinämien reagieren zumindest vorübergehend auf eine Plasmapheresetherapie. Die Wirksamkeit beruht auf 2 Faktoren: Zum einen befindet sich etwa 80 % der Gesamt-IgM-Menge intravaskulär und zum anderen nimmt die Viskosität mit jeder Einheit IgM-Konzentration progressiv zu.

Bei hohen Paraproteinspiegeln bewirkt eine relativ kleine Verminderung um 15–20 % eine Abnahme der relativen Serumviskosität um 50 % und mehr. Oft muss jedoch ein halbes Plasmavolumen oder mehr entfernt werden, um eine Besserung der klinischen Symptomatik zu bewirken. Zur Therapieführung sollten Viskositätsmessungen sowohl vor als auch nach einer Plasmapherese durchgeführt werden. Nach Erreichen von Beschwerdefreiheit muss die Therapie fortgeführt werden, da die Therapieeffekte zeitlich begrenzt sind.

! Als Faustregel gilt, dass 2–4 l Plasma alle 1–2 Wochen ausgetauscht werden müssen.

Chemotherapie. Nur eine kurative Therapie der zugrunde liegenden Erkrankung verhindert ein erneutes auftreten der Symptome. Daher sollte eine Chemotherapie zur Behandlung der Grunderkrankung, die für die Hyperviskosität verantwortlich ist, so früh wie möglich begonnen werden. Eine zeitlich begrenzte Wirkung wird auch vom Einsatz von Penicillamin und anderen Chelatbildnern berichtet, wahrscheinlich aufgrund ihrer dissoziierenden Wirkung auf Immunglobulinaggregate durch Spaltung von Disulfidbrücken.

Schlangengiftenzyme. Zur Plasmaviskositätssenkung wurden früher bei peripheren Verschlusserkrankungen auch Schlangengiftenzyme wie Arwin und Defibrase zur Defibrinogenisierung des Blutes eingesetzt. Fibrinogen spaltet sich im Gegensatz zu Thrombin nur in A-Fibrinomere, die sich lediglich in Längsrichtung jedoch nicht in Querrichtung des Moleküls vernetzen können und auf diese Weise keine unlöslichen Gerinnsel im Blut ausbilden können. Nach Aufspaltung werden diese Fibrinfragmente durch das retikuloendotheliale System aus dem Kreislauf entfernt. Diese Strategie wurde für diese Indikation jedoch verlassen, da bei kontrollierten Studien unter Therapie trotz effektiver Absenkung der Plasmaviskosität zum Teil lokale Nekrosen und tiefe Beinvenenthrombosen auftraten.

! Jede exzessive, negative Flüssigkeitsbilanzierung – insbesondere bei prädisponierenden Faktoren – kann durch Dehydrierung zur Hyperviskosität führen!

Prognose

In Abhängigkeit von Grunderkrankung und Schweregrad der Symptomatik reicht die Prognose von Restitutio ad integrum bis zu letal.

Literatur

Andre E, Voisin P, Andre JL, et al. (1994) Hemorheological and hemostatic parameters in children with nephrotic syndrome undergoing steroid therapy. Nephron 68: 184–191

App EM (1994) Sekretanalyse und Clearance. Atemw.-Lungenkrkh. Jahrgang 20, Nr. 7: 363–371

Bertuglia S, Colantuoni A, Intaglietta M (1993) Effects of leukocyte adhesion and microvascular permeability on capillary perfusion during ischemia-reperfusion injury in hamster cheek pouch. Int J Microcirc Clin Exp 13: 13–26

Bohrer H, Waldherr R, Martin E, et al. (1998) Splenectomy in an uraemic patient with acquired factor X deficiency due to AL amyloidosis. Nephrol Dial Transplant 13; 190–193

Bollinger A (1979) Funktionelle Angiologie. Thieme, Stuttgart

Brun JF, Monnier JF, Kabbaj H, Orsetti A (1996) La viscosite sanguine est correlee a l'insulino-resistance. [Blood viscosity is correlated with insulin resistance]. J Mal Vasc 21: 171–174

Chmiel H, Anadere I, Walitza E (1990) The determination of blood viscoelasticity in clinical hemorheology. Biorheology 27: 883–894

Crawford J, Cox EB, Cohen HJ (1985) Evaluation of hyperviscosity in monoclonal gammopathies. Am J Med 79: 13–22

Drew JH, Guaran RL, Cichello M, Hobbs JB (1997) Neonatal whole blood hyperviscosity: the important factor is the vis-

cosity and not the polycythemia. Clin Hemorheol Microcirc 17: 67–72
Ernst E, Resch KL (1993) Fibrinogen as a cardiovascular risk factor: a meta-analysis and review of the literature. Ann Intern Med 118: 956–963
Fenton BM, Wilson DW, Cokelet GR (1985) Analysis of the effects of measured white blood cell entrance times on hemodynamics in a computer model of a microvascular bed. Pflügers Arch 403: 396–401
Fisman DN, Smilovitch M (1997) Intravenous immunoglobulin, blood viscosity and myocardial infarction. Can J Cardiol 13: 775–777
Goldsmith HL, Cokelet GR, Gaehtgens P (1989) Robin Fåhraeus: evolution of his concept in cardiovascular physiology. Am J Physiol 257: H1005–1015
Griesshammer M, Heimpel H, Pearson TC (1996) Essential thrombocythemia and pregnancy. Leuk Lymphoma 22 Suppl 1: 57–63
Hague RA, Eden OB, Yap PL, Mok JY, Rae P (1990) Hyperviscosity in HIV infected children – a potential hazard during intravenous immunoglobulin therapy. Blut 61: 66–67
Höffkes HG, Dehn R, Saiger-Lorenz K, Franke A, Landgraf H, Ehrly AM (1996) Effects of normovolemic and hypervolemic hematocrit variations on muscle tissue oxygen pressure in patients with chronic ischemia of the calf muscle. Clin Hemorheol 16: 249–265
International Committee for Standardization in Hematology (1986) Guidelines for measurement of blood viscosity and erythrocyte deformability. Clin Hemorheol 6: 439–453 ICSH 1986
Jay RH, Mc Carthy SN, Rampling MW, Betteridge DJ (1991) Blood rheology and fibrinogen in children with familial hypercholesterolemia. Atherosclerosism 91: 117–121
Joles JA, Willekes-Koolschijn N, Koomans HA (1997) Hypoalbuminemia causes high blood viscosity by increasing red cell lysophosphatidylcholine. Kidney Int 52: 761–770
Klitzman B, Johnson PC (1982) Capillary network geometry and red cell distribution in hamster cremaster muscle. Am J Physiol 242: H211–219
Koppensteiner R (1996) Blood rheology in emergency medicine. Semin Thromb Hemost 22: 89–91
Leweling H, Breitkreutz R, Behne F, Staedt U, Striebel JP, Holm E (1996) Hyperammonemia-induced depletion of glutamate and branched-chain amino acids in muscle and plasma. J Hepatol 25: 756–762
Liepsch D, Pflugbeil G, Matsuo T, Lesniak B (1998) Flow visualization and 1- and 3-D laser-Doppler-anemometer measurements in models of human carotid arteries. Clinical Hemorheology and Microcirculation 18: 1–30
Nachman RL, Silverstein R (1993) Hypercoagulable states. Ann Intern Med 119: 819–827
Nitschke M, Fink K, Pawlow-Handt S, Leeker A, Rob PM, Steinhoff J (1997) Akutes Nierenversagen bei IgM-Plasmozytom mit Hyperviskositäts-Syndrom. Dtsch Med Wochenschr 122: 1213–1216
Nordström M, Lindblad B, Anderson H, Bergqvist D, Kjellström T (1994) Deep venous thrombosis and occult malignancy: an epidemiological study. BMJ 308: 891–894
Oh KT, Boldt HC, Danis RP (1997) Iatrogenic central retinal vein occlusion and hyperviscosity associated with high-dose intravenous immunoglobulin administration. Am J Ophthalmol 124: 416–418
Peest D, Blade J, Harousseau JL, Klein B, Osterborg A, San Miguel JF (1996) Cytokine therapy in multiple myeloma. Br J Haematol 94: 425–432
Pries AR, Ley K, Gaehtgens P (1986) Generalization of the Fåhraeus principle for microvessel networks. Am J Physiol 251: H1324–1332
Pryds O, Edwards AD (1996) Cerebral blood flow in the newborn infant. Arch Dis Child Fetal Neonatal Ed 74: F63–69
Rickles FR, Levine M, Edwards RL, Moritz TE, Zacharski LR (1992) Abnormalities of blood coagulation in patients with cancer. In: Serneri GGN, Gensini GF, Abbate R, Prisco D Thrombosis: an update. Florence: Scientific Press 241–260
Roberts JS, Bratton SL (1998) Colloid volume expanders. Problems, pitfalls and
Somer T (1987) Rheology of paraproteinaemias and the plasma hyperviscosity syndrome. Baillieres Clin Haematol 1: 695
Staedt J, Stoppe G, Kogler A, Steinhoff BJ (1995) Changes of central benzodiazepine receptor density in the course of anticonvulsant treatment in temporal lobe epilepsy. Seizure 4: 49–52
Stucke D, Schneider W, Aul C (1992) Plasmahyperviskositätssyndrom als onkologischer Notfall. Dtsch Med Wochenschr 117: 1155–1159
Tnnesen KH, Sager PH, Gormsen J (1978) Treatment of severe foot ischaemia by defibrination with ancrod: a randomized blind study. Scand J clin Lab Invest 38: 431–435
von Tempelhoff G-F, Heilmann L, Hommel G, Schneider D, Niemann F, Zoller H (1998) Hyperviscosity syndrome in patients with ovarian carcinoma. Cancer 82:1104–1111
Weber U, Riegel W, Kohler H (1997) Therapeutischer Plasmaaustausch 1996. Med Klin 92: 615–620
Weiner SM, Röther E, Weber S, Schlesier M, Berthold H, Peter HH (1994) Kältelabile Serum- und Plasmaproteine: klinische und diagnostische Wertigkeit von Kryoglobulinen, Kryofibrinogen und Kälteagglutininen. Immun Infekt 22: 169–176
Werner EJ (1995) Neonatal polycythemia and hyperviscosity. Clin Perinatol 22: 693–710
Wurzinger LJ (1986) Die Bedeutung der fluiddynamisch induzierten viskosen Metamorphose der Blutplättchen für die Abscheidungsthrombose. Habil Schrift, Aachen
Wurzinger LJ, Blasberg P, V. De Loecht M, Suwelack W, Schmid-Schönbein H (1983) Model experiments on platelet deposition in stagnation point flow. Clinical Hemorheology 3: 226
Zacharski LR, Howell AL, Memoli VA (1992) The coagulation biology in cancer. Fibrinol 6(Suppl): 39–42
Zwaginga JJ, Koomans HA, Sixma JJ, Rabelink TJ (1994) Thrombus formation and platelet-vessel wall interaction in the nephrotic syndrome under flow conditions. J Clin Invest 93: 204–211

Thrombozytopenie

R. Schobeß

Definition

Verminderung der Thrombozytenzahl $< 100\,000/mm^3$ und Auftreten von Blutungssymptomen bei Thrombozytenzahlen $< 30\,000/mm^3$.

Ätiologie

- Synthesestörung im Knochenmark (angeboren oder erworben),
- erhöhter Verbrauch in der Peripherie,
- Ausdruck einer Verteilungsstörung bei Splenomegalie unterschiedlicher Genese (Bartels 1993).

Bei der Immunthrombozytopenie (ITP) sind Antikörper gegen Glykoproteine der Plättchenmembran gerichtet, beim Evans-Syndrom zusätzlich auch gegen erythrozytäre Antigene. Auch bei Kollagenosen können antithrombozytär wirksame Antikörper auftreten (Göbel 1992).

Medikamenteninduzierte Thrombozytopenie und die heparininduzierte Thrombozytopenie sind im Kindesalter seltener.

Die größte klinische Bedeutung jenseits des Neugeborenenalters hat bei Kindern die ITP, sodass dieses Krankheitsbild hier breiteren Raum erfährt.

Immunthrombozytopenie

Pathogenese

Thrombozytäre Autoantikörper mit Bildung von zirkulierenden Immunkomplexen oder eine Modifikation der Thrombozytenmembran durch Virusbestandteile (bei einem Teil der Patienten) führen zu einem beschleunigten Abbau der Thrombozyten durch die Zellen des mononukleär-phagozytären Systems (Kiefel 1990, Sutor 2001).

Akute ITP. Die akute ITP (AITP) betrifft vorwiegend Kinder und tritt häufig nach einer Virusinfektion auf. Bei den meisten Patienten kommt es innerhalb weniger Wochen zu einer Remission.

Chronische ITP. Man spricht von einer chronischen ITP, wenn die Thrombozytenzahl länger als 6 Monate < 100000/mm³ liegt. Bei etwa 15–25% der Kinder mit AITP liegt in Wirklichkeit eine chronische Verlaufsform vor, obwohl sich die Krankheit primär als akute ITP manifestierte (Gaedicke 1990). Das Risiko ist bei über 10-jährigen Kindern deutlich höher als bei jüngeren Kindern, Mädchen sind häufiger betroffen als Jungen.

Klinik

- *Hautblutungen:*
  - Petechien,
  - Hämatome,
  - Sugillationen,
  - Ekchymosen.
- *Schleimhautblutungen, die zu Blutverlusten und schweren Eisenmangelanämien führen können:*
  - Epistaxis,
  - Menorrhagien.
- *Subkonjunktivale Blutungen.*
- Hirnblutungen (0,1–0,2% der Fälle), meist letal; bei chronischem Verlauf (Dauer > 6 Monate) steigt das kumulative Risiko auf ca. 1% an (Medeiros u. Buchanan 1998, Lillemann 1999). Hinweise:
  - Retinablutungen,
  - Kopfschmerzen,
  - fokale neurologische Symptome.

Überwiegend sind leichte Blutungen (s. unten), mittelschwere Blutungen sind selten (2–3%), ZNS-Blutungen sehr selten (< 1%):

Leicht. Petechien, Hämatome, leicht stillbare Schleimhautblutung, Mikrohämaturie.

Mittelschwer. Schweres Nasenbluten (Tamponade), massiver Blutverlust (Transfusion erforderlich), Menorrhagie.

Schwer. ZNS-Blutung, Tod.

Diagnostik

- Anamnese,
- klinische Symptome,
- Blutbild mit Thrombozytenzahl,
- Thrombozytenform und -größe,
- HIV-Serologie, Virusserologie,
- Knochenmarkpunktion vor Glucocorticoidtherapie,
- plättchenassoziiertes IgG (PAIgG) (nur in zweifelhaften Fällen – nicht beweisend).

Anamnese. In 80% der Fälle akuter Beginn nach Virusinfekt:
- Röteln,
- Masern,
- Windpocken,
- infektiöse Mononukleose,
- Parvovirus B 19.

Auftreten auch nach Impfungen mit Lebendimpfstoff möglich.

Blutbild. Differenzialblutbild unauffällig, nach Blutverlusten Anämie.

Thrombozytenform und -größe. Die Thrombozyten sind größer als normal als Ausdruck der Linksverschiebung.

Knochenmark. Vermehrung jugendlicher Megakaryozyten. Deren Fehlen schließt ITP nicht aus, da Antikörper auch gegen Megakaryozyten gerichtet sein können.

PAIgG. Die Menge PAIgG korreliert mit der Überlebenszeit der Plättchen.

Abgrenzung der chronischen ITP zur AITP

Chronische ITP:
- *Anamnese:*
  - häufig keine Korrelation zu vorausgegangenen Infektionen,
  - Kinder älter als 10 Jahre,
  - Geschlechtsverteilung: 3 : 1 (Jungen : Mädchen),
- *Labordiagnostik:*
  - Thrombozytenzahlen oft 20000–50000/mm³,
  - PAIgG mäßig, eher konstant erhöht,
  - HLA-Typ A3 B7 oder A26 W16.

Es soll Unterschiede in der Spezifität der Antikörper bei beiden Erkrankungen geben, die den differenten Verlauf verursachen (Beardsley 1989). Eine Reihe von Thrombozytenfunktionsstörungen ist beschrieben worden, die

z. T. mit der Spezifität des Autoantikörpers zu tun haben könnten (Stuart 1981).

Ausschlussdiagnostik Thrombozytopenie anderer Art, wie z. B.:
- Sepsis (Verbrauchskoagulopathie),
- Parainfektion,
- Leukämie,
- HUS,
- May-Hegglin-Anomalie,
- Bernard-Soulier-Syndrom,
- medikamenteninduzierte Thrombozytopenie.

Differenzialdiagnose

Verminderte Plättchenproduktion:
- *Kongenital:*
  - Fanconi-Anämie,
  - amegakaryozytäre Thrombozytopenie,
  - Thrombopoetinmangel,
  - Wiskott-Aldrich-Syndrom,
  - May-Hegglin-Anomalie,
  - Bernard-Soulier-Syndrom,
  - Trisomie 13 und 18.
- *Erworben:*
  - aplastische Anämie,
  - Knochenmarkinfiltration,
  - Knochenmarkdepression (Zytostatika, Radiatio),
  - medikamentöse Megakaryozytenschädigung,
  - Aplasien nach Infektion durch Bakterien, Viren, Parasiten.

Verteilungsstörung:
- Splenomegalie,
- Hypothermie.

Vermehrter Thrombozytenabbau (erworben und kongenital):
- *Nichtimmunologisch:*
  - Infektionen,
  - DIC,
  - Splenomegalie,
  - Hypothermie,
  - Hämorrhagie,
  - thrombotisch-thrombozytopenische Purpura,
  - HUS,
  - Kasabach-Merritt-Syndrom.
- *Immunologisch:*
  - Immunthrombozytopenie,
  - SLE und ähnliche autoimmunologische Erkrankungen,
  - Evans-Syndrom,
  - neonatale Immunisierung,
  - posttransfusionelle Purpura,
  - medikamenteninduzierte Thrombozytopenie,
  - HAT (heparinassoziierte Thrombozytopenie).

Therapie der Thrombozytopenien

Allgemeine Therapiemaßnahmen bei Thrombozytopenie jeder Form – ausgenommen Verbrauch (Göbel 1992)

- Vermeidung blutungsfördernder Medikamente wie Acetylsalicylsäure,
- lokale Behandlungsmaßnahmen:
  - Druckverbände,
  - Nasentamponaden,
  - Fibrinkleber,
- Antifibrinolytika:
  - lokal bei Blutungen im Rachen-Hals-Bereich,
  - systemisch bei Menor- und Metrorrhagien: Tranexamsäure 10 mg/kg KG,
- DDAVP (Minirin): 0,3–0,5 µg/kg KG in 50–100 ml 0,9%iger Natriumchloridlösung über 30–60 min als Infusion – verkürzt Blutungszeit (Mannucci 1988, 2001),
- Thrombozytenkonzentrate bei akuter Blutung,
- Immunglobuline,
- rekombinanter Faktor VIIa (NovoSeven) (Kristensen 1996, Vidarsson 2000).

Wirkungsmechanismen der i. v. Immunglobulintherapie bei ITP (Wahn 1993):
- Reduktion zirkulierender Immunkomplexe,
- Reduktion des PAIgG,
- Suppression der Autoantikörperproduktion,
- Freisetzung von Thrombozyten aus Leber und Milz,
- Blockade von Fc-Rezeptoren durch IgG (IgG-Aggregate), durch alloantikörperbeladene Erythrozyten,
- Korrektur überschießender antiidiotypischer Immunsuppression,
- Verminderung C-vermittelter In-vivo-Freisetzung.

Therapie bei akuter ITP

Medikamentöse Interventionen sollten abhängig sein von der Blutungssymptomatik (z. B. Mukosablutungen) und nicht nur von der Thrombozytenzahl. Bei leichten Blutungssymptomen, wie Hautblutung und leicht stillbarem Nasenbluten, ist eine medikamentöse Behandlung nicht erforderlich. Lokale Blutungen, u. a. Nasenbluten, können durch Kompression gestillt werden. Bei Thrombozytenzahlen < 10 000/µl – auch ohne Blutungsdiathese – sollten die Kinder stationär aufgenommen und beim Auftreten von Blutungen oder weiterem Thrombozytenabfall medikamentös behandelt werden.

I. v. Immunglobuline (IVIG). Der schnellere Plättchenanstieg wird wahrscheinlich durch die Blockade des Monozyten-Phagozytensystems bewirkt (Blanchette 1994). Bisher fehlen allerdings Beweise, ob IVIG eine sichere Prophylaxe von intrakraniellen Blutungen darstellen. Als Dosen wurden 0,4 g/kg KG an 2–5 aufeinander folgenden Tagen oder 1–2 g/kg Kg als ED oder verteilt auf 2 Tage angegeben. *Nebenwirkungen:* Bei bis zu ⅓ der Patienten traten Kopfschmerzen, Nausea und Erbrechen auf. Selten wurden unter IVIG akute Hämolysen, allergische Reaktionen, Hepatitis C und aseptische Meningitiden beschrieben (George 1996, Buchanan 1997, Sutor 2001).

Glucocorticoide. Die hämostatische Wirkung soll durch die Blockade des Monozyten-Phagozytensystems, welche die Plättchenzerstörung verlangsamt, sowie durch Gefäßabdichtung erfolgen. Als Prednisondosis wurde 0,25–4 mg/kg KG/d (meist 2 mg/kg KG) vorgeschlagen. Die Dauer von 3 Wochen sollte nicht überschritten werden.

Hochdosiertes Methylprednisolon: Hochdosiertes Methylprednisolon (10–50 mg/kg KG/d) soll zu einem ähnlich schnellen Plättchenanstieg führen wie Immunglobuline (George 1996). Eine maligne hämatologische Systemerkrankung muss vor der Glucocorticoidtherapie sicher ausgeschlossen sein und erfordert zumindest eine Knochenmarkpunktion.

Thrombozytensubstitution. Diese sollte nur bei Notfällen erfolgen. Wegen der destruktiven Wirkung von Plättchenantikörpern ist die gleichzeitige Gabe von Glucocorticoiden (bis 20 mg/kg KG) und IVIG (1–2 g/kg KG) sinnvoll.

Weitere Empfehlungen. Patienten und Eltern sollten auf die meist benigne Natur der Erkrankung und die unsichere Bedeutung von Thrombozytenzahlen hingewiesen werden. Andererseits sollte streng auf die Vermeidung von hämostasealterierenden Medikamenten und von Bagatelltraumen geachtet werden. Deshalb ist die Compliance der Eltern immer in die Entscheidung zur therapeutischen Intervention mit einzubeziehen.

Die ASH-Guidelines (American Society of Hematology) empfehlen Medikamente, welche die Plättchenzahl erhöhen, z. B. eine Prophylaxe mit Immunglobulinen oder Glucocorticoiden, wenn eine Plättchenzahl von 20 000/µl (bei gleichzeitiger Mukosablutung) bzw. von 10 000/µl (in jedem Fall) unterschritten wird (Sutor 1998).

Evidence-based Empfehlungen. Alle relevanten Studien (George 1996, 2000, Medeiros 1998, 2000) haben als Endpunkt den Anstieg der Plättchenzahl, aber nicht die klinische Wirksamkeit untersucht. Es gilt als erwiesen, dass mit IVIG und mit Glucocorticoiden schneller eine höhere Plättchenzahl gezählt wird (Lilleyman 1999). Es gibt aber keine Studie, die einen besseren Behandlungseffekt oder die Verhinderung von Hirnblutungen mit diesen Medikamenten beweist.

Tab. 12.**20**–12.**22** geben Auskunft über spezielle Therapiemaßnahmen bei den verschiedenen Formen der ITP.

Tabelle 12.20 Behandlung der immunthrombozytopenischen Blutung (nach Imbach 1991)

I. v. Immunglobulin (IVIG):
• Dosierung: 0,4–1 g/kg KG/d über 1–3 Tage
• Ansprechen: innerhalb von 24–48 h
• Erfolgsrate: > 80%
• Nebenwirkungen: v. a. Kopfschmerzen (am Infusionsende)
Hochdosiertes Methylprednisolon:
• Dosierung: 8–15 mg/kg KG/d über 2–3 Tage i. v. oder p. o.
• Ansprechen: innerhalb von 48–72 h
• Erfolgsrate: > 70%
• Nebenwirkungen: Blutdruckanstieg, Glucosurie, Immunsuppression
Thrombozytenkonzentrate:
• bei lebensbedrohlichen Blutungen

Tabelle 12.21 Therapie bei chronischer ITP

Präparat	Autoren
Glucocorticoide: • 30 mg/kg KG 3–4 (5) Tage und **7-S-Immunglobulinhochdosis:** • 400 mg/kg KG an 5 Tagen oder 1 g/kg KG über 3 Tage	Gerein 1986 Budde 1986 Imholz 1988 Imbach 1988
Anti-D: • 10–20 µg/kg KG an Tag 1–3 (5) • dann alle 7–10 (15) Tage als Dauertherapie	Göbel 1992 u. 1990 Yaprak 1994 Caglayan 1993 Salama 1983 bei Göbel 1992 Blanchette 1994
Danazol: • 20–30 mg/kg KG in 4 Dosen	Weinblatt 1988 bei Göbel 1992
IFN-α-2b: • 3 Mio. I. E. an 3 Tagen der Woche • 4 Wochen lang	Dubbeld 1994
Therapie mit antilymphozyten-mononukleären Antikörpern CDw52: (CAMPATH^{-1})	Lim 1993
Notfallmaßnahmen: • Thrombozytenkonzentrat • Splenektomie	Göbel 1992 Naouri 1993
Ascorbinsäure: • 2 g täglich über 10 Wochen p. o.	Jubelirer 1993
Pulsed High-Dose Dexamethasontherapie: • 20 mg/m² KOF Dexamethason über 4 Tage • alle 28 Tage in 6 Zyklen	Anderson 1994

Tabelle 12.22 Behandlung von Patienten mit ITP und Langzeitblutungsproblemen (Imbach 1990)

Corticosteroide:
- Dosierung: 1–2 mg/kg KG/d p. o.
- Ansprechen: innerhalb von 4 Wochen
- Erfolgsrate: 40–50 %
- Nebenwirkungen: Cushingoid, erhöhtes Infektionsrisiko

Splenektomie:
- Gefahr: foudroyante Sepsis (v. a. bei Kleinkindern)
- Prophylaxe: Pneumovac-Impfung, HIB-Impfung, Penizillindauertherapie
- Erfolgsrate: 70 %

Danazol:
- Dosierung: 400–800 mg täglich p. o., Alternative 50 mg tgl. als Niedrigdosierung
- Ansprechen: innerhalb von 6–8 Wochen
- Erfolgsrate: 40 % unter kontinuierlicher Behandlung
- Nebenwirkungen: Gewichtszunahme, Seborrhö, gelegentlich Lebertoxizität, schwach virilisierend

Anti-D bei Rh-positiven Patienten:
- Dosierung: 0,1–4,5 mg (25–55 μg/kg KG) per Dosis an 5 aufeinander folgenden Tagen
- Ansprechen: innerhalb von 3–10 Tagen
- Erfolgsrate: 60 %
- Nebenwirkungen: milde Hämolyse

IVIG (Immunglobuline):
- 0,4–0,8 g/kg KG

Prognose

AITP. Allgemein ist die Prognose der ITP als sehr günstig einzuschätzen (Gadner 1986, Winkelmann 1986, Göbel 1990, 1992):
- Blutungssymptome meist erst bei < 30 000 Thrombozyten/mm³,
- Hirnblutungen bis zu 1 % (< 10 000/mm³),
- Spontanremissionsrate 70–80 %,
- Rezidivrate 3–4 %.

! Die Indikation zur Therapie richtet sich nach Thrombozytenzahl und Blutungsneigung.

Heparininduzierte (assoziierte) Thrombozytopenie (HAT)

Definition

Thrombozytopenie und Thrombose, heparininduziert.

HAT Typ I. Thrombozyten > 100 000/μl, keine Komplikationen.

HAT Typ II. Thrombozyten < 100 000/μl, Thromboembolien.

Ätiologie und Pathogenese

Unter Heparintherapie Bildung von Autoantikörpern gegen multimolekularen Komplex aus Plättchenfaktor 4 und Heparin. Durch Bindung der Autoantikörper werden Thrombozyten und Endothelzellen aktiviert. Es kommt zur Plättchenaggregation mit thrombembolischen Komplikationen und Thrombozytopenie als Verbrauchsreaktion (Greinacher 1994).

Klinik und Häufigkeit

Bei etwa 0,6–5 % aller Patienten tritt zwischen dem 6. und 15. Tag einer Heparintherapie eine Thrombozytopenie auf (Cola 1990), die in 22–61 % der Fälle mit venösen oder arteriellen Thrombosen einhergeht (Laster 1987, Prull 1990, Warkentin 1990, Prull 1992). Die Letalität – zumeist bedingt durch fulminante Lungenembolien – ist auch bei sofortigem Beenden der Heparintherapie mit 12–23 % hoch (Laster 1987).

Symptome:
- Absinken der Thrombozytenzahlen,
- arterielle oder venöse Thrombosen,
- Lungenembolie.

Akuttherapie der HAT

Nach Frame (1989), Greinacher (1991, 1993), Prull (1992) und Schiele (1995):
- Heparin absetzen.

! Thrombolyse und gefäßchirurgischer Eingriff bei niedrigen Thrombozytenwerten nur bei vitaler Indikation.

7-S-Immunglobuline 0,5–1 g/kg KG/d über 2–5 Tage bis zum Ansteigen der Thrombozytenwerte.
Wenn Antikoagulation weiterhin notwendig:
- Phenprocoumon kann überlappend gegeben werden,
- evtl. Prostaglandinanalogon: Iloprost oder Iloprost und Acetylsalicylsäure,
- rekombinantes Hirudin:
  - venöse Thrombembolien: 0,07 mg/kg KG als Bolus, danach 0,05 mg/kg KG/h,
  - arterielle Thrombembolien: 0,15 mg/kg KG/h,
- Orgaran (Heparinoid Danaparoid).

Evtl. können in speziellen Fällen mit HAT – z. B. bei dringenden Herz- und Gefäßoperationen – Gaben von Heparin durch den Einsatz von Immunglobulinen ermöglicht werden (Prull 1992).
Wirkungsweise des Immunglobulins: Inhibierung der Plättchenaktivierung am Fc-Rezeptor.

Immunthrombozytopenie des Neugeborenen

■ Neonatale Alloimmunthrombozytopenie (NATP)

Pathogenese

Thrombozytäre Antigene, die der Vater dem Fetus vererbt hat, führen zur Immunisierung der Schwangeren, wenn das Antigen auf ihren Thrombozyten nicht vorkommt. Plazentagängige mütterliche IgG-Antikörper gelangen in den fetalen Körper und zerstören die Thrombozyten. Es entsteht die fetale Thrombozytopenie, die NATP (Gaedicke 1990). Die Pathogenese gleicht der des immunologisch bedingten Mhn.

Klinik und Laborparameter

- Isolierte Thrombozytopenie und hämorrhagische Diathese beim Neugeborenen,
- in 10–20 % der Fälle Hirnblutungen mit letalem Ausgang oder bleibenden neurologischen Schäden (Bussel 1988 bei Walka 1993),
- normale Thrombozytenzahl im mütterlichen Blut,
- in 85 % der Fälle ist das Plättchenantigen PJ^{A1} betroffen, in 12 % der Fälle Br^a (thrombozytäre Antikörper). 97,5 % der deutschen Bevölkerung sind PJ^{A1}-positiv (Gaedicke 1990).

! Kinder mit NATP sind sehr viel stärker blutungsgefährdet als Kinder mit Autoimmunthrombozytopenie (intrauterin, perinatal, postnatal).

■ Neonatale Autoimmunthrombozytopenie (AITP)

Pathogenese

AK vom IgG-Typ gegen thrombozytäre Antigene, die gegen eigene mütterliche Antigene gerichtet sind, führen zur Thrombozytopenie des Feten. 50–90 % der schwangeren Frauen mit einer akuten oder chronischen ITP übertragen diaplazentar die Autoantikörper auf das Neugeborene.

! Die Thrombozytopenie beim Neugeborenen ist immer vorübergehend und umso ausgeprägter, je niedriger die Thrombozytenzahlen bei der Mutter sind.

Bei Thrombozytenzahlen des Fetus (Mikroblutentnahme am vorangehenden Teil) < 50 000/µl sollte eine primäre Sectio durchgeführt werden, ebenso bei Steißlage.

Klinik und Laborparameter

- Petechiale Blutungen,
- Hämatome,
- Gewebseinblutungen an geburtsmechanisch belasteten Stellen,
- Meläna,
- intrakranielle Blutungen,
- Thrombozytenzahlen bei Mutter und Kind niedrig.

Diagnostik und Therapie bei NATP

(Bussel 1991)

- Verdacht besteht bei isolierter, schwerer Thrombozytopenie.
- Ausschluss von Infektionen und plasmatischen Gerinnungsstörungen.
- Schädelsonographie.
- Untersuchung des mütterlichen Blutes auf thrombozytäre Antikörper (PI^{A1}-AK).

Therapie:

7-S-Immunblobulin: 400 mg/kg KG an 5 Tagen (Sidiropoulos 1984, Imbach 1985) oder: 1 g/kg KG an 1–2 Tagen.

Immunglobuline führen meist mit Latenz von 1–2 Tagen zum Thrombozytenanstieg. Deshalb bei drohender Blutung Transfusion von mütterlichem – sicher PJ^{A1}-negativen – Thrombozytenkonzentrat oder von kompatiblen Blutspendern, am ehesten kommen Geschwister der Mutter in Frage. Thrombozyten von unausgewählten Spendern werden von den mütterlichen Autoantikörpern besetzt und zerstört. Thrombozyten werden gewaschen, in AB-Plasma resuspendiert und mit 30 Gy bestrahlt zur Prophylaxe der GvHD (Richtlinien zur Blutgruppenbestimmung und Bluttransfusion 1992). Entscheidend ist die pränatale Diagnostik und Therapie bei Schwangeren mit erhöhtem NAIT-Risiko (Walka 1993).

Verlaufskontrollen: Thrombozytenkontrollen in größer werdenden Abständen, da Antikörper Wochen bis Monate nach Geburt nachweisbar sein können (Walka 1993).

Therapie der AITP

- Thrombozytenkonzentrat von unausgewählten Spendern,
- parallel dazu i. v. IgG: 0,4–0,6 g/kg KG an 3–5 aufeinander folgenden Tagen oder 1 g/kg KG an 1–2 Tagen (Beck 1988).

Literatur

Anderson JC (1994) Response of resistant idiopathic thrombocytopenic purpura to pulsed high-dose dexamethason therapy. N Engl J Med 330: 1560–1564

Bartels M, Poliwoda H (1993) Gerinnungsanalysen. 4. Aufl. Stuttgart, New York: Georg Thieme Verlag: S. 117

Beardsley DS (1989) Platelets autoantigens. Identification and characterization using immunoblothing. Blut 59: 47–51

Beck R, Reid DM, Lazarte R (1988) Intravenous gammaglobulintherapy for neonatal alloimmune thrombocytopenia. Amer J Perinatol 5: 79–82

Berchtold P (1990) Hochdosiertes Gammaglobulin bei Autoimmunkrankheiten. Schweiz med Wschr 120: 866–869

Blanchette V, Imbach P et al. (1994) Randomised trial of intravenous Immunglobulin G, intravenous anti-D, and oral prednisone in childhood acute immune thrombocytopenic purpura. Lancet 10: 703–707

Bussel J, and the Working Party on Neonatal Immune Thrombozytopenia (1988) The neonatal alloimmune thrombozytopenia (NAIT): Information derived from a prospective national registry. Pediatr Res 23: 337 A

Bussel J, Kaplan C, McFarland J, and the Working Party on Neonatal Immune Thrombozytopenia (1991) Recommendations for the evaluation and treatment of neonatale autoimmune and alloimmune thrombocytopenia. Thromb Haemost 65: 631–634

Caglayan S, Aksit S, Yaprak I, Aydinlioglu H, Ozdogru E, Ozerkan E (1993) Steroid-free interval with anti-D in chronic idiopathic thrombocytopenic purpura. Acta Paed Jap 35 (1): 36–38

Cola C, Ansell J (1990) Heparin-induced thrombozytopenia and arterial thrombosis. Alternative therapies. Amer Heart J 21: 368–370

Dubbeld P, Hillen HF, Schouten HC (1994) Interferon treatment of refractory idiopathic thrombocytopenic purpura (ITP). Eur J Haematol 52: 233–235

Frame JN, Mulvey KP, Phares JC, Anderson MJ (1989) Correction of severe heparin-associated thrombocytopenia with intravenous immunglobulin. Ann intern Med 111: 946–951

Gadner H, Grünmayer ER, Haas OA (1986) Entscheidungshilfen zur Therapie der idiopathischen thrombozytopenischen Purpura. Klin Ped 198: 299–305

George, JN (2000) Initial management of immune thrombocytopenic purpura in children: Is supportive counselling without therapeutic intervention sufficient? J Pediatr 137: 698–699

George JN, Woolf SH, Raskob GE et al (1996) Review: ITP. A practice guideline developed by explicit methods for the Amcerican Society of Hematology. Blood 78: 3–40

Gerein V, Gutjahr P, Budde U (1986) Wirksamkeit und Verträglichkeit der hochdosierten Endobulin-Therapie bei Kindern mit ITP. Ergebnisse einer multizentrischen Studie in Rationelle Therapie von hämorrhagischen und thrombophilen Diathesen. Verhandlungsbericht der 29. Tagung der Deutschen Arbeitsgemeinschaft für Blutgerinnungsforschung in Saarbrücken. Stuttgart: Schattauer Verlag: 3.92–3.94

Göbel U (1992) Thrombozytopenie – Differenzialdiagnose und Therapie. In: Reddemann H, Sutor AH (Hrsg.). Springer-Verlag: S. 11–18

Greinacher A, Mueller-Eckhardt C (1991a) Diagnostik der heparininduzierten Thrombozytopenie. Dtsch med Wschr 116: 1479–1482

Greinacher A, Mueller-Eckhardt C (1991b) Therapie der Heparin-assoziierten Thrombozytopenie. Dtsch med Wschr 116: 1483–1484

Greinacher A, Pötzsch B, Amiral J, Dummel V, Eichner A, Mueller-Eckhardt C (1994) Heparin-associated thrombozytopenia: Isolation of the antibody and characterization of a multimolecular PF-4-Heparin Complex as the major antigen. Thrombosis and Haemostasis 71 (2): 247–251

Hoff JM van, Ritchey AK (1988) Pulse methylprednisolone therapy for acute childhood idiopathic thrombozytopenic purpura. J Pediatr 113: 563–566

Imbach P (1988) Intravenous immunoglobulin therapy for idiopathic thrombocytopenic purpura and other immune-related disorders: review and update of our experiences. Pediatr Infect Dis J 7: 120–125

Imbach P, d'Appuzzo V, Hirt A et al. (1981) High-dose intravenous gammaglobulin for previously treated acute or chronic idiopathic thrombocytopenic purpura in childhood. Lancet 1226–1228

Imbach P, Bertold W, Hirt A et al. 1985) Intravenous immunoglobulin versus oral corticosteroids in acute immune thrombocytopenic purpura in childhood. Lancet: 464–468

Imbach P, Barandun S, Cottier H et al. (1990) Immunmodulation by intravenous immunoglobulin. Am J Ped Hem Onc 12: 134–140

Imholz B, Imbach P, Baumgartner C, Berchtold W, Gaedike G, Gugler E, Hirt A, Hitzig W, Mueller-Eckhardt C, Wagner HP (1988) Intravenous immunglobulin (i. v. IgG) for previously treated acute or for chronic idiopathic thrombocytopenic purpura (ITP) in childhood: a prospective multicenter study. Blood 56: 63–68

Jubelirer SJ (1993) Pilot study of ascorbic acid for the treatment of refractory immune thrombocytopenic purpura. Am J Haematol 43 (1): 44–46

Kiefel L (1990) Immunologie und Blutgerinnung. XXXIII Hamburger Symposion über Blutgerinnung. Tilsner V, Mathias FR, bei Hoffmann (Hrsg.). La Roche AG, Grenzach-Wylen: S. 51

Kristensen J, Killander A, Hippe E, Helleberg C et al (1996) Clinical experience with recombinant factor VIIa in patient with thrombocytopenia. Haemostasis 26 (Suppl 1): 159–164

Laster J, Cikrit D, Walker N, Silver D (1987) The haparin-induced thrombocytopenia syndrome. An update. Surgery 4: 763–766

Lilleyman JS (1999) Management of childhood idiopathic thrombocytopenic purpura. Br J Haematol 105 (4): 871–875

Lim SH, Hale G, Marcus RE, Waldmann H, Baglin TB (1993) CAMPATH-1 monoclonal antibody therapy in severe refractory autoimmune thrombocytopenic purpura. Br J Haematol 84 (3): 5422–544

Mannucci PM (1988) Desmopressin: a nontransfusional form of treatment for congenital and aquired bleeding discorders. Blood 72: 1449–1455

Mannucci PM (2001) Treatment of von Willebrand disease. Thromb Haemost 86: 149–153

Medeiros D, Buchanan GR (1998) Major hemorrhage in children with idiopathic thrombocytopenic purpura: immediate response to therapy and long-term outcome (see comments). J Pediatr 133 (3): 334–339

Medeiros D, Buchanan GR (2000) Idiopathic thrombocytopenic purpura: beyond consensus. Curr Opin Pediatr 12 (1): 4–9

Naouri A, et al (1993) Results of splenectomy for idiopathic thrombocytopenic purpura. Acta Haematologica 89 (4): 200–203

Prull A, Nechwatal R, Riedel H, Mäurer W (1992) Therapie des Heparin-induzierten Thrombose-Thrombozytopenie-Syndroms mit Immungloblinen. Dtsch med Wschr 117: 1838–1842

Richtlinien zur Blutgruppenbestimmung und Bluttransfusion (1992) Bekanntmachung des BGA. Bundesgesundheitsblatt 2: S. 96–107

Schiele F, Vuillemenot A, Kramarz P, Kieffer Y, Anguenot T, Bernard Y, Bassaud JP (1995) Use of recombinant hirudin as antithrombotic treatment in patients with heparin-induced thrombocytopenia. Am J Hematol 50 (1): 820–825

Sidiropoulus D, Straume B (1984) The treatment of neonatal isoimmune thrombocytopenia with intravenous immunglobulin. Blut 48: 383–386

Stuart MJ, Kelton J. G, Allen JB (1981) Abnormal platelet function and arachidonate metabolism in chronic ITP. Blood 58: 326–329

Sutor AH (1998) Acute immune thrombocytopenia in childhood. Are we treating the platelet count? Sem Thromb Hemost 24 (6): 545–548

Sutor AH, Gaedicke G (1998) Acute autoimmune thrombocytopenia (Review) (40 refs). Baillieres Clin Haematol 11 (2): 381–389

Sutor AH, Harms A, Kaufmehl K (2001) Acute immune thrombocytopenia (ITP) in childhood. Retrospective and prospective survey in Germany. Sem Thromb Hemost in press

Vidarsson B, Önundarson PT (2000) Recombinant factor VIIa for bleeding in refractory thrombocytopenia. Thromb Haemost 83: 634–635 (Letter)

Wahn V (1993) Mechanismen der Immunmodulation bei der Immunthrombozytopenie. Infusionsther Transfusionsmed 20: 81–86

Walka MM (1993) Ein Fall von neonataler Alloimmunthrombozytopenie (NAIT) mit intrauteriner Hirn- und Milzblutung. 24. Hämophilie-Symposion in Hamburg 1993, Springer-Verlag, Berlin, Heidelberg, New York: S. 406–412

Warkentin TE, Kelton JG (1990) Heparin and platelets. Hematol Oncol Clin N Amer 1: 243

Weinblatt ME, Kochen J, Ortega J (1988) Danazol for children with immune thrombocytopenic purpura: Amer J Dis Child 142: 1317–1319

Winkelmann M, Scharf R, Schneider W (1986) Idiopathische thrombozytopenische Purpura (Morbus Werlhoff) – Pathogenese – Klinik – Verlauf. Hämostaseologie 6: 1–8

Yaprak I, et al. (1994) Long-term use of anti-D in chronic idiopathic thrombocytopenic purpura. Turk J Pediatr 36 (1): 43–47

Tabelle 12.23 American College of Rheumatology – Kriterien der Purpura Schoenlein-Henoch (Mills 1990)

Kriterium	Beschreibung
1	palpable Purpura ohne Thrombozytopenie
2	Alter: < 20 Jahre bei Eintritt der Erkrankung
3	Angina abdominalis: Verschlechterung nach den Mahlzeiten, blutige Durchfälle
4	Histologie: granulozytäre Infiltrationen in der Gefäßwand

Liegen 2 oder mehr der genannten Kriterien vor, kann die Diagnose gestellt werden (Sensitivität 87 %, Spezifität 88 %) (Mills 1990).

Vasopathien

R. Schobeß

Vasopathien können angeboren oder erworben sein. Während die angeborenen vaskulären hämorrhagischen Diathesen in der Regel auf strukturellen Defekten der Gefäßwand beruhen, sind die erworbenen Formen meist Folge entzündlicher oder immunologischer Prozesse. Letztere kommen häufiger vor als die angeborenen und können in ihrer schwersten Form als vaskulärkoagulatorische Blutungsübel wie bei der Purpura fulminans in Erscheinung treten.

Angeborene Vasopathien:
- hereditäre hämorrhagische Teleangiektasie (Morbus Osler),
- kavernöses Riesenhämangiom (Kasabach-Merritt-Syndrom),
- Bindegewebserkrankungen (Ehlers-Danlos-Syndrom, Osteogenesis imperfecta, Pseudoxanthoma elasticum.

Erworbene Vasopathien:
- infektiös und medikamentös bedingte Purpura,
- Purpura Schoenlein-Henoch,
- Purpura fulminans.

Purpura Schoenlein-Henoch

Definition

Schoenlein berichtete 1837 erstmals über die Assoziation von Arthralgien und Purpura. Henoch beschrieb 1874 ein Syndrom aus Purpura, schweren Bauchkoliken und Meläna und ergänzte 1895 die Nephritis als Komplikation (Kamm 1997). Es handelt sich um eine IgA-vermittelte autoimmune Hypersensitivitätsvaskulitis.

Altersdisposition: 2.–10. (15.) Lebensjahr.

Geschlechtsverteilung: Jungen zu Mädchen = 1,5 : 1.

Jahreszeitliche Häufigkeit: Frühjahr, Herbst.

Das American College of Rheumatology nennt 4 Kriterien (ACR-Kriterien), die eine Abgrenzung zu anderen systemischen Vaskulitiden ermöglichen (Tab. 12.23).

Ätiologie und Pathogenese

Die PSH tritt häufig 2-3 Wochen nach Infektionen mit β-hämolysierenden Streptokokken des oberen Respirationstrakts oder nach Mykoplasmeninfektionen auf (Kraft 1998). Auch nach Behandlung mit β-Lactam-Antibiotika (Blanco 1997).

Es gibt bisher keinen schlüssigen Beweis für eine infektiöse Ätiologie der Immunkomplexvaskulitis.

Nach der Chapel-Hill-Nomenklatur handelt es sich um eine Vaskulitis der kleinen Gefäße mit überwiegend IgA-haltigen Immundepots in situ (Jenette 1994).

In allgemeineren Klassifizierungen erfolgt die Zuordnung zur Hypersensitivitäts- bzw. leukozytoklastischen Vaskulitis (Schmidt 1993) mit ausgedehnten entzündlichen Veränderungen der Kapillaren und kleinen Arteriolen.

Dies führt zu einer vermehrten Gefäßpermeabilität und dadurch zur Exsudation und Blutungen in das Gewebe (Hiller 1998).

Klinik

- *Makulopapulöses Exanthem in symmetrischer Ausprägung:*
  - Prädilektionsstellen: Nates, Ellenbogen, Extensorseiten der Arme, Unterschenkel und Füße,
  - Nekrosen bei ausgeprägter Vaskulitis im Bereich der terminalen Gefäße.
  - in massiver Ausprägung: Purpura necroticans (Weissbach 1992).

! Nach Untersuchungen von Blanco (1997) treten palpable Purpura in 98,3 %, symmetrische Gelenkschwellungen in 80 % und gastrointestinale Schmerzattacken mit blutigen Durchfällen in 63,8 % der Fälle auf.

- *Hämaturie und Proteinurie:*
  Bei Nierenbeteiligung kann bei 20–25 % der Kinder ein Übergang in eine chronische Nephritis oder ein nephrotisches Syndrom erfolgen (Hämaturie, Hypertension, ansteigender Plasmaharnstoff und Kreatinin, Oligurie).
- *Arthritis:*
  - 32 % als Oligoarthritis in den Ellenbogen und Kniegelenken.

! Die klassische Trias als palpable Purpura, Gelenksymptome und abdominale Schmerzen tritt in 49,1 % der Fälle auf.

Diagnostik

Labordaten bei akuter Purpura-Schoenlein-Henoch (PSH):
- Leukozytose,
- erhöhte IgA-Spiegel möglich (Kamm 1997),
- erhöhte Zahl von zirkulierendem IgA, IgA-sezernierenden Zellen (Casanueva 1983, 1988),
- Faktor-XIII-Verminderung bei 54,3 % der Patienten mit Nierenbeteiligung (Kaku 1998),
- Anstieg der t-PA-Aktivität,
- Anstieg der PAI-1-Aktivität,
- Anstieg des Thrombomodulinspiegels.

Anstieg der t-PA-Aktivität, des Thrombomodulinspiegels und der PAI-1-Aktivität in der akuten Phase reflektieren die Endothelschädigung sowie Aktivierung der Fibrinolyse (Besbas 1998).
- Anstieg von TNF, IL-1 und IL-6 in der akuten Phase (Besbas 1991).

Nierenfunktion:
- Urinstatus:
  - Kammerzählung,
  - Eiweißbestimmung quantitativ im 24-Stunden-Sammelurin,
- Serumkreatinin,
- Serumharnstoff,
- Serumalbumin.

Ausschluss rheumatischer Ursachen:
- Rheumafaktoren,
- ANA,
- Kryoglobulin,
- C3, C4,
- ANCA.

Hautbiopsie. Sie ist im Kindesalter selten zur Diagnosefindung erforderlich (Blanco 1997).
Histologie: nekrotisierende leukozytoklastische Vaskulitis, neutrophile Infiltration, Fibrinoidnekrosen.

Tabelle 12.24 Kriterien für die Differenzierung der Purpura Schoenlein-Henoch (PSH) gegenüber der Hypersensivitätsvaskulitis anderer Genese (Michael 1992)

Kriterien	Definition
Palpable Purpura	leicht erhabene Purpura (> 1 Area), ohne Thrombozytopenie
Abdominale Angina	diffuse abdominale Schmerzen nach der Mahlzeit, blutige Durchfälle
Gastrointestinale Blutung	einschließlich Meläna, okkultes Blut im Stuhl
Hämaturie Alter: < 20 Jahre Keine vorherige Medikation	große Hämaturie oder Mikrohämaturie

Nierenbiopsie. *Histologie:* nekrotisierende Glomerulonephritis mit Depots von IgA, Fibrin/Fibrinogen und C 3.

Tab. 12.24 gibt Auskunft über die Kriterien zur Differenzierung der PSH gegenüber Hypersensivitätsvaskulitiden anderer Genese.

Die Präsenz von > 3 Kriterien klassifiziert korrekt die Purpura Schoenlein-Henoch (PSH) in 87,1 % der Fälle. Die Präsenz von < 2 Kriterien erlaubt eine korrekte Klassifizierung der Hypersensitivitätsvaskulitis in 74 % der Fälle (Michel 1992).

Therapie

! Eine kausale Therapie ist nicht möglich. In der Mehrzahl der Fälle ist die Erkrankung selbstlimitierend (Cassidy 1995).

- Bei leichter Hämaturie und Proteinurie ist keine Behandlung erforderlich.
- Steroide in üblicher Dosierung sind nicht wirksam und verhindern nicht die Entwicklung einer chronischen Nephritis.
- Eine Indiktion zur Glucocorticoidtherapie besteht bei abdominalen Symptomen zur Beseitigung des Darmwandödems.
- Bei anhaltend schubweisem oder progredientem Verlauf – vor allem bei schwerer Nierenbeteiligung – sind Erfolge mit kombinierter Steroidstoßbehandlung beschrieben (Brodehl 1994, Blanco 1997).

Medikamente:

Prednison:
- 60 mg/m² KOF/d in 3-4 ED

Methylprednisolon-Puls-Therapie:
- 10 mg /kg KG als Kurzinfusion 3- bis 6-mal jeden 2. Tag
- gefolgt von oraler Prednisonbehandlung über 3,5 Monate (Niaudet 1998) bei schweren Formen der PSH-Nephritis mit histopathologischen Veränderungen und vor Auftreten einer glomerulären Sklerose, tubulären Atrophie und interstitiellen Fibrose

---

- Falls die initiale Steoidbehandlung erfolglos bleibt (erniedrigte Kreatininclearance, persistierende Proteinurie), sind Zytostatika indiziert:

Azathioprin:
- 2,5–3 mg/kg KG/d in Kombination mit Prednison

oder

Cyclophosphamid:
- 2–3 mg/kg KG/d in Kombination mit Prednison über 8–12 Wochen (Bergstein 1998)

- Kombinierte Therapie mit Prednison, Cyclophosphamid, Heparin, Wafarin und Dipyramidamol bei PSH-Nephritis mit schweren glomerulären Veränderungen (Grad IV oder V) (Jijima 1998).
- Bei schweren Verläufen wurden Plasmapheresen durchgeführt, ihre Effektivität bleibt aber umstritten (Brodehl 1994).

Gesicherte kontrollierte Daten für den Erfolg einer kombinierten Immunsuppression bei der Behandlung der Purpura Schoenlein-Henoch liegen nicht vor. Immunsupppressiva sollten als corticoidsparende Therapie oder additiv bei schwerer renaler Beteiligung eingesetzt werden.
    Über Behandlungsversuche mit hoch dosiertem i. v. Immunglobulin wurde berichtet (Hamidon 1996, Blanco 1997, Ruellan 1997).

Prognose

In der Mehrzahl der Fälle günstig. Dauer der Erkrankung ca. 4–12 Wochen.
    Der Verlauf kann schubweise und rezidivierend sein. In über 40 % der Fälle kommt es zur Ausbildung einer Glomerulonephritis. In 5–10 % der Fälle entsteht jedoch eine chronische Glomerulonephritis, die zur Niereninsuffizienz führen kann (Brodehl 1994)
    In einer Untersuchung von Blanco 1997 erlitten 42,6 % von 116 erkrankten Kindern einen Relaps, 93 % hatten eine komplette Remission.

Purpura fulminans

Definition

- Herdförmige progressive hämorrhagische Hautnekrosen,
- Sugillationen, Suffusionen, massive Ekchymosen,
- Akralnekrosen,
- Zeichen der Mikrozirkulationsstörungen,
- Absiedlung von Mikrothromben in der Endstrombahn,
- zunehmend Makrothrombosierungen auch der größeren Gefäße,
- Zeichen der schweren disseminierten intravasalen Gerinnung mit Verbrauch von antikoagulatorischen Faktoren,
- Zeichen des Schocks.

Histologie

Endothelschwellungen mit vakuoligen Veränderungen, bei septischem Verlauf mit phagozytierten Bakterien sowie Nekrosen. Wandständige Thromben blockieren das Gefäßlumen, perivaskuläre Extravasate, Ablagerungen von IgM und C3 (Seipel 1992).

Nomenklatur

Die Nomenklatur der Purpura fulminans ist nicht eindeutig.
    Als Purpura fulminans werden bezeichnet:
- Nichtseptische thrombotisch bedingte hämorrhagische Hautnekrosen bei der schweren kongenitalen Form des homozygoten Protein-C-Mangels in der Neugeborenenperiode (Griffin 1987, Adcock 1990, Dreyfuß 1991, Auberger 1992, Mueller 1992, De Stefano 1993, Beeg 1994, 1996, Christoph 1994, Fields 1994).
- Großflächige Purpura mit septischen Metastasen durch Meningokokken, Haemophilus influenzae, Pneumokokken, seltener Staphylokokken, β-hämolysierende Streptokokken, gramnegative Bakterien, Klebsiellen (Powars 1987, Seipel 1992, Rivard 1993, 1995, Aiuto 1997, Smith 1997, Arul 1998, Cahill 1998, Kreuz 1998, Lechler 1998, Rintala 1998) und VZV (Repass-Humpe 1998).
- Nichtseptische cumarininduzierte Purpura mit Hautnekrosen bei Protein-C-Mangel (Schramm 1993).
- Nichtseptische cumarininduzierte Hautnekrosen bei Antiphospholipid-Antikörpern (Muntean 1992).
- Purpura fulminans bei schwerem kongenitalen Protein-C-Mangel.

Ätiologie

Die homozygote und doppelt heterozygote Form resultiert in schwerer Defizienz oder Fehlen von Protein C (Typ 1 durch Unvermögen der Synthese oder Typ 2 durch Synthese einer Strukturvariante mit unzureichender Funktion). Die homozygote Protein-C-Defizienz hat eine Prävalenz von 1 : 160 000 auf 300 000 Geburten (Griffin 1987). Sie stellt eine der schwersten angeborenen Koagulopathien mit hoher Letalität dar. Der Vererbungsmodus ist autosomal rezessiv oder dominant.

Funktionen von Protein C. Protein C ist ein in der Leber gebildeter, Vitamin-K-abhängiger Gerinnungsfaktor. Es wird durch einen endothelständigen Thrombomodulin-Thrombin-Komplex + Ca^{2+}-Ionen aktiviert und ist dann in der Lage – wieder in Anwesenheit von Ca^{2+}-Ionen – an der Oberfläche von Phospholipiden die aktivierten Faktoren Va und VIIIa proteolytisch zu spalten. Zusätzlich fördert es durch die Inhibition von PAI die Plasminkonzentration und erhöht somit die fibrinolytische Aktivität. Beschleunigt werden diese Reaktionen durch den Kofaktor Protein S, dessen Defizienz zu den gleichen Krankheitssymptomen führt (Seipel 1992).

■ Purpura fulminans bei schwerem kongenitalen Protein-C-Mangel

Klinik

- Wenige Stunden bis Tage nach der Geburt generalisierte Mikro- und Makrothrombosierung von:
  - Haut,
  - Augen,
  - Gehirn,
  - inneren Organen,
- Zeichen der disseminierten intravasalen Gerinnung:
  - Blutungen,
  - intravaskuläre Thromben,
  - Extravasate,
  - Thrombosen großer Gefäße.

Laborparameter

- Protein-C-Aktivität < 10 % oder nicht messbar.
- Erniedrigung von Fibrinogen, ATIII, Thrombozyten, Faktor V, VIII und XIII,
- Verlängerung von PTT und PTZ.
- Auftreten von Markern der pathologischen Gerinnungsaktivierung und gestörten Fibrinolyse:
  - Erhöhung der D-Dimere im Stadium der reaktiven Hyperfibrinolyse,
  - Erhöhung der Prothrombinfragmente F 1+2 als Zeichen der Prothrombinaktivierung,
  - Anstieg des Thrombin-Antithrombin-Komplexes (TAT): Komplexbildung zwischen AT III und aktivierten Gerinnungsfaktoren,
  - Anstieg des PAI: Hemmung der Fibrinolyse.

Therapie

Therapieziele:
- Behandlung des Schocks,
- Unterbrechung der DIC,
- Ersatz von Protein C,
- fibrinolytische Therapie,
- antibiotischer Schutz
- Nekrektomie
- dauerhafte Antikoagulation mit oralen Koagulationshemmern.

Therapeutische Konzepte:

Protein-C-Konzentrat:
- 100 I. E./kg KG 6-stündlich *und*

FFP:
- 10–15–20 ml/kg KG 12-stündlich (Beeg 1994, 1996, Christoph 1994)

Protein-C-Konzentrat :
- 20 I.E./kg KG 6-stündlich bis 40–80 I.E./kg KG 12-stündlich (Dreyfuß 1991) *und*

FFP:
- 15 ml/kg KG alle 12 h (Pinella 1997).

Protein-C-Konzentrat:
- 250 I.E. s.c. jeden 3. Tag (Spitzenspiegel nach 12 h) (Minford 1996).

Protein-C-Konzentrat:

Bolus:
- 100 I. E. alle 6 h oder

Infusion:
- 10–15 I. E./kg KG/h bis zum Erreichen von Plasmaspiegeln über 150 %

HWZ Protein C in der akuten Phase 6 h (Farrel 1993).

APC (aktiviertes Protein C):
- Infusion über 96 h 24 µg/kg KG/h

- *Bei Fehlen von Protein-C-Konzentrat:*
  FFP 15–20 ml/kg KG 12-stündlich Prothrombin-Komplex-Konzentrat (PPSB) mit hohem Protein-C-Anteil unter Heparin- und AT-III-Schutz (cave: Thrombogenität und Auslösung einer DIC).

- *Marcumar:*
  Überlappend nach Abheilung der Nekrosen und jenseits der Neonatalperiode unter Protein-C-Schutz mit 0,03 mg–0,08 mg/kg KG 3- bis 5-mal pro Woche. Erwünschter INR (2,0) 2,5–4,5 (3,5). (1. Tag: 0,3 mg/kg KG, 2. Tag: 0,15 mg/kg KG, ab 3. Tag: Dosis abhängig vom Quick-Wert, INR).

■ Purpura fulminans bei Sepsissyndrom

Ätiologie und Pathogenese

Die häufigsten Ursachen sind Infektionen mit endotoxinproduzierenden Bakterien, vor allem Meningokokken und Pneumokokken (Powars 1987, Seipelt 1992, Rivard 1993, 1995, Smith 1997, Arul 1998, Cahill 1998, Kreuz 1998, Lechler 1998, Rintala 1998), die zur Aktivierung des Komplementsystems, des Monozyten-Makrophagen-Systems und einer generalisierten Läsion von Endothelzellen führen. Es kommt zur Aktivierung des Kontaktphasensystems, das zur Aktivierung der endogenen plasmatischen Gerinnung, der exogenen Gerinnungskaskade und der Fibrinolyse über eine Aktivierung von Plasminogen zu Plasmin führt. Zusätzlich wird durch die Aktivierung von Komplementfaktor 1 (C1) zu C1-Esterase der klassische Weg des Komplementsystems ausgelöst (Beeg 1996). Es kommt zu einer Verringerung der antikoagulatorischen Gerinnungsproteine AT III, Protein C und Protein S.

Bei Unterschreiten kritischer Werte entwickeln sich eine Verbrauchskoagulopathie, Purpura fulminans, Hautnekrosen, Gangrän der Extremitäten und Multiorganversagen (Smith 1997).

In einer großen französischen Studie (Leclerc 1992) konnte gezeigt werden, dass bezüglich der Mortalität bei Meningokokkensepsis der Purpura fulminans der größte prädiktive Wert zugeschrieben werden kann, wenn es im Rahmen einer Verbrauchskoagulopathie, Purpura fulminans und einer Protein-C-Aktivitätsminderung auf kleiner 10% gekommen ist (Powars 1987). Eine Hemmung der Fibrinolyse durch Erhöhung des Plasminogen-Aktivator-Inhibitors 1 (PAI 1) ist Teil der Gerinnungsstörung und hat prognostische Bedeutung (Comp 1986). Die Erhöhung von PAI 1 korreliert mit dem Auftreten von Schocks, Nierenversagens und Mortalität (Brandtzaeg 1990).

Klinik

Organmanifestationen der disseminierten intravasalen Gerinnung (DIC) durch Absiedlung von Mikrothromben und Fibringerinnseln sowie Aufbrauch des Gerinnungs- und Inhibitorpotenzials:
- großflächige Ekchymosen, Sugillationen,
- hämorrhagische Nekrosen,
- Entwicklung von Gangränen,
- „intravitale Totenflecke", grau-blau verfärbte Haut,
- Hypotension,
- Schock,
- Oligurie, Anurie, Nierenversagen,
- Atemnotsyndrom,
- Transaminasenanstieg, Ikterus, Leberversagen,
- Krampfanfälle, hämorrhagische Hirninfarkte, Bewusstlosigkeit,
- hämorrhagische Enterokolitis.

Laborparameter

- Abfall der Thrombozytenzahl, des Fibrinogens, Faktor V, VIII und XIII,
- Verlängerung der aPTT,
- Abfall des Quick-Werts, ATIII,
- Protein-C-Defizienz,
- Auftreten von Fibrin-(Fibrinogen-)Spaltprodukten,
- Erhöhung der Aktivierungsmarker TAT, F1 + F2,
- Anstieg von PAI-1 als Ausdruck der gestörten Fibrinolyse.

Therapie

Therapeutische Ziele:
- Behandlung der auslösenden Ursache (z.B. Volumenmangel, Infektion),
- Behandlung des Schocks (Dopamin, Noradrenalin, Corticosteroide)
- hoch dosierte Gabe von AT III unter Ausnutzung der antikoagulatorischen und antiinflammatorischen Wirkung,
- Substitution von Protein-C-Konzentrat,
- Versuch, mit rt-PA die Mikrothrombosierung zu beeinflussen.

! Zur Behandlung der Verbrauchskoagulopathie (Tab. 12.25) erscheint anhand von bisherigen Studien mit Erwachsenen die alleinige AT-III-Substitution ohne Heparin risikoärmer und möglicherweise auch therapeutisch wirksamer.

Tabelle 12.25 Therapie der DIC bei Sepsis und Purpura fulminans

Präparat	Dosis	Autoren
Protein-C-Konzentrat	• 100 I.E./kg KG als Bolus • dann 50 I.E./kg KG 4-stündlich über 2–16 Tage akute Phase: • 100 I.E./kg KG 6-stündlich oder • Infusion von 10–15 I.E./kg KG/h bis Protein-C-Spiegel > 150% danach: • 2×täglich 100 I.E./kg KG 6- bis 8-stündlich	Kreuz 1998 Veldman 1997 Farrel 1993 Smith 1997 Rivard 1998 Rintala 1998
AT-III-Konzentrat	Initialdosis: • 20 I.E./kg KG • 100 I.E./kg KG danach: • 40-60 IE/kg KG/d • 100 I.E./kg KG/d	Fourrier 1995 Eisele 1996 Fourrier 1995 Eisele 1996
rt-PA	Initialdosis: • 0,5 mg/kg KG/h über 1 h danach: • 0,25 mg/kg KG/h über 4 h und länger systemisch: • 0,8–2,5 (-1,6) mg/kg KG/d lokal: • 0,5 mg/kg KG/d zusätzlich Low-Dose-Heparin 5–10 I.E./kg KG/h (aPTT < 50–55 s) • 1,25 mg/kg KG über 4 h	Zenz 1998 Hiller 1998 Aiuto 1997
APC (aktiviertes Protein C)	• 24 μg/kg KG/h über 96 h	

Es werden in der akuten Phase des DIC bei rasanter Aktivitätsminderung von AT III Initialdosen von 100 I.E./kg KG, gefolgt von Dauerinfusionen mit 100 I.E./kg KG/d verabreicht (Fourrier 1995, Eisele 1996). Gesicherte Daten über Sepsisstudien mit hohen AT-III-Dosen ohne Heparin bei Kindern liegen noch nicht vor.

Die Behandlung mit APC reduzierte signifikant die Mortalität von Patienten mit schwerer Sepsis, kann aber verbunden sein mit erhöhtem Blutungsrisiko (Bernard 2001).

Therapie der Purpura fulminans bei Sepsissyndrom und DIC mit AT-III-Konzentrat

Um den Prozess der pathologischen Gerinnungsaktivierung zu unterbrechen, ist eine antikoagulatorische Behandlung notwendig. Über Jahrzehnte war die Heparinisierung die einzige therapeutische Option. Die antikoagulatorische Wirkung des Heparins hängt wesentlich vom Vorhandensein ausreichender AT-III-Konzentrationen ab, die bei der DIC typischerweise erniedrigt sind. Deshalb wurde zu Beginn der 80er Jahre eine kombinierte AT-III-Heparin-Behandlung propagiert. Deren Risiken liegen in einer vermehrten Blutungsbereitschaft.

Mehrere Studien aus Frankreich, Deutschland, Nordwesteuropa über die therapeutische Wirksamkeit einer alleinigen AT-III-Behandlung bei Erwachsenen (Fourrier 1993, 1995, Eisele 1996) zeigten eine raschere Normalisierung der Gerinnungsparameter und einen geringeren Blutverlust als in der Gruppe, der zusätzlich oder ausschließlich mit Heparin behandelten Patienten, sowie eine Senkung der Letalität um 22,9 % (Fourrier 1995, Eisele 1996, Lamy 1996, Opal 1998). Zumal hat nach neueren Untersuchungen AT III neben der gerinnungshemmenden Wirkungen (F Xa und IIa, F IXa, F VIIa) eine zusätzliche antiinflammatorische Wirkung (Okajima 1995, Opal 1998). Die Bindung von AT III an Glykosaminoglykane des Gefäßendothels über das heparinbindende Zentrum führt zur unmittelbaren Freisetzung von Prostacyclinen (PGI 2). Diese vermindern u. a. die Freisetzung von TNF-α aus zytokin-/endotoxinaktivierten Monozyten. Sie setzen ebenfalls die Aggregabilität von Thrombozyten in der Mikrozirkulation herab. Bei Blockierung des heparinbindenden Zentrums von AT III durch Heparin, werden Interaktion von AT III mit dem Endothel, Bindung an Glykosaminoglykane und PGI-2-Freisetzung unterbunden (Okajima 1995).

Überwachung der Therapie:
- Quick-Wert, PTT, T2, Fibrinogen, AT III, Protein C, D-Dimere, TAT, F1+2, PAI, Thrombozytenzahl, Hämatokritwert, Faktor XIII,
- PTT bei rt-PA nicht > 50–55 s.

Nach Fibrinolyse zur Reokklusionsprophylaxe: Heparinisierung bei normalisiertem Gerinnungspotenzial. Initial: 50 (–100) I.E./kg KG über 10 min, danach: 400–500 (–1000) I.E./kg KG bei Säuglingen), aPTT-Verlängerung auf das 1,5- bis 2fache der Norm anzustreben.

Literatur

Adcock DM, Brozna J, Marlar RA (1990) Proposed classifications and pathologic mechanism of purpura fulminans and scin necrosis. Sem Thromb Hemost 16: 333–340

Aiuto LT, Barone SR, Cohen PS, Boxer RA (1997) Recombinant tissue plasminogen activator restores perfusion in meningococcal purpura fulminans. Critical Care Medicine 25 (6): 1079–1082

Auberger K (1992) Evaluation of a new protein C concentrate and comparison of protein-C assays in child with congenital protein-C-deficiency. Ann Hematol 64: 146–151

Beeg T, Mentzer D, Martinez I, Zwinge B, Scharrer I, Kreuz W (1994) Homozygoter Protein-C-Mangel: Ein Fallbericht – Klinik, Diagnostik und Therapie mit einem Protein-C-Konzentrat, In: Scharrer I, Schramm W (Hrsg) 24. Hämophiliesymposion, Hamburg 1993. Berlin-Heidelberg: Springer, S. 372–375

Beeg T, Kreuz W, Joseph-Steiner J, Scharrer J, Kornhuber B (1996) Protein-C-Konzentrat zur Therapie von Protein-C-Mangelzuständen im Neugeborenenalter, In: Scharrer I, Schramm W (Hrsg) 25. Hämophilie-Symposion, Hamburg 1994. Springer: Berlin Heidelberg, S 173–179

Bergstein J, Leiser J, Andreoli SP (1998) Response of crescentic Henoch-Schönlein purpura nephritis to corticosteroid and azathioprine therapy. Clin Nephrol 49 (1): 9–14

Bernard GR, Vincent JL, Laterre PF et al. (2001) Efficacy and safety of recombinant human activated protein C for severe sepsis. N Engl J Med 344: 699–709

Besbas N, Saatci U, Ruacan S et al. (1997) The role of cytokines in Henoch-Schönlein purpura. Scand J Rheumatol 26 (6): 456–460

Besbas N, Erbay A, Saatci U et al. (1998) Thrombomodulin, tissue plasminogen activator and plasminogen activator inhibitor-1 in Henoch-Schönlein purpura. Clin Exp Rheumatol 16: 95–98

Blanco R, Gonzales-Gay M. A, Ibanez D, Sanchez-Andrade A, Gonzalez-Vela C (1997a) Paradoxical and persistent renal impairment in Henoch-Schoenlein purpura after high-dose immunglobulin therapy. Nephron 76 (2): 247–248

Blanco R, Martinez-Taboada V.M, Rodrigez-Valverdi V, Garcia-Fuentes M, Gonzalez-Gay MA (1997b) Henoch-Schönlein purpura in adulthood and childhood: two different expressions of the some syndrome. Arthritis – Rheum 40 (5): 859–864

Brandtzaeg P, Joo GB, Brusletto B, Kierulf P (1990) Plasminogen activator inhibitor 1 and 2, alpha 2 antiplasmin, plasminogen and endotoxin levels in systemic Meningococcal disease. Thromb Res 57: 271–278

Brodel J, Brandis M (1994) In: Reinhardt D (Hrsg) Therapie der Krankheiten des Kindesalters, 5 Aufl. Berlin-Heidelberg-New York: Springer, S 778–779

Casanueva B, Rodriguez-Valverde V, Meriono J, Arias M, Garcia-Fuentes M (1983) Increased IgA-producing cells in the blood of patients with active Henoch-Schönlein purpura. Arthritis Rheum 26: 854–860

Casanueva B, Rodriguez-Valverde V, Luceno A (1988) Circulating IgA producing cells in the differenzial diagnosis of Henoch-Schönlein purpura. J Rheumatol 15: 1229–1233

Cassidy JT, Petty RE (1995) Henoch-Schönlein purpura. In: Textbook of Pediatric Rheumatology. Third edition, Philadelphia: WB Saunders Company

Christoph JA, Heiminger R (1994) Homozygoter Protein-C-Mangel. Diagnostische und therapeutische Aspekte. Mschr Kinderheilk Suppl 1 142 (8): (abstr 414)

Comp PC, Nixon RR, Esmon CT (1986) The regulation of haemastasis: The protein C system. N Engl J Med 314: 1298–1304

DeStefano V, Mastrangelo S, Schwarz HP, Pola P, Flore R, Bizzi B, Leone G (1993) Replacement therapy with a purified protein C concentrate during initiation of oral anticoagulation in severe protein C congenital deficiency. Thromb Haemost 70: 247–249

Dreyfuß M, Magny JF, Bridey F, Schwarz HP, Planche C, Dehan M, Tchernia G (1991) Treatment of homozygous protein C deficiency and neonatal purpura fulminans with a purified protein C concentrate. N Engl J Med 325: 1565–1568

Eisele B (1996) Antithrombin III in der Therapie der schweren Sepsis. Die gelben Hefte (2): 69–74

Fields PA, AlJaffer H, Owens D, Lee CA, Pasi KJ, A. V. Hoffbrand; K. Dormandy: Use of protein C concentrate to treat severe homozygous protein C deficiency. Br J. Haematol, Suppl 187 (1994) 180

Fourrier F (1995) Antithrombin-III-Substitution bei septischem Schock: Die gelben Hefte (2): 68–73

Fourrier F, Chopin C, Huart J, Runge I, Caron C, Gondemand J (1993) Double-blind, placebo-controlled trial of antithrombin III concentrates in septic shock with disseminated intravascular coagulation. Chest 104: 882–888

Griffin JH, Evatt B, Zimmermann TS, Kleiss AJ, Weidemann C (1987) Deficiency of protein C in congenital thrombotic disease. J Clin Invest 68: 1370–1373

Hamidou MA, Pottier MA, Dupas B (1966) Intravenous immunoglobulin in Henoch-Schoenlein purpura. Annals of Internal Medicine, 125 (12): 1013–1014Hiller E, Riess H (1998a) Hämorrhagische Diathese und Thrombose, 2. Aufl. Stuttgart: Wissenschaftliche Verlagsgesellschaft mbH, S 183–185

Hiller E, Riess H (1998b) Hämorrhagische Diathese und Thrombose. 2. Aufl. Stuttgart: Wiss Verl Ges, 1998, S. 47–50, In: Scharrer I, Schramm W (Hrsg) 27. Hämophilie-Symposion Hamburg 1996, Springer: Berlin-Heidelberg, S 485–489

Jenette JC, Falk RJ (1994) The pathology of vasculitis involving the kidney. Amer J Kidney Dis 24: 130–141

Jijima K, Ito Kariya S, Nakamura H, Yoshikawa N (1998) Multiple combined therapy for severe Henoch-Schönlein nephritis in children. Pediatr Nephrol 12 (3): 244–248

Kaku Y, Nohara K, Honda S (1998) Renal involvement in Henoch-Schönlein purpura: A multivariate analysis of prognostic factors. Kidney Int 53 (6): 1755–1759

Kamm M, John S, Riess R, Geiger H (1994) Erstmanifestation einer Schönlein-Henoch-Purpura bei einer 74-jährigen Patientin mit Hyperthyreose. Dtsch Med Wochenschr 122 (3): 54–58

Kraft DM, McKee D, Scott C (1998) Henoch-Schönlein purpura: a review. Am Fam Phyrician 58 (2): 405–408

Kreuz W, Veldman A, Escuriola-Ettinghausen C, Schneider W, Beeg T (1998) Protein C concentrate for meningeal purpura fulminans Lancet 351: 986–987

Lamy M, Eisele B, Keinecke HO, Delvos U, Thijs LG (1996) Antithrombin III in patients with severe sepsis. A randomized, placebo-controlled, double-blind multicenter trial. Intensive Care Medicine: 385–390

Leclerc F, Hazelzet J, Jude B, Hofhuis B, Hue V, Marinot A, van der Voort E (1992) Protein C and Protein S deficiency in severe infectious purpura in children. Intensive Care Med 18 (4): 202–205

Marlar RA, Montgomery RR, Broekmans A. W (1989) Diagnosis and treatment of homozygous protein C deficiency. J Pediatr 114: 528–534

Niaudet P, Habib R (1998) Methylprednisolone pulse therapy in the treatment of severe forms of Schönlein-Henoch purpura nephritis. Pediatr Nephrol 12 (3): 238–243

Michel BA, Hunder GG, Bloch DA, Calabrese LH (1992) Hypersensitivity vasculitis and Henoch-Schönlein purpura: a comparison between the 2 disorders. J Rheumatol 19: 721–728

Mills JA, Block DA, Michel BA, Calabrese LH, Fauci ASS, Hunter GG, Arond WP, Edworthy SM, Leavitt RX, Lie JT (1990) The American College of Rheumatology 1990. Criteria for the Classifications of Henoch-Schönlein purpura. Arthr and Rheum 33: 114–1121

Minford A, Parapia LA, Stainforth C, Lee D (1996) Treatment of homozygous protein-C-deficiency with subcutaneous protein C concentrate. British J of Haematol 93: 215–216

Mueller FM, Ehrenthal W, Haffner G, Hack J, Schwarz HP, Schranz D (1992) Purpura fulminans bei homozygotem Protein-C-Mangel – Therapie mit Protein-C-Konzentrat. Mschr Kinderheilk 140 (8): 522

Mueller FM, Ehrenthal W, Haffner G, Schranz D (1996) Purpura fulminans in severe congenital protein C deficiency: monitoring of treatment with protein C concentrate. Eur J Pediatr 155: 20–25

Muntean W, Finding K, Gamillischek A, Schwarz HP (1992) Multiple Nekrosen und Kumarin-induzierte Hautnekrosen bei einem Kind mit Antiphospholipid-Antikörpern: Effekt der Gabe von Protein-C-Konzentrat. In: Landbeck G, Scharrer I, Schramm W (Hrsg) 22. Hämophiliesymposion, Hamburg 1991, Springer: Berlin-Heidelberg, S 285–292

Okajima M, Uchiba K, Murakami K (1995) Antithrombin replacement in DIC and MOF. In: Vincent JL (ed) Yearbook of Intensive Care and Emergency Medicine, 457–464

Opal StM (1998) New treatment modalities in Sepsis. Biomedical progress 11: 52–56

Piniella I, Gil Fernandez JJ, Gomez N et al. (1997) Homozygous protein C deficiency in a newborn: one-year of follow up receiving protein C concentrate and oral anticoagulation. Thromb Haemostasis Suppl: 414–415

Repass-Humpe LM, Lenz E, Lakomek M, Polster T, Unterhalt M, Schröter W, Eber SW (1998) Erfolgreiche Protein-C-Substitution bei familiär gehäufter varizellenassoziierter Purpura fulminans. In: Scharrer I, Schramm W (Hrsg) 27. Hämophilie-Symposion, Hamburg 1996, Springer: Berlin Heidelberg, S. 485–489

Rintala E, Seppala OP, Kotilainen P, Pettila V, Rasi V (1998) Protein C in the treatment of coagulopathy in meningococcal disease. Crit Care Med 26 (5): 965–968

Rivard GE, David M, Farell C et al. (1993) Treatment of purpura fulminans in meningococcaemia with protein C concentrate. Thromb Haemost 69: 1198

Rivard GE, David M, Farell C, Schwarz HP (1995) Treatment of purpura fulminans in meningococcaemia with protein C concentrate. J of Pediatrics 646–652

Ruellan A, Khatibi M, Staub T, Martin T, Storck D, Christmann D (1997) Rheumatoid purpura and intravenous immunoglobulins. Revue de Medecine Interna, 18 (9): 727–729

Schmidt JA, vonWickert P (1993) Vaskulitiden. Nomenklatur und Diagnostik. Internist 34: 591–598

Schramm W, Spannagel M, Bauer A. K et al. (1993) Treatment of Coumarin-induced skin necrosis with a monoclonal antibody purified protein C concentrate Arch Dermatol 129: 753–756

Seipel H, vonMühlendahl KE (1992) In: Reddemann H, Sutor AH (Hrsg) Akute Blutung als Notfall im Kindesalter. 1. Aufl. Berlin-Heidelberg-New York: Springer, S 53–62

Smith OP, White B, Rafferty M (1997) Successful treatment of meningococcal induced protein C defiency/purpura fulminans in children with protein C concentrate and heparin. Thromb Haemastosis Suppl: 419

Veldman A, Escuriola-Ettinghausen C, Beeg T, Schneider W, Kreuz W (1997) Treatment of DIC in septic shock with protein C concentrate. Blood 90 (10) Suppl 1: (125B)

Weissbach G (1992) Blutgerinnungsstörungen im Kindesalter. Ihre Diagnostik mit einfachen Mitteln und Richtlinien für die Notfalltherapie. hautnah päd 1: 4–14

Zenz W, Bodo Z, Zobel G, Fanconi S, Rettenbacher A (1998) Recombinant tissue plasminogen activator restores perfusion in meningococcal purpura fulminans. Crit Care Med 26 (5): 969–971

Angeborene Gerinnungsstörungen

Hämophilie A und B
R. Schobeß

Definition

Die Hämophilie A und B sind angeborene, X-chromosomal rezessiv vererbbare Erkrankungen mit hämorrhagischer Diathese und fast ausschließlich auf Männer beschränkt. Bei nahezu 40 % der Patienten mit schwerer Hämophilie A ist als Mutationsdefekt im Faktor-VIII-Gen die Intron-22-Inversion beschrieben (Naylor u. Mitarb. 1993). Mütter und Töchter eines Hämophilen sind Überträger der Erbanlage (Konduktorinnen). Schwestern sind mögliche Konduktorinnen. Die Söhne Hämophiler sind gesund. Spontanerkrankungen kommen in 25–40 % der Fälle vor durch Neumutation oder weil die Erkrankung durch die ausschließliche Geburt von weiblichen Nachkommen über Generationen verborgen geblieben ist. Konduktorinnen sind heterozygote Merkmalsträger, die klinisch keine Blutungsneigung aufweisen bei einer durchschnittlichen Faktor-VIII- oder -IX-Aktivität um 50 %. Die DNA-Analyse kann zur sicheren Erfassung einer Konduktorin und bei Gravidität zur pränatalen Diagnostik im ersten Trimenon eingesetzt werden (Ludwig 1990).

Der Gerinnungsdefekt bei der Hämophilie besteht in einem Mangel an Faktor VIII:C (*Hämophilie A*) oder an Faktor IX:C (*Hämophilie B*).

Häufigkeit und klinische Manifestationen

Verteilung: 5 : 1 (Hämophilie A zur Hämophilie B)

Inzidenz: 8–9 Hämophile/100 000 Einwohner (Schimpf 1993)

In Deutschland wurden 1996 4236 Hämophile erfasst (Schramm 1997). Entsprechend der Aktivitätsminderung der Gerinnungsfaktoren VIII bzw. IX ist die in Tab. 12.**26** aufgeführte Einteilung in schwere, mittelschwere und leichte Formen üblich.

30 % der Hämophilen haben die schwere Form (Hiller 1988). Bei den schweren (Faktor-VIII-Restaktivität < 1 %) und mittelschweren (Faktor VIII < 5 %) Formen stehen die so genannten Spontanblutungen im Vordergrund. Es kann kein äußerer Anlass für die Blutung eruiert werden. Das mediane Erstmanifestationsalter ist bei der schweren Form das 1. Lebensjahr in Form von Weichteilblutungen und Muskelblutungen. Gelenkblutungen treten vorwiegend im 2. Lebensjahr auf, wenn die Kinder durch das Laufenlernen die Gelenke zum 1. Mal stärker beanspruchen (Fasching 1986).

Blutungslokalisationen und -situationen

Das klinische Bild beider Hämophilieformen ist gleich, Intensität und Häufigkeit der Blutung sind abhängig vom Ausmaß der Faktorenverminderung.

> ! • Bei jedem Trauma sowie Schmerzen unklarer Genese jeglicher Lokalisation muss bei einem Hämophilen zuerst an eine Blutung gedacht werden.
> • Kopfschmerzen unklarer Genese, länger als 12 Stunden anhaltend, sollen beim Hämophilen Anlass zur spezifischen Therapie und Abklärung durch ein kraniales CT sein.
> • Punktionen, Probeexzisionen und Operationen sind nur unter entsprechender Substitution möglichst in einem Hämophiliezentrum vorzunehmen.

Häufigste Blutungslokalisationen:
- *Gelenkblutungen* (Sprunggelenke, Knie- und Ellenbogengelenke, auch kleine Gelenke):
  - Symptome: Schmerzen, Schwellung, Überwärmung, Funktionseinschränkung,
  - Gefahren: Serienblutungen, chronische Arthropathie.
- *Muskelblutungen:*
  Häufig betroffen ist der M. iliopsoas mit Gefahr der Druckschädigung des N. femoralis und Beckenwandhämatom (Differenzialdiagnose: Appendizitis).
- *Blutungen im Bereich der Unterarme, Unterschenkel und Hals:*
  Sie können zu Kompressionen von Gefäßen und Nerven führen.
- *Blutungen im Bereich des Mundbodens, des Pharynx und des Larynx:*
  Sie können zu lebensbedrohlichen Verlegungen der Atemwege führen.
- *Schleimhautblutungen im Mund- und Nasenbereich, Zahnextraktionen (hohe fibrinolytische Aktivität des Speichels):*
  Akute Blutverluste und anhaltende Sickerblutungen können Folge sein.
- *Gastrointestinalblutungen:*
  Diese bedürfen intensivmedizinischer Überwachung und Substitution.
- *Intramurale Hämatome des Verdauungstrakts* (selten):
  - Symptome: Bauchschmerzen, Erbrechen,
  - Gefahr: Perforation in den Retroperitonealraum.
- *Nierenblutung mit Hämaturie* (cave: Antifibrinolytika).
- *Intrakranielle Blutungen* (bei ca. 10 % der Patienten):
  Sie stehen als Todesursache neben HIV-Infektionen

Tabelle 12.**26** Einteilung der Hämophilie A und B in Schweregrade

Faktorenspiegel	Klinischer Schweregrad
0–1 %	schwere Form
1–5 %	mittelschwere Form
5–15 %	milde Form
15–35 %	sehr milde Form Subhämophilie
35–45 %	Grauzone Konduktorinnen
> 45 %	normal

an 1. Stelle. Intensivtherapeutische und gegebenenfalls neurochirurgische Therapie und Diagnostik sowie optimale Substitution mit Faktorenkonzentrat sind erforderlich (Scheel 1992).

Labordiagnostik

Entsprechend dem Schweregrad der Hämophilie findet sich eine Verlängerung der partiellen Thromboplastinzeit (PTT). Sie ist bei schwerer Hämophilie auf etwa 80–100 s verlängert, bei leichter Hämophilie oft nur wenige Sekunden über den Normbereich. Quick-Wert, Thrombinzeit (TZ), Blutungszeit sind normal.

! • Die Faktorenanalyse klärt Diagnose.

Differenzialdiagnose

Willebrand-Syndrom (WS):
- Blutungszeit verlängert,
- Ristocetinkofaktor und Faktor-VIII-assoziiertes-Antigen – je nach Typ – erniedrigt,
- Multimerenanalyse des Willebrand-Faktors und Kollagenbindungsaktivität pathologisch,
- Faktor-VIII-Bindungsfähigkeit des Willebrand-Faktors pathologisch bei WS-Typ Normandie,
- Thrombozytenaggregation mit Ristocetin – je nach Typ – pathologisch,
- Thrombozytopenie beim Typ 2 b.

Therapie

Substitutionstherapie bei Hämophilie A

- Faktor-VIII-Konzentrate, die zum Teil mit Hilfe monoklonaler Antikörper hoch gereinigt sind und durch entsprechende Verfahren virusinaktiviert sind (Pasteurisierung plus/oder SD-Verfahren),
- intermediär gereinigte und virusinaktivierte Plasmakonzentrate,
- gentechnologisch hergestellte rekombinante Faktor-VIII-Konzentrate mit höchster Virussicherheit und gleicher klinischer Wirksamkeit wie Plasmapräparate (Scharrer 1994).

Substitutionstherapie bei Hämophilie B

- Faktor-IX-Konzentrate hoher und mittlerer Reinheit (s. oben),
- Prothrombin-Komplex-Präparate, PPSB,
- rekombinanter Faktor IX.

Der Proteincharakter der Faktoren verbietet die orale Einnahme. Subkutane und intramuskuläre Injektionen sind kontraindiziert. Richtwerte für die Substitutionsbehandlung sind Tab. 12.**27** zu entnehmen.

Dosierung bei Hämophilie A und B

Voraussetzung zur Festlegung der notwendigen Dosis ist die Kenntnis der *Recovery* (das Wiedererscheinen des injizierten Faktors im Plasma) und der *Halbwertszeit*, zu der die Hälfte der injizierten Aktivität nicht mehr im Plasma nachweisbar ist.

Der Faktor-VIII- und Faktor-IX-Gehalt der zu injizierenden lyophilisierten Konzentrate wird in I.E., der Gehalt des Plasmas meist in % Aktivität angegeben. Dabei bedeutet 1 I.E. den Gehalt von 1 ml Normalplasma (Frischplasma).

Moderne lyophilisierte Konzentrate enthalten nach Auflösen 100 I.E.–200 I.E. pro ml. Damit ist das Volumenproblem, welches beim Einsatz von Frischplasma bestehen würde, gelöst. Pro kg KG enthält der kindliche Organismus etwa 55 ml (Blut-) Plasma, sodass man bei fehlendem Faktor VIII oder IX etwa 55 ml Plasma pro kg KG zu injizieren hätte, um – grob gerechnet – den normalen Gehalt von 1 I.E. pro ml Plasma und damit 100 % Faktor-VIII- oder -IX-Aktivität zu erreichen. Einem Kind von 30 kg KG wären dazu 1650 ml Frischplasma (z.B. präoperativ) zu injizieren.

Es gilt die Formel:

▪ 1 I.E. Faktor//kg KG erhöht die Aktivität um 1 %.

Bei hoch gereinigten Konzentraten mit intakten Faktor-VIII-Molekülen kommt man mit 0,8 I.E./kg KG, sonst mit 1 I.E./kg KG aus, um die Aktivität beim Patienten um jeweils 1 % anzuheben. Nach Angaben von Schimpf (1994) kann man bei der Anwendung von Faktor-VIII- und -IX-Konzentraten dieselbe Dosisempfehlung in Bezug auf I.E./kg KG abgeben. Wegen der fast doppelt so langen Halbwertszeit des Faktors IX von 20–24 Stunden gegen 10–13 Stunden des Faktors VIII ist trotz der geringeren Recovery von Faktor IX (40–50 % zu 100 % bei Faktor VIII) der klinische Erfolg der Gleiche. Die Recovery steigt – bei der üblichen Dosierung pro kg KG – mit dem Körpergewicht wegen des dann relativ geringeren Plasmavolumens an (Harrison 1991, Björkmann 1992) (Plasmavolumen beim Erwachsenen 45 ml × kg KG). Die Dosisangaben pro Gerinnungspräparat schwanken, z.B. zwischen 100–200 I.E. pro ml.

Überwachung der Therapie

Substitutionsbehandlungen in hoher Dosis und über mehrere Tage und Wochen bedürfen der Laborkontrolle (F-VIII-, F-IX-Spiegel, orientierend PTT, Fibrinogen und Thrombozyten).

F-VIII- oder F-IX-Aktivitätskontrolle ist bei hoher Dosis und Operationen täglich vor und nach Konzentratgabe (Recovery) durchzuführen, um die Enwicklung eines Hemmkörpers auszuschließen. Nach Operationen ist der F-VIII-/-IX-Spiegel ab 8. Tag nur noch 1-mal täglich bis zur Wundheilung zu bestimmen (Tab. 12.**27**).

Weitere Kontrolluntersuchungen:
- Sonographie,
- CT,
- MRT,
- klinischer Befund.

Tabelle 12.27 Substitutionsvorgabe bei schwerer Hämophilie A und B (zusammengestellt nach Angaben von Schimpf 1994, Consensusempfehlungen 1993, Scheel 1992, Tilsner 1986, Heimburger 1988)

Blutungsereignis	erforderlicher Faktorenspiegel (%)	Initialdosis (ID) F VIII oder F IX (I.E./kg KG)	Anschlussdosierung und Dauer
Gelenkblutung:	–		• evtl. einmalig
• leicht	30	30	• einmalig, evtl. nach 24 h dieselbe Dosis
• schwer	40–50	40	• 1- bis 2-mal täglich ID über 2 d
Muskel- und Gewebeblutungen:			
• milde Muskelblutung, Gewebeblutungen ohne Kompression von Gefäßen	40	40	• ID 1- bis 2-mal täglich über mehrere Tage
• starke Muskelblutung (M. iliopsoas), Blutungen Zunge, Mundboden, Hals	über 50	50–60	• ID 1- bis 2-mal täglich über 5 d nach klinischem Befund
Lebensbedrohliche intrakranielle Blutung Schädelverletzung	50–100	50–70	• ¼–½ der ID alle 8–12 h über 8 d nach klinischem Befund und CT-Kontrolle • evtl. 3–5 I.E./kg KG/h F VIII/IX je nach Faktorenspiegel als Dauerinfusion
Gastrointestinale Blutung Retroperitoneale Blutung	50–100	50–100	• ¼–½ der ID alle 8–12 h • Fortführung 1–2 d nach Blutungsstillstand
Starke fortbestehende Hämaturie	40–50	40–50 + forcierte Diurese	• ID alle 12 h • wiederholen bis zum klinischen Erfolg
Zahnextraktion	> 50 % vorher	40–60	• 12 h nach Extraktion 25 I.E./kg KG • Substitution bis zur Wundheilung • lokal Gewebeklebung
Parenchymatöses Nasenbluten	25	25	• evtl. Wiederholung ID nach 12 h
Große Operationen	100 zum OP-Zeitpunkt 100 am Ende der OP	50–100	• 1. Woche 50 % ID • dann 30 % ID bis zur Wundheilung • 10–14 d • Dosierung: Intervall 8–12 h = 50 % der ID • Recovery beachten! • Laborkontrollen vor und nach jeder Injektion (1 h später) • nach dem 8. Tag nur 1-mal täglich Gerinnungskontrolle
Invasiver Eingriff	wie OP		

Errechnung der Initialdosis: KG (kg) × gewünschter Faktoranstieg (für F VIII und F IX) = I.E. F VIII/F IX
Biologische Halbwertszeit: F VIII:C = 12 h, Recovery 80–100 %
F IX:C = 24 h, Recovery 40–50 %

Konsensusempfehlungen zur Hämophiliebehandlung in Deutschland der Arbeitsgruppe „Hämophiliebehandlung" der Gesellschaft für Thrombose- und Hämostaseforschung (GTH) und Ärztlicher Beirat der Deutschen Hämophiliegesellschaft (DHG) (Schramm 1994).

Substitution im Kindesalter

Schwere Hämophilie (F VIII:C < 1 %)

Dauerbehandlung:
- Beginn: nach ersten Gelenkblutungen oder bei häufigen anderen Blutungen,
- Ende: in der Regel Ende der Wachstumsphase,
- mittlere Dosis: 20–30 I.E./kg KG 3-mal pro Woche,
- individuelle Anpassung – je nach klinischer Indikation.

Behandlung bei Bedarf:
- Gelenk- und Muskelblutungen bzw. andere Blutungen: mittlere Initialdosis 30–40 I.E./kg KG,
- lebensbedrohliche Blutung: mittlere Initialdosis 50–70 I.E./kg KG,
- Dauer: bis zum Abklingen der blutungsbedingten Symptomatik,
- individuelle Anpassung und Erhaltungsdosis je nach klinischer Situation und Alter.

Mittelschwere Hämophilie (F VIII:C 1–5 %)

In der Regel Behandlung bei Bedarf:
- Gelenk- und Muskelblutungen bzw. andere Blutungen: mittlere Initialdosis 20–40 I.E./kg KG,
- lebensbedrohliche Blutung: mittlere Initialdosis 50–70 I.E./kg KG,
- Dauer: bis zum Abklingen der Symptomatik.

Dauerbehandlung:
- je nach Blutungshäufigkeit und klinischer Situation wie bei schwerer Hämophilie.

Milde Hämophilie (5–15 % Restaktivität)

Behandlung bei Bedarf:
- schwere Blutung: wie bei mittelschwerer Hämophilie,
- leichte Blutung:
  - Hämophilie A: DDAVP (Minirin) 0,4 μg/kg KG in 100 ml 0,9 %iger Natriumchloridlösung langsam i. v. (30–60 min), bei unzureichendem Faktor-VIII-Anstieg Substitution mit Faktor-VIII-Konzentrat wie bei mittelschwerer Hämophilie A,
  - Hämophilie B: wie bei mittelschwerer Hämophilie B.

Prognose

Gentherapie. Die somatische Gentherapie ist der Versuch, ein therapeutisches Gen in Zellen des Patienten einzuschleusen, um zumindest den Schweregrad der Erkrankung zu reduzieren. Nach i. v. Gabe von adenoviralen Vektoren kommt es zum bevorzugten Gentransfer in die Leber. Gegenwärtig präsentiert sich die Gentherapie als experimenteller Ansatz von begrenzter Effizienz für den Patienten – und kann daher auch nur begrenzt Hoffnung vermitteln. Der klinische Einsatz der Gentherapie setzt die sichere und ethische Durchführung, eine gleichbleibende, klinisch adäquate Expression des gewünschten Faktors sowie die Stabilität des transfizierten Zellsystems voraus (Herzog 1998, Kay 1998, Kaufmann 1999).

Lebertransplantation. Bisher können Produktion und Ausschleusung funktionstüchtiger Gerinnungsfaktoren in das Plasma ohne Beseitigung der genetischen Störung durch Transplantation einer gesunden Leber ermöglicht werden. Der Defekt in den körpereigenen Zellen der Hämophilen bleibt bestehen. Erfolgreiche Lebertransplantationen bei drohendem Leberversagen sind bei Hämophilie A bisher 12-mal – davon 3-mal in Deutschland – durchgeführt worden (Fischbach 1992, Schramm 1994).

Lebenserwartung/Lebensqualität. Aufgrund der Blutungsdiathese bei optimaler Substitutionstherapie hätte der Hämophile eine normale Lebenserwartung, abgesehen von der Hirnblutungsgefahr. Anfang der 80er Jahre änderte sich die optimistische Auffassung der Hämophiliebehandlung, dass durch die Verfügbarkeit von lyophilisierten Gerinnungsfaktorkonzentraten und die Heimselbstbehandlung der Bluter in seiner Lebensqualität nicht eingeschränkt wäre. Viele Bluter infizierten sich in den 80er Jahren durch Plasmakonzentrate mit HIV. Gegenwärtig ist etwa die Hälfte aller Hämophiliepatienten und ein noch größerer Anteil der Patienten mit schwerer Hämophilie HIV-seropositiv (Gürtler 1994, Mannucci 1994). Ungeimpfte Patienten mit schwerer Hämophilie A weisen bis zu 100 % Hepatitis-B-Marker auf (Schimpf 1994). Nach Schramm (1989) sind unter den mit nicht virusinaktivierten Gerinnungsfaktoren behandelten Patienten mit schwerer Hämophilie 85 % Anti-HCV-positiv. Tedder (1991) spricht von 100 % aufgrund seiner Erfahrungen mit neuen empfindlicheren Bestimmungsmethoden von Hepatitis-C-Markern.

Eine Verringerung des Übertragungsrisikos von hämatogenen Infektionen ist durch die Herstellung von Faktor VIII durch die rekombinante Gentechnologie gegeben sowie durch die Forderung von Doppelt-Virus-Inaktivierungsverfahren, ausgesprochen durch das Paul-Ehrlich-Institut (B Anz. vom 26. 8. 1994).

Hemmkörperhämophilie

R. Schobeß

Ätiologie

Die mit Faktor-VIII/IX-Konzentraten applizierten Gerinnungsfaktoren normaler Struktur sind für Hämophiliepatienten mit pathologischer Struktur des Faktors VIII/IX als „fremd" anzusehen. Das erklärt die Bildung funktionshemmender Antikörper gegen das substituierte Protein (Schimpf 1994). Nach Mannhalter (1989) lässt sich kein Zusammenhang zwischen der Größe der Deletion im Faktor-VIII-Gen und der Inhibitorbildung herstellen. Oldenburg u. Mitarb. wiesen 1994 bei Untersuchungen an 425 Patienten mit schwerer Hämophilie A und bekanntem Hemmkörperstatus ein 6- bis 7-mal höheres Hemmkörperrisiko bei Hämophilen mit Stoppmutationen, großen Deletionen oder Intron-22-Inversionen im Faktor-VIII-Gen nach als bei Patienten mit Missense-mutationen oder kleinen Deletionen.

Häufigkeit

Die Inzidenz korreliert mit der Schwere der Hämophilie. Ehrenfort (1992) beschreibt eine Inzidenz der Inhibitorentstehung bei schwerer Hämophilie A zwischen 22–52 %, bei mittelschwerer Hämophilie bis zu 12 %.

> ! Das höchste Risiko, an einem Inhibitor zu erkranken, haben Kinder mit schwerer Hämophilie im 1. Lebensjahr schon nach weniger als 35 Expositionstagen (Kreuz 1994, 1995).

Das Erkrankungsalter liegt zwischen 0,8–3,3 Jahren, die Zahl der Expositionen vor Inhibitorentstehung 9–36, längstens 195 (Kreuz 1994, 1995). Die Expositionstage (9) bei rekombinant hergestellten Faktor-VIII-Konzentraten entsprechen etwa denen der Plasmapräparate (Scharrer 1994), ebenso ist das kumulative Risiko mit 33 % in 6 Jahren ähnlich (Ehrenfort 1992, Scharrer 1994). Bei Hämophilie B wurden Hemmkörper nur in 3 % aller und 7–10 % der schweren Fälle beobachtet (Schimpf 1994).

Klinik

! Blutungsdiathese trotz Faktorensubstitution fortbestehend.

Bei der Applikation von Faktor-VIII-Präparaten weisen High-Responder eine strenge anamnestische Reaktion auf mit schnellem Anstieg von spezifischen Inhibitoren. Low-Responder zeigen nur eine geringe oder fehlende anamnestische Reaktion mit geringem Titer.

Diagnostik

Verdacht auf Inhibitor bei:
- Missverhältnis zwischen applizierter F-VIII-Dosis und klinischer Wirkung,
- Abfall der F-VIII-Aktivität im Plasma unter der Substitution,
- schlechter Recovery und veränderter Halbwertszeit,
- pathologischem Ausfall eines F-VIII:C-Inhibitor-Screening-Tests auf Grundlage einer aPTT-Bestimmung (Callerhan u. Godwin 1985, Kasper 1986, Scheel 1992).

Aussage:
Faktorendefizit mit Hemmkörper: Die PTT wird durch Normalplasma nicht korrigiert und bleibt im Bereich des Patientenplasmas.
- In-vivo-Test, Wiederauffindungskurve nach Faktor-VIII-Gabe (Kasper u. Ewing 1986),
- semiquantitativer Screeningtest, modifizierter Test nach Lossing-Kasper (Meili 1986, Scheel 1992),
- bei positivem Ausfall: quantitative Bestimmung des Inhibitors mit Angabe in BE/ml (Bethesda-Einheiten/ml nach Bethesda-Methode).

! 1 BE = 1 I.E. Inhibitor je ml Plasma erniedrigt die F-VIII:C-Aktivität je ml um 50%.

- High-Responder (ca. 75% der Patienten mit Inhibitor): Inhibitortiter > 5 bis > 1000 BE,
- Low-Responder: maximaler Inhibitortiter 2–5 BE.

Therapie der akuten Blutung in Gegenwart eines Hemmkörpers
(Schramm 1993, Konsensusempfehlung)

Absättigen mit Antigen:
- Faktor VIII hochdosiert bis zum Erreichen hämostatisch wirksamer Faktor-VIII-Spiegel > 30%:
  - Low-Responder (< 5 BE): bis 5 BE bzw. Möglichkeit des Überspielens mit Faktor-VIII-Konzentrat,
  - High-Responder mit niedrigem Ausgangswert: in den ersten Tagen.

Bypass des gehemmten Faktors mit aktivierten Prothrombinkomplexpräparaten (z. B. FEIBA, Autoplex):
- *Low-Responder:*
  - Initialdosis: bis 100 I.E./kg KG,
  - Erhaltungsdosis: bis 100 I.E./kg KG 2-mal täglich;
- *High-Responder:*
  - Initialdosis: bis 100 I.E./kg KG,
  - Erhaltungsdosis: bis 100 I.E./kg KG 2-mal täglich. Bei Verletzungen und Operationen bis zu 3-mal täglich 100 I.E./kg KG/d.

! Höhere Dosen können zu Verbrauchsreaktionen führen (Karayalcin 1993). Bei Low-Respondern kann das auch bei niedrigeren Dosen vorkommen (Schimpf 1982).

Bei fehlender Wirksamkeit und Überprüfung der Cross Reactivity Porcines:
- Faktor-VIII-Konzentrat (Hyate C) 50–100 I.E./kg KG 2-mal täglich bzw.:
  - Initialdosis: nach Berechnung der inhibitorneutralisierenden Faktor-VIII-Einheiten.

Inhibitorneutralisierende E =
Plasmavolumen (ml) = 55 × kg KG × Inhibitor (I.E./ml) × 0,5

  - Danach Substitution, bis freie Faktor-VIII-Aktivität in hämostatisch wirksamem Bereich vorliegt (> 30%),
  - Laborkontrolle von Faktor VIII:C und Inhibitorspiegel nötig.

Bypass mit Faktor VIIa aus Plasma oder rekombinant hergestellt (rFVIIa)
(Schmidt 1994, Marcaigh 1994, Majumdar 1993, Hedner 1992):
- Wegen der kurzen Halbwertszeit von 1–2 Stunden sind mehrfach täglich Substitutionen nötig (Schimpf 1994) 90–120 4 h oder:
  - Initialdosis: 120 µg/kg KG als Bolus,
  - dann 90 µg/kg KG i.v. in 2-stündlich über 2 Tage (4 Tage).

Bei Notfällen oder Versagen o.g. Methoden Plasmapherese bzw. 6. Immunadsorptionspherese (Nilsson 1981, 1984, 1992, Knöbl 1995).

Hemmkörpereliminierung

! Die Hemmkörpereliminierung soll unverzüglich nach Beherrschung des akuten Blutungsereignisses eingeleitet werden.

Die Eliminationszeit korreliert nicht mit dem initialen oder maximalen Hemmkörpertiter, sondern mit der Dosis (Kreuz 1984, 1994, 1995). Kürzeste Eliminationszeiten von 2–3 Wochen bei High-Respondern und 2–3

Monaten bei Low-Respondern beschrieb Kreuz 1994 und 1995.

Hemmkörperelimination durch Erzeugung einer Immuntoleranz mit dem Ziel:
- Eliminierung des Inhibitors,
- Normalisierung der Halbwertszeit des infundierten Faktor VIII,
- keine verstärkte Sekundärantwort nach Faktor-VIII-Gabe.

Therapieschema zur Hemmkörpereliminierung
(Brackmann 1994, Kreuz 1994, Lenk 1994, Schramm 1994)
Consensusempfehlungen zur Hämophiliebehandlung in Deutschland
Arbeitsgruppe der Gesellschaft für Thrombose- und Hämostaseforschung (GTH) und Ärztlicher Beirat der DHG-Arbeitsgruppe „Hämophiliebehandlung" Kinder

Low-Responder (< 5 BE):

Faktor-VIII-Konzentrat:
auch ohne klinische Symptomatik:
- 50–100 I.E./kg KG 3-mal/Woche
bis normale Recovery und Halbwertszeit erreicht

- Hemmkörperkontrolle 1- bis 2-mal wöchentlich,
- danach Dauerbehandlung (20–40 I.E./kg KG alle 48 Stunden).

High-Responder (> 5 BE):

Faktor-VIII-C-Konzentrat:
Initial:
- 50–200–300 I.E./kg KG in 2 ED/d (12-stündlich) (Kreuz 1994)
bis zur Normalisierung der Recovery und Halbwertszeit über Wochen und Monate

- Die Kombination mit FEIBA ist möglich 100–200 (–300) I.E./kg KG in 2 ED pro Tag. Kreuz sieht in der FEIBA-Gabe einen besseren Schutz vor Blutungen bei hoher Boosterung (Kreuz 1994 u. 1995).
- Bei einem Hemmkörpertiter < 1 BE reduziert bzw. beendet Kreuz die FEIBA-Gabe (1994, 1995), ebenso Brackmann (1986). Bei normaler Recovery und Halbwertszeit wird Faktor VIII reduziert (Brackmann 1984, 1986, Kreuz 1988, 1994).
- Nach erfolgreicher Eliminierung, wenn Hemmkörper nicht mehr nachweisbar sind, erfolgt Faktor-VIII-Dauertherapie mit 20–40 I.E./kg KG alle 48 Stunden.
- Beim Versagen der Eliminationstherapie Abbruch nach etwa 1 Jahr und Übergang auf FEIBA-Monotherapie als Blutungsprophylaxe im Kindesalter (Kreuz 1994, 1995) mit 50–100 I.E./kg KG alle 48 Stunden.

Therapieüberwachung:
- Fibrinogen,
- Quick-Wert,
- PTT,
- Thrombozyten,
- Hemmkörpertiter,
- Recovery 10 und 30 min nach 50 I.E. F-VIII-Konzentrat/kg KG.

! Unter FEIBA ist Abfall von Fibrinogen und Thrombozyten als Zeichen des Verbrauchs möglich, dann absetzen.

Therapieschema zur Hemmkörpereliminierung nach Nilson (1988) u. Lechler (1989) mit Cyclophosphamid und hochdosiertem IgG zur Erzeugung einer Immuntoleranz

Immunglobulin:
- 5 g am 1. Tag
- 0,4 g/kg KG/d Tag 4–9

Cyclophosphamid:
- 12–15 mg/kg KG/d Tag 1–2
- 2–3 mg/kg KG/d Tag 3–12

Faktor-VIII-Dosierung. Diese erfolgt bis deutlich messbare F-VIII-Werte erreicht sind (ggf. wird vorher der Inhibitor über extrakorporale Adsorption an Protein-A-Sepharose reduziert). Nach erfolgreicher Eliminierung des Inhibitors wird die intermittierende Substitution mit F VIII 2- bis 3-mal pro Woche mit 30 I.E./kg KG beibehalten.

Therapieschema zur Hemmkörpereliminierung mit hochdosierter F-VIII-Behandlung und adjuvanter Immunglobulingabe

200 I.E./kg KG Faktor-VIII-Konzentrat pro Tag + 1 g/kg KG Immunglobulinkonzentrat. Nach Elimination des Hemmkörpers schrittweise Reduktion der F-VIII-Behandlung, entsprechend der Normalisierung der F-VIII-Plasmahalbwertzeit (Mauz-Körholz, C., 1996).

Literatur

Björkmann S, Carlsson M, Berntorp E, Sternberg P (1992, 1993) Pharmacokinetics of factor VIII in humans. Obtaining clinically relevant data from comparative studies. Clin Pharmaco Kinet 22: 385–395

Bloom AL (1992) Management of Factor VIII inhibitors: evolution an currents status. Haemostasis 22: 268-275.

Brackmann HH (1984) Induced immunotolerance in factor VIII inhibitor patients. In: Hoyer, L.W. (Ed.): Factor VIII inhibitors. New York: Alan R. Liss: S. 181-195

Brackmann HH (1989) Induzierte Immuntoleranz in der Behandlung von Hämophilie-Patienten mit Hemmkörpern. Ergebnisse aus 12 Jahren. In: Landbeck G, Marx R (Eds.): 19. Hämophiliesymposion, Hamburg 1988. Berlin-Heidelberg-

New York-London-Paris-Tokyo-Hongkong: Springer-Verlag: S. 258–264

Brackmann HH, Egli H (1977) Survey on the recent management of hemophilia patients with an inhibitor at the hemophilia center Workshop on Inhibitors of Factor VIII and IX, Jannary 26 und 27, 1976, Wien: Facultas, S. 159-162

Brackmann HH, Gormsen J (1977) Massiv factor VIII infusion in hemophilia patients with factor VIII inhibitor, high responder. Lancet: 933-936

Callahan: (1985) bei Scheel 1992.

Ehrenfort S, Kreuz W, Scharrer I et al. (1992) Incidence of development of factor VIII and factor IX inhibitors in haemophiliacs. Lancet 339: 594–598

Fasching I, Ledner K, Niesser H, Nowotny C (1986) Klinische Erstmanifestation der schweren Hämophilie A und B. In: Hämophilie-Symposion. Hamburg 1982. Marx R (Hrsg.) Stuttgart: Schattauer-Verlag: S. 247–249

Fischbach P, Haltenbach LO, Markus B et al. (1992) Eine weitere erfolgreiche phänotypische Heilung einer schweren Hämophilie A durch orthotope Lebertransplantation. In: 22. Hämophiliesymposion. Hamburg 1991. Landbeck G, Scharrer I, Schramm W (Hrsg.): Berlin, Heidelberg: Springer-Verlag: S. 163–168

Gürtler L (1994) Nebenwirkungen der Substitutionstherapie. Hämostaseologie 14: 55–59

Harrison JM, Bloom AL, Abilgaard CF (1991) The pharmacokinetics of recombinant factor VIII. Sem Hematol 28: 29–35

Hedner U, Glazer S (1992) Management of hemophilia patients with inhibitors. Hematology/Oncology Clinics of North America 6: 1035–1045

Herzog RW, High KA (1998) Problems and prospects in gene therapy for hemophilia. Curr Opin Hematol 5: 321–326

Karayalcin G, Goldberg B, Cherrick I, Kurer C, Biermann F, Lanzkowsky P (1993) Acute myocardial infarction complicating prothrombin complex concentrate therapy in a 8-year-old boy with hemophilia A and factor VIII inhibitor. Amer of Pediatr Hematol/Oncol 15: 416–419

Kasper CK, Aledort LM, Counts RB et al. (1975) A more uniform measurement of factor VIII inhibitors. Thromb Diath Haemorrh 34: 869–872

Kaufmann RJ (1999) Advances toward gene therapy for hemophilia at the millennium. Hum Gene Ther 10: 2091–2107

Kay MA (1998) Hepatic gene therapy for hemophilia B. Haemophilia 4: 389–392

Knöbl P, Derfler K, Korninger L et al. (1995) Elimination of aquired factor VIII antibodies by extracorporal antibody-based immunoadsorption (Ig-Therasorb). Thromb-Haemost. 74 (4): 1035–1038

Kreuz W (1986) Spezielle Dosierung bei Kindern – erfolgreiche kurze Kombinationsbehandlung zur Elimination der Hemmkörper auf Dauer. 2. Rundtischgespräch: Therapiebedingte Infektionen und Immundefekte bei Hämophilen. 15. Hämophilie-Symposion Hamburg 1984. Landbeck G, Marx R (Hrsg.) Springer-Verlag Heidelberg: S. 239–245

Kreuz W, Ehrenfort S, Scharrer I.J et al. (1991) Factor VIII inhibitors in children with haemophilia. Long-term longitudinal results of dose-dependent induced immunotolerance. Ann Hematol 62: A 46

Kreuz W, Escuriola C, Martinez I (1994) Epidemiologie der Hemmkörperhämophilie. Tagung der Ständigen Kommission „Pädiatrie" der Gesellschaft für Thrombose- und Hämostaseforschung 01.–03. September 1994 in Frankfurt/Main

Kreuz W, Ehrenforth S, Funk M et al. (1995) Immune tolerance therapy in paediatric haemophiliacs with factor VIII inhibitors: 14 years follow-up. Haemophilia 1: 24–32

Lechler E, Roth B, Fuchhuber A, Dreyer R (1989) Therapie der Hemmkörperhämophilie: Erste Versuche mit dem Malmö (Nilsson-Protokoll). 19. Hämophiliesymposium, Hamburg 1988. Berlin-Heidelberg-New York-London-Paris-Tokyo-Hongkong. Springer-Verlag: S. 283–288

Majumdar G, Savidge GF (1993) Recombinant factor VII a for intracranial haemorrhage in a Jehovah's Wittness with severe haemophilia A and factor VIII inhibitors. Blood coagulation and fibrinolysis 4: 1031–1033

Mannhalter C 1989 Allgemeine Grundlagen der Hemmkörperbildung. 19. Hämophiliesymposium, Hamburg 1988. Berlin-Heidelberg-New York-London-Paris-Tokyo-Hongkong. Springer-Verlag: S. 245–250

Mannucci PM (1994) Moderne Therapieformen zur Behandlung von Hämophilie. Hämostaseologie 14: 60–68

Mannuci PM, Cattaneo M (1992) Desmopressin: a nontransfusional treatment of hemophilia and von Willebrands disease. Haemostasis 22: 276–280

Mauz-Körholz C, Kruck H, Göbel U (1996) Elimination eines hochtitrigen F VIII-Hemmkörpers durch hochdosierte Faktor VIII Behandlung und adjuvante Immunglobulingabe. Poster: Hämophilie, 27. Hämophilie-Symposion am 8. und 9. November 1996 in Hamburg

Naylor JA, Gree PM; Rizza CR, Gianelli F (1993) Analysis of factor VIII in RNA defects in everyone of 28 haemophilia A patients. Hum Molec Genet 2: 11–17

Nilsson IM (1992) The mangement of hemophilia patients with inhibitors: Transfusion Medicine Reviews, Vol. VI, 4: 285–293

Nilsson IM et al. (1984) Extracorporal protein A-sepharose and specific affinity chromatography for removal of antibodies. Prog Clin Biol Res 150: 225–230

Nilsson IM, Berntorp E, Zetteroval O (1988) Induction of immune tolerance in patients with hemophilia and antibodies to factor VIII by combined treatment with intravenous IgG, cyclophosphamide, and factor VIII. N Eng J Med 318: 947–950

Oldenburg J, Brackmann HH, Seehafer et al. (1995) Die Bedeutung der Faktor-VIII-Genmutation für das Risiko einer Antifaktor-VIII-Antikörperbildung. In: 25. Hämophilie-Symposion Hamburg 1994, Scharrer I, Schramm W (Hrsg.). Springer-Verlag Berlin-Heidelberg-New York: S. 247–253

O'Marcaigh ASS et al. (1994) Successful hemostasis during a major orthopedic operation by using recombinant activated factor VII in a patient with severe hemophilia A an a potent inhibitor. Mayo clinic proceedings 69: 641–644

Scharrer I (1994) Rekombinante Faktor-VIII-Konzentrate. Hämostaseologie 14: 69–73

Scheel H (1992) Erkrankungen des Gerinnungs-Fibrinolyse-Systems und Transfusionsreaktion. In: Intensivmedizin. Bd. 2, Barth-Verlag Leipzig – Heidelberg: S. 273–305

Schimpf K (1994) Therapie der Hämophilie. Hämostaseologie 14: 44–54

Schmidt ML, Gamermann S, Smith HE, Scott JP, DiMichele DM (1994) Recombinant activated factor VII (rF VII a) therapy for intracranial hemorrhage in hemophilie A patients with inhibitors. Amer J Hematol 47: 36–40

Schramm W (1994) Konsensusempfehlungen zur Hämophiliebehandlung in Deutschland. Hämostaseologie 14: 81–83

Schramm W, Schulte-Hillen J (1997) Todesursachen und Aids-Erkrankungen Hämophiler in der Bundesrepublik Deutschland – Umfrageergebnisse Oktober 1996: In: 27. Hämophilie-Symposion Hamburg 1996, Scharrer I, Schramm W (Hrsg.). Springer-Verlag Heidelberg, Berlin, New York: S. 6–20

Schramm W, Roggendorf M, Rommel F et al. (1989) Prevalence of antibodies to hepatitis C virus in haemophiliacs. Blut 59: 390–392

Tedder RS, Briggs M, Ring C et al. (1991) Hepatitis C antibody profile and viraemia prevalence in adults with severe haemophilia. Br J Haematol 79: 512–515

Tilsner V, Heimburger N, Becker U, Göpfert H, Kolde HJ (1986) Gerinnungsdiagnostik für Diagnose und Therapie. Behring-Werke AG, Marburg/Frankfurt/M: S. 98–102

Notfallsituationen bei Diagnosestellung onkologischer Erkrankungen

W. Nürnberger und U. Göbel

Malignen Erkrankungen liegen unkontrolliert proliferierende Zellen zugrunde. Je nach Zelltyp und Grunderkrankung sind diese:
- lokal als Tumor organisiert (z. B. bei dem Osteosarkom),
- multifokal an mehreren Lokalisationen nachzuweisen (z. B. fortgeschrittener Morbus Hodgkin mit Befall von Lymphknoten in verschiedenen Körperhöhlen, Leber, Milz oder Skelettsystem),
- disseminiert im Sinn einer systemischen Erkrankung (z. B. Leukämien),
- Kombination aus solider und systemischer Manifestationsform (z. B. T-Zell-Lymphome mit soliden Anteilen als Mediastinaltumor und leukämischem Knochenmarkbefall).

Die Diagnosestellung onkologischer Erkrankungen umfasst die Erstdiagnose und die Diagnose eines Rezidivs. In beiden Situationen kann das Auftreten des Tumors akute, direkte oder allgemeine, systemische Symptome bedingen:
- *direkte Symptome,* z. B.:
  - pathologische Frakturen,
  - Schmerzen durch Skelettinfiltration,
- *indirekte Symptome* (Verdrängung benachbarter Organe und Funktionsbeeinträchtigung derselben), z. B.:
  - Luftnot (Verlagerung bzw. Einengung der Trachea),
  - akuter Harnverhalt,
  - Ileus,
- *allgemeine, systemische Symptome,* z. B.:
  - Blutungsneigung durch Thrombozytopenie bei Knochenmarkbefall.

Das übliche Vorgehen bei der Diagnostik kann in seinem Ablauf durch bestehende direkte oder indirekte Tumorsymptome verändert werden. Deshalb wird zuerst der allgemeine Untersuchungsprozess dargestellt, um anschließend spezielle Maßnahmen bei systemischen oder organbezogenen Symptomen zu erläutern.

■ Empfehlungen für eine umfassende Diagnosesicherung

Die genaue Klassifizierung der Erkrankung erfordert neben der Artdiagnose auch die Bestimmung des eventuellen Subtyps bzw. erkrankungsspezifischer Risikofaktoren und der Ausbreitung der Erkrankung im Körper. Diese Informationen sind Voraussetzung für eine individuell angepasste Behandlung. Für die Artdiagnose und Feststellung des Tumorstadiums bestehen deshalb Regeln für das Vorgehen zur Diagnosesicherung, die auch in Notfallsituationen im Rahmen der Akutversorgung zu beachten sind (Tab. 12.**28** u. Tab. 12.**29**).

> ! Eine ausreichende Materialgewinnung sowie die frühzeitige und vollständige Aufarbeitung des Untersuchungsmaterials erspart den Kindern wiederholte Punktionen bzw. Biopsien und die dazu eventuell notwendigen Sedierungen bzw. Narkosen.

Die Gewinnung von frisch gefrorenem Tumormaterial ermöglicht darüber hinaus zusätzliche Erkenntnisse, wie z. B. den Nachweis tumorspezifischer Transkriptionsprodukte. Hierdurch kann z. B. die routinemäßige histologische Diagnose der im Kindesalter dominierenden „klein-, rund- und blauzelligen" Tumoren durch molekularbiologische Befunde abgesichert werden: So weist die PCR beim Ewing-Sarkom die Translokation t(11,22) auf, während beim Rhabdomyosarkom die Translokation t(2,13) zu finden ist. Weitere Transkriptionsprodukte sind für die akuten lymphoblastischen und myeloischen Leukämien beschrieben worden. Wegen der kontinuierlich zunehmenden Informationen in diesem Feld ist eine Auflistung der verschiedenen Translokationen bzw. chromosomalen Abberationen nicht zweckmäßig. Stattdessen ist frühzeitig bei Stellung einer Verdachtsdiagnose die direkte Kontaktaufnahme zu den lokal tätigen Kinderonkologen bzw. zu den jeweiligen Studienleitungen zu empfehlen (Tab. 12.**30**).

Diese sind in der Deutschen Gesellschaft für Pädiatrische Onkologie und Hämatologie organisiert, um ein standardisiertes Vorgehen in Diagnostik und Therapie unter Berücksichtigung individueller Besonderheiten wie auch die Umsetzung neuer Verfahren zu gewährleisten.

Die Gewinnung von nativem Tumormaterial ist unerlässlich für die molekulargenetische Herstellung von individuellen Tumorvakzinen, an die große Hoffnungen für die langfristige Tumorkontrolle geknüpft werden. Auch hier geht die Entwicklung rasch voran, sodass eine präsumtive Kontaktaufnahme mit den zuständigen Kinderonkologen bzw. Studienzentralen zu empfehlen ist (Tab. 12.**30**); (www.gpoh.de).

> ! Solange die Diagnose einer malignen Erkrankung nicht gesichert ist, müssen differenzialdiagnostisch Infektionen (insbesondere Virusinfektionen, Zoonosen und Parasitosen) ausgeschlossen werden.

Daher sind entsprechende serologische Untersuchungen erforderlich, wie es in den Therapieprotokollen beschrieben ist (Tab. 12.**30**).

■ Tumor-Lysis-Syndrom

Tumorzellen setzen spezifische (z. B. α_1-Fetoprotein bei malignen Keimzelltumoren) oder unspezifische (z. B. Lactatdehydrogenase) Bestandteile frei, die als Tumor-

Tabelle 12.28 Sicherung und Spezifizierung der Diagnose maligner Erkrankungen

Untersuchungsmaterial	Bestimmung von/Weiterverarbeitung
Peripheres Blut	• Zellzahl, Differenzialblutbild • Elektrolyte, Harnstoff, Kreatinin, Harnsäure, LDH, Protein, • Tumormarker (Neuronenspezifische Enolase [NSE], Katecholamine, α_1-Fetoprotein [AFP], humanes Choriongonadotropin [HCG]) • Serologie (Mikrobiologie, Virologie) • Gerinnungsstatus • Blutgasanalyse
Knochenmarkblut	• Pappenheimfärbung, evtl. Spezialfärbungen • evtl. Zytogenetik • FACS*-Analyse • Material einfrieren • Nativmaterial (in Heparin) asservieren
Liquor**	• Zellzahl, Protein, Glucose • Mikrobiologie, Virologie • bei > 100 Zellen/µl: FACS*-Analyse • Zytologie • bei Tumoren der Corpus-pineale-Region: β-HCG und AFP
Pleura/ Perikardpunktat***	• Zellzahl • Virologie, Mikrobiologie • Pappenheimfärbung • FACS*-Analyse
Urin	• Urin-pH-Wert • evtl. Zytologie
24-h-Sammelurin****	• Bestimmung der Katecholamine (bei Verdacht auf Neuroblastom)

*: FACS: Fluoreszenzaktivierter Zell-Scanner zur immunologischen Typisierung von Zellen mittels monoklonaler Antikörper
**: Lumbalpunktion indiziert bei akuten Leukämien, myelodysplastischen Syndromen, ZNS-Tumoren sowie soliden Tumoren mit parameningealem Sitz (oft bei alveolärem Rhabdomyosarkom)
***: Punktion nur bei größerem Pleura-/Perikarderguss
****: Ansäuern mittels 5 %iger Schwefelsäure oder HCl, Ziel-pH-Wert ≤ 3

Tabelle 12.29 Asservierung von Untersuchungsmaterial bei Tumorbiopsien

Untersuchung	Anforderungen an die Asservierung	
	Medium	Lagerung
Mikrobiologische oder virologische Kultur	steriles Gefäß	Raumtemperatur
Histologie	Formalin	Raumtemperatur
PCR aus DNA	Nativmaterial	Raumtemperatur
rt-PCR*	RPMI oder physiologische Natriumchloridlösung	sofort auf Eis stellen und ohne Zeitverlust bei −70 °C einfrieren
Anlegen einer Zell-Linie*	Nativmaterial	Raumtemperatur, schneller Transport

*: rt-PCR = Reverse Transkriptase-PCR
**: Zell-Linien werden zur Etablierung gentechnisch veränderter Tumorvakzine benötigt

Tabelle 12.30 Behandlungsprotokolle und zentrale Studienleitungen für onkologische Erkrankungen im Kindesalter

Grunderkrankung	Protokoll	Ansprechpartner, Ort Telefonnummer
Akute lymphoblastische Leukämie	BFM-ALL 2000	Prof. Dr. M. Schrappe, Hannover 0511/532-3220
	CoALL-05-97	Frau Prof. Dr. G. Janka-Schaub, Hamburg 040/42803-2580
Akute myeloische Leukämie		Frau PD Dr. U. Creutzig, Münster Prof. Dr. J. Ritter, Münster 0251/834-6486
Familiäre erythrophagozytierende Lymphohistiozytose		Frau Prof. Dr. G. Janka-Schaub, Hamburg 040/42803-2580
Neuroblastom		Prof. Dr. F. Berthold, Köln 0221/478-4380
Ewing-Sarkom		Prof. Dr. H. Jürgens, Münster 0251/834-7741
Osteosarkom		PD Dr. S. Bieleck, Münster 0251/835-2424
Weichteilsarkome		Prof. Dr. J. Treuner, Stuttgart 0711/992-2460
Keimzelltumoren		Prof. Dr. U. Göbel, Düsseldorf 0211/811-7680
Hirntumoren/ZNS-Tumoren		Dr. J. Kühl, Würzburg 0931/2013-772
Wilms-Tumoren		PD Dr. N. Graf, Homburg (Saar) 06841/164020
Langerhans-Zellhistiozytose		Prof. Dr. H. Gadner, Wien 0043/40170-250
Morbus Hodgkin		geplant: Prof. Dr. Körholt, Leipzig 0341/9726151
Non-Hodgkin-Lymphome		PD Dr. A. Reiter, Gießen 0641/9943420
Multiple endokrine Neoplasie		PD Dr. P. Bucsky, Lübeck 0451/5002656
Hepatoblastom		Prof. Dr. H. Mildenberger, Hannover 0511/532-6060

marker dienen, aber auch den Körper nachhaltig belasten können. So können zelluläre Bestandteile bei raschem Zellzerfall zu organ- oder lebensbedrohlichen klinischen Problemen führen.

Klinik

Probleme des raschen Zellzerfalls:
- Hyperurikämie → Uratnephropathie.
- Hyperkaliämie → Herzrhythmusstörungen, Asystolie.
- Hypokalzämie → Krampfanfälle.
- Hyperphosphatämie → Alkalose.

Um diese Komplikationen zu vermeiden, ist bei bösartigen Erkrankungen mit hoher Chemosensibilität – also zu erwartendem raschem Tumorzerfall – und mit großer Zellmasse (z. B. Leukämien mit Hyperleukozytose, Non-Hodgkin-Lymphom) die Therapie schrittweise einzuleiten.

Vorbeugende Maßnahmen:
- ausreichende Hydrierung bereits vor Beginn der Chemotherapie:
  - 3000 ml Flüssigkeit/m² KOF/d mit Alkalisierung (5 ml 8,4%iges Natriumbicarbonat/kg KG/d)
  - Zielgröße für den Urin-pH-Wert: 7,5–8,0,
- Normalisierung erhöhter Harnsäurewerte (Allopurinol, Uratoxidase),
- Kontrolle der Gerinnungsparameter zur Aufdeckung einer Koagulopathie,
- schrittweise Erhöhung der Dosierung von Zytostatika in der Initialphase,
- engmaschige Kontrolle der Elektrolyte,
- Glucose-Insulin-Therapie (wenn Hydrierung die Hyperkaliämie nicht ausreichend senkt).

Respiratorische und kardiovaskuläre Störungen

Intrathorakale Tumoren bzw. ausgedehnte Lungenmetastasen, Pleura- oder Perikardergüsse können zu respiratorischer Insuffizienz führen.

Klinik:
- vermehrter Füllungsdruck in Kopf-, Hals, und Armvenen,
- Schwellung des Gesichts,
- Dyspnoe,
- Insuffizienz der Herz-Kreislauf-Funktion.

Pleuraergüsse treten sowohl als Begleitreaktion von Tumoren im Brust- bzw. Abdominalbereich als auch bei Pleurametastasen auf. Perikardergüsse sind bei Metastasierung im Perikard oft stark ausgeprägt und von Relevanz für die Herzfunktion. Ursächlich können sowohl metastasierende solide Tumoren (z. B. Lungenmetastasen bei Osteosarkom oder Ewing-Tumoren) als auch systemische Erkrankungen (insbesondere T-Zell-Lymphome bzw. T-Zell-Leukämien) zugrunde liegen.

> ! Bei hinreichend großen Perikard- bzw. Pleuraergüssen kann mittels diagnostischer Punktion häufig die Diagnose mit ausreichender Genauigkeit gesichert und so eine Thorakotomie vermieden werden (Tab 12.28).

Große Tumoren im oberen Mediastinum (Thymus) können zur Kompression der Trachea und/oder der V. cava superior führen, mit der Folge einer Behinderung der Atmung und/oder des Blutflusses zum rechten Vorhof. Die initiale Diagnostik umfasst die Röntgen-Thoraxaufnahme und CT bzw. MRT des Thorax.

Die Gabe von Sedativa bzw. die Einleitung einer Narkose muss unter engmaschiger Überwachung vorgenommen werden, weil eine Vasodilatation ausgelöst werden könnte. Letztere wirkt zusammen mit der Rückflussbehinderung synergistisch negativ auf das Herzzeitvolumen.

> ! Bei Verdacht auf eine kardiorespiratorische Funktionseinbuße ist die Sicherung der Herz-Kreislauf-Funktion oberstes Gebot. Bei ungünstiger Ausgangslage kann dies eine zytotoxische Behandlung erfordern, bevor eine Tumorbiopsie durchgeführt wird.

Abdominale Störungen

Schwerwiegende abdominale Symptome treten seltener bei Diagnosestellung auf, sondern eher als Nebenwirkungen der zytostatischen Behandlung (z. B. Mukositis, Ileus/Subileus, venookklusive Erkrankung der Leber). Dennoch können einige typische abdominale Probleme bestimmten onkologischen Erkrankungen zugeordnet werden:

- Tumorbedingte Ileusbildung ist für Non-Hodgkin-Lymphome des Dickdarms und seltener für Tumoren des kleinen Beckens (Weichteilsarkome, maligne Keimzelltumoren) beschrieben worden.
- Ausgeprägter Aszites wird überwiegend bei abdominaler Lokalisation von Weichteilsarkomen, malignen Keimzelltumoren und Non-Hodgkin-Lymphomen beobachtet.
- Eine massive Splenomegalie kann spontan oder nach geringen Traumen zu einer Milzruptur mit evtl. starkem Blutverlust und konsekutivem Volumenmangelschock führen.
- Morphologische Veränderungen und Funktionsverlust der Nieren treten beim Wilms-Tumor und – seltener auch beim Neuroblastom – auf. Im Regelfall kann die kontralaterale Niere eine zwar erniedrigte, aber hinreichende Clearance harnpflichtiger Substanzen gewährleisten.
- Postrenale Nierenfunktionsstörungen verursachen Tumoren im kleinen Becken, die den Harnleiter ummauern (z. B. ausgedehnte maligne Keimzelltumoren bzw. Ewing-Tumoren).
- Harnverhalt kann auch durch eine tumorbedingte Kompression von Nerven der Harnblase (mit entsprechender Restharnbildung) verursacht werden.

Therapie

Im Fall der Milzruptur ist eine chirurgische Intervention zwingend indiziert, während bei den anderen genannten Komplikationen eine präoperative Chemotherapie in Erwägung zu ziehen ist. Deshalb ist neben der bildgebenden Diagnostik die Bestimmung von Tumormarkern (z. B. Katecholamine, α_1-Fetoprotein, Choriongonadotropin) vorrangig.

> ! Grundsätzlich ist eine Biopsie einer tumorverkleinernden Operation vorzuziehen, da die meisten bösartigen Tumoren im Kindesalter gut auf eine Chemotherapie ansprechen.

Eine verzögerte Turmorresektion nach präoperativer (sog.: neoadjuvanter) Chemotherapie erleichtert die onkologisch radikale Operation und vermeidet verstümmelnde Eingriffe.

Störungen des zentralen Nervensystems

ZNS-Affektionen durch Tumoren gliedern sich in 2 Gruppen:
- *Veränderungen im Bereich des Gehirns:*
  - Hirndruck,
  - Bewusstseinseinschränkungen,
  - Krampfanfälle,
  - isolierte Hirnnervenausfälle (seltener),
- *Rückenmarkkompression:*
  - Abtropfmetastasen beim Medulloblastom und bei intraspinal infiltrierendem Wachstum von Neuroblastomen mit paraspinalem Sitz des Primärtumors.

Tabelle 12.31 Hormonbildende Tmoren im Kindesalter

Hormonsystem Grunderkrankung	sezernierte Hormone	Genetik	Malignität	Lokalisationen	Allgemeinsymptome	Labor bzw. bildgebende Diagnostik
Hyperthalamus/Hypophyse:						
• Prolaktinom	Prolaktin	MEN 1	benigne	lokal	Galaktorrhö verzögerte Pubertät	Prolaktin ↑
• Corticotropinom	ACTH	MEN 1	benigne	lokal	Cushing-Syndrom	CRH-Test, Dexamethason-Suppressionstest
• Thyrotropinom	TSH		benigne	lokal	Hyperthyreoidismus	TSH ↑, T3 ↑, T4 ↑
• Kraniopharyngeom	–		benigne	lokal	Mangel an Hypophysenhormonen	MRT bzw. CT
Schilddrüse:						
• Adenom	(T3, T4)		benigne	lokal	evtl. Hyperthyreoidismus zervikale Lymphknoten ↑	TSH, T3, T4, Szintigramm
• Karzinom	(T3, T4)		überwiegend maligne	lokal, Lunge, Lymphknoten		Szintigramm, CT des Thorax
• medulläres Karzinom (C-Zellen)	Calcitonin	MEN 2a, Men 2b	überwiegend maligne	lokal	Zervikale Lymphknoten ↑ Diarrhö	Calcitonin ↑, CEA ↑
Nebenschilddrüse:						
•	Parathormon	MEN 1, MEN 2a, familiäre Hyperplasie, Adenomatose	benigne	lokal	Hyperparathyreoidismus	Calcium ↑, Phosphor ↓, Parathormon (↑)
• Karzinom	Parathormon	MEN 1	maligne	regionale Lymphknoten, Lunge, Knochen	Hyperparathyreoidismus Parathormon (↑)	Calcium ↑ Phosphor ↓
Adrenales System (Kortex):						
• Adenom, Hyperplasie	Cortison, Aldosteron, Androgene, Östrogene	MEN 1	benigne	lokal	Cushing-Syndom, Cohn-Syndrom, Virilisierung, Feminisierung	Messung des Patterns der Steroide, CT bzw. MRT

Die genaue neurologische Untersuchung erlaubt ggf. Rückschlüsse auf den Tumorsitz und im weiteren Verlauf eine Bewertung des Therapieverlaufs. Bildgebend ist ein MRT- bei entsprechendem Sitz des Tumors – u. U. durch eine Myelographie zu ergänzen. Bei Säuglingen kann zusätzlich die Sonographie informativ sein und als einfach durchzuführende Verlaufsuntersuchung eingesetzt werden.

Eine *Meningeosis leucemica* ist im MRT im Allgemeinen nicht feststellbar, sodass eine Lumbalpunktion unverzichtbar ist.

Bei *Protrusio bulbi* ist an einen retrobulbär gelegenen Tumor oder eine Sinusvenenthrombose zu denken.

Krampfanfälle sind vieldeutig und können Symptom von zentral gelegenen Tumoren oder paraneoplastischen Veränderungen (z. B. Hypoglykämie beim Inselzelladenom oder MEN) sein.

! Die Aufrechterhaltung der Vitalfunktionen umfasst die Sicherstellung der Funktionen von Lungen, Kreislauf und Nieren (Blasenkatheter bei akutem Harnverhalt durch Kompression relevanter Nerven).

■ Entgleisungen des endokrinen Systems

Die Hormon bildenden Tumoren sind im Kindesalter sehr selten, wobei Adenome und/oder Karzinome der

Schilddrüse, Nebenschilddrüse, der Hypothalamus-Hypophysen-Region, des adrenergen Gewebes (Adenome der Nebenniere bzw. der Medulla und Phäochromozytome) beschrieben sind. Diese können isoliert oder in Kombination auftreten. Letztere sind unter dem Begriff multiple endokrine Neoplasien (MEN) zusammengefasst. MEN umfasst bestimmte Assoziationen von benignen wie malignen Veränderungen (Tab. 12.31), die als MEN 1, MEN 2a und MEN 2b bezeichnet werden.

Hier sind Mutationen des RET-Protoonkogens auf dem Chromosom 10 beschrieben, welche bei Vererbung zu familiärer Häufung von MEN führen.

Klinik

Klinisch finden sich – in Abhängigkeit von den überschüssig gebildeten Hormonen – nicht selten morphologische Veränderungen, die hinweisend für die Diagnose sind (z. B. Cushing-Syndrom bei vermehrter ACTH-Produktion, Virilisierung bei vermehrter Androgen-Produktion usw. [Tab. 12.31]). Die Tumorbiopsie ist jedoch durch die klinische Symptomatik und die Laborparameter nicht immer zu ersetzen (z. B. Unterscheidung von Adenomen und Karzinomen der Nebenschilddrüse).

Insulinbildende Tumoren. Eine besondere Situation ergibt sich für die Insulin bildenden Tumoren, weil diese über die Hypoglykämie charakteristische klinische Symptome bedingen, die zu einer raschen Diagnose führen können.

> ! Neben den klinischen Symptomen sind spezifische Hormonbestimmungen (Tab. 12.31) und bildgebende Verfahren (Sonographie und/oder MRT) der betroffenen Hormon bildenden Regionen mit nachfolgender Biopsie entscheidend für die Diagnosestellung.

■ Allgemeine Symptome und deren Behandlung

Schmerzen

Bei Diagnosestellung, aber auch während der Knochenmarkaplasie nach Chemotherapie, nach operativen Eingriffen und in palliativen Situationen, haben Kinder mit onkologischen Erkrankungen oft Perioden mit Schmerzen. Die vordringliche ärztliche Aufgabe zur Linderung von Leiden erzwingt eine entsprechende Analgesie.

Da eine Opiatabhängigkeit nicht zu befürchten ist, sind peripher wirksame Analgetika (z. B.: Paracetamol, Metamizol) mit zentral wirksamen Medikamenten unter Einschluss von Opiaten gemäß dem subjektiven Schmerzempfinden des Patienten zu kombinieren. Corticosteroide können einen analgetischen Effekt bei Knochenmetastasen aufweisen. Nur in seltenen Ausnahmefällen sind operativ Nervendurchtrennungen zur Analgesie indiziert.

Infektionen

Die Erstdiagnose onkologischer Erkrankungen ist häufig von einer Temperaturerhöhung über 38 °C und einem Anstieg des C-reaktiven Proteins begleitet. Ursachen sind im Regelfall:
- niedrige Anzahl an Neutrophilen im peripheren Blut,
- Superinfektionen bei geschwächtem Allgemeinzustand.

Nach sorgfältiger Erregersuche werden breit wirksame Antibiotika verabreicht, wodurch auch eine Verbesserung des Allgemeinzustands erreicht wird.

Störungen der Hämostase

Thrombozytäre Gerinnungsstörungen. Blutungen sind meist durch eine Thrombozytopenie bedingt, die ihrerseits im Zusammenhang mit der Knochenmarkinfiltration durch maligne Zellen steht. Diese besteht insbesondere bei den akuten lymphoblastischen und myeloischen Leukämien, beim Neuroblastom Stadium IV und primär multifokalen Ewing-Tumoren.

Die Behandlung besteht (nach Abnahme von Heparinblut zur HLA-Typisierung) in der Gabe von Thrombozytenkonzentraten, wobei die allgemeinen Regeln zur Transfusion von Blutprodukten zu berücksichtigen sind.

Plasmatische Gerinnungsstörungen. Störungen der humoralen Gerinnung sind selten so gravierend, dass sie zu Blutungen führen. Im Rahmen des Zellzerfalls von Tumorzellen kann durch Freisetzung gerinnungs- oder fibrinolyseaktivierender Enzyme eine manifeste Koagulopathie entstehen. Besonders prädisponierend sind akute myeloische Leukämien mit Hyperleukozytose bzw. bei niedriger Leukozytenzahl auch der Subtyp „FAB M5", sodass bei diesen Situationen eine partielle Austauschtransfusion vor Einleitung der zytostatischen Therapie ist.

Ein Mangel an Fibrinogen (bis zu nicht mehr messbaren geringen Konzentrationen) ist bei Säuglingen pathognomonisch für eine familiäre erythrophagozytierende Lymphohistiozytose, bei älteren Kindern für eine disseminierte Form maligner Lymphome (K1-Lymphom). Bei diesen seltenen Erkrankungen, kann für die Überbrückung der Notsituation zusätzlich zu der zytostatischen Behandlung die Gabe von Frischplasma bzw. Fibrinogenkonzentrat erforderlich sein.

> ! Grundsätzlich gilt aber, dass sich sowohl thrombozytäre als auch plasmatische Gerinnungsstörungen mit der Unterdrückung der malignen Zellen nach Einleitung einer entsprechenden zytostatischen Therapie schrittweise normalisieren.

Hyperkalzämie

In der pädiatrischen Onkologie ist eine Hyperkalzämie (Serumcalcium > 10 mg/dl) meist durch eine vermehrte Resorption von Calcium aus dem Knochen oder ein Tumor-Lysis-Syndrom bedingt, und nur selten durch eine ektope Hormonproduktion von Parathormon oder 1,25-Cholecalciferol. Die Symptome betreffen den Gastrointestinaltrakt mit Appetitlosigkeit, Erbrechen bzw. Darmatonie und den Allgemeinzustand mit Müdigkeit, allgemeine Verlangsamung und neuromuskuläre Hypotonie. In schweren Fällen können ventrikuläre Arrhythmien und/oder eine Bradykardie auftreten. Die Behandlung umfasst die forcierte Diurese (Volumen 3000 ml/m² KOF + 0,5–1 mg/kg KG Furosemid), die Gabe von Methylprednisolon (1 mg/kg KG über 3–4 Tage) und die Phosphatsubstitution. Letztere kann bei tubulärem Nierenschaden beträchtlich über dem regulären täglichen Bedarf liegen. Nur in seltenen Ausnahmefällen ist eine Behandlung mittels Calcitonin erforderlich.

Notfallsituationen assoziiert mit zytostatischer Behandlung

W. Nürnberger und U. Göbel

Die Zytostatikabehandlung ist neben radiologischer und chirurgischer Therapie die wesentliche Behandlungsmodalität von onkologischen Erkrankungen des Kindesalters. Dies gilt insbesondere für die akute lymphoblastischen bzw. myeloischen Leukämien sowie für die Non-Hodgkin- und Hodgkin-Lymphome, die zusammen mit den selteneren histiozytären Erkrankungen etwa 50 % der kindlichen Malignome bedingen.

Die zur Anwendung kommenden Medikamente sind überwiegend empirisch in Behandlungsstudien und – zu einem geringeren Teil – in Untersuchungen der Tumorzellabtötung in Zellkultur geprüft und bewertet worden. Neben ihren tumoriziden Wirkungen besitzen die Zytostatika ein breites Spektrum an Nebenwirkungen, die meist dosisabhängig auftreten. Regelmäßig auftretende Nebenwirkungen (wie z. B. Panzytopenie) sind dabei von Organtoxizität und/oder erkrankungsbedingten Problemen (z. B. Tumor-Lyse-Syndrom) abzugrenzen. Deshalb sind in den Therapieprotokollen differenzierende Empfehlungen zur Zytostatikadosierung in Abhängigkeit vom Alter (z. B. Wilms-Tumor) oder der initialen Zahl maligner Zellen (z. B. Non-Hodgkin-Lymphome) enthalten. Ohne diese detaillierten Empfehlungen zu zitieren, die sich von Protokoll zu Protokoll anders darstellen, sollen allgemeine und spezifische Maßnahmen erläutert werden, die alltäglich im Rahmen der zytostatischen Therapie zu erwarten sind. Im Einzelnen sind dies:

- Prophylaxe von Infektionskomplikationen,
- Therapiesteuerung unter Berücksichtigung des Nebenwirkungsprofils der Zytostatika vor den aktuellen Organfunktionen des Kindes,
- Diagnostik und Behandlung häufiger Nebenwirkungen:
  - Infektionen,
  - Panzytopenie,
  - Mukositis,
  - Dermatitis.

Spezielle Probleme bei Erstdiagnose onkologischer Erkrankungen (z. B. Harnsäureerhöhung, Tumor-Lyse-Syndrom usw.) sind in anderen Punkten beschrieben.

■ Infektionsprophylaxe

Zytostatika verursachen eine Abwehrschwäche durch:
- Passagere Leukozytopenie (Neutropenie) mit dem stark erhöhten Risiko für bakterielle Infektionen.
- Störung der B-/T-Zellfunktionen mit einer gestörten Immunantwort gegenüber Viren (insbesondere Herpes-simplex-, Varicella-Zoster- und Zytomegalievirus) und Pilzen (insbesondere Candida albicans, seltener Aspergillen). Weiterhin besteht eine Anfälligkeit gegenüber Pneumocystis-carinii-Infektionen (v. a. Pneumonie).

Allgemeine Maßnahmen zur Infektionsprophylaxe:
- orale Gabe von Trimethoprim/Sulfamethoxazol gegen Pneumocystis carinii,
- Amphotericin B oder Nystatin gegen Pilzinfektionen,
- während der Knochenmarksaplasie sowie bei stark ausgeprägter Immunschwäche:
  Colistin oder Paromomycin gegen gramnegative Erreger aus dem Magen-Darm-Trakt (Tab. 12.**32**).

Expositionsprophylaxe:
Weiterhin wird bei Kindern eine Expositionsprophylaxe gegenüber für das Kindesalter typische Infektionen während der ausgeprägten Leukozytopenie (< 1000/μl) sowie bei klinisch stark ausgeprägter Abwehrschwäche empfohlen. Hierzu gehören:
- Meidung größerer Menschenansammlungen (z. B. Kindergarten, Schule, Kino, Schwimmbäder, Einkaufszentren, öffentliche Verkehrsmittel),
- räumliche Trennung von Personen mit Infektionserkrankungen,
- Vermeidung von Nahrungsmitteln mit hohem Gehalt an (Schimmel-)Pilzen (Nüsse, Mandeln, und daraus hergestellte Nahrungsmittel [z. B. Marzipan]).

Infektionsprophylaxe nach Splenektomie:
Patienten nach Splenektomie sind gefährdet durch rasch progrediente Infektionen mit Haemophilus influenzae B und Pneumokokken. Sie bedürfen daher vorbeugend einer entsprechenden Impfung – möglichst noch vor Splenektomie – und anschließend einer Antibiotikaprophylaxe (Tab. 12.**33**).

Tabelle 12.32 Infektionsprophylaxe während zytostatischer Therapie (auch während Erhaltungstherapie und in Therapiepausen)

Therapieoption	Medikament	Dosierung
Grundsätzlich:	TMP*/SMZ* (Kepinol)	p.o.: 5/25 mg/kg KG 2-mal pro Woche
	Amphotericin B (Ampho-Moronal)	p.o.: 50–100 mg/kg KG/d
	alternativ zu Amphotericin B: • Nystatin (Moronal-Suspension) oder	p.o.: 6-mal 6 ml/d
	• Nystatin (Moronal-Dragees) + Natamycin (Pimafucin-Lutschtabletten)	p.o.: 6-mal 1 Dragee + 6-mal 1 Tablette
Zusätzlich bei Leukozyten < 1000/µl:	Colistin (Colistin)	p.o.: 2 Tabletten/ 10 kg KG/d in 3–4 Gaben
	oder Paromomycin (Humatin)	p.o.: 1 Kapsel/10 kg KG/d
Bei akuter myeloischer Leukämie:	liposomales Amphotericin B (Ambisome)	i.v.: 0,5–1 mg/kg KG/d
Bei sehr intensiver Immunschwäche: (z.B. nach KMT bzw. BSCT oder bei schwerer aplastischer Anämie)	Amphotericin B (Ampho-Moronal)	p.o.: 50–100 mg/kg KG/d
	Colistin (Colistin)	p.o.: 2 Tabletten/10 kg KG/d
	Paromomycin (Humatin)	p.o.: 1 Kapsel/10 kg KG/d
	Aciclovir (Zovirax)	i.v.: 15–45 mg/kg KG/d
Nach KMT bzw. BSCT: • bei stabiler Leukozytenzahl: • bei instabiler Leukozytenzahl:	TMP/SMZ* (Kepinol)	p.o.: 5/25 mg/kg KG/ alle 3–4 Tage
	Pentamidine** (Pentacarinat**)	per inhalationem: initial: 100–300 mg über 4 Tage danach in 14-tägigem Abstand

*: Trimethoprim/Sulfamethoxazol
**: Prämedikation mit 1–2 Hüben Berotec

Tabelle 12.33 Infektionsprophylaxe bei splenektomierten Patienten

Prophylaxe	Medikament	Dosierung
Dauerprophylaxe	Amoxicillin (Amoxypen)	p.o.: 25–50 mg/kg KG/d (maximal 3-mal 1 g)
Bei Unverträglichkeit von Amoxypen	Erythromycin (Pädiathrocin)	p.o.: 50 mg/kg KG/d (maximal 4-mal 1 g)
Falls keine orale Medikamenteneinnahme möglich (stationäre Behandlung)	Ampicillin (Binotal)	i.v.: 100 mg/kg KG/d (maximal 3-mal 2 g)

Infektionen während der Knochenmarkaplasie

Trotz prophylaktischer Maßnahmen kommt es während der Leukozytopenie (< 1000/µl) bzw. Neutropenie (< 500/µl) nicht selten zu fieberhaften Infektionen. Diese müssen – nach sorgfältiger Diagnostik – breit antibiotisch behandelt werden mit Medikamenten die gegen gramnegative wie gegen grampositive Bakterien bakterizid wirksam sind (Tab. 12.**34**).

> **!** Nach klinischen Kriterien verdächtigte Infektionsherde müssen in der Initialbehandlung pragmatisch behandelt werden. Bei Vorliegen der mikrobiologischen, virologischen und evtl. zytologischen Befunde wird die Behandlung dann gezielt fortgesetzt.

Die Dosierung der Medikamente muss entsprechend hoch gewählt werden, um ausreichende Gewebespiegel zu erhalten. Weiterhin ist bei aplastischen Patienten immer eine Generalisierung von Infektionen zu befürchten, auch wenn diese zunächst lokal erscheinen:

Haupteintrittspforten:
- Magen-Darm-Trakt,
- äußere Haut,
- implantierte Dauerverweilkatheter (z. B. Hickmann-Katheter).

Häufigste Keime:
- grampositive Kokken (koagulasenegative Staphylokokken und Enterokokken),
- gramnegative Stäbchen (Escherichia coli, Proteus, Klebsiellen, Pseudomonas),
- Pilze (Candida albicans, Candida glabrata, Aspergillen).

Jede Klinik hat ihre eigenen Erfahrungen in der antiinfektiösen Therapie, sodass die in Tab. 12.**35** angegebenen Dosierungsempfehlungen als beispielhaft für das Vorgehen in unserer Klinik und nicht als standardisierte Therapierichtlinien anzusehen sind.

Haben die o. g. Maßnahmen innerhalb von 48 Stunden keine Besserung der Infektionsparameter bewirkt (Einschätzung anhand klinischer Beurteilung des Kindes und des Verlaufs der Laboruntersuchungen [Akut-Phase-Reaktion: CRP, Fibrinogen]) und die Neutropenie besteht weiter, werden schrittweise Änderungen vorgenommen.

Tabelle 12.**34** Diagnostik und Behandlung bei Neutropenie und Fieber ungeklärter Ursache

Definitionen:		
- Neutropenie	- < 1000 Leukozyten/µl und/oder - < 500 absolute Neutrophile/µl	
- Fieber	- 1 Fieberepisode > 38,5 °C oder - über 18 Stunden persistierend zwischen 37,5° und 38,5 °C	
Erregersuche	- Blutkulturen (aus allen Schenkeln des zentralvenösen Zugangs und aus einer peripheren Vene) - Mittelstrahlurin - Stuhl - Rachenabstrich bei stark immunkompromittierten Patienten zusätzlich: - Abstriche (Kathetereintrittspforte, Kathetergewinde, Rachen-, Anal- und Genitalbereich) - PCR auf Pilze	
Laboruntersuchungen	- Blutbild - CRP bei stärkeren Infektionen: - Gerinnungsstatus (zumindest Citratplasma [grüne Röhrchen] einfrieren) und Kreatinin/Harnstoff	
Initiale Behandlung (Weiterführung Tabelle 12.**36**):	**Medikament**	**Dosierung**
- immer	Cefotaxim (Claforan)	150 mg/kg KG/d (maximal 3-mal 2 g)
	Oxacillin (Stapenor)	150–200 mg/kg KG/d (maximal 3-mal 2 g)
- bei klinischem Verdacht auf Pilzinfektion zusätzlich	Fluconazol (Diflucan)	10–20 mg/kg KG/d (maximal 2-mal 400 mg)
- bei klinischem Verdacht auf Herpesinfektion zusätzlich	Aciclovir* (Zovirax)	30–45 mg/kg KG/d i. v. in 3 Gaben

*: p.o.: doppelte Dosis erforderlich

Tabelle 12.35 Dosierungsrichtlinien für Antibiotika bei neutropenischen und/oder immunkomprimierten Patienten*

Medikament	Dosierung
Amoxicillin/Clavulansäure (Augmentan)	i.v.: 60 mg/kg KG/d (maximal 3-mal 1,2 g)
Piperacillin (Pipril)	200–250 mg/kg KG/d (maximal 4-mal 4 g)
Piperacillin/Tazobactam (Tazobac)	3-mal 4,5 g (Erwachsene)
Clindamycin (Sobelin)	40 mg/kg KG/d (maximal 3-mal 400 mg)
Teicoplanin (Targocid)	initial: 20 mg/kg KG/d (maximal 2-mal 400 mg) ab 3. Tag: 10 mg/kg KG/d (maximal 400 mg)
Vancomycin (Vancomycin)****	p.o.: 4-mal 125–250 mg/d (bei nachgewiesenem Clostridium-difficile-Toxin) i.v.: 40 mg/kg KG/d (maximal 2-mal 1 g)
Rifampicin (Rifa)	10–20 mg/kg KG/d (maximal 600 mg)
Tobramycin (Gernebcin)****	6 mg/kg KG/d (maximal 3-mal 80 mg)
Netilmycin (Certomycin)****	7.5 mg/kg KG/d in 1 Gabe
Metronidazol (Clont)	20–25 mg/kg KG/d (maximal 3-mal 0.5 g)
Imipenem/Cilastatin (Zienam)	60–100 mg/kg KG/d in 3–4 Gaben (maximal 4 g/d)
Ciprofloxacin (Ciprobay)	p.o.: 2-mal 500 mg (Erwachsene) i.v: 2-mal 400 mg (Erwachsene)
Ceftazidim (Fortum)	150 mg/kg KG/d (maximal 3-mal 2 g)
Azlocillin (Securopen)	200–300 mg/kg KG/d (maximal 3-mal 5 g)
Itraconazol (Sempera)	200–400 mg/d (Erwachsene)
Amphotericin B (Amphotericin B)	1. Tag** 0,5 mg/kg KG/d (über 4 Stunden) 2. Tag 1 mg/kg KG/d (über 2–8 Stunden)***
Flucytosin (Ancotil)	150 mg/kg KG/d
Liposomales Amphotericin B (Ambisome)	3–5 mg/kg KG/d
Ganciclovir (Cymeven)	2-mal 5 mg/kg KG/d
Foscarnet (Foscavir)	180–200 mg/kg KG/d

*: Bereits in Tabelle 12.35 genannte Medikamente sind hier nicht wiederholt.
**: Nach Testdosis (1 mg über 30 min i.v.), Hauptdosis nach Prämedikation mit Tavegil, ben-u-ron, evtl. Prednison.
***: Infusionsdauer je nach individueller Verträglichkeit.
****: Spiegelbestimmung

Vorgehen bei ausbleibender Besserung der Infektionsparameter und fortbestehender Neutropenie nach 48 Stunden:

- Umstellung der antiinfektiösen Behandlung gemäß den mikrobiologischen Ergebnissen der bei Aufnahme durchgeführten mikrobiologischen Untersuchungen.
- Haben die mikrobiologischen Informationen keinen Keimnachweis erbracht, wird die antiinfektiöse Therapie nach den bei immunkompromittierten Patienten häufig beobachteten Erregern und einer zu unterstellenden Resistenzentwicklung modifiziert. Dies betrifft vornehmlich grampositive Kokken (Staphylo- und Enterokokken) sowie Pilze.
- Die Infektionsanamnese des Kindes ist zu berücksichtigen, z.B. vorangegangene Infektion mit nachgewiesenem Pseudomonas aeruginosa (mit der typischen Entwicklung einer Resistenz gegenüber Imipenem/Cilastatin [Zienam]) oder Torulopsis glabrata (gegenüber Fluconazol[Diflucan] resistente Pilze).
- Klinisch zu vermutende Infektionsherde müssen abgeklärt werden und in das Behandlungsschema eingehen, z.B.:
  - Mastoiditis: Clindamycin,
  - Soor: Fluconazol/Amphotericin B,
  - Enzephalitis: Aciclovir/Foscarnet/Ganciclovir.
- Bei Verdacht auf Enzephalitis muss die Diagnostik eine Lumbalpunktion und frühzeitig ein MRT des Schädels beinhalten. Der Liquor muss virologisch mittels PCR auf Herpes-simplex-, Epstein-Barr- und Zytomegalieviren untersucht werden.
- Bei Verdacht auf Pneumonie muss die Erregersuche Sputum und bei stark immunkompromittierten Patienten (z.B. nach KMT oder schwere aplastische Anämie) eine BAL umfassen. Bestehen Hinweise auf interstitielle Pneumonie wird Erythromycin (Pädiathrocin) mit 50 mg/kg KG/d (maximal 4-mal 1 g) verabreicht.
- Bei unzureichender Trimethoprim-/Sulfamethoxazolprophylaxe muss mit einer Pneumocystis-carinii-Pneumonie gerechnet werden. Die Behandlung umfasst Trimethoprim/Sulfamethoxazol mit 20/100 mg/kg KG/d i.v. in 3 ED.

> ! Das gewählte Behandlungsschema muss das Nebenwirkungsprofil der Medikamente vor dem Hintergrund aktueller und zu erwartender Organfunktionen des Kindes berücksichtigen.

■ Transfusion von Blutprodukten während der Panzytopenie

Zytostatische Behandlung – wie auch ausgedehnte Bestrahlungsfelder bei Radiotherapie – verursacht eine passagere Panzytopenie. Die Dauer der Aplasie ist abhängig von dem anzuwendenden Therapieprotokoll, der kumulativen Gesamtdosis an myelotoxischen Medikamenten und von individuellen patientenseitigen Faktoren, welche empirisch zu erfassen sind.

> ! Das Infektionsrisiko bei Transfusion von Blutprodukten erzwingt eine strenge Indikationsstellung.

Bei durchschnittlich 65% Heilungsrate bei pädiatrisch-onkologischen Erkrankungen dürfen unbegründet keine langfristigen Infektionskomplikationen in Kauf genommen werden.

Grundsätzlich ist jede Transfusion von Blutprodukten unter klinischen Gesichtspunkten ärztlicherseits schriftlich zu begründen.

Richtlinien:
- Ein niedriger Hämoglobinwert bei gutem Allgemeinzustand ist keine Transfusionsindikation für Erythrozytenkonzentrate. In speziellen Situationen – z. B. bei Pneumonie – darf ein hoher Hämoglobinwert angestrebt werden, um die Sauerstoffübertragung ins Gewebe zu verbessern.
- Thrombozytopenie ohne akute Blutung stellt ebenfalls keine Transfusionsindikation dar. Bei Thrombozytenwerten unter 10000/µl dürfen Thrombozytenkonzentrate nur verabreicht werden, wenn der Patient noch nicht an die niedrigen Thrombozytenzahlen adaptiert ist.
- Granulozytenkonzentrate sind obsolet. Die Gabe von hämatopoetischen Wachstumsfaktoren ist meistens nicht erforderlich, kann aber bei lang dauernder Neutropenie diskutiert werden.

Zur Minimierung der Transfusionsrisiken bei Erythrozyten- und Thrombozytenkonzentraten müssen folgende Maßnahmen durchgeführt werden:
- Entfernung von Leukozyten mittels Filtern (z. B. Pall-Leukozyten-Depletions-Filter), um die Übertragung von virushaltigem Zellmaterial (virale DNA oder RNA befindet sich vornehmlich in den Leukozyten) zu minimieren,
- Auswahl CMV-negativer Spender, um insbesondere das Risiko der CMV-Pneumonie und CMV-Enzephalitis zu verringern,
- Bestrahlung der Blutprodukte mit 30 Gy, um verbleibende Leukozyten unfähig zur Vermehrung zu machen und somit:
  - Risiko der Virusreplikation vermindern,
  - transfusionsassoziierte GvHD ausschließen.

■ Störungen des humoralen Gerinnungssystems

Eine Aktivierung des Gerinnungssystems kann bei hämatologisch-onkologischen Erkrankungen entstehen:
- im Rahmen von schweren Infektionen (insbesondere gramnegative Sepsis),
- durch Enzyme aus leukämischen Blasten (insbesondere bei definierten Subgruppen der akuten myeloischen Leukämie),
- durch Hämolyse (Freilegung von Phospholipiden aus der Erythrozytenmembran).

In schweren Fällen kommt es zur Verbrauchskoagulopathie mit:
- akuter Blutung durch Verbrauch von Gerinnungsfaktoren,
- Mikrothrombosierung in kleinen Blutgefäßen mit der Folge des Sauerstoffmangels in lebenswichtigen Organen.

Bei klinischen und laborchemischen Hinweisen auf eine Verbrauchskoagulopathie sind folgende Maßnahmen indiziert:
- *Behebung des auslösenden Faktors,* z. B.:
  - Sepsis: Behebung des Schocks und Behandlung der Infektion,
  - Leukämie: Beginn der zytostatischen Behandlung,
  - massive, intravasale Hämolyse: forcierte Diurese und Alkalisierung des Urins, ggf. Blutaustausch.

> ! Ohne Beseitigung der auslösenden Ursache lässt sich eine Verbrauchskoagulopathie nicht erfolgreich behandeln.

- *Inhibierung der Gerinnungsaktivierung durch AT-III-Konzentrat:*
  - Dosisberechnung:

■ AT-III-Konzentrat [I. E.] = (AT III$_{(Soll)}$ − AT III$_{(Ist)}$) × kg KG

  - Dabei wird von einem AT III$_{(Soll)}$ von 100% Normalplasmapool ausgegangen.
  - Zusätzlich wird Heparin (100 I. E./ kg KG/d) verabreicht.

Nur in seltenen Fällen ist die zusätzliche Gabe von Frischplasma oder Faktorenkonzentrat (PPSB) notwendig und gerechtfertigt.

Tabelle 12.36 Spezifische Organtoxizität von Zytostatika*

Medikamentengruppe	Zielorgan	Zur Therapiesteuerung notwendige Kontrollen
Anthracycline (z. B. Adriamycin, Idarubicin)	Herzfunktion	Ventrikelfunktion Szintigraphie
Platinabkömmlinge (z. B. Cisplatin, Carboplatin)	tubulärer und glomerulärer Nierenschaden	Kreatinin-Clearance Sammelurin auf Elektrolyte
Etoposid	periphere Neuropathie	klinischer Befund EMG
Actinomycin D	Leberzellschäden	Transaminasen Parameter der Leberfunktion (z. B. Cholinesterase, Albumin, Gerinnungsfaktoren)

*: Diese Aufstellung bezieht sich nur auf schwerwiegende organspezifische Nebenwirkungen und bedeutet keine vollständige Darstellung.

■ Allgemeine und spezifische Nebenwirkungen von Zytostatika

Mukositis

Als Gewebe mit hoher Zellteilungsrate reagieren die Schleimhäute des Munds und des Darms oft mit ca. 1-wöchiger Verzögerung nach Zytostatikabehandlung mit einer sehr schmerzhaften, entzündlichen Reaktion. Diese wird nicht selten wegen der gleichzeitig vorliegenden Leukopenie durch Infektionen verstärkt. In der Regel bilden sich die Veränderungen nach 3–7 Tagen wieder zurück.

Während dieses Zeitraums sind folgende supportive Maßnahmen erforderlich:
- Analgesie (oft nur mit Opiaten zu gewährleisten),
- desinfizierende Mundpflege (Doroperol- bzw. Betaisodona-Lösung, 0,05 % Pyoktanin),
- Antiemetika,
- in schweren Fällen: intravenöse Flüssigkeitszufuhr bzw. parenterale Ernährung.

Bei besonders starker Schwellung der Lippen ist an eine Herpes-simplex-Infektion zu denken und Aciclovir ([Zovirax] 30 mg/kg KG/d in 3 ED i. v.) zu verabreichen.

Subileus/Ileus

Die zytostatikainduzierte Entzündungsreaktion kann zu einem Subileus-/Ileus-Bild führen. Weil Darmkeime durch die entzündlich veränderte Darmschleimhaut in die Blutbahn penetrieren können, muss eine antiinfektiöse Behandlung gegen Anaerobier, gramnegative Keime und Pilze eingeleitet werden, bis sich Darmfunktion und Leukozytopenie normalisieren.

Die Gabe von Cisaprid (Propulsin) führt oft zu einer Verbesserung der Peristaltik, jedoch besteht – bei jeder Form der medikamentösen Stimulation der Peristaltik – die Gefahr der Darmblutung. Daher ist als Initialdosis ⅓ der altersbezogenen Cispariddosis (mit täglicher Steigerung bei guter Toleranz) zu empfehlen.

Andere Ursachen des Subileus/Ileus umfassen die neurotoxischen Nebenwirkungen des Zytostatikums Vincristin (selbst limitierend) und die Hypoperistaltik durch Opiate (reversibel nach Absetzen bzw. Dosisreduktion).

Spezifische Nebenwirkungen von Zytostatika

Neben den allgemeinen Nebenwirkungen der Panzytopenie, Mukositis und Alopezie gibt es organspezifische Nebenwirkungen bestimmter Zytostatika. Prinzipiell sind die Behandlungsprotokolle so ausgerichtet, dass sich daraus keine gravierenden, langfristigen Probleme für den Patienten ergeben. Im Einzelfall können Kinder jedoch bestimmte Nebenwirkungen stärker ausbilden, sodass Kontrollen erforderlich sind, damit das onkologische Behandlungsteam die Therapie entsprechend steuern kann (Tab. 12.36).

Blutstammzelltransplantation

W. Nürnberger, St. Burdach und U. Göbel

Definition

Der Begriff Blutstammzelltransplantation (blood stem cell transplantation [BSCT]) bezeichnet das Verfahren der Übertragung hämatopoetischer Stammzellen, im Regelfall nach Durchführung einer hochdosierten zytostatischen und/oder Radiotherapie. Dabei können die Blutstammzellen nicht nur aus dem Knochenmark (sog. Knochenmarktransplantation, KMT) durch Punktion sondern auch durch Apherese aus dem peripheren Blut (sog. periphere Stammzelltransplantation) oder aus der Plazenta nach Geburt eines Kindes gewonnen werden. Für die allgemeine Verwendung des neuen Begriffs BSCT spricht auch die Tatsache, dass durch präparative Verfahren bestimmte Zellen mit hämatopoetischer Potenz angereichert (positive Selektion) oder andere Zellen entfernt (negative Selektion) werden kön-

Tabelle 12.37 Glossar zur Blutstammzelltransplantation (BSCT)

Autologe BSCT	Die Stammzellen sind vom Patienten selbst entnommen.
Allogene BSCT	Die Stammzellen sind von einem anderen Menschen gespendet. Oft wird dieser Begriff für die BSCT mit Stammzellen von einem Spender aus der Familie verwendet, welche korrekt als allogen-verwandt zu bezeichnen ist.
Blutstammzelle	Siehe Stammzelle, hämatopoetische.
Fremdspender	Die Stammzellen stammen von einem nichtverwandten Spender.
GvHD (graft versus host disease)	Schädigung von Organen bzw. der Haut nach allogener BSCT durch immunologisch bedingte Zellschädigung in unterschiedlichem Schweregrad. Zur Prophylaxe wird eine Immunsuppression durchgeführt.
GvL	Immunologische Zytolyse von Leukämiezellen. Eine gewünschte Reaktion, die wesentlich zur Langzeitkontrolle einer Leukämie nach allogener BSCT beiträgt.
HLA-Identität	HLA-Klasse-I- und -Klasse-II-passende Spender. Bei allogen-verwandter BSCT wird die Übereinstimmung von mindestens 5 der 6 Merkmale HLA-A, HLA-B und HLA-DR als akzeptabel gewertet, bei allogen-unverwandter BSCT ist eine komplette Identität von HLA-A, HLA-B und HLA-DR anzustreben. Bei fehlender HLA-Identität ist ein höheres GvHD-Risiko zu erwarten.
Periphere Stammzelle(n)	Hämatopoetische Stammzellen, die im peripheren Blut vorliegen.
Stammzelle	Die Vorläuferzellen der Blutzellen sind in einem dynamischen Reifungs- und Proliferationsprozess. Am Beginn stehen pluripotente Stammzellen, aus denen sich alle Reihen des peripheren Blutes entwickeln können. Die Absolutzahl der pluripotenten Stammzellen wird beim Erwachsenen auf ca. 10^6–10^7 Zellen geschätzt – verschwindend wenig im Vergleich zur Zahl der kernhaltigen Blutzellen (10^{10}–10^{11} Zellen).
Stammzellapherese	Mittels Apheresegeräten können (analog zur Gewinnung von Thrombozytenkonzentraten) periphere Stammzellen aus dem peripheren Blut gesammelt und für die autologe wie die allogene BSCT verwendet werden. Meistens erfolgt zuvor eine Mobilisation, z. B. mittels hämatopoetischer Wachstumsfaktoren wie G-CSF.
Syngen	Es liegt identisches genetisches Material vor, z. B. bei autologer BSCT oder bei Übertragung von Stammzellen eines eineiigen Zwillings.

nen. Dies lässt erwarten, dass zukünftig seltener als bisher unverändertes Knochenmark, dagegen aber sehr viel häufiger Blutstammzellpräparationen, übertragen werden, sodass im Folgenden der Begriff BSCT anstelle von KMT verwendet werden soll. In diesem sich zurzeit differenzierenden Feld werden wichtige Details der BSCT durch spezielle Begriffe beschrieben, die in Tab. 12.**37** als Glossar zusammengestellt sind.

In den folgenden Abschnitten sollen grundlegende Fachbegriffe, Verfahrensweisen sowie typische Nebenwirkungen und Komplikationen der BSCT beschrieben werden. Da Kinder mit hämatologisch-onkologischen Erkrankungen zunehmend, z. B. nach Operationen oder bei Komplikationen mit Störungen der Vitalfunktionen, auf der pädiatrischen Intensivstation betreut werden, soll auch dem Nichthämatologen ein sicherer Zugang für die Betreuung von Patienten nach BSCT ermöglicht werden, wenn auch für die Behandlung komplex kranker Patienten die enge Kooperation mit dem Transplantationsteam unverzichtbar bleibt.

Indikationen

Bei Kindern reicht das Indikationsspektrum prognostisch ungünstiger Erkrankungen von schweren kombinierten Immundefekten und einigen angeborenen Stoffwechseldefekten über aplastische Anämien bis zu den malignen Erkrankungen, die mit der in Frage kommenden Standardtherapie nicht geheilt werden können (Tab. 12.**38**).

Die Kenntnis dieser Indikationsliste erleichtert eine frühzeitige Indikationsstellung, sodass eine geordnete Planung möglich und Zeit für die eventuelle Suche eines unverwandten Spenders gewonnen wird. Hierdurch kann ein möglichst günstiger Transplantationszeitpunkt gewählt und somit u. U. auch die Gefährlichkeit der zu erwartenden Komplikationen gering gehalten werden.

Grundlagen

Im Vorfeld der BSCT wird eine sehr hochdosierte Chemotherapie – häufig in Kombination mit einer Ganzkörperbestrahlung – verabreicht. Diese als Konditionierung bezeichnete Maßnahme bewirkt bei onkologischen Erkrankungen eine deutliche Reduzierung von noch vorhandenen malignen Zellen und zusätzlich eine Immunsuppression, die das Anwachsen allogener (von einem anderen Menschen stammender) hämatopoetischer Stammzellen überhaupt erst ermöglicht.

Bei der myeloablativen Konditionierung ist die Dosis so hoch gewählt, dass sich die hämatopoetischen Funktionen davon nicht wieder spontan erholen. Die sog. Hochdosistherapie nimmt eine Mittelstellung zwischen

Tabelle 12.38 Hauptindikationen für die Blutstammzelltransplantation bei Kindern

Onkologische Erkrankungen	Nichtonkologische Erkrankungen
Akute myeloische Leukämie*	schwere aplastische Anämie
Akute lymphoblastische Leukämie*	Fanconi-Anämie
Akute undifferenzierte Leukämie	Thalassaemia major
Myelodysplastisches Syndrom	schwere kombinierte Immundefekte
Juvenile chronisch myeloische Leukämie	Wiskott-Aldrich-Syndrom
Chronisch myeloische Leukämie**	Osteopetrose
Primär multifokales Ewing-Sarkom***	Stoffwechselerkrankungen, z. B.: • Adrenoleukodystrophie
Frühes Rezidiv des Ewing-Sarkoms***	
Neuroblastom Stadium IV	

*:   in 2. Remission, bei bestimmten Hochrisikoformen in 1. Remission
**: allogene BSCT, möglichst in 1. chronischer Phase
***: in klinisch kontrollierter Therapieoptimierungsstudie

Entsprechend den unterschiedlichen Formen der BSCT können die Stammzellen entweder vom Patienten selber (sog. autologe Transplantation), oder aber von allogen verwandten Spendern (in den meisten Fällen Geschwistern) bzw. von unverwandten Spendern stammen (Tab. 12.39).

Bei der allogenen BSCT wird mit den hämatopoetischen Stammzellen auch das Immunsystem des Spenders auf den Empfänger übertragen. Die Identität bzw. Ähnlichkeit der Gewebemerkmale zwischen Spender und Empfänger, die Voraussetzung für eine erfolgreiche BSCT ist, wird durch Bestimmung der HLA-Klasse I (HLA-A, -B, -C) und -Klasse II (HLA-DR, -DQ u. a.) ermöglicht. Nach jeder allogenen BSCT ist eine Immunsuppression zur Vorbeugung der Graft-versus-Host-Disease (GvHD) erforderlich, die an das Alter des Patienten und das gewählte Transplantationsverfahren angepasst wird (Tab. 12.40).

Die zur Immunsuppression eingesetzten Protokolle befinden sich in einem Prozess der kontinuierlichen Optimierung, sodass für spezielle Indikationen (z. B. myelodysplastisches Syndrom) eine enge Abstimmung mit dem jeweiligen Transplantationsteam und der Studienzentrale erforderlich sind.

Zu den wünschenswerten immunologischen Funktionen gehört die Regenerierung der Immunantwort gegen Infektionen und die Entwicklung der immunologischen Kontrolle von malignen Zellen, die für die Leukämie gesichert ist (Graft-versus-Leukemia-Effekt [GvL-Effekt]). Der GvL-Effekt entsteht vor allem nach allogener BSCT und zwar mit zunehmender HLA-Disparität (Tab. 12.39). Aus dieser Beobachtung ist abzuleiten, dass Mediatoren und Zellen, die für die HLA-Antwort wichtig sind, den GvL-Effekt tragen. Bei welchen Grunderkrankungen der GvL-Effekt die höheren Risiken der

myeloablativer und konventioneller Chemotherapie ein, sodass die Übertragung eigener Blutstammzellen mehr unterstützenden Charakter hat (stem cell support). Diese Maßnahme ist insofern von kurativer Bedeutung, als die Intervalle zwischen mehreren Hochdosistherapien kurz gehalten werden können und somit ein Nachwachsen maligner Zellen verhindert wird.

Tabelle 12.39 Zusammenhänge zwischen Art der BSCT, Komplikationsrate bzw. Spender-gegen-Leukämie-Reaktion (GvL-Effekt) sowie der Überlebenswahrscheinlichkeit bei Kindern mit malignen Erkrankungen

Intensität der Konditionierung	Herkunft der Stammzellen	Vorhersehbare Komplikationsrate	Akute Letalität	Durchschnittliches Rezidivrisiko*	Durchschnittliches Überleben* (> 1 Jahr)
Hochdosierte Chemotherapie	autolog	+	(+)	+++++	40
Myeloablativ	allogen eineiiger Zwilling	+	(+)	+++++	30
Myeloablativ	autolog	++	(+)	++++	30
Myeloablativ	allogen-verwandt HLA-Identität	++	+	++	70
Myeloablativ	allogen-verwandt keine HLA-Identität	+++	+++	+	50
Myeloablativ	allogen-unverwandt	++++	++++	(+)	50

(+)   < 10 %
+   ≈ 10 %
++   ≈ 20 %
+++   ≈ 30 %
++++   ≈ 40 %
+++++ ≈ 50 %

*: abhängig von der Grunderkrankung und dem Erkrankungsstadium zum Zeitpunkt der BSCT

Tabelle 12.40 Standardformen der GvHD-Prophylaxe bei verschiedenen Formen der BSCT

BSCT-Verfahren	Chemo-Radiotherapie hochdosiert/nicht myeloablativ	myeloablativ
Autolog	keine GvHD-Prophylaxe	keine GvHD-Prophylaxe
Allogen-verwandt	in klinischer Erprobung → nach Studienleitung	MTX* CSA**
Allogen-unverwandt	in klinischer Erprobung → nach Studienleitung	MTX*, CSA** Anti-Lymphozyten-Antikörper***
Haploidentisch	–	T-Depletion des Transplantats

*: MTX = Methotrexat (Tag +1 nach BSCT 15 mg/qm KO; Tage +3 und +6 je 10 mg/qm KO)
**: CSA = Cyclosporin A (meist bis Tag +80 nach BSCT, Dosis 3 mg/kg/Tag, Zielspiegel ca. 100–150 ng/ml; Modifikationen spezifischer Studienprotokollen sind unbedingt zu beachten)
***: Typischerweise werden polyspezifische Antikörper eingesetzt (z.B. Lymphoglobulin, ATG)

dafür notwendigen BSCT-Verfahren rechtfertigt, ist Ziel gegenwärtig laufender Untersuchungen.

Komplikationen

Die Akutphase nach Übertragung hämatopoetischer Stammzellen erstreckt sich über ca. 80 Tage. In Abhängigkeit von der Zeit und beeinflusst von der Konditionierung bzw. dem gewählten BSCT-Verfahren, ist mit dem Auftreten bestimmter Komplikationen zu rechnen, die als charakteristisch für diese Therapie anzusehen sind (Tab. 12.41).

■ Infektionsprophylaxe und Therapie

Prinzipiell ist mit den gleichen infektiösen, metabolischen und hämostaseologischen Störungen zu rechnen, die im Kapitel „Nebenwirkungen der zytostatischen Therapie" dargestellt sind. Allerdings ist der Schweregrad nach BSCT oft höher. Bedingt durch die meist länger anhaltende Knochenmarkaplasie (2–4 Wochen) kommt es zu einem vermehrten Auftreten von Infektionen durch Bakterien und Pilze. Auch nach Rekonstitution der Myelopoese besteht eine länger dauernde

Tabelle 12.41 Zeitraster der BSCT und Zuordnung charakteristischer Nebenwirkungen und Komplikationen

Zeitraum (Tag)	Maßnahmen/ Charakteristika	mögliche Nebenwirkungen und Komplikationen
–8 bis –1	Konditionierung	Übelkeit Erbrechen Zellzerfall Akuttoxizität (z.B. Hirnödem), Pankreatitis bei Bestrahlungen
0	Transplantation	bei ABO-Inkompatibilität: • Hämolyse
+4 bis +20	Aplasie	Infektionen: • Bakterien • Pilze Organtoxizität: • VOD (frühe Form) • Nierenversagen • Flüssigkeitsretention (KLS) • GvHD (frühe Form) • ARDS (frühe Form)
+14 bis +21	Engraftment	Zytokinfieber
> +21	evtl. verstärkte Immunsuppression	VOD (späte Form) GvHD (späte Form)
+50 bis +80	geringe T-Zell-Aktivität	Infektionen: • Pilze • Parasiten • Viren (CMV-Pneumonie und/oder CMV-Enzephalitis) ARDS (späte Form)

Abwehrschwäche, die besonders durch die GvHD-Prophylaxe (Tab. 12.40) verstärkt wird.

! Deshalb gilt für die Infektionsbehandlung im Rahmen der BSCT die allgemeine Empfehlung als besonders dringlich, dass eine sorgfältige Erregersuche erfolgen soll und vorzugsweise bakterizide Antibiotika und Antimykotika eingesetzt.

Mikrobiologisches und virologisches Überwachungsprogramm. Aus diesem Grund ist ein engmaschiges mikrobiologisches und virologisches Überwachungsprogramm bei Patienten vor Beginn der Konditionierung und regelmäßig während der myeloaplastischen Phase anzuwenden. Die Diagnostik ist auf Kultivierung der Erreger sowie auf Methoden des Antigennachweises (z. B. Immunfluoreszenz) oder der Molekulargenetik (z. B. Reverse-Transkriptase-PCR) angewiesen, da die allgemein üblichen Antikörpertests wegen der ausgeprägten Abwehrschwäche und der passiven Immunprophylaxe keine verwertbaren Ergebnisse erbringen.

Wenn bakterizide Antibiotika bzw. fungizide Antimykotika nicht zur Verfügung stehen und z. B. nur fungostatische Medikamente eingesetzt werden können, müssen diese frühzeitig verabreicht werden. Ein Beispiel hierfür ist das Fluconazol (Diflucan), das einen Schutz vor den meisten Candidainfektionen bietet, wenn es rechtzeitig und in ausreichend hoher Dosis eingesetzt wird (20 mg/kg KG/d, Maximaldosis 800 mg/d in 2 ED).

Antimykotische Prophylaxe:
- mit Einsetzen der Knochenmarkaplasie bei Patienten, bei denen eine Kolonisation mit entsprechend sensitiven Kandidastämmen gefunden wurde,
- spätestens 48 Stunden nach Beginn einer antibakteriellen Therapie und fortbestehenden Zeichen der unkontrollierten Infektion:
  - Temperaturerhöhung,
  - CRP-Anstieg.

Antivirale Prophylaxe:
Die antivirale Prophylaxe umfasst regelmäßig Aciclovir gegen Herpes-simplex-Virus und/oder gegen Zytomegalievirus (Tab. 12.42).

Keimarme Umgebung. Eine BSCT ist in einer möglichst keimarmen Umgebung durchzuführen. Bei Transplantation allogener Stammzellen (Tab. 12.37) wird der Patient meist in einer Laminar-Air-Flow-Einheit bzw. in HEPA-Filter-Räumen gepflegt. Bei autologer BSCT (mit Hochdosis- oder myeloablativer Therapie, Tab. 12.39) ist eine Umkehrisolation ausreichend, die auch bei Behandlung von BSCT-Patienten auf Intensivstationen angewandt wird. Die Maßnahmen zur Keimreduktion werden während der gesamten Zeit der Isolierung, bzw. während der Zeit der Knochenmarkaplasie bei autologen Patienten durchgeführt.

Tabelle 12.42 Aciclovirprophylaxe gegen Herpes-simplex- und Zytomegalievirus unter Berücksichtigung der Ausgangsbefunde bei Spender (S) und Empfänger (E) sowie der aktuellen Kreatininclearance des Empfängers

Serologischer Status (IgG-Titer vor BSCT)		ED (i. v.*)
S und E CMV-negativ	S und E HSV-negativ	5 mg/kg KG
	S oder E HSV-positiv	10 mg/kg KG
S oder E CMV-positiv	HSV beliebig	15 mg/kg KG
Kreatininclearance (ml/min korrigiert auf KOF)		**Aciclovirdosen/d** (ED siehe oben)
> 50		3
25–50		2
< 25		1

*: Bei oraler Gabe doppelte Dosis erforderlich.
ED: Einzeldosis

Maßnahmen zur Keimreduktion:
- tägliche Ganzkörperwaschung bzw. tägliches Duschen,
- selektive Darmdekontamination mittels nicht resorbierbarer Antibiotika und Antimykotika (z. B. Paromomycin, Colistin, Amphotericin B).

■ Venookklusive Erkrankung der Leber (VOD)

Definition

- Hyperbilirubinämie (> 2 mg/dl),
- mindestens 2 der folgenden 3 Symptome:
  - Aszites,
  - Hepatomegalie,
  - ungeklärte Gewichtszunahme (> 5 % des Ausgangsgewichts).

Pathophysiologie

In der Frühphase der Erkrankung liegt eine ödematöse Schwellung der Intima kleiner Lebergefäße vor, verbunden mit einem verlangsamten Blutfluss. Im weiteren Verlauf entstehen Fibrin- bzw. Fibrinogenablagerungen am Endothel kleiner Lebergefäße, sodass es bis zum kompletten Verschluss kommen kann. Der typische Zeitraum für die VOD ist von Tag 7–20 nach BSCT.

Unspezifische Maßnahmen der VOD-Prophylaxe

- Reduktion hepatotoxischer Medikamente,
- Gabe von Spironolacton (Aldactone) zur Prophylaxe des hepatorenalen Syndroms,
- Flüssigkeitsreduktion (maximal 2 l/m² KOF/d),
- Natriumreduktion (ca. 2 mmol/kg KG/d [Na^+ im Serum von ca. 135–140 mmol/l anstreben]).

Bestimmte Medikamentenkombinationen (z. B. 2 Alkylanzien in der Konditionierung verbunden mit Ketoconazol zur antimykotischen Prophylaxe oder die Gabe von 3 Alkylanzien in der Konditionierung) sind mit einem erhöhten VOD-Risiko verbunden.

Zur Unterdrückung der Gerinnungsaktivierung wird in unserer Klinik der AT-III-Spiegel durch Substitution bei 80–90 % der Erwachsenennorm gehalten und eine niedrig dosierte Heparinprophylaxe (50 I. E./kg KG/24 h) durchgeführt.

Prognose

Bei milden Verläufen der VOD (Bilirubinerhöhungen bis maximal 8 mg/dl) ist die Prognose unter den o. g. Maßnahmen günstig. Bei schwerwiegenderem Verlauf droht das Leberversagen. In dieser Situation ist – trotz evtl. bestehender Blutungsneigung bei Thrombozytopenie – eine Lysetherapie mit rekombinantem Gewebeplasminogenaktivator (r-tPA) zu diskutieren.

■ Kapillar-Leck-Syndrom (KLS)

Definition

Das KLS ist gekennzeichnet durch den Verlust intravasaler Flüssigkeit in das Interstitium.

Klinik

- Generalisierte, periphere Ödeme,
- Polyserositis:
  – Aszites,
  – Pleuraergüsse,
  – Perikarderguss,
- Zeichen des intravasalen Volumenmangels:
  – Tachykardie,
  – Hypotonie,
  – prärenales Nierenversagen,
- Hyponatriämie,
- Hypalbuminämie.

Therapie

! Das therapeutische Dilemma besteht darin, dass eine vermehrte Flüssigkeitszufuhr zum Zweck der verbesserten Nieren- und Kreislauffunktion zum vermehrten Verlust von Flüssigkeit ins Interstitium führt und damit zur Verschlimmerung der Ödeme beiträgt.

Auch dem Einsatz von Katecholaminen sind enge Grenzen gesetzt, da die Patienten aufgrund des intravasalen Flüssigkeitsmangels bereits tachykard sind. Am besten gelingt es den intravasalen Füllungsdruck durch die Transfusion von Erythrozytenkonzentraten zu verbessern.

In Einzelfällen wurde das KLS erfolgreich mittels C1-Esterase-Inhibitor-Konzentrat behandelt (Initialdosis 60 I.E./kg KG, danach 2 Gaben á 30 I.E./kg KG, gefolgt von 4 Gaben á 15 I.E./kg KG in jeweils 12-stündigem Abstand), jedoch ist dies keine geprüfte Behandlungsform.

Prognose

Milde Formen des KLS bessern sich spontan innerhalb weniger Tage, während schwerwiegende Formen (mehr als 3 % Gewichtszunahme pro Tag) mit einer ernsten Prognose und einer Letalität von über 50 % verbunden sind.

■ Graft-versus-Host-Erkrankung (GvHD)

Definition

Die GvHD ist eine – eigentlich regelrechte – Funktion des mit hämatopoetischen Stammzellen übertragenen neuen Immunsystems, bei der Gewebe des Patienten nicht toleriert, sondern als fremd erkannt und attackiert wird.

Klinik

Betroffen sind insbesondere:
- *Haut:*
  – masernähnliches Exanthem,
  – in schweren Fällen: Blasenbildung bis hin zum Lyell-Syndrom,
- *Leber:*
  – Hyperbilirubinämie,
  – insbesondere GPT-Anstieg,
- *Magen-Darm-Trakt* (sehr variable Symptome):
  – Appetitlosigkeit,
  – Ileus,
  – ggf. hämorrhagische Enteritis mit Stuhlvolumina über 2 l/d.

Die GvHD ist nicht selten durch eine vorangegangene Infektion getriggert, wahrscheinlich durch eine unspezifische Stimulation immunologisch kompetenter Zellen. Der Schweregrad der GvHD wird in 4 Grade eingeteilt (Tab. 12.43).

Therapie

! Liegt eine GvHD = Grad II vor, wird die Immunsuppression verstärkt.

Diese umfasst die Gabe von Ciclosporin A mit angestrebten Blutspiegeln von 400–500 ng/ml (TDX-Assay) sowie die hochdosierte Prednisolonbehandlung (2 Tage á 20 mg/kg KG/d, 2 Tage á 10 mg/kg KG/d, 5 Tage á 5 mg/kg KG/Tag, danach 2 mg/kg KG/Tag). Diese intensive Immunsuppression stellt eine schwere Belastung für den Patienten dar, ist jedoch im Fall des Auftretens einer GvHD unumgänglich, da eine höhergradige

Tabelle 12.43 Klassifizierung des Schweregrads der akuten GvHD anhand der Veränderungen an Haut, Leber und Gastrointestinaltrakt

Stadieneinteilung des Organbefalls			
Stadium	Haut	Leber	Intestinaltrakt
1	makulopapulöses Exanthem: < 25% der KOF	Bilirubin: 2–3 mg/dl oder GPT: 150–750 U/l	Diarrhö: 750–1000 ml/d (Säuglinge 500–1000 ml)
2	Exanthem: 25–50% der KOF	Bilirubin: > 3–6 mg/dl	Diarrhö: > 1000–1500 ml/d
3	generalisierte Erythrodermie	Bilirubin: > 6–15 mg/dl	Diarrhö: > 1500 ml/d
4	Erythrodermie mit Blasenbildung oder Exfoliation	Bilirubin: > 15 mg/dl	schwerste abdominale Schmerzen mit Ileus

Gradeinteilung der GvHD nach dem Stadium des Organbefalls*				
Grad	Haut	Leber	Intestinaltrakt	klinische Bewertung
I	1–2	0	0	diskreter Befund
II	1–3	1	1	milde Erkrankung
III	2–3	2–3	2–3	schwere Erkrankung
IV	2–4	2–4	2–4	lebensbedrohliche Erkrankung

*: Diese Gradeinteilung ist für die Manifestation der GvHD an Haut + Leber oder Haut + Intestinaltrakt oder an allen 3 Organsystemen entwickelt.

GvHD unbehandelt zum Tod führt. Die GvHD Grad IV hat selbst unter dieser Immunsuppression eine sehr schlechte Prognose, sodass unterschiedliche experimentelle Protokolle zurzeit geprüft werden.

Nebenwirkungen. Zu den regelmäßigen Nebenwirkungen der Immunsuppression zählen:
- *Ciclosporin A:*
  - arterielle Hypertonie,
  - Niereninsuffizienz,
  - gelegentlich Mikroangiopathie mit HUS,
- *Prednisolon:*
  - Hyperglykämie,
  - arterielle Hypertonie,
  - Pankreatitis,
  - hochgradige Infektionsgefährdung.

Hochgradige Infektionsgefährdung. Die Patienten müssen deshalb mit geeigneten Maßnahmen überwacht und adäquat behandelt werden. Insbesondere das Auftreten von neuen Infektionen ist schwierig zu erfassen, da unter massiver Immunsuppression häufig die Fieberreaktion unterdrückt ist und das CRP abgeschwächt und/oder verzögert reagieren kann. Da diese wichtigen diagnostischen Parameter somit versagen, weisen nur die Verschlechterung des Allgemeinzustands, hämodynamische Veränderungen sowie ein graufarbenes Hautkolorit auf das Vorliegen einer schweren Infektion hin.

Nicht nur die Immunsuppression führt zu einer erhöhten Infektneigung, sondern auch die GvHD selbst beeinträchtigt die Infektabwehr, sodass leicht ein Circulus vitiosus entsteht. Deshalb ist die frühzeitige und sichere Erkennung sowie die konsequente Behandlung der GvHD > Grad II von lebenswichtiger Bedeutung.

■ Längerfristige Komplikationen

ARDS

Zu einem späteren Zeitpunkt, meistens zwischen Tag 60 und 100 nach Transplantation, kann es aus unterschiedlichen Gründen zu einem ARDS kommen. In dieser Phase nach Transplantation sind die Patienten gefährdet durch mykotische (vor allem Candida und Aspergillus) und virale Infektionen (vor allem Zytomegalie- und Adenovirus). Auch bakterielle Infektionen sind nicht auszuschließen.

> ! Die wichtigste nichtinfektiöse Ursache des ARDS ist die strahlen- oder chemotherapieinduzierte Pneumonitis, die eine sehr schnelle und hochdosierte Corticoidbehandlung erfordert, um den Übergang in eine Lungenfibrose zu verhindern.

Diagnostik

Eine frühe und sichere diagnostische Klärung ist deshalb unabdingbar, sodass bei Patienten mit interstitieller Pneumonie eine Bronchoskopie und BAL durchgeführt wird.

Die Diagnostik von Pilz- und Virusinfektionen ist nach Transplantation überwiegend nur als Erregernachweis mikroskopisch oder kulturell bzw. über eine PCR durchführbar, da die serologische Diagnostik wegen der noch nicht abgeschlossenen Immunrekonstitution unzuverlässig ist. Die Patienten können je nach Art der BSCT erst nach 6–18 Monaten ausreichend Antikörper bilden.

Therapie

Die Behandlung von Pilz- bzw. Virusinfektionen sind durchzuführen. Bei foudroyantem Verlauf muss unmittelbar nach Bronchoskopie und BAL eine breite antiinfektiöse Behandlung (Ceftazidim, Teicoplanin, Amphotericin B, Cymeven) und eine Glucocorticoidbehandlung (Methylprednisolon 2 mg/kg KG/d) begonnen und nach Vorliegen der Befunde entsprechend angepasst werden.

■ Indikation zur Beatmung

Die Indikation zur Beatmung wird bei Patienten nach BSCT grundsätzlich nach intensivmedizinischen Kriterien gestellt. Allerdings sind die folgenden Gesichtspunkte besonders zu beachten:
- Während der Knochenmarkaplasie sind alle Maßnahmen der Prophylaxe und der konservativen Therapie auszuschöpfen, da die Verlegung eines hochgradig immunkompromittierten Patienten auf eine Intensivstation in Verbindung mit invasiven Techniken wie zusätzlicher zentraler Venenkatheter, Intubation, Blasenkatheter usw. ein besonders hohes Infektionsrisiko darstellt.
- Sind neben dem respiratorischen Problem zusätzlich noch 2 weitere Organe in ihrer Funktion stark beeinträchtigt (z. B. VOD der Leber, KLS oder durch Sepsis bedingtes Nierenversagen), ist nach allgemeiner Erfahrung die Prognose als sehr ungünstig einzustufen, sodass in diesen Situationen im Einzelfall nach sehr sorgfältiger Diagnostik und Abwägung der Befunde auch auf eine Beatmung verzichtet werden darf.
- Zur Prophylaxe des Lungenödems ist eine strikte Bilanzierung und Flüssigkeitsrestriktion zwingend erforderlich. Im Fall eines manifesten Lungenödems (z. B. durch Pneumonie oder KLS) kann neben den konventionellen Maßnahmen auch der Einsatz von C1-Esterase-Inhibitor-Konzentrat gerechtfertigt sein, um eine drohende Intubation und maschinelle Beatmung möglichst zu vermeiden.
- Verschiedene Scoringverfahren sind in klinischer Prüfung; z. B. der „Oncological Pediatric Risk of Mortality"-Score, der im Langzeitverlauf von Kindern während BSC gemessen wurde.

Wenn die Intubation eines Patienten nach BSCT unvermeidbar ist, wird in den meisten Fällen eine Verlegung auf die Intensivstation erforderlich. Dort müssen dieselben Standards für die Transfusion von Blutprodukten wie auf onkologischen Stationen angewendet werden.

Die Infektionsprophylaxe, -diagnostik und -behandlung sind im Kapitel „Infektionsprophylaxe und -behandlung" beschrieben, spezielle Infektionen (Enzephalitis, CMV-Pneumonie) in Kapitel „Infektionen während der Knochenmarkaplasie". Zusätzlich zu diesen speziellen Maßnahmen bei BSCT sind die allgemeinen Richtlinien der Behandlung schwer kranker Patienten zu berücksichtigen:
- Die parenterale Ernährung wird in der Zeit der Knochenmarkaplasie oft hyperkalorisch berechnet (ca. 1,5faches des basalen Energiebedarfs).
- Eine ausreichende Analgesie unter Berücksichtigung der Darmfunktion und – in der Zeit der Entwöhnung vom Respirator – der Vigilanz ist mit Opiaten zu gewährleisten.
- Krankengymnastische Übungen dienen der Verbesserung der Atemfunktion und zur Prophylaxe von Kontrakturen.
- Psychosoziale Betreuung des Patienten und seiner Angehörigen.

Systemische Behandlung mit hochdosiertem Interleukin-2

W. Nürnberger und U. Göbel

Die klassischen Therapiemodalitäten in der Onkologie umfassen Operation, Bestrahlung und Zytostatikatherapie, die eine Elimination bzw. Reduktion von Tumorzellen ermöglichen. Auch bei KMT bzw. BSZT hat die Chemo-/Radiotherapie eine wichtige Funktion für die Tumorkontrolle. Die Analyse unterschiedlicher Verfahren der BSZT zeigte jedoch, dass die Rezidivhäufigkeit beeinflusst ist von der Art der transplantierten Stammzellen: Entstammten sie eineiigen Zwillingen oder handelte es sich um autologe Stammzellen, war die Rezidivhäufigkeit sehr viel höher als bei allogen gewonnenen Stammzellen. Diese Beobachtung ist als immunologisch bedingte Zytolyse von Tumorzellen zu interpretieren (GvL-Effekt).

> **!** In der Auslösung des GvL-Effekts als immunologische Reaktion zur Leukämiekontrolle hat das IL-2 eine wichtige Rolle.

Zum gegenwärtigen Zeitpunkt sind Therapieprotokolle in der klinischen Prüfung, welche die Anwendung von rekombinant hergestelltem IL-2 vorsehen. Ziel der Behandlung ist die Stimulation immunkompetenter Zellen (natürliche Killerzellen, NK-Zellen) sowie die Induktion von körpereigenen, tumoriziden oder antiproliferativen Substanzen, in 1. Linie TNF-α und INF-γ. Meistens wird zunächst mit konventioneller Chemotherapie oder mittels KMT eine deutliche Verringerung der Tumorzellmasse angestrebt und die IL-2-Behandlung als eine unterstützende Therapiemodalität für die Elimination kleiner Tumorzellverbände (sog. minimal residual disease) eingesetzt.

Um dieses Ziel zu ereichen, ist die In-vivo-Produktion von IL-2 als optimal und erstrebenswert anzusehen, sie ist aber zurzeit therapeutisch noch nicht einsetzbar. Für die systemische Anwendung steht rekombinantes IL-2 zur Verfügung.

Rekombinantes IL-2:
anzustrebende Tagesdosis:
- 12 Mio. I. E./m² KOF/d
In Ausnahmefällen werden auch höhere Dosen toleriert.

Häufig wird jedoch die angestrebte Dosis wegen der gravierenden Nebenwirkungen nicht erreicht. Die Behandlungsdauer liegt meist bei 5–7 Tagen, gelegentlich länger.

Nebenwirkungen:
IL-2 ist ein proinflammatorisches Zytokin und deshalb muss – bei systemischer Gabe – mit einer *systemischen Entzündungsreaktion* gerechnet werden. Diese beinhaltet:
- septische Temperaturen,
- Schüttelfrost,
- Gliederschmerzen,
- Verschiebungen des Säure-Basen-Status im Sinn einer metabolischen Azidose,
- großflächiges Exanthem, welches den gesamten Stamm und die Extremitäten betreffen kann.
- neurologische Komplikationen:
  - Krampfanfälle,
  - Stupor,
  - Koma.
- Ausbildung eines Kapillarlecksyndroms (KLS).

Die mit dem KLS verbundenen Komplikationen des Blutdruckabfalls und der Flüssigkeitseinlagerung bis hin zum Lungenödem erzwingen häufig eine vorzeitige Reduktion der IL-2-Dosis bzw. sogar den Therapieabbruch.

Die beschriebenen Reaktionen sind also ähnlich dem Bild der Sepsis. Deshalb ist eine adäquate Überwachung der Patienten während der IL-2-Therapie absolut erforderlich. Ca. 20 % der Patienten benötigen eine Katecholamingabe zur Stabilisierung des Blutdrucks. Vorrangiges Ziel der supportiven Maßnahmen (Paracetamol, evtl. Metamizol, Antihistaminika bei Juckreiz, evtl. Antiemetika bei Erbrechen, Katecholamine) ist es, die IL-2-Behandlung in der angestrebten Dosis durchzuführen, um eine ausreichende Stimulation immunologisch kompetenter Zellen zu erreichen.

Zwingen die Begleitreaktionen zum vorzeitigen Absetzen der IL-2-Therapie, stabilisieren sich meist innerhalb weniger Stunden die gravierendsten Nebenwirkungen und klingen innerhalb von 2–3 Tagen vollständig ab.

Unter IL-2 kann sich eine erhöhte Infektanfälligkeit entwickeln. Parameter wie Fieber oder CRP sind unter IL-2 verändert und können nicht zur Infektionsdiagnostik und -beurteilung herangezogen werden. Daher sind bei Patienten unter IL-2-Therapie engmaschig mikrobiologische Kulturen abzunehmen (Rachen-, Analabstrich, Sputum, Urin, Blutkulturen). Bei Erreichen definierter Grenzwerte (z. B. CRP > 15 mg/dl, Temperatur > 39 °C ist eine prophylaktische antibiotische, antivirale und antimykotische Behandlung (z. B. Ceftazidim, Clindamycin, Aciclovir, Fluconazol oder Amphotericin B) über die Dauer der IL-2-Infusion hinaus bis hin zur Entfieberung indiziert.

Therapie mit Blutkomponenten und Plasmaderivaten

G. Giers und R. E. Scharf

Erythrozytenkonzentrate

Ende der 40er Jahre war die Entnahme und Transfusion von Vollblut gängige Praxis. Das zu dieser Zeit dem Spender entnommene Vollblut wurde in Glasflaschen, welche ACD-Lösung (Acidum citricum, Natrium citricum und Dextrose) als Stabilisator enthielten, gewonnen. Diese Glasflaschen ermöglichten den 1. Schritt in Richtung der Blutkomponentenpräparation. Sie konnten zentrifugiert und die Plasmaüberstände vom Zellsediment getrennt werden. Nachteil dieses damals revolutionären Systems war jedoch, dass es sich bei dieser Form der Blutkomponentenherstellung um ein offenes System mit erhöhter bakterieller Kontaminationsgefahr handelte und das Glasbruchrisiko während der Zentrifugation nicht unerheblich war.

Anfang der 50er Jahre wurde dann die Verwendung von Kunststoffmaterialien zur Blutgewinnung vollzogen. Von Walter u. Murphy (1952) wurde der Urtyp des heute verwendeten modernen Kunststoffbeutels eingeführt. Er bestand aus einem kollabierbaren Beutel, der mit ACD-A-Lösung gefüllt war, sowie einem integrierten Polyvinylchlorid(PVC)-Schlauch mit Punktionsnadel. Zurzeit findet ein PVC-Beutel mit dem Weichmacher DEHP (Di-[2-ethylhexyl]phtalat) oder TEHTM (Tri-[2-ethylhexyl]trimellitat) Einsatz.

Für Thrombozytenkonzentrate werden Beutel aus Polyolefin verwendet, die im Vergleich zu PVC eine höhere O_2-Permeabilität besitzen (Carmen 1993).

Mit Einführung der Thrombozytensubstitution Anfang der 60er Jahre in der Leukämietherapie und dem damit einhergehenden erhöhten Thrombozytenbedarf begann die Ära der Gewinnung von Thrombozyten aus Vollblut sowie durch maschinelle Zellseparation (Thrombozytapharese).

Durch maschinelle Zellseparation werden heute auch Erythrozyten, Granulozyten und Blutstammzellen gewonnen.

Die Fraktionierung von Vollblut in gefiltertes Erythrozytenkonzentrat, Gefrierplasma sowie gefiltertes Thrombozytenkonzentrat ist gegenwärtig das Standardverfahren.

Herstellung und Zusammensetzung von Erythrozytenkonzentraten

Die einfachste Art der Aufarbeitung des Vollbluts einer Einzelspende besteht in der Trennung der zellulären von den plasmatischen Bestandteilen durch Zentrifugation. Unter den sich am Beutelboden sedimentierenden zellulären Bestandteilen überwiegen die Erythrozyten. Die Sedimentation von Blutzellen in Plasma gehorcht der Svedberg-Gleichung.

$$V = \frac{2/9 \times W^2 \times (d[Zellen] - d[Plasma]) \times r^2}{n_t}$$

V = Sedimentationsgeschwindigkeit
W = Winkelgeschwindigkeit der Rotation
R = Abstand der Blutzellen bis zur Drehachse des Rotors
d = spezifisches Gewicht
r = Radius der Blutzellen
n_t = Viskosität des Mediums bei t° C

Das so entstandene Erythrozytenkonzentrat wird in der modernen Transfusionsmedizin über einen weiteren Präparationsschritt mittels eines Inline-Filters leukozytendepletiert und dann in eine Additivlösung überführt (Abb. 12.5).

Die gebräuchlichsten Additivlösungen sind z. Z. SAG-M-Lösung (Sodium, Adenin, Glucose, Mannitol) und PAGGS-M-Lösung (Phosphat, Adenin, Guanosin, Glucose, Sorbit, Mannitol).

Das in dem o. g. Herstellungsschritt beschriebene Erythrozytenkonzentrat wird als gefiltertes Erythrozytenkonzentrat in additiver Lösung bezeichnet. Es enthält praktisch alle zellulären Bestandteile eines früher üblich gebräuchlichen Buffy-Coat-freien Erythrozytenkonzentrats in CPD-A1-Lösung (Citrat, Phosphat, Dextrose, Adenin), jedoch weniger Plasma und Stabilisator.

Bei der Herstellung werden sowohl Buffy Coat als auch Plasma entfernt und anschließend die gefilterten Erythrozyten in 80–110 ml Additivlösung überführt. Das Volumen beträgt 250–350 ml, der Hämatokritwert liegt zwischen 50 und 70 %. Die Erythrozytenmasse beträgt > 80 %, die Restleukozyten betragen < 1 × 10^6/E. Der Plasmaanteil beträgt < 15 %, die Lagerungsfähigkeit liegt zwischen 42 Tagen bei Verwendung von SAG-M-Lösung und 49 Tagen bei Verwendung von PAGGS-M-Lösung.

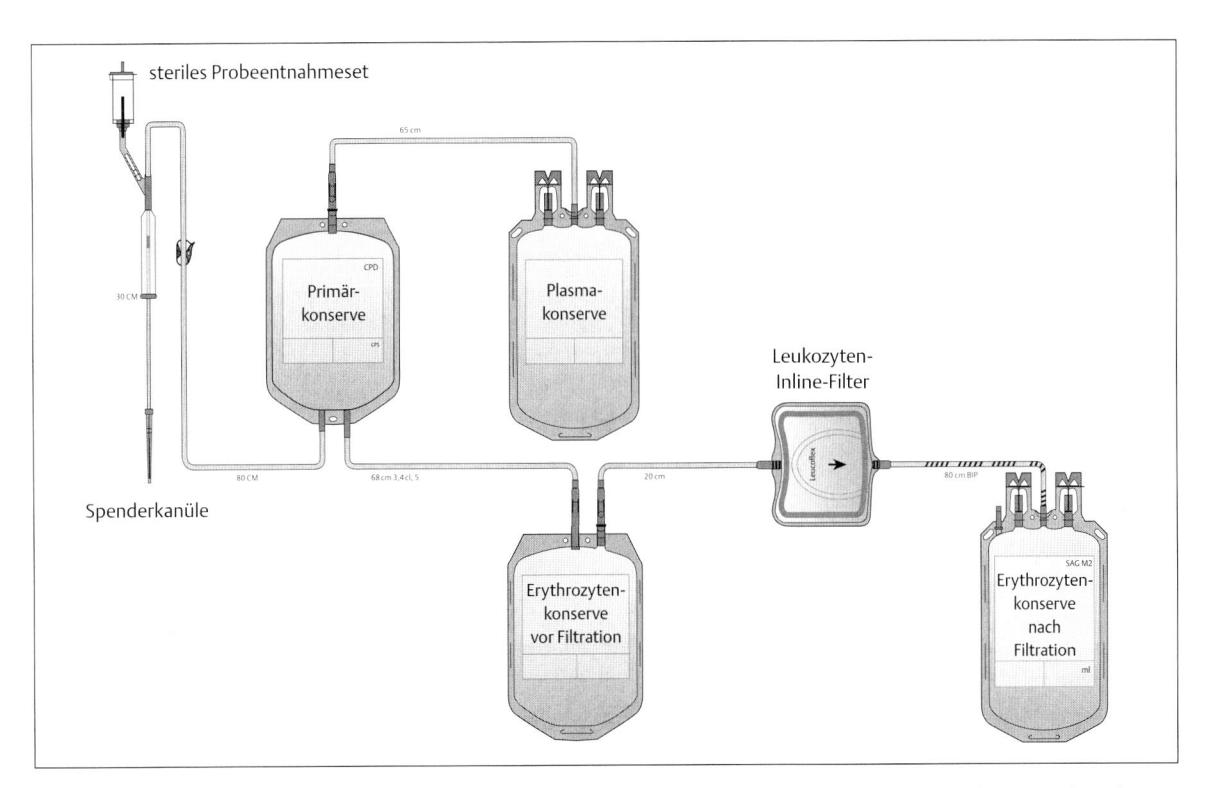

Abb. 12.5 Vierfachkonservensystem für ein leukozytendepletiertes Erythrozytenkonzentrat sowie für ein Gefrierplasma.

Kompatibilitätstestung

> ! Vor jeder Transfusion eines Erythrozytenkonzentrats – Eigenbluttransfusionen ausgenommen – ist eine serologische Verträglichkeitsprobe (Kreuzprobe) durchzuführen (Richtlinien zur Gewinnung von Blut und Blutbestandteilen und zur Anwendung von Blutprodukten [Hämotherapie]. Aufgestellt vom Wissenschaftlichen Beirat der Bundesärztekammer und vom Paul-Ehrlich-Institut. Neu bearbeitete Fassung 2000.)

Ihr Ziel ist die Erfassung von erythrozytären Antikörpern, die zu einer sofortigen oder verzögerten Transfusionsreaktion führen können.

> ! Von dieser Regel kann und darf nur dann abgewichen werden, wenn keine Zeit zur Durchführung der serologischen Verträglichkeitsprobe zur Verfügung steht und der Patient ohne Bluttransfusion bis zum Vorliegen des Ergebnisses der Kompatibilitätstestung sonst aufgrund seines Blutverlusts sterben oder schweren Schaden erleiden würde.

Der transfundierende Arzt muss das Risiko der vitalen Gefährdung des Patienten aufgrund einer nicht durchgeführten Bluttransfusion gegen das Risiko einer inkompatiblen Bluttransfusion und damit die Gefahr einer möglicherweise schwerwiegenden Transfusionsreaktion abwägen. Bei der Gabe von „ungekreuztem" Blut muss derzeit in ca. 1 % der Fälle mit einer hämolytischen Transfusionsreaktion gerechnet werden.

Nach Definition ist die *serologische Verträglichkeitsprobe* die letzte serologische Sicherung vor der Bluttransfusion zur Feststellung der Verträglichkeit zwischen Spender- und Empfängerblut.

Das Prinzip besteht darin, dass erythrozytäre Antikörper (IgG-AK und IgM-AK) über eine direkte oder indirekte Hämagglutination bzw. Hämolyse nachgewiesen werden. Dabei werden die Reaktionsbedingungen für die Antigen-Antikörper-Reaktion so gewählt, dass möglichst alle transfusionsmedizinisch relevanten Antikörper durch die Methode erfasst werden können. Man unterscheidet einen Major- und einen Minoransatz.

Majoransatz. Hierbei wird die Verträglichkeit der Spendererythrozyten mit dem Empfängerserum überprüft. Bei positivem Ausfall liegt eine Majorinkompatibilität vor. Sie ist in der Regel klinisch relevant, da bei einer Transfusion eine lebensbedrohliche Transfusionsreaktion zu erwarten ist. Hierbei würde eine große Menge von Antikörpern des Empfängers auf inkompatible Spendererythrozyten treffen und diese lysieren.

Minoransatz. Hierbei wird die Verträglichkeit der Empfängererythrozyten mit dem Spenderserum überprüft. Der Minoransatz kann entfallen, wenn bei dem Spender ein Antikörpersuchtest durchgeführt worden ist. Bei positivem Ausfall des Minortests liegt eine Minorinkompatibilität vor. Sie ist klinisch weniger relevant. Hierbei würde eine kleine Menge von Antikörpern des Spenders (im Erythrozytenkonzentrat) auf inkompatible Empfängererythrozyten treffen. Aufgrund der geringen Mengen von Antikörpern und des zusätzlichen Verdünnungseffekts beim Empfänger wird im Allgemeinen keine fatale Transfusionsreaktion ausgelöst.

Kreuzprobe. Die Durchführung der serologischen Verträglichkeitsprobe (Kreuzprobe) wird routinemäßig als 3-Stufentest im Majoransatz durchgeführt.

1. Stufe: Nachweis komplett reagierender Antikörper (IgM-AK):
- Patientenserum (Empfänger) wird mit Spendererythrozyten (Konservenerythrozyten) vorsichtig gemischt und bei Raumtemperatur in einem Glasgefäß inkubiert. Anschließend wird das Reaktionsgemisch zentrifugiert und der Ansatz auf Hämolyse und Agglutination geprüft.

2. Stufe: Nachweis inkomplett reagierender Antikörper und Antikörperbeladungsphase (IgM-AK und IgG-AK):
- Zu dem in der 1. Stufe hergestellten Reaktionsgemisch gibt man einen Reaktionsverstärker (Supplement) hinzu, der die Antigen-Antikörper-Reaktion verstärkt (z. B. durch Erniedrigung des Zeta-Potenzials), mischt vorsichtig und inkubiert bei 37 °C. Der Reaktionsansatz wird zentrifugiert und auf Hämolyse und Agglutination geprüft.

3. Stufe: Identifikation inkomplett reagierender Antikörper aus der 2. Stufe:
- Der Reaktionsansatz der 2. Stufe wird 3-mal mit physiologischer Kochsalzlösung gewaschen. Antihumanglobulin (Coombs-Serum) wird hinzugegeben, vorsichtig gemischt, zentrifugiert und auf Hämolyse und Agglutination abgelesen.

Der oben beschriebene Waschprozess dient dazu, humane Globuline des Empfängerserums, die nicht spezifisch an den Erythrozyten über eine Antigen-Antikörper-Reaktion gebunden sind, zu entfernen. Ohne Waschprozess würden diese nicht spezifisch gebundenen Globuline das Antihumanglobulin „neutralisieren" (verbrauchen).

Damit würden die Antikörper, die spezifisch an erythrozytäre Antigene gebunden sind, nicht über den Antihumanglobulintest (Coombs-Test) nachgewiesen werden können.

In einer *Kontrollstufe („4. Stufe")* werden positiv beladene Kontrollzellen zum Ansatz der 3. Stufe hinzugegeben, vorsichtig gemischt und auf Hämolyse und Agglutination abgelesen.

Dieser Untersuchungsschritt überprüft als positive Kontrolle die Funktionsfähigkeit der 3. Stufe, indem Testerythrozyten (positiv beladene Kontrollzellen), die mit inkompletten Antikörpern beladen sind und im Anschluss an die 3. Stufe zum Ansatz hinzugegeben werden, mit dem in der 3. Stufe befindlichen Coombs-Serum reagieren und zur Agglutination führen.

Auswertung. Die serologische Verträglichkeitsprobe im 3-Stufen-Test ist negativ, wenn in den ersten 3 Stufen weder eine Agglutination noch eine Hämolyse auftritt. Zudem muss die 4. Stufe (positive Kontrolle) zur Agglutination führen.

Tritt in einer der ersten 3 Stufen eine Agglutination bzw. eine Hämolyse auf, so darf das Spenderblut in der Regel nicht transfundiert werden. Agglutination bzw. Hämolyse in den einzelnen Stufen der Verträglichkeitsprobe können, vereinfacht dargestellt, folgende Ursachen haben:

1. *Stufe: IgM-AK (Kochsalzmilieu, Raumtemperatur):*
   - Unverträglichkeit im AB0-System, Unverträglichkeit durch komplett reagierende Antikörper gegen erythrozytäre Antigene, Kälteautoantikörper.
2. *Stufe: IgG-AK (Aufladungsphase bei 37 °C):*
   - Unverträglichkeit durch inkomplett reagierende Antikörper, am häufigsten Rhesusantikörper und Anti-Kell-Antikörper, Autoantikörper.
3. *Stufe: IgG-Antikörper (Identifikationsstufe inkompletter Antikörper aus der Antikörperbeladungsphase der 2. Stufe):*
   - Unverträglichkeit durch inkomplett reagierende Antikörper, am häufigsten Rhesusantikörper und Anti-Kell-Antikörper, Autoantikörper.

Spezielle Erythrozytenkonzentrate

Alle verfügbaren Erythrozytenkonzentrate enthalten, in Abhängigkeit vom Herstellungsverfahren, den größten Teil der Erythrozyten einer Vollbluteinheit. Sie unterscheiden sich im Wesentlichen durch den Gehalt an noch verbliebenen Leukozyten, Thrombozyten, Plasma und additiver Lösung.

Je nach Indikation stehen unterschiedliche Erythrozytenpräparationen zur Verfügung:

Leukozytendepletiertes Erythrozytenkonzentrat. Das leukozytendepletierte Erythrozytenkonzentrat (Standardpräparat) wird aus Buffy-Coat-freiem Erythrozytenkonzentrat in additiver Lösung mittels Inline-Filtration hergestellt. Die Anzahl der Restleukozyten ist $< 1 \times 10^6$/Einheit. Dadurch wird das Risiko einer Immunisierung gegen leukozytäre Antigene (vor allem des HLA-Systems) stark vermindert und die Gefahr einer Übertragung von bestimmten intrazellulären Viren – z. B. CMV – weitgehend eliminiert (Hillyer 1994).

Gewaschenes Erythrozytenkonzentrat. Dieses wird durch mehrmaliges Aufschwemmen in geeigneten Waschlösungen (z. B. isotonische Kochsalzlösung) und anschließendes Zentrifugieren der Erythrozyten hergestellt. Dadurch wird der größte Teil des Plasmas, der Leukozyten und der Thrombozyten entfernt.

Kryokonservierte Erythrozytenkonzentrate. Für das Einfrieren von Erythrozytenkonzentraten in PVC- oder besser in Polyolefinbeuteln (beständiger bei -80 °C und niedriger) werden diese mit Glycerol, DMSO (Dimethylsulfat), seit einiger Zeit auch mit Hydroxyethylstärke als Kälteschutzmittel versetzt. Die Lagertemperatur im Tiefgefrierschrank (Flüssigstickstofftank) liegt bei -60 °C bzw. -196 °C. Die Präparate sind mindestens 10 Jahre lagerbar. Das Auftauen solcher hergestellter Erythrozytenkonzentrate erfolgt im Wasserbad oder Inkubator bei +37 °C und dauert zwischen 20 und 40 Minuten. Nach Äquilibrierung des Erythrozytenkonzentrats in hypertoner (12 %iger) Kochsalzlösung muss anschließend das Glycerol mit 1,6 %iger Kochsalzlösung ausgewaschen werden. Daraufhin werden die Erythrozyten in glucosehaltiger isotoner Kochsalzlösung resuspendiert (Walker 1993).

Bestrahlte Blutpräparate. Die Bestrahlung von Blutkomponenten mit ionisierenden Strahlen dient dazu, die Absiedlung und Proliferation transfundierter T-Lymphozyten im Empfänger und damit der Ausbildung einer GvHD. Durch die Bestrahlung wird die DNS der transfundierten Lymphozyten irreversibel geschädigt. Die Bestrahlung erfolgt üblicherweise mit 30 Gy (Rosen 1993, Pelszynski 1994, Scharf und Giers 1998).

Indikation zur Hämotherapie von Erythrozytenkonzentraten

> **!** Bei Entscheidung für eine Transfusion müssen außer Laborwerten stets Dauer, Schwere und Ursache der Anämie, klinischer Zustand sowie Alter und Geschlecht des Patienten berücksichtigt werden.

Leukozytendepletierte Erythrozytenkonzentrate. Diese sind indiziert bei allen Patienten, bei denen eine Immunisierung gegen Histokompatibilitätsantigene – vor allem im HLA-Bereich – vermieden werden muss.

Bei Patienten, die bereits Antikörper gegen leukozytäre und/oder thrombozytäre Alloantigene gebildet haben, lässt sich durch Entfernung der Leukozyten und Thrombozyten mittels Filter die Häufigkeit und Schwere febriler Transfusionsreaktionen deutlich herabsetzen. Da leukozytendepletierte Erythrozytenkonzentrate als sicher bezüglich der Übertragung von CMV anzusehen sind, werden sie bei CMV-negativen immunsupprimierten Patienten ebenfalls verwendet, wenn CMV-negative Erythrozytenkonzentrate nicht zur Verfügung stehen (Hillyer 1994).

Weitere Indikationen:
- Knochenmarktransplantation,
- aplastische Anämien,
- Osteomyelosklerose,
- Panmyelopathien,
- Leukämien,
- Knochenmarkaplasien,
- transfusionsbedürftige chronische Anämien,
- CMV-negative Patienten unter Immunsuppression,

- Patienten mit bekannter Reaktion auf Leukozyten oder Thrombozyten,
- Frühgeborene,
- intrauterine Transfusionen.

Bestrahlte Erythrozytenkonzentrate. Die Übertragung vermehrungsfähiger immunkompetenter T-Lymphozyten durch Blutprodukte kann bei immunkompromittierten Patienten zu einer GvHD führen. Zellhaltige Blutprodukte, die solchen Patienten verabreicht werden, müssen deshalb möglichst kurz vor der vorgesehenen Transfusion mit 30 Gray (Gy) bestrahlt werden. Nach Möglichkeit sollten nur leukozytendepletierte Erythrozytenkonzentrate bestrahlt werden, um die Ausgangsmenge vermehrungsfähiger Lymphozyten klein zu halten.

Indikationen:
- Knochenmarktransplantation,
- schweres Immundefektsyndrom,
- hochdosierte Chemotherapie mit oder ohne Ganzkörperbestrahlung,
- Leukämien,
- maligne Lymphome und solide Tumoren,
- intrauterine Transfusionen,
- Transfusion von Frühgeborenen.

Gewaschene Erythrozytenkonzentrate. Gewaschene Erythrozytenkonzentrate sind nur in Fällen indiziert, bei denen Unverträglichkeitserscheinungen gegen Plasmaproteine – trotz Gabe von leukozytendepletierten Erythrozytenkonzentraten in additiver Lösung – aufgetreten bzw. Antikörper gegen IgA oder andere Plasmaproteine nachgewiesen wurden (Scharf u. Giers 1998).

Kryokonservierte Erythrozytenkonzentrate. Wegen der beschränkten Verfügbarkeit, der hohen Kosten und des großen logistischen Aufwands sollten kryokonservierte Erythrozytenkonzentrate lediglich Anwendung bei Patienten mit komplexen Antikörperkonstellationen oder mit Antikörpern gegen ubiquitäre Antigene verabreicht werden.

Dosierung von Erythrozytenkonzentraten

! Die Dosierung von Erythrozytenkonzentraten richtet sich nach dem angestrebten Ziel und muss dem Grundsatz folgen „so viel wie nötig, so wenig wie möglich".

Die Übertragung eines einzelnen Erythrozytenkonzentrats beim Erwachsenen ist nur ausnahmsweise gerechtfertigt. Bei einem normalgewichtigen Erwachsenen (> 18 Jahre) – ohne gesteigerten Erythrozytenumsatz – ist nach Transfusion eines Erythrozytenkonzentrats mit einem Anstieg des Hämoglobinwerts um 0,5–1 g/100 ml zu rechnen (Kubanek u. Mitarb. 1994).

Anzahl und Frequenz der Transfusionen werden vom therapeutischen Ziel bestimmt. Eine Erwärmung der Erythrozytenkonzentrate ist in der Regel nicht notwendig. Eine Ausnahme stellt die Massivtransfusion dar.

! Laborwerte allein sind nur unzureichende Indikatoren für Entscheidung über einen Erythrozytenbedarf. Als Richtlinie kann für einen bettlägerigen Patienten eine Hämoglobinkonzentration von 6 g/100 ml gelten, für den ambulanten Patienten 8 g/100 ml.

Letzten Endes bestimmen die Adaptationsmöglichkeiten des individuellen Patienten den Transfusionsbedarf. Bei jüngeren Patienten kann auch ein Wert unter 7 g/100 ml ausreichend sein, um ein normales, aktives Leben zu führen. Beim älteren Patienten wird der Wert meistens zwischen 10 und 12 g/100 ml liegen.

Chronische Transfusionstherapie. Bei Patienten mit chronischen Anämien (z. B. Panmyelopathie oder Osteomyelosklerose) und multipel zu transfundierenden Patienten sind Indikation und Transfusionsstrategie besonders sorgfältig zu überlegen, da nicht nur die Lebensqualität, sondern das Überleben von der Güte der supportiven Therapie abhängt, d. h. vorwiegend von der über Jahre notwendigen Effektivität der Hämotherapie. Bei diesen Patienten sind folgende Grundregeln zu beachten:
- Wenn möglich, sollten neben den AB0-Antigenen die Antigene der Rhesusgruppe, des Kell- und des Duffy-Systems bestimmt werden.
- Die Verträglichkeitsproben müssen besonders sorgfältig durchgeführt werden, da eine Alloimmunisierung des Patienten die Effektivität der chronischen Transfusionstherapie sehr erschweren kann.
- Zur Vermeidung febriler Transfusionsreaktionen sollten möglichst früh leukozyten- und thrombozytenarme Erythrozytenkonzentrate transfundiert werden.
- Eine konsequente Venenpflege, die häufig missachtet wird, ist für diese transfusionsabhängigen Patienten – ähnlich den Patienten mit Hämophilie – von entscheidender Bedeutung.

Transfusion von Neu- und Frühgeborenen. Bei Transfusion von Neu- und Frühgeborenen sollte die Transfusionsgeschwindigkeit eine Rate von 5–10 ml/kg KG/h nicht überschreiten. Sie sollte am besten über eine Perfusorspritze mit geregelter Pumpe durchgeführt werden.

Wegen der hohen Temperaturen auf den Neu- und Frühgeborenenstationen ist die Gefahr eines bakteriellen Wachstums besonders hoch. Daher darf nur die verwendete und benötigte Blutmenge an Transfusionsblut angefordert werden. Die eröffnete Blutkonserve muss maximal 6 h nach Eröffnung transfudiert worden sein. Nach Überschreitung der o. g. Zeit ist die Konserve zu verwerfen.

Transfusion von Erythrozyten bei Neugeborenen

Aufgrund der besonderen physiologischen Verhältnisse in der Neugeborenenzeit ergeben sich hier besondere Indikationen.

> Neugeborene, und besonders Frühgeborene, gehören zu den Patientengruppen im Krankenhaus, die am ehesten eine Bluttransfusion erhalten.

Kriterien zur Erythrozytentransfusion bei Neugeborenen und Säuglingen bis zum 4. Lebensmonat sind in Tab. 12.**44** zusammengefasst.

Eine große Zahl an Erythrozytentransfusionen für Neugeborene erfolgen, um den iatrogenen Blutverlust zu ersetzen. Bis zu 25 % der Kinder verlieren dadurch innerhalb von 6 Wochen mehr als ihr gesamtes Blutvolumen. Trotz großer Fortschritte in der Miniaturisierung der Labortests müssen insbesondere die sehr unreifen Frühgeborenen häufig transfundiert werden, um die Verluste durch die erforderlichen Blutabnahmen zur Überwachung der Vitalfunktionen auszugleichen. So entspricht ein iatrogener Blutverlust von 7 ml ca. 10 % des Blutvolumens eines 1000 g schweren Frühgeborenen.

Dadurch sind wiederholte Transfusionen von kleinen Volumina (5–15 ml/kg KG) innerhalb einer relativ kurzen Zeit erforderlich. Dies führt bei dem üblichen Transfusionsverhalten zu einer Verschwendung von Blutkonserven und einem erhöhten Infektionsrisiko des Neugeborenen, das den Blutprodukten von vielen Blutspendern ausgesetzt wird (Infektions- und Immunisierungsgefahr). Daher sind hier besondere transfusionsmedizinische Anstrengungen erforderlich. Die benötigte Gesamtmenge an Blut für ein Neugeborenes kann leicht durch die Spende einer Person erfolgen (ein Spender für einen Patienten). Durch den Einsatz von Mehrfachbeuteln und steriler Schweißtechnik können im geschlossenen System mehrere Konserven mit kleinen Volumina (ca. 30 ml) hergestellt und für einen Patienten bereitgehalten werden. Durch Verwendung von additiven Lösungen kann die Lagerungsdauer der Erythrozyten bis auf 42 Tage verlängert werden. Untersuchungen zeigen, dass auch länger als 5 Tage gelagerte Erythrozyten ohne Nachteile für die Neugeborenen als regelmäßige Substitution verabreicht werden können (Poschmann 1994).

Thrombozytenkonzentrate

Thrombozyten sind die zellulären Elemente des Hämostasesystems. Durch Adhäsion an subendotheliale Matrix und anschließende Aggregation aktivierter Thrombozyten decken sie Endotheldefekte ab und bilden einen hämostatischen Pfropf (primäre Blutstillung). Unmittelbar nach Transfusion intakter Thrombozyten zirkuliert normalerweise der größere Teil der Plättchen im peripheren Blut. Die Wiederfindungsrate (Recovery) beträgt 60–70 %. Etwa 30–40 % der Thrombozyten werden in der Milz zurückgehalten. Bei fehlender Milz kann die Recovery auf über 90 % ansteigen. Bei vergrößerter Milz oder thrombozytenverbrauchenden Prozessen (Sepsis, intravasale Gerinnung, Alloimmunisierung u. a.) sinkt die Recovery ab.

1910 wurde erstmals über den hämostyptischen Effekt von Bluttransfusionen beim thrombozytenbedingten Blutungsleiden berichtet (Duke).

Mitte der 50er Jahre wurde dann an bestrahlten thrombozytopenischen Tieren die Wirksamkeit von Thrombozytentransfusionen auch experimentell gezeigt (Dillard 1951). Dieser Effekt konnte wenig später bei Patienten mit plättchenbedingten Blutungsleiden bestätigt werden (Hirsch 1952, Stefanini 1953).

Mit Einführung von Kunststoffbeuteln hat sich später die Thrombozytentransfusion als klinische Therapiemaßnahme etablieren können. Sie ist heute, neben der Transfusion von Erythrozyten die wichtigste transfusionsmedizinische Maßnahme. Die Möglichkeit zur Durchführung von Thrombozytentransfusionen ist die Grundlage vieler thrombozytär bedingter hämorrhagischer Diathesen.

Herstellung von Thrombozytenkonzentraten

Thrombozytenkonzentrate werden von gesunden Blutspendern gewonnen. Der Thrombozytenspender sollte mindestens 7 Tage vor der Thrombozytenspende keine die Plättchenfunktion beeinträchtigenden Medikamente – insbesondere Acetylsalicylsäure oder Indometacin – eingenommen haben.

Thrombozyten werden entweder aus frisch abgenommenen Vollbluteinheiten oder durch maschinelle Thrombozytapherese mittels Zellseparatoren gewonnen.

Für die Herstellung von Einzelspender-Thrombozytenkonzentraten aus Vollblut werden jeweils 500 ml Vollblut mit 70 ml CPDA-1-Stabilisator gemischt. Durch eine erste, langsame Zentrifugation wird zunächst plättchenreiches Plasma (PRP) hergestellt. Aus diesem wird durch eine zweite, schnellere Zentrifugation das Thrombozytenkonzentrat einer Einzelspende gewonnen und durch nachfolgende Inline-Filtration leukozytendepletiert.

Tabelle 12.**44** Kriterien der Erythrozytentransfusion

1	Hämoglobinwert < 13 g/dl: • Neugeborene am 1. Lebenstag
2	Hämoglobinwert < 13 g/dl: • alle Neugeborenen mit schwerer Lungenerkrankung, zyanotischer Herzerkrankung, Herzversagen
3	Hämoglobinwert < 8 g/dl: • Neugeborene mit klinischen Zeichen der Anämie
4	akuter Blutverlust > 10 % des Blutvolumens
5	iatrogener Blutverlust > 5–10 % des Blutvolumens

Eine weitere Methode ist die Gewinnung des Einzelspender-Thrombozytenkonzentrats aus dem Buffy Coat (Lovric 1985, Pietersz 1985).

Bei diesem Verfahren werden aus einer Einzelspende 3 Blutkomponenten erzeugt:
- 1 Erythrozytenkonzentrat,
- 1 Plasma,
- 1 Thrombozytenkonzentrat.

Die Plättchen werden dabei im Plasma resuspendiert, sowie durch eine Zentrifugation und Filtration von kontaminierenden Erythrozyten und Leukozyten getrennt.

Das Thrombozytenkonzentrat, welches aus einer Einzelspende gewonnen wird, enthält $> 60 \times 10^9$ Thrombozyten. Diese werden bei der *PRP-Methode* in einem Plasmavolumen zwischen 180 ml und 250 ml, im Fall der *Buffy-Coat-Methode* in je 50 ml Plasma resuspendiert. Der Leukozytengehalt sollte weniger als $1 \times 10^6/E$ betragen. Eine geringe Menge an Erythrozyten ($< 0,5 \times 10^9/E$) wird toleriert.

Durch Zusammenführen von 4–6 blutgruppenkompatiblen Buffy-Coat-Einzelspenderkonzentraten (Poolen) erhält man nach Zentrifugation und Filtration ein Poolthrombozytenkonzentrat ($> 2 \times 10^{11}$ Thrombozyten/E). Die Präparation muss stets unter keimarmen Bedingungen mit einem SCD-Gerät (sterile connective device) ausgeführt werden.

Die Thrombozytapherese von Einzelspendern wird heute fast ausschließlich maschinell mittels Zellseparator vorgenommen. Sie gestattet eine Thrombozytengewinnung von einem gesunden Spender in der Größenordnung $2–4 \times 10^{11}$ Thrombozyten/E.

Aus allen Thrombozytenkonzentraten werden durch Filtration mittels spezieller Leukozytenfilter leukozytendepletierte Thrombozytenkonzentrate hergestellt. Die Filtration wird unmittelbar bei der Blutspende durch Inline-Filter kurz nach der Herstellung des Thrombozytenkonzentrats durchgeführt. Durch geeignete Filter lassen sich mehr als 99,9% der Leukozyten entfernen. Der Restgehalt an Leukozyten liegt unter 1×10^6 Leukozyten/Präparat. Frische, nicht aktivierte und intakte Thrombozyten gesunder Blutspender haben, ebenso wie autologe Thrombozyten, eine normale mittlere Lebenszeit von etwa 7–12 Tagen im peripheren Blut. Thrombozyten, die in einem sterilen, geschlossenen System gasdurchlässiger Plastikbeutel gewonnen werden, können unter kontrollierten Bedingungen bis zu 5 Tage bei $22 \pm 2\,°C$ unter ständiger gleichmäßiger Agitation gelagert werden.

Indikation

Grundsätzlich muss vor der Behandlung mit Thrombozytenkonzentraten die Ursachen der hämorrhagischen Diathese geklärt werden. Insbesondere sind plasmatisch bedingte von thrombozytär bedingten Blutungsleiden abzugrenzen. Dies geschieht durch eingehende klinische Untersuchung und durch Gerinnungsanalyse.

Das klinische Korrelat einer qualitativ und/oder quantitativen Thrombozytenstörung ist der thrombozytopenische Blutungstyp mit spontan auftretenden multiplen Petechien an Haut und Schleimhäuten, abzugrenzen vom hämophilen Blutungstyp mit eher großflächigen Blutungen. Die Sicherung der Diagnose einer Thrombozytopenie oder einer Thrombozytopathie erfordert differenzierte Labormethoden. Die wichtigsten sind davon (Mueller-Eckhardt 1993):
- Bestimmung der Thrombozytenzahl,
- Beurteilung der Plättchenmorphologie,
- Bestimmung der Blutungszeit,
- Knochenmarkuntersuchung,
- Untersuchung der Plättchenfunktion.

! Generell gilt für die Indikation von Thrombozytentransfusionen, dass sie nur dann eingesetzt werden sollen, wenn sich durch die Zufuhr von Blutplättchen die Besserung einer thrombozytenbedingten Blutungsneigung erwarten lässt.

Dies ist vor allem bei der Behandlung und unter gewissen Voraussetzungen bei der Prophylaxe von thrombozytären Bildungsstörungen der Fall:
- Leukämien,
- aplastischer Anämie,
- Myelodysplasie,
- angeborenen oder erworbenen Plättchenfunktionsstörungen,
- Thrombozytopenie infolge starken Blutverlusts,
- nach Massivtransfusionen mit Erythrozytenkonzentraten und gerinnungsaktiven Frischplasmen (Dilutionseffekt!).

Bei Umsatzstörungen z. B. bei Immunthrombozytopenien sind Thrombozytenkonzentrate aufgrund des schnellen Abbaues meist wirkungslos und nur als vitale Notfallmaßnahme (intrazerebrale Blutungen, Operationen, Blutungen intra et post partum) anzusehen.

! Die Indikation der Thrombozytentransfusion muss aufgrund klinischer Kriterien festgelegt werden.

Einen allgemein gültigen kritischen Thrombozytenwert gibt es nicht, obwohl bei Leukämien zwischen Thrombozytenzahl und Blutungshäufigkeit bzw. Schwere der Blutung eine Abhängigkeit besteht. Erfahrungsgemäß wird ein Thrombozytenwert zwischen 10 000/µl und 20 000/µl als Grenzwert angenommen.

Hierbei sind 2 Patientengruppen zu unterscheiden:
- Patienten mit Leukämien, bei denen schon oberhalb dieser Werte Blutungen auftreten können,
- Patienten mit Immunthrombozytopenien, bei denen selbst bei viel niedrigeren Werten keine nennenswerte hämorrhagische Diathese beobachtet wird.

Laborparameter (außer der Thrombozytenzahl), die eine bevorstehende Blutung ankündigen könnten, gibt es nicht.

Dosierung

Die Dosierung der Thrombozyten ist abhängig vom klinischen Zustand des Patienten sowie immunologischen und nichtimmunologischen Faktoren (s. unten), die den Verbrauch bzw. Umsatz beeinträchtigen. Der minimale Thrombozytenbedarf kann nach folgender Formel abgeschätzt werden:

> Dosis (Thrombozytenzahl) = gewünschtes Inkrement ($\times 10^9$/l) $\times$ Blutvolumen (l) $\times$ 1,5

Blutvolumen: 70 ml/kg KG

Der Korrekturfaktor von 1,5 ergibt sich aus der Tatsache, dass sich bei Gesunden nur etwa 60–70 % der transfundierten Thrombozyten in der Zirkulation wiederfinden, während 30–40 % lienal sequestrieren.

Die Transfusion des Thrombozytenkonzentrats muss möglichst rasch erfolgen. Die Thrombozyten dürfen nicht gekühlt werden. Ein Transfusionsset (DIN 58360) mit 170/230 µm Porendurchmesser wird verwandt.

Wirksamkeitskriterien

Ein Maß für die Wirksamkeit einer Thrombozytentransfusion ist der Anstieg der Thrombozytenzahl im peripheren Blut nach Thrombozytentransfusion (Inkrement).

Das Inkrement ist vom Blutvolumen und der Gesamtzahl der übertragenen Thrombozyten abhängig. Zum besseren Vergleich muss es mit diesen Größen korrigiert werden (korrigiertes Inkrement).

Das korrigierte Inkrement (kI) errechnet sich nach folgender Formel:

> $$kI = \frac{\text{gemessenes Inkrement} \times 10^9/l \times KOF(m^2)}{\text{Anzahl der transfundierten Thrombozyten} \times 10^{11}}$$

KOF = Körperoberfläche

Refraktärzustand

Unter Refraktärzustand versteht man das wiederholte Ausbleiben eines adäquaten Therapieerfolgs einer Thrombozytentransfusion trotz Übertragung einer ausreichenden Menge frischer, funktionsfähiger Thrombozyten. Folgende Werte können als Kriterien eines Refraktärzustands angesehen werden (Bishop 1992):

- Als Grenzwert für eine erfolgreiche Thrombozytentransfusion gilt demnach eine Thrombozytenzahl 20 h nach Transfusion von $> 20 \times 10^9$/l und für eine nichterfolgreiche Thrombozytentransfusion ein 1-Stundenwert von $< 20 \times 10^9$/l.
- Aus Erfahrungen verschiedener transfusionsmedizinischer Einrichtungen gilt als Grenzwert für einen Refraktärzustand ein kI zwischen 7 und 8×10^9/l.

Ursachen eines Refraktärzustands. Die Ursachen eines Refraktärzustands sind vielfältig (Bishop 1988, Slichter 1990, Bishop 1991, Baer 1992, Bishop 1992, Murphy 1992, Bux 1993). Sie werden unterteilt in nichtimmunologische und immunologische Ursachen.

- *Nichtimmunologische Ursachen:*
  - Verbrauchskoagulopathien,
  - Splenomegalie,
  - fieberhafte septische Prozesse.

Verbrauchskoagulopathien treten besonders häufig bei septischen, aber auch malignen Erkrankungen – vor allem bei bestimmten Leukämien – auf. Bei ausgeprägter Splenomegalie kann das Plättcheninkrement drastisch reduziert sein (Slichter 1990).

- *Immunologisch bedingte Ursachen:*
  - plättchenreaktive Antikörper.

Die Bedeutung zirkulierender Immunkomplexe ist bisher ungeklärt. Das einzige gesicherte Beispiel einer solchen Pathogenese ist die heparinassoziierte Thrombozytopenie vom Typ II. Diese ist eine Kontraindikation gegen Thrombozytentransfusionen.

Mit einem immunologisch bedingten Refraktärzustand muss auch bei Patienten gerechnet werden, bei denen eine primäre Immunantwort gegen Alloantigene von Thrombozyten bereits stattgefunden hat. Hierzu zählen insbesondere Patienten, die wiederholt und über längere Zeit mit Thrombozytenkonzentraten behandelt wurden, ebenso Frauen nach wiederholten Schwangerschaften.

Klinisch relevant sind in dieser Reihenfolge Alloantikörper gegen HLA-Klasse I-Antigene, gegen plättchenspezifische Antigene und die AB-Antigene des AB0-Systems.

Die größte klinische Bedeutung haben HLA-Antikörper gegen A- und B-Antigene der Klasse I. Antikörper gegen HLA-C-Antigene spielen wegen deren geringer Expression auf Thrombozyten keine Rolle. Heute darf als gesichert angesehen werden, dass die Kontamination von zellulären Blutkomponenten mit Leukozyten die Hauptursache für eine HLA-Immunisierung ist (van Marwijk Kooy 1991, Reesink 1992, Heddle 1995, Sintnicolass 1995).

Die Häufigkeit plättchenspezifischer Antikörper als Ursache oder Mitursache eines Refraktärzustands beträgt 5–8 % (Santoso 1990).

Die Bedeutung einer AB0-Inkompatibilität bei Thrombozytentransfusionen ist gering.

Vorgehen bei Refraktärzustand. Das praktische Vorgehen nach Eintritt eines Refraktärzustands ist schwierig und erfordert die intensive Zusammenarbeit des behandelnden Arztes mit dem Transfusionsmediziner.

Da heute nichtimmunologisch bedingte Ursachen überwiegen, muss von seiten des Klinikers versucht werden, diese zu behandeln. Aus transfusionsmedizinischer Sicht ist zunächst sicher zu stellen, dass die verwendeten Thrombozytenkonzentrate optimale Funktionsfähigkeit besitzen. Zum Nachweis eines antikörperbedingten Refraktärzustands muss sowohl nach HLA- als auch nach plättchenspezifischen Antikörpern gesucht werden. Es genügt nicht, für den Nachweis von HLA-Antikörpern nur den lymphozytotoxischen Test durchzuführen, da sich mit diesem nichtkomplementfixierende HLA-Antikörper nicht nachweisen lassen. Hierfür sollte der MAIPA-Assay mit Plättchen mittels monoklonalem Antikörper gegen β_2-Mikroglobulin durchgeführt werden.

Bei positivem Antikörperbefund hängt das weitere Vorgehen von der Spezifität und der Avidität der Antikörper ab. Bei alleinigen HLA-Antikörpern genügt bei nicht sehr breit reagierenden schwächeren Antikörpern manchmal die Auswahl von Präparaten mittels eines geeigneten Crossmatch-Verfahrens.

Bei Vorliegen von plättchenspezifischen Antikörpern muss stets nach einem kompatiblen Spender gesucht werden. Insgesamt sollte jedoch sehr sorgsam, und nur den Indikationen entsprechend, transfundiert werden.

Komplikationen

Häufig sind beim Empfänger Fieberreaktionen mit Schüttelfrost zu beobachten, wenn leuko- oder thrombozytäre Antikörper vorliegen.

In der Regel sind die Unverträglichkeitsreaktionen leicht. Das Infektionsrisiko durch Thrombozytentransfusionen unterscheidet sich in Bezug auf die Übertragung von Viruserkrankungen nicht von dem der Erythrozytenkonzentrate. Die Gefahr bakterieller Verkeimung und der Auslösung einer Bakteriämie ist dagegen wegen der Lagerung der Thrombozytenpräparate bei Zimmertemperatur ungleich höher. Die Lagerungsdauer muss deshalb – trotz längerer Lagerungsfähigkeit – auf maximal 5 Tage beschränkt bleiben.

■ **Kriterien für Transfusion von Thrombozyten bei Neu- und Frühgeborenen**
(Blanchette 1991)

- Thrombozytenzahl < 50 000/µl bei belastungsstabilen Frühgeborenen,
- Thrombozytenzahl < 100 000/µl bei schwer erkrankten Frühgeborenen,
- Thrombozytenzahl < 20 000/µl bei Knochenmarkinsuffizienz,
- Thrombozytenzahl < 50 000/µl bei bestehenden Blutungen oder invasiven Eingriffen,
- Thrombozytenzahl < 100 000/µl bei bestehender Blutung und gleichzeitiger Gerinnungsstörung,
- Blutung bei Patienten mit Funktionsstörungen der Thrombozyten.

Bei sehr unreifen Früh- oder Neugeborenen mit Kreislaufproblemen muss eventuell eine Volumenreduktion des Thrombozytenkonzentrats erfolgen. Thrombozytenkonzentrate sollten bei entsprechender klinischer Indikation (wie auch bei Erythrozytenpräparaten) bestrahlt werden. Das Ziel der Thrombozytentransfusion ist ein Anstieg der Plättchenzahlen > 100 000/µl sein. Dies kann erreicht werden durch die Transfusion von 10 ml/kg KG eines Standardthrombozytenkonzentrats, welches entweder durch Zentrifugation aus einer Vollblutspende (s. oben) oder durch Zellseparation (s. oben) gewonnen wurde. Der Erfolg der Transfusion wird durch das korrigierte Inkrement festgestellt.

Neonatale Alloimmunthrombozytopenie. Eine besondere Bedeutung in der Transfusion von Thrombozyten in der Neonatologie nimmt die neonatale Alloimmunthrombozytopenie ein. Hierbei richtet sich ein mütterlicher IgG-Antikörper gegen kindliche Thrombozytenantigene, meist gegen das Antigen HPA-1a (PlA1). In 10–15 % der Fälle führen solche fetomaternalen Inkompatibilitäten zu einem frühen intrauterinen Fruchttod.

Die Therapie besteht bei diesen Fällen in der intrauterinen Transfusion von kompatiblen (mütterlichen oder antigennegativen) Thrombozyten.

Neonatale Autoimmunthrombozytopenie. Die neonatale Autoimmunthrombozytopenie verläuft milder und wird durch mütterliche IgG-Autoantikörper hervorgerufen.

Eine Therapie ist meist nicht erforderlich. Falls ein therapeutisches Eingreifen jedoch notwendig ist, erfolgt die Therapie wie bei der neonatalen Alloimmunthrombozytopenie durch die intrauterine Transfusion von Thrombozyten.

> **!** Bei Erkrankungen, die mit einer erhöhten Thromboseneigung einhergehen, wie HUS und thrombotisch-thrombozytopenische Purpura, sind Transfusionen von Thrombozyten kontraindiziert.

Plasma und Plasmaderivate

Unter Konservierungsbedingungen bei 4 °C ist die funktionelle Stabilität der Plasmaproteine sehr unterschiedlich. Von den 3 therapeutisch wichtigsten Gruppen – Albumin, Immunglobulin und Gerinnungsfaktoren – sind die ersten beiden ausgesprochen lagerungsstabil.

Da Albumine und Immunglobuline (Gammaglobuline) für therapeutische Zwecke nur als angereicherte bzw. gereinigte Präparate eingesetzt werden, ist ihre Herstellung in der Regel nur großtechnisch möglich. Unter den Gerinnungsfaktoren gibt es lagerungsstabile und lagerungslabile Komponenten (Tab. 12.**45**).

Tabelle 12.45 Gerinnungsfaktoren im Vollblut (Cash 1981)

Faktoren	Synonym	biologische Halbwertszeit der transfundierten Faktoren	Recovery im Blut (in % der transfundierten Menge)	Stabilität im Vollblut bei 4 °C
I	Fibrinogen	4 d	50	stabil
II	Prothrombin	3 d	40–80	stabil
V	Proakzelerin	12–15 h	80 ?	instabil
VII	Prokonvertin	4–6 h	70–80	stabil
VIII	Antihämophiliefaktor (AHF)	12–15 h	50–80	instabil
IX	Christmas-Faktor	20 h	25–50	stabil
X	Stuart-Prower-Faktor	2 d	50	stabil
XI	Plasma-Thromboplastin-Antecedent (PTA)	3 d	90–100	stabil
XII	Hageman-Faktor	?	?	stabil
XIII	fibrinstabilisierender Faktor	6 d	5?–100	stabil

Gerinnungsaktives Frischplasma (GFP)

Gefrorenes Frischplasma wird aus einer Einzelspende, in der Regel aus CPD-A1-Blut, durch Fraktionierung hergestellt. Dabei muss gewährleistet sein, dass im gefrorenen Plasma auch die labilen Gerinnungsfaktoren in funktionsfähigem Zustand erhalten bleiben.

Alternativ wird Plasma maschinell durch Plasmapherese gewonnen. Ohne zeitliche Verzögerung muss das Plasma eingefroren werden. Nur dadurch können die temperaturlabilen Gerinnungsfaktoren funktionell erhalten bleiben. Das Plasma wird in einem Plasmafreezer bei −50 °C bis −60 °C schocktiefgefroren. Das gefrorene gerinnungsaktive Frischplasma (GFP) kann bei −30 °C 1 Jahr, bei −40 °C 2 Jahre unter Einhaltung einer kontinuierlichen Kühlung gelagert werden. (Richtlinien zur Gewinnung von Blut und Blutbestandteilen und zur Anwendung von Blutprodukten [Hämotherapie]. Aufgestellt vom wissenschaftlichen Beirat der Bundesärztekammer und vom Paul-Ehrlich-Institut. Neu bearbeitete Fassung 2000.) Es enthält alle Plasmaproteine, vor allem die Gerinnungsfaktoren in annähernd normaler Aktivität. Gefrorenes Frischplasma wird unmittelbar vor der Verwendung bei +37 °C aufgetaut. Dabei müssen alle Proteinniederschläge gelöst sein. Das aufgetaute Präparat muss sofort transfundiert werden.

Kryopräzipitat und PPSB

Kryopräzipitat. Kryopräzipitat dient der Herstellung von Faktor-VIII-Komplex, Fibrinogen sowie Fibronektin.

Die früher verwandten Kryopräzipitate enthielten einen hohen Anteil an Faktor VIII:C und von-Willebrand-Faktor (vWF) und waren somit wirksam, jedoch sind sie aufgrund der fehlenden Virusinaktivierung nicht ausreichend sicher. Da derzeit in Deutschland kein virusinaktiviertes Präparat zur Verfügung steht, dürfen sie nicht mehr eingesetzt werden.

PPSB (Prothrombin [Faktor II], Prokonvertin [Faktor VII], Stuart-Prower-Faktor [Faktor X], antihämophiles Globulin B [Faktor IX]). PPSB enthält die Zymogene (Proenzyme) der Faktoren des Prothrombinkomplexes, die Vitamin-K-abhängigen Faktoren II, VII, IX und X, sowie die Inhibitoren Protein C und S.

PPSB-Konzentrate sind nur hinsichtlich des Faktor-IX-Gehalts standardisiert. Aufgrund der unterschiedlichen Ausbeute und Stabilität der Faktoren II, VII, IX und X während der einzelnen Produktionsschritte weisen die Konzentrate eine von den physiologischen Verhältnissen abweichende Zusammensetzung der Faktorenaktivitäten auf. So kann der Gehalt an Prothrombin und Faktor X bis zum Doppelten, an Faktor VII weniger als die Hälfte der Faktor-IX-Aktivität betragen. Der Gehalt an Protein C und S zeigt eine noch größere Schwankungsbreite. Trotz optimierter Herstellungstechnik enthalten PPSB-Präparate zum gegenwärtigen Zeitpunkt noch Restmengen aktivierter Gerinnungsproteine, wie z. B. Thrombin, Faktor Xa und Faktor VIIa. Um diese unerwünschten und für die Empfänger von PPSB-Konzentraten potenziell gefährlichen Enzyme zu inaktivieren, wird von einigen Herstellern den Präparaten Heparin oder Heparin in Kombination mit AT III zugesetzt. Diese Maßnahmen sind geeignet, Thrombin und Faktor Xa, jedoch nicht Faktor VIIa und/oder aktiviertes Protein C zu inhibieren.

Die Gerinnungsfaktoren II, VII, IX und X (Prothrombinkomplex) sind insgesamt prokoagulatorisch wirksam, Protein C und S dagegen inhibitorisch. Alle sechs Proteine werden in den Hepatozyten synthetisiert. Ihre Biofunktion ist von einer ausreichenden intrazellulären Vitamin-K-Konzentration abhängig (Dolan 1989, Hiller 1989, Kretschmer 1990).

■ Gerinnungsfaktorenkonzentrate

Die wichtigsten Gerinnungsfaktoren sind Zymogene. Sie sind leicht aktivierbar, z. B. durch Kontakt mit Oberflächen. Außerdem sind sie thermisch instabil. Nach der Häufigkeit der Hepatitisübertragung gehörten die Gerinnungsfaktoren zu den High-Risk-Präparaten. Häufig konnte früher eine Blutung nur auf Kosten einer Hepatitis therapiert werden (Iwarson 1976, Schimpf 1980).

Faktor-VIII-/vWF-Konzentrat und Faktor-IX-Konzentrate:

Faktor, VIII-/vWF-Konzentrate werden aus Kryopräzipitaten hergestellt, die außer angereichertem Faktor VIII noch funktionsfähigen vWF – insbesondere seine hochmolekularen Anteile –, aber auch Fibrinogen, Immunglobuline u. a. m. enthalten. Die Isolierungsschritte erfolgen entweder durch Immunaffinitätschromatographie, Ionenaustauschchromatographie oder Fällungsverfahren (Gill 1993, Mannucci 1994).

Der *vWF* ist ein hochmolekulares, adhäsives Glykoprotein mit einer multimeren Struktur. Er wird in den Endothelzellen und in den α-Granula der Plättchen gespeichert.

Bei der primären Hämostase verbindet er über seine hochmolekularen Anteile die Plättchen mit dem Subendothel. Weiterhin ist er an der Plättchenaggregation über die Bindung an den thrombozytären GPIIb-IIIa-Rezeptor beteiligt. Der vWF ist Trägerprotein für Faktor VIII im Plasma, mit dem er einen Komplex eingeht.

Faktor VIII ist ein Akutphaseprotein, welches durch Thrombin aktiviert und durch Protein C inaktiviert wird.

Faktor-VIII-Konzentrate werden aus Kryopräzipitaten gewonnen. Durch weitere Reinigungsschritte, z. B. Ionenaustauschchromatographie, werden Hochkonzentrate 30- bis 50fach angereichert hergestellt, welche Faktor VIII:C in hoher Konzentration (100–250 I. E. Faktor VIII/mg Protein) (Mannucci 1994) enthalten. Außerdem stehen heute rekombinant hergestellte humane Faktor-VIII-Präparate zur Verfügung.

Faktor-IX-Konzentrate werden aus Kryopräzipitaten und daraus hergestellten PPSB-Konzentraten gewonnen. Faktor IX wird mittels Affinitätschromatographie oder mittels Ionenaustauschchromatographie isoliert. Die Isolierung und Präparation der Faktor-VIII- und Faktor-IX-Hochkonzentrate schließt heute Verfahren zur Virusinaktivierung ein.

Fibrinogen und Fibronektin:

Bei der Faktor-VIII-Aufarbeitung aus Kryopräzipitat wird das Fibrinogen als 1. Fällung abgeschieden. Daraus kann ein reines Fibrinogen gewonnen werden.

Aus dem Natriumchloridüberstand nach Präzipitation des Faktors VIII wird Fibronektin isoliert.

Faktor-XIII-Konzentrat:

Das einzige in Deutschland kommerziell verfügbare Konzentrat enthält als wirksamen Bestandteil den fibrinstabilisierenden Faktor XIII, und zwar sowohl die Untereinheiten A als auch B.

Antithrombin III (AT III):

Humane AT-III-Konzentrate werden aus großen Plasmapools durch Affinitäts- oder Ionenaustauschchromatographie und weitere Reinigungsschritte hergestellt (Rosenberg 1973).

Wirksamer Bestandteil ist humanes AT III. An Stabilisatoren können Humanalbumin oder andere Substanzen verwendet werden. Manche Präparate enthalten kleine Mengen an Heparin. AT III ist der wichtigste Inhibitor von Thrombin und Faktor Xa. Daneben hemmt es auch die aktivierten Gerinnungsfaktoren IX, X, XI und XII sowie Kallikrein, Plasmin und die C1-Esterase des Komplementsystems. Die aktivierten Gerinnungsfaktoren werden durch AT III unter Bildung eines irreversiblen Komplexes inhibiert (Rosenberg 1973, Wüst 1982). Unter physiologischen Bedingungen ist die Affinität von Thrombin zu seinem Substrat Fibrinogen deutlich höher als zu AT III. Die Inaktivierung der Gerinnungsfaktoren durch AT III ist ein langsamer Prozess, der jedoch in Anwesenheit von Heparin und Heparan, die als biologische Katalysatoren wirken, exponentiell beschleunigt wird. Nach Ausbildung des irreversiblen AT III-Thrombinkomplexes dissoziiert das Heparin vom Komplex und steht zur Reaktion mit weiteren AT III-Molekülen zur Verfügung. Die Komplexe aus AT III und aktivierten Gerinnungsfaktoren werden im RES abgebaut (Comp 1991).

> **!** Alle o. g. Faktorenkonzentrate enhalten weitere Plasmaproteine in unterschiedlicher Konzentration, hauptsächlich das als Stabilisator zugesetzte Albumin sowie in nur noch geringen Mengen Fibrinogen, Fibronektin, IgG- und IgA-Immunglobuline (Beeser 1991, Berntorp 1994). Der Reinheitsgrad eines Faktorenkonzentrats wird als spezifische Aktivität in Einheiten (I. E.) des wirksamen Faktors/mg Gesamtprotein angegeben.

Die spezifische Aktivität liegt bei den heutigen Faktor-VIII-Konzentraten zwischen 100–250 I. E. Faktor VIII/mg Protein. Die spezifische Aktivität der Faktor-IX-Konzentrate liegt über 200 I. E./mg (Berntorp 1993). Einige Faktor-IX-Konzentrate enthalten zusätzlich AT III oder Heparin.

Protein C:

In jüngster Zeit steht auch gentechnisch hergestelltes Protein C zur Verfügung, welches in kontrollierten Sepsisstudien eine signifikante Reduktion der Sterblichkeit bewirkte.

Indikationen

Gerinnungsaktives Frischplasma (GFP). Gerinnungsaktives Plasma ist indiziert bei erworbenen plasmatischen Hämostasestörungen, die komplexe Faktorendefekte betreffen, z. B.:
- Massivtransfusionen,
- Leberschädigungen,
- Intoxikationen mit Antikoagulanzien,
- Herz-Lungen-Operationen,
- Verbrauchskoagulopathie u. a.

Die Vorteile des GFP liegen in der gleichzeitigen Zuführung nicht aktivierter Gerinnungsfaktoren und Proteinaseinhibitoren, sowie der Möglichkeit, die Faktoren V und XI – für die es bislang keine Konzentrate gibt – zu substituieren.

> ! Die Kombination von Erythrozytenkonzentraten mit gerinnungsaktiven Frischplasmen hat den Einsatz von Frischblut vollständig ersetzt.

Seltene Indikationen:
- Thrombotisch-thrombozytopenische Purpura,
- hereditäres angioneurotisches Syndrom.

Die Anwendung von GFP ist limitiert durch die relativ großen Volumina (200–250 ml/E), welche bei kreislaufgefährdeten Patienten berücksichtigt werden müssen. Aus diesem Grund kommen zunehmend Plasmaseparationsverfahren zum Einsatz. Wegen des Gehalts an Isoagglutininen (Anti A und Anti B) ist auf Kompatibilität im AB0-System zu achten. Eine Minorkreuzprobe ist dann nicht erforderlich, wenn das Präparat keine irregulären Blutgruppenantikörper enthält.

> ! Die Gabe von GFP ist nicht indiziert als Volumenersatz, als Albumin- und Eiweißersatz, zur Beeinflussung des kolloidosmotischen Drucks, zur parenteralen Ernährung sowie zur Substitution von Immunglobulinen.

Die Gabe von Frischplasma ist bei Kindern mit einem Mangel an Gerinnungsfaktoren II, V, VII, X, XI und XIII indiziert. Durch eine Dosierung von 10–15 ml/kg KG alle 12–24 Stunden wird theoretisch eine Erhöhung der Gerinnungsfaktoren um 10–20% erreicht (Kennedy 1990).

Indikationen bei Neugeborenen:
- Rekonstitution von Erythrozytenkonzentrat zu „Vollblut" bei der Blutaustauschtransfusion oder bei der ECMO,
- Blutungen aufgrund von Vitamin-K-Mangel,
- DIC, obwohl hier meist eine Blutaustauschtransfusion durchgeführt wird,
- Blutungen bei angeborenen Gerinnungsstörungen, wenn noch keine spezifische Therapie möglich ist,
- Substitution von Inhibitoren der Gerinnung wie AT III, Protein C sowie Protein S durch Frischplasma oder angereicherte Konzentrate.

> ! Absolute Kontraindikationen ergeben sich bei Patienten mit Plasmaunverträglichkeiten.

PPSB. PPSB darf nur bei Mangel der Faktoren II, VII, IX und X angewandt werden.

In Fällen komplexer Hämostasestörungen ist PPSB nicht das Mittel der ersten Wahl.

Nicht immer ist bei Mangel der Faktoren II, VII, IX und X eine Substitution mit Gerinnungsfaktorenkonzentrat notwendig. Je nach Ursache, Lokalisation und Ausmaß der manifesten oder drohenden Blutung sind primär andere therapeutische Maßnahmen, wie z. B. Vitamin-K-Substitution, Hemmung der Aktivierung des Gerinnungssystems oder einer Hyperfibrinolyse indiziert.

Faktor-VIII-Konzentrat. Faktor-VIII-Konzentrate werden substituiert bei angeborener Verminderung der Faktor-VIII-Aktivität, also bei Hämophilie A.

Faktor-VIII-/vWF-Konzentrat. Faktor-VIII-/vWF-Konzentrate werden appliziert bei Mangel und/oder Defekt des vWF beim angeborenen oder erworbenen von-Willebrand-Syndrom.

Faktor IX. Faktor-IX-Konzentrate werden bei Hämophilie B verabreicht.

Fibrinogen und Faktor-XIII-Konzentrat. Indikationen der Substitutionstherapie mit Fibrinogen und/oder Faktor-XIII-Konzentrat sind:
- Stillung von Blutungen bei nachgewiesenem Faktor-XIII- oder bei Fibrinogenmangel,
- Verhütung von Blutungen bei nachgewiesenem Faktor-XIII- und/oder Fibrinogenmangel,
- vorbeugende ärztlich kontrollierte Dauerbehandlung bei angeborenem schweren Fibrinogen- oder Faktor-XIII-Mangel,
- perioperativ.

Dosierung

GFP. Die Dosierung richtet sich nach dem klinischen Bild und nach den Ergebnissen gerinnungsphysiologischer Untersuchungen.

Als Faustregel gilt:
- 1 ml GFP/kg KG erhöht den Gerinnungsfaktorengehalt um etwa 1–2%.

Notfallbehandlung. Initial 15 ml/kg KG, weitere Behandlung nach klinischer Wirksamkeit und Verlaufskontrollen der Gerinnungsparameter.

Verlustkoagulopathie. Insbesondere bei Massivtransfusionen, d. h. bei Ersatz mindestens des gesamten Blutvolumens des Patienten.

Als Faustregel kann gelten:
- *1 GFP pro 3 transfundierte Erythrozytenkonzentrate.*

Die Gabe von GFP sollte erst bei Blutverlust auf 65 % des Blutvolumens begonnen werden (Hiller 1989).

Thrombotisch-thrombozytopenische Purpura (TTP). Hier ist die sofortige Infusion von GFP in einer Dosis von 30 mg/kg KG indiziert.

Austauschtransfusionen. Bei Austauschtransfusionen mit GFP sollten 3–4 l/d ausgetauscht werden (Rock 1991). GFP sollte möglichst schnell infundiert werden, um eine maximale hämostatische Wirkung zu erreichen. Eine Volumenüberlastung ist zu vermeiden. Werden mehr als 50 ml/kg KG beim Erwachsenen und größeren Kindern appliziert, kann eine zusätzliche Calciumgabe indiziert sein.

Bei Austauschtransfusionen für Neugeborene wird die benötigte Plasmamenge individuell berechnet (GFP):
1. Gesamtvolumen für Austausch von 2 Blutvolumina = Blutvolumen des Kindes (ml) × 2.
2. Benötigte Erythrozytenmenge (ml) = Formel (1.) × Hämatokritwert % (erwünscht): 100.
3. Benötigtes Volumen Erythrozytenkonzentrat (ml) = Formel (2.) ×100: Hämatokritwert % Erythrozytenkonzentrat (65–80 %).
4. Volumen benötigtes Frischplasma (ml) = Formel (1.)-Formel (3.).

PPSB. Dosierung und Dauer der Substitutionstherapie hängen vom Schweregrad der Störung, von der Lokalisation und vom Ausmaß der Blutung ab.

Als Faustregel zur Initialdosis gilt:
- *1 I. E. PPSB/kg KG hebt die Aktivität der Faktoren VII und IX um ca. 0,5–1 %, der Faktoren II und X um ca. 1–2 % an.*

Die Erhaltungsdosis kann gegebenenfalls die Hälfte der Initialdosis betragen. Dabei sind die jeweiligen Halbwertszeiten sowie die hämostatisch notwendigen Mindestaktivitäten zu berücksichtigen.

Hohe initiale Dosierungen von 40 I. E./kg KG sind angezeigt bei:
- bedrohlichen bzw. ausgedehnten Blutungen,
- Operationen mit großen Wundflächen und/oder hoher Blutungsgefahr.

! Dosen von mehr als 40 I. E./kg KG sollten in mehreren Teilmengen verabreicht werden.

Niedrige initiale Dosierungen von 20 I. E./kg KG sind angezeigt bei:
- kleineren Haut- und Muskelblutungen,
- Epistaxis,
- Hämaturie.

Nach Applikation der Initialdosis ist zur Kontrolle des Therapieerfolgs und als Basis weiterer therapeutischer Entscheidungen die Aktivitätsbestimmung der defizienten Gerinnungsfaktoren zu wiederholen.

Faktor-VIII-, vWF-, Faktor-IX-Konzentrate. Übersichten zur Dosierung der Substitutionstherapie bei Hämophilie A und B sowie dem von-Willebrand-Syndrom wurden in den letzten Jahren mehrfach publiziert (Brackmann 1992, Barthels 1993, Nilsson 1993, Schramm 1993). Gleichwohl sind Dosisfindungsstudien kaum bekannt (Addiego 1993, Schimpf 1994). Die Dosisempfehlung in Tab. 12.46 beruht im Wesentlichen auf einem Konsensuspapier (Schramm 1994).

Als Faustregel gilt:
- *1 I. E./kg KG führt zum Anstieg des jeweiligen Faktors um 1–2 %.*

Bei Patienten mit schwerer Hämophilie A oder B kommt es nach der Erstinjektion häufig nur zu einem Anstieg um 1 % pro applizierte I. E./kg KG.

Erst wenn das Äquilibrium zwischen Blut und extravasalem Raum hergestellt ist, kann man mit einem Anstieg um 2 % nach Gabe von 1 I. E./kg KG des Faktorenkonzentrats rechnen und dementsprechend gegebenenfalls niedriger dosieren (Tab. 12.46 u. 12.47) (Leitlinien zur Therapie mit Blutkomponenten und Plasmaderivaten 2001).

Fibrinogen. Die erforderliche Dosis wird aus dem Plasmavolumen (40 mg/kg KG) überschlägig nach der Formel berechnet (Walter 1952):

Erforderliche Fibrinogendosis (g) = erwünschter Anstieg (g/l) × Plasmavolumen

Tabelle 12.46 Indikationen und Dosisempfehlungen zur Substitutionstherapie mit Gerinnungsfaktorenkonzentraten

Blutungstyp	Initialdosis (I.E./kg KG) (orientierende Spannbreite)
Gelenkblutungen	20–40
Weichteilblutungen:	
• bedrohliche bzw. ausgedehnte Blutungen (z. B. Hirnblutungen, Zungenbiss, Karpaltunnelsyndrom, retroperitoneale Blutungen, Oberschenkel-, Waden-, Muskelblutungen)	40–60
• kleinere Haut- und Muskelblutungen	15–30
Schleimhautblutungen, Urogenitalblutungen:	
• gastrointestinale und Mundhöhlenblutungen	30–60
• Epistaxis	20–40
• Hämaturien	20–40
Operationen:	
• Operationen mit großen Wundflächen und/oder hoher Blutungsgefahr, einschließlich Tonsillektomie	50–80
• Operationen mit kleineren Wundflächen (z. B. Zahnextraktionen, Herniotomie)	25–40

Tabelle 12.47 Indikationen und Dosisempfehlungen zur vorbeugenden Dauerbehandlung bei Hämophilie A, B oder von-Willebrand-Syndrom Typ 3

Indikationen	Dosierung
• bei Kindern vorzugsweise ganzjährig nach Auftreten der ersten Gelenkblutungen und voraussichtlich bis Ende der Wachstumsphase • bei rezidivierenden Blutungen – insbesondere infolge chronischer Synovitis der großen Gelenke – bis zur Rezidivfreiheit • bei wiederholten Blutungen in die gleichen Gelenke • bei besonderer körperlicher und psychischer Belastung • bei Rehabilitationsmaßnahmen	• 20–30 I.E./kg KG mindestens 3-mal wöchentlich bei Hämophilie A und von-Willebrand-Syndrom Typ 3 • bei Hämophilie B genügen u. U. weniger Injektionen/Woche (Schimpf 1994) • ggf. Dauersubstitution

Im Anschluss an eine Fibrinogensubstitution sollte die minimale Plasmakonzentration 1 g/l Plasma betragen. Die Halbwertszeit ist zu berücksichtigen. Bei verkürzter Halbwertszeit sind die Fibrinogenkonzentrationen häufiger zu kontrollieren.

Faktor XIII. Für die Dosierung von Faktor-XIII-Konzentrat gilt prinzipiell dasselbe wie für Faktor-VIII- und Faktor-IX-Konzentrate.

• 1 I.E./kg KG führt zu einem Anstieg der Plasmaaktivität um 1–2 %.

Wiederholte Injektionen sind wegen der langen Halbwertszeit wesentlich seltener erforderlich als bei den anderen Faktorenmangelzuständen. Im Einzelfall ist auch bei Faktor XIII die Halbwertszeit zu berücksichtigen.

Angeborener AT-III-Mangel. Wird die Indikation zur Substitution mit AT III gestellt, sollte eine AT-III-Aktivität im Plasma von 80 % aufrecht erhalten werden.

Die erforderliche Dosis lässt sich mit folgender Regel abschätzen:

• 1 I.E. AT III/kg KG hebt die AT-III-Aktivität um ca. 1–2 % an.

! Bei einer gleichzeitig mit der AT-III-Substitution durchgeführten Heparintherapie ist die Verkürzung der Halbwertszeit von 1,5 Tagen auf weniger als 1 Tag zu berücksichtigen.

Erworbener AT-III-Mangel. Dieser hat verschiedene Ursachen:
• *Verminderte Synthese:*
  Bei akutem oder chronischem Leberparenchymschaden kann ein erhöhtes Thromboembolierisiko bestehen. In diesen Fällen ist bei klinisch manifester Thrombose oder einer DIC die Gabe von AT III notwendig, um eine wirksame Heparintherapie zu ermöglichen.
  Tritt bei solchen Patienten eine Blutung auf, die durch Mangel an Faktoren II, VII, IX und X ausgelöst

ist, so ist die Gabe von PPSB-Konzentraten indiziert. Um die PPSB-Therapie zu ermöglichen und einer therapieinduzierten DIC vorzubeugen, kann die AT-III-Aktivität vorher auf Werte um 70 % angehoben werden.
- *Gesteigerter Verbrauch:*
  Durch Gabe von AT III kann versucht werden, ein Multiorganversagen und andere Folgeerkrankungen einer DIC zu mitigieren. Der anzustrebende AT-III-Spiegel sollte 70–80 % betragen (Maurin 1990).

Massivtransfusionen

Unter Massivtransfusionen versteht man die akute Übertragung des etwa 1,5fachen körpereigenen Blutvolumens (Müller 1971). Das entspricht beim Erwachsenen etwa der Menge von 10–15 Erythrozytenkonzentraten. Die meisten Studien von Massivtransfusionen basieren auf dieser Voraussetzung. Die Massivtransfusion ist, trotz heutigem Fortschritt in der Medizin, nach wie vor mit zahlreichen Komplikationen behaftet. Hypothermie, Hypoperfusion, Hyperkaliämie sowie eine passagere Citratintoxikation mit begleitender Hypokalzämie und Hypomagnesämie begünstigen einerseits das Auftreten von Herzrhythmusstörungen (Abbott 1983, Stoops 1983, Barry 1984, Linko 1984), andererseits besteht – aufgrund der im Transfusionsblut unterschiedlich stark ausgeprägten Verminderungen des Hämostasepotenzials – die Gefahr einer unstillbaren Blutungsneigung (Müller 1971, Heene 1973, Sherman 1982). Wenngleich die vorgenannten Störungen durch eine Vielzahl korrigierender Maßnahmen im Verlauf einer Massivtransfusion nur selten zu beobachten sind, so droht in der Posttransfusionsphase infolge der transfusionsbedingten Einschwemmung zellulärer Blutfragmente und zytotoxischer Mediatoren die Gefahr eines akuten Lungen- und Nierenversagens (Harke 1982, Waxman 1982, Collins 1980, Derrington 1985, Freysz 1985).

In Anbetracht der stetigen Ausweitung komplizierter operativer Eingriffe, welche zwangsweise mit einem hohen Blutbedarf verbunden sind, kommt den vorgenannten Störungen eine zunehmende klinische Bedeutung zu.

Indikation, Durchführung und Überwachung

! • Die Indikation zur Massivtransfusion wird durch einen exzessiven Blutverlust von > 2,5 l eingeleitet.

Dies entspricht beim Erwachsenen etwa der Menge von > 10 Erythrozytenkonzentraten. Müssen mehr als 8–10 Erythrozytenkonzentrate transfundiert werden, so sollten die darauffolgend zu transfundierenden Erythrozytenkonzentrate vorher in eigens dafür vorhandenen Blutwärmegeräten vor Transfusion erwärmt werden, umso die Komplikation einer Hypothermie zu vermeiden.

Komplikationen

Besteht eine Indikation zur Notfalltransfusion, liegt das Hauptrisiko des Patienten in der nicht zeitgerechten Transfusion, um O_2-Versorgung des Gewebes und Hämostase aufrecht zu erhalten. Die spezifischen Risiken der Notfalltransfusion ergeben sich insbesondere aus der Tatsache, innerhalb kürzester Zeit kompatible Blutkonserven bereitzustellen, und diese dann möglichst rasch transfundieren zu müssen. Bei Massivtransfusionen maximieren sich die Risiken, da Probleme hinzukommen, die nicht nur von der Transfusionsgeschwindigkeit, sondern auch vom Transfusionsvolumen abhängig sind.

Nachfolgend sind die statistischen Risiken der Notfall- und Massivtransfusion aufgeführt:
- nicht zeitgerechte Transfusion,
- Hypo-/Hypervolämie,
- Fehltransfusion,
- Hypothermie,
- Linksverschiebung der O_2-Bindungskurve,
- Hämostasestörung,
- Azidose,
- Hyperkaliämie,
- Hypokalzämie (Citratreaktion),
- Perfusionsstörung der Lunge,
- nichtimmunologisch bedingte Hämolyse.

Ein allgemeines Risiko der Notfall-/Massivtransfusion stellt die Verwechslung von Patienten, Blutproben und Blutkonserven dar. Die Folge sind Fehltransfusionen, die zu hämolytischen Transfusionsreaktionen führen können.

Hypokalzämie und Citratintoxikation

Citratreaktionen können bei der Transfusion von plasmahaltigen Blutkonserven (GFP, virusinaktiviertes Plasma, Thrombozytenpräparate) beobachtet werden, die zwecks Antikoagulation Natriumcitrat im Überschuss enthalten. Die dadurch hervorgerufene Hypokalzämie korreliert in 1. Linie mit der Transfusionsgeschwindigkeit, weniger mit dem Transfusionsvolumen.

Ab Ca^{2+} Konzentrationen < 1,0 mmol/l können neurologische und kardiovaskuläre Symptome, einschließlich Arrhythmien und Blutdruckabfall beobachtet werden (Kost 1993).

Solange die Kompensationsmechanismen funktionieren (Ca^{2+}-Mobilisation aus dem Knochen und Metabolisierung von Citrat in der Leber), besteht bei Transfusionsgeschwindigkeiten von Vollblut < 100 ml/min (1,4 ml/min/kg KG) bzw. Gefrierplasma < 50 ml/min für 70 kg KG (0,7 ml/min/kg KG) bzw. Calciumkonzentrationen von > 0,7 mmol/l keine Notwendigkeit zur Applikation von Ca^{2+} (Scheidegger 1984, Miller 1986). Die entsprechenden EKG-Veränderungen (QT-Verlängerung) sind folglich in erster Linie bei persistierendem

Schock, Hypothermie, Azidose und Leberschaden zu beobachten, wovon dann die Ca^{2+}-Applikation abhängig gemacht werden sollte.

Zur Durchführung der optimalen Sicherheit bei Massivtransfusionen tragen folgende Aspekte bei:
- Zu Transfusionen sollte möglichst ein geeigneter venöser Zugang gelegt werden.
- Erythrozytenkonzentrate in additiver Lösung sollten ohne weitere Zusätze verwendet werden, um dadurch optimale Fließeigenschaften zu gewährleisten.
- Nach spätestens der 7.–10. Konserve sollte warm transfundiert und infundiert werden.
- Das Standardtransfusionsgerät sollte ein Transfusionsfilter mit etwa 170 μm Filterporengröße sein.
- Drucktransfusion zur Beschleunigung der Transfusion nur bei spontan durchgängigem Transfusionssystem bzw. Zugängen durchführen.
- Citratreaktionen bei Transfusionen von Gefrierplasma beachten (Transfusionsgeschwindigkeit sollte < 50 ml/min bzw. 0,7 ml/min/kg KG sein), eventuell müsste dem Patienten zusätzlich Ca^{2+} appliziert werden.
- Regelmäßig sind Laborkontrollen durchzuführen (Blutbild mit Thrombozyten, Quick-Wert, PTT, Fibrinogen, Kreatinin, Elektrolyte, Blutgasanalyse).
- Bei Versorgungsproblemen durch Konservenmangel muss von der AB0-Rh-kompatiblen Transfusion abgewichen werden und auf die „Standarderythrozytenkonserve" (0-Erythrozytenkonzentrat) bzw. „Standardplasmakonserve" (AB-Gefrierplasma) zurückgegriffen werden.

Azidose

Die Azidose korreliert im Wesentlichen mit der Persistenz des Schocks bzw. Minderperfusion (Schmitt 1988).

Die mit gelagertem Blut applizierten Säuren werden in der Regel schnell abgeatmet (CO_2) oder metabolisch eliminiert (Citrat, Lactat, Pyruvat, Phosphat). Erythrozytenkonzentrate in additiver Lösung enthalten Citrat in nur sehr geringer Konzentration. Nach Abbau der organischen Säuren in $NaHCO_3$ droht sogar eine Alkalose (Howland 1978, Kahn 1979, Collins 1991, Wenz 1993). Daher stellt die Azidose nur bei sehr schneller und massiver Transfusion (EK mit Stabilisator CPD-A1 1,6 ml/min/kg KG) (Bachofen 1988) von Patienten im Schock, insbesondere bei Hypothermie, ein Problem dar. Ohne entsprechende Veränderungen in der Blutgasanalyse verbietet sich im Hinblick auf die drohende späte Alkalose die Applikation von Natriumbicarbonat (Collins 1991, Wenz 1993).

Elektrolytstörungen

In Abhängigkeit von der Transfusionsgeschwindigkeit und vom Transfusionsvolumen kommt es bei Transfusion gelagerter Erythrozytenpräparate vorübergehend zur Hyperkaliämie (Linko 1984). Selbst bei klinisch stabilen Patienten werden bei Transfusionsgeschwindigkeiten von Erythrozytenkonzentraten in additiver Lösung mit 5,3 ml/min/kg KG bzw. bei Substitution von mehr als 40 % des Blutvolumens passagere Hyperkaliämien festgestellt (Linko 1986). Kalium wird jedoch schnell über die Nieren ausgeschieden und nach Erhöhung des Erythrozytenstoffwechsels (Natrium-Kalium-Pumpe) wieder von den Erythrozyten aufgenommen, sodass es anschließend sogar zur Hypokaliämie kommt (Howland 1978, Linko 1986). Solange der massiv transfundierte Patient gut perfundiert und nicht hypotherm ist, Leber und Nieren funktionieren oder nicht viel schneller transfundiert wird (bis maximal 1 ml Erythrozytenkonzentrat/min/kg KG), spielt die Hyperkaliämie in Zusammenhang mit der Massivtransfusion klinisch kaum eine Rolle (Howland 1978, Miller 1981, Collins 1991, Wenz 1993). Dagegen würden bei sehr schneller Transfusion (60 ml/min oder 0,8 ml/min/kg KG) schwere transfusionsbedingte Hyperkaliämien (Elektrolytverschiebungen) beobachtet werden, die nachweislich vereinzelt sogar zum Herzstillstand führen können (Le Veen 1960, Tigerstedt 1982, Stoops 1983, Kates 1984).

Akute hämolytische Transfusionsreaktionen

Hämolytische Transfusionsreaktionen können in 2 klinisch unterscheidbaren Formen auftreten:
- hämolytische Sofortreaktion,
- verzögerte hämolytische Reaktion.

Sofortreaktionen. Bei Sofortreaktionen kann sowohl intravasale als auch extravasale Lyse beobachtet werden. Die Sofortreaktion mit intravasaler Lyse ist besonders gefürchtet (Ablauf der Komplementkaskade mit Ausbildung des terminalen Komplexes C5b–9). Gegenregulatorische Mechanismen während der Komplementaktivierung haben zur Folge, dass an einem Teil der Erythrozyten eine Komplementaktivierung über C3 hinaus unterbleibt. Die C3b-beladenen Zellen unterliegen dann einer intrahepatischen Sequestration, sodass intra- und extravasale Hämolyse kombiniert vorliegen.

Definition

In ca. 5 % aller Bluttransfusionen kommt es zu Nebenwirkungen. Meist handelt es sich um akute Transfusionsreaktionen, die während oder 1–2 Stunden nach Bluttransfusion auftreten. Das initiale Ereignis ist die Reaktion eines Alloantikörpers mit seinem Erythrozytenantigen. Verschiedene Folgeereignisse wie Komplementaktivierung und Anstoß der Gerinnungskaskade führen dann unmittelbar intravasal oder mittelbar extravasal zum Zelluntergang. Bei den Sofortreaktionen sind die Alloantikörper im Empfänger präformiert und die Spiegel hoch genug, dass die Folgemechanismen oder Startmechanismen über die entstehenden Immunkomplexe ausgelöst werden können.

Die mit Abstand wichtigsten Antikörper dieser Sofortreaktionen bei vorwiegend intravasaler Lyse sind Anti-A und Anti-B. Ihre komplementabhängige Lyse lässt sich auch in vitro gut demonstrieren.

Pathogenese

Der hämolytische Transfusionszwischenfall und dessen vollständige Ausprägung ist dadurch gekennzeichnet, dass Kreislaufschock, DIC und/oder Nierenversagen zu beobachten sind. Die Pathogenese der hämolytischen Reaktion ist nicht vollständig wissenschaftlich aufgeklärt, da nicht alle klinischen Symptome und Ereignisse experimentell belegbar und auf die auslösende Antigen-Antikörper-Reaktion zurückzuführen sind.

Fest steht, dass der Erythrozytenabbau durch Ereignisse, die sich an der Zelle abspielen – Bindung von Antikörpern und ggf. konsekutive Beladung mit Komplementkomponenten – vermittelt wird.

Die für den Untergang der Zelle verantwortlichen Moleküle bleiben bis zu ihrer Destruktion an der Zellmembran gebunden, das Schicksal der Zellen nach der Immunreaktion kann experimentell gut verfolgt werden.

Die hämolytische Reaktion ist dagegen ein systemisches Ereignis. Diese Reaktion ist Resultat der durch den Immunkomplex unmittelbar und mittelbar aktivierten Plasmaenzymsysteme (Kinin-, Komplement-, Gerinnungs-, Plasminsystem). Diese Systeme geben jeweils nach Aktivierung zahlreiche Mediatorsubstanzen in das Plasma ab. Die Systeme scheinen miteinander jedoch in vielfältiger, sich potenzierender und inhibierender Weise verknüpft zu sein, sodass die Symptome der hämolytischen Reaktion aus einem kaum überschaubaren – experimentell nicht belegbaren –Zusammenspiel der verschiedenen o. g. Systeme entstehen.

Erythrozytendestruktion und hämolytische Reaktion müssen also insofern voneinander getrennt werden, als dass das Ausmaß der Erythrozytendestruktion zwar Indikator zur Aktivierung der Kaskadensysteme sein kann, jedoch nicht das Ausmaß der hämolytischen Reaktion widerspiegeln muss.

Der Immunkomplex Erythrozyt/Antikörper gegen Erythrozytenantigen aktiviert Komplement über C1q. War bereits intravasale Hämolyse eingetreten, kann freies Erythrozytenstroma Komplement auch über den alternativen Weg ab C3 aktivieren. Die anaphylatoxischen Komplementspaltprodukte C4a, C3a und C5a setzen über Mastzelldegranulation Histamin und Serotonin frei.

Diese Substanzen bewirken Gefäßdilatation und steigern die Gefäßpermeabilität. Hypotonie ist die Folge. Synergistisch wirkt Bradykinin, das durch die Aktivierung des Kininsystems freigesetzt wird. Die Weitstellung der Gefäße kann zum Zusammenbruch des Kreislaufs (*Schock*) führen. Durch die Hypotonie wird der Sympathikus gegenregulatorisch stimuliert. Eine erhöhte Ausschüttung von Katecholaminen ist die Folge. Diese Substanzen greifen an Gefäßen mit α-adrenergen Rezeptoren an und bewirken eine lokale Vasokonstriktion. Neben den Gefäßen der Lunge, Haut und des Splanchnikus sind die der Niere reich an α-adrenergen Rezeptoren. Die lokale Vasokonstriktion der Nierengefäße mindert die durch die Hypotonie verursachte Minderdurchblutung der Niere weiter. *Nierenschädigung* kann die Folge sein. Sie reicht über passagere Ischämie und akute tubuläre Nekrose bis zur bilateralen Rindennekrose. Entscheidend zum Nierenversagen tragen jedoch auch die Mikrothromben in den Gefäßen bei. Freies Hämoglobin, das früher als Ursache der Nierenschädigung angesehen wurde, führt keine Nierenschädigung herbei, wie Tierversuche mit Infusionen von Hämoglobin gezeigt haben (Rabiner 1970). Dagegen kann die Applikation von hämoglobinfreiem Stroma akutes Nierenversagen auslösen (Schmidt 1967). Thrombosierung der Nierengefäße ist die Folge der Aktivierung des Gerinnungssystems.

Dieses System kann – wie das Kininsystem – über den Hagemann-Faktor, über das Komplementsystem oder direkt durch Immunkomplexe aktiviert werden.

Thrombozyten werden zur Ausschleusung vasoaktiver Substanzen stimuliert, Vasodilatation und Schock sind die Folgen. Mikrothromben binden sich auch in den Kapillaren und tragen lokal zum Zusammenbruch der Mikrozirkulation bei (Nierenversagen). Wird die Aktivierung lange genug unterhalten, können die Plasmaspiegel von Fibrinogen, Thrombozyten, Faktor V und Faktor VIII durch DIC soweit erschöpft werden, dass erhöhte Blutungsbereitschaft bis zu manifesten Blutungen entsteht.

Klinik

Das Krankheitsbild ist typisch. Die häufigsten Initialsymptome beim wachen Patienten sind:
- Fieber,
- über 1 °C Temperaturanstieg,
- Schüttelfrost,
- thorakale und retrosternale Schmerzen,
- Blutdruckabfall,
- Dyspnoe,
- Gesichtsrötung,
- Übelkeit,
- Hämaturie.

Je nach Stärke der Reaktion kann sich ein progredienter Schock mit Oligurie, Anurie und generalisierter Blutungsneigung entwickeln.

Diagnostik

Für die sichere Diagnosestellung eines hämolytischen Transfusionszwischenfalls sind Laborparameter unerlässlich. Dazu gehören insbesondere:

- Abfall des Haptoglobins im Serum,
- Anstieg des Serumbilirubins, des Plasma- und Urinhämoglobins,
- LDH-Anstieg im Serum,
- Anstieg der Retikulozyten (Ausdruck der gesteigerten Regeneration).

Späte hämolytische Transfusionsreaktionen (verzögerte Transfusionsreaktionen)

Die verzögerte hämolytische Transfusionsreaktion tritt meist erst Tage nach der Transfusion auf und wird durch IgG-Antikörper hervorgerufen, die über eine Aktivierung der Phagozytose zu einer extravasalen Hämolyse führten. Dadurch ist der klinische Verlauf milde und wird meist nur durch den fehlenden Hämoglobinanstieg, erhöhtes Serumbilirubin in Verbindung mit einem positiven, direkten Coombs-Test erkannt.

Vermutlich können Antikörper gegen Antigene aller Blutgruppensysteme, welche erfahrungsgemäß immunogen sind (z. B. Rh, Kell, Duffy, Kidd), eine verzögerte Transfusionsreaktion verursachen.

> **!** Typisch für verzögerte Reaktionen sind jedoch Antikörper gegen Kidd-Antigene.

Die durch vorausgegangene Bluttransfusionen oder Schwangerschaften induzierten Antikörper sind bei den serologischen Voruntersuchungen meist nicht festzustellen, da sie unter der Nachweisgrenze der herkömmlichen Testverfahren liegen. Nach Transfusion inkompatiblen Blutes werden sie jedoch geboostert und führen Tage später zu einem beschleunigten Erythrozytenabbau.

Pathogenese

Die Pathomechanismen, welche für die Ausbildung einer verzögerten Transfusionsreaktion verantwortlich sind, können in ähnlicher Weise über Mediatorsysteme beschrieben werden, wie sie bei der o. g. akuten hämolytischen Transfusionsreaktion schon beschrieben wurden.

Für einen Teil dieser Antikörper lässt sich eine Komplementaktivierung bis C3 (Salama 1984) in vitro demonstrieren, bei einem anderen, größeren Teil, zu dem alle Rh-Antikörper gehören, nicht.

Während die vorwiegend intralineale Erythrozytendestruktion über den Mechanismus der antikörpervermittelten zellulären Zytotoxizität verständlich ist – sofern die Antikörper zu den Subklassen IgG 3 und/oder IgG 1 gehören – ist der Modus der Aktivierung der Mediatorsysteme, die zur hämolytischen Reaktion führen, bisher nicht aufgeklärt. Zugang zur Lösung der Probleme könnte die Beobachtung sein, dass im Zug der Phagozytose antikörperbeladener Erythrozyten von Makrophagen Mediatoren freigesetzt werden, die ihrerseits zur Komplementaktivierung befähigt werden.

Fieber und Allergie nach Transfusion

Die *nichthämolytische Transfusionsreaktion* kommt bei ca. 1 divide;100 Bluttransfusionen vor und ist für 75 % aller Transfusionsreaktionen verantwortlich.

Sie wird hervorgerufen durch Antikörper gegen Leukozytenantigene (HLA-Antikörper), seltener granulozytenspezifische oder B-zellspezifische Antikörper. Neuere Arbeiten belegen übereinstimmend eine Korrelation zwischen Auftreten und Schweregrad febriler Reaktion und dem Leukozytengehalt, der Lagerungsdauer von Konserven und dem Gehalt an Zytokinen (IL-1β, TNF-α, IL-6 und IL-8) (Hedle 1993, Aye 1995).

Ätiologie

Die Ursache der allergischen Transfusionsreaktion kann häufig nicht ermittelt werden.

Klinik und Therapie

Klinisch kommt es ohne Temperaturanstieg zu leichten Hautreaktionen wie Flush oder Urtikaria, die gut auf Antihistaminika ansprechen. In seltenen Fällen ist die Gabe von Steroiden erforderlich. Ausgelöst werden diese Reaktionen durch Antikörper gegen lösliche Bestandteile des Plasmas, und nicht – wie bisher besprochen – durch Alloimmunreaktionen gegen Zellen des Blutes.

Die klassische Form der allergischen Reaktion ist bedingt durch Antikörper der IgE-Klasse. Antikörper der IgE-Klasse binden via Fc-Rezeptor an Mastzellen. Die Reaktion des akut applizierten Antigens mit den mastzellgebundenen Antikörpern führt zur Ausschüttung vasoaktiver Amine und des plättchenaktivierenden Faktors (PAF) aus Mastzellen, der aus Thrombozyten vasoaktive Amine freisetzt, mit den Folgen der Gefäßdilatation, Permeabilitätssteigerung der Gefäße, Konstriktion größerer Gefäße und Konstriktion der glatten Muskulatur.

Prognose

Die Prognose der febrilen Transfusionsreaktion ist gut, Todesfälle sind nur vereinzelt beschrieben worden. Zur Prophylaxe sollten leukozytendepletierte Blutpräparate appliziert werden.

Übertragung von Infektionen durch Transfusionen

Prinzipiell kann jeder Erreger, der den Menschen infizieren kann und dabei irgendwann einmal im Blut auftritt, auch durch Blut oder Blutpräparate übertragen werden.

■ Virale Infizierung

Die Übertragungswahrscheinlichkeit für Viren durch Blut wird beeinflusst von:
- Häufigkeit der Infektionen im Spenderkollektiv,
- Dauer der Virämie,
- ob und wie gut erkennbar Personen während der Virämie Krankheitszeichen zeigen,
- Immunität der Empfänger.

Dauer der Virämie. Eine nur kurze Virämie und einen hohen Anteil immuner Empfänger gibt es z. B. bei den meisten Kinderkrankheiten, die deswegen transfusionsmedizinisch keine wesentliche Rolle spielen, obwohl sie prinzipiell mit Blut übertragbar sind.

Krankheitszeichen während der Virämie. Da Personen mit erkennbaren Erkrankungen nicht zur Blutspende zugelassen werden, spielen für die Transfusionsmedizin nur diejenigen Viren eine besondere Rolle, die langfristig im Blut vorliegen, ohne dass die Träger vorher erkennbar krank sind. Die Einteilung der Viren in umhüllte Viren und nichtumhüllte Viren hat auch für die Transfusionsmedizin Bedeutung, da bei umhüllten Viren bestimmte Virusinaktivierungsverfahren anwendbar sind, die bei den nichtumhüllten Viren versagen.

Die Kenntnis der Pathogenese erleichtert das Verständnis der verschiedenen Erkrankungsformen und oft auch der Übertragung.

Die Übertragungswege der Viren unterscheiden sich erheblich:

Einige werden erfahrungsgemäß kaum durch Schmutz-Schmierinfektionen, intrafamiliär oder sexuell übertragen (z. B. das Hepatitis-C-Virus), sodass man annehmen muss, dass Blut und Injektionsnadeln die Hauptübertragungswege der Infektion darstellen, während bei anderen Viren die Übertragung durch Transfusion nur für einen kleinen Teil der Infektionen verantwortlich ist.

Die am häufigsten durch Blut übertragende Viren sind Hepatitisviren (HBV, HCV, HDV) HIV, CMV, EBV, humanes Parvovirus B19).

■ Bakterielle Infizierung

Die Testung auf Antikörper gegen Treponema pallidum war der 1. spezifische Infektionstest in der Transfusionsmedizin.

Seit der ausschließlichen Verwendung geschlossener, steriler Einmalentnahmesysteme hat sich die Zahl exogen kontaminierter Blutkonserven wesentlich verringert. Dafür traten endogene – vom Blutspender stammende – bakterielle Kontaminationen in den Vordergrund. Im Unterschied zu Viren und Parasiten ist die Kontaminationsgefahr für die Präparate mit Bakterien durch den Anwender viel höher. Weiterhin können sich die Bakterien (wiederum im Gegensatz zu Viren und Parasiten) in Blut und Blutpräparaten vermehren.

Daher spielen neben Kontaminationsquellen und daraus resultierendem Erregerspektrum auch Lagerungstemperatur, Lagerungsdauer und Einhaltung der Kühlkette eine Rolle.

Während sich nur wenige Keime bei der für Erythrozytenkonzentrate üblichen Lagertemperatur von 4 °C ausreichend vermehren können (Yersinien, Pseudomonas, Listerien), ist das mögliche Keimspektrum in Thrombozytenkonzentraten, die bei Raumtemperatur gelagert werden müssen, erheblich breiter (z. B. Streptokokken, Staphylokokken, Salmonellen).

Die Anzahl kontaminierender Keime ist anfangs in der Regel klein, es können aber im Lauf der Lagerung sehr hohe Keimzahlen (bis zu 10^7/ml) erreicht werden. Die Kontamination kann bei einer Bakteriämie aus dem Spenderblut sowie bei der Blutspende und bei der Verarbeitung erfolgen (Caspari 1995).

Eigenblutkonserven sind im gleichen Maß durch Kontaminationen gefährdet wie Fremdblutkonserven.

Die Schädigung erfolgt einerseits durch die Überschwemmung des Körpers mit infektiösen Keimen, andererseits durch Endotoxine. Die Häufigkeit, direkt auf bakterielle Kontamination zurückzuführender Todesfälle, wird mit 1 : 6 Mio. transfundierter Einheiten angegeben (Wagner 1994).

■ Infizierung durch Protozoen

Die wichtigsten – durch Blut übertragbaren – Protozoen sind Plasmodien, die Erreger der Malaria und Trypanosoma cruzi, die Erreger der Chagas-Krankheit (Burchard 1994). Beide Erreger kommen nicht in Deutschland vor.

> **!** Da über 1000 Fälle von nach Deutschland importierter Malaria pro Jahr auftreten, ist es von größter Bedeutung, Auslandsaufenthalte in der Anamnese der Spender zuverlässig zu erfragen.

■ Infizierung durch Helminthen

Mikrofilariae verschiedener Spezies können in der Zirkulation der befallenen Person über Jahre persistieren. Sie überleben auch die Lagerung des Blutes bei 4 °C, folglich sind sie durch Transfusion übertragbar.

Autologe Bluttransfusion

Mit dem Begriff der autologen Bluttransfusion wird ein Vorgang bezeichnet, bei welchem einem Empfänger im Rahmen einer hämotherapeutischen chirurgischen Behandlung sein eigenes Blut oder Bestandteile desselben übertragen werden.

Es gibt 3 Formen der autologen Transfusion, die in zahlreichen Variationen und Kombinationen praktiziert werden:
- Rücktransfusion von *intraoperativ* ausgetretenem Blut, welches über einen Cell-Saver aufbereitet und retransfundiert wird.

- Rücktransfusion von *präoperativ* entnommenem und konserviertem Blut.
- *Perioperative* Hämodilution. Hierbei wird unmittelbar vor der Operation Vollblut entnommen und intraoperativ retransfundiert.

Intra- und perioperative autologe Transfusion sind Aufgabe der Klinik und können nur von den Ärzten des Operationsteams durchgeführt werden.

Die präoperative Eigenblutentnahme jedoch ist eine Domäne der Transfusionsmedizin. Die Einrichtung eines präoperativen autologen Spendeprogramms ist aus medizinischen und juristischen Gründen wünschenswert: Es ist die sicherste und risikoärmste Form der Transfusion. Homologes Blut kann eingespart werden.

Die Methodik der Eigenblutspende entspricht dem Verfahren der üblichen Fremdblutspende.

Indikationen

Die Indikation zur Eigenblutspende ist dann gegeben, wenn:
- der Arzt die Notwendigkeit einer Blutübertragung ernsthaft in Betracht zieht,
- das Risiko der Eigenblutspende unter Berücksichtigung der Vorerkrankung des Patienten dasjenige der Fremdbluttransfusion nicht übersteigt.

Kontraindikationen

Die Frage der Spendertauglichkeit und des Spenderisikos setzt eine individuelle ärztliche Beurteilung des Patienten voraus und muss im Einzelfall in Zusammenhang mit den örtlich gegebenen Spendebedingungen und den Überwachungsmöglichkeiten betrachtet werden.

Die Kriterien der Spendetauglichkeit werden nicht einheitlich beurteilt.

Nach vorherrschender Meinung gelten als Kontraindikationen:
- schwere kardiozirkulatorische Störung, z. B.:
  - instabile Angina pectoris,
  - bekannte, kritische Hauptstammstenose,
  - höhergradige Herzinsuffizienz,
  - kritische Aortenstenose,
- schwere respiratorische Insuffizienz,
- Hämatokriterniedrigung unter 34%,
- Gerinnungsstörungen,
- akute Infektion und Zustände, die mit Bakteriämie einhergehen.

Als relative Kontraindikation werden diskutiert:
- stabile koronare Herzkrankheit,
- kompensierte Herzinsuffizienz,
- mittelschwere respiratorische Störung,
- Schwangerschaft,
- hohes Alter.

Bisher gibt es keine Definition von Grenzwerten bei eingeschränkter Organfunktionen in Bezug auf die Spendetauglichkeit. Eine allgemein gültige Kontraindikationsliste kann deshalb derzeit nicht erstellt werden.

Technische Durchführung

- Nach Stellung der Indikation zur Operation wird die voraussichtlich notwendige Menge an Blutkonserven durch den Operateur festgesetzt.
- Die Erwägung von Eigenblutspenden erfolgt bei terminlicher Planbarkeit der Operation, zunächst unter der vergleichenden Berücksichtigung der allgemeinen Risiken einer Fremdbluttransfusion einerseits und denjenigen einer Serie von Eigenblutspenden – insbesondere im Hinblick auf den allgemeinen Gesundheitszustand – andererseits (Aufklärungsgespräch). Allerdings ist das Selbstbestimmungsrecht des Patienten zu berücksichtigen.
- Die Indikation zur Eigenblutspende resultiert ferner aus den Ergebnissen der Eignungsuntersuchung des unmittelbar behandelnden Arztes sowie des Transfusionsmediziners (einschließlich Blutbild und Infektionsdiagnostik). Zusätzlich ist eine Blutgruppenbestimmung wünschenswert. Die Bestimmung von Eisen im Serum und Ferritin ist zu empfehlen. Entsprechend den Richtlinien 2000 vorgeschrieben ist jedoch die Untersuchung mindestens auf humanes Immundefektvirus (HIV1/2) Hepatitis-B- und Hepatitis-C-Virusinfektionsmarker.
- Noch vor Beginn der Spenden sollte umgehend – d.h. nach der Entscheidung zur Blutspende – mit einer oralen Eisen(II)-Therapie begonnen werden.
- Der Mindestzeitraum zwischen Stellung der Indikation zur Operation und dem Operationstermin errechnet sich folgendermaßen:
  - Vorgespräche, Voruntersuchungen, terminliche Vorbereitung und Organisation: 1 Woche,
  - zusätzlich pro Spende – einschließlich folgender Regeneration der Erythrozyten: ebenfalls knapp 1 Woche.
  - Da die Konserven maximal 49/42 Tage (Stabilisator PAGGS-M/SAG-M) haltbar sind, können demnach ca. 4–6 Konserven gespendet werden.
- Die Operation sollte nicht 24–48 Stunden nach der letzten, in der Spendeserie vorgenommenen Eigenblutspende, d.h. „ohne Blutreserve" des Patienten starten, zumal oft unmittelbar präoperativ als letzte Eigenblutspende die präoperative Hämodilution unter optimalen diagnostischen und therapeutischen Bedingungen durch den Anästhesisten vorgenommen wird. Nach der letzten Eigenblutspende sollte deshalb zeitlich immer eine Regenerationsphase eingeplant werden.
- Der Eigenblutspender sollte unter EKG-Überwachung, Pulsoxymetrie, Blutdruck und Pulsmessung vor und nach der Blutspende seine Eigenblutkonserve spenden.

Spendebedingungen:

- Bei nicht reduziertem gesundheitlichen Allgemeinzustand werden die Eigenblutspenden im Blutspendedienst durchgeführt.
- Bei wesentlich reduziertem Allgemeinzustand ist eine Eigenblutspende ausgeschlossen.
- Soll eine Eigenblutspende auf ausdrücklichen Wunsch des Patienten trotz reduziertem Allgemeinzustand stattfinden, so wird diese Eigenblutspende unter erhöhtem Risiko – wobei eventuelle Spendekomplikationen berücksichtigt werden müssen – durchzuführen sein.
- Defibrillator,
  - Intubationsbesteck,
  - EKG,
  - Pulsoximeter,
  - Notfallmedikamenten,
  - Arzte mit Erfahrungen und Fertigkeiten in der Notfall-/Intensivmedizin.

Retransfusion (Autotransfusion)

Bei Retransfusion der gespendeten Konserven muss ein Abgleich der Personalien des Patienten mit den Personalien auf dem Spenderetikett durchgeführt werden. Eine AB0-Identitätssicherung am Bett (Bedside-Test) – sowohl mit Patientenblut als auch mit Konservenblut – ist durchzuführen. Eine Kreuzprobe ist nach den neuesten transfusionsmedizinischen Richtlinien aus dem Jahre 2000 nicht erforderlich.

Literatur

Abbott TR (1983) Changes in serum calcium fractions and citrate concentrations during massive blood transfusions and cardiopulmonary bypass. Br J Anaesth 55: 753–760

Addiego J, Kasper C, Abildgaard CF et al. (1993) Frequency of Inhibitor Development in Hemiphiliacs Treated with Low-Purity Factor VIII. Lancet 342: 462–464

Aye MT, Palmer DS, Giulivi A, Hashemi S (1995) Effect of filtration of platelet concentrates on the accumulation of cytokines and platelet release factor during storage. Transfusion 35: 117–124

Bachofen M (1988) Massivtransfusion. In: Kretschmer V, Stangel W, Reissigl H (Hrsg.) Transfusionsmedizin 1987. Beitr Infusionsther, Bd 21, Karger, Basel S 24–32

Baer MR, Bloomfield CD (1992) Prophylactic platelet transfusion therapy, Pro Transfusion 32: 377–380

Barry A, McLellanReid SR, Lane PL (1984) Massive blood transfusion causing hypomagnesemia. Crit Care Med 12: 146–147

Barthels M, Poliwoda H (1993) Gerinnungsanalysen, 4. Auflage, Georg Thieme Verlag, Stuttgart-New York

Beeser H (1991) Characterization of Highly Purified Factor VIII Products. Ann. Hematol. 63: 126–130

Berntorp E (1994) Die Auswirkung einer Substitutionstherapie auf das Immunsystem von Blutern, Hämostaseologie 14: 74–80

Berntorp E, Björkmann S, Carlsson M et al. (1993) Biochemical and in Vitro Properties of High Purity Factor IX Concentrates. Thromb. Haemost. 70: 768–773

Bishop JF, McGrath K, Yuen K, Wolf MM, Szer J (1991) Factors influencing 20-hour increments after platelet transfusion. Tran sfusion 31: 392–396

Bishop JF, Matthews JP, Yuen K, McGrath K, Wolf MM, Szer J (1992a) The definition of refractoriness of platelet transfusions. Transfus Med 2: 35–41

Bishop JF, McGrath K, Wolf MM et al. (1992b) Clinical factors influencing the efficacy of pooled platelet transfusions. Blood 71: 383–387

Blanchette VS, Hume HA, Levy GJ, et al. (1991) Guidelines for auditing pediatric blood transfusion practies. Am J Disease Childh 146: 787–796

Brackmann HH, Eickhoff HJ, Oldenburg HJ, Hammerstein U (1992) Long-Term Therapy and On-Demand Treatment of Children and Adolescents with Severe Haemophilia A 12 Years of Experience. Haemostatis 22: 251–258

Burchard G-D (1994) Übertragung von Parasiten durch Bluttransfusionen und Organtransplantationen. Infusionsther Transfusionsmed 21, Suppl 1: 40–8

Bux J, Mueller-Eckhardt C (1993) Leitlinien für die Substitutionstherapie mit Thrombozyten. Dtsch Med. Wochenschr 118: 1367–1370

Carmen R (1993) The selection of plastic materials for blood bags. Transfus Med Rev 7: 1–10

Cash J (1981) Blood replacement therapy. In: Bloom AL, Thomas, DP (Hrsg.) Haemostasis and Thrombosis. Churchill Livingstone, Edinburg, London, Melbourne, New York, pp 472–490

Caspari G, Gerlich WH, Hilfenhaus et al. (1995) Infektionssicherheit von Blutkomponenten und Plasmaderivaten. In: Vorstand und Wissenschaftlicher Beirat der Bundesärztekammer (Hrsg) Leitlinien zur Therapie mit Blutkomponenten und Plasmaderivaten. Deutscher Ärzte-Verlag, Köln, S 163–207

Collins JA (1980) Pulmonary dysfunction and massive transfusion. Bibl haemat 46: 220–227

Collins JA, Knudson MM (1991) Massive transfusion. In: Rossi EC, Simon TL, Moss GS (eds.) Transfusion medicine. Williams Wilkins, Baltimore, pp 419–427

Comp PC (1991) Control of coagulation reactions. In: Williams WJ, Beutler E, Erslev AJ, Lichtmann MA, McGraw-Hill (eds.) Hematology, 4th. International Edition, New York

Consensus Conference (1985) Fresh-Frozen Plasma, Indications and Risks. JAMA 253: 551–553

Derrington MC (1985) The present status of blood filtration. Anaesthesia 40: 334–340

Dillard GHL, Brecher G, Cronkite EP (1951) Separation, concentration and transfusion of platelets. Proc Soc Exp Biol Med 78: 796–799

Dolan G, Ball I, Presten FE (1989) Protein C and Protein S. Balière's Clin Haematol. 2: 999–1042

Duke WW (1910) The relation of blood platelets to hemorrhagic disease: description of a method for determining the bleeding time and coagulation time and report of three cases of hemorrhagic disease relieved by transfusion. JAMA 55: 1185–1240

Freysz M, Kabtane R, Beal JL (1985) Acute respiratory distress syndrome in adults following blood transfusion (two case report). Role of antibodies directed against leukocytes ans, specificalley, granular leukocytes. Fra-Sem Hop 61: 135–138

Gill JC (1993) Therapy of Factor VIII Deficiency. Semin Thromb Hemostas. 19: 1–12

Harke H (1982) Massivtransfusionen, Hämostase und Schocklunge. Springer, Berlin Heidelberg New York (Anaesthesiologie und Intensivmedizin, Bd 146)

Heddle NM, Blajchman MA (1995) The leukodepletion of cellular blood products in the prevention of HLA-alloimmunization and refractoriness to allogenic platelet transfusions. Blood 85: 603–606

Heddle NM, Klama LN, Griffith L, Roberts R, Shulka G, Kelton JG (1993) A prospective study to identify the risk factors associated with acute reactions to platelet and red cell transfusions. Transfusion 33: 794–797

Heene DL, Lasch H (1973) Folgen der Massivtransfusion auf das Gerinnungssystem. Thoraxchirurgie 21: 344–350

Hiller E, Heim M (1989) Indikationen für die Therapie mit frischgefrorenem Plasma. Dtsch med Wschr 114: 1371–1374

Hillyer CD, Emmens RK, Zago-Novaretti M Berkmann EM (1994) Methods for the reduction of transfusion-transmitted cytomegalovirus infection: filtration versus the use of seronegative donor units. Transfusion 34: 929–934

Hirsch EO, Gardner FH (1952) The transfusion of human blood platelets. J Lab Clin Med 39: 556–569

Howland WS (1978) Calcium potassium and pH changes during massive transfusion. In: Nusbacher J (ed): Massive transfusion. Am Assoc Blood Banks, Washington DC, pp 17–24

von Hugo R, Graeff H (1994) Thrombohemorrhagic Complications in the Obstetric Patient. In: Colman RW, Hirsh J, Marder VJ, Salzmann EW (eds.) Hämostasis and Thrombosis. Basic Principles and Clinical Practice. J.B. Lippincott Co. Philadelphia, pp 926–941

Iwarson S, Kjellman H, Teger-Nilsson AC (1976) Incidence of viral hepatitis after administration of factor IX concentrates. Vox Sang 31: 136–140

Kahn RC, Jascott D, Carlon GC, Schweizer O, Howland WS, Goldiner PL (1979) Massive blood replacement: Correlation of ionized calcium, citrate and hydrogen ion concentration. Anesth Analg 58: 274–278

Kates RA, Finucane BT (1984) Massive transfusion in a neonate. S Med J 77: 516–517

Kennedy MS, Wilson SM, Kelton JG (1990) Perianal transfusion medicine. Am Assoc Blood Banks, Arlington VA

Kost GJ (1993) The significance of ionized calcium in cardiac and critical care. Arch Pathol Lab Med 117: 890–896

Kretschmer C (1990) Perioperative Gerinnungstherapie und -diagnostik. Infusionstherapie 17 (Suppl. 2): 9–19

Kubanek B (1988) Therapie mit Erythrozyten. In: Mueller-Eckhardt C (Hrsg.) Transfusionsmedizin, Springer, Berlin, S. 322–346

Leitlinien der Therapie zur Blutkomponenten und Plasmaderivaten (2001) Herausgegeben vom Vorstand und Wissenschaftlichen Beirat der Bundesärztekammer. Deutscher Ärzteverlag

LeVeen HH, Pasternack HS, Lustrin I, Shapiro RB, Becker E (1960) Hemorrhage and transfusion as the major cause of cardiac arrest. J Am Med Assoc 173: 770–777

Linko K, Tigerstedt I (1984) Hyperpotassemia during massive blood transfusions. Acta Anaesthesiol Scand 28: 220–221

Linko K, Saxelin (1986) Elektrolyte and acidbase disturbances caused by blood transfusions. Acta Anaesthesiol Scand 30: 139–144

Lovric VA, Archer GT, Wisdom L et al. (1985) Thirty-five-day modifed red cells and 7-day-storedplatelet concentrates from triple bags of identical PVC formulation. Vox Sang 49:181–186

Luylle L, Wouters E, DeBock R, Peetermans ME (1992a) Increased tumor necrosis factor ((TNF-(), interleukin 1, and interleukin 6 (IL-6) levels in the plasma of stored platelet concentrates: relationship between TNF-(and IL-6 levels and febrile transfusion reactions. Transfusion 33: 195–199

Luylle L, Wouters E, DeBock R, Peetermans ME (1992b) Reactions to platelet transfusion the effect to storage time of the concentrate. Transfus Med 2: 289–293

Mannucci PM (1994) Moderne Therapieformen zur Behandlung von Hämophilie. Hämostaseologie 14: 60–68

van MarwijkKooy M, VanProoijen HC, Moes M, Bosma-Stants I, Akkerman JWN (1991) Use of leukocyte-depleted platelet concentrates for the prevention of re-fractoriness and primary HLA alloimmunization: a prospective, randomized trial. Blood 77: 201–205

Maurin N (1990) Therapie der disseminierten intravasalen Gerinnung (DIC). Therapiewoche 40: 3332–3335

Miller RD (1986) Blood, blood components, colloids and autotransfusion therapy. In: Miller RD (ed.) Anesthesia, vol 2. Churchill Livingstone, New York, pp 1329–1367

Miller RD, Brzica SM (1981) Blood, blood components, colloid and autotransfusion therapie. In: Miller RD (ed.) Anesthesia. Churchill Livingstone, New York, p 902

Mollison PL, Engelfriet CA, Contreras M (1993) Blood transfusion in clinical medicine, Blackwell, Oxford

Monographie Gefrorenes Frischplasma (GFP). (1989) Bundesanzeiger 182 vom 27. 09. 1989

Mueller-Eckhardt C (1994) Therapie mit Blut und Blutbestandteilen. In: Begemann H, Raststetter J (Hrsg.) Klinische Hämatologie. 4. Auflage, Georg Thieme Verlag, Stuttgart, 202–221

Mueller-Eckhardt C, Scharf R, Greinacher A (1993) Thrombozytäre hämorrhagische Diathesen. In: Begemann H, Rastetter J (Hrsg) Klinische Hämatologie, 4. Auflage, Thieme, Stuttgart, New-York, S 870–944

Müller RD, Robbins TO, Tong MJ, Barton SL (1971) Coagulation defects associated with massive blood transfusions. Ann Surg 174: 794–801

Murphy MF, Brozovic B, Murphy W, Ouwehand W, Waters AH (1992) Guidelines for platelet transfusions. Transfus Med 2: 311–318

Nilsson IM (1993) Experiences with Prophylaxis in Sweden. Semin. Hematology 30, Suppl. 2: 16–19

Pelszynski MM, Moroff G, Luban NLC, Taylor BJ, Quiones RR (1994) Effect of gamma-irridiation of red blood cell units on T-cell inactivation as assessed by limiting dilution analysis: Implications for preventing transfusion-associated graft versus-host disease. Blood 83: 1683–1689

Pietersz RNI, Loos JA, Reesink HW (1985) Platelet concentrates stored in plasma for 72 hours at 22 °C prepared from buffy coats of citrate-phosphate-dextrose blood collected on a quadruple-bag saline-adenine-glucose-mannitol system. Vox Sang 49: 81–85

Poschmann A (1994) In Von Harnack GA: Therapie der Krankheiten des Kindesalters, Springer Verlag Berlin, Heidelberg, 5. Auflage

Rabiner SF, O,Brien K, Peskin GW, Friedman LH (1970) Further studies with stroma-free hemoglobin solution. Ann Surg 171: 615–622

Richtlinien zur Gewinnung von Blut und Blutbestandteilen und zur Anwendung von Blutprodukten (Hämotherapie). Aufgestellt vom wissenschaftlichen Beirat der Bundesärztekammer und vom Paul-Ehrlich-Institut. Neu bearbeitete Fassung 2000

Rock GA, Shumak K, Buskard NA, et al. (1991) Comparison of plasma exchange with plasma infusion in the treatment of TTP. N Eng J Med 325: 393–397

Rosen NR, Weidner JG, Boldt HD, Rosen DS (1993) Prevention of transfusion-associated graft versus-host disease

Rosenberg R, Damus PS (1973) The purification and mechanism of action of human anti-thrombin-heparin cofactor. J biol Chem 248: 6490–6505

Salama A, Mueller-Eckhardt C (1984) Delayed hemolytic transfusion reactions. Evidence for complement activation involving allogenic and autologus red cells. Transfusion 24: 188–193

Santoso S, Kiefel V, Kühn J, Mueller-Eckhardt G, Mueller-Eckhardt C (1990) Vergleich von vier Crossmatch-Methoden zur Vorhersage des Plättchentransfusionserfolgs. Beitr Infusionsthe 26: 153–156

Scharf R E, Giers G (1998) Treatment with Blood Components and Coagulation Factor Concentrates – Modern Concepts of Hemotherapy. Schweiz Rundschau Med. 87: 1148–1152

Scheidegger D, Drop LJ (1984) Ionisiertes Kalcium, Anesthesiologie und Intensivmedizin, Bd 163. Springer, Berlin, Heidelberg

Schimpf K (1994) Therapie der Hämophilien. Haemostaseologie 14: 44–45

Schimpf K, Zimmermann K (1980) Hepatitishäufigkeit, serologische Befunde und Leberhistologie nach Therapie schwerer Hämorrhagischer Diathesen mit Gerinnungsfaktorenkonzentraten. In: Schimpf K (Hrsg) Fibrinogen, Fibrin und Fibrinkleber. Schattauer, Stuttgart New York, S 299–308

Schimpf K, Zimmermann K (1980) Hepatitishäufigkeit, serologische Befunde und Leberhistologie nach Therapie schwerer Hämorrhagischer Diathesen mit Gerinnungsfaktorenkonzentraten. In: Schimpf K (Hrsg) Fibrinogen, Fibrin und Fibrinkleber. Schattauer, Stuttgart New York, S 299–308
Schmidt PJ, Holland PV (1967) Pathogenesis of the acute renal failure associated with incompatible transfusion. Lancet ii: 1169–1172
Schmitt HJ, Götz E (1988) Metabolische Störungen durch Bluttransfusionen. Infusionsther 15: 254–260
Schramm W (1993) Exyperience with Prophylaxis in Germany. Semin Hematol. 30, Suppl 2: 12–15
Schramm W (1994) Konsensus Empfehlungen zur Hämophiliebehandlung in Deutschland. Hämostaseologie 14, 81–83
Sherman LA (1982) DIC in massive transfusion. Prog Clin Biol Res 108: 171–189
Sintnicolass K, VanMarwijkKooij M, van Prooijen HC et al. (1995) Leukocyte depletion of random single-platelet transfusions does not prevent secondary human leukocyte antigen-alloimmunization and refractoriness: a randomized prospective study. Blood 85: 824–828
Slichter SJ (1990) Mechanismus and Management of Platelet Refractoriness. In: Nance SJ (ed.) Transfusion medicine in the 1990's. Am Assoc Blood Banks, Arlington, VA, pp 95–179
Stefanini M, Dameshek W (1953) Collection, preservation and transfusion of platelets N Engl J Med 248: 797–802
Stoops CM (1983) Acute hyperkalemia associated with massive blood replacment. Anesth Analg 62: 1044
Svoboda JA, Peter ET, Dang CV, Parks SN, Ellyson JH (1982) Severe liver trauma in the face of coagulopathy. Am J. Surg 144: 717–721
Tigerstedt I, Sivulainen S (1982) Massive bleeding and hyperpotassemia: a case report. Ann Chir Gynaecol 71: 175–177
Wagner SJ, Friedmann LI, Dodd RY (1994) Transfusion-associated bacterial sepsis. Clin Microbiol Rev 7: 290–302
Walker RH (1993) Technical manual, 11th edn. American Association of Blood Banks (AABB), Bethesda
Walter CW, Murphy WP (1952) Al closed gravity technique for the preservation of whole blood in ACD solution utilizing plastic equipment. Surg Gyn Obst 94: 687–692
Waxman K, Shoemaker WC (1982) Physiologic responses to massive intraoperative hemorrhage. Arch Surg 117: 470–475
Wenz B (1993) Massive blood transfusion. The blood bank perspective. Transfus Sci 14: 353–359
Wüst T, Trobisch H (1982) Zum Mechanismus der Inaktivierung des Faktors Xa (Stuart-Prower) durch das progressive Antithrombin und den Antithrombin-Heparin-Komplex. Med. Verlagsanstalt, Marburg

Austauschtransfusionen im Neugeborenenalter

R. Lietz

Ziel der Austauschtransfusion ist die Entfernung von zirkulierenden Antikörpern, von mit Antikörpern besetzten Erythrozyten und/oder von Toxinen aus dem Kreislauf.

Indikationen

Neonatale Immunthrombozytopenie. Mit einer solchen Erkrankung ist zu rechnen, wenn bei der Mutter bereits vor der Schwangerschaft eine Immunthrombozytopenie bekannt ist und/oder während der Schwangerschaft die Thrombozytenzahlen unter 100 000/μl abfallen.

! Es besteht ein hohes Blutungsrisiko für das Neugeborene, wenn die Mutter eine solche Erkrankung durchgemacht hat oder unter der Schwangerschaft daran erkrankt.

Hat das Neugeborene bei Geburt eine Thrombozytopenie, so ist es hochgradig durch eine Blutung (u.a. auch intrazerebral) gefährdet. Neben der Gabe von Glucocorticoiden und γ-Globulinen ist eine Austauschtransfusion von sehr hohem Wert. Sie hat das Ziel, zirkulierende Antikörper und die Hyperbilirubinämie zu beseitigen.

Neugeborenensepsis. Im Rahmen des eingesetzten Therapiespektrums (gezielt ausgewählte Antibiotika, Schockbehandlung, Beachtung der Gerinnungsfaktoren, Immuntherapie) ist in schwierigen Fällen mit verzögerter Besserungstendenz eine Austauschtransfusion unbedingt mit Frischblut- oder Frischplasma (160–180 ml/kg KG) durchzuführen. Da die Sepsis eine spezielle Indikation für eine Austauschtransfusion darstellt, ist sie unabhängig vom Bilirubinspiegel.

Morbus haemolyticus neonatorum. Durch mütterliche Antikörper (aus dem ABO-System stammend, Rh-Antikörper vom Anti-D-Typ, seltener auch Anti-c-, Anti-E- oder Anti-Kell-Antikörper) werden die fetalen bzw. kindlichen Erythrozyten verstärkt abgebaut.

Die Austauschtransfusion sollte immer dann eingesetzt werden:
- wenn die Bindung des indirekten Bilirubins an Albumin oder seine Spaltung durch die Phototherapie unzureichend ist (stündlicher Anstieg des indirekten Bilirubins >1 mg),
- wenn bei Vorliegen eines positiven direkten Coombs-Tests der Hämoglobinwert < 12 g/l liegt und ein Atemnotsyndrom die Situation erschwert.

Das zu verwendende Blut für die Austauschtransfusion darf mit den krankmachenden Antikörpern nicht reagieren, was in der vorangehenden Kreuzprobe zu klären ist. Bei Anti-D-Antikörpern ist Blut mit der Formel ccddee (Rh-negativ) zu verwenden, bei für die Hämolyse verantwortlichen Anti-c-Antikörpern ist Blut der Formel CCDee einzusetzen (also Rh-positives Blut). Bei einer pränatal erfolgten Bluttransfusion der Gruppe 0-Rh-negativ fällt dann der direkte Coombs-Test negativ aus, bei solchen Kindern werden zur Austauschtransfusion 0-Rh-negative Erythrozyten gelöst in AB-Plasma eingesetzt.

Durchführung der Austauschtransfusion im Neugeborenenalter

Nach Absetzen des Nabelschnurrests mit einem Skalpell wird mit einer Knopfsonde die Nabelvene aufgesucht und in diese ein dem Lumen angepasster Kunststoffkatheter eingeführt.

Über den Katheter werden zunächst 10 ml Blut langsam abgezogen und danach 10 ml Austauschblut langsam über die Nabelvene zugeführt. In einem Zeitraum von ca. 1–1½ h werden auf diesem Weg ca. 200–300 ml ausgetauscht. Es wird bei der Austauschtransfusion $^{1}/_{10}$ des Körpergewichts bezogen auf das Blutvolumen ersetzt. Eine bestehende Anämie wird durch entsprechende Transfusion von Frischblut im Rahmen der Austauschtransfusion behoben.

Nebenwirkungen:
Elektrolytstörungen:
Diese können wegen Zufuhr von Citrat und Kalium auftreten, klinisch zeigen sie sich in Form von Krämpfen, Unruhezuständen und Herzrhythmusstörungen. Zur Vermeidung wird Calcium in Form von Calciumgluconat (2 ml auf jeweils 100 ml Spenderblut) verabreicht.

Vorteil:
Dieser besteht in der Substitution von Komplement, Gerinnungsfaktoren, Granulozyten und Thrombozyten sowie des Fibronectins (unspezifisches Plasmaopsonin), das für die Gefäßabdichtung von Bedeutung ist.

Anwendung:
Im Neugeborenenalter wird die Austauschtransfusion vor allem beim Hydrops fetalis durchgeführt, der immunologisch oder nichtimmunologisch sein kann. Desweiteren kommt diese Methode zum Einsatz bei homozygoter Thalassämie.

Um beim Hydrops fetalis keine wertvolle Zeit zu verlieren, kann bis zur Durchführung des Austauschs 0-Rh-negatives Erythrozytenkonzentrat verabreicht werden. Es wird die gleiche Menge gegeben, die zuvor entnommen wurde.

Folgende Bedingungen sind zu beachten:
- erhöhter ZVD sollte langsam auf Höhe von 7–10 mm Hg gesenkt werden,
- verordnete Medikamente müssen nach dem Austausch nochmals gegeben werden, da sie durch die abgelaufene Prozedur entfernt wurden,
- bei Gabe von heparinisiertem Blut ist eine Antagonisierung mit Protaminsulfat erforderlich.

Literatur

Mishra S, Gupta PK (1997) Exchange transfusion in neonates. J Indian Med Assoc *95/4:* 109–111

13 Angeborene und erworbene Störungen des Immunsystems

M. Borte

Physiologie und Pathophysiologie der Immunantwort

Vielen Krankheitsbildern liegt eine Fehlleistung des Immunsystems zugrunde. Fehlleistungen können vom Ausfall einzelner Funktionen (Immundefekte) über maligne Entartung (Lymphome) und überschießende Reaktionen (Allergie, Entzündung) bis hin zum gezielten Angriff auf körpereigenes Material (Autoimmunität) reichen. Kenntnisse der Struktur und Funktion des Immunsystem erlauben es, viele Krankheitsbilder auf molekularer Ebene zu definieren, was Voraussetzung für eine exakte Diagnose und die gezielte therapeutische Beeinflussung immunpathologischer Vorgänge ist (Brostoff u. Mitarb. 1991, Peter 1991).

Struktur und Funktion des Immunsystems

Die Hauptaufgabe des Immunsystems besteht darin, den Organismus gegen von außen eindringende Fremdstoffe (Infektabwehr) und endogen entstandene Schädigungen (Tumorabwehr) zu schützen. Realisiert wird dies durch unterschiedliche, aber miteinander kooperierende zelluläre und humorale Abwehrmechanismen. In ihrer Gesamtheit bilden sie die beiden sich funktionell ergänzenden Systeme der *unspezifischen (angeborenen) und der spezifischen (erworbenen) Immunität* (Tab. 13.1).

Im Gegensatz zu den angeborenen Abwehrmechanismen führt die spezifische Immunität gegenüber einem bestimmten Erreger zur Fähigkeit, bei Reexposition schneller, vermehrt und spezifischer reagieren zu können (immunologisches Gedächtnis). Strukturen, die eine spezifische Immunantwort auslösen können, werden als Antigene bezeichnet. Einer solchen Antwort liegt die Fähigkeit des Immunsystems zugrunde, zwischen „selbst" und „nicht selbst" unterscheiden zu können. Diese differenzierte Leistung wird von Lymphozyten und ihren sezernierten Produkten wahrgenommen (Klein 1990, Gemsa u. Mitarb. 1991, Roitt u. Mitarb. 1993).

■ T- und B-Zell-Antwort

Es werden 2 *Reifungsorte*, die funktionell verschiedene Lymphozyten hervorbringen, unterschieden:
- Thymus, aus dem die T-Lymphozyten (T-Zellen) hervorgehen,
- Knochenmark, Milz und fetale Leber, die Reifungsorte der B-Zellen sind.

Reife B- und T-Zellen tragen an ihrer Oberfläche verschiedene membranassoziierte Proteine, die als *Oberflächenrezeptoren* verschiedene Immunfunktionen vermitteln:
- Proteine, die für „selbst" kodieren (major histocompatibility complex [MHC]),
- Strukturen, die das Antigen erkennen (Antigenrezeptor),
- Adhärenzproteine, die zu Zell-Zell-Interaktionen befähigen.

Mit der Ausprägung des Antigenrezeptors erwirbt ein Lymphozyt die Fähigkeit, ein individuelles Antigen selektiv zu erkennen, d. h. nach Antigenkontakt reagieren

Tabelle 13.1 Die unspezifische und spezifische Immunität

	unspezifisch	spezifisch
Physikochemische Barrieren	• Haut und Schleimhäute	• haut- und schleimhautassoziiertes lymphatisches Gewebe • sekretorische Antikörper
Lösliche Faktoren	• Akute-Phase-Proteine • Komplementsystem • Lysozym • Properdin • Zytokine von Monozyten/Makrophagen	• Antikörper • Zytokine von Lymphozyten
Zelluläre Faktoren	• Granulozyten • Monozyten/Makrophagen • natürliche Killer-Zellen • Thrombozyten	• B- und T-Lymphozyten

innerhalb des immunologischen Repertoires nur die Lymphozyten mit einer Proliferation, die das Antigen spezifisch erkennen. Während dieser klonalen Proliferation erwerben die Zellen definierte *Effektoreigenschaften*, die vorprogrammiert sind:
- B-Lymphozyten proliferieren zu Plasmazellen, die spezifische Antikörper produzieren,
- T-Lymphozyten – je nach Subklasse – zu zytotoxischen Zellen, mediatorproduzierenden Zellen oder zu Zellen mit Regulationseigenschaften (T-Helfer-/T-Suppressor-Zellen).

Die verschiedenen Subpopulationen der Lymphozyten lassen sich anhand ihrer Oberflächenstrukturen (Membranglykoproteine) mittels monoklonaler Antikörper unterscheiden (Roitt 1991). Makrophagen stellen ein Bindeglied zwischen unspezifischem und spezifischem Immunsystem dar, indem sie sowohl zur Phagozytose befähigt sind als auch Antigene aufbereiten und den T-Lymphozyten zur Induktion einer spezifischen Immunantwort präsentieren können (Unanoue u. Mitarb. 1987).

■ Zytokine

Die Kommunikation zwischen den Zellen, wie Aktivierung, Proliferation, Differenzierung oder Bewegung, wird durch Mediatoren vermittelt, die entweder aus humoralen Effektorsystemen stammen (z. B. Komplement oder Fibrinspaltstücke) oder aber aus Zellen freigesetzt werden (Clemens u. Mitarb. 1987). Letztere fasst man unter dem Begriff Zytokine zusammen. Zytokine aus Lymphozyten werden entsprechend als „Lymphokine" bezeichnet (Tab. 13.2).

Tabelle 13.2 Übersicht über Funktionen von Zytokinen

Hämatolymphopoetische Wachstumsfaktoren
• koloniestimulierende Faktoren: – G-CSF, M-CSF, GM-CSF
• Erythropoetin
• IL-1, IL-2, IL-3, IL-4, IL-5, IL-6, IL-7, IL-9, IL-11
• C-Kit-Ligand
Mediatoren der Aktivierung, Proliferation und Differenzierung von Lymphozyten
• IL-2, IL-4, IL-5, IL-6, IL-10, IL-12, IL-13
• IFN-γ
• TGF-β
Mediatoren der unspezifischen Immunität
• IL-1, IL-6, IL-8, IL-12
• TNF
• INF-α, INF-β, IFN-γ

TGF = Transforming Growth Factor

■ Effektorsysteme

Den Effektorsystemen ist gemeinsam, dass sie selbst Antigen nicht als solches erkennen, sondern nur durch Vermittlung eines Antigens aktiviert werden. Dabei erkennen die Effektoren jeweils den Fc-Abschnitt des antigengebundenen Antikörpers, freie Antikörper werden nicht erkannt. Zu den wichtigsten Effektorsystemen gehören:
- Komplementsystem,
- Phagozytensystem.

Komplementsystem. Das Komplementsystem war ursprünglich durch seine bakterizide Potenz entdeckt worden, und zwar als ein Serumbestandteil, der die Wirkung der Antikörper „komplementierte" (Colten u. Mitarb. 1981). Um bakterizid zu wirken, bedarf es einer Aktivierung, z. B. durch antigengebundene Antikörper (klassische Aktivierung) oder durch Oberflächenstrukturen z. B. von Mikroorganismen oder Tumorzellen (alternative Aktivierung). Das Komplementsystem besteht aus mehr als 25 unterschiedlichen Proteinen, die meistens als inaktive Vorstufen vorliegen und – ähnlich der Blutgerinnung – kaskadenartig aktiviert werden. Die terminalen Komponenten fügen sich in Form des Membran-Angriffs-Komplexes in die Zellmembran von Erythrozyten, kernhaltigen Zellen und Mikroorganismen „kanalartig" ein und führen über eine Störung des osmotischen und biochemischen Gleichgewichts der Zelle zu deren Lyse (Kinoshita 1991).

Phagozytensystem. Zirkulierende (kurzlebige) und sessile (langlebige) Zellen des Phagozytensystems sowie Proteine des Serums (Komplement-, Gerinnungsfaktoren, Akute-Phase-Proteine u. a.) sind verantwortlich für den komplexen Vorgang der Phagozytose, der in der Beseitigung von Erregern bzw. Fremdstoffen und der Wiederherstellung der Gewebeintegrität resultiert. Zu den phagozytierenden Zellen gehören neutrophile und eosinophile Granulozyten, Monozyten des peripheren Bluts und die aus ihnen sich differenzierenden, gewebeständigen Makrophagen (Gallin u. Mitarb. 1982).

Infektabwehr und Entzündung

Infektionen werden zunächst durch eine Reihe immunologisch unspezifischer Maßnahmen abgewehrt. Haut und Schleimhäute bilden eine Barriere gegen eindringende Keime, Enzyme der Schleimhaut (z. B. Lysozym) wirken bakterizid. Wird diese Abwehr überwunden, stehen verschiedene immunologisch spezifische Abwehrmechanismen zur Verfügung. Gegen lösliche Antigene (Bakterientoxine) und extrazelluläre Phasen verschiedener Viren werden neutralisierende Antikörper gebildet. Neben der direkten Wirkung können Antikörper, vor allem IgM und IgG, Effektorsysteme aktivieren (Komplementaktivierung), was zur Einwanderung phagozytierender Zellen, zu Phagozytose und intrazellulärem

Killing führt. Zusätzlich kommt es zur Freisetzung von proteolytischen Enzymen und Sauerstoffradikalen, die außer den Bakterien auch das umgebende Gewebe schädigen können. An der Abwehr virusinfizierter Zellen sind vor allem zytotoxische T-Zellen beteiligt. Außerdem sind mediatorproduzierende T-Zellen (über ihre makrophagenaktivierenden Eigenschaften) an der Abtötung intrazellulärer Bakterien beteiligt. Außer T-Lymphozyten sind auch NK-Zellen zu einer Abtötung antikörperbesetzter Zellen befähigt (Baggiolini 1994).

Mechanismen der Autoimmunität

Immunologische Reaktionen gegen „selbst" fasst man unter dem Begriff *Autoimmunität* zusammen. Normalerweise funktioniert die Unterscheidung zwischen „selbst" und „nicht selbst" durch Oberflächenstrukturen der Lymphozyten, die „selbst" in Form der MHC-Antigene und „nicht selbst" durch Antigenrezeptoren erkennen (Shoenfeld u. Mitarb. 1989). Während ihrer Reifung im Thymus erlernen T-Lymphozyten diese Fähigkeit zur Unterscheidung, Zellen mit starker Reaktivität für „selbst" werden eliminiert (von Boehmer u. Mitarb. 1989). Auch B-Lymphozyten erlernen solche Fähigkeiten. Zellen mit Reaktivität gegen „selbst" werden jedoch nicht eliminiert, sondern supprimiert.

Wie es zu Autoimmunreaktionen kommen kann, ist noch ungeklärt. Eine Hypothese besagt, dass Infektionen diesen Mechanismus auslösen können, z. B. zufällige Kreuzreaktionen von erregerspezifischen Antikörpern mit körpereigenem Gewebe oder Veränderungen von Oberflächenstrukturen körpereigener Zellen durch Virusinfektionen. Im Rahmen einer Autoimmunreaktion werden Antikörper gegen körpereigene Strukturen gebildet, wobei unterschieden werden muss zwischen:
- physiologisch vorkommenden niedrigtitrigen IgM-Autoantikörpern mit geringer Affinität und breiter Spezifität,
- hochtitrigen, hochaffinen IgG- und IgA-Autoantikörpern.

Letztere verursachen die immunpathologischen Störungen, z. B. durch Bildung von zirkulierenden Immunkomplexen (Glomerulonephritis, SLE) oder durch direkte, gewebsspezifische Läsionen (Typ-I-Diabetes, Hashimoto-Thyreoiditis). Autoimmunerkrankungen sind mit bestimmten HLA-Haplotypen assoziiert (Kolb u. Mitarb. 1987). Das unterstützt die These, dass neben autoantikörperproduzierenden Plasmazellen auch autoreaktive T-Zellen bei diesen Erkrankungen eine Rolle spielen.

Ontogenese des Immunsystems

Aus den pluripotenten Stammzellen des Dottersacks, der gemeinsamen Basis des hämatopoetischen Systems, entwickeln sich auch lymphoide Vorläuferzellen. Ab der 5.–6. Gestationswoche beginnt ihre Auswanderung in Leber, Thymus und Knochenmark, wo es zu ihrer weiteren Differenzierung und Ausbildung der einzelnen Zell-Linien kommt.

Die Reifung der B-Lymphozyten findet dabei bis zur 8. Gestationswoche in der fetalen Leber und anschließend im Knochenmark statt. Nach weiterer Differenzierung verlassen die B-Zellen die fetale Leber bzw. das Knochenmark und besiedeln die B-Zell-abhängigen Regionen in Milz und Lymphknoten. Im Thymus, der sich in der Embryonalzeit aus der 3. und 4. Schlundtasche entwickelt hat, sind lymphoide Zellen in der 8.–9. Woche nachweisbar. Diese eingewanderten Zellen entwickeln sich zu Thymozyten, die in den verschiedenen Kompartimenten des Thymus zu T-Lymphozyten heranreifen und sich dabei in die verschiedenen Subpopulationen differenzieren. Ein Teil dieser Lymphozyten wandert ab der 13.–15. Gestationswoche aus dem Thymus in die peripheren lymphatischen Gewebe (Lymphknoten, Milz, lymphatisches Gewebe des Darms [Peyer-Plaques]) und besiedelt deren thymusabhängige Zonen. Im peripheren Blut zeigen sich die ersten Lymphozyten in der 7.–8. Gestationswoche, ihre Zahl steigt nach der 16. Gestationswoche steil an.

Der Beginn der humoralen Immunität kann mit der 20. Gestationswoche angesetzt werden, in der erstmals IgM und IgG in Spuren in der Milz nachweisbar sind. Beim gesunden Neugeborenen ist die in der Fetalzeit synthetisierte Menge von IgM und IgG jedoch aufgrund der im Normalfall fehlenden Exposition gegenüber exogenen Antigenen sehr gering. Einen passiven immunologischen Schutz (Leihimmunität) erhält das Neugeborene aufgrund eines aktiven diaplazentaren Transfers von mütterlichen Antikörpern der IgG-Klasse, der ab der 20. Gestationswoche einsetzt, aber erst ab der 28.–30. Woche zu effektiven Spiegeln führt (Borte u. Mitarb. 1994). Die eigene Antikörperproduktion setzt erst nach der Geburt ein, wobei die Dynamik der Synthese der einzelnen Immunglobulinisotypen unterschiedlich ist.

IgM kann die Plazentaschranke nicht passieren. Es wird beim gesunden Neugeborenen in einer Konzentration von unter 0,3 g/l gefunden. Bei Infektionen während der Embryonalperiode (z. B. Rötelnembryopathie) setzt bereits pränatal eine Immunglobulinproduktion vom IgM-Typ ein. Diese Tatsache ist diagnostisch nutzbar, da eine IgM-Konzentration über 0,3 g/l in den ersten 4 Lebenstagen stets verdächtig für eine pränatale Infektion ist (Miler 1983, Chaouat 1990, Miler u. Mitarb. 1991).

Allgemeine Therapieprinzipien bei Immundefekten

Folgende Grundsätze sollten bei der Behandlung von Patienten mit humoralen und zellulären Immundefekten eingehalten werden (Seger 1993, Chapel 1994):

Keine Lebendimpfungen. Bei T-Zell-Defekten sind Poliolebend-, MMR- und BCG-Impfungen untersagt, bei B-Zell-Defekten Poliolebendimpfungen, bei Phagozytenfunktionsstörungen die BCG-Impfung.

Keine unbestrahlten, CMV-haltigen Blutprodukte. Blutprodukte nur von CMV-negativen Blutspendern, zusätzlich filtrieren und zur Vermeidung einer tödlichen Graft-versus-Host- (GvH-)Reaktion mit 4000 rad bestrahlen.

Keine Unterbrechung prophylaktischer Antibiotikagaben. Sie sind als lebenslängliche Dauertherapie unerlässlich. Bei Infektionen immer rasche und aggressive Diagnostik und Therapie.

Keine unterdosierte Immunglobulinsubstitution. Die übliche i.v. IgG-Substitutionsdosis beträgt 0,4–0,5 g/kg KG alle 3 (bis 4) Wochen. Der IgG-Serumspiegel vor der Substitution sollte nicht unter 6 g/l betragen. Eine unterdosierte Immunglobulinsubstitution prädisponiert zur Ausbildung von Bronchiektasen und letal verlaufenden Echovirusinfektionen. Bei IgA-Mangel IgA-arme Präparate verwenden. Bei interkurrenten Infekten wegen möglicher phlogistischer Reaktionen langsam infundieren.

Keine verspätete Anmeldung zur Knochenmarktransplantation. Bei T-Zell- bzw. Phagozytendefekten werden die besten Ergebnisse erzielt, wenn die KMT im Säuglings- oder Kleinkindalter durchgeführt wird. Die Heilungschancen liegen heute bei 50 % (bei HLA-haploidentischen Elternspendern) bis 90 % (bei HLA-identischen Geschwisterspendern).

Primäre (angeborene) Immundefekte

Die unterschiedlichen Formen der Immundefekte lassen sich in 3 Gruppen unterteilen:
- physiologische Immundefekte,
- primäre Immundefekte,
- sekundäre Immundefekte.

Das klinische Bild erlaubt meist keine exakte Zuordnung, erst eine detaillierte immunologische Analyse ermöglicht eine genaue Klassifikation.

Physiologische Immundefekte. Die Immundefizienz der Neonatalperiode ist ein „physiologischer Immundefekt" und ist wesentlich verantwortlich für die erhöhte Infektionsanfälligkeit und die Probleme bei der Infektionsüberwindung Früh- und Neugeborener.

Primäre Immundefekte. Primäre (angeborene) Immundefekte sind vielfältig (über 100 verschiedene Krankheiten) und können jede Komponente des Immunsystems betreffen. Ihre Prävalenz beträgt 1 : 2500.

Sekundäre Immundefekte. Sekundäre (erworbene) Immundefekte sind in der modernen Pädiatrie alltäglich geworden. Zu den wichtigsten gehören in Europa:
- chemotherapieinduzierte Neutropenie,
- Zustand nach Splenektomie,
- AIDS.

In den Entwicklungsländern kommt die chronische Unterernährung (Marasmus und Kwaschiorkor) hinzu.

Immundefizienz der Neonatalperiode

Das sich noch entwickelnde Immunsystem des Neugeborenen unterliegt aufgrund seiner partiellen Unreife einer besonderen Anfälligkeit gegenüber den verschiedensten perinatalen Stressfaktoren. Die unspezifischen und spezifischen Abwehrsysteme sind zwar morphologisch angelegt, weisen jedoch funktionelle und quantitative Defizite auf („physiologischer Immundefekt"). In engem Zusammenhang damit ist auch die besondere Empfänglichkeit Neugeborener und insbesondere zu früh geborener Kinder gegenüber Infektionen zu sehen (Miler 1983, Ogra 1984, Bortolussi 1990, Chaouat 1990, Handrick u. Mitarb. 1991).

Obwohl sich die Anzahl der B- und T-Lymphozyten Neugeborener nicht von derjenigen Erwachsener unterscheidet (im Nabelschnurblut findet man sogar einen höheren Anteil B-Zellen) und das Neugeborene fähig ist, auf eine Reihe von Antigenen zu reagieren, ist die funktionelle Aktivität dieser Zellen noch nicht ausgereift. Hauptmerkmal der humoralen Antwort des Neugeborenen ist eine quantitativ schwächere Reaktion, wobei postnatal ein relatives Überwiegen der IgM-Synthese besteht, während die anderen Isotypen wie IgG und IgA langsamer und später gebildet werden (Miler u. Mitarb. 1990a). Die Fähigkeit zur Bildung von Antikörpern gegen Polysaccharidantigene entwickelt sich erst im 2. Lebensjahr. Da die körpereigene IgG-Synthese des Neugeborenen langsamer in Gang kommt, resultiert zwischen dem 1. und 4. Lebensmonat eine physiologische, transitorische Senke des IgG-Spiegels, die besonders bei Frühgeborenen ausgeprägt ist (Borte 1994). Erwachsenenspiegel werden für IgM nach etwa 1 Jahr, IgG nach 7 Jahren, IgA und IgE nach 10 Jahren erreicht.

Kolostrum und Muttermilch enthalten immunkompetente Zellen, unspezifische Immunfaktoren und an Immunglobulinen insbesondere sekretorisches IgA (Miler u. Mitarb. 1990b). Diese Antikörper bewirken lokal einen hervorragenden antiinfektiösen enteralen Schutz. Wirksam werden kann dieser Schutzmechanismus natürlich nur, wenn der Säugling in derselben Umgebung aufwächst, gegen deren bakterielles Milieu die Mutter Antikörper gebildet hat.

Die spezifische Immunantwort des Neugeborenen ist hauptsächlich aufgrund der Unreife bzw. Dysfunktion der Zellregulationsmechanismen gestört, insbesondere auf der Ebene der T- und B-Zell-Regulation. So bestehen bedeutende Unterschiede in der Expression der

Oberflächenmerkmale neonataler T-Zellen mit einer erniedrigten Helferfunktion und einer erhöhten spontanen Suppressoraktivität (Borte u. Mitarb. 1993a). Zusätzlich ist die Synthese einiger Regulationsfaktoren (Lymphokine) unzureichend.

Daneben bestehen verschiedene Defekte der unspezifischen Immunität, so beim Phagozytose- und Komplementsystem, die eine Schlüsselrolle bei der verminderten neonatalen Infektionsresistenz spielen (Tab. 13.3).

Die Störung der Phagozytose ist nicht nur durch ein Defizit an Hilfsfaktoren (Antikörper, Komplement, Fibronektin u. a.) bedingt, sondern auch durch einen Zelldefekt, der sich z. B. durch verminderte Chemotaxis und vermindertes intrazelluläres Killing, aber auch durch ein Defizit an mobilen Leukozyten aus dem Knochenmark bemerkbar macht (Borte 1989, Borte 1993).

Primäre spezifische Immundefekte mit vorwiegendem Befall des B-Zell-Systems

Allgemeines klinisches Korrelat von B-Zell-Defekten sind gehäufte Infektionen des Respirations- und Gastrointestinaltrakts (selten auch der Haut) mit pyogenen Bakterien (Pneumokokken, Haemophilus influenzae, Meningokokken, Staphylokokken) bei weitgehend ungestörter Immunantwort auf Viren, Pilze und intrazelluläre Bakterien (Mykobakterien, Mykoplasmen). Infektionen bei isoliertem B-Zell-Defekt treten oft erst nach dem 6. Lebensmonat auf, wenn die mütterliche „Leihimmunität" nachlässt. Detaillierte immunologische Analysen erlauben eine genaue Klassifikation des B-Zell-Defekts (Tab. 13.4).

Tabelle 13.4 Klassifikation humoraler Immundefekte (modifiziert nach WHO 1997)

X-chromosomale Agammaglobulinämie
Autosomal rezessive Agammaglobulinämie
Selektiver IgA-Mangel
Selektiver IgM-Mangel
Selektiver Mangel von IgG-Subklassen
(mit oder ohne IgA-Mangel)
Immunglobulinmangel mit erhöhtem IgM
(Hyper-IgM-Syndrom)
Antikörpermangel bei normalem Immunglobulinspiegel
Transitorische Hypogammaglobulinämie des Säuglings
Deletionen von Heavy-Chain-Genen der Immunglobuline
Kappa- und Lambdakettendefekte
Variable Immundefektsyndrome
(common variable immunodeficiency)

■ Kongenitale Agammaglobulinämien

Definition

Bei der kongenitalen Agammaglobulinämie handelt es sich um Erkrankungen mit komplettem Antikörpermangel bei erhaltener T-Zell-Immunität.

Ätiologie und Häufigkeit

Es liegt eine Ausreifungsstörung der B-Zellen vor, die nicht zu peripheren B-Lymphozyten und Plasmazellen differenzieren können. Die Inzidenz liegt bei 4–6 auf 10^6 Lebendgeburten (Morell 1994).

Pathogenese

Die häufigste Form ist die von Bruton 1952 beschriebene *X-chromosomal rezessiv vererbte Form* (X-linked Agammaglobulinemia [XLA]). Bei gesunden Eltern ist die Mutter Trägerin des Krankheitsgens, und es erkranken nur männliche Nachkommen.

Klinik

Nach einem infektionsfreien Intervall (mütterliche „Leihimmunität") manifestiert sich das Krankheitsbild meist ab dem 6. Lebensmonat durch:
- rezidivierende Infektionen der oberen und unteren Atemwege (Otitis, Sinusitis, Bronchitis, Pneumonie),
- Sepsis,
- Meningitis,
- Pyodermien.

Tabelle 13.3 Mechanismen der Phagozytosedefizite bei Früh- und Neugeborenen

Migration/Chemotaxis ↓	
• Phagozyten	• Rigidität Zellmembran ↑ • Flexibilität, Deformabilität ↓ • Rezeptoren für Chemotaxine ↓
• chemotaktische Faktoren	• Bildung im Serum ↓ (nach Stimulation durch Endotoxin, Zymosan) • C 5a ↓ • C 3 ↓ • Properdin ↓
Opsonierung	↓
	• C-alternativer Weg ↓ • C-klassischer Weg ↓ • (Komplement ↓, IgG ↓, IgM ↓) • Faktoren B, P, D ↓ • Fibronektin ↓
Ingestion	↓
Intrazelluläres Killing ↓	
	• NBT-Reaktion → bis ↓ • Sauerstoffradikalbildung → bis ↓ • Chemilumineszenz ↓ • Aktivierung durch IFN-γ ↓ • Myeloperoxidase ↓

Nach Impfungen mit Lebendimpfstoffen können Komplikationen auftreten (Impfpoliomyelitis). Bei ⅓ der Kinder kommt es zu einer seronegativen Oligoarthritis, die sowohl vor der Diagnosestellung als auch im Verlauf der Erkrankung (trotz optimaler Therapie) beobachtet werden kann.

Diagnostik

Es findet sich ein fast völliges Fehlen aller Immunglobulinklassen, bedingt durch eine Ausreifungsstörung der B-Zellen im Stadium der Prä-B-Zellen. Der IgG-Spiegel im Serum liegt unter 1 g/l, während IgM und IgA fast völlig fehlen. Spezifische Antikörper (z. B. Isoagglutinine, Candidaantikörper) fehlen. Nach Immunisierung mit Totimpfstoffen bleibt die Antikörperantwort aus.

! Lebendimpfstoffe dürfen nie verwendet werden.

Differenzialdiagnose

- Transitorische Hypogammaglobulinämie,
- exsudative Enteropathie.

Therapie

Die Therapie der Wahl besteht in der regelmäßigen Substitution mit einem i. v. verträglichen nativen 7S-Immunglobulinpräparat (400–500 mg/kg KG alle 3–4 Wochen). Die Serum-IgG-Konzentration sollte nicht unter 6 g/l absinken. Die auch unter optimaler Substitution auftretenden Infektionen müssen intensiv antibiotisch behandelt werden.

Prognose

Während das Krankheitsbild früher innerhalb der ersten Lebensjahre zum Tod führte, erreichen heute viele Patienten das Erwachsenenalter. Mit der heute durchführbaren Therapie wird die erhöhte Malignomneigung wahrscheinlich die Lebenserwartung dieser Patienten begrenzen (Stiehm 1989).

■ Kongenitale Dysgammaglobulinämien

Es handelt sich um angeborene humorale Immundefekte, bei denen 1 oder 2 Immunglobulinklassen erniedrigt sind, während die anderen normal oder sogar erhöht sein können.

Selektiver IgA-Mangel

Definition

Dieser sehr häufige Immundefekt ist durch extrem niedrige Serum-IgA-Konzentrationen (unter 0,1 g/l) bei gleichzeitig fehlendem sekretorischen IgA gekennzeichnet.

Häufigkeit

Die Geschlechtsverteilung Männer : Frauen = 1 : 2. Die Häufigkeit scheint in verschiedenen Völkergruppen unterschiedlich zu sein und liegt in Finnland und Schweden bei 1 : 396 bzw. 1 : 670, in Norwegen bei 1 : 1255 und in Frankreich und den USA bei 1 : 3040 bzw. 1 : 3024 (Belohradsky 1986).

Ätiologie und Pathogenese

Bezüglich der Ätiologie und Pathogenese ist der IgA-Mangel sehr heterogen, autosomal rezessive und autosomal dominante Vererbungen werden vermutet.

Klinik

Über 50 % der Patienten sind symptomfrei. Die häufigsten Krankheitsassoziationen des IgA-Mangels sind:

- *rezidivierende respiratorische Infektionen (ca. 30 %)*,
- *gastrointestinale Symptome (ca. 10 %)*:
  - Malabsorption,
  - Zöliakie,
  - Morbus Crohn,
  - Colitis ulcerosa,
- *atopische Erkrankungen (ca. 10 %)*:
  - allergische Rhinitis,
  - Asthma,
  - Urtikaria,
  - Ekzem,
- *Autoimmunerkrankungen (ca. 10 %)*:
  - juvenile chronische Arthritis,
  - SLE,
  - Thyreoiditis,
- *Neoplasien (ca. 10 %)*:
  - Lymphome,
  - Thymome,
  - Lungentumoren.

Patienten mit IgA-Mangel (IgA < 0,05 g/l) können assoziierte IgG-Subklassendefekte (meist IgG 2 und/oder IgG 4) aufweisen, die wahrscheinlich die Klinik stärker prägen als das Fehlen von IgA.

Therapie und Prognose

Der IgA-Mangel ohne IgG-Subklassendefekt bedarf keiner spezifischen Therapie, insbesondere keiner IgA-Substitution. Die Prognose ist im Allgemeinen günstig.

Liegt gleichzeitig ein IgG-Subklassendefekt vor und besteht wegen schwerer rezidivierender Infektionen der oberen Luftwege eine klinische Indikation zur Immunglobulinsubstitution, dann sollen weitgehend IgA-freie Immunglobulinpräparate, die heute verfügbar sind, unter entsprechenden Vorsichtsmaßnahmen gegeben werden.

! Bei komplettem Fehlen von IgA ist die Anwendung von Immunglobulinpräparaten, die IgA enthalten, gefährlich, weil die Patienten antiidiotypische Antikörper gegen IgA bilden oder besitzen können (Gefahr der Anaphylaxie bei wiederholter Zufuhr von Blutprodukten).

Selektive IgG-Subklassendefekte

Definition

Der wahrscheinlich häufigste humorale Immundefekt tritt isoliert oder in Kombination mit anderen immunologischen Störungen auf. Definitionsgemäß liegt ein IgG-Subklassenmangel vor, wenn eine oder mehrere Subklassen unterhalb der altersbezogenen 5. Perzentile liegen.

Normales IgG ist auf 4 Subklassen verteilt, die sich in ihrer Struktur und biologischen Funktion voneinander unterscheiden. Die prozentuale Verteilung der IgG-Subklassen im Serum gesunder Kinder ab dem 4. Lebensjahr liegt bei 65–75 % IgG 1, 15–25 % IgG 2, 5 % IgG 3 und 5 % IgG 4. Die Expression der einzelnen IgG-Subklassen ist antigenspezifisch. T-Zell-abhängige Antigene wie virale Antigene und Proteinantigene (z. B. bakterielle Toxoide) rufen überwiegend eine Immunantwort in den Subklassen IgG 1 und IgG 3 hervor. Durch T-Zell-unabhängige Antigene (z. B. bakterielle Polysaccharide von Haemophilus influenzae und Pneumokokken, Teichonsäure von Staphylokokken) wird überwiegend eine IgG-2-Antwort induziert.

Häufigkeit

Exakte epidemiologische Daten stehen bis heute nicht zur Verfügung. So finden sich Angaben zur Frequenz von IgG-Subklassendefekten bei Kindern mit rezidivierenden Atemwegsinfektionen, die zwischen 10 % (Zielen u. Mitarb. 1987, Gross u. Mitarb. 1992, Borte 1995) und 40 % (Shakelford u. Mitarb. 1993) liegen.

Ätiologie und Pathogenese

IgG-Subklassendefekte sind wie CVID und IgA-Mangel meist regulatorische Störungen.

Klinik

Leitsymptom von IgG-Subklassendefekten ist die Infektanfälligkeit. Dabei stehen rezidivierende Luftwegsinfektionen, die zu bleibenden Lungenfunktionsstörungen führen können, im Vordergrund (Tab. 13.5). Im Kindesalter ist der isolierte IgG-2-Mangel bzw. ein kombinierter IgG-2-/IgG-4-Defekt am häufigsten.

Diagnostik

! Trotz normaler Gesamt-IgG-Spiegel kann ein Subklassendefekt vorliegen.

Die Serumspiegel sind immer anhand der entsprechenden altersbezogenen Normalwerte zu beurteilen. Die Bestimmung von Antikörpern gegen eine Auswahl von Protein- und Polysaccharidantigenen (Impfantikörper)

Tabelle 13.5 Infektionen und Besonderheiten bei IgG-Subklassendefekten

IgG 1	• pyogene Infektionen • progressive Lungenerkrankungen • isoliert sehr selten • eher Teilsymptom eines komplexen Immunmangels (z. B. CVID, Agammaglobulinämie), dabei alle Subklassen betroffen

IgG 2	• Infektionen mit bekapselten Bakterien
	• Infektionen der Atemwege:
	  – Sinusitis
	  – Otitis
	  – Bronchitis
	  – Pneumonien
	• auch Meningitiden
	• typisch im Kindesalter
	• isoliert oder kombiniert mit IgG-4- und/oder IgA-Mangel, dabei Gesamt-IgG oft normal

IgG 3	• Fieberschübe • häufige Durchfälle • rezidivierende Infektionen der Atemwege • für Erwachsenenalter typisch • oft mit IgG-1-Mangel kombiniert • auch bei normalem Gesamt-IgG
IgG 4	• rezidivierende Atemwegsinfektionen • Atopien • klinische Relevanz des isolierten IgG-4-Mangels umstritten

hilft, spezifische Antikörperbildungsstörungen aufzudecken.

Therapie und Prognose

Bei schwerer Infektanfälligkeit mit Nachweis einer spezifischen Antikörperbildungsstörung ist eine Dauersubstitution mit i. v. Immunglobulinen angezeigt. Die Prognose ist in der Regel gut. Nicht selten normalisieren sich IgG-Subklassenwerte im Serum spontan, was auf eine verzögerte Ausreifung dieses Teils der humoralen Immunität hinweist. Zusätzliche aktive Immunisierung mit Protein- und Polysaccharidimpfstoffen kann möglicherweise helfen, diesen Prozess zu beschleunigen.

Immundefekt mit Hyper-IgM

Definition

Immundefekt mit erhöhter Serumkonzentration von IgM (und manchmal auch IgD) bei gleichzeitiger Verminderung oder völligem Fehlen von IgG, IgA und IgE.

Ätiologie und Pathogenese

Die häufigste Form ist die X-chromosomal rezessiv vererbte Form. Die Erkrankung kann aber auch einen autosomal rezessiven Erbgang haben und bei Mädchen auftreten. Außerdem wurde das Hyper-IgM-Syndrom auch sekundär nach Röteln in der Schwangerschaft oder sporadisch als spätmanifeste „erworbene" Form beobachtet. Die betroffenen Patienten können eine normale Primärantwort mit Bildung von IgM-Antikörpern vollziehen, jedoch nicht auf die Bildung von IgG-Antikörpern „umschalten" („isotype switch defect").

Dem Defekt liegt eine Störung der T-B-Zell-Interaktion zugrunde, wobei auf den T-Lymphozyten der Patienten der Rezeptor für CD40, eine Oberflächenstruktur der B-Lymphozyten, fehlt. Dieser Ligand ist das Produkt des CD40-L-Gens, welches beim Hyper-IgM-Syndrom defekt ist (Ramesh u. Mitarb. 1999).

Klinik

Die Erkrankung manifestiert sich meist schon am Ende des 1. Lebensjahrs mit schweren, meist bakteriellen, polytopen Infektionen (rezidivierende Otitis media, bronchopulmonale Infektionen, Sepsis). Häufig entwickeln die Patienten zudem eine zyklische oder persistierende Neutropenie, Thrombozytopenie, hämolytische oder hypoplastische Anämie sowie Hepatosplenomegalie und zervikale Lymphknotenschwellungen. Manchmal kann sich auf der Basis dieses lymphoproliferativen Prozesses ein B-Zell-Non-Hodgkin-Lymphom entwickeln.

Diagnostik

- Drastische IgM-Vermehrung (bis zu 10 g/l),
- Verminderung oder Fehlen von IgG, IgA und IgE im Serum,
- zellvermittelte Immunität ist intakt.

Therapie

Die hochdosierte Dauersubstitution mit i. v. Immunglobulinen ist Therapie der Wahl. Häufig lässt sich dadurch auch die Neutropenie und Thrombopenie korrigieren, ähnlich wie bei Patienten mit autoimmunbedingten Zytopenien. Nach Substitution lässt sich oft ein Abfall der IgM-Konzentration im Serum auf normale Werte beobachten.

■ Transitorische Hypogammaglobulinämie

Definition

Diese Erkrankung liegt vor, wenn sich die physiologische Neugeborenenhypogammaglobulinämie bis in das 2. und 3. Lebensjahr fortsetzt. Dabei handelt es sich um einen vorübergehenden Zustand mit Mangel an Immunglobulinen, der besonders häufig bei sehr kleinen Frühgeborenen beobachtet wird und mit erhöhter Infektionsanfälligkeit verbunden sein kann.

Häufigkeit

Die Zahlen in nationalen Registern schwanken zwischen 2 % und 10 % aller primären Immundefekte.

Ätiologie und Pathogenese

Die Erkrankung tritt meist sporadisch auf, beide Geschlechter sind betroffen. Manchmal handelt es sich um heterozygote Verwandte von Patienten mit einem schweren kombinierten Immundefekt. Der Defekt wird auf eine verzögerte T-Helfer-Lymphozytenreifung zurückgeführt.

Klinik

Ein Teil der Patienten ist kaum infektanfällig, kommt aber zur immunologischen Abklärung, da Verwandte existieren, die einen primären Immundefekt besitzen. Der andere Teil der Patienten hat nach dem 6. Lebensmonat eindeutig vermehrt Atemwegsinfektionen (Otitis media, Bronchitis, Pneumonie). Seltener werden Hautinfektionen, Meningitis oder Sepsis beobachtet.

Diagnostik

- IgG-Spiegel im Serum ist erniedrigt (teilweise unter 1–2 g/l),

- IgM und IgA können ebenso unter der Altersnorm liegen,
- Verteilung der B- und T-Zellen sowie der T-Zellsubpopulationen liegt im Normbereich,
- Isoagglutinine und spezifische Antikörper gegen Diphtherie- und Tetanustoxoid können gebildet werden.

Therapie

Eine Immunglobulinsubstitution ist nur bei ausgesprochener Infektneigung indiziert. Ob bei sehr kleinen Frühgeborenen eine prophylaktische Immunglobingabe die Infektionshäufigkeit senken kann, ist noch unklar (Baker u. Mitarb. 1992, Borte u. Mitarb. 1994, Fanaroff u. Mitarb. 1994).

Prognose

Die Immunglobulinspiegel normalisieren sich zwischen dem 2. und 4. Lebensjahr, die Prognose ist insgesamt gut.

■ Variable Immundefektsyndrome (common variable immunodeficiency [CVID])

Definition

Es handelt sich um eine heterogene Gruppe von vorwiegend humoralen Immundefekten (mit mehr oder weniger stark ausgeprägter Hypogammaglobulinämie), die mit T-Zellfunktionsstörungen assoziiert sein können. Charakteristisch ist das späte Auftreten der Symptome (typisch: 2. Lebensdekade).

Häufigkeit

Die Geschlechtsverteilung Männer : Frauen = 1 : 1. Zahlen über die Häufigkeit des CVID liegen nicht vor. Es dürfte auf das Phänomen des „diagnostischen Sammeltopfs" für nichtklassifizierbare primäre Immundefekte zurückzuführen sein, dass die CVID in den nationalen Registern von Japan, Italien, Dänemark, Schweden und den USA unter den 3 häufigsten Immundefekten erscheinen (Belohradsky 1986).

Ätiologie und Pathogenese

Der Vererbungsmodus kann autosomal rezessiv oder autosomal dominant sein. Familiäre Häufung ohne klare Vererbung wurde beobachtet, ein sporadisches Vorkommen ist jedoch die Regel. Virale Infektionen (besonders Epstein-Barr-Virusinfektionen) können die Krankheit auslösen. Pathogenetisch besteht bei rund 80 % der Patienten eine funktionelle Störung der B-Zellen, die dazu führt, dass es nicht zur Ausdifferenzierung immunglobulinsezernierender Plasmazellen kommt. Bei 20 % der Betroffenen sind die B-Zellen intakt und der Defekt beruht auf einer mangelhaften Funktion der T-Helfer-Zellen bzw. auf einer Störung der Antigenpräsentation durch Makrophagen. Schließlich können auch Zytokindefekte (mangelhafte Produktion von IL-2 und IL-4) oder Autoantikörper gegen B- und T-Zellen für die Entstehung des CVID verantwortlich sein (Huston u. Mitarb. 1991).

Klinik

- Rezidivierende bakterielle Infektionen der oberen und unteren Atemwege:
  - Sinusitis, Bronchitis und Pneumonie (100 %) mit rascher Entwicklung progressiver Lungenveränderungen (Bronchiektasen),
- *gastrointestinale Störungen (50 %):*
  - Diarrhö,
  - Malabsorption,
  - Gastritis,
- *Autoimmunerkrankungen:*
  - Polyarthritis,
  - Polymyositis,
  - Thyreoiditis,
  - Immunzytopenie,
- *nichtverkäsende Granulome in Lunge, Leber, Milz und Haut.*

Diagnostik

- Verminderung oder totales Fehlen von IgG, IgM und IgA im Serum,
- abnormes Verhältnis der T-Zell-Subpopulationen mit Prädominanz der Suppressor- und Verminderung von Helfer-T-Lymphozyten,
- verminderte mitogene Stimulierbarkeit von Lymphozyten,
- negative Spättyphautreaktionen (Intrakutanteste).

> ! Jeder Patient mit chronisch progressiven Lungenveränderungen und Bronchiektasen sollte verdächtigt werden, an CVID zu leiden.

Therapie

Lebenslange Dauersubstitution mit i. v. Immunglobulinen, wobei die Serum-IgG-Konzentration nicht unter 5 g/l absinken sollte.

Möglicherweise kann die Behandlung mit rekombinantem IL-2 bei CVID-Patienten, bei denen aufgrund von Störungen der T-Zellaktivierung auch die IL-2-Produktion gestört ist, die körpereigene Immunglobulinsekretion nachhaltig anregen (Cunningham-Rundles u. Mitarb. 1994). In vitro konnte die Immunglobulinproduktion durch IL-10 noch wesentlich effektiver induziert werden als durch IL-2 (Zielen u. Mitarb. 1994).

Prognose

Bei konsequenter und rechtzeitiger Gammaglobulingabe gute Prognose. Eine verzögerte Diagnosestellung mit verspätetem Behandlungsbeginn verschlechtert die Prognose wegen rasch einsetzender struktureller Lungenveränderungen.

Primäre spezifische Immundefekte mit vorwiegendem Befall des T-Zell-Systems

Es handelt sich um eine Gruppe angeborener, überwiegend genetisch bedingter Erkrankungen, die durch ausgeprägte Störungen sowohl T-zellabhängiger, als auch B-zellabhängiger Immunfunktionen charakterisiert sind. Da die terminale B-Zellreifung von der Präsenz intakter T-Helfer-Zellen abhängt, gehen die Immundefekte mit gestörter T-Zellfunktion immer auch mit einer humoralen Immundefizienz einher. Als Extremvarianten grenzt man die sog. *schweren kombinierten Immundefekte (severe combined immunodeficiency, SCID)* ab, bei denen Immunfunktionen praktisch vollständig fehlen (Rosen u. Mitarb. 1991). Klinisches Leitsymptom ist die ausgeprägte Infektionsneigung, die sich bereits im frühen Säuglingsalter bemerkbar macht. Ohne Therapie führen die Infektionen regelmäßig zum Tod des Patienten im 1. Lebensjahr. Vorrangig treten Infektionen durch Viren, Pilze, Parasiten und Bakterien mit der Fähigkeit zur intrazellulären Vermehrung auf. Nach der Neugeborenenperiode stellen persistierende *Soorinfektionen* des Oropharynx, des Larynx, des Ösophagus und der Haut die häufigsten Erstsymptome der Erkrankung dar. Schwerste *virale Infektionen* bestimmen den weiteren Verlauf. Varicella-Zoster-, Herpes- und Zytomegalievirusinfektionen führen beim manifesten T-Zell-Defekt fast durchweg zum Tode.

Fast alle Patienten leiden schon im frühen Säuglingsalter an *therapieresistenten Diarrhöen*, sodass Gedeihstörungen zu den markantesten Symptomen zellulärer Immundefekte gehören (Zepp u. Mitarb. 1994).

BCG-Impfungen nehmen unbehandelt fast immer einen letalen Verlauf, Impfungen mit attenuierten Lebendviren (Polio, Masern, Mumps) sind mit dem Risiko einer progressiven Enzephalitis belastet.

■ Schwere kombinierte Immundefekte

Definition

Die Mehrzahl dieser Erkrankungen ist Folge einer abnormen oder fehlenden Ausreifung lymphatischer Vorläuferzellen, vor allem der T-Zellen, bei einer meist ausgeprägten Aplasie bzw. Dysplasie des gesamten lymphatischen Systems.

Häufigkeit

Die Inzidenz schwerer kombinierter Immundefekte beträgt ca. 4 auf 100 000 Neugeborene (Ryser u. Mitarb. 1988), wobei jedoch wegen der hohen Frühmortalität mit einer relativ hohen Dunkelziffer gerechnet werden muss. Jungen sind 3- bis 4-mal häufiger betroffen als Mädchen.

Ätiologie/Pathogenese

Die meisten SCID-Erkrankungen treten sporadisch auf. Der Erbgang kann aber auch autosomal oder X-chromosomal rezessiv sein. Heterozygote sind bei beiden Erbgängen gesund. In der Familienanamnese wird häufig eine Blutsverwandtschaft der Eltern angegeben. Die zugrunde liegenden molekularen Mechanismen sind uneinheitlich und noch unvollständig aufgeklärt. Bei der relativ häufigen X-chromosomal vererbten sog. B+ SCID-Variante (s. unten) konnte ein Expressionsdefekt der γ-Kette des IL-2-Rezeptors nachgewiesen werden (Noguchi u. Mitarb. 1993).

Klassifikation

Bei den schweren kombinierten Immundefekten lassen sich folgende Formen unterscheiden (Rosen u. Mitarb. 1983):

- **Retikuläre Dysgenesie:** Bei dieser schwersten Form einer angeborenen Abwehrstörung besteht neben dem Fehlen der T- und B-Lymphozyten eine kongenitale Agranulozytose. Häufig bestehen zusätzlich auch eine Anämie und eine Monozytopenie. Kinder mit dieser sehr seltenen Form erkranken bereits vor dem 3. Lebensmonat und haben eine sehr kurze Lebenserwartung.
- **SCID mit B-Zellen (B+ SCID, Schweizer-Typ):** Häufigste Form des SCID mit sonst normaler Hämatopoese, aber meist ohne NK-Zellen. Infolge fehlender T-Zellen gibt es keine terminale B-Zellreifung, sodass immer eine Agammaglobulinämie besteht.
- **SCID ohne B-Zellen (B– SCID):** Alymphozytose mit Agammaglobulinämie, meist mit normaler NK-Zellaktivität.
- **SCID mit Adenosin-Desaminase(ADA-)Mangel:** Bei etwa 20 % der Patienten mit SCID ist der Immundefekt mit Störungen des Purinstoffwechsels assoziiert, und zwar am häufigsten mit einem Mangel der Adenosindesaminase (ADA), und sehr viel seltener mit einem Mangel der Purin-Nukleosid-Phosphorylase (PNP). Als Folge des Enzymmangels kommt es zu einem extra- und intrazellulären Anstau toxischer Stoffwechselmetabolite, vor allem von Desoxyadenosin. Dadurch werden die Nukleotidneusynthese und die Zellteilung, besonders von T-Lymphozyten, blockiert. Die Kinder haben nach der Geburt T- und B-Lymphozyten zunächst in normalen Proportionen, werden jedoch durch die

Desoxyadenosinintoxikation zunehmend lymphozytopenisch und T-Zell-defizient.
- **SCID mit defekter Expression von HLA-Antigenen der Klasse II (Bare Lymphocyte Syndrome):** Es handelt sich um eine Erkrankung, die überwiegend bei aus dem Mittelmeerraum stammenden Patienten beobachtet wird. Sie ist gekennzeichnet durch eine fehlende Expression von MHC-Klasse-II-Genprodukten (HLA-DR, -DP, -DQ-Antigene) auf der Oberfläche von B-Lymphozyten und Monozyten, die diese Antigene normalerweise exprimieren. Der Störung liegt eine Regulationsstörung der HLA-Klasse-II-kodierenden Gene zugrunde.

Symptomatik

Charakteristische Krankheitszeichen bei Säuglingen mit SCID sind:
- frühzeitig einsetzende, therapieresistente Pilzerkrankungen (mukokutane *Candidiasis*),
- zunehmende nicht beherrschbare *Gedeihstörung* bei chronischen Diarrhöen (z. B. durch Rotaviren),
- chronisch persistierende *Atemwegsinfektionen* mit rasch zunehmender respiratorischer Insuffizienz.

Das Spektrum möglicher Infektionen bzw. Infektionserreger ist praktisch unbegrenzt, es besteht eine hohe Neigung zur Ausbildung *opportunistischer Infektionen* (z. B. Pneumocystis-carinii-Pneumonie). Die Entwicklung einer generalisierten *BCG-Impftuberkulose* bei routinemäßiger BCG-Impfung in der 1. Lebenswoche stellt eine oft verhängnisvolle Komplikation dar. Gelangen immunkompetente fremde T-Zellen in das Kind, kann im Fall von mütterlichen Zellen eine chronische, im Fall von allogenen Zellen aus Bluttransfusionen eine akute, tödliche Graft-versus-Host-Reaktion resultieren.

Diagnostik

Durch den bestehenden Immundefekt ist die Fähigkeit zur Entzündungsreaktion stark vermindert, sodass sich übliche Infektionsparameter wie Temperatur, Blutsenkung, Akute-Phase-Proteine und Blutbildveränderungen der Granulozyten wie bei Gesunden verhalten. Eine Frühdiagnose im 1. Lebenshalbjahr ist schwierig und oft nur bei positiver Familienanamnese durch gezielte Untersuchungen möglich (Fischer 1992).
Wegweisende Befunde sind:
- Verminderung des lymphatischen Gewebes: Fehlen von Tonsillen und Thymus (im Röntgenbild fehlender Thymusschatten!), keine tastbare Lymphknotenschwellungen trotz rezivierender Infektionen,
- im Blutbild Lymphozytopenie (bei 50%),
- mitogene Lymphozytenproliferationstests negativ bzw. vermindert,
- negative Spättyp-Hautreaktionen (Intrakutantest),
- gestörte Antikörpersynthese.

Therapie

Eine frühzeitige Diagnose der Erkrankung ist wichtig, da eine immunologische Rekonstitution heute in vielen Fällen gelingt. Bis zur Diagnosestellung kommt es darauf an, Infektionen durch Erregerdiagnostik (Serologie kann versagen!) früh zu erkennen und intensiv antibakteriell, antimykotisch und antiviral zu behandeln. Bereits bei Verdacht auf einen kombinierten Immundefekt muss das Kind in einer möglichst sterilen Umgebung isoliert werden.

Bei chronischer Enteritis und Dystrophie ist eine parenterale Ernährung notwendig. Wegen der Gefahr einer GvH-Reaktion müssen Blutpräparate (auch Plasma) vor der Transfusion bestrahlt werden. Alle Lebendimpfungen sind streng kontraindiziert. Bei trotzdem BCG-geimpften Patienten sollte eine Kombinationstherapie mit INH und Rifampicin eingeleitet werden, auch wenn klinische Zeichen einer systemischen Infektion fehlen. Die Indikation zur regelmäßigen i. v. Immunglobulinsubstitution ist großzügig zu stellen.

Zur Kausaltherapie kombinierter Immundefekte steht an erster Stelle die *HLA-identische Knochenmarktransplatation*, der auch bei zunächst klinisch weniger stark ausgeprägter Symptomatik höchste Priorität eingeräumt werden muss (Friedrich 1994). Steht ein idealer Spender nicht zur Verfügung, so kann heute ein Elternteil zur Transplantation herangezogen werden (haploidentische Transplantation). Um eine für das Kind tödliche GvH-Reaktion der dabei übertragenen Lymphozyten zu verhindern, muss eine T-Zell-Depletion aus dem Spendermark erfolgen.

Eine therapeutische Alternative besteht bei SCID mit ADA-Mangel, wo bei leichteren Formen ein Behandlungsversuch mit Substitution des fehlenden Enzyms erwogen werden kann (wöchentliche intramuskuläre Substitution von boviner ADA, das kovalent an Polyethylen-Glykol gebunden ist). Gentherapeutische Behandlungsansätze des ADA-Defekts befinden sich in einem sehr frühen Stadium der klinischen Erprobung.

Prognose

Die Überlebenschance beträgt 70–80 % bei rechtzeitiger Diagnosestellung und frühzeitiger Transplantation. Ohne spezifische Behandlung versterben alle Kinder innerhalb des 1. Lebensjahres.

■ Kombinierter Immundefekt (Nezelof-Syndrom)

Definition

Es liegt eine leichtere Form der kongenitalen T-Zell-Defizienz mit partiellem humoralen Immundefekt vor.

Ätiologie und Pathogenese

Die Erkrankung wird bestimmt durch eine genetisch bedingte Thymushypoplasie und ist geprägt durch starke Infektionsanfälligkeit, Gedeihstörungen, Hypoplasie der lymphatischen Organe und Lymphozytopenie. Im Gegensatz zu SCID-Kindern ist die mitogene Lymphozytenproliferation nicht völlig aufgehoben, eine NK-Zell-Aktivität ist immer vorhanden und die Immunglobulinspiegel im Serum sind (zumindest für IgM) normal.

Neuerdings wird die Eigenständigkeit des Nezelof-Syndroms angezweifelt; meist liegt ihm ein PNP-Mangel (s. unten) zugrunde.

Therapie

Die Therapie der Wahl ist auch hier die Knochenmarktransplantation.

■ Kombinierter Immundefekt bei Purin-Nukleosid-Phosphorylase-(PNP-)Mangel

Definition

Es handelt sich (wie beim ADA-Mangel) um einen seltenen hereditären Enzymdefekt im Purinstoffwechsel (Hirschhorn 1983).

Ätiologie und Pathogenese

Die autosomal rezessiv vererbte Erkrankung bewirkt eine T-Zell-Defizienz, die zwischen dem 2. und 4. Lebensjahr entsteht; das B-Zell-System ist nur partiell gestört.

Klinik

Klinisch stehen im Vordergrund:
- Infektionsanfälligkeit,
- Gedeihstörungen,
- Anämien,
- z. T. auch Ataxien und spastische Lähmungen.

Therapie

Auch hier ist die Knochenmarktransplantation Therapie der Wahl.

Mit anderen Fehlbildungen assoziierte primäre Immundefekte

■ DiGeorge-Syndrom (catch-22)

Definition

Beim DiGeorge-Syndrom handelt es sich um das klassische Beispiel eines isolierten T-Zell-Ddefekts (Synonym: kongenitale Thymushypo- oder -aplasie), welches in der Regel sporadisch auftritt und auf einer embryonalen Hemmungsmissbildung im Bereich der 3. und 4. Schlundtasche beruht.

Die Hauptsymptome sind:
- zelluläre Immundefizienz infolge *Thymushypo- oder -aplasie* (damit kann das DiGeorge-Syndrom sowohl mit komplettem als auch partiellem T-Zell-Defekt einhergehen),
- *Hypoparathyreoidismus* infolge Parathyreoideahypo- oder -aplasie,
- *kongenitale Herz- und/oder Gefäßmissbildungen* (Ausflusstrakt der großen Gefäß),
- *Gesichtsdysmorphien* (tief sitzende dysplastische Ohren, Hypertelorismus, Mikrogenie, Gaumenspalte, Fischmund, antimongoloide Lidachsenstellung).

Häufigkeit

Die Erkrankung ist nicht ausgesprochen selten. In der Literatur sind mehr als 250 Fälle eines kompletten DiGeorge-Syndroms beschrieben, die Zahl der berichteten Patienten mit partiellem T-Zell-Defekt liegt noch weit höher (Belohradsky 1985). Es besteht eine geringe Knabenwendigkeit im Verhältnis 1,2 : 1.

Ätiologie/Pathogenese

Dem Syndrom liegt eine fehlerhafte Morphogenese der 3. und 4. entodermalen Schlundtaschen, aus denen sich Thymus und Nebenschilddrüse entwickeln, zugrunde. Es werden sowohl autosomal rezessive als auch autosomal dominante Vererbungsmodi diskutiert. Strukturelle Chromosomenaberrationen im Sinne einer partiellen Trisomie 20, einer partiellen Monosomie 22 oder von Deletionen und Translokationen des Chromosom 22 werden bei mehreren Patienten mit DiGeorge-Syndrom beschrieben.

Symptomatik

Im Neugeborenenalter führt die Krankheit häufig zu hypokalzämischen Krämpfen und kardialen Komplikationen. Wird diese Phase überlebt, drohen teilweise lebensbedrohliche Virus-, Pilz- und mykobakterielle Infektionen. Soorinfektionen des Gastrointestinaltrakts, therapieresistente Diarrhöen, Gedeihstörungen und Pneumonien durch Pneumocystis carinii treten häufig auf.

Diagnostik

Bei Nachweis einer Unterfunktion der Nebenschilddrüsen (niedriger Calcium-, erhöhter Phosphatspiegel) und gleichzeitigem Auftreten typischer Gesichtsdysmorphien und einer Herz- bzw. Gefäßmissbildung (Echokardiographie) muss bereits im Neugeborenenalter an das Vorliegen eines DiGeorge-Syndroms gedacht werden. Ein fehlender Thymusschatten in der Thoraxübersichtsaufnahme erhärtet diesen Verdacht.

Der T-Zell-Defekt hängt vom Ausmaß der Thymushypoplasie ab. Die humorale Immunität ist in der Regel nur gering beeinträchtigt.

Therapie

Hypokalzämien erfordern akut eine i. v. Calciumzufuhr und langfristig regelmäßige Vitamin-D-Gaben. Kardiovaskuläre Missbildungen sind ggf. operativ zu korrigieren. Die frühzeitige Transplantation von fetalem Thymusgewebe kann zu einer permanenten Rekonstitution der T-Zell-Funktion führen. Alternativ oder auch begleitend kann eine Therapie mit synthetischen Thymuspeptiden durchgeführt werden (Byrom u. Mitarb. 1984).

Prognose

Ohne ursächliche Therapie ist die Lebenserwartung nach wie vor schlecht: 80 % der Kinder sterben innerhalb des 1. Lebensjahres an kardialen Komplikationen, Infektionen und endokrinologischen Störungen. Bei Vorliegen eines hypoplastischen Thymus (partieller T-Zell-Defekt), können immunologische Spontanheilungen vorkommen.

■ Ataxia teleangiectatica (Louis-Bar-Syndrom)

Definition/Häufigkeit

Es handelt sich um ein autosomal rezessives Erbleiden mit rezidivierenden *bronchopulmonalen Infektionen*, Teleangiektasien der Haut und Konjunktiven und einer progredienten zerebellaren *Ataxie*. Es bestehen Defekte sowohl der humoralen als auch der zellulären Immunität und ein signifikant erhöhtes Malignomrisiko. Die Inzidenz beträgt etwa 24 auf 100 000 Lebendgeborene, Mädchen und Jungen sind gleichermaßen betroffen (Swift 1990).

Der Immunmangel beruht bei 80 % der Patienten auf einer B-Zell-Störung (Fehlen von IgA, IgG_2 und IgG_4, häufig auch von IgE), bei 20 % bestehen T-zelluläre Störungen (besonders der T-Helfer-Zellen). Den Patienten fehlt ein Reparationsenzym der DNA (Peterson u. Mitarb. 1990). Damit scheint die hohe Frequenz maligner Tumoren (bei 20 % der Patienten) in Zusammenhang zu stehen.

Therapie

Eine erfolgreiche, spezifische Therapie steht bisher nicht zur Verfügung. Bakterielle Infektionen müssen intensiv antibiotisch behandelt werden, eine antiinfektiöse Dauerprophylaxe (z. B. mit Cotrimoxazol) kann die Infektionsfrequenz vermindern. Bei Hypogammaglobulinämie ist eine i. v. Immunglobulinsubstitution (400 mg/kg KG alle 3–4 Wochen) unter Berücksichtigung des erhöhten Risikos durch Anti-IgA-Antikörper bei IgA-Defekt sinnvoll (Verwendung weitgehend IgA-freier i. v. Immunglobulinpräparate!).

! Impfungen mit Lebendviren sind kontraindiziert.

■ Wiskott-Aldrich-Syndrom (WAS)

Definition/Häufigkeit

Das X-chromosomal rezessiv vererbte Syndrom (es erkranken nur Jungen) ist durch die Trias Thrombozytopenie, Ekzem und Infektanfälligkeit charakterisiert. Die Inzidenz beträgt etwa 4 auf 10^6 Lebendgeborene.

Ätiologie/Pathogenese

Verantwortlich für die Auffälligkeiten der Thrombozyten und der T-Lymphozyten ist bei Patienten mit WAS vermutlich die gestörte Expression eines Membranproteins (CD43-Molekül), was möglicherweise vom WAS-Gen (auf Chromosom Xp11.3 lokalisiert) kontrolliert wird (Rosen u. Mitarb. 1989).

Symptomatik

Die Störung der humoralen Immunität (IgM erniedrigt, IgG normal, IgA und IgE erhöht) entwickelt sich im 1. Lebensjahr, die T-Zell-Defizienz erst im Verlauf mehrerer Jahre. Auffällig ist ein Unvermögen zur Bildung spezifischer Antikörper (z. B. nach Stimulation mit Polysaccharidantigenen). Bereits bei der Geburt kann eine ausgeprägte Thrombozytopenie bestehen und zu petechialen Hautblutungen führen; später dominieren gastrointestinale und intrakranielle Blutungen. Das Ekzem, das der atopischen Dermatitis entspricht, entwickelt sich in den ersten Lebensmonaten.

Infektionen treten meist nach dem 6. Lebensmonat auf, typisch sind Otitis media, Pneumonien, Sepsis und Meningitis. Im späteren Lebensalter treten virale Infektionen und Autoimmunphänomene (Arthritis, Vaskulitis) dazu. Die drastisch erhöhte Inzidenz lymphoretikulärer Malignome ist Ausdruck der gestörten Immunregulation.

Therapie/Prognose

Während früher die Lebenserwartung bei etwa 3 Jahren lag, hat sich heute die Prognose infolge von Immunglobulingaben, intensiver antibiotischer Therapie und des frühen Einsatzes der Knochenmarktransplantation deutlich verbessert.

Durch eine kuhmilch- und eifreie Diät lässt sich das Ekzem oft zufriedenstellend kontrollieren. Eine Splenektomie führt zwar zu einer Normalisierung der Thrombozytenzahl, beinhaltet aber das Risiko schwerster, oft letal verlaufender Infektionen durch Pneumokokken oder Hämophilus. Daher muss eine anschließende antibiotische Dauerprophylaxe mit Penicillin und Cotrimoxazol erfolgen.

Chronische mukokutane Candidiasis

Definition

Heterogenes Krankheitsbild, das durch die Kombination von chronischen Pilzinfektionen (*Candidiasis*) der Haut, Nägel und Schleimhäute, Defekten der zellulären Immunität und einer häufigen Assoziation mit einer *autoimmunen Polyendokrinopathie* charakterisiert ist. Es wird ein autosomal rezessiver Erbgang angenommen.

Der immunologische Defekt betrifft vor allem immunregulatorische Funktionen der T-Zellen und die Lymphokinproduktion. Selten wird zusätzlich ein selektiver IgA-Defekt oder/und ein IgG_2-/IgG_4-Mangel beobachtet.

Klinik

Das klinische Bild ist außerordentlich variabel, verschiedene Komponenten der Erkrankung manifestieren sich oft erst im Abstand mehrerer Jahre. Häufig zu beobachtende endokrinologische Störungen sind:
- Hypoparathyreoidismus,
- Morbus Addison,
- Hypothyreose,
- Diabetes mellitus,
- Ausfall der ACTH-Produktion.

Therapie

Therapeutisch entscheidend ist die Dauertherapie der Pilzinfektionen mit Antimykotika (z. B. Itraconazol) und die Substitutionstherapie bei endokrinologischen Störungen. Die Wirksamkeit einer Therapie mit Transferfaktor, Thymushormonen und anderen T-Zell-Stimulanzien ist nicht zuverlässig belegt (Kirkpatrick 1988). Die Prognose ist insgesamt deutlich besser als die anderer primärer T-Zell-Defekte. Todesfälle sind vor allem auf endokrine Ausfälle (akute Addison-Krise!) zurückzuführen.

Immundefekt mit dysproportioniertem Minderwuchs

Definition

Es handelt sich um einen autosomal rezessiv vererbten Immundefekt, bei dem betroffene Patienten gleichzeitig einen *dysproportionierten Minderwuchs (short limbed dwarfism)* aufweisen.

Man unterscheidet 3 verschiedene Krankheitstypen aufgrund *unterschiedlicher Immundefizienzen*:
- Typ I mit einem schweren kombinierten Immundefekt,
- Typ II mit einem isolierten T-Zell-Defekt,
- Typ III mit einem B-Zell-Defekt.

Alle 3 Patientengruppen besitzen im Vergleich zum Stamm recht kurze Extremitäten. Kinder mit Typ II haben einen spärlichen, dünnen Haarwuchs (*Knorpel-Haar-Dysplasie*).

Klinik

Die Klinik variiert in Abhängigkeit von der Ausprägung des Immundefekts. So versterben Patienten mit Typ I in der Regel im 1. Lebensjahr.

Therapie

Die Therapie orientiert sich ebenfalls am vorliegenden Immundefekt:
- Beim Typ III genügt eine regelmäßige Substitution von Immunglobulinen.
- Beim Typ I und II kann der Immundefekt durch eine Knochenmarktransplantation erfolgreich therapiert werden, was aber keinen Einfluss auf den Minderwuchs hat.

Hyper-IgE-Syndrom (Hiob- oder Buckley-Syndrom)

Definition

Es handelt sich um ein komplexes Krankheitsbild mit *hohem Serum-IgE* (meist über 3000 I. E./ml), *Ekzem* und *rezidivierenden Infektionen* (vor allem durch Staphylococcus aureus und Candida spp.).

Häufigkeit

Bis 1987 wurden in der Weltliteratur etwa 150 Fälle beschrieben, in der amerikanischen Bevölkerung wird die Inzidenz mit 1 auf 500 000 geschätzt (Belohradsky u. Mitarb. 1987). Beide Geschlechter sind gleich häufig betroffen.

Ätiologie und Pathogenese

Sie sind bisher ungeklärt. Ein autosomal rezessiver wie ein autosomal dominanter Erbgang mit variabler Penetranz werden vermutet. Neuere Erkenntnisse gehen davon aus, dass beim Hyper-IgE-Syndrom die Regulation der IgE-Synthese durch einen relativen Mangel an γ-Interferon gestört ist (Geha u. Mitarb. 1989).

Klinik

Das Krankheitsbild ist gekennzeichnet durch:
- Ekzem (schon bald nach der Geburt auftretend, juckend),
- hyperkeratotische Fingernägel (Mykose!),
- ausgedehnte rezidivierende Abszesse insbesondere der Haut, aber auch innerer Organe (durch Staphylococcus aureus, meist ohne klassische Entzündungszeichen),
- vergröberte Gesichtszüge,
- rezidivierende Otitiden, Sinusitiden, Pneumonien.

Mit dem Hyper-IgE-Syndrom assoziiert sein können:
- Überstreckbarkeit der Gelenke,
- Minderwuchs,
- Osteoporose mit gesteigerter Knochenbrüchigkeit, Keratokonjunktivitis, Lupus erythematodes visceralis (Belohradsky 1994).

Therapie

Wichtigste Behandlungsmaßnahme ist die antibiotische Staphylokokkenprophylaxe (Trimethoprim-Sulfamethoxazol, orale Cephalosporine oder Flucloxacillin). Antimykotika werden lokal, besser aber systemisch eingesetzt (Fluconazol). Eine chirurgische Abszessbehandlung ist angezeigt.

Prognose

Die Prognose ist günstig bei einer frühzeitigen Diagnosestellung, frühzeitig einsetzender antibiotischer und chirurgischer Infektionsbehandlung sowie einer effektiven antimikrobiellen Dauerprophylaxe.

Myasthenische Syndrome

Definition

Es handelt sich bei den myasthenen Syndromen um eine Störung im Bereich der neuromuskulären Verbindung, die mit einer leichten Ermüdbarkeit und Schwäche der Skelettmuskulatur verbunden ist (Drachman 1994).

Ätiologie

- *Autoimmunologisch (erworben):*
  - durch Autoantikörper wird die Zahl der verfügbaren Acetylcholinrezeptoren vermindert,
- *kongenitaler präsynaptischer Defekt:*
  - Defekt der Acetylcholinresynthese sowie Defekt der Acetylcholinmobilisation (Acetylcholinmangel),
- *genetischer Mangel an Acetylcholinrezeptoren,*
- *kongenitaler prä- und postsynaptischer Defekt (Acetylcholinesterasemangel),*
- *kongenitale postsynaptische Defekte:*
  - klassisches Slow-Channel-Syndrom, Epsilon-Untereinheit-Mutationen mit verlängerter Öffnungszeit und verminderter Leitung des Acetylcholinrezeptorenkanals.

Klinik

Hauptstörungen sind Schwäche und rasche Ermüdbarkeit der Skelettmuskulatur in einer für das jeweilig betroffene Kind typischen Verteilung. Initial wird sehr oft eine Ptosis (doppelseitig oder einseitig betont) gesehen, es werden Doppelbilder angegeben, gefolgt von Klagen über erschwertes Sprechen, Kauen, Schlucken und nachfolgender Schwäche der oberen und unteren Extremitäten zumeist in symmetrischer Ausprägung.

Einteilung der Schwere der Erkrankung nach der Skala von Osserman u. Genkins (1971):
- *Grad I*: lokale Erkrankung (meist beschränkt auf die Augenmuskulatur),
- *Grad II*: generalisierte Erkrankung in milder (Grad IIa) oder in mittelschwerer Ausprägung (Grad IIb),
- *Grad III*: schwere generalisierte Erkrankungsform,
- *Grad IV*: krisenhafte Erkrankung mit lebensbedrohlicher Beeinträchtigung der Atmung.

Die Schwäche verstärkt sich meistens mit zunehmender Aktivität und nimmt im Allgemeinen im Verlaufe des Tages zu. Unter Ruhebedingungen bessert sich die Symptomatik.

Verschlechterung des Gesamtbefindens und verstärktes Hervortreten der Myastheniesymptome sind bei Infektionen, emotionalen Belastungen, bei Einnahme bestimmter Medikamente und in der Zeit vor der Menstruation zu beobachten.

Mit der Myasthenia gravis sind oft folgende Auffälligkeiten verbunden:
- Tumoren des Thymus,
- Schilddrüsenüberfunktion,
- andere Autoimmunerkrankungen,
- Nierenerkrankungen,
- Diabetes,
- peptische Ulzera,
- okkulte gastrointestinale Blutungen,
- Hypertension.

Diagnostik

Tensilontest. I. v. Gabe von Tensilon (Edrophonium), das ein kurzwirkender (ca. 3–10 min) Acetylcholinesteraseinhibitor ist. Dieser Test dient zur Objektivierung myasthenischer Beschwerden, die sich nach Gabe im positiven Fall bessern. Ausdauer seitens der Extremitätenmuskulatur, Rückgang der Ptosis, bessere Beweglichkeit der Bulbi, des Schluckens und des Sprechens.

Am besten ist es, das Kind aufzufordern, seine Arme vor der Tensilongabe und unter Tensilongabe in die Vorhalte zu bringen. Aus der objektivierbaren Ausdauer kann die mögliche Besserung durch das Tensilon und damit die Diagnose gestellt werden.

> **Tensilontest:**
> Es werden 10 mg Tensilon in 10 ml physiologischer Natriumchloridlösung aufgelöst, wovon 2 mg als Testdosis i. v. verabreicht werden. Das Kind wird daraufhin sorgfältig über die nächsten Minuten hinsichtlich seines Verhaltens beobachtet. Anschließend werden 3 mg im Bolus verabreicht. Bei Besserung oder fehlender Reaktion werden die verbleibenden 5 mg injiziert. Atropin sollte bei diesem Versuch aufgezogen verfügbar sein, um auftretende *Nebenwirkungen* kupieren zu

können. Diese zeigen sich in der Gestalt von sehr ausgeprägtem Schwitzen, Bradykardie, Bronchospasmus. Eine *relative Kontraindikation* für die Durchführung dieses Tests sind das Vorliegen einer Bradykardie und ein Bronchialasthma. Auch ist mit einer Indikation zur Intubation zu rechnen.

Der Tensilontest ist negativ bei Kindern mit einer kongenitalen Myasthenie aufgrund einer Acetylcholinresynthesestörung oder eines Acetylcholinesterasedefizits. Der Test wird als inkonstant positiv beschrieben bei einem langsamen Kanalsyndrom und bei einem High-Conductance-Ast-Channel-Syndrom.

Letztlich kann ein negativer Tensilontest die Diagnose einer kongenitalen Myasthenie nicht ausschließen und ein positiver Test kann nicht zwischen einer kongenitalen und einer erworbenen Myasthenie unterscheiden.

Neurophysiologische Untersuchung. Sie dient dem Zweck, die gestörte neuromuskuläre Übertragung nachzuweisen, die myasthene Reaktion von anderen Phänomenen mit ähnlicher Klinik abzutrennen (Lambert-Eaton-Rooke-Syndrom) und die Verteilung sowie die Schwere der geschädigten neuromuskulären Übertragung zu bewerten. Typischerweise findet sich bei der Myasthenie nach supramaximaler Reizung (repetitive neuronale Stimulation mit einer Frequenz von 2–3 Hz) ein Dekrement von mehr als 10%. Allerdings kann eine Dekrementantwort auch bei anderen neuromuskulären Erkrankungen auftreten (Lambert-Eaton-Rooke-Syndrom).

Differenzialdiagnose

- Botulismus,
- endokrine Ophthalmoplegie (Hyperthyreose),
- mitochondriale Myopathien,
- okulare Begleitsymptome bei einer multiplen Sklerose,
- motorische Vorderhornerkrankungen (Faszikulationen, Muskelatrophien, hyperaktive Reflexe),
- dyskaliämische periodische Lähmungen (Kaliumspiegel, Fehlen von okularen und oropharyngealen Symptomen, familiäres Auftreten),
- Guillain-Barré-Syndrom.

Therapie

Über Acetylcholinesterasehemmung wird vermehrt Acetylcholin freigesetzt und steht zur Erregungsausbreitung zur Verfügung. Pyridostigmin als Mestinon, verfügbar als 10-mg-Tablette, 60-mg-Dragee und als Mestinon-retard-Tablette (180 mg). Die Mestinon-retard-Gabe erzielt ein gleichmäßigeres Ergebnis und wird meist in 3–4 Dosen verabreicht. Die Retard-Dosis muss gegenüber dem einfachen Mestinon um ⅓ erhöht werden (Hohlfeld 1993).

❗ Myasthene Krise:
Erschöpfung der Atmung mit Gefahr einer Aspiration, weshalb die betroffenen Kinder umgehend intensivtherapeutisch versorgt werden müssen.
Vorgehen:
Lagerung mit erhöhtem Oberkörper, Freihalten des Rachens mit einem Guedel-Tubus und Vorlage von Sauerstoff. i.v.-Gabe von initial einem Bolus 0,5 mg Neostigmin (alternativ max. 3 mg Pyridostigmin), danach bis zu 24 mg Pyridostigmin i.v./24 h (**Achtung:** Maximaldosis für Erwachsene!) über Perfusor je nach Körpergewicht und klinischer Situation. Ggf. Plasmapherese oder Immunadsorption (Kontraindikation: Sepsis).
Bei Auftreten von cholinergischen Reaktionen wird Atropin als Einzelgabe (0,01 mg/kg KG i.v.) verabreicht, im Bedarfsfall mehrfach.

Guillain-Barré-Syndrom

Definition

Es handelt sich um eine akut oder subakut in Erscheinung tretende, vorwiegend motorisch ausgeprägte Polyneuropathie mit Areflexie, schlaffen Paresen und meist wenig vordergründig in Erscheinung tretenden sensiblen Störungen in einem insgesamt monophasischem Verlauf. Der Verlauf ist bis zu einem Höhepunkt progredient, im Liquor findet sich meist eine albuminozytolytische Dissoziation.

Häufigkeit und Pathogenese

Aus epidemiologischen Studien ist keine sichere saisonale Häufung zu erkennen, wobei lediglich die Sonderform der akuten motorisch-axonalen Neuropathie in den Sommermonaten häufiger auftreten soll (Honavar u. Mitarb. 1991).

Das klinisch relativ uniforme Syndrombild der akuten Polyradikulitis ist heterogen, am häufigsten begegnet uns in der Klinik die akute entzündliche demyelinisierende Polyneuropathie, sehr viel seltener ist die axonale Form der Polyneuropathie sowie das Miller-Fisher-Syndrom (eine Kombination von Ophthalmoplegie, Areflexie und Ataxie).

An Besonderheiten seitens der Ausprägung sind kraniale, pharyngobrachiale und paraparetische Varianten zu nennen.

Klinik

Am Anfang wird häufig über periphere Sensibilitätsstörungen im Sinne von Missempfindungen und Taubheitsgefühlen über den Akren berichtet. Die Beschwerden setzen in der Regel in den Füßen oder zeitgleich in Händen und Füßen ein. Fortschreitend kommt es zunehmend zu einer motorischen Schwäche, bei einzelnen Kindern zu einer beidseitigen Fazialisparese, zu einer externen Okulomotoriusparese und zur Zwerchfellparese mit Ateminsuffizienz. Dieser bedrohlichen Situation geht eine Einschränkung der Kopfbeugung nach ventral und eine verminderte Schulterbeweglichkeit voraus und zeigt diese gewissermaßen an.

Bei den Sensibilitätsveränderungen überwiegen die Störungen der Oberflächensensibilität, das Vibrations- und Lagesinnempfinden gegenüber einer Störung des Schmerz- und Temperaturempfindens.

Da auch das autonome Nervensystem betroffen sein kann, finden sich sowohl verminderte als auch überschießende sympathikotone und parasympathikotone Aktivitäten. Diese zeigen sich als Brady- oder Sinustachykardien, Tendenz zum Auftreten von Asystolien (vor allem beim trachealen Absaugen), Hypo- und Hypertonien, gestörte gastrointestinale Tätigkeit und Unregelmäßigkeiten bei der Schweißsekretion.

Diagnostik

Anhand der neurologischen Untersuchung ergeben sich folgende Kriterien:
- symmetrischer Befall,
- milde sensorische Störungen (gelegentlich auch ausgeprägt, Schmerzen können auftreten),
- Fehlen von Fieber bei Beginn der Symptomatik (nicht zwingend erforderlich),
- fortschreitende motorische Schwäche mit Areflexie, die nach etwa 4 Wochen den Höhepunkt erreicht,
- autonome Dysfunktionen (Asbury 1990),
- im Liquor Zellzahl unter 10 Mpt/l, Eiweißerhöhung,
- im ENG findet sich eine Verlangsamung oder Blockade der Nervenleitgeschwindigkeit.

Differenzialdiagnose

- Hirnstammtumor,
- Myelitis transversa,
- Spinaltumor,
- Poliomyelitis,
- Botulinustoxinintoxikation,
- Myasthenia gravis,
- Borreliose,
- Organophosphatintoxikation,
- periodische normo- oder hyperkaliämische Lähmung,
- akute Myositis.

Therapie

- Hochdosierte i.v. Immunglobulintherapie von jeweils 0,4 g/kg KG an 5 aufeinander folgenden Tagen (3 g/h) (Dalakas 1994).
  Cave: selektiver IgA-Mangel, Allergien gegen Immunglobuline, schwere Kardiovaskulopathien.
- Plasmapheresebehandlung alternierend über 4–6 Tage mit Austausch von jeweils 40 ml Plasma/kg KG.
- Frühzeitiger Beginn mit der Rehabilitation.

- Intubation erforderlich, wenn die Vitalkapazität auf ca. 15 ml/kg KG abfällt oder das Kind klinisch eine ausgeprägte oropharyngeale Schwäche erkennen lässt, nach ca. 10 Tagen Beatmung über Tubus ist eine Tracheotomie zu erwägen.

Literatur

Asbury AK, Cornblath DR: Assessment of current diagnostic criteria for Guillain-Barré syndrome. Ann Neurol 27 (1990) pp. 21–24
Baggiolini M (1994) Entzündung. In: Wahn U, Seger R, Wahn V (Hrsg.) Pädiatrische Allergologie und Immunologie. Stuttgart, Jena, New York: Gustav Fischer Verlag, S. 57–64
Baker CJ, Melish MF, Hall RT, Castro DT, Vasan U, Givner LB (1992) Intravenous immunoglobulin for the prevention of nosocomial infection in low-birth-weight neonates. N Engl J Med 327: 213–219
Belohradsky BH (1985) Thymusaplasie und -hypoplasie mit Hypoparathyreoidismus, Herz- und Gefäßmissbildungen (Di George Syndrom). Ergebn Inn Med Kinderheilkd 54: 35–105
Belohradsky BH (1986) Primäre Immundefekte. Klinik, Immunologie und Genetik. Stuttgart, Berlin, Köln, Mainz, Verlag W. Kohlhammer
Belohradsky BH, Däumling S, Kiess W, Griscelli C (1987) Das Hyper-IgE-Syndrom (Buckley- oder Hiob-Syndrom). Ergebn Inn Med Kinderheilk 55: 1–39
Belohradsky, BH (1994) Das Hyperimmunglobulin-E-Syndrom (Hiob- oder Buckley-Syndrom). In: Wahn U, Seger R, Wahn V (Hrsg) Pädiatrische Allergologie und Immunologie. Stuttgart: Gustav Fischer: 408–411
von Boehmer H, Teh HS, Kisielow P (1989) The thymus selects the useful, neglects the useless and destroys the harmful. Immunology Today 10: 57–61
Borte M (1994) Experimentelle und klinische Untersuchungen zur Wirksamkeit von Immunglobulinen bei neonataler Sepsis. In: Vogt S, Metzner G, Haverich A (Hrsg.) Immundiagnostik und Immuntherapie in der modernen Intensivmedizin. Lengerich, Berlin, Riga, Wien, Zagreb, Wolfgang Pabst Verlag, S. 302–312
Borte M (1995) IgG-Subklassendefekte. Klinische Relevanz bei Kindern mit rezidivierenden Infektionen des Respirationstraktes. In: Gaedicke G (Hrsg.) Jahrbuch der Kinderheilkunde 1995. Zülpich: Biermann Verlag
Borte M, Krause G-M, Vogtmann C, Braun W (1993) Phagocytic activities of neutrophils from healthy and high risk neonates – influence of intrauterine growth retardation. Immunobiol 189: 168
Borte M, Lehmann I, Arnold S (1993) Lymphocyte surface markers in preterm neonates compared with term neonates. Immunobiol 189: 169
Borte M, Miler I, Braun L, Spencker F-B, Handrick W, Vogtmann Ch (1994) Additive Therapie mit intravenösen Immunglobulinen bei neonataler E. coli-Sepsis. Pädiatr Grenzgeb 32: 323–332
Borte M, Miler I, Braun W (1989) Phagocytosis of microspheric hydrophile particles by glass-adherent phagocytes of healthy and high risk neonates. Acta Paed Hung 29: 197–202
Bortolussi R (1990) Escherichia coli infection in neonates: Humoral defense mechanisms. Semin Perinatol 14: 40–43
Brostoff J, Scadding GK, Male D, Roitt IM (eds.) (1991) Clinical Immunology. 1st Ed. London, Gower Medical Publishing
Byrom NA, Hobbs JR (1984) Thymic factor therapy. New York, Raven Press
Chaouat G (ed.) (1990) The Immunology of the Fetus. 1st Ed. Boca Raton, CRC Press Inc.
Chapel HM (1994) Consensus on diagnosis and management of primary antibody deficiencies. BMJ 308: 581–585
Clemens MJ, Morris AG, Gearing AJH (eds.) (1987) Lymphokines and interferons. 1st Ed. Oxford, IRL Press Limited

Colten HR, Alper UA, Rosen FS (1981) Genetics and biosynthesis of complement proteins. N Engl J Med 304: 653–656

Cunningham-Rundles Ch, Kazbay K, Hassert J, Zhon Z, Mayer L (1994) Brief report: Enhanced humoral immunity in common variable immunodeficiency after long-term treatment with polyethylene glycol-conjugated interleukin-2. N Engl J Med 331: 918–921

Dalakas MC (1994) High-dose intravenous immunglobulin and serum viscosity: Risk of precipitatin thromboembolic events. Neurology 44: 223–226

Drachman DB (1994) Myasthenia gravis. N Engl J Med 330: 1797–1810

Fanaroff AA, Rorones SB, Wright LL, Wright EC, Poland RL, Bauer CB, Tyson JE, Philips JB, Edwards W, Lucey JF, Catz Ch S, Shankaran S, Oh W (1994) A controlled trial of intravenous immunoglobulin to reduce nosocomial infections in very-low-birth-weight infants. N Engl J Med 330: 1107–1113

Fischer A (1992) Severe combined immunodeficiencies. Immunodef Rev 3: 83–100

Friedrich W (1994) (Schwere) kombinierte Immundefekte (B- und T-Zellen). In: Wahn U, Seger R, Wahn V (Hrsg) (1994) Pädiatrische Allergologie und Immunologie. Stuttgart, Gustav Fischer: 372–379

Gallin JI, Fauci A (1982) Phagocytic Cells: Advances in Host Defense Mechanism. New York, Raven Press

Geha RS, Leung DYM (1989) Hyper immunglobulin E syndrome. Immunodef Rev 1: 155–172

Gemsa D, Kalden JR, Resch K (Hrsg.) (1991) Immunologie. 3. Aufl. Stuttgart, New York, Georg Thieme Verlag

Gross S, Blaiss MS, Herrod HG (1992) Role of immunoglobulin subclasses and specific antibody determinations in the evaluation of recurrent infection in children. J Pediatr 121: 516–522

Handrick W, Roos R, Braun W (Hrsg.) (1991) Fetale und neonatale Infektionen. Stuttgart, Hippokrates Verlag

Hirschhorn R (1983) Genetic deficiencies of adenosine deaminase and purin nucleotide phosphorylase: overview, genetic heterogeneity and therapy. Birth Defects 19: 73–81

Hohlfeld R, Toyka KV (1993) Therapien. In: De Baets MH, Oosterhuis HJGH (eds) Myasthenia gravis. Press Boca Raton Fl: 235–261

Honavar M, Tharakan JK, Hughes RCA, Leibowitz S, Winer JB (1991) A clinicopathological study of the Guillain-Barre' syndrome. brain 114: 1245–1269

Huston DP, Kavanough AF, Rohane PW, Huton MM (1991) Immunglobulin deficiency syndromes and therapy. J Allergy Clin Immunol 87: 1–17

Kinoshita T (1991) Biology of complement, The cuverture. Immunology Today 12: 291–295

Kirkpatrick CH (1988) Chronic mucocutaneous candidiasis. antibiotic and immunologic therapy. Am Ny Acad Sci 544: 471–492

Klein J (1990) Immunology. 1st Ed. Oxford, Blackwell Scientific Publications

Kolb H, Toyka KV, Gleichmann E (1987) Histocompatibility antigens and chemical reactivity in autoimmunity. Immunology Today 8: 3–6

Miler I (1983) The Immunity of the Human Foetus and Newborn Infant. The Hague, Boston, London, Martinus Nijhoff Publishers

Miler I, Borte M, Tlaskalova-Hogenova H, Braun W (1990) Neonatale Sepsis: Grundlagen und Möglichkeiten einer Immuntherapie und Immunprophylaxe. Teil 1: Die Reifung der Immunmechanismen bei Feten und Neugeborenen. Pädiatr Grenzgeb 29: 349–362

Miler I, Borte M, Vondracek J (1990) Phagocytosis of cadmium microcrystals by human milk macrophages in vitro. Allergy Immunol 36: 157–162

Miler I, Tlaskalova-Hogenova H, Borte M (1991) Pathogenetische Grundlagen fetaler und neonataler Infektionen. Reifung des Immunsystems. In: Handrick W, Roos R, Braun W (Hrsg.) Fetale und neonatale Infektionen. Stuttgart, Hippokrates Verlag

Morell A (1994) Störungen der humoralen Immunität (B-Zellen). In: Wahn U, Seger R, Wahn V (Hrsg.) Pädiatrische Allergologie und Immunologie. Stuttgart, Jena, New York: Gustav Fischer Verlag, S. 335–344

Noguchi M, Huafong Y, Rosenblatt HM et al. (1993) Interleukin-2 Receptor gamma chain mutations results in X-linked severe combined immunodeficiency in humans. Cell 73: 147–157

Ogra PL (ed.) (1984) Neonatal Infections. Nutritional and Immunologic Interactions. Orlando: Grune and Stratton

Peter HH (Hrsg.) (1991) Klinische Immunologie. München, Wien, Baltimore, Urban und Schwarzenberg

Peterson RDA, Funkhouser JD (1990) Ataxia teleangiectatica: an important due. N Engl J Med 322: 124–125

Primary Immunodeficiency Diseases (1992) Report of a WHO Scientific Group. Immunodef Rev 3: 195–236

Ramesh N, Geha RS, Notarangelo LD (1999) CD40 Ligand and the Hypen-ZgM Syndrome. In: Ochs HD, Smith CIE, Puck JM (Hrsg.) Primary Immunodeficiency Disease. New York, Oxford University Press

Roitt IM (1991) Essenzial Immunology. 7th Ed. Oxford Blackwell Scientific Publications

Roitt IM, Brostoff J, Male DK (eds.) (1993) Immunology. 3rd Ed. London, Gower Medical Publishing

Rosen FS, Kenney DM, Remold-O'Donnell E (1989) The Wiskott-Aldrich Syndrome and CD43. In: Melchers F (eds) Progress in Immunology VII. Berlin, Springer: 535–538

Rosen FS, Wedgwood RJ, Eibl M et al. (1991) Primary immunodeficiency diseases. Report of a WHO Scientific Group

Rosen FS, Wedgwood RJ, Ainti F et al. (1983) Meeting report: primary immunodeficiency diseases. Clin Immunol Immunpathol 28: 450–475

Ryser O, Morell A, Hitzig WH (1988) Primary immunodeficiencies in Switzerland. First report of the national registry in adults and children. J Clin Immunol 8: 479–485

Seger R (1993) Infektionen bei Immundefizienz. In: Schaad UB (Hrsg.) Pädiatrische Infektiologie. München: Hans Marseille Verlag, S. 467–498

Shakelford PG (1993) IgG Subclasses: Importance in Pediatric Practice. Pediatr Rev 14: 291–296

Shoenfeld Y, Isenberg DA (1989) The mosaic of autoimmunity. Immunology Today 10: 123–126

Stiehm ER (ed.) (1989) Immunologic Disorders in Infants and Children. Philadelphia, London, Toronto, Montreal, Sydney, Tokyo, WB Saunders Company

Swift M (1990) Genetic aspects of ataxia teleangiectatica. Immunodef Rev 2: 67–81

Unanoue ER, Allen PM (1987) The basis for the immunoregulatory role of macrophages and other accessory cells. Science 236: 551–565

Zepp F, Schulte-Wissermann H (1984) Störungen der zellulären Immunfunktionen (T-Zellen). In: Wahn U, Seger R, Wahn V (Hrsg) Pädiatrische Allergologie und Immunologie. Stuttgart, Gustav Fischer: 347–371

Zielen S, Sehrt P, Rahmig J, Hofmann D, Briere F, Meurer SC (1994) Rekonstitution der Immunglobulinproduktion bei Patienten mit Variablem Immundefektsyndrom (CVI) durch das CD40-System und IL-10. Immun Infekt 22: 24–25

Zielen S, Wonne R, Gerein V, Kotitschke R, Zeidler R, Hofmann D (1997) Klinische Relevanz der Immunglobulin-Subklassen bei Kindern mit chronisch pulmonalen Erkrankungen. Monatsschr Kinderheilkd 135: 775–779

14 Bakterielle Infektionen

SIRS, Sepsis, septischer Schock

W. Handrick

Definitionen

Die folgenden Definitionen entsprechen weitgehend amerikanischen Empfehlungen (American College of Chest Physicians, Society of Critical Care Medicine).

Syndrom der systemischen Entzündungsreaktion (systemic inflammatory response syndrome [SIRS]):
SIRS kann ausgelöst werden durch eine Infektion oder einen nichtinfektiösen Prozess, z. B.:
- Trauma,
- Verbrennung,
- Pankreatitis,
- hämorrhagischer Schock.

SIRS liegt vor, wenn mindestens 2 der folgenden Kriterien erfüllt sind:
- Körpertemperatur ($>38\,°C$ oder $<36\,°C$),
- Herzfrequenz (>2 Standardabweichungen über der Altersnorm),
- Atemfrequenz (>2 Standardabweichungen über der Altersnorm),
- Leukozytenzahl (>12 Gpt/l oder <4 Gpt/l oder $>10\,\%$ unreife neutrophile Granulozyten).

Sepsis (SIRS durch mikrobielle Erreger):
Die Sepsis wird hauptsächlich charakterisiert durch:
- Bakteriämie,
- Tachypnoe,
- Tachykardie,
- Pyrexie (oder Hypothermie),
- Neutropenie oder Neutrophilie.

Schwere Sepsis (Sepsissyndrom):
Es handelt sich um eine Sepsis plus beeinträchtigte Organperfusion, d. h. plus:
- Hypoxämie,
- Oligurie,
- ZNS-Störungen,
- Lactatazidose.

Früher septischer Schock:
Sepsissyndrom + zunehmende Hypotension (bei Fehlen anderer Ursachen der Hypotension).

Refraktärer septischer Schock oder Multiorgandysfunktionssyndrom (MODS):
- *Primäres MODS:* Es kommt zum direkten Insult eines Organs (z. B. der Lunge durch Aspiration oder der Niere durch Rhabdomyolyse).
- *Sekundäres MODS:* Durch Sepsis hervorgerufene Dysfunktion in mehreren oder allen Organen.

Der in den genannten Stadien ablaufende septische Prozess umfasst eine Kaskade von metabolischen, hämodynamischen, immunologischen und anderen Veränderungen, die durch exogene (mikrobielle) Substanzen sowie von durch diese im Körper hervorgerufenen endogenen Mediatoren ausgelöst werden, wobei es zu einer mehr oder weniger ausgeprägten Schädigung einzelner oder mehrerer Organe des Körpers und bei deren Versagen nicht selten auch zum Exitus letalis kommt.

Epidemiologie

Es ist schwierig, exakte Angaben zu Morbidität und Letalität der Sepsis zu machen und publizierte Zahlen miteinander zu vergleichen, da es bis vor wenigen Jahren keine allgemein akzeptierten Definitionen für Sepsis und septischen Schock gab und es sich um Patienten verschiedenster medizinischer Fachdisziplinen handelt. Allgemein kann man aber sagen, dass in den letzten 2–3 Jahrzehnten die Sepsisinzidenz zugenommen hat.

Heute handelt es sich bei den septischen Infektionen überwiegend um nosokomiale Infektionen (meist durch gramnegative Erreger). In der Pädiatrie sind hauptsächlich Kinder auf neonatologischen, hämatologisch-onkologischen und Intensivstationen betroffen. Aber auch außerhalb der Klinik kann ein Kind an einer Sepsis erkranken (z. B. durch Meningokokken, Haemophilus influenzae, Pneumokokken u. a. Erreger). Bezüglich des Erregerreservoirs muss man zwischen endogenen und exogenen septischen Infektionen unterscheiden.

Ätiologie

Bei den Erregern der Sepsis handelt es sich in 70–80 % um gramnegative und in 20–30 % um grampositive Bakterien (bei etwa 10 % liegen polymikrobielle Infektionen vor).

Wichtigste gramnegative Bakterien:
- Meningokokken,
- Haemophilus influenzae,

- Enterobacterspezies,
- Klebsiellaspezies,
- Pseudomonasspezies,
- Proteusspezies,
- Serratiaspezies,
- Bacteroidesspezies,
- Salmonellaspezies.

Wichtigste grampositive Bakterien:
- Staphylococcus aureus,
- koagulasenegative Staphylokokken (KNS),
- Streptokokken,
- Pneumokokken.

Pathogenese

Dispositionsfaktoren:
Septische Infektionen betreffen (jenseits der Neonatalperiode) vor allem Kinder in den ersten 2 Lebensjahren. Es kann sich dabei um bisher gesunde Kinder handeln, bei den meisten der erkrankten Kinder liegt aber bereits eine andere (meist schwere) Erkrankung vor. Diese Grundkrankheit sowie deren Behandlung (z. B. Gabe von Zytostatika, Immunsuppressiva, Corticosteroiden, Antibiotika sowie Venenkatheter, Beatmung, Operationen und andere invasive Maßnahmen, z. B. Splenektomie) bedeuten eine erhöhte Infektionsdisposition.

Expositionsfaktoren:
Ein Kind kann außerhalb der Klinik (zu Hause, in der Kindereinrichtung, auf Reisen) oder in der Klinik (nosokomiale Infektionen) gegenüber Sepsiserregern exponiert werden.

Eintrittspforte der Erreger:
Eintrittspforten für die Bakterien können sein:
- Darm,
- Urogenitaltrakt,
- Respirationstrakt,
- Haut- und Weichteilverletzungen,
- Gefäßkatheter,
- lokalisierte Organinfektionen, z. B.:
  - Pneumonie,
  - Meningitis,
  - Abszesse,
  - Thrombophlebitis,
  - Lymphadenitis u. a.

Für jede der genannten Eintrittspforten gibt es ein mehr oder weniger charakteristisches Erregerspektrum (Tab. 14.1).

Aber nicht bei jedem septischen Patienten lässt sich eine Eintrittspforte bzw. ein „streuender Fokus" finden, insbesondere bei Neu- und Frühgeborenen sowie neutropenischen bzw. immunsupprimierten Patienten gelingt dies häufig nicht.

Metastasierungen:
Die von der Eintrittspforte bzw. dem Sepsisherd ausgehende Bakteriämie kann zu metastatischen Infektionen (z. B. Meningitis, Osteomyelitis) führen.

Gramnegative Bakterien:
Endotoxine gramnegativer Bakterien spielen in der Pathogenese der Sepsis eine wichtige Rolle. Sie werden beim Zerfall der Bakterien aus der Zellwand freigesetzt. Chemisch handelt es sich um Lipopolysaccharide, deren Fettkomponente auch als Lipid A bezeichnet wird. Im Tierversuch kann man damit Zustände erzeugen, die im Wesentlichen dem septischen Schock beim Menschen entsprechen. Neben Endotoxinen produzieren gramnegative Bakterien weitere für die Pathogenese der Sepsis u. U. relevante Substanzen (Enzyme, Toxine).

Tabelle 14.1 Beispiele für die Beziehung zwischen Sepsiserreger und Erregereintrittspforte bzw. Sepsisherd

Eintrittspforte bzw. Sepsisherd	wichtigste Erreger
Respirationstrakt	- Pneumokokken - Haemophilus influenzae - Meningokokken - bei Hospitalinfektionen (Beatmung) auch Enterobakterien und Pseudomonas - bei Aspiration auch Anaerobier
Magen-Darm-Trakt	oft polymikrobiell - Escherichia coli - Klebsiellen - Proteusspezies - Bacteroidesspezies - Enterokokken
Harnwege	- Escherichia coli - Enterokokken - bei Hospitalinfektionen auch Pseudomonas u. a.
Wunden, Weichteilinfektionen	- Staphylococcus aureus - Streptokokken
Gefäßkatheter, Infusionssysteme	- Staphylococcus aureus - Staphylococcus epidermidis u. a. KNS

Grampositive Bakterien:
Bei grampositiven Bakterien spielen Exotoxine eine wichtige Rolle, z. B. produzieren Staphylokokken und Streptokokken verschiedene Toxine (staphylogenes oder streptogenes Toxic-Shock-Syndrom). Aber auch Zellwandkomponenten grampositiver Bakterien können bei der Sepsis eine Rolle spielen.

Endogene Mediatoren:
Viele Prozesse bei der Sepsis werden nicht direkt durch die Mikroorganismen oder deren Bestandteile ausgelöst, sondern sie sind Folge der Freisetzung endogener Mediatoren, u. a. aus Zellen des mononukleär-phagozytierenden Systems (z. B. aus Makrophagen) oder aus Thrombozyten. Hierzu zählen z. B. TNF-α, Interleukine (IL-1, IL-6 und IL-8), koloniestimulierende Faktoren (CSF), Plättchenaktivierungsfaktor (PAF) u. a. Daneben spielen auch Bradykinin, Serotonin, Endorphine und Arachidonsäuremetaboliten (Prostaglandine, Prostacycline, Thromboxane) eine Rolle. Die Endotoxine und die Mediatoren sind in unterschiedlichem Maß mit den pathophysiologischen Abläufen der Sepsis in Zusammenhang gebracht worden, z. B. mit Störungen der Blutgerinnung (bis zur DIC) und der Komplementaktivierung. Aber sie greifen auch in immunologische, metabolische, endokrine und kardiovaskuläre Funktionsabläufe ein. Schließlich kommt es beim septischen Schock praktisch immer zu einer Störung des Zellstoffwechsels auf mitochondrialer Ebene (mit Absinken der ATP-Produktion), die sich vor allem in einer Störung des aeroben Glucoseabbaus äußert (durch Blockierung des Pyruvateintritts in den sog. Krebszyklus). Dies führt zu einer anaeroben Glykolyse und manifestiert sich als metabolische Azidose mit Anstieg der Lactatkonzentration im Serum sowie Abnahme des Sauerstoffverbrauchs in den Geweben. In der Folge kommt es auch zu Störungen des Fett- und Eiweißstoffwechsels (Muskelproteolyse). Insgesamt handelt es sich um einen katabolen Zustand mit verminderter Proteinsynthese (außer in der Leber). Diese Störungen sind nicht nur Folge schlechter Perfusion, sondern auch durch direkte Einwirkung verschiedener Substanzen auf den Zellstoffwechsel bedingt.

Organveränderungen:
Die wichtigsten Veränderungen im Herz-Kreislauf-System sind die Senkung des peripheren Gefäßwiderstands durch Vasodilatation sowie erhöhte Gefäßpermeabilität (mit Flüssigkeitsabstrom ins Gewebe) und oft ein erhöhter pulmonaler Gefäßwiderstand. Im Herzen kommt es zunächst zu Dilatation des linken Ventrikels, Verminderung der linksventrikulären Ejektionsfraktion und Tachykardie. Letztlich bleibt die Herzleistung erhalten oder sie ist sogar erhöht (hyperdynamischer oder „warmer" Schock). Daneben kommt es hier auch zu einer sog. myokardialen Depression, offenbar ausgelöst durch einen zirkulierenden Serumfaktor. Mit Verminderung des Blutvolumens schreitet der „warme Schock" fort zum „kalten Schock". Der periphere Gefäßwiderstand steigt, die Herzleistung sinkt und die periphere Perfusion verschlechtert sich zunehmend (hypodyname Schockphase). Besteht dieser Zustand längere Zeit, kommt es zum „Multiorganversagen". An der Lunge kann es zu ausgeprägten Veränderungen kommen, die heute als adultes Atemnotsyndrom (ARDS) bezeichnet werden. An den Nieren führt die unzureichende Gewebsperfusion zu zunehmender Oligurie. Die Leber spielt eine zentrale Rolle bei den pathophysiologischen Prozessen der Sepsis (gesteigerte Aufnahme von durch Abbau von Muskeleiweiß entstandenen Aminosäuren, Gluconeogenese, Synthese der Akute-Phase-Proteine). Frühzeitig kommt es zu Dysfunktionen des Leberstoffwechsels. Die im Rahmen einer Sepsis auftretenden Veränderungen im Bereich des ZNS werden als septische Enzephalopathie bezeichnet.

Klinik

Die klinische Symptomatik der Sepsis kann sehr unterschiedlich sein. Sie hängt ab vom Alter des Kindes, vom Erreger (Virulenz!) und der Abwehrlage des Patienten.
Wichtigste Symptome und Befunde:
- Fieber (evtl. Schüttelfrost),
- Tachykardie,
- Tachypnoe,
- evtl. Verwirrtheitszustände,
- Oligurie,
- Nausea,
- Erbrechen,
- Durchfall.

Der Beginn der Symptomatik kann akut bis perakut sein (z. B. beim Waterhouse-Friderichsen-Syndrom), manchmal können sich die Symptome aber auch ganz unmerklich entwickeln.

Frühphase:
- hellwacher Patient,
- trockene, gerötete und warme (bis heiße) Haut,
- Fieber,
- Tachykardie
- kräftiger bis springender Puls,
- ausreichende Urinproduktion,
- z. T. respiratorische Alkalose.

Spätphase:
- blass-marmorierte, feuchtkalte Haut,
- evtl. zyanotisch (u. U. besteht Untertemperatur),
- niedriger Blutdruck,
- flacher Puls,
- Tachykardie,
- zunehmende Oligurie,
- zunehmende Lethargie,
- metabolische Azidose.

> ! Letztlich endet dieser Prozess im irreversiblen Schock.

Haut. Die Haut kann neben Ikterus und Zyanose auch diffuse Exantheme sowie Petechien und Ekchymosen und andere Effloreszenzen zeigen, z. T. sind Letztere mehr oder weniger typisch für bestimmte Erreger (z. B. bei Infektionen durch Meningokokken, Pseudomonas, Candida).

Niere. Die Funktionsbeeinträchtigung der Niere reicht von leichter Kreatininerhöhung im Serum bis zur Anurie.

Leber. Die Leberbeteiligung äußert sich als Hepatomegalie und Hyperbilirubinämie.

Milz. Auch eine Splenomegalie kann vorhanden sein.

Lunge. Pulmonal reicht das Symptomspektrum von leichter Tachypnoe bis zur Ateminsuffizienz.

Gehirn. Die septische Enzephalopathie äußert sich – je nach Sepsisstadium – mit Irritabilität, Agitiertheit, Desorientierung, Konfusion bzw. Koma. Zu den gastrointestinalen Symptomen zählen Übelkeit, Erbrechen und Durchfall.

Diagnostik

Neben gründlicher klinischer Untersuchung und Beobachtung spielen zahlreiche Laboruntersuchungen eine wichtige Rolle bei der Diagnostik von Sepsis bzw. septischem Schock.

Mikrobiologische und immunologische Untersuchungen:

Erregernachweis. Möglichst vor Beginn der Chemotherapie sollte mindestens eine Blutkultur (besser 2, maximal 3–4) angelegt werden. Neben Blut können andere Punktate (Liquor, Pleurapunktat u. a.), Urin, bestimmte Abstriche (z. B. Trachealabstrich), entfernte Tuben, Katheterspitzen u. a. untersucht werden.

> ! Negative Blutkulturen schließen das Vorliegen einer Sepsis nicht aus.

Hierfür gibt es verschiedene mögliche Ursachen:
- Entnahmefehler,
- intermittierend vorhandene Bakteriämie,
- bereits begonnene Chemotherapie,
- Infektionsort streut nur Toxine, aber keine Bakterien,
- ungeeignetes Blutkulturmedium u. a.

Antigennachweis. In Fällen mit negativer Blutkultur können u. U. Untersuchungen zum Antigennachweis in Serum, Liquor oder Urin erfolgen (ELISA-, Latextests). Andererseits bedeutet nicht jeder Keimnachweis in der Blutkultur, dass eine Bakteriämie vorliegt. Insbesondere bei Blutkulturen aus liegenden Gefäßkathetern kann es zu Kontaminationen kommen. Wichtig sind Untersuchungen zum Nachweis der sog. Akute-Phase-Proteine (CRP u. a.).

Hämatologisch-hämostaseologische Untersuchungen:
- Hämatokritwert,
- Leukozytenzahl,
- Differenzialblutbild,
- Gerinnungsparameter (incl. Fibrinogen, AT III),
- Thrombozyten.

Neben Leukozytose und Linksverschiebung muss besonders auf Leukozyto- und Thrombozytopenie (als prognostisch ungünstige Faktoren) geachtet werden. Eine Leukozytopenie spricht eher für ein akutes bis perakutes Geschehen, eine Thrombozytopenie für ein fortgeschrittenes Sepsisstadium. Für eine Verbrauchskoagulopathie sprechen ein abfallender Quick-Wert, eine Verlängerung von PTT und Thrombinzeit sowie ein erniedrigter Fibrinogenspiegel.

Klinisch-chemische Untersuchungen:
- BSG,
- Serumwerte:
  - Eiweiß,
  - Na^+, K^+, Ca^{2+},
  - Lactat,
  - Bilirubin, alkalische Phosphatase,
  - Blutzucker, Transaminasen,
  - Kreatinin, Harnstoff,
  - SBH-Werte, pO_2 u. a.

Die Blutgasanalyse kann zu Beginn eine respiratorische Alkalose (durch Hyperventilation) zeigen. Bei zunehmender Schocksymptomatik entwickelt sich dann meist eine metabolische Azidose (Lactatazidose). Die inadäquate Gewebsperfusion äußert sich auch in einer verminderten arteriovenösen O_2-Differenz.

Bildgebende Diagnostik:

Röntgen-Thoraxaufnahme. Sie ist meist notwendig (Lunge als Sepsisherd, Entwicklung eines ARDS).

Weitere Verfahren. Je nach klinischer Symptomatik werden Ultraschall, CT, MRT und Szintigraphie eingesetzt, z. B. um Abszesse bzw. Organbeteiligungen zu erkennen.

Endotoxinnachweis:

Methoden zum Nachweis bakterieller Endotoxine in Körperflüssigkeiten haben sich bis jetzt nicht durchsetzen können.

Differenzialdiagnose

Differenzialdiagnostisch kommen in Betracht:
- Miliartuberkulose,
- Malaria,
- Morbus Still,
- Lupus erythematodes u. a.

Therapie

! Eine Sepsis ist immer ein Notfall.

Ein Kind mit einer Sepsis gehört daher auf eine Intensivstation. Die Therapie hat 3 Hauptziele:
- Keimeradikation durch Antibiotika und – wenn vorhanden – durch Beseitigung des Sepsisherds,
- supportive Therapie zum Erhalt bzw. zur Wiederherstellung der Organfunktion,
- Gabe von Substanzen, welche die Auswirkungen von Endotoxinen bzw. Toxinen mildern bzw. rückgängig machen.

Antibiotikatherapie

Grundprinzipien:
- sofortiger Beginn,
- parenterale Gabe,
- hohe Dosis,
- meist Kombination aus 2 oder 3 Bakterizida.

Kriterien für Auswahl der einzusetzenden Antibiotika:
- Anamnese (Kind bisher gesund oder oft bzw. chronisch krank? Bisher verabreichte Antibiotika?)
- Erkrankungsort (Zu Hause oder in der Klinik?),
- klinische Symptome und Befunde (auf Sepsisherd bzw. Eintrittspforte hinweisend?),
- bereits vorliegende Laborbefunde (insbesondere bakteriologische Befunde),
- Ergebnisse bildgebender Verfahren (Hinweise auf Organlokalisation, z. B. ZNS, Lunge, Abdomen, Niere?),
- Nieren- und Leberfunktion (Ausscheidung bzw. Metabolisierung der eingesetzten Mittel evtl. beeinträchtigt?),
- aktuelle Haus- bzw. Stationsflora (bei nosokomialen Infektionen).

Letztendlich muss ein Antibiotikum bzw. eine Antibiotikakombination ausgewählt werden, wodurch es möglich wird, die vermuteten Erreger am vermuteten Infektionsort wirksam zu bekämpfen.

Antibiotikakombinationen:
Gründe für solche Kombinationen sind:
- breiteres antibakterielles Spektrum (nicht selten handelt es sich um polymikrobielle Infektionen),
- synergistische Effekte bei manchen Bakterienspezies,
- Verzögerung der Entwicklung von Resistenzen.

Beispiele für Antibiotikakombinationen:
- *bisher gesundes Kind:*
  - Ampicillin + Flucloxacillin + Aminoglykosid,
  - Ampicillin + Sulbactam + Aminoglykosid,
  - Cefotiam bzw. Cefuroxim + Aminoglykosid,
  - Cefotaxim + Aminoglykosid,
- *ernste Grundkrankheit, in letzter Zeit schon mehrfach Antibiotika, oft stationäre Behandlung:*
  - Cefotaxim oder Ceftazidim oder Ceftriaxon + Piperacillin + Aminoglykosid,
- *bestimmte Indikationen:*
  - Piperacillin + Tazobactam oder Carbapeneme (Imipenem, Meropenem),
- *Verdacht auf Beteiligung von Staphylokokken:*
  - statt Gentamicin Gabe von Flucloxacillin,
- *Verdacht auf Beteiligung von Anaerobiern:*
  - statt Gentamicin Gabe von Metronidazol,
- *Verdacht auf Mitwirkung von Koagulase negativen Staphylokokken:*
  - statt Gentamicin Gabe von Vancomycin oder Teicoplanin.

Antibiotikaspiegelbestimmungen:
Je nach Zustand des Patienten (Nieren-, Leberfunktion!) und der Art der eingesetzten Antibiotika (Aminoglykoside, Glykopeptide) muss an Serumspiegelbestimmungen gedacht werden (zur Vermeidung zu niedriger, d. h. ineffektiver bzw. zu hoher, d. h. evtl. toxischer Serumspiegel).

Chirurgische Eingriffe

Chirurgische Eingriffe können von entscheidender Bedeutung sein. Abszesse müssen drainiert, Obstruktionen gelöst und nekrotisches Gewebe muss entfernt werden.

Supportive Maßnahmen

Infusionen, Transfusionen. Flüssigkeitszufuhr ist die entscheidende Maßnahme, hierfür kommen Elektrolytlösungen oder kolloidale Lösungen (Albumin, Dextran, gerinnungsaktives Plasma) in Betracht. Alle 3 haben Vor- und Nachteile, die Expertenmeinungen sind nicht einheitlich. Die Menge der zugeführten Flüssigkeit richtet sich nach Blutvolumen, Urinausscheidung und Höhe des Drucks in der A. pulmonalis. Ziel ist es, den mittleren arteriellen Druck auf > 60 mm Hg und den Druck in der A. pulmonalis auf 12–15 mm Hg anzuheben. In bestimmten Situationen kann die Gabe von Erythrozytenkonzentrat notwendig werden.

Inotrope und vasoaktive Substanzen. Wird durch Volumentherapie die Kreislaufsituation nicht verbessert, kommen Vasopressoren in Betracht, z. B. Dopamin. Je nach Schockphase werden unterschiedliche Dosierungen gewählt. Auch Dobutamin – evtl. mit Dopamin kombiniert – kann eingesetzt werden. In bestimmten Fällen kommen auch Adrenalin bzw. Noradrenalin und andere vasoaktive Mittel in Betracht. Sie werden je nach ihrem spezifischen Effekt auf Blutdruck, Herzfrequenz, Herzleistung und Nierendurchblutung ausgewählt.

Sauerstoff, Beatmung. Zu den supportiven Maßnahmen zählen auch Sauerstoffzufuhr, Überdruckatmung bzw. Beatmung. Bei vorliegender Indikation sollte möglichst frühzeitig mit der Beatmung begonnen werden. Ein positiver endexspiratorischer Druck ist besonders beim septischen Patienten eine wichtige Ergänzung der Beatmung.

Weitere Maßnahmen. Wichtig sind auch die Korrektur pathologischer Laborbefunde, z. B. von:
- Hypo- bzw. Hyperglykämie,
- Gerinnungsstörungen (Heparinisierung, Gabe von AT III),
- Thrombozytopenie,
- Hypokalzämie,
- Hyponatriämie.

Außerdem ist eine adäquate parenterale Ernährung notwendig. Über die Gabe von Digitalispräparaten, Diuretika, Antazida, Insulin, Schmerzmitteln, Antipyretika u. a. muss individuell entschieden werden. Zur Anwendung von Prednisolon, Methylprednisolon bzw. Dexamethason gibt es keine einheitliche Meinung. Wenn sie eingesetzt werden, sollte dies aber frühzeitig erfolgen. Über die Indikation muss jeweils individuell entschieden werden. Neuere Untersuchungen zeigen, dass eine Plasmapheresebehandlung bei Sepsis bzw. septischem Schock nutzbringend sein kann.

Verlauf, Monitoring, Komplikationen

Verlauf. Der weitere Verlauf nach Stellung der Diagnose „Sepsis" hängt u. a. von Grundkrankheit, Erreger der Infektion, Zeitpunkt des Therapiebeginns, Qualität der Therapie und Auftreten bzw. Nichtauftreten von Komplikationen ab.

Monitoring. Um die Effektivität der Therapie zu kontrollieren und Komplikationen frühzeitig zu erkennen, müssen – neben einer ständigen klinischen Beobachtung – durch biophysikalisches Monitoring insbesondere bestimmte kardiovaskuläre und pulmonale Parameter engmaschig kontrolliert werden (Herz- und Atemfrequenz, Blutdruck, SBH-Werte, O_2-Sättigung, arteriovenöse O_2-Differenz, evtl. zentraler Venendruck bzw. Pulmonalarteriendruck u. a.). Daneben müssen auch Kontrollen bestimmter hämatologischer, metabolischer, renaler und hepatischer Parameter erfolgen. Besonders wichtig ist die Überwachung der Urinproduktion.

Komplikationen. Zu den möglichen Komplikationen zählen:
- Blutungen (durch Thrombozytopenie, DIC oder Schleimhautläsion),
- Schocklunge (ARDS),
- zunehmendes Nieren- und/oder Leberversagen,
- septische Enzephalopathie u. a.

Dies kann letztlich im Multiorganversagen münden (wichtigste Todesursache beim septischen Schock).

Ein Versagen der Antibiotikatherapie kann verschiedene Ursachen haben, z. B.:
- Resistenz oder Toleranz der Erreger,
- zu niedrige Serumspiegel,
- unzureichende Gewebsdiffusion,
- Vorliegen eines nur chirurgisch anzugehenden Infektionsherds (Abszess, Peritonitis, Endokarditis).

Als Folge intensivmedizinischer Maßnahmen (Gefäß- und Blasenkatheter, Sonden, Tuben) und der Antibiotikatherapie kann es zu Superinfektionen durch resistente Bakterien oder Sprosspilze kommen.

Prognose, Letalität

Die Prognose des septischen Patienten wird wesentlich von seinem Zustand bei Stellung der Diagnose sowie davon, ob es zu einem septischen Schock kommt oder nicht, beeinflusst. Durch die Schaffung moderner Intensivstationen mit erfahrenen Ärzten und Schwestern sowie adäquaten diagnostischen und therapeutischen Methoden konnte die Prognose bei Patienten mit Sepsis deutlich verbessert werden. Dennoch sterben noch immer Kinder an septischen Infektionen, da selbst die wirksamsten Antibiotika nichts mehr ausrichten können gegen einmal freigesetzte Bakterientoxine und die dadurch ausgelöste Entzündungsreaktion des Körpers.

> Die Prognose eines septischen Patienten ist umso besser, je früher eine adäquate Antibiotikatherapie zum Einsatz kommt.

Frühe Todesfälle sind meist durch nicht beherrschbare Blutdrucksenkung, späte durch sepsisinduziertes Organversagen bedingt. Nur selten dürfte zunehmende Herzinsuffizienz die Ursache sein. Der septische Schock gilt als häufigste Todesursache auf der Intensivstation.

Prophylaxe

Dispositionsprophylaxe. Zu den hier zu nennenden Maßnahmen zählen:
- adäquate Therapie der Grundkrankheit,
- Monitoring verschiedener Parameter (z. B. zur Vermeidung von Hypoxie, Hypo- bzw. Hyperglykämie, Azidose usw.),
- adäquate Ernährung,
- adäquate Physiotherapie,

- Vermeidung, Verkürzung bzw. Optimierung disponierender Maßnahmen (Intubation, Beatmung, Venenkatheter, Blasenkatheter u. a.).

Immunprophylaxe. Impfung mit HIB- bzw. Pneumokokkenvakzine.

Expositionsprophylaxe. Diese besteht vor allem in Beachtung der Regeln der Krankenhaushygiene:
- Händewaschen, -desinfektion,
- Hautdesinfektion,
- Handschuhe,
- Schutzkleidung,
- Gerätepflege,
- „steriles" Arbeiten in der Pflege usw.

Adäquate Diagnostik und Therapie von lokalisierten bzw. Organinfektionen. Dadurch wird es möglich, eine Bakteriämie zu vermeiden bzw. rechtzeitig effektiv zu bekämpfen.

Rationeller Einsatz von Antibiotika. Durch adäquaten Einsatz von Antibiotika in Therapie und Prophylaxe können septische Infektionen verhindert werden. Eine Antibiotikaprophylaxe sollte entsprechend den geltenden Empfehlungen erfolgen. (Antibiotikaprophylaxe bei Kontaktpersonen von Kindern mit Meningokokken- bzw. HIB-Meningitis, bei Kindern nach Splenektomie, bei Kindern mit Herzfehlern als Endokarditisprophylaxe, als Candidaprophylaxe oder perioperative Prophylaxe usw.). Die Meinungen über die selektive Darmdekontamination sind nicht einheitlich.

Literatur

Bone RC (1991) Multiple system organ failure and the sepsis syndrome. Hosp Pract 26: 101–126
Bone RC (1994a) The systemic inflammatory response syndrome – does the new name mean new therapies? Clin Immunother 1: 36–77
Bone RC (1994b) Gram-positive organisms and sepsis. Arch Int Med 154: 26–34
Bone RC (1994c) Sepsis and its complications: the clinical problem. Crit Care Med 22: 8–11
Bone RC (1995) Sepsis, sepsis syndrome, and the systemic inflammatory response syndrome (SIRS): Gulliver in Laputa. J Am Med Assoc 273: 155–156
Bone RC, Sprung CL, Sibbald WJ (1992) Definitions for sepsis and organ failure. Crit Care Med 20: 724–726
Chwals WJ, Fernandez ME, Jamie AC, Charles BJ, Rushing JT (1994) Detection of postoperative sepsis in infants with the use of metabolic stress monitoring. Arch Surg 129: 437–442
Frey FJ, Speck RF (1992) Glukokortikoide und Infekt. Schweiz med Wschr 122: 137–146
Hayden WR (1994) Sepsis terminology in pediatrics. J Pediatr 124: 657–658
Heyderman RS (1993) Sepsis and intravascular thrombosis. Arch Dis Child 68: 621–625
Holzel H, de Saxe M (1992) Septicemia in paediatric intensive-care patients at the Hospital for Sick Children, Great Ormond Street. J Hospit Infect. 22: 185–195
Perkin RM (1992) Shock states. In: Fuhrman BP, Zimmerman JJ (eds.) Pediatric Critical Care. St. Louis: Mosby Year Book, S. 287–298
Pollack M (1992) Editorial response: Blood exchange and plasmapheresis in sepsis and septic shock. Clin Infect Dis 15: 431–433
Quezado ZMN, Natanson C (1992) Systemic hemodynamic abnormalities and vasopressor therapy in sepsis and septic shock. Am J Kidney Dis 20: 214–222
Ramirez JA, Raff MJ (1992) Sepsis organ failure – sepsis syndrome – recognition and pathophysiology. Complic Surg 11: 38–45
Rangel-Frausto MS, Pittet D, Costigan M, Hwang T, Davis US, Wenzel RP (1995) The natural history of the systemic inflammatory response syndrome (SIRS): a prospective study. J Am Med Assoc 272: 117–123
Saez-Llorens X, Mc Cracken GH (1993) Sepsis syndrome and septic shock in pediatrics – current concepts of terminology, pathophysiology, and management. J Pediatr 123: 497–508
Spencker F-B, Hückel D, Borte M, Handrick W, Braun W (1991) Blutkulturisolate bei Neu- und Frühgeborenen (1979–1990). In: Braun, W, Keller E (Hrsg.) 100 Jahre Universitäts-Kinderklinik Leipzig. Leipzig-Heidelberg: JA Barth, S. 73–79
Vincent J-L (1992) Newer therapies for septicemia. Curr Op Infect Dis 5: 637–641

Neonatale Sepsis

W. Handrick

Definition

Unter neonataler Sepsis versteht man eine meist schwere Erkrankung des Neugeborenen, die mit mehr oder weniger typischen klinischen Symptomen, positiven Entzündungsmarkern und (oft) einer Bakteriämie einhergeht. Septische Infektionen, die sich in den ersten 4 Lebenstagen manifestieren, bezeichnet man als Frühinfektionen, nach dem 5. Lebenstag auftretende als Spätinfektionen.

Epidemiologie

Angaben über die Häufigkeit der neonatalen Sepsis schwanken zwischen 0,1 und 0,5 % (bezogen auf die Anzahl der Lebendgeborenen), wobei örtliche und zeitliche Schwankungen offensichtlich vorkommen. Die Inzidenz ist von verschiedenen Faktoren abhängig:
- Art des neonatologischen Zentrums,
- Qualität der Diagnostik,
- Einbeziehung oder Nichteinbeziehung kinderchirurgischer Patienten u. a.

Auf neonatologischen Intensivstationen beträgt die Sepsisrate bis 10 %. Je unreifer ein Neugeborenes ist, desto größer ist das Infektionsrisiko.

Pathogenese

In den ersten Lebenswochen kommt es bei bakteriellen Infektionen häufiger und schneller als jenseits dieses

Lebensalters zu Bakteriämien. Dies hat zur Folge, dass es einerseits öfter zu verschiedensten, z.T. multiplen hämatogenen Organinfektionen (Meningitis, Osteoarthritis u.a.) kommt, andererseits wird dadurch die ätiologische Diagnostik erleichtert (Blutkultur!).

- Bei Neugeborenen mit Frühsepsis findet man nicht selten in der Anamnese Schwangerschafts- bzw. Geburtskomplikationen (Fieber, Harnwegsinfektion, Amnioninfektionssyndrom, vorzeitiger Blasensprung). Häufig handelt es sich um Frühgeborene (u.U. ist die Frühgeburt Folge der mütterlichen Infektion während der Schwangerschaft).
- Bei Kindern mit Spätsepsis sind Hinweise auf Komplikationen seitens Gravidität bzw. Geburt weniger häufig. Zu den Risikofaktoren von Spätinfektionen zählen neben Unreife vor allem Erkrankungen, deren Behandlung Gefäßkatheter, Beatmung oder operative Eingriffe erforderlich macht. Katheterinfektionen werden meist durch Staphylokokken hervorgerufen (überwiegend koagulasenegative Stämme).

Auch nach dem 4./5. Lebenstag kann es zu einer Infektion durch Erreger kommen, die perinatal von der Mutter erworben wurden, aber erst später – evtl. in Zusammenhang mit Erkrankungen des Kindes bzw. den genannten Risikofaktoren – invasiv wurden (Escherichia coli, B-Streptokokken).

Ätiologie

Die neonatale Sepsis wird durch verschiedene Erreger hervorgerufen. Es gibt charakteristische Erreger sowohl für die Früh- als auch die Spätsepsis.

Erreger einer Frühsepsis:
- *hauptsächlich:*
  - B-Streptokokken,
  - Escherichia coli,
- *seltener:*
  - Streptokokken anderer Serogruppen,
  - Listerien,
  - Haemophilus influenzae,
  - Anaerobier.

Es handelt sich überwiegend um Bakterien aus den mütterlichen Geburtswegen. Am 1. Lebenstag überwiegen B-Streptokokken, am 2.–4. Lebenstag wird hauptsächlich Escherichia coli nachgewiesen. Pneumokokken und Meningokokken kommen sehr selten vor, bei Haemophilus influenzae handelt es sich meist um unbekapselte (d.h. nichttypisierbare) Stämme. Bezüglich der Inzidenz der neonatalen Listeriose gibt es große regionale Unterschiede.

Die Erreger einer Spätsepsis können sowohl von der Mutter als auch aus dem Klinikmilieu stammen.

Erreger einer Spätsepsis:
- Escherichia coli,
- B-Streptokokken,
- Klebsiella,
- Enterobacter,
- Pseudomonas,
- Staphylokokken:
  - Staphylococcus aureus,
  - koagulasenegative Staphylokokken,
- Serratia,
- Enterokokken,
- Sprosspilze.

Da im Gegensatz zu den Erregern der Frühsepsis das Spektrum der Hospitalinfektionserreger stations- bzw. klinikspezifisch ist, sollte der Neonatologe seine aktuelle Haus- bzw. Stationsflora und deren Antibiotikaempfindlichkeit kennen. Spätinfektionen durch Escherichia coli werden im Allgemeinen durch resistentere Stämme hervorgerufen als Frühinfektionen. Bei B-Streptokokken-Infektionen gibt es keine solchen Unterschiede bezüglich der Antibiotikaresistenz. In einigen neonatologischen Zentren sind koagulasenegative Staphylokokken (KNS) heute die wichtigsten Erreger der nosokomialen neonatalen Sepsis. Häufig handelt es sich dabei um multiresistente Stämme, die den Einsatz von Glykopeptiden oder Tercoplanin erfordern. Die Zunahme der Rate der Enterokokkeninfektionen in einigen Zentren wird u.a. auf den vermehrten Einsatz von Cephalosporinen zurückgeführt. Bei der nekrotisierenden Enterokolitis handelt es sich meist um Mischinfektionen unter Beteiligung von Anaerobiern (Bacteroidesspezies, Clostridien).

Klinik

Die Symptomatik der Sepsis kann je nach Erreger, Zeitpunkt des Beginns post natum und Reifegrad des Kindes unterschiedlich sein, zu Beginn ist sie u.U. ganz uncharakteristisch. Von den klinischen Symptomen kann meist nicht auf einen speziellen Erreger geschlussfolgert werden.

> ! Typisch für die neonatale Sepsis ist eine Temperaturregulationsstörung, die sich als Fieber, aber auch als Hypothermie manifestieren kann.

Die wichtigsten Symptome der Frühsepsis sind.
- Tachykardie,
- Tachypnoe,
- Apnoen,
- Einziehungen,
- exspiratorisches Stöhnen,
- zyanotische oder graublasse, z.T. marmorierte Haut (periphere Hypozirkulation),
- allgemeine Hypotonie,
- Lethargie,
- geblähtes Abdomen.

Tabelle 14.2 Klinische Hinweise auf eine systemische bakterielle Infektion beim Neugeborenen

Allgemeinzustand	„Kind sieht nicht gut aus"
Temperatur	Fieber Hypothermie Temperaturinstabilität
Atmung	Apnoen Stöhnen Einziehungen Tachypnoe erhöhter O_2-Bedarf
ZNS	Lethargie oder Irritabilität Muskelhypotonie oder -hypertonie Krampfanfälle schrilles Schreien gespannte Fontanelle
Herz, Kreislauf	Tachykardie (> 150/min) Hypotension Blässe Zyanose
Magen-Darm-Trakt	gebähtes Abdomen Hepatomegalie Ileus Erbrechen nachlassende Trinkleistung gastraler Reflux
Haut	fahlgraue Blässe Marmorierung Ikterus Zyanose Petechien Exanthem Ödeme Omphalitis Abszesse

Oft stehen Symptome des Respirationstrakts im Vordergrund. Deshalb gilt der Grundsatz, dass jedes RDS bei einem Neugeborenen Ausdruck einer Infektion sein kann! Insbesondere relativ reife Frühgeborene bzw. reife Neugeborene mit RDS sollten diesbezüglich gründlich untersucht und überwacht werden.

Bei der Listeriensepsis können charakteristische Hautefflorenszenzen auftreten.

Spätinfektionen verlaufen meist nicht so foudroyant. Dadurch kommt es häufiger zu Organmanifestationen (z. B. Meningitis, Osteomyelitis). Letzteres hängt aber auch vom Erreger sowie der Qualität von Diagnostik und Therapie ab. Eine Hepatosplenomegalie ist bei neonataler Sepsis ein eher seltener Befund (Tab. 14.2 u. 14.3).

Diagnostik

Blutkulturen. Im Vordergrund steht der Nachweis einer Bakteriämie mittels Blutkulturen (mindestens 1, maximal 3). Am verlässlichsten sind Kulturen aus Venen- oder Arterienblut. Die Ergebnisse von Kulturen aus Gefäßkatheter- oder Kapillarblut sind mit Vorsicht zu bewerten. Bei Nachweis koagulasenegativer Staphylokokken muss entschieden werden, ob es sich um den Sepsiserreger oder einen Kontaminanten handelt. Negative Blutkulturen schließen das Vorliegen einer Sepsis nicht aus!

Liquor. Eine Lumbalpunktion sollte möglichst bei jedem Neugeborenen mit Sepsis durchgeführt werden. In bestimmten Situationen muss diese aber um Stunden (Tage) verschoben werden, bis der Allgemeinzustand des Kindes diesen Eingriff erlaubt bzw. keine Kontraindikation mehr besteht. Letztendlich kann aber eine Meningitis nur durch die Untersuchung des Liquors erkannt bzw. ausgeschlossen werden.

Trachealsekret. Bei beatmeten Kindern ist die Untersuchung des Trachealsekrets sinnvoll.

Urin. Bei Verdacht auf Urosepsis sollte möglichst durch Blasenpunktion gewonnener Urin untersucht werden.

Die Ergebnisse peripherer bakteriologischer Abstriche sollten bezüglich der Ätiologie einer klinisch eindeutigen oder vermuteten Sepsis mit Zurückhaltung interpretiert werden (am ehesten brauchbar sind Ohr- oder Rachenabstriche am 1. Lebenstag).

Neben einer Bakteriämie – und den genannten klinischen Symptomen – sind folgende Laborparameter hinweisend auf eine Sepsis:
- Leukozytopenie (manchmal Leukozytose),

Tabelle 14.3 Charakteristische Merkmale neonataler bakterieller Infektionen vom Früh- bzw. Spättyp

Merkmal	Frühinfektion	Spätinfektion
Zeitpunkt des Beginns (Tage post natum)	≤ 4	≥ 5
Komplikationen seitens Gravidität bzw. Geburt	häufig	seltener
Überwiegende Herkunft der Erreger	mütterlicher Genitaltrakt	Klinikmilieu mütterlicher Genitaltrakt
Typischer klinischer Verlauf	meistens fulminant	z. T. foudroyant z. T. langsamer verlaufend oft mit Organlokalisation

- Linksverschiebung (I/T-Ratio > 0,17),
- Thrombozytopenie,
- metabolische Azidose,
- CRP-Nachweis (kann nachhinken!).

Bei der Beurteilung der Blutbildveränderungen müssen die für die Postnatalperiode geltenden Normalwerte berücksichtigt werden. Bei entsprechendem klinischen Verdacht und weitgehend normalem Blutbild kann es sinnvoll sein, dieses nach einigen Stunden zu wiederholen.

Röntgen-Thorax. Bild eines RDS bzw. einer Bronchopneumonie. Dabei Zunahme der Sauerstoffbedürftigkeit.

Befunde, die auf eine fortgeschrittene septische Infektion hindeuten:
- Hyperbilirubinämie (mit einem erhöhten Anteil des konjugierten Bilirubins),
- Thrombozytopenie,
- Verbrauchskoagulopathie.

Differenzialdiagnose

Differenzialdiagnostisch sind von einer neonatalen Sepsis abzugrenzen:
- idiopathisches RDS,
- Herzfehler (z. B. hypoplastisches Links-Herz-Syndrom),
- Aortenisthmusstenose,
- PFC-Syndrom,
- konnatale Infektionen (TORCH-Komplex),
- erworbene (z. B. RSV) nichtbakterielle Infektionen,
- sog. Spätazidose,
- Blutungen (z. B. Hirnblutung),
- Durstfieber.

Therapie

Antibiotikatherapie:
Besteht der klinische Verdacht einer Sepsis und damit die Indikation zur Durchführung entsprechender Laboruntersuchungen, so besteht praktisch immer auch die Indikation zum sofortigen Beginn der Antibiotikatherapie.

Das Risiko eines zu späten Behandlungsbeginns ist größer als eventuelle Risiken einer Antibiotikatherapie, die sich retrospektiv als nicht indiziert erweist. Wichtig ist, dass diese „kalkulierte" Therapie, sobald es vertretbar ist (u. U. schon nach 24–48 h), wieder beendet wird, wenn sich der Verdacht nicht bestätigt hat. Welche Antibiotika bzw. Antibiotikakombinationen man wählt, hängt hauptsächlich davon ab, welche Erreger vermutet werden. Tab. 14.4 enthält Beispiele für solche Antibiotikakombinationen.

- Auf ein Amino- bzw. Acylureidopenicillin sollte nicht verzichtet werden, wenn an Listerien oder Enterokokken gedacht wird. Diese Erreger werden von Cephalosporinen nicht erfasst.
- Bei Verdacht auf Staphylokokken kommen Vancomycin, Flucloxacillin und Cefotiam/Cefuroxim in Betracht. Amino- und Acylureidopenicilline sind meist unwirksam.
- Bei Verdacht auf Anaerobiersepsis (z. B. bei NEK bzw. NEK-Verdacht) kann auch Metronidazol eingesetzt werden.
- Bei vermuteter Pseudomonasinfektion ist Ceftazidim geeignet.

Von den Aminoglykosiden werden am ehesten Gentamicin, Netilmicin und Tobramycin eingesetzt. Amikacin sollte als Reserveantibiotikum nur bei Notwendigkeit verwendet werden. Für eine Monotherapie mit einem Aminoglykosid gibt es keine Indikation. Die Meinungen über den Einsatz von Aminoglykosiden bei Neugeborenen sind aber nicht einheitlich. Dafür sprechen ein evtl. Synergismus mit β-Lactamen sowie eine Erweiterung des Wirkungsspektrums, dagegen das Risiko einer toxischen Nebenwirkung (Kontrolle der Blutspiegel). Meropenem gilt als ausgesprochenes Reserveantibiotikum. Cefotiam und Cefuroxim zeigen eine gute Wirksamkeit gegenüber gramnegativen Stäbchen und Staphylokokken, sie diffundieren aber ungenügend in den Liquor.

Wie oben bereits ausgeführt, ist bei Frühinfektionen hauptsächlich mit B-Streptokokken und Escherichia coli zu rechnen. Während sich die B-Streptokokken bezüg-

Tabelle 14.4 Mögliche Kombinationen der kalkulierten Antibiotikatherapie der neonatalen Sepsis (ohne Berücksichtigung von Metronidazol, Cefuroxim/Cefotiam)

		Ampicillin/Piperacillin	+ Gentamicin*
Cefotaxim		+ Ampicillin/Piperacillin	
Cefotaxim		+ Ampicillin/Piperacillin	+ Gentamicin*
	Ceftazidim	+ Piperacillin	+ Gentamicin*
Cefotaxim			+ Gentamicin*
Cefotaxim/Ceftazidim			+ Vancomycin
			Vancomycin + Meropenem
Cefotaxim/Ceftazidim			

*: oder Tobramycin bzw. Netilmicin

lich der Anbiotikaresistenz stabil verhalten, schwankt die Rate der Escherichia-coli-Stämme mit Ampicillinresistenz je nach Region zwischen 5 % und 30 %.

Die kalkulierte Antibiotikatherapie einer Spätinfektion muss die lokalen Besonderheiten bezüglich des Spektrums der Hospitalinfektionserreger und deren Antibiotikaempfindlichkeit berücksichtigen. Die Applikation der Antibiotika erfolgt ausschließlich i.v. Bei Dosis und Dosierungsintervall werden Gestationsalter, postnatales Alter und evtl. vorhandene Leber- und Nierenstörungen berücksichtigt. Die durchschnittliche Therapiedauer beträgt 7–10 Tage. Nach Vorliegen des bakteriologischen Befunds muss die Therapie evtl. verändert, u.U. kann sie als Monotherapie fortgeführt werden. Bei Escherichia-coli-, B-Streptokokken-, Enterokokken- sowie Listerieninfektionen sollte bzw. kann zur Erzielung eines synergistischen Effekts mit einem Aminoglykosid kombiniert werden.

Supportive Therapie:
Im Vordergrund stehen:
- i.v. Infusionen,
- vasoaktive Medikamente,
- Supplementärsauerstoff,
- Überdruckatmung, Beatmung,
- Gabe von Blut bzw. Blutderivaten,
- evtl. Immunglobulingabe.

Verlauf, Komplikationen, Prognose, Letalität

Verlauf. Der Verlauf einer neonatalen Sepsis hängt von vielen Faktoren ab, vor allem aber von Rechtzeitigkeit und Schnelligkeit der Diagnostik und dem Zeitpunkt des Therapiebeginns. Frühinfektionen können sehr foudroyant verlaufen, Spätinfektionen verlaufen oft protrahierter. Je früher die Diagnose gestellt und damit die Therapie begonnen wird, umso seltener wird es zu einer Meningitis kommen. Im Vergleich zum Neugeborenen mit idiopathischem RDS neigt das septische Neugeborene stärker zu metabolischer Azidose und Hypotension, es lässt sich schwieriger beatmen. Neben einer engmaschigen klinischen Beobachtung eignet sich insbesondere die CRP-Bestimmung als Kriterium der Effektivität der Therapie.

Komplikationen. Zu den möglichen Komplikationen zählen:
- septischer Schock,
- Meningitis (bei Spätinfektionen häufiger als bei Frühinfektionen),
- Osteomyelitis bzw. Arthritis,
- andere Organabszesse,
- DIC.

Der septische Schock äußert sich mit Blutdruckabfall, graublassem Aussehen und Multiorganversagen (Schocklunge, Nieren- und Leberversagen, Somnolenz). Bei Nichtansprechen auf die Therapie, Verzögerung im Heilungsverlauf bzw. erneuter Verschlechterung muss auch an Pilzinfektionen gedacht und entsprechend gehandelt werden. Letztere können sich auch bei ätiologisch gesicherten und exakt nach Antibiogramm behandelten bakteriellen Infektionen entwickeln, insbesondere dann, wenn keine Candidaprophylaxe erfolgte oder über längere Zeit ein zentraler Venenkatheter lag.

Prognose. Die Prognose der neonatalen Sepsis wird von vielen Faktoren beeinflusst:
- disponierende Faktoren des Kindes:
  - Unreife,
  - Fehlbildungen,
  - Asphyxie u.a.,
- Art und Virulenz des Erregers,
- Massivität der Infektion,
- Zeitpunkt des Infektionsbeginns,
- Qualität von Diagnostik und Therapie,
- Komplikationen:
  - Meningitis,
  - Blutungen.

Die Prognose der Spätinfektionen ist in der Regel besser als diejenige der Frühinfektionen.

Letalität. Eine exakte Einschätzung der Letalität der neonatalen Sepsis ist kaum möglich, da nur bei ganz wenigen der betroffenen Kinder die Sepsis das einzige diesbezüglich relevante Problem ist. Die Letalitätsrate wird in neueren Publikationen mit 5–30 % angegeben (Frühsepsis: 15–50 %, Spätsepsis: 5–20 %). Diese deutliche Verbesserung der Prognose ist vor allem auf organisatorische (verbesserte Zusammenarbeit zwischen Geburtshelfern und Neonatologen, Zentralisierung der Betreuung von Risikoschwangeren bzw. -kindern) und methodische Verbesserungen (engmaschige Überwachung, optimierte Beatmungstechnik u.a.) zurückzuführen. In den meisten neonatologischen Zentren zeigt die Letalitätsrate jedenfalls in den letzten Jahren eine fallende Tendenz.

Prophylaxe

Konnatale Infektionen
Durch adäquate Diagnostik und Therapie bzw. Prophylaxe von Infektionen in der Schwangerschaft können Infektionen beim Kind verhindert werden. Weitgehend gesichert ist die Wirksamkeit der prophylaktischen Gabe von Ampicillin oder Cefotaxim an Schwangere unter der Geburt, die vaginal mit B-Streptokokken besiedelt sind und zusätzliche Risikofaktoren aufweisen. Eine intrauterine Antibiotikatherapie eines (vermutlich) infizierten Feten ist ineffektiv und gefährlich. In solchen Fällen kann es günstiger sein, die Schwangere frühzeitig zu entbinden, um das Kind effektiv behandeln zu können. Dabei ist eine enge Zusammenarbeit zwischen Geburtshelfer und Neonatologen besonders wichtig.

Postnatale Infektionen

- *Dispositionsprophylaxe:* Vermeidung bzw. rechtzeitige Korrektur von Hypoxie, Azidose, Hypoglykämie, Elektrolytimbalancen usw.
- *Expositionsprophylaxe:* Vermeidung des Auftretens bzw. der Vermehrung von Erregern neonataler Infektionen in geburtshilflichen und neonatologischen Einrichtungen durch:
  - adäquates Antibiotika- sowie Hygieneregime,
  - adäquate mikrobiologische Diagnostik,
  - Überwachung,
  - Einsatz wirksamer Antiseptika bzw. Lokalantibiotika.

> ❗ Bei großzügigem Einsatz der Aminopenicillin-Aminoglykosid-Kombination besteht das Risiko der Selektion von Klebsiellen (u. a. gramnegativer Bakterien), bei vermehrtem Cephalosporineinsatz kann es zur Selektion von KNS, Enterobacterspezies., Pseudomonaden und Enterokokken kommen.

- *Chemoprophylaxe:* Bei jeder Antibiotikatherapie eines Neu- bzw. Frühgeborenen sollte prophylaktisch Nystatin p. o. gegeben werden (3 Tage länger als die Antibiotika).
- *Immunprophylaxe:* Die Meinungen zur i. v. Gabe von Immunglobulinpräparaten bei Neugeborenen zur Infektionsprophylaxe sind kontrovers. Sehr unreife Frühgeborene profitieren davon eventuell.

Literatur

Beck-Sague CM, et al. (1994) Bloodstream infections in neonatal intensive care unit patients: results of a multicenter study. Pediatr Infect Dis J 13: 1110–1116
Berger C, Uehlinger J, Ghelfi D, Blau N, Fanconi S (1995) Comparison of C-reactive protein and white blood cell count with differential in neonates at risk for septicaemia. Eur J Pediatr 154: 138–144
Buck Ch, Bundschu J, Gallati H, Bartmann P, Pohlandt F (1994) Interleukin-G: a sensitive parameter for the early diagnosis of neonatal bacterial infection. Pediatrics 93: 54–58
DaSilva O, Ohlsson A, Keyon C (1995) Accurary of leukocyte indices and C-reactive protein for diagnosis of neonatal sepsis: a critical review. Pediatr Infect Dis J 14: 362–366
De Louvois J, Dagan R, Tessin J (ESPID-Neonatal Sepsis Study Group) (1992) A comparison of ceftazidime and aminoglycoside based regimens as empirical tratment in 1316 cases of suspected sepsis in newborn. Eur J Pediatr 151: 876–884
Escohar GJ, Zukin T, Usatin MS, et al. (1994) Early discontinuation of antibiotic treatment in newborns admitted to rule out sepsis, a decision rule. Pediatr Infect Dis J 13: 860–866
Gerdes JS (1991) Clinicopathologic approach to the diagnosis of neonatal sepsis. Clin Perinatol 18: 361–381.
Kacica M. A., Horgan M J, Ochoa L, Sandler R, Lepow M L, Venezia R A (1994) Prevention of gram-positive sepsis in neonates weighing less than 1500 grams. J Pediatr 125: 253–258.
Katz S, Folfin T, Eliakim A (1994) The prevention and treatment of perinatal sepsis in a neonatal intensive care unit. Pediatr Surg Int 9: 467–470
Roos R (1995) Neugeboreneninfektionen. Gynäkol Prax 19: 465–476
Speer Ch P (1993) Neugeborenensepsis. In: Schaad UB (Hrsg.) Pädiatrische Infektiologie, H Marseille Verlag, München, S. 55–63

Meningokokkeninfektionen

W. Handrick, H. Lenk

Definition

Meningokokken sind Erreger von sporadisch oder epidemisch auftretenden Infektionen des Menschen, die hauptsächlich als Meningitis oder Sepsis verlaufen.

Epidemiologie

In den Industrieländern zählt man jährlich etwa 1–3 Erkrankungen pro 100 000 Einwohner. Fallhäufungen wurden in Kasernen, Internaten, Kinderkrippen bzw. -gärten, aber relativ selten in Schulen beschrieben.

Die Serotypen A, B und C haben ein unterschiedliches epidemisches Potenzial.

Meningokokkeninfektionen treten hauptsächlich im Winter und im zeitigen Frühjahr auf. Die Altersverteilung zeigt, dass die meisten Patienten ältere Säuglinge (6.–12. Lebensmonat) und Kleinkinder sind, etwa 50 % aller Erkrankungen betreffen Kinder bis zum 4./5. Lebensjahr. Der Anteil der Jungen ist etwas größer als derjenige der Mädchen.

Die Verteilung der Infektionen in einer Population zeigt eine deutliche Assoziation mit sozioökonomischen Faktoren.

Ätiologie

Meningokokken sind gramnegative Diplokokken. Aufgrund spezifischer Kapselpolysaccharide werden sie in verschiedene Serogruppen eingeteilt. Die wichtigsten sind A, B, C, Y und W-135. Bekapselte Stämme sind virulent, unbekapselte gelten als relativ apathogen. Epidemien werden jeweils durch Erreger einer Serogruppe hervorgerufen, bei sporadischen Erkrankungen können in einer bestimmten Region zur selben Zeit verschiedene Serotypen nachgewiesen werden. In Deutschland handelt es sich bei etwa ⅔ der Fälle um Serotyp B.

> ❗ Der Nasopharynx des Menschen ist das natürliche Reservoir der Meningokokken.

Bis zum Beginn der 80er Jahre galten die Meningokokken als durchweg penicillinempfindlich. Danach wurden in verschiedenen Ländern Stämme mit verminderter Empfindlichkeit bzw. Resistenz gegenüber Penicillin isoliert (Spanien, England, Südafrika, Kanada, Griechenland, Schweiz, USA, Israel, Ungarn).

Pathogenese

Die Übertragung der Meningokokken erfolgt durch Tröpfchen. Kontaktpersonen von Erkrankten haben ein etwa 300- bis 400fach höheres Erkrankungsrisiko als

Personen ohne einen solchen Kontakt. Die Inkubationszeit beträgt meist weniger als 4 Tage.

Sekundärerkrankungen treten vor allem bei Haushaltkontakten sowie in anderen Gruppierungen mit relativ engem Kontakt und meist in den ersten 10 Tagen nach Manifestation des Indexfalls auf. Bei Gesunden findet man eine Meningokokkenbesiedlungsrate (Rachen) von 10–15 (2–30) %, in der Umgebung Erkrankter steigt diese auf 40–60 % an. Ein Erkrankungsrisiko besteht offensichtlich vor allem bei neu Besiedelten ohne bakterizide Antikörper.

Die Altersverteilung der Meningokokkeninfektionen widerspiegelt die Verteilung der Altersgruppen ohne solche Antikörper. Offensichtlich führt eine länger bestehende Besiedlung des Rachens durch Meningokokken bzw. kreuzreagierende Erreger – über eine inapparente Infektion – zum Erwerb der Antikörper. Virusinfektionen des Respirationstrakts können für systemische Meningokokkeninfektionen disponieren.

Bei der Bakteriolyse von Meningokokken spielt das Serumkomplement eine wichtige Rolle. Personen mit Störungen bzw. Defekten insbesondere im Bereich der terminalen Komplementkomponeneten haben trotz Vorhandenseins bakterizider Antikörper ein erhöhtes Risiko an (z. T. rekurrenten) Meningokokkeninfektionen zu erkranken.

Bei schweren Meningokokkeninfektionen – insbesondere bei älteren Kindern –, rekurrenten Infektionen und familiären Häufungen solcher Infektionen sollte das Komplementsystem untersucht werden.

In größeren Fallstudien konnten solche Komplementdefekte bei 5–30 % der Erkrankten gefunden werden.

Bei der sog. chronischen Meningokokkämie spielen offenbar ebenfalls Komplementdefekte sowie eine Überempfindlichkeit gegenüber Meningokokkenantigenen eine Rolle. Auch bei erblichem Mangel an Properdin kommt es häufiger zu Meningokokkeninfektionen.

In der Pathogenese der Meningokokkensepsis mit DIC, Schock und Hautveränderungen spielen die Lipopolysaccharide der Erreger offensichtlich eine wichtige Rolle. Es bestehen dabei Parallelen zum generalisierten Sanarelli-Shwartzman-Phänomen.

Auch ein erworbener Mangel an den Thrombophiliefaktoren – insbesondere AT III, Protein C und Protein S – kann pathogenetisch bedeutsam sein, weil er häufig einer Entwicklung von DIC, Thrombosen oder Hautnekrosen vorangeht und diese verstärkt. Endotoxinbedingte Endothelschäden führen zusammen mit hämostaseologischen Störungen zu einer generalisierten Mikroangiopathie, die sich mit Durchblutungsstörungen an der Haut und anderen Organen manifestiert. Bei diesem Prozess spielen Mediatoren (Interleukine, TNF) wahrscheinlich eine wichtige Rolle.

Die bei letal verlaufenden Erkrankungen oft festgestellte Nebennierenblutung ist dabei Folge und nicht Ursache einer solchen schweren Erkrankung. Bei überlebenden Patienten können thromboembolische Gefäßverschlüsse zu Nekrosen führen, die eine Amputation erforderlich machen bzw. Wachstumsstörungen der Extremitäten zur Folge haben.

Klinisch können Meningokokkeninfektionen z. B. verlaufen als:
- Sepsis,
- Meningitis,
- Pneumonie.

Neben diesen „primären" Organinfektionen gibt es offensichtlich immunologisch bzw. allergisch bedingte – etwas später im Krankheitsverlauf (5.–7. Tag) auftretende – Organbeteiligungen. Dazu zählen:
- Peri- bzw. Myokarditis,
- Endophthalmitis,
- Urtikaria,
- Arthritis.

Wahrscheinlich spielen hier zirkulierende Immunkomplexe pathogenetisch eine Rolle.

Klinik

! Das Spektrum der klinischen Symptomatik reicht von der inapparenten Infektion nach Besiedlung des Pharynx bis zur binnen Stunden letal endenden foudroyanten Sepsis.

Charakteristische Hautbefunde (Petechien, Ekchymosen) finden sich nur bei 60–70 % der Patienten mit systemischen Meningokokkeninfektionen.

Systemische Infektion ohne Organmanifestation

Hauptsymptome:
- Fieber,
- Hautefforeszenzen,
- Schocksymptome (bei perakutem Verlauf).

Die Hautveränderungen können zu Beginn sehr diskret und u. U. nur beim völlig entkleideten Kind erkennbar sein. Auch auf Schleimhautefforeszenzen sollte geachtet werden.

Der Beginn ist akut bis perakut. Im Vordergrund stehen:
- Fieber bzw. Schüttelfrost,
- beeinträchtigter Allgemeinzustand,
- Abgeschlagenheit,
- Gelenk- und Muskelschmerzen,
- Erbrechen und Kopfschmerzen,

Hautefforeszenzen: Sie sind charakteristisch und zeigen sich vor allem am Stamm und an den Beinen. Je nach Krankheitsphase bzw. -schwere können sie in Aussehen und Anzahl erheblich variieren (Maculae, Papulae, Petechien, Ekchymosen). Im Krankheitsverlauf kann eine Form in eine andere übergehen bzw. aus mehreren kleinen können größere Läsionen (Ekchymosen) entstehen.

! Etwa 10–20 % aller Infektionen mit Meningokokkämie verlaufen als perakute Sepsis (Purpura fulminans, Waterhouse-Friderichsen-Syndrom).

Viele sich schnell vergrößernde Hautläsionen sprechen für einen fulminanten Verlauf, zu den Hautbefunden kommen hinzu:
- Tachykardie,
- Tachypnoe,
- Hypotonie,
- Unruhe,
- Hypothermie,
- Somnolenz bis hin zum Koma.

Bei der perakuten Sepsis besteht meist keine Meningitis. In den meisten Fällen kommt es zum Exitus letalis.

Nicht jede bakteriämische Meningokokkeninfektion verläuft so foudroyant. Es gibt auch eine Meningokokkensepsis ohne Schock (und ohne Meningitis) mit meist günstiger Prognose.

Bei hochfiebernden Säuglingen und Kleinkindern sind transitorische Bakteriämien nicht selten. Hier können auch Meningokokken einmal die Ursache sein. Offensichtlich kommt es in den meisten dieser Fälle zur Spontanheilung.

Systemische Infektion mit Organmanifestation

Meningitis. Bei den systemischen Infektionen mit Organmanifestation steht die Meningitis im Vordergrund.

Meningokokken sind einerseits die häufigsten Erreger der bakteriellen Meningitis, andererseits ist die Meningitis die häufigste klinische Manifestation einer invasiven Meningokokkeninfektion. Sie kann mit oder ohne septische Symptome verlaufen. Die Patienten zeigen meist die typischen meningitischen Zeichen, bei Säuglingen und Kleinkindern können diese aber auch fehlen. Die Hautefloreszenzen zeigen hier einen eher protrahierten Verlauf. Krämpfe kommen selten vor. Meningoenzephalitische Verläufe werden kaum beobachtet.

Bei rekurrenter Meningitis sollte an einen Komplementdefekt bzw. eine Liquorfistel gedacht werden.

Pneumonie. Der Meningokokkenpneumonie geht meist ein respiratorischer Virusinfekt voraus. Es bestehen die typischen klinischen und paraklinischen Befunde einer Pneumonie. Bakteriämie, septische Symptome und typische Hautefloreszenzen fehlen meist.

Seltene Organmanifestationen. Hierzu zählen u. a.:
- purulente Arthritis,
- Endophthalmitis,
- Perikarditis.

Ungewöhnliche systemische Meningokokkeninfektionen

Dazu gehören:
- (rekurrente) Infektionen bei Patienten mit Komplementdefekten (im Allgemeinen relativ leichter Verlauf),
- chronische Meningokokkämie (hauptsächlich Erwachsene, selten Kinder).

Chronische Meningokokkämie

Charakteristische Symptome:
- Fieberschübe,
- Hautefloreszenzen:
  - Maculae,
  - Papulae,
  - Nodulae,
  - Petechien,
- Arthralgien,
- Kopfschmerzen.

Der Allgemeinzustand ist kaum beeinträchtigt. Meist bestehen diese Symptome bereits seit einigen bzw. vielen Wochen (u. U. auch Monaten). Typisch ist ein intermittierender Verlauf. Die Hauptsymptome erscheinen meist parallel mit den Fieberattacken. Auch die Bakteriämie kann intermittierend auftreten. Es kann aber auch zur Organbeteiligung kommen (ZNS, Herz, Niere, Auge, Nebenhoden).

Lokalinfektionen

Meningokokken können auch Ursache von Tonsillopharyngitis, Sinusitis, Konjunktivitis und Urogenitalinfektionen sein. Diese Lokalinfektionen können u. U. zum Ausgangspunkt für systemische Infektionen werden.

Diagnostik

! Die Diagnostik basiert auf den mehr oder weniger typischen klinischen Symptomen und dem Erregernachweis.

Eine schnelle Diagnostik liegt im Interesse der Erkrankten und Kontaktpersonen (Beginn der Chemoprophylaxe).

Blutkultur. Sie ist nur bei etwa 50 % der systemischen Meningokokkeninfektionen positiv. Es sollten jeweils möglichst mehrere Blutkulturen angelegt werden. Besonders wichtig ist dies bei der chronischen Meningokokkämie (intermittierende Bakteriämie!).

Liquor. Der Erregernachweis im Liquor gelingt bei der Meningitis in 60–90 % der Fälle mittels Kultur und/oder Mikroskopie. In einzelnen Fällen wurden Meningokokken aus dem Liquor angezüchtet, obwohl weder Pleozytose noch Eiweißerhöhung vorlagen (foudroyanter Verlauf) bzw. diese noch nicht nachweisbar waren (zu frühe Lumbalpunktion).

Aspirate/Biopsate. Bei vielen Patienten lassen sich aus Aspiraten bzw. Biopsaten aus den Hauteffloreszenzen kulturell und/oder mikroskopisch Meningokokken nachweisen.

Antigennachweis. Der Nachweis von Meningokokkenantigen ist mittels verschiedener Methoden in Serum, Liquor und Urin möglich. Diese Methoden sind besonders für Patienten wichtig, die bereits Antibiotika erhalten haben. Falsch negative und falsch positive Ergebnisse können bei diesen Untersuchungen aber vorkommen.

! Der Erregernachweis im Sputum muss mit großer Zurückhaltung interpretiert werden, da er u. U. lediglich Ausdruck einer Rachenbesiedlung ist.

Von Erkrankten angezüchtete Meningokokkenstämme sollten aus epidemiologischen Gründen immer näher bestimmt werden.

Bei rekurrenten Meningokokkeninfektionen, bei Fallhäufungen in einer Familie und bei Nachweis der Serogruppe Y sollten Komplementanalysen erfolgen.

Zu den weiteren Untersuchungen gehören:
- Bestimmung der Entzündungsparameter,
- Gerinnungsdiagnostik,
- bildgebende Verfahren.

Kinder mit systemischen Meningokokkeninfektionen sollten nur in Zentren mit Intensivtherapiestation und Gerinnungslabor betreut werden.

Differenzialdiagnosen
- Sepsis bzw. Meningitis durch andere Bakterien:
  - Haemophilus influenzae,
  - Pneumokokken u. a.,

! Die Symptomatik eines Waterhouse-Friderichsen-Syndroms kann auch einmal durch Haemophilus influenzae hervorgerufen werden.

- bakterielle Endokarditis (Hauteffloreszenzen!),
- Vaskulitiden (z. B. PSH),
- thrombozytopenische Purpura,
- Leukämie,
- Toxic-Shock-Syndrom.

Differenzialdiagnosen der chronischen Meningokokkämie:
- disseminierte Gonorrhö,
- Virusinfektionen,
- Allergien.

Die Meningokokkenkonjunktivitis kann bei nicht korrekter Erregerdifferenzierung als Gonokokkeninfektion fehlgedeutet werden.

Therapie

Ein effektives Management von Patienten mit systemischen Meningokokkeninfektionen umfasst in Anbetracht des Risikos eines letalen Verlaufs:
- frühzeitige und schnelle Diagnostik,
- prompten Beginn der Antibiotikatherapie,
- adäquates Monitoring der vitalen Organfunktionen,
- aggressive Therapie des beginnendes Organversagens.

In Anbetracht des Schockrisikos sollten Kinder mit systemischen Meningokokkeninfektionen zunächst immer in einer pädiatrischen Intensivstation aufgenommen werden.

Antibiotikatherapie. Mittel der Wahl ist Penicillin G i. v. Bis zum Vorliegen des bakteriologischen Befunds „Meningokokken" werden die meisten Kinderärzte aber die Therapie mit Cefotaxim oder Ceftriaxon durchführen. Bei Nachweis von Meningokokken wird die Therapie mit Penicillin G fortgesetzt.

Penicillin G:
- 0,2–0,5 Mio I. E./kg KG/d verteilt auf 4–6 ED i. v.
- maximal 20 Mio I. E./d

Bei Stämmen mit verminderter Penicillinempfindlichkeit bzw. Resistenz sowie bei Penicillinallergie sind Cephalosporine indiziert. Nach der ersten Antibiotikagabe kann es zunächst zu einer klinischen Verschlechterung kommen, deshalb wird von manchen Experten bei schwer kranken Kindern eine „einschleichende" Therapie empfohlen (Infusion über mehrere Stunden).

Bei unkomplizierter Meningokokkeninfektion beträgt die Therapiedauer heute 4 Tage, bei Komplikationen ist eine längere Behandlung zu empfehlen.

Supportive Therapie. Die Meinungen über therapeutische Maßnahmen zur Verhütung einer DIC oder von Thromboembolien bei Meningokokkensepsis sind nicht einheitlich, durch Polypragmasie geprägt und nicht durch exakte Studien belegt.
- *Heparinisierung:* Bei Gerinnungsstörungen, die einer DIC vorausgehen bzw. diese ankündigen, sollte frühzeitig eine Heparinisierung (zumindest eine mit einer niedrigen Dosis) eingeleitet werden. Bei schwereren Störungen sollte ein AT-III-Mangel durch Substitution ausgeglichen werden.
- *Thrombolyse:* In Fällen schweren Schocks und vor allem bei Vorliegen arterieller Durchblutungsstö-

rungen bzw. Embolien muss eine thrombolytische Therapie erwogen werden.
- *Protein-C-Substitution:* Bei vielen Patienten mit schweren und perakuten Verläufen besteht ein hochgradiger Protein-C-Mangel. Die Therapie mit Protein-C-Konzentrat hat in solchen Fällen in entsprechenden Studien günstige Resultate erbracht.
- *FFP:* Der Einsatz von FFP wird von einigen Autoren befürwortet, es wird aber auch auf mögliche Risiken hingewiesen.
- *Plasmapherese:* In Einzelberichten wurde mitgeteilt, dass durch eine Plasmapherese die Überlebenschance von Patienten mit foudroyanter Meningokokkensepsis verbessert werden kann.
- *Corticosteroide:* Über den Einsatz von Kortikosteroiden bei Patienten mit perakuter Menigokokkensepsis gehen die Meinungen auseinander. In Einzelfällen wurde über günstige Effekte der Gabe von Kortikoiden berichtet.

Verlauf, Komplikationen, Prognose, Letalität

Verlauf. Es ist wichtig, zu prüfen, ob trotz bereits eingeleiteter Therapie neue Hautefloreszenzen auftreten. Geschieht Letzteres, spricht dies eher für eine schlechte Prognose. Es sollte dann unbedingt über weitere therapeutische Maßnahmen nachgedacht werden.

Komplikationen. Die dramatischste Konsequenz des Schocks bei Meningokokkensepsis ist die disseminierte intravasale Gerinnung. Hinweisend sind eine Zunahme der Anzahl der Petechien, konfluierende Ekchymosen und Blutungsneigung (Stichstellen, Nase, Gingiva, Magen). Schock bzw. DIC führen früher oder später zur Insuffizienz eines Organs bzw. zum Multiorganversagen.

Bei etwa 3–5 % der Patienten mit systemischen Meningokokkeninfektionen kommt es zu einer Perikarditis. Die meisten Fälle manifestieren sich relativ spät im Krankheitsverlauf (mit sterilen Punktaten). Es dürfte sich daher am ehesten um einen reaktiven Prozess handeln. Der Verlauf ist meist gutartig.

Bei verstorbenen Patienten wurden häufig auch Myokardschädigungen nachgewiesen.

In vivo weisen supraventrikuläre oder ventrikuläre Tachyarrhythmien sowie Galopprhythmus auf eine myokardiale Beteiligung hin. Es kann auch zu kardialer Insuffizienz mit Dyspnoe, Zyanose und Lungenödem kommen.

Im Rahmen einer Meningokokkeninfektion kann auch eine Arthritis auftreten. Auch diese tritt etwa 5–7 Tage nach Stellung der Diagnose auf und ist ebenfalls in den meisten Fällen als reaktiver Prozess anzusehen.

Meningokokkenpneumonien können mit Pleuraergüssen einhergehen.

Prognose. Nach Einführung der Antibiotika besserte sich die Prognose der systemischen Meningokokkeninfektionen dramatisch.

Für eine eher schlechte Prognose sprechen im Einzelfall:
- Fehlen einer Meningitis,
- Schocksymptome,
- Leukozyto- sowie Thrombozytopenie,
- Verlauf als Purpura fulminans.

Das Waterhouse-Friderichsen-Syndrom endet auch heute noch oft letal.

Die Meningokokkenmeningitis hat dagegen bei rechtzeitig begonnener und adäquater Therapie eine gute Prognose.

Bei Kindern, die eine foudroyante Sepsis mit DIC überleben, kann es zu Defektheilungen kommen (ZNS-Störungen, Wachstumsstörungen an den Extremitäten).

In einigen Fällen machten die Folgen der arteriellen Durchblutungsstörungen Amputationen erforderlich.

Letalität. Die Letalitätsraten systemischer Meningokokkeninfektionen variieren je nach epidemiologischer Situation (Endemie, Epidemie), sozioökonomischen Bedingungen, klinischem Schweregrad der Erkrankung, Alter des Patienten u. a.

Durch Einführung der Antibiotika und Methoden der modernen Intensivmedizin konnte die Letalitätsrate gesenkt werden.

Die Gesamtletalität in den Industrieländern liegt heute bei 5–10 % (Meningitis 1–5 %, Sepsis 20–50 %).

Prophylaxe

Allgemeine Maßnahmen. Das Erkrankungsrisiko von Personen mit engem Kontakt zu an einer Meningokokkeninfektion Erkrankten ist etwa 300- bis 400-mal größer als in der üblichen Bevölkerung. Besonders gefährdet sind Säuglinge und Kleinkinder.

Die wichtigste prophylaktische Maßnahme besteht in einer sorgfältigen Beratung und Überwachung der Kontaktpersonen.

> **!** Verdacht, Erkrankung, Tod durch Meningokokkenmeningitis/-sepsis sind nach IfSG meldepflichtig.

Chemoprophylaxe. Kontaktpersonen (Erwachsene und Kinder) des erkrankten Kindes sollten möglichst frühzeitig eine Rifampicinprophylaxe erhalten (dasselbe gilt für Patienten bei Entlassung aus der Klinik). Die Gabe erfolgt entsprechend den geltenden Empfehlungen.

Mittels Rifampicin gelingt die Beseitigung des Keimträgertums in 80–90 % der Fälle.

Eine Chemoprophylaxe bedeutet aber keinen absoluten Schutz vor Erkrankung.

Alternativen zu Rifampicin sind Minocyclin, Ceftriaxon und Ciprofloxacin.

Ärzte und Schwestern erhalten nur dann eine Chemoprophylaxe, wenn es zu einem engen Kontakt gekommen ist (z. B. Mund-zu-Mund-Beatmung).

Immunprophylaxe. Es gibt heute Impfstoffe, die einen Schutz für etwa 2–4 Jahre gegenüber Infektionen durch die Serotypen A, C, Y und W-135 bewirken können. Die C-Vakzine ist aber bei Säuglingen und Kleinkindern offenbar ungenügend immunogen.

Eine B-Vakzine ist noch nicht verfügbar.

Literatur

Anderson MS, Glodé MP, Smith AL (1998) Meningococcal disease, in Feigin RD, Cherry JD (Eds) Textbook of pediatric infectious diseases 4th ed., W. B. Saunders Comp., Philadelphia, S. 1143–1156

Apicella MA (1995) Neisseria meningitidis, in Mandel GL, Bennett JE, Dolin R (Eds) Principles and practice of infectious diseases 4. ed., Churchill Livingstone, New York, S. 1896–1909

Best C, Walsh J, Sinclair J, Beattie J (1996) Early haemo-diafiltration in meningococcal septicaemia. Lancet 347: 202

Buck GE, Adams M (1994) Meningococcus with reduced susceptibility to penicillin isolated in the United States. Pediatr Infect Dis J 13: 156–158

Champion MP, Murdoch IA, Sajjanhar T, Marsh MJ (1996) Extracorporeal membrane oxygenation for refractory shock in fulminant meningococcal sepsis. Lancet 347: 201–202

Cobcroft R, Henderson A (1994) Meningococcal purpura fulminans treated with antithrombin III concentrate: what is the optimal replacement therapy ? Austr N Z J Med 24: 575

Cremer R, Horneff G, Wahn V (1995) Schwere und rezidivierende Meningokokkeninfektionen bei 2 Geschwistern mit Fehlen des Komplementfaktors 6. Mschr Kinderheilkd 143: 264–267

Derkx HHF, Kuijper EJ, Fijen CAP, Jak M, Dankert J, van Deventer SJH (1995) Inherited complement deficiency in children surviving fulminant meningococcal septic shock. Eur J Pediatr 154: 735–738

Eley B, Levin M (1994) Septic shock with special reference to meningococcal disease. Curr Op Infect Dis 7: 345–350

Handrick W, Keller E, Hörmann D, Lietz R (1998) Störungen des Knochenwachstums als Sepsisfolge. Mschr Kinderheikd 146: 97–99

Harris NJ, Gosh M (1994) Skin and extremity loss in meningococcal septicemia in a burn unit. Burns 20: 471–473

Herrera R, Hobar PC, Ginsburg ChM (1994) Surgical intervention for the complications of meningococcal-induced purpura fulminans. Pediatr Inf Dis J 13: 734–737

Huang S, Clarke JA (1997) Severe skin loss after meningococcal septicaemia: complications in treatment. Acta Pediatr 86: 1263–1266

Joseph U, Thomas K, Köhler H, Achler C, Schmidt JA (1996) Kritische periphere Ischämie bei Sepsis. Internist 37: 1049–1052

Kennedy NJ, Duncan AW (1996) Acute meningococcaemia: recent advances in management (with particular reference to children). Anaesth Intens Care 24: 197–216

Nürnberger W, Ugurel S, Scheulen S, von Kries R, Göbel U (1996) Hautblutungen und Prognose bei systemischen Infektionen durch Neisseria meningitidis in Deutschland. Mschr Kinderheilkd 144: 1330–1336

Riordan FAI, Marzouk O, Thomson APJ, Sills JA, Hart CA (1995) The changing presentations of meningococcal disease. Eur J Pediatr 154:472–474

Toxisches Schocksyndrom (TSS)

W. Handrick

Definition

Das TSS ist eine akute, meist schwere Erkrankung, die mit Fieber, Exanthem (mit nachfolgender Desquamation), Hypotension und Multiorganversagen einhergeht. Typischerweise erkranken Mädchen bzw. Frauen im Alter von 15–30 Jahren („Tamponkrankheit"), ein TSS kann aber auch bei Männern und Kindern auftreten. Letztere sind aber insgesamt nur selten betroffen.

Ätiologie

Das ätiologische Agens ist in den meisten Fällen ein Staphylococcus-aureus-Stamm, der das sog. Toxic-Shock-Syndrome-Toxin-l (TSST-l) produziert. Dieses ist identisch mit dem Staphylococcus-aureus-Enterotoxin F.

Pathogenese

TSST-1-bildende Stämme wurden von Patienten mit verschiedensten Infektionen nachgewiesen, z. B.:
- Wundinfektion,
- Osteomyelitis,
- Sinusitis,
- Tracheitis,
- Pneumonie,
- bei älteren Mädchen im Rahmen einer „Tamponkrankheit".

Die Inkubationszeit für das postoperative TSS wird mit 12–48 h angegeben. Evtl. sind neben dem TSST-l noch weitere Toxine beteiligt. Der exakte Mechanismus der Toxinwirkung ist noch nicht geklärt. Die Toxinwirkung kann offensichtlich alle Organsysteme betreffen. Sehr wahrscheinlich erhöht das Toxin die Gefäßpermeabilität („Leakage") mit nachfolgender Hypotension. Im Einzelnen ist es kaum möglich, zu unterscheiden, welche Symptome toxinbedingt und welche Folge der Hypotension sind. Das Nierenversagen scheint sowohl prärenal als auch renal bedingt zu sein.

Klinik

Meist abrupter Beginn mit:
- Fieber (38,9 °C),
- Erythrodermie,
- Hyperämie von:
  - Konjunktiven,
  - Pharynx (Halsschmerzen),
  - Zunge (Himbeerzunge),
  - Vagina,
- Hypotension (systemischer Blutdruck unterhalb der 5. Perzentile),

- Beeinträchtigung der Funktion von 3 oder mehr Organen bzw. Organsystemen

Gastrointestinaltrakt:
- Erbrechen,
- Durchfall,
- Bauchschmerzen.

Haut, Subkutis, Muskulatur, Lymphknoten:
- Erythrodermie,
- Schwellungen:
  - Hände,
  - Füße,
  - Gesicht,
- evtl. Zyanose,
- oft Myalgien (erhöhte CPK-Werte),
- Lymphknotenschwellungen.

ZNS:
- Bewusstseinstrübung bis zur Somnolenz,
- Kopfschmerzen,
- Halluzinationen,
- Irritabilität.

Leber:
- Anstieg im Serum von:
  - Bilirubin,
  - ALAT, ASAT.

Niere:
- nachlassende Nierenleistung,
- Anstieg der Harnstoff- und Kreatininkonzentration im Serum,
- Proteinurie,
- evtl. Hämaturie.

Knochenmark, Blut:
- Thrombozytopenie,
- Gerinnungsstörungen.

Lunge:
- Tachypnoe, Dyspnoe,
- Symptome eines ARDS,
- Symptome eines Lungenödems.

Herz, Kreislauf:
- Tachykardie,
- orthostatische Synkopen,
- Symptome einer Myokarditis,
- Symptome eines AV-Blocks.

Stoffwechsel:
- Hypoproteinämie,
- Hypokalzämie,
- Hypophosphatämie,
- Hyperamylasämie.

Diagnostik

Die Diagnose basiert letztendlich auf der typischen klinischen Symptomatik und dem Ausschluss differenzialdiagnostisch in Betracht zu ziehenden Erkrankungen.

> Der Nachweis von Staphylococcus aureus in Abstrichen (selbst eines Stammes mit TSST-I) spricht für das Vorliegen eines TSS, beweist es aber nicht.

Blutkulturen sind meist negativ.
Charakteristische Laborbefunde sind:
- Anämie,
- Leukozytose,
- Linksverschiebung im Differenzialblutbild,
- beschleunigte BSR,
- erhöhte Werte im Serum für Transaminasen und Kreatinin,
- pathologische Gerinnungsparameter u. a.

Differenzialdiagnose

Zu den differenzialdiagnostisch abzugrenzenden Krankheiten zählen:
- Kawasaki-Syndrom,
- Dermatitis exfoliativa neonatorum,
- Lyell-Syndrom,
- HUS,
- Leptospirose,
- Rickettsiosen,
- Legionellose,
- Meningokokkensepsis,
- Masern,
- Arzneimittelexanthem,
- toxischer Scharlach,
- Vaskulitissyndrome,
- Lupus erythematodes.

Therapie

> Im Vordergrund steht die Therapie der Hypotension (Volumenzufuhr, Vasopressorengabe).

Daneben sind wichtig:
- Entfernung von Tampons bzw. Tamponaden,
- Wunddrainage,
- Gabe von Antibiotika mit Staphylokokkenwirksamkeit (z. B. Flucloxacillin, Clindamycin, Cefotiam, Cefuroxim, Vancomycin),
- fiebersenkende Maßnahmen.

Bei schweren Verläufen evtl. Gabe von Prednisolon. Je nach Art und Ausmaß der Organbeteiligung bzw. des Organversagens sind weitere therapeutische Maßnahmen notwendig, z. B. Substitution von AT III, Thrombozytentransfusion, Beatmung, Dialyse.

Verlauf, Komplikationen, Prognose

In schweren Fällen kommt es zu Schock und Multiorganversagen. Letzteres kann einhergehen mit Beteiligung von Niere, Leber, Knochenmark und ZNS. Die Letalitätsrate wird mit (2–) 3–5 (–8) % angegeben. Nach 7–10 Tagen kommt es typischerweise zu Hautschuppungen (hauptsächlich an Handinnenflächen und Fußsohlen). Die Prognose hängt ab von der Schnelligkeit der Diagnostik, der Qualität der Therapie und vom Auftreten bzw. Nichtauftreten von Komplikationen.

Prophylaxe

Vermeidung von Besiedlungen bzw. Infektionen durch Staphylococcus aureus (soweit dies möglich ist).

Literatur

Bertram H, Wilken M (1993) Menstrual toxic shock syndrome. Klin Pädiatr 205: 373–378

Ferguson MA, Todd JK (1990) Toxic shock syndrome associated with Staphylococcus aureus sinusitis. J Infect Dis 161: 953–955

Martinot A, Hue V, Leclerc F, Closset M, Flurin V (1992) Les syndromes de choc toxique staphylococcique et streptococcique chez l'enfant. Arch Fr Pediatr 49: 917–925

Mc Allister RMR, Mercer NSG, Morgan BDG, Sanders R (1993) Early diagnosis of staphylococcal toxaemia in burned children. Burns 19: 22–25

Resnick StD (1990) Toxic shock syndrome: recent developments in pathogenesis. J Pediatr. 116: 321–328

Rey M, Wölfel D, Scharf J, Zeilinger G, Plettl-Maar J (1991) Toxic-Shock-Syndrom (TSS) infolge Osteomyelitis. Klin Pädiatr 203:178–183

Spearman PW, Barson WJ (1992) Toxic shock syndrome occuring in children with abrasive injuries beneath casts. J Pediatr Orthop 12: 169–172

Tolan RW (1993) Toxic shock syndrome complicating influenza-A in a child – case report and review. Clin Infect Dis 17: 43–45

Turker R, Lubicky JP, Vogel LC (1992) Toxic shock syndrome in patients with external fixators. J Pediatr Orthop 12: 658–662

Weinzweig J, Gottlieb LJ, Krizek TJ (1994) Toxic shock syndrome associated with use of biobrane in a scald burn victim. Burns 20: 180–181

Antimikrobielle Chemotherapie

Allgemeine Grundsätze

Viele Intensivpatienten erhalten Antibiotika, weil sie wegen einer schweren Infektion aufgenommen wurden bzw. infolge einer Grundkrankheit und/oder invasiver diagnostischer und therapeutischer Maßnahmen auf der Intensivstation an einer Infektion erkrankten bzw. der Arzt einen Infektionsverdacht ausgesprochen hat.

Dennoch gelten die Grundregeln des Umgangs mit Antibiotika auch bei Intensivpatienten. Antibiotika müssen in der Intensivmedizin sogar besonders verantwortungsvoll eingesetzt werden, denn ihr Einsatz trägt z. B. dazu bei, dass der Anteil gramnegativer Bakterien in der Oropharyngealflora der Intensivpatienten schnell zunimmt. Letztere ist aber das entscheidende Keimreservoir für die häufigste nosokomiale Infektion der Intensivstation, die Pneumonie. Das heißt, die Art und Weise des Umgangs mit Antibiotika auf einer Intensivstation hat große Bedeutung für das Auftreten bestimmter Hospitalinfektionserreger sowie die Rate der durch diese hervorgerufenen Infektionen.

Bevor der Arzt ein Antibiotikum verordnet, stellt er zunächst eine mikrobiologische Verdachtsdiagnose und kalkuliert nach dieser die Wahl des Antibiotikums. Liegt dann ein adäquater mikrobiologischer Befund vor, kann die Therapie nach Antibiogramm erfolgen. Bei der Auswahl des Antibiotikums werden in Betracht gezogen:
- Anamnese:
  - bisherige Antibiotikagaben,
  - Allergie gegen Antibiotika,
- klinischer Befund:
  - welches Organ ist betroffen,
  - mit welchen Erregern muss gerechnet werden,
- Applikationsform:
  - p. o. oder i. v.,
- evtl. Beeinträchtigung von Ausscheidung bzw. Metabolisierung des Antibiotikums,
- pharmakokinetische Eigenschaften des Antibiotikums,
- pharmakodynamische Eigenschaften des Antibiotikums,
- Kosten.

Grundsätzlich muss der potenzielle Nutzen der Antibiotikagabe höher bewertet werden als das Risiko evtl. Nebenwirkungen. Das antimikrobielle Spektrum des eingesetzten Antibiotikums sollte so breit wie notwendig und so schmal wie möglich, die Dauer der Therapie so lange wie notwendig und so kurzzeitig wie möglich sein. Neben empirischen Festlegungen für die Therapiedauer gibt es Empfehlungen entsprechender Fachgremien. Letztendlich muss der Arzt die Therapiedauer – je nach dem klinischen Verlauf – individuell festlegen.

Bei schweren Infektionen (Sepsis, Pneumonie, Meningitis, Endokarditis, Peritonitis) ist immer zunächst eine parenterale Applikation der Antibiotika indiziert. Die Dosierung richtet sich nach dem Alter des Kindes sowie dem Schweregrad und der Lokalisation der Infektion. In manchen Fällen genügt die Gabe eines Antibiotikums.

Eine Antibiotikakombination kann zur Spektrumerweiterung oder zur Erzielung eines synergistischen Effekts auf die Bakterien (z. B. Endokarditis, Pseudomonasinfektionen), evtl. auch zur Vermeidung oder Verzögerung einer Resistenzentwicklung indiziert sein.

Wichtigste Antibiotika

Penicillin G. Es ist indiziert bei Infektionen durch A-Streptokokken, Pneumokokken und Meningokokken.

Isoxazolylpenicilline (z. B. Flucloxacillin). Sie sind nur bei Nachweis von oder Verdacht auf Infektionen durch penicillinresistente Staphylokokken indiziert.

Aminopenicilline (Ampicillin, Amoxicillin). Diese wirken – zusätzlich zum Penicillinspektrum – auch auf einige gramnegative Bakterienspezies (viele Haemophilus-influenzae-, manche Escherichia-coli- und Proteusstämme) sowie auf Enterokokken. Nicht selten kommt es aber zu allergischen Reaktionen. Durch Kombination mit einem Betalactamaseinhibitor (Sulbactam, Clavulansäure) werden auch Bakterien mit Betalactamasebildung erreicht (z. B. Staphylococcus aureus, Haemophilus influenzae, Bacteroidesspezies).

Acylureidopenicilline (Mezlo-, Piperacillin). Sie wirken – im Vergleich zu Aminopenicillinen – noch etwas besser gegenüber gramnegativen Bakterien (z. B. auch gegen Pseudomonas). Wie die Aminopenicilline sind sie unwirksam gegenüber penicillinresistenten Staphylokokken und anderen Betalactamasebildnern.

Cephalosporine. Diese sind ausgesprochene Breitspektrumantibiotika.
- *Vertreter der 1. Generation (z. B. Cefazolin, Cefalothin):*
  - sehr gut wirksam gegenüber Staphylokokken, z. T. auch gegenüber bestimmten gramnegativen Stäbchenbakterien,
- *Vertreter der 2. Generation (Cefuroxim, Cefotiam):*
  - zeigen ausgewogene Wirksamkeit gegenüber grampositiven und gramnegativen Bakterien,
  - keine Wirkung auf Pseudomonasspezies,
  - unzureichende Liquordiffusion,
- *Vertreter der 3. Generation (Cefotaxim, Ceftazidim, Ceftriaxon):*
  - aktiver gegenüber gramnegativen Bakterien, z. T. auch gegenüber Pseudomonas (Ceftazidim),
  - diffundieren ausreichend in den Liquor,
  - Wirkung gegenüber Staphylokokken schlechter als bei Cephalosporinen der 1. und 2. Generation.

> **!** Alle Cephalosporine wirken nicht auf Enterokokken, Listerien, Chlamydien, Mykoplasmen und nur ausnahmsweise auf Anaerobier (Cefoxitin).
> Bei Penicillinallergie ist in 5–10 % auch mit einer Cephalosporinallergie zu rechnen.

Carbapeneme. Zu den ausgesprochenen Reserveantibiotika zählten Carbapeneme, sie haben ein sehr breites Wirkspektrum gegenüber vielen grampositiven und gramnegativen Bakterien (einschl. Anaerobiern).

Aminoglykoside. Zu den Aminoglykosiden zählen Genta-, Tobra- und Netilmicin sowie Amikacin. Es sind hochwirksame Antibiotika, die aus diesem Grund, aber auch wegen potenzieller Nebenwirkungen (Niere, Ohr) nur mit Bedacht eingesetzt werden sollten. Zu den allgemein akzeptierten Indikationen zählen:

- Endokarditis,
- Pseudomonasinfektionen,
- schwere Infektionen durch gramnegative Enterobakterien.

Die Therapie mit Aminoglykosiden sollte, insbesondere bei Intensivpatienten, durch Bestimmung der Serumspiegel überwacht werden.

Glykopeptidantibiotika. Vancomycin und Teicoplanin gehören zu den Glykopeptidantibiotika. Ihr Haupteinsatzgebiet sind Infektionen durch multiresistente Staphylokokken, z. B.:
- Katheterinfektionen,
- infizierte Liquorableitungssysteme,
- andere Kunststoffimplantate.

Chinolone bzw. Gyrasehemmer (Ofloxacin, Ciprofloxacin). Sie sind offiziell für das Kindesalter noch nicht zugelassen und sollten daher nur dann eingesetzt werden, wenn andere – gleich wirksame Antibiotika – nicht zur Verfügung stehen.

Die orale Gabe von Antibiotika spielt verständlicherweise auf der Intensivstation keine wesentliche Rolle. Sobald es aber möglich – und indiziert – ist, sollte von der parenteralen auf die orale Gabe übergegangen werden („Sequenztherapie"). Die orale Applikation ist für das Kind angenehmer, weniger aufwendig und meist preiswerter. Sie setzt aber voraus, dass ausreichende Wirkspiegel am Infektionsort erreicht werden. Zu den in Frage kommenden Mitteln zählen u. a.:
- orale Cephalosporine (z. B. Cefaclor, Cefuroxim-Axetil, Cefpodoxim-Proxetil, Cefixim),
- Amoxicillin,
- Amoxicillin-Clavulansäure,
- Ampicillin-Sulbactam (Sultamicillin),
- Cotrimoxazol bzw. Trimethoprim,
- Makrolide (Ery-, Roxy-, Clari-, Azithromycin)

Systemische Antibiotikaprophylaxe

Eine systemische Gabe von Antibiotika zur Prophylaxe (z. B. von Pneumonien oder Harnwegsinfektionen) hat sich nicht bewährt. Bei manchen Patienten kann jedoch bei bestimmten Eingriffen eine systemische Gabe (als perioperative Prophylaxe) indiziert sein. Hierfür sollten die entsprechenden Empfehlungen von zuständigen Fachgremien (PEG, DGPI u. a.) berücksichtigt werden.

Selektive Darmdekontamination (SDD)

Die SDD umfasst üblicherweise die systemische Antibiotikagabe zusammen mit der oralen Gabe nicht resorbierbarer Antibiotika. Dieses Vorgehen soll die gastrale und oropharyngeale Besiedlung mit aeroben gramnegativen Stäbchenbakterien vermeiden bzw. verzögern, ohne dass die anaerobe Darmflora beeinträchtigt wird.

Die Meinungen zu dieser Thematik sind nicht einheitlich. Bei beatmeten Patienten mit Polytrauma konnte ein präventiver Effekt nachgewiesen werden. Einige Studien haben bei bestimmten Patientengruppen (z. B. Kinder mit malignen Erkrankungen und Neutropenie) ermutigende Ergebnisse gebracht. Es sind aber hierzu weitere prospektive Studien notwendig.

Lokale Antibiotikaapplikation

Abgesehen vom Problem, ob am Wirkort überhaupt eine therapeutische Konzentration erreicht wird, sprechen Resistenzentwicklung und Sensibilisierungsgefahr eher gegen diese Anwendung. Bei großen Wundflächen bzw. Instillation in Körperhöhlen kann es aber durch (unbeabsichtigte) Resorption zu toxischen Effekten kommen (z. B. Neomycin). Bei der Auswahl der Mittel ist unbedingt Lokalantibiotika (oder Antiseptika) gegenüber Mitteln mit parenteraler Verabreichungsmöglichkeit der Vorzug zu geben, da es durch die lokale Gabe zu einer Sensibilisierung kommen kann, die eine spätere systemische Gabe unmöglich macht.

Zu den Lokalantibiotika zählen Bacitracin, Neomycin, Polymyxin. Die Meinungen über eine Infektionsprophylaxe durch lokale Applikation von Antibiotika sind nicht einheitlich. Zumindest als Routinemethode wird dieses Vorgehen von vielen abgelehnt. Günstiger wird die nasale Applikation von Mupirocin bei Patienten (bzw. beim Personal), die mit pathogenen Staphylokokken besiedelt sind, beurteilt.

Da der Nabel des Neugeborenen eine potenzielle Eintrittspforte für Bakterien darstellt, ist eine antiseptische Behandlung zur Beseitigung bzw. Reduktion der bakteriellen Besiedlung von Bedeutung, da dadurch lokalen und auch systemischen Infektionen vorgebeugt wird. Außerdem vermindert sich dadurch die Möglichkeit, dass potenziell pathogene Erreger, z. B. Staphylokokken, vom Nabel in andere Körperregionen verschleppt werden (Haut, Augen, Nase). Die Frage, welche antibakteriell wirksamen Substanzen prophylaktisch am Nabel angewendet werden sollen, ist immer wieder diskutiert worden. In Betracht kommen z. B.: Alkohole, Neomycin-Bacitracin, Farbstoffe („triple dye") und Chlorhexidin (gegenüber Pseudomonasspezies aber nur schwach wirksam).

Literatur

Feigin RD, Cherry JD (Eds.) (1992) Textbook of pediatric infectious diseases. 3rd ed. Philadelphia, W B Saunders
Helwig K (1989) Antibiotika-Chemotherapeutika. Grundlagen-Anwendung-Gefahren. 4. Aufl. Stuttgart, Thieme-Verlag
Mandell GL, Douglas RG, Bennett JE (Eds.) (1990) Principles and practice of infectious diseases. New York, J Wiley Sons
Radetsky M, Davis AG (1992) Antimicrobial use in pediatric critical cares. In: Fuhrmann BP, Zimmermann JJ (Eds.) Pediatric critical care. Mosby-Year-Book, St. Louis: S. 989–1015
Rhodes KH, Henry N. K (1992) Antibiotic therapy for severe infections in infants and children. Mayo Clin Proceed 67: 59–68
Scholz H, Müller W (1990) Antimikrobiotika im Kindesalter. Berlin, Verlag Gesundheit
Simon C, Stille W (1993) Antibiotika-Therapie in Klinik und Praxis. 8. Aufl. Stuttgart, New York, Schattauer
van Saene HKF, Thülig B, Hartenauer U (1989) Antibiotikatherapie in der Intensivmedizin. In: Lawin, P. (Hrsg.): Praxis der Intensivbehandlung. Stuttgart, New York: G. Thieme-Verlag: 13.1–13.8

15 Virusinfektionen

Herpes-simplex-Virus-Infektionen

W. Handrick, U. G. Liebert

Definition

Das Herpes-simplex-Virus (HSV) ist Erreger eines breiten Spektrums von Erkrankungen, das von lokalisierten Haut- oder Schleimhautläsionen bis zur disseminierten Infektion reicht. Es kann sich dabei im Einzelfall um eine HSV-Primärinfektion oder die Reaktivierung einer latenten Infektion handeln.

Epidemiologie

Keimreservoir ist der Mensch. Die meisten Menschen werden bis zum Erwachsenenalter zumindest mit einem HSV-Typ infiziert.

Die Altersverteilungen der HSV-1- und HSV-2-Infektionen zeigen deutliche Unterschiede. Bei Neugeborenen handelt es sich überwiegend um HSV-2-Infektionen, bei Kindern jenseits der Neonatalperiode meist um HSV-1-Infektionen.

Die „Durchseuchung" mit HSV 1 erfolgt bei Kindern aus Bevölkerungsschichten mit niedrigerem sozioökonomischen Niveau früher und häufiger als bei Kindern mit höherem sozioökonomischen Niveau. Im Adoleszentenalter haben mehr als 90 % Antikörper im Serum.

Die HSV-2-Infektionsrate korreliert mit der sexuellen Aktivität und der Anzahl der Sexualpartner. Die Durchseuchungsrate liegt ab Pubertät bei etwa 20 % (Tendenz ansteigend).

Die Gingivostomatitis als typische HSV-1-Primärinfektion wird hauptsächlich bei Säuglingen und Kleinkindern gesehen. Dagegen tritt die HSV-Enzephalitis (außer bei Neugeborenen) überwiegend bei Schulkindern auf. Sie ist die häufigste virale ZNS-Infektion (etwa 20 % aller ätiologisch geklärten Fälle). In den Industrieländern geht man von einer Inzidenz von 1 : 250 000–500 000 pro Jahr aus.

HSV-bedingte Fälle von Erythema multiforme werden hauptsächlich bei Adoleszenten bzw. jüngeren Erwachsenen (Weston u. Mitarb. 1992) diagnostiziert.

Primäre genitale HSV-Infektionen betreffen überwiegend Adoleszente und Erwachsene.

Zu Fallhäufungen von HSV-1-Infektionen kann es in Kinderkrippen bzw. -gärten, neonatologischen bzw. Intensivstationen und Sportlergruppen (Ringer, Rugbyspieler) kommen.

Bei HSV-Hospitalinfektionen in der Pädiatrie kann es sich handeln um die Übertragung des HSV von einem Patienten auf einen anderen (oder mehrere), von einem Patienten auf einen Mitarbeiter bzw. von einem Mitarbeiter auf einen Patienten (Hanley u. Mitarb. 1993, Perl u. Mitarb. 1992). Nosokomiale HSV-Infektionen kommen aber relativ selten vor.

Ätiologie

HSV ist ein DNA-Virus. Aufgrund antigenetischer Unterschiede erfolgt die Unterteilung in HSV 1 und HSV 2. Diese sind genetisch sehr ähnlich, können aber molekularbiologisch und serologisch differenziert werden. Beide Serotypen sind weltweit verbreitet und bei beiden spielen Alter und soziöokonomischer Status für die Infektionshäufigkeit eine wesentliche Rolle.

HSV 1 verursacht hauptsächlich Infektionen an Haut und Schleimhäuten oberhalb der Gürtellinie („oraler Typ"), HSV-2-Infektionen spielen sich vor allem in der Genitalregion bzw. an Haut oder Schleimhäuten unterhalb der Gürtellinie ab („genitaler Typ").

Beide Subtypen können aber auch außerhalb der jeweils „typischen" Region Infektionen hervorrufen.

Jenseits der Neonatalperiode ist HSV 1 die Ursache der meisten Fälle von HSV-Enzephalitis (etwa 95 %) sowie der meisten okulären Infektionen. HSV 2 verursacht im ZNS eher eine Meningitis (bei Kindern selten). Meningitiden durch HSV 1 (ohne Enzephalitis) sind bei Kindern extrem selten (Rathore u. Mitarb. 1996).

Pathogenese

Die Übertragung des HSV erfolgt durch direkten Kontakt eines seronegativen Individuums mit einem Erkrankten bzw. HSV-Ausscheider.

HSV 1 wird meist durch Speichel, HSV 2 über genitale Sekrete übertragen (Geschlechtsverkehr, Geburt). Tote Gegenstände spielen für die Übertragung kaum eine Rolle. Ein seltener Übertragungsweg ist der über die Transplantation eines HSV enthaltenden Organs.

Eine „herpetische Paronychie" beim Kind mit Gingivostomatitis ist auch durch Autoinokulation (z. B. durch Daumenlutschen) möglich.

Eintrittspforten für das HSV sind die mukokutanen Oberflächen. Abradierte, entzündete, verbrühte bzw. verbrannte Haut ist viel empfänglicher für eine HSV-Infektion als intakte Haut (Hayden u. Mitarb. 1994). Die Inkubationszeit variiert zwischen 2 und 20 Tagen (im Mittel 4–6 Tage). Typischerweise kommt es an der Eintrittspforte zu einer lokalen Entzündungsreaktion mit den charakteristischen Läsionen (Papeln, Bläschen, Ulzera, Krusten). Der Patient ist in dieser Zeit infektiös, u. U. werden die Viren über Monate nach der Primärinfektion ausgeschieden.

Primärinfektionen. Sie verlaufen meist klinisch inapparent (> 90%), ausnahmsweise (z. B. bei Neugeborenen) kann es aber auch zu einer Virämie mit viszeraler Dissemination kommen.

Nach der Primärinfektion werden Antikörper produziert, die lebenslang persistieren. Typisch für HSV-Infektionen ist, dass das Virus, ausgehend vom Ort der Primärinfektion entlang den sensiblen Nerven (retrograder axonaler Transport) bis zum Spinalganglion transportiert wird, um hier in ein lebenslanges Latenzstadium überzugehen (HSV 1: Trigeminusganglion, HSV 2: Sakralganglien). Von hier ausgehend kann es trotz humoraler und zellulärer „Immunität" zu Reaktivierungen kommen.

Reaktivierung. Bei einer Reaktivierung (ausgelöst z. B. durch Fieber, UV-Strahlen, Trauma, Immunsuppression, Menstruation oder emotionalen Stress) wandert das Virus entlang den Nervensträngen zentrifugal bis zur Epidermis, um hier eine klinisch apparente Läsion hervorzurufen (Hautbläschen oder Schleimhautulzerationen).

Dieser Mechanismus ist der Grund dafür, dass sich die Reaktivierung in etwa derselben Region abspielt wie die Primärinfektion (z. B. kommt es bei 25–50% der Personen mit oraler HSV-1-Primärinfektion später zu einem Herpes labialis). Reaktivierungen können symptomarm bzw. -frei ablaufen und sich nur durch lokale Virusausfreisetzung manifestieren. Sie gehen meist ohne signifikante Schwankungen des Antikörpertiters im Serum einher. Es kommt aber u. a. zur Induktion von Interferon (sowie zur Aktivierung von T-Zellen).

Reinfektion. Sehr selten kann es sich auch um eine Reinfektion durch einen anderen Stamm von HSV 1 bzw. HSV 2 handeln und nicht um eine Reaktivierung. Dies ist aber nur durch aufwendige Analysen des verursachenden HSV-Stamms zu klären.

Die Häufigkeit von Reaktivierungen ist von Patient zu Patient verschieden. Bei etwa 50% der infizierten Personen kommt es niemals zu einer klinisch apparenten Reaktivierung.

Eine vorausgegangene HSV-1-Infektion reduziert durch die ausgelöste Immunreaktion den Schweregrad einer nachfolgenden HSV-2-Infektion.

Bei Patienten mit primärer oder sekundärer Immundefizienz verlaufen Primärinfektionen und Reaktivierungen schwerer, es kann zu chronischen, progressiven, mukokutanen und auch schweren disseminierten Infektionen kommen (Grossman u. Mitarb. 1993, Ljungman 1993, James u. Mitarb. 1996).

Neurovirulenz. Neben der latenten Infektion ist die Neurovirulenz ein besonderes Charakteristikum des HSV. Die HSV-Enzephalitis ist bei Kindern meist Folge der Primärinfektion (über Bulbus olfactorius), bei Erwachsenen eher Ausdruck einer Reaktivierung aus dem Trigeminusganglion (in der Anamnese findet sich nur selten ein Herpes labialis). Das Virus kann das ZNS hämatogen oder über Nervenbahnen (axonaler Transport) erreichen.

Typisch für HSV 1 ist die fokale, hämorrhagische Enzephalitis. Bevorzugt betroffen sind die Temporalregion und die Orbitalregion des Lobus frontalis. Hier kommt es zu einer nekrotisierenden hämorrhagischen Entzündung mit Gewebsuntergang und perifokalem Ödem.

Bei einer systemischen Infektion durch HSV 2 kann es beim Neugeborenen zu einer meist disseminierten bzw. multifokalen Enzephalitis kommen (bei Kleinkindern und Säuglingen kann die HSV-1-Enzephalitis ein Bild zeigen, das der neonatalen HSV-2-Enzephalitis entspricht) (Schlesinger u. Mitarb. 1995).

Zu den klinischen Syndromen, bei denen pathogenetisch dem HSV eine Rolle zugeordnet wird, gehört das Erythema exsudativum multiforme (Stevens-Johnson-Syndrom). Man betrachtet es heute als allergische Reaktion auf rekurrente HSV-Infektionen (Detjen u. Mitarb. 1992, Weston u. Mitarb. 1992).

Klinik

Allgemeine Aspekte. HSV-Primärinfektionen und -Reaktivierungen können inapparent oder mit klinischen Symptomen verlaufen. Die klinische Symptomatik hängt von verschiedenen Faktoren ab:
- Alter des Patienten,
- Zustand des Immunsystems (Reife, Störungen),
- Lokalisation der Infektion,
- HSV-Typ,
- Art der Infektion (Primärinfektion oder Reaktivierung).

Primärinfektionen. Sie zeigen hinsichtlich der klinischen Symptomatik eine große Variabilität, in der Regel verlaufen sie inapparent. Wenn klinische Symptome auftreten, so können Primärinfektionen häufiger mit Allgemeinerscheinungen einhergehen, über eine längere Zeit bestehen und häufiger zu Komplikationen führen. Es handelt sich meist um periorale und okuläre, bei Adoleszenten eher um genitale Läsionen.

Reaktivierungen. Die klinische Symptomatik ist üblicherweise milder und von kürzerer Dauer. Das Spektrum der klinischen Symptome reicht dabei von minimalen lokalen Entzündungen (z. B. Herpes labialis) bis zur letal endenden Enzephalitis oder Sepsis. Reaktivierungen, die klinisch manifestiert werden, haben häufiger Prodomi (6–12 Stunden vor Bläschenbildung können Jucken, Brennen bzw. Schmerzen auftreten). Es kann aber auch bei Personen zu symptomatischen Reaktivierungen kommen, deren Primärinfektion inapparent verlaufen ist.

Infektionen bei Patienten mit Abwehrschwäche, disseminierte Infektionen

Bei diesen Patienten können (je nach Art und Ausmaß des Immundefekts) HSV-Primärinfektionen und -reaktivierungen sehr schwer verlaufen. Es kommt außer zu ausgedehnten (u. U. chronischen) kutanen oder mukokutanen Läsionen zu einer direkten Ausbreitung auf benachbarte Organe (Ösophagus, Lunge) oder zur Dissemination unter Einbeziehung verschiedener innerer Organe (Grossman u. Mitarb. 1993, Ljungman 1993, James u. Mitarb. 1996). Die disseminierte Infektion ist dabei meist Folge einer Primärinfektion. Neben Immunstörungen (AIDS, angeborene Immundefekte, Immunsuppression) können auch andere Infektionen (Pertussis, bakterielle Meningitis, Masern) und – vor allem in den Entwicklungsländern – Malnutrition für disseminierte HSV-Infektionen disponieren. Die klinische Symptomatik wird auch vom betroffenen Organ bestimmt. Mögliche Folgen sind:
- Hepatitis,
- Pneumonie,
- Nierenversagen,
- Blutungen (DIC),
- Krämpfe,
- Schock mit Exitus letalis.

Orofaziale Infektionen

Gingivostomatitis herpetica (Stomatitis aphthosa). Die Gingivostomatitis ist das typische Korrelat einer primären HSV-1-Infektion bei Kindern im Alter von 1–5 Jahren (Säuglinge bis etwa zum 10. Monat sind durch mütterliche Antikörper geschützt). Charakteristische Symptome sind:
- Fieber,
- beeinträchtigter Allgemeinzustand,
- Schluckbeschwerden,
- Foetor ex ore,
- Speicheln,
- submandibuläre und zervikale LKS,
- kleine schmerzhafte Bläschen, Ulzera bzw. Plaques:
  – Gingiva,
  – bukkale Schleimhaut,
  – Zunge,
  – Gaumen,
  – ggf. Lippen und periorale Haut.

Häufig weigern sich die Kinder, zu essen und zu trinken (Gefahr der Dehydrierung). Nach 10–14 Tagen sind die Effloreszenzen meist abgeheilt (Virusausscheidung: 7–10 Tage). Bei Kindern mit beeinträchtigter Immunabwehr verläuft die Gingivostomatitis schwerer und länger („Mukositis") und kann hier auch Ausdruck einer Reaktivierung sein.

Pharyngotonsillitis. Bei älteren Kindern bzw. Adoleszenten kann sich eine primäre HSV-Infektion auch als gelegentlich exsudative Pharyngitis bzw. Tonsillitis äußern (flache tonsilläre Ulzera mit grauem Exsudat) (Wat u. Mitarb. 1994).

Herpes labialis („Fieberbläschen"). Beim Herpes labialis handelt es sich typischerweise um die Reaktivierung einer früher durchgemachten (apparenten oder inapparenten) orofazialen HSV-Infektion (meist HSV 1). Nach Prodromi (Schmerzen, Jucken, Brennen) für einige Stunden kommt es zum Aufschießen der typischen Bläschen am mukokutanen Übergang der Lippen. Allgemeinsymptome bestehen meist nicht. Reaktivierungen treten bei einem Patienten praktisch immer am selben Ort auf, meist sind es die Lippen, u. U. aber auch andere Regionen des Gesichts oder die Mundschleimhaut. Binnen 5–10 Tagen sind die Effloreszenzen meist abgeheilt. Die sog. „geometrische Glossitis" durch HSV 1 wurde vor allem bei HIV-Patienten, in Einzelfällen auch bei HIV-negativen Patienten mit immunsuppressiver Therapie beobachtet (Cohen u. Mitarb. 1995, Grossman u. Mitarb. 1993). Sie unterscheidet sich von ähnlichen Zungenveränderungen anderer Ursache durch die starken Schmerzen.

Respiratorische Infektionen

HSV-Infektionen des Respirationstrakts betreffen hauptsächlich immunsupprimierte Patienten (z. B. nach KMT). Die Diagnose kann mittels HSV-PCR in der BAL-Flüssigkeit gestellt werden. Eine HSV-Pneumonie kann durch hämatogene Dissemination, durch Verschleppung des Virus in die unteren Atemwege bei der Intubation oder durch Aspiration entstehen (John u. Mitarb. 1990, Hanley u. Mitarb. 1993, Martinez u. Mitarb. 1994, James u. Mitarb. 1996, Francois-Dufresne u. Mitarb. 1997). Sie wird in den meisten Fällen erst autoptisch diagnostiziert. Eine HSV-Epiglottitis zählt zu den sehr selten vorkommenden Manifestationen (Bengualid u. Mitarb. 1996). HSV kann auch Ursache eines prolongierten bzw. atypischen Krupps (Inglis 1993, Mancao u. Mitarb. 1996) sowie einer Tracheobronchitis (John u. Mitarb. 1990) sein.

Hautinfektionen

HSV-Infektionen können sich auch auf der Haut abspielen und das Bild eines Herpes zoster nachahmen.

Herpes-Panaritium. Eine besondere Form ist das Herpes-Panaritium, das Ausdruck einer Primärinfektion oder einer Reaktivierung sein kann. Betroffen sind besonders Angehörige des medizinischen Personals (Ursache: HSV

1 oder HSV 2). Bei Kindern mit Gingivostomatitis kann auch Daumenlutschen die Ursache sein (Autoinokulation). Die klinische Symptomatik ähnelt derjenigen eines bakteriellen Panaritiums (schmerzhaft geschwollene, weißlich veränderte Haut). Eine frühzeitige korrekte Diagnostik ist wichtig, da es ansonsten zur HSV-Übertragung – z.B. von Ärzten, Schwestern, Eltern bzw. Geschwistern auf Patienten (insbesondere solche mit Immunsuppression) oder Neugeborene – mit entsprechenden Konsequenzen kommen kann. Bei Adoleszenten kann ein herpetisches Panaritium durch Genitalkontakt entstehen und ist dann meist durch HSV 2 bedingt. Binnen 2–3 Wochen kommt es normalerweise zur Abheilung. Wird infolge einer Fehldiagnose (bakterielles Panaritium) inzidiert, kann das die Heilung verzögern.

Herpes gladiatorum. Beim Herpes gladiatorum handelt es sich um lokalisierte kutane primäre HSV-Infektionen (in verschiedenen Regionen des Körpers) bei Sportlern, bei denen es zu einem engen Körperkontakt kommt, z.B. bei Ringern und Rugbyspielern. Hauptsächlich betroffen sind Gesicht und Hals, seltener Extremitäten, Stamm und Augen.

Kutane HSV-Infektionen bei immunsupprimierten Patienten. Sie können als ausgedehnte vesikuläre Eruption (ähnlich den Varizellen) oder mit mehr lokalisierten, ausgeprägten hämorrhagischen Effloreszenzen verlaufen (Ljungman 1993).

Rezidivierende kutane HSV-Infektionen. Diese können an den verschiedensten Stellen des Körpers auftreten, sie können mit Schmerzen, Ödem und Lymphangitis einhergehen und mit einem Herpes zoster verwechselt werden (ein sog. rezidivierender Herpes zoster ist in Wirklichkeit oft eine HSV-Infektion).

HSV-Infektionen bei Kindern mit Verbrennungen. Insbesondere bei Säuglingen und Kleinkindern mit ausgedehnten thermischen Verletzungen – vor allem im Bereich von Gesicht und Nacken – kann es zu einer HSV-Infektion im Wundbereich kommen (Hayden u. Mitarb. 1994). Meist handelt es sich um Reaktivierungen aber auch Primärinfektionen wurden nachgewiesen (Hayden u. Mitarb. 1994).

Okuläre Infektionen (Whitley u. Mitarb. 1998)

Die primäre HSV-Infektion am Auge kann sich als meist einseitige follikuläre Konjunktivitis oder Blepharitis manifestieren. Sie wird überwiegend durch HSV 1 hervorgerufen. Bei einzelnen Patienten kann auch die Kornea einbezogen werden (dendritische Keratitis bzw. Ulkus). Bei disseminierten HSV-Infektionen kann es auch zu einer Chorioretinitis kommen. Reaktivierungen können als follikuläre Konjunktivitis, Blepharitis, aber auch als Keratitis bzw. Hornhautulkus verlaufen. Die Reaktivierung kann u.U. schwerer verlaufen als die Primärinfektion.

Rezidivierende Keratitiden bzw. Ulzera können zu Vernarbungen (Visusminderung, evtl. Blindheit), u.U. auch zur Hornhautperforation oder Uveitis führen.

ZNS-Infektionen

HSV-Enzephalitis. Die HSV-Enzephalitis ist die schwerste und gefürchtetste Form der HSV-Infektion. Es kann sich dabei um eine Primärinfektion, aber auch um eine Reaktivierung handeln. Der Beginn kann perakut, aber auch unmerklich sein. Nach unspezifischen Prodromi für etwa 1–7 Tage (Fieber, Malaise, Irritabilität) treten die auf das ZNS hinweisenden Symptome auf:
- Kopfschmerzen,
- beeinträchtigtes Bewusstsein,
- Verhaltens- und Sprachstörungen,
- fokale Ausfälle,
- Geruchshalluzinationen.

Diese können dann bis zum Koma und in vielen Fällen bis zum Exitus letalis fortschreiten. Meningitische Zeichen können fehlen. Bei Patienten mit AIDS wurden neben Enzephalitis auch aszendierende und transverse Myelitis beobachtet. Durch die Verfügbarkeit moderner diagnostischer Methoden (PCR) weiß man heute, dass es offenbar auch mild verlaufende Formen der HSV-Enzephalitis gibt (De Vincenzo u. Mitarb. 1994, Domingues u. Mitarb. 1997).

Meningitis. Die genitale Infektion durch das HSV-2-Virus (Primärinfektion oder Rezidiv) kann durch eine Meningitis („aseptic meningitis syndrome") kompliziert werden (Rathore u. Mitarb. 1996). Die klinischen Symptome umfassen:
- Fieber,
- Kopfschmerzen,
- Photophobie,
- Nackensteife.

Fokale ZNS-Symptome fehlen meist. Im Gegensatz zur HSV-1-Enzephalitis verläuft dieses Krankheitsbild eher mild und hinterlässt kaum neurologische Residuen.

Gastrointestinale Infektionen, Hepatitis

HSV-Ösophagitis. Eine HSV-Ösophagitis tritt am ehesten (aber nicht nur) bei immunsupprimierten sowie Intensivpatienten (Magensonde!) auf (Cronstedt u. Mitarb. 1992, Lerner u. Mitarb. 1993, Becker u. Mitarb. 1996).Die Patienten klagen über:
- Fieber,
- retrosternale Schmerzen (insbesondere beim Schlucken).

Aber auch das Rektum oder Kolon (Rüther u. Mitarb. 1992, El-Serag u. Mitarb. 1996) können betroffen sein.

HSV-Hepatitis. Die HSV-Hepatitis ist eine seltene Erkrankung (Wolfsen u. Mitarb. 1993, Kaufmann u. Mitarb. 1997). Sie tritt am ehesten bei Patienten mit Immunsuppression auf und ist dann meist Teil einer disseminierten HSV-Infektion. Bei diesen Patienten ist die HSV-Hepatitis meist eine schwere und fulminant verlaufende, aber therapierbare Erkrankung. Bei entsprechendem Verdacht Durchführung der HSV-PCR im Leberbiopsat. Die Diagnose wird oft erst vom Pathologen gestellt.

Genitale Infektionen

Überwiegend handelt es sich um sexuell übertragene Infektionen durch HSV 2 (z. B. bei Adoleszenten). Eine primäre HSV-Vulvovaginitis kann u. U. einmal bei Säuglingen und Kindern unabsichtlich durch Übertragung über kontaminierte Hände (Mutter, Pflegepersonal) entstehen (evtl. aber auch durch Autoinokulation ausgehend von einer Gingivostomatitis). Ein genitaler Herpes bei Kindern kann auch Folge sexuellen Missbrauchs sein. Bei Adoleszenten kann es durch passiven Analverkehr auch zu einer anorektalen HSV-2-Infektion kommen. Als Komplikation einer genitalen HSV-Infektion kann es zu einer Meningitis kommen.

Diagnostik

Die Diagnostik einer HSV-Infektion kann bei Auftreten des typisch bläschenförmigen Exanthems im Mund- und Genitalbereich klinisch vermutet werden.

Virusnachweis. HSV kann aus Bläscheninhalt, Schleimhaut- bzw. Hautabstrichen oder Biopsaten, sowie aus Liquor (aber nur am 1. und 2. Krankheitstag erfolgversprechend) angezüchtet werden (Goldstandard). Das Untersuchungsmaterial muss gekühlt (4 °C) transportiert werden. PCR-Untersuchungen liefern ein rascher verfügbares Ergebnis (wichtig wegen Therapieoption). Durchführung und Reproduzierbarkeit ist aber auf wenige Speziallabors beschränkt. Die Interpretation eines positiven PCR-Ergebnisses (außer Liquor) erfolgt unter Berücksichtigung aller verfügbarer klinischer Daten.

Antigennachweis. Im Vordergrund für die Frühdiagnostik steht der Nachweis von HSV-Antigen (direkte Immunfluoreszenz, z. B. Celluloseacetatfolie) oder von HSV-DNA (PCR besonders aus Liquor und BAL-Flüssigkeit) in infiziertem Material. Beide Verfahren erlauben die Differenzierung in HSV 1 bzw. HSV 2.

Antikörpernachweis. Der Antikörpernachweis im Serum spielt für die Frühdiagnostik keine Rolle, da es erst nach 7–10 Tagen zur Serokonversion kommt und bei Reaktivierung keine Titerbewegung vorliegen muss. Der Nachweis von IgM-AK mit nachfolgendem Anstieg des IgG-Titers spricht für eine frische Infektion. Im Allgemeinen kann eine Reaktivierung nur ungenügend serologisch diagnostiziert werden.

Liquordiagnostik. Für HSV-ZNS-Infektion sprechen:
- Nachweis von HSV-DNA (PCR).
- Pleozytose (in etwa 80 % der Fälle Zellzahlen zwischen 50 und 500 Leukozyten/µl, überwiegend Mononukleäre),
- Nachweis von Erythrozyten (75–80 % der Fälle),
- erhöhte Eiweißkonzentration (0,3–2,5 g/l, im Mittel 0,8 g/l),

In einzelnen Fällen kann zu Beginn der Symptomatik der Liquor noch normal sein. Ein kultureller Nachweis des HSV gelingt aus dem Liquor meist nicht (allenfalls am 1./2. Krankheitstag).

> **!** Grundpfeiler der virologischen Diagnostik der HSV-Enzephalitis ist der Nachweis von HSV-DNA im Liquor mittels PCR.

Durch Nachweis von intrathekal synthetisierten oligoklonalen HSV-spezifischen Antikörpern nach ca. 10 Tagen ist es in den meisten Fällen möglich, die Herpesätiologie auch nachträglich bei antiviral behandelten Patienten zu beweisen (immer Untersuchung von gleichzeitig entnommenen Liquor-Serum-Paaren).

CT, MRT, EEG. Neben virologischen Methoden kommt CT, MRT und EEG große Bedeutung in der Diagnostik der HSV-Enzephalitis zu. Verdächtig ist vor allem der Nachweis fokaler pathologischer Befunde, insbesondere in der Temporalregion (zu Krankheitsbeginn lässt sich u. U. nur ein Hirnödem nachweisen).

EEG und MRT erlauben früher eine Lokalisation des entzündlichen Prozesses als das CT (Schlesinger u. Mitarb. 1995, Ito u. Mitarb. 1998).

Bei Kleinkindern und Säuglingen zeigen CT und MRT oft statt der fokalen Befunde multifokale oder diffuse Veränderungen (Schlesinger u. Mitarb. 1995).

Das EEG zeigt typischerweise Spike- und Slow-Wave-Aktivität über der Temporalregion.

Weitere Untersuchungen. Weitere diagnostische Methoden zum Nachweis einer HSV-Infektion in anderen Körperregionen sind:
- Ösophagoskopie mit Biopsie (HSV-Ösophagitis),
- Bronchoskopie (HSV-Pneumonie),
- Leberbiopsie (HSV-Hepatitis),
- Rektoskopie (HSV-Proktitis).

Außerdem:
- Blutbild,
- Gerinnungsstatus,
- CRP,
- Leber- und Nierenwerte,
- Serumelektrophorese u. a.

Differenzaldiagnose

Differenzialdiagnosen zum orofazialen Herpes:
- Stevens-Johnson-Syndrom,
- Enterovirusinfektionen:
  - Herpangia,
  - Hand-Mund-Fuß-Krankheit,
- rezidivierende Aphthen der Mundschleimhaut anderer Genese,
- Schleimhautulzera bei Neutropenie bzw. bestimmten Autoimmunkrankheiten,
- Soor.

Die herpetische geometrische Glossitis kann mit einer Lingua plicata verwechselt werden (Cohen u. Mitarb. 1995).

Differenzialdiagnosen zur HSV-Pharyngitis:
- Streptokokken-Tonsillopharyngitis,
- Mononucleosis infectiosa,
- Angina Plaut-Vincenti u. a.

Differenzialdiagnosen zur HSV-Ösophagitis:
- CMV-Infektion,
- Candidainfektion,
- Arzneimittelnebenwirkungen.

Differenzialdiagnosen zur HSV-Enzephalitis:
- Enzephalitis durch andere Viren (z.B. Enteroviren) bzw. Bakterien (z. B. Tuberkulose, Mykoplasmen),
- Hirnabszess,
- Hirntumor (z. B. Lymphom),
- Durchblutungsstörungen (Domingues u. Mitarb. 1997).

Differenzialdiagnose zu HSV-Infektionen des Auges:
- Zoster ophthalmicus.

Differenzialdiagnosen zu HSV-Hautläsionen:
- Herpes zoster,
- Impetigo contagiosa,
- Paronychie,
- Hautmykosen,
- verschiedene nicht oder nur indirekt durch Erreger bedingte Hauterkrankungen (z. B. Erythema exsudativum multiforme).

Differenzialdiagnosen zu genitalen HSV-Infektionen:
- andere sexuell übertragbare Infektionen,
- nicht durch Erreger bedingte Erkrankungen mit ähnlicher Symptomatik.

Gleiches gilt für perianale bzw. rektale HSV-Infektionen.

Therapie

Virostatika. Die durch die virale Thymidinkinase aktivierten Nukleosidanaloga (Aciclovir, Valaciclovir, Famciclovir, Brivudin) weisen eine höhere Selektivität und Wirksamkeit auf als die von zellulären Enzymen aktivierten Substanzen Vidarabin und Cidofovir. Die Wirksamkeit (Ansprechraten) von HSV 1 und HSV 2 sind verschieden. Keines der Mittel wirkt auf das HSV im Latenzstadium. Foscarnet wirkt auch auf aciclovirresistente HSV-Stämme. Nebenwirkungen wurden häufiger bei Vidarabin als bei Aciclovir beobachtet.

Die Resistenzbildung (insbesondere Mutationen des Thymidinkinasegens) betrifft nicht latentes HSV, sodass bei jedem Rezidiv wieder Aciclovir eingesetzt werden kann.

Therapie oraler HSV-Infektionen

Bei immunkompetenten Patienten erfolgt im Allgemeinen nur eine symptomatische Therapie:
- parenterale Ernährung,
- lokale Applikation von Lokalanästhetika u. a.

Bei schweren Verlaufsformen – meist bei Patienten mit beeinträchtigter Immunabwehr – ist Aciclovir das Mittel der Wahl (meist zunächst i. v., dann p. o.).

Aciclovir:
- 5–10 mg/kg KG i. v. 8-stündlich für 7–10 Tage
- p. o. sollte höher dosiert werden

Wichtig ist, dass diese Therapie möglichst frühzeitig begonnen wird.

Die topische Acicloviranwendung kann die Dauer der Virusausscheidung reduzieren, beeinflusst aber kaum die Symptomatik.

Therapie der HSV-Enzephalitis

! Die Therapie mit Aciclovir sollte so früh wie möglich begonnen werden.

Dadurch kann ein Exitus letalis oder eine bleibende neurologische Schädigung evtl. verhindert bzw. Letztere gemindert werden. Aus diesem Grund sollte im Fall einer Enzephalitis, die evtl. durch HSV bedingt sein könnte, immer zunächst (bis zum Vorliegen entsprechender virologischer Befunde) mit einer Aciclovirtherapie begonnen werden.

Insbesondere jüngere und nicht so sehr schwer kranke Patienten profitieren von der Aciclovirtherapie.

Aciclovir:
- 10 mg/kg KG i. v. 8-stündlich für 2–3 Wochen Tendenz geht eher zu längerer Behandlungsdauer.

Selbstverständlich gehört ein solcher Patient immer auf die Intensivstation. Vor Beendigung der Therapie sollte eine PCR-Kontrolle erfolgen.

Üblicherweise wird die HSV-PCR nach etwa 10-tägiger Aciclovirtherapie negativ (De Vincenzo u. Mitarb. 1994, Preiser u. Mitarb. 1996).

Bei schwerer fokaler Enzephalitis mit ausgeprägten Veränderungen im CT, die an raumfordernde Läsionen denken lassen, muss evtl. längere Zeit mit Aciclovir behandelt werden.

Operation. Es wird auch über die neurochirurgische Entfernung nekrotischen Gewebes berichtet (Counssell u. Mitarb. 1994).

Corticosteroide. Die Gabe von Corticosteroiden ist umstritten. Diese besitzen ebenso wie β-Interferon keine durch kontrollierte Studien nachgewiesene therapeutische Wirksamkeit. Ihr Einsatz kann bei schweren HIV-Infektionen in Erwägung gezogen werden.

Okuläre HSV-Infektionen

Die Behandlung soll immer durch bzw. mit dem Augenarzt erfolgen. Zur topischen Therapie stehen verschiedene Substanzen als Salben oder Tropfen zur Verfügung:
- Idoxuridin,
- Trifluridin,
- Vidarabin,
- Aciclovir.

Die Salben werden meist 4- bis 6-stündlich, Tropfen 2- bis 3-stündlich verabreicht.

Topische Steroide sind meist kontraindiziert. Idoxuridin wird heute kaum noch eingesetzt.

! Bei ausgedehnten bzw. schweren Infektionen kommt auch eine systemische Aciclovirtherapie in Betracht.

HSV-Infektion der Haut

Eine herpetische Paronychie sollte systemisch mit Virostatika behandelt werden.

Genitale HSV-Infektion

Infektionen mit HSV 2 sprechen weniger gut auf Aciclovir an als solche durch HSV 1.

Die primäre genitale HSV-Infektion sollte systemisch mit Famciclovir behandelt werden. Auch lokale Famcicloviranwendungen sind möglich. In bestimmten Fällen ist eine Suppressionstherapie indiziert.

Famciclovir:
Erwachsene:
- 3-mal tgl. 250 mg für 5 Tage

Suppressionstherapie:
- 3-mal tgl. 200 mg für–12 Monate

Brivudin ist infolge geringerer Spezifität für HSV 2 keine Therapie der Wahl für genitale HSV-Infektionen.

Komplikationen, Prognose, Letalität

Komplikationen:
- Eine HSV-Infektion kann bei Kindern mit gestörter Immunabwehr zu einer Dissemination – unter Beteiligung von ZNS, Leber, Lunge u. a. Organen – führen („HSV-Sepsis").
- Bei Kindern mit Gingivostomatitis kann es durch mangelnde Flüssigkeitsaufnahme und Fieber zu einer ausgeprägten Dehydratation kommen.
- Kinder mit Ekzem können ein Eczema herpeticatum entwickeln. Ein vergleichbar schweres Krankheitsbild kann bei Kindern mit ausgedehnten Hautverbrennungen bzw. -verätzungen auftreten (Hayden u. Mitarb. 1994).
- Genitale HSV-2-Infektionen können außer zu einer Meningitis auch zu nervalen Dysfunktionen im Sakralbereich führen, die sich als verminderter rektaler Sphinktertonus, Obstipation, Harnretention oder Impotenz äußern können.
- Rezidivierende HSV-Infektionen der Augen können u. a. zu einem bleibenden Visusverlust führen.
- HSV-Infektionen können ein Erythema exsudativum multiforme triggern. Es handelt sich offensichtlich um einen infektallergischen Prozess (Detjen u. Mitarb. 1992, Weston u. Mitarb. 1992).

Prognose, Letalität, Rezidive. HSV-Infektionen jenseits der Neonatalperiode haben in den meisten Fällen eine gute Prognose. Eine Ausnahme bildet die Enzephalitis mit einer beträchtlichen Letalitäts- bzw. Defektheilungsrate. Die Prognose wird beeinflusst vom Alter des Patienten und vom Schweregrad der Erkrankung bei Therapiebeginn.

Bei sehr frühzeitigem Beginn der Aciclovirtherapie ist heute bei bis zu 40 % der Fälle eine Restitutio ad integrum möglich. Die Letalitätsrate der HSV-Enzephalitis liegt bei Patienten ohne virostatische Therapie bei 60–80 %, bei behandelten Patienten (je nach Ausgangslage) bei 15–40 % (Counssell u. Mitarb. 1994).

Bei etwa ⅓ der Überlebenden kommt es zu bleibenden neurologischen Schädigungen.

In seltenen Fällen kann es trotz exakter Aciclovirtherapie zu einer chronisch persistierenden (PCR-positiven) Enzephalitis kommen, die sich mit therapierefraktären Anfällen manifestiert (Jay u. Mitarb. 1998).

In etwa 5–10% der Patienten mit HSV-Enzephalitis kommt es zu einem klinischen Rezidiv (Domingues u. Mitarb. 1997). Hierbei kann es sich um ein Versagen der virostatischen Therapie oder um eine postherpetische Enzephalopathie – der offensichtlich ein Immunprozess zugrunde liegt – handeln (Pike u. Mitarb. 1991, Nicolaidou u. Mitarb. 1993, Wang u. Mitarb. 1994, Barthez-Carpentier u. Mitarb. 1995, Preiser u. Mitarb. 1996, Sköldenberg 1996, Domingues u. Mitarb. 1997). Klinisch stehen bei den Kindern mit Rezidiven Bewegungsstörungen im Vordergrund (Chorea, Dystonie, Choreoathetose u.a.) (Wang u. Mitarb. 1994, Berthez-Carpentier u. Mitarb. 1995).

Eine (wieder) positive HSV-PCR sowie eine erfolgreiche erneute Aciclovirtherapie sprechen für ein Rezidiv der Infektion, eine negative HSV-PCR sowie eine Aciclovirtherapie ohne Einfluss auf den Krankheitsverlauf weisen dementsprechend auf eine postherpetische Enzephalopathie hin (Kimura u. Mitarb. 1992, Domingues u. Mitarb. 1997). Über Patienten mit 2 bzw. 3 Aciclovirtherapiezyklen wurde berichtet.

Auch die disseminierte HSV-Infektion (meist immunsupprimierte Patienten) hat eine hohe Letalitätsrate.

Die HSV-Meningitis hat meist eine günstige Prognose.

Die Prognose okulärer HSV-Infektionen verschlechtert sich mit zunehmender Anzahl der Rezidive.

Das Ekzema herpeticatum hat bei korrekter Therapie meist eine gute Prognose.

Genitale HSV-Infektionen sind nicht lebensbedrohlich, stellen aber für den Betroffenen eine physische und psychologische Belastung dar.

Prophylaxe

HSV-Infektionen können durch Expositions- oder Chemoprophylaxe verhindert werden. Eine Immunprophylaxe ist derzeit noch nicht möglich.

Expositionsprophylaxe. Auf Intensiv- und onkologischen Stationen besteht die Gefahr der Übertragung des HSV von infizierten auf bis dahin nicht infizierte disponierte Patienten (Patienten mit Neutropenie, Verbrennungen, Ekzem, ausgeprägter Windeldermatitis u.a.).

Das medizinische Personal sollte auf besonders korrekte Händedesinfektion achten bzw. Handschuhe tragen und dort, wo es möglich ist, den direkten Kontakt mit HSV-Läsionen meiden. Patienten mit ausgedehnten herpetischen Läsionen sollten isoliert werden.

Zur Prophylaxe von HSV-2-Infektionen gehören die Verwendung von Kondomen (bei Adoleszenten) sowie die Entbindung durch Sectio caesarea bei Gebärenden mit Herpes genitalis (zum Schutz des Neugeborenen).

Chemoprophylaxe (Whitley u. Mitarb. 1998). Bei Hochrisikopatienten kann in kritischen Phasen (immunsuppressive Therapie, KMT) eine prophylaktische Aciclovirgabe (zur Vermeidung einer Reaktivierung) erfolgen.

Auch Reaktivierungen genitaler HSV-Infektionen können durch eine Aciclovirgabe über längere Zeit verhindert werden.

Bei Patienten mit HSV-induziertem rezidivierenden Stevens-Johnson-Syndrom kann Letzteres u.U. durch rechtzeitige Gabe von Aciclovir und Prednisolon verhindert werden (Detjen u. Mitarb. 1992).

Literatur

Barthez-Carpentier MA, Rozenberg F, Dussaix E, et al. (1995) Relapse of herpes simplex encephalitis. J Child Neurol 10: 363–367

Becker K, Lübke HJ, Borchard F, Häusinger D (1996) Entzündliche Speiseröhrenerkrankung durch Herpes-simplex-Virusinfektionen – Übersicht und Bericht über 15 eigene Fälle. Z. Gastroenterol 34: 286–295

Bengualid V, Keesari S, Kandiah V, Gittler D, Berger J (1996) Supraglottitis due to Herpes simplex virus type 1 in an adult. Clin Infect Dis 22: 382–383

Cohen PR, Kazi S, Grossma ME (1995) Herpetic geometric glossitis: a distinctive pattern of lingual Herpes simplex virus infection. South Med J 88: 1331–1334

Counssell CE, Taylor R, White JR (1994) Focal necrotising herpes simplex encephalitis: a report of two cases with good clinical and neuropsychological outcomes. J Neurol Neurosurg Psychiatr 57: 1115–1117

Cronstedt JL, Bouchama A, Hainau B, Halim M, Khouqueer F, Darsouny TAl (1992) Spontaneous esophageal perforation in Herpes simplex esophagitis. Am J Gastroenterol 87: 124–126

Detjen PF, Patterson R, Noskin GA, Phair JP, Loyd StO (1992) Herpes simplex virus associated with recurrent Stevens-Johnson-syndrome – a management strategy. Arch Intern Med 152: 1513–1516

De Vincenzo JP, Thorne G (1994) Mild herpes simplex encephalitis diagnosed by polymerase chain reaction: a case report and review. Pediatr Infect Dis J 13: 662–664

Domingues RB, Lakeman FD, Pannuti CS, Fink MCD, Tsanaclis (1997) Advantage of polymerase chain reaction in the diagnosis of herpes simplex encephalitis: presentation of 5 atypical cases. Scand J Infect Dis 29: 229–231

El-Serag HB, Zwas FR, Cirillo NW, Eisen RN (1996) Fulminant herpes colitis in a patient with Crohn's disease. J Clin Gastroenterol 22: 220–223

Francois-Dufresne A, Garbino J, Ricou B, Wunderli W (1997) ARDS caused by herpes simplex virus pneumonia in a patient with Crohn's disease: a case report. Intens Care Med 23: 345–347

Grossman ME, Stevens AW, Cohen PhR (1993) Brief report – herpetic geometric glossitis. N Engl J Med 329: 1859–1860

Hanley PJ, Conaway MM, Halstead DC, Rhodes LV, Reed J (1993) Nosocomial Herpes simplex virus infection associated with oral endotracheal intubation. Am J Infect Contr 21: 310–316

Hayden FG, Himel HN, Heggers JP (1994) Herpesvirus infections in burn patients. Chest 106,1/S July: 155–215

Inglis AF (1993) Herpes simplex virus infection. A rare cause of prolonged croup. Arch Otolaryngol Head Neck Surg 119: 551–552

Ito Y, Ando Y, Kimura H, Kuzushima K, Morishima T (1998) Polymerase chain reaction–proved herpes simplex encephalitis in children. Pediatr Infect Dis J 17: 29–32

James E, Robinson L, Griffiths PD, Prentice HG (1996) Acute myeloblastic leukemia presenting with herpes simplex type-1 viraemia and pneumonia. Br J Haematol 93: 401–402

Jay V, Hwang P, Hoffman HJ, Becker LE, Zielenska M (1998) Intractable seizure disorder associated with chronic herpes infection, Child's Nerv Syst 14: 15–20

John RCSt, Pacht ER (1990) Tracheal stenosis and failure to wean from mechanical ventilation due to herpetic tracheitis. Chest 98: 1520–1522

Kaufmann B, Gandhi SA, Louie E, Rizzi R, Illei P (1997) Herpes simplex virus hepatitis: case report and review. Clin Infect Dis 24: 334–338

Kimura H, Aso K, Kuzushima K, Hanada N, Shibata M, Morishima T (1992) Relapse of Herpes simplex encephalitis in children. Pediatrics 89: 891–894

Lerner CJ, Rupp RN (1993) Herpes simplex esophagitis mimicking a lye burn in a child. Otolaryngol Head Neck Surg 109: 758–761

Ljungman P (1993) Herpes simplex infections in immunocompromised patients – problems and therapeutic interventions. Ann Med 25: 329–333

Mancao MY, Sindel LJ, Richardson PH, Silver FM (1996) Herpetic croup: two case reports and a review of the literature. Acta Paediatr 85: 118–120

Martinez E, de Diego A, Paradis A, Perpina M, Hernandez M (1994) Herpes simplex pneumonia in a young immunocompetent man. Eur Respir J 7: 1185–1188

Nicolaidou P, Iacovidou N, Youroukos S, Liacopoulou-Tsitsipi T, Kattamis C (1993) Relapse of herpes simplex encephalitis after acyclovir therapy. Eur J Pediatr 152: 737–738

Perl TM, et al (1992) Transmission of Herpes simplex virus type1 infection in an intensive care unit. Ann Intern Med 117: 584–586

Pike MG, Kennedy CR, Neville BGR, Levin M (1991) Herpes simplex encephalitis with relapse. Arch Dis Childh 66: 1242–1244

Preiser W, Weber B, Klös G, Fischer PA, Doerr HW (1996) Unusual course of Herpes simplex virus encephalitis after acyclovir therapy. Infection 24: 384–389

Rathore MH, Mercurio K, Halstead D (1996) Herpes simplex virus type 1 meningitis. Pediatr Infect Dis J 15: 824–828

Rüther U, Nunnensiek C, Müller HAG, et al. (1992) Herpes simplex -assoziierte Exazerbation eines Morbus Crohn. Erfolgreiche Behandlung mit Acyclovir. Dtsch Med Wochenschr 117: 46–50

Schlesinger Y, Buller RS, Brunstrom JE, Moran ChJ, Storch GA (1995) Expanded spectrum of herpes simplex encephalitis in childhood. J Pediatr 126: 234–241

Shane SA, Wollman M, Claasen D (1994) Herpes simplex dissemination following glucocorticoids for upper airway obstruction in an adolescent girl. Pediatr Emerg Care 10: 160–162

Sköldenberg B (1996) Herpes simplex encephalitis. Scand J Infect Dis S 100: 8–13

Wang HS, Kuo MF, Huang SC, Chou ML (1994) Choreoathetosis as an initial sign of relapsing of herpes simplex encephalitis. Pediatr Neurol 11: 341–345

Wat PJ, Strickler JG, Myers JL, Nordstrom MR (1994) Herpes simplex infection causing acute necrotizing tonsillitis. Mayo Clin Proc 69: 269–271

Weston WL, Brice SL, Jester JD, Lane AT, Stockert S, Huff JC (1992) Herpes simplex virus in childhood erythema multiforme. Pediatrics 89: 32–34

Whitley RJ, Kimberlin DW, Roizman B (1998) Herpes simplex viruses. Clin Infect Dis 26: 541–555

Wolfsen HC, Bolen JW, Bowen JL, Fenster LF (1993) Fulminant Herpes hepatitis mimicking hepatic abscesses. J Clin Gastroenterol 16: 61–64

Varicella-Zoster-Virus-Infektionen

W. Handrick

Definition

Die Varizellen sind eine im Rahmen der Primärinfektion durch das Varicella-Zoster-Virus (VZV) vor allem bei Kindern auftretende, häufig vorkommende, hoch kontigiöse, akute Infektionskrankheit mit charakteristischem Exanthem und einer im Allgemeinen guten Prognose sowie lebenslanger Immunität.

Ätiologie

Das VZV ist ein DNA-Virus und gehört zu den Herpesviren.

Pathogenese

Varizellen sind hoch kontagiös. Die Übertragung erfolgt meist durch direkten Kontakt oder durch Tröpfchen. Eine Besonderheit ist die Übertragung durch einen aerolisierte Tröpfchen enthaltenden Luftzug („fliegende Infektion").

Die Inkubationszeit beträgt 12–16 (9–28) Tage. Infektionsquellen sind Patienten mit Varizellen oder Herpes zoster.

Die Patienten sind etwa 1–2 d vor Auftreten des Exanthems bis etwa 1 Woche nach dem letzten Exanthemschub infektiös (Tumorpatienten können länger infektiös sein). Hauptsächlich erkranken Kinder im Alter von 2–10 Jahren.

Bei Adoleszenten und insbesondere bei Erwachsenen kommt es häufiger zu komplizierten Verläufen als bei Kindern. Nach der Primärinfektion bleiben lebende Viren in den Spinalganglien zurück und können zum Ausgangspunkt einer endogenen Reaktivierung (Herpes zoster) werden. Varizellen hinterlassen im Allgemeinen eine lebenslange Immunität. Wichtiger als die humorale ist hierbei die zelluläre Immunität.

Bei Patienten mit angeborenen oder erworbenen Immundefekten (z.B. AIDS), malignen Erkrankungen und/ oder Zytostatika-, Corticosteroid- bzw. immunsuppressiver Therapie besteht ein erhöhtes Risiko für schwer bzw. kompliziert verlaufende VZV-Infektionen. Bei diesen Patienten kann es zu prolongierten Verläufen sowie zu (echten) Reinfektionen kommen.

Kinder nach erfolgter Knochenmark- bzw. Organtransplantation sollten unabhängig davon, ob sie selbst oder der Spender Varizellen hatten, als für Varizellen empfänglich angesehen werden.

Klinik

Primär gesunde Kinder:

Nach kurzem Prodromalstadium (leichtes Fieber, Rush, Unwohlsein, Gliederschmerzen für etwa 24 Stunden) oder ohne Prodromi tritt das Exanthem auf, zuerst am Rumpf, dann folgen Gesicht (auch behaarter Kopf, Mundschleimhaut) und Extremitäten (außer Handteller und Fußsohlen).

Typischerweise durchlaufen die Effloreszenzen folgende Stadien:
- rotes Fleckchen,
- Papel,
- Bläschen (mit rotem Hof),
- Pustel,
- Kruste.

Durch schubweisen Verlauf (über 3–5 Tage kommt es zum Auftreten neuer Effloreszenzen) findet man verschiedene Effloreszenzen nebeneinander („Sternenhimmel", „buntes Bild"). Oft besteht Juckreiz, der Allgemeinzustand ist jedoch meist gut. Fieber findet sich bei etwa 30–40 % der Patienten (Höhe und Dauer des Fiebers gehen meist dem Schweregrad des Exanthems parallel). Auch Kopf- und Halsschmerzen sowie Appetitlosigkeit kommen vor.

Kinder mit beeinträchtigter Immunabwehr:
Bei diesen Kindern kommt es häufiger zu einem schweren und/oder prolongierten Verlauf (für 10–14 Tage treten neue Läsionen auf) sowie zu Komplikationen. Das Exanthem ist ausgeprägter und es finden sich oft Hinweise auf stärkere systemische Reaktionen (hohes Fieber, Unwohlsein) sowie auf Organbeteiligungen (Husten, Bauch-, Kopf-, Gliederschmerzen).

Diagnostik

Die Diagnose beruht üblicherweise auf Anamnese und typischem klinischen Befund. Aus differenzialdiagnostischen Gründen ist es in manchen Fällen aber wichtig, durch mikrobiologisch-virologische Untersuchungen die Diagnose Varizellen zu sichern bzw. auszuschließen, z. B. bei Patienten mit Abwehrschwäche sowie bei ausgeprägten bakteriellen Superinfektionen.

> ! Letztendlich beweisend ist die Isolierung des Virus aus frischen Hauteffloreszenzen in der Gewebekultur.

Mittels verschiedener Methoden lassen sich in der Bläschenflüssigkeit auch VZV-Antigene nachweisen.

Antikörper. Für die Diagnose „Varizellen" spricht auch ein signifikanter Anstieg der VZV-Antikörper-Titer im Serum (Serumpaar im Abstand von 10–14 d). Bei Vorliegen einer VZV-Enzephalitis können VZV-Antikörper im Liquor nachweisbar sein.

Differenzialdiagnose

- Herpes zoster,
- HSV-Infektionen,
- Strophulus (Kopfhaut und Mundschleimhaut stets frei!),
- Skabies,
- Impetigo,
- Dermatitis herpetiformis,
- Stevens-Johnson-Syndrom,
- Insektenstiche,
- papulöse Urtikaria.

Insbesondere bei Patienten mit Abwehrschwäche ist es manchmal schwierig, allein mit klinischen Mitteln zwischen VZV- und HSV-Infektionen zu unterscheiden.

Therapie

Symptomatische Therapie:
- Trocknende Lotionen helfen, den Juckreiz zu mildern.
- Bei Fieber kommen Antipyretika in Betracht (Acetylsalicylsäure sollte in Anbetracht des Risikos eines Reye-Syndroms nicht gegeben werden).
- Antihistaminika (p. o.) können bei starkem Juckreiz eingesetzt werden.
- Um bakteriellen Hautinfektionen vorzubeugen, sollten die Fingernägel sauber und kurz sein (evtl. Handschuhe) und die Kinder häufiger gebadet werden.

Antibiotika:
Systemische Antibiotika (p. o. oder i. v.) sind bei bakteriellen Superinfektionen indiziert. Wichtig ist, dass das eingesetzte Mittel auch gegen den wichtigsten Erreger, Staphylococcus aureus, wirksam ist. Bei gangränösen Varizellen ist meist auch ein operatives Debridement notwendig.

Virostatika:
- *Aciclovir:*
  Von den verfügbaren Virostatika kommt bei VZV-Infektion nur Aciclovir in Betracht (es hat aber keinen Effekt auf die latente VZV-Infektion). Die Therapie sollte möglichst binnen 24 Stunden nach Krankheitsbeginn einsetzen.
  VZV-Stämme können gegenüber Aciclovir resistent werden (selten!). Hier kann mit Foscarnet (180 mg/kg KG/Tag in 3 ED) behandelt werden.
  Bei oraler Gabe werden nur 15–20 % der Dosis resorbiert. Die Tagesdosis muss, da das VZV weniger empfindlich ist, höher als bei HSV-Infektionen sein. Bei Patienten mit eingeschränkter Nierenfunktion muss die Tagesdosis entsprechend reduziert werden.
  Nebenwirkungen: Übelkeit, Erbrechen, Exanthem, Phlebitis und Auskristallisierung in den Nierentubuli. Es gibt keinen Beweis dafür, dass durch Aciclovir die Infektiösität eines Patienten reduziert wird.
- *Aciclovirtherapie bei primär gesunden Patienten:*
  Die Meinungen darüber, wann bei diesen Patienten evtl. eine Aciclovirtherapie erfolgen sollte, sind nicht einheitlich. Die Entscheidung muss also jeweils individuell getroffen werden. In Betracht kommen Kinder mit Verdacht auf beginnende viszerale Beteiligung, evtl. auch Adoleszenten (vor allem aber Erwachsene). Dies ist in der Praxis schwierig zu verwirklichen, da eine wirksame Therapie möglichst am 1. Tag des Exanthems beginnen sollte.

Aciclovir:
- 30 (–45) mg/kg KG/Tag i.v., maximal 2,5 g/Tag
- für 5 (–7) Tage

- *Aciclovirtherapie bei Kindern mit beeinträchtigter Immunabwehr:*
Im Rahmen des Möglichen sollten bei diesen Kindern, wenn sie an Varizellen erkranken, Immunsuppressiva- und Zytostatikabehandlungen beendet, hingegen sollte eine laufende Glucocorticoidtherapie nicht abgebrochen, sondern eher in der Dosis erhöht werden. Da nicht vorhersehbar ist, welche dieser Kinder „normale" Varizellen durchmachen und welche evtl. ein schweres Krankheitsbild zeigen werden, sollte die Indikation für eine Aciclovirgabe großzügig gestellt werden. Durch diese Therapie ist es möglich, die Rate der Verläufe mit viszeraler Dissemination sowie die Letalitätsrate zu senken. Aciclovir sollte immer so früh wie möglich gegeben werden (in den ersten 3 Tagen!), d.h. bevor es zu einer viszeralen Dissemination kommt.

Aciclovir:
- 45 mg/kg KG/Tag i.v.
- ausnahmsweise auch per os, 60–80 mg/kg KG/Tag

Verlauf und Komplikationen

Verlauf ohne Komplikationen

Bei gesunden Kindern verlaufen die Varizellen im Allgemeinen ohne Komplikationen. Die Effloreszenzen heilen unter symptomatischer Therapie ohne Hautnarben ab.

Verlauf mit Komplikationen

Zu Komplikationen kommt es am ehesten bei Neugeborenen, Erwachsenen und besonders bei immunsupprimierten Patienten. Bei Letzteren kann die Erkrankung einen ausgesprochen protrahierten Verlauf nehmen.

Viszerale Dissemination. Bei etwa 1–5 % der primär gesunden, jedoch aber bei bis zu 30 % der Patienten mit malignen Erkrankungen kommt es zur viszeralen Dissemination. Diese Patienten zeigen meist:
- besonders viele Hauteffloreszenzen,
- hohes und prolongiertes Fieber,
- deutlich beeinträchtigten Allgemeinzustand.

Reye-Syndrom:
Ein Reye-Syndrom kommt selten vor und beginnt meist relativ spät im Krankheitsverlauf mit Erbrechen und beeinträchtigtem Sensorium. Als charakteristisch gelten verminderte Glucose- und erhöhte Ammoniakwerte im Serum. Klinisch ist die Unterscheidung von der Enzephalitis oft schwierig. Die definitive Diagnose wird mittels Leber- und Muskelbiopsie gestellt.

Respirationstrakt:
Eine Varizellenpneumonie tritt hauptsächlich bei Erwachsenen auf, sie kommt aber auch bei Neugeborenen und immunsupprimierten Kindern vor. Sie muss von einer sekundären bakteriellen Pneumonie unterschieden werden. Die Varizellenpneumonie kann klinisch leicht, evtl. auch schwer verlaufen, u.U. auch letal enden (trotz virostatischer Therapie). Sie kann durch Pleuraerguss, Lungenödem und ARDS kompliziert werden.

Zentralnervensystem:
ZNS-Komplikationen sind selten. Hierzu zählen:
- Zerebellitis,
- Enzephalitis,
- Meningitis,
- transverse Myelitis,
- Guillain-Barré-Syndrom,
- Optikusneuritis.

Diese Komplikationen treten üblicherweise zwischen dem 3. und 8. Tag nach Exanthembeginn auf. Der Schweregrad der klinischen Symptomatik kann sehr unterschiedlich sein, er reicht von der benignen zerebellären Ataxie bis zur schweren Enzephalitis.

Zu den auf eine ZNS-Komplikation hinweisenden Symptomen zählen (je nach Art der Komplikationen):
- Fieber,
- Kopfschmerz,
- Erbrechen,
- Ataxie,
- Tremor,
- undeutliche Aussprache,
- Krämpfe,
- Nackensteife,
- verändertes Sensorium (bis zum Koma),
- Lähmungen.

Das EEG zeigt meist diffuse Störungen. Im Lumballiquor finden sich eine lymphozytäre Pleozytose und/oder eine erhöhte Proteinkonzentration.

Die Therapie besteht vor allem im Einsatz der üblichen supportiven Maßnahmen der Intensivmedizin. Die meisten Experten empfehlen den Einsatz von Aciclovir, obwohl dessen Nutzen nicht bewiesen ist.

Die Prognose ist im Allgemeinen gut, sie ist besser bei der Zerebellitis als bei der Enzephalitis. Letale Ausgänge können aber vorkommen.

Weitere Organmanifestationen:
Erhöhte Transaminasenwerte und/oder Ikterus weisen auf eine Leberbeteiligung hin. Auch über Myokarditis und Glomerulonephritis wurde berichtet.

Im Fall einer Arthritis muss zwischen primärer VZV-Arthritis und sekundärer bakterieller Arthritis unterschieden werden. Zu den am Auge beobachteten Komplikationen zählen Konjunktivitis, Keratitis, Uveitis und Retinitis.

Auch über Orchitis sowie über Neutropenie und thrombozytopenische Purpura (hämorrhagische Varizellen) sowie Gerinnungsstörungen im Rahmen von Varizellen wurde berichtet.

Bakterielle Infektionen. Lokale und systemische bakterielle Infektionen werden unterschieden.

Lokale bakterielle Infektionen:
Klinisch kann es sich handeln um:
- Zellulitis,
- Impetigo,
- Erysipel,
- nekrotisierende Fasziitis (bzw. gangränöse Varizellen),
- Lymphadenitis,
- Purpura fulminans.

Die wichtigsten Erreger sind Staphylococcus aureus und hämolysierende Streptokokken (z. T. Mischinfektionen durch beide Spezies). Handelt es sich bei den Staphylokokken um Erreger, die exfoliatives Toxin produzieren, kann es zu bullösen Varizellen bzw. zu einem TSS kommen.

Systemische bakterielle Infektionen:
Von den bakteriell superinfizierten Hautarealen können Bakteriämien ausgehen, es können folgen:
- Sepsis,
- Meningitis,
- Hirnabszess,
- Pneumonie,
- Osteomyelitis,
- bakterieller Arthritis,
- u. a. Organinfektionen.

Chronisch rezidivierende Varizellen, Reinfektionen

Bei Kindern mit HIV-Infektion, nach Organtransplantation oder anderen Ursachen für eine beeinträchtigte Immunabwehr kann es zu Varizellen (bzw. Herpes zoster) mit rekurrentem bzw. chronischem Verlauf kommen.

Auch echte Reinfektionen kommen bei diesen Kindern (sowie bei gesunden Kindern, die nur subklinische Varizellen bzw. die Erstinfektion als junge Säuglinge durchgemacht hatten) vor.

Prognose

Primär gesunde Kinder:
Die Letalitätsrate bei Klein- und Schulkindern ist extrem niedrig, sie ist etwas höher bei jungen Säuglingen und deutlich höher bei Erwachsenen.

Kinder mit beeinträchtigter Immunabwehr:
Bei Kindern ohne Prophylaxe bzw. Virostatika werden Letalitätsraten (je nach Grundkrankheit) zwischen 5 % und 30 % angegeben. Nach Einführung der Virostatika konnte die Prognose bei diesen Kindern deutlich gebessert werden.

Prophylaxe

Isoliermaßnahmen für Inkubierte. Empfängliche Patienten, die mit Varizellen Kontakt hatten, sollten vom 10.–21. Tag nach Exposition isoliert werden. Bei Patienten, die Varicella-Zoster-Immunglobulin (VZIG) bekommen haben, verlängert sich die Isolierungsperiode auf 28 Tage (u. U. auch länger).

Isoliermaßnahmen für Kinder mit Varizellen. Kinder mit Varizellen müssen in der Klinik isoliert werden bis alle Effloreszenzen trocken sind.

Varicella-Zoster-Immunglobulin (VZIG). Nach einer VZV-Exposition ist es durch rechtzeitige Gabe von VZIG an VZV-empfängliche Patienten mit erhöhtem Komplikationsrisiko möglich, die Varizellen zu vermeiden oder den Verlauf zu mildern (bei etwa 30–50 % der Patienten kommt es trotz VZIG-Gabe zu einer klinisch apparenten Infektion). Ist die VZIG-Gabe indiziert, sollte sie so früh wie möglich erfolgen (möglichst bis 72–96 Stunden nach Exposition). Die Schutzwirkung des VZIG hält etwa 3 Wochen an.

Aktive Immunisierung. Ein Lebendimpfstoff liegt vor und wird von der STIKO der Indikationsimpfung empfohlen.

Prophylaktische Gabe von Aciclovir. Erste Ergebnisse deuten darauf hin, dass Aciclovir bei Kindern nach Exposition gegenüber dem VZV den Ausbruch der Krankheit vermeiden bzw. modifizieren kann.

Literatur

Bader-Meunier B, Dusser A, Mersh JM, Landrieu P, Dussaix E, Tchernia G (1990) Varicella-associated pancytopenia. Eur J Pediatr 149: 810–811

Balfour HH (1991) Varicella-zoster virus infections in the immunocompromised host – naturz history and treatment. Scand J Infect Dis 80: 69–74

Baxter JD, DiNubile MJ (1994) Relapsing chickenpox in a young man with non-Hodgkin's lymphoma. Clin Infect Dis 18: 785–788

Belamarich PF, Ortiz A, Mones RL (1991) Severe hypoproteinemia and edema in association with varicella infection. Clin Pediatr 30: 56

Bodensteiner JB, Hille MR, Ricks JE (1992) Clinical features of vascular thrombosis following varicella. Am J Dis Child 146: 100–l02

Brook MG, Bannister BA (1991) Staphylococcal enterotoxins in scarlet fever complicating chickenpox. Postgrad Med J 67: 1013–1014

Caekebeke JFV, Peters ACB, Vandvik B, Brouwer OF, deBakker HM (1990) Cerebral vasculopathy associated with primary varicella infection. Arch Neurol 47: 1033–1035

Coelho JCU, Wiederkehr JC, Campos ACL, Neto CZ, Oliva V (1994) Pancréatite aiguë par le virus varicella-zoster après une transplantation du foie. J Chir (Paris) 131: 96–98

Cowan MR, Primm PA, Scott SM, Abramo ThJ, Wiebe JR (1994) Serious group-A ß-hemolytic streptococcal infections complicating varicella. Am Emerg Med 33: 818–822

Culbertson WW, Brod RD, Flynn HW, et al. (1996) Chickenpox – associated acute retinal necrosis syndrome. Ophthalmology 98: 1641–1646

Englund JA, Balfour HH (1992) Varicella and herpes zoster. In: Hoeprich PD, Jordan MC (eds.) Infectious diseases. Philadelphia: JB Lippincott Comp, S. 942–953

Friedman HD, Dracker RA (1992) Cold agglutinin disease after chickenpox – an uncommon complication of a common disease. Am J Clin Path 97: 92–96

Gershon AA, LaRussa P (1992) Varicella-zoster virus infections. In: Krugman S, Katz SL, Gershon AA, Wilfert CM (eds.) Infectious diseases of children. St. Louis, Mosby-Year Book, S. 587–609

Guthrie CM (1992) Abscess formation as a complication of chickenpox. Scot Med J 37: 185

Helbig H, Bornfeld N, Bechrakis NE, Kellner U, Foerster MH (1994) Varicella-zoster-Virus-Infektionen der Netzhaut bei Patienten mit und ohne Immunsupression. Klin Monatsbl Augenheilkd 205: 103–108

Hughes BA, Kimmel DW, Aksamit AJ (1993) Herpes zoster-associated meningoencephalitis in patients with systemic cancer. Mayo Clin Proc 68: 652–655

Jackson MA, Burry VF, Olson LC (1992) Complications of varicella requiring hospitalization in previously healthy children. Pediatr Infect Dis J 11: 441–445

Kovacs SO, Kuban K, Strand R (1993) Lateral medullary syndrome following variella infection. Am J Dis Child 147: 823–825

Liu H-C, Tsai T-C, Chang P-Y, Shih B-F (1994) Varicella orchitis: report of two cases and review of the literature. Pediatr Infect Dis J 13: 748–750

Maté ES, Fisher BK (1993) Fatal chickenpox in a patient with nephrotic syndrome. Int J Dermatol 32: 794–797

Melcher WL, Dietrich RA, Whitlock WL (1990) Herpes zoster phrenic neuritis with respiratory failure. West J Med 152: 192–194

Miller HC, Stephan M (1993) Hemorrhagic varicella – a case report and review of the complications of varicella in children. Am J Emerg Med 11: 633–638

Nozicka CA, Naidu SH, McFadden J (1994) Varicella-associated acute supraglottis. Ann Emerg Med 23: 888–890

Phillips WG, Marsden JR, Hill FC (1992) Purpura fulminans due to protein-S deficiency following chickenpox. Br J Dermatol 127: 30–32

Rich R, McErlean M (1993) Complete heart block in a child with varicella. Am J Emerg Med 11: 602–605

Saulsbury FT (1991) Varicella pneumonia as the presenting manifestation of immunodeficiency. Clin Pediatr 30: 555–558

Seddon DJ (1986) Pericarditis with pericardial effusion complicating chickenpox. Postgrad Med J 62: 1133–1134

Sherman RA, Silva J, Gandour-Edwards R (1991) Fatal varicella in an adult – case report and review of the gastrointestinal complication of chickenpox. Rev Infect Dis 13: 424–427.

Steele RW (1994) How should one manage a child on immunosuppression who has been exposed to chickenpox and who develops chickenpox? Pediatr Nephrol 8: 269

Tsintsof A, Delprado WJ, Keogh AM (1993) Varicella zoster myocarditis progressing to cardiomyopathy and cardiac transplantation. Br Heart J 70: 93–95

Vadoud-Seyedi R, Liesnard C, Willaert F, Parent D (1993) Fatal varicella in a immunocompromised adult. Dermatology 187: 47–49

Weller TH (1992) Varicella and Herpes zoster: a perspective and overview. J Infect Dis l66: 51–56

Tollwut (Rabies, Lyssa)

R. Lietz

Definition

Die Tollwut ist eine durch Speichel auf Mensch und Warmblüter übertragbare, epidemisch oder sporadisch auftretende akute Virusinfektion mit vorwiegender Beteiligung des Nervensystems, die meist letal endet.

Ätiologie

Das Tollwutvirus ist ein Rhabdovirus mit Einzelstrang-RNA.

Pathogenese

Die Tollwut kommt weltweit vor. Erregerreservoir sind Karnivoren (in Europa vor allem Füchse). Das Virus wird von infizierten Wild- oder Haustieren durch Beißen oder Kratzen mit dem Speichel auf den Menschen übertragen (zu einer Infektion kommt es in 30–40% solcher Fälle). In Europa ist der Durchseuchungsgrad bei Wildtieren – je nach Land – unterschiedlich hoch, einige Länder sind frei von Tollwut. Das Virus erreicht über periphere Nerven das ZNS und vermehrt sich dort in der grauen Substanz. Von hier aus gelangt es entlang efferenter Nervenstränge in verschiedene Organe (Speicheldrüsen, Nieren, Lungen). Je nach Lokalisation der Eintrittsstelle und Infektionsdosis beträgt die Inkubationszeit 10 d – 1 Jahr (besonders kurz ist sie bei Gesichtswunden), in den meisten Fällen liegt sie zwischen 1 und 3 Monaten. Jährlich sterben in der Welt mehr als 20 000 Menschen an der Tollwut.

Klinik

Prodromalstadium (2–10 d):
- Kribbeln,
- Brennen,
- Schmerzen im Bereich der Eintrittspforte,
- Fieber,
- Myalgien,
- Kopfschmerzen,
- Übelkeit, Erbrechen,
- psychische Veränderungen.

Neurologisches Stadium (2–7 d):
- *Exzitationsstadium:*
  – Krämpfe bzw. Spasmen der Hals- und Pharynxmuskulatur,
  – Schmerzen beim Schlucken,
  – Hydrophobie,
  – Aerophobie,
  – aggressive Reaktionen (z. T. ausgelöst durch Anblick von Wasser, durch geringe taktile, optische oder akustische Reize).

- *Enzephalitisches Stadium:*
  - Lähmungen der Schlundmuskulatur,
  - Speichelfluss,
  - evtl. Doppelbildsehen,
  - Gesichtslähmungen.
- *Koma:*
  - Atemstillstand,
  - Exitus letalis.

! Ist ein relevanter Tierkontakt nicht bekannt, kann es vorkommen, dass man zunächst die Diagnose „fortschreitende Enzephalitis" stellt und erst autoptisch die Tollwut feststellt.

Diagnostik

Virusnachweis. Beim erkrankten Menschen kann man versuchen, das Virus im Speichel, Stuhl oder Urin nachzuweisen (Tierversuch). Im Gehirn der Labortiere (Säuglingsmäuse) bzw. der getöteten kranken bzw. verdächtigen Übertragertiere (diese sollten möglichst eingefangen und untersucht werden) finden sich typische eosinophile zytoplasmatische Einschlusskörper (Negri-Körperchen). Deren Fehlen schließt aber eine Tollwut nicht aus.

Der Virusantigennachweis mittels Immunfluoreszenz ist in Abklatschpräparaten der Hornhaut bzw. in Hautbiopsaten (Nacken) möglich.

Differenzialdiagnose

Differenzialdiagnostisch sind zu bedenken:
- Enzephalitiden durch Arbo-, Entero- oder Herpesviren,
- Botulismus,
- Tetanus,
- Intoxikationen.

Therapie und Verlauf

Biss- und Kratzwunden sowie beleckte Hautpartien sollen umgehend mit Seifen- oder Tensidlösung gewaschen und danach mit Alkohol (40–70%), wässriger Iodlösung oder einer quarternären Ammoniumverbindung behandelt werden.

Eine kausale Therapie einer manifesten Tollwut gibt es nicht.

Supportive Maßnahmen erfolgen wie bei anderen schweren Enzephalitiden. Besonders wichtig sind Medikamente zur Linderung der Schmerz- und Angstzustände. Bei ungeimpften Personen verläuft die Tollwut immer tödlich (Exitus letalis im Allgemeinen 3–10 d nach Beginn der Symptomatik, bei adäquaten intensivmedizinischen Maßnahmen evtl. auch später).

Prophylaxe

Immunisierung. Durch sofortige aktive Immunisierung nach einer eventuellen Infektion lässt sich der Ausbruch der Erkrankung verhindern (*Postexpositionsprophylaxe*). Der heute verfügbare Impfstoff (Virusvermehrung auf menschlichen diploiden Zellen mit anschließender Inaktivierung) hat bedeutend weniger Nebenwirkungen als ältere Impfstoffe. Die Entscheidung für oder gegen eine solche Impfung ist oft schwierig und sollte von erfahrenen Spezialisten unter Berücksichtigung aller diesbezüglich relevanten Fakten getroffen werden. Die aktive Immunisierung wird mit einer passiven Immunisierung kombiniert. Angehörige von Risikogruppen (Tierärzte, Tierpfleger, Forstleute) können vor einer möglichen Exposition geimpft werden (*Präexpositionsprophylaxe*).

Wichtig ist natürlich auch die Bekämpfung der Tollwut bei Tieren durch Auslegen entsprechend präparierter Köder.

Literatur

Baevsky RH, Bartfield JM (1993) Human rabies – a review. Am J Emerg Med 11: 279–286

Dempsey D (1990) The case of the missing animal. Pediatr Infect Dis J 9: 49–50

Morbidity and Mortality Weekly Report (1991) Human Rabies – Texas, Arkansas, Georgia, 1991. J Am Med Assoc 266: 2956–2958

Plotkin StA, Clark HF (1992) Rabies. In: Feigin RD, Cherry JD (eds.) Textbook of pediatric infectious discases, 3rd Ed., Vol. II. Philadelphia: WB Saunders Comp, S. 1657–1666

Udwadia ZF, Udwadia FE, Katrak SM, Dastur DK, Sekhar M, Lall A, Kumta A, Sane B (1989) Human rabies: clinical features, diagnosis, complications, and management. Crit Care Med 17: 834–836

16 Pilzinfektionen

W. Handrick, K. Rieske und P. Nenoff

! Bei klinischen und/oder Laborbefunden, die auf eine Infektion hinweisen, sich mit üblichen bakteriologischen bzw. virologischen Methoden nicht abklären lassen und nicht auf die Gabe von Antibiotika ansprechen, muss der Arzt auf der Intensivstation auch an eine Pilzinfektion denken.

Andererseits wird der Intensivmediziner oft mit der Tatsache konfrontiert, dass bei einem Patienten Pilze nachgewiesen wurden. Er steht dann vor der Frage, ob dieser Pilznachweis Ausdruck einer Besiedlung oder einer Infektion ist und ob evtl. die prophylaktische oder therapeutische Gabe eines Antimykotikums indiziert ist.

Insgesamt wird eine Zunahme von Pilzinfektionen in den letzten 10–20 Jahren beschrieben. Überwiegend handelt es sich dabei um endogene Infektionen. Exogene (d. h. meist auch nosokomiale) Infektionen kommen aber vor.

Infektionen durch Candida

Epidemiologie

Die Inzidenz lokalisierter und systemischer Candidainfektionen zeigt allgemein eine steigende Tendenz. In bis zu 8 % der Sepsisfälle konnten Candidaspezies als Ursache nachgewiesen werden. Fallhäufungen auf Intensivstationen sind selten.

Ätiologie und Pathogenese

Neben Hefe- bzw. Sprosspilzen (u. a. Candidaspezies) werden zunehmend auch Schimmelpilze (z. B. Aspergillusspezies) nachgewiesen.

Die meisten Pilzinfektionen bei Kindern werden durch Candidaspezies hervorgerufen. Am häufigsten handelt es sich um Candida albicans. Weniger häufig sind Infektionen durch Candida glabrata, Candida tropicalis (vor allem bei neutropenischen Patienten), Candida parapsilosis (vor allem bei Katheterinfektionen), Candida lusitaniae, Candida krusei.

Candidaspezies gehören zur Normalflora der Schleimhäute des Menschen (Mundhöhle, Darm, Genitalregion). Bei länger dauernder Antibiotikatherapie kann es zu einer starken Vermehrung dieser Pilze und – bei entsprechender Disposition – zu einer systemischen Kandidose kommen.

Dispositionsfaktoren:
- Unreife (Frühgeborene),
- Gefäßkatheter,
- angeborene oder erworbene Störungen der Immunabwehr,
- Therapie mit:
  - Zytostatika (Neutropenie),
  - Immunsuppressiva,
  - Antibiotika,
  - Corticosteroiden,
- schwere Operationen (insbesondere Transplantationen),
- großflächige Hautwunden (z. B. Verbrennungen),
- Diabetes,
- Mukoviszidose,
- Malignome,
- Endokrinopathien (selten).

Eintrittspforten für systemische Candidainfektionen:
- Darm,
- Respirationstrakt,
- Wunden,
- Gefäßkatheter.

Bei Säuglingen – insbesondere in den ersten 3 Lebensmonaten – kann es auch ohne besondere Disposition zur sog. Soormykose (Mundhöhle, Haut im Windelbereich) kommen.

Klinik

! Candidainfektionen können – je nach Verlaufsform – unterschiedliche klinische Symptome zeigen. Das Spektrum reicht vom nahezu asymptomatischen Mundsoor bis zur Sepsis.

Hinzu kommt, dass die klinische Symptomatik durch die Symptome der Grundkrankheit überdeckt werden kann. Die klinischen Symptome hängen davon ab, welche Organe (und in welchem Ausmaß) betroffen sind.

Mundsoor. Typische Befunde sind:
- weiße Beläge, die mit dem Spatel nicht zu entfernen sind,

- bei kräftiger Ablösung (evtl. leicht blutende) Erosion,
- ausgeprägter Mundsoor bewirkt schlechteres Trinkverhalten der Säuglinge,
- bei disponierten Patienten evtl. Übergang auf:
  - Larynx,
  - Epiglottis,
  - Ösophagus.

Sonderform ist die akute, atrophische Candidaglossitis.

Candidaösophagitis. Sie findet sich insbesondere bei Patienten mit gestörter zellulärer Immunität. Charakteristisch sind:
- retrosternaler Schmerz,
- Übelkeit, Erbrechen,
- Dysphagie,
- evtl. auch asymptomatisch.

Windeldermatitis. Gefördert durch die Einwirkung von Stuhl und Urin:
- papulovesikuläre Effloreszenzen,
- später auch pustulöse sowie granulomatöse Effloreszenzen.

Auch andere Hautareale können betroffen sein (Axillae, Hals).

Chronische mukokutane Kandidose. Vorkommen z.B. bei Immundefektsyndromen (u.a. Di-George-Syndrom). Gleichzeitig befallen sind:
- Haut,
- Schleimhaut,
- Nägel (krümelig, dystroph).

Candidainfektion der Harnwege. Nur bei disponierten Patienten:
- anatomische Fehlbildungen,
- häufige Antibiotikagaben,
- Diabetes mellitus.

Gefäßkatheterinfektion mit Kandidämie. Besiedlung meist von der Haut im Bereich der Eintrittsstelle ausgehend mit nachfolgender Infektion (intermittierende Kandidämie).

Kandidämie, Candidasepsis, systemische (disseminierte) Kandidose. Die Übergänge zwischen diesen Zuständen sind fließend.

> ! Verdächtig ist persistierendes Fieber bei sich verschlechternder klinischer Symptomatik und ausbleibender Wirkung von Antibiotika.

Bei Fortschreiten der Infektion kommt es u.U. zu schweren Krankheitsbildern mit Befall verschiedener Organe (Lunge, Herz, Niere, Leber, Milz, Knochen, Gelenke, Haut, Muskulatur, ZNS) bzw. zum septischen Schock.

Besonders schwer verlaufen Candidaendokarditis (meist bei Patienten mit künstlichen Klappen) und Candidameningitis bzw. -enzephalitis. Hämatogen entstandene Hautläsionen und Myalgien können Hinweis auf fortbestehende Kandidämie sein. Bei nicht wenigen Patienten finden sich fokale Infiltrationen am Augenhintergrund („cotton-wool-plaques") als Ausdruck einer hämatogen entstandenen Endophthalmitis.

Diagnostik

Klinischer Befund. Haut- und Schleimhautkandidosen sind meist Blickdiagnosen.

Kultureller Pilznachweis. In weniger eindeutigen Fällen ist der kulturelle Pilznachweis u.U. von großer Bedeutung. Als Untersuchungsmaterialien kommen – je nach klinischer Symptomatik – in Betracht:
- Abstriche,
- Bronchialsekret,
- BAL-Sekret,
- Punktate,
- Blut,
- Liquor,
- Urin.

Als beweisend gelten der Nachweis von Pseudomyzel und Sprosszellen im Gewebe und die Anzüchtung von Hefen aus normalerweise sterilen Körperflüssigkeiten bzw. -regionen (Blut, Liquor, Punktate). Leider bleiben die Blutkulturen bei einem erheblichen Anteil der Patienten mit disseminierter Kandidose negativ (durch die Lysiszentrifugationstechnik konnte die Rate positiver Blutkulturen erhöht werden). Im Stuhl gilt das Vorkommen von Candida albicans bis zu einer Keimzahl von 10^3/g Stuhl noch als physiologisch. Bei Candidanachweis mittels Haut- und Schleimhautabstrichen ist es sehr schwierig, zwischen Infektion und Besiedlung zu unterscheiden. Dasselbe gilt für Sputum.

Resistenzbestimmungen gegenüber Antimykotika sind keine Routinemethoden. In Einzelfällen sollte die Empfindlichkeit gegenüber 5-Fluorocytosin bzw. Fluconazol geprüft werden.

Serologie. Die Ergebnisse serologischer Untersuchungen (zum Antigen- bzw. Antikörpernachweis) sind nicht immer leicht zu interpretieren.

Aufgrund der nichtausreichenden Empfindlichkeit serologischer Methoden kann auch bei negativem Reaktionsausfall (insbesondere der Antigentests) eine Mykose nicht ausgeschlossen werden.

Die Bestimmung der Immunglobulinklassen mittels ELISA – speziell von Anti-Candida-IgM – erlaubt die Abgrenzung aktuell vorliegender mukokutaner und invasiver Candidainfektionen, wobei der gleichzeitige Nachweis von IgA für eine Schleimhautinfektion spricht.

Weitere Laborparameter. Zur üblichen Diagnostik gehören auch:
- Blutbild,
- BSG,
- CRP,
- Parameter der Leber- und Nierenfunktion.

Bildgebende Diagnostik. Je nach Organlokalisation kommen Röntgen, Sonographie, CT, MRT und Echokardiographie sowie Endoskopie (Ösophagitis!) zum Einsatz.

Bei Kandidämie bzw. Sepsis finden sich oft – und manchmal frühzeitig – verdächtige Infiltrationen am Augenhintergrund. Risikopatienten sollten daher regelmäßig durch den Augenarzt untersucht werden.

> ! Die Entscheidung für den Beginn einer systemischen antimykotischen Therapie bei entsprechendem klinischen Verdacht beruht im Einzelfall auf anamnestischen, klinischen, mykologisch-kulturellen, histologischen Befunden sowie Ergebnissen der bildgebenden Diagnostik.

Differenzialdiagnose

Hierzu zählen Haut-, Schleimhaut- bzw. Organerkrankungen durch Viren (HSV, CMV) sowie Bakterien (Erysipel, Sepsis etc.) bzw. anderer Genese (mechanisch, allergisch, toxisch).

Therapie

Die Methoden zur Bestimmung der Empfindlichkeit von Pilzen gegenüber Antimykotika sind nicht standardisiert. Angaben zur Wirksamkeit von Antimykotika beruhen hauptsächlich auf Tierversuchen und klinischen Studien.

Neben dem Einsatz von Antimykotika ist es wichtig, dass nach Möglichkeit Dispositionsfaktoren beseitigt werden, z. B.:
- Entfernung von Kathetern (evtl. Ersatz),
- Beendigung einer Antibiotika- oder Corticosteroidtherapie.

Haut- und Schleimhautkandidosen. Sie können mit Nystatin, Miconazol oder Clotrimazol lokal behandelt werden. Bei Immunsupprimierten kommt auch Fluconazol (systemisch) in Betracht.

Da ein Soor im Windelbereich fast immer mit einer starken Pilzvermehrung im Darm einhergeht, sollte das Antimykotikum nicht nur lokal, sondern auch p. o. appliziert werden. Die genannten Antimykotika werden im Darm nicht resorbiert.

Candidaösophagitis. Bei der Candidaösophagitis haben sich Azole bewährt, auch Amphotericin B i. v. (in kleinen Dosen) kommt in Betracht.

Candidazystitis. Zur Therapie der Candidazystitis wurden Blasenspülungen mit Amphotericin B durchgeführt.

Systemische Kandidose. Die Therapie bei Verdacht auf Vorliegen einer systemischen Kandidose wird meist vor Vorliegen eines signifikanten Pilznachweises begonnen und u. U. auch bei Ausbleiben eines solchen fortgeführt (z. B. bei neutropenischen Patienten mit fortbestehendem Fieber, das nicht auf Antibiotika anspricht). In diesen Fällen erfolgt häufig eine i. v. Kombinationstherapie mit Amphotericin B + 5-Fluorocytosin (insbesondere bei Patienten mit Neutropenie, Meningitis, Endophthalmitis). Die Kombination zeigt in vielen Fällen einen Synergismus und soll das Auftreten von Resistenzen verzögern.

Antimykotika

Polyene

Amphotericin B. Amphotericin B hat ein breites Wirkungsspektrum – es wirkt gegen die meisten Erreger systemischer Mykosen – und gilt als wirksamstes Antimykotikum, an dem modernere Präparate gemessen werden. Es ist Mittel der Wahl bei invasiven Mykosen und wird dann i. v. appliziert (enteral wird es nicht resorbiert). Nach i. v. Gabe wird ein hoher Anteil im Körper gespeichert und prolongiert über Wochen freigesetzt. Die Diffusion in den Liquor ist gering. Primär resistente Candidastämme und Resistenzentwicklung unter der Therapie sind extrem selten. Eine Ausnahme bildet Candida lusitaniae, die oft primär resistent gegenüber Amphotericin B ist.

Nebenwirkungen: Zu den Nebenwirkungen zählen Thrombophlebitis, Anämie, Fieber, Erbrechen und toxische Effekte auf die Niere. Letztere lassen sich durch ausreichende Zufuhr von Natriumchlorid mindern (2–3 mmol/kg KG/d).

> ! Die Natriumchloridgabe muss jedoch zeitversetzt zum Amphotericin B erfolgen, da sonst Präzipitate auftreten können.

Nierenfunktion und Serumelektrolyte des Patienten sollten engmaschig überwacht werden.

Amphotericin B:
Testdosis (vor Beginn):
- 1 mg Amphotericin B in 5 %iger Glucose

Initialdosis (anschließend):
- 0,2–0,3 (–0,5) mg/kg KG/d

Steigerung schneller oder langsamer – je nach Schweregrad der Mykose bzw. Toleranz des Patienten.
Tagesmaximaldosis:
- 1–1,5 mg/kg KG/d

Die kumulative Gesamtdosis sollte – je nach Schweregrad der Infektion – 15–30 mg/kg KG bzw. 1,5–2 g betragen!

Amphotericin B sollte nur in 5%iger Glucoselösung 1-mal täglich (oder jeden 2. Tag) langsam (jeweils über 4–6 h) infundiert werden. Bei Auftreten toxischer Symptome muss die Dosis reduziert oder die Therapie für einige Zeit unterbrochen werden. Die liposomale Form von Amphotericin B soll bei gleicher Wirksamkeit weniger Nebenwirkungen zeigen (Tagesdosen bis 3 mg/kg KG sind möglich).

Nystatin. Nystatin wirkt auf Candidaspezies und verschiedene andere Pilze. Primär resistente Stämme sind selten, unter der Therapie erfolgt keine Resistenzentwicklung. Es besteht Kreuzresistenz zu Amphotericin B. Nur orale (keine Resorption) und lokale Applikation sind möglich. Indikationen sind Candidainfektionen von Haut, Mund- und Genitalschleimhaut. Es wird auch zur Candidaprophylaxe (z. B. bei Frühgeborenen und neutropenischen Patienten) eingesetzt und hat praktisch keine Nebenwirkungen.

Azole

Fluconazol. Fluconazol kann p. o. und i. v. appliziert werden und wird als relativ wirksames Antimykotikum, das weitgehend frei von Nebenwirkungen ist, eingeschätzt. Es zeigt keinen Effekt auf Aspergillen, Candida krusei, Candida glabrata und Rhizopus. Als Hauptindikation gilt die chronische disseminierte Kandidose bei neutropenischen Patienten. Es ist auch gegenüber Cryptococcus neoformans wirksam.

Itraconazol. Itraconazol ist ein p. o. (Kapseln, Suspension) applizierbares Breitspektrumantimykotikum mit systemischer Wirkung und guter Verträglichkeit. Bemerkenswert ist seine Aktivität gegenüber Aspergillen.

Ketoconazol. Bei Ketoconazol wurden zahlreiche Nebenwirkungen beschrieben. Es wird u. a. noch eingesetzt bei chronisch mukokutaner Kandidose und zur Therapie von Pilzinfektionen bei AIDS-Patienten. Heute ist es weitgehend durch Fluconazol bzw. Itraconazol verdrängt worden.

Miconazol. Miconazol hat ein breites Wirkungsspektrum. Es kommt für die Therapie von Systemmykosen kaum noch in Betracht (durch Fluconazol und Itraconazol verdrängt). Heute wird es hauptsächlich lokal eingesetzt.

5-Fluorocytosin. 5-Fluorocytosin wird heute nur noch i. v. angewendet. Es ist wirksam gegenüber vielen Candidaspezies, Cryptococcus neoformans und einem Teil der Aspergillen. Primär resistente Stämme kommen bei den genannten Spezies vor. Daher sollte möglichst immer eine Resistenzbestimmung erfolgen. Unter der Therapie können sich sekundäre Resistenzen entwickeln. 5-Fluorocytosin zeigt zusammen mit Amphotericin B einen synergistischen Effekt bei Candida, Aspergillus und Kryptokokkus und diffundiert gut in den Liquor. Von den Nebenwirkungen sind vor allem toxische Wirkungen auf Knochenmark bzw. Leber zu erwähnen. Bei Risikopatienten sollten Blutspiegelkontrollen erfolgen. Es wird kaum noch als Monotherapie eingesetzt.

Verlauf, Komplikationen, Prognose

Verlauf und Komplikationen. Sie werden bestimmt von:
- Grundkrankheit,
- Ausmaß und Schweregrad der Mykose,
- eingesetztem Antimykotikum:
  – Art,
  – Dosis,
  – Therapiedauer.

> **!** Um effektiv zu sein, muss die Therapie so früh wie möglich beginnen.

Die Therapiedauer beträgt 4 Wochen (evtl. auch länger).

Prognose. Haut- und Schleimhautsoor beim gesunden Säugling haben eine gute Prognose. Die Letalität bei Candidasepsis, -meningitis sowie -endokarditis ist dagegen beträchtlich. Pilzbezoare können zu Obstruktionen der ableitenden Harnwege (bis zur kompletten Harnsperre) führen.

Prophylaxe von Candidainfektionen

Insbesondere bei Neugeborenen und Säuglingen hat sich die prophylaktische Gabe eines Antimykotikums (z. B. Nystatin oder Miconazol), vor allem bei systemischer Antibiotikatherapie, bewährt. Um eine Keimvermehrung sowie eine dadurch mögliche Invasion mit Kandidämie zu verhindern, ist die Gabe von Nystatin p. o. (100 000 I. E./kg KG/d) zu empfehlen.

> **!** Da Nystatinpräparate meist eine hohe Osmolarität haben, sollte die Tagesdosis auf viele Einzelgaben verteilt werden (z. B. mit der Nahrung).

Solange Frühgeborene noch keine Nahrung vertragen, wird die Mundschleimhaut gepinselt. Beim reifen Neugeborenen nach vollem Nahrungsaufbau kann die Tagesdosis auf 3 Dosen verteilt werden.

Auch bei anderen Risikopatienten kann durch orale bzw. lokale Applikation von Nystatin u. U. eine Mykose verhindert werden.

Der prophylaktische Einsatz von Fluconazol kann zu einer Zunahme der Besiedlungsrate (evtl. auch der Infektionsrate) durch fluconazolresistente Pilze (z. B. Candida krusei, Aspergillen) in hämatologisch-onkologischen Stationen führen.

Der prophylaktische Wert von regelmäßigen Überwachungskulturen bei Risikopatienten wird sehr unterschiedlich beurteilt. Bei Nachweis von Sprosspilzen in

Haut- und Schleimhautabstrichen und/oder Urin (insbesondere bei mehrfachem Nachweis) sollte der Arzt aber an die Möglichkeit einer invasiven Mykose denken und dementsprechend handeln. Die Ergebnisse von Überwachungskulturen können u. U. ein erster Hinweis auf die Zunahme bestimmter Pilzspezies sein (z. B. Candida krusei, Candida tropicalis, Aspergillen).

> Die beste Prophylaxe von Mykosen besteht in der Vermeidung bzw. Beseitigung entsprechender Dispositionsfaktoren (z. B. Erhalt der physiologischen Keimflora, Vermeidung bzw. Entfernung von Gefäßkathetern).

Hygienische Maßnahmen (Hände waschen, Handschuhe etc.) sind besonders auf neonatologischen Intensivstationen und Transplantationseinheiten wichtig, da bei Patienten in diesen Bereichen die Übertragung von Candidaspezies von einem Mitarbeiter bzw. von einem anderen Patienten (durch einen Mitarbeiter) auf einen Patienten nachgewiesen werden konnte.

Kryptokokkusinfektionen

Epidemiologie

Cryptococcus neoformans kommt weltweit vor. Besonders häufig wird der Erreger in Taubenkot gefunden. Die Übertragung erfolgt aerogen durch Inhalation.

Ätiologie und Pathogenese

> Cryptococcus neoformans siedelt sich primär in der Lunge an.

Die pulmonale Infektion kann inapparent verlaufen. Hämatogen oder lymphogen können weitere Organe befallen werden, z. B.:
- ZNS,
- Nieren,
- Haut,
- Lymphknoten.

Gefährdet sind insbesondere Patienten mit AIDS, Malignomen bzw. nach Transplantation. Cryptococcus neoformans ist der häufigste Erreger einer Meningitis bei AIDS-Patienten.

Klinik

Meningitis. Sie ist die wichtigste klinische Manifestationsform. Die Symptome ähneln der Meningitis tuberculosa.

Hautinfiltrate. Diese können in Ulzerationen übergehen.

Diagnostik

Liquor. Im Liquor lassen sich mikroskopisch (Tuschepräparat nach Burri) Pilzzellen mit einem deutlichen Hof (Kapsel) erkennen. Die kulturelle Anzucht ist möglich.

Serologie. Methoden zum Antikörpernachweis sind verfügbar. Bei einer floriden Infektion kann lösliches Kryptokokkusantigen in Serum, Liquor und Urin mit einem Latextest nachgewiesen werden.

Die Senkung des Kryptokokkus-Antigen-Titers in Serum und Liquor gilt als Maß für die Effektivität der antimykotischen Therapie.

Differenzialdiagnose

Infektionen durch andere Pilze (Candida albicans, Aspergillen), Mykobakterien und Toxoplasmen.

Therapie

Amphotericin B + 5-Fluorocytosin. Manche Autoren empfehlen, mit Amphotericin B (allein oder mit 5-Fluorocytosin) zu beginnen und – nach Ansprechen auf diese Behandlung – die Therapie mit Fluconazol fortzuführen.

Verlauf und Komplikationen

Bei AIDS-Patienten folgt auf eine offensichtlich erfolgreiche Behandlung meist eine lebenslange Reinfektionsprophylaxe (bzw. Suppressionstherapie) zur Vermeidung von Rezidiven (z. B. mit Fluconazol). Unbehandelt verläuft die Kryptokokkusmeningitis letal, bei adäquater Behandlung beträgt die Letalität bei AIDS-Patienten 10–30 %.

Prophylaxe

Disponierte Patienten sollten Tierkontakte (Tauben!) meiden.

Infektionen durch Schimmelpilze

Aspergillusinfektionen

Epidemiologie

Aspergillussporen kommen ubiquitär vor, u. U. kann man sie auf den Schleimhäuten Gesunder als Saprophyten finden. Erkrankungen sind sehr selten. Die Übertragung erfolgt aerogen durch Inhalation. Fallhäufungen in Kliniken wurden mit Baumaßnahmen bzw. defekten Klimaanlagen oder Kühlschränken assoziiert.

Ätiologie und Pathogenese

Wichtigster Erreger ist Aspergillus fumigatus. Seltener sind Aspergillus niger, Aspergillus flavus und Aspergillus nidulans. Aspergillosen entstehen praktisch nur bei Patienten mit bestimmten Grundkrankheiten und entsprechenden therapeutischen Maßnahmen. Hierzu zählen:
- Tuberkulose,
- AIDS,
- Mukoviszidose,
- Malignome (insbesondere bei Neutropenie),
- septische Granulomatose,
- andere Immundefekte.

Ein besonders großes Risiko für invasive Aspergillosen besteht nach Organ- bzw. Knochenmarktransplantationen. Bei Immunsupprimierten neigen Aspergillen dazu, in die Wand von Blutgefäßen einzudringen. Dies kann zu Infarzierung bzw. Nekrose sowie zur hämatogenen Dissemination führen.

! Am häufigsten ist die Lunge betroffen.

Hier werden unterschieden:
- Aspergillom (z.B. bei Tbc, Bronchiektasen, Herzvitien),
- allergische Aspergillose (z.B. bei Mukoviszidose),
- invasive Aspergillose (hauptsächlich bei Tumorpatienten bzw. Immunsuppression).

Durch hämatogene Streuung können auch andere Organe befallen sein, z.B.:
- ZNS (in etwa 30%),
- Knochen,
- Gelenke,
- Herz,
- Urogenitaltrakt,
- Haut.

Klinik

Die pulmonale Aspergillose kann sich manifestieren mit:
- Fieber,
- Dyspnoe,
- nichtproduktivem Husten,
- Hämoptysen,
- pleuritischen Schmerzen.

! Asthmoide Beschwerden können Ausdruck einer allergischen Aspergillose sein.

Diagnostik

Kultureller Nachweis. Die Diagnose basiert auf dem (möglichst) mehrfachen mikroskopischen und/oder kulturellen Aspergillusnachweis. Der Erregernachweis in der Blutkultur gelingt äußerst selten.

Bei stark immunsupprimierten Patienten wird der Nachweis von Aspergillus in Bronchialsekret und BAL-Flüssigkeit (kulturell oder serologisch als Aspergillusantigen) als pathognomonisch für eine pulmonale Aspergillose angesehen.

Beweisend sind letztlich der histologische (Aspergillusmyzelien) und mykologische (Anzüchtung) Nachweis von Aspergillen in einem Biopsat, z.B. der Lunge („Goldstandard"). Nachweise aus Schleimhautabstrichen sind nur im Zusammenhang mit entsprechenden klinischen Befunden relevant.

Serologie. Serologisch können Präzipitine, bei allergischer Aspergillose Antikörper (IgE) mittels RAST nachgewiesen werden.

Bildgebende Diagnostik. Verdächtige Rundherde (mit Luftsichel) im Röntgenbild der Lunge sollten Anlass zur Durchführung eines CT sein, möglichst in hoch auflösender Dünnschichttechnik (HR-CT).

Bei Verdacht auf Aspergillussinusitis haben Röntgen-Aufnahme und CT sowie Sinuspunktion Bedeutung.

Differenzialdiagnose

Mykosen durch andere Pilzarten.

Therapie

Amphotericin B. Therapie der Wahl ist die Gabe von Amphotericin B in hoher Dosis (bis 1,5 mg/kg KG/d). Bei Unwirksamkeit oder Unverträglichkeit von konventionellem Amphotericin B wurde liposomales Amphotericin B eingesetzt (bis 5 mg/kg KG tgl.).

Manche Autoren empfehlen eine Kombination mit 5-Fluorocytosin.

Itraconazol. Itraconazol ist eine vielversprechende Alternative, u.U. kann nach initialer Amphotericin-B-Gabe bei klinischer Stabilisierung die Therapie mit Itraconazol fortgesetzt werden.

Operation. Aspergillome werden operativ entfernt.

Drainage. Bei der Sinusitis spielen Drainage und Wiederherstellung der Ventilation eine wichtige Rolle.

! Aspergillus flavus und Aspergillus nidulans sind gegenüber Amphotericin B vermindert empfindlich.

Verlauf und Komplikationen

Die Prognose wird wesentlich von der Grundkrankheit mitbestimmt. Frühzeitige Stellung der Diagnose sowie Therapie sind besonders wichtig.

Dennoch ist die Letalitätsrate invasiver Aspergillosen beträchtlich hoch.

Prophylaxe

Expositions- und Dispositionsprophylaxe (soweit möglich).

Zygomykosen

Zygo- bzw. Mukormykosen – hervorgerufen durch Schimmelpilzarten der Gattungen Mukor, Rhizopus oder Absidia (sog. Köpfchenschimmel) – sind sehr selten. Sie treten u. U. bei Diabetikern (z. B. als invasive Sinusitis), aber auch bei Patienten mit Immunsuppression oder Leukämie auf.

Neben einer pulmonalen Form kommen in gleicher Häufigkeit rhinozerebrale Zygomykosen vor.

Die Therapie besteht in der Gabe von Amphotericin B in hoher Dosis über einen längeren Zeitraum.

Die sehr schlechte Prognose kann durch konsequentes chirurgisches Vorgehen (Débridement) etwas verbessert werden.

Literatur

Abele-Horn M, Kopp A, Sternberg U, et al. (1996) A randomized study comparing fluconazole with amphotericin B/5-flucytosine for the treatment of systemic Candida infections in intensive care patients. Infection 24: 426–432

Anaissie EJ, Darouiche RO, Abi-Said D, et al. (1996) Management of invasive candidal infections: results of a prospective, randomized, multicenter study of fluconazole versus amphotericin B and review of the literature. Clin Infect Dis 23: 964–972

Anderson K, Morris G, Kennedy H, et al. (1996) Aspergillosis in immunocompromised paediatric patients: associations with building hygiene, design, and indoor air. Thorax 51: 256–261

Bailey EM, Sobel JD (1993) Update on the prophylaxis, diagnosis, and treatment of candidal infections in hospitalized patients. Hosp Formul 28: 914–932

Cherrick I, Kveselis DA, Baesl ThJ (1995) Medical management of Candida-infected thrombosis in a pediatric oncology patient. Pediatr Infect Dis J 14: 398–400

Cleary JD, Hayman J, Sherwood J, Lasala GP, Piazza-Hepp T (1993) Amphotericin B overdose in pediatric patients with associated cardiac arrest. Ann Pharmacother 27: 715–719

Cohen J, et al. (British Society for Antimicrobial Chemotherapy Working Party) (1994) Management of deep Candida infection in surgical and intensive care unit patients. Intens Care Med 20: 522–528

Crawford SW (1996) Aspergillosis in the ICU: the glass half-empty. Intens Care Med 22: 1291–1293

Darras-Joly C, Veber B, Bedos JP Gachot B, Regnier B, Wolff M (1996) Nosocomial cerebral aspergillosis: a report of 3 cases. Scand J Infect Dis 28: 317–329

Davies HD, King SM, Doyle J, Matlow A, Koren G, Hamilton R, Portwine C (1997) Controlled pilot study of rapid amphotericin B infusions. Arch Dis Childh 76: 165–166

De Muri G, Hostetter MK (1995) Resistance to antifungal agents. Pediatr Clin North Am 42: 665–685

Dembry LM, Vazquez JA, Zervos MJ (1993) DNA analysis in the study of the epidemiology of nosocomial candidiasis. Infect Contr Hosp Epid 15: 48–53

Dornbusch HJ et al (1995) Treatment of invasive pulmonary aspergillosis in severely neutropenic children with malignant disorders using liposomal amphotericin B (AmBisome), granulocyte colony-stimulating factor, and surgery: report of five cases. Pediatr Hematol Oncol 12: 577

Emminger W, Graninger W, Emminger-Schmidmeier W, et al. (1994) Tolerance of high doses of amphotericin B by infusion of a liposomal formulation in children with cancer. Ann Hematol 68: 27–31

Garcia E, Granier I, Geissler A, Boespflug MD, Magnan PE, Durand-Gasselin J (1997) Surgical management of Candida suppurative thrombophlebitis of superior vena cava after central venous catheterization. Intens Care Med 23: 1002–1004

Giamarellou H, Antoniadou A (1996) Epidemiology, diagnosis, and therapy of fungal infections in surgery. Infect Contr Hosp Epidemiol 17: 558–564

Glasmacher A, Just-Nübling G, Molitor E (1998) Therapie invasiver Mykosen bei neutropenischen Patienten mit hämatologischen Systemerkrankungen. Dtsch med Wschr 123: 191–194

Glasmacher A, Marklein G, Just-Nübling G, Leutner C, Ewig S (1998) Diagnostik invasiver Mykosen bei neutropenischen Patienten mit hämatologischen Systemerkrankungen. Dtsch med Wschr 123: 157–160

Griese M (1997) Liposomale Amphotericin-B-Präparationen. Monatsschr Kinderheilkd 145: 269–276

Harvey JM, Leadbeatter St, Peters TJ, Mullins J, Philpot ChM, Salaman JR (1988) An outbreak of disseminated aspergillos associated with an intensive care unit. Community Med 10: 306–313

Hiemenz JW, Walsh ThJ (1996) Lipid formulations of amphotericin B: recent progress and future directions. Clin Infect Dis 22: S 133–S144

Hoppe JE (1998) Therapie des Mundsoors im Säuglingsalter. Aktuelle Standortbestimmung. Sozialpädiatrie 20: 353–355

Humphreys H, Johnson EM, Warnock DW, Willats SM, Winter RJ, Speller DCE (1991) An outbreak of aspergillosis in a general ITU. J Hosp Infect 18: 167–177

Janssen JJWM, Strack van Schijndel RJM, van der Poest Clement EH, Ossenkoppele GJ, Thijs LG, Huijgens PC (1996) Outcome of ICU treatment in invasive aspergillosis. Intens Care Med 22: 1315–1322

Jarvis WR (1995) Epidemiology of nosocomial fungal infections, with emphasis on Candida species. Clin Infect Dis 20: 1526–1530

Jehn U (1997) Klinische Mykologie. Leitfaden für die interdisziplinäre Praxis. Ecomed Verlagsges., Landsberg

Jones GR, Konsler GK, Dunaway RP (1996) Urokinase in the treatment of bacteremia and candidemia in patients with right atrial catheters. Am J Infect Contr 24: 160–166

Levy M, Domaratzki J, Koren G (1995) Amphotericin-induced heart-rate decrease in children. Clin Pediatr: 358–364

Mahlknecht U, von Lintig F, Mertelsmann R, Lindemann A, Lübbert M (1997) Successful treatment of disseminated central nervous aspergillosis in a patient with acute myeloblastic leukemia. Leuk Lymphoma 27: 191–194

Maschmeyer G (1998) Therapeutische Möglichkeiten bei Pilzinfektionen. Chemotherapie Journal 7: 53–59

Nenoff P, Winkler J, Horn L-C, Haupt R (1998) Erfolgreiche Therapie einer pulmonalen Aspergillose bei einem Patienten mit Non-Hodgkin-Lymphom. Pneumologie 52: 257–262

Nenoff P, Horn L-C, Schwenke H, Mierzwa M, Rieske K, Haustein U-F (1996) Invasive Schimmelpilzinfektionen am Universitätsklinikum Leipzig im Zeitraum 1992–1994. Mycoses 39: 107–112

Nolla-Salas J, Sitges-Serra A, León-Gil C, et al. (1997) Candidemia in non-neutropenic critically ill patients: analysis of prognostic factors and assessment of systemic antifungal therapy. Intens Care Med 23: 23–30

Oppenheim BA, Herbrecht R, Kusne S (1995) The safety and efficacy of amphotericin B colloidal dispersion in the treatment of invasive mycoses. Clin Infect Dis 21: 1145–1153

Paar WD (1997) Klinisch-pharmakologische Aspekte der Therapie mit Amphotericin B. Hyg Med 22, S1: 27–32

Patterson JE, Zidouh A, Miniter P, Andriole VT, Patterson ThF (1997) Hospital epidemiologic surveillance for invasive aspergillosis: patient demographics and the utility of antigen detection. Infect Contr Hosp Epidemiol 18: 104–108

Pertowski CA, Baron RC, Lasker BA, Werner SB, Jarvis WR (1995) Nosocomial outbreak of Candida albicans sternal wound infections following cardiac surgery traced to a scrub nurse. J Infect Dis 172: 817–822

Pfaller MA (1996) Nosocomial candidiasis: emerging species, reservoirs, and mode of transmission. Clin Infect Dis 22: S89–S94

Pittet D, Monod M, Suter PM, Frenk E, Auckenthaler R (1994) Candida colonization and subsequent infections in critically ill surgical patients. Ann Surg 220: 751–758

Rogers TR (1995) Epidemiology and control of nosocomial fungal infections. Curr Opin Infect Dis 8: 287–290

Shetty D, Giri N, Gonzalez CE, Pizzo PhA, Walsh ThJ (1997) Invasive aspergillosis in human immunodeficiency virus-infected children. Pediatr Infect Dis J 16: 216–221

Steinmetz HT (1996) Candidamykosen in der Intensivmedizin. Mykosen Nr 1: 1–19

Uzun O, Anaissie EJ (1996) Problems and controversies in the management of hematogenous candidiasis. Clin Infect Dis 22: S95–S101

Vincent J-L, et al (1998) Epidemiology, diagnosis and treatment of systemic Candida infection in surgical patients under intensive care. Intens Care Med 24: 206–216

Voss A, le Noble JLML, Verduyn Lunel FM, Foudraine NA, Meis JFGM (1997) Candidemia in intensive care unit patients: risk factors for mortality. Infection 25: 8–11

Walmsley S, Devi S, King S, Schneider R, Richardson S, Ford-Jones L (1993) Invasive aspergillus infections in a pediatric hospital: a ten-year review. Pediatr Infect Dis J 12: 673–682

White MH, Anaissie EJ, Kusne S, Wingard JR, Hiemenz JW, Cantor A, Gurwith M, Du Mont Ch, Mamelok RD, Bowden RA (1997) Amphotericin B colloidal dispersion vs. amphotericin B as therapy for invasive aspergillosis. Clin Infect Dis 24: 635–642

17 Vergiftungen

K. E. von Mühlendahl

Im Kindesalter, insbesondere bei Kleinkindern, sind Ingestionsunfälle häufige Ereignisse. Wenn es sich dabei auch in der großen Mehrzahl um Bagatellingestionen handelt, so werden pädiatrische Intensivmediziner doch immer wieder mit gravierenden Vergiftungen konfrontiert. Dieses Kapitel wird sich mit den daraus resultierenden diagnostischen und therapeutischen Problemen befassen.

Am häufigsten handelt es sich dabei um Kinder im Alter von 1–3 Jahren. Die gefährliche Altersperiode dauert etwa vom 10. Lebensmonat bis zum 5. Lebensjahr. In dieser Zeit sind Kinder nur bedingt erziehbar. Die Einsichtsfähigkeit bleibt in diesem Alter noch sehr gering, und gleichzeitig erwerben sie nach und nach die Fähigkeit, ihre Umwelt zu erkunden, Schränke, Schubladen und Verpackungen zu öffnen und zu klettern. Viele Kinder untersuchen alles Greifbare, auch mit dem Geschmack. Sie stecken also vieles in den Mund.

Das bedingt, dass eine große Vielzahl von Noxen zu kindlichen Vergiftungsunfällen führt. Auf alle möglichen gefährdenden und schädigenden Substanzen einzugehen erforderte ein eigenes Buch, wenn die toxikokinetischen Daten so dargestellt werden sollten, dass man konkrete Therapierichtlinien daraus ableiten könnte. Eine kürzere, notgedrungen oberflächlichere Darstellung würde der Notwendigkeit und den klinischen Fragen der behandelnden pädiatrischen Intensivärzte nicht gerecht, gesicherte Therapierichtlinien daraus abzuleiten. Somit wird in diesem Buch gänzlich auf ein Kapitel verzichtet, in dem einzelne Noxen besprochen werden. Es wird vielmehr auf einschlägige Toxikologiebücher verwiesen, die auf S. 549 aufgeführt sind. Für Pädiater soll dabei insbesondere auf den Titel von von Mühlendahl u. Mitarb. zu den Vergiftungen im Kindesalter aus dem Jahr 1995 hingewiesen werden, der bei der Behandlung von Vergiftungen als notwendiges Komplement zu diesem Kapitel angesehen werden kann.

Epidemiologie

Häufigkeit

Ingestionsunfälle und Vergiftungen bei Kindern spielen zahlenmäßig in der ambulanten Krankenversorgung und bei den stationären Behandlungen der Kinderkliniken eine erhebliche Rolle. Man muss mit rund 30 000 stationären Krankenhausaufnahmen im Jahr in Deutschland rechnen.

Altersverteilung

Gefährdet sind vor allem Kleinkinder. Bis zum Alter von etwa 2 Jahren wird zur Erprobung und zum Abschmecken vieles oral aufgenommen. Auch über dieses Alter hinaus bleiben Kleinkinder gefährdet, wenn sie mit ihrer noch geringen Erfahrung Tabletten und Dragees wie Bonbons essen, Beeren und Pilze verkosten und aus Flaschen und anderen Gefäßen trinken in der Hoffnung auf Wohlschmeckendes. So ist zu erklären, dass rund 90% aller Ingestionsunfälle Kleinkinder im Alter von 10 Monaten bis 4½ Jahren betreffen, mit einem sehr deutlichen Altersgipfel bei 1–2½ Jahren.

Suizidale Vergiftungen sind bei Kindern unter 10 Jahren selten. Bei Kindern und Jugendlichen in der Altersgruppe von 10–19 Jahren kommen Suizidversuche jedoch häufiger vor. Die Berliner Giftberatungsstelle wird jährlich wegen rund 1000 solcher Ereignisse konsultiert, hier mit einem sehr deutlichen Überwiegen von Mädchen (während es im Kleinkindalter etwas mehr Jungen als Mädchen sind). Suizidale Vergiftungen sind grundsätzlich ernster zu nehmen als Ingestionsunfälle bei Kleinkindern, verlaufen viele doch sehr schwer, und mitunter auch tödlich.

Vergiftungsumstände

Es gibt bestimmte Bedingungen, die erfahrungsgemäß eine besondere Gefährdung für Ingestionsunfälle bedeuten, und unter denen man besonders aufmerksam sein muss (Tab. 17.1).

Tabelle 17.1 Prädisponierende Umstände für Ingestionsunfälle bei Kleinkindern

Betätigung der Aufsichtsperson in einem anderen Raum
Telefonanrufe, plötzliche Besuche
Haus-, Küchenputz, Kochen, Hobby- und Bastelarbeiten
Ältere Besucher (Großeltern), die fast immer Medikamente für den Eigengebrauch mithaben
Krankheit der Kinder oder von Familienangehörigen (umherstehende Medikamente)
Abfahrt und Ankunft bei Reisen
Umzug

Fast alle Vergiftungen bei Kleinkindern ereignen sich in Haus und Garten, manche in Hobbyräumen, Werkstätten und in elterlichen Betrieben. Die gefährlichsten Räume in der Wohnung sind Badezimmer und Küche. Hier geschehen 40 % aller Vergiftungsunfälle. Die schädigenden Mittel werden in 80 % der Fälle nicht höher als 1,60 m vom Boden entfernt aufbewahrt. Besonders häufig sind solche Vorkommnisse am späten Vormittag und in den frühen Abendstunden. Daraus ergeben sich wichtige Hinweise für eine primäre Prävention.

Wichtige Noxen

Häufige Noxen

Die sehr große Zahl an möglichen schädigenden Substanzen ist eine Eigenheit der pädiatrischen Toxikologie. Man muss damit rechnen, dass Kleinkinder alles Erreichbare einnehmen können.

Eine Zusammenstellung der Häufigkeit der wichtigsten Substanzen bzw. Noxen ist Tab. 17.2 zu entnehmen.

Eine weitere Aufschlüsselung der sog. „Publikumsmittel" ist in Tab. 17.3 enthalten.

Eine Auskunft darüber, wie häufig die einzelnen Substanzen zu schweren Vergiftungen führen, kann aus der Tab. 17.4 entnommen werden.

Besonders bedenkliche Noxen

Diejenigen Substanzen, die häufig zu Ingestionsunfällen bei Kindern führen und die dabei auch schon bei akzidenteller Einnahme zu gravierenden Erkrankungen, also zu mittelschweren oder schweren Vergiftungen führen können, sind aus Tab. 17.5 zu ersehen.

Unbedenkliche Noxen

Für eine adäquate Vergiftungsbehandlung ist auch die Kenntnis über die Substanzen wichtig, die weitgehend oder vollständig harmlos sind und die keiner eingreifenden Therapie bedürfen. Häufige harmlose Substanzen sind in Tab. 17.6 aufgeführt.

Tabelle 17.3 Anrufe bei der Beratungsstelle für Vergiftungserscheinungen und Embryonaltoxikologie Berlin wegen Ingestionen und Vergiftungen mit Publikumsmitteln nach Auswertung von 13 459 Konsultationen im Jahr 1991

Substanz	Häufigkeit (%)
Schreib- und Malutensilien	4,4
Kosmetika, Parfüms, Rasierwasser	3,7
Quecksilberthermometer	3,4
Geschirrspülmaschinenreiniger	2,9
Petroleum, Lampenöl, Duftöl	2,8
Benzin, Nitroverdünner, Terpentinersatz	2,5
Düngemittelsalze	2,2
Silicagel	2,1
Heizkostenverteilerröhrchen	1,6
Nagellackentferner	1,4
Kühlakkus	1,1
Grillzünder	1,0
Knopfzellen	0,6
Möbelpolitur	0,6
Toilettenreiniger	0,5
Brennspiritus	0,5
Haushaltsglasreiniger	0,5
Essigessenz, Essigsäure	unter 0,5
Kalklöser	unter 0,5
Rohrreiniger	unter 0,5

Die potenziell gefährlichen Mittel sind **fett** hervorgehoben.

Tabelle 17.2 Häufigkeit der wichtigsten Substanzen bzw. Noxen bei Ingestionsunfällen und Vergiftungen nach Auswertung von 37 500 Anfragen an die Beratungsstelle für Vergiftungserscheinungen und Embryonaltoxikologie, Berlin (Jahresbericht 1992)

Substanz	Häufigkeit (%)
Publikumsmittel (Tab. 17.3)	34
Medikamente	32
Pflanzen	15
Fremdkörper	4
Genussmittel	4
Beruflich genutzte chemische Substanzen	2,5
Insektizide, Herbizide	3
Lebensmittel	2
Pilze	1
Tiere	0,5
Sonstiges	2

Tabelle 17.4 Substanzen, die bei Kindern zu Vergiftungen führen, nach Angaben des Schweizer Toxikologischen Informationszentrums (Gossweiler-Brunner 1992)

	prozentualer Anteil	
	an allen Vergiftungen	an schweren Vergiftungen
Haushaltsprodukte	37	18
Medikamente	37	60
Pflanzen	14	} 10
Genussmittel	5	
Andere	7	12

Tabelle 17.5 Substanzen, die gelegentlich zu gravierenden Ingestionsunfällen bei Kindern führen – die zwar seltene Ursachen sind – aber zu schweren, lebensbedrohlichen Erkrankungen oder zu Todesfällen führen können

Medikamente:

- Amphetamine
- Analgetika
- Antiarrhythmika
- Antidepressiva
- Antihypertensiva
- Antikonvulsiva
- Antipyretika
- Herz- und Kreislaufmittel
- Hypnotika, Sedativa
- orale Antidiabetika
- Sympathikomimetika
- Theophyllin
- Tuberkulostatika

Publikumsmittel:

- alle chlorierten Kohlenwasserstoffe
- Benzin
- Bremsflüssigkeit
- Duftöl
- Fliesenreiniger
- Kühlerfrostschutzmittel
- Lampenöl
- Nitroverdünner
- Petroleum
- Terpentinersatz

Ätzende Mittel im Haushalt:

- Bleilaugen
- Desinfektionsmittel
- Entkalker
- Kaliumpermanganat
- Reiniger für Geschirrspülmaschinen
- Rohr-, Abfluss-, Backofen- und WC-Reiniger

Ätzende Mittel in Hobby- und Handwerksräumen und auf Baustellen:

- Abbeizer
- Laugen
- Säuren
- Kalk
- Zement

Ätzende Mittel in der Landwirtschaft:

- manche Unkrautvertilgungsmittel
- Melkmaschinenreiniger

Tabelle 17.6 Unbedenkliche Noxen und Angaben über „verträgliche" Ingestionsmengen

Substanz	Sicher unbedenkliche Dosis oder Menge (fehlender Vermerk bedeutet: unter „normalen" Umständen atoxisch)
Pharmaka:	
Acetylcystein	
Ambroxol	
Bromhexin	
Carbocystein	
Fluoride zur Kariesprophylaxe	100 mg Fluorid
Homöopathika	• ab D4 und höher • nur Aconitum napellus erst ab D5
Calciumpräparate	10 Tabletten
Trockentabletten aus Medikamentenpackungen (Kieselgur)	
Vitamin A	50 000 I. E.
Vitamin B, C, K, Vitaminkomplexe	1 OP
Vitamin D	50 000 I. E.
Haushaltmittel, Genussmittel, Kosmetika:	
Beißringflüssigkeit	
Bleistiftminen	
Buntstiftminen	
Düngemittel	0,5 g/kg KG
Faserstifte	
Filzstifte	
Fingerfarben	
Gesichtswasser (cave: Alkoholgehalt)	1 Schluck
Heizkostenverteilerröhrchen	Inhalt eines Röhrchens
Kreide	
Kühlflüssigkeit aus Kühltaschen und Kühlkissen	
Lebensmittelfarben	
Lippenstifte	
Ostereierfarben	
Parfüms (cave: Alkoholgehalt)	1 Schluck
Pflegecremes	
Quecksilber, metallisches (orale Aufnahme)	Inhalt eines Thermometers
Rasierwässer (cave: Alkoholgehalt)	1 Schluck
Salben	
Schminken	
Silicagel (Trockentabletten)	
Speiseessig	

Tabelle 17.6 Fortsetzung

Substanz	Sicher unbedenkliche Dosis oder Menge (fehlender Vermerk bedeutet: unter „normalen" Umständen atoxisch)
• Spülmittel für manuelles Spülen	schäumend
• Streichholzköpfe	Inhalt einer Schachtel
• Streichholzschachtel (Reibeflächen)	
• Styropor	
• Süßstofftabletten	20 Tabletten
• Tinte	1 ml/kg KG
• Trockentabletten (Kieselgur)	
• Tuschen	
• Wachsmalstifte	

Tabelle 17.7 Harmlose oder weitgehend ungiftige Pflanzen, Pflanzenteile, Früchte, die häufig von Kindern gegessen werden

Noxe	Sicher unbedenkliche Menge (fehlender Vermerk bedeutet: ungiftig)
Berberitze	
Bergpalme	
Bittersüßer Nachtschatten	5 Beeren
Blutpflaume	
Cotoneaster	5 Beeren
Dattelpalme	
Deutzie	
Dreimasterblume	
Eberesche	Hand voll
Eicheln	3 Früchte
Falscher Jasmin	
Felsenbirne	
Feuerdorn	
Ficusarten	
Flieder	
Fuchsie	
Gänseblümchen	
Gemeiner Schneeball	5 Beeren
Geranie	
Grünlilie	
Gummibaumarten	
Hagebutte	
Hartriegelarten	
Hibiskus	
Howeiapalme	
Jasmin, falscher	

Pflanzen und Pilzvergiftungen

Die große Anzahl der in Frage kommenden Pflanzen und Früchte sowie der Pilze macht eine detaillierte Darstellung an diesem Ort unmöglich. Hier muss auf andere, eingehende Informationsquellen hingewiesen werden (S. 548f). Auch bei Pflanzeningestionen ist es wichtig zu wissen, welche Pflanzen, Pflanzenteile oder Früchte ganz unbedenklich oder bis zu einer gewissen Menge ungefährlich sind. Hierzu finden sich Angaben in Tab. 17.7.

Tabelle 17.7 Fortsetzung

Noxe	Sicher unbedenkliche Menge (fehlender Vermerk bedeutet: ungiftig)
Judenkirsche	
Kapuzinerkresse	
Knackebeere	5 Beeren
Kornelkirsche	
Liguster	5 Beeren
Mahonie	
Maiglöckchen	3 Früchte
Maulbeeren	
Mehlbeeren	
Nachtschatten, bittersüßer	5 Beeren
Nachtschatten, schwarzer	5 Beeren
Osterkaktus	
Pantoffelblume	
Perlargonie	
Pfeifenstrauch	
Rosen	
Rosskastanie	1 Frucht
Rotdorn	
Sanddorn	
Schlehe	
Schneeball	5 Beeren
Schneebeere	5 Beeren
Schwarzer Nachtschatten	5 Beeren
Stiefmütterchen	
Usambaraveilchen	
Veilchen	
Vogelbeere	Hand voll
Wachsblume (Hova)	
Weihnachtskaktus	
Weißdorn	
Zierapfel	
Zierkirsche	
Zierpflaume	
Zierquitte	
Zwergmispel	5 Beeren

Vergiftungen durch Tiere

Im Kindesalter spielen Vergiftungen durch Tiere in Deutschland kaum eine Rolle. Dazu wird auf spezielle Informationsquellen verwiesen (s. S. 549, Literatur).

Vergiftungssymptome

Allgemeine Symptome

Bei den meisten schweren Vergiftungen sieht die klinische Symptomatik uncharakteristisch aus: Es kommt zu Koma, Krämpfen, Kreislaufversagen, Organversagen. Eine ätiologische Diagnose lässt sich aus einer solchen Konstellation zumeist nicht stellen.

Leichtere Vergiftungen führen häufig zur Beeinträchtigung von zentralnervösen Funktionen wie Verwirrung und Somnolenz, Ataxie und Hypotonie. Ferner sind öfters Symptome seitens des Magen-Darm-Trakts zu beobachten. Viele Medikamente führen in Überdosen zu verstärktem Auftreten von erwarteten therapeutischen Effekten oder Nebenwirkungen.

Einige wenige Substanzen führen bei mittelschweren und schweren Intoxikationen zu so charakteristischen Symptomkonstellationen, dass man aufgrund des klinischen Erscheinungsbilds eine Diagnose stellen oder eine gut begründete Verdachtsdiagnose formulieren kann. Dazu gehören insbesondere Pharmaka, die die cholinergen oder adrenergen Synapsen beeinflussen, sowie einige Schwermetalle.

Solche charakteristischen Vergiftungssyndrome sind:

Anticholinerges Syndrom

(Atropin und atropinähnlich wirkende Pharmaka und Pflanzen wie Tollkirsche und Stechapfel)
- Mydriasis,
- Tachykardie,
- trockene Schleimhäute,
- Harnverhaltung,
- rote Wangen,
- leichtes Fieber,
- Halluzinationen.

Cholinerges Syndrom

(Organophosphate, Cholinergikaüberdosierung, manche Pilze)
- Miosis,
- Bradykardie,
- Hypotension,
- vermehrte Speichel- und Schleimsekretion,
- Erbrechen,
- Stuhl- und Urinabgang,
- Schwitzen,
- Hypothermie,
- Muskelfaszikulationen,
- erst spät Koma und Krämpfe.

Sympathikomimetisches Syndrom

(Amphetamin und Amphetaminabkömmlinge, Adrenalin und Adrenalinderivate, z. B. in Nasentropfen; Cocain)
- Tachykardie,
- Hypertonie,
- Mydriasis,
- Schwitzen,
- Hautblässe,
- Tremor,
- Unruhe.

Opiatsyndrom

(Opiate, Codein)
- Miosis,
- Halluzinationen,
- Sedierung bis hin zum Koma,
- Atemdepression.

Extrapyramidales Syndrom

(Neuroleptika, insbesondere Phenothiazine; Metoclopramid)
- Torticollis,
- Zungen- und Schlundkrämpfe bei erhaltenem Bewusstsein (insbesondere nach längerer Latenzzeit bei Dosen im therapeutischen Bereich an Kinder, für die manche dieser Medikamente nicht indiziert oder auch kontraindiziert sind; bei Intoxikationen mit hohen Dosen stehen ZNS-Symptome im Vordergrund).

Thalliumvergiftung

- Haarausfall,
- Obstipation,
- periphere Neuropathie,
- enzephalitisähnliche Krankheitsbilder.

Quecksilbervergiftung

Akute Quecksilbervergiftung:
- schwerer Durchfall,
- Nierenversagen,
- Schock,
- Hypersalivation.

Chronische Quecksilbervergiftung:

Feer-Krankheit
- Enzephalopathie,
- vegetative Symptome:
  - Schwitzen,
  - Appetitverlust,

- Schlafstörungen,
- Blutdruckerhöhung,
- Hautsymptome:
  - Akrodynie,
  - flüchtige Exantheme,
  - Urticaria rubra,
  - Schuppung.

Bleivergiftung

- Darmkoliken,
- Anämie,
- Enzephalopathie,
- Bleisaum am Zahnfleisch,
- Bleilinien (radiologisch, in den Metaphysen),
- Bleikolorit (aschgraue Hautfarbe).

Botulismus

- Hirnnervenausfälle:
  - Doppelbilder,
  - Schluckstörungen,
  - Akkommodationsstörungen mit weiten Pupillen,
- Obstipation,
- Muskelschwäche.

Symptome bei Verätzungen

Symptome bei Ätzspuren sind:
- Ätzspuren in Mund und Rachen,
- Hypersalivation,
- Würgen,
- Erbrechen,
- restrosternaler oder epigastrischer Schmerz,
- Nahrungsverweigerung.

Der Ösophagus hat über weite Strecken keine Schmerzrezeptoren. Das erklärt die Symptomarmut mancher schwerer Verätzungen. Insbesondere nach Ingestion von flüssigen Säuren kann es zu erheblichen Ösophagusverätzungen ohne gleichzeitige Ätzspuren in der Mundhöhle kommen.

Erste Maßnahmen bei Vergiftungen

Wichtige Grundsätze

- Wer Vergiftungen behandelt, oder wer sich für eine Nichtbehandlung bei einem Ingestionsunfall entscheidet, der muss über die in Frage kommenden Noxen gut informiert sein.
- Schwere, bedrohliche Vergiftungen sind bei Kindern selten.
- Tödliche Vergiftungen bei Kindern sind sehr selten.
- Eine durch leichtfertige Bagatellisierung bedingte Gesundheitsgefährdung eines Kindes ist nicht verzeihlich.
- Eine Überbehandlung aus unkundiger Hand bedeutet häufig für die Patienten eine größere Gefährdung, als die Schädigung durch die eingenommene Noxe.
- Ein Kind, das 3–4 Stunden nach einer Ingestion noch keine Symptome zeigt (Vorsicht allerdings bei Retardpräparaten, manchen Schwermetallen und Knollenblätterpilzen – hier ist also wiederum eine gute Kenntnis über die Noxe erforderlich), bedarf in der Regel keiner Behandlung, muss aber erforderlichenfalls stationär weiter beobachtet werden).
- Ein Kind, das sich nach schwerem initialem Verlauf erholt, ist in der Regel nicht mehr bedenklich gefährdet.

Es darf in den beiden letztgenannten Fällen auf eine weitere Behandlung verzichtet werden, wenn Toxizität und Toxikokinetik der eingenommenen Noxe gut bekannt sind, und wenn eine ausreichende Beobachtung gewährleistet ist. Diese muss in der Regel bis zur vollständigen Erholung unter klinischen Bedingungen erfolgen. In diesem Zusammenhang ist die Kenntnis des üblichen zeitlichen Ablaufs bei Vergiftungen hilfreich (Abb. 17.1).

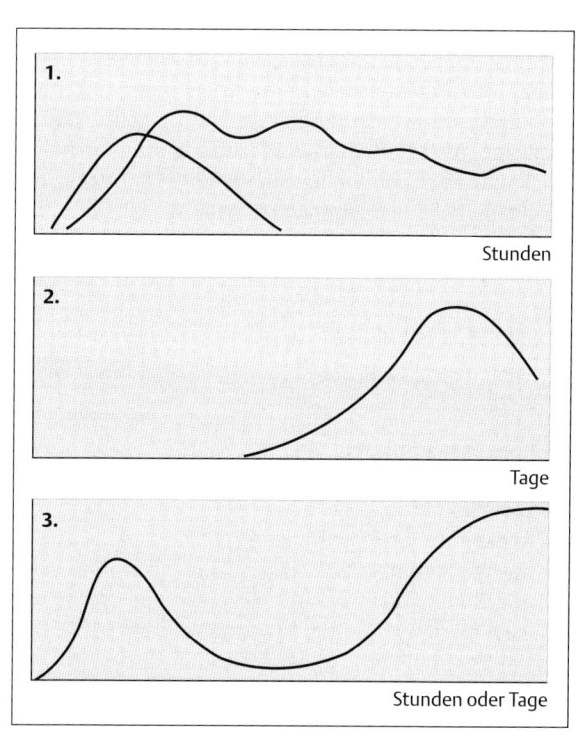

Abb. 17.1 Typischer zeitlicher Verlauf bei einigen Vergiftungsarten.
Oben: üblicher einphasiger Verlauf (z. B. Analgetika, Hypnotika, Sedativa, trizyklische Antidepressiva, Amphetamine).
Mitte und unten: Verläufe, wie sie z. B. durch chlorierte Kohlenwasserstoffe, Ethylenglykol, Knollenblätterpilz, Methanol, Paracetamol, Paraquat, Puderaspiration, manche Reizgase und Schwermetalle verursacht werden können.
Bei Abläufen des unteren Typs muss immer an Sekundärkomplikationen (Pneumonie, Überwässerung) gedacht werden.

Informationsbeschaffung

Aus dem zuvor Gesagten geht die Wichtigkeit einer guten Information vor Beginn einer Behandlung vergifteter Kindern hervor. Informationsquellen können in manchen Fällen die Listen unschädlicher Noxen und unschädlicher Pflanzen in diesem Kapitel sein (Tab. 17.**6** u. 17.**7**). Sofern vorhanden, kann man sich in einschlägigen Lehr- und Handbüchern informieren. Eine Übersicht über die in Frage kommende Literatur gibt es auf S. 549. Oft wird die Konsultation einer Giftnotrufzentrale hilfreich oder auch notwendig sein. Die Telefonnummern finden sich ebenfalls auf S. 548f.

Anamnese

Um eine erste Weichenstellung bei Konsultationen – seien sie telefonisch oder erfolgen sie durch die Vorstellung des Patienten – vornehmen zu können (harmlos – wahrscheinlich nicht bedrohlich – bedrohlich) braucht man die Antworten zu folgenden Fragen:
- *Wer* (Alter) hat *was* aufgenommen?
- *Wie viel*, *wann*, *wie*, *warum*?

Folgende Angaben sind daher wichtig:
- Alter und Gewicht des Kindes,
- Noxe(n), vermutete Menge,
- Zeitpunkt,
- Zufuhrweg,
- akzidentelle Ingestion oder Suizid,
- beobachtete Symptome,
- eingeleitete Maßnahmen.

Dann notiert man sich Namen und Wohnort sowie Telefonnummer und veranlasst, dass ggf. Originalpackungen, Pflanzen usw. mitgebracht werden.

Für die Anamneseerhebung in Vergiftungssituationen ist zu berücksichtigen:
- Zeitangaben sind vielfach unpräzise.
- Angaben können unvollständig sein, da mitunter nur die Situation beschrieben wird, in der das Kind aufgefunden wurde („Es hatte das Tablettenröhrchen in der Hand und 2 Tabletten im Mund.").
- Die Ingestion wird oft bagatellisiert,
   - aus Angst der Eltern vor juristischen Konsequenzen,
   - aufgrund von Selbstvorwürfen und Schuldbewusstsein,
   - weil Angehörige die beängstigende, bedrückende Situation einfach nicht wahrhaben wollen.
- Die Anamnese wird mitunter auch dramatisiert, Angaben werden übertrieben, in der Regel aus Angst um Leben und Gesundheit des Kindes.

Distanziert und rational handelnde Ärzte können wahrscheinlich die oft tiefsitzende Angst vieler Eltern, die ihr „vergiftetes" Kind in die Klinik bringen, kaum verstehen. Insofern sollte die Exaktheit anamnestischer Angaben grundsätzlich kritisch betrachtet werden, insbesondere dann, wenn Vorgeschichte und Symptomatik nicht zusammenpassen. In seltenen Fällen muss in solchen Situationen auch an die Möglichkeit einer Kindsmisshandlung und an ein „Münchhausen-by-Proxy-Syndrom" gedacht werden.

Erstberatung und erste Entscheidungen

Zu diesem Zeitpunkt muss eine Entscheidung gefällt werden. Die *Auskunft* oder die weitere Entscheidung kann unterschiedlich lauten:
- Die Situation ist unbedenklich, die Ingestion ist harmlos, weitere Maßnahmen sind nicht erforderlich.
- Wahrscheinlich ist die Situation unbedenklich, eine endgültige Auskunft kann aber noch nicht gegeben werden. Der Kinderarzt oder die nächste Kinderklinik sollen aufgesucht werden.
- Ein dringlicher Transport/ein notfallmäßiger Eiltransport zur nächsten Klinik/Kinderklinik (nach Entfernungen fragen) ist zu veranlassen.

Nicht selten wird die Situation folgende Auskunft erfordern:
- Es muss nachgelesen bzw. telefonisch nachgefragt werden, um Informationen zu sammeln, die eine adäquate Einschätzung der Situation erlauben.

Oft sind aber sofort therapeutische *Ratschläge* zu geben:
- Trinken lassen bei ätzenden Substanzen,
- Dimeticon oder Kohlekompretten verabreichen lassen (beides rezeptfrei in Apotheken erhältlich),
- stabile Seitenlage veranlassen.

Transport

In Deutschland sind die Anfahrtswege meist nicht weit. Zumeist bestehen auch Autotransportmöglichkeiten (eigenes Auto, Nachbarn, Taxi). Deshalb ist es oft wichtig, ein Kind nach einem Ingestionsunfall ohne langen Verzug, vor allem aber unter Verzicht auf oft uneffektive, zeitraubende häusliche Behandlungsversuche, in ärztliche Behandlung zu bringen.

Ist Aktivkohle vorhanden, oder kann man sie in einer nahen Apotheke erhalten, dann kann die frühzeitige Kohlegabe schon vor der Abfahrt eine sinnvolle Maßnahme sein. Manuell ausgelöstes Erbrechen ist zumeist ineffektiv. Das Trinkenlassen von Flüssigkeiten ist fast nie falsch. Bei Verätzungen besteht dafür eine absolute Indikation.

Lassen Dosis und Art des Gifts oder die beobachtete oder beschriebene Symptomatik annehmen, dass das Kind während der Fahrt bewusstlos werden könnte, oder ist es bereits zum Zeitpunkt des Erstkontakts bewusstlos, dann gilt: Sicherheit geht vor Schnelligkeit. Dann muss der Transport in ärztlicher Begleitung erfolgen. Hier gelten die allgemeinen Regeln für den Transport komatöser Patienten.

Weitere Behandlung

Primäre Giftentfernung

Als primär wird eine Giftentfernung vor erfolgter Resorption einer Substanz aus dem Magen-Darm-Trakt bezeichnet. Die sekundäre Giftentfernung eliminiert im Gegensatz dazu toxische Substanzen aus dem Körper nach schon eingetretener Resorption.

■ Magenentleerung

Bei weniger als 1 % aller kindlichen Ingestionsunfälle ist eine Magenentleerung erforderlich. Fast immer ist die frühzeitige und ausreichend hoch dosierte Gabe von Aktivkohle die wichtigste, effektivste und allein ausreichende Maßnahme zur primären Giftentfernung.

Für die Magenentleerung bei kindlichen Ingestionsunfällen wird zumeist die *pharmakologische Induktion* bevorzugt, und zwar durch die Gabe von Ipecac-Sirup. Apomorphin wird kaum jemals eingesetzt.

Die zweite wichtige Methode der Magenentleerung ist die *Magenspülung* Die früher praktizierte Gabe von Kupfersulfat und von Kochsalzwasser ist gefährlich und obsolet. Der Versuch, Erbrechen mechanisch, etwa durch den Finger oder durch einen Löffelstiel hervorzurufen, führt nur selten zu guten Resultaten. Oft gelingt es gar nicht, in der Regel werden nur kleine Teile des Mageninhalts erbrochen. Dieser potenziell traumatisierende, ineffektive Versuch soll nicht empfohlen und nicht vorgenommen werden.

Wenn eine Magenentleerung herbeigeführt wird, dann muss bedacht werden, dass vielfach trotz ausgiebiger Spülung oder reichlichen Erbrechens der Magen nicht vollständig entleert wird, und dass manchmal die Passage des Mageninhalts in den Dünndarm innerhalb weniger Minuten vor sich geht. Deshalb kann eine erfolgte Magenentleerung nicht als Garantie für eine Giftentfernung angesehen werden. Das ist der Grund, warum bei schwerwiegenden Ingestionsunfällen immer nach der Magenentleerung auch noch die Gabe von Aktivkohle erforderlich ist.

Wichtig ist die Kenntnis der Kontraindikationen gegen Magenspülung und induziertes Erbrechen (Tab. 17.**8**).

Ipecac-Erbrechen

Bei vielen Ingestionsunfällen ist Ipecac das Mittel der Wahl zur Einleitung von Erbrechen. Dabei wird nach der Verabreichung von Ipecac reichlich zu trinken angeboten (ca. 10 ml/kg KG). Bei über 90 % der Patienten führt Ipecac innerhalb von 15–30 min zum zumeist 2- bis 3-maligen Erbrechen. Manchmal, aber nicht sehr

Tabelle 17.**8** Kontraindikationen gegen Magenspülungen und induziertes Erbrechens

Eine Magenspülung darf nicht vorgenommen, pharmakologisch induziertes Erbrechen darf nicht eingeleitet werden:
• **bei benommenen, eintrübenden oder bewusstlosen Patienten:**   Cave: Bis zum Einsetzen der Ipecac-Emesis können 30 min vergehen!   Eine erforderliche Giftentfernung kann bei bestehender Benommenheit erst nach Intubation mit Abdichtung der Trachea vorgenommen werden.
• **bei ätzenden Substanzen:**   Ausnahme: Bei Einnahme größerer Mengen einer starken Säure kann es zu einer sich langsam entwickelnden Nekrotisierung von Magenwand und Duodenum kommen. Gleiches gilt auch für die Ingestion von Lötwasser. Es resultieren Perforation oder schwerste Stenosen. In diesen Situationen kommt auch ein vorsichtiges Abziehen des Mageninhalts über eine weiche dünne Sonde in Betracht. Ein Erbrechen soll dabei möglichst vermieden werden.
• **bei den meisten organischen Lösemitteln:**   Die topische Schädlichkeit der meisten dieser Substanzen ist größer als die systemische Toxizität. Sie haben die Eigenschaft, sich schnell auf Oberflächen auszubreiten und können im Fall einer Aspiration beim Erbrechen zu einer schweren chemischen „Pneumonitis" führen. – Eine sehr schnelle und möglichst vollständige Magenentleerung ist allerdings bei Ingestion von hoch toxischen halogenierten Kohlenwasserstoffen anzustreben.
• **bei schäumenden Substanzen:**   Hier wird wegen der nur geringen systemischen Toxizität ohnehin selten eine Giftentfernung indiziert sein. Im Ausnahmefall muss zuvor Dimeticon zur Entschäumung verabreicht werden.

häufig, dauert es auch erheblich länger. In der Regel wird 20–25 min nach einer ersten Verabreichung, falls bis dahin noch kein Erbrechen eingetreten ist, nochmals die Hälfte der Dosis nachgegeben. Man kann zu diesem Zeitpunkt auch eine Magenspülung versuchen, die dann bei der deutlich vorhandenen Brechneigung oft prompt zum Erbrechen führt.

Rezepte für die Herstellung von Ipecac-Sirup und Dosierungsanleitungen:

Ein einfaches Rezept zur Herstellung von *Sirupus ipecacuanhae* ist:

Sirupus ipecacuanhae:
• ipecac. pulv. 7,0
Glycerini 10,0
Sirupi sacchari ad 100,0

Vom Bundesinstitut für gesundheitlichen Verbraucherschutz und Veterinärmedizin (BgVV) wurde die nachfolgende Rezeptur empfohlen: brecherregender Sirup (NRF 19.1) (*Sirupus emeticus*; Sirup. emet.)

Sirupus emticus:
Ipecacuanhafluidextrakt 5,5 g
Glycerol 85 % 10,0 g
p-Hydroxybenzoesäurepropylester 0,025 g
p-Hydroxybenzoesäuremethylester 0,075 g
Zuckersirup 84,4 g

Die Herstellung von Ipecac-Sirup nach dieser Rezeptur ist allerdings nicht unkompliziert, sodass es den Apotheken in der Regel nicht möglich ist, Patienten mit Vergiftungen rechtzeitig damit zu versorgen. Das Fertigpräparat *Orpec* ist nicht mehr im Handel. Die nach den oben angegebenen Rezepturen in Apotheken hergestellten Präparate haben eine auf 3 Monate begrenzte Haltbarkeit, sie verlieren bei längerer Lagerung an Wirksamkeit.

Dosierung
Ipecac-Sirup:
1–2 Jahre: 10 ml
2–3 Jahre: 20 ml
3 Jahre: 20–30 ml

Apomorphin

Apomorphin ist in der Pädiatrie ein Reserveemetikum, dessen Anwendung sich in der Regel verbietet, da Kinderärzte keine eigene Erfahrung in der Verwendung dieses Mittels haben. Sein Einsatz kann dann erwogen werden, wenn eine unverzügliche Magenentleerung erforderlich erscheint.

Apomorphin wird in einer Dosis von 0,07–0,1 mg/kg KG subkutan injiziert. Es führt fast immer zum Erbrechen, das in der Regel nach 4–7 min eintritt. Apomorphin führt zu einer ZNS-Depression mit Benommenheit, Blutdruckerniedrigung und Atemdepression. Wegen der Gefahr des Blutdruckabfalls sollte stets gleichzeitig Norfenefrin gegeben werden, bei Kleinkindern 0,3 mg/kg KG, bei Schulkindern 0,2 mg/kg KG. Nach erfolgtem Erbrechen kann die Apomorphinwirkung mit Naloxon (0,02 mg/kg KG) antagonisiert werden.

Magenspülung

Das Schlauchvolumen soll so groß wie möglich sein und soll im Innendurchmesser mindestens 9–11 mm betragen. Die notwendige Weite ist natürlich auch abhängig von Form und Größe der eingenommenen Noxe und von evtl. noch im Magen befindlicher Nahrung. Die Länge des einzuführenden Schlauchanteils entspricht dem Abstand von der Nasenwurzel bis zum Schwertfortsatz des Brustbeins, zzgl. 10 cm.

Nach Einführen wird das Schlauchende tief gehalten und der Mageninhalt abgelassen oder aspiriert (Material aufbewahren). Es folgen Einlaufen und Ablassen der Spülflüssigkeit im Wechsel. Als Spülflüssigkeit muss physiologische Kochsalzlösung verwendet werden (mit einfachem Wasser ist es wiederholt zu tödlichen Wasserintoxikationen gekommen). Die Menge für eine Einzelspülung beträgt 5–10 ml/kg KG.

Nach Ablassen der letzten Spülflüssigkeit, die ganz klar sein sollte, werden Aktivkohle (0,5–1 g/kg KG, wenn möglich mindestens 1 g/100 mg Gift) und evtl. auch Glaubersalz (Natrium sulfuricum) gegeben, Letzteres in einer Dosis von 0,25 g/kg KG bis maximal 30 g.

Die Magenspülung soll in Seitenlage, möglichst auch Kopftieflage erfolgen, damit das häufig dabei eintretende Erbrechen nicht zu Aspirationen führt.

Früher wurde routinemäßig vor Magenspülungen Atropin gegeben, aus der Überlegung heraus, dass damit, wie bei der Narkoseeinleitung, der blutdrucksenkende und Bradykardien hervorrufende Vagusreflex verhindert wird. Heute wird im Allgemeinen darauf verzichtet. Bei nicht beeinträchtigten Vitalfunktionen dürfte der durch das Einführen des Magenschlauchs bedingte Vagusreflex nicht bedrohlich werden. Bei schweren Intoxikationen wird vor der Magenspülung ohnehin erst intubiert und die Trachea mit Manschettentuben abgedichtet werden müssen, hier ist Atropin indiziert.

Gegen eine routinemäßige Atropingabe sprechen folgende Überlegungen:
- Die Schleimhäute werden trocken, das Vorschieben des Magenschlauchs könnte traumatisierend werden.
- Es ist unklar, welche Wirkungen Atropin in der zur Prämedikation verabreichten Dosis am Darm hat, wie lange ggf. die Wirkung anhält, ob der Pylorus geöffnet wird und inwieweit eine Herabsetzung der Darmperistaltik die Passage von Giften verlangsamt.

■ Aktivkohle

Aktivkohle (Medizinalkohle, Carbo medicinalis), hergestellt durch Verkohlen organischer Materialien und durch spezielle Behandlungsmethoden mit einer Oberfläche von 1500 m^2/g Kohle versehen, bindet in den Poren, die Durchmesser zwischen 20 und 500 haben, zahlreiche Substanzen wie Medikamente und andere Chemikalien, Hormone, Vitamine, organische Toxine und Viren. Kohle ist schwarz, geschmacklos, in Wasser und Alkohol nicht löslich, muss also in Tablettenform, besser noch als fertige Suspension, verabreicht werden. Kohle ist atoxisch und nebenwirkungsfrei, kann also nicht überdosiert, sondern höchstens unterdosiert werden.

Die Kohlegabe wird zumeist als zusätzliche Therapie, nach erfolgter Magenentleerung, angesehen. In den letzten Jahren setzt sich zunehmend die Erkenntnis durch, dass bei einer frühzeitigen und ausreichenden Kohlegabe eine Magenentleerung nicht mehr erforderlich ist.

Kohle wird auch zur sekundären Giftentfernung eingesetzt, so zur Unterbrechung des enterohepatischen Kreislaufs von Toxinen. Die Serumhalbwertszeit von Barbital kann beispielsweise von 120 auf 20 h durch wiederholte Kohlegaben herabgesetzt werden, von Carbamazepin von 32 auf 18 h, von Phenylbutazon von 51 auf 37 h.

Nur schwach an Aktivkohle adsorbierte Substanzen:
- anorganische Säuren,
- aliphatische Kohlenwasserstoffe,
- Borsäure,
- Laugen,
- Lithium,
- organische Chlorkohlenwasserstoffe wie Malathion, DDT,
- Schwermetalle wie Blei, Eisen, Quecksilber.

Kohle wird „reichlich" dosiert, zumeist werden 0,5–1 g/kg KG empfohlen. Oft ist es nicht möglich, diese große Menge tatsächlich zu applizieren.

Eine realistische Dosierungsempfehlung würde also lauten:
So viel Kohle wie möglich, bis zu einer Dosis von 1 g/kg KG, mindestens aber ein 10facher Überschuss zum Gift, bei vollem Magen eher mehr.

■ Abführmittel

Die Gabe von Laxanzien wird vielfach routinemäßig zusammen mit der Kohleapplikation empfohlen und vorgenommen. Sofern es untersucht worden ist, hat die Zugabe von Glaubersalz oder Sorbit nicht wesentlich die Absorption von eingenommenen Giften herabgesetzt. Auf die routinemäßige Verabreichung eines Laxativums kann bei unkomplizierten, nicht lebensbedrohlich erscheinenden Vergiftungsunfällen verzichtet werden.

Über die forcierte anterograde Darmspülung liegen für Kinder keine publizierten Erfahrungsberichte vor. In Ausnahmefällen, bei schweren Vergiftungen mit größeren im Darm verbleibenden Giftmengen (nachweisbar z. B. röntgenologisch bei Eisenintoxikationen) wäre sie zu erwägen. Hierfür müsste auf die Erfahrung von internistischen Intensivmedizinern zurückgegriffen werden.

Auch die Gastroskopie als unterstützende Methode zur Entfernung von eingenommenen Noxen ist in der Kinderheilkunde nicht üblich. Wohl aber hat die Magenspiegelung einen festen Platz in der Behandlung von Verätzungen (S. 540).

Sekundäre Giftentfernung

Maßnahmen, die Giftsubstanzen aus dem Blut nach der Resorption aus dem Magen-Darm-Trakt entfernen, werden als sekundäre Giftelimination bezeichnet. Diese Maßnahmen sind eingreifend, nicht ungefährlich, und sie erfordern einen hohen technischen Aufwand. Die meisten intensivmedizinisch tätigen Kinderärzte haben wenig eigene Erfahrung damit. Insofern mag es oft sinnvoll sein, sich Rat und Unterstützung bei Internisten oder in Vergiftungsberatungsstellen zu holen (S. 548f). Voraussetzung für den sinnvollen Einsatz solcher differenter Behandlungsmethoden ist die Kenntnis von Resorptionskinetik, Metabolismus, Verteilungsvolumen, Ausscheidungscharakteristika und Toxizität der zu entfernenden Substanz.

■ Voraussetzungen für die sekundäre Giftentfernung

Der Einsatz von Methoden der sekundären Giftentfernung ist bei den in Tab. 17.**9** angegebenen Umständen zu erwägen oder indiziert.

Sind mindesten 2 der in Tab. 17.**9** genannten Voraussetzungen vorhanden, dann besteht eine gesicherte Indikation.

Die Wirksamkeit eines sekundären Gifteliminationsverfahrens kann an der Plasmatoxinclearance gemessen werden. Eine wirksame Verkürzung der Verweildauer einer Noxe kann angenommen werden, wenn das angewandte Entgiftungsverfahren mindestens so viel von der Noxe entfernt, wie durch die endogene Plasmaclearance eliminiert wird.

■ Verfahren der sekundären Giftentfernung

Eine Übersicht über die wichtigsten Methoden der sekundären Giftelimination ist Tab. 17.**10** zu entnehmen.

Tabelle 17.9 Indikationen für die Anwendung von Methoden der sekundären Giftentfernung

Bestehende oder trotz Therapieeinleitung zunehmende respiratorische Insuffizienz
Bestehende oder trotz Therapieeinleitung zunehmende hämodynamische Insuffizienz
Bestehende oder trotz Therapieeinleitung zunehmende neurologische Symptomatik (in erster Linie Komavertiefung)
EEG mit Vorliegen medikamentös bedingter spezifischer Veränderungen (z. B. Burst-Suppression-Muster bei Hypnotikaintoxikationen)
Pathologischer Ausfall neurologisch-elektrophysiologischer Untersuchungen (z. B. repetitive Muskelreizung bei Organophosphatintoxikationen)
Kritische Blutkonzentrationen (Angaben hierzu bei Giftinformationszentralen)

Tabelle 17.10 Übersicht über die wichtigsten Methoden der sekundären Giftentfernung (nach Weilemann 1995)

Methode	Prinzip	notwendige Eigenschaft der Substanz
Forcierte Diurese	Verstärkung der Toxindissoziation im Primärharn	• wasserlöslich • nicht eiweißgebunden • überwiegend renale Elimination
Hämodialyse	Diffusion durch semipermeable Membran Konzentrationsgefälle	• hohe Plasmakonzentration • wasserlöslich • nicht eiweißgebunden
Hämoperfusion	Adsorption an Aktivkohle oder Kunstharz	• vor allem für lipophile Toxine geeignet
Membranplasmaseparation	Plasmaabtrennung durch großporige Membran mittels Transmembrandruck	• vor allem Toxine mit Proteinbindung bzw. Proteincharakter

Forcierte Diurese

Die forcierte osmotische Diurese gehörte lange zu den klassischen therapeutischen Maßnahmen bei der sekundären Giftentfernung. Ihre Bedeutung ist überschätzt worden. Sie spielt heute eine eher untergeordnete Rolle, insbesondere bei der Behandlung von Kindern.

Die Hauptgefahr bei der forcierten Diurese besteht in der Überwässerung. Schon 5 % des Körpergewichts sind bedenklich. Ein Lungen- und vor allem ein Hirnödem sind zu befürchten. Das ist insbesondere deshalb besonders zu beachten, weil bei schweren Vergiftungen ohnehin, auch ohne Überwässerung, bereits eine Tendenz zu Herzversagen, zu Ateminsuffizienz und eine zerebrale Vorschädigung bestehen. Es sind Kasuistiken bekannt und z. T. auch publiziert worden, bei denen Kinder nicht aufgrund ihrer Vergiftung durch die eingenommene Noxe ad exitum gekommen sind, sondern durch Überinfusion im Rahmen einer schlecht kontrollierten forcierten Diurese. Deshalb ist es bei dieser Methode besonders wichtig, die engen Grenzen zu kennen, die durch eine exakte Indikationsstellung gezogen werden.

Hinsichtlich der Substanz, die zu einer Vergiftung geführt hat, ist zu beachten:
- Die zu eliminierende Substanz selbst oder ihre pharmakologisch wirksamen Metaboliten müssen nierengängig sein. Sie dürfen nicht oder nur sehr gering an Eiweiß gebunden sein.
- Fettlösliche Stoffe oder solche, die primär über die Leber ausgeschieden werden, können durch eine forcierte Diurese nicht beschleunigt eliminiert werden.
- Die wenigen Substanzen, für die bei schweren Vergiftungen heute noch an eine forcierte Diurese gedacht werden kann sind:
  - ASS,
  - Barbital,
  - Lithium,
  - Phenobarbital.
- Eine forcierte Diurese ist auch angezeigt bei einer Rhabdomyolyse mit noch erhaltener Nierenfunktion.

Seitens der Intensivstation ist zu fordern:
- Eine sehr exakte Kontrolle des Wasser- und Elektrolythaushalts:
  - Urin sammeln, in der Regel über einen Blasenkatheter,
  - häufige Gewichts- und Elektrolytkontrollen,
  - häufige Bilanzierung durch Messung von Ein- und Ausfuhr,
  - Bestimmung der Serum- und Urinosmolarität sowie des Säure-Basen-Haushalts rund um die Uhr gewährleisten.
- Überwachung von Herzfrequenz, Atmung, Blutdruck und, nach Möglichkeit, des zentralen Venendruckes.

Auch seitens des Patienten müssen bestimmte Voraussetzungen erfüllt sein:
- ausreichende Nierenfunktion,
- stabile Herz- und Kreislaufverhältnisse,
- Ausschluss eines Hirnödems.

Bei krampfenden Patienten verbietet sich eine forcierte Diurese.

Prinzip der forcierten osmotischen Diurese

Die Beschleunigung des Harnflusses soll eine Steigerung der renalen Ausscheidung bewirken. Dabei wird die passive tubuläre Rückdiffusion herabgesetzt, und zwar durch Erhöhung der glomerulären Filtration. Hierdurch ist der Harnfluss in den Tubuli schneller, der Primärharn wird weniger eingeengt. Als unterstützende Maßnahme können Alkalisierung oder Ansäuerung die tubulären Rückresorptionen weiter vermindern. Das beruht darauf, dass viele Substanzen in ihrer dissoziierten Form Membranen schwerer passieren. Bei pH-Werten einer Substanz von < 7 kann eine Alkalidiurese angezeigt sein, bei pH-Werten von > 8 eine Säurediurese. Dabei wird versucht, durch $NaHCO_3$-Infusion den Urin so zu alkalisieren, dass die pH-Werte zwischen 7,5 und 8 liegen. Bei der forcierten Säurediurese wird Ammoniumhydrochlorid oder Argininhydrochlorid gegeben, der pH-Wert des Urins soll dann zwischen 4 und 4,5 liegen.

Durchführung

Die Prinzipien und die grundlegenden Richtlinien für die praktische Durchführung einer kontrollierten forcierten Diurese sind Tab. 17.**11** zusammengefasst.

Wichtig ist hier darauf hinzuweisen, dass es sich nicht primär um eine forcierte Infusion, sondern um eine vermehrte Ausscheidung handelt. Die zu infundierende Flüssigkeitsmenge muss sich nach der Urinausscheidung richten. Wünschenswert ist eine Steigerung der Diurese auf 3–6 ml/kg KG/h (normal 0,5–2 ml/kg KG/h). Dazu muss die Infusionsmenge wesentlich erhöht werden, bei Kindern auf bis zu 8 l/m² KOF/24 h

Tabelle 17.**11** Voraussetzungen und Durchführung einer kontrollierten forcierten Diurese (nach Schachinger 1995)

Ist eine forcierte Diurese angezeigt?
- je nach Schweregrad der Intoxikation (nicht bei leichten Vergiftungen)
- Substanz mit der forcierten Diurese eliminierbar (?)
- nicht bei Herzinsuffizienz, Hirnödem, Krampfleiden

Überwachungsmöglichkeiten (Monitoring)
- Herzfrequenz
- Blutdruck
- Atmung
- neurologischer Zustand (Pupillenweite, Reflexe, Schmerzreaktionen)
- Ein- und Ausfuhr (Infusion/Diurese)

Invasive Maßnahmen
- venöser Zugang in unkompliziertem Fall über periphere Gefäße
- zentrale Venenkatheter bei längerem Verlauf zur gleichzeitigen Bestimmung des ZVD
- Blasendauerkatheter (nur wenn Urin sonst nicht exakt gesammelt werden kann)
- Blutentnahmen (in regelmäßigen Abständen): Elektrolyte, Harnstoff, Kreatinin, Hämatokritwert, Gesamteiweiß, Säure-Basen-Haushalt, evtl. Gerinnungsstatus

Infusionsmenge
- Beginn mit 10 ml/kg KG/h 5 %iger Glucose
- Zusatz von Elektrolyten (Tagesbedarf, Kompensation eines Defizits)
- Zusatz von Natriumbicarbonat (bei alkalischer Diurese) oder Argininhydrochlorid (bei saurer Diurese)
- erst fortfahren, wenn Urinproduktion in Gang gekommen und Bilanzierung ausgeglichen

Begleitende Medikamente
- bei ungenügender Diurese: Furosemid: 0,5–1 (–2) mg/kg KG i. v., 3- bis 5-mal/d
- bei drohender Herzinsuffizienz: Digitalisierung (cave: Liegt eine Niereninsuffizienz vor?)
- bei niedrigem Blutdruck mit schlechter Nierendurchblutung: Dopamin: 2–4 (–10) µg/kg KG/min

bzw. 300 ml/kg KG/24 h. Derartig große Infusionsmengen dürfen jedoch nur für kurze Zeitintervalle, keinesfalls für 24 h, festgesetzt werden. Nur so können eine beginnende Niereninsuffizienz bzw. eine ungenügende Urinausscheidung und die daraus resultierende Überwässerung rechtzeitig erkannt werden. So ist es sinnvoll, zunächst für eine erste Stunde eine Infusionsmenge von 10–15 ml/kg KG/h anzusetzen, um danach, entsprechend der Urinausscheidung, weiter zu entscheiden. Je nach Harnfluss kann dann diese Infusionsmenge beibehalten, gesteigert oder herabgesetzt werden. Kommt die Diurese durch eine solche Infusion nicht ausreichend in Gang, dann kann sie mit Furosemid in einer Dosierung von 0,5–1 (–2) mg/kg KG i. v. unterstützt werden. In dieser Dosis kann Furosemid bis zu 5-mal innerhalb von 24 h gegeben werden. Es kann zudem eine 20 %ige Mannitlösung appliziert werden, und zwar in einer Dosierung von 1,5–2 g/kg KG/Tag, auf 3 Dosen verteilt, als Kurzinfusion über 20 Minuten. *Kontraindikationen* sind:
- akute Tubulusnekrose,
- intravasaler Volumenmangel,
- schwere kardiale Dekompensation.

Die forcierte Diurese beginnt man im Allgemeinen mit einer Glucose (5 %)-Elektrolyt-Lösung, die initial etwa 50 mVal Natrium und 50 mVal Chlor und ca. 20 mVal Kalium pro Liter enthält. Je nach bestimmten Elektrolytbilanzen müssen diese Konzentrationen im Weiteren nachkorrigiert werden.

Eine Alkalidiurese (die bei schweren Vergiftungen mit Barbituraten, Salicylaten und Sulfonamiden indiziert sein kann) wird durch Zusatz von Natriumbicarbonat zur Infusionslösung erreicht. Initial werden dafür 1 mVal NaHCO$_3$/kg KG, 1:2 mit 5 %iger Glucose verdünnt, injiziert. Zugrunde liegt die Formel:

$$\text{erwünschter Basenüberschuss} \times \text{kg KG} \times 0{,}3 = \text{mVal NaHCO}_3$$

Man strebt dabei einen Basenüberschuss von 10 im Blut an. Daraus ergibt sich die errechnete Menge an Natriumbicarbonat:

$$\text{ml 8,4 \%iges NaHCO}_3 = \text{kg KG} \times 3$$

Angestrebt wird ein pH-Wert des Urins von 7,5–8. Ist dieser durch die initiale NaHCO$_3$-Gabe erreicht, dann können unter weiterer Kontrolle des Säure-Basen-Haushalts im Serum und des pH-Werts im Urin 20–40 mVal NaHCO$_3$ je Liter der Infusionsflüssigkeit zugesetzt werden.

Eine saure Diurese (die bei Amphetaminen, Alkaloiden, Chinin und Strychnin erwogen werden kann) wird durch Zugabe von Argininhydrochlorid erreicht. Zu Beginn kann wiederum von folgender Formel ausgegangen werden:

$$\text{erwünschtes Basendefizit} \times \text{kg KG} \times 0{,}3 = \text{Menge an Argininhydrochlorid}$$

Diese wird 1:2 verdünnt und langsam injiziert. Da der Säure-Basen-Haushalt vielleicht anfänglich ausgeglichen ist, kann ein Basendefizit von 10 angestrebt werden. Damit ergibt sich die Menge Argininhydrochlorid aus folgender Formel:

- ml 21,6 %iges Argininhydrochlorid = kg KG × 3

Die Alkali- und die Säurediurese sind in der Theorie biochemisch einleuchtend. In der Praxis sollte aber vor ihnen gewarnt werden, da ihre Überwachung häufig noch schwieriger ist als die der normalen kontrollierten osmotischen Diurese. Die Induktion einer Azidose ist wegen der Gefahr von Herzrhythmusstörungen nicht unbedenklich und sollte auf keinen Fall mit einer Hyperkaliämie einhergehen.

Hämodialyse

Eine Hämodialyse ist insbesondere dann angezeigt, wenn bei einer schweren Vergiftung eine Niereninsuffizienz besteht. Dann wird die Hämodialyse gleichzeitig als Behandlung des Nierenversagens wie auch zur Gifteliminination eingesetzt werden müssen. Auch bei noch intakter Nierenfunktion kann die Hämodialyse als Gifteliminationsmaßnahme eingesetzt werden. Substanzen, für die die Dialyse eine geeignete Maßnahme darstellt, sind in Tab. 17.12 vermerkt.

Gelegentlich wird statt der Hämodialyse eine *Peritonealdialyse* angezeigt sein. In seiner Effektivität ist diese den anderen Verfahren, insbesondere der Hämodialyse, deutlich unterlegen. Der Einsatz der Peritonealdialyse wird sich somit auf die seltenen Fälle beschränken, in denen kein anderes extrakorporales Verfahren angewendet werden kann.

Hämoperfusion

Unter den sekundären Gifteliminationsverfahren ist die Hämoperfusion das wichtigste und effektivste. Dabei wird Blut in einem extrakorporalen Kreislauf über Kohle oder Harz geleitet. Die Kohlepartikel müssen beschichtet werden, damit es nicht zu großen Thrombozytenverlusten, zum Überkrusten und Verbacken der Kohlegranula kommt.

Die Unterschiede zwischen beschichteter Aktivkohle und Kunstharz hinsichtlich des Adsorptionsverhaltens sind nicht sehr groß. Kartuschen mit geringem Füllvolumen, wie sie in der Pädiatrie benötigt werden, können bei folgenden Firmen bestellt werden: Braun, Diamed, Fresenius, Gambro, Salvia.

In Abhängigkeit von der Molekülgröße werden Substanzen aus dem Plasmastrom durch die semipermeablen Beschichtungsmembranen in die inneren Hohlräume der Aktivkohlegranula oder des Neutralharzes adsorbiert. Diese Bindung ist praktisch irreversibel.

Die Effektivität einer Hämoperfusion hängt neben der Eigenschaft des Adsorbens davon ab, wie gut das Toxin für dieses Eliminationsverfahren geeignet ist. Außerdem muss ein ausreichend hoher Blutfluss gewährleistet sein.

Sowohl seitens der Kartuschen, wie auch durch die Katheter, kann es zu Komplikationen kommen, insbesondere:
- Thrombozytenabfall,
- Gerinnungsstörungen,
- Thrombosierungen,
- Blutungen,
- Blutdruckabfall.

Ob ein Toxin durch Hämoperfusion wirksam eliminiert werden kann, wird in jedem Einzelfall überprüft werden müssen. Die Stoffe, für die bei schweren Intoxikationen eine Hämoperfusion zu erwägen ist, sind in Tab. 17.13 aufgeführt.

Tabelle 17.12 Substanzen, die gut mit einer Hämodialyse eliminiert werden können und solche, für die eine Hämodialyse keine geeignete Maßnahme ist

Gut geeignet für Entfernung durch Hämodialyse
- Arsen
- Chinin
- Ethanol
- Calcium
- Lithium
- Paraldehyd
- Quecksilber
- Salicylate
- Thallium

Nicht geeignet für Elimination durch Hämodialyse
- Herbizide
- Hypnotika
- Insektizide
- Psychopharmaka
- Sedativa

Tabelle 17.13 Substanzgruppen und Stoffe, für deren Elimination in Vergiftungsfällen eine Hämoperfusion in Frage kommt

Chinidin
Colchicin
Digitoxin
Digoxin
Herbizide (Paraquat, Diquat)
Insektizide (Organophosphate)
Isoniazid
Knollenblätterpilze
Lidocain
Meprobamat
Methotrexat
Paracetamol
Phenytoin
Psychopharmaka
Sedativa
Theophyllin

Membranplasmaseparation

Dieses Verfahren, auch *Plasmapherese* genannt, entfernt mit dem vom restlichen Blut abgetrennten Plasma proteingebundene toxische Substanzen. Das Plasma wird durch Fremdplasma ersetzt, die Blutzellen werden reinfundiert. Eine Separation von Zellen und Plasma kann im Schwerefeld (Zentrifugation) und durch die Plasmafiltration geschehen. Letztere funktioniert nach dem Prinzip der Hämofiltration unter Verwendung großporiger Membranen.

Angezeigt ist dieses Verfahren bei Intoxikationen durch Substanzen mit einem Molekulargewicht von mehr als 300 Da sowie durch Substanzen, die in der Niere filtriert, dann aber vorwiegend wieder rückresorbiert werden. In der Regel handelt es sich um Substanzen mit hoher Plasmaeiweißbindung. Das gilt z. B. für trizyklische Antidepressiva. Allerdings ist gerade bei dieser Substanzgruppe das Verteilungsvolumen so hoch, dass letztlich die Effektivität einer Membranplasmaseparation als gering einzustufen ist.

Als mögliche Indikationen für eine Membranplasmaseparation gelten Vergiftungen mit Digitoxin, Phenprocoumon und, mit der genannten Einschränkung, für trizyklische Antidepressiva.

In der klinischen Medizin wird eine Membranplasmaseparation am ehesten bei Immunkrankheiten gemacht (thyreotoxische Krise, Goodpasture-Syndrom, Hyperviskositätssyndrom, Immunkomplexerkrankungen).

Plasmaperfusion

Dieses Verfahren kombiniert Plasmazellseparation und Hämoperfusion. Es wird nach Abtrennung des Plasmas von den zellulären Bestandteilen lediglich das Plasma über Kohle- oder Harzkartuschen geleitet und anschließend reinfundiert. Von einigen Autoren ist eine bessere Elimination und eine Herabsetzung der Komplikationen beschrieben worden.

Blutaustauschtransfusion

Aufgrund erheblicher technischer Probleme und wegen des großen labormäßigen und organisatorischen Aufwands wird dieses Verfahren nicht mehr angewendet. Eine Blutaustauschtransfusion wäre allenfalls sinnvoll als überbrückende Maßnahme bei irreversibler Erythrozyten- und Hämoglobindenaturierung, so z. B. bei der Methämoglobinämie des Neugeborenen.

Forcierte Beatmung

Auch die forcierte Beatmung wird de facto nicht mehr praktiziert. Sie war eine notwendige Maßnahme etwa in der Zeit zwischen 1970 und 1985, als Vergiftungen mit den hochtoxischen Chlorkohlenwasserstoffen wie Dichlorethan, Trichlorethylen und Tetrachlorkohlenstoff häufig waren. Diese Intoxikationen sind sehr selten geworden, seitdem dichloräthanhaltige Rheumamittel nicht mehr verwendet werden, die Zusammensetzung von Lösemitteln und Fleckentfernern geändert worden ist und Flaschen mit Sicherheitsverschlüssen oder mit kleinen Öffnungen in Verkehr gebracht worden sind. Diese chlorierten Kohlenwasserstoffe führen zu einem 2-phasischen Vergiftungsverlauf, bei dem es nach einer Latenz, in der eine forcierte Giftelimination sehr sinnvoll ist, zu einem Leberzerfall kommen kann. Die Entfernung durch forcierte Beatmung war immer wenigen Zentren vorbehalten, die Erfahrung damit hatten und die zumeist in Narkose eine Beatmung mit 2- bis 3fachem Atemminutenvolumen durchführten, wobei der Säure-Basen-Haushalt besonders sorgfältig überwacht und durch Zumischung von CO_2 zur Atemluft kontrolliert und gesteuert werden musste.

Verätzungen

Verätzungen entstehen durch Einwirkungen von Säuren, von Laugen oder von anderen korrosiv oder kolliquativ wirkenden Chemikalien. Besonders gefährdet sind die Schleimhäute des oberen Magen-Darm-Trakts und die Augen. Säuren führen zu verschorfenden Nekrosen, Laugen zu Kolliquationsnekrosen. Deshalb sind Laugenverätzungen grundsätzlich bedenklicher als Säureverätzungen. Die Tiefe einer Nekrose hängt ab von der Art des Ätzmittels, der Konzentration, der Menge und der Einwirkzeit. Bei Verätzungen der Magenwand und des Duodenums, wie sie nach Ingestion größerer Säuremengen oder von Lötwasser (Zinkchlorid) vorkommen können, spielt auch die vorherige Füllung des Magens eine Rolle.

Bei Kindern häufig oder gelegentlich zu Verätzungen führende Substanzen:
- *im Haushalt*:
  Geschirrspülmaschinenreiniger, Entkalker, Rohr-, Abfluss-, Backofen- und WC-Reiniger, Desinfektionsmittel, Kaliumpermanganat, Bleichlaugen,
- *in Hobby- und Handwerksräumen*:
  anorganische Säuren, Laugen, Abbeizmittel und diverse andere Chemikalien,
- *auf Baustellen, in Betrieben, in der Landwirtschaft*:
  Kalk, Zement, Unkrautvertilger, Melkmaschinenreiniger, Algenvertilgungsmittel, daneben eine Vielzahl von Handelsprodukten und Chemikalien.

Erstbehandlung

Bei *oraler Aufnahme von Ätzgiften* sollen sofort und reichlich Wasser oder eine andere schnell erreichbare Flüssigkeit zu trinken gegeben werden. Die meisten Ätzgifte wirken schnell, darum ist auch schnelles Handeln wichtig. Langsamer wirken Geschirrspülmaschinenreiniger in Granulatform, die ihre Wirkung erst nach Auflösung entfalten. Liegen einige Körnchen etwa vor einer Ösophagusenge, dann mag auch nach einigen Minuten das reichliche Trinken wirksam sein und schwere Folgen verhindern helfen.

Bei *Verätzungen im Bereich der Augen* ist die sofortige intensive und anhaltende Spülung des Auges mit viel Wasser nötig. Dazu müssen die Augenlider ektropioniert werden. Trockene Tücher oder Tupfer können ein Abgleiten der Finger verhindern. Gelingt das nicht, dann macht der reflektorische Lidschluss in der Regel eine ausreichende Spülung unmöglich. Oft wird man also Helfer brauchen. Ideal, aber technisch meistens nicht möglich, ist das Ausspülen bei geöffnetem Auge unter dem fließenden Wasserhahn.

Bei *Hautverätzungen* soll so schnell wie möglich die Kleidung entfernt werden, benetzte Hautstellen müssen sogleich mit viel Wasser, am besten unter dem Wasserhahn oder unter einer Dusche, abgespült und mechanisch abgewaschen werden. Bei sehr aggressiven Mitteln sollten sich Helfer möglichst Schutzhandschuhe anziehen.

Folgebehandlung (sog. Verätzungsschema)

- Behandelt werden alle akzidentellen Fälle mit sicherer Ingestion, dazu alle akzidentellen Fälle mit fraglicher Ingestion sowie mindestens einem der folgenden Symptome: Ätzspuren im Mund und Rachen, Hypersalivation, Würgen, Erbrechen, retrosternaler und epigastrischer Schmerz, Nahrungsverweigerung.
- Nicht behandelt werden Patienten mit nur fraglicher Ingestion („mit dem Behälter gespielt, ausgekippt, am Boden verschmiert") und ohne die genannten Symptome. Wichtig zu wissen ist, dass auch bei erheblichen Ösophagusverätzungen Ätzspuren in der Mundhöhle fehlen können.

Je nach Symptomatik werden in der Klinik zunächst Schmerzbekämpfung, Kreislaufunterstützung, ggf. Intubation und die Gabe eines Corticosteroids (z. B. Prednisolon 2–3 mg/kg KG) erforderlich sein.

Weitere Maßnahmen erfolgen zum nächsten möglichen Routinetermin. In der Regel soll am nächsten Morgen eine Ösophagogastroskopie durchgeführt werden. Bei Kindern, bei denen lediglich ein Verätzungsverdacht bestand, kann bei normalem Ergebnis dann die Entlassung nach Hause erfolgen.

Verätzungen 1. Grades (Rötung, Ödem, etwas Fibrinauflagerung in einem kleinen, nicht flächenhaften, nicht zirkulären Bereich). Sie bedürfen keiner Behandlung und keiner Nachkontrolle.

Gravierendere Verätzungen. Hier kann man bis zur Abheilung *Glucocorticosteroide* (z. B. Prednisolon, 1 mg/kg/d) geben. Corticosteroide setzen, im Tierversuch eindeutig belegbar, die Fibroblasteneinsprossung herab, wodurch vielleicht auch beim Menschen die Ausbildung von Strikturen verhindert werden kann. Die Empfehlung zu einer solchen „Strikturprophylaxe" mit Steroiden ist bis vor etwa 10 Jahren pauschal und unangefochten gegeben worden. Sie beruhte auf auch heute beim Nachlesen der Originalliteratur recht überzeugenden Tierversuchen, in denen bei der Behandlung von standardisiert hervorgerufenen Ösophagusverätzungen die Strikturhäufigkeit deutlich geringer war, wenn Steroide gegeben worden waren. Seitdem sind einige Publikationen über Nachuntersuchungen von Patienten erschienen, bei denen nach Verätzungen ein eindeutiger nützlicher Effekt einer Steroidgabe nicht gezeigt werden konnte. Dabei muss allerdings berücksichtigt werden, dass es sich bei diesen Studien nicht um große Patientenzahlen gehandelt hat, ferner, dass eine Standardisierung des Schädigungsgrades schwer möglich ist, differieren doch von Patient zu Patient Alter, Noxe, eingenommene Menge, Lokalisation der Schädigung und Erstmaßnahmen.

Weitere Behandlung:
- Eine prophylaktische Antibiotikagabe ist nicht erforderlich.
- Eine eindeutige Indikation für die Antibiotikabehandlung liegt bei Mediastinitis und bei sekundär infizierten Ulzera vor.
- Die Ernährung soll zunächst flüssig, vielleicht später breiig sein. Anfangs, bis sich das Ausmaß einer Verätzung abzeichnet, ist reine parenterale Ernährung zu empfehlen.
- Bei schweren Verätzungen mit hohem Strikturrisiko werden Frühbougierung oder breite Dauersonde erforderlich sein, je nach Erfahrung und Behandlungsmethode des hinzugezogenen Spezialisten (Kinderchirurg, Hals-Nasen-Ohren-Arzt).
- Röntgenkontrastuntersuchungen sind frühestens nach 3–4 Wochen sinnvoll, wenn manifeste Stenosen in der Speiseröhre oder am Magenausgang bewiesen oder ausgeschlossen werden sollen.

Der relativ große Behandlungsaufwand auch bei Verätzungs*verdacht* ist deshalb gerechtfertigt, weil einmal eingetretene Ösophagusstenosen oft später nicht mehr beseitigt werden können und lebenslange Krankheit bedeuten. Zudem besteht bei Strikturen nach Ösophagusverätzungen ein deutlich erhöhtes Karzinomrisiko.

Antidotbehandlung

Nur für wenige Noxen ist eine gezielte Behandlung mit Antidota möglich, deren Einsatz lebensrettend sein und dann auch vor der Giftentfernung den Vorrang haben kann. Bei der Mehrzahl der behandlungsbedürftigen Vergiftungen besteht allerdings nach der Giftentfernung nur die Möglichkeit einer symptomatischen Behandlung.

Antidota wirken auf verschiedenen Wegen:
- Adsorption von Substanzen im Magen-Darm-Trakt, um deren Resorption zu unterbinden (Antidotum Thallii, Kohle),

- Bildung von nichttoxischen Komplexen (Chelatbildner bei Schwermetallvergiftungen, Digitalisantikörper),
- Verhinderung oder Verlangsamung der Metabolisierung, was von Bedeutung dann ist, wenn weniger giftige oder untoxische Ausgangssubstanzen zu hochtoxischen Stoffwechselprodukten metabolisiert werden (z. B. Ethanolgabe bei Vergiftungen mit Methanol oder Ethylenglykol),
- Unterstützung körpereigener Entgiftungsvorgänge (N-Acetylcystein bei Paracetamolintoxikationen, Wirkung über Bereitstellung von SH-Gruppen, Natriumthiosulfat bei Cyanidvergiftungen),
- Konkurrenz am Rezeptor (Naloxon bei Opiaten, Atropin bei Organophosphatintoxikation),
- gezielte Beeinflussung von Enzymsystemen zur Bereitstellung von endogenen Antidoten (Physostigminbehandlung bei Atropinvergiftung, Wirkung durch Hemmung der Acetylcholinesterase).

Daneben gibt es einige unbekannte Mechanismen. So kann die sehr hochdosierte Gabe von Diazepam lebensrettend bei Herzrhythmusstörungen bei Chloroquinintoxikationen sein.

Der Einsatz von Antidota bedarf einer strengen Indikationsstellung. Nicht alle sind so nebenwirkungsarm oder frei von Nebeneffekten, dass man eine probatorische Gabe rechtfertigen könnte. Während Naloxon auch bei falscher Indikation keine Nebenwirkungen aufweist, kann die nicht indizierte Gabe von Physostigmin, wenn kein gesichertes anticholinerges Syndrom vorliegt, zu lebensbedrohender Bradykardie, Hypersalivation und Krampfanfällen führen.

Die wichtigsten zur Behandlung von Vergiftungen benötigten Antidota bzw. Notfallmedikamente sind in Tab. 17.14 aufgeführt.

Welche Antidota und Medikamente zur Behandlung von Vergiftungen vorgehalten werden sollen, geht aus Tab. 17.15 hervor.

Tabelle 17.14 Antidote und Medikamente zur Behandlung von Vergiftungen, Indikationen und Dosierungshinweise (von Mühlendahl u. Mitarb. 2002)

Frei-/Handelsname (Handelspräparat)	Indikation	Dosierung Kinder	Erwachsene
N-Acetylcystein (Fluimucil-Ampullen 300 mg, Fluimucil-Antidot Infusionsflasche 5 g)	Vergiftung mit Paracetamol, Acrylnitril, Methacrylnitril, Methylbromid *Nebenwirkungen:* bei schneller i. v. Zufuhr allergische Reaktionen nach 15–60 min möglich	• wie Erwachsene • die zugeführte Flüssigkeitsmenge ist bei Kindern entsprechend zum Körpergewicht zu reduzieren • in leichten Fällen orale Zufuhr möglich	• initial: 150 mg/kg KG in 200 ml 5%iger Glucose in 60 min infundieren • Erhaltungsdosis 1: 50 mg/kg KG in 500 ml 5%iger Glucose in 3 h infundieren • Erhaltungsdosis 2: 100 mg/kg KG in 1000 ml 5%iger Glucose in 16 h infundieren • Gesamtdosis: 300 mg/kg KG in 20 h
Apomorphin-HCl (Apomorphin-Woelm Ampulle 10 mg/ml)	Emetikum i. m. oder s. c. zusätzlich Norfenefrin (Novadral) Kleinkinder: 0,3 mg/kg KG Schulkinder: 0,2 mg/kg KG (in Mischspritze) *Nebenwirkungen:* anhaltendes Erbrechen, Bewusstseinstrübungen, Blutdruckabfall, Bradykardie, Atemdepression	• bei Kindern selten indiziert • 0,07 mg/kg KG • maximal 10 mg • s. c., i. m.	• 0,1 mg/kg KG • maximal 10 mg • s. c., i. m.
Atropinsulfat (Atropinsulfat 100 mg Köhler, Atropinsulfat Braun 20 mg, sowie Ampullen mit geringeren Mengen)	Vergiftung mit Alkylphosphaten und Carbamaten Muscarinsyndrom, Betarezeptorenblocker *Nebenwirkungen:* bei zu hoher Dosis Symptome der Atropinintoxikation	• (0,5)–1 (–2) mg i. v. („biologische" Titration) • 0,02 mg/kg KG i. v.	• initial: 2–4 (–50) mg i. v. („biologische" Titration) • Erhaltungsdosis: 0,5–2 mg/h i. v. • maximal 10 mg/h • 2 mg i. v. • 0,5–1 mg langsam i. v.

Tabelle 17.14 Fortsetzung

Frei-/Handelsname (Handelspräparat)	Indikation	Dosierung Kinder	Erwachsene
Biperidenlactat (Akineton Injektionslösung 1 ml enth. 5 mg)	durch Psychopharmaka ausgelöste extrapyramidale Symptomatik *Nebenwirkungen:* bei hoher Dosis Symptome der Atropinvergiftung	• 0,04 mg/kg KG langsam i. v. 3- bis 4-mal täglich wiederholbar	• 0,04 mg/kg KG langsam i. v. 3- bis 4-mal täglich wiederholbar
Calciumgluconat (Calcium Braun 10 %, Injektionslösung, Amp. á 10 ml)	Flusssäure	• 10 ml Calciumgluconatlösung 10 %ig in 50 ml 0,9 %iger Natriumchloridlösung verdünnt, davon intraarteriell sehr langsam bis zur Schmerzfreiheit oder bis maximal 5 ml injizieren. • falls dann noch erforderlich, Rest der Lösung als Dauerinfusion innerhalb von 4 h applizieren • bei Schmerzfreiheit aufhören, bei erneuten Schmerzen weiter infundieren	• initial: bis zu 10 ml ca. 10 %ige Calciumgluconatlösung i. a. bis zum Nachlassen des Schmerzes • anschließend: Calciumgluconat (eventuell in 0,9 %iger Natriumchloridlösung verdünnt) langsam infundieren • bei Weichteilinfiltration: Unterspritzung mit Mischung aus Calciumgluconat 10 ml + 5 ml Lidocain 2 %ig (maximal 2mg/kg KG Lidocain)
	als Zusatz zur Magenspülflüssigkeit	• 1 %ige Lösung 1 ml/kg KG • nach der Magenspülung im Magen belassen	1 %ige Lösung ca. 40 ml, nach der Magenspülung im Magen belassen
Carbo medicinalis, Aktivkohle	Adsorbens cave: bei forcierter Zufuhr Gefahr der bronchopulmonalen Aspiration, sonst nebenwirkungsfrei	• 1 g/kg KG • maximal 50 g • mindestens 1 g Kohle für 100 mg Gift	• 25 bis 100 g anschließend an primäre Giftentfernung, in Wasser suspendiert
Deferoxamin (Desferal, Deferoxaminmesilat 0,5 g Trockensubstanz, zur Anwendung in 5 ml Aqua pro Injektion auflösen = 10 %ige Stammlösung)	Eisen(II)-vergiftung (wenn Eisen im Serum > 3,5–5 mg/l) *Nebenwirkungen:* Blutdruckabfall, Tachykardie bei zu schneller Infusion	• bis 8 g p. o. (Sonde) • i. v. wie bei Erwachsenen, die Flüssigkeitszufuhr ist entsprechend zum Körpergewicht zu reduzieren	• p. o.: bis 12 g Deferoxamin per Sonde (sehr bitter!) • i. v.: 0,1 %ig zur Herstellung 10 %ige Stammlösung mit 0,9 %iger Natriumchloridlösung zur Gebrauchslösung weiter verdünnen maximal Infusionsrate 15 mg/kg KG/h Maximaldosis 80 mg/kg KG/d
Dexamethason (Auxiloson, Dosieraerosol 1 Hub = 0,125 mg)	Reizgasinhalation mit Latenz in der Frühphase	• spezielle Kinderdosierung nicht bekannt	• Inhalation alle 5 min 2 Hübe bis Inhalt einer Spraydose verbraucht

Tabelle 17.14 Fortsetzung

Frei-/Handelsname (Handelspräparat)	Indikation	Dosierung Kinder	Erwachsene
Diazepam (z. B. Valium Roche Ampullen 10 mg; Rektiole 5 mg; Diazepam rectal Tube 5 mg/10 mg)	Krampfanfälle	• Säuglinge und Kleinkinder: 0,5–0,7 mg/kg KG i. v. • Schulkinder: 0,5 mg/kg KG i. v. • rektal: < 15 kg KG 5 mg, > 15 kg KG 10 mg	• 5–10 mg i. m. oder sehr langsam i. v.
	Chloroquinvergiftung *Nebenwirkungen:* Sedierung, Atemstillstand	• wie Erwachsene	• initial: (0,5–)1 mg/kg KG in 15–30 min, eventuell Dosis verdoppeln • Erhaltungsdosis: 0,1 mg/kg KG/h
Digitalis-Antitoxin (Digitalis-Antidot BM Injektionsflasche 80 mg)	akute lebensbedrohliche Digitalisvergiftung	• wie Erwachsene	• in Abhängigkeit vom Digitaliskörperbestand, wobei 1 mg Digitalisglykosid von 80 mg Digitalis-Antidot gebunden wird
Dimercaptopropansulfonat, DMPS (DMPS-Heyl Amp. 250 mg/5 ml, Kps. 100 mg, Mecuval Kps. 100 mg)	akute und chronische Vergiftungen durch organische und anorganische Quecksilbersalze, Quecksilberdämpfe, Arsen*, Kobalt, Kupfer, Gold akute Vergiftungen mit Chrom, Antimon chronische Vergiftungen mit Blei, Silber *Nebenwirkungen:* bei zu schneller i. v. Gabe Kreislaufdepression, selten Transaminaseerhöhung, allergische Hauterscheinungen	• 1. Tag: 6-mal 5 mg/kg KG • 2. Tag: 4-mal 5 mg/kg KG • 3. Tag: 3-mal 5 mg/kg KG • ab 4. Tag: 1-mal 5 mg/kg KG	• 1. Tag: bis 2000 mg • 2. Tag: bis 1500 mg • 3. Tag: bis 1000 mg • 4. Tag: bis 750 mg
Dimethylaminophenol (4-DMAP, Ampulle 250 mg) anschließend: **Natriumthiosulfat** (s. dort)	Vergiftungen mit Cyaniden *Nebenwirkungen:* bei Überdosierung Methämoglobinämie und Gefahr der Hämolyse, deshalb Methylenblau oder Toluidin bereithalten; kontraindiziert bei Glucose-6-Phosphat-Dehydrogenase-Mangel	• 3 mg/kg KG langsam i. v., anschließend Natriumthiosulfat	• 250 mg langsam i. v. (= ca. 3–4 mg/kg KG), anschließend Natriumthiosulfat
Dimethylpolysiloxan	s. Dimeticon		
Dimeticon (Elogan Tropfen 1 ml = 41,2 mg; Lefax Suspension 1 ml = 41,2 mg; sab simplex Suspension 1 ml = 69,2 mg)	Entschäumer	• (1,5)–5 ml p. o. (Tropfen) • 25 ml p. o. (Saft)	• 10 ml p. o. (Tropfen) • 50 ml p. o. (Saft)

*: Bei Vergiftungen mit Arsenwasserstoff (AsH_3, Arsin) keine Chelatbildner.

Tabelle 17.14 Fortsetzung

Frei-/Handelsname (Handelspräparat)	Indikation	Dosierung Kinder	Erwachsene
Eisen(III)-hexacyanoferrat(II) Berliner Blau (Antidotum Thallii Heyl, Kapseln 500 mg; Radiogardase-Cs, Kapseln 500 mg)	Vergiftungen mit Thallium, Cäsium	• wie Erwachsene	• initial (p. o.): 3 g • Erhaltungsdosis (p. o.): 250 mg/kg KG/d in 2–4 Dosen bis Thalliumausscheidung < 200 µg/d
Ethanol (Alkoholkonzentrat 95 % Braun) Cave: 1 ml Ethanol = 0,8 g	Vergiftungen mit Methanol, Ethylenglykol *Nebenwirkungen:* Hypoglykämie, Rauschzustand	• wie Erwachsene	• initial: 7,5 ml/kg einer 10 %igen Lösung (v/v) in 5 %iger Glucose • Erhaltungsdosis: 1,25 ml/kg/h einer 10 %igen Lösung (v/v) in 5 %iger Glucose • Die Ethanolkonzentration im Blut soll zwischen 0,5 und 1 ‰ liegen.
Ethylendiamintetraacetat, CaNa$_2$-EDTA (Calcium Vitis i. v. 20 %, Natriumcalciumedetat Amp. 1000 mg/5 ml)	Vergiftungen mit Blei, Chrom, Eisen, Kobalt, Kupfer, Mangan, Nickel, Plutonium, Quecksilber, Thorium, Zink *Nebenwirkungen:* Schädigungen von Nierentubuli, Fieber, Myalgien, lokal Thrombophlebitis	• Initialdosis und Erhaltungsdosis 0,5–1 g/m^2/d in 0,9 %iger NaCl-Lösung oder 5 %iger Glucoselösung	• initial: 15–20 mg/kg KG in 2 h • Erhaltungsdosis: bis 50 mg/kg KG/d, aufgeteilt in 3 Dosen • bei Langzeitbehandlung nach maximal 5 Tagen Behandlungspause (2–7 Tage)
Flumazenil (Anexate Ampulle 0,5 mg/5 ml, 1 mg/10 ml)	als Antidot bei schweren Vergiftungen mit Benzodiazepinen (cave: Entzugssymptome; Krämpfe bei Mischintoxikationen mit trizyklischen Antidepressiva) *Nebenwirkungen:* Angstgefühl, Herzrhythmusstörungen, bei Mischintoxikationen mit trizyklischen Antidepressiva und antikonvulsiv behandelten Patienten Entzugssymptome, Krampfanfälle	• 0,01 mg/kg KG langsam i. v. über 15 s, maximal 0,2 mg, anschließend mit 0,005–0,01 mg/kg KG wiederholbar, Gesamtdosis 1 mg	• 0,2 mg i. v. • bei Bedarf wiederholbar, bis zu einer Gesamtdosis von 3 mg
Folinsäure Calciumfolinat (Leucovorin)	bei Behandlung mit Folsäureantagonisten, z. B. Methotrexat, Methanol, Ameisensäure	• wie Erwachsene	• initial: 1–2 mg/kg KG • alle 4–6 h p. o. oder langsam i. v., maximale ED 50 mg
Folsäure (Folsan Ampulle 15 mg, Tablette 5 mg)	unterstützend bei Vergiftungen mit Methanol, Ameisensäure	• wie Erwachsene	• gleiche Dosierung wie Folinsäure
Ipecacuanha-Sirup-Rezepturen	Emetikum	• bis 2 Jahre: 10 ml • > 2 Jahre: 20–30 ml • anschließend reichlich trinken lassen	• 30 ml p. o. • anschließend reichlich trinken lassen

Tabelle 17.14 Fortsetzung

Frei-/Handelsname (Handelspräparat)	Indikation	Dosierung Kinder	Erwachsene
Methylenblau (1%ige Lösung, 0,1 g/10 ml)	Methahämoglobinämie ab (30–) 40% *Nebenwirkungen:* Hämolyse, besonders bei hoher Dosierung; cave: kontraindiziert bei Glucose-6-Phosphat-Dehydrogenase-Mangel	• wie Erwachsene	• 1–2 mg/kg KG, entspricht 0,1–0,2 ml/kg KG der Lösung, langsam i. v., bei Bedarf nach 30 min wiederholbar
Naloxon-HCl (Narcanti Amp. 0,4 mg/ 1 ml, Narcanti-Neonatal Amp. 0,04 mg/2 ml)	Vergiftungen mit Opiaten (z. B. Codein, Methadon, Pentazocin, Dextropropoxyphen) *Nebenwirkungen:* Entzugssymptome bei Opiatabhängigen, Blutdruckanstieg, allergische Reaktionen	• 10–100 μg/kg KG i. v. oder s. c. • kann nach Bedarf wiederholt werden • ggf. Dauerinfusion	• 5–10 μg/kg KG i. v. oder s. c. (= 1–2 Ampullen) • bei nachlassender Wirkung Nachinjektion • u. U. mehrfach oder Dauerinfusion
Natriumsulfat (10-hydrat) **Glaubersalz**	Laxans Ingestion von Bariumchlorid, Bleisalzen	• 0,25 g/kg KG • maximal 20 g p. o.	• 20–30 g p. o. • 2,5 g Natriumsulfat fällen 1 g Bariumchlorid aus
Natriumthiosulfat (S-hydril, Natriumthiosulfat 10%, Ampulle 1 g/10 ml)	Vergiftung mit Cyaniden	langsam i. v. • Säuglinge: bis 1000 mg (= 10 ml) • Kleinkinder: bis 2000 mg (= 20 ml) • Schulkinder: bis 5000 mg (= 50 ml)	• 50–100 mg/kg KG langsam streng i. v. • Dosierung kann bei Bedarf wiederholt werden
	Alkylanzien, z. B. Lost *Nebenwirkungen:* bei zu schneller Injektion Blutdruckabfall	• wie Erwachsene	• 100–500 mg/kg KG • 1%ige Lösung
Obidoxim-HCl (Toxogonin Ampulle 250 mg/1 ml)	Vergiftung mit Alkylphosphaten cave: nicht bei Carbamaten! *Nebenwirkungen:* reversible Transaminasenerhöhung	• 4–5 mg/kg KG i. v. als Bolus, anschließend 10 mg/kg KG/Tag als Infusion	• 3–4 mg/kg KG i. v. nur innerhalb der ersten 6 h • Dosis kann in dieser Zeit 2-mal wiederholt werden • Obidoxim ersetzt nicht Atropin
D-Penicillamin (Metalcaptase Tabletten 150/300 mg, Trisorcin Kps. 300 mg)	Vergiftungen mit Kupfer, Blei, Zink, Gold, Quecksilber *Nebenwirkungen:* allergische Hauterscheinungen; cave Penicillinallergie	• 25–40 mg/kg KG/Tag p. o. in 4 Dosen TMD 1000 mg	• 15–25 mg/kg KG/d p. o. • bei Langzeitbehandlung bis maximal 600 mg/d
Penicillin G	Amanitinvergiftung	• 0,5–1 Mio I. E./kg KG	• 0,5–1 Mio I. E./kg KG
Physostigminsalicylat (Anticholium Ampulle 2 mg/5 ml)	Vergiftungen mit Atropin und anderen Anticholinergika, Belladonna, Pantherina, Antihistaminika *Nebenwirkungen:* Krampfanfälle, Bronchosekretion, Bronchokonstriktion	• 0,5 (–2) mg • (0,02–0,06 mg/kg KG) langsam i. v.	• 1–2 mg langsam i. v. • ggf. mehrfach wiederholen • (unter fortlaufender Pulsfrequenzkontrolle) • Atropin hebt Physostigminwirkungen sofort auf

Tabelle 17.14 Fortsetzung

Frei-/Handelsname (Handelspräparat)	Indikation	Dosierung Kinder	Erwachsene
Phytomenadion (Vitamin K) (Konakion Ampulle 1 mg, 10 mg; Tropfen 20 mg/1 ml; Dragee 10 mg)	Vergiftung bzw. Überdosierung von Cumarinderivaten *Nebenwirkungen:* Schock, allergische Reaktionen bei i. v. Gabe	• Sgl. 2 mg • Kleinkinder 5 mg • Schulkinder 10 mg • bei Bedarf bis 100 mg/Tag	• 25 mg/d p.o. • 0,3 mg/kg KG i.v. (cave: bei i.v. Gabe Schockgefahr)
Polyethylenglykol-400 (Lutrol-E)	zur kutanen Anwendung bei Hautkontakt mit Phenolen, Dioxinen, Furanen, organischen Lösemitteln	• wie bei Erwachsenen	• kontaminierte Hautareale mit Lutrol einreiben • anschließend mit Wasser und Seife abwaschen
Polysiloxan s. Dimeticon	Entschäumer		
Prednisolon Prednison (verschiedene Präparate)	toxisches Lungenödem	• initial: 3 mg/kg KG • Erhaltungsdosis: 2 mg/kg KG 6-stündlich	• initial: 1–2 g • Erhaltungsdosis: 50 bis 100 mg/d
Pyridoxin-HCl (Benadon)	Vergiftungen mit Isoniazid, Crimidin, Hydrazin	• Pyridoxindosis richtet sich nach der INH-Menge – also wie bei Erwachsenen 1 g Pyridoxin pro 1 g Isoniazid • bei unbekannter Isoniazidmenge initial 50 mg/kg KG • maximal 20 g	• 1 g Pyridoxin i.v. als Bolus pro 1 g Isoniazid • bei unbekannter Isoniaziddosis initial 5 g • maximal 40 g
Silibinindihydrogensuccinat (Legalon SIL, Ampulle 350 mg)	Amanitinvergiftung *Nebenwirkung:* bei schneller Gabe Flush	• 5 mg/kg KG in der 1. h • anschließend 20 mg/kg KG/d als Dauerinfusion	• 5 mg/kg KG in der 1. h • anschließend 20 mg/kg KG/d als Dauerinfusion
Toloniumchlorid (Toluidinblauinjektionslösung)	Methämoglobinämie, z. B. durch Nitrite, Anilin, nicht durch Chlorate *Nebenwirkung:* bei schneller Gabe Blutdruckabfall	• wie bei Erwachsenen	• 2–4 mg/kg KG i.v. • ggf. 1-mal wiederholen

Tabelle 17.15 Verfügbarkeit von Antidoten und Medikamenten zur Behandlung von Vergiftungen (nach v. Mühlendahl et al., 2002)

In Praxen von niedergelassenen Ärzten, die Kinder behandeln, sollten vorhanden sein

- Atropinsulfat
- (Biperidenlactat)
- Calciumgluconat
- Carbo medicinalis
- Dexamethason zur Inhalation
- Diazepam
- Dimeticon
- Ipecacuanha-Sirup
- (Naloxon)
- Natriumsulfat
- Prednison oder Prednisolon
- (Vitamin K)

Tabelle 17.15 Fortsetzung

In Kinderkliniken sollten neben den o.g. Medikamenten vorgehalten werden

- N-Acetylcystein
- 4-DMAP (Dimethylaminophenol)
- (Apomorphin)
- Ethanol
- Glucagon
- Methylenblau (wenn Toluidinblau nicht vorrätig ist)
- Natriumthiosulfat
- Penicillin G
- Physostigminsalicylat
- Pyridoxin
- Toluidinblau (wenn vorhanden, kann auf Methylenblau verzichtet werden)

Innerhalb von 30 Minuten verfügbar – also z.B. in einer nächsten größeren Krankenhaus- oder in einer Zentralapotheke vorhanden

- Deferoxamin
- Digitalisantitoxin
- Dimercaptopropansulfonat (DMPS)
- D-Penicillamin
- Eisen(III)-hexacyanoferrat(II) (Berliner Blau)
- Ethylendiamintetraacetat ($CaNa_2$-EDTA)
- Folsäure/Folinsäure
- Obidoximchlorid
- Polyethylenglykol
- Silibinin

Informationsquellen und Giftnotrufzentralen

Schwere, bedrohliche Vergiftungen sind bei Kindern selten, tödliche Vergiftungen sind extrem selten. Eine unnötige und gefährdende Überbehandlung ist zu vermeiden. Andererseits wäre eine durch leichtfertige Bagatellisierung bedingte Gesundheitsgefährdung eines Kindes nicht verzeihlich. Daraus folgt:

> **!** Wer Vergiftungen behandelt oder wer sich für eine Nichtbehandlung bei einem Ingestionsunfall entscheidet, der muss über die in Frage kommenden Noxen gut informiert sein.

Informationsquellen

Siehe hierzu die Listen der unschädlichen Noxen in Tab. 17.**6** u.17.**7**. Sofern nicht weiterführende Literatur zum Nachlesen vorhanden ist, wird man auf den Rat von Giftinformationszentren zurückgreifen müssen.

Giftnotrufzentralen

(Mit **halbfett** sind die Giftinformationszentralen hervorgehoben, die mit pädiatrischem Schwerpunkt arbeiten.)

- **Berlin:**
  Tel. 030/1 92 40
- **Bonn:**
  Tel. 0228/2 87 32 11 oder 2 87 33 33
- Erfurt:
  Tel. 0361/73 07 30
- **Freiburg:**
  Tel. 0761/1 92 40
- Göttingen:
  Tel. 0511/1 92 40
- **Homburg:**
  Tel. 06841/1 92 40
- Mainz:
  Tel. 06131/1 92 40 oder 23 24 66
- München:
  Tel. 089/1 92 40
- Nürnberg:
  Tel. 0911/3 98 24 51
- Wien:
  Tel. 0043/1/4 06 43 43
- Zürich:
  Tel. 0041/1/2 51 51 51

Bei Fragen zur Toxizität von Medikamenten in der Schwangerschaft oder zur Beeinträchtigung eines Neugeborenen durch vor oder während der Geburt an die

Mutter verabreichte Medikamente oder zu Pharmaka in der Muttermilch können folgende spezialisierte Beratungsstellen Auskunft geben:
- Berlin:
Tel. 030/30 68 67 34

Literatur

Pädiatrische Toxikologie

von Mühlendahl KE, Oberdisse U, Bunjes R, Brockstedt M (2002) Vergiftungen im Kindesalter. 4. Auflage. Thieme Verlag, Stuttgart

Bücher zur medizinischen Toxikologie

Ellenhorn JM, Barceloux DG (1997) Medical Toxicology: Diagnosis and Treatment of Human Poisoning. 2nd ed. Elsevier, Amsterdam-New York (Umfangreiches Standardwerk mit vielen Hinweisen für die klinische Praxis)

Haddad LM, Shannon MW, Winchester JF (1997) Clinical Management of Poisoning and Drug Overdose. 3rd ed. W.B. Saunders, Philadelphia (Umfangreiches, klinisch orientiertes Standardwerk)

Wirth W, Gloxhuber C (1994) Toxikologie. Für Ärzte, Naturwissenschaftler und Apotheker. 5. Auflage. Thieme, Stuttgart-New York (Für Chemikalien und Pflanzengifte ein wichtiges Nachschlagewerk)

Bücher zu Pharmakologie und Toxikologie

Baselt RC (2000) Disposition of Toxic Drugs and Chemicals in Man. 5th ed. Year Book Medical Publishers, Chicago (Knappe, sehr übersichtliche Anleitung für ausgewählte Einzelstoffe mit wertvollen Hinweisen zur Symptomatologie, Therapie und zu Serum- und Urinkonzentrationen)

Forth W et al. (1996) Allgemeine und spezielle Pharmakologie und Toxikologie. Für Studenten der Medizin, Veterinärmedizin, Pharmazie, Chemie, Biologie sowie für Ärzte, Tierärzte und Apotheker. 7. Auflage. Bibliografisches Institut, Mannheim (Gutes deutschsprachiges Übersichtswerk)

Reynolds J, Martindale ES (1999) The Extra Pharmacopoeia. 32nd ed. Pharmaceutical Press, London (Gutes Nachschlagewerk, betont praktische Aspekte der Therapie wie Dosierungsempfehlungen. Sehr umfangreich und vollständig)

Pilzvergiftungen

Bresinsky A, Best H (1985) Giftpilze. Ein Handbuch für Apotheker, Ärzte und Biologen. Mit einer Einführung in die Pilzbestimmung. Wissenschaftliche Verlagsgesellschaft, Stuttgart (Gute Abbildungen, ausführliche Beschreibung der Pilze und der Vergiftungssymptome)

Giftige Tiere und Tiergifte

Mebs D (2000) Gifttiere. Ein Handbuch für Biologen, Toxikologen, Ärzte und Apotheker. 2. Aufl. Wissenschaftliche Verlagsgesellschaft, Stuttgart (Gute Abbildung, übersichtliche Gliederung und ausführliche Beschreibung der Vergiftungssymptome)

Medikamente in Schwangerschaft und Stillperiode

Briggs G, Freeman R, Yaffe S (1998) Drugs in Pregnancy and Lactation. A Reference Guide to Fetal and Neonatal Risk. 5th ed. Williams Wilkins, Baltimore (Gute Einführung ins Gesamtthema, übersichtlich gehaltene Empfehlungen)

Schaefer C, Spielmann H (1996) Taschenbuch der Arzneimittelverordnung in Schwangerschaft und Stillperiode. 6. Auflage. Gustav Fischer, Stuttgart-Jena-New York (Sehr hilfreich als Nachschlagewerk für praktisch klinische Fragestellungen, unersetzlich bei Fragen zu Medikamenten in der Stillperiode)

Pflanzenvergiftungen

Aichele D, Golte-Bechtle M (1997) Was blüht denn da? 56. Auflage. Franckh'sche Verlagsbuchhandlung, Stuttgart (Instruktives Taschenbuch mit einem breiten Spektrum beschriebener Pflanzen und guten Farbzeichnungen. Sehr übersichtlich, enthält kurze Angaben zu giftigen Inhaltsstoffen, aber keine Angaben zur Symptomatik und Therapie von Vergiftungen)

Frohne D, Pfänder H J (1997) Giftpflanzen. 4. Auflage, Wissenschaftliche Verlagsgesellschaft, Stuttgart (Hervorragend aufgemachtes Buch mit schönen und anschaulichen Farbfotografien, sehr guten Beschreibungen der Pflanzen und ihrer Inhaltsstoffe sowie möglicher Vergiftungssymptome und ihrer Behandlung. Ausgezeichnetes Literaturverzeichnis mit kritischer Wertung)

Weilemann S, Kelbel C, Reinicke HJ (Hrsg.) (2000) Giftberatung: Pflanzen. Diagnose. Erste Hilfe. Therapie. 2. Aufl. Eschborn: Govi; 2000 (Sehr übersichtliches, mit instruktiven Farbfotografien ausgestattetes Taschenbuch. Es enthält gute Ratschläge für die Erstmaßnahmen durch Laien sowie Therapiemaßnahmen durch den Arzt. Wegen der klaren Risikobewertung möglicher Pflanzeningestionen zu empfehlen)

18 Perioperative Intensivmedizin

Ösophagusatresie

J. Bennek

Definition

Als Ösophagusatresie bezeichnet man den angeborenen Verschluss der Speiseröhre ohne oder mit Fistelbildung zur Trachea. Die Häufigkeit wird mit 1:2000 bis 1:3000 angegeben.

Pathoembryologie

Nur die Ösophagusatresie mit Fistel zwischen distalem Ösophagus und Trachea stellt eine primäre Vorderdarmfehlbildung dar (Merei u. Mitarb. 2002). Isolierte Ösophagusatresie und H-Fistel sind sekundäre Fehlbildungen. Die Bedeutung des tracheoösophagealen Septums für die Normo- und Pathogenese des Vorderdarms konnte nicht bestätigt werden (Kluth u. Lambrecht 1991).

Klassifikation

Bewährt hat sich für den klinischen Gebrauch die pathologisch-anatomische Einteilung nach Vogt (1929) in 4 Formen, dabei werden nicht alle Variationsmöglichkeiten berücksichtigt. In 90% der Fälle liegt ein oberer Blindsack vor und der untere kommuniziert mit der Trachea (Vogt IIIb). Andere Formen sind selten (Abb. 18.1).

Das Vater- oder Vacterl-Schema (Quan u. Smith 1973) (Tab. 18.1) sowie die Risikogruppenklassifikation nach Waterston (1962) (Tab. 18.2) mit einer den heutigen Erkenntnissen angepassten Modifikation (Hager u. Menardi 1991) (Tab. 18.3) erfassen assoziierte Fehlbildungen und den Zustand des Neugeborenen – vor allem auch die Dysmaturität. Diese Fakten besitzen Bedeutung für die Wahl des operativen Vorgehens, die neonatologische Intensivtherapie und das „Outcome".

Klinik

! Die Symptome werden geprägt durch den Überlaufmechanismus bei Speichelretention im oberen Blindsack und die Aspiration von Magensaft über eine bestehende ösophagotracheale Fistel (Mendelson-Syndrom).

Es entwickelt sich eine respiratorische Notsituation mit:
- Speichelfluss,
- Zyanose,
- Dys- und Tachypnoe.

Das Epigastrium kann infolge Luftfüllung des Magens über die untere ösophagotracheale Fistel vorgewölbt sein. Husten oder Hustenreiz weisen auf eine isolierte ösophagotracheale Fistel hin. Sehr schnell entwickelt sich eine Aspirationspneumonie.

Diagnostik

Pränatale Diagnostik. Nur bei ⅓ aller Fälle gelingt die pränatale Diagnostik mittels Sonographie. Das Hydramnion gilt als indirektes Hinweiszeichen auf eine Atresie im fetalen Ösophagogastrointestinaltrakt.

Sondierung. Bei Verdacht auf eine Ösophagusatresie wird das Neugeborene durch den Neonatologen transnasal sondiert. Ein Stopp nach 10–12 cm und/oder das Auftreten eines Hustenreizes während der Sondierung sind verdächtig.

Röntgen. Durch Luftinsufflation über eine Kontrast gebende Sonde lässt sich röntgenologisch der obere Blindsack darstellen. Luftansammlung im Gastrointestinaltrakt bestätigt das Vorliegen einer unteren ösophagotrachealen Fistel (Vogt IIIb).

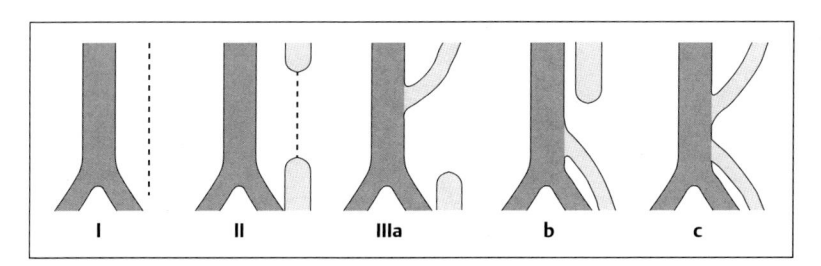

Abb. 18.1 Pathologisch-anatomische Einteilung der Ösophagusatresien (nach Vogt 1929).

Ösophagusatresie

Tabelle 18.1 Vacterl-Assoziation
(nach Quan u. Smith 1973)

V	Wirbelkörperanomalien (Keil-, Halb-, Blockwirbel, Verschmelzungen, nummerische Anomalien)
A	anorektale Fehlbildungen
C	Herzfehler (ohne PDA oder reine Gefäßanomalien)
TE	alle ösophagotrachealen Fehlbildungen
R	Fehlbildungen der Nieren und oberen Harnwege
L	nur Anomalien des radialen Unterarmstrahls (Reduktion oder Polydaktylie)

Tabelle 18.2 Klassifikation der Risikogruppen bei Ösophagusatresien (nach Waterston 1962)

A	• Geburtsgewicht > 2500 g, Begleitmissbildungen fehlen
B	• Geburtsgewicht zwischen 1800 und 2500 g, Begleitmissbildungen fehlen bzw. • Geburtsgewicht > 2500 g mit leichter Pneumonie und/oder einfachen Begleitmissbildungen
C	• Geburtsgewicht < 1800 g ohne zusätzliche Missbildungen bzw. • Geburtsgewicht > 1800 g mit schwerer Pneumonie und/oder gravierenden Begleitmissbildungen

Tabelle 18.3 Vorschlag für eine neue Risikogruppenklassifizierung bei Kindern mit Ösophagusatresie (nach Hager u. Menardi 1991)

Gruppe A	Gruppe C
Lungen: **reif**	Lungen: **unreif**
ohne gravierende Begleitmissbildungen	ohne gravierende Begleitmissbildungen
A 1 bei Eutrophie	C 1 bei Eutrophie
A 2 bei Hypotrophie	C 2 bei Hypotrophie
Gruppe B	**Gruppe D**
Lungen: **reif**	Lungen: **unreif**
mit gravierenden Begleitmissbildungen	mit gravierenden Begleitmissbildungen
B 1 bei Eutrophie	D 1 bei Eutrophie
B 2 bei Hypotrophie	D 2 bei Hypotrophie

! Eine Kontrastmittelfüllung des oberen Blindsacks muss abgelehnt werden und stellt eine Aspirationsgefahr dar.

Ösophagotracheoskopie. Im Mittelpunkt steht heute die Ösophagotracheoskopie, die das Vorliegen einer Ösophagusatresie und die Höhe der Einmündung einer ösophagotrachealen Fistel in die Trachea klärt bzw. eine H-Fistel nachweist (Abb. 18.2 u. 18.3).

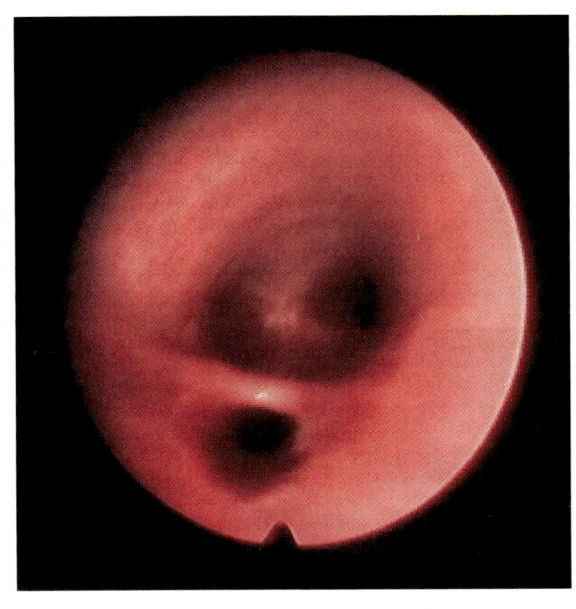

Abb. 18.2 Tracheoskopischer Befund bei Ösophagusatresie (Vogt IIIb).

Echokardiographie. Beurteilung einer links- bzw. rechtsdeszendierenden Aorta.

Therapie

Mit der Diagnostik verbindet sich die sofortige Operationsindikation.

Präoperativ:
- Intensivpflegeinkubator,
- Hochlagerung,

! Tieflagerung nur bei Ösophagusatresie ohne Fistel.

- Dauerabsaugung (-5 bis -10 cm H_2O) des oberen Blindsacks durch doppelläufige Sonde:
  - Kontrolle der Effizienz durch intermittierende Absaugung,
- evtl. Intubation:
  - endotracheale Absaugung,
  - Lokalisation der Tubusspitze unterhalb der Fisteleinmündung,
  - bei maschineller Beatmung Vermeidung einer Magenüberblähung,
- perioperative Antibiotikaprophylaxe,
- Vitamin K.

Intraoperativ:
Dysmaturität und assoziierte Fehlbildungen erlauben mitunter nur einen Noteingriff mit Verschluss der ventilwirksamen ösophagotrachealen Fistel zur Senkung des intraabdominalen Überdrucks (Perforations-

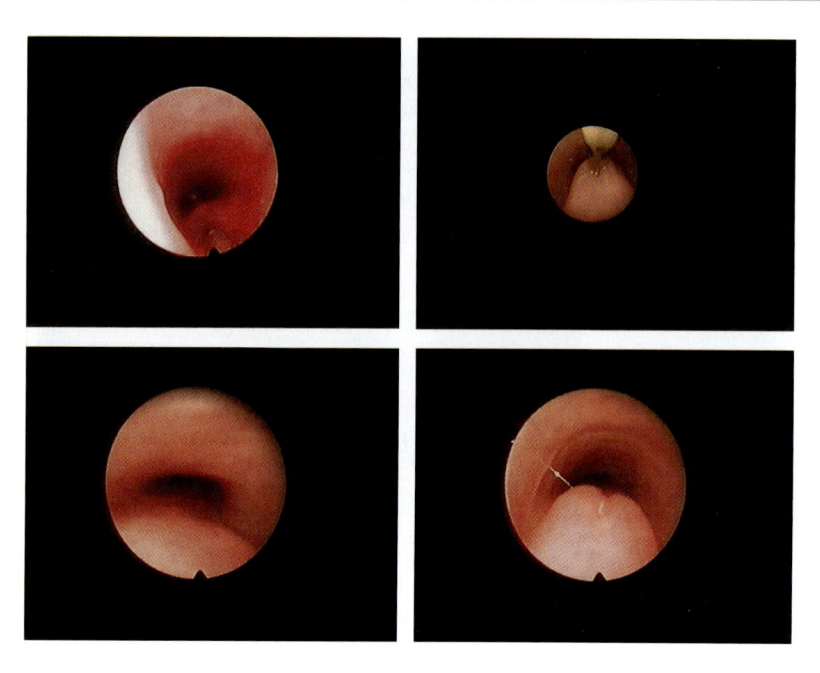

Abb. 18.3 Tracheoskopischer Befund mit Nachweis einer isolierten ösophagotrachealen Fistel.

Tabelle 18.4 Behandlungsmethoden bei langstreckiger Ösophagusatresie (nach Hofmann von Kap-herr u. Würfel 1991)

Einzeitig operative Verfahren:	
Ösophagusverlängerungsplastiken	Okmian 1969
	Bar-Maor 1989
Magenersatzplastiken:	Rienhoff 1948
• Magenschlauchbildung	
• gastrische Transposition	
	Sweet 1948
	Spitz 1987
Darmersatzplastiken:	
• direkt gestielt, mit Dünndarm, mit Kolon	
• frei gestielt, mit Dünndarm, mit Kolon	
„Schrumpfmethoden":	
Fadenmethode	Rehbein 1972
Zirkuläre Myotomie	Livaditis 1973
Freie Eigengewebsplastiken:	
• Jejunummukosa	Halsband 1977
• Peritoneum	Charib 1986
• Pleura	Moutsouris 1987
• V. azygos	Kundert 1975
• Perikard	Vidne 1970
• Haut	Vor 1940
Freie Plastik mit Fremdmaterial:	
• lyophilisierte Dura	Mattes 1974
• Vicryl	Schier 1987
• alloplastisches Material	
Mehrzeitig konservativ-operative Verfahren:	
Segmentbougierung	Howard u. Myers 1965
Olivenmethode	Rehbein 1971
Magnetverfahren	Hendren 1975
Dynamische Dilatation	Hoffmann u. Pieper 1975

gefahr) und Vermeidung einer respiratorischen Notsituation.

Die definitive Operation strebt die extrapleurale End-zu-End-Anastomose zwischen den Ösophagusstümpfen mit Ligatur und Durchtrennung der ösophagotrachealen Fistel an. Das ist komplikationslos nur bei einer kurzstreckigen Distanz bis etwa 2 cm möglich. In der Regel wird das hintere Mediastinum nach dem Heberprinzip drainiert und eine transanastomotische Magensonde eingelegt.

Bei langstreckiger Ösophagusatresie kommt eine Vielfalt von einzeitig operativen oder mehrzeitig konservativ-operativen Verfahren zum Einsatz (Tab. 18.4).

Eine Alternative zur hohen Morbidität nach Ösophagusinterposition und gastrischer Transposition stellt die Mobilisation des distalen Ösophagus dar. Die segmentale Blutversorgung bleibt erhalten (Lessin u. Mitarb. 1999). Während der Elongationsbehandlung bei langstreckiger Ösophagusatresie wird durch Abknickung und Kompression der Trachea eine zusätzliche Hypoxiegefährdung beobachtet. Die Technik der Elongation muss sich deshalb an freien Atemwegen bzw. einem vertretbaren Beatmungsdruck orientieren. Bei pulmonal und durch assoziierte Fehlbildungen vorgeschädigten Neugeborenen besteht immer die Möglichkeit der Dekompensation. Ein kardiorespiratorisches Monitoring sollte durchgeführt werden (Bennek u. Mitarb. 1991) (Abb. 18.4).

Postoperativ:
- Intensivpflegeinkubator,
- Hochlagerung,
- intermittierende Absaugung von Mund und Rachen oder Weiterführung der Dauerabsaugung bis der Speichel den Ösophagus passieren kann,
- bei Beatmung Vermeidung von Baro- und/oder Volutrauma,
- bei endotrachealer Absaugung Gefahr der Fistelstumpfirritation,
- Infusionstherapie,

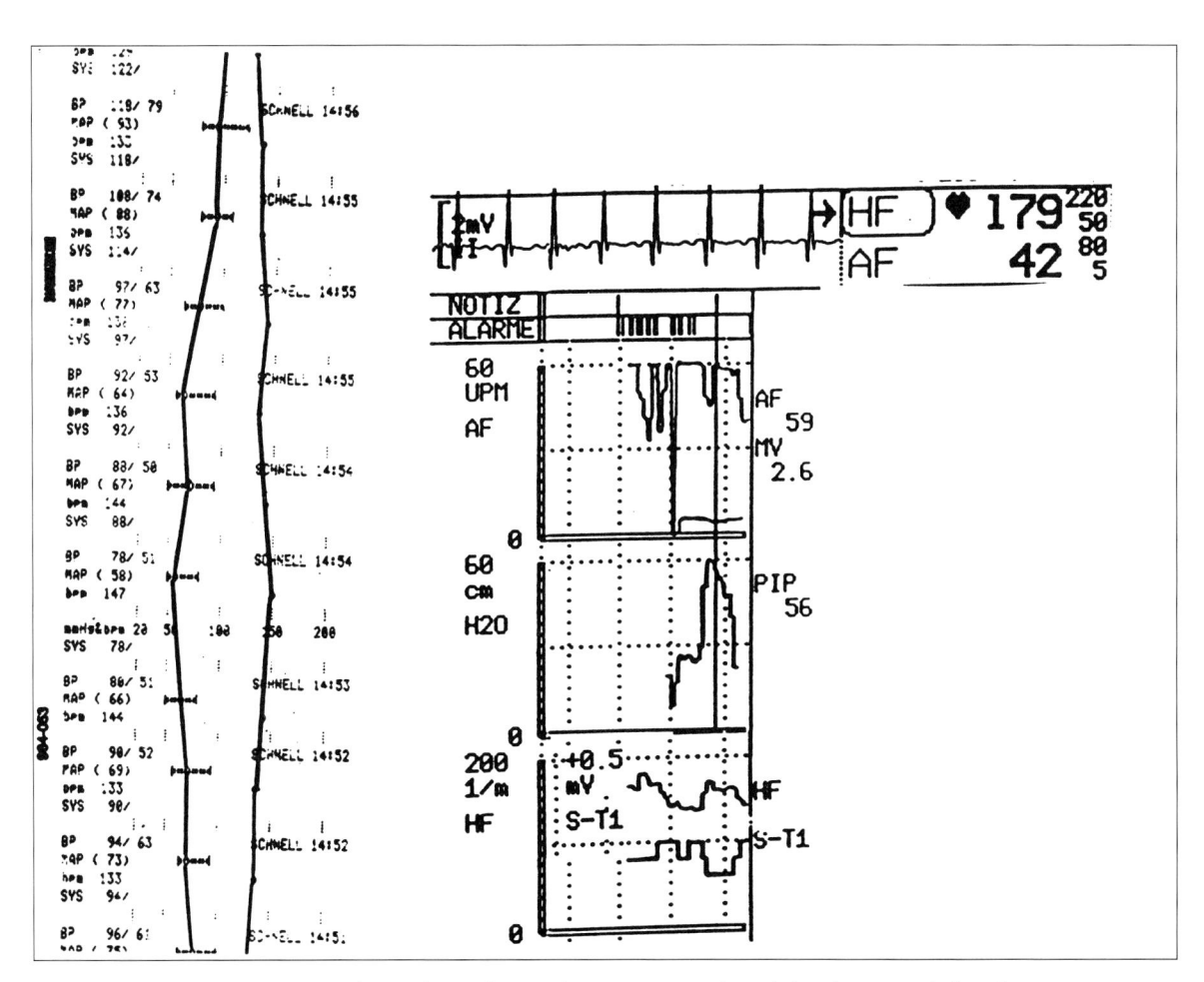

Abb. 18.4 Trend intraoperativer biomedizinischer Funktionsgrößen während der Elongationsbehandlung bei langstreckiger Ösophagusatresie.
HF = Herzfrequenz
AF = Atemfrequenz
MAP = mittlerer arterieller Druck

- Analgetika,
- Beginn der enteralen Ernährung:
  - stufenweise,
  - ab 3. Tag über transanastomotische Magensonde,
- Röntgen-Thoraxaufnahme,
- Entfernung der extrapleuralen Drainage des hinteren Mediastinums am 7. Tag,
- Ösophagogramm am 10. Tag nach Entfernung der Magensonde zur röntgenologischen Kontrolle der Anastomosenverhältnisse,
- keine Kalibrierung der Ösophagusanastomose,
- Beginn der oralen Ernährung.

Bei Anlage einer Gastrostomie kann am 2. Tag mit der enteralen Ernährung begonnen werden (Deindl u. Barba 1993). Zur enteralen Langzeiternährung bei Komplikationen kommen die PEG oder der Button zum Einsatz.

Komplikationen

Probleme bringen Pneumonien und Atelektasebildungen, die eine Antibiotikatherapie erfordern und bei Hypoxiegefährdung beatmungspflichtig sind. Eine Leckage der Ösophagusanastomose wird über einen Dauersog drainiert (-10 cm H$_2$O) und heilt in der Regel aus. Als Folge kann eine Anastomosenstenose oder ösophagotracheale Rezidivfistel auftreten. Anastomosenstenosen werden aufbougiert, ösophagotracheale Rezidivfisteln erfordern die Rethorakotomie. In Einzelfällen und bei isolierter ösophagotrachealer Fistel (H-Fistel) ist eine endoskopische Fistelokklusion mit dem Nd-YAG-Laser möglich (Schmittenbecher 1997). Der postoperative gastroösophageale Reflux bedarf der Beobachtung durch pH-Metrie, nur selten ist eine Antirefluxoperation angezeigt. Bei Tracheomalazie mit Langzeitintubation kann eine vordere Aortopexie zur Besserung führen (Schier u. Mitarb. 2001).

Überwachung und Kontrollmaßnahmen:
- kardiorespiratorisches Monitoring,
- Sauerstoffsättigung (Pulsoxymetrie),
- Blutdruck,
- zentrale Körpertemperatur,
- Laborparameter:
  - SBH,
  - Hämoglobin- und Hämatokritwert,
  - Differenzialblutbild,
  - Blutzucker,
  - Elektrolyte,
  - Eiweiß,
  - Osmolalität,
  - CRP,
- bakteriologische Abstriche:
  - Speichel im oberen Blindsack,
  - Tracheobronchialsekret,
  - Nabel,
  - Mekonium.

Prognose

Die Überlebenschancen liegen in der Waterston-Gruppe A heute nahezu bei 100%. Unter den Bedingungen der neonatologischen Intensivtherapie betragen auch in den Waterston-Gruppen B und C die Überlebenschancen bis 95% (Beasley u. Myers 1992, Okada u. Mitarb. 1997, Deurloo u. Mitarb. 2002).

Literatur

Beasley SW, Myers NA (1992) Trends in mortality in oesophageal atresia. Pediatr Surg Int 7: 86–89

Bennek J, Diestelhorst Ch, Rothe K (1991) Kardiorespiratorische Untersuchungen während der Elongationsbehandlung bei langstreckiger Ösophagusatresie. In: Haße W (Hrsg) Funktionsgerechte Chirurgie der Ösophagusatresie. Stuttgart, New York: Fischer, S 134–141

Deindl Ch, Barba M (1993) Erfahrungen mit der Gastrostomie nach Stamm bei Kindern. Chirurg 64: 813–818

Deurloo JA, Ekkelkamp S, Schoorl M, Heij HA, Aronson DC (2002) Esophageal atresia: historical evolution of management and results in 371 patients. Ann Thorac Surg 73: 267–272

Hager J, Menardi G (1991) Ist das Klassifizierungsschema von Waterston bei Kindern mit einer Ösophagusatresie noch aktuell? In: Haße W (Hrsg) Funktionsgerechte Chirurgie der Ösophagusatresie. Stuttgart, New York: Fischer, S 30–35

Hofmann v. Kap-herr S, Würfel A (1991) Operationsmethoden für die Behandlung der Ösophagusatresie. In: Haße W (Hrsg) Funktionsgerechte Chirurgie der Ösophagusatresie. Stuttgart, New York: Fischer, S 10–23

Kluth D, Lambrecht W (1991) Die Pathoembryologie der Ösophagusatresie. In: Haße W (Hrsg.) Funktionsgerechte Chirurgie der Ösophagusatresie. Stuttgart, New York: Fischer, S. 6–9

Lessin MS, Wesselhoeft CW, Luks FI, Deluca FG (1999) Primary repair of long-gap esophageal atresia by mobilization of the distal esophagus. Eur J Pediatr Surg 9: 369–372

Merei JM, Hasthorpe S, Hutson JM (2002) In vitro analysis of esophageal atresia using a whole-embryo culture system. Eur J Pediatr Surg 12: 3–7

Okada A, Usui N, Inoue M, et al. (1997) Esophageal atresia in Osaka: A review of 39 years experience. J Ped Surg 32: 1570–1574

Quan L, Smith DW (1973) The Vater association. Vertebral defects, anal atresia, tracheo-oesophageal fistula with oesophageal atresia, radial and renal dysplasia. J Ped Surg 82: 104–106

Schier F, Korn S, Michel E (2001) Aortopexy in esophageal atresia: long-term experience of a parent Support group. J Pediatr Surg 36: 1502–1503

Schmittenbecher PP (1997) Endoskopische Okklusionstherapie bei ösophagotrachealen Fisteln. Klinikarzt 4: 97

Schober PH (1990) Perkutane Kanülierung der Arteria radialis bei schwer kranken Früh- und Neugeborenen. Wien klin Wschr 102: 476–479

Spitz L (1996) Gastric transposition for oesophageal replacement. Ped Surg Int 11: 218–220

Vogt EC (1929) Congenital oesophageal atresia. Amer J Roentgenol 22: 463–465

Waterston DJ, Bonham-Carter RE, Aberdeen E (1962) Oesophageal atresia: tracheo-oesophageal fistula. A study of survival in 218 infants. Lancet I: 819–822

Zwerchfellhernie

L. Wild

Definition

Unter einer Zwerchfellhernie versteht man die intrauterine Verlagerung der Eingeweide in den Brustraum durch eine Lücke. In der Literatur treten Synonyme auf, wie Bochdalek-Hernie, pleuroperitoneale Hernie, pleuroperitonealer Prolaps, Enterothorax und kongenitale diaphragmale Hernie.

Embryopathogenese

Als Folge einer Verschlussstörung des pleuroperitonealen Kanals in der 6.–7. Embryonalwoche entsteht ein Defekt im Zwerchfell. Die in den Thoraxraum verlagerten Intestinalorgane (Magen, Milz, Dünndarm, oft auch linker Leberlappen) wirken hemmend auf die Lungenentwicklung. Das histologische Substrat der postnatalen Lunge weist auf eine Hypoplasie mit reduzierter Anzahl an fetalen Bronchien und Alveolen und die Vermehrung von Muskelfasern der Pulmonalarterien hin. Durch experimentelle Studien wurde nachgewiesen, dass die Lungenhypoplasie nicht nur die Folge einer Kompression allein ist, sondern auch als primäre fetale Mangelentwicklung angesehen werden kann (Gattone u. Morse 1984, Iritani 1984, Kluth 1993).

Die Häufigkeit der Zwerchfellhernie beträgt 1 : 3000. Bei 80–85 % der Kinder tritt sie linksseitig, seltener rechtsseitig und ausnahmsweise beidseitig auf. Häufig wird die Zwerchfellhernie von anderen Fehlbildungen begleitet (Malrotation, Herzfehler).

Klassifikation

Es sind mehrere Einteilungen des Zwerchfelldefektes bekannt. Bewährt hat sich die Klassifikationen nach Vos u. Mitarb. (1971):

Typ 1: offenes pleuroperitoneales Foramen (besonders großer Defekt),

Typ 2: offener pleuroperitonealer Kanal,

Typ 3: offener pleuroperitonealer Kanal mit Bruchsack,

Typ 4: offenes Trigonum lumbocostale (Bochdalek).
Nach Ausmaß und Lokalisation wird eingeteilt in:
- totale Aplasie,
- Aplasie einer Zwerchfellhälfte,
- posterolaterale Defekte,
- anterolaterale Defekte,
- zentrale Defekte,
- dorsomediane Defekte (Engelmann u. Gdanietz 1993).

Die symptomorientierte Einteilung von Hatch u. Sumner (1986) nach dem Grad der Ausprägung lässt eine prognostische Orientierung zu und ist aus klinischer Sicht von Bedeutung.

Grad I: Kind ist symptomlos, die Diagnose stellt einen Zufallsbefund dar (Letalität < 1 %).

Grad II: Zeichen der Ateminsuffizienz des Neugeborenen, die zwischen 6 und 24 Stunden auftreten und zur Diagnosestellung führen (Letalität ca. 10 %).

Grad III: Ateminsuffizienz tritt unmittelbar postnatal oder innerhalb von 6 Stunden auf.
Bei Kindern mit dem Schweregrad III beträgt die Letalität trotz optimaler Therapie ca. 50 %.

Klinik

Nach dem Zeitpunkt des Auftretens von Symptomen werden 2 Verlaufsformen unterschieden:

Akutform. Sie tritt als Notfall in der Neugeborenenperiode auf mit kardiorespiratorischen Störungen. Kardinalsymptome sind:
- Dyspnoe,
- Tachypnoe,
- Tachykardie.

Zyanose und Hypoxie werden vom Grad der Lungenhypoplasie (ein- oder beidseitig) und vom Ausmaß der Mediastinalhernie beeinflusst.

Prognostisch ernst ist eine hypoxiebedingte Persistenz fetaler Kreislaufverhältnisse mit Rechts-links-Shunt und Anstieg des pulmonalarteriellen Widerstands.

Spätform. Symptome klinischer Spätformen durch die Mediastinalverschiebung (Nunez u. Mitarb. 1933, Leitao u. Mitarb. 1997) sind:
- Trinkschwäche,
- Passagestörung,
- Belastungseinschränkung.

Häufig wird die Diagnose als röntgenologischer Zufallsbefund gestellt.

Diagnostik

Pränatale Diagnostik. Bereits pränatal kann die Diagnose einer Zwerchfellhernie sonographisch gestellt werden, wenn typische Merkmale wie Hydramnion, verlagertes Mediastinum und fehlende Magenblase auffallen.

Prediktoren. Für die Einschätzung der Überlebenschancen haben sich dabei als Prediktoren die Größe der kontralateralen Lunge, die Herniation der Leber und das Gestationsalter zum Zeitpunkt der Entstehung bewährt (Metkus u. Mitarb. 1996).

Röntgen. Die Röntgen-Übersichtsaufnahmen von Thorax und Abdomen führen direkt zur Diagnose (Abb. 18.5 u. 18.6).

Therapie

> ! Es gilt das Prinzip der Dringlichkeit mit aufgeschobener Operation.

Präoperativ:
Im Mittelpunkt steht die Beseitigung der Hypoxämie und Beeinflussung der respiratorischen und metabolischen Azidose. Durch ausreichende Oxygenierung kann die pulmonale Hypertonie gesenkt und die persistierende fetale Zirkulation unterbrochen werden. Es kommt zu einer Stabilisierung der Herzkreislauffunktion.
- Magensonde zur Entlastung,
- Intubation.

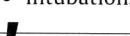

> ! Maskenbeatmung ist wegen der Überblähung von Magen und Darmschlingen kontraindiziert.

- Beatmung:
  - hohe Atemfrequenzen (80–120/min),
  - Exspirationszeit darf 0,4 s nicht unterschreiten,
  - niedrige Beatmungsdrücke (maximal 25 cm H_2O),
  - kleine Atemzugvolumina,
  - ggf. Hochfrequenzoszillationsventilation.

> ! Eine permissive Hyperkapnie wird unter Beatmung toleriert.

- Analgosedierung am besten mit Fentanyl:
  - initial 1–5 µg/kg KG,
  - dann titrierte kontinuierliche Gabe bis 10 µg/kg KG/h über Perfusor.
- Flüssigkeitsrestriktion:
  - 50–60 ml/kg KG/d, (Hk-Wert von 0,50 als Optimalwert anstreben).

Weitere medikamentöse Therapie:
Wenn es durch die Beatmung nicht gelingt, den paO_2 und den pH-Wert zu erhöhen, versucht man durch medikamentöse Maßnahmen den pulmonalen Gefäßwiderstand zu senken.

Tolazolin. Tolazolin ist ein α-Rezeptorenblocker, seine Wirksamkeit ist jedoch schlecht vorhersehbar. Selbst bei direkter pulmonalarterieller Applikation sind systemische unerwünschte Wirkungen die Regel, der Abfall des arteriellen Blutdrucks kann beträchtlich sein.

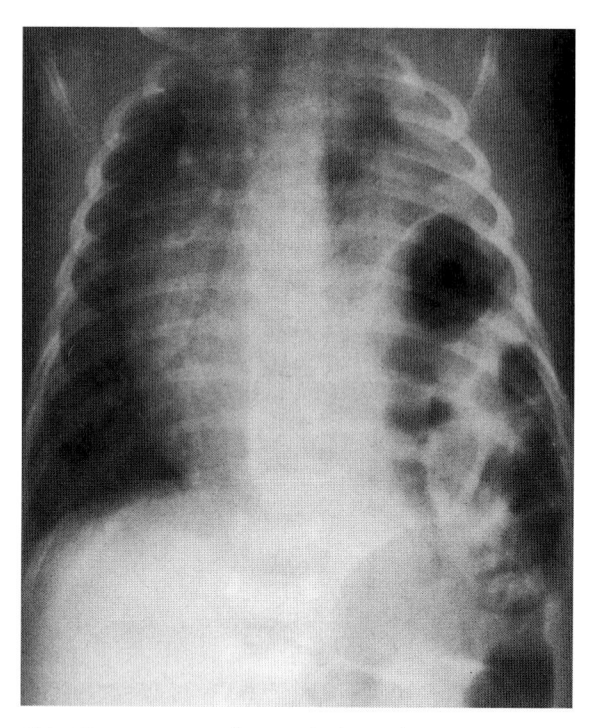

Abb. 18.5 Röntgen-Thoraxaufnahme eines Neugeborenen mit linksseitiger Zwerchfellhernie.

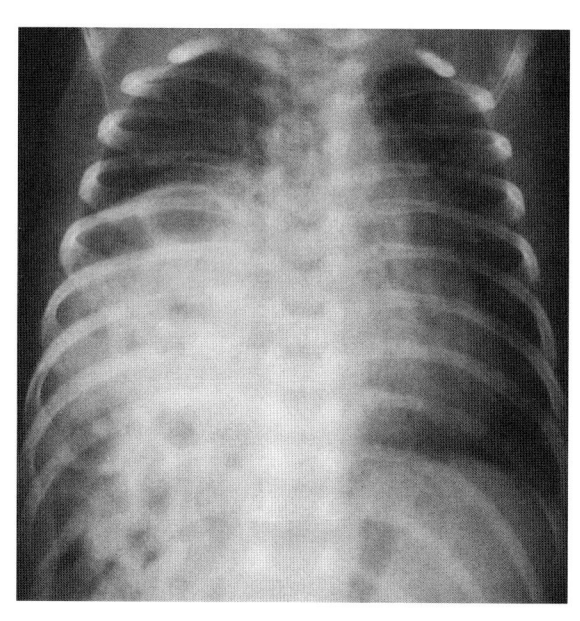

Abb. 18.6 Röntgen-Thoraxaufnahme bei rechtsseitiger Zwerchfellhernie.

Klinische Hinweise. Postnatal fällt das eingesunkene Abdomen auf. Herztöne sind bei linksseitiger Hernie rechts lauter als links auskultierbar oder extrem links bei rechtsseitiger Hernie. Auf der Gegenseite zu den auskultierten Herztönen sind statt der Atemgeräusche Darmgeräusche hörbar.

> *Tolazolin:*
> Initial:
> - 1–2 mg/kg KG i.v.
> danach:
> - 1–2 mg/kg KG/h über Perfusor

Dobutamin. Es wird zur Prävention und Therapie des arteriellen Blutdruckabfalls eingesetzt (Dopamin empfiehlt sich nicht, da es selbst den pulmonalarteriellen Widerstand erhöht).

> *Dobutamin:*
> - 5–10 µg/kg KG/min i.v.

Kolloidale Volumenersatzmittel. Sie können neben positiv inotropen Substanzen zur Therapie des arteriellen Blutdruckabfalls gegeben werden.

ECMO. Verbessert sich der Zustand des Kindes trotz optimierter Beatmungstherapie und adjuvanter medikamentöser Behandlung nicht, so ist die Indikation zur ECMO gegeben. Als sog. „ECMO-Kriterien" gelten:
- $paO_2 \leq 50$ mm Hg,
- $paCO_2 \geq 100$ mm Hg,
- bei einem FiO_2 von 1,0.

Die ECMO wird über einen venoarteriellen kardiopulmonalen Bypass durchgeführt. Als Zugangswege dienen die A. carotis communis und die V. jugularis interna.

Stickstoffmonoxid- (NO-)Inhalation. NO-Inhalation in niedrigster Dosierung (6–20 ppm). NO als eine vasodilatatorische Substanz der Gefäßendothelzellen verhindert die Proliferation der Muskelfasern in der Gefäßwand, sodass eine Abnahme des pulmonalen Widerstands und Blutflusses über das offene Foramen ovale bzw. durch den offenen Ductus Botalli eintritt. In ersten Mitteilungen von Kinsella u. Roberts (1992) erfährt man von Erfolgen bei der Behandlung schwerer pulmonaler Hypertension im Neugeborenenalter. Durch die intermittierende z. T. auch kontinuierliche Inhalation von NO (6–20 ppm) stieg die präduktale und teilweise auch die postduktale O_2-Sättigung rapide an. Eine Behandlung mit ECMO ist danach oft nicht mehr erforderlich.

> **!** Nach Stabilisierung des Allgemeinzustands (pCO_2 60–65 mm Hg, $SaO_2 > 85\%$ präduktal) kann die Operation durchgeführt werden. Eingriffe als Ultima Ratio verbessern die Chancen des Kindes nicht.

Intraoperativ:
Das Prinzip der Operation besteht in der Verlagerung der eventrierten Eingeweide in die Bauchhöhle und dem Verschluss des Zwerchfelldefekts. In der Regel gelingt der Verschluss autoplastisch durch angrenzendes zwerchfelleigenes Material. Große Lücken erfordern Muskellappenplastiken aus der Umgebung (Bauchwand, M. latissimus dorsi), auch alloplastische Kunststoffimplantate werden als Zwerchfellersatz benutzt (Daum 1980, Laetitia u. Bax 1996). Bewährt hat sich das Stretching der Bauchwand zur Aufnahme der Eingeweide in die Bauchhöhle. Nur selten ist eine Bauchwanderweiterungsplastik erforderlich. Die Anlage einer Thoraxdrainage bleibt umstritten. Allerdings erreicht man eine bessere Oxygenierung und CO_2-Reduktion durch Titration des optimalen intrapleuralen Drucks (IPD). Der optimale IPD variiert in Abhängigkeit vom Grad der Lungenhypoplasie stark und kann sich von +6 cm H_2O bis -5 cm H_2O bewegen (Jährig u. Mitarb. 1998).

Die Narkose zur Operation lässt sich am besten mit Fentanyl und Sauerstoff führen. Lachgas ist zu vermeiden, und Beatmungsdrucke müssen auf maximal 25 cm H_2O limitiert werden.

Postoperativ:
- Inkubatorintensivpflege,
- restriktive Flüssigkeitsbilanz,
- adaptiertes Beatmungsregime.

Komplikationen
- Pneumothorax (erhöhte Beatmungsdrücke bei ausgeprägter Lungenhypoplasie),
- Magenblutungen (langzeitige Tolazolinanwendung mit histaminerger Wirkkomponente),
- intrakranielle und andere Blutungen (Antikoagulanzientherapie im Rahmen der ECMO-Behandlung).

Monitoring:
- EKG mit ST-Streckenanalyse,
- präduktale (rechte Hand) und postduktale (linke Hand) Pulsoxymetrie,
- oszillometrische nichtinvasive Blutdruckmessung,

> **!** Beim Einsatz vasoaktiver Substanzen invasive Blutdruckmessung.

- Labor:
  - arterielle Blutgasanalyse,
  - Säure-Basen-Status,
  - Hämoglobin- und Hämatokritwert,
  - Gerinnungsstatus,
- Überwachung des Beatmungsregimes:
  - Frequenz,
  - Atemwegsdruck,
  - Tidalvolumen,
  - FiO_2,
- Körpertemperatur.

Prognose

Je eher und schwerer sich die Symptome zeigen, umso kritischer ist die Prognose. Die Letalität wird maßgeblich vom Barotrauma bestimmt und beträgt bis zu 25% aller Todesfälle (Wilson u. Mitarb. 1997). Eine Compliance von weniger als 0,18 ml/cm H_2O/kg KG weist auf eine ausgeprägte Lungenhypoplasie hin und ist damit ein sensitiver und spezifischer Indikator für das negative Outcome (Dimitriou u. Mitarb. 1995).

Literatur

Barlett RH, Andrews AF, Toomasian JM, Haiduc, Haiduc NJ, Gazzaniga AB (1992) Extracorporeal membrane oxygenation for newborn respiratory failure: fourty-five cases. Surgery 58: 425–433

Daum R (1980) Zwerchfellhernien und Relaxation diaphragmatica. In Bachmann KD, Ewerbeck H, Joppich G, Kleinhauer E, Rossi E, Stalder GR (Hrsg) Pädiatrie in Praxis und Klinik Bd II. Stuttgart, Thieme

Dimitriou G, Greenough A, Chan V, Gamsu HR, Howard ER, Nicolaides KH (1995) Prognostic indicators in congenital diaphragmatic hernia. J Ped Surg 30: 1694–1697

Engelmann K, Gdanietz K (1993) Zwerchfellhernien – eine klinische Übersicht. Langenbecks Arch Chir Suppl (Kongressbericht): 642–648

Gattone VH, Morse DE (1984) A scanning electron microscopic study on the pathogenesis of the posterolateral diaphragmatic hernia. J Submicrose Cytol 14: 483–490

Gdanietz K, Bunke K (1994a) Zwerchfellhernie. Zentralbl Kinderchir 3, Heft 2: W1–W8

Gdanietz K, Bunke K (1994b) Zwerchfellhernie. Fortsetzung. Zentralbl Kinderchir 3, Heft 3: W9–W16

Hatch DJ, Sumner E (1986) Neonatal anaesthesia and postoperative care. London: Arnold, S. 131

Iritani I (1984) Experimental study on embryogenesis of congenital diaphragmatic hernia. Anat Embryo 1169: 133–139

Jährig H, Kabus M, Dinger J, Lorenz N, Goebel P, Schwarze R, Roesner D (1998) Welche Bedeutung hat der intrapleurale Druck in der postoperativen Phase bei Neugeborenen (NG) mit kritischer Zwerchfellhernie (CDH). Monatsschrift Kinderheilkunde Suppl 2: 245

Kinsella JP, Neish SR, Shaffer E, Abman SH (1992) Low-dose inhalational nitric oxide in persistent pulmonary hypertension of the newborn. Lancet 340: 819–820

Kluth D, Tenbrinck R, Ekesparre M, u. Mitarb. (1993) The natural history of congenital diaphragmatic hernia and pulmonary hypoplasia in the embryo. J Ped Surg 28: 456–463

Kluth D (1994) Angewandte Embryologie in der Kinderchirurgie. Die Pathogenese der Zwerchfellhernie und der Lungenhypoplasie – Eine offene Frage. Zentralbl Kinderchir 3: W17–W36

Laetitia MO, Bax MA (1996) Prosthetic patches used to close congenital diaphragmatic defects behave well: a long-term follow-up study. Eur J Pediatr Surg 6: 136–138

Leitão B, Mota CR, Enes C, Ferreira P, Vieira P, Requeijo D (1997) Acute gastric volvulus and congenital posterolateral diaphragmatic hernia. Eur J Pediatr Surg 7: 106–108

Metkus AP, Filly RA, Stringer MD, Harrison MR, Adzick NS (1996) Sonographic predictors of survival in fetal diaphragmatic hernia. J Ped Surg 31: 148–152

Núñez R, Rubio JL, Pimentel J, Blesa E (1993) Congenital diaphragmatic hernia and intrathoracic intestinal volvulus. Eur J Pediatr Surg 3: 293–295

Roberts JD, Polaner DM, Lang P, Zapol WM (1992) Inhaled nitric oxide in persistent pulmonary hypertension of the newborn. Lancet 340: 818–819

Rossaint P, Pappert D, Gerlach H, Falke K (1994) Die Therapie des ARDS. Teil 2: Neue Behandlungsmethoden – erste klinische Erfahrungen. Anaesthesist 43: 364–375

Vos LJM, Eijgelaar A, Kuijjer PJ (1971) Congenital posterolateral diaphragmatic hernia. Z Kinderchir 10: 147–162

Wilson JM, Lund DP, Lillehei CW, Vacanti JP (1997) Congenital diaphragmatic hernia – atale of two cities: the Boston experience. J Ped Surg 32: 401–405

Ileus

J. Bennek

Mechanischer Ileus

Definition

Als Ileus bezeichnet man eine Störung der Darmpassage.

Ätiopathogenese

Auslösende Faktoren des mechanischen Ileus sind Passagehindernisse durch Strangulation und Okklusion (Tab. 18.5).

Der *Strangulationsileus* führt zur Zirkulationsstörung mit Stauungsödem und hämorrhagischer Infarzierung der Darmwand. Beim *Okklusionsileus* liegt eine Verlegung des Darmlumens intraluminal (Obturation), intramural (Striktur) oder extramural (Kompression) vor.

Pathophysiologie

Der Verschluss des Darmlumens führt infolge Retention des Darminhalts zur Distension der vorgeschalteten Darmschlingen mit Mangeldurchblutung und Darmwandschädigung. Resorption und Sekretion sind beeinträchtigt und lösen Störungen im Wasser- und Elektrolythaushalt aus. Es entwickelt sich ein hypovolämischer Schock mit Mikrozirkulationsstörungen und toxischem Organversagen (Niere, Leber, Lunge).

Tabelle 18.5 Ursachen des mechanischen Ileus (modifiziert nach Waldschmidt 1990)

Strangulationsileus	Okklusionsileus
Volvulus	Atresie
Invagination	Mekoniumileus
Inkarzerierte Leistenhernie	kongenitale intestinale Aganglionose (Morbus Hirschsprung)
Mesenteriallücke	Folgezustände nach NEC
Innere Hernie	Duplikatur
Ligamentäre Strukturen	Tumor/Zyste
Briden	Fremdkörper
	Adhäsionen

Klinik

Als Leitsymptome gelten:
- Erbrechen,
- Auftreibung des Leibs,
- Stuhl- und Windverhaltung.

Galliges Erbrechen und Vorwölbung des Oberbauches weisen auf einen *hohen Ileus* hin. Fäkulentes Erbrechen und ein großes, überblähtes Abdomen zeigen den *tiefen Ileus* an.

Strangulationsileus. Typisch sind:
- krampfartige Leibschmerzen,
- Blut- und Schleimabgang,
- Schockzeichen mit Kreislaufdepression,
- sichtbare stehende Darmschlingen,
- klingende Darmgeräusche (Hyperperistaltik),
- tympanitischer Klopfschall im Bereich der überblähten Darmschlingen.

Beim fortgeschrittenen Ileus mit Zwerchfellhochstand entwickelt sich eine respiratorische Notsituation mit Tachypnoe und Tachykardie.

Diagnostik

Klinischer Befund. In der Regel lässt sich die Diagnose klinisch sichern.

> ! Grundsätzlich müssen die Bruchpforten kontrolliert und eine rektale Untersuchung durchgeführt werden. Auf Laparotomienarben ist zu achten.

Röntgen. Einen besonderen Stellenwert nimmt nach wie vor die Röntgenübersichtsaufnahme des Abdomens in 2 Ebenen in aufrechter Position oder bei schwer kranken Kindern in Rückenlage bzw. besser Linksseitenlage mit horizontalem Strahlengang ein, die überblähte stehende Darmschlingen mit Flüssigkeitsspiegeln zeigt.

Sonographie. Ergänzende Informationen liefert die abdominale Sonographie:
- Ausmaß der Distension,
- Darmwandödem,
- adhäsive Darmschlingen,
- Pendelperistaltik,
- freie Flüssigkeit.

Der Umfang der Diagnostik ist von der operativen Dringlichkeit und differenzialdiagnostischen Überlegungen abhängig.

Differenzialdiagnose

Differenzialdiagnostisch bestehen mitunter Schwierigkeiten in der Abgrenzung zwischen mechanischem und funktionellem Ileus.

Therapie

Strangulationsileus. Beim Strangulationsileus mit Zirkulationsstörung muss ohne Zeitverzug laparotomiert werden.

Okklusionsileus. Der Okklusionsileus wird nach dem Prinzip der Dringlichkeit mit aufgeschobener Operation versorgt. Hier ist Zeit zur Vorbereitung!

Präoperativ:
- Magensonde zur Entlastung,
- Infusionstherapie,
- adäquate Korrektur des Wasser-, Elektrolyt- und Säure-Basen-Haushalts.

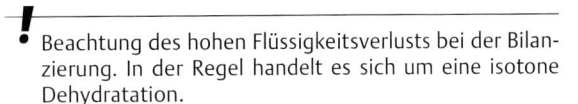

> ! Beachtung des hohen Flüssigkeitsverlusts bei der Bilanzierung. In der Regel handelt es sich um eine isotone Dehydratation.

- Perioperative Antibiotikaprophylaxe.

Intraoperativ:
Das Prinzip der Operation besteht in der Beseitigung des Passagehindernisses. Lässt sich der Ileus zunächst nicht definitiv korrigieren, wird eine Entlastungsfistel angelegt. Der rezidivierende Adhäsionsileus erfordert eine temporäre intraluminale Darmschienung.

Postoperativ:
- Hochlagerung,
- Magensonde zur Entlastung,
- Infusionstherapie,
- Onko-Osmo-Therapie,
- Antibiotikatherapie nur bei Komplikationen,
- ausreichende Analgesie.

Komplikationen

Im Mittelpunkt steht die Peritonitis durch Darmwandnekrosen und Perforation. Auch der rezidivierende Adhäsionsileus muss genannt werden.

Überwachung und Kontrollmaßnahmen:
Wie Peritonitis.

Funktioneller Ileus

Definition

Als funktionellen Ileus bezeichnet man eine Störung der Darmpassage bei freier Durchgängigkeit des Darms.

Ätiopathogenese

Vielfältige Ursachen kommen in Betracht (Tab. 18.6).
Man spricht vom reflektorischen und toxischen Ileus sowie vom nerval, muskulär und vaskulär bedingten

Tabelle 18.6 Ursachen des funktionellen Ileus (modifiziert nach Holschneider 1984)

Metabolisch:
- Hypokaliämie
- Azidose
- Hypothyreose
- Diabetes mellitus
- Hypoproteinämie

Toxisch:
- Sepsis
  sog. toxisches Megakolon
- Pharmaka

Reflektorisch:
- Vagusreiz
- Pankreatitis
- nach Laparotomie und Thorakotomie

Multifunktionell:
- Peritonitis und Folgezustände
- Pneumonie

Neuronal:
- Dysganglionosen

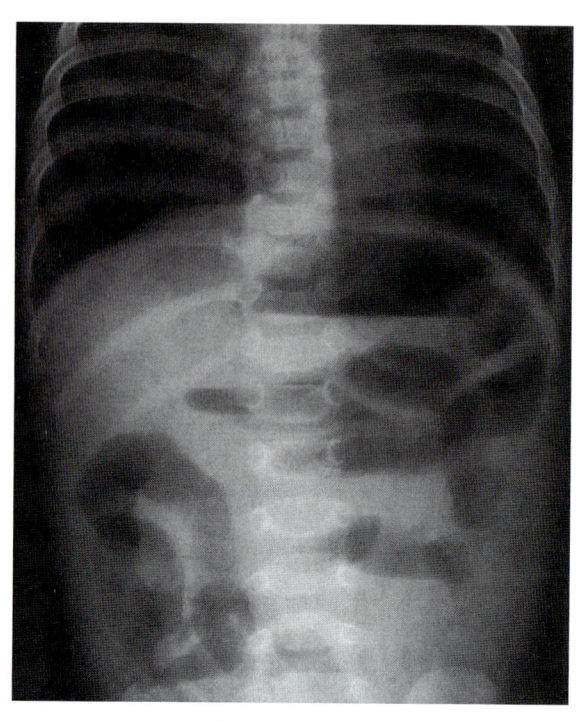

Abb. 18.7 Röntgen-Übersichtsaufnahme des Abdomens in aufrechter Position. Nachweis überblähter Darmschlingen mit einzelnen Flüssigkeitsspiegeln.

Ileus. Dysganglionosen stellen eine besondere Entität dar. Mit zunehmender Dauer geht der mechanische in einen funktionellen Ileus über.

Pathophysiologie

Entsprechend der Ursachen kommen unterschiedliche pathophysiologische Mechanismen in Betracht.

Klinik

- Abdomen überbläht,
- Erbrechen,
- flüssig-schleimige, auch blutige Stühle.

! Im Gegensatz zum mechanischen Ileus ist keine Peristaltik auskultierbar (sog. Totenstille) und ein tympanitischer Klopfschall über dem gesamten Leib infolge Meteorismus hörbar.

Die Kinder haben anfangs keine und später – durch zunehmende Distension der Darmschlingen – erhebliche Bauchschmerzen.

Diagnostik

Die Suche nach der Ursache und der klinische Befund führen zur Diagnose. Auf der Röntgen-Übersichtsaufnahme des Abdomens sind massiv dilatierte Darmschlingen und ein Zwerchfellhochstand nachweisbar (Abb. 18.7).

Therapie

Der funktionelle Ileus wird symptomatisch behandelt. Im Mittelpunkt der kausalen Therapie muss die Grunderkrankung stehen!

Eine operative Indikation ergibt sich nur, wenn damit die Ursache des funktionellen Ileus beseitigt oder eingegrenzt werden kann. Bei eingetretener Durchwanderungsperitonitis bietet sich die temporäre Anlage einer Entlastungsfistel an.

Maßnahmen:
- Hochlagerung,
- Magensonde zur Entlastung,
- Darmrohr,
- Infusionstherapie,
- Korrektur von Störungen im Wasser-, Elektrolyt- und Säure-Basen-Haushalt (Hypokaliämie),
- Parasympathikomimetika (Neostigmin 0,01 mg/kg i. v. über 4 h),
- Analgesie,
- evtl. Periduralanästhesie.

Komplikationen

Im fortgeschrittenen Stadium entwickelt sich eine Durchwanderungsperitonitis mit Darmwandnekrosen, die letztlich zur Perforationsperitonitis führt. Auch das toxische Megakolon muss genannt werden.

Überwachung und Kontrollmaßnahmen:
Wie Peritonitis.

Atresie des Gastrointestinaltrakts
J. Bennek

Definition

Als Atresie des Gastrointestinaltrakts bezeichnet man einen angeborenen Verschluss des Lumens in unterschiedlicher Höhe. Die Häufigkeit schwankt zwischen 1 : 2500 – 1 : 7000.

Pathoembryologie

Störungen der Zellproliferation und Revakuolisation in der 6.–7. Embryonalwoche werden als Ursache der primären Atresie diskutiert. Die sekundäre Atresie entsteht nach der 10. Embryonalwoche durch hypoxische Schädigung infolge segmentaler Mangeldurchblutung oder Strangulation. Auch obliterierende Entzündungen kommen in Betracht.

Klassifikation

Es existieren mannigfaltige Einteilungsprinzipien. In der Praxis unterscheidet man:
- inneren Membranverschluss (meist hochgradige Stenose mit zentraler Öffnung),
- Verschluss mit Unterbrechung der Darmkontinuität.

Klinik

Klinisch entspricht die Symptomatik dem Okklusionsileus, und es gelingt in der Regel eine Differenzierung zwischen hohem und tiefem Darmverschluss (Tab. 18.7).

Tabelle 18.7 Klinik des hohen und tiefen Darmverschlusses

	hoher Darmverschluss	tiefer Darmverschluss
Erbrechen		
• Zeitpunkt	frühzeitig	spät
• Aussehen	gallig, grün	mekonial
Bauchauftreibung	Oberbauch	gesamtes Abdomen
Mekonium	spärlich, acholisch	fehlend, spärlich

Das Neugeborene ist postnatal kaum beeinträchtigt. Bei hoher Atresie häufen sich Prämaturität, Hypotrophie und assoziierte Fehlbildungen. Durch eine genaue Inspektion der Anal- und Genitalregion lassen sich anorektale Fehlbildungen ohne oder mit äußerer Fistelöffnung erkennen.

Diagnostik

Sonographie. Mittels Ultraschall gelingt in den meisten Fällen die pränatale Diagnostik. Es stellen sich je nach Lokalisation der Atresie eine unterschiedliche Anzahl flüssigkeitsgefüllter Hohlräume dar.

Hydramnion. Auch das Hydramnion kann ein erstes Hinweiszeichen sein.

Röntgen. Die Röntgen-Übersichtsaufnahme des Abdomens in 2 Ebenen im Hängen zeigt im präatretischen Darm Luftansammlungen und Spiegelbildungen (Abb. 18.8).

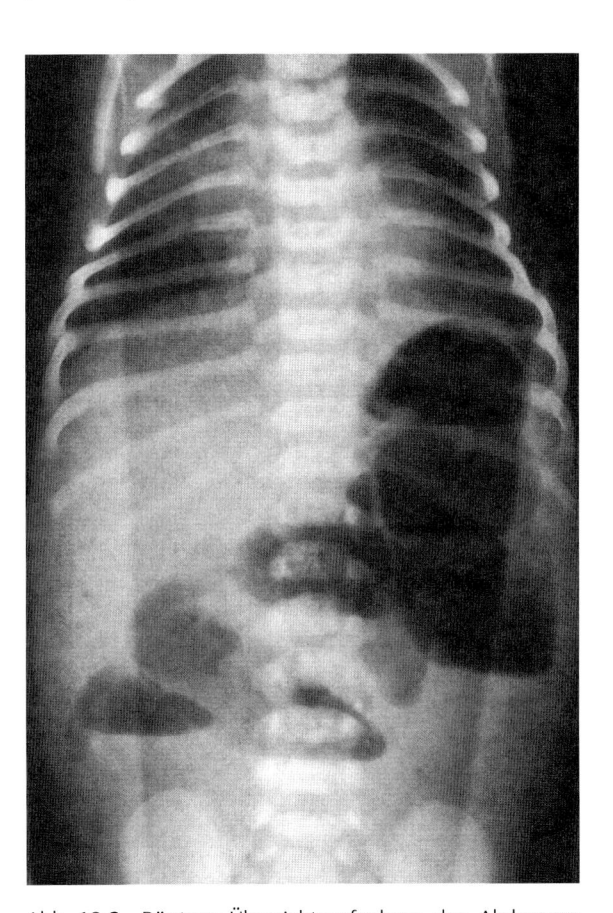

Abb. 18.8 Röntgen-Übersichtsaufnahme des Abdomens in aufrechter Position. Dünndarmatresie mit Nachweis von Luft und Spiegelbildungen im präatretischen Darm.

Tabelle 18.8 Differenzialdiagnose disponierender Ileusfaktoren

Fehldrehung
Mesenterium ileocolicum commune
Mesenteriallücke
Innere Hernie
Duplikatur
Gefäßanomalie
Ligamentäre Strukturen
Briden
Rückbildungsstörung des Ductus omphaloentericus
Tumor

Differenzialdiagnose

Differenzialdiagnostisch muss vorrangig an einen Volvulus oder Mekoniumileus gedacht werden, auch sog. disponierende Ileusfaktoren kommen in Betracht (Tab. 18.8).

Therapie

Hier gilt das Prinzip der Dringlichkeit mit aufgeschobener Operation. Nach Adaptation der respiratorischen Funktion und des kardiovaskulären Systems durch eine adäquate Basisbetreuung wird der Operationszeitpunkt festgelegt (Tischer u. Bennek 1990).

Präoperativ:
- Intensivpflegeinkubator,
- Hochlagerung,
- Magensonde zur Entlastung,
- Infusionstherapie,
- evtl. Hämodilution,
- Vitamin K.

! Kriterien für Operationsfähigkeit:
- $pO_2 > 50$ Torr (6,6 kPa)
- $pCO_2 < 60$ Torr (8,0 kPa)
- Hk $> 0,25 < 0,60$
- $Na^+ > 130 < 150$ mmol/l
- Blutzucker $> 2,22$ mmol/l
- Bilirubin < 180 mmol/l
- Kerntemperatur $> 36\,°C$
- normale Urinproduktion (am 1. und 2. Tag 2 ml/h, am 3.–10. Tag 8 ml/h)
- normales Kardiorespirogramm
- Kompensierter Gerinnungsstatus bei Unreife

Intraoperativ:
Das Prinzip der Operation besteht in der Herstellung der Darmkontinuität durch End-zu-End-Anastomose, Membranexzision oder Fußpunktanastomose mit temporärer Entlastungsfistel (Wit u. Mitarb. 2000).

Anorektale Fehlbildungen werden durch eine PSARP (posterior sagittal anorectoplasty) mit oder ohne temporäre Entlastungsfistel (Peña u. de Vries 1982) korrigiert.

Bei extrem untergewichtigen Neugeborenen mit klinisch und röntgenologisch nachweisbarer Passagestörung im unteren Dünndarmbereich empfiehlt sich zur Entlastung die Anlage einer tangentialen Fistel (Abb. 18.9).

Als Ursache müssen zirkulationsbedingte Motilitätsstörungen oder eine Dyschylie mit Verzögerung des Mekoniumtransports diskutiert werden. Auch bei extrem untergewichtigen Neugeborenen gilt das Prinzip des kleinsten Eingriffs in kürzester Zeit „palliativ vor definitiv".

Das zweizeitige Vorgehen erlaubt eine adäquate funktionelle und morphologische Adaptation bis zur definitiven Korrektur. Eine sichere Beurteilung der klinischen Relevanz von Risikofaktoren wird möglich, limitierend sind unmittelbar lebensbedrohliche assoziierte Fehlbildungen. Die sofortige enterale Funktionsaufnahme bringt metabolische Vorteile. Es werden optimale anatomische Voraussetzungen für die definitive Korrektur erreicht (Bennek u. Mitarb. 1991).

Postoperativ:
- Intensivpflegeinkubator,
- Hochlagerung,
- Magensonde zur Entlastung,
- Infusionstherapie.

! Beachtung des restriktiven Wasserbedarfs nach einer Darmanastomose (bis 60 ml/kg KG/d).

- Analgetika.

Beginn der enteralen Ernährung stufenweise in Abhängigkeit vom Magenrückfluss frühestens am 3.–4. Tag über die Magensonde oder eine transanastomotische Sonde. Erst bei kompletter enteraler Ernährung sollte mit der oralen Ernährung begonnen werden. Der klinische Verdacht auf eine Passagestörung erfordert die röntgenologische Kontrolle der Anastomosenverhältnisse.

Komplikationen

Bei verzögerter Diagnostik entwickelt sich rasch im überblähten präatretischen Darm infolge Zirkulationsstörungen eine Durchwanderungsperitonitis mit toxischem Schock. Das Ereignis der Aspirationspneumonie tritt selten ein.

Überwachung und Kontrollmaßnahmen:
Wie Ösophagusatresie.

Bakteriologische Abstriche aus der freien Bauchhöhle und dem Darmlumen.

Prognose

Die Überlebenschancen liegen insgesamt bei 97,5 %, ohne assoziierte Fehlbildungen und Dysmaturität sogar bei 100 % (Hecker u. Naegele 1991).

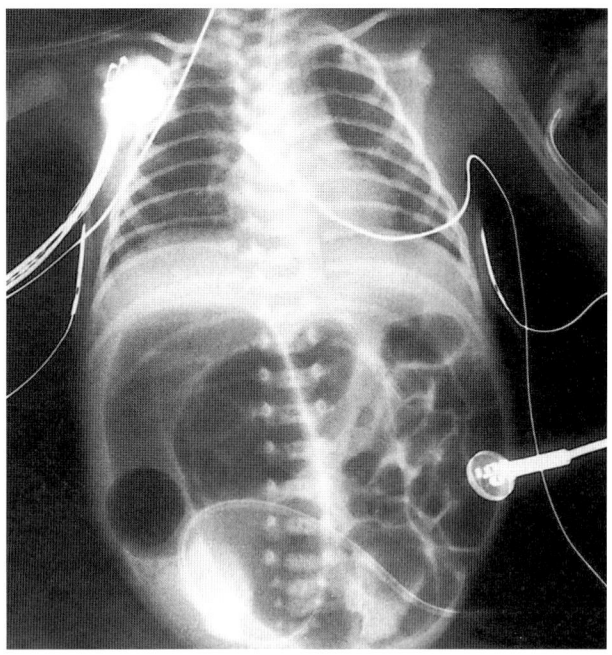

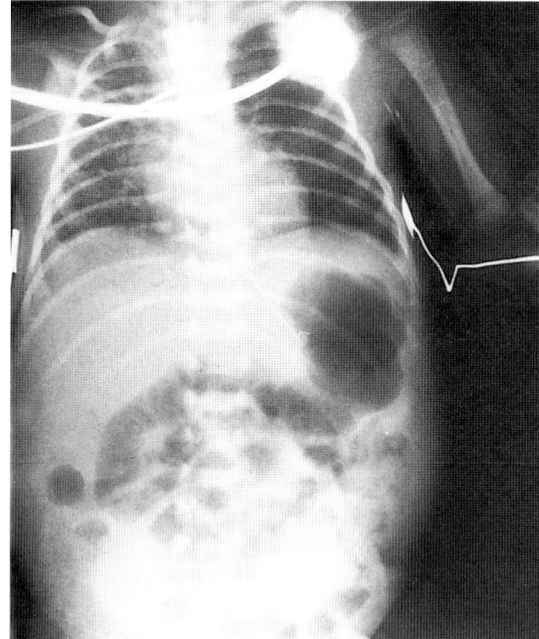

Abb. 18.9 Extrem untergewichtiges Neugeborenes (900 g) mit Passagestörung im unteren Dünndarmbereich vor und nach Anlage eines tangentialen Ileostomas.

Mekoniumileus

K. Rothe und J. Bennek

Definition

Als Mekoniumileus bezeichnet man eine Obstruktion des terminalen Ileums durch eingedicktes, zähes Mekonium. Prädisponiert sind Neugeborene mit einer zystischen Pankreasfibrose (Mukoviszidose), hier wird in 10–15 % ein Mekoniumileus nachgewiesen. Bei einer Häufigkeit der Mukoviszidose von 1 : 2000 ergibt sich eine Inzidenz von 1 : 20 000.

Ätiopathogenese

Infolge der polyglandulären Dyskrinie führen die verminderte Becherzellfunktion des Darms und die gestörte Sekretion von Galle, Pankreas- und Darmsekret zur Konsistenzänderung des Mekoniums. Durch zähe Haftung an der Darmwand ist die Transportfunktion aufgehoben und das Darmlumen im terminalen Ileum vollständig verlegt. Die Obstruktion setzt bereits vor dem 4.–5. Fetalmonat ein.

Klassifikation

Man unterscheidet den *unkomplizierten* vom *komplizierten* Mekoniumileus.

Beim komplizierten Mekoniumileus treten bereits intrauterin sekundäre pathologische Prozesse auf. Im Mittelpunkt stehen:

- Volvulus,
- Perforation mit Mekoniumperitonitis,
- sekundäre Atresie,
- Striktur,
- Gangrän,
- Pseudozystenbildung.

Klinik

Klinisch entspricht die Symptomatik dem Okklusionsileus:
- extreme Auftreibung des Abdomens,
- glänzende Bauchdecken,
- verstärkte Venenzeichnung,
- Darmsteifungen,
- Erbrechen kann zunächst fehlen,
- in der Regel keine spontane Mekoniumentleerung.

Die Mekoniumentleerung lässt sich auch nach rektaler Untersuchung nicht provozieren. Häufig wird nur heller Schleim oder ein grauer, farbloser Mekoniumpfropf abgesetzt. Betroffen sind meist reifgeborene Kinder. Beim unkomplizierten Mekoniumileus ist die postnatale Adaptation kaum beeinträchtigt, da pulmonale Veränderungen der Mukoviszidose noch nicht wirksam sind. Beim komplizierten Mekoniumileus stehen Exsikkose und Dehydratation im Mittelpunkt.

Diagnostik

> ! Eine belastete Familienanamnese, pränatale sonographische Auffälligkeiten und der fehlende Mekoniumabgang führen zur Diagnose.

Die Befunde der pränatalen Sonographie (massiver Mekoniumaszites, große Pseudozysten, Kalzifizierungen, Darmdistension, sekundäre Atresien) sind wesentlich für das perinatale Management (Kamala u. Mitarb. 2000). Postnatal imponiert ein aufgetriebenes Abdomen.

Sonographie. Nachweis der Mekoniumrückstauung im rechten Unterbauch mit oder ohne Verkalkungen. Feinschollige, diffus sich verteilende Kalzifizierungen sind Zeichen der frischen Perforation. Ring- und eierschalenförmige Verkalkungen findet man bei Pseudozysten nach länger zurückliegender Perforation.

Röntgen. Auf der Röntgen-Übersichtsaufnahme des Abdomens sind stark dilatierte Dünndarmschlingen mit unterschiedlicher Luftfüllung zu erkennen. Flüssigkeitsspiegel fehlen. Dagegen findet man im rechten Unter- und Mittelbauch eine milchglasartige Verschattung mit feingranulierter Musterung, sog. Neuhauser-Zeichen (Abb. 18.**10**).

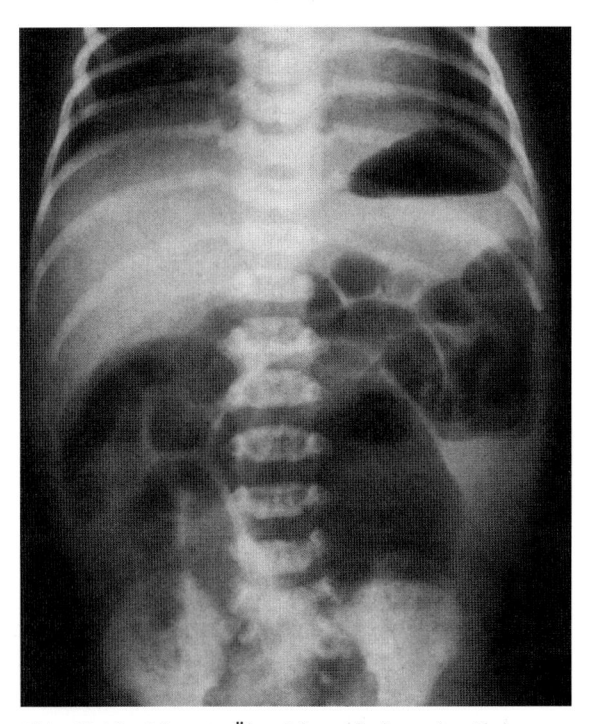

Abb. 18.**10** Röntgen-Übersichtsaufnahme des Abdomens in aufrechter Position. Milchglasartige Verschattung mit feingranulierter Musterung im rechten Unter- bis Mittelbauch (sog. Neuhauser-Zeichen).

Pseudozysten können röntgenologisch als monströse Verschattungen imponieren und Verdrängungseffekte auslösen. Subphrenische Luftansammlungen sind bei postnatal eingetretenen Perforationen zu beobachten (Martens u. Mitarb. 1992).

Die Sonographie unterstützt die Differenzierung in unkomplizierten und komplizierten Mekoniumileus.

Kontrastmitteleinlauf. Beim unkomplizierten Mekoniumileus wird die Diagnostik durch einen Kontrastmitteleinlauf mit nichtionischen isoosmolaren Lösungen ergänzt. Zur Darstellung kommt ein Mikrokolon mit einzelnen kleinen Mekoniumknötchen und der Stopp im terminalen Ileum. Durch Verwendung hyperosmolarer Lösungen kann gleichzeitig ein therapeutischer Effekt erzielt werden.

Laborparameter. Laborchemisch besteht:
- Polyglobulie,
- gelegentlich Cholestase,
- Hypoglykämie,
- Hypokalzämie.

Tetrabromphenoltest (sog. BM-Test). Die Albuminfraktion des Mekoniums ist deutlich erhöht, der Eiweißnachweis mittels BM-Test unzuverlässig. Auch bei Atresien, Stenosen, Blutbeimengungen und entzündlichen Darmerkrankungen kann der Albumingehalt im Mekonium stark erhöht sein.

Pilocarpiniontophorese. Die Bestimmung der Schweißelektrolyte durch Pilocarpiniontophorese ist bei Neugeborenen technisch schwierig. Chloridkonzentrationen über 60 mmol/l erhärten die Diagnose einer Mukoviszidose.

Trypsinaktivität. Bedeutung erlangt zunehmend die Beurteilung der Trypsinaktivität in Schweiß, Mekonium und Duodenalsekret (Rock u. Mitarb. 1990).

Differenzialdiagnose

Abzugrenzen sind alle Erkrankungen durch abnormes Mekonium und funktionelle Passagestörungen.

Abnormes Mekonium:
- *Enterale Motilitätsstörung (Mekoniumkrankheit):* Mekoniumobstruktionen im terminalen Ileum ohne Mukoviszidose treten insbesondere bei hypotrophen Neugeborenen und Frühgeborenen auf (Fakhoury u. Mitarb. 1992). Wahrscheinlich liegt der Passagestörung eine Absorptions- und Motilitätsstörung des Darms zugrunde, begünstigt durch Mangelzustände, perinatale Hypoxie und pränatale Perfusionsstörung mit Minderperfusion.
Das klinische Bild gleicht dem eines unkomplizierten Mekoniumileus. Im Gegensatz zur Mukoviszidose tritt rasch galliges Erbrechen auf. Flüssigkeits-

spiegel in der Abdomenleeraufnahme sind differenzialdiagnostisch als Ausdruck der intakten Drüsensekretion zu werten. Der therapeutische Effekt von Einläufen mit hyperosmolaren Lösungen ist erfolgreicher als beim Mekoniumileus (Dimmitt u. Moss 2000).

- *Mekoniumpfropfsyndrom* (Clathworthy 1956):
  Es besteht eine funktionelle Kolonobstruktion durch Unreife des Kolons hinsichtlich Motilität, Schleimsekretion und Wasserrückresorption. Der Rückstau des Mekoniums beginnt im Rektosigmoid. Nach Einläufen wird der Pfropf entleert. Es besteht kein Mikrokolon.

Funktionelle Passagestörungen:
- kongenitale intestinale Aganglionose (Morbus Hirschsprung),
- Small-Left-Colon-Syndrom,
- Cord Obstruction (Milchpfropfobstruktion) (Hussain u. Mitarb. 1992).

Therapie

Präoperativ:
- Intensivpflegeinkubator,
- Hochlagerung,
- Magensonde zur Entlastung,
- Infusionstherapie,
- Vitamin K,
- Kontrastmitteleinlauf beim unkomplizierten Mekoniumileus:
  Beim unkomplizierten Mekoniumileus ist ein Behandlungsversuch mit Kontrastmitteleinläufen möglich (10 ml/kg KG Peritrast kontinuierlich ohne Ballonblockade). Die Osmolarität bewirkt eine Flüssigkeitsexsudation ins Darmlumen. Durch veränderte Oberflächenspannung wird das visköse Mekonium von der Darmwand abgelöst und gleitfähig. Voraussetzung ist der Übertritt des Kontrastmittels bis in das terminale Ileum.

! Flüssigkeitsverluste müssen durch eine adäquate Substitutionstherapie ersetzt werden (20 ml/kg KG als Zusatzbedarf).

Intraoperativ:

! Bei erfolglosem Therapieversuch und Zeichen eines komplizierten Mekoniumileus besteht Operationsindikation.

Das Prinzip der Operation ist die Entlastung des Darms durch Anlage eines Ileostomas. Bei erheblicher Dilatation der oralen Dünndarmanteile erfolgt eine sparsame Resektion, ebenso bei nachweisbaren Atresien, einem Volvulus oder einer Perforation. Prognostisch günstig erweist sich die Anlage eines Ileostomas mit Fußpunktanastomose.

Anastomose nach Santulli. Sie nutzt den zuführenden Schenkel des Dünndarms als Ileostoma, und der abführende Schenkel wird End-zu-Seit mit der zuführenden Schlinge anastomosiert.

Technik nach Bishop-Koop. Bei der Technik nach Bishop-Koop wird der aborale Darmanteil als Fistel vorgelagert und der orale entsprechend End-zu-Seit anastomosiert.

Beide Methoden haben gegenüber der doppelläufigen axialen Ileostomie den Vorteil, dass nach Kontrastmittelspülungen der Transport des Darminhalts über die Fußpunktanastomose ohne größere Verluste möglich ist.

Bei kompletter oraler Ernährung und freier Passage kann die Rückverlagerung des Ileostomas erfolgen. Auch spontane Verschlüsse treten auf.

Postoperativ:
- Intensivpflegeinkubator,
- Hochlagerung,
- Magensonde zur Entlastung,
- Infusionstherapie,
- Onko-Osmo-Therapie,
- Antibiotikatherapie bei Mekoniumperitonitis und Darmperforation,
- optimale parenterale Ernährung nach der Akutphase,
- Spülungen des aboralen Dünndarms über einen weichen, häufig intraoperativ eingelegten Katheter,
- rektale Einläufe mit Acetylcystein,
- Übergang zur oralen Ernährung mit entrahmter Frauenmilch bei gleichzeitiger Gabe von Acetylcystein und Pankreasfermenten in der Phase der Adaptation (DelPin u. Mitarb. 1992, Rescorld u. Grasfeld 1993, Mushtag u. Mitarb. 1998).

Komplikationen

Bei verzögerter Diagnostik kann sich im überblähten prästenotischen Darm infolge Zirkulationsstörung eine Durchwanderungsperitonitis mit toxischem Schock entwickeln. Volvulus, Mekoniumperitonitis, Atresie, Gangrän und Pseudozystenbildung stellen bereits intrauterin entstandene Komplikationen dar. Perforationen durch Kontrastmitteleinläufe sind selten.

Jenseits der Neugeborenenperiode kann ein Mekoniumileusäquivalent als Sonderform der Obstruktion durch eingedickte Ingesta auftreten. Ursache ist eine Koteindickung nach Diätfehler oder mangelhafter Fermentsubstitution. Eine Operationsindikation besteht in der Regel nicht, da der Ileus durch rechtzeitige Gabe von N-Acetylcystein und Pankreasfermenten oral und als Einlauf zu beherrschen ist.

Überwachung und Kontrollmaßnahmen:
Wie Ösophagusatresie und Peritonitis.

Prognose

Beim komplizierten Mekoniumileus liegen die Überlebenschancen bei 80%. Die körperliche Entwicklung ist häufig verzögert (Docherty u. Mitarb. 1992).

Invagination

J. Bennek

Definition

Als Invagination bezeichnet man die Einstülpung benachbarter Darmanteile ineinander, in der Regel deszendierend in den aboralen Abschnitt. Die Häufigkeit liegt bei 1,5 – 4 : 1000.

Ätiopathogenese

Die Ursachen bleiben unklar. Neben einer gestörten Darmmotilität werden eine Reihe von prädisponierenden Faktoren verantwortlich gemacht (Schwellung mesenterialer Lymphknoten, Mesenterium ileocolicum commune, Polypen, Meckel-Divertikel, Duplikatur, hämorrhagische Diathese, Darminfektion).

Pathophysiologie

Die Invagination führt zur Strangulation der Mesenterialgefäße mit Darmwandödem, Passagebehinderung (Invaginationsileus), hämorrhagischer Infarzierung, Gangrän, Perforation und Peritonitis.

Klassifikation

Den eingestülpten Darm bezeichnet man als Invaginat oder Intussuszeption und den aufnehmenden als Invaginans oder Intussuszipiens. In der Praxis hat sich folgende Einteilung bewährt:
- Invaginatio ileoilealis,
- Invaginatio ileocoecalis,
- Invaginatio ileocolica,
- Invaginatio ileoilealis et ileocolica.

Die Invaginatio ileocoecalis ist mit über 80% die häufigste Form.

Klinik

Es erkranken vorwiegend Säuglinge, aber auch Neugeborene und ältere Kinder. Aus völliger Gesundheit heraus treten plötzlich krampfartige Leibschmerzen mit Erbrechen auf.

! Die Kinder schreien, ziehen die Beine an, und es entwickelt sich ein peritoneal bedingter Schmerzschock mit Blässe, kaltem Schweiß und Tachykardie.

Nach diesem akuten Ereignis erscheinen die Kinder im sog. freien Intervall unauffällig. Im weiteren Verlauf wiederholen sich intermittierend die beschriebenen Schmerzattacken. Der palpatorische Nachweis des Invaginationstumors als walzenförmige Resistenz gelingt meist im rechten Mittel- bis Oberbauch bei gleichzeitiger rektaler Untersuchung. Blut- und Schleimabgang sowie galliges Erbrechen zeigen bereits ein fortgeschrittenes Stadium an. Das anfangs im freien Intervall gut eindrückbare Abdomen ist jetzt gespannt, Stenoseperistaltik auskultierbar.

Diagnostik

Sonographie. Priorität hat die sonographische Untersuchung mit Nachweis des Kokardenphänomens und „Pseudokidney"-Zeichens im Längsschnitt (Abb. 18.11).

Differenzialdiagnose

Differenzialdiagnostisch müssen Enterokolitiden und andere Erkrankungen mit Passagebehinderung und hämorrhagischer Infarzierung ausgeschlossen werden.

Therapie

Klinischer und sonographischer Befund entscheiden über die Wahl des therapeutischen Vorgehens (Löffler u. Mitarb. 1995).

Repositionsmanöver. Im sog. Frühstadium ist die pneumatische Devagination unter radiologischer Kontrolle mit sonographischer Erfolgskontrolle oder alternativ die hydrostatische Devagination unter sonographischer

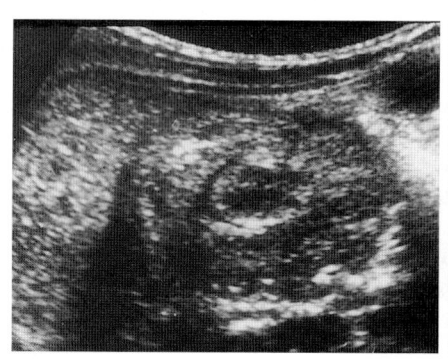

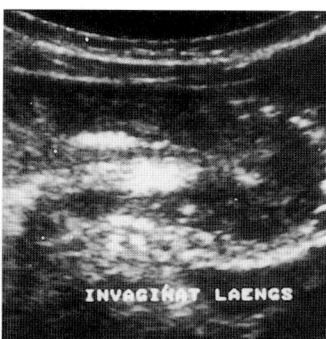

Abb. 18.11 Sonographischer Befund bei ileokolischer Invagination mit Nachweis des Kokardenphänomens und des „Pseudokidney"-Zeichens.

Kontrolle angezeigt (Markowitz u. Meyer 1992). Unvollständige Devaginationen werden in etwa 10 % und Darmperforationen in 0,5 % beschrieben (Waldschmidt 1990).

Vorbereitung:
- Magensonde zur Entlastung,
- Infusionstherapie,
- Sedativa.

Der Kinderchirurg sollte in Operationsbereitschaft während des Repositionsmanövers anwesend sein (Stringer u. Mitarb. 1992)!

! Bei fortgeschrittener Invagination mit peritonealer Symptomatik, Ileus und sonographisch nachweisbarer freier Flüssigkeit verbietet sich die konservative Therapie.

Präoperativ:
- Magensonde zur Entlastung,
- Infusionstherapie,
- perioperative Antibiotikaprophylaxe.

Intraoperativ:
Die operative Therapie besteht in der manuellen Devagination und beim Misslingen in der Resektion des Invaginationstumors mit primärer Reanastomose oder temporärer Anlage eines Enterostomas.

Postoperativ:
- Hochlagerung,
- Magensonde zur Entlastung,
- Infusionstherapie,
- Antibiotikatherapie bei Durchwanderungsperitonitis und Darmperforation,
- oraler Nahrungsaufbau:
  – bei primärer Reanastomose frühestens am 3.–4. Tag,
  – bei temporärer Anlage eines Enterostomas oder konservativer Therapie in der Regel nach 24 Stunden.

Komplikationen

Darmperforationen nach pneumo- oder hydrostatischer Devagination sind extrem selten. Mitunter treten rezidivierende Invaginationen auf. Hier sollte immer die operative Therapie zum Ausschluss eines prädisponierenden Faktors bevorzugt werden.

Überwachung und Kontrollmaßnahmen:
Wie Peritonitis.

Prognose

Bei rechtzeitiger Diagnostik ist die Prognose im Allgemeinen sehr gut. Einschränkungen ergeben sich in Abhängigkeit vom Ausmaß der hämorrhagischen Infarzierung des Darms.

Volvulus

J. Bennek

Definition

Als Volvulus bezeichnet man eine Verdrehung des Darms um seine Achse oder seinen Gefäßstiel. Die Häufigkeit des intestinalen Volvulus wird mit 1 : 10000 angegeben.

Ätiopathogenese

Als prädisponierende Faktoren kommen in Betracht:
- Lageanomalien des Darms:
  – Nonrotation,
  – Malrotation,
  – Ladd-Syndrom,
  – langes Sigma,
- ligamentäre Strukturen (Rückbildungsstörungen des Dottersacks).

Auch postoperativ kann sich ein Volvulus infolge Briden- oder Lückenbildung entwickeln.

Pathophysiologie

Durch die Verdrehung kommt es zur Obstruktion des Darmlumens mit oder ohne vaskuläre Strangulation. Ischämie, hämorrhagische Infarzierung, Gangrän und Durchwanderungsperitonitis mit Darmperforation werden ausgelöst.

Klassifikation

Die von Wasl (1962) eingeführte Stadieneinteilung des Volvulus in Abhängigkeit vom Schweregrad hat heute noch Gültigkeit (Tab. 18.**10**).

Klinik

Beim Neugeborenen führt der Volvulus in der Regel zu einer akuten lebensbedrohlichen Situation. Frühsymptome sind:
- plötzliche Unruhe durch peritoneal bedingte Schmerzen mit Kreislaufzentralisation,
- galliges Erbrechen,
- dolenter Palpationsbefund im Mittelbauch.

Es stellen sich blutige Stühle ein.
Im weiteren Verlauf:
- vorgewölbtes und gespanntes Abdomen,
- glänzende, glasig-ödematös veränderte Bauchdecken mit vermehrter Venenzeichnung,
- Endotoxinschock.

Tabelle 18.10 Stadieneinteilung des Volvulus in Abhängigkeit vom Schweregrad (nach Wasl 1962)

Stadium I	initiales Erbrechen Schmerzen Kreislaufzentralisation hoher Ileus mit eingesunkenen Bauchdecken dolentes Darmkonvolut in Bauchmitte zu tasten
Stadium II	zunehmende Behinderung des Venen- und Lymphabflusses mit Blut- und Schleimentleerungen
Stadium III	Ischämie des Darms drohende Gangrän
Stadium IV	Endotoxinschock Darmnekrose mit Durchwanderungsperitonitis nachfolgend Darmperforationen

Das Neugeborene ist schlaff und apathisch. Bei älteren Kindern stehen die Symptome des mechanischen Ileus im Vordergrund. Auffällig sind hier rezidivierende krampfartige Leibschmerzen.

Diagnostik

Klinischer Befund. Beim Neugeborenen sollte klinisch die Verdachtsdiagnose gestellt werden.

Röntgen. Die Röntgen-Übersichtsaufnahme im Hängen zeigt eine Luftleere des Abdomens mit einzelnen Lufthauben im Oberbauch als Ausdruck des hohen Ileus (Abb. 18.12).

Sonographie. In der Sonographie stellen sich flüssigkeitsgefüllte, erweiterte obere Dünndarmschlingen dar, später lässt sich freie Flüssigkeit nachweisen.

Weitere Untersuchungen. Bei älteren Kindern kann evtl. eine Magen-Darm-Passage oder ein CT zur Klärung erforderlich sein. Laborbefunde sind uncharakteristisch, die Lactatbestimmung unspezifisch (Geißler u. Mitarb. 1991).

Therapie

Mit der Diagnose Volvulus verbindet sich beim Neugeborenen die sofortige Operationsindikation. Auch bei älteren Kindern ist der Volvulus operationspflichtig. Eine Ausnahme bildet der Sigmavolvulus, der trotz akuter Symptomatik in der Regel durch einen Einlauf detorquiert werden kann.

Präoperativ:
- Intensivpflegeinkubator,
- Hochlagerung,
- Magensonde zur Entlastung,

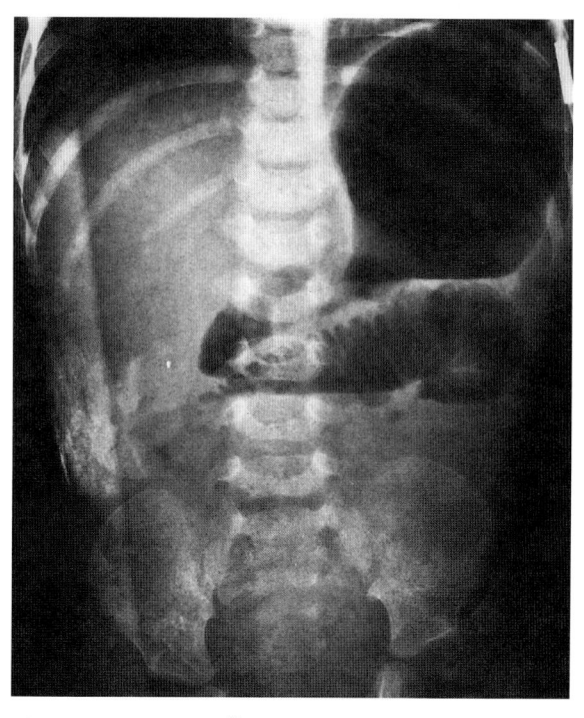

Abb. 18.12 Röntgen-Übersichtsaufnahme des Abdomens in aufrechter Position. Luftleere des Abdomens mit Nachweis einzelner Lufthauben im Oberbauch.

- Infusionstherapie,
- perioperative Antibiotikaprophylaxe,
- Vitamin K.

Intraoperativ:
Das Prinzip der Operation besteht in der Detorsion des Darms, ursächliche ligamentäre Strukturen werden durchtrennt. Bei ausgedehnter hämorrhagischer Infarzierung wird primär nicht reseziert, der operative Eingriff als explorative Laparotomie mit Peritoneallavage beendet und nach 24 Stunden eine Second-Look-Laparotomie durchgeführt. Nach dieser Zeit demarkiert sich eindeutig der gangränöse Darmabschnitt und damit die Resektionsgrenze. Die Darmkontinuität wird durch Reanastomose wiederhergestellt oder temporär ein axiales Enterostoma angelegt (Hoffmann u. Mitarb. 1992).

Postoperativ:
- Intensivpflegeinkubator,
- Hochlagerung,
- Magensonde zur Entlastung,
- Infusionstherapie,
- Onko-Osmo-Therapie,
- Analgetika,
- Antibiotikatherapie bei Durchwanderungsperitonitis und Darmperforation,
- bei ausgedehnter Dünndarmresektion optimale parenterale Ernährung nach der Akutphase,
- Übergang zur enteralen bzw. oralen Ernährung in der Phase der Adaptation.

Komplikationen

Neben der bereits erwähnten Darmgangrän und Perforation mit diffuser Peritonitis müssen der rezidivierende Volvulus sowie das Kurzdarmsyndrom als Folge einer ausgedehnten Dünndarmresektion angeführt werden (Schier u. Mitarb. 1994).

Überwachung und Kontrollmaßnahmen:
Wie Ösophagusatresie und Peritonitis.

Prognose

Bei hämorrhagischer Infarzierung des kompletten Mitteldarms beträgt die Letalität 28 % (Rescorla u. Mitarb. 1990).

Toxisches Megakolon

K. Rothe und J. Bennek

Definition

Als toxisches Megakolon bezeichnet man ein septisch-toxisches Krankheitsbild mit akuter extremer Dilatation von Kolonabschnitten und fulminanter Kolitis.

Ätiopathogenese

Auslösende Ursachen des plötzlichen Beginns bleiben unklar. Triggerfaktoren werden vermutet im Sinn von Empfindlichkeitsreaktionen, wie beim Sanarelli-Shwartzman-Phänomen. Infektionserreger können größtenteils nicht isoliert werden. Meist gelingt der Endotoxinnachweis im Stuhl oder Serum. Diskutiert werden pathogene Faktoren des Makromolekulartransports wie selektives IgA-Defizit, inkomplette Mukosabarriere mit gesteigerter Antigenadhärenz, lysosomale Dysfunktion sowie eine abnorme intraluminale Digestion, Achlorhydrie oder Pankreasinsuffizienz. Neben einer gestörten Darmmotilität werden ätiologische Zusammenhänge zu Hypokaliämie, Verabreichung von Anticholinergika, Opiaten, Narkotika und Bariumeinläufen vermutet (Petit u. Mitarb. 1993). Das toxische Megakolon kann jederzeit im Krankheitsverlauf auftreten. Betroffen sind 5–20 % aller Patienten mit entzündlichen Darmerkrankungen, wobei akute Exazerbationen der Colitis ulcerosa dominieren. Andere Erkrankungsformen sind die ischämische Kolitis, die pseudomembranöse Enterokolitis, der Morbus Crohn sowie Enteritiden bei Amöben-, Typhus-, Cholera- oder Campylobacterinfektion (Chao u. Mitarb. 2000). Im Neugeborenen- und Säuglingsalter kommt die Enterokolitis bei kongenitaler intestinaler Aganglionose (Morbus Hirschsprung) in Betracht (Harrison u. Mitarb. 1991, Goggins 1993, Klaber u. Mitarb. 1993, Markoglon u. Mitarb. 1993, Kyaw 1994).

Pathophysiologie

Im Mittelpunkt steht die rasche Zerstörung der Kolonschleimhaut mit massiver entzündlicher Infiltration der Darmwand. Die entstehenden Ulzerationen greifen über die Mukosa hinaus in Muskelschichten über, sodass eine drohende Perforationsgefahr vorliegt. Es besteht zunächst ein funktioneller Ileus. Resorption und Sekretion sind beeinträchtigt und lösen Störungen im Wasser- und Elektrolythaushalt aus. Das extrem dilatierte Kolon enthält Gas und seropurulentes oder blutiges Exsudat. Es entwickelt sich rasch ein hypovolämischer Schock mit Mikrozirkulationsstörung und toxischem Organversagen.

Klinik

Die Symptome werden geprägt durch ein septisch-toxisches Krankheitsbild mit:
- Lethargie,
- Somnolenz,
- Temperaturanstieg,
- Tachykardie,
- Tachypnoe,
- Kreislaufzentralisation,
- Leukozytose,
- Elektrolytstörung,
- Hypoproteinämie,
- Ikterus,
- Auftreibung des Abdomens mit Zwerchfellhochstand.

Es entwickelt sich rasch eine respiratorische Notsituation. Schwere purulente oder blutige Durchfälle aber auch eine Scheinobstipation können auftreten. Darmgeräusche sind spärlich bzw. aufgehoben, und peritonitische Zeichen treten in den Vordergrund. Der foudroyante Verlauf kann besonders in der Neonatalperiode rasch zur Perforation und zum Exitus letalis führen.

> **!** Die typische Trias von plötzlicher Verschlechterung des Allgemeinzustands mit Zeichen der Toxizität, Blähung des Abdomens und Erbrechen charakterisieren den Beginn eines toxischen Megakolon (Present 1993).

Diagnostik

Röntgen. Die Röntgen-Übersichtsaufnahme des Abdomens in 2 Ebenen in aufrechter Position oder bei schwer kranken Kindern in Linksseitenlage mit horizontalem Strahlengang zeigt die extrem dilatierten Kolonschlingen mit Gas- und Flüssigkeitsspiegeln. Die Überblähung betrifft das Colon transversum bis zur Flexura lienalis, während das Rektum eng gestellt ist.

> **!** Kontrastmitteleinläufe sind kontraindiziert.

Labordiagnostik. Blutchemische, serologische, mikrobiologische und immunologische Untersuchungen sichern die Diagnose.

Sonographie. Ergänzende Informationen liefert die abdominale Sonographie. Es gelingt der Nachweis von freier Flüssigkeit, die Beurteilung des Darmwandödems bzw. perikolischer Abszesse.

CT. Es kann das Ausmaß einer diffusen Kolitis und abdominaler Komplikationen noch schärfer eingrenzen (Imbriaco u. Balthazar 2001).

Differenzialdiagnose

Differenzialdiagnostische Schwierigkeiten ergeben sich im Neugeborenenalter zur NEC. Hier dominieren röntgenologisch Dünndarmspiegel oder der Nachweis einer Pneumatosis intestinalis.

Therapie

Die Kreislaufsituation entscheidet in Abhängigkeit vom Dehydratationszustand und den Elektrolytstörungen über die Behandlungsstrategie.

Konservativ:
- Infusionstherapie mit Ausgleich der Defizite,
- Antibiotikatherapie,
- Substitution von Steroiden und Immunglobulinen,
- Sauerstoffinsufflation, Atemhilfe oder maschinelle Beatmung,
- Nahrungskarenz, Magensonde zur Entlastung,
- Darmrohr,
- Einläufe mit körperwarmer 0,9%iger Natriumchloridlösung.

Operativ:
Eine Operationsindikation ist gegeben bei:
- freier oder gedeckter Perforation,
- massiver Blutung,
- Zustandsverschlechterung trotz adäquater konservativer Therapie innerhalb von 24–72 Stunden (Falco u. Mitarb. 1993).

Ziel der chirurgischen Therapie ist zunächst die effektive Druckentlastung des Kolons durch temporäre Anlage einer Fistel.
Bei Adoleszenten mit fulminanter Exazerbation chronisch entzündlicher Darmerkrankungen ist die subtotale Kolektomie mit Anlage einer Ileostomie angezeigt (Aeberhard 1998, Bortlik u. Lukas 2001).

Postoperativ:
- Fortführung der begonnenen konservativen Maßnahmen,
- Onko-Osmo-Therapie,
- bei drohendem Herz-Kreislauf- und Nierenversagen:
  - Katecholamine,
  - Nierenersatzverfahren (Peritoneal- oder Hämodialyse, ggf. Hämofiltration).

Komplikationen

Peritonitis durch Darmwandnekrosen und Perforation.

Überwachungs- und Kontrollmaßnahmen:
Wie Peritonitis.

Prognose

Bei frühzeitiger Operation können die Überlebenschancen verbessert werden. Einschränkungen ergeben sich in Abhängigkeit vom Ausmaß der Darmwandschädigung.

Literatur

Aeberhard P (1998) Toxic megacolon: surgical fiming important! Zentralbl Chir 123: 1365
Barkin RM (1992) Pediatric Emergency Medicine. St. Louis, Baltimore: Mosby Year Book
Beaslar SW, Huston JM, Myers NA (1993) Pediatric Diagnosis. London, Glasgow, New York: Chapmann an Hall medical: 61-62
Bennek J, Beyreiß K, Scheerschmidt G, Boehm G (1991) Das Konzept der Katheterjejunostomie als interdisziplinäre Aufgabe. In: Braun W, Keller E (Hrsg) 100 Jahre Universitäts-Kinderklinik Leipzig. Leipzig, Heidelberg: Barth, S 194-198
Bishop HC, Koop CE (1957) Management of meconiumileus: resection Roux-en-Y-anastomosis and ileostomy irrigation with pancreatic enzymes. Ann Surg 145: 410-414
Bortlik M, Lukas M (2001) Toxic megacolon. Cas Lek Cesk 140: 619-623
Chao HC, Chiu CH, Kong MS, Chang LY, Huang YC, Lin TY, Lou CC (2000) Factors associated with intestinal perforation in children's non-thypi salmonella toxic megacolon. Pediatr Infect Di, J 19: 1158-1162
Clathworthy jr HW, Howard WHR, Lloyd JR (1956) The meconium plug syndrome. Surgery 39: 131
DelPin CA, Czyrko C, Ziegler MM, Scaulin TF, Bishop HC (1992) Management and survival of meconium ileus. A 30 year review. Ann Surg 215: 179-185
DeVries P, Peña A (1982) Posterior sagittal anorectoplasty. J Pediatr Surg 17: 638-643
Dimmitt RA, Moss RL (2000) Meconium disease in infants with very low birth weight. Semin Pediatr Surg 9: 79-83
Docherty JG, Zaki A, Coutts JA, Evans TJ, Carachie R (1992) Meconium ileus: a review 1972-1990. Br J Surg 79: 571-573
Fakhoury K, Durie PR, Levison H, Canny GJ (1992) Meconium ileus in the absence of cystic fibrosis. Arch Dis Child 67: 1204-1206
Falco E, Nardini A, Celoria G, et al. (1993) Surgical treatment of toxic megacolon. Minerva Chir 48: 755-758
Forssmann K, Singer MV (1998) Kurzdarmsyndrom und toxisches Megakolon. VII. Gastroenterologische Seminarwoche Titisee. Falk Foundation, S 169-172
Geißler W, Pumberger W, Horcher E (1991) Volvulus in der Kinderchirurgie. chir prax 43: 671-683
Goggins M (1993) Medical management of ulcerative colitis. Ir Med J 86: 112-113

Harrison CJ, Puntis JW, Durbin GM, Gornall P, Booth JW (1991) Atypical allergic colitis in preterm infants. Acta Paediatr Scand 80: 1113-1116

Hecker WC, Naegele S (1991) Ileus in the newborn: a study of decreasing mortality. Eur J Pediatr Surg 1: 151-153

Hoffmann MA, Johnson CL, Morre T, Pearl RH (1992) Management of catastrophic neonatal midgut volvulus with a silo and second-look laparotomy. J Pediatr Surg 27: 1336-1339

Holschneider AM (1984) Paralytischer Ileus im Kindesalter. Kinderarzt 15: 787-796

Hussain SM, Meradji M, Robben SG, Hop WC (1991) Plain film diagnosis in meconium plug syndrome, meconium ileus and neonatal Hirschsprung's disease. A scoring system. Pediatr Radiol 21: 556-559

Imbriaco M, Balthazar EJ (2001) Toxic megacolon: role of CT in evaluation and detection of complications. Clin Imaging 25: 349-354

Klaber HG, Erter T, Weigt G, Papsdorf H, Gurski A (1993) Morbus Hirschsprung. Diskussion eines auch neonatologisch aktuellen Krankheitsbildes. Kinderärztl Prax 61: 139-143

Kyaw K (1994) Fulminant amoebic colitis causing a colon mucosal tube. Aust-N-Z-H-Surg 64: 67-69

Löffler W, Roth H, Beiler HA, Benz G (1995) Invagination – Geschichtlicher Rückblick und Ergebnisse der letzten 12 Jahre. Zentralbl Kinderchir 4: 15-19

Markoglon C, Avgerinos A, Mitrakon M, et al. (1993) Toxic megacolon secondary to acute ischemic colitis. Hepatogastroenterology 40: 188-190

Markowitz RI, Meyer JS (1992) Pneumatic versus hydrostatic reduction of intussusception. Radiology 183: 623-624

Martens M, De Boeck K, Van der Steen K, Smet M, Eggermont E (1992) A right lower quadrant mass in cystic fibrosis: a diagnostic challenge. Eur J Pediatr 151: 329-331

Mushtag I, Wright VM, Drake DP, Mearus MB, Wood CBS (1998) Meconium ileus secondary to cystic fibrosis. Pediatr Surg Int 13: 365-369

Othersen HB (1997) Acute Abdomen. Seminars in Pediatric Surgery 6: 58-111

Peña A, de Vries P (1982) Posterior sagittal anorectoplasty. Important technical considerations and new applications. J Pediatr Surg 17: 796-881

Petit R, Bouziane A, Cales P, Rugelt O, Boyer J (1993) Toxic megacolon caused by loperamide-myorelaxants combination. Gastroenterol Clin Biol 17: 62-63

Present DH (1993) Toxic megacolon. Med Clin North Am 77: 1129-1148

Rescorla FJ, Shedd FJ, Grosfeld JL, Vane DW, West KW (1990) Anomalies of intestinal rotation in childhood: analysis of 447 cases. Surgery 108: 710-715

Rescorld FJ, Grosfeld JL (1993) Contemporary management of meconium ileus. World J Surg 17: 318-325

Rock MJ, Mischler EH, Farvell PM, et al. (1990) Newborn screening for cystic fibrosis is complicated by age-reletated decline in immunoreactive trypsinogen levels (see comments). Pediatrics 85: 1001-1007

Rogler G, Andus T, Schölmerich J (1998) Standards, Perspektiven und Grenzen der konservativen Therapie chronisch-entzündlicher Darmerkrankungen. Zentralbl Chir 123: 316-324

Santulli TV (1963) Meconium-Ileus. In: Holder TM, Ashcraft KW (Hrsg) Pediatric Surgery. Philadelphia: Saunders, S 356-373

Schier F, Kröger E, Waldschmidt J (1994) Ausgedehnte Dünndarmresektionen bei Neugeborenen und Kindern – klinische Aspekte. Zentralbl Kinderchir 3: 78-85

Stauffer UG (1982) Mekoniumileus. In: Bettex M, Genton N, Stockmann M (Hrsg) Kinderchirurgie. Stuttgart: Thieme, S 54-61

Stringer MD, Pablot SM, Brereton RJ (1992) Paediatric intussusception. Br J Surg 79: 867-876

Tischer W, Bennek J (1990) Der heutige Stand der Missbildungschirurgie im Neugeborenen- und Säuglingsalter. Zentralbl Chir 115: 1209-1217

Waldschmidt J (1990a) Das akute Abdomen im Kindesalter. 1. Aufl. Weinheim: VCH Verlagsgesellschaft mbH, S 10-29, S 88-114, S 154-168, S 222-242

Waldschmidt J (1990b) Mekoniumileus. In: Waldschmidt J (Hrsg.) Das akute Abdomen im Kindesalter. Weinheim: VCH Verlagsgesellschaft mbH, S 202-209

Wasl H (1962) Klinische Bemerkungen zum Volvulus anhand von 18 Fällen. Bruns Beitr klin Chir 204: 295-308

Wit J, Sellin S, Degenhardt P, Scholz M, Mau H (2000) Is the Bishop-Koop anastomosis in treatment of neonatal ileus still current? Chirurg 71: 307-310

Gastroschisis und Omphalozele

K. Rothe

Definition

Gastroschisis. Bei der Gastroschisis besteht eine paraumbilikale Bauchwandlücke rechts, deren Durchmesser variieren kann. Durch die Lücke prolabieren meist Anteile des Magens und der Darm.

> Im Gegensatz zur Omphalozele bleibt die Leber immer intraperitoneal.

Omphalozele. Bei der Omphalozele liegt eine Herniation von Eingeweiden in einem unterschiedlich großen durchsichtigen Sack vor, der am Nabelring mit der Peritonealhöhle durch eine Lücke direkt kommuniziert.

Amniozele. Als Amniozele bezeichnet man einen Nabelschnurbruch mit Lebervorfall (Tischer 1965).

Häufigkeit

Die Häufigkeit der Gastroschisis wird mit 1:8500 und die der Omphalozele mit 1:6000 angegeben.

Pathoembryologie

Gastroschisis und Omphalozele entstehen wahrscheinlich durch eine Differenzierungsstörung der primitiven Bauchwand in der 6.-12. Embryonalwoche. Für die Gastroschisis wird eine vaskuläre Pathogenese aber auch die frühzeitige Ruptur einer kleinen Omphalozele angenommen (Kluth u. Lambrecht 1996).

Klinik

Gastroschisis. Bei der Gastroschisis liegen die prolabierten Eingeweide in Nonrotation mit Mesenterium ileocolicum commune vor der Bauchwand. Man erkennt die paraumbilikale Bauchwandlücke und eine normal inserierende Nabelschnur. Die Darmschlingen sind durch fibrinöse Transsudation verklebt und zeigen zunehmend einen sulzigen bis lederartigen Belag (Abb. 18.**13**).

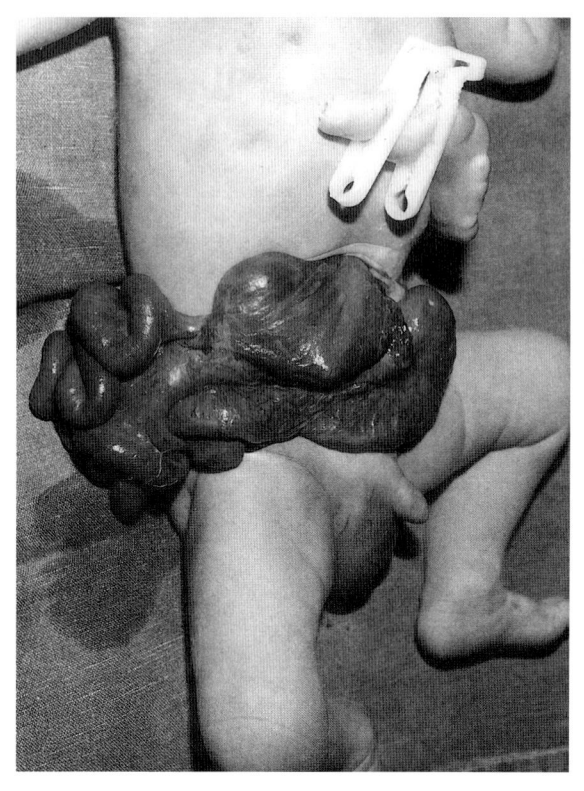

Abb. 18.13 Typischer Befund einer Gastroschisis mit paraumbilikaler Bauchwandlücke rechts.

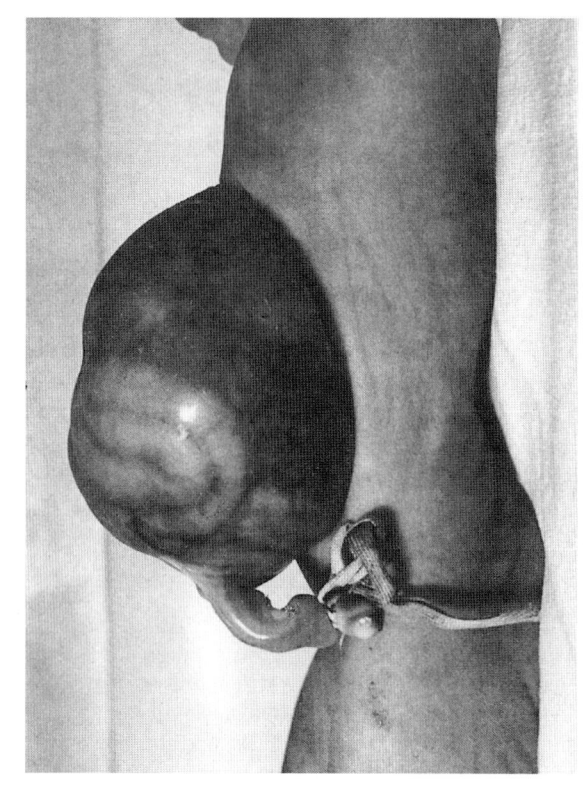

Abb. 18.14 Typischer Befund einer Omphalozele mit Herniation von Leber und Darm in den Zelensack.

Omphalozele. Bei der Omphalozele sind die prolabierten Eingeweide in einem Zelensack eingehüllt. Die Nabelschnur hat – an der Spitze, exzentrisch oder randständig – direkten Kontakt zur Zele (Abb. 18.14).

Zusätzlich kann eine Darmlageanomalie bestehen. In 13–20 % der Fälle ist der Zelensack rupturiert. Assoziierte Fehlbildungen werden bei der Omphalozele mit 44 % und bei der Gastroschisis mit 25 % angegeben (Rothe 1984). Häufig beobachtet man bei Omphalozelen kardiovaskuläre Anomalien oder Missbildungssyndrome, wie das EMG-Syndrom und die Trisomien 13, 18 und 21. In etwa 10 % der Fälle muss von gravierenden, oft lebensbedrohlichen Fehlbildungen gesprochen werden.

Im Gegensatz zur Omphalozele finden sich bei der Gastroschisis vorwiegend Fehlbildungen im Bereich des Gastrointestinal- oder Urogenitalsystems.

Deutliche Unterschiede bestehen auch im Geburtsgewicht und Gestationsalter. Neugeborene mit einer Gastroschisis haben nicht nur ein niedrigeres Gestationsalter als Kinder mit einer Omphalozele, sondern sind häufig auch „small for date". Die Überlebenschancen werden vordergründig durch die genannten Risikofaktoren beeinflusst.

Diagnostik

Pränatale Sonographie. In der Regel gelingt die Diagnostik durch pränatale Ultraschalluntersuchung (Bahlmann u. Mitarb. 1996), nur selten ist sie ausschließlich eine Blickdiagnose postnatal.

Mit der pränatalen Diagnostik beginnt ein enges interdisziplinäres Management zwischen Geburtshelfer, Neonatologen und Kinderchirurgen. Bevorzugt wird heute die Terminierung der Geburt in der 37. SSW oder bei einem Gewicht von 2800 g (Omphalozele) bzw. 2400 g (Gastroschisis).

Therapie

Die Operation sollte nach adäquater Basisbetreuung ohne Zeitverzug vorgenommen werden, d. h. es besteht operative Dringlichkeit.

Präoperativ:

! Bereits im Kreissaal ist auf eine exakte Primärversorgung für den Transport zur achten.

- Abdeckung mit sterilen, körperwarmen Kochsalztüchern oder durch einen Folienbeutel,
- Vermeidung einer mechanischen Verletzung oder Abknickung des Darms mit Zirkulationsstörung – insbesondere bei der Gastroschisis – durch Seiten- bzw. Hochlagerung,
- Einhüllung in wärmeschützende Aluminiumfolie,
- Magensonde zur Entlastung,

- Infusionstherapie,

! Beachtung eines höheren Flüssigkeitsbedarfs bei der Gastroschisis (bis 100 ml/kg KG/d)!

- Hämodilution bei Polyglobulie (Voluven 10 ml/kg KG oder Biseko 3–5 ml/kg KG),
- Vitamin K,
- perioperative Antibiotikatherapie,
- digitale Sphinkterdehnung zur Mekoniumentleerung und Dekompression des Darms.

! Plazenta steril aufbewahren zur evtl. Bauchdeckenersatzplastik mit geburtseigenem Amnion.

Intraoperativ:
Ziel der Operation ist der sofortige Bauchwandverschluss nach Reposition der Eingeweide zur Vermeidung der Infektion. Die Diskrepanz zwischen der Größe der prolabierten Eingeweide und dem Volumen der Bauchhöhle führt häufig zu Schwierigkeiten in der operativen Versorgung. Zur Vermeidung einer „inflow occlusion" der V. cava inferior wird intraoperativ die intragastrale Druckmessung gefordert (Rothe u. Mitarb. 1984). Der intragastrale Druck sollte als obere Grenze 20 Torr (2,6 kPa) nicht überschreiten (Abb. 18.15 u. 18.16).

Auch die sonographische Gefäßdarstellung mit kombinierter dopplersonographischer Beurteilung der Flussrichtung und -geschwindigkeit während des Bauchdeckenverschlusses ist möglich (Pistor u. Mitarb. 1992).

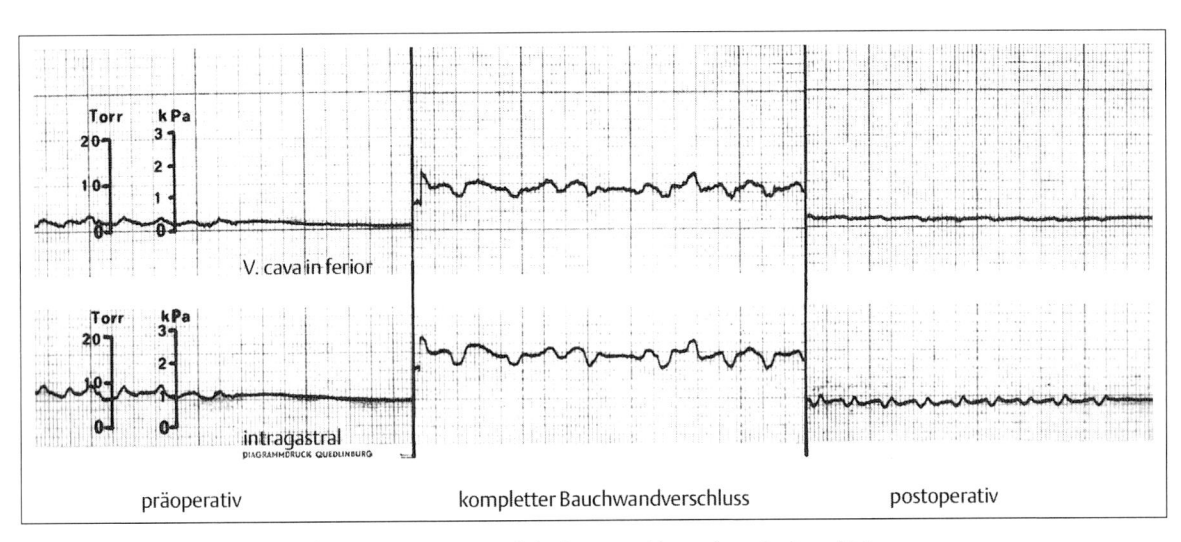

Abb. 18.**15** Druckmonitoring bei einzeitigem Bauchdeckenverschluss einer Gastroschisis. Kompensierter Druckanstieg in der V. cava inferior und intragastral.

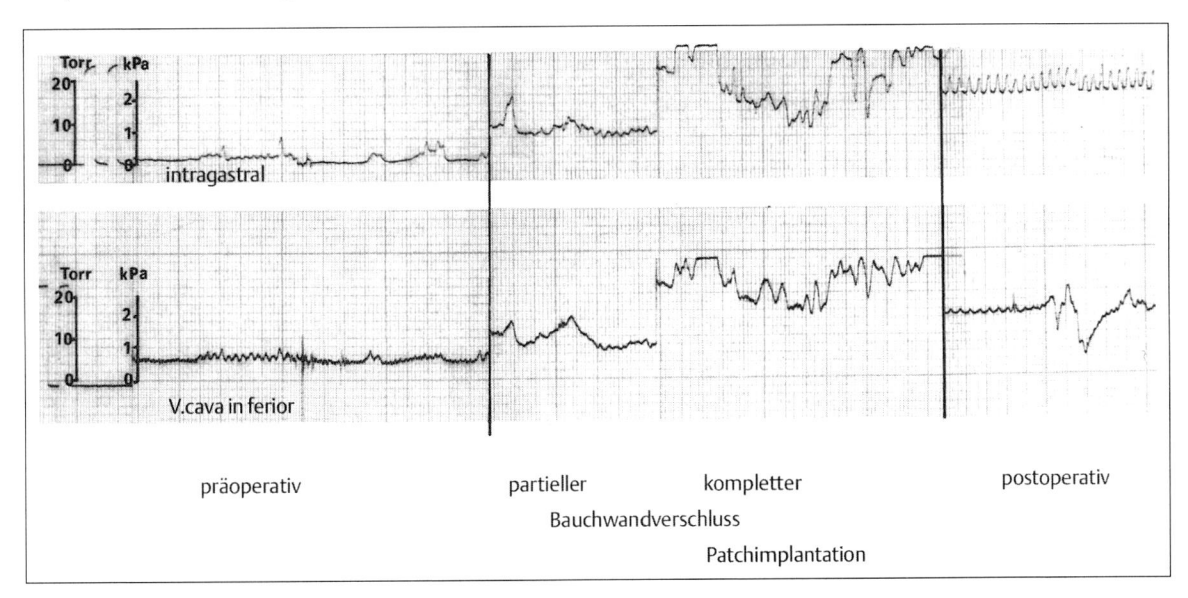

Abb. 18.**16** Druckmonitoring bei mehrzeitigem Bauchdeckenverschluss einer Omphalozele. Kritischer Druckanstieg > 20 Torr (2,6 kPa).

Tabelle 18.11 Behandlungsmethoden bei Gastroschisis und Omphalozele (nach Rothe 1984)

Einzeitiger Bauchdeckenverschluss	Lindfors 1885
Zweizeitiger Bauchdeckenverschluss:	
• temporäre Anlage einer Ventralhernie durch Hautverschluss über den prolabierten Eingeweiden	Gross 1948
• „Stretching" der Bauchhaut	Ladd 1971
Mehrzeitiger Bauchdeckenverschluss:	
• Aufnahme der prolabierten Eingeweide in einen Kunststoffsack und graduelle Reposition	Schuster 1967
Bauchdeckenersatzplastik:	
• lyophilisierte Dura	Joppich 1967 Willital 1976
• geburtseigenes Amnion	Bolkenius 1972 Gharib 1978
Konservative Behandlung der Omphalozele:	
• verschorfende Adstringenzien und Antiseptika • Twistmethode	Grob 1957 Sievers 1928 Rehbein 1970

Eine Zusammenstellung der Operationsmethoden zeigt Tab. 18.11.

Bei verbliebener Ventralhernie ist sekundär eine operativ-plastische Bauchwandrekonstruktion erforderlich (Molenaar 1996).

Postoperativ:
- Intensivpflegeinkubator,
- Hochlagerung,
- Magensonde zur Entlastung,
- Fortsetzung der intragastralen Druckmessung als Screeningmethode,

! Beachtung des venösen Rückflusses aus den unteren Extremitäten.

- Infusionstherapie,
- Analgetika,
- Onko-Osmo-Therapie,
- Ernährung:
  - hochkalorische parenterale Alimentation bis zur 2. Lebenswoche,
  - dann Beginn der enteralen Ernährung über liegende Magensonde,
  - später orale Ernährung,
- evtl. zentraler Venenkatheter,
- bei Infektion Weiterführung der Antibiotikatherapie,
- bei respiratorischen Störungen adäquate Atemhilfe oder maschinelle Beatmung.

Komplikationen

Im Mittelpunkt stehen heute Komplikationen durch assoziierte Fehlbildungen. Sie bestimmen eindeutig die Überlebenschancen der Kinder. Die früher so gefürchteten septischen Komplikationen spielen eine untergeordnete Rolle. Der funktionelle Ileus kann lange persistieren. Im Einzelfall zwingt ein Brideniileus zur Relaparotomie. Probleme nach Ventralisierung der Leber bei übergroßen Omphalozelen durch ein Chilaiditi- oder Budd-Chiari-Syndrom wurden beschrieben.

Überwachung und Kontrollmaßnahmen:
- wie Peritonitis,
- postoperative intragastrale Druckmessung,
- bakteriologische Abstriche vom prolabierten Darm oder Zelensack,
- Blutkultur,
- Gerinnungsstatus.

Chirurgische Aspekte der nekrotisierenden Enterokolitis (NEC)

K. Rothe und J. Bennek

Der klinische Verlauf der NEC ist vielgestaltig und macht in jeder Phase der Erkrankung ein Überdenken des Therapiekonzeptes notwendig. Chirurgische Aspekte beinhalten die Operationsindikation mit Festlegung einer adäquaten Therapie in Abhängigkeit vom morphologischen Befund der NEC und dem Allgemeinzustand des Kindes sowie Komplikationen einschließlich der Defektheilung (Bennek u. Mitarb. 1987).

Operationsindikation:
Morbiditätsspezifische Kriterien erlauben in der Regel eine Beurteilung der Operationsindikation. Einteilungen in Schweregrade bzw. Verlaufsstadien, die klinische, laborchemische und diagnostische Befunde berücksichti-

Tabelle 18.12 Klinische, laborchemische und diagnostische Befunde zur Beurteilung der Operationsindikation bei NEC

Subileus	Sepsis	Ileus
Freie Flüssigkeit		Blutung
Pneumatosis intestinalis und/oder Pneumatosis venae portae		Durchwanderungs- und Perforationsperitonitis
Darmwandödem	CRP-Anstieg	Darmwandnekrose
	Thrombozytopenie	
	Leukozytose	
	Leukozytopenie	
↓	Linksverschiebung	↓
konservativ	⟶	operativ
	Sonographie	
	Röntgenaufnahme	
	Doppler-Sonographie	
	Bauchhöhlenpunktion	

gen, sind aus der Literatur bekannt (Bell u. Mitarb. 1978, German u. Mitarb. 1979, Schweizer u. Mitarb. 1980/1990, Waldschmidt u. Stallkamp 1982, Walsh u. Kliegman 1986). Im Mittelpunkt der Entscheidungsfindung steht das Ausmaß der Darmwandschädigung (Tab. 18.12).

Für die Praxis ergibt sich dabei folgende Orientierung:
- *absolute Operationsindikationen:*
  - Ileus,
  - Blutung,
  - Durchwanderungs- und Perforationsperitonitis.

! Auch eine konstant dilatierte Darmschlinge, die ihre Form nicht verändert, zeigt die sich entwickelnde Darmwandnekrose an und ist operationspflichtig.

- *operativer Eingriff umstritten:*
  - Pneumatosis intestinalis,
  - Pneumatosis venae portae,
  - rapide Verschlechterung des klinischen Zustands mit zunehmender Sepsis, kardiorespiratorischen Störungen und progressiver metabolischer Azidose.

Der Stellenwert der Bauchhöhlenpunktion zur Beurteilung des Ausmaßes der Darmwandschädigung bleibt umstritten (Höllwarth 1994, Azarow u. Mitarb. 1997). Die Einschätzung der Operationsindikation ist umso schwieriger, je unreifer das betroffene Kind ist.

Operative Therapie:
Die operative Taktik muss den schlechten Allgemeinzustand des Kindes berücksichtigen.

! Bei der NEC gilt das Prinzip des kleinsten Eingriffes in kürzester Zeit.

Die operativen Maßnahmen müssen sich morbiditätsspezifisch, d. h. in Abhängigkeit vom morphologischen Befund, adaptieren. Mitunter ist die alleinige Bauchhöhlenpunktion – evtl. mit Drainage – als temporäre Maßnahme lebensrettend (Limmer u. Mitarb. 1994, Azarow u. Mitarb. 1997).

Im Mittelpunkt der chirurgischen Intervention steht die explorative Laparotomie mit Peritoneallavage, die unter Umständen bei multisegmentaler Lokalisation bis zur endgültigen Beurteilung einer irreversiblen Darmschädigung wiederholt durchgeführt werden muss. Die definitive operative Versorgung erfolgt ein- oder zweizeitig (Tab. 18.13).

Tabelle 18.13 Operative Taktik und Operationsmethoden bei NEC

Bauchhöhlenpunktion
Drainage
explorative Laparotomie
Peritoneallavage

einzeitig	zweizeitig
Resektion	Resektion und/oder Stoma
Primäre Anastomose	sekundäre Anastomose
Übernähung	

Das einzeitige Verfahren stellt einen größeren Eingriff mit höherem Risiko dar. Bevorzugt wird allgemein das zweizeitige Verfahren mit Resektion des Entzündungsherds, temporärer Entlastungsfistel und Wiederherstellung der Darmkontinuität im freien Intervall nach 4–6 Wochen (Simon u. Mitarb. 1994).

Postoperativ:
- Fortsetzung präoperativer – durch den Neonatologen eingeleiteter – konservativer Maßnahmen,
- Überprüfung der Durchgängigkeit operativ angelegter Fisteln,
- Onko-Osmo-Therapie.

Komplikationen

Als Nachteile der Entlastungsfistel sind Sekretverluste, Hautalterationen, Stomaprolaps und -stenose zu nennen. Komplikationen ergeben sich durch Perforation und Peritonitis. Passagestörungen durch Adhäsionen oder verbliebene intraabdominale Restabszesse müssen beachtet werden! Darmstenosen und -obliterationen sowie Fistel- und Zystenbildungen sind sog. Defektheilungen der NEC. Sowohl konservativ als auch operativ behandelte Kinder können betroffen sein (Höllwarth 1994). Offenbar besteht aufgrund der raschen Heilung des intestinalen Epithels eine Tendenz zur Narbenbildung und Stenosierung bis zur sekundären Atresie. Stenosen treten häufiger am Kolon auf (Abb. 18.17).

Mitunter lässt sich bei langstreckigen Defektheilungen oder rezidivierender Passagebehinderung ein Kurzdarmsyndrom mit Malabsorption nicht vermeiden (Haberlik u. Mitarb. 1994). Etwa ein 1//5 der überlebenden Kinder sind von Folgezuständen betroffen, die mitunter erst nach Monaten klinisch manifest werden. Insgesamt liegen heute die Überlebenschancen unter Einbeziehung der High-Risk-Gruppe bei 70% (Kurscheid u. Holschneider 1993, Weaver u. Mitarb. 1993).

Appendizitis

J. Bennek

Definition

Als Appendizitis bezeichnet man die Entzündung des Wurmfortsatzes. Sie ist die häufigste Ursache für ein akutes Abdomen im Kindesalter und kommt in allen Altersstufen vor.

Ätiopathogenese

Die Infektion tritt enterogen ein, selten ist die hämatogene Infektion. Lageanomalien des Wurmfortsatzes, Abknickungen der Appendix und Verlegungen des Lumens sowie entzündliche Lymphknotenschwellungen im Ileozökalbereich stellen prädisponierende Faktoren dar.

Klassifikation

Pathologisch-anatomisch werden folgende Stadien unterschieden:

Stadium 1: Appendicitis catarrhalis,

Stadium 2: Appendicitis phlegmonosa et ulcerosa,

Stadium 3: Appendicitis gangraenosa,

Stadium 4: Appendicitis perforans.

Klinik

- Die Erkrankung beginnt mit unklaren Schmerzen in der Nabelgegend, die nach kurzer Zeit im rechten Unterbauch auftreten.
- Es stellen sich ein:
  – Übelkeit,
  – Erbrechen,
  – subfebrile Temperaturen.
- Das rechte Bein wird entlastet und angezogen (*Psoasschmerz*).

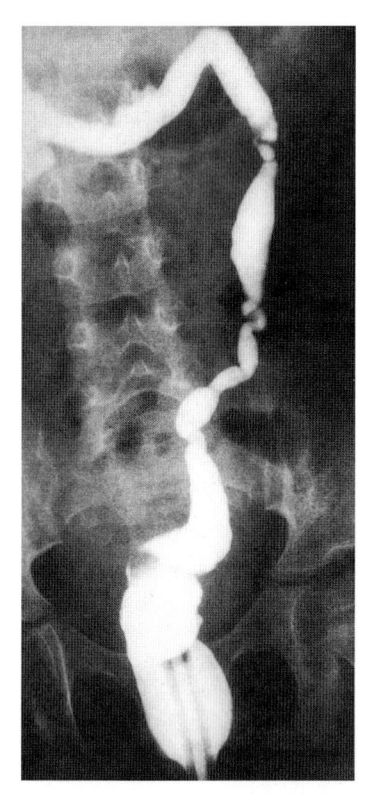

Abb. 18.**17** Mehrfache Kolonstenosen nach multisegmentaler nekrotisierender Enterokolitis (NEC) mit Anlage einer Transversostomie.

- Mit fortschreitender Erkrankung folgen:
  - hohes Fieber,
  - Schüttelfrost,
  - ängstlicher Gesichtsausdruck mit halonierten Augen und trockener Zunge,
  - Tachykardie,
  - Tachypnoe.
- Die Kinder sind unruhig und werden zunehmend somnolent.
- Bei oberflächlicher oder tiefer Palpation im rechten Unterbauch am McBurney- und Lanz-Punkt besteht ein Druckschmerz ohne bzw. mit Abwehrspannung.
- Bei älteren Kindern kann ein Erschütterungs- oder Loslassschmerz auf der kontralateralen Seite ausgelöst werden.
- Allmählich entwickelt sich ein diffuser Druckschmerz mit bretthartter Bauchdeckenspannung.
- Die rektale Untersuchung orientiert über einen Druckschmerz ohne oder mit Vorwölbung des Douglas-Peritoneum.

Diagnostik

Klinische Untersuchung. Wenn sich Kinder krank fühlen, klagen sie meist über Bauchschmerzen. Dieser Umstand verpflichtet grundsätzlich zum Ausschluss oder zur Bestätigung einer Appendizitis. Die abdominale Untersuchung ist auch für den erfahrenen Arzt nicht immer leicht und von der Kooperation des Kindes abhängig.

> ! „Je jünger die Kinder sind, desto schwieriger gestaltet sich die Untersuchung. Man muss sich Zeit lassen und nicht sofort mit der schmerzhaften Palpation des Bauchs beginnen. An erster Stelle steht die Kontaktaufnahme zu dem Kind, die Beobachtung des Gesichtsausdrucks, der Körperhaltung und der Bewegung der Hände" (Meissner 1965).

Abwehrreaktionen sollten durch Ablenkung des Kindes vermieden werden. Bewährt hat sich die Untersuchung im Sitzen, beim schreienden Kind werden Schreipausen für die Palpation genutzt.

> ! Bleibt der abdominale Befund in seiner Beurteilung unklar, muss das Kind stationär beobachtet werden.

Laborparameter. Laboruntersuchungen sind differenzialdiagnostisch von Bedeutung, aber nicht für ein akutes Abdomen beweisend. Folgendes Laborprogramm als differenzialdiagnostisches Hilfsmittel:
- *Basisdiagnostik:*
  - Hb, Hk, Leukozyten, Thrombozyten, Urinstatus.
- *Erweiterte Labordiagnostik:*
  - Differenzialblutbild, Elektrolyte, Säure-Basen-Status, C-reaktives Protein, Blutzucker, Eiweiß, Kreatinin, Bilirubin, ALAT, ASAT, γ-GT, α-Amylase, Lipase, Urinstatus, Borrelien-, Yersinientiter, bakteriologische Stuhlabstriche.

Temperaturdifferenz. Auch die immer wieder angeführte Temperaturdifferenz von 0,8–1,0 °C zwischen axillärer und rektaler Messung ist nicht verlässlich.

Sonographie. Mit hoher Wahrscheinlichkeit gelingt heute der sonographische Nachweis einer phlegmonösen oder perforierten Appendizitis, er misslingt bei retrozökaler Lage, Meteorismus und leerer Blase (Hahn u. Mitarb. 1993, Ramachandran u. Mitarb. 1996).

Differenzialdiagnose

Einen besonderen Stellenwert nimmt die Sonographie in der Differenzialdiagnostik ein. Durch folgende Erkrankungen kann eine Appendizitis vorgetäuscht werden:
- Lymphadenitis mesenterialis,
- Entzündung des Meckel-Divertikels,
- Ileitis terminalis,
- Morbus Crohn,
- Ureterstein,
- Harnwegsinfektion,
- stielgedrehte Ovarialzyste,
- Dysmenorrhö,
- Darmparasiten,
- Non-Hodgkin-Lymphom,
- Purpura abdominalis Schoenlein-Henoch,
- Otitis media,
- Diabetes mellitus,
- rechtsseitige basale Pleuropneumonie.

Therapie

> ! Mit der klinischen Diagnose ist die Operationsindikation gegeben.

Präoperativ:
- sog. einfache Appendizitis ohne Störungen im Elektrolyt- und Säure-Basen-Haushalt:
  - nur Halbelektrolytlösungen,
- Verdacht auf perforierte Appendizitis:
  - mit adäquater Korrektur des Wasser-, Elektrolyt- und Säure-Basen-Haushalts,
- Magensonde zur Entlastung,
- Beginn einer perioperativen Antibiotikatherapie,
- Antipyretika.

Operativ:
Die Therapie besteht in der Appendektomie. Bei perforierter Appendizitis erfolgt eine Peritoneallavage sowie im Einzelfall die lokale und/oder Douglas-Drainage. Mit Ausnahme der perforierten Appendizitis wird zunehmend das offene Prozedere durch die laparoskopische Appendektomie abgelöst (Hay 1998, Meyer-Junghänel u. Mitarb. 2001). Auch bei rezidivierenden Bauchschmerzen kommt die laparoskopische Appendektomie unter dem Gesichtspunkt der differenzialdiagnostischen Abklärung in Betracht (Gilchrist u. Mitarb. 1992).

Postoperativ:
- sog. einfache Appendizitis:
  - Fortsetzung der Infusionstherapie über 24 Stunden,
  - dann oraler Nahrungsaufbau,
- perforierte Appendizitis:
  - Infusionstherapie mindestens über 3 Tage,
  - Magensonde zur Entlastung,
  - Weiterführung der Antibiotikatherapie bis zum 5. Tag,
  - Analgetika,
  - ab 4. Tag oraler Nahrungsaufbau.

Komplikationen

Im Mittelpunkt steht die Perforation, die gedeckt (perityphlitischer Abszess) oder in die freie Bauchhöhle erfolgt. Je jünger die Kinder sind, umso größer ist die Gefahr der diffusen Peritonitis, da das große Netz noch nicht ausreichend entwickelt ist. Neben dem perityphlitischen Abszess kann sich der Eiter subphrenisch, subhepatisch, parakolisch, interenterisch und im Douglas-Raum lokalisieren. Als Folgekomplikation sind entzündliche Adhäsionen, Briden, Stränge und Restabszesse zu nennen.

Überwachung und Kontrollmaßnahmen:
Wie Peritonitis.

Prognose

Die Letalität beträgt heute auch bei Komplikationen 0 %.

Peritonitis

J. Bennek

Definition

Als Peritonitis bezeichnet man die Entzündung des Bauchfells:
- serös,
- fibrinös,
- eitrig,
- jauchig,
- kombiniert.

Ätiopathogenese

Infektionen (primär oder sekundär), abakteriell mechanisch-toxische und physikalische Alterationen kommen in Betracht.

Primäre Peritonitis. Die primäre Peritonitis wird häufig bei Mädchen beobachtet und als Ursache eine hämatogene, lymphogene oder aszendierende Infektion über das Genitale angenommen. Das Erregerspektrum ist unterschiedlich (grampositive Kokken, Anaerobier, Viren).

Sekundäre Peritonitis. Die sekundäre Peritonitis entsteht durch die Perforation eines Hohlorgans, den Durchbruch intraabdominaler Abszesse in die freie Bauchhöhle oder als Folge der Durchwanderungsperitonitis. In der Regel lassen sich Kolibakterien, Enterokokken, Streptokokken und Anaerobier als Erreger nachweisen. Häufig treten Mischinfektionen auf.

Abakterielle Peritonitis. Die abakterielle Peritonitis wird durch eine prä- bzw. perinatale Darmperforation (Mekoniumperitonitis), ein Cholaskos oder die Einwirkung von Verdauungsenzymen, Urin und Chylus ausgelöst.

Pathophysiologie

Die lokal oder diffus bestehende Peritonitis ist mit einer Hyperämie, Ödembildung und einem Plasmaaustritt verbunden. Es entwickelt sich ein funktioneller Ileus. Hypovolämischer und toxischer Schock führen zu einer lebensbedrohlichen Situation mit Multiorganversagen (Niere, Leber, Lunge).

Klinik

Der Allgemeinzustand ist erheblich beeinträchtigt. Es bestehen:
- Unruhe,
- kalter Schweiß,
- periorale Blässe,
- halonierte Augen,
- trockene Schleimhäute (sog. Facies abdominalis).

Leitsymptome:
- aufgetriebener Leib mit brettharter Bauchdeckenspannung,
- Erbrechen,
- Stuhl- und Windverhaltung,
- zunehmend hypovolämischer und toxischer Schock:
  - Somnolenz,
  - Tachykardie,
  - Tachypnoe,
  - Zyanose,
  - hohes Fieber,
  - Hypotonie,
  - Oligurie bis Anurie.

Darmgeräusche sind nicht auskultierbar. Die Kinder liegen auf der Seite in gehockter Stellung. Bei Neugeborenen und Säuglingen sind die Bauchdecken gerötet, glänzend-glasig verändert und zeigen eine vermehrte Venenzeichnung.

! Als Leitsymptom in dieser Altersklasse gilt das Labien- bzw. Skrotalödem (Abb. 18.**18**).

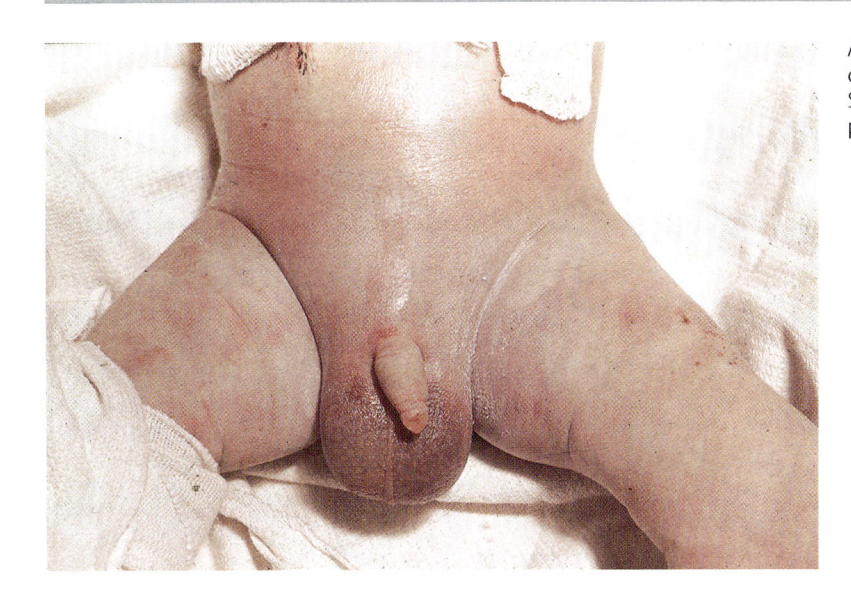

Abb. 18.**18** Rötung und Induration der Bauchdecke mit Nachweis eines Skrotalödems bei Neugeborenenperitonitis.

Bildgebende Diagnostik. Ergänzende Maßnahmen sind Röntgen-Untersuchungen und die Sonographie. Die Röntgen-Übersichtsaufnahme des Abdomens in 2 Ebenen in aufrechter Position oder bei schwer kranken Kindern in Rücken- bzw. besser Linksseitenlage mit horizontalem Strahlengang zeigt ein Pneumoperitoneum sowie einen funktionellen oder mechanischen Ileus an (Abb. 18.**19**).

Sonographisch gelingt der Nachweis von freier Flüssigkeit, umschriebenen Eiteransammlungen (subphrenisch, subhepatisch, interenterisch, perityphlitisch, Douglas-Raum) sowie des Darmwandödems.

Weitere Untersuchungen. Die Lokalisation gelingt mitunter erst durch ein Kontrastmittel-CT. Bei Neugeborenen lässt sich die Perforation als Peritonitisursache durch *Bauchhöhlenpunktion* sichern.

Differenzialdiagnose

Eine Zusammenstellung der Differenzialdiagnosen der Peritonitis zeigt Tab. 18.**14**.

Therapie

Bei gesicherter Diagnose kann die primäre Peritonitis konservativ behandelt werden (Magensonde zur Entlastung, Infusionstherapie, Antibiotika). Die sekundäre Peritonitis stellt immer eine dringliche Operationsindikation dar. Trotzdem darf auf eine Operationsvorbereitung nicht verzichtet werden!

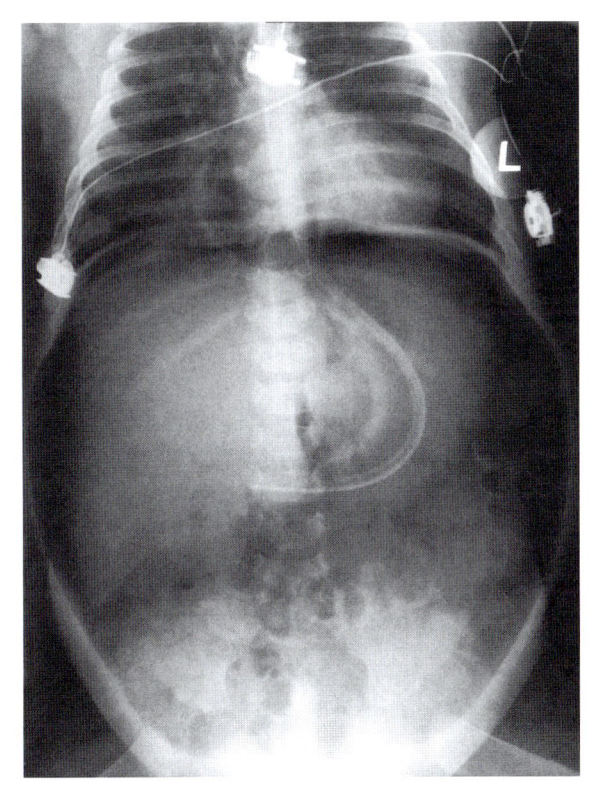

Abb. 18.**19** Röntgen-Übersichtsaufnahme des Abdomens in aufrechter Position. Pneumoperitoneum mit Nachweis subphrenischer Luftansammlung.

Präoperativ:
- Magensonde zur Entlastung,
- Infusionstherapie unter Beachtung des aktuellen Elektolyt- und Säure-Basen-Haushalts zur Sicherung der Homöostase und Organfunktion,
- Beginn der perioperativen Antibiotikatherapie,

Diagnostik

Klinische Untersuchung. Die Diagnose der Peritonitis wird klinisch gestellt. Bei der rektalen Untersuchung ist der Douglas-Raum druckschmerzhaft und evtl. vorgewölbt.

Tabelle 18.14 Differenzialdiagnosen der Peritonitis (nach Waldschmidt 1990)

Hämatogene Peritonitis
Fortgeleitete Peritonitis
Perforationsperitonitis
Mekoniumperitonitis
Nekrotisierende Enterokolitis
Chylaskos, Cholaskos, Hämaskos
Urinaszites
Pfortaderthrombose
Nenennierenblutung
Sog. Transmigrationspneumoperitoneum
Colitis ulcerosa, Morbus Crohn
Lymphadenitis mesenterialis
Yersiniainfektion, Amöbiasis
Gastroenteritis
Pankreatitis
Divertikulitis
Peptische Ulzerationen
Erkrankungen der Gallen- und Harnwege
Strangulation, Torsion
Pseudoperitonitis diabetica

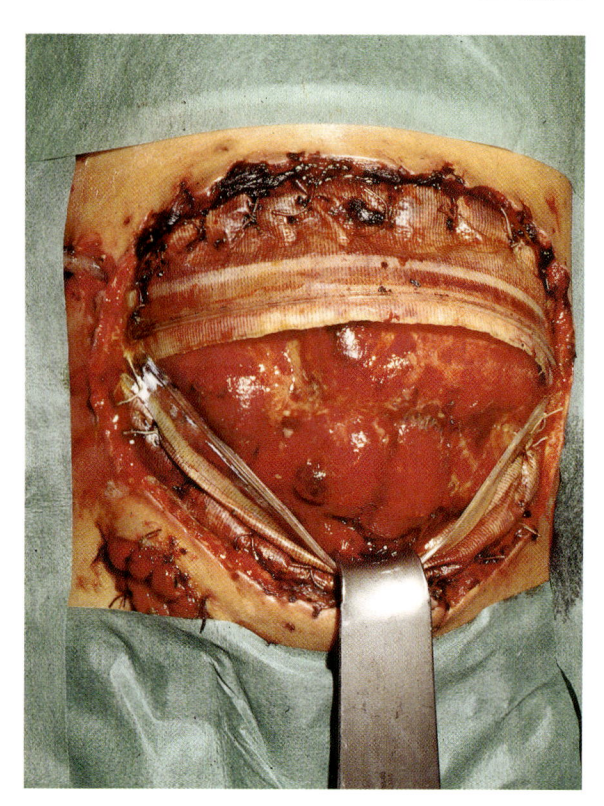

Abb. 18.20 Temporärer Bauchdeckenverschluss bei diffuser Peritonitis und Etappenlavage.

- ausreichende Analgesie,
- evtl. Bauchhöhlenpunktion zur Entlastung bei ausgeprägtem Pneumoperitoneum mit Zwerchfellhochstand und respiratorischer Notsituation.

Intraoperativ:
Das Prinzip der Operation besteht in der Beseitigung der Peritonitisursache. Je nach intraoperativem Befund werden Perforationen durch Übernähung oder Darmresektion mit primärer Reanastomose bzw. temporärer Anlage einer Fistel versorgt. Die Bauchhöhle wird durch eine Peritoneallavage von Eiter und Darminhalt gesäubert. Evtl. ist eine Etappenlavage mit temporärem Bauchdeckenverschluss erforderlich (Abb. 18.20).

Isolierte, intraabdominale Abszesse erfordern eine Drainage evtl. nach gezielter Punktion unter sonographischer Kontrolle. Die Rate postoperativer Infektionen bleibt nach primärem oder sekundärem Bauchdeckenverschluss konstant und schwankt um 7% (Häcker u. Mitarb. 1999).

Postoperativ:
- Hochlagerung,
- Magensonde zur Entlastung,
- zentraler Venenkatheter,
- Blasenkatheter,
- Infusionstherapie,
- Onko-Osmo-Therapie,
- Weiterführung der Antibiotikatherapie,
- Sauerstoffinsufflation,
- Atemhilfe oder maschinelle Beatmung,
- bei drohendem Herz-Kreislauf- und Nierenversagen:
  - Katecholamine:
    Dopamin 4 µg/kg KG/min,
    Dobutamin 5 µg/kg KG/min,
    Noradrenalin 0,1 µg/kg KG/min,
  - Diuretika,
  - ggf. Peritonealdialyse, Hämofiltration,
- Prophylaxe der disseminierten intravasalen Gerinnung durch Low-Dose-Heparinisierung (Heparin 100–300 I.E./kg KG/d),
- Corticoide.

! Beachtung einer Immunparalyse

- Supportive Therapie mit Immunglobulinen,
- ausreichende Analgesie und Sedierung bei maschineller Beatmung.

Komplikationen

Als Folge der Peritonitis treten häufig Störungen der Darmpassage durch Adhäsionen und Briden auf. Der rezidivierende Adhässonsileus erfordert eine temporäre intraluminale Darmschienung.

Überwachung und Kontrollmaßnahmen:
- Herzfrequenz, Atemfrequenz, Blutdruck, ZVD,
- zentrale Körpertemperatur,
- Sauerstoffsättigung (Pulsoxymetrie),
- Säure-Basen-Status,
- Hämoglobin- und Hämatokritwert,
- Differenzialblutbild,
- Blutzucker,
- Elektrolyte,
- Eiweiß,
- Kreatinin,
- Harnstoff,
- Leberenzyme,
- α-Amylase,
- Lipase,
- Osmolalität,
- kolloidosmotischer Druck,
- Gerinnungsstatus,
- Immunstatus,
- Blutkultur,
- bakteriologische Abstriche aus der freien Bauchhöhle, dem Darmlumen und intraabdominalen Abszessen,
- Urinausscheidung und -status
- Kontrolle des Rückflusses über Sonden und operativ gelegte Drainagen.

Prognose

Auch bei komplizierter Peritonitis sind die Überlebenschancen sehr gut.

Literatur

Adam V, Ledwon D, Hopt UT (1997) Etappenlavage als Grundlage der Therapie bei diffuser Peritonitis. Langenbecks Arch Chir 382 (Suppl 1): 18–21
Azarow KS, Ein SH, Shandling B, Wosson D, Superina R, Filler RM (1997) Laparatomy or drain for perforated necrotising enterocolitis: who gets what and why? Pediatr Surg Int 12: 137–139
Bahlmann F, Merz E, Weber G, Macchiella D (1996) Prenatal diagnosis and management of gastroschisis and omphalocele. Pediatr Surg Int 11: 67–71
Bennek J, Rothe K, Herrmann G, Scheerschmidt G, Handrik W (1987) Die nekrotisierende Enterokolitis des Neugeborenen – Chirurgische Aspekte. Kinderärztl Praxis 55: 283–287
Billing A (1998) Klinische Bedeutung der intraabdominalen Pathophysiologie für die Peritonitisbehandlung. Zentralbl Chir 123 (Suppl 3): 14–17
Deitch EA (1990) Multiple organ failure – Pathophysiology and basic concepts of therapy. 1. Aufl. Stuttgart-New York: Thieme
Gilchrist BF, Lobe TE, Schropp KP, et al. (1992) Is there a role for laparoscopic appendectomy in pediatric surgery? J Pediatr Surg 27: 209–214.
Haberlik A, Höllwarth ME, Windhager U, Schober PU (1994) Problems of ileostomy in necrotizing enterocolitis. Acta Paediatr Suppl 396: 74–76
Hahn H, Ribbeck J, Höpner F (1993) Ist die Sonographie eine Hilfe bei der Appendizitisdiagnostik? Zentralbl Kinderchir 2: 90–97
Hay SA (1998) Laparoscopic versus conventional appendectomy in children. Pediatr Surg Int 13: 21–23
Häcker FM, Berger D, Kirschner HJ, Hacker HW, Astfalk W (1999) Perforierte Appendizifis im Kindesalter. Zentralbl Kinderchir 8: 5–13
Höllwarth ME, Schober P, Pfleger A, Sauer H (1992) Necrotizing enterocolitis. Results of surgery. Pediatr Surg Int 7: 421–427
Höllwarth ME (1994) Necrotizing Enterocolitis. Acta Paediatr Suppl 396: 1–100
Kluth D, Lambrecht W (1996) The pathogenesis of omphalocele and gastroschisis. Pediatr Surg Int 11: 62–66
Kurscheid Th, Holschneider AM (1993) Necrotizing Enterocolitis (NEC)–Mortality and long term results. Eur J Pediatr Surg 3: 139–143
Limmer J, Gortner L, Kelsch G, Schütze F, Berger D (1994) Diagnosis and treatment of necrotizing enterocolitis. A retrospective evaluation of abdominal paracentesis and continuous postoperative lavage. Acta Paediatr Suppl 396: 65–69
Meissner F (1965) Kinderchirurgische Erkrankungen. 1. Aufl. Leipzig: Thieme: S 220–222.
Meyer-Junghänel L, Giest H, Waldschmidt J (2001) Ergebnisse der minimal-invasiven Appendektomie im Kindesalter Zentralbl Kinderchir 10: 120–124
Molenaar JC (1996) Abdominal Wall Defects. Seminars in Pediatric Surgery 5: 82–128
Othersen HB (1997) Acute Abdomen. Seminars in Pediatric Surgery 6: 58–111
Pistor G, Märzheuser-Brands S, Weber G, Streich R (1996) Intraoperative vascular assessment for estimation of risk in primary closure of omphalocele and gastroschisis. Pediatr Surg Int 11: 86–90
Ramachandran P, Sivit CJ, Newman KD, Schwartz MZ (1996) Ultrasonography as an adjunct in the diagnosis of acute appendicitis: A 4-year experience. J Pediatr Surg 31: 164–169
Reith HB (1997) Peritonitistherapie heute. Chirurgisches Management und adjuvante Therapiestrategien. Langenbecks Arch Chir 382 (Suppl 1): 14–17
Rothe K (1984) Omphalozele und Laparoschisis – eine retrospektive Studie unter besonderer Berücksichtigung von Risikofaktoren. Leipzig: Diss.
Rothe K, Bennek J, Monse Th (1984) Venen- und intragastrale Druckmessungen bei plastisch-chirurgischen Korrekturen von Bauchwanddefekten. Z Kinderchir 39: 15–18.
Schweizer P (1990) Die nekrotisierende Enterokolitis aus der Sicht des Kinderchirurgen – Therapeutische Überlegungen. Z Kinderchir 45: 273–277
Simon SJ, Hümmer HP, Klein P (1994) Klinische Bedeutung der Kolostomie und Enterostomie bei der nekrotisierenden Enterokolitis. Zentralbl Kinderchir 3: 29–33
Staubach KH, Bruch H-P (1993) Die Lokalbehandlung der Peritonitis. In: Häring R (Hrsg) Peritonitis. Stuttgart, New York: Thieme, S 65–70
Teichmann W, Herbig B, Rosenbach B (1993) Stellenwert der geschlossenen, offenen und halboffenen chirurgischen Verfahren bei der Peritonitis. In: Häring R (Hrsg) Peritonitis. Stuttgart, New York: Thieme, S 61–64
Tischer W (1965) Beitrag zum Krankheitsbild der Gastroschisis. Z Kinderchir 2: 55–59.
Waever E, Brandt T, Mortensen T, Nielsen OH (1993) The prognosis of very-low-birth-weight neonates operated upon for necrotizing enterocolitis. Pediatr Surg Int 8: 207–209
Waldschmidt J (1990) Das akute Abdomen im Kindesalter. 1. Aufl. Weinheim: VCH Verlagsgesellschaft mbH: S 422–442, S 576–623
Winkeltau GJ (1995) Die diffuse Peritonitis: Grundlagen und Konzepte für eine differenzierte Therapie. Stuttgart: Wissenschaftl Verlagsgesellschaft

Diagnostik und Behandlung tracheobronchialer Probleme

P. von Bodegom

Klinik

> Stridor oder hörbares Atemgeräusch ist eines der wichtigsten Symptome des behinderten Atemablaufs.

Spasmus. Der oft damit verwechselte Begriff „Spasmus" ist dagegen definiert als „behinderte" Ausatmung und tritt als klinisches Zeichen bei Bronchiolitis und Asthma (reversible obstruktive Bronchitis) auf. Er ist dadurch über beiden Lungen und auch in der Axilla zu auskultieren.

Stridor. Stridor ist nur hörbar über den zentralen Atemwegen wie Nasopharynx, Kehlkopf, Trachea oder Hauptbronchien. Man unterscheidet:
- inspiratorischen Stridor,
- exspiratorischen Stridor,
- biphasischen Stridor.

Der inspiratorische Stridor wird vor allem verursacht durch kollabierende Strukturen bei der Einatmung, die extrathorakal gelegen sind, wie z. B. der Nasopharynx beim Schnarchen. Ein biphasischer oder in- und exspiratorischer Stridor findet seinen Ursprung in Höhe des Larynx oder einer fixierten, narbigen Stenose der Trachea. Die rein exspiratorischen Stridorgeräusche entstehen beim Kollabieren der intrathorakalen zentralen Atemwege während der Ausatmung (Phase von Überdruck im Brustkorb), wie z. B. bei Malazien.

> Inwieweit ein Stridor direkt als lebensgefährlich angesehen werden muss, ergibt sich aus dem gesamten klinischen Bild wie z. B. Schwitzen, Zyanose und Tachypnoe.

Die Lautstärke des Stridors sagt dabei nichts über die respiratorischen Reserven aus. Abnehmende Stridorintensität sollte als Zeichen gewertet werden, dass die für das adäquate Ventilieren notwendige Atemarbeit nicht mehr gebracht werden und demzufolge ein respiratorisches Versagen eintreten kann.

Die pathophysiologische Grundlage der zentralen Atemwegsobstruktion lässt sich am besten erklären durch das Gesetz von Poiseuille über einen laminaren Gasflow (Q_L).

$$Q_L = \frac{r^4 P}{8 l}$$

P = Differenz intrathorakaler und atmosphärischer (transthorakaler) Druck
r = Radius
l = Atemwegslänge

Radius (und Länge) der Trachea nehmen linear mit Längenwachstum und Gewichtszunahme des Kindes zu. Eine geringe Abnahme des Radius (z. B. tracheale Stenose) der zentralen Atemwege führt unweigerlich zu einer disproportional starken (r^4) Abnahme des Gasflows, das Kind braucht dann eine kräftige Zunahme des transthorakalen Drucks (P), um den für das eigene Leben minimal notwendigen Gasflow noch einigermaßen aufrecht zu halten. Dieser Effekt ist relativ stärker bei Neugeborenen ausgeprägt, weil aufgrund der engen anatomischen Verhältnisse ein Schleimpfropf von einigen Millimetern schon die Trachea (2–3 mm Durchmesser) komplett verlegen kann. Basierend auf der Tatsache, dass das stärkste Wachstum des Kindes im 1. Lebensjahr stattfindet, kann man davon ausgehen, dass auch eine angeborene, stenotische Trachea im gleichen Zeitabschnitt linear mitwächst und damit relativ schnell ihre klinische Bedeutung verliert. Diese o. g. potenzielle Lumenerweiterung – auch im Bereich der Trachealstenosen – spielt bei den Überlegungen über einen möglichen frühzeitigen Korrektureingriff eine große Rolle.

Diagnostik

Klinische Zeichen:
- gesteigerte Atemfrequenz,
- Hypoventilation (Zunahme des $paCO_2$),
- später:
  - nicht korrigierte Azidose,
  - Hypoxämie.

Bronchoskopie. Neben den klinischen Zeichen wird als essenziell für die Diagnosefindung noch immer die – wenn möglich starre – Bronchoskopie (möglichst unter Spontanatmung) angesehen.

Vorangehende Untersuchungen. Blutgasanalyse, Röntgen-Thoraxaufnahme und möglichst eine Ösophagusbreischluckuntersuchung sollten zuvor durchgeführt werden.

Spiral-CT. Wenn das Risiko für die Bronchoskopie als zu eingreifend angesehen wird, wäre für intubierte Kleinkinder mit sehr ausgeprägten zentralen Atemwegsschwierigkeiten ein CT in „Spiraltechnik" mit Kontrastmittel eine gute, sehr schnell ausführbare und risikoarme Alternative, um eine zentrale, distal vom Tubusende gelegene Atemwegspathologie (u. a. auch geeignet für Gefäßdiagnostik) festzustellen.

Bronchographie. Im Gegensatz zur Bronchoskopie wird die Bronchographie heute als riskanter – und mit geringerer diagnostischer Ausbeute – angesehen.

MRT. Dagegen ist das MRT – sofern sagittale und koronare Schichten zur Verfügung stehen – eine Methode, die bei der zu erwartenden künftigen Verbesserung der Leistungsfähigkeit dieser Geräte das CT in Zukunft verdrängen wird.

Wenn alle oben erwähnten diagnostischen Maßnahmen als zu riskant angesehen werden und das intubierte Kind trotz optimaler Sedierung und Beatmung obstruktiv bleibt, könnte man, durch das vorsichtige Vorschieben eines dünnen Absaugkatheters über das Tubusende hinaus oder sogar des gesamten Tubus, feststellen, ob eine isolierte, narbige Einengung (Tubus bzw. Katheter kann nicht vorgeschoben werden) vorliegt oder eine sog. malazische Stenose (Tubus kann über die Stenose hinaus vorgeschoben werden).

Präoperative Probleme

Entscheidend für einen erfolgreichen Eingriff ist die gute Vorbereitung, welche teilweise zusammen mit den Eltern durchgeführt werden kann und insbesondere Inhalationstherapie und Atemgymnastik umfassen sollte.

Zusätzlich ergibt die Chirurgie am Tracheobronchialbaum spezielle Probleme für die intensivmedizinische Versorgung. Unter anderem ist die Schleimhaut des Intubierten automatisch mit (oft multiresistenten) Problemkeimen besiedelt, die einen Eingriff am Tracheobronchialbaum zu einem nichtsterilen Eingriff machen, chronische Schleimhautveränderungen (z. B. rezidivierende Granulome) hervorrufen und auf diese Weise das postoperative Ergebnis nachteilig beeinflussen können.

Deshalb führen wir bei negativen Infektparametern – sofern das Kind nicht an der Herz-Lungen-Maschine (HLM) operiert wird – eine gezielte antibiotische Therapie anhand des Resistenzspektrums vom Bronchialsekret durch, die 2 Stunden vor Operationsbeginn angefangen und über 3 Tage fortgesetzt wird. Bei voroperierten Kindern, die mit multiresistenten Keimen besiedelt sind, gehen wir ähnlich vor, veranlassen aber manchmal noch zusätzlich eine antimykotische Therapie (Amphotericin B/Ancotil, neben Imipenem, Vancomycin oder Teicoplanin). Aus unserer Erfahrung sind wir der Ansicht, dass diese „Alles-oder-nichts-Therapie" in hoch selektierten Ausnahmen eine Berechtigung hat. So haben wir in den letzten 5 Jahren beim Einsatz dieser Kombinationen nur 1 Kind nach wiederholtem HLM-Eingriff an einer Candidasepsis verloren. Dieses Kind war in den ersten Lebenswochen schon 3-mal an Herz und Gefäßen voroperiert worden, bevor die eigentliche anatomisch erfolgreiche Korrektur stattfinden konnte.

Perioperative Versorgung

Auf Probleme bezüglich der Allgemeinnarkose mit oder ohne Einsatz der HLM muss hingewiesen werden.

Perioperative Beatmung. Bei der Resektion der zentralen Atemwege mit anschließenden End-zu-End-Anastomosen kann die perioperative Beatmung Schwierigkeiten bereiten. Eine mögliche Lösung dafür wäre dann der Einsatz der HLM, die man aber u. a. wegen des erhöhten Infektionsrisikos so wenig wie möglich nutzen sollte. Abgesehen von der konventionellen Beatmung, die direkt über das Operationsfeld mittels eines armierten Tubus in die dann operativ eröffnete Trachea, Bifurkation oder Hauptbronchien vorgenommen wird, besteht die Möglichkeit des Einsatzes der hochfrequenten Jet-Beatmung (HFJV). Diese HFJV bietet dem Operator den Vorteil, dass die „Jetkatheter" klein genug sind, um die Reanastomosierung der zentralen Atemwege bei einer besseren Übersicht des Operationsfelds durchzuführen.

Intraoperative videoendoskopische Darstellung der Atemwege. Sie bringt dem Operator den Vorteil, dass er direkt den intratrachealen Effekt seiner Handlungen wahrnehmen kann. Wir halten diese Maßnahmen für unabdingbar bei der Chirurgie am kindlichen Tracheobronchialbaum. Mittlerweile ist die apparative Versorgung in den meisten Operationstrakten so, dass es fast überall einen „Videoturm" für die minimalinvasive Chirurgie gibt. Ohne weiteres kann diese Anlage benutzt werden, wenn das entsprechende Kinderendoskop (starr oder flexibel) vorhanden ist.

Postoperatives Vorgehen

Sedierung und Analgesie. Nach größeren thorakalen Eingriffen wird die unmittelbare postoperative Extubation bevorzugt. Bei chronisch kranken Kindern mit der vorgestellten Problematik ist diese allerdings meistens nicht durchführbar.

> **!** Vor allem bei Resektionen mit Reanastomosen ist für eine ungestörte Heilung wichtig, dass die Extubation so früh wie möglich stattfindet.

Allerdings sind gerade bei den kleinsten Kindern der Kopf sowie die Schleimhaut im Anastomosebereich infolge Durchtrennung der paratrachealen Lymphbahnen so stark angeschwollen, dass aufgrund des Gesetzes von Poiseuille gar keine Extubation möglich sein wird. Aus dieser Erfahrung heraus empfehlen wir bei kleinen bzw. noch nicht „kooperativen" Kindern eine präoperative, mindestens 1-wöchige Intubation. Die andauernde Beatmung während dieser Zeit ist selbstverständlich nicht notwendig.

Nach den ersten 3–5 Tagen haben auch bei thorakalen Zweiteingriffen die Schmerzen soweit nachgelassen, dass höhere Dosen an Morphin bzw. Morphinabkömmlingen nicht mehr benötigt werden.

Relaxierung. Eine komplette Muskelrelaxierung führen wir grundsätzlich nicht durch, da diese ggf. den noch vorhandenen und äußerst sinnvollen Hustenreflex unterdrückt mit der Folge von Sekreteinlagerung und schlechterer Schleimhautheilung. Im Allgemeinen lassen wir nach 3 Tagen die Kinder langsam aufwachen und streben nach 7–10 Tagen die Extubation an. Ein Nebeneffekt dabei ist, dass bei ausgedehnten Resektionen „automatisch" der Kopf des Kindes „in Mittellage" gehalten werden kann, sodass das Überstrecken des Kopfes – was eine Anastomosenspannung hervorrufen könnte – vermieden wird. Mit zunehmender Wachheit tolerieren die meisten Kinder keinen oralen Tubus, sodass grundsätzlich nur nasotracheal intubiert werden sollte.

Absaugung. Die Thoraxsaugdrainagen werden in der Regel innerhalb von 72 Stunden nach der Operation entfernt, sofern nicht größere Mengen Sekret abfließen (cave: Chylothorax) oder die Lunge nicht komplett expandiert ist.

Da es sich oft um kreislaufgesunde Kinder handelt, sind keine speziellen Maßnahmen erforderlich. Dagegen sind die Anforderungen an die Krankenpfleger, um das viele Sekret flüssig zu halten und zu entfernen, sehr zeitaufwendig und arbeitsintensiv.

Das Absaugen mit Kathetern wird bei Kindern mit einer unterhalb des Tubusendes gelegenen Resektion und Reanastomose nur bis zum Tubusende durchgeführt. Hier wird man das eventuell tiefere Absaugen nur mit dem flexiblen Bronchoskop über den liegenden Tubus durchführen.

Bei allen anderen Kindern wird normal bis in die Hauptbronchien abgesaugt.

> **!** Die häufigste Ursache einer Reintubation ist das Fortdauern einer übermäßigen Sekretproduktion und Sekretansammlung in der Trachea bei einem noch nicht wieder adäquaten Hustenreflex.

Bronchoskopie. Im postoperativen Verlauf wird die Bronchoskopie vorwiegend benutzt, um gezielt Sekret abzusaugen. Hierzu kann bei Kindern, die einen Tubus über 4,5 mm Innendurchmesser haben, ein sog. flexibles Spül-Saug-Bronchoskop benutzt werden, das durch den nasotrachealen Tubus eingeführt wird. Bei den allerkleinsten Kindern kann eine gezielte Bronchialtoilette nur über ein starres Bronchoskop durchgeführt werden. Wir führen keine Routinebronchoskopien durch, nur beim ersten Extubationsversuch wird kurz vorher eine videoendoskopische Aufnahme zur Dokumentation des Operationsergebnisses gemacht.

Postoperative Komplikationen. Zu erwähnen sind:

Seltene Komplikationen:
- Postoperatives subkutanes Emphysem:
  Das postoperative Emphysem weist möglicherweise auf ein Leck an der Anastomose der Luftröhre nach Resektion hin.
- Nachblutung:
  - Blutverlust aus den Thoraxdrainagen,
  - Verschlechterung des Röntgen-Befunds,
  - Hb-Abfall.

Weitere Komplikationen:
- Infektionen:
  Sie äußern sich meistens als Pneumonie und sind recht häufig, Empyeme dagegen haben wir im Kindesalter im Rahmen dieser Eingriffe in den letzten Jahren nicht erlebt.
- Chylothoraces:
  Diese entstehen in der Regel bei Verletzungen des Ductus thoracicus und werden im Kindesalter grundsätzlich durch Drainageneinlage versorgt. Vor allem beim frühzeitigen Entfernen der Thoraxsaugdrainagen sollte man darauf achten, dass die 1. orale Nahrungsaufnahme möglichst vorher stattgefunden hat, sodass ein Chylothorax sich dann rechtzeitig klinisch bemerkbar macht. Insbesondere bei kleinen Kindern kann die rasche Volumenzunahme der Pleuraflüssigkeit bei einem Chylothorax eine tödliche Einstromverminderung des Herzens (z. B. durch Kavakompression oder Herzbeuteltamponade, wenn der Herzbeutel postoperativ nicht verschlossen wurde) verursachen.
- Postoperative Lungenvenenthrombose:
  In unserem Patientengut wurden wir einige Male unangenehm überrascht von einer postoperativen Lungenvenenthrombose. In der Retrospektive zeigte sich ein eindeutiges klinisches Bild. Es besteht aus einer Zunahme der Lungenverschattung und des Lungenvolumens im Röntgen-Bild bei Sistieren der Förderung aus den Thoraxsaugdrainagen.

Kurzstreckige Atemwegsstenosen mit lebensbedrohlicher Obstruktionssymptomatik

■ Proximale Stenosen im Bereich der Glottis und Subglottis

Definition

Reduktion des Kehlkopf- bzw. subglottischen Lumens um mindestens 50 %. Entscheidend aber ist die Tatsache, dass ein Leben ohne Tubus oder Tracheostoma unmöglich erscheint.

Pathogenese und Klinik

> **!** Der inspiratorische Stridor ist pathognomisch für eine Stenose im Kehlkopfbereich.

Andere Symptome sind:
- Heiserkeit,
- abnormaler, giemender Hustenstoß,
- allgemeine Zeichen des respiratorischen Stresses.

Angeborene Stenosen. Sie sind relativ selten, abgesehen von der bei Frühgeborenen öfter vorkommenden Knorpelunreife, die auf einer Laryngomalazie beruht. Andere angeborene Ursachen sind Stimmbandlähmungen, Larynxzysten und Hämangiome.

Erworbene Stenosen. Viel häufiger sind die erworbenen (sub)glottischen Stenosen, die meistens durch Intubationen hervorgerufen werden. Bei der Erstversorgung von Neugeborenen kann es bei erschwerten Intubationsbedingungen in diesem Bereich leicht zu einer Schädigung kommen. Im Kehlkopfbereich ist eine Luxation der Aryknorpel mit Folge einer Krikoarytenoiditis möglich. Videoendoskopisch ist die Unterscheidung von einer Stimmbandlähmung oft schwierig.

Die durch Intubation verursachten Probleme sind längst nicht immer vermeidbar. Zur Vorbeugung würden wir sowohl vom Einsatz von Führungsstäben als auch von der Anwendung geblockter Tuben – sofern nicht absolut indiziert – abraten.

Durch das Intubationstrauma ist immer eine Schleimhautverletzung mit Drucknekrose und ischämischer Entzündung möglich, die unter Intensivstationsbedingungen leicht bakteriell besiedelt wird. Die Entzündung kann sowohl Schleimhautgranulome verursachen als auch auf tiefer gelegene Strukturen – wie den Knorpel – übergreifen und in der Folge zu malazischen, aber auch narbigen, schrumpfenden Stenosen führen.

Konservative Erstversorgung

Nasotracheale Tubusschienung. Frische Verletzungen sind unseres Erachtens am besten mit einer schnellstens ausgeführten nasotrachealen Tubusschienung zu behandeln, auch wenn ein Kind primär nicht intubiert werden konnte und bereits vorher eine Nottracheotomie durchgeführt werden musste. Die Schienung empfiehlt sich auch bei frühzeitiger Stenosebildung, wo bei Anwendung der Dehnungsmöglichkeiten starrer Bronchoskope oder des Ballonkatheters die Stenose so weit gedehnt wird, dass ein für die Kindesgröße adäquater Tubus eingeführt werden kann. Die Verweildauer von solchen als Stent eingesetzten nasotrachealen Tuben wird unterschiedlich angesehen (Johnson).

Auch wir haben diesbezüglich die unterschiedlichsten Erfahrungen gesammelt und zumindest gelernt, dass bei Kindern im 1. Lebensjahr 1 Woche Schienung wahrscheinlich ausreicht, bei länger vorbestehenden Stenosen die Erfolgsaussichten der Schienung allerdings schlechter sind.

Der persönliche Eindruck ist, dass die Erfolgsquote konservativer Maßnahmen bei frühzeitigerer Behandlung der Probleme eher besser ist. Ein eventuell schon notfallmäßig angelegtes Tracheostoma ist dann weniger entscheidend.

Operative Korrekturmöglichkeiten

Generell würden wir uns nicht, nachdem eine konservative Therapie über 3 Monate versucht worden ist, zu einem operativen Eingriff entschließen. Es gibt zwar Klassifikationen über Gradierungen der Stenosen (z. B. „Cotton"-Klassifizierung, Grad I [geringe Stenose] bis Grad IV [totale Okklusion]) mit dementsprechenden Behandlungsvorschlägen. Nach unseren Auffassungen sind nur die in ihrer Atemarbeit schwerst eingeschränkten Kinder mit entsprechendem endoskopischem Befund behandlungsbedürftig. Man sollte dabei immer bedenken, dass das Ergebnis nach Behandlung auch schlechter ausfallen kann.

Zur Zeit zur Verfügung stehende operative Behandlungsmöglichkeiten:

- *Tracheotomie:*
  Maßnahme, um den Luftweg zu sichern und eine „ambulante" Versorgung zu ermöglichen in der Hoffnung, dass das weitere Wachstum des Kindes auch diese lokalen Stenosen mitwachsen lässt.
- *Kehlkopferweiterung:*
  Spaltung des Krikoids unter Einlage eines Stück Rippenknorpels mit anschließender Langzeitschienung (mindestens 6 Monate) mittels Tubus oder Stent, wobei der Luftweg zusätzlich über ein Tracheostoma gesichert ist. Je nach Ausprägung der Stenose wird allein der ventrale bzw. auch der dorsale Anteil des Krikoids gespalten und mit einem Rippenknorpelinterponat stabilisiert.
- *Resektion des stenotischen Anteils der Trachea und ggf. Ringknorpels:*
  Manchmal Erweiterung des Ringknorpels mittels schrägovaler Resektionslinie und zusätzlicher Implantation eines Stück Rippenknorpels. Die korrigierte Trachea wird dann unter Mitentfernung des Tracheostomas direkt in den Kehlkopfausgang anastomosiert.

Die Entscheidung, welche von den zur Auswahl stehenden Möglichkeiten angewandt wird, ist nicht immer einfach. Eine Tracheotomie sichert zumindest den Atemweg, ist relativ einfach anzulegen, verursacht aber manchmal Komplikationen (Azizkhan u. Mitarb. 1993) wie Scheuergranulome und eine lokale Tracheomalazie mit oder ohne Schrumpfung – bis zum Komplettverschluss des oberhalb der Stenose gelegenen Kehlkopfausgangs.

Zusätzlich stellt ein Dauertracheostoma ein Hindernis in der normalen körperlichen und neuropsychologischen Entwicklung des Kindes dar, sodass möglichst ein anderer Weg gesucht werden sollte.

> ! Die Kehlkopferweiterungsplastiken sind dabei am weitesten verbreitet und am besten aus der Literatur bekannt.

Die langfristigen Erfolgsaussichten liegen bei 80 %, wobei der Erfolg definiert ist als eine Dekanülierung innerhalb 6 Monaten nach der Operation (April u. Mitarb. 1993).

Mittlerweile wird alternativ die Resektion des stenotisch-malazischen Anteils der Trachea mit Reanastomosierung favorisiert, sofern nur die subglottische Trachea stenotisch und der Ringknorpel nicht involviert ist (Wiatrak u. Mitarb. 1992). Die Erfolgsaussichten sind wahrscheinlich zumindest ähnlich zu sehen wie bei der „Kehlkopfspaltung", allerdings ist die Behandlungsdauer beschränkt auf einige Wochen, was für Kind und Eltern und letztlich auch den Kostenträger erhebliche Vorteile bringen könnte.

Die Methode der Resektion und Reanastomose der Trachea in den Ringknorpel mit eventueller Ringknorpelerweiterungsplastik wird im Kindesalter noch nicht häufig eingesetzt (Monnier u. Mitarb. 1993).

In dieser Situation ist es umso wichtiger, den Eingriff erst dann vorzunehmen, wenn die akute Entzündungsphase abgeklungen und man sicher ist, dass das Kind eine regelrechte Stimmbandfunktion hat. Während dieser präoperativen Phase versuchen wir bei den tracheotomierten Kindern die Kehlkopffunktion mit „gelochten" Kanülen zu trainieren. Spielerisch werden diese von außen kurz zugedrückt, damit die Kinder angeregt werden zu phonieren.

Zu bemerken ist bei allem sicherlich, dass jede Behandlung kindgerecht sein sollte, das heißt u. a. auch, dass eine möglichst kurze Behandlungsdauer angestrebt werden sollte.

Postoperative Versorgung und Komplikationen

Die direkte postoperative Versorgung von frischen Tracheostomata ist an anderer Stelle beschrieben. Der Kanülenwechsel ist nur dann angebracht, wenn die Kanüle zu verstopfen droht. Entgegen der ursprünglichen Ansicht entsprechen die Komplikationsraten doch denen nasotrachealer Tuben.

Komplikationen bei Tracheostoma:
- Infektionen,
- Arrosionsblutungen,
- Granulombildung,
- Tracheomalazien,
- eingedrückte Knorpelspangen (bei für die Größe der Kanüle zu klein angelegtem Tracheostoma),
- Stenosebildung (narbige Strikturen).

Komplikationen der Kehlkopfspaltung:
- Resorption (z. B. durch Infektionen) des transplantierten Knorpelstücks mit instabilem malazischen Kehlkopf,
- Restenosen,
- Funktionsstörungen des Kehlkopfs durch z. B. N.-recurrens-Lähmungen oder Luxationen der Aryknorpel.

Dazu kommen natürlich noch die Komplikationen des immer vorhandenen Tracheostomas.

Postoperative Versorgung. Sie beinhaltet die normale Wundversorgung sowie regelmäßige – in Narkose durchzuführende – Stentkontrollen und -wechsel über mehrere Monate.

Komplikationen der Resektionen:
- primär nicht luftdichte Naht (Hautemphysem),
- Fadengranulome (trotz Anwendung von resorbierbarem Nahtmaterial),
- Stimmbandlähmungen (Verletzung des N. recurrens),
- Nahtdehiszenz,
- Sekundärheilung mit Restenose.

Postoperative Versorgung der Resektionen. Sie wird bei Kleinkindern kontrovers beurteilt. Auf der einen Seite ist es für die Heilung der Anastomose essenziell, dass alle Fremdkörper unmittelbar nach dem Eingriff entfernt werden (Extubation), da so intra- und submuköse Kapillargefäße ungehindert in den Anastomosenbereich einsprossen können, auf der anderen Seite sollte gewährleistet sein, dass die Öffnung der Anastomose – trotz postoperativem (Lymph-)Ödem von Hals und Kopf – groß genug ist für eine ausreichende Atmung. Darüber hinaus darf der Kopf wegen der dann auftretenden Anastomosenspannung nicht überstreckt werden, bis die Heilung erfolgt ist. In der gängigen Praxis haben wir einen Kompromiss gefunden, indem die Kinder während der ersten Woche bei liegendem Tubus unter Vermeidung von Überstreckung sediert werden.

Sobald sich die o. g. Schwellung des Kopfes zurückgebildet hat, wird die Sedierung beendet. In der Regel wird einige Tage später – nach endoskopischer Kontrolle – extubiert.

■ Distale Trachealstenosen

Pathogenese und Klinik

Die Knorpelspangen im distalen Trachealbereich sind noch empfindlicher als die im oberen Trachealabschnitt wegen der kritischen Blutversorgung, die lediglich über die Bronchialarterien erfolgt. Schienungs- und Dehnungsmaßnahmen im Bifurkationsbereich sind wegen der Lage sehr problematisch, weil große (Be-)Atmungsprobleme wie eine einseitige Tubuslage dabei entstehen können.

Die Entstehung der distalen Stenosen kann sowohl angeboren als auch erworben sein.

Erworbene distale Stenosen. Die erworbenen distalen Stenosen sind relativ selten, da die wichtigste Fremdkörpereinwirkung – durch endotrachealen Tubus – lagebedingt nur im subglottischen Bereich auf die Schleimhaut ausgeübt werden kann. Bei tracheotomierten Kindern ist aber die gleiche verletzende und sekundär malazisch oder narbig stenosierende Auswirkung von der Trachealkanüle in der distalen Trachea zu erwarten wie vom normalen nasotrachealen Tubus im oberen subglottischen Trachealbereich.

Andere, seltene Fremdeinwirkungen, die wir in den letzten Jahren beobachteten, waren:
- Tubusverbrennungen (Beatmungsgerätkurzschluss),
- Trachealwandkompression und Knorpelauflösung:
  – scharf abgeschnittene Tuben,
  – unglücklich verlaufene Korrektur einer D-Transposition mit rechtsseitigem Aortenbogen.

Angeborene distale Stenosen. Bei einer angeborenen Stenose sollte immer in die Überlegung einbezogen werden, ob es möglicherweise einen Grund für ein in utero reduziertes Wachstum gibt (Platzmangel für die in utero nicht gebrauchte Trachea durch z. B. Gefäßanomalien) oder ob die Trennung von Ösophagus und Trachea nicht vollständig stattgefunden hat.

Die verschiedenen angeborenen distalen Trachealstenosen gehen meistens mit Knorpelanomalien einher, wie z. B. komplette Knorpelringe über kürzere oder längere Strecken der Trachea, Webs, Trachealbronchien mit und ohne daraus versorgtem rechten Oberlappen. Obwohl es im Allgemeinen heißt, dass komplette Trachealringe nicht wachsen, haben wir bei einigen Kindern fast ein normales Wachstum beobachtet bis zum nahezu vollständigen Verschwinden der Symptome.

Symptome. Symptome sind in- und exspiratorischer Stridor, der in kritischen Fällen Intubation und Beatmung erfordern kann.

Diagnostik

Bronchoskopie. Auch hier gilt die starre Bronchoskopie in Narkose als richtungweisend. Ziele sind:
- Feststellung der Stenose,
- Beurteilung der Ausdehnung,
- Abklärung von therapeutischen Möglichkeiten.

Weitere Untersuchungen. Zusätzlich könnte ein MRT oder CT einen orientierenden Aufschluss geben über korrespondierende Strukturanomalien im Thorax.

Konservative Erstversorgung

! Handlungsbedarf besteht nur bei den Kindern, die eine angeborene distale – das Kind gefährdende – Stenose aufweisen.

Speziell bei Neugeborenen mit schwerem Stridor, bei denen eine kurz- oder langstreckige distale Stenose (Tracheadurchmesser 1–2 mm) festgestellt wird, ist es empfehlenswert, eine Intubation zu umgehen. Bei diesen extrem engen Lumina ist eine Beatmung sehr schwierig, der Tubus verursacht vermehrte Sekretproduktion und Schleimhautschwellung, wodurch möglicherweise eine Totalokklusion mit oft tödlichem Ausgang hervorgerufen werden kann. Notfalls besteht die Möglichkeit einer vorsichtigen Sprengung der Stenose, indem unter Durchleuchtungskontrolle ein dünner Ballonkatheter über das Bronchoskop in die Stenose platziert wird. Man hofft dabei, dass die Trachea dann nur im Bereich der Pars membranacea reißt, ohne dass es zu größeren Luftlecks kommt (Messineo 1992). In dieser Situation ist eine anschließende Tubusschienung über einen Zeitraum von 1 Woche notwendig. Im Allgemeinen hat man den Eindruck, dass bei Neugeborenen Stenosen mit einem Durchmesser von < 2 mm nur dann eine sofortige Behandlung erfordern, wenn das Kind nicht spontan atmen kann. Sind diese Neugeborenen am Beatmungsgerät so obstruktiv oder kreislaufinstabil, dass eine Bronchoskopie oder ein Transport zum CT-Scanner zu riskant erscheinen, kann man vorsichtig den Tubus bis auf die Bifurkation bzw. zum rechten Hauptbronchus vorschieben. Sollte dieses Vorgehen nicht gelingen, kann eine „funnel"-Trachea vorliegen, die oft zusammen mit einem aus der Trachea abgehendem rechten Oberlappen und einer Pulmonalisschlinge vorkommt.

Operative Korrektur

! Bei schwer symptomatischen, bereits bei Geburt diagnostizierten Stenosen, die eine Extubation nicht zulassen, steht die chirurgische Korrektur mit Resektion und End-zu-End-Anastomose an 1. Stelle, sofern die Stenose sich maximal auf die halbe Länge der Trachea ausdehnt.

Diese kann auch die Bifurkation beinhalten, die Erfolgsquote liegt über 50% (De Lorimier u. Mitarb. 1990). Stellt sich die gesamte Trachea beinahe stenotisch dar, ist die Erweiterungsplastik der Tracheavorderwand mit Einlage von Rippenknorpel oder Perikardgewebe (Cosentino u. Mitarb. 1991) die einzige zurzeit akzeptierte operative Korrekturmöglichkeit.

Weltweit sind aber noch zu wenig Eingriffe dieser Art durchgeführt worden, um eine Erfolgsquote nennen zu können. Sehr häufig müssen dabei gleichzeitig Korrekturen wegen Fehlbildungen am Herz-Gefäß-System vorgenommen werden.

Postoperative Behandlung und Komplikationen

Prinzipiell gelten die gleichen Bedingungen und Probleme wie im oberen Trachealabschnitt. Es ist verständlich, dass eine Anastomose im unteren Trachealbereich oder im Bereich der Bifurkation in den ersten 7 Tagen (bis zur Rekapillarisierung der Schleimhaut) postoperativ als sehr empfindlich anzusehen ist. Dadurch verbietet es sich, „blind" tief endotracheal abzusaugen. Es gibt aber bereits Bronchoskope, die bei 3 mm Durchmesser zusätzlich über einen Absaugkanal verfügen, sodass man sie zur Bronchialtoilette bei etwas größeren Kindern einsetzen könnte.

Komplikationen der „tiefen" Anastomosen im Bifurkationsbereich, aber auch der Einlage von Erweiterungspatchs, sind vor allem Rezidivstenosen, die durch eine verzögerte Wundheilung verursacht werden können.

Langstreckige Stenosen und Malazien der Atemwege mit lebensbedrohlicher Obstruktionssymptomatik

Pathogenese und Klinik

Die langstreckige Malazie wird als Knorpelunreife angesehen, die gleichzeitig auch den Larynx betreffen kann. Sie ist die häufigste Ursache des angeborenen Stridors beim Neugeborenen. Meistens sind diese Kinder nicht intubationspflichtig, und damit ist ein abwartendes Verhalten der Ärzte angebracht. Die zweithäufigste Ursache sind angeborene ösophagotracheale Fisteln, bei denen in mehr als 50 % eine simultane Tracheomalazie nachgewiesen werden kann, allerdings meistens mit nur geringer klinischer Bedeutung. In beiden Situationen sind die zentralen Atemwege nach 6 Monaten durch die weitere Reifung und demzufolge zunehmende Stabilisierung der Knorpel meist komplett stabil geworden.

Bei langzeitintubierten Kindern können sich ähnliche, langstreckige Malazien ausbilden, indem durch den Tubus bedingte Drucknekrosen der Schleimhaut entstehen, die auf das knorpelige Skelett der Trachea übergreifen.

Symptome. Die Symptomatik ist äußerst unterschiedlich ausgeprägt. Bei gleichem endoskopischen Schweregrad der Tracheomalazie kann das eine Kind völlig beschwerdefrei sein, während das andere bei dem gleichen Befund an schwerstem, vorwiegend exspiratorischem Stridor leidet. Daraus folgt, dass die Videoendoskopie keine exakte Einschätzung des klinischen Schweregrads zulässt und die Indikation zur eventuellen Korrektur mit diesem Verfahren nicht erstellt werden kann.

Diagnostik

Laryngotracheobronchoskopie. Die Laryngotracheobronchoskopie in Spontanatmung ist unentbehrlich, um die Diagnose zu stellen und die Ausdehnung des Befunds festzulegen im Hinblick auf eine eventuelle Korrektur.

Andere Untersuchungen sind diesbezüglich kaum sinnvoll.

Konservative Erstversorgung

Nur bei schwerster Symptomatik ist eine Intubation erforderlich. Es kommt u. U. vor, dass man den Tubus bis kurz vor die Bifurkation schieben muss, um die malazische Trachea so zu schienen, dass die Symptomatik aufgehoben wird.

Operative Korrektur

Die bislang populärste und einfachste Methode der Korrektur ist die (Aorto-Sterno-)Tracheopexie. Sie beinhaltet die Aufhängung der Tracheavorderwand an der Aorta ascendens. Diese wiederum wird an das Sternum fixiert. So wird ein Zug auf die Trachea im Bifurkationsbereich ausgeübt. Wenn diese Methode nicht ausreicht, erscheint eine externe Schienung überlegenswert. Weil meistens vorwiegend die Tracheahinterwand stärker von der Malazie befallen scheint, wird manchmal die Hinterwand entweder „gerafft" oder von außen, z.B. mit Marlex Mesh, stabilisiert (Filler u. Mitarb. 1982).

Aber auch hier sind die Eingriffe nicht immer erfolgreich gewesen, sodass versucht wurde, die gesamte Trachea zu umhüllen und in einer ringverstärkten Goretex-Hülle aufzuhängen. Dabei wird eine im Grund zu große ringverstärkte Goretex-Hülle um die Trachea gelegt. In dieser Hülle wird die Trachea dann wieder unter endoskopischer Kontrolle aufgespannt mit dem Ziel, anfänglich eine Überkorrektur zu erreichen. Die Größe der Hülle wird so gewählt, dass die Trachea bis zu einem Außendurchmesser von mindestens 12 mm aufgespannt werden kann, womit auch ein Erwachsener durchaus problemlos atmen könnte. Dies soll auch langfristig ein Längenwachstum der nicht umhüllten Teile der Trachea ermöglichen. Andererseits könnte man die Goretex-Hülle später wieder (operativ) entfernen, was bei Marlex sicher nicht so einfach ist. Unsere Ergebnisse beschränken sich bislang auf 5 Kinder, die alle extubiert werden konnten und seitdem (Beobachtungszeitraum maximal 3 Jahre) beschwerdefrei sind.

Postoperative Behandlung und Komplikationen

Sowohl bei der Tracheopexie als auch der externen Umhüllung wird die Trachea nicht eröffnet wie bei einer Resektion mit anschließender Reanastomose. Dadurch besteht eigentlich keine Gefahr eines Anastomosenlecks, sekundärer Wundheilung und Restenose. Nach der Wundheilung streben wir schnellstens die Extubation an.

Tracheotomie bei Stenosen der Trachea

Indikationen

> **!** Im Allgemeinen ist nur dann eine Tracheotomie indiziert, wenn es keine Aussicht auf eine kurzfristige Verbesserung (mit oder ohne Operation) der (subglottischen) Stenose gibt.

Die früher geltende Meinung, auch Frühgeborene mit Atemnotsyndrom nach 14 Tagen Beatmung zu tracheotomieren wegen vermeintlicher tubusbedingter Trachealstenosen, ist nicht aufrecht zu halten, da auch bei Tracheotomien in 10% Trachealstenosen entstehen können (Azizkhan 1993).

Auf der anderen Seite ist es bei der Erstversorgung eines Kindes mit einer proximal lokalisierten Trachealstenose sicherlich schonender, im Notfall zu tracheotomieren als unter nicht optimalen Umständen einen peroralen Durchgang in die Trachea zu forcieren. Das Tracheostoma kann dann im Anschluss an die Korrekturbehandlung zugranulieren. Nach einigen Tagen Schienung über einen Tubus zur Verhinderung eines Gewebekollaps der Tracheavorderwand kann die Extubation erfolgen. Für die Langzeitversorgung von tracheotomierten Kindern bevorzugen wir die kleinstmöglichen, aus weichem Kunststoff bestehenden Kanülen, wenn möglich mit einem Loch, sodass die Kehlkopffunktion mittels Lautierungstraining von Anfang an unterstützt werden kann. Warnen möchten wir an dieser Stelle vor der Einlage von sog. T-Tuben (u.a. Montgomery-T-Tuben), die vor allem bei kleinen Kindern schnell durch Sekretverhalt okkludieren können. Eltern können diese zu Hause im Notfall nicht ohne weiteres entfernen, sodass tödliche Verläufe deswegen immer wieder beschrieben werden.

Kontraindikationen

Obwohl vor allem bei distalen Trachealstenosen oder -malazien im Bifurkationsbereich oft eine Tracheotomie durchgeführt wird, ist dies unseres Erachtens nicht sinnvoll, da die Trachealkanüle die Stenose nicht besser überbrückt als der nasotracheale Tubus.

Außerdem bildet bei der eventuellen operativen Korrektur einer langstreckigen Tracheomalazie ein präexistentes Tracheostoma eine potenzielle Infektionsquelle für die dort zurzeit angewandten Kunststoffmaterialen unter möglichem HLM-Einsatz.

Eine weitere relative Kontraindikation für ein Tracheostoma bei sehr jungen Kindern mit distalen Trachealproblemen ist das erhöhte Risiko einer oft tödlich verlaufenden Arrosionsblutung aus der A. brachiocephalica dextra, verursacht durch Drucknekrose der Kanüle.

Das Tracheostoma kann, vor allem bei zu häufigen Kanülenwechseln (alle 6 Wochen bis 3 Monate ist in der Regel ausreichend), zu einer 2. (direkt proximal der Kanüle) oder sogar 3. (distales Ende der Kanüle) narbigen und/oder malazischen Stenose und Granulombildung Anlass geben.

Hauptbronchusstenosen

Pathogenese und Klinik

Praktisch gesehen treten Hauptbronchusstenosen vorwiegend links auf, da die meisten durch Gefäßkompressionen u.a. von der rechten Pulmonalarterie verursacht werden. Aus anatomischer Sicht ist der linke Hauptbronchus „eingeklemmt" zwischen Wirbelsäule (dorsal), Aortenbogen (dorsal und kranial) und dem Abgang der rechten (!) Pulmonalarterie (ventral), wobei das Lig. Botalli die Pulmonalarterie noch zusätzlich am Aortenbogen fixiert. Somit wird deutlich, dass schon minimale anatomische Veränderungen (z.B. eine Kyphoskoliose) zu einer Kompression des linken Hauptbronchus mit rezidivierenden Pneumonien, Atelektasen und ggf. Bronchiektasenbildung führen können.

In der Regel wird die Durchblutung der linken Lunge bei fehlender Belüftung reflektorisch vorübergehend gedrosselt (Bronchokonstriktion bei CO_2-Abfall und vielleicht neurogen über den Hering-Breuer-Reflex), sodass auf Dauer der primär vorhandene Rechts-links-Shunt aufgehoben wird. Nur bei Neugeborenen oder Kindern mit einer vorbestehenden Schädigung der Lungen führt die einseitige Ventilation oft zu einer respiratorischen Insuffizienz.

Symptome:
- kein Stridor,
- Zeichen eines einseitig abgeschwächten Atemgeräuschs,
- Tachypnoe,
- evtl. Zyanose.

Narbige Stenosen am Hauptbronchus kommen dagegen sehr selten vor, sind meistens erworben und von der Symptomatik her ähnlich.

Diagnostik

Bronchoskopie. Die Bronchoskopie zeigt die Einengung durch Kompression des Hauptbronchus. Auffällig dabei ist, dass die „Kompressionsstenose" fast mühelos mit dem Bronchoskop dehnbar ist und distal der Stenose ein normaler Bronchialbaum existiert, manchmal gefüllt von sog. „mucoid impaction".

Herzkatheteruntersuchung. Die einzig sichere diagnostische Methode zur Erkennung einer Gefäßkompression ist die kombinierte Herzkatheteruntersuchung mit simultaner selektiver Bronchographie, wobei ein vorab angefertigtes Thorax-CT sehr hilfreich bei der Orientierung bzgl. der anatomischen Verhältnisse sein kann.

Konservative Erstversorgung

In der Regel reicht bei klinischen Infekten eine Antibiotika- und Inhalationstherapie mit schleimhautabschwellenden Mitteln.

Es gibt Zentren, die primär endobronchiale Stents zur Wiedereröffnung des Hauptbronchus legen. Die daraus resultierenden Nachteile sind nicht nur ungewollte Dislokationen, chronische Infektionen (Fremdkörper in den Atemwegen), vermehrte Sekretbildung und für kleine Kinder große Schwierigkeiten, um die Stentstrecke mit dem forcierten Hustenstoß zu überbrücken, sondern auch das Risiko der Schleimhautdrucknekrose, Granulombildung und Perforationen mit nachfolgenden, in der Regel tödlich verlaufenden Arrosionsblutungen.

Operative Korrektur

Die operative Korrektur ist unserer Ansicht nach angebracht, wenn grundsätzlich einseitige Pneumonien oder Atelektasen auftreten. Abgesehen von der Durchtrennung des Lig. Botalli und der Befreiung des Hauptbronchus von den umgebenden Strukturen wie z. B. der Pulmonalarterie, wird manchmal zur Wiedereröffnung eine Kunstoffmanschette von außen um den Hauptbronchus gelegt.

Tracheobronchiale Obstruktionen durch Herz- und Gefäßmissbildungen

■ Ringsyndrome
(u. a. pulmonary sling)

Bei angeborenen distalen Trachealstenosen liegen relativ häufig sog. Pulmonalisschlingen oder andere Gefäßanomalien vor. Theoretisch ist es denkbar, dass die abnormal verlaufenden Gefäße, die sich in utero normal entwickeln und für den Kreislauf des Fötus zuständig sind, den im Uterus nichtfunktionellen Tracheobronchialbaum schon verdrängen und an seiner Entwicklung hindern. Auch für die Pulmonalarterien könnte diese Theorie stimmen, obwohl nur 10 % des Gesamtkreislaufs in utero durch die Lungen fließt. Beim häufigsten Ringsyndrom, der „pulmonary sling", kommt die linke Pulmonalarterie anstatt aus dem Pulmonalishauptstamm aus der rechten Pulmonalarterie und „schlingt" sich hinter der Trachea und/oder Ösophagus herum, damit sie ihr Versorgungsgebiet, die linke Lunge, erreichen kann. Wenn keine echte Trachealwandstenose vorliegt, kann die Slingarterie so stark auf die Trachea drücken, dass sekundär eine lokale Tracheomalazie entsteht mit erheblichem Stridor nach der Geburt.

Wie schon erwähnt, sind Gefäßanomalien oft kombiniert mit anderen angeborenen Anomalien an Lungen, Bronchien, Herz und großen Gefäßen. Eine der häufigsten Anomalien ist die Konstellation eines aus der Trachea, anstatt aus dem rechten Hauptbronchus abgehenden rechten Oberlappenbronchus. Distal davon weist diese eine langstreckige Stenose mit teilweise Ringknorpelbildung und Pulmonalarterienschlinge auf.

Diagnostik

Echokardiographie. Die Diagnose einer Gefäßschlinge kann mittels Echokardiographie gestellt werden.

Weitere Verfahren. Andere, aber aufwendige und invasive diagnostische Verfahren sind die Cineangiographie und das CT unter Kontrastmittelgabe. Das MRT ist zurzeit noch nicht in der Lage, mit absoluter Sicherheit eine Gefäßschlinge zu diagnostizieren, künftig wird es wohl den aktuellen Goldstandard – die Cine-Angiographie – ersetzen.

Therapie

Die operative Korrektur beinhaltet in der Regel die Umpflanzung der linken Pulmonalarterie auf den Pulmonalishauptstamm und ggf. eine der oben beschriebenen Maßnahmen an der Trachea. Es ist zu bedenken, dass es durchaus asymptomatische Patienten gibt, bei denen erst im späteren Alter die Schlinge per Zufall entdeckt wird. Deswegen scheint derzeit nur bei entsprechender Symptomatik eine operative Korrektur im Kleinkindalter indiziert.

■ Doppelter Aortenbogen

Beim doppelten Aortenbogen verläuft der rechte Bogen rechts an der Trachea vorbei, dreht sich dann nach hinten, kreuzt Trachea und/oder Ösophagus von dorsal und vereinigt sich dann wieder mit dem zweiten, linksseitigen Aortenbogen, der ventral der Trachea verläuft. Aufgrund dieses Gefäßrings kann es zu einer Kompressionsstenose der distalen Trachea und des Ösophagus kommen. Echokardiographie und ggf. Herzkatheteruntersuchungen können die im Ösophagusbreischluck gestellte Verdachtsdiagnose bestätigen. Das Ziel der operativen Korrektur ist die Wiederherstellung der normalen Anatomie im Sinn einer Entfernung des rechten Aortenbogens, sodass die Trachea dekomprimiert wird.

Dies ist allerdings aufgrund möglicher Missbildungen des linken Bogens nicht immer durchführbar. Wenn intraoperativ festgestellt wird, dass die Trachea durch den vorbestehenden Druck von außen zu sehr malazisch verändert ist, empfehlen wir gleichzeitig, eine externe Schienung um die Trachea anzubringen.

■ Rechtsseitiger Aortenbogen und Arteria lusoria

Beim rechtsseitigen Aortenbogen wird die Trachea recht selten komprimiert. Eine Kompressionsstenose liegt nur dann vor, wenn der Bogen linksseitig der Wirbelsäule deszendiert und die Trachea von dorsal – zusammen mit dem Ösophagus – von der Aorta gekreuzt wird. Auch hier gilt, dass eine länger bestehende symptomatische Kompressionsstenose der Trachea zu einer Tracheomalazie führen kann, sodass die Korrektur sich dann nicht nur auf das Verlegen des Bogens konzentriert, sondern auch eine Tracheopexie oder äußere Umhüllung erfordern kann.

Beim rechtsseitigen Bogen kommt häufig eine sog. A. lusoria vor. Es handelt sich um die linke A. subclavia, die weit dorsal aus dem rechten Aortenbogen kommt und deswegen hinter der Trachea nach links verläuft und auf diese Weise – gemeinsam mit dem rechtsseitigen Aortenbogen und dem Lig. Botalli – eine Art Sling um die Trachea bilden kann.

Umgekehrt kann eine A. lusoria auch bei einem normalen linksseitigen Aortenbogen vorkommen, was recht häufig der Fall ist, aber sehr selten zu einer Atemwegssymptomatik führt.

■ Truncus-brachiocephalicus-Syndrom

Eine der häufigsten, synchron zum Herzschlag pulsierenden Impressionen bildet die ventral über die distale Trachea verlaufende A. brachiocephalica. Äußerst selten kann dadurch eine lokale Tracheomalazie entstehen. In diesem Fall könnte die oft favorisierte Aortopexie eine Besserung des Krankheitsbilds bringen. Bei Versagen dieser Maßnahme halten wir eine externe Umhüllung mit Aufspannen der Trachea für die adäquate Alternative.

■ Ductus-Botalli-Syndrom

Pulmonalarterie und Aortenbogen sind durch den Ductus Botalli aneinander fixiert. Beide verlaufen nach dorsokaudal, dazwischen befindet sich der linke Hauptbronchus.

Manchmal gibt es noch einen 2. Ductus Botalli, der dann z. B. zwischen rechter Pulmonalarterie und Truncus brachiocephalicus verläuft. Wenn aus irgendeinem Grund (z. B. Wirbelsäulendeformität, rechtsseitige Lungenhypoplasie) ein Zug mit einem nach dorsal gerichteten Kräftevektor auf die Pulmonalarterie entsteht, wird automatisch der hinter der Pulmonalarterie verlaufende linke Hauptbronchus (durch Duktusligament und damit fixierte Aorta) auf die Wirbelsäule gezogen, sodass eine Hauptbronchuskompressionsstenose mit sekundärer Malazie entstehen kann.

Klinische Symptome:
- *selten:*
  - respiratorische Insuffizienz (nur Säuglinge brauchen beide Lungen für eine ausreichende Ruheventilation),
- *sehr häufig:*
  - rezidivierende einseitige Pneumonien,
  - Atelektasen.

Die chirurgische Lösung des Problems besteht in der Durchtrennung des Duktusligaments, wenn dies bei der intraoperativen Endoskopie als unzureichend eingeschätzt wird, außerdem kann noch eine externe Kunststoffmanschette zur Aufspannung des Hauptbronchus als Therapie in Frage kommen.

Endoskopische und operative Notfallmaßnahmen

! Bei zentralen, okkludierenden Atemwegsobstruktionen gleich welcher Art muss direkt ein adäquates Lumen zur Ventilation geschaffen werden.

Wenn die Obstruktion nicht mit einer endoskopischen desobstruierenden Maßnahme beseitigt werden kann, steht direkt der operative Eingriff an, möglicherweise unter HLM-Bereitschaft. In jedem Fall wird man versuchen, eine Pneumonektomie bei Kindern zu vermeiden, vor allem wegen des zu erwartenden pulmonalen Hochdrucks, der vor allem in den ersten Lebensmonaten tödlich verlaufen kann. Eine geringere Rolle spielt die Skoliose im Fall eines Ausbleibens der Hernierung der verbliebenen Lunge durch das Mediastinum auf die pneumonektomierte Seite. Aus der Literatur sind bei unumgänglicher Pneumonektomie aber Fälle bekannt, in denen die verbliebene Lunge doch gut zur Gegenseite hernierte und sich dadurch auch quantitativ die Zahl an Alveolen vergrößern konnte (Pierce u. Mitarb. 1970). Dieser Kompensationsmechanismus ist jedoch nur bis zum 8. Lebensjahr gegeben.

Fallbeispiel. Als Beispiel erwähnen wir einen 6 Wochen alten Säugling, der mit einer – unter Spontanatmung entstandenen – massiven Überblähung (interstitielles Lungenemphysems ohne deutliche Ursache) der linken Lunge und demzufolge entstandener Kompression der rechten Lunge intubiert werden musste. Auch unter der hochfrequenten Oszillationsbeatmung verbesserte sich die Symptomatik nicht. Obwohl die Pneumonektomie zur Debatte stand, wurde ein „letzter Versuch" mit endoskopischer Einlage eines mit Natriumchloridlösung gefüllten Ballonkatheters unternommen, sodass sich in der Folge die überblähte Lunge verkleinerte und die rechte, gesunde Lunge wieder belüftet werden konnte. Nach 3 Tagen konnte das Kind extubiert werden, der Ballon wurde entfernt, und nach einigen Wochen hatte sich auch die linke Lunge vollständig erholt.

Endoskopische Intubation

Es kann vorkommen, dass bei Neugeborenen der Kehlkopf verschlossen ist oder die obere Trachea zu eng ist für den kleinsten Tubus. Als Ursache kommen eine Stenose, Web oder Trauma in Frage. In diesem Fall könnte der Tubus auf eine starre Hopkins-Optik mit Schutzmantel aufgeladen werden, sodass transoral der Kehlkopf und die obere Trachea unter Sicht passiert werden können. Bei der (notfallmäßigen) Gelegenheit kann man automatisch den Engpass dilatieren. Zuerst wird der Kehlkopf in üblicher Weise mit dem Laryngoskop dargestellt. Die starre Optik mit aufgeladenem Tubus wird unter Sicht mit der anderen Hand an die Glottis gebracht. Sobald man bei der Engstelle ist, versucht man am besten immer, seinen Ellbogen abzustützen, um einen Ausrutscher zu verhindern, wodurch eine Tracheaperforation verursacht werden könnte, wenn der Widerstand der Stenose plötzlich wegfällt. Unter dann zunehmendem Druck und Drehen fädelt man den Tubus über die Optik hinweg in die Trachea.

Bronchoskopie beim intubierten Kind

Mittels flexibler Endoskope kann man auch die kleinsten Kinder bronchoskopieren.

Wichtigste Indikationen im Intensivbereich:
- *Bronchialtoilette:*
  - Atelektasen,
  - Mukoviszidose,
  - Asthma,
- *Ursachenklärung:*
  - Überblähung,
  - Pneumonien.

Die Endoskope, die mit einem Absaugkanal ausgestattet sind, brauchen eine Mindesttubusgröße von 4,5 mm Innendurchmesser. In dem Fall kann man simultan (mit vorübergehend 100 % Sauerstoffzufuhr) die Kinder weiterhin beatmen. Zur Sedierung empfehlen sich kurz wirkende Hypnotika (z. B. Propofol 1,5–2 mg/kg KG/10 min) und Atropin (0,02 mg/kg KG) (gegen vagusbedingte Bradykardien). Bei Kindern, die mit einem Tubus von weniger als 4,5 mm intubiert sind, ist eine Bronchoskopie über den Tubus bislang nur mit einem reinen optischen Instrument möglich (also ohne Spül-/Absaugkanal). In dem Fall muss man zur gezielten Sekretgewinnung/Atelektasebehandlung eine „starre Bronchoskopie" durchführen, was auf einer Intensivstation problemlos möglich sein sollte.

Literatur

April MM, Marsh BR (1993) Laryngotracheal reconstruction for subglottic stenosis. Ann Otol Rhinol Laryngol 102: 176–181

Azizkhan RG, Lacey SR, Wood RE (1993) Anterior cricoid suspension and tracheal stomal closure for children with cricoid collapse and peristomal tracheomalacia following tracheostomy. J Pediatr Surg 28 (2): l69–171

Cosentino C, Backer C, Idriss FS, et al. (1991) Pericardial patch tracheoplasty for severe tracheal stenosis in children: intermediate results, J Pediatr Surg 26: 879–885

De Lorimier AA, Harrison MR, Hardy K, Howell LJ, Adzick NS (1990) Tracheobronchial obstructions in infants and children. Experience with 45 cases. Ann Surg 212: 277–289

Filler RT, Buck JR, Bahoric A, Steward DJ (1982) Treatment of segmental tracheomalacia and bronchomalacia by implantation of an airway splint, J Pedatric Surg 17: 597–603

Hagl S, Jakob H, Sebening C, van Bodegom P, et al. (1997) External stabilisation of long-segment tracheobronchomalacia by intraoperative bronchoscopy. Ann Thorac Surg 64: 1412–20

Johnson DG In: Pediatric Thorac Surg, Fallis JC, Filler RM, Lemoine G (eds) Chapter 12

Messineo A, Forte V, Silver M, Filler R (1992) The balloon posterior tracheal split: a technique for managing tracheal stenosis in the premature infant. J Pediatr Surg 27: 1142–1144

Monnier PM, Savary Chapuis G (1993) Partial cricoid resection with primary tracheal anastomosis for subglottic stenosis in infants and children. Laryngoscope 103: 1273–1283

Pierce WS, deParedes CG, Raphaely RC, Waldhausen JA, Thorac J (1970) Pulmonary resection in infants younger than one year of age. Cardiovasc Surg 61: 875–881

Wiatrak BJ, Cotton RT (1992) Anastomosis of the cervical trachea in children. Arch-Otolaryngol-Head-Neck-Surg. 118: 58–62

Organtransplantationen

Lebertransplantation

B. Rodeck

Indikationen

Die Lebertransplantation im Kindesalter ist eine Therapieoption bei der terminalen Organinsuffizienz akuter oder chronischer Genese. Sie sollte bei jedem Kind mit einer lebensbedrohenden Lebererkrankung in Betracht gezogen werden. Die 5-Jahres-Überlebensraten liegen heute etwa bei 80 % und höher (Ryckman 1994).

Ätiologie

Häufigste Ursache einer terminalen Leberinsuffizienz ist die *biliäre Zirrhose* (50 %) in der Regel auf dem Boden einer extrahepatischen Gallengangsatresie. Die Erkrankung wird zunächst mit einer Hepatoportoenterostomie nach Kasai (Kasai 1959) versorgt. Eine erfolgreiche Wiederherstellung der Galledrainage lässt sich bei 80 % der Kinder erzielen, wenn sie vor dem 60. Lebenstag operiert werden (Kasai 1989, Ohi 1990). Dennoch entwickeln 70–80 % der Patienten im weiteren Verlauf eine progrediente biliäre Zirrhose, die letztlich zum terminalen Organversagen führt (Wanek 1989, Laurent 1990, Martinez-Ibanez 1992). Die nach Kasai operierten Kinder profitieren aber von der Hepatoportoenterostomie, auch wenn diese nicht endgültig zum Erfolg führt, weil sie damit ein höheres Alter zur Transplantation als ohne Operation erreichen. Außerdem haben sie eine geringere Dystrophie im Vergleich zu nicht operierten Kindern. Dies verbessert die Überlebenschancen nach der Transplantation (Rodeck u. Mitarb. 1996).

Zweithäufigste Ursache sind *Stoffwechselerkrankungen*. Unter ihnen war die *familiäre nichtobstruktive progressive intrahepatische Cholestase* (Morbus Byler) die häufigste. Bei dieser Störung steht eine neue Therapieform zur Verfügung – eine externe Galleableitung, durch welche die toxischen endogenen Gallensäuren über eine Cholezystostomie abgeleitet werden. Dies ist allerdings nur bei Kindern möglich, die noch keine Leberzirrhose entwickelt haben (Whitington 1988, Whitington 1994).

Weitere Ursachen sind Stoffwechselerkrankungen (Burdelski 1991), die entweder zu einer Zirrhose führen oder ohne Zirrhoseentwicklung nur eine enzymatische Funktion der Leber betreffen, die jedoch andere Organe des Patienten schwer schädigt (Tab. 18.15). Der Indikationsbereich – insbesondere der letzten Gruppe – hat sich in den letzten Jahren erweitert.

Im Kindesalter spielen *andere Ursachen* wie infektiöse Hepatitis, Autoimmunhepatitis und die sog. kryptogene Zirrhose nur eine untergeordnete Rolle, auch ist ein fulminantes Leberversagen selten.

Tabelle 18.15 Stoffwechselerkrankungen mit Indikation zur Lebertransplantation

Stoffwechselerkrankungen mit Leberzirrhose
Morbus Wilson
α1-Antitrypsinmangel
Tyrosinämie
Galaktosämie
Hämochromatose
Glykogenose Typ I
Glykogenose Typ IV
Mukoviszidose
Störungen der Fettsäureoxidation

Stoffwechselerkrankungen ohne Leberzirrhose
Familiäre Hyperlipidämie
Primäre Hyperoxalurie
Crigler-Najjar-Syndrom
Hämophilie A
Protein-C-Mangel

Schwierig und problematisch ist die Entscheidung, wenn ein Kind mit einem primär inoperablen *Lebertumor* (Hepatoblastom, hepatozelluläres Karzinom) vorgestellt wird, da auch bei negativer bildgebender Diagnostik Fernmetastasen nicht mit letzter Sicherheit auszuschließen sind und somit das Risiko des Tumorprogresses zu befürchten ist.

Insgesamt gibt es aber von Seiten der Grundkrankheit keine prinzipielle Kontraindikation, sodass jedes Kind, bei dem das terminale Leberversagen droht, rechtzeitig einem Lebertransplantationszentrum vorgestellt werden sollte.

Kontraindikationen

Wie das Spektrum der Indikationen ist auch das der Kontraindikationen wegen der Fortentwicklung des chirurgischen und konservativen Managements einem ständigen Wandel unterworfen.

Absolute Kontraindikationen. Als absolute Kontraindikationen gelten zurzeit:
- metastasierende Tumorerkrankungen,
- nicht beherrschbare Infektionen,
- vital bedrohende Erkrankungen anderer Organsysteme,
- schwere ZNS-Schäden.

Anatomische Voraussetzungen. Prinzipiell müssen die anatomischen Voraussetzungen für eine Transplantation bestehen, d. h. Vorhandensein bzw. Durchgängigkeit von A. hepatica, V. portae, V. cava inferior oder rechter Vorhof.

Relative Kontraindikationen. Relative Kontraindikationen sind bei einigen Patienten mit lang dauernder Zirrhose auch die Ausbildung von pulmonalen arteriovenösen Shunts, die mit chronischer Hypoxie einhergehen.

> Obwohl sich diese Shunts bei den meisten Patienten bei funktionierendem Transplantat spontan verschließen, muss eine Hypoxie der transplantierten Leber für eine gewisse Zeit einkalkuliert werden (Laberge 1992).

Psychosozialer Hintergrund. Dieser ist präoperativ einzuschätzen. Die Kinder und ihre Familien müssen die Belastung der Transplantation tragen und die immunsuppressive Therapie nach dem Eingriff konsequent durchführen. Die Entscheidung für oder gegen eine Transplantation muss individuell mit den Eltern (und älteren Patienten) getroffen werden. Das Transplantationszentrum sollte über eine entsprechend kompetente Infrastruktur (Psychologen, Sozialpädagogen, Seelsorger) verfügen.

Die Empfänger werden zentral in der europäischen Transplantationszentrale Eurotransplant im holländischen Leiden erfasst.

> Bei Vorliegen eines fulminanten Leberversagens oder eines akuten Transplantatversagens werden die Kinder in einer besonderen Wartestufe geführt, die eine Notfalltransplantation in der Regel innerhalb von 72 Stunden ermöglicht.

Spenderwahl

Leberspender sind Patienten, die nach einem Unfall, einer zerebralen Blutung oder aus anderen Gründen einen Hirntod erleiden. Sie waren zu Lebzeiten mit einer postmortalen Organentnahme einverstanden oder ihre Angehörigen haben nach ihrem Tod einer Organentnahme zugestimmt.

Patienten mit HIV-, Hepatitis-B-, Hepatitis-C- oder akuter Varizelleninfektion eignen sich wegen des Risikos der Infektionsübertragung nicht als Organspender.

Die Risiken der Infektion des Empfängers mit Viren der Herpesfamilie (CMV, EBV, HSV) sind kalkulierbar, sodass entsprechende Spender akzeptiert werden können.

> Eine systemische bakterielle Infektion oder Sepsis beim Spender ist eine absolute Kontraindikation.

Ausnahmen sind Kinder mit Tod durch Hirnödem nach Meningitis (Haemophilus influenzae, Neisseria meningitidis), deren Infektion bereits erfolgreich behandelt werden konnte (Pruim 1993).

> Generell gilt, je länger ein Spender auf einer Intensivstation behandelt werden musste, desto höher ist die Rate an initialen Nichtfunktionen des Transplantats (Pruim 1989).

Lebersegmenttransplantation. Prinzipiell wird bei Kindern auch die Transplantation einer kindlichen Leber angestrebt. Da aber glücklicherweise nur selten Kinder – insbesondere Kleinkinder – als potenzielle Organspender zur Verfügung stehen, wurde die Technik der Lebersegmenttransplantation entwickelt (Ringe 1990, Ringe 1993). Hierbei wird in der Regel der linkslaterale Leberlappen (Segmente II und III) eines erwachsenen Spenders orthotop transplantiert. Nur mit dieser Technik ist es in den letzten Jahren möglich gewesen, die Zahl der Lebertransplantationen zu steigern und die viel zu langen Wartezeiten abzukürzen.

Splittechnik. Durch Einführung der Splittechnik wurde es möglich, den sonst verworfenen rechten Leberlappen zusätzlich auf einen Erwachsenen zu transplantieren, sodass mit einem Spenderorgan zwei Empfänger versorgt werden konnten (Pichlmayr u. Mitarb. 1988).

Die Patientenüberlebensraten nach Segment- oder Splittransplantation unterscheiden sich nicht signifikant von der Transplantation einer ganzen Leber. Spender < 6 Monate werden nur bedingt akzeptiert, d. h. bei absolut dringlichen Transplantationsindikationen. Im Regelfall wird blutgruppengleich (im ABO- und Rhesussystem) transplantiert, nur in Notfallsituationen kann man auch gegen die Blutgruppenbarrieren transplantieren, wobei dann die immunsuppressive Therapie intensiviert werden muss. Eine HLA-Typisierung und ein Cross-Match wird zwar durchgeführt, spielt aber bei der Entscheidung für oder gegen eine Lebertransplantation keine Rolle.

Letztlich ist die Entscheidung, ein Organ zu akzeptieren, von der Empfängersituation abhängig, d. h. manchmal müssen im Interesse einer raschen Transplantation bei einem kritisch kranken Empfänger auch nichtoptimale Spenderkriterien akzeptiert werden.

Lebendspende. Aus der Segmenttransplantationstechnik hat sich die Möglichkeit der Lebendspende entwickelt. Hierbei wird einem Elternteil in der Regel der linkslaterale Leberlappen reseziert und dem Kind orthotop transplantiert (Broelsch 1991). Die Ergebnisse sind denen der konventionellen Leichenlebertransplantation mindestens vergleichbar. Ein Vorteil ist die Planbarkeit der Transplantation ohne lange Wartezeit und die optimale Evaluation des Spenders, allerdings müssen die potenziellen Risiken einer Leberresektion für den Spender in Kauf genommen werden.

Operationstechnik

Die Transplantation erfolgt orthotop nach Entfernung der erkrankten Leber. Die A. hepatica wird mit der Empfänger-A.-hepatica oder oberhalb des Truncus coeliacus direkt End-zu-Seit mit der Aorta abdominalis anastomosiert, die V. portae End-zu-End mit der empfängerseitigen V. portae, die V. cava inferior oberhalb und unterhalb der Leber End-zu-End. Bei der Segmenttransplantation erhält man möglichst die eigene V. cava. Bei Kindern wird im Gegensatz zum Erwachsenen intraoperativ in der Regel kein venoportovenöser Bypass zur Drainage des Bluts aus der V. portae bzw. aus der unteren Körperhälfte angelegt.

Der Ductus choledochus wird Seit-zu-Seit anastomosiert, bei Kindern mit einer extrahepatischen Gallengangsatresie oder zu kleinem Ductus choledochus erfolgt die Ableitung über eine retrokolisch hoch gezogene Roux-Y-Schlinge. Oft kann die bei der Kasai-Operation geschaffene Schlinge verwendet werden. Es werden Zieldrainagen subdiaphragmal und subhepatisch eingelegt und durch die Bauchwand ausgeleitet.

Auch nach Einführung der Lebersegmenttransplantation besteht besonders bei Säuglingen gelegentlich ein Missverhältnis zwischen der Größe des Transplantats und des zur Verfügung stehenden Bauchraums. In solchen Fällen kann der Bauch nicht primär verschlossen werden, sondern wird mit einem eingenähten Vicrylnetz abgedeckt. Die postoperative Nachsorge wird danach durch die hohen, schwer abschätzbaren Flüssigkeitsverluste über die offene Bauchwunde kompliziert. Zumindest für einige Tage kann das Vicrylnetz zusätzlich mit einer Siliconplatte abgedeckt werden, die allerdings nach ca. 3 Tagen wieder entfernt werden sollte. Das Vicrylnetz heilt ein und wird nach einiger Zeit resorbiert (Machens 1994).

Postoperatives Monitoring

Die Patienten benötigen:
- arteriellen Zugang – in der Regel in der A. radialis links – zur Überwachung des Blutdrucks und der Möglichkeit zur Blutentnahme,
- möglichst 3-lumigen zentralvenösen Katheter – in der Regel in der V. jugularis interna rechts – zur Überwachung des ZVD sowie zur Applikation von Infusionslösungen und Medikamenten,
- Pleuradrainage – wird bereits intraoperativ rechts eine eingelegt – da sich fast immer nach der ausgedehnten subdiapragmalen Präparation ein lange nachlaufender Pleuraerguss entwickelt.

Im Übrigen ist der Patient in der unmittelbaren postoperativen Phase in üblicher Weise intensivmedizinisch versorgt, d. h.:
- intubiert,
- kontrollierte Beatmung,
- Magensonde,
- Blasenkatheter,
- ausreichend periphere Zugänge.

Kontinuierliche Überwachung:
- blutige Druckmessung (Arterie, zentrale Vene),
- EKG-Monitor,
- Pulsoxymeter,
- Temperaturfühler,

- quantitative Bestimmung von Drainageverlusten und Urinproduktion (zur Einschätzung des Flüssigkeitshaushalts).

Nach jeder Transplantation kommt es zu einem mehr oder weniger ausgeprägten Ischämieschaden des Transplantats. Dies zeigt sich in einer Erhöhung der die Zytolyse anzeigenden Enzyme (GOT, GPT, GLDH), mit einem Maximum nach 2–3 Tagen sowie der die Cholestase anzeigenden Parameter (γ-GT, Bilirubin, Gallensäuren), mit einem Maximum von 1–2 Wochen.

! Das Ausmaß der ischämischen Zellschädigung korreliert nicht mit der Leberfunktion.

Parameter der Leberfunktion:
- Synthese von Gerinnungsfaktoren (besonders der Faktoren V und VII mit kurzer Halbwertszeit),
- Cholinesterase (nur verwertbar ohne vorangegangene Substitution von FFP),
- Lactat- und Ammoniakwerte,
- ggf. MEGX-Bildungstest (Burdelski 1992).

! Bleibt die Enzymausschüttung hoch und erholt sich die Leberfunktion in der Frühphase nach der Transplantation nicht, muss eine initiale Nichtfunktion (INF) angenommen werden.

Ursachen für Transaminasenanstieg nach initialer Stabilisierung von Zellschaden und Funktion:
- Gefäßthrombosen (A. hepatica oder V. portae),
- Abstoßungsreaktion,
- Obstruktion der Gallenwege,
- infektiöse, toxische oder ischämische Schädigungen des Leberparenchyms.

Thromboseprophylaxe. Zur Prophylaxe von Gefäßthrombosen wird eine Heparinisierung durchgeführt (Ziel: PTT 50–60 s), etwa 3 Wochen nach der Transplantation kann auf Acetylsalicylsäure umgestellt werden. Der AT-III-Spiegel sollte über 80 % gehalten werden.

Doppler-Sonographie. Doppler-Sonographieuntersuchungen sollten täglich durchgeführt werden, um frühzeitig Veränderungen des Leberparenchyms, der Gefäß- und Flussverhältnisse, der Gallenwege und anderer Auffälligkeiten im Abdomen zu erkennen.

Immunsuppression

Die Immunsuppression wird mit Prednisolon (Tab. 18.16) und Ciclosporin A (Brodehl 1994) oder Tacrolismus durchgeführt.

Ciclosporin A. Wegen der potenziellen Nephrotoxizität des Ciclosporin A und seiner Metaboliten. Beginn der Therapie 6 Stunden nach Operationsende.

Ciclosporin A:
- 2-mal 50 mg/m² KOF über jeweils 10 h i. v. Vollblutspiegel (spezifischer monoklonaler RIA) wird täglich gemessen und soll bis 120 Tage nach Transplantation bei 150–250 ng/ml liegen.

Die Dosis wird entsprechend angepasst. Die Ciclosporinmetabolite (unspezifischer monoklonaler RIA) können als Parameter der Leberfunktion (schlechte Funktion führt zu hohen Metabolitenspiegeln) interpretiert werden, hohe Metabolitenspiegel erklären oft die Ciclosporinnebenwirkungen bei niedrigen Muttersubstanzspie-

Tabelle 18.16 Immunsuppression nach Lebertransplantation

Prednisolon		Dosierung (mg/m² KOF)
Intraoperativ vor Freigabe der Leberperfusion		300
ab 1. postoperativen Tag		60
ab 8. postoperativen Tag		30
ab 15. postoperativen Tag		15
ab 22. postoperativen Tag		12
ab 29. postoperativen Tag		9
ab 36. postoperativen Tag		6
ab 43. postoperativen Tag		2–4
Ciclosporin A	**Dosis**	**Vollblutspiegel (ng/ml)**
6 Stunden postoperativ	50 mg/m² KOF über 10 Stunden	150–250
ab 1. postoperativen Tag	2-mal 50 mg/m² KOF i. v. wenn möglich: 2-mal 150 mg/m² KOF p. o.	150–250 150–250
ab 120. postoperativen Tag	2-mal 150 mg/m² KOF p. o.	120–200

geln (Wonigeit 1990). Wesentliche Nebenwirkungen sind:
- Nephrotoxizität,
- Hypertonie,
- Neurotoxizität.

Voraussetzung für die Umstellung auf eine orale Applikation ist der Nachweis einer ausreichenden Resorption (Hoyer 1991). Die Resorption des lipophilen Ciclosporin A (Sandimmun) ist abhängig von der Galleproduktion, sodass das Ciclosporin A p.o. – insbesondere bei noch instabiler Leberfunktion mit Cholestase – in einer modernen wasserlöslichen Galenik (Sandimmun optoral gegeben werden sollte.

Die Verfügbarkeit von Ciclosporin A in wasserlöslicher Galenik ermöglicht auch die initiale orale Applikation.

Tacrolimus. Eine Alternative zu Ciclosporin ist Tacrolimus (FK 506, Prograf), ein Immunsuppressivum mit ähnlichem Wirkmechanismus und Nebenwirkungsspektrum wie Ciclosporin. Auch Tacrolismus wird blutspiegelkontrolliert eingesetzt.

Im Rahmen von Studien werden auch Interleukin-2-Rezeptor-Antagonisten eingesetzt.

Akute Abstoßungsreaktionen. Sie werden immer bioptisch gesichert. Die Therapie der Abstoßung besteht aus Prednisolon 10 mg/kg KG i.v. in 1 ED an 5 aufeinanderfolgenden Tagen. Steroidresistente akute Abstoßungen können mit Tacrolimus (FK 506) (Melter 1994) behandelt werden. Bei rekurrierenden akuten Abstoßungen oder bei einer Niereninsuffizienz kann die Immunsuppression mit Azathioprin (Imurek) oder Mycophenolat (CellCept) als „triple drug therapy" erweitert werden (Tab. 18.**16**).

Komplikationen

Infektion

Perioperative antibiotische Prophylaxe. Der lebertransplantierte Patient hat wegen der Immunsuppression, der langen Operationszeit, multipler potenzieller Eintrittpforten und des Wegfalls der immunologischen Funktionen der Leber ein hohes Infektionsrisiko, sodass eine perioperative antibiotische Prophylaxe sinnvoll ist (George 1992). Sie wird bei uns mit Cefotaxim und Metronidazol (darmöffnende Operation) über 3 Tage postoperativ durchgeführt.

Prophylaktische selektive Darmdekontamination. Eine prophylaktische selektive Darmdekontamination mit Antibiotika und Antimykotika reduziert die Keimbesiedelung des Darms (Wiesner 1988) und führt zu einem geringeren Infektionsrisiko nach der Transplantation. Sie ist allerdings nur bei einem vorhersehbaren Transplantationszeitpunkt praktikabel.

Gezielte Therapie. Bei bestehendem Verdacht oder Nachweis einer Infektion muss möglichst zielgerichtet therapiert werden. Meist werden gramnegative Keime oder Candida albicans nachgewiesen (George 1992, Ryckman 1994). Bei einer länger dauernden Behandlung mit Antibiotika empfiehlt sich daher zusätzlich die Gabe eines Antimykotikums (Fluconazol i.v., Amphomoronal p.o.).

Diagnostik. Die Tatsache, dass Infektionen nach Transplantation maßgeblich die Morbidität und Letalität des Eingriffs bestimmen (George 1992, Salt 1992, Rodeck 1994), überzeugt uns von der Notwendigkeit einer aggressiven, ggf. invasiven Diagnostik (z.B. bronchoalveoläre Lavage, sonographisch gesteuerte Punktionen von abszessverdächtigen Strukturen im Abdomen, Laparotomie etc.). Außerdem müssen in regelmäßigen Abständen (mindestens 2-mal pro Woche) bakteriologische Untersuchungen aller Körpersekrete durchgeführt werden.

Virusinfektionen (CMV, EBV, Adenoviren, Herpesviren) spielen in der frühpostoperativen Phase nur eine untergeordnete Rolle.

Immunglobulinsubstitutionen. Intraoperativ und postoperativ werden wöchentlich 7S-Immunglobuline (400 mg/kg KG) verabreicht, je nach Drainage- oder Blutverlusten häufiger.

CMV-Infektionsprophylaxe. Bei CMV-positivem Spender und CMV-negativem Empfänger führt eine CMV-Prophylaxe mit Ganciclovir über 3 Wochen zu einer geringeren Infektionsrate (Stratta 1991). Fieber, Leukopenie, Transaminasenanstieg, intestinale Blutungen und respiratorische Insuffizienz können Zeichen einer CMV-Infektion sein. Eine rasche Diagnose ist mit dem Nachweis von Virus-DNA im Urin mittels PCR möglich. 1-mal wöchentlich sollte der Urin elektronenmikroskopisch auf CMV untersucht, das CMV-pp65-Antigen gemessen und eine PCR durchgeführt werden.

Flüssigkeitshaushalt und Nierenfunktion

Der postoperative Flüssigkeitsverlust durch die Drainagen kann in den ersten Tagen bis Wochen (!) erheblich sein. Die Flüssigkeit besteht aus einer Mischung von Blut, Lymphflüssigkeit, Transsudat und Exsudat.

> **!** Die Art des Ersatzes richtet sich nach den hämodynamischen, hämatologischen und gerinnungsphysiologischen Erfordernissen (Glucoseelektrolytlösung, Blut, FFP oder Humanalbumin).

In der anhepatischen Phase während der Operation ist die V. cava inferior z.Z. der Anastomosierung der Gefäße für ca. 1 h abgeklemmt. In dieser Zeit haben die Nieren keinen direkten venösen Abfluss. Das kann zu einer Einschränkung der Nierenfunktion führen.

Zielparameter. Der zentralvenöse Druck sollte um 5 (-7) mm Hg liegen, die Urinproduktion bei ca. 1–2 ml/kg KG/h.

Wir beginnen routinemäßig nach der Transplantation mit der Gabe von Furosemid (1–10 mg/kg KG/d als Dauerperfusion), Spironolacton (2–4 mg/kg KG/d i. v., cave: Hyperkaliämie bei Niereninsuffizienz!) und Dopamin (3 μg/kg KG/min als Dauerperfusion).

Der verlässlichste Parameter der Nierenfunktion ist die gemessene Kreatininclearance, da bei den oft dystrophen Kindern mit geringer Muskelmasse das Serumkreatinin auch bei einer deutlichen Einschränkung der glomerulären Filtrationsrate noch im „Normbereich" liegen kann. Bei schlechter Leberfunktion kann die Harnstoffsynthese reduziert sein, sodass auch dieser Parameter in der Beurteilung der Nierenfunktion nicht zuverlässig ist.

Beatmung

Viele Patienten mit einer Leberzirrhose haben eine Hyperperfusion der Lunge auf dem Boden von pulmonalvenösen Shunts (s. oben). Zudem scheint zumindest bei Kindern mit einer extrahepatischen Gallengangsatresie eine Atemwegsobstruktion – bedingt durch Lungenkompression wegen Organomegalie und Aszites – zur Hypoxie beizutragen (Seidenberg 1992). Ein weiterer Faktor ist die oft lange Operationsdauer mit hohem Transfusionsbedarf.

Die Beatmung sollte fortgeführt werden, bis der Patient wach, hämodynamisch stabil, ohne Blutungszeichen sowie respiratorisch suffizient ist und eine gute Transplantatfunktion hat.

Pleuraerguss. Der oft hartnäckige Pleuraerguss rechts wird bereits intraoperativ drainiert (s. oben).

Zwerchfellparese. Häufig liegt eine Zwerchfellparese rechts mit Atelektasen der basalen Lungenabschnitte vor.

ARDS/Lungenödem. Ein ARDS und/oder Lungenödem ist besonders bei massivem Transfusionsbedarf, Sepsis, Pneumonie und/oder schlechter Leber- bzw. Nierenfunktion zu befürchten.

Ernährung, Magen-Darm-Trakt

Nach Abklingen der postoperativen Darmatonie (ca. 2.–3. postoperativer Tag) beginnt man mit dem Aufbau einer enteralen Ernährung über die Magensonde. Bei gutem Ernährungszustand des Patienten kann auf eine parenterale Ernährung wegen des Infektions- und Cholestaserisikos verzichtet werden. Bei der aber oft erheblichen Dystrophie muss schon früh eine zumindest partielle parenterale Ernährung erfolgen, um die Kinder aus der katabolen Stoffwechsellage zu bringen. Die Zusammensetzung der parenteralen Ernährung richtet sich nach der Leberfunktion (bei schlechter Funktion hoher Glucoseanteil und niedriger Eiweißanteil mit ggf. verzweigtkettigen Aminosäuren) und der Nierenfunktion.

Tabelle 18.17 Standardverordnung nach Lebertransplantation

Flüssigkeitszufuhr	Einfuhr = Ausfuhr/h Beginn: 1500 ml/m² KOF	
Zentralvenöser Katheter	5 g/kg KG/d Glucose (Glucose 40%)	cave: Hypoglykämie
	Natriumchlorid 0,45%/Glucose 5% als Bilanzlösung	keine lactathaltige Lösung
	Humanalbumin 5% (FFP)/Natriumchlorid 0,9% 1:1 als Drainageersatz	abhängig vom Quick-Wert
	Furosemid (1)–5–10 mg/kg KG/d in 0,9%iger Natriumchloridlösung	
	Dopamin 3 μg/kg KG/min in 0,9%iger Natriumchloridlösung	

Medikamente	ED	tägliche Gaben	Applikation	Bemerkungen
Ciclosporin A	50 mg/m² KOF	2	i. v.	über 10 Stunden an Spiegel adaptiert
Prednisolon	60 mg/m² KOF	1	i. v.	
Spironolacton	1–2 mg/kg KG	2	i. v.	cave: Hyperkaliämie
Pirenzepin	0,9 mg/kg KG	2	i. v.	
Ranitidin	1 mg/kg KG	2	i. v.	
Clemastinhydrogenfumarat	0,04 mg/kg KG	2	i. v.	
Morphin	0,1 mg/kg KG	bei Bedarf	i. v.	
Vecuroniumbromid	0,1 mg/kg KG	bei Bedarf	i. v.	
Cefotaxim	34 mg/kg KG	3	i. v.	
Metronidazol	7 mg/kg KG	3	i. v.	

Tabelle 18.18 Zielbereiche klinischer und laborchemischer Parameter nach Lebertransplantation

Blutglucose	10–20 mmol/l
ZVD	5 (–7) mm Hg
RR systolisch	90–110 mm Hg
Quick-Wert	> 30 %
PTT	ca. 50 s
AT III	> 80 %
Thrombozyten	> 30 000/mm^3

Gastrointestinale Blutungen. Eine nicht seltene Komplikation sind gastrointestinale Blutungen trotz des präventiven Einsatzes von H_2-Rezeptorantagonisten und Antazida.

Darmperforation. Besonders die in der Regel voroperierten Kinder mit extrahepatischer Gallengangsatresie haben ein höheres Risiko einer Darmperforation, die unter der notwendigen Immunsuppression klinisch schwierig zu diagnostizieren ist.

Tab. 18.17 gibt einen Überblick über eine Standardverordnung nach komplikationsloser Lebertransplantation im Kindesalter. Selbstverständlich sind die diagnostischen und therapeutischen Maßnahmen individuell anzupassen. In Tab. 18.18 sind die Zielbereiche klinischer und laborchemischer Parameter nach Transplantation aufgeführt.

Literatur

Broelsch CE, Whitington PF, Emond JC, et al. (1991) Liver transplantation in children from living related donors. Surgical techniques and results. Ann Surg 214: 428–439

Burdelski M, Rodeck B, Latta A, et al. (1991) Treatment of inherited metabolic disorders by liver transplantation. J Inherit Metab Dis 14: 604–618

Burdelski M, Oellerich M, Duwel J, et al. (1992) Pre- and posttransplant assessment of liver function in paediatric liver transplantation. Eur J Pediatr 151 Suppl 1: 39–43

George DL, Arnow PM, Fox A, et al. (1992) Patterns of infection after pediatric liver transplantation. AJDC 146: 924–929

Hoyer PF, Brodehl J, Ehrich JHH, Offner G (1991) Practical aspects in the use of cyclosporin in paediatric nephrology. Pediatr Nephrol 5: 630–638

Kasai M, Suzuki S (1959) A new operation for noncorrectable biliary atresia: hepatic portoenterostomy. Shujutsu 13: 733

Kasai M, Mochizuki J, Ohkohochi N, Chiba T, Ohi R (1989) Surgical limitation for biliary atresia: indications for liver transplantation. J Pediatr Surg 24: 851–854

Laberge JM, Brandt ML, Lebecque P, et al. (1992) Reversal of cirrhosis-related pulmonary shunting in two children by orthotopic liver transplantation. Transplantation 53: 1135–1138

Laurent J, Gauthier F, Bernard O (1990) Long-term outcome after surgery for biliary atresia: study of 40 patients surviving more than 10 years. Gastroenterology 99: 1793–1797

Machens HG, Ringe B, Ziemer G, Pichlmayr R (1994) A new procedure for abdominal wound closure after pediatric liver transplantation: the „sandwich" technique. Surgery 115: 255–256

Martinez-Ibanez V, Boix-Ochoa J, Lloret J, Broto J (1992) Paediatric liver transplantation: life after portoenterostomy in biliary atresia. J Pediatr Surg 27: 830–832

Melter M, Rodeck B, Kardorff R, et al. (1994) Vier Jahre Erfahrung mit FK 506 bei Lebertransplantationen im Kindesalter. Transplantationsmedizin Suppl 1994: 26

Ohi R, Nio M, Chiba T, Endo N, Goto M, Ibrahim M (1990) Long-term follow-up after surgery for patients with biliary atresia. J Pediatr Surg 25: 442–445

Pichelmayr R, Ringe B, Gubernatis G, Hauss J, Bunzendahl H (1988) Transplantation einer Spenderleber auf zwei Empfänger (Splitting Transplantation) – eine neue Methode in der Weiterentwicklung der Lebersegmenttransplantation. Langenbecks Arch Chir 373: 127–130

Pruim J, Klompmaker IJ, Haagsma EB, Bijleveld CMA, Slooff MJH (1993) Selection criteria for liver donation: a review. Transpl Int 6: 226–235

Pruim J, v.Woerden WF, Knol E, et al. (1989) Donor data of liver grafts with primary non-function. A preliminary analysis by the European Liver Registry. Transplant Proc 21: 2383–2384

Ringe B, Burdelski M, Rodeck B, Pichlmayr R (1990) Experience with partial liver transplantation in Hannover. Clin Transpl: 135–144

Ringe B, Oldhafer K, Rodeck B, Pichlmayr R (1993) An update of partial liver transplantation. Transplant Proc 25: 2198–2199

Rodeck B, Melter M, Ringe B, et al. (1994) Lebertransplantation im Kindesalter: Erfahrungen an der Medizinischen Hochschule Hannover. Transplantationsmedizin Suppl. 1994: 4

Rodeck B, Melter M, Kardorff R, et al. (1996) Liver transplantation in children with cronic end stage liver disease: factors influencing survival after transplantation. Transplantation 62: 1071–1076

Ryckman FC, Ziegler MM, Pedersen SH, Dittrich V, Balistreri WF (1994) Liver tranplantation in children. In: Suchy FJ (Hrsg) Liver disease in children. Mosby, St. Louis, S. 930–950

Salt A, Noble-Jamieson G, Barnes ND, et al. (1992) Liver transplantation in 100 children: Cambridge and King's College Hospital series. BMJ 304: 416–421

Seidenberg J, Kluge E, Rodeck B, Burdelski M, von der Hardt H (1992) Hypoxemia in infants with biliary atresia: the role of airway obstruction. J Pediatr Gastroenterol Nutr 15: 171–177

Stratta RJ, Shaefer MS, Cushing KA, et al. (1991) Successful prophylaxis of cytomegalovirus disease after primary CMV exposure in liver transplant recipients. Transplantation 51: 90–97

Tagge DU, Tagge EP, Drongowski RA, Oldham KT, Arnold GC (1991) A long-term experience with biliary atresia: reassessment of prognostic factors. Ann Surg 214: 590–598

Wanek EA, Karrer FM, Brandt FM, Lilly CT (1989) Biliary atresia. Pediatr Rev 11: 57–62

Whitington PF, Whitington GL (1988) Partial external diversion of bile for the treatment of intractable pruritus associated with intrahepatic cholestasis. Gastroenterology 95: 130–136.

Whitington PF, Freese DK, Alonso EM, Schwarzenberg SJ, Sharp HL (1994) Clinical and biochemical findings in progressive familial intrahepatic cholestasis. J Pediatr Gastroenterol Nutr 18: 134–141

Wiesner R, Hermans PE, Rakela J, et al. (1988) Selective bowel decontamination to decrease gram negative aerobic bacterial and candida colonization and prevent infection after orthotopic liver transplantation. Transplantation 45: 570

Wonigeit K, Kohlhaw K, Winkler M, Schaefer O, Pichlmayr R (1990) Cyclosporin monitoring in liver allograft recipients: two distinct patterns of blood level derangement associated with nephrotoxicity. Transplan Proc 22: 1305–1311

Nierentransplantation

G. Offner

Die Nierentransplantation ist heute die Therapie der Wahl bei chronischem Nierenversagen im Kindesalter (Offner 1996). Noch vor 30 Jahren starben Kinder mit terminalem Nierenversagen. Vorraussetzung waren:
- Einführung und Weiterentwicklung immunsuppressiver Medikamente,
- Entdeckung der HLA-Antigene,
- Entstehung kindgerechter Dialysen zur Überbrückung der ausgefallenen Nierenfunktion (Ruder 1996).

Die Ergebnisse sind heute ausgezeichnet mit einem Transplantatüberleben von 95 % im 1. Jahr nach Nierentransplantation und einem Patientenüberleben von 99 %. Aber auch langfristig haben Kinder eine gute Chance, mit einer funktionierenden Niere erwachsen zu werden.

Häufigkeit und Indikation

1996 hat die Qualitätssicherung Nierenersatztherapie (Frei 1996) 568 Kinder < 15 Jahre erfasst, die mit Nierenersatztherapie in Deutschland leben. Davon waren 345 nierentransplantiert, 123 lebten mit Dialyse. Allein im Jahr 1996 wurden 116 Nierentransplantationen bei Kindern < 15 Jahre durchgeführt, das entspricht einer Inzidenz von 9–10 Kinder pro 1 Mio. Kinderpopulation.

Ätiologie

Die Ursachen des chronischen Nierenversagens sind im Gegensatz zu Erwachsenen vorwiegend (66 %) *angeborene und/oder hereditäre Nierenerkrankungen*. Hierzu gehören:
- Nierendysplasien und -hypoplasien,
- kongenitale Uropathien,
- Stoffwechselerkrankungen:
  - Zystinose,
  - Hyperoxalurie Typ I.

Bei den *erworbenen Nierenerkrankungen* handelt es sich vorwiegend um:
- fokal segmentale Glomerulosklerose (FSGS),
- HUS.

Die Kenntnis der Grundkrankheit ist deshalb wichtig, weil sie in einigen Fällen im Transplantat wieder auftreten kann, wie beispielsweise die FSGS (Baqi 1997). Bei der Hyperoxalurie Typ I ist heute zuerst eine Lebertransplantation indiziert, die in der Regel kombiniert mit der Nierentransplantation durchgeführt wird (Latta 1996).

Langfristige Kontraindikationen zur Nierentransplantation gibt es nicht. Jedes Kind mit terminalem Nierenversagen sollte der Nierentransplantation zugeführt werden und nach entsprechender Vorbereitung bei Eurotransplant gemeldet werden. Ein computergesteuertes Verteilungssystem mit besonderem Kinderbonus hat die Wartezeit in den letzten Jahren deutlich verkürzt, sodass die durchschnittliche Wartezeit unter 1 Jahr liegt (Opelz 1996). Eine Lebendspende von den Eltern kann den Kindern die Dialyse sogar ganz ersparen (Offner 1993).

Eignungskriterien

Die Nierentransplantation kann ab 6. Lebensmonat geplant werden, wenn ein Mindestgewicht von 6–7 kg erreicht ist. Zu diesem Zeitpunkt ist die psychomotorische Entwicklung bereits beurteilbar. Bei schwerer Entwicklungsretardierung bedarf es einer sorgfältigen Prüfung der Indikation zur Nierenersatztherapie unter Einbeziehung der Eltern und Psychologen. Die Vorbereitungskriterien sind in Tab. 18.19 zusammengefasst.

! Besonders wichtig ist der Impfstatus, da nach Transplantation Lebendimpfstoffe (Varizellen, Masern) das Risiko einer akuten Abstoßungsreaktion erhöhen können.

Die Blasenfunktion wird mit einem Ausscheidungsurogramm (MCU) geprüft und evtl. chirurgisch vor der Transplantationsmeldung korrigiert. Infektionen der Harnwege machen eine bilaterale Nephrektomie notwendig. Wenn das Kind noch nicht dialysepflichtig ist, wird eine Niere bei der Transplantation entnommen, die 2. Niere ca. 3 Wochen nach Transplantation. Hier ist eine antibiotische Prophylaxe dringend erforderlich. Nach einem akuten Nierenversagen (HUS) ist eine Wartezeit von 6 Monaten angezeigt, in denen eine Erholung des Nierenversagens möglich ist. Bei einem malignen Tumor wird eine Wartezeit von 1 Jahr nach Beendigung der Chemotherapie empfohlen.

Tabelle 18.19 Vorbereitung zur Nierentransplantation

Kompletter Impfstatus (wichtig: Varizellen, Masern, Hepatitis)
Blutgruppe, HLA-Typisierung
MCU, Urinstatus
Doppler-Sonographie der Hals- und Bauchgefäße
EKG, Echokardiographie
Antikörperstatus: CMV, EBV, HSV, HIV, HZV
Hepatitisserologie: HbsAG, HBsAK, HCV
HNO-, Augen-, zahnärztliches Konsil
Psychologisches Konsil

Spenderwahl

Bei der Nierentransplantation spielt im Gegensatz zu anderen Organtransplantationen die Nierengröße eine untergeordnete Rolle, da die Niere nicht orthotop transplantiert wird. Nur bei sehr kleinen Empfängern (< 8 kg) sollte die Spenderniere ein Volumen von 100 ml nicht überschreiten.

Ist eine Lebendspende geplant, wird der Spender gleichzeitig mit der Empfängervorbereitung internistisch untersucht und psychologisch vorbereitet, wie es im Transplantationsgesetz von 1997 vorgesehen ist.

Bei einem Nierenangebot ist zunächst ein Lymphozyten-Cross-Match zwischen Spenderlymphozyten und Empfängerserum durchzuführen, das negativ sein muss. Ein positives Cross-Match bedeutet, dass der Empfänger zytotoxische Antikörper gegen HLA-Antigene des Spenders hat und das Transplantat hyperakut abgestoßen würde.

Tabelle 18.20 Intraoperatives Protokoll bei Nierentransplantation

Medikamente	
Prednisolon (Decortin H)	300 mg/m² KOF i.v. als Bolus
Cefotaxim (Claforan)	30 mg/kg KG
Furosemid (Lasix)	3 mg/kg KG/h im Perfusor
Dopamin	5 mg/m² KOF/h im Perfusor
Natriumbicarbonat 8,4%	10–20 mmol bei Reperfusion
Flüssigkeit	
0,9%ige Natriumchloridlösung	300 ml/m² KOF/h
Mannit 20%	1 g/kg KG vor Reperfusion
Humanalbumin 20%	1 g/kg KG vor Reperfusion

Perioperative Therapie

Intraoperativ:

Bei der Nierentransplantation im Kindesalter ist zunächst das Größenverhältnis zwischen Spenderorgan und kindlichem Empfänger zu beachten, das insbesondere bei Kleinkindern für den Chirurgen eine Herausforderung darstellt.

Die Niere wird extraperitoneal von rechts an die Aorta und V. cava inferior bei Kleinkindern anastomosiert (Fangmann 1997). Bei größeren Kindern erfolgt die Anastomose an die Iliakalgefäße wie bei erwachsenen Empfängern. Das Transplantat wird gedreht (linke Niere nach rechts), damit der Ureter auf der Vorderseite der Blase eingepflanzt werden kann. Das Missverhältnis zwischen Organgröße und kindlichem Empfänger ist nicht nur für den Chirurgen eine Herausforderung. Das Herzzeitvolumen steigt z.B. bei einem Kleinkind < 10 kg um 20% an, wenn die Spenderniere eines Erwachsenen (ca. 200 ml Volumen) reperfundiert wird.

> **!** Bereits intraoperativ muss deshalb der zentrale Venendruck sicher in einem Bereich zwischen 5–7 mm Hg mit physiologischer Kochsalzlösung gesteuert und vor der Reperfusion des Transplantats erhöht werden.

Dabei wird in vielen Transplantationszentren Lasix, Dopamin, Mannit 20% und Humanalbumin 20% eingesetzt, um neben der Volumenbeladung möglichst eine initiale Urinproduktion zu erreichen.

Erythrozytenkonzentrat ist nur dann notwendig, wenn der Hämoglobinwert < 8 g/dl ist oder ein größerer Blutverlust eintritt. Der Blutdruck wird – unblutig oszillographisch gemessen – erhöht.

Auf einen arteriellen Zugang wird in der Regel verzichtet, da die A. radialis evtl. für einen späteren Dialysezugang gebraucht wird.

Während der Anastomose müssen die großen Gefäßen abgeklemmt werden, mit der Konsequenz, dass saure Valenzen ansteigen und Kalium freigesetzt wird, die bei der Reperfusion in hoher Konzentration in den Kreislauf gelangen. Je nach Blutgaskontrolle werden ca. 10–20 mmol Bicarbonat substituiert. Eine antibiotische Prophylaxe mit einem Cephalosporin (Cefotaxim) wird eingeleitet. Das ausführliche Protokoll ist in Tab. 18.20 zusammengestellt.

Postoperativ:

Das Kind wird intubiert, mit Magensonde, Blasenkatheter, zentralem Venenkatheter (möglichst 3-lumig) und Wunddrainage vom Operationssaal auf die pädiatrische Intensivstation übernommen. Dort erfolgt eine Überwachung über mindestens 24 Stunden. Bei guter Ausscheidung kann die Extubation in den ersten 2 Stunden vorgenommen werden. Blutdruck, ZVD und Flüssigkeitsbilanz einschließlich Verlust über die Wunddrainage werden stündlich überwacht und entsprechend dem postoperativen Protokoll gesteuert (Tab. 18.21).

Antibiotika. Die antibiotische Therapie mit Cefotaxim wird nach der 1. intraoperativ verabreichten Gabe fortgesetzt.

Diuretika. Furosemid wird im Perfusor bis maximal 10 mg/kg KG/d eingesetzt, um eine Ausscheidung von 100–200 ml/m² KOF/h zu erreichen.

Heparin. In den ersten 2 Wochen nach Transplantation wird eine Low-Dose-Heparinisierung mit 200 I.E./kg KG/d kontinuierlich durchgeführt.

Analgetika. Eine ausreichende Schmerztherapie ist notwendig, um den Patienten zu entspannen und gleichzeitig den schmerzbedingten Blutdruckanstieg zu verhindern.

Tabelle 18.21 Postoperatives Protokoll bei Nierentransplantation

Medikamente	
Furosemid (Lasix)	0,4 mg/kg KG/h im Perfusor bei Diurese < 100 ml/m² KOF/h
Dopamin	5 mg/m² KOF/h im Perfusor
Heparin	8,3 I.E./kg KG/h im Perfusor
Cefotaxim (Claforan)	100 mg/kg KG/d in 3 ED i.v.
Morphin	0,1 mg/kg KG i.v. bei Bedarf
Nifedipin (Adalat)	5–10 mg s.l. bei Bedarf
Immunsuppression	
Prednisolon (Decortin)	2-mal 30 mg/m² KOF/d i.v.
Ciclosporin A (Sandimmun Optoral)	2-mal 75 mg/m² KOF/4 h i.v. oder 2-mal 250 mg/m² KOF/d p.o.
Clemastin (Tavegil)	0,04 mg/kg KG i.v. vor Ciclosporin i.v.
Flüssigkeit	
Ringerlactat	Einfuhr = Ausfuhr + Perspiratio insensibilis/h (15 ml/m² KOF/h)
Humanalbumin 20%	3–5 ml/h bei ZVD < 5 mm Hg

! Dabei ist zu beachten, dass Morphinpräparate renal eliminiert werden und bei verzögerter Transplantatfunktion eine Dosisanpassung erforderlich ist (Baluarte 1994).

Doppler-Sonographie. Sie gibt in den ersten Stunden nach Transplantation Auskunft über Durchblutung und Abflussbedingungen, wenn die Diurese bereits begonnen hat.

! Oft haben die Empfänger noch eine Restdiurese von den in situ verbliebenen Eigennieren, sodass nur ein Kreatininabfall im Serum die Aufnahme der Transplantatfunktion beweist.

Dialyse. In 10–30% der Fälle kommt es zu einer verzögerten Funktionsaufnahme, wenn z.B. die kalte Ischämiezeit (Zeit zwischen Organentnahme und Reperfusion beim Empfänger) länger als 24 Stunden dauerte. Hier ist frühzeitig eine Dialysebehandlung (s. unten) einzuleiten.

Immunsuppressive Therapie

! Die immunsuppressive Therapie beginnt bereits intraoperativ und wird nach Protokoll durchgeführt (Hoyer 1991).

Standardtherapie ist Ciclosporin A (Sandimmun Optoral) in Kombination mit Steroiden (Decortin). Neue Protokolle mit Mycophenolat (CellCept), Ciclosporin und Steroiden bzw. Tacrolimus (Prograf) und Steroiden werden z.Zt. in klinischen Studien erprobt. Ein neuer Ansatz ist die Induktionstherapie mit Basiliximab (Simulect), einem monoklonalen Antikörper gegen den Interleukinrezeptor, der ebenfalls noch in klinischer Erprobung ist.

Dialyseindikation

Gefahr der hohen Volumenzufuhr in den ersten 24 Stunden ist ein Lungenödem, wenn das Transplantat eine verzögerte Funktionsaufnahme zeigt. Aus diesem Grund werden die Kinder nachbeatmet und die Volumenbelastung mit dem ZVD kontrolliert.

! Neben der Hypervolämie ist die Hyperkaliämie eine zwingende Dialyseindikation.

Peritonealdialyse (PD). Die meisten Kinder haben einen Tenckhoff-Katheter liegen, da sie vor der Transplantation mit einer PD (CAPD/CCPD) versorgt wurden. Bei der Transplantation wurde das Peritoneum nicht eröffnet. Es kann also jederzeit postoperativ mit der PD am Intensivplatz in Zusammenarbeit mit der Kinderdialyse begonnen werden. Die Füllmenge wird entsprechend der Verdrängung durch das Transplantat auf 10–20 ml/kg einer kommerziellen Dialyselösung (FA Baxter und Fresenius) reduziert. Je nach Überwässerung gibt es Dialyselösungen mit unterschiedlicher Glucosekonzentration, die über den osmotischen Druck dem Körper Wasser entzieht. Die Dialyselösung ist frei von Kalium, Phosphat, Kreatinin und Harnstoff, sodass die Substanzen vom Blut in das Dialysat diffundieren.

Hämodialyse (HD). Ältere Patienten erhalten häufig eine Hämodialyse, wenn eine Cimino-Fistel (arteriovenöse Verbindung am Unterarm) als Gefäßzugang angelegt ist. Wichtig ist, dass die Fistel arterialisiertes Blut führt und deshalb nicht für Blutentnahmen geeignet ist. Das Schwirren über der Fistel gehört zu den stündlichen Überwachungen, um rechtzeitig einen Verschluss bei Volumenmangel zu erkennen. Kinder, die ohne vorherige Dialyse transplantiert werden (präemptive Transplantation), erhalten intraoperativ einen Gefäßzugang über die V. jugularis, der gleichzeitig zur Überwachung des ZVD genutzt wird. Mit mobilen Dialysemaschinen wird die Hämodialyse ebenfalls am Intensivplatz von der Kinderdialyse intermittierend für 3–5 Stunden durchgeführt.

Postoperative Komplikationen

Chirurgisch bedingte Komplikationen

- Blutung,
- Urinleck,
- Gefäßverschluss an der Anastomosenstelle.

Hier hilft die frühe Doppler-Sonographie in der Diagnosestellung. Gerade die *Nierenvenenthrombose* zeigt in der Doppler-Sonographie typische Veränderungen mit negativem Fluss. Bei einem großen Missverhältnis zwischen erwachsenem Spenderorgan und kindlichem Empfänger kann das Organ auch in der Fossa iliaca eingeklemmt sein. Hier ist eine sofortige Öffnung der Faszie notwendig sowie die Erweiterung der Nierenloge mit einem Vicrylnetz.

> **!** Eine goldene Regel ist, wenn ein Organ von einem Lebendspender mit kurzer Ischämiezeit initial nicht funktioniert, muss revidiert werden.

Der thrombotische Verschluss der Nierengefäße an der Anastomose ist besonders bei Kleinkindern ein hohes Risiko, das in früheren Jahren bis zu 30% des Organversagens ausmachte (Gagnadoux 1993). Neue chirurgische Konzepte mit extraperitonealem Vorgehen und Gefäßanastomosen an der Aorta bzw. V. cava bei Kleinkindern haben zusammen mit der Volumenbeladung und kontinuierlicher Heparinisierung das Risiko erheblich reduziert. Ein postoperativ extremer Hypertonus kann Folge einer zu engen Gefäßanastomose sein.

Allgemeine klinische Komplikationen

Infektionen. Es handelt sich in erster Linie um Infektionen, die unter Immunsuppression besonders schwer verlaufen können. Blasenkatheter, zentraler Venenkatheter und evtl. Tenckhoff-Katheter erhöhen das Infektionsrisiko, weshalb prophylaktisch ein Cephalosporinpräparat (Cefotaxim) eingesetzt wird. Bei der Wahl der Medikamente ist auf die Interaktion mit Ciclosporin zu achten (Tab. 18.**22**).

Virusinfektionen stellen ein besonderes Risiko für den immunsupprimierten Patienten dar. Hier sind besonders CMV, EBV und HSV zu nennen, die mit dem Transplantat von seropositiven Spendern übertragen werden.

Tabelle 18.**22** Interaktion einiger Medikamente mit Ciclosporin

Erhöhung	Verminderung
Ketoconazol	Phenytoin
Erythromycin, andere Makrolide	Phenobarbital
Doxycyclin	Flucloxacillin
Cimetidin	Rifampicin
Aciclovir, Ganciclovir	Metamizol
Co-trimoxazol	

CMV: CMV führt typischerweise erst in der 3. Woche zur Erkrankung, wird jedoch mit dem Transplantat übertragen. Eine besonders gefürchtete Konstellation ist ein CMV-positiver Spender für einen CMV-negativen Empfänger wie sie bei Kleinkindern häufig vorkommt (Chavers 1997). Klinisch treten auf:
- Fieber,
- Leukopenie und/oder Thrombozytopenie,
- Gastroenteritis,
- Hepatitis,
- Transplantatnephritis.

Eine lebensbedrohliche Komplikation ist die Pneumonie mit Pneumocystissuperinfektion. Deshalb wird bei der erwähnten Risikokonstellation unmittelbar postoperativ eine Prophylaxe mit Ganciclovir (Cymeven) begonnen und 3 Wochen durchgeführt.

EBV: Eine EBV-Infektion manifestiert sich klinisch mit:
- Fieber,
- Tonsillitis,
- Lymphadenitis,
- Hepatitis.

Als Spätfolge muss hier besonders die posttransplantationslymphoproliferative Erkrankung (PTLD) beachtet werden. Prophylaktisch wird eine Therapie mit Ganciclovir (Zovirax) empfohlen.

HSV: Periorale Bläschen weisen auf eine HSV-Infektion hin. Sie sind weniger gefürchtet, da sie gut mit Aciclovir behandelt werden können.

Hypertonus. Ein Hypertonus besteht bei 80% der nierentransplantierten Kinder, die Ursache ist vielfältig. Unmittelbar postoperativ ist eine Hypervolämie die häufigste Ursache. Schlechte Transplantatdurchblutung führt zu einem reninbedingten Hypertonus. Aber auch die immunsuppressiven Medikamente (Steroide, Ciclosporin) kommen ursächlich in Frage. Wenn der Patient bereits präoperativ antihypertensiv behandelt war, sind meistens die Eigennieren die Ursache. Bevorzugte Therapie sind Calciumkanalblocker wie Nifedipin, das sublingual auch beim intubierten Kind verabreicht werden kann.

FSGS-Rezidiv. Die FSGS hat ein 30%ges Risiko der Rekurrenz, die innerhalb von Stunden im Transplantat auftreten kann. Frühzeitige und regelmäßige Urinkontrollen auf Eiweiß sind bei dieser Grundkrankheit dringend erforderlich. Eine große Proteinurie (>1g/d) ist dringend für ein Rezidiv verdächtig. Therapeutisch werden Plasmapherese und hoch dosiertes Ciclosporin mit unterschiedlichem Erfolg eingesetzt.

Oxalatablagerungen. Bei der Hyperoxalurie Typ I ist ein hoher Flüssigkeitsumsatz notwendig, um das Transplantat vor Oxalatablagerungen zu schützen. Phosphat- und Magnesiumsubstitution sowie Alkalisierung verhindern das Ausfällen von Oxalatkristallen im Urin (Latta 1996).

> **!** Nach 24 Stunden kann der Patient bei komplikationslosem Verlauf von der Normalstation übernommen und mit langsamem Nahrungsaufbau begonnen werden. Der stationäre Aufenthalt dauert in der Regel 4–6 Wochen.

Literatur

Baluarte HJ, Braas C, Kaiser BA, Polinsky MS, Palmer JA, Dunn S (1994) Postoperative management of pediatric transplant patient. In Tejani AH, Fine RN (Hrsg.) Pediatric Renal Transplantation. New York, Wiley-Liss Verlag: S. 239–255

Baqi N, Tejani A (1997) Recurrence of the original disease in pediatric renal transplantation. J Nephrol 10: 85–92

Chavers BM, Gillingham KJ, Matas Aj (1997) Complications by age in primary pediatric renal transplant recipients. Pediatr Nephrol 11: 393–403

Fangmann J, Oldhafer K, Offner G, Neipp M, Pichlmayr R (1997) Factors contributing to successful renal transplantation in children less than 5 years of age: Experience of the last two decades. Transplant Proc 29: 255–256

Frei U (1996) Quality assurance in renal replacement therapy (RRT). Nephrol Dial Transplant 11: 1937–1938

Gagnadoux MF, Niaudet P, Broyer M (1993) Non-immunological risk factors in paediatric renal transplantation. Pediatr Nephrol 7: 89–95

Hoyer PF, Brodehl J, Ehrisch JHH, Offner G (1991) Practical aspects in the use of cyclosporin in paediatric nephrology. Pediatr Nephrol 5: 630–638

Latta K, Byrd DJ, Hofmann U, Weitzel D, Brodehl J (1996) Diagnostik und Behandlung der primären Hyperoxalurien. Monatsschr Kinderheilkd 144: 1063–066

Offner G, Hoyer PF, Meyer B, Pichlmayr R, Brodehl J (1993) Preemptive renal transplantation in children and adolescents. Transplant Int 6: 244–249

Offner G, Hoyer PF, Pichlmayr R, Brodehl J (1996) Langfristige Prognose nach Nierentransplantation im Kindesalter. Monatsschr Kinderheilkd 144: 488–492

Opelz G, Wujciak T, Mytilineos J, Scherer S (1996) Kidney allocation: Potential for improvements. Transplant Proc 28: 31–33

Ruder H (1996) Nierentransplantation im Kindes- und Jugendalter. Monatsschr Kinderheilkd 144: 951–964

19 Neurochirurgische Intensivtherapie

Kriterien zur Aufnahme auf einer Intensivstation

R. Lietz

> Ziel der Intensivtherapie ist die Gewährleistung der vitalen Funktionen bei Vorliegen einer zeitweilig eingeschränkten oder ausgefallenen Funktion von einzelnen oder mehreren Organen.

Häufige Krankheitsbilder. Folgende Krankheitsgruppen sind auf Kinderintensivstationen am häufigsten vertreten:
- *Beeinträchtigung des respiratorischen Systems:*
  - Aspiration,
  - Asthma,
  - Laryngotracheitis,
  - Epiglottitis,
  - Bronchiolitis,
  - bronchopulmonale Dysplasie,
  - Apnoezustände,
- *kardiovaskuläre Störungen:*
  - Myokarditis,
  - Perikarditis,
  - angeborene Herzfehler mit Dekompensationszeichen,
  - septischer Schock,
  - Dehydratation,
- *ZNS-Störungen:*
  - Meningoenzephalitiden,
  - Schädel-Hirn-Traumen,
  - Krampfanfälle,
  - Hirndruckkrisen,
  - Tumoren,
  - Hirnblutungen,
  - MS,
  - fortgeschrittene Phasen von degenerativen Hirnstrukturstörungen,
- *gastrointestinale Krisenzustände:*
  - Traumen,
  - Enterokolitis,
  - tracheoösophageale Fistel,
  - Pankreatitiden,
  - Ileus,
- *weitere Störungen:*
  - Vergiftungen,
  - Suizide,
  - Tumoren,
  - SIDS,
  - Traumen,
  - Ertrinkungsunfälle,
  - Stromunfälle.

Hierfür wird eine optimale apparative und personelle Ausstattung zwingend benötigt.

Die apparative Ausrüstung dient der Überwachung des Kindes und der Therapie aller die vitalen Funktionen beeinträchtigenden Situationen. Diese Forderung schließt ein, dass eine Intensivstation in ihrer Arbeitsfähigkeit möglichst autark sein sollte, um im Bedarfsfall, der schließlich immer eine Notsituation darstellt, alle erforderlichen Gerätschaften vor Ort zu haben.

Monitoring. Das Monitoring hat folgende Parameter zu gewährleisten:
- EKG,
- Pulsfrequenz,
- Atmung,
- Temperatur,
- transkutane Sauerstoffsättigung,
- Hirndruck.

In Abhängigkeit vom Aufnahmeanlass des Kindes auf die Intensivstation sind zusätzliche engmaschige Kontrollen erforderlich:
- *EEG-Frequenzanalyse:*
  Übersicht über aktuelle kortikale Aktivität,
- *neuroradiologische Diagnostik:*
  sonographische Einheit sollte vor Ort verfügbar sein, wohingegen CT-Anlage wenigstens in der Nähe angesiedelt sein sollte,
- *kardiale und Gefäßdiagnostik:*
  Echokardiographie und Doppler-Sonographie leisten rasche Hilfe bei diagnostischen Fragestellungen,
- *transportables Röntgen-Gerät:*
  Kontrolle der korrekten Lage eingebrachter Katheter, Beurteilung von Thorax und Abdomen.

Personal. Die personelle Ausstattung erfordert eine außerordentlich hohe Qualifikation der Mitarbeiter sowohl im ärztlichen als auch im pflegerischen Sektor.

Auf dem Personal lastet eine *außerordentliche Verantwortung*, es ist oft Extremsituationen ausgesetzt:
- Zeitdruck,
- anhaltende Arbeitsanspannung,
- permanenter Umgang mit schwerstkranken Kindern und den verständlicherweise abnorm reagierenden Eltern.

Eine *besondere charakterliche Qualität* ist zu fordern:
- in jeder Phase verantwortungsvolles Handeln,
- Bereitschaft zum Unterordnen zur Sicherung eines einheitlichen Therapieregimes,
- exakte Ausführung aller Anordnungen,
- konfliktfreies partnerschaftliches Agieren.

Schließlich ist eine Intensivtherapiestation nicht eine ausschließlich therapeutisch ausgerichtete Einrichtung, sondern aufgrund ihres konzentrierten Zugangs zu einem umfassenden Monitoring auch zunehmend zur Vermeidung vitaler Krisen gefordert. Sie hat damit auch einen herausragenden prophylaktischen Auftrag zu erfüllen.

Spezielles Neuromonitoring

Allgemeine Gesichtspunkte

K.-E. Richard

Der Bewusstseinsstörung – Leitsymptom intensivmedizinischer neurologischer oder neurochirurgischer Patienten – liegen Störungen des Hirngewebsstoffwechsels auf dem Boden einer Oligämie, Ischämie oder Hypoxie zugrunde.

Da die Höhe des zerebralen Perfusionsdrucks (CPP) nicht direkt gemessen werden kann, sondern aus mittlerem arteriellen Blutdruck (MAD) und mittlerem intrakraniellen Druck errechnet werden muss, ist bei Patienten mit schweren Hirnläsionen eine kontinuierliche Erfassung dieser beiden Parameter mindeste Voraussetzung der kontrollierten Hirndruck senkenden Therapie.

Der MAD wird entweder invasiv – in der Regel über eine in die A. radialis, A. femoralis oder A. dorsalis pedis eingeführte Intranüle – oder nichtinvasiv in kurzen Intervallen über eine automatisierte Manschettendruckmessung gemessen. Wegen des gleichmäßigen Druckabfalls im arteriellen System aber gilt der in der A. carotis interna oder externa gemessene Blutdruck eigentlich als geeignetere Bezugsgröße (Trost 1985).

Für Patienten mit schweren Hirnfunktionsstörungen infolge schwerer Hirnverletzung oder Hirndurchblutungsstörung stehen heute nichtinvasive und invasive Messverfahren zur Beurteilung von Hirndurchblutung und zerebraler O_2-Sättigung zur Verfügung, die zunehmend als sog. multimodales Bedside-Monitoring zur Steuerung der Therapie eingesetzt werden (Chan u. Mitarb. 1993, Haberl u. Mitarb. 1993).

Nichtinvasive Verfahren des Bedside-Neuromonitorings:
- EEG,
- evozierte Potenziale,
- transkranielle Messung des zerebralen O_2-Gewebsdrucks,
- transkranielle Messung der zerebralen Blutflussgeschwindigkeit.

Invasive Verfahren des Bedside-Neuromonitorings:
- intrakranielle Druckmessung,
- Messung der rCBF,
- Messung der regionalen zerebralen Mikrozirkulation,
- Messung der jugularvenösen O_2-Sättigung,
- Messung des zerebralen O_2-Hirngewebsdrucks,
- Messung des regionalen Hirngewebsstoffwechsels.

Nichtinvasives Neuromonitoring

■ Transkranielle Infrarotspektroskopie (NIRS)

Die transkranielle Infrarotspektroskopie (NIRS) ist eine nichtinvasive optische Technik, die Licht im nahen Infrarotbereich zwischen 700–1300 nm benutzt, um Änderungen von Oxyhämoglobin, Desoxyhämoglobin, Cytochrom aa3, von Blutvolumen und O_2-Verfügbarkeit im Hirngewebe zu messen (Brazy 1991).

Vorteile dieser Methode sind Kontinuität der Messung sowie Vermeidung belastender Transporte der schwer kranken Patienten.

Insbesondere das Cytochrom aa3 wird als ein sensibler Indikator der zerebralen Hypoxie angesehen. Vor allem bei Neugeborenen konnten Brazy u. Mitarb. (1985) einen parallelen Abfall von arteriellem O_2-Druck und Cytochrom aa3 und bei verbesserter Oxygenierung einen parallelen Wiederanstieg nachweisen. Dennoch ist derzeit noch ungeklärt, ob die NIRS unter klinischen Bedingungen durchgehend stabile und verlässliche Ergebnisse liefert (Harris u. Bailey 1993, Werner u. Kochs 1994).

■ Transkranielle Messung der zerebralen Blutflussgeschwindigkeit

Aaslid u. Mitarb. (1982) entwickelten eine nichtinvasive Methode der transkraniellen Bestimmung der zerebralen Blutflussgeschwindigkeit (cBFV).

Die cBFV ist der Hirndurchblutung nur solange direkt proportional, wie der Gefäßdurchmesser unverändert bleibt. Daher erlaubt die mittlere Blutflussgeschwindigkeit allein keinen Rückschluss auf die Größe der Hirndurchblutung.

Aus den Komponenten des Flusssignals lassen sich aber Indizes ableiten, die dem zerebrovaskulären Widerstand in den kleinen Hirngefäßen und damit der Hirndurchblutung proportional sind, z.B. der Pulsatilitätsindex (PI) nach Gosling (PI = Verhältnis von mittlerem Fluss zum diastolischen Fluss). Mit Hilfe dieses

Index kann eine zerebrale Hyperämie von einem zerebralen Vasospasmus mit verringerter Hirndurchblutung abgegrenzt werden.

Mit der Messung der cBFV lassen sich wesentliche Einblicke in das Verhalten der zerebralen Hämodynamik gewinnen (Werner u. Kochs 1994). Die diastolische Blutflussgeschwindigkeit scheint ein sensitiver Parameter des CPP zu sein (Chan u. Mitarb. 1992/1993). Sank beim Kind im extremen Fall der CPP unter die Höhe von 28 mm Hg, so kam es zum Abfall der diastolischen Blutflussgeschwindigkeit auf 0 sowie zur hirnelektrischen Stille.

Entgegen der Annahme von Grosset u. Mitarb. (1993) erlauben pathologische Anstiege der cBFV wahrscheinlich keine sichere Vorhersage einer sekundären Hirngewebsischämie (Davis u. Mitarb. 1992, Launer u. Mitarb. 1993).

Chan u. Mitarb. (1992) fanden nach schwerem Schädel-Hirn-Trauma eine signifikante Korrelation zwischen der Blutflussgeschwindigkeit in der A. cerebri media und dem neurologischen Status der Verletzten zum Zeitpunkt der Aufnahme in die Klinik. Lag die Blutflussgeschwindigkeit unter 28 cm/s, so war ein frühzeitiger letaler Ausgang sehr wahrscheinlich. Prognostisch günstig war dagegen ein rascher Anstieg der cBFV.

Die gemeinsame Berücksichtigung von cBFV und PI erlaubt Rückschlüsse auf die globale O_2-Zulieferung zum Gehirn sowie auf den Hirnperfusionsdruck (Chan u. Mitarb. 1993). So war ein Anstieg der cBFV bei gleichzeitigem Abfall des PI mit einem Anstieg der jugularvenösen O_2-Sättigung verbunden, nicht aber bei einem Anstieg der cBFV, wenn der PI unverändert blieb. Dem gegenüber korrespondierte ein Abfall des Blutflusses bei gleichzeitigem Anstieg des PI mit einem Abfall der jugularvenösen O_2-Sättigung. Dieser Befund wurde als Hinweis auf eine Ineffektivität der Hirndruck senkenden Therapiemaßnahmen gewertet.

Invasives Neuromonitoring

■ Hirndruckmessung

Im Rahmen des intensivmedizinischen Neuromonitorings nimmt die Hirndruckmessung eine zentrale Stellung ein.

Indikationen zur kontinuierlichen Hirndruckmessung auf der Intensivstation:
- *Schweres Schädel-Hirn-Trauma:*
  Die Mehrzahl der bewusstlosen Patienten mit einem abnormalen CT (Zeichen der Raumforderung, Mittellinienverschiebung, Kompression des III. Ventrikels und/oder der perimesenzephalen Zisternen) entwickeln eine intrakranielle Drucksteigerung (Kishore u. Mitarb. 1981). Aber auch schwer Schädelverletzte mit einem Glasgow-Coma-Score ≤ 8 und weniger, deren Schädel-CT normal ist, sind durch einen intrakraniellen Druckanstieg gefährdet, wenn die Bewusstlosigkeit trotz aggressiver Therapiemaßnahmen anhält (Sullivan u. Mitarb. 1994). Das gilt insbesondere für polytraumatisierte Hirnverletzte (Richard u. Mitarb. 1989).
- *Akuter Hydrozephalus:*
  - nach spontanen Hirnblutungen (Duff 1981),
  - bei rasch wachsenden Tumoren der hinteren Schädelgrube und der supratentoriellen Mittellinie (Richard 1977),
  - infolge Shuntinsuffizienz.
- *Hypertensives Schlitzventrikelsyndrom* (Richard u. Sanker, 1993).
- *Beinaheertrinken* (Bohn u. Mitarb. 1986).
- *Akute hirnentzündliche Prozesse:*
  - akute Virusenzephalitis,
  - akute Meningoenzephalitis (Brömme 1985).
- *Akute Enzephalopathie:*
  - Reye-Syndrom (Shaywitz u. Mitarb. 1980).

Normalwerte:
Als Normalwerte des intrakraniellen Drucks werden von Paraicz (1982) angegeben:
- *Neugeborene:* Werte um 2 mm Hg,
- *Kleinkinder:* Werte um 5 mm Hg,
- *Kinder bis zu 7 Jahren:* 6–13 mm Hg .

Fontanellendruckmessung. Die Methode der Fontanellendruckmessung steht als zuverlässiges, nichtinvasives Messverfahren zur kurz dauernden kontinuierlichen Hirndruckmessung beim Neugeborenen und Kleinkind mit offener großer Fontanelle zur Verfügung, seitdem durch die Rotterdamer Arbeitsgruppe um de Jong (1984), Brömme u. Mitarb. (1985) sowie Overweg-Plandsoen (1990) die Probleme eines zur Messung des subarachnoidalen Liquordrucks optimalen Andrucks des Druckaufnehmers gelöst werden konnten.

Der Einsatz implantierbarer Druckaufnehmer mit telemetrischer Übertragung der Messwerte (de Jong u. Mitarb. 1979, Greib u. Mitarb. 1986) kommt für eine kurzfristige Anwendung im Rahmen des Intensivmonitorings gegenwärtig noch nicht in Betracht.

Invasive Hirndruckmessung. Nach Verschluss der Fontanellen werden heute invasive Verfahren zur Messung des Ventrikelliquordrucks, des subarachnoidalen Drucks oder des Hirnparenchymdrucks eingesetzt.

> **!** Als Goldstandard einer zuverlässigen Messung gilt nach wie vor die Messung des Ventrikelliquordrucks über einen flüssigkeitsgefüllten Katheter, der in der Regel im Vorderhorn des rechten Seitenventrikels platziert wird (Lundberg 1960).

Vorteile dieser Technik sind:
- exakte Messung des zentralen Liquordrucks,
- Möglichkeit zu wiederholtem Nullabgleich und zur Rekalibrierung,
- Möglichkeit einer externen Liquordrainage,

- wiederholbare Liquoruntersuchung,
- niedrige Kosten.

Wesentlicher *Nachteil* ist ein vergleichsweise hohes Infektionsrisiko.

Die gegenseitige Beeinträchtigung von Liquordruckmessung und -drainage wird vermieden, wenn man den Liquordruck über einen Mikrokatheter misst, der durch den Drainagekatheter bis zum Ventrikel vorgeschoben wird. Durch die hierdurch erreichte Trennung von Drainage- und Messweg wird eine kontinuierliche druckkontrollierte Drainage ermöglicht, die Früherkennung einer Blockade gesichert und das Infektionsrisiko minimiert (Richard 1977).

Das Prinzip, den druckaufnehmenden Sensorkatheter im Einlaufbereich des Drainagekatheters zu platzieren, wurde neuerlich von einem amerikanischen Hersteller (Codman) aufgegriffen. In diesem System wird ein aus Silicon gefertigter Miniatursensor verwendet, der in einer Titankapsel an der Spitze eines sehr dünnen und flexiblen sowie bruchsicheren Nylonkatheters befestigt ist. Der Druckaufnehmer ist nach jüngsten Testungen (Gopinath u. Mitarb. 1995, Piper u. Mitarb. 1995) im Vergleich zu den flüssigkeitsgefüllten Katheterdruckwandlern gegenüber Bewegungsartefakten deutlich weniger empfindlich, wesentlich driftärmer als die bisher verwendeten fiberoptischen Sensoren und liefert zuverlässige Absolutdruck- und Pulsdruckwerte.

Dieses Verfahren konkurriert mit den Tipkathetersystemen mit fiberoptischer Messwertübertragung (z. B. Camino-Sonde), die nicht nur zur intraventrikulären und subarachnoidalen, sondern auch zur intraparenchymatösen Hirndruckmessung verwendet werden (Ostrup u. Mitarb. 1987, Piek 1988, Crutchfield u. Mitarb. 1990).

Vorteile dieses Prinzips sind:
- relativ große Unempfindlichkeit gegenüber Bewegungsartefakten,
- hohe Empfindlichkeit,
- dämpfungsarme Übertragung der Pulsdruckamplitude,
- niedriges Infektionsrisiko.

Nachteile sind:
- hohe Bruchanfälligkeit des fiberoptischen Katheters,
- fehlende Rekalibrierungsmöglichkeit nach Implantation,
- höhere Nulliniendrift von bis zu ± 6 mm Hg im Zeitraum von 5 Tagen,
- vergleichsweise relativ hoher Kostenfaktor.

Die Messung des epiduralen und des subduralen intrakraniellen Drucks hat demgegenüber heute an Bedeutung verloren. Die epiduralen Druckaufnehmer sind unter dem dünnen Schädelknochen des Kleinkinds mit fest anhaftender Dura nicht gut zu fixieren und liefern ebenso wie die subdural platzierten Druckaufnehmer wegen der physikalischen Randbedingungen zu häufig unrealistische Messwerte (Richard u. Frowein 1979, North u. Reilly 1986).

Die Frage, ob und inwieweit im Rahmen des intensivmedizinischen Bedside-Monitorings die Spektralanalyse der Druck- und Pulswellenformen (Cardoso u. Mitarb. 1983) sowie die Systemanalyse des intrakraniellen Drucks (Chopp u. Portnoy 1980) zur Beantwortung klinischer Fragestellungen herangezogen werden können, wird noch in der experimentellen und klinischen Grundlagenforschung untersucht und diskutiert (Miller 1989, Doyle l992).

■ Messung der regionalen Hirndurchblutung (rCBF)

Eine rasche Messung der rCBF erfolgt überwiegend mit der ^{133}Xe-Inhalationstechnik nach Obrist (1984). Wie bei anderen Verfahren besteht der Nachteil dieser Methode darin, dass die Messwerte nicht kontinuierlich, sondern stichprobenartig geliefert werden. Daher werden Verfahren erprobt, die auf dem Prinzip der Thermoclearance beruhen. Voorhees u. Mitarb. (1993) konnten eine lineare Beziehung zwischen Änderungen der mit Mikrosphären gemessenen Hirndurchblutung und den aus der thermischen Messung abgeleiteten Durchblutungsgrößen nachweisen. Welcher Stellenwert dieser Methode im Rahmen eines neurologischen Intensivmonitorings zukommt, ist noch offen (Murr 1994).

■ Laser-Doppler-Flussmessung

Mit der Laser-Doppler-Fluss- (LDF-)Messtechnik, die auf der direkten Messung von Geschwindigkeit und Zahl der durch die Mikrogefäße fließenden Erythrozyten basiert (Stern 1975, Bonner u. Mitarb. 1981), steht ein klinisch anwendbares Verfahren zur Real-Time-Bewertung der zerebralen Mikrozirkulation zur Verfügung. Obgleich mit der LDF-Methode keine absolute Quantifizierung der Hirndurchblutung möglich ist, wird sie sehr wahrscheinlich bald einen festen Platz unter den klinisch anwendbaren Verfahren des Neuromonitorings einnehmen.

Derzeitiger Nachteil dieser Technik ist die hohe Artefaktanfälligkeit, z. B. bei Pulsationen größerer Hirnrindengefäße (Haberl u. Mitarb. 1993) oder bei Verschiebungen der Messsonde (Steinmeier u. Mitarb. 1993). Die Tatsache, dass die Messwerte aus einem sehr kleinen Hirngewebsvolumen von ca. 1 mm^3 aufgenommen werden, wird problematisch, wenn die Sonde in der Nähe eines Hirngewebsareals platziert ist, in dem minder- und mehrdurchblutete Gewebszonen dicht nebeneinander liegen (Haberl u. Mitarb. 1993).

Die kleine fiberoptische Messsonde kann über ein 3-Wege-System für ein multimodales Monitoring im Hirnparenchym platziert werden. Insgesamt hat sich die LDF-Messung während der letzten Jahre als einfaches und zuverlässiges Verfahren zur Beurteilung der zerebralen Mikrozirkulation erwiesen (Arbit u. Mitarb. 1989, Meyerson u. Mitarb. 1991, Bolognese u. Mitarb. 1993, Ungersböck u. Mitarb. 1995).

Bei Patienten mit schwerer Hirnverletzung hat sich neben der zerebral-metabolischen Stoffwechselrate ($CRMO_2$) die Größe der Hirndurchblutung als zuverlässigster Prädiktor des Outcomes erwiesen (Jaggi u. Mitarb. 1990). Die Messung der lokalen Hirndurchblutung mit der ^{133}Xe-Inhalationsmethode ist jedoch zeitraubend, technisch aufwendig und daher im Routinebetrieb einer Intensivstation kaum praktikabel. Während die transkranielle Messung der cBFV Aufschluss über die Hämodynamik der größeren arteriellen Hirngefäße gibt, korrespondieren die mit der LDF-Messung gewonnenen Werte des Mikroflusses („Fluxes") wesentlich enger mit den lokalen Änderungen des Hirngewebsstoffwechsels. Diesem Zusammenhang entsprechen Befunde, die eine Parallelität von Bewusstseinslage und zerebralem Flux aufzeigen konnten (Meyerson u. Mitarb. 1991). Die mit der LDF-Technik gemessenen Fluxe ergaben außerdem eine gute Korrelation mit den Messwerten der rCBF, wie Vergleichsmessungen mit etablierten Techniken z. B. der Wasserstoffclearance (Haberl u. Mitarb. 1989) oder der Autoradiographie (Dirnagel u. Mitarb. 1989) zeigten.

Rhythmische Schwankungen der Messkurven sollen wertvolle Informationen zum hämodynamischen Zustand der untersuchten zerebrovaskulären Areale liefern (Bolognese u. Mitarb. 1993). Niederfrequente, rhythmische Schwankungen sollen einer Übergangsphase zwischen gestörter und wiederhergestellter Autoregulation der Hirngefäße entsprechen (Meyerson u. Mitarb. 1993). Die rasche Erkennung einer autoregulatorischen Störung erleichtert die frühe Erkennung einer sich entwickelnden lokalen Hirngewebsischämie sowie die Beurteilung der Therapieeffekte.

> **!** Der Vorteil der LDF-Messung liegt also in der Möglichkeit, die zerebrale Hämodynamik im Bereich der Mikrozirkulation umschriebener Hirngewebsareale – insbesondere im Bereiche sog. „hot spots" – verfolgen zu können (Bolognese u. Mitarb. 1993).

■ Kontinuierliche Messung der jugularvenösen O_2-Sättigung

Erst die kontinuierliche Messung der O_2-Sättigung im Bulbus venae jugularis (Dearden 1991) hat auf Perioden eines zerebralen O_2-Sättigungsabfalls – insbesondere nach schweren Schädel-Hirn-Traumen – aufmerksam gemacht. Gegenüber einer normalen jugularvenösen O_2-Sättigung ($SJVO_2$) von 60–90 % wird ein Abfall unter 50 % als Hinweis auf eine Hirngewebsischämie angesehen. Bei bewusstlosen Hirnverletzten fanden Schneider u. Mitarb. (1995) an 101 Messtagen 69 Episoden eines O_2-Sättigungsabfalls unter 50 %. Als Ursache des kritischen Sättigungsabfalls konnte bei 62 % dieser Episoden die Hyperventilation bei einer arteriellen CO_2-Spannung zwischen 28 und 32 mm Hg und bei 38 % der Episoden ein Abfall des Hirnperfusionsdrucks unter 60 mm Hg ermittelt werden.

Die mit einem fiberoptischen Katheter und einem oxymetrischen System hoch im Dom des Bulbus durchgeführte Messung der jugularvenösen O_2-Sättigung kann daher bei schweren Behandlungsproblemen als Entscheidungshilfe für eine differenzierte und gezielte Anwendung der Therapiemaßnahmen eingesetzt werden (Muizelaar u. Mitarb. 1989).

■ Messung des lokalen O_2-Hirngewebsdrucks ($ptiO_2$)

Eine weitere invasive Methode zur kontinuierlichen Messung der zerebralen Oxygenierung stellt die von Maas u. Mitarb. (1993) weiterentwickelte Messung der lokalen O_2-Spannung im Liquor und Hirngewebe mit einem von Clark (1956) inaugurierten flexiblen Katheter dar, der heute mit einem nach polarographischem Prinzip arbeitenden Mikrosensor – bestehend aus 8 Platinkathoden und einer Silberkathode – ausgerüstet ist.

Bei Indikation zu einem multimodalen Monitoring kann dieser Katheter durch ein 3-Wege-Einführungssystem – z. B. zusammen mit einem Laser-Doppler-Sensor und einer Hirndruckmesssonde – implantiert werden.

Die Normalwerte des $ptiO_2$ liegen nach Maas u. Mitarb. (1993) zwischen 25 und 30 mm Hg. In der akuten posttraumatischen Phase wurden zunächst stark erniedrigte $ptiO_2$ gemessen, die nach 24–36 Stunden wieder auf normale oder leicht erhöhte Werte anstiegen. Anhaltend niedrige $ptiO_2$ deuten auf eine schlechte Prognose hin. Veränderungen des $ptiO_2$ beruhen in 1. Linie auf dem Verhalten des arteriellen O_2-Drucks, jedoch weniger auf dem Verhalten des Hirnperfusionsdrucks oder der arteriellen CO_2-Spannung.

Meixensberger u. Mitarb. (1993) fanden nur unter den pathologischen Bedingungen des Hirnödems eine enge Korrelation zwischen $ptiO_2$ und arterieller O_2-Spannung. Bei den Verletzten ohne sekundäre Hirnverletzungsfolgen – wie Hirnödem oder Hirnschwellung – fehlte eine Korrelation, was auf die Intaktheit des Regulationsmechanismus zur Regelung des O_2-Gewebsdrucks hindeuten soll.

Vergleichende Messungen mit den heute verfügbaren Verfahren zum Monitoring der zerebralen Gewebsoxygenierung ($SJVO_2$, NIRS, $ptiO_2$) an einer kleinen Gruppe von Patienten mit schweren Schädel-Hirn-Traumen ergaben im Bereich einer O_2-Sättigung von 60–80 % eine gute Korrespondenz von $SJVO_2$- und NIRS-Werten (Schneider u. Mitarb. 1994).

Bei 65 % der Patienten fand sich mit der NIRS ein Trend zu höheren Werten der Gewebsoxygenierung. Bei Abfall der $SJVO_2$ unter die kritische Schwelle von 50 % wurden mit dem NIRS-Verfahren bei einigen Patienten deutlich höhere Werte gemessen. Perioden eines kritischen O₂-Sättigungsabfalls infolge intrakraniellem Druckanstieg wurden mit der NIRS-Methode oft unzureichend erkannt. Hingegen fand sich zwischen SJVO$_2$ und ptiO$_2$ eine straffe Korrelation, wenn auch mit einer Verzögerung der ptiO$_2$-Antwort von bis zu 1 Minute.

Bei den Patienten mit einer gestörten zerebralen Autoregulation fand sich eine hoch signifikante Korrelation zwischen CPP und ptiO$_2$/SJVO$_2$.

! Insgesamt lieferte die ptiO$_2$-Technik die stabilsten Messergebnisse ohne Notwendigkeit einer Nachkalibrierung innerhalb eines Messzeitraums von bis zu 10 Tagen.

■ Chemisches Ischämiemonitoring

Da der extrazelluläre pH-Wert die Vorgänge im Hirngewebsstoffwechsel rasch widerspiegelt (Siesjö 1985), wird neuerdings von einigen Arbeitsgruppen geprüft, ob mit Hilfe der Mikrodialysetechnik (Beneviste u. Hüttenmeier 1990) für das intensivmedizinische Ischämiemonitoring brauchbare Daten gewonnen werden können.

Landolt u. Mitarb. (1993) haben kürzlich ein Verfahren zur kontinuierlichen Messung des zerebralen pH-Werts vorgestellt.

Von besonderem Interesse sind seit längerem Metabolite wie Lactat und Pyruvat (Richard u. Mitarb. 1979, 1980) sowie Mediatoren der sekundären Hirnschädigung, wie Kinine, Glutamat, Arachidonsäure, Prostaglandine und freie Radikale (Unterberg u. Mitarb. 1986). Nach bisherigen Ergebnissen ist mit Hilfe der intrazerebralen Mikrodialyse ein engmaschiges Monitoring dieser Substanzen möglich (Persson und Hillered 1992, Goodman u. Mitarb. 1996).

Literatur

Aaslid R, Markwalder T, Nomes H (1982) Noninvasive transcranial Doppler ultrasound and recording of flow velocity in basal cerebral arteries. J Neurosurg 57: 769–774

Arbit E, Di Resta GR, Bedford RF, Shash NX, Galicich JH (1989) Intraoperative measurement of cerebral and tumor blood flow with laser Doppler flowmetry. Neurosurgery 24: 166–170

Beneviste H, Hüttemeier PC (1990) Microdialysis – theory and application. Prog Neurobiol 35: 195–215

Bohn DJ, Bigger WD, Sauth CR (1986) Influence of hypothermia, barbiturate therapy and ICP monitoring in morbidity and mortality after near drovning. Crit Care Med 14: 529–534

Bolognese P, Miller JJ, Heger JM, Milhorat TH (1993) Laser-Doppler flowmetry in neurosurgery. J Neurosurg Anesthesiol 5: 151–158

Bonner RF, Clem TR, Bowen PD, Bowman RL (1981) Laser-Doppler continuous monitoring of pulsatile and mean blood flow in tissue microcirculation. In: Chen SH, Chu B, Nossal R (eds) Scattering techniques applied to supramolecular and nonequilibrium systems. Plenum Press, New York: pp 685–702

Brazy JE (1991) Cerebral oxygen monitoring with near infrared spectroscopy: clinical application to neonates. J Clin Monit 7: 325–334

Brazy JE, Lewis DV, Mitnick MH (1985) Noninvasive monitoring of cerebral oxygenation in preterm infants. Preliminary observations. Pediatrics 75: 217–225

Brömme W (1985) Untersuchungen zur Standardisierung der klinisch-neurologischen Diagnostik und Methodik, Grundlagen und Anwendung nicht-invasiver Hirndruckmessungen (Aplanationsfontanometrie) in der pädiatrischen Intensivmedizin. Dissertation B, Halle-Wittenberg

Brömme W, Braun WF, Hirsch W, Schaps P, Schobess A. (1985) Methode zur nicht-invasiven Messung und Registrierung des intrakraniellen Druckes (ICP) über die offenen Fontanellen des Säuglings. Zbl Neurochir 46: 159–170

Cardoso ER, Rowan JO, Galbraith S (1980) Analysis of cerebrospinal fluid pulse wave in intracranial pressure. J Neurosurg. 59: 817–821

Chan KH, Miller JD, Dearden NM, Andrews PJD, Midgley S (1992) The effect of changes in cerebral perfusion pressure upon middle cerebral blood flow velocity and jugular bulb venous oxygen saturation after severe brain injury. J Neurosurg 77: 55–61

Chan KH, Dearden NM, Miller JD, Andrews PJD, Midgley S (1993) Multimodality monitoring as a guide to treatment of intracranial hypertension after severe brain injury. Neurosurgery 32: 547–553

Chopp M, Portnoy HD (1980) System analysis of intracranial pressure. Comparison with volume-pressure test and CSF-pulse amplitude analysis. J Neurosurg. 53: 516–527

Clark LCjr (1956) Monitor and control of blood and tissue oxygen tensions. Trans Soc Int Organs 2: 41–48

Crutchfield JS, Narayah RK, Robertson CS (1990) Evaluation of a fiberoptic intracranial pressure monitor. J Neurosurg 72: 482–487

Davis SM, Andrews JT, Lichtenstein M, Rossiter SC, Kaye AH, Hoppe J (1992) Correlations between cerebral arterial velocities, blood flow and delayed ischemia after subarachnoid hemorrhage. Stroke 23: 492–497

De Jong DA, Berfelo MW, de Lange SA, Maas AIR (1979) Epidural pressure monitoring with the so-called Rotterdam Transducer. Further in vivo results. Acta Neurochirurgica 45: 301–309

De Jong DA, Maas AIR, van der Voost E (1984) Non invasive intracranial pressure monitoring. A technique for reproducible fontanelle pressure measurements. Z Kinderchir 39: 274–276

Dearden NM (1991) Jugular bulb venous oxygen saturation in the management of severe head injury. Curr Opin Anaesthesiol 4: 279–286

Dirnagl U, Kaplan B, Jacewitz M, Pulsinelli W (1989) Continuous measurement of cerebral cortical flow by laser-Doppler flowmetry in a rat stroke model. J Cereb Blood Flow Metab 9: 589–596

Doyle DJ, Mark PWS (1992) Analysis of intracranial pressure. J Clin Monit 8: 81–90

Duff TA, Ayenia S, Levin AB (1981) Nonsurgical treatment of spontaneous intracranial hematoma. Neurosurgery 9: 387–393

Goodman JC, Valadka AB, Gopinpath SP (1996) Lactate and excitatory amino acids measured by microdialysis are decreased by pentobarbital coma in head-injured patients. J. Neurotrauma 97: 149–155

Gopinath SP, Robertson CS, Constant CF, Narayan RK, Grossman RG (1995) Clinical evaluation of a miniatur strain-gauge transducer for monitoring intracranial pressure. Neurosurgery 36: 1137–1141

Greib N, Block FR, Richard KE (1986) A device for prolonged continuous epidural ICP measurement. In: Miller JD (ed.) Intracranial Pressure VI, Springer-Verlag Berlin, pp 218–221

Grosset DG, Straiton J, Mc Donald I, Cockborn M, Bullock R (1993) Use of transcranial Doppler sonography to predict development of delayed ischemic deficit after subarachnoid hemorrhage. J Neurosurg 78: 183–187

Haberl RL, Heizer ML, Marinarou A, Ellis EF (1989) Laser-Doppler assessment of brain microcirculation: effect of systemic alterations. Am J Physiol 256: H1247–H1254

Haberl RL, Villinger A, Dirnagl U (1993) Applicability of Laser-Doppler flowmetry for cerebral blood flow monitoring in neurological intensive care. Acta Neurochir, Wien, Suppl 59: 64–68

Harris DN, Bailey SN (1993) Near infrared spectroscopy in adults. Does the Invos 3100 really measure intracerebral oxygenation? Anaesthesia 48: 694–697

Hillered L, Persson L, Ponten U, Ungerstedt U (1990) Neurometabolic monitoring of the ischemic human brain using microdialysis. Acta Neurochir, Wien, 102: 91–97

Jaggi JL, Obrist WD, Gennarelli TA, Langfitt TW (1990) Relationship of early cerebral blood flow and metabolism to outcome in acute head injury. J Neurosurg 72: 170–182

Kishore PRS, Lipper M-H, Becker DP (1981) Significance of CT in head injury: correlation with intracranial pressure. A J N R 2: 307–311

Landolt H, Langemann H, Gratzl O (1993) On-line monitoring of cerebral pH by microdialysis. Neurosugery 32: 1000–1004

Laumer R, Steinmeier R, Gönner F, Vogtmann T, Priem R, Fahlbusch R (1993) Cerebral hemodynamics of subarachnoid hemorrhage, evaluated by transcranial Doppler sonography. Part 1. Reliability of flow velocity in clinical management. Neurosurgery 33: 1–9

Lundberg N (1960) Continuous recording and control of ventricular fluid pressure in neurosurgical practice. Acta Psch Neurol Scand 36 Suppl. 149: 1–193

Maas AIR, Fleckenstein W, de Jonge DA, Lantbrink H (1993) Monitoring cerebral oxygenation: Experimental studies and preliminary clinical results of continuous monitoring of cerebral fluid and brain tissue oxygen tension. Acta Neurochir, Wien, Suppl 59: 50–57

Meixensberger J, Dings J, Kubinick H, Roosen K (1993) Studies of tissue P02 in normal and pathological human brain cortex. Acta Neurochir, Wien, Suppl 59: 58–63

Meyerson BA, Gunasekera L, Linderoth B, Gazelius B (1991) Bedside monitoring of regional cortical blood flow in comatose patients using laser Doppler flowmetry. Neurosurgery 29: 750–755

Miller JD (1989) Measuring ICP in patients – Its value now and in the future? In: Hoff, J. T.; A. L. Betz (eds.): Intracranial Pressure VII, Springer-Verlag Berlin, Heidelberg, pp 5–15

Muizelaar JP, Ward JD, Marmarou A (1989) Cerebral blood flow and metabolism in severely head-injured children. Part 2: Autoregulatron. J Neurosurg 71: 72–76

Murr R (1994) Zerebrales Monitoring bei Schädel-Hirntrauma. Anästh Intensivmed 35: 299–309

North B, Reilly P (1986) Comparison among three methods of intracranial pressure recording, Neurosurgery 18: 730–732

Obrist WD, Langfitt TW, Jaggi JL, Cruz J, Gennarelli TA (1984) Cerebral blood flow and metabolism in comatose patients with acute head injury. Relationship to intracranial hypertension. J Neurosurg 61: 241–250

Ostrup RC, Luerssen TG, Marshall LF (1987) Continuous monitoring of intracranial pressure with a miniaturized fiberoptic device. J Neurosurg 67: 206–209

O'Sullivan MG, Statham PF, Jones PA, Miller JD, Dearden NM, Piper JR (1994) Role of intracranial pressure monitoring in severely head-injured patients without signs of intracranial hypertension in initial computerized tomography. J Neurosurg 80: 46–50

Overweg-Plandsoen WG (1990) Anterior fontanelle pressure monitoring in infants. Thesis, Erasmus University Rotterdam

Paraicz E (ed.) (1982) ICP in infancy and childhood. Monogr Paediatr 15: pp 1–7

Persson L, Hillered L (1992) Chemical monitoring of neurosurgical intensive care patients using intracerebral microdialysis. J Neurosurg 76: 72–80

Piek J (1988) Monitoring of intracranial pressure. J Neurosurg 68: 657–658

Piper IR, Miller JD (1995) The evaluation of wave-form analysis capability of a new strain-gauge intracranial pressure microsensor. Neurosurgery 36: 1142–1145

Richard KE (1977) Liquorventrikeldruckmessung mit Mikrokatheter und druckkontrollierte externe Liquordrainage. Acta Neurochirurgica 38: 73–87

Richard KE (1978) Long-term measurement of ventricular fluid pressure with tumors of the posterior fossa. Adv Neurosurg 5: 179–187

Richard KE, Frowein RA (1979) Long-term measurement of intracranial pressure. Technical problems and indications. Neurosurg Rev 2: 143–151

Richard KE, Frowein RA (1980) Significance of VF-lactate analysis in lesions with increased intracranial pressure in respect to the prognosis. Adv Neurosurg 8: 386–393

Richard KE, Sanker P (1993) ICP and TCD guided treatment of slit ventricle syndrome. In: Avezaat CJJ, Eijndhoven JHM, Maas AIR, Tanss JTJ (eds.) Intracranial Pressure VIII. Springer-Verlag Berlin, Heidelberg, pp 871–874

Richard KE, Frowein RA, Heller G, Zimmerrnann P (1979) Enzymatic activity, electrolytes, and osmolality in the ventricular fluid: the significance of a continuous measurement for the prognosis of acute brain lesions. Adv Neurosurg 7: 327–339

Richard KE, Frowein RA, Peters R, Godehard E (1989) Significance of intracranial pressure for the outcome of patients with multiple injuries. Neurosurg Rev 12, Suppl. 1: 63–72

Schneider G-H, Kiening KL, Bardt T, Unterberg A, Lanksch WR (1994) Monitoring of cerebral oxygenation in comatose patients. III. International Symposium on Advanced Physiological Monitoring, München 8.–10. 9. 1994 (Abstract M 9.1 u. 2)

Schneider G-H, v Helden A, Lanksch WR, Unterberg A (1995) Continuous monitoring of jugular bulb oxygen saturation in comatose patients – Therapeutic implications. Acta Neurochir, Wien, 134: 71–75

Shaywitz BA, Rothstein P, Venes JL (1980) Monitoring and management of intracranial pressure in Reye's syndrome: results in 29 children. Pediatrics 66: 198–204

Siesjö BK (1985) Acid-base homeostasis in the brain. Physiology, chemistry, and neurochemical pathology. Prog Brain Res 63: 121–154

Steinmeier R, Bonder I, Bauhuf C (1993) Assessment of cerebral hemodynamics in comatose patients by laser Doppler flowmetry–Preliminary observation. Acta Neurochir, Wien, Suppl 59: 69–73

Stern MD (1975) In vivo evaluation of microcirculation by coherent light scattering. Science 254: 56–58

Trost HA (1989) The cerebral perfusion pressure. Problem of measurement and treatment after head injury. Neurosurg Rev 12: 382–385

Ungersböck U, Tenkhoff D, Heimann A, Wagner W, Kempski OS (1995) Transcranial Doppler and cortical microcirculation at increased intracranial pressure and during the Cushing response: An experimental study on rabbits. Neurosurgery 36: 1–11

Unterberg A, Maier-Hauff K, Dautermann C, Hack U, Schürer L, Baethmann A (1986) Role of mediator compounds in secondary brain damage– Current evidence. In: Baethmann A, Go KG, Unterberg A (Eds) Mechanisms of secondary brain damage. New York, London: Plenum Press: pp 139–150

Voorhees WD, De Ford JA, Bleyer MW, Marchowsky JA, Moran CJ (1993) Continuous monitoring of cerebral perfusion by thermal clearance. Neurol Res 15: 75–82

Welch K (1980) The intracranial pressure in infants. J Neurosurg 52: 693–699

Werner C, Kochs E (1994) Monitoring of the central nervous system. Curr Opin in Anesthesiol. 7: 400–405

Frühe akustisch evozierte Potenziale

R. Lietz

Aus der Gesamtheit der akustisch evozierten Potenziale werden in der Intensivmedizin die frühen akustisch evozierten Potenziale (FAEP) mit Latenzen bis zu 10 ms zur Überwachung eingesetzt, da sie nur in geringem Maß medikamentösen Einflüssen unterliegen.

Die Aussagen haben lokalisatorische Bedeutung, sie beziehen sich auf die Hörbahn bis hin zum Hirnstamm und auf die angrenzenden Strukturen.

Primäre Hirnstammläsionen (vornehmlich):
- Tumoren,
- Blutungen,
- hypoxisch-ischämische Insulte.

Tumoren. Hinstammtumoren werden mit bildgebenden Verfahren sicher erfasst, ihre weitere Überwachung bezüglich funktioneller Auswirkungen auf die umgebenden Strukturen postoperativ ist mit den FAEP leicht zu bewerkstelligen. Bei den verschiedenen Hirnstammtumoren ist in der Regel mit Veränderungen der FAEP zu rechnen. Hirnstammnahe Prozesse bewirken durch Hirndruck ähnliche Veränderungen, sodass bei all diesen Prozessen mit einer hohen Sensibilität gerechnet werden kann.

Blutungen. Bei Blutungen in den Hirnstamm sind die eingetretenen Funktionsausfälle und die Prognose zu beurteilen. Es lässt sich meist ein Ausfall der Welle V als Hinweis für die schlechte Prognose nachweisen, wobei oft auch die Gegenseite eine Verformung aufweist.

Hirnstammischämien. Diese sind als funktionelle Störung mittels FAEP in einem Großteil der Fälle lokalisatorisch einzuordnen und ohne große Probleme zu überwachen. In einem Teil der Fälle sind Veränderungen im Kurvenmuster auffällig, während die klinisch-neurologische Untersuchung keinen diesbezüglichen Hinweis gibt. Das CT kann bei diesen Krankheitsbildern für die Klinik nicht entscheidend weiterhelfen.

Bei Veränderungen im Bereich zwischen Pons und Medulla sind ab Welle III in Abhängigkeit von der Schwere und dem Ausmaß der Schädigung Deformierungen anzutreffen.

Sekundäre Hirnstammaffektionen:
- supratentoriell ablaufenden Hirnaffektionen:
  - toxisch,
  - metabolisch,
  - entzündlich,
- Schädel-Hirn-Traumen,
- andere Störungen:
  - Blutungen,
  - ischämische Infarkte,
  - Abszesse,
  - subdurale und subarachnoidale Blutungen.

Bei diesen Affektionen ist davon auszugehen, dass die supratentoriell ablaufende Erkrankung primär den Hirnstamm zunächst nicht tangiert. In dieser Situation lassen sich dann normale FAEP ableiten. Schreitet der Prozess weiter – sehr oft in der klinisch bekannten rostrokaudalen Richtung – so kann mittels FAEP-Monitoring die Hirnstammbeteiligung erkannt und in ihrem Ausmaß abgeschätzt bzw. kontrolliert werden.

Dies erweist sich unter Intensivbedingungen als besonders wertvoll, da bei den FAEP keine Rücksicht auf die dringend erforderliche medikamentöse Therapie genommen werden muss.

> **!** Normale FAEP bei einem komatösen Kind – SHT, globale Hypoxien, Meningoenzephalitiden und umschriebene Großhirnprozesse ausgeschlossen – sprechen für eine toxisch-metabolische Genese der Vigilanzsenkung, auch wenn sämtliche Hirnstammreflexe ausgefallen sind.

Zu Beginn der Ableitung ist unbedingt darauf zu achten, dass die Körpertemperatur des Kindes – liegt sie unter 37 °C, so ist für eine ausreichende Wärmezufuhr während der gesamten Ableitung zu sorgen –, alle verwendeten Reizparameter, Filter- und Verstärkereinstellwerte dokumentiert werden. Für die reguläre Untersuchung eines Kindes auf der Intensivstation sind 30–45 min zu veranschlagen.

> **!** Hypothermie führt zur Verlängerung aller Werte.

Im Kindesalter sind im Vergleich zu den Werten im Erwachsenenalter die Interpaeklatenzen und die Absolutwerte zunächst reduziert. Eine Angleichung erfolgt etwa um das 3. Lebensjahr, die Unterschiede zwischen Mädchen und Jungen (Erstere weisen um 0,1–0,2 ms kürzere Interpaeklatenzen auf) heben sich zum Zeitpunkt der Pubertät auf.

Literatur

Stöhr M, Riffel B, Pfadenhauer K (1991) Neurophysiologische Untersuchungsmethoden in der Intensivmedizin. Springer-Verlag, Berlin, Heidelberg, New York

Sonographie

W. Hirsch

Bei Frühgeborenen und Säuglingen wird die B-Bild-Sonographie primär bei Verdacht auf Hirnveränderungen eingesetzt. Bettseitige Verfügbarkeit und hohe Abbildungsqualität (Sektorschallköpfe 7,5 und 10,0 MHz) erlauben auf der Kinderintensivstation eine oft ausreichende Primärdiagnostik und Verlaufsbeobachtung von Hirnauffälligkeiten bei offener Fontanelle. Transossäre Ultraschalluntersuchungen beim älteren Kind erfordern niedrigfrequente Schallköpfe (2,5 MHz) und sind in ihrer Aussagefähigkeit stark eingeschränkt.

Die Doppler-Sonographie hat sich bei neurotraumatisierten Patienten – auch im Kindesalter – als ergänzende Untersuchung vor allem zur Diagnostik subarachnoidaler Blutungen, zur Hirndruckbeurteilung und in der Hirntoddiagnostik etabliert.

■ B-Bild-Sonograhie

Kalottennahe Prozesse

Subdurale Hämatome. Sie treten häufiger bei reifgeborenen Kindern als bei Frühgeborenen auf, u. a. nach Asphyxie und instrumenteller Entbindung. Bei Säuglingen ist meistens ein Hirntrauma die Ursache, seltener der Abriss von Brückenvenen durch eine rasche Hirnatrophie (z.B. Menkes-Syndrom). Überwiegend ist die Blutung parietal gelegen, isolierte okzipitale, frontale oder temporale Blutungen sind dagegen ungewöhnlich.

Nahfokussierende, hochfrequente Schallköpfe müssen verwendet werden. Mittels transossärer Ultraschalluntersuchung mit temporal aufgesetztem Schallkopf (2,0–5,0 MHz) lassen sich Blutungen auf der gegenüberliegenden Seite der zerebralen Konvexität darstellen. Kleine Blutungen unterhalb von 0,5 cm Breite können der Untersuchung entgehen, insbesondere hochparietal.

Änderung der Echogenität der Blutung im zeitlichen Verlauf:
- *frische, ausgeprägte subdurale Hirnblutung:* echofrei,
- *nach Stunden bis Tagen:* gelegentlich Koagulation mit echogener Struktur,
- *schließlich:* Ausbildung eines Hygroms z.T. mit sezernierender Membran, vormalige Blutung imponiert wieder echofrei.

Hygrom. Sonographisch kann es schwierig sein, einen atrophisch erweiterten Subarachnoidalraum von einem Hygrom (Abb. 19.1) zu unterscheiden.

Für ein Hygrom ist charakteristisch:
- abgeflachte Hirnmantelkante,
- lokal begrenzte und ggf. seitendifferente Darstellung eines echofreien, kalottennahen Raums,
- fehlender arachnoidaler Gefäßnachweis (Farb-Doppler).

In unklaren Fällen erlaubt eine Subduralraumpunktion mit Druckmessung und Eiweißbestimmung die sichere Diagnose.

Subarachnoidale Blutungen (SAB). SAB – häufig nach Schütteltraumen auftretend – sind oft nicht sicher von subduralen Blutungen abzugrenzen. Bei der SAB verteilt sich das Blut gleichmäßig über die Hirnkonvexität und

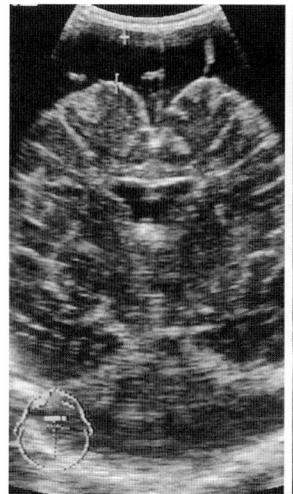

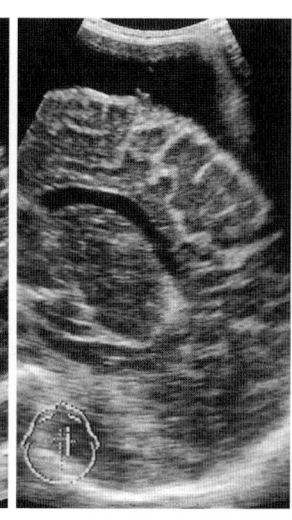

Abb. 19.1 Subdurales Hygrom mit abgeflachter Hirnmantelkante und breitem, echofreiem Hygrominhalt im Schädelsonogramm.

in den Interhemisphärenspalt, wodurch dieser erweitert scheint („falx sign"). Blut in den basalen Zisternen lässt sich sonographisch schlechter als im CT nachweisen.

! Wenn die Breite einer subarachnoidalen Blutung nur wenige Millimeter beträgt, fehlt die initiale Echofreiheit der Blutung.

Die sich echogen darstellende Blutauflagerung führt dann zu einer stärkeren Zeichnung der Sulci. Häufig entwickelt sich aufgrund von Subarachnoidalraumverklebungen ein Hydrozephalus.

Intrazerebrale Blutungen

Intrazerebrale Blutungen des Frühgeborenen. Sie treten überwiegend in der Peripartalphase auf, sind aber fast nie Gegenstand einer neurochirurgischen Intervention (Tab. 19.1 u. Abb. 19.2).

Tabelle 19.1 Typische sonographische Befunde von Früh- und Neugeborenen (nach DEGUM-Modifikation 1999)

Bezeichnung	sonographisches Bild
Hirnblutung Grad I (subependymale Hirnblutung)	• echogene Struktur bis 1 cm Durchmesser • fast ausschließlich in der nukleothalamischen Furche • nach 4–5 Tagen oft zystische Umwandlung
Hirnblutung Grad II (Ventrikeleinbruchsblutung, Blutfüllung des Ventrikels < 50 %)	• echogene Struktur im Ventrikellumen • oft über der nukleothalamischen Furche oder im Hinterhorn (Rückenlage!)

Tabelle 19.1 (Fortsetzung)

Bezeichnung	sonographisches Bild
Hirnblutung Grad III (schwere Ventrikeleinbruchsblutung, Blutfüllung des Ventrikellumens > 50 %)	• zunächst oft wenig vergrößert, aber vollständig mit Blut austamponiert • später große Koagula mit zystischen Arealen innerhalb der vergrößerten Seitenventrikel
Hämorrhagische Infarzierung des Hirnparenchyms (ehemals Hirnblutung Grad IV)	• Größe: klein (< 1 cm), mittel (1–2 cm), groß (> 2 cm) • echoreiche Parenchymläsionen lateral oder kranial der Seitenventrikel • später großzystische Kolliquationsnekrosen, oft mit Ventrikelanschluss
Blutung in andere Hirnareale	• Basalganglien li/re • Kleinhirn li/re • Hirnstamm
Periventrikuläre Leukomalazie	• echogene Grenzzoneninfarkte, insbesondere zwischen dem ACM- und ACP-Stromgebiet • nach 2–3 Wochen kleinzystische Kolliquation, ohne Ventrikelanschluss • nach 6 Monaten streifige Gliosenarben
Territorialinfarkte	• echogene, oft keilförmige Parenchymveränderungen mit zunehmender Kolliquation • die großen Gefäße sind zum Untersuchungszeitpunkt meistens rekanalisiert

Ventrikelnahe Blutungen bei älteren Säuglingen. Diese lassen sich sicher diagnostizieren und führen bei Ventrikeleinbruch in einem hohen Prozentsatz (30–70 %) zu Komplikationen, d. h.:
- passagere Ventrikulomegalie,
- Okklusionshydrozephalus.

Wegen der Gefahr, größere hochparietale Blutungen im Schallschatten der Kalotte nicht zu entdecken, ist die Ultraschalluntersuchung bei kleiner Fontanelle und entsprechender Klinik aber allein nicht ausreichend.

Interventrikuläre Obstruktionen

Interventrikuläre Obstruktionen nach Blutungen lassen sich bei offener Fontanelle mit Ultraschall sicher diagnostizieren und im Verlauf einschätzen. Die Höhe des Verschlusses kann man durch Darstellung des III. bzw. VI. Ventrikels bestimmen. So stellt sich beim Aquäduktverschluss der IV. Ventrikel in normaler Größe oder ver-

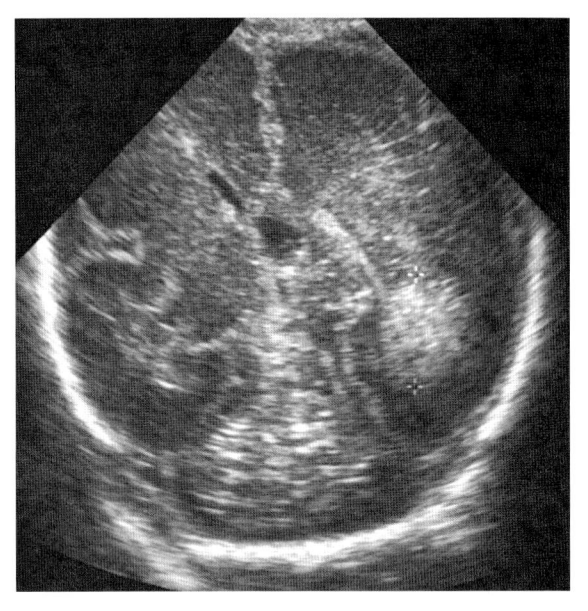

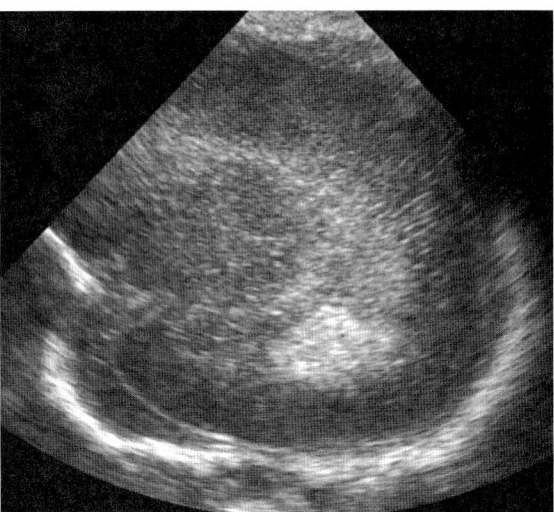

Abb. 19.**2a, b** Hämorrhagische Infarzierung des Hirnparenchyms okzipitoparietal linksseitig.
a Koronarschnitt.
b Parasagittalschnitt links lateral des Seitenventrikels.
Die Echogenitätszunahme beruht auf einem fokalen Infarktödem, meistens mit begleitender Einblutung.

kleinert dar, gelegentlich sieht man eine trichterförmige proximale Erweiterung des Aquädukts. Der Aquaeductus cerebri bzw. ein in ihm gelegenes Koagulum zeigt sich gut in transtemporalen Horizontalschnitten, weniger gut im Sagittalschnitt. Bei Verschluss der Foramina Luschkae bzw. des Foramen Magendii erweitert sich auch der IV. Ventrikel, das Kleinhirnparenchym zeigt eine Druckatrophie.

Veränderungen der äußeren Liquorräume. Wenn sich das aus den Seitenventrikeln kommende Blut auch im Subarachnoidalraum verteilt, kommt es häufig zu fibrösen Verklebungen der subarachnoidalen Liquorräume, gelegentlich auch zur Reduktion der Resorptionsflächen an den Granulationes arachnoidales der Schädelkonvexität. Lumbal lässt sich dann häufig weiterhin Liquor gewinnen (kommunizierender Hydrozephalus), sodass unter sonographischer Kontrolle serielle Lumbalpunktionen bis zum möglichen Sistieren des Ventrikelwachstums durchgeführt werden können. Die Ventrikelgröße nimmt nach der Lumbalpunktion oft nur gering ab.

! Die Indikation zur Shuntoperation hängt von der Progredienz der Hirnparenchymverschmälerung ab.

Sonographische Serienuntersuchungen erbringen dabei ein wichtiges Kriterium (neben dem intraventrikulär oder lumbal gemessenen Druck und der klinischen Symptomatik). Grant (1986) musste nur bei 5 % der Kinder mit Hydrozephalus nach intraventrikulärer Blutung ein Shuntsystem implantieren.

Ventrikelmaße. Die Ventrikelmaße differieren interindividuell, sodass sie nur Verlaufsuntersuchungen Hinweise für Ventrikelprogredienz bzw. intraventrikuläre Druckerhöhung erbringen.

Der Ventrikel-Hirn-Quotient ist wenig sensitiv, er sollte unter 0,33 liegen = Distanz laterale Ventrikelwand zur Falx cerebri//Distanz laterale Hirnrinde zur Falx.

Da sich bei Ausprägung des Hydrozephalus zunächst das Hinterhorn erweitert (Abb. 19.3), kann die suprathalamische Distanz (Ventrikelhöhe, vom Zentrum des Thalamus nach 2 Uhr hin gemessen) als Maß für eine Ventrikelerweiterung zur Verlaufbeobachtung genutzt werden (Reifgeborene: 1,8 + 1,2 mm).

Noch weniger empfindlich ist die Thalamus-Hinterhorn-Distanz (Reifgeborene: 14 ($\pm$ 3,2 mm). Ergänzend hat sich bei uns die Beurteilung der Seitenventrikel (zunehmende Rundung) im Koronarschnitt, sowie die Messung der Fläche eines SV auf Höhe der Foramina Monroi zur Verlaufskontrolle bewährt. Andere sonographische Zeichen – wie eine Ruptur des Septum pellucidums – treten erst auf, wenn der Hydrozephalus auch klinisch symptomatisch wird.

Lagekontrolle des Ventrikelkatheters. Der Katheter liegt regelrecht, wenn sich der proximale Anfang des Systems im Frontalhorn eines Seitenventrikels darstellen lässt. Das abdominale Ende des Shuntsystems lässt sich in der Regel nicht sicher lokalisieren, dagegen sind Shuntkomplikationen, wie z. B. die Ausbildung einer abdominalen Liquorpseudozyste sonographisch erfassbar.

Weitere Diagnosen. Weitere Diagnosen, die mittels B-Bild-Sonographie sicher erfassbar sind (periventrikuläre Leukomalazie [PVL], subkortikale Marklageratrophie/Nekrosen), haben meist beschreibenden Charakter und erlauben in aller Regel bisher keine therapeutische Intervention, da sie als Folgezustände erst Tage oder Wochen nach dem auslösenden Ereignis auftreten. Das gilt auch für zunehmend häufiger im B-Bild und dopplersonographisch diagnostizierte Territorialinfarkte, bei denen das Zeitfenster für eine theoretisch mögliche Lysetherapie meistens überschritten ist.

■ Doppler-Sonographie

Indikationen für dopplersonographische Untersuchungen der hirnversorgenden Arterien und der intrakraniellen Gefäße im Kinderintensivstationsbereich sind:
- Diagnostik von Hirndrucksteigerungen und Beurteilung der Hirnperfusion,
- Nachweis von Subarachnoidalblutungen,
- Hirntoddiagnostik.

Bei offener Fontanelle lassen sich insbesondere die A. cerebri media (ACM) und die A. cerebri anterior (ACA) mit einem Sektor-Duplex-Doppler-System gut darstellen und bezüglich der Blutflussgeschwindigkeiten beurteilen.

Bei älteren Kindern – bis ins Erwachsenenalter hinein – werden niedrigfrequente Sektorsonden (2 MHz) für eine transossäre-transtemporale Untersuchung verwendet.

Bei den Erstuntersuchungen sollten sämtliche aus dem Circulus Willisii abgehenden Arterien und – wenn möglich – die Aa. vertebrales und die A. basilaris von okzipital untersucht werden. Verlaufskontrollen (Verdacht auf Hirnödem, erhöhter ICP) können sich auf die ACA und ACM beschränken. Voraussetzung für die Beurteilung und Vergleichbarkeit zweier Messungen ist der fehlende oder spitze Einschallwinkel (0–20°) der Stiftsonde zum Blutgefäß. Dieses trifft nur für die ACM und die A. basilaris von okzipital zu. Ein kontinuierliches Monitoring der beiden Aa. cerebri mediae konnte

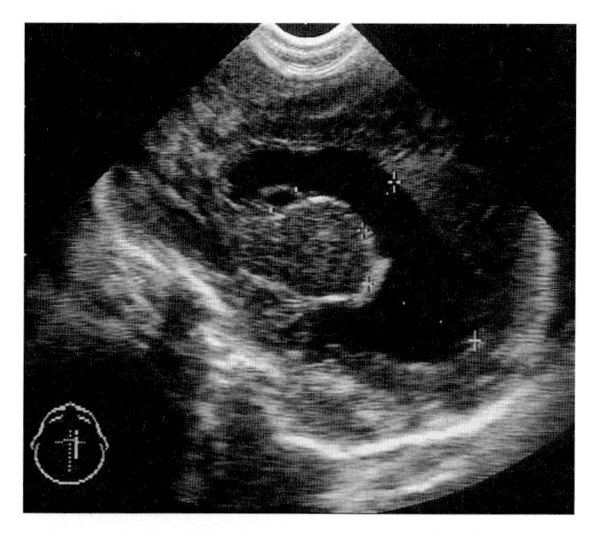

Abb. 19.3 Messstrecken beim Hydrozephalus im Sagittalschnitt. Erweiterung zunächst im Hinterhornbereich der Seitenventrikel. Zyste in der nukleothalamischen Furche nach subependymaler Hirnblutung (Grad I).

sich bisher wegen der Fixierungsprobleme der Sonden und der hohen Schalldruckbelastung klinisch nicht durchsetzten.

Zur Untersuchung der A. cerebri media wird die Doppler-Sonde transtemporal 1–2 cm oberhalb des Jochbeinbogens, 2 cm vor dem äußeren Gehörgang aufgesetzt. Das Sample Volume ist beim Säugling in einer Tiefe ab 35 mm zu platzieren, bei Schulkindern in 45–58 mm Tiefe.

Notwendig ist sowohl eine qualitative Beurteilung der Doppler-Kurve, bei der das Verhältnis von systolischem und diastolischem Blutfluss beurteilt wird, als auch eine quantitative Beschreibung der absoluten Flussgeschwindigkeiten in den untersuchten Hirnarterien. Bei der Subarachnoidalblutung kommt es im Bereich der basisnahen Arterien zu einer ausgeprägten, vasokonstriktionsbedingten Flussbeschleunigung von bis zu 200 cm/s.

Qualitative Doppler-Sonographie

Die normale Doppler-Kurve der intrakraniellen Hirnarterien zeigt einen raschen systolischen Geschwindigkeitsanstieg und eine hohe diastolischen Flussgeschwindigkeit, die enddiastolisch etwa ⅓ des systolischen Spitzenflusses betragen sollte. Aus der systolischen und der diagnostisch besonders relevanten diastolischen Flusskomponente können Indizes ermittelt werden. Der postpartal hohe RI (resistance index) fällt in allen Hirnarterien von 0,70 in den ersten Lebenstagen auf 0,55 am Ende des 1. Lebensjahrs und bleibt dann konstant, gleichsinnig verhält sich der PI.

Zu einem Abfall der diastolischen Flussgeschwindigkeit kommt es bei:

Tabelle 19.2 Differenzialdiagnostische Bewertung des qualitativen Doppler-Blutflussmusters in den hirnversorgenden, intrakraniellen Arterien (nach Jorch 1994)

niedriger diastolischer Fluss (hoher PI und RI)	hoher diastolischer Fluss (niedriger RI und PI)
Persistierender Duktus Hirndruckerhöhung Kreislaufschock Hypokapnie (cave: bei Bradykardie „falsch" hohe PI und RI)	Hyperkapnie Krampfanfall Hypoglykämie nach Asphyxie Hypertonie (cave: bei Tachykardie „falsch" niedrige PI und RI)

- Anstieg des peripheren Gefäßwiderstands,
- ICP-Erhöhung durch Ödem und Hydrozephalus,
- kardial bedingtem Low Output,
- Links-rechts-Shunt des Kreislaufs (z. B. Ductus arteriosus persistens).

RI und PI steigen dabei an (Tab. 19.2).

Hirnödem/Hirndruckerhöhung. Ein linearer Zusammenhang zwischen diastolischer Flussgeschwindigkeit und Hirndruckhöhe scheint bei Kindern nicht vorzuliegen (Abb. 19.4 u. 19.5).

Im Sinn einer semiquantitativen Abschätzung ist bei deutlich erniedrigter enddiastolischer Geschwindigkeit (< als 25 % der systolischen Spitzengeschwindigkeit jenseits der Neugeborenenperiode) von einem erhöhten ICP auszugehen, ein diastolischer Nullfluss ist in jedem Fall mit einer therapiepflichtigen, hochgradigen Minderperfusion des Gehirns verbunden (Abb. 19.4). Eine exakte ICP-Messung zur Therapiesteuerung sollte angestrebt werden.

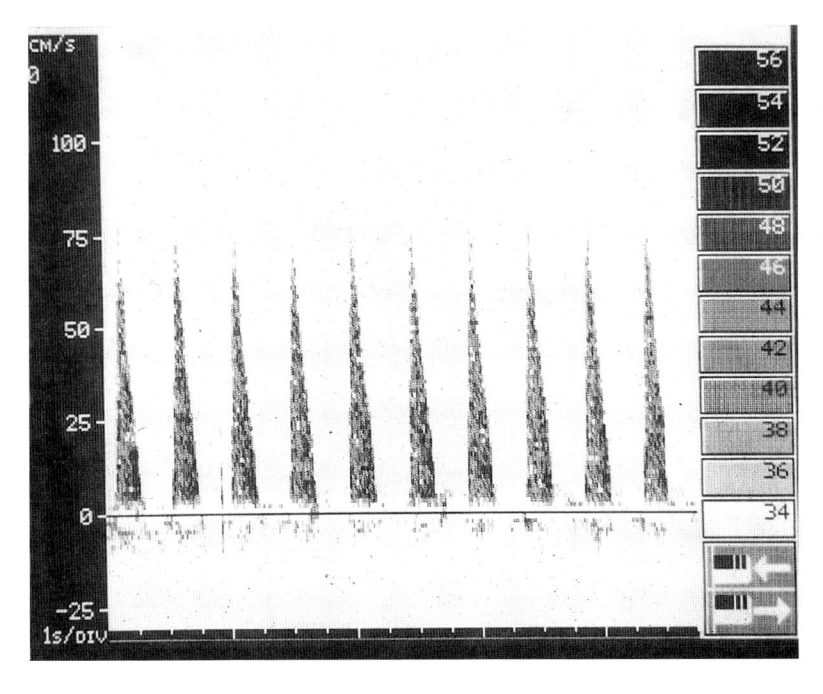

Abb. 19.4 Transkranielle Doppler-Sonographie der A. cerebri media (ACM). Ausgeprägtes posttraumatisches Hirnödem (ICP: 45 mm Hg) bei einem 7-jährigen Mädchen nach Verkehrsunfall. Sistieren des Blutflusses in der Diastole bei hohem Perfusionswiderstand, später Hirntod.

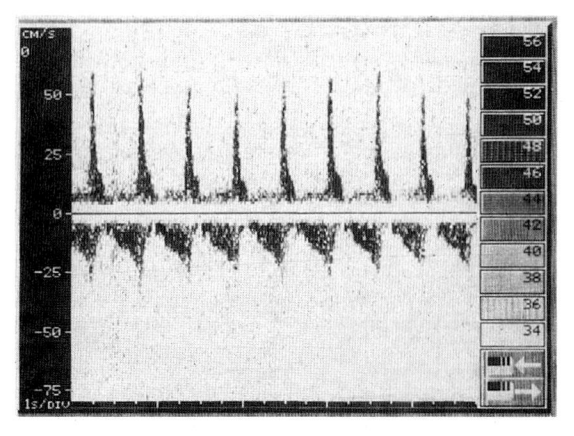

Abb. 19.5 Transkranielle Doppler-Sonographie der A. cerebri media (ACM). Hirntoddiagnostik bei 5 Monate altem Jungen nach Misshandlung. Hoher diastolischer Rückfluss innerhalb der ACM.

Hirntoddiagnostik. Die dopplersonographische Untersuchung der Gehirnarterien hat sich als ergänzende Methode etabliert. Ein diastolischer Nullfluss ist nur als Hinweis auf eine ausgeprägte zerebrale Minderperfusion zu werten. Dagegen wird von einer persistierenden Hirnperfusion ausgegangen, wenn reproduzierbar das Flächenintegral unter der systolischen Einstromkurve der diastolischen Rückflusskomponente entspricht (Abb. 19.5). Selbstverständlich darf ein großer arteriovenöser Shunt (z.B. Ductus arteriosus persistens) nicht vorliegen, allerdings muss auch in diesen Fällen von einer hochgradigen zerebralen Minderperfusion ausgegangen werden. Ein fehlender Blutflussnachweis hat wegen der Möglichkeit der inadäquaten Untersuchung keine unmittelbare Bedeutung in der Hirntoddiagnostik.

Röntgen-Aufnahmen

Standard-Röntgen-Aufnahmen des Schädels. Sie sind in der Notfallmedizin durch CT und MRT in den Hintergrund getreten, vermitteln jedoch bei Frakturen einen Hinweis auf das Ausmaß und die Lokalisation der Gewalteinwirkung.

! Der Ausschluss einer Hirnschädelfraktur durch eine Schädelaufnahme kann den Therapeuten nicht beruhigen: Sowohl epidurale, subdurale als auch subarachnoidale Hirnblutungen kommen bei intakter Kalotte vor.

Eine genaue neurologische Verlaufsbeobachtung ist deshalb nach stattgehabtem Trauma immer indiziert, ggf. muss ein CT (ab 2. posttraumatischem Tag MRT) angefertigt werden.

Ob aus forensischen Gründen bei leichterem Schädel-Hirn-Trauma eine Schädelaufnahme in 2 Ebenen angefertigt werden muss, bleibt umstritten. Der bewusste Verzicht auf eine Übersichtsaufnahme bei „Niedrigrisikosymptomatik" stellt nach Alzen u. Mitarb. (1992) keine Abweichung vom üblichen Qualitätsstandard dar.

Die radiologische Abgrenzung einer Fraktur von Gefäßen oder Strukturen, die als Frakturen fehlgedeutet werden können (Sutura mendosa, Synchondrosen, akzessorische Nähte), ist oft schwierig.

! Für eine Fraktur spricht ein gestreckter oder geknickter Verlauf, Begrenzung und Kontrast sind scharf.

Gefäßkanäle mit anatomischen Aufzweigungen verlaufen dagegen bogig, sind weniger scharf begrenzt und geringer Kontrast gebend. Schädelbasisfrakturen sind durch Röntgen-Übersichtsaufnahmen nicht darstellbar.

HWS. Die radiologische Beurteilung der HWS kann Hinweise auf Frakturen oder Luxationen geben. Konventionelle Röntgen-Aufnahmen der HWS in 2 Ebenen - ggf. ergänzt durch eine Dens-Zielaufnahme – sind bei entsprechender Traumaanamnese obligat.

Luxationen sind durch Achsenabweichung der Wirbelkörper sowie durch Verschiebungen der Dornfortsätze zu erkennen. Rotationssubluxationen (Tortikollis) lassen sich dagegen besser im CT feststellen. Frakturen der HWK mit begleitender Weichteilblutung sind oft an der Verlagerung des anterioren zervikalen Fettstreifens und an der Höhenminderung des Wirbelkörpers zu erkennen. Wirbelbogenfrakturen stellen sich als Verschiebung, als Frakturspalt oder durch Unterbrechung der spinolaminaren Linie dar, allerdings sind Frakturen vor dem 12. Lebensjahr hier selten.

! Auf konventionellen Notfallaufnahmen der HWS sind die HWK 1/2 und HWK 7 oft nicht ausreichend beurteilbar.

Je nach Traumaanamnese muss daher eine zusätzliche CT-Untersuchung der nicht beurteilbaren Strukturen erwogen werden.

Bei Erhängten findet sich ggf. eine Fraktur durch den 2. HWK und eine Luxation des 2. HWK nach ventral.

Von einer Jefferson-Fraktur (C1) spricht man bei einer Berstungsfraktur des Atlas durch ein von kranial einwirkendes Trauma. Die Gelenkflächen sind dann über 3 mm nach lateral verschoben (cave: ein „Pseudo-Jefferson" ist bei vielen gesunden Kindern unter 4 Jahren zu beobachten). Frakturen des Dens axis lassen sich neben der Frakturlinie durch Abknickung des Dens erkennen.

Literatur

Alzen G, Duque-Reina D, Urhahn R, Solbach G (1992) Röntgenuntersuchung bei Traumen im Kindesalter, klinische und juristische Überlegung bei der Indikationsstellung. Dtsch med Wschr 117: 363–367

Deeg KH (1996) Zentrales Nervensystem. In: Hofmann V, Deeg KH., Hoyer PF Ultraschalldiagnostik in Pädiatrie und Kinderchirurgie, 2. Aufl, Georg-Tieme-Verlag, Stuttgart-New York: p 2–116

Deeg KH, Staudt F, von Rohden L (1999) Klassifikation der intrakraniellen Blutungen des Frühgeborenen. Ultraschall Med. 20: 165–170

Grant EG (1986) Sonography of the premature brain: Intracranial hemorrhage and periventricular leucomalacia. Neuroradiology 28: 476–490

Hayden CK, Swischuk LE (1992) Pediatric Ultrasonography, 2nd ed, Williams Wilkins, Baltimore, Hong Kong, London, Munich, Philadelphia, Sydney, Tokyo

Hirsch W, Hetschko H (1990) Die minimale Hirnblutung bei Frühgeborenen. Kinderärztl Prax 58: 575–579

Hirsch W, Hetschko H, Jess S (1994) Sonomorphologische Veränderungen bei periventrikulärer Leucomalazie. Klin Pädiatr 206: 377–380

Hirsch W, Beck R, Behrmann C et al. (2000) The reliability of the cranial CT for the evaluation of intracerebral pressure (ICP) on the generalised cerebral oedema in children. Pediatr Radiol 30: 439–443

Hirsch W, Schobeß A, Eichler G, Zumkeller W, Teichler H, Schlüter A (2002) Severe head trauma in children: cranial CT and clinical consequences. Paediatric Anaesthesia 12: 337–344

Jorch G (1994) Neonatale Dopplersonographie zerebraler Gefäße. Perinatal Medizin 6: 132–133

Masters SJ, Mc Clean PM, Arcarese JS, et al. (1987) Skull X-ray examination after head trauma. Recommendations by a multidisciplinary panel and validation study. New Engl J Med 316: 84–89

Oestreich AE (1995) Wirbelsäule. In: Ebel KD, Willich E, Richter E (Hrsg.): Differentialdiagnostik in der pädiatrischen Radiologie. Georg-Thieme-Verlag, Stuttgart-New York: S 145–217

Poland RL, Slovis TL, Shankaran S (1985) Normal Values for ventricular size as determined by real time sonographic techniques. Pediatr Radiol 15: 12–14

Rupprecht T, Lauffer K, Storr U, et al (1996) Extracerebrale Flüssigkeitsansammlungen im Kindesalter: Unterscheidung von Subduralraumerweiterung und Hygrom mit Farbdoppler-Ultraschall. Klin Pädiatr 208: 97–102

Steiner S, Riebel T, Nazarenko O, et al (1996) Hirntrauma im Kindesalter: Vergleich von Ultraschall mit konventioneller Röntgenaufnahme und Computertomographie. RöFo 165: 353–358

Veyrace C,Conture A., Baud C (1990) Pericerebral fluid collections and ultrasound. Pediatr Radiol 20: 236–240

Werner C (1992) Perfusionsüberwachung mittels transkranieller Dopplersonographie. Anästhesiol Intensivmed Notfallmed Schmerzther 27: 336–345

Intrakranielle dopplersonographische Flussmessungen

P. Sanker und K. E. Richard

■ Hydrozephalus

Eine Erhöhung des intrakraniellen Drucks (ICP) äußert sich unabhängig ihrer Ursache dopplersonographisch in einem Abfall der zerebralen Blutflussgeschwindigkeit (cBFG) (Harders 1986, Hassler u. Mitarb. 1989).

Klinische Relevanz hat die Methode vor allem bei der Verlaufskontrolle des frühkindlichen Hydrozephalus gewonnen (Harders 1986, Chadduck u. Mitarb. 1989, Deeg 1989, Fischer u. Mitarb. 1989, Lui u. Mitarb. 1990, Sanker u. Mitarb. 1992, Sanker u. Mitarb. 1993, Richard u. Mitarb. 1994).

Die transkranielle dopplersonographische Flussmessung (TCD) kann mit einem Phased-Array-System erfolgen. Ultraschallbildzeilen und Doppler-Strahl werden alternierend aufgebaut, sodass eine simultane Darstellung des 2-dimensionalen Schnittbilds und des Doppler-Frequenzspektrums möglich wird. Der Nachteil besteht in einer geringeren Qualität des Doppler-Signals, sodass für Verlaufsuntersuchungen die transtemporale oder die Beschallung durch die große Fontanelle mit einem 2- bzw. 4-MHz-Doppler-Schallkopf geeigneter erscheint (Deeg 1989).

Gemessen wird die cBFG in den basalen Abschnitten der A. cerebri media (M 1), A. carotis und der A. cerebri anterior (A 1) (Aaslid u. Mitarb. 1982, Harders 1986).

Wertvoll ist die Methode vor allem im Verlauf zur Erkennung einer Dynamik bei Feststellung einer frühkindlichen Ventrikelerweiterung. Die Normalwerte der mittleren cBFG sind in erheblichem Maß von verschiedenen Einflussgrößen wie Gestationsalter, Lebensalter und Körpergewicht abhängig. Daher ist die Beurteilung, ob pathologische Flussgeschwindigkeiten vorliegen oder nicht, einfacher über eine Verfolgung des PI möglich (Deeg 1989, Jorch u. Mitarb. 1990).

Der von Gosling 1974 definierte PI errechnet sich wie folgt:

$$PI = \frac{V_s - V_d}{V_m}$$

V_s = maximale systolische cBFG
V_d = enddiastolische cBFG
V_m = mittlere cBFG.

Ein rascher Anstieg des PI bei erweitertem Ventrikelsystem spricht für einen Anstieg der zerebralen Resistance und des ICP.

Es ist ein Anstieg der cBFG bzw. ein Abfall des PI unmittelbar nach Entlastung des ICP erkennbar. Die völlige Normalisierung tritt oft erst nach Wochen ein (Sanker u. Mitarb. 1993, Richard u. Mitarb. 1994).

Die Methode erlaubt es, durch regelmäßige TCD-Kontrollmessungen nichtinvasiv noch vor Eintreten einer klinischen Hirndrucksymptomatik die Dysfunktion einer Liquordrainage zu erkennen. Neben dem typischen Abfall der cBFG mit Anstieg des PI kann im Fall einer chronischen progredienten Liquordruckerhöhung auch in Einzelfällen eine Zunahme der cBFG beobachtet werden. Dies wurde auch von Deeg (1989) beschrieben.

■ Schädel-Hirn-Trauma

Seit 1988 wurden in der Kölner Neurochirurgischen Universitätsklinik Patienten nach Schädel-Hirn-Traumen im Verlauf transkraniell dopplersonographisch untersucht (Sanker u. Mitarb. 1988, Sanker u. Mitarb. 1989). Die Messungen in der Frühphase nach einem Schädel-Hirn-Trauma (8–16 Stunden) zeigten bei 25 % der Patienten eine Flussgeschwindigkeitserhöhung als

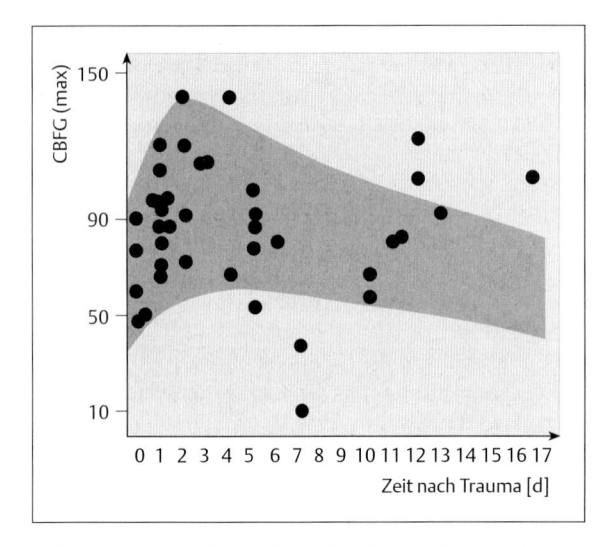

Abb. 19.6 Darstellung des Pulsatilitätsindex (PI) bei 25 Kindern nach schwerem Schädel-Hirn-Trauma anhand von 40 TCD-Messungen.

CBFG = cerebrale Blutflussgeschwindigkeit
TCD = transkranielle dopplersonographische Flussmessung

Ausdruck einer Hyperämie (Sanker u. Mitarb. 1990, Doberstein 1993).

Diese Phase klingt bis zum 4. posttraumatischen Tag ab (Abb. 19.6).

Ein früher Abfall der cBFG mit Anstieg des PI ist als Ausdruck eines ausgeprägten Hirnödems zu werten und prognostisch ungünstig (Sanker u. Mitarb. 1990, Sanker u. Mitarb. 1991). Ein Anstieg der PI-Werte > 2,5 wurde von unseren Patienten nicht überlebt (Sanker u. Mitarb. 1988).

Eine isolierte traumatische Subarachnoidalblutung (SAB) mit Anstieg der cBFG nach dem 3. posttraumatischen Tag aufgrund eines Vasospasmus ist selten. Eine posttraumatische SAB ist in der Regel eine Begleitblutung aufgrund einer schweren Hirnkontusion, die letztlich auch den Verlauf bestimmt und die höhere Letalität nach Schädel-Hirn-Trauma mit computertomographisch nachgewiesener SAB erklärt (Martin u. Mitarb. 1992, European Study Group 1994).

Dopplersonographisch stehen in solchen Fällen somit erniedrigte Flussgeschwindigkeiten und ein erhöhter PI im Vordergrund.

■ **TCD-Langzeitmonitoring und Hirntod**

Nach Schädel-Hirn-Trauma – aber auch bei anderen Prozessen, die mit Änderungen der zerebralen Perfusion bzw. des ICP einhergehen (z.B. Tumoren) – kann bei bewusstlosen Patienten auf der Intensivstation ein Langzeitmonitoring über eine spezielle Kopfhalterung erfolgen. Insbesondere kann die Überwachung einer antiödematösen Hirndruck senkenden Therapie nichtinvasiv erfolgen (Sanker u. Mitarb. 1991, Sanker u. Mitarb. 1991, Sanker u. Mitarb. 1992).

Das TCD-Monitoring ist jedoch auch intraoperativ möglich, z.B. um den Erfolg einer Liquordruckentlastung schon während einer Shuntanlage zu dokumentieren (Richard u. Sanker 1993).

Weiterhin kann nach Hirntumoroperationen frühzeitig einem postoperativem Ödem entgegengewirkt werden. Wichtig ist dabei die gleichzeitige Dokumentierung der Beatmungsform und der arteriellen Blutgase, um nicht zu einer Fehlinterpretation der gemessenen TCD-Werte zu gelangen.

1991 wurde die TCD vom „Wissenschaftlichen Beirat der Bundesärztekammer" als Methode zur Verkürzung der Beobachtungszeit zur Diagnose des Hirntodsyndroms anerkannt (Van Velthoven u. Mitarb. 1988, Bundesärztekammer 1991).

Dies gilt jedoch nicht für Kleinkinder und Säuglinge. Zur Erklärung des Hirntods sind weiterhin die Dokumentation eines 3-tägigen Komas mit Ausfall der Hirnstammreflexe und ausgefallener Spontanatmung erforderlich. Tatsächlich ist der Ausfall der Hirnfunktion beim Neugeborenen nicht zwingend mit dem Ausfall der Hirndurchblutung verknüpft. Wir selbst konnten 1991 einen Fall dokumentieren, wo die Hirndurchblutung supra- und infratentoriell erhalten blieb, obwohl bereits seit 4 Tagen klinisch das Hirntodsyndrom bestand (Sanker u. Mitarb. 1992).

Literatur

Aaslid R, Markwalder TM, Nornes H (1982) Noninvasive transcranial Doppler ultrasound recording of flow velocity in basal cerebral arteries. J Neurosurg 57:769–774

Bundesärztekammer (1991) Kriterien des Hirntodes. 2. Fortschreibung am 29. Juni 1991. Dt Ärztebl (B) 88: 2855–2860

Chadduck WM, Seibert JJ, Adametz J, Charles MG, Crabtrel M, Stanrell CA (1989) Cranial Doppler ultrasonography correlates with criteria for ventriculoperitoneal shunting. Surg Neurol 31: 122–128

Deeg K-H (1989) Zerebrale Dopplersonographie im Kindesalter. Berlin, Heidelberg, Springer

Doberstein C (1993) Post-traumatic vasospasm – an important cause of secondary brain injury. 2nd International Neurotrauma Symposium, Glasgow (Abstract)

European Study Group on nimodipine in severe head injury (1994) A multicenter trial of the efficacy of nimodipine on outcome after severe head injury. J Neurosurg 80: 797–804

Fischer AQ, Lionigstone JN (1989) Transcranial Doppler and real-time cranial sonography in neonatal hydrocephalus. J Child Neurol 4: 64–69

Harders A (1986) Neurosurgical applications of transcranial Doppler sonography. Wien, New York, Springer

Hassler W, Steinmetz H, Pirschel J (1989) Transcranial Doppler study of intracranial circulatory arrest. J Neurosurg 71: 195–201

Jorch G, Rabe H, Germani G, Moeremanns N (1990) Kreislaufüberwachung bei sehr kleinen Frühgeborenen durch Doppler-Sonographie. Monatsschr Kinderheilkd 138: 416–421

Lui K, Hellmann J, Sprigg A, Danemann A (1990) Cerebral bloodflow velocity patterns in post-hemorrhagic ventricular dilations. Child's Nerv Syst 6: 250–253

Martin NA, Doberstein C, Zane C, Caron MJ, Thomas K, Becker DP (1992) Posttraumatic cerebral arterial spasm: transcranial

Doppler ultrasound, cerebral blood flow, and angiographic findings. J Neurosurg 77: 575–583
Richard KE, Sanker P (1993) ICP and TCD guided treatment of slit ventricle syndrome. In: Avezaat CJJ, Eijndhoven JHM, Maas AIR, Tans JTS (eds) Intracranial Pressure VIII. Springer, Berlin: pp 871–874
Richard KE, Sanker P, Gahnz G (1994) Timing of shunting in infantile posthemorrhagic hydrocephalus. Child's Nerv Syst 10: 473
Sanker P, Richard KE, Terhaag D, Frowein RA (1988) Zerebrale Blutflussgeschwindigkeit: Ein prognostischer Faktor nach schweren Schädel-Hirn-Traumen? 39. Jahrestagung Deutsche Gesellschaft für Neurochirurgie, Köln
Sanker P, Terhaag D, Frowein RA (1989) Transkranielle Dopplersonographische Befunde bei schweren Schädel-Hirn-Traumen einschließlich Hirntod. Zentralbl Chir 114: 412
Sanker P, Terhaag D, Richard KE, Frowein RA (1990) Cerebral blood flow velocity: a prognostic factor after severe head injuries? Aktuel Traumatol 20: 152–156
Sanker P, Richard KE, Klug N (1991) Maligne Hirntumoren im Kindesalter – Ultraschallgesteuerte Operation und perioperative TCD-Überwachung. Monatsschr Kinderheilk 139: 712
Sanker P, Richard KE, Weigl HC, Klug N, van Leyen K (1991) Transcranial Doppler sonography and intracranial pressure monitoring in children and juveniles with acute brain injuries or hydrocephalus. Child's Nerv Syst 7: 391–393
Sanker P, Roth B, Frowein RA, Firsching R (1992) Cerebral reperfusion in brain death of a newborn. Case report Neurosurg Rev 15: 315–317
Sanker P, Richard KE, Firsching R, Weigl HC, Klug N, Gahnz G (1992) Perioperative TCD and ultrasound monitoring in hydrocephalic newborn. In: Oka M, von Reutern GM, Furuhata H, Kodaira K (Hrsg.) Recent advances in neurosonology. Amsterdam, London, Excerpta Medica, Elsevier-Verlag, S. 221–224
Sanker P, Richard KE, Gahnz G, Firsching R, Mohr K (1993) Indication and timing of shunting in premature newborns with hydrocephalus. International Congress of Neurological Surgery, Acapulco, Mexiko (Abstract)
Van Velthoven V, Calliauw L (1988) Diagnosis of brain death. Transcranial Doppler sonography as an additional method. Acta Neurochir 95: 57–60

Spezielle Krankheitsbilder

Schädel-Hirn-Verletzungen

K. E. Richard

Die Bedeutung der Schädel-Hirn-Verletzungen bei Kleinkindern und Kindern geht aus ihrer epidemiologischen Häufigkeit hervor. In den USA versterben 5-mal mehr Kinder an den Folgen eines Schädel-Hirn-Traumas als an den Folgen einer Leukämie (Mc Laurin u. Mitarb. 1990).

■ Allgemeine Therapie des Schädel-Hirn-Traumas

Prähospitale Therapie

Besonderheiten. Die Erstversorgung des schädelverletzten Kindes ist von mitentscheidender Bedeutung für die Prognose (Walker u. Mitarb. 1986).

In der 1. Stunde nach einem Schädel-Hirn-Trauma gelten für Kinder und Jugendliche die gleichen Behandlungsregeln wie für Erwachsene.

Besonderheiten der kindlichen Hirnverletzung bestehen beispielsweise darin, dass sich die Normalwerte für Herzfrequenz und Blutdruck unterscheiden und dass die Toleranz gegenüber einem Blutverlust deutlich geringer ist.

Hauptursachen eines sekundären Hirnschadens:
- fehlende Korrektur einer systemischen Hypoxämie und Kreislaufhypotonie,
- verspätete Diagnose und Behandlung raumfordernder intrakranieller Blutungen.

Daher gilt auch hier die sog. ABC-Regel.

Faktoren, die Entstehung zerebraler Hyperämie, Hirnschwellung und Hirnödem begünstigen:
- *intrakranielle Prozesse:*
  - Hämatom,
  - gestörte zerebrovaskuläre Autoregulation,
- *systemische Verletzungsfolgen:*
  - Blutverlust,
  - Blutdruckabfall,
  - Minderung der Hirndurchblutung,
  - Obstruktion der Atemwege,
  - arterielle Hypoxämie,
  - Hyperkapnie.

Hierdurch kommt es zur intrakraniellen Drucksteigerung (Abb. 19.**7**), die Prognose verschlechtert sich erheblich (Richard 1991, Chesnut u. Mitarb. 1993).

Frühintubation und -beatmung

Indikationen zur Frühintubation und -beatmung:
- Koma (GCS-Score < 10),
- Fehlen der laryngealen Schutzreflexe,
- Ateminsuffizienz (Hypoxämie, Hyperkapnie),
- spontane Hyperventilation ($paCO_2 < 25$ mm Hg),
- respiratorische Arrhythmie,
- Zunahme einer Bewusstseinsstörung,
- beidseitige Unterkieferfraktur,
- profuse Blutung in den Nasenrachenraum (z. B. aus einer Schädelbasisfraktur),
- Anfälle.

Intubation. Da im Rahmen einer Intubation mit der bisher üblichen Technik durch Aspiration eine lebensbedrohliche intrakranielle Drucksteigerung provoziert werden kann, wurde neuerlich ein Intubationsverfahren vorgeschlagen, bei welchem die Intubation erst nach mehrfacher Präoxygenierung mit 100%igem O_2, Vorbehandlung mit Fentanyl, Sedierung mit Thiopental und Relaxierung mit dem Kurzzeitrelaxans Succinyl vorgenommen wird, die sog. „rapid sequence intubation" (Walis 1993). Gleichzeitig erfolgt die Immobilisierung der möglicherweise mitverletzten Halswirbelsäule.

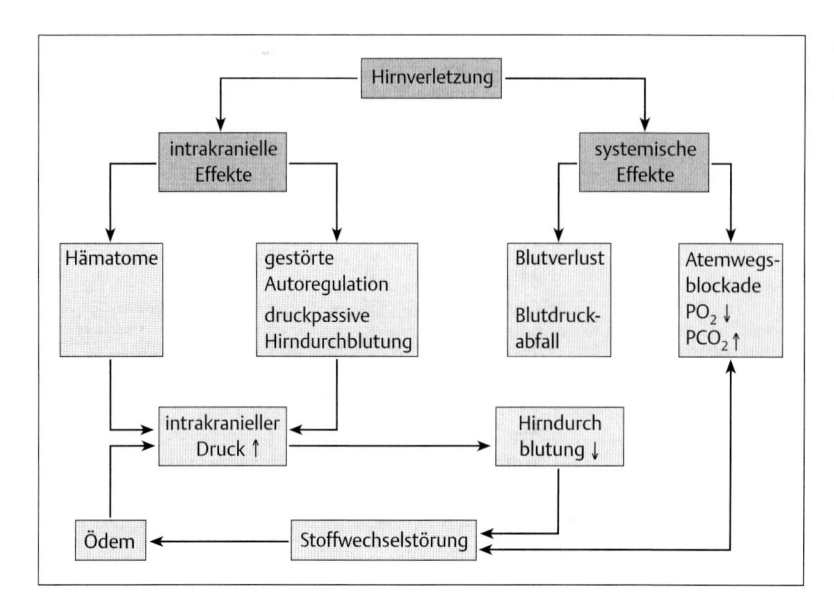

Abb. 19.7 Pathogenese des posttraumatischen Hirnödems (nach Gentleman u. Mitarb. 1993)

Beatmung. Die unmittelbar angeschlossene Beatmung sollte eine arterielle O_2-Spannung > 112 mm Hg und eine arterielle CO_2-Spannung von 30–34 mm Hg anstreben (Gentleman u. Mitarb. 1993).

Der hirnvenöse Rückfluss über die tiefen Halsvenen darf nicht durch eine die Halsweichteile einschnürende Fixierung des Endotrachealtubus behindert werden. Aus gleichem Grund sind Flachlagerung von Oberkörper und Kopf und beim nichtrelaxierten Patienten eine nicht dem spontanen Atemrhythmus angepasste Beatmung zu vermeiden (Richard 1980).

Small Volume Resuscitation

Besonders bei Kindern und Jugendlichen ist ein Blutdruckabfall im Rahmen einer Kombinationsverletzung spätes Zeichen eines hypovolämischen Schocks. Beim Kleinkind genügt jedoch ein isoliertes Schädeltrauma mit Entwicklung eines intrakraniellen Hämatoms, die profuse Blutung aus einer Schädelfraktur oder eine sehr stark blutende Kopfplatzwunde zur Entwicklung eines Kreislaufschocks.

Voraussetzung für einen ausreichenden Flüssigkeitsersatz ist die Anlage von mindestens 2 venösen Zugängen. Über die adäquate Flüssigkeitszufuhr bei normalen Verhältnissen sowie unter Schockbedingungen informiert Tab. 19.3.

Ziel ist die Anhebung des systolischen Blutdrucks auf eine Höhe von 80 mm Hg + 2-mal Lebensalter, z. B. bei einem 4-jährigen Kind auf 88 mm Hg.

Die Bedeutung des rechtzeitigen adäquaten Volumenersatzes geht daraus hervor, dass beim Schädeltrauma eine frühe posttraumatische Kreislaufhypotonie die Mortalität der Verletzten auf das 1,5fache ansteigen ließ.

! Ein übertriebener Flüssigkeitsersatz muss beim hirnverletzten Kind aber auf jeden Fall vermieden werden, da eine zu rasche Anhebung des ZVD die zerebrale Compliance herabsetzen und einen Anstieg des intrakraniellen Drucks begünstigen kann (Hariri u. Mitarb. 1993).

Daher behandelt man heute mit kleinen Volumina einer hypertonen Natriumchlorid-Dextran-Lösung. Der hierfür von Nakayama u. Mitarb. (1984) geprägte Begriff der Small Volume Resuscitation besagt, dass durch Infusion eines kleinen Volumens einer hypertonischen, z. B. 7,5%ige Natriumchlorid-/10%ige Dextranlösung, das etwa 10% des geschätzten Blutverlusts entspricht, durch raschen Einstrom von Flüssigkeit aus dem intra- und extrazellulären in den intravaskulären Raum eine

Tabelle 19.3 Intravenöse Flüssigkeitstherapie beim akuten Schädel-Hirn-Trauma des Kindes (nach Walker u. Bruce 1986)

Normale Flüssigkeitszufuhr	
• für die ersten 10 kg KG:	• 100 ml/kg KG/d
• für die zweiten 10 kg KG:	• 50 ml/kg KG/d
• darüber hinaus:	• 20 ml/kg KG/d

Flüssigkeitszufuhr bei Schock	
• 2 i. v. Zugänge	
• Bolus Ringerlactat- oder 7,5%ige Natriumchloridlösung	• 20 ml/kg KG
• bleibt systolischer Blutdruck < 70 mm Hg:	• Wiederholung des Bolus
• bleibt systolischer Blutdruck weiter < 70 mm Hg:	• Transfusion von 20 ml/kg KG Erythrozytenkonzentrat

sofortige Normalisierung des Herzzeitvolumens sowie eine Wiederherstellung der Mikrozirkulation peripherer Organe erreicht wird (Kreimeyer u. Mitarb. 1993), ohne dass mit negativen Rückwirkungen auf Hirncompliance und intrakraniellen Druck gerechnet werden muss (Berger u. Mitarb. 1993, Ducey u. Mitarb. 1989).

Neurologische Beurteilung und Transport

Die Bewusstseinslage wird nach der Glasgow Coma Scale (GCS) (Teasdale u. Jennet 1974) beurteilt (Tab. 19.4). Die prognostische Wertigkeit der GCS erwies sich beim Vergleich mit anderen Skalen als besonders hoch (Richard u. Weikenmeier 1995).

Für Kinder < 2 Jahre wurde für die Kategorie „beste verbale Antwort" eine altersentsprechende Modifikation vorgeschlagen.

Kriterien für frühe bzw. direkte Einweisung in neurochirurgische Klinik:
- Anhaltendes Koma bzw. Verschlechterung der Bewusstseinslage,
- fokale neurologische Störungen,
- Anfälle,
- Verdacht auf Schädelfraktur.

Kriterien für Einweisung in neurochirurgische Klinik mit aufgeschobener Dringlichkeit:
- Länger als 6 Stunden anhaltende Bewusstlosigkeit,
- Impressionsfraktur oder penetrierende Verletzung des Schädels,
- Verdacht auf Liquorabfluss aus Nase oder Ohr,
- anhaltende oder zunehmende Kopfschmerzen und/oder Erbrechen.

In diesem Zusammenhang ist eine Untersuchung von Teasdale u. Mitarb. (1990) bedeutsam, in der sie an einem Patientengut von 8406 Schädel-Hirn-Verletzten die wesentlichen Einflussfaktoren einer Hämatomentwicklung ermittelten. Bei Kindern ohne Schädelfraktur und ohne Bewusstseinsstörung betrug das Risiko einer Hämatomentwicklung 1 : 13 000, bei Vorliegen eines Komas und einer Schädelfraktur 1 : 12.

■ Intensivtherapie des Schädel-Hirn-Traumas

Diagnostik

Nach notfallmäßiger Aufnahme des schädelverletzten Kindes oder Jugendlichen in die Klinik stellt sich zunächst die Frage nach der Dringlichkeit weiterer Diagnostik.

Tabelle 19.4 Glasgow Coma Scale für Kinder/Jugendliche (nach Lust u. Pfaundler 1994)

< 24 Monate			> 24 Monate
	Augenöffnen:		
	• spontan	4	
	• auf Ansprache	3	
	• auf Schmerzreiz	2	
	• nicht vorhanden	1	
	Beste motorische Antwort (der Arme):		
	• (auf Schmerzreiz)		
	• befolgt Aufforderungen	6	
	• lokalisiert Schmerzreize	5	
	• beugt normal auf Schmerzreiz	4	
	• beugt spastisch auf Schmerzreiz	3	
	• streckt auf Schmerzreiz	2	
	• nicht vorhanden	1	
	Beste verbale Antwort:		
• fixiert, verfolgt, erkennt, lacht		5	orientiert, spricht verständlich
• fixiert und verfolgt inkonstant, erkennt nicht sicher		4	verwirrt, desorientiert, spricht unverständlich
• nur zeitweise weckbar,			Antwort inadäquat,
• trinkt, isst nicht		3	unzusammenhängend
• motorisch unruhig, weckbar		2	unverständlich, nur Laute
• nicht vorhanden		1	nicht vorhanden
Modifikationen normaler Reaktionen und Antworten für Kinder unter 5 Jahre alt (nach Gentleman u. Mitarb. 1993)			
Alter:	**Beste motorische Antwort:**		**Beste verbale Antwort:**
• 6 Monate alt	• beugt		• lacht und weint
• 6 bis 12 Monate alt	• lokalisiert		• lacht und weint
• 1 bis 2 Jahre alt	• lokalisiert		• Töne und Worte
• 2 bis 5 Jahre alt	• befolgt Aufforderungen		• Worte und Sätze

- Das bewusstseinsklare Kind ohne klinische Hinweise auf eine Schädelfraktur – wie Kopfschwartenverletzung und subgaleales Hämatom – kann in häusliche Beobachtung entlassen werden, wenn:
  - der soziale Hintergrund dieses erlaubt,
  - eine regelmäßige Überwachung durch die Eltern gewährleistet ist,
  - die Entfernung zwischen Wohnung und Klinik nicht zu groß ist (Teasdale u. Mitarb. 1990, Richard 1995).
- Bei klinischer und/oder radiologischer Diagnose einer Schädelfraktur muss – ebenso wie bei einer Verschlechterung der Bewusstseinslage oder neurologischen Symptomen – sofort ein Schädel-CT veranlasst werden.

Therapie

! Die Intensivbehandlung des schweren Schädel-Hirn-Traumas ist auf Prävention und Behandlung der sekundären posttraumatischen Prozesse d. h. zerebrale Oligämie und Ischämie, zerebrale Hyperämie und Hirnschwellung sowie Hirnödem gerichtet.

Voraussetzung einer gezielten und effektiven Therapie des schweren Schädel-Hirn-Traumas ist die frühzeitige Erkennung und Beurteilung der genannten Sekundärprozesse. Die bildgebenden Verfahren, wie CT und MRT, haben die Unterscheidung von Hirnschwellung und Hirnödem ermöglicht (Richard 1991). Für die Beurteilung von Hirndurchblutung und Hirnstoffwechsel stehen heute nichtinvasive und invasive diagnostische Verfahren zur Verfügung, die als sog. Bedsidemonitoring eingesetzt werden (s. S. 589). Intrakranieller Druck und intrakranielle Raumreserve lassen sich mit verschiedenen Verfahren messen (S. 590–591).

Hirngewebsischämie

Da das verletzte Gehirn auch gegenüber kurz dauernden hämodynamischen Störungen äußerst empfindlich ist, bleibt die Prävention der posttraumatischen Hirngewebsischämie, wie in der präklinischen Versorgung die Aufrechterhaltung eines ausreichenden zerebralen Perfusionsdrucks, von vorrangiger Bedeutung (Miller 1985). Ob dieses Ziel besser durch Verwendung kristalloider oder kolloidaler Infusionslösungen erreicht werden kann, ist nach wie vor strittig. Sicher scheint zu sein, dass eine Hypoosmolalität für den Patienten mit schwerem Schädel-Hirn-Trauma ungünstiger ist als ein Abfall des kolloidosmotischen Drucks (Kaieda u. Mitarb. 1989). Zur Aufrechterhaltung einer normalen Serumosmolalität wurde daher der Einsatz isotoner Glucose- oder leicht hypertoner Natriumchloridlösungen befürwortet (Messmer 1990).

Jede länger dauernde Kreislaufhypotonie begünstigt die zerebrale Minderperfusion und verschlechtert die Prognose des Schädel-Hirn-Verletzten (Jonas u. Mitarb. 1994). Der aus der Differenz von MAD und intrakraniellem Mitteldruck resultierende zerebrale Perfusionsdruck kann nicht nur durch einen Anstieg des intrakraniellen Drucks, sondern auch durch einen Abfall des arteriellen Systemblutdrucks kritisch gesenkt werden.

Die kritische Schwelle des Hirnperfusionsdrucks wird für den Erwachsenen mit 60 mm Hg (Miller 1985), nach neueren Untersuchungen mit 70 mm Hg (Chan u. Mitarb. 1993) angenommen. Für Kleinkinder wird diese bei 40–50 mmHg, für Kinder bei 50–60 mmHg angenommen (Forbes u. Mitarb. 1999).

! Die Anhebung eines kritisch erniedrigten zerebralen Perfusionsdrucks zielt auf eine Verbesserung der Hirndurchblutung und der zerebralen O_2-Versorgung.

Je nach Erfordernis wird sie erreicht durch Senkung des intrakraniellen Drucks oder Anhebung des MAD (Rosner u. Coley 1986, Miller u. Mitarb. 1992).

Eine Anhebung des arteriellen Blutducks kann mit Pressoren wie Phenylephrin oder Clonidin erreicht werden. Ist die Autoregulation der Hirngefäße erhalten, reagieren diese mit einer reaktiven Vasokonstriktion mit der Folge einer Senkung des intrakraniellen Drucks (Rosner und Daughton 1990). Sie ist indiziert bei zerebraler Minderdurchblutung und intrakranieller Drucksteigerung (Pol Hans 1995).

Zerebrale Hyperämie und Hirnschwellung

An einer Gruppe von 32 Kindern mit schweren Schädel-Hirn-Traumen bestätigten Muizelaar u. Mitarb. (1989) die von früheren Untersuchungen bekannte Dominanz einer zerebralen Hyperämie. Die am Unfalltag zunächst überwiegende und von der Schwere der Hirnverletzung abhängige Minderdurchblutung ging 24 Stunden nach dem Trauma bei 88 % der Kinder und Jugendlichen in eine zerebrale Mehrdurchblutung (Hyperämie) über. Dabei handelte es sich meistens um eine sog. Luxusdurchblutung (Lassen 1966).

Dieser Befund korrespondierte mit einer Entkoppelung von Hirndurchblutung und Hirnstoffwechsel, erkennbar an einer extremen Erniedrigung der arteriojugularvenösen O_2-Differenz. Mit zunehmender Hyperämie kam es zur Einschränkung der intrakraniellen Raumreserve, erkennbar am Abfall des intrakraniellen Druck-Volumen-Index (PVI).

Die im frühen posttraumatischen Verlauf der ersten 24 Stunden auf dem Boden einer zerebralen Hyperämie sich entwickelnde Hirnschwellung (Abb. 19.**8**) führt – insbesondere bei gleichzeitiger Entwicklung einer Kontusionsblutung oder eines Hämatoms – frühzeitig zu lebensbedrohlicher Einschränkung der intrakraniellen Raumreserve und Anstieg des intrakraniellen Druckes.

Die Mortalität dieser Kinder lag mit 37,5 % deutlich höher als bei Kindern und Jugendlichen mit posttraumatischem Hirnödem, wo sie 21,4 % betrug (Richard 1991).

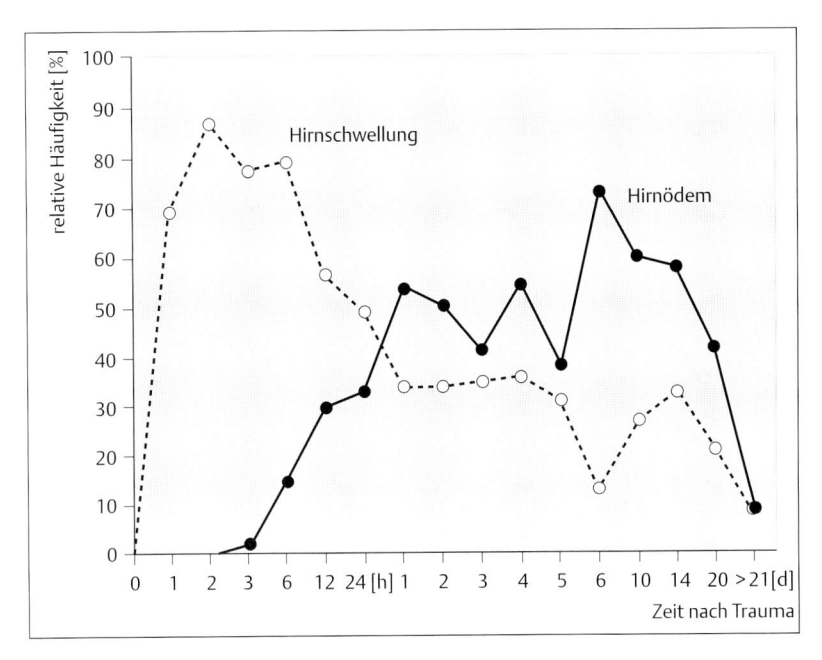

Abb. 19.**8** Relative Häufigkeit von Hirnschwellung (gestrichelte Linie) und Hirnödem (durchgezogene Linie) im CT des posttraumatischen Verlaufs (modifiziert nach Richard 1991).

Wichtigste präventive und therapeutische Maßnahmen der posttraumatischen Hirnschwellung:
- Freihaltung der Atemwege, Intubation,
- Vermeidung pulmonaler Aspiration,
- Stabilisierung des arteriellen Systemblutdrucks,
- Hochlagerung von Oberkörper und Kopf um 15–30°,
- leichte Hyperventilation ($paCO_2$ um 35 mm Hg),
- evtl. systemische Gabe von Trometamol (THAM).

Stabilisierung des arteriellen Systemblutdrucks. Bei jedem kritischen Abfall des arteriellen Blutdrucks besteht bei gestörter zerebraler Autoregulation das Risiko, dass durch Abfall des zerebralen Perfusionsdrucks eine reaktive Vasodilatation mit steilem Anstieg des intrakraniellen Drucks provoziert wird (Rosner u. Becker 1984).

! Die traditionelle Auffassung, welche den Akzent auf eine Prävention von hypertonen Blutdruckwerten legte, wurde von einem Therapiekonzept abgelöst, welches zur Verhütung der „vasodilatatorischen Kaskade" die Anhebung und Stabilisierung des zerebralen Perfusionsdrucks in den Vordergrund rückt (Rosner u. Daughton 1990.

Anhebung und Stabilisierung des zerebralen Perfusionsdrucks:
- Volumenexpansion,
- evtl. Gabe von Vasopressoren,
- Erhaltung einer normalen Serumosmolalität und Normovolämie,
- Herstellung einer leichten Hypokapnie (pCO_2 35 mm Hg).

Hochlagerung. Eine Hochlagerung von Oberkörper und Kopf um 15–30° unterstützt den hirnvenösen Rückfluss, ohne dass bereits ein Abfall des Hirnperfusionsdrucks befürchtet werden muss (Rosner u. Mitarb. 1986, Feldman u. Mitarb. 1992).

Hyperventilation. Durch mechanische Beatmung wird eine künstliche Senkung der arteriellen CO_2-Spannung erzeugt. Dies führt über eine zerebrale Vasokonstriktion zum Abfall der Hirndurchblutung und des Hirnblutvolumens um 4 % pro mm Hg pCO_2-Senkung. Infolgedessen sinkt der intrakranielle Druck. Das Ausmaß der intrakraniellen Drucksenkung hängt ab von der CO_2-Reaktivität der Hirngefäße.

Nach einer schweren Schädel-Hirn-Verletzung kann die CO_2-Reaktivität für 1–2 Wochen herabgesetzt sein (Cold u. Mitarb. 1977), entsprechend reduziert ist der Hirndruck senkende Effekt der Hyperventilation.

Nachteile der Hyperventilation sind:
- auf etwa 24 h begrenzte Dauer der intrakraniellen Drucksenkung (Muizelaar u. van der Poel 1989),
- reboundartiger Anstieg des intrakraniellen Drucks nach Unterbrechung der Hyperventilation,
- zerebrale Vasokonstriktion und Minderdurchblutung,
- Absenkung der regionalen oder globalen O_2-Freisetzung unter die ischämische Schwelle.

Nach länger dauernder Hyperventilation mit einem $paCO_2$ von 27–36 mm Hg stieg die Zahl ischämischer zerebraler Herde von 5 % auf 16 % (Cold 1990). Eine Absenkung des $paCO_2$ unter 25 mm Hg führte zu vermehrter Lactatproduktion (Kerr 1993).

In einer randomisierten Studie hatten hyperventilierte Schädelverletzte ein schlechteres 6-Monats-Outcome als normoventilierte (Muizelaar u. Mitarb. 1991) Patienten.

! Da während der ersten 12–24 Stunden nach einem schweren Schädeltrauma überwiegend mit einer verminderten Hirndurchblutung gerechnet werden muss (Muizelaar 1989, Kerr 1993), kann eine Hyperventilation in dieser Frühphase das Risiko einer ischämischen Hirnschädigung erhöhen.

Indikationen für mäßige Hyperventilation:
- Entwicklung einer zerebralen Hyperämie,
- Hirnschwellung, die zwischen der 12.–24. h ihren Höhepunkt erreicht.
  So bei jungen Patienten mit Hirngewebskontusionen aber intakter Hirnstammfunktion (Cold 1990, Richard 1991).

Mit der Bulbus-venae-jugularis-Oxymetrie steht ein intensivmedizinisch anwendbares Verfahren zur Messung der jugularvenösen O_2-Sättigung zur Verfügung, mit dem die Rückwirkung der Beatmungsform auf Durchblutung und O_2-Versorgung des Gehirns abgeschätzt und eine zerebrale Minderperfusion vermieden werden kann (Chan u. Mitarb. 1993, Warters 1994).

Eine leichte Anhebung des PEEP führt bei gleichzeitiger Oberkörper-Kopf-Hochlagerung nicht zu einem Anstieg des intrakraniellen Drucks, wenn Atemminutenvolumen und CO_2-Spannung konstant gehalten werden (Richard u. Karimi 1986).

Eine Limitierung der inspiratorischen Beatmungsphase, z. B. auf ein Inspirations-/Exspirationsverhältnis von 2:3, verhindert die Übertragung eines erhöhten intrathorakalen Drucks auf den hirnvenösen Druck (Richard u. Karimi 1986, Erson 1990).

! Eine unnötig forcierte Hyperventilation fördert die Entwicklung von Hirngewebsazidose, Hirnschwellung und Hirnödem.

Systemische Gabe von Trometamol. Für die Verletzten mit traumatischer Hirnschwellung und prolongierter Hyperventilation wurde daher eine kontinuierliche i. v. THAM-Therapie in einer Dosis von 1–15 ml/kg KG über 60–120 min propagiert (Muizelaar u. Mitarb. 1991). Diese Behandlung führte zwar zur Senkung der Lactatkonzentration im Liquor sowie des intrakraniellen Drucks, nicht sicher jedoch zu einer Verbesserung des Outcomes (Wolf u. Mitarb. 1993).

Hirnödem

Das posttraumatische Hirnödem entsteht später als die Hirnschwellung (Abb. 19.**8**):
- *perikontusionelles, vasogenes, extrazelluläres Hirnödem:*
  Gipfel 24–48 Stunden nach Trauma,
- *postischämisches, zytotoxisches, intrazelluläres Hirnödem:*
  Gipfel zwischen 6. und 8. Tag nach Trauma (Richard 1991).

Aktuelle Therapieansätze:

Beseitigung des ödemgenerierenden Fokus. Dies erfolgt durch operative Entfernung des Kontusionsherds, z. B. bei therapieresistenter intrakranieller Drucksteigerung und frontopolarer, temporopolarer oder okzipitopolarer Lokalisation (Abb. 19.**9**–19.**12**).

Kontrolle der Ödemausbreitung durch Vermeidung exzessiver Blutdruckanstiege und Herstellung eines adäquaten zerebralen Perfusionsdrucks. Die Vasodepressoren Propanolol (Dociton) oder Clonidin (Catapresan) eignen sich zur Beseitigung eines Bluthochdrucks vor allem deswegen, weil durch diese die Serumspiegel von Epinephrin, Norepinephrin und Katecholamin gesenkt werden (Payen u. Mitarb. 1990).

Unter der Annahme, dass die therapieresistente frühe posttraumatische Hirndrucksteigerung weniger Folge einer Hirngewebsischämie als eines vasogenen, extrazellulären Hirnödems ist, wurde vorgeschlagen, den hydrostatischen Kapillardruck durch eine kontinuierliche Dihydroergotamininfusion und Blutdrucksenkung zu vermindern (Asgeirsson u. Mitarb. 1994).

Dieses Konzept ist zentraler Bestandteil der sog. Lund-Therapie des posttraumatischen Hirnödems mit intrakranieller Drucksteigerung, in welchem die wesentlichen heute weithin anerkannten Prinzipien der Ödemtherapie in Form eines Stufenplans zusammengefasst sind (Tab. 19.**5**).

Herstellung einer Normoosmolalität. Zum Einsatz kommen isotone Infusionslösungen.

Sicherstellung einer ausreichenden O_2- und Glucoseversorgung.

Stabilisierung der neuronalen Funktionen. Folgende Medikamente kommen in Frage:
- *Antioxidanzien bzw. Free Radical Scavenger:*
  Nachdem die Corticosteroide beim Schädel-Hirn-Trauma nicht die erhoffte Wirkung gezeigt haben, werden gegenwärtig sog. Antioxidanzien bzw. Free Radical Scavenger erprobt, welche die posttraumatische Lipidhydrolyse der Zellmembranen und die durch freie Radikale hervorgerufene Lipidperoxidation hemmen. Denn diese wird als Ursache der posttraumatischen neuronalen Degeneration angesehen (Hall 1993).
  Demgegenüber scheinen Corticosteroide in exzessiver Dosierung die Lipidperoxidation sogar zu steigern.

Spezielle Krankheitsbilder **609**

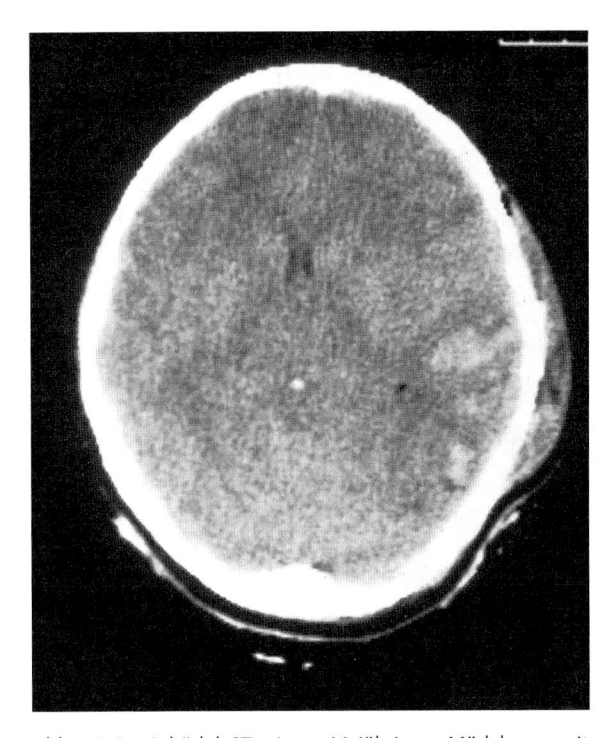

Abb. 19.**9** Schädel-CT eines 11-jährigen Mädchens mit schwerem Schädel-Hirn-Trauma und Kontusionsblutungen temporookzipitoparietal, 2 Stunden nach Trauma.
Schwere diffuse Hirnschwellung mit Kompression der inneren und äußeren Liquorräume sowie leicht raumfordernder Kontusion temporoparietal rechts, Glasgow-Komascore 4.

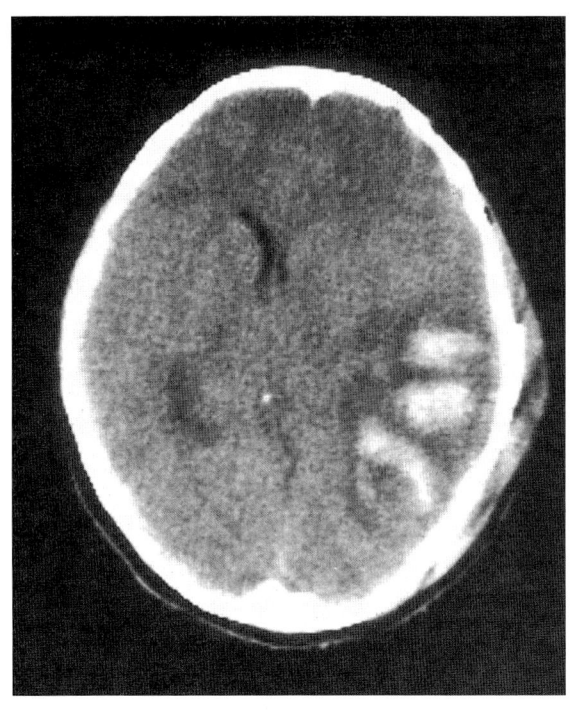

Abb. 19.**10** Schädel-CT der gleichen Patientin, 20 Stunden nach Trauma.
Zunahme der Kontusionsblutung und der Mittellinienverschiebung.

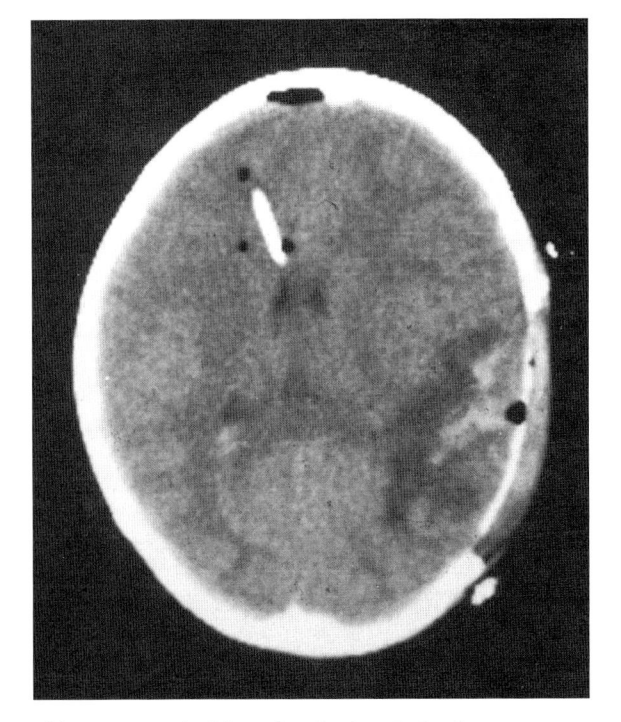

Abb. 19.**11** Schädel-CT der gleichen Patientin, nach operativer Entleerung der Kontusionsblutung und Anlage einer externen Ventrikeldrainage deutliche Verminderung der Raumforderung und der Mittellinienverschiebung.

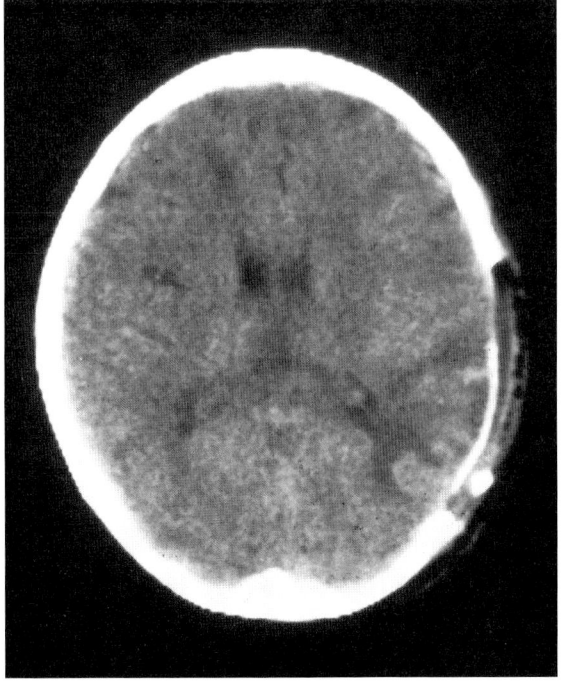

Abb. 19.**12** Schädel-CT der gleichen Patientin, 20 Tage nach Trauma.
Deutliche Entfaltung der Liquorräume, Kind fixiert.

Tabelle 19.5 Richtlinien der sog. Lund-Therapie des posttraumatischen Hirnödems mit intrakranieller Drucksteigerung (nach Asgeirsson u. Mitarb. 1994)

Evakuierung raumfordernder Hämatome und Kontusionen
Leichte Hochlagerung von Oberkörper und Kopf (10–15°)
Beatmung • paCO$_2$ 30–35 mm Hg • paO$_2$ 98 mm Hg • langsame Entwöhnung
Vermeidung einer Hyperthermie • Tolerierung einer Hypothermie bis 34 °C
Vermeidung einer Hyperglykämie • Einstellung des Blutzuckers auf einen Wert < 7 mmol/l, wenn nötig durch Gabe von Insulin
Vermeidung einer Hyponatriämie • Tolerierung einer Hypernatriämie bis 150–155 mmol/l
Kontinuierliche Low-Dosis-Thiopental-Therapie • 1–3 mg/kg KG/h i.v.
Senkung des intrakraniellen Drucks auf Werte < 15 mm Hg • vasodepressorische und katecholaminreduzierende Therapie mit β$_1$-Antagonisten (Metoprolol 0,2–0,3 mg/kg KG/24 h i.v.) und α$_2$-Agonisten (Clonidin 0,5–1 µg/kg KG×8 i.v.) • niedrigster akzeptierter CPP für Kinder 40 mm Hg, für Erwachsene 50 mm Hg, vorausgesetzt, dass Patient nicht hypovolämisch ist
Negative Flüssigkeitsbilanz, Herstellung von Normovolämie und normalem kolloidosmotischen Druck • Furosemid • Erythrozytenkonzentrate (Hb/s größer als 110 g/l) • Infusion von Albuminlösungen (Alb/s größer als 40 g/l)
Dihydroergotamin • sinkt ICP nicht unter 20 mm Hg, Beginn mit kontinuierlicher Infusion von Dihydroergotamin in minimaler, den ICP unter 20 mm Hg senkender Dosis • Dosierung: Tag 1 : 1,0 µg/kg KG/h, schrittweise Dosissenkung bis Tag 5 auf 0,1 µg/kg KG/h.
Intermittierende Liquordrainage • über intraventrikulären Katheter, um ICP im Bedarfsfall sicher auf Wert unter 15 mm Hg abzusenken
Bilaterale Kraniotomie • steigt ICP trotz dieser Maßnahmen auf kritisch hohe Werte, so ist eine bilaterale Kraniotomie als lebensrettender Schritt gerechtfertigt (Dam Hieu u. Mitarb. 1996)

- *Lazeroide:*
  Neuerdings werden weiterentwickelte Steroide, sog. Lazeroide, erprobt, die sich als potente Antioxidanzien ohne die negativen Glucocorticoideffekte erwiesen haben. Erste positive Ergebnisse liegen für die Superoxiddismutase vor (Muizelaar u. Mitarb. 1993), mit der eine unterstützende Wirkung im Rahmen der Hirndruck senkenden Therapie und eine Verbesserung des Outcomes nach schwerem Schädel-Hirn-Trauma möglich zu sein scheint.
- *Weitere Inhibitoren der Lipidperoxidation:*
  Ein weiterer Inhibitor der Lipidperoxidation, das Tirilazad-Mesylat (U-74006 F, ein 21-Aminosteroid (Hall u. Mitarb. 1988) sowie Glutamatantagonisten befinden sich gegenwärtig in der klinischen Erprobung (Marshall u. Marshall 1995).
- *Barbiturate:*
  Sie verbessern die neuronale Funktion beim Hirnödem, indem sie über eine Vasokonstriktion den intrakraniellen Druck senken, die Ödembildung durch eine Minderung des endkapillaren Drucks reduzieren und die zerebrale Stoffwechselrate senken. Ihr Einsatz ist indiziert bei Vorliegen einer zerebralen Luxusperfusion, d. h. einem Missverhältnis von Hirndurchblutung und Hirnstoffwechsel (Bruce 1989), und wenn sich die intrakranielle Drucksteigerung unter Einsatz konventioneller Maßnahmen als therapieresistent erweist (Eisenberg u. Mitarb. 1988, Bullock u. Povlishok 1996).
  Die Behandlung beginnt mit einem Bolus Pentobarbital (5–10 mg/kg KG), gefolgt von einer kontinuierlichen stündlichen Erhaltungsdosis (1–5 mg/kg KG), wobei eine Serumkonzentration von 3,5–4,5 µg/100 ml oder ein Burst-Supression-Muster im EEG angestrebt werden (Eisenberg u. Mitarb. 1988).

Risiken dieser Therapie:
- Hyponaträmie,
- Begünstigung von Infektionen durch Minderung der Immunabwehr,
- kardiale Depression.
- Blutdruckabfall (bei ca. 50%).

> **!** Ein Monitoring des zerebralen Perfusionsdrucks durch kontinuierliche Messung des arteriellen Blutdrucks und des intrakraniellen Drucks, des Herzindexes sowie des pulmonal-kapillären Verschlussdrucks (PCWP) ist daher unbedingte Voraussetzung dieser Therapie (Bullock u. Povlishok 1996).

Steigerung der Ödemclearance. Im Stufenplan der Hirnödemtherapie nimmt die Bemühung um eine Steigerung der Ödemclearance durch Absenken des Ventrikelliquordrucks eine besondere Stellung ein.

Rasche Senkung des Ventrikelliquordrucks:
- externe Liquordrainage,
- Hyperosmotika (Mannit, Sorbit, Glycerin),
- evtl. Unterstützung durch Schleifendiuretika (Furosemid, Etacrynsäure).

Die druckkontrollierte externe Ventrikelliquordrainage über einen meist in das Vorderhorn des rechten Seitenventrikels eingeführten Katheter ist seit vielen Jahren zu einem Standardverfahren der Hirndruck senkenden Therapie geworden (Richard 1977, 1981), insbesondere auch nach schweren Schädel-Hirn-Traumen mit gestörter Liquordynamik infolge Einblutungen in die inneren und äußeren Liquorräume (Miller u. Mitarb. 1992). Dass die Normalisierung des Ventrikelliquordrucks zu einer Steigerung der Ödemclearance führt, konnte jedoch nicht klar belegt werden (Bruce 1982).

Die am häufigsten eingesetzten Hyperosmotika Mannit 20%, Sorbit 40% und Glycerin 10% führen durch eine Steigerung der Serumosmolalität zum Anstieg des Osmogradienten zwischen Serum und Hirngewebe. Entlang dem entstehenden Osmogradienten wird freies Wasser aus dem Intra- und Extrazellulärraum in das intravaskuläre Kompartment bewegt.

Dieser Wassereinstrom führt zur Senkung der Blutviskosität, zum Anstieg der Hirndurchblutung und reaktiv zur Vasokonstriktion (Muizelaar u. Mitarb. 1984) – jedoch nur in den Hirngewebsarealen mit noch ungestörter Autoregulation. Auf dem vasokonstriktorischen Effekt und der „Entwässerung" dieser Areale beruht der rasche Abfall des intrakraniellen Drucks. Die Hirndruck senkende Wirkung schwächt sich jedoch nach vielfach wiederholter Anwendung ab. Im Ödemfokus kommt es zu einer fortschreitenden Akkumulation des Hyperosmotikums, schließlich zur Umkehr des Osmogradienten mit der Folge, dass der Wassergehalt des Ödemgebiets sogar zunehmen kann (Kaufmann u. Cardoso 1992).

Bei schwerer Störung der Blut-Hirn-Schranke ist zudem davon auszugehen, dass ein Aufbau stabiler osmotischer Druckgradienten nicht möglich ist, sodass infundierte Flüssigkeiten das Ödem der verletzten Hirnregionen bereits primär nicht messbar beeinflussen (Hansen u. Mitarb. 1994).

Für die Praxis der Osmotherapie gilt daher:
- Eine vorübergehende Dehydrierung der Ödemregion ist nur dort möglich, wo die Blut-Hirn-Schranke intakt, d. h. für das Hyperosmotikum undurchlässig ist. Ein positiver Effekt kann kernspintomographisch am Abfall der T2-Relaxationszeit sichtbar gemacht werden (Niiro u. Mitarb. 1990).
- Ist die Blut-Hirn-Schranke defekt, so muss bei einer zu raschen Wiederholung der Osmotherapie mit einer Umkehr des Osmogradienten gerechnet werden.
- Hauptindikation zur Osmotherapie ist die Behandlung der Akutsituation einer lebensbedrohlichen intrakraniellen Drucksteigerung mit Mittelhirn- und Bulbärhirnsymptomatik, wie:
  - Koma,
  - Pupillenstörungen,
  - ein- oder beidseitige Streckreaktionen.
- Eine wiederholte bolusartige Osmotherapie in einer Dosis von 0,25 bis 0,5 g/kg darf nicht blind, sondern – wegen der Risiken eines osmotisch verstärkten Hirnödems (Kaufmann u. Cardoso 1992) sowie einer osmotischen Nephrose (Mac Donald u. Uden 1982) – nur unter regelmäßigen Kontrollen von Serumosmolalität und -elektrolyten, möglichst auch des intrakraniellen Drucks erfolgen. Die Serumosmolalität sollte dabei unter 310 mosmol/L gehalten werden.
- Durch zusätzliche Gabe eines Schleifendiuretikums (Furosemid, Etacrynsäure) wird die Hirndruck senkende Wirkung des Hyperosmotikums deutlich verlängert (Richard 1980).
- Die ödemmindernde Wirkung der hyperonkotischen Therapie (Dextran, Hydroxyethylstärke, Humanalbumin) ist begrenzt, da der Wassergehalt der nicht geschädigten Hirnregionen vom osmotischen und nicht vom onkotischen Plasmadruck bestimmt wird und bei vollständiger Zerstörung der Blut-Hirn-Schranke im Gebiet der Schädigung Hyperonkotika wie Hyperosmotika gleichermaßen unwirksam sind. Eine Indikation scheint beim fokalen postischämischen Hirnödem zu bestehen, solange eine partielle Schädigung der Blut-Hirn-Schranke vorliegt. Das Infarktvolumen blieb nach Hämodilution mit Dextran deutlich kleiner als nach Infusion einer Kristalloidlösung (Korosue u. Mitarb. 1990).

■ Spezielle Therapie

Äußere Schädelverletzung

Die äußeren Verletzungen des Schädels sind von nicht geringer Bedeutung, da einerseits kleinere verunreinigte und daher kontaminierte Hautverletzungen im behaarten Kopfbereich nicht selten unbeachtet bleiben und andererseits größere Weichteilverletzungen sehr schnell zu beträchtlichen Blutverlusten mit der Folge eines Kreislaufschocks – vor allem beim Kleinkind – führen können.

Da ⅕ des Herzauswurfvolumens die Kopf- und Nackenregion versorgt und die in der subkutanen Gewebsschicht verlaufenden Gefäße durch ein überlappendes Anastomosennetzwerk miteinander verbunden sind, kann eine einseitige Gesichts- oder Skalpverletzung beim kleineren Kind eine profuse und bei unzureichender oder fehlender Blutstillung rasch tödlich verlaufende Blutung hervorrufen.

Grundprinzipien der Behandlung einer Weichteilverletzung des Hirn- und/oder Gesichtsschädels:
- rasche und ausreichende Kontrolle der Blutung,
- sorgfältige Untersuchung aller Wunden, insbesondere in dicht behaarten Arealen,
- evtl. durch Austastung ergänzte Suche nach einer Schädelfraktur,
- Wundreinigung,
- Tetanusprophylaxe.

Wundversorgung:
- Ein spannungsarmer Hautverschluss ist vor allem beim Kleinkind wegen der primär relativ großen Hautspannung oft schwieriger als beim älteren Patienten.
- Bei Hautabschürfungen genügt Wundreinigung mit Hilfe von H_2O_2.
- Tiefere Hautverletzungen müssen nach Hämostase von sekundären Verunreinigungen oder Gewebstrümmern gereinigt und einschichtig – im Periorbital- oder Ohrbereich besser zweischichtig – sowie spannungsarm verschlossen werden.
- Bei stark verunreinigten und kontaminierten Skalpierungsverletzungen sollte die Wunde endgültig erst sekundär – d.h. nach 48 Stunden – sowie nach häufiger Inspektion und bakteriologischen Abstrichen verschlossen werden.
- Ausgedehnter Gewebsverlust macht eine primäre oder sekundäre Versorgung durch plastische Deckung mit Hilfe von Rotations- oder Transpositionslappen – evtl. nach vorausgehenden Maßnahmen einer Gewebsexpansion – erforderlich (Austadt u. Mitarb. 1986, Goldstein u. Mitarb. 1991).

Schädelfrakturen

Die Häufigkeit einer Schädelfraktur wird in der Literatur sehr unterschiedlich angegeben. Sie schwankt zwischen 8 % (Harwood-Nash u. Mitarb. 1971) und 40 % (Choux 1986), je nachdem, ob es sich um Berechnungen am Patientengut hospitalisierter oder ambulant behandelter Kinder handelt.

Bei den unter 2-jährigen Patienten war die Häufigkeit einer Schädelfraktur in den meisten Studien mit 32–54 % deutlich größer als bei den älteren Verletzten.

Linearfraktur. Lineare Frakturen ohne Impression der Tabula interna stellen mit 70–90 % den häufigsten Frakturtyp dar (Haarwood-Nash u. Mitarb. 1971, Choux 1986). Am meisten sind Parietal-, Okzipital- oder Frontalknochen betroffen. Klinischer Hinweis ist oft ein subgaleales oder subperiostales Hämatom.

Das Vorliegen einer einfachen Linearfraktur erlaubt keinen Rückschluss auf die Schwere der Hirnbeteiligung. Harwood-Nash u. Mitarb. (1971) fanden bei 4440 Kindern aller Altersgruppen nur in 8 % klinische Hinweise auf eine schwere Hirnläsion, unabhängig davon, ob eine Linearfraktur vorlag oder nicht. Das Risiko einer Hämatomentwicklung vergrößerte sich jedoch, wenn die Linearfraktur den Knochenkanal der A. meningea media oder die Mittellinie des Schädels mit dem darunter liegenden Längssinus kreuzte.

Gleichzeitiges Vorliegen einer weichen, meist parietookzipitalen subgalealen Schwellung kann auf einer Liquoransammlung nach Duraverletzung oder auf einer Hämatombildung aus dem Frakturspalt beruhen. Letztere kann bei Kleinkindern wegen des damit verbundenen Blutverlusts einen akut lebensbedrohlichen Kreislaufschock auslösen.

> **!** Nur offene Linearfrakturen machen eine operative Behandlung mit primärem Hautverschluss nach Wundtoilette und Entfernung der Gewebstrümmer notwendig.

Eine spezielle Form der Linearfraktur ist die diastatische Nahtfraktur oder sog. Nahtsprengung, die ebenso wie die einfache Linearfraktur in der Regel nicht behandlungsbedürftig ist.

Trümmerfraktur. Eine Trümmerfraktur entsteht aus multiplen Linearfrakturen, die vom Stoßherd ausstrahlen und im Stoßbereich freie Knochenfragmente bilden können.

> **!** Solange bei der Trümmerfraktur die Haut intakt ist und keine Impression der Knochenfragmente von mehr als Kalottendicke besteht, ist die Behandlung wie bei der einfachen Linearfraktur konservativ. Ist die darüber gelegene Haut verletzt, so wird eine operative Revision mit Débridement, eventuell auch mit Duraverschluss erforderlich.

Wenn die bei Kleinkindern noch stark am Knochen haftende Dura unter einer Linearfraktur zerreißt, kann sich bei gleichzeitiger Verletzung der Arachnoidea und der darunter gelegenen Hirnrinde im Lauf von Monaten bis Jahren eine „wachsende Fraktur" entwickeln, möglicherweise bedingt durch den in der Duralücke entstehenden Prolaps von Arachnoidea und Hirnrinde.

Diese mit etwa 1 % relativ seltene Komplikation einer Linearfraktur entsteht meist im Parietalbereich und macht eine operative Behandlung mit Lösung des Hirn-Dura-Narbenrings und plastischer Deckung erforderlich, bei Ausbildung eines Hirnprolapses nach vorausgehender Anlage eines internen Liquorshunts.

Impressionsfraktur. Bei einer Einwärtsverlagerung von Knochenteilen – insbesondere der Tabula interna – spricht man von einer Impressionsfraktur. Wesentliche Gefahren sind:
- neurologisches Defizit,
- Infektion bei „komplizierter" d.h. offener Form,
- Hirn- und Gefäßverletzungen mit Ausbildung eines intrazerebralen Hämatoms bei tiefer Impression,
- kompressionsbedingte intrakranielle Drucksteigerung,
- spätere Entwicklung eines Anfallsleidens.

! Jede offene Impressionsfraktur stellt wegen der Infektionsgefahr einen neurochirurgischen Notfall dar und muss spätestens 12–24 Stunden nach dem Trauma operativ versorgt sein.

Die Infektionsrate konnte durch operative Frühversorgung mit Débridement, Hebung oder Entfernung der kontaminierten Knochenfragmente, Versorgung der Hirn- und Gefäßverletzung, plastischem Duraverschluss sowie primärer Rekonstruktion des Schädeldachs entscheidend gesenkt werden.

Über dem Längs- oder Quersinus liegende Knochenimpressionen, welche möglicherweise einen Einriss des venösen Blutleiters tamponieren, können zur Vermeidung katastrophaler Blutungen oft nur konservativ behandelt werden.

Zum Ausschluss einer Abszessbildung sind CT-Kontrollen im Verlauf des ersten Jahres notwendig.

„Tischtennisball"-Fraktur. Eine spezielle Form stellt die „Tischtennisball"- oder „Ping-pong"-Fraktur dar.

Sie wird bei neugeborenen Kindern mit einem Geburtstrauma gefunden, ist meist asymptomatisch und bildet sich nicht selten spontan zurück. Eine Hebung des Imprimats durch Anwendung eines extern applizierten Sogs oder eine instrumentell durchgeführte Elevation sind indiziert bei Nachweis von:
- Liquoraustritt unter die Galea,
- in das Gehirn eingedrungenen Knochenfragmente,
- neurologischen Defiziten,
- Zeichen einer Schädelinnendrucksteigerung.

Schädelbasisfrakturen. Frakturen der Schädelbasis sind beim noch nachgiebigen kindlichen Schädel seltener als beim Erwachsenen.
- *Frakturen der vorderen Schädelbasis:*
  Sie führen in der Regel zu Einblutungen in die periorbitalen Weichteile mit Ausbildung eines Oberlid-, Monokel- oder Brillenhämatoms.
- *Fraktur im Bereich der Siebbeinzellen:*
  Bei Verletzung der Dura (Stirnhöhlen sind beim Kleinkind und Kind noch nicht pneumatisiert!) außerdem:
  - nasale Liquorfistel,
  - periorbitale Schwellung,
  - Hyp/Anosmie (bei Verletzung der Riechfasern).
- *Felsenbeinlängsfraktur:*
  Sie führt zum Hämatotympanon, evtl. mit Trommelfelldefekt und otogenem Liquorfluss.
- *Felsenbeinquerfraktur:*
  Sie hat die Schädigung der Mittelohrknochen mit Hörstörung und peripherer Fazialisparese zur Folge. Äußerlich findet sich oft eine pathognomonische Hautunterblutung im Mastoidbereich.

! Indikationen zum operativen Vorgehen sind gegeben, wenn die Röntgen-Diagnostik (Schädel-Nativbild, CT) eine Fraktur im Bereich der hirnnahen Nebenhöhlenwandungen nachweist und die nasale Liquorrhö länger als 1 Woche persistiert.
Die otogene Liquorrhö versiegt meistens spontan innerhalb weniger Tage und erfordert daher nur selten operative Maßnahmen.

- *Frakturen des Orbitadachs:*
  Diese sind bei Kindern mit noch fehlender Pneumatisierung der Stirnbeine relativ häufig. Verlagern sich Knochenfragmente in die Orbita hinein, so kann sich eine intraorbitale Enzephalozele mit Doppeltsehen entwickeln. Das operative Prozedere besteht in extra- und intraduraler Freilegung und Split-Grafting.

! Hauptgefahren einer Schädelbasisfraktur sind also die Verletzung der basalen Dura sowie nasale oder otogene Liquorfistel und Hirnnervenläsionen.

Bei etwa $1/3$ der Frontobasisfrakturen kommt es zur Verletzung des Bulbus olfactorius oder der Fila olfactoria. Bei $2/3$ dieser Verletzten soll sich der Geruchssinn innerhalb von Monaten bis Jahren erholen.

Selten kommt es im Kindesalter zur Verletzung der Sehnerven, entweder durch eine Kontusion des Nervs oder durch eine Traumatisierung der Nervengefäße. Eine Dekompression des N. opticus ist daher nur bei sekundärer Sehverschlechterung oder bei röntgenologischem Nachweis eines den Optikuskanal einengenden Fragmentes sinnvoll.

Frakturen im Bereich des Klivus oder der Fissura orbitalis superior können in seltenen Fällen zur Verletzung des N. oculomotorius, des N. trochlearis oder des N. abducens führen.

Nach Geburtstraumen durch Zangenentbindung und Querfraktur des Felsenbeins werden N.-facialis-Paresen gesehen. Auch hier ist nur bei sekundärer Entwicklung der Parese eine Dekompression des Nervs erfolgversprechend.

Hörverluste mit Tinnitus sind in der Regel irreparabel, während sich Vestibularisstörungen entweder spontan zurückbilden oder zunehmend toleriert werden können.

Schädigungen der kaudalen Hirnnerven, etwa bei Frakturen im Bereich des Foramen jugulare oder des Foramen occipitale magnum sind äußerst selten.

Formen der Hirnverletzung

■ Primäre und sekundäre Hirnverletzung

Grundsätzlich unterscheidet man heute zwischen primärer und der sekundärer Hirnverletzung, innerhalb dieser beiden Kategorien zwischen der fokalen und der diffusen Form einer Hirnverletzung, hervorgerufen durch direkten Stoß sowie Akzelerations- oder Dezelerationskräfte.

Durch direkten Stoß hervorgerufene Verletzungen sind meistens fokal, durch Akzelerations- oder Dezelerationskräfte ausgelöste meistens diffus.

Primäre Hirnverletzungen. Die primären Hirnverletzungen resultieren aus unmittelbaren, innerhalb von Millisekunden eintretenden irreversiblen Effekten der Energieverteilung in der Hirnsubstanz mit direkter neuronaler, glialer und vaskulärer Traumatisierung. Unmittelbare Folgen der primären Hirnschädigung sind – in Abhängigkeit von der Art der einwirkenden Kräfte sowie der betroffenen Gewebsstrukturen – fokale Verletzungen, wie Hirngewebslazeration oder -kontusion (ohne und mit Subduralblutung) und epidurales Hämatom, bzw. durch rotatorische Kräfte hervorgerufene diffuse Hirnschädigungen im kortikalen, subkortikalen oder oberen Hirnstammbereich.

Sekundäre Hirnverletzungen. Der primäre Insult setzt kaskadenartig eine Reihe reaktiver, sekundärer Prozesse in Gang (Luerssen u. Marshall 1990). Einige dieser Prozesse beschleunigen und verstärken die initiale Zellschädigung, andere rufen zusätzliche Schädigungen hervor, die man als sekundäre Hirnschädigung bezeichnet.

Hypoxie und Blutdruckabfall als Ergebnis einer primären Hirnschädigung, eines allgemeinen Kreislaufschocks oder einer pulmonalen Ventilationsstörung, ferner Störungen des Wasser- und Elektrolytgleichgewichts beschleunigen und verstärken die Sekundärprozesse Hirnschwellung und Hirnödem.

Hirnschwellung und Hirnödem

> **!** Sehr früh – schon innerhalb der ersten 2 Stunden nach schwerem Schädeltrauma – kommt es auf dem Boden einer Kongestion der Hirngefäße zu einer Zunahme des Hirnblutvolumens (Muizelaar u. Mitarb. 1989). Diese führt zu einer allgemeinen oder einer lokalen Hirnschwellung.

Bei 44 von 54 Kindern und Jugendlichen, die nach einem Schädeltrauma stationär auf der Intensivstation behandelt werden mussten, entwickelte sich innerhalb der ersten 2–6 Stunden eine Hirnschwellung, die computertomographisch an einer mehr oder weniger ausgeprägten Kompression der perimesenzephalen Zisternen, der Ventrikel und der Subarachnoidalräume sowie an einer leichten Anhebung der Hirngewebsdichte erkennbar war (Richard 1991) (Abb. 19.**9**).

Die frühe Ausbildung einer Hirnschwellung war mit einer ungünstigen Prognose verknüpft, wenn sich diese in Kombination mit einer Kontusion oder einem Hämatom entwickelte. Bei diesen Kindern war die posttraumatische Sterblichkeit besonders hoch (Richard 1991).

> **!** Das posttraumatische Hirnödem – im CT erkennbar an einer Dichteminderung im perikontusionellen Bereich oder im Versorgungsgebiet eines zerebralen arteriellen Gefäßes – entwickelt sich erst später.

Serielle CT-Untersuchungen zeigten als frühe Form das perikontusionelle, vasogene Ödem, das 24 Stunden nach dem Schädeltrauma den Gipfel seiner Häufigkeit erreichte, und als spätere Form das postischämische, zytotoxische Ödem mit einem Häufigkeitsgipfel zwischen dem 6. und 8. posttraumatischen Tag.

Beide Ödemformen wurden überwiegend in Kombination mit einer Hirngewebskontusion oder einem intrakraniellen Hämatom beobachtet. Die posttraumatische Mortalität war nach Entwicklung eines Hirnödems mit 21 % deutlich niedriger als bei Kindern mit Kontusion oder Hämatom und früher Hirnschwellung.

Fokale Hirnverletzung:
- Hirngewebskontusion und -lazeration,
- Hämatome,
- pontomesenzephale Zerreißungen,
- Abrisse des Hypophysenstils oder der kranialen Hirnnerven.

Diffuse Formen:
- Commotio cerebri,
- schwere diffuse axonale Schädigung,
- hypoxische Hirnschädigung,
- diffuse zerebrale Gefäßschädigung.

■ Fokale Hirnverletzungen

Hirngewebskontusionen

Die Hirngewebskontusionen entstehen im Bereich des Stoßes als sog. „Coup"-Kontusion unter einer Schädelfraktur oder als „Contrecoup"-Kontusion durch Dezeleration des Schädels – z. B. bei Stoß oder Fall auf den Hinterkopf – kontralateral durch Anprall der Schläfenhirnpole am Keilbeinflügel, der Stirnhirnpole an den knöchernen Unebenheiten der Frontobasis oder des Balkenknies am Unterrand der Falx.

Klinik

Die Klinik der Hirngewebskontusion wird bestimmt von:
- Ausmaß der Hirnverletzung,
- Größe der Raumforderung,
- Lokalisation der Raumforderung.

Kontusionen ohne nennenswerte Hirnschwellung können klinisch stumm bleiben und werden oftmals erst im CT erkannt.

Selten entwickelt sich – wahrscheinlich durch Zerreißen eines venösen Hirngefäßes – ein im Gegensatz zur oberflächennahen Kontusion im zentralen Marklager gelegenes intrazerebrales Hämatom.

Hirngewebskontusionen sind im Kindes- und Jugendalter nahezu ausnahmslos frühzeitig mit einer mehr oder weniger ausgeprägten lokalen oder allgemeinen Hirnschwellung verbunden. Erst später – frühestens nach 1–2 Tagen – entwickelt sich das perikontusionelle Ödem. Die hierdurch hervorgerufene Raumbeengung führt nach Erschöpfung der bei Kindern relativ geringen intrakraniellen Raumreserve (Shapiro u. Mitarb. 1985) zu einem akuten Anstieg des intrakraniellen Drucks, der unzureichend behandelt, vor allem bei Kindern Werte zwischen 60 und 100 mm Hg erreichen kann (Richard u. Mitarb. 1983).

Therapie

Als inoperabel geltende multiple oder tief gelegene Kontusionsblutungen können zu lang dauernden intrakraniellen Druckanstiegen führen. Für die Behandlung dieser Patienten ist die kontinuierliche intraventrikuläre, epidurale oder intraparenchymatöse Voraussetzung für eine effektive Hirndruck senkende Therapie sowie die frühzeitige Erkennung einer Liquorzirkulationsstörung mit Hydrozephalus.

Bei solitären Kontusionsblutungen mit lateraler hirnoberflächennaher Lokalisation kann durch frühzeitige operative Entlastung des komprimierten Hirnstamms eine lebensrettende Dekompression erreicht werden (Andrews u. Mitarb. 1988) (Abb. 19.**9**–19.**12**).

Prognose

Die Prognose ist abhängig vom Ausmaß der begleitenden Hirnschwellung (Richard u. Mitarb. 1986, Richard 1991).

Perforierende Verletzungen

Pfählungsverletzungen

Beim Spielen mit spitzen oder scharfen Gegenständen, wie Nägeln, Bleistiften, Messern, Skistöcken kommt es bei Kindern nicht selten zu transorbitalen oder transtemporalen Pfählungsverletzungen mit Durchstoßen von Knochen und Dura und zu einer mehr oder weniger tief reichenden Hirnverletzung.

! Im Rahmen der prähospitalen Versorgung dürfen die eingedrungenen Instrumente auf keinen Fall entfernt werden, da hierdurch eine intrakranielle Blutung provoziert und die röntgendiagnostische Abklärung erschwert werden kann.

Bei den Patienten besteht grundsätzlich die Gefahr bzgl. Entwicklung einer intrakraniellen Infektion, sodass besonders dringlich sind:
- frühzeitige Abdeckung mit einem liquorgängigen Antibiotikum,
- Säuberung der Wunde,
- ggf. – je nach CT-Befund – operative Revision und Duraverschluss.

Schussverletzungen

Sie gehören gegenwärtig in den meisten europäischen Ländern zu den selteneren Verletzungen. Nach Erheben von Anamnese und Lokalbefund sind Röntgen-Nativaufnahmen des Schädels (a.-p. und seitlich) und Nativ-CT (ohne und mit Knochenfenster) zur präzisen Lagebestimmung der Projektile und der Fragmente im Bereich des Schusskanals sowie zum Nachweis von Begleitblutungen und Lufteinschlüssen unabdingbar (Rengachary u. Mitarb. 1994).

! Wie bei Hirngewebskontusionen sind neben der primären Hirnverletzung Hirnschwellung und Hirnödem verlaufsbestimmend.

Eine aggressive operative Therapie ist nur bei bewusstlosen Verletzten mit einem Glasgow-Coma-Score < 8, Nachweis eines Hämatoms oder Liquorabfluss aus der Hirnwunde indiziert (Rengachary u. Mitarb. 1994). Das Debridement der Schusswunde besteht heute in vorsichtiger Klarspülung der Hirnoberfläche und des Schusskanals sowie schonender Entfernung der Fragmente, soweit sie sich durch sanfte Spülung lösen lassen, und in einem wasserdichten Wundverschluss.

Weitere Maßnahmen:
- Antibiose,
- antikonvulsiver Schutz,
- CT-Kontrollen zur frühzeitigen Erkennung und operativen Behandlung einer entzündlichen Komplikation.

Bei einem Patienten mit Glasgow-Coma-Score < 8 sollte die Behandlung unter kontinuierlicher intrakranieller Druckmessung erfolgen.

Vor allem orbitofaziale Wunden neigen zur Entwicklung einer Liquorfistel. In diesen Fällen muss die frontobasale Duraverletzung so früh wie möglich versorgt werden.

■ Diffuse Hirnverletzungen

Merkmale einer diffusen Hirnverletzung sind allgemeine, zum Verletzungszeitpunkt eintretende Störungen der neuronalen Funktionen sowie das Fehlen einer umschriebenen Läsion oder Raumforderung in der frühen bildgebenden Diagnostik. Die Skala dieser Verletzungsart reicht von der einfachen Hirnerschütterung bis zu schwerster Schädigung mit unmittelbar tödlichem Ausgang. Mit Zunahme der axonalen Schädigung nehmen Tiefe und Dauer des Komas zu und es verschlechtert sich die Prognose.

Gehirnerschütterung

Die herkömmliche Auffassung, nach der es sich bei der Gehirnerschütterung um eine reversible Störung allgemeiner neurologischer Funktionen ohne organisches Korrelat handelt, wurde durch elektronenmikroskopische Hinweise auf eine axonale Schädigung grundsätzlich korrigiert (Adams u. Mitarb. 1977, Povlishok u. Mitarb. 1983).

Klinik

> Die klinische Symptomatologie der Gehirnerschütterung des Kindesalters unterscheidet sich insofern von der bei älteren Patienten, als dass vorübergehende neurologische Störungen und posttraumatisches Erbrechen auch ohne vorausgehenden Bewusstseinsverlust wesentlich häufiger beobachtet werden (Hugenholz u. Mitarb. 1987).

Beim Kleinkind kommt es nach dem Trauma nicht selten zu einer kurzen Periode von Bewegungslosigkeit mit auffallend weiten Pupillen, gefolgt von anhaltendem Schreien.

> Persistierendes Erbrechen ist immer Indikation zur Durchführung eines CT.

Außerdem ist die Anlage einer i. v. Infusion erforderlich.

Posttraumatische Frühanfälle. Posttraumatische Frühanfälle werden nach leichten kindlichen Schädeltraumen häufiger gesehen als im höheren Lebensalter, ohne dass eine raumfordernde Blutung zugrunde liegen muss. Manchmal werden die Eltern auch dadurch beunruhigt, dass sie beim anscheinend erholten Kind eine plötzliche Gesichtsblässe mit Schweißausbruch feststellen. Ob es sich dabei um ein Anfallsäquivalent handelt, ist ungeklärt.

Passagere neurologische Störungen. Seltener kommt es zu passageren neurologischen Störungen, wie:
- Rindenblindheit (Kaye 1986, Yamamoto 1987),
- Sprachverlust,
- Desorientiertheit.

Das CT ist unauffällig und die Symptome bilden sich innerhalb kurzer Zeit zurück.

Diffuse axonale Hirnschädigung

Einem lang anhaltenden posttraumatischen Koma kann eine schwere, diffuse axonale Schädigung mit fokaler Läsion im Bereich des Balkens oder des oberen Hirnstamms zugrunde liegen, ohne dass eine gleichzeitige Raumforderung, eine Hypoxie oder eine Ischämie bestehen (Adams u. Mitarb. 1977, Gennarelli u. Mitarb. 1986).

Klinik

Klinische Symptome sind:
- initial einsetzendes lang anhaltendes Koma,
- Pupillenstörungen,
- Blickdeviation,
- Streckkrämpfe.

Diagnostik

Serielle CT-Untersuchungen zeigen:
- Entwicklung multipler petechialer Blutungen in das Marklager sowie in den zentralen und basalen Hirnregionen,
- intraventrikuläre und subarachnoidale Blutungen, insbesondere in der präpontinen Zisterne.

Hypoxische Hirnschädigung

Systemische Hypoxie und Hypotonie als unmittelbare Folge schwerer primärer Hirnverletzungen können die Prognose dramatisch verschlechtern (Miller u. Mitarb. 1978, Eisenberg 1983).

Im primär unauffälligen CT kommt es später zu den typischen Veränderungen einer posthypoxisch-postischämischen Enzephalopathie.

Schütteltrauma

Um die speziell im Kleinkindesalter beobachtete Form einer diffusen Hirnschädigung handelt es sich beim sog. „Schütteltrauma". Nach den Beobachtungen von Caffey (1972) kann heftiges Schütteln eines Säuglings, der an seinen Schultern gehalten wird, zu intrakraniellen und retinalen Blutungen führen. Pathologisch-anatomisch findet sich eine Mischung von fokalen kontusionellen Verletzungen und diffusen Traumen, hervorgerufen durch die angulären und rotatorischen Akzelerationen und Dezelerationen des Kopfes:
- Schädelfrakturen,
- Abriss von Brückenvenen,
- kleinere Rindenkontusionen,
- oft bilaterale, in den Mittelspalt reichende subdurale Blutungen mit und ohne Hirnschwellung,
- Folgen einer Hypoxie oder Hypotonie (Duhaime u. Mitarb. 1987, Hadley u. Mitarb. 1989).

Nicht selten sind mehrere CT-Untersuchungen erforderlich, um die langsame Größenzunahme des anfangs sehr schmalen subduralen Hämatomsaums zu erfassen. Probleme der operativen Behandlung sind die mit der Größenzunahme der subduralen Hämatome oder Hygrome oft entstehende sekundäre Frontalhirnatrophie. Trotz intensiver Behandlungsmaßnahmen ist die Prognose der Kinder nach den Angaben des Schrifttums nicht sehr günstig. Von 20 Kindern eines größeren konservativ behandelten Kollektivs überstanden nur 35 % die Erkrankung ohne Folgen (Ludwig u. Werman 1984).

■ Intrakranielle Hämatome

> ! Dem noch andauernden Wachstum von Gehirn und Schädel ist es zuzuschreiben, dass sich Art und Häufigkeit von Schädelverletzungen und Komplikationen in den einzelnen Altersgruppen des Kindes- und Jugendalters deutlich unterscheiden.

Der Schädel des Neugeborenen ist ein relativ lockerer Verband von dünnen und biegsamen Knochenlamellen mit nur geringer Schutzwirkung. Hirngewebe und Hirngefäßsystem sind wegen ihrer Unreife äußerst vulnerabel.

Frühgeborene. Bei Frühgeborenen werden periventrikuläre und intraventrikuläre Blutungen angetroffen, die in erster Linie Folge der Unreife der Hirngefäße, des Hirngewebes und des Gerinnungssystems sowie einer Hypoxie sind.

Reife Neugeborene. Bei reifen Neugeborenen dominieren traumatische zerebelläre Blutungen im oberen Kleinhirnwurm und subdurale infratentorielle Blutungen, die in der Regel Folge eines Geburtstraumas sind.

Kleinkinder. Während des Kleinkindalters wird die Schädelkapsel mit fortschreitendem Verschluss von Fontanellen und Schädelnähten ein zunehmend soliderer Schutz. Das zerebrale Gefäßsystem reift und mit fortschreitender Myelinisierung und Verringerung des Hirnwassergehalts nimmt die Vulnerabilität des Gehirns ab. Zwischen dem 1. und 2. Lebensjahr verliert der Schädel an Elastizität und wird fester. Infolgedessen nimmt die relative Häufigkeit subduraler Hämatome ab, während die der epiduralen Hämatome zunimmt.

Subdurales Hämatom

Das subdurale Hämatom ist bei Kleinkindern das häufigste posttraumatische intrakranielle Hämatom. Nach Literaturangaben stellt es in dieser Altersgruppe einen Anteil von 73–89 % (Raimondi u. Mitarb. 1986) der Hämatome.

Das Trauma kann geringfügig sein und deswegen gänzlich übersehen werden. Man unterscheidet:
- *akutes subdurales Hämatom:* bis 2 Tage alt,
- *subakutes subdurales Hämatom:* 3 Tage bis 3 Wochen alt,
- *chronisches subdurales Hämatom:* mehr als 3 Wochen alt.

Nicht wenige Hämatome entgehen einer frühzeitigen Diagnose und werden erst im chronischen Stadium erkannt. Nach Ausschluss einer Koagulopathie oder eines Vitamin-K-Mangels muss ursächlich stets eine Misshandlung in Erwägung gezogen werden.

Ursache des Hämatoms beim sog. Battered Child sind entweder der Abriss einer Brückenvene – meist im parasagittalen, parietookzipitalen Bereich – oder eine kontusionelle Hirnverletzung. Der Altersgipfel der Kinder mit einem durch Misshandlung hervorgerufenen subduralen Hämatom liegt bei 6 Monaten.

Klinik

Pathognomonische Zeichen:
- Schläfrigkeit oder Bewusstlosigkeit bei vorgewölbter Fontanelle,
- evtl. bestehender Volumenmangelschock,
- Beobachtung von Anfällen.

Battered-Child-Syndrom. Die Diagnose des Battered-Child-Syndroms wird durch den Befund retinaler Blutungen, CT und Knochenszintigramm gesichert. Auch bei kleiner subduraler Blutung ist die Hirnverletzung aufgrund des Verletzungsmechanismus, der zu einer Zerrung nicht nur der Brückenvenen, sondern auch der Axone führt, meist schwer.

Die Prognose ist trotz operativer Entleerung des Hämatoms mit einer Mortalität von 20 % und einer Morbidität von etwa 50 % ungünstig (Hahn u. Mitarb. 1983, Alexander u. Mitarb. 1990).

Chronisches subdurales Hämatom/chronischer subduraler Erguss. Das chronische subdurale Hämatom manifestiert sich beim Kleinkind oft durch Ausbildung eines Makrozephalus. Auch der Entwicklung eines chronischen subduralen Ergusses gehen meist Mikrotraumen voraus. Gelegentlich kann auch bei angeborener Arachnoidalzyste – ausgelöst durch ein mehr oder weniger schweres Schädeltrauma – ein subduraler Erguss oder subdurales Hämatom entstehen. Als Ergebnis wiederholter Blutungen aus den Gefäßen der primär noch dünnen und vulnerablen Hämatommembranen können sich vielschichtige, das Gehirn einschnürende Hämatomkapseln entwickeln, deren Ausdehnung am besten im MRT abzuschätzen ist (Abb. 19.**13**).

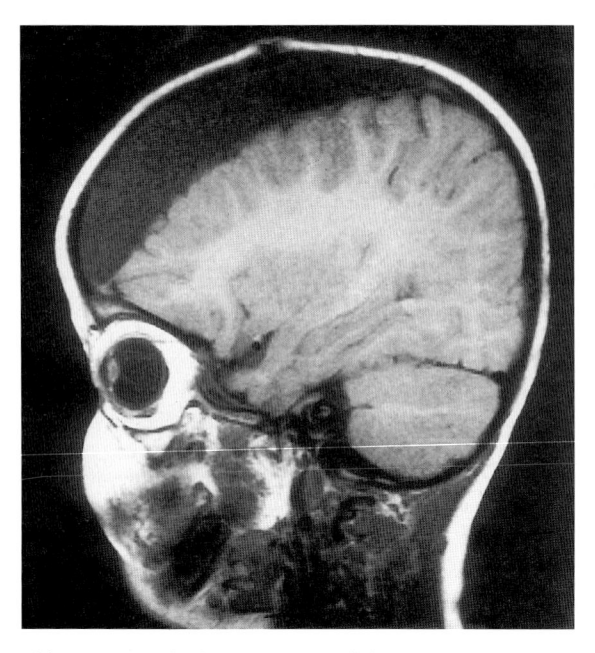

Abb. 19.13 Schädel-MRT (sagittal) bei 18 Monate altem Kind mit beidseitigen chronischen subduralen Hämatomen.

Therapie

Kompensatorische Zunahme des Schädelwachstums und kompressionsbedingte Hirnatrophie lassen zunehmend eine Disproportion von Schädelgröße und Hirnvolumen entstehen, welche die operative Behandlung vor besondere Schwierigkeiten stellt.

Kinder mit besonders dicken Hämatommembranen, zunehmenden Hirnfunktionsstörungen und Entwicklungsstillstand können nicht immer durch einfache Hämatompunktionen oder Bohrlochdrainage erfolgreich therapiert werden.

Bei beidseitigen subduralen Hämatomen mit sekundärer Hirnatrophie und deutlicher kraniozerebraler Disproportion führt letztlich nur die Exstirpation der Hämatommembranen sowie die Verkleinerung des supratentoriellen Raums durch Absenkung des oberen Längssinus mit der von Gutierrez u. Mitarb. (1979) angegebenen Technik, bei großen einseitigen Hämatomen und Therapieresistenz die Entfernung des Hämatoms sowie die Verkleinerung des einseitig zu großen Subduralraums durch Inversion des lokalen Schädelknochens zu befriedigenden Ergebnissen (Richard u. Mitarb. 1993, Richard 1997).

Epidurales Hämatom

Das epidurale Hämatom ist eine Verletzungsform, die beim Kleinkind mit einer Häufigkeit von 1,5–3 % (Raimondi u. Mitarb. 1986) relativ selten ist. Noch seltener ist sein Vorkommen beim Neonaten. Diese Seltenheit wird mit der in diesem Alter noch relativ festen Adhärenz der Dura an den Schädelnähten sowie mit der Elastizität des kindlichen Schädels erklärt (Choux 1986).

Trotz dieser Adhärenz kann das Hämatomvolumen größer sein als beim älteren Kind. Dieses erklärt die Häufigkeit einer begleitenden Anämie (Schiefer u. Mitarb. 1968).

Die epiduralen Hämatome entwickeln sich überwiegend temporal oder parietal, seltener frontal oder in der hinteren Schädelgrube. Bei 60–80 % der Kinder wird eine Schädelfraktur nachgewiesen, meist eine Linearfraktur, welche die A. meningea media oder einen venösen Sinus kreuzt. Entwickelt sich aus einer Schädelfraktur ein subgaleales Hämatom, so muss stets auch an ein epidurales Hämatom gedacht werden.

Klinik

Klinisch gibt es kein typisches Bild.
- Etwa ⅓ der Kinder erscheint während der Hämatomentwicklung bewusstseinsklar, und fast die Hälfte wird nicht komatös (Choux 1986).
- Bei ⅔ der Kinder findet sich ein luzides, „freies" Intervall, das Stunden bis Tage andauern kann.
- Das Auftreten einer Bradykardie wird mit einer Häufigkeit von 10 % seltener als angenommen beobachtet (Richard 1981).

! Bessert sich nach einer leichteren Schädelverletzung der Zustand des Kindes im Verlauf von 24–48 Stunden nicht stetig oder verschlechtert sich dieser bei gleichzeitigem Vorliegen einer Schädelfraktur, so muss an ein epidurales Hämatom gedacht werden.

Bei Kleinkindern muss die Verdachtsdiagnose bei vermehrter Reizbarkeit und Erbrechen sowie bei auffallender Verschlechterung der Bewusstseinslage gestellt werden.

Die Mortalität liegt bei frühzeitiger Erkennung unter 10 %. Die Prognose ist umso besser, je jünger das Kind ist.

Leicht übersehen werden epidurale Hämatome, die sich in der hinteren Schädelgrube entwickeln. Vor allem bei Kindern mit subokzipitalen Schädelfrakturen nach Sturz auf den Hinterkopf sind deswegen wiederholte CT-Kontrollen zur Erfassung dieser Hämatome notwendig, weil sich die meist venöse Blutung, z.B. aus dem Sinus transversus, in der Regel erst langsam entwickelt. Im CT muss besonders auf eine Kompression oder Verlagerung des IV. Ventrikels geachtet werden.

! Wegen der bei Kindern relativ geringen intrakraniellen Raumreserve müssen auch kleinere epidurale Hämatome der hinteren Schädelgrube im Hinblick auf das Risiko einer Hirnstammkompression ausgeräumt werden.

Intrazerebrale Hämatome

Sie sind beim Kind selten und nehmen erst mit fortschreitendem Lebensalter an Häufigkeit zu. Eine operative Entleerung der meist im Stirn- oder Schläfenlappen gelegenen Blutungen ist nur dann angezeigt, wenn sich eine therapieresistente intrakranielle Drucksteigerung entwickelt. Die meisten Hämatome bilden sich innerhalb von 2–3 Wochen spontan zurück. In seltenen Fällen wird die verzögerte Entwicklung eines intrazerebralen Hämatoms (sog. „Spätapoplexie") beobachtet (Elsner u. Mitarb. 1990).

Literatur

Adams JD, Mitchell DE, Graham DI, Doyle D (1977) Diffuse brain damage of the immediate impact type. Brain 100: 489–495

Alexander R, Sato J, Smith W, Bennet T (1990) Incidence of impact trauma with cranial injuries ascribed to shaking. Am J Dis Child 144: 724–731

Andrews BT, Chiles BW, Olsen WL (1988) The effect of intracerebral hematoma location on the risk of braimstem compression and clinical outcome. J Neurosurg 69 518–524

Annegers JF (1983) The epidemiology of head trauma in children. In: Shapiro K et al (eds.) Pediatric head trauma. Mt.Kisco: Futura Publishing Co, Inc

Asgeirsson B, Grände PO, Nordström CH (1994) A new therapy of post-trauma brain oedema based on haemodynamic principles for brain volume regulation. Intensive Care Med. 20: 260–267

Austad ED, Thomas S, Paysle KA (1986) Tissue expansion: Dividend or loss. Plast Reconstr Surg 78: 63–70

Berger S, Schürer L, Dautermann C, Härtl R, Murr R, Röhrich F, Baethmann A (1993) Hypertone Lösungen zur Behandlung des intrakraniellen Druckes. Zbl.Chir. 118: 237–244

Berman JM, Hall JK (1995) Pediatric trauma anesthesia. Curr Opin Anesthesiol 8: 174–180

Bruce DA (1989) Treatment of intracranial hypertension. In: Mc Laurin RL (ed) Pediatric Neurosurgery, 2d ed. Philadelphia: Saunders: pp 245–254

Bruce DA, Alavi A, Bilaniuc L (1981) Diffuse cerebral swelling following head injuries in children: the syndrome of malignant brain edema. J Neurosurg 54: 170–178

Bruce DA, Sutton LN, Schut L (1982) Acute brain swelling and cerebral edema in children. In: De Vlieger M, et al. (eds) Brain edema. New York: J.Wiley and Sons: pp 125–145

Bullock MR, Povlishok JT (1996) Guidelines for the management of severe head injurg. Neurotrauma 13: 653–660

Caffey J (1972) On the theory and practice of shaking infants, its potential residual effects of permanent brain damage and mental retardation. Am J Dis Child 124: 161–170

Carli PA, Orliaguet GA (1995) Prehospital trauma care. Curr Opin Anesthesiol 8: 157–162

Chan K-H, Dearden NM, Miller JD, Andrews PJD, Midgley S (1993) Multimodality monitoring as a guide to treatment of intracranial hypertension after severe brain injury. Neurosurgery 32: 547–553

Chesnut R, Marchall L, Klauber M, Blunt BA, Baldwin N, Eisenberg MH, Jane JA, Marmarou A, Foulkes PD (1993) The role of secondary brain injury in determining outcome from severe head injury. J. Trauma 34: 216–220

Choux M (1986) Incidence, diagnosis and management of skull fracture. In: Raimondi AJ, Choux M, Di Rocco C (eds.) Head injuries in the newborn and infant. New York, Berlin, Heidelberg: Springer Verlag: pp 163–182

Cold GE (1990) Cerebral blood flow in acute head injury. Acta Neurochir 49 (Suppl): 1–66

Cold GE, Jensen FT, Malmros R (1977) The cerebrovascular CO_2-reactivity during the acute phase of brain injury. Acta Anaesthesiol Scand 21: 222–231

Dam Hieu P, Sizum J, Person H (1996) The place of decompressive surgery in the treatment of uncontrollable posttraumatic intracranial hypertension in children. Child's Nerv Syst. 12: 270–275

Ducey JP, Mozingo DW, Lamiell JM, Okerburg C, Gueller GE (1989) A comparison of the cerebral and cardiovascular effects of complete resuscitation with isotonic and hypertonic saline, hetastarch, and whole blood following hemorrhage. J Trauma 29: 1510–1518

Duhaime AC, Gennarelli TA, Thibault CE, Bruce DA, Margulies SS, Wiser R (1987) The shaken baby syndrome. A clinical, pathological, and biomechanical study. J Neurosurg 66: 409–415

Eisenberg H, Frankowski R, Constant C (1988) High-dose barbiturate control of elevated intracranial pressure in patients with severe head injury. J Neurosurg 69: 15–23

Elsner H, Rigamonti D, Corradino G, Schlegel R, Joslyn J (1990) Delayed traumatic intracerebral hematomas: „Spät-Apoplexie". J Neurosurg 72: 813–815

Ersson U, Carlson H, Mellstrom A (1990) Observation in intracranial dynamics during respiratory physiotherapy in inconscious neurosurgical patients. Acta Anaesthesiol Scand 34: 99–105

Feldman Z, Kanter MJ, Robertson CS (1992) Effect of head elevation on intracranial pressure, cerebral perfusion pressure, and cerebral blood flow in head-injured patients. J. Neurosurg. 76: 207–211

Forbes MJ, Kochanek PM, Adelson PD (1999) Severe traumatic brain injury in childrens critical care management. In: Albright AL, Pollack JF, Adelson PD (eds) Principles and practico of pediatric neurosurgery. New York, Stuttgart, Thieme-Verlag, pp 861–878

Geisler FH, Manson PN (1994) Traumatic skull and facial fractures In: Rengachary SS, Wilkins RH (eds.) Principles of Neurosurgery. London: Wolfe, Chapter 18

Gennarelli TA, Adams JH, Graham DJ (1986) Diffuse axonal injury – A new conceptual approach to an old problem. In: Baethmann A, Go KG, Unterberg A (eds.) Mechanisms of secondary brain damage. New York, Plenum Press: pp 15–28

Gentleman D, Dearden M, Midgely S, Maclean D (1993) Guidelines for resuscitation and transfer of patients with severe head injury. BMJ 307: 547–552

Goldstein RD, Strauch B (1991) Plastic surgery wound coverage for the neurosurgery patient. In: Goodrich JT, Port KD, Aragamaso RD (eds.) Plastic techniques in neurosurgery. New York: Thieme Medical Publishers

Gutierrez FA, McLone DG, Raimondi AJ (1979) Physiopathology and a new treatment of chronic subdural hematomas in children. Child's Brain 5: 216–232

Haarwood-Nash DC, Hendrick EB, Hudson AR (1971) The significance of skull fractures in children, a study of 1187 patients. Radiology 101: 151–155

Hadley MN, Sonntag V, Rekate HL, Murphy A (1989) The infant whiplash-shake injury syndrome. A clinical and pathological study. Neurosurgery 24: 536–540

Hall ED (1993) The role of oxygen radicals in traumatic injury: clinical implications. J Emerg Med 11: 31–36

Hall ED, Pazara KE, Braughler JM (1988) 21-Aminosteroid lipid peroxydation inhibitor U74006F protects against cerebral ischemia in gerbils. Stroke 19: 997–999

Hansen ThD, Warner DS, Traynalis VC, Todd MM (1994) Plasma osmolality and brain water content in a rat glioma model. Neurosurgery 34: 505–510

Hariri RJ, Firlik AD, Shepard SR, et al. (1993) Traumatic brain injury, hemorrhagic shock, and fluid resuscitation: effects on intracranial pressure and brain compliance. J Neurosurg 79: 421–427

Hugenholtz H, Izukawa D, Shear P (1987) Vomiting in children following head injury. Child's Nerv Syst. 3: 266–269

Jonas PA, Andrews PJD, Midgley S, Anderson SJ, Dearden MN, Miller JD (1994) Measuring the burden of secondary insults in head-injured patients during intensive care. J Neurosurg Anesth. 6: 4–14

Kaieda R, Todd MM, Warner DS (1989) Prolonged reduction in colloid osmotic pressure does not increase brain water

edema following cryogenic injury in rabbits. Anesthesiology 71: 554–560
Kaufmann AM, Cardoso ER (1992) Aggravation of vasogenic cerebral edema by multiple-dose mannitol. J Neurosurg 77: 584–589
Kaye EM, Herskowitz J (1986) Transient post-traumatic cortical blindness. Brief vs prolonged syndromes in childhood. J Child Neurol 1: 206–210
Kerr ME, Brycua J (1993) Hyperventilation in the head-injured patient: An effective treatment modality? Heart Lung 22: 516–521
Korosue K, Heros R, Ogiloy ChS, Hyodo A, Yong-Kwang T, Graichen R (1990) Comparison of crystalloids and colloids for hemodilution in a model of focal cerebral ischemia. J Neurosurg 73: 576–584
Kreimeier U, Frey L, Messmer K (1993) Small volume resuscitation. Curr Opin Anaesthesiol 6: 400–408
Langfitt TW, Tannanbaum HM, Kassell NF (1966) The etiology of acute brain swelling following experimental head injury. J Neurosurg 24: 47–56
Lassen NA (1966) The luxury-perfusion syndrome and its possible relation to acute metabolic acidosis localized within the brain. Lancet 2: 1113–1115
Lobato RD, Rivas JJ, Gomez PA (1991) Head-injured patients who talk and deteriorate into coma. J Neurosurg 75: 256–261
Ludwig S, Warman M (1984) Shaken baby syndrome: a review of 20 cases. Ann Emerg Med 13: l04–107
Luerssen TG, Marshall LF (1990) The medical management of head injury. In: Braakman R (ed.) The Handbook of Clinical Neurology, Vol. 13: Head injury. New York: Elsevier Science Publishing
Lust/Pfaundler (Hrsg.), Bartels H (1994) Pädiatrische Diagnostik und Therapie. 28., vollst. überarbeitete Auflage. München, Wien, Baltimore, Urban Schwarzenberg, S. 676
Mac Donald JT, Uden DL (1982) Intravenous glycerol and mannitol in children with intracranial hypertension. Neurology 32: 437–440
Marmarou A, Maset AL, Ward JD (1986) Dynamics of intracranial pressure rise in severely head injured patients. In: Miller JD, Teasdale GM, Rowan JO, Galbraith SL, Mendelow AD (eds.) Intracranial Pressure VI. Berlin, Heidelberg, New York: Springer-Verlag, pp 9–14
Marshall LF, Marshall SB (1995) Pharmacologic therapy: promising clinical investigations. New Horiz 3: 573–580
Mc Laurin RL, Towbin R (1990) Diagnosis and treatment of head injury in infants and children. In: Youmans JR (ed.) Neurological Surgery Vol. 3 Philadelphia, W. B. Saunders Company: pp 2149–2193
Messmer K (1990) What is new in the therapy of hemorrhagic shock? Curr Opin Anaesthesiol 3: 265–268
Miller JD (1985) Head injury and brain ischemia – implications for therapy. Br J Anaesth 57: 120–130
Miller JD, Dearden NM, Pipers IR, Chan KH (1992) Control of intracranial pressure in patients with severe head injury. J Neurotrauma 9: 317–326
Muizelaar JP, van der Poel HG (1989) Cerebral vasoconstriction is not maintained with prolonged hyperventilation. In: Hoff JT, Betz AL (eds.) Intracranial Presssure VII Berlin, Heidelberg, New York, Springer-Verlag, pp 899–903
Muizelaar JP, Lutz HA, Becker DP (1984) Effect of mannitol on ICP and CBF and correlation with pressure autoregulation in severely head-injured patients. J Neurosurg 61: 700–706
Muizelaar JP, Marmarou A, DeSallas A et al. (1989a) Cerebral blood flow and metabolism in severely head-injured children. Part 1: Relationship with GCS-Score, outcome, ICP, and PVI. J Neurosurg 71: 63–71
Muizelaar JP, Ward JD, Marmarou A (1989b) Cerebral blood flow and metabolism in severely head injured children. Part 2: Autoregulation. J Neurosurg. 71: 72–80
Muizelaar JP, Marmarou A, Ward JD et al. (1991) Adverse effects of prolonged hyperventilation in patients with severe head injury: A randomized clinical study. J Neurosurg 75: 731–739

Muizelaar JP, Marmarou P, Young HF et al. (1993) Improving the outcome of severe head injury with the oxygen radical scavenger superoxiddismutase: a Phase II trial. J Neurosurg 78: 375–382
Nakayama S, Sibley L, Gunther RA, Holcroft JW, Kramer GC (1984) Small volume resuscitation with hypertonic saline (2400 mOsmol/liter) during hemorrhagic shock. Circ Shock 13: 149–159
Niiro M (1990) Magnetic resonance studies in human brain edema after hyperosmotic treatment. Acta Neurochirurgica, Suppl. 51: 131–133
Payen D, Quintin L, Plaisance P (1990) Head injury: Clonidine decreases plasma catecholamines. Crit Care Med 18: 392–394
Pol Hans (1995) Acute management of the head trauma patient. Curr Opin Anaesthesiol 8: 163–167
Povlishok JT, Becker DP, Ceng CLY, Vauglin GW (1983) Axonal change in minor head injury. J Neuropathol Exp Neurol 42: 225–230
Raimondi AJ, Choux M, DiRocco C (1986) Head injuries in the newborn and infant. New York, Springer-Verlag
Rengachary SS, Duke DA (1994) Gunshot wounds of the head. In: Rengachary SS, Wilkins RH (Eds.) Principles of Neurosurgery. London: Wolfe, Chapter 17
Reulen HJ, Tsuyumi M, Tack A (1978) Clearance of edema fluid into cerebrospinal fluid. J Neurosurg 48: 754–764
Richard KE (1977) Liquorventrikeldruckmessung mit Mikrokatheter und druckkontrollierte externe Liquordrainage. Acta Neurochir 38: 73–87
Richard KE (1980) Intrakranielle Drucksteigerung, ihre Pathogenese, Klinik und Behandlung. Nervenarzt 51: 392–405
Richard KE (1981) Langzeitmessung des Ventrikelliquordruckes bei intrakraniellen raumfordernden Prozessen und akuten Hirnschädigungen. Fortschr Neurol Psychiat 49: 1981
Richard KE (1991) Traumatic brain swelling and brain edema. In: Advances in Neurosurgery Vol 3, Frowein RA (ed.) Cerebral contusions, lacerations and hematomas. Wien, New York, Springer-Verlag, pp 101–139
Richard KE (1995) Leserforum Monatsschr Kinderheilk. 143: 380–381
Richard KE (1997) Operative treatment of intractable unilateral subdural effusions in infants. 11th International Congress of Neurological Surgery. Amsterdam, 6.–11. July 1997. Monduzzi Editore S.p.A, Bologna pp 2165–2170
Richard KE, Frowein RA (1983) The value of ICP-monitoring in the treatment of traumatic bilaterally or medially situated intracerebral contusional hemorrhages. In: Ishii S, Nagai H, Brock M (eds.) Intracranial Pressure V. Berlin, Heidelberg, New York, Tokyo, Springer-Verlag, pp 517–526
Richard KE, Karimi A (1986) Treatment of intracranial hypertension without barbiturates. Adv Neurosurgery 14: 317–323
Richard KE, Hadjiangelou O (1993) Treatment of craniocerebral disproportion in chronic subdural hematomas. International Congress of Neurological Surgery Acapulco/Mexico, Book of Abstracts, S. 245
Richard KE, Radebold K, Frowein RA (1986) Contusional hemorrhage. Prognostic significance of primary and secondary brain damage. In: Baethmann A, Go KG, Unterberg A (eds) Mechanisms of secondary brain damage. New York and London, Plenum Press, pp 341–348
Richard KE, Weikenmeier A (1995) Prognostic valence of coma scales. Journal of Neurotrauma 12: PA067
Rosner MJ, Becker P (1984) The orign and evolution of plateau waves: experimental observations and a theoretical model. J Neurosurg 60: 312–324
Rosner MJ, Coley IB (1986) Cerebral perfusion pressure, intracranial pressure, and head elevation. J Neurosurg 65: 636–641
Rosner MJ, Daughton S (1990) Cerebral perfusion pressure management in head injury. J Trauma 30: 933–941
Schiefer W, Lefke M, Kazner E (1968) Der hämorrhagische Schock als Leitsymptom für die Erkennung intrakranieller

Hämatome bei Säuglingen und Kleinkindern. Zbl Neurochir 29: 131–138
Shapiro K, Fried A, Takei F (1995) Effect of the skull and dura on neural axis pressure-volume relationship and CSF hydrodynamics. 63: 76–82
Sharples PM, Stuart AG (1991) A practical method of serial bedside measurement of cerebral blood flow and metabolism during neurointensive care. Arch Dis Child 66: 1326–1330
Teasdale GM, Jennet B (1974) Assessment of coma and impaired consciousness. Lancet II: 81–84
Teasdale GM, Anderson E, Mendelow AD, Mac Millan R, Jennet B, Brookes M (1990) Risks of acute traumatic intracranial haematoma in children and adults: implications for managing head injuries. Br Med J 300: 363–367
Walis RM (1993) Rapid-sequence intubation in head trauma. Ann Emerg Med 22: 1008–1013
Walker MN, Bruce BB (1986) Medical management of head injuries in neonates and infants. In: Raimondi A et al (eds) Head injuries in the newborn and infant. New York, Berlin, Heidelberg, pp. 151–162
Warters RD, Allen SJ (1994) Hyperventilation: new concept for an old tool. Curr Opin Anaesthesiol. 7: 391–393
Wolf AL, Levi L, Marmarou A (1993) Effect of THAM upon outcome in severe head injury: a randomized prospective clinical trial. J Neurosurg 78: 54–59
Yamamoto LG, Bart RD (1988) Transient blindness following mild head trauma. Clin Pediatr 27: 479–483
Zimmerman RA, Bilianuk LT, Bruce D (1978) Computed tomography of pediatric head trauma: Acute general cerebral swelling. Radiology 126: 403–408

Kraniozervikofaziale Verletzungen

J. Hidding

Erschwerte Intubation

Die Intubation von schädelhirnverletzten Kindern ist besonders dann kompliziert, wenn auch noch Verletzungen im Mund-, Kiefer- und Gesichtsbereich vorliegen. Neben blutenden Weichteilverletzungen kommen Kieferfrakturen mit Instabilitäten des Mittelgesichts und des Unterkiefers vor.

Zudem sind derartige Verletzungen nicht selten mit intraoralen Blutungen, Fremdkörpern oder auch mit Zahnfrakturen kompliziert. Ein Hauptaugenmerk gilt daher der freien Atempassage. Eine mechanische Verlegung der Atemwege bedeutet die größte Gefahr für einen Bewusstlosen.

Bei der Primärversorgung ist zunächst durch Seitenlagerung oder durch Anwendung des Esmarch-Handgriffs ein Zurücksinken des Zungengrunds zu vermeiden. Bei anhaltender Bewusstlosigkeit kann durch endotracheale Intubation eine ausreichende Luftzufuhr sichergestellt werden. Gleichzeitig ist es hierdurch möglich, aspiriertes Material aus der Trachea und den Bronchien abzusaugen. Problematisch können gelegentlich Blutungen im Mittelgesicht sein. Aufgrund zahlreicher Kollateralgefäße ist eine Gefäßunterbindung unsicher und weitere Blutungen führen zu Unübersichtlichkeit bei der Intubation. In der Notfallaufnahme empfiehlt sich als Sofortmaßnahme eine Tamponade der Nase entweder als Schichttamponade oder bei Fortdauer der Blutung die Bellocq-Tamponade. Liegt jedoch eine Mobilität des Oberkiefers vor, muss zusätzlich der Oberkiefer provisorisch ruhig gestellt werden. In seltenen Fällen kann die Intubation durch extreme Weichteilschwellung derart behindert sein, dass dann für den Notfall eine Tracheotomie erforderlich wird. Diese sollte wegen der möglichen Komplikationen nur bei strenger Indikationsstellung Anwendung finden.

Kieferfrakturen

Ätiologie

Die häufigste Unfallursache für kindliche Frakturen im Mund-, Kiefer- und Gesichtsbereich ist der Straßenverkehr mit 77,5 % (Meier u. Mitarb. 1990), wobei besonders Jungen im Alter von 6–12 Jahren betroffen sind (Posnick u. Mitarb. 1993). Die schwersten Verletzungen ziehen Zweiradunfälle nach sich.

Lokalisation

Die Lokalisation kindlicher Frakturen des Hirn- und Gesichtsschädels ist durch die kindliche Kopfform vorgegeben. Aufgrund der unterschiedlichen Wachstumsvorgänge zeigt die Form des kindlichen Schädels ganz bestimmte Charakteristika. Die Proportionen des Gehirnschädels zum Gesichtsschädel betragen beim Neugeborenen 8 : 1, beim 5-jährigen Kind 4 : 1 und beim Erwachsenen 2 : 1 (Enlow 1990). Daraus resultiert, dass im frühen Kindesalter zunächst das Schädel-Hirn-Trauma im Vordergrund steht, während der Gesichtsschädel geschützt hinter der prominenten Stirn liegt. Neben der exponierten Stirnpartie ist aber auch die Unterkiefer-Kinn-Region bei einem Unfall vermehrt gefährdet. Bei der Frakturlokalisation des Gesichtsschädels überwiegen die Unterkieferfraktur (34 %) und die Jochbein-Orbita-Fraktur (23 %). Zentrale Mittelgesichtsfrakturen treten im Kindesalter eher selten auf (Posnick u. Mitarb. 1993).

Je nach dem Grad der Gewalteinwirkung kommt es auch beim Kind zu einer Verletzung der den Knochen bedeckenden Weichteile. Derartige Frakturen werden als komplizierte Frakturen bezeichnet.

Unterkieferfrakturen entstehen fast ausschließlich an typischen Schwachstellen, an denen die Knochenstruktur graziler ist, wie z. B. der kindliche Gelenkfortsatz. Mehrfachbrüche des Unterkiefers werden häufig beobachtet.

Diagnostik

Die meisten Unterkieferfrakturen lassen sich anhand klinischer Symptome diagnostizieren. Bei Frakturen des Unterkieferkörpers ruft das Bruchspalthämatom fast regelmäßig eine druckschmerzhafte Schwellung hervor. Die Mundöffnung ist häufig – besonders jedoch bei Gelenkfortsatzfrakturen – schmerzhaft eingeschränkt. Ferner kann man durch einen Druck auf das Kinn einen Stauchungsschmerz im Frakturbereich auslösen. Bereits

bei geringer Verschiebung der Fragmente liegt eine Okklusionsstörung vor. Sichere Frakturzeichen sind:
- Dislokation,
- abnorme Beweglichkeit,
- Krepitation.

Die erforderliche Röntgen-Untersuchung sollte nach ausgiebiger klinischer Untersuchung vorgenommen werden, weil dann gezielte Aufnahmen der verdächtigen Regionen den Frakturverdacht bestätigen oder ausschließen können. Als Standardaufnahmen dienen die Panoramaschichtaufnahme und die posterior-anteriore Schädelaufnahme (Clementschitsch). Gezielte Aufnahmen können mit Unterkieferaufbiss, seitlicher Schädelaufnahme und auch mit Zahnfilmen angestellt werden.

Als Übersichtsaufnahme für die Mittelgesichtsdiagnostik dient die Nasennebenhöhlenaufnahme, mit der zentrale und auch laterale Mittelgesichtsfrakturen diagnostiziert werden können. Dazu zählen bekanntlich einerseits die Le-Fort-Frakturen, anderseits die Jochbeinfrakturen.

Therapie

Die Entscheidung über die Art der Therapie hängt ab von:
- Lokalisation der Fraktur,
- Frakturtyp,
- Begleitverletzungen,
- Zustand des Gebisses,
- Allgemeinzustand,
- Alter des Patienten.

Frakturen im Alveolarfortsatz, Zahnfrakturen oder Luxationen werden durch lokale Maßnahmen versorgt, wie:
- Wundbehandlung,
- Reposition der Zähne,
- ggf. provisorische zahnärztlich-konservierende Therapie.

! Kieferfrakturen im Milch- oder Wechselgebiss behandelt man in der Regel konservativ.

Liegt eine isolierte Korpusfraktur des Unterkiefers vor, werden die Kiefer einzeln mit Drahtbogen-Kunststoff-Schienen eingebunden und dann intermaxillär verschnürt.

Nur im späten Wechselgebiss ist bei beidseitigen Kiefergelenkfrakturen in Kombination mit einer Kinnfraktur eine Miniplattenosteosynthese im Kinnbereich zu erwägen. Einerseits gilt es, Frakturen ruhig zu stellen, anderseits muss das Kiefergelenk bei einer Fraktur möglichst frühzeitig mobilisiert werden. Diesen Forderungen wird man gerecht durch Osteosynthese in der Unterkieferfront und frühzeitige funktionelle Behandlung der Gelenke.

Hierbei wird mit einem kieferorthopädischen Gerät nach initialer Ruhephase der Gelenkfraktur eine Frühmobilisation mit einem Aktivator vorgenommen.

Obstruktion der Luftwege durch Blut, Fremdkörper, Aspiration, Knochen- und Zahnfragmente

Obstruktionen der Luftwege können bereits bei einem Frontzahntrauma mit einer kurz dauernden Bewusstlosigkeit auftreten. Verletzungen der Milch- oder der bleibenden Zähne kommen bei jedem 2. Kind vor. Neben Zahnfrakturen kommen auch vollständige Luxationen mit Zahnverlusten vor. Teile von Zähnen oder gar ganze Zähne können aspiriert werden und Stamm- bzw. Hauptbronchien verlegen.

! Hauptproblem bei Frakturen des Kiefers und des Gesichtsskeletts sind anhaltende Blutungen.

Diese können auch unter Klinikbedingungen in der Zeit, bis die Operationsbereitschaft hergestellt ist, größte Probleme bereiten.

Eine große Gefahr für den Patienten stellt die Aspiration von Blut aber auch von Zahn- und Knochenfragmenten dar. Die partielle oder totale Obstruktion führt regelmäßig zur Hypo- und Dysventilation.

Ursachen für die Obstruktion der Luftwege:
- zurückfallende Zunge,
- Fremdkörper,
- Bolus,
- Aspirat,
- Schwellung der Schleimhäute,
- reflektorischer Spasmus usw.

Eine Aspiration tritt häufig bei Zustand nach Reanimation und bei Patienten mit neurologischen Erkrankungen auf. Anamnese und das Röntgen-Bild der Lunge verhelfen zum Ausschluss dieser Diagnose.

Erstversorgung

Sind bei einer Kieferfraktur Begleitverletzungen sowie unmittelbar lebensbedrohliche Gefahren abgewendet und ist die Operationsbereitschaft hergestellt, kann die kieferchirurgische Notfallbehandlung beginnen. Hierbei wird gemeinsam und in Abstimmung mit den anderen beteiligten Fachdisziplinen die dringliche Erstversorgung vorgenommen (Becker u. Austermann 1990). Nur unter günstigen Umständen kann die Erstversorgung auch gleichzeitig die definitive Versorgung sein.

Dringlicher Erstversorgung bedürfen:
- persistierende Blutungen,
- mobile, offene Kieferfrakturen,
- Weichteilverletzungen.

Blutstillung. Blutungen aus Weichteilverletzungen werden durch Abklemmen oder durch Ligatur der eröffneten Gefäße gestillt. Stärkere Blutungen bei Unterkieferfrakturen sind selten, da es meist zu einem Spontanverschluss der rupturierten Mandibulargefäße kommt. Ist dies nicht der Fall, kann durch Reposition der Fragmente und provisorische Ruhigstellung eine zuverlässige Blutstillung erreicht werden. Anhaltende Blutungen aus dem Mittelgesichtsbereich – insbesondere aus der A. maxillaris – können auch unter Klinikbedingungen größte Probleme bereiten. Blutungen aus der Nase bei festem Oberkiefer können fast immer durch eine intranasale Schichttamponade suffizient versorgt werden. Blutet es weiter, muss die intranasale Tamponade durch eine nach dorsal blockierende Bellocq-Tamponade ergänzt werden (Abb. 19.**14** u. 19.**15**).

Ist aufgrund erheblicher Mobilität des Oberkiefers nur eine mangelhafte Kompression möglich, gilt es, das ausgesprengte Mittelgesichtsfragment zuverlässig gegen die Schädelbasis zu komprimieren. Dies gelingt z. B. durch Hochbinden des Oberkiefers mit Holzspateln über einen Kopfverband. Ferner kann auch ein Abdrucklöffel mit seitlichen Kanülen den Oberkiefer über einen Kopfverband oder über einen Gipsverband gegen die Schädelbasis drücken. In aller Regel können diese provisorischen Tamponaden nach 2–3 Tagen wieder entfernt werden.

Ruhigstellung. Mobile und zur Mundhöhle offene Kieferfrakturen müssen möglichst umgehend ruhig gestellt werden. Dazu werden einfache, häufig provisorische Notschienungsmaßnahmen eingesetzt, die auch jedem Schwerverletzten zugemutet werden können. Dadurch sollen Schmerzen durch Fragmentverschiebungen verhindert und die Infektionsgefahr sowie die Ödembildung eingeschränkt werden.

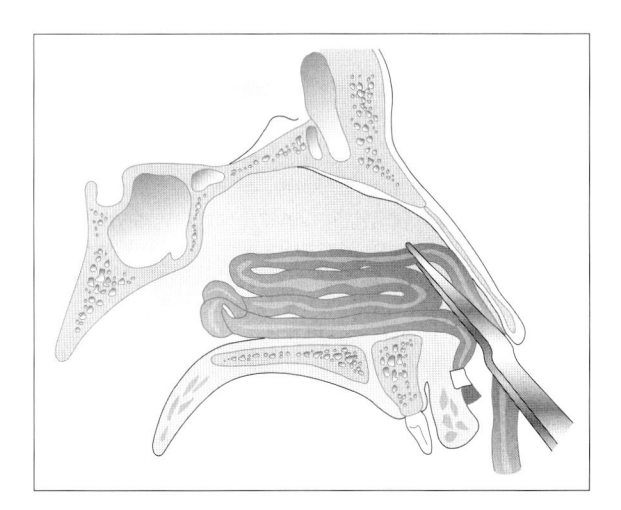

Abb. 19.**14** Schichttamponade. Die Schichttamponade ist in der Regel zur Tamponade mit festem Oberkiefer bei Blutungen aus der Nase ausreichend.

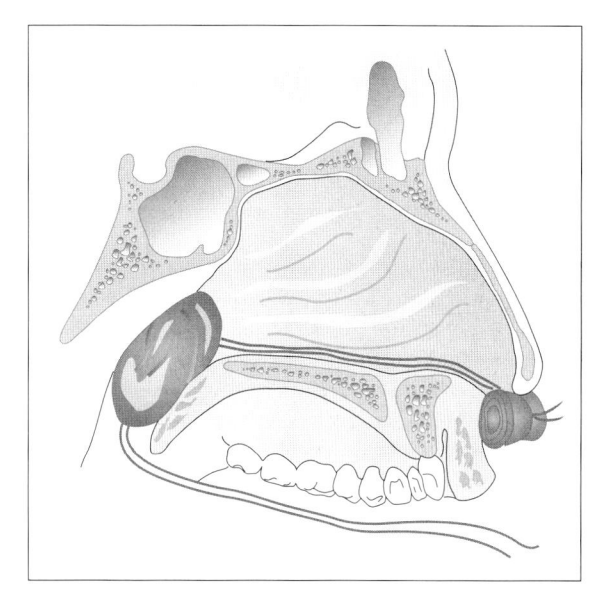

Abb. 19.**15** Bellocq-Tamponade. Die Bellocq-Tamponade bewirkt eine Abdichtung bei Blutungen aus hinteren oberen Nasenbereichen und findet insbesondere Anwendung bei Mittelgesichtsfrakturen mit stärkeren Blutungen.

> **!** Für die Ruhigstellung der Kiefer bestehen grundsätzlich die Möglichkeiten der interfragmentären Fixation und der mandibulomaxillären Verschnürung.

Maximen der Versorgung von kindlichen Frakturen im Kiefer- und Gesichtsbereich

- So exakt wie möglich,
- so konservativ wie möglich,
- so schnell wie möglich.

Frakturen des kindlichen und jugendlichen Gesichtsschädels müssen möglichst anatomisch reponiert werden. Bei einer klinischen Nachuntersuchung ließ sich feststellen, dass 10 primär nicht exakt reponierte Frakturen auch zum Untersuchungszeitpunkt nach ca. 2 Jahren noch eine Stufenbildung zeigten (Kromminga u. Hemprich 1990).

Andererseits tendiert man bei Kindern in der Frakturversorgung zu möglichst konservativem Vorgehen, weil gerade bei den jüngsten Kindern ein hohes Potenzial an knöchernem Remodelling besteht (Mc Graw u. Cole 1990). Dies konnte auch in tierexperimentellen Untersuchungen am wachsenden Kiefergelenk nachgewiesen werden (Hidding u. Mitarb. 1990).

Die Schnelligkeit ist gerade bei der Versorgung kindlicher Notfälle vordringlich, da verzögerte Frakturversorgungen durchaus das spätere Wachstum des Gesichtsskeletts beeinflussen können (Hunter 1992). Zudem können sich Blutverluste volumenmäßig bei Kindern besonders bedrohlich auswirken.

Versorgung von Weichteilverletzungen im Kiefer- und Gesichtsbereich

! Weichteilverletzungen des Gesichts können ein Leben lang entstellend sein und müssen daher mit großer Sorgfalt versorgt werden.

Nur dadurch gelingt eine gute Heilung mit günstigem kosmetischen Ergebnis. Es muss jeder Versuch unternommen werden, eine Gesichtswunde primär zu verschließen. Relativ saubere Wunden können noch bis zu 24 Stunden nach dem Unfall mit nur kleinster Wundrandanfrischung versorgt werden. Bei Bissverletzungen ist extreme Sorgfalt und reichliche Spülung notwendig, um eine Infektion zu vermeiden.

Wunden sollten grundsätzlich gründlich exploriert werden, um Fremdkörper, Knochensplitter, Nerven- und Gewebeverletzungen erkennen zu können.

Weichteilverletzungen bei Kindern werden im Allgemeinen wie beim Erwachsenen behandelt. Bei Kindern heilt das Gewebe normalerweise schneller und ist weniger infektgefährdet.

! Die Versorgung von intra- und extraoralen Weichteilwunden erfolgt nach dem Prinzip von innen nach außen.

Für die Nahttechnik im Gesichtsbereich gelten höchste Maßstäbe – insbesondere bei Kindern. Bei tiefen Wunden eignet sich zur Vermeidung von Toträumen eine tiefe Naht mit resorbierbarem Nahtmaterial. Dann erfolgt in aller Regel die Naht von Subkutis und Kutis.

Lippenverletzungen müssen sorgfältig inspiziert und die Vermiliumgrenze (Lippenrot-Lippenweiß-Übergang) muss mit Methylenblau markiert werden, bevor die Naht erfolgt. Erst bei genauer Inspektion und mit bestem chirurgischen Equipment gelingt eine Wiederherstellung der zerrissenen Gewebsstrukturen.

Intraorale Fremdkörper

Fremdkörper wie Bleistifte, scharfkantige Spielgegenstände, Holzsplitter oder Ähnliches bereiten in der Regel kaum Schwierigkeiten. Der Fremdkörper muss entfernt und größere Weichteilverletzungen müssen versorgt werden. Liegt jedoch eine Pfählungsverletzung im harten oder weichen Gaumen vor, dann ist eine neue Verletzungsdimension eingetreten. Die Größe der Verletzung lässt keinerlei Rückschlüsse auf die Tiefe der Verletzung zu. So können durchgehende Perforationen des Gaumens aber auch Verletzungen von Gefäßen bis zur Schädelbasisverletzung auftreten. Zudem besteht bei verbliebenem Fremdkörper in der Wundtasche die Gefahr einer Abszedierung.

! Pfählungsverletzungen sollten in der Regel in Narkose versorgt werden.

Dabei wird mit einer Knopfsonde die Wunde ausgetastet, um das Ausmaß der Verletzung zu erkennen. Bei Kindern sollte man grundsätzlich nach frischen Zahnalveolen schauen, um damit beispielsweise Zahnverluste und eine mögliche Aspiration im Vorfeld erkennen zu können. Im Zweifelsfall wird eine Röntgen-Thoraxaufnahme angefertigt, mit welcher die Fremdkörperaspiration ausgeschlossen werden kann.

Literatur

Becker R, Austermann KH (1990) Frakturen des Gesichtsschädels. In: Schwenzer N, Grimm G. (Hrsg.) Zahn-Mund-Kieferheilkunde, Bd. 2
Enlow DH (1990) Handbook of facial growth. ed 3, Philadelphia, WB Saunders
Hidding J, Habel G, Becker R (1990) Kiefergelenkersatz durch mikrovaskulär reanastomosiertes Mittelfußknochen-Transplantat. In: Schwenzer N, Pfeifer G (Hrsg.) Thieme Fortschr Kiefer-Gesichts-Chir Bd 35, S. 25–27
Hunter JG (1992) Pediatric maxillofacial trauma. Pediatr Clin North Am 39: 1127–1143
Kromminga R, Hemprich A (1990) Mittelgesichts- und Unterkieferkörperfrakturen bei Kindern und Jugendlichen. Dtsch Zahnärztl Z 45: 812–814
Mc Graw BL, Cole RR (1990) Pediatric maxillofacial trauma. Age-related variations in injury. Arch-Otolaryngol-Head-Neck-Surg 116: 812–814
Meier K, Barsekow F, Hausamen J-E (1990) Zur Problematik der Gesichtsschädelfrakturen im Rahmen kindlicher Mehrfachverletzungen. Dtsch Zahnärztl Z 45: 806–807
Posnick JC, Wells M, Pron GE (1993) Pediatric facial fractures: evolving patterns of treatment. J Oral Maxillofac Surg 51: 836–844

Wirbelsäulenverletzungen

A. Karimi-Nejad

Ätiologie und Häufigkeit

Wirbelsäulenverletzungen kommen bei Kindern seltener vor als bei Erwachsenen. In einer eigenen Zusammenstellung von 320 HWS-Verletzungen waren 16 Patienten (5 %) unter 15 Jahre alt. Dieser Anteil wird in der Literatur mit 2–5 % angegeben (Becker 1963, Haske u. Mitarb. 1971, Bohlman 1979, Magerl u. Mitarb. 1979). Infolge der stärkeren Mobilität der Wirbelsäule im Kindesalter entstehen selbst bei extremen Gewalteinwirkungen eher medulläre Schädigungen in mehreren Segmenten als Verletzungen der Wirbelsäule. Da die chondrale Ossifikation noch nicht abgeschlossen ist, werden Verletzungen an der knorpeligen Endplatte mit Abriss von Knochenkern mit oder ohne Bänderverletzung röntgenologisch häufig nicht erfasst.

Neonatale Wirbelsäulenverletzungen sind bekannt. Bis zum Alter von ca. 3 Monaten sind die Muskulatur und Bänder der HWS schwach, sodass bei extremen Bewegungen – insbesondere bei Ante- und Retroflexion – die Kopfhaltung bzw. der sichere Schutz von HWS und Medulla nicht gewährleistet ist. So sind Geburtsschädigungen mit Verletzungen der HWS und/oder des Rückenmarks beschrieben, die heute erfreulicherweise seltener vorkommen (Shulman u. Mitarb. 1971).

Obwohl Verletzungen durch direkte Gewalteinwirkung im Säuglingsalter eine Rarität darstellen, kann es jedoch bei Kindesmisshandlung durch enorme Schüttelbewegungen zum sog. „whiplash-shaken infant syndrome" (Swischuk 1969, Caffey 1974) kommen. Dies ist gekennzeichnet durch obere HWS- und Rückenmarksschädigungen mit intraokulärer, intrakranieller und spinaler Blutung. Die Schädigungen können tödlich verlaufen oder zu schweren neurologischen Defiziten bzw. zu anhaltender Retardierung führen.

Auch im Kindesalter sind Verletzungen der Wirbelsäule – insbesondere der oberen HWS – kaum durch direkte Gewalteinwirkungen verursacht. Aufgrund der enormen freien Beweglichkeit – insbesondere der HWS – kommt es beim Überschreiten des physiologischen Bewegungsausmaßes infolge von Beschleunigung und/oder Bremsung zu Verletzungen der Weichteile und Bänder, vorwiegend der oberen HWS.

Verletzungsart

In Übereinstimmung mit Literaturangaben (Swischuk 1969, Henrys u. Mitarb. 1977, Weber 1980) anhand einer großen Anzahl von Wirbelsäulenverletzungen waren auch im eigenen Krankengut die Verletzungen im Alter unter 15 Jahren etwa 70 % im oberen HWS-Abschnitt vom Okziput bis zu C3 lokalisiert. Im Alter über 15 Jahren betrug dieser Anteil hingegen nur 17 %.

Die Lokalisation ist bedingt durch die vermehrte Mobilität dieses HWS-Abschnitts. Infolge der fehlenden bzw. – abhängig vom Alter – noch nicht vollendeten Ossifikation und der Zugstärke der Bandapparate entstehen häufig Luxationen (ein- oder beidseitig) und Dislokationen. Nur selten können geringe Wirbelkompressionen – häufig C3 – oder Densverletzungen, noch seltener knöcherne Verletzungen der unteren HWS röntgenologisch nachgewiesen werden. Selbst bei verletzten Kindern mit medullären Schädigungen bis zu einer traumatischen Tetraplegie – ebenso vorwiegend im oberen HWS-Abschnitt – können kernspintomographisch Zeichen einer Wirbelsäulenverletzung fehlen (Abb. 19.16).

Verletzungen der Endplatten sowie Abrisse am noch knorpeligen Wirbelkörper sind aber selbst im Kleinkindalter vom Sektionsgut her bekannt (Aufdermauer 1971). Sie entgehen in der Regel dem klinischen Nachweis.

Klinische Zeichen

Bei bewusstseinsgetrübten und bewusstlosen verletzten Kindern ist die Zuordnung der klinischen Befunde für

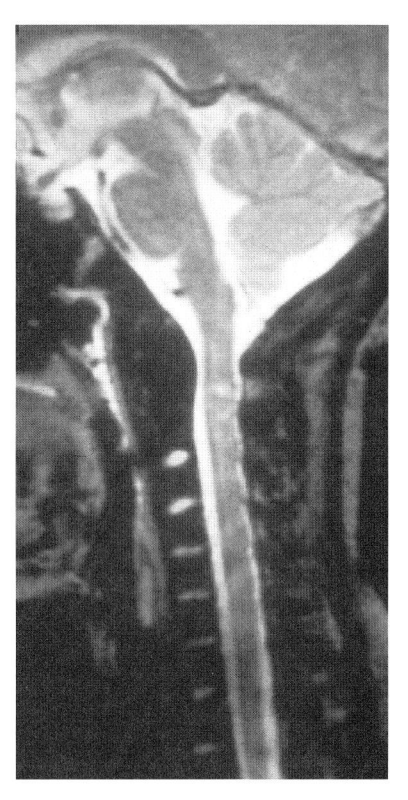

Abb. 19.**16** Traumatische medulläre Schädigung mit Tetraplegie bei einem 8-jährigen Kind ohne erkennbare HWS-Verletzung. Rückenmarkkontusion im oberen HWS-Bereich.

die Diagnose einer Wirbelsäulenverletzung erheblich erschwert. Bei schweren Schädel-Hirn-Verletzungen haben wir nur Verletzungen des atlantookzipitalen Gelenks mit Atemlähmungen am Unfallort beobachtet. Wegen des raschen tödlichen Verlaufs infolge der schweren Verletzung mit „Enthauptung" konnte jedoch eine Differenzierung der zerebralen bzw. medullären Symptomatik nicht vorgenommen werden. Bei 4 Kindern mit Tetraplegie infolge der kernspintomographisch nachgewiesenen medullären Schädigung in Höhe C2 war eine Intubation am Unfallort mit Beatmung erforderlich. Mit Nachlassen der Sedierung versuchten die intubierten Kinder im weiteren Verlauf – wie die Erwachsenen – durch Augenöffnen und Schmatzbewegungen mit der Umgebung Kontakt aufzunehmen. Im Gegensatz zu den verletzten Kindern mit Tetraplegie – häufig ab C2 – und Bewusstlosigkeit sind klinische Zeichen einer Wirbelsäulenverletzung bei wachen verletzten Kindern spezifisch.

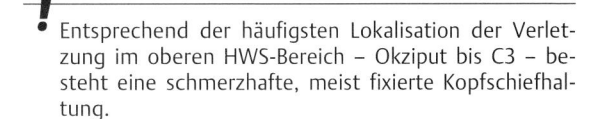

> **!** Entsprechend der häufigsten Lokalisation der Verletzung im oberen HWS-Bereich – Okziput bis C3 – besteht eine schmerzhafte, meist fixierte Kopfschiefhaltung.

Wenn Verletzungen in diesem Bereich überlebt und keine Tetraplegien verursacht werden, bestehen selten Atemstörungen und/oder partielle Lähmungen. Neben der fixierten Kopfschiefhaltung stehen Nackenschmerzen im Vordergrund. Isolierte radikuläre Ausfälle in Form von Sensibilitätsstörungen und/oder Muskelparesen in den Armen sind sehr selten zu beobachten, da Verletzungen unterhalb C3 bei Kindern kaum auftreten.

> ! Die schweren Verletzungen der unteren HWS sind klinisch durch einen Schiefhals, jedoch ohne Kopfschiefhaltung gekennzeichnet.

Die bei Erwachsenen häufig vorkommende Verletzung der thorakolumbalen Region ist bei Kindern selten anzutreffen. Beim Vorliegen einer Paraplegie und/oder eines inkompletten Querschnitts des Rumpfs bzw. der unteren Extremitäten sollte hingegen an eine Verletzung der Brustwirbelsäule (BWS) gedacht werden. Bei Jugendlichen unter 15 Jahren haben wir durch Verkehrsunfälle häufige Schädigungen des oberen BWS-Abschnitts gesehen, die meist mit einem totalen Querschnittsyndrom einhergingen.

Sofortmaßnahmen am Unfallort und Erstversorgung in der Klinik

> ! Bei dringendem Verdacht oder bei der Diagnose einer Wirbelsäulen- und insbesondere einer HWS-Verletzung mit und ohne Querschnittslähmung stehen – wie bei allen akuten Verletzungen und Erkrankungen – die Maßnahmen zur Lebensrettung an erster Stelle.

Hierbei sollten aber stets gleichzeitig – jedoch zweitrangig – die Maßnahmen zur Minderung der Risiken und Komplikationen berücksichtigt werden.

Lebensrettungsmaßnahmen:
- Aufrechterhaltung der Atem- und Kreislauffunktion,
- schonende Intubation bei bestehender Lähmung und/oder Insuffizienz der Atmung (in der Regel bei verletzten Kindern mit hoher Querschnittslähmung),

Prinzipien bei Sofortmaßnahmen und Erstversorgung:
Um eine sekundäre, zusätzliche Halsmarkschädigung zu vermeiden, sollten bei Sofortmaßnahmen wie auch bei der Erstversorgung in der Klinik 2 Prinzipien beachtet werden:
- Vorbeugen des Kopfes bzw. der HWS vermeiden.
- Stets in longitudinaler Richtung Zug an der HWS ausüben und Kopf leicht nach hinten neigen.

Eine schonende Intubation kann durch leichte Reklination des Kopfes erfolgen. Bei einer auch leichten Anteflexion des Kopfes wird die Gefahr einer zusätzlichen HWS-Schädigung bzw. das Risiko einer sekundären medullären Schädigung begünstigt.

> ! Eine fixierte Kopfschief- oder Schiefhalsstellung sollte an der Unfallstelle sowie bei der Ersteinlieferung in die Klinik auf keinen Fall Anlass zu einer blinden Reposition sein.

Sowohl bei der Intubation wie auch bei anderen Maßnahmen ist stets ein leichter Zug am Kopf auszuüben, dies insbesondere auch bei der Helmabnahme bei einem verletzten jugendlichen Kraftradfahrer.

Bei hohen Querschnitten sind in der akuten Phase Pulsfrequenzschwankungen mit Bradykardien und Spitzentachykardien nicht selten. Bei anhaltendem hohen Querschnitt kommt es infolge des Sympathikusausfalls zu einem Vaguspuls. Diese Bradykardie ist auch mit einer Verminderung der Kontraktilität und somit einer Abnahme des Schlagvolumens verbunden. Bedingt durch die Verminderung der Kontraktilität im Zusammenhang mit der Erweiterung der Gefäße in der Peripherie unterhalb des Querschnittssegments ist die Bradykardie stets von einem Blutdruckabfall begleitet. Der bestehende Schock in Verbindung mit dem Blutdruckabfall verleiten den Notarzt bzw. den erstbehandelnden Arzt nicht selten zu eifriger übermäßiger Volumenüberfüllung (Karimi-Nejad 1981). Da aber die Leistungsanpassung des Herzens mit Frequenz- und Kontraktilitätssteigerung fehlt, kann es schon durch diese Ersthilfe zu einer Lungenstauung oder gar zu einem schweren Lungenödem kommen.

> ! Bei extremer Bradykardie mit Hypotonie sind schon an der Unfallstelle zum Ausschalten des Vagotonus wiederholte intravenöse Atropingaben indiziert.

Die Anlage eines temporären Herzschrittmachers sollte jedoch der Klinik überlassen werden. Beim Überleben eines hohen Querschnitts kommt es bei Kindern meist im weiteren Verlauf zu einer Regulierung der Herztätigkeit, sodass medikamentöse und/oder apparative Behandlungen nicht mehr erforderlich sind.

Bei einem Querschnittssyndrom kann die Magen-Darm-Atonie schon frühzeitig eintreten, sodass eine Magensonde zur Entlastung zu empfehlen ist.

Mit der Harnblasenentlastung durch Blasendauerkatheter oder suprabubische Harnableitung kann – falls die Entfernung nicht zu weit ist – bis zur Einlieferung in das erstbehandelnde Krankenhaus gewartet werden.

Nachweis einer Verletzung der Halswirbelsäule

Zusatzuntersuchungen (Röntgen, CT und MRT) sind bei nicht bewusstlosen wirbelsäulenverletzten Kindern verständlicherweise erschwert. Sie sollen deshalb stufenweise nur bei Bedarf für zusätzliche Informationen angefertigt werden. Wie bereits dargestellt, kommt es im Kindesalter durch das Trauma hauptsächlich zu Schädigungen des Halteapparats und selten zu knöchernen Frakturen. Deshalb sind auch die traumabedingten Folgeerscheinungen in der Regel eine Fehlhaltung der betroffenen Segmente bzw. eine Achsenknickung oder gar eine Gelenkluxation. Sie können primär durch Röntgen-Übersichtsaufnahmen am besten beurteilt werden. Erst danach – bei Verdacht bzw. Nachweis einer Fehlstellung – sind hochauflösende CT-Untersuchungen der betroffenen Regionen angezeigt.

Zum Nachweis bzw. Ausschluss einer Fehlhaltung oder einer knöchernen Verletzung ist das MRT weniger hilfreich, zumal es mit erheblichem Aufwand verbunden ist. Es ist nur dann zu empfehlen, wenn neurologische Ausfälle mit oder ohne nachweisbare Wirbelsäulenschädigungen vorliegen. Selbst bei schweren traumatischen Schädigungen mit einem totalen Querschnittsyndrom können knöcherne Verletzungen und/oder Wirbelsäulenfehlhaltungen fehlen. Nur durch MRT kann die kontusionelle Markschädigung, die häufig im oberen HWS-Bereich lokalisiert ist, nachgewiesen werden. Ebenso können Weichteilschädigungen mit oder ohne Hämatome als Zeichen einer lokalisierten und/oder mehr ausgedehnten traumatischen Verletzung gut dargestellt werden. Der Nachweis kann für die therapeutischen Konsequenzen – insbesondere für Art und Dauer der Immobilisation – wichtig sein.

Atlantookzipitale Verletzungen

Von den in 70 % in der oberen HWS lokalisierten Verletzungen der gesamten Wirbelsäule bei Verletzten unter 15 Jahren ist in ca. 20–30 % das atlantookzipitale Segment mitverletzt. Hierbei handelt es sich fast ausschließlich um ein- oder beidseitige Dislokationen. Bekanntlich spielen sich in diesem oberen Kopfgelenk die Nickbewegungen bzw. die Ante- und Retroflexion des Kopfes ab, sodass extreme Bewegungen über das physiologische Maß hinaus eine Verletzung verursachen können. Allerdings sind isolierte Verletzungen des sog. oberen Kopfgelenks (Atlantookzipitalgelenk) selten. Häufig ist auch das untere (atlantoaxiale) Gelenk – nämlich das Drehgelenk des Kopfes – mitbetroffen. Nach Penjabi u. Mitarb. (1991) kommt es bei gewissen Schleudertraumen der Wirbelsäule durch kombinierte axiale Rotation und Flexion des Kopfes zu einer Überdrehung u. U. zu einer ein- oder beidseitigen Schädigung des Lig. alare. Sowohl das Lig. alare wie auch das Lig. transversum können schon bei Erwachsenen um ca. 10 % ihrer Originallänge gedehnt werden, bevor eine Ruptur eintritt. Diese Dehnungsgrenze ist bei Kindern wahrscheinlich noch erheblich höher anzusetzen. Sowohl bei leichteren wie auch bei schweren Dislokationen entstehen selten die Überdehnung bzw. Verletzung eines isolierten Ligaments, sondern in der Regel sind mehrere Ligamente beteiligt. Die atlantookzipitale Artikulation wird durch die Ligamente zwischen Atlas und Okziput sowie zwischen Okziput und Axis stabilisiert. Atlas und Okziput sind durch vordere und hintere sowie seitliche Gelenkkapseln (Capsula articularis) verbunden. Die Verbindung zwischen Okziput und Axis erfolgt durch die Membrana tectoria, die 2 Ligg. alaria sowie das Lig. apicis dentis. Wieweit bei Verletzungen C0–C1 einzelne Membranen und/oder Ligamente verletzt werden, ist bis heute nicht sicher geklärt, da diese Untersuchungen nur an Leichen bei unterschiedlicher Schwere der Verletzung durchgeführt worden sind. Seltener kommt eine Fraktur des Dens epistrophei bei Kindern vor. Der Dens bricht in der Regel an der basalen Epiphysenfuge – schmalste Stelle – ab bzw. es kommt zur Lösung der basalen Dens-Epiphysen-Fuge (Abb. 19.17).

> **!**
> Einseitige Dislokationen des atlantookzipitalen Gelenks sind wahrscheinlich vorwiegend durch Verletzungen des Lig. alaria verursacht.

Auffällig ist jedoch, dass selbst bei schweren atlantookzipitalen Verletzungen selten eine Rupturierung des Lig. transversum nachgewiesen werden kann (Davis u. Mitarb. 1971). Bei überlebten beidseitigen Dislokationen wird eine Verletzung des Lig. cruciformes angenommen. Die schwersten, meist durch Verkehrsunfälle bedingten Dislokationen mit „Enthauptung" sind sofort oder in der weiteren akuten Phase tödlich.

Im Gegensatz zur früheren Annahme, dass die Verletzungen in diesem Segment selten überlebt werden,

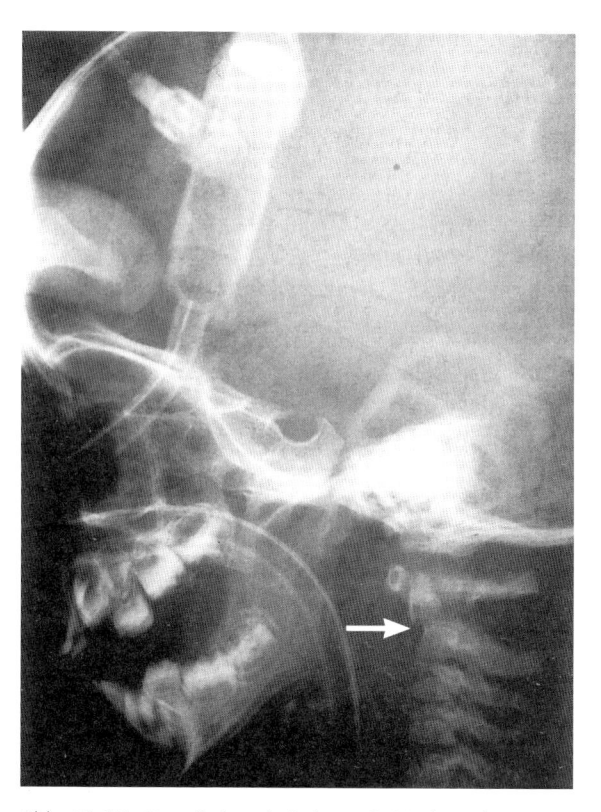

Abb. 19.**17** Densfraktur bei einem 3 Wochen alten Neugeborenen nach Sturz von der Wickelkommode.

zeigen CT-Befunde bei Erwachsenen häufig schwere Brüche der Okzipitalkondylen und/oder der Massa lateralis mit erstaunlich geringen klinischen Symptomen. Im Gegensatz zur ein- oder beidseitigen Luxation dieses Gelenks haben wir bei Kindern bis jetzt nie eine knöcherne Verletzung dieser Region nachweisen können.

! • Wenn Dislokationen dieses Segments überlebt werden, sind sie klinisch in der Regel mit einer fixierten Kopfschiefhaltung gekennzeichnet.

Die verletzten Kinder haben selten neurologische Ausfälle. Der röntgenologische Nachweis einer geringen, insbesondere einseitigen Dislokation ist durch die fixierte Kopfschiefhaltung erschwert. Nur selten – bei guter Kooperation mit den verletzten Kindern – gelingt es in der akuten Phase, die Dislokation durch ein Dünnschicht-CT nachzuweisen.

Atlantoaxiale Verletzungen

Die Hauptbewegung im unteren Kopfgelenk ist die Drehbewegung, bei der Atlas und Okziput eine Einheit bilden.

! • Verletzungen bzw. Luxationen des unteren Kopfgelenks sind im Kindesalter besonders häufig.

Bei Luxationen des unteren Kopfgelenks im Erwachsenenalter kommt es häufig auch zu einer Fraktur des Dens epistrophei. Hierbei folgt der frakturierte Dens dem Atlas nach vorne, sodass das Mark lediglich verlagert, aber nicht von dorsal her komprimiert wird. Hingegen sind Luxationen des Gelenks ohne Densfraktur bei Erwachsenen mit einer hohen Letalität verbunden, weil das Mark vom dorsalen Atlasbogen gegen den immobilen Dens gequetscht wird (Magerl u. Mitarb. 1979). Im Kindesalter können hingegen offenbar durch noch fehlende feste Ossifikation des Dens und der dorsalen Atlasbögen sowie durch die noch nicht erfolgte Dorsalneigung der Densspitze Gelenkluxationen ohne neurologische Folgen entstehen.

! • Auch diese Gelenkluxationen sind klinisch in der Regel durch eine Kopfschiefhaltung gekennzeichnet.

Ebenso wie bei Luxationen des oberen Kopfgelenks ist der röntgenologische Nachweis der Luxation durch die fixierte Kopfschiefhaltung bei mangelnder Mitarbeit der Kinder erheblich erschwert. Gleiches gilt für die CT-Untersuchung. Luxationen können durch die erhebliche Dehnung bzw. Verletzung des Lig. transversum (Fielding u. Mitarb. 1974) mit röntgenologisch nachweisbarer Vergrößerung des atlantodentalen Abstands (normal bei Kindern in Anteflexionsstellung bis zu 6 mm) auftreten. Wenn das Lig. alare sowie das appikale Ligament intakt sind, ist die Instabilität gering, hingegen kann eine erhebliche Instabilität bei Verletzung aller 3 Ligamente entstehen.

Sie kann mit einer Luxation (laterale Distorsion) der atlantoaxialen Gelenke verbunden sein, die dementsprechend zur extrem fixierten Kopfschiefhaltung führt.

C2/C3-Verletzungen

Die Verletzung bzw. Luxation C2/C3, die fast ausschließlich bei Kindern vorkommt, ist eine der schwierigsten diagnostischen Probleme des verletzten Kindes. Die fälschlicherweise als „Pseudoluxation" bezeichnete Subluxation in diesem Gelenk wird in der akuten Phase in der Regel meist übersehen, oder die Diagnose falsch gestellt.

Sie ist offenbar bedingt durch eine Verletzung des dorsalen Ligamentkomplexes, sodass die sog. Zugstabilität nicht mehr gewährleistet ist. Die schweren Folgeerscheinungen werden im weiteren Verlauf sichtbar. Sie sind gekennzeichnet durch:
- zunehmende Angulation mit Rückenmarkdeformität in Höhe C2/C3,
- zunehmende keilförmige Deformität von C3,
- schwere reflektorische Lordose der unteren HWS.

Dorsale zervikale Linie. Wegen der erwähnten diagnostischen Schwierigkeiten wurde von Swischuk (1977) eine sog. dorsale zervikale Linie angegeben. Sie soll die Unterscheidung zwischen einer physiologischen und einer pathologischen Fehlstellung („Luxation") erleichtern. Diese Linie wurde jedoch anhand der typischen Hangman-Fraktur mit beidseitigen Bogenfrakturen von C2 und der Dislokation C2/3 ausgearbeitet.

Die Swischuk-Linie ist jedoch für die Diagnose einer C2/C3-Luxation nicht hilfreich, wie eigene Erfahrungen bei 4 verletzten Kindern gezeigt haben (Abb. 19.**18**–19.**20**).

Andere Kriterien. Nach unseren Erfahrungen wird man beim Vorliegen von folgenden 4 Kriterien in der akuten Phase die Diagnose einer „Pseudoluxation" C2/C3 stellen und die therapeutischen Konsequenzen ableiten müssen:
- schmerzhafte Bewegungseinschränkung der oberen HWS mit oder ohne fixierte Kopfhaltung,
- auffällige Hypermobilität der Bogengelenke C2/C3,

! Die Hypermobilität kann anhand von Funktionsaufnahmen in Ante- und Retroflexion nachgewiesen oder ausgeschlossen werden.

- leichte ventrale Kompression des Wirbelkörpers C3 mit geringer ventraler Dislokation des Wirbelkörpers C2 gegenüber C3,
- Vergrößerung des Dornfortsatzabstands C2–C3.

Spezielle Krankheitsbilder **629**

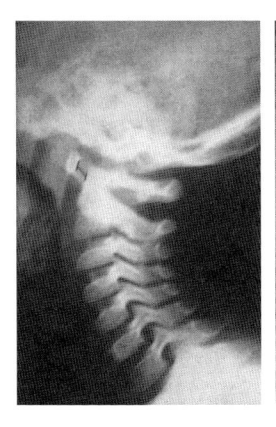

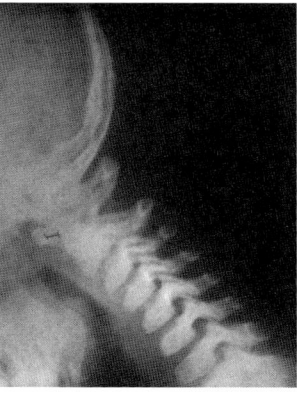

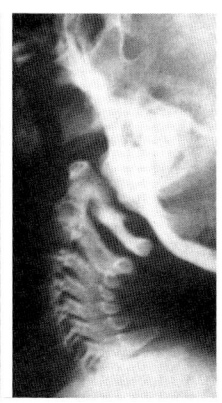

Abb. 19.**18** Atlantoaxiale Luxation bei einem 6-jährigen Kind nach Autounfall mit erkennbarer Vergrößerung des atlantodentalen Abstands von 0 in der Retroflexion bis zu 5,5 mm bei der Anteflexion. Beachte ebenso die übermäßige Dornfortsatzabstandsvergrößerung C 1–C 2 bei Anteflexion.

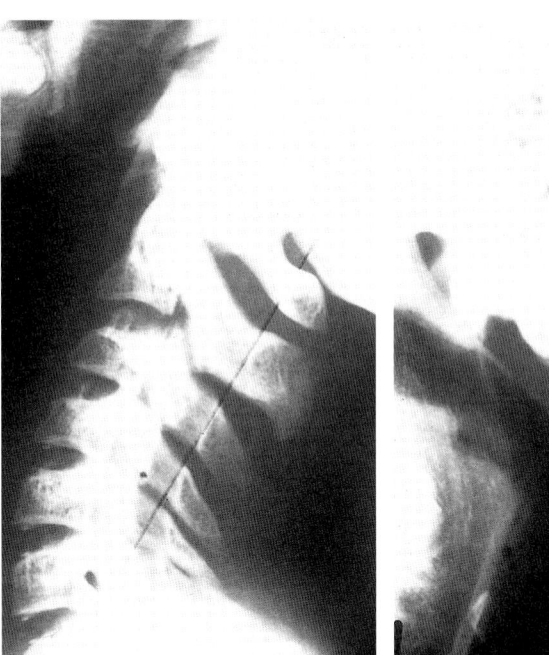

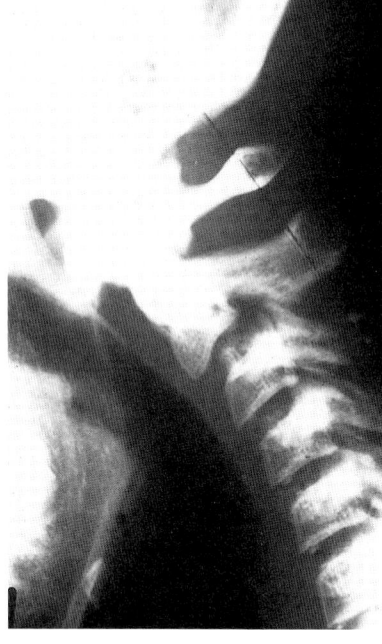

Abb. 19.**19** Funktionsaufnahmen am Unfalltag bei einem 12-jährigen Jungen mit heftigen Nackenschmerzen und schmerhafter Bewegungseinschränkung des HWS. Die Swischuk-Linie zeigt keinen Hinweis für eine C 2/C 3-Luxation.

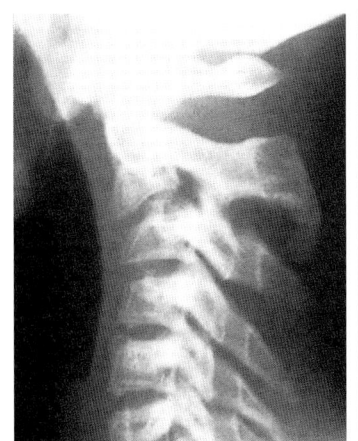

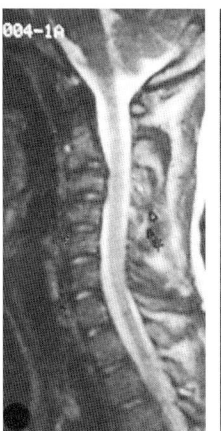

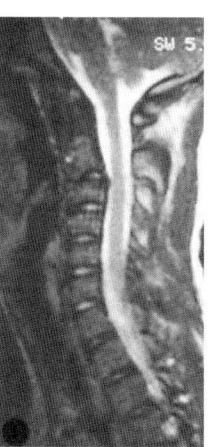

Abb. 19.**20** 5 Monate später: Angedeutete HWS- und Rückenmarkdeformität. Beachte die Verkalkung zwischen den Dornfortsätzen C 2–C 3 als Folge der primären Ligamentenverletzung.

In Anbetracht der schweren sekundären Folgeerscheinungen mit HWS-Deformität sollte bei einem suspekten Befund eher die empfohlene Ruhigstellung der HWS mit einer Orthese eingeleitet werden. Abhängig vom weiteren Verlauf kann die Orthese frühzeitig abgenommen oder für längere Zeit belassen werden.

Verletzungen der unteren Halswirbelsäule

Diese Verletzungen sind bei Kindern relativ selten. Hierbei stehen wiederum Luxationen und Subluxationen – ein- oder beidseitig – im Vordergrund. Dabei kommt es in der Regel nicht zu einer Ruptur der Bandscheibe, sondern vielmehr zur Ablösung der knorpeligen Deckplatte im Sinn einer Epiphysenlösung. Klinisch sind auch diese Verletzungen durch einen Schiefhals mit schmerzhaften Bewegungseinschränkungen gekennzeichnet, wobei jedoch eine Kopfschiefhaltung nicht festzustellen ist.

Verletzungen der Brust-, Lendenwirbelsäule und des Os sacrum

Wie bereits erwähnt, sind die kindlichen Frakturen neben der oberen HWS hauptsächlich im BWS-Bereich lokalisiert. Sie entstehen in der Regel bei schweren Traumen, hauptsächlich durch Verkehrsunfälle. Hierbei können Impressionsfrakturen mit keilförmiger Deformität von einem oder mehreren Wirbelkörpern sowie Luxationsfrakturen entstehen. Diese Frakturen sind in der Regel mit schweren neurologischen Ausfällen bis zur totalen Querschnittslähmung verbunden. Frakturen der Lendenwirbelsäule wie auch die des Os sacrum sind sehr selten. Sie benötigen in der Regel auch keine intensivmedizinische Behandlung, sodass ihre Darstellung in diesem Rahmen nicht angezeigt erscheint.

Therapie der Wirbelsäulenverletzungen im Kindesalter

! Grundsätzlich sollten, wenn nicht unbedingt erforderlich, stabilisierende operative Maßnahmen bei wachsender Wirbelsäule im Kindesalter vermieden werden.

Die Verletzungen lassen sich in der Regel auch durch eine konservative Therapie mit Ruhigstellung gut behandeln. Die überlebenden Luxationen des oberen und unteren Kopfgelenks sind in der Regel klinisch nur durch eine fixierte Kopfschiefhaltung gekennzeichnet. Bildet sich die fixierte Kopfschiefhaltung durch Ruhigstellung mittels einer Orthese in kurzer Zeit nicht zurück, so kann durch eine leichte und kurz dauernde Extension bis zu 2–3 kg mittels einer Crutchfield-Zange in der Regel eine völlige Reposition erreicht werden. Zusätzliche manuelle Repositionsversuche sind nicht angezeigt und sollten gemieden werden. Bei Luxationen ohne Vergrößerung des atlantodentalen Abstands ist eine weitere Immobilisation für 4–6 Wochen durch eine Halskrawatte und/oder eine individuell angefertigte Orthese ausreichend. Hingegen ist bei einer Vergrößerung des atlantodentalen Abstands als Zeichen einer Funktionsinsuffizienz des Lig. transversum wie auch bei Densfrakturen eine längere und suffiziente Fixierung durch eine Brust-Hals-Orthese angezeigt. Diese Kunststoffortehsen sollten individuell angefertigt und angepasst werden. Nach unseren Erfahrungen werden sie von Kindern ohne Schwierigkeit auch für längere Zeit (über Monate) toleriert und gut getragen. Besteht der dringende Verdacht auf eine „Pseudoluxation" C2/C3, so empfiehlt sich primär eine Ruhigstellung durch Halskrawatte. Bei Neigung zur sekundären Fehlstellung ist auch hierbei eine längere Ruhigstellung mittels individuell anzufertigender Brust-Hals-Orthese unbedingt erforderlich. Selbst bei bereits eingetretener geringer Deformität haben wir durch eine konsequente Ruhigstellung doch eine deutliche Rückbildung der Fehlstellung erreichen können.

! Bei schweren Verletzungen der unteren HWS sowie der BWS, die häufig bei Jugendlichen anzutreffen sind, ist man hingegen auf stabilisierende operative Maßnahmen angewiesen.

Hierbei hat sich im Bereich der HWS ein ventraler und im Bereich der BWS ein dorsaler Zugang bewährt.

■ Nicht traumabedingte Instabilität der Halswirbelsäule

! Die nicht traumabedingte Instabilität der HWS im Kindesalter ist entweder kongenital oder entzündlich bedingt.

Kongenital bedingte HWS-Instabilität. Die kongenital bedingte Instabilität ist fast ausschließlich im Bereich der oberen HWS bzw. im kraniozervikalen Übergang anzutreffen. Sie kommt bei unzähligen Missbildungen vor, die in der Regel familiär bekannt sind. Diese Missbildungen werden jedoch dann verlaufsbestimmend, wenn sie durch Zunahme der Deformität infolge der direkten Kompression oder durch vaskuläre Kompression mit Durchblutungsstörungen zu medullären Schädigungen führen. Die häufig vorkommenden Missbildungen wie basilare Impression, Wirbelsynostosen (Klippel-Feil-Syndrom), atlantookzipitale und -dentale Fusionen sowie zahlreiche andere Anomalien führen selten im Kindesalter zu medullären Kompressionen, die einer klinischen Behandlung bedürfen. Hingegen kann eine atlantoaxiale (C1–C2) Instabilität unterschiedlicher Genese auch im Kindesalter oder mehr bei Jugendlichen klinische Beschwerden bis zu schwersten lebensbedrohlichen neurologischen Erscheinungen verursachen. Diese Instabilität kann bedingt sein durch einen nicht normal entwickelten Dens epistrophei (Hypo- oder Dysplasie, Os odontoideum) bzw. durch eine Funktionsinsuffizienz der Ligamente (insbesondere des Lig. transversum) oder seltener durch atlantookzipitale Fusionen.

Die Artikulation zwischen dem 1. und 2. Halswirbel wird bei allen Bewegungen der HWS am meisten beansprucht. Eine normal entwickelte HWS lässt eine Rotationsbewegung bis 90° zu. Etwa 50% dieser Rotation erfolgt durch diese Artikulation. Die Stabilität der enorm beweglichen Verbindung ist hauptsächlich gewährleistet durch Lig. transversum, Lig. alare und zahlreiche atlantookzipitale und atlantoaxiale Bänder. Flexions- und Extensionsbewegungen (Ante- und Retroflexion) sind begrenzt. Die normale Grenze der Anteflexion beträgt ca. 5° und die der Extension etwa 10°. Eine Überschreitung dieser Grenze – insbesondere bei Anteflexion – ist Zeichen einer zunehmenden Luxation.

Ursachen:
- Denshypoplasie,
- Os odontoideum,
- enchondrale Dysosthose,
- Down-Syndrom,
- Laxheit des Lig. transversum u. a.

Ungeachtet der Ursachen kommt es bei einer Luxation in der Regel zur Zunahme des atlantoaxialen Abstands. Er beträgt bei Kindern, gemessen auf seitlicher Röntgen-Aufnahme in Anteflexionsstellung, höchstens 5–6 mm und bei Erwachsenen bis zu 3 mm. Durch bewegungsabhängige Lageveränderung des Atlas kommt es in Abhängigkeit vom Grad der Instabilität zur geringen und/oder schweren Einengung des Spinalkanals. Bei geringer Einengung – wahrscheinlich bis zu etwa 13–11 mm – entstehen selten neurologische Ausfälle, da das Mark offenbar immer noch seitlich verlagert werden kann. Bei geringer Instabilität klagen die Kinder in der Regel über ein bewegungsabhängiges „Knacken" sowie über Nackenschmerzen. Im weiteren Verlauf geben sie elektrisierende und in den ganzen Körper ausstrahlende und einschießende Kribbelparästhesien an. Bei Zunahme der Instabilität werden weitere Klagen, wie Tinnitus, Schwindelerscheinungen und Augenzittern (Nystagmus), offenbar als intermittierende Störung der Hirnstammdurchblutung vorgebracht.

Abhängig von der raschen Zunahme der Instabilität sind als objektivierbare Befunde nachweisbar:
- zunächst Spastik der Extremitäten mit Pyramidenbahnzeichen,
- aufsteigenden Paresen,
- Oberflächen- und Tiefensensibilitätsstörungen.

Insbesondere beim Down-Syndrom kann neben der Luxation C1/C2 mit Zunahme des atlantoaxialen Abstands auch eine Torsion C1–C2 als Ausdruck der Funktionsinsuffizienz der gesamten Bänder mit erheblicher Kopfschiefhaltung auftreten.

Entzündlich bedingte HWS-Instabilität. Entzündlich bedingte C1/C2-Luxationen im Kindesalter sind in der Regel bei einer Sepsis anzutreffen. Nach unseren Erfahrungen sind insbesondere hierbei die Staphylokokkeninfektionen dominierend. Dabei kommt es zur Affektion einer oder mehrerer Ligamente mit zunehmender Schlaffheit und Funktionsinsuffizienz (Abb. 19.21).

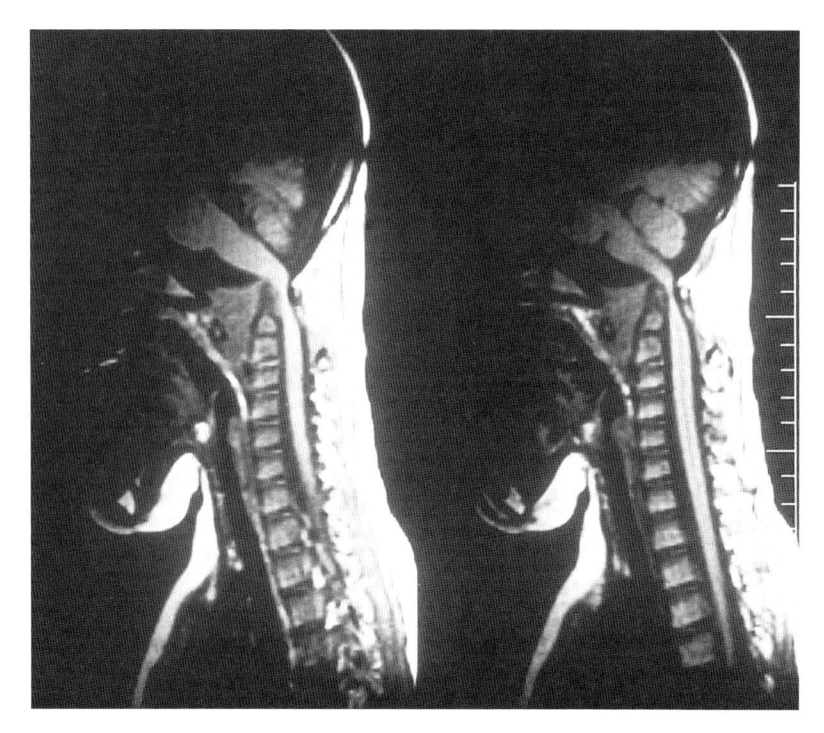

Abb. 19.**21** Schwere – durch Staphylokokkensepsis bedingte – Funktionsinsuffizienz der Ligamente mit C1/C2-Luxation bei einem 6-jährigen Kind mit inkomplettem Querschnitt. Massive Einengung des Spinalkanals durch bewegungsabhängige Lageveränderung des Atlas.

Im Gegensatz zur tuberkulosebedingten Instabilität sind bei anderen bakteriellen Affektionen selten Knochen – Dens epistrophei – betroffen. Die rheumatisch bedingte Instabilität in Höhe C1/C2 ist ein Privileg des Erwachsenenalters.

Therapie

> **!** Kongenital bedingte Instabilitäten bzw. Wirbelsäulenfehlstellungen erfordern im Gegensatz zur traumatisch bedingten Instabilität eine chirurgische Behandlung.

Die kongenitale Missbildung kann verständlicherweise durch konservative Behandlung nicht rückgängig gemacht werden. Im kraniozervikalen Bereich hat sich hierbei die dorsale Fixation bewährt. Bei zusätzlicher transartikulärer Verschraubung C1/C2 ist eine postoperative kurzzeitige Ruhigstellung mit einer Halskrawatte ausreichend.

Bei der transartikulären Verschraubung können jedoch Verletzungen der A. vertebralis auftreten. In einer Zusammenstellung der Ergebnisse von 1318 Patienten mit 2492 transartikulären Verschraubungen (C1/C2) in den USA traten bei 2,4 % arteriovenöse Shuntverbindungen und in 1,7 % zusätzliche Verletzungen der A. vertebralis auf. Diese Verletzungen waren jedoch nur in 3,7 % mit neurologischen Ausfällen und in 1 Fall (1,9 % der Gefäßverletzungen) mit tödlichem Ausgang belastet (Wright u. Lauryssen 1998).

> **!** Die entzündlich bedingte Instabilität infolge Ligamentaffektion erfordert neben der intensiven antibiotischen Therapie nur eine konservative Behandlung.

Auch hierbei kann durch eine lang anhaltende externe Ruhigstellung der HWS mittels individuell angefertigter Hals-Thorax-Orthese die Funktion der Bänder wieder voll hergestellt und die Stabilität erreicht werden. Die Dauer der Ruhigstellung der HWS durch eine individuell angefertigte Orthese muss gelegentlich auf 6–8 Monate ausgedehnt werden. Eine körpergerechte optimale Anfertigung der Orthese ohne Druckstellen vorausgesetzt, tolerieren Kinder die äußere Immobilisation gut, sodass kaum Probleme entstehen.

Die intensivmedizinische sowie die anschließende personal- und kostenaufwendige Behandlung und Betreuung der Kinder mit schweren Lähmungen bis zur Tetraplegie erfordern viel Geduld und persönlichen Einsatz. Die erfreulichen Spätergebnisse – selbst bei Kindern mit Tetraplegie – rechtfertigen aber ohne jede Einschränkung die Durchführung dieser intensiven Behandlung und der Nachsorge.

Literatur

Aufdermauer M (1971) Spinal injuries in Juveniles; Neuropsy findings in twelve cases. J Bone Joint surg 56 B: 513

Becker F (1963) Luxationsfraktur zwischen Atlas und Epistropheus im Kleinkindesalter. Arch orthop unfallchir 55: 55–63

Bohlmann HH (1979) Acute fractures and dislocations of the cervical spine. J. Bone Joint Surg 61 A: 1119–1142

Caffey J (1974) The whiplash shaken infant syndrome. Pediatrics 54-4: 396–401

Davis D, Bohlman H, Walker AE, Fisher R, Robinson R (1971) The pathological findings in fatal craniospinal injuries. J Neurosurg 34: 603–693

Fielding JW, Cochran GVB, Lawsing JF, Hohl M (1974) Tears of the transverse ligament of the atlas. The Journal of Bone and Joint Surgery 56A: 1683–1691

Hasue M, Hoshino R, Omata S (1971) Cervical spine injuries in children. Fukushima J Med SCi 20: 111–118

Henrys P, Lyne ED, Lifton C, Saleiccidi G (1977) Clinical review of cervical spine injuries in children. Clin orthop: 129–139

Karimi-Nejad A (1981) Erstversorgung und Transport bei Halswirbelsäulen (HWS-) Verletzungen mit und ohne Querschnitt. In: Hochrein H (Hrsg.) Notfallmedizin und Rettungswesen. München Dr. C. Wolf und Sohn: S 44–62

Magerl F, Brunner Ch, Zöch K, Berruex P (1979) Frakturen und Luxationen der Wirbelsäule. In: Weber BG, Brunner Ch, Feuler F (Hrsg.) Die Frakturenbehandlung bei Kindern und Jugendlichen. Berlin-Heidelberg-New York, Springer: S. 230–247

Panjabi MM, Dvorak J, Crisco J, Oda T, Grob D (1991) Instabilität bei Verletzung der Ligg. alaria. Ein biomechanisches Modell. Der Orthopäde, 20: 112–120

Shulman SI, Madden ID, Easterly JR, Shanklin DR (1971) Transection of spinal cord: A rare obstetrical complication of cephalic delivery. Arch Dis child 46: 291–298

Swischuk LE (1969) Spine and spinal cord trauma in the battered child syndrome. Radiology 92: 733–739

Swischuk LE (1977) Anterior displacement of C2 in children: Physiologic or pathologic? Pediatric Radiology 122: 759–763

Weber BG, Brunner CR, Freuler F (1980) Treatment of fractures in children and adolescents. Berlin-Heidelberg, Springer

Wright MN, Lauryssen C (1998) Vertebral artery injury in C1-2 transarticular srew fixation: results of a survey of the AANS/CNS Section on Disorders of the Spine and Peripheral Nerves. J Neurosurg 88: 634–640

20 Intensivtherapie des traumatisierten Kindes

J. Bennek, K. Rothe

Die Behandlung unfallverletzter Kinder ist eine medizinische Aufgabe von hohem ethischen Rang. Sie erfordert ein Höchstmaß an Organisation, eine ausgereifte Logistik und einen hohen Ausbildungsstand der behandelnden Ärzte. Mit dem Ausbau des arztbesetzten luft- und bodengebundenen Rettungssystems in den 70er Jahren konnte die Überlebenswahrscheinlichkeit von Unfallopfern stetig erhöht werden. Eine rasch einsetzende, adäquate Primärversorgung – insbesondere in Bezug auf das Beatmungsmanagement und die Volumentherapie – trug dazu bei. Von der „aggressiven Philosophie" der präklinischen Versorgung profitieren auch Kinder.

Spezielle Probleme einzelner Verletzungsmuster, der kardiopulmonalen Regulation, der eingeschränkten Thermoregulation, Besonderheiten des wachsenden Organismus sowie des psychischen Entwicklungsstands finden jedoch in der Rettungskette zu wenig Aufmerksamkeit. Ähnlich der Etablierung des neonatologischen Notdienst- und Transportsystems ist auch für unfallverletzte Kinder ein Kinder-Notarztdienst zu fordern (Pollack u. Mitarb. 1991, Edge u. Mitarb. 1994).

Die Rettungskette umfasst:
- lebensrettende Sofortmaßnahmen am Unfallort,
- Notruf,
- Erstversorgung,
- Transport,
- definitive stationäre Behandlung in einem Krankenhaus.

! Die Auswahl des Zielkrankenhauses muss die Unfallursache, anatomische Kriterien der Verletzungen und strukturelle Bedingungen der Region berücksichtigen (Tab. 20.1).

Initiale Einschätzung und Sofortmaßnahmen

Ziele der Erstversorgung:
- Abwendung der akuten Lebensgefahr, die durch kardiorespiratorische Insuffizienz droht,
- Bergung des Verletzten,
- Herstellung der Transportfähigkeit,
- Fortsetzung der lebenserhaltenden Sofortmaßnahmen bis zur ersten Versorgung und Diagnostik in der Klinik.

Ärztliche und organisatorische Maßnahmen zur Sicherung der Unfallstelle laufen parallel (Henning 1992, Krug 1995).

Die Beurteilung der Unfallsituation orientiert sich an Risikofaktoren am Unfallort und dem Unfallmechanismus. Art und Schweregrad der Verletzungen sind an-

Tabelle 20.1 Indikationsliste für die Einweisung in ein kinderchirurgisches Traumazentrum (Maximalversorgung)

Unfallursache
- Verkehrsunfall
- Stürze aus Höhen > 5 m
- Bergungszeit > 20 min
- Totalschaden am Fahrzeug
- Tod eines anderen Insassen
- Unfall in extremer Umgebung (Hitze, Kälte, Wasser usw.)

Anatomische Kriterien
- Kombinationsverletzungen
- penetrierende Verletzungen
- 3 und mehr Frakturen langer Röhrenknochen
- Wirbelsäulenverletzungen
- Amputationsverletzungen
- persistierende Hypotension
- schweres Schädel-Hirn-Trauma
- Mund-/Kiefer-/Gesichts- und obere Atemwegsverletzungen
- Schädelkontusion mit Amnesie
- spinales Trauma und neurologisches Defizit
- instabiler Thorax
- stumpfes oder penetrierendes Thorax-/Bauchtrauma
- thermische Verletzungen
- Inhalationstrauma

Strukturelle Kriterien
- Bettenverfügbarkeit einschließlich Intensiveinheit
- Spezialisten für interdisziplinäre Versorgung
- Familienwünsche
- Kenntnisstand der Rettungssanitäter und des Notarztes
- Transportorganisation
- Schweregradbeurteilung:
  – RTS < 11 Punkte
  – PTS < 8 Punkte

amnestisch zu ermitteln, die Behandlungsprioritäten werden festgelegt.

Im Mittelpunkt präklinischer ärztlicher Maßnahmen steht die Aufrechterhaltung der Sauerstoffversorgung mit Freimachen und Freihalten der Atemwege, Kontrolle der Ventilation, Beseitigung thorakaler Notsituationen, Kontrolle äußerer Blutungen und Beginn der Volumensubstitution (Tab. 20.2).

Die Logistik der Behandlungsstrategie lässt sich durch die A-B-C-D-E-Regel beschreiben (Chamaeides 1994, Pollack 1994):

A. Airway:
- Freihalten der Atemwege und Inspektion von Mund und Rachen,
- Entfernen von Fremdkörpern,
- Esmarch-Handgriff, „sniffing position", Schulterrolle zur Stabilisierung des Kopfes,
- Sauerstoffmaske, Insufflation, Intubation bei Glasgow-Coma-Score (GCS) < 8 Punkte,
- Stabilisierung der HWS.

B. Breathing:
- Kontrolle pathologischer Atemmuster mit paradoxer Atmung,
- Thoraxinspektion auf Prellmarken und Stabilität,
- Palpation der Rippen,
- Intubation bei abgeflachter Atmung,
- Suche nach subkutanem Emphysem,
- Auskultation,
- bei Verdacht auf Pneumothorax Punktion im 3. Interkostalraum medioklavikular.

C. Circulation:
- Palpation von zentralem und peripherem Puls,
- Beurteilung der Kapillarfüllung (normal < 2 s),
- Blutdruck,
- Suche nach Blutungen und Frakturen,
- Palpation des Abdomens mit Beurteilung von Druckschmerz und Abwehrspannung,
- i. v. Zugänge peripher, großlumig,
- bei Kindern < 3 Jahre intraossärer Zugang möglich.

! Gefahr des Kompartmentsyndroms.

- Beginn der Volumensubstitution.

D. Disability:
- Inspektion von Prellmarken am Schädel,
- grobneurologische Einschätzung nach dem GCS,
- Pupillenreaktion.

E. Exposure:
- Entkleiden des Kindes,
- organbezogene Untersuchung,
- Frakturzeichen,
- Kontrolle von Durchblutung und Sensibilität, ggf. Vorreposition,
- Beurteilung der Weichteile,
- Immobilisation,
- bei Verdacht auf HWS-Fraktur, Luxation oder Halsmarktrauma optimale Lagerung mit Immobilisation durch Kombination von Vakuummatratze und stabilisierendem Halskragen.

Volumensubstitution. Die Volumensubstitution am Unfallort beginnt auch im Kindesalter mit Ringerlösung oder isotoner Natriumchloridlösung. Bestehen Zeichen des Schocks mit Tachykardie, kalter/blasser Haut, Mikrozirkulationsstörung und verlängerter Rekapillarisierungszeit, sollte ein Bolus von 20 ml/kg KG in 10–15 min infundiert werden. Bei fortbestehender Zentralisation sind bis zu 3 repetitive Dosen möglich.

Die weitere Therapie erfolgt mit kolloidalen Lösungen bis zu einer Gesamtmenge von 15 ml/kg KG. Über den Einsatz von hypertonen Natriumchloridlösungen

Tabelle 20.2 Sofortmaßnahmen bei Störung der Vitalfunktionen

Maßnahme	Ziel	Ziel	Maßnahme
• Mundinspektion • Fremdkörper entfernen • Absaugen • „sniffing position" • Guedel-Tubus • Endotracheale Intubation	Freimachen der Atemwege Freihalten der Atemwege	externe Herzmassage Blutstillung	• Defibrillation • Kompressionsverband • Hochlagerung • Abbinden
Atem-Zirkulations-Störung			
• Atemspende • O₂-Insufflation • Mechanische Beatmung • Offener Pneumothorax • Spannungspneumothorax	Beatmung Beseitigung thorakaler Notsituationen	Vermehrung des zirkulierenden Blutvolumens Verminderung des Sauerstoffverbrauchs	• Autotransfusion • i. v. Zugänge • Kristalloide/Kolloide • Analgetika • Sedativa • Wärmeerhaltung

in der präklinischen Phase gibt es im Kindesalter noch keine ausreichenden Erfahrungen. Der Volumen sparende Effekt muss mit dem Risiko der ausgeprägten Hyperosmolarität abgewogen werden.

Analgesie und Sedierung. Neben der adäquaten Volumensubstitution ist eine ausreichende Analgesie und Sedierung im Kindesalter notwendig. Bevorzugte Medikamente sind:
- Tramadol: 1 mg/kg KG i. v.,
- Ketanest: 0,5–1 mg/kg KG i. v. bzw. 3 mg/kg KG i. m.,
- Piritramid: 0,1 mg/kg KG i. v. bzw. 0,2 mg/kg KG i. m.,
- Paracetamol Suppositorium: bei Säuglingen und Kleinkindern,
- Midazolam: 0,1–0,2 mg/kg KG i. v.,
- Diazepam: 0,1–0,2 mg/kg KG i. v. oder i. m. oder rektal.

Lagerung. Eine sachgerechte Lagerung des unfallverletzten Kindes für den Transport ist oft erst möglich, wenn vorhandene Extremitätenfrakturen ausreichend geschient sind. Behelfsmäßig kommen Kramerschienen, Knierollen, Kissen oder die Fixation des Armes an den Oberkörper in Frage. Wesentlich besser sind pneumatische Kammerschienen, die eine vorreponierte und steril verbundene offene Fraktur der unteren Extremität schienen und durch gleichmäßigen Druck eine leichte Kompression auf das sich entwickelnde Frakturhämatom ausüben. Für die Lagerung von Mehrfachverletzten, bei Rippenserienfrakturen und Wirbelsäulenverletzungen sind Vakuummatratzen geeignet. Bei Verdacht auf HWS-Fraktur, Luxation oder Halsmarktrauma ist die Immobilisation kombiniert mit einem stabilisierenden Halskragen durchzuführen. Der Transport des Traumapatienten erfolgt in Rückenlage unter Kontrolle der kardiorespiratorischen Funktion, des neurologischen Status und des Abdominalbefundes.

Beurteilung der Verletzungsschwere. Die Beurteilung der Verletzungsschwere nach einem standardisierten Bewertungsscore ermöglicht eine rasche Entscheidung über Transportziel und -mittel. Für das Kindesalter sind der Pediatric Trauma Score (PTS) und der Revised Trauma Score (RTS) validiert. Aus der praktischen Erfahrung des hohen Anteils von Schädel-Hirn-Traumen im Verletzungsmuster ist die Einschätzung des GCS am Unfallort unbedingt zu fordern. Kriterien zur Einweisung eines traumatisierten Kindes in ein spezialisiertes Behandlungszentrum sind in der Tab. 20.3 aufgelistet.

Für die Übergabe des Patienten vom Notarzt zur Klinik sind folgende Fragen interessant:
- Was ist passiert?
- Welche Vitalfunktionen sind gestört?
- Liegt ein Schädel-Hirn-Trauma vor?
- Ist die HWS verletzt?
- Ist der Brustkorb verletzt?
- Ist der Bauch aufgetrieben?
- Liegen Extremitäten-/Weichteilverletzungen vor?

Tabelle 20.3 Kriterien zur Einweisung eines unfallverletzten Kindes in ein kinderchirurgisches Traumazentrum

Signifikante Verletzung von mehr als einem Organsystem
Notwendigkeit einer assistierten Beatmung
Kardiovaskuläre Instabilität oder Schockzeichen
Signifikante Kopfverletzungen, Hirndruckzeichen
Operationsnotwendigkeit
Notwendigkeit einer Bluttransfusion
Verdacht auf intraabdominale Verletzung
Verdacht auf Wirbelsäulenverletzung
Ausgedehnte und komplexe Frakturen, Amputation, Frakturen mit neurovaskulärem Defizit
Notwendigkeit der Intensivtherapie

Weitere anamnestische Daten sollten so rasch wie möglich eruiert werden:
- Allergien (einschließlich Impfstatus),
- Medikamente,
- Past (vergangene Krankheiten),
- Last (letzte Nahrungsaufnahme),
- Ereignisse im Zusammenhang mit dem Unfall.

Respiratorische Störungen

Ätiologie

Respiratorische Störungen entstehen durch ein Missverhältnis von Sauerstoffangebot und Sauerstoffbedarf mit vermindertem pulmonalen Gasaustausch. Man unterscheidet die *respiratorische Partialinsuffizienz* mit hypoxämischer Hypoxie (Abfall des arteriellen $pO_2 < 70$ mm Hg) von der *Globalinsuffizienz* mit gleichzeitiger Hyperkapnie (Anstieg des arteriellen $pCO_2 > 45$ mm Hg).

Ein Atemversagen aus nichtpulmonaler Ursache beim Traumapatienten ist in der Regel durch eine alveoläre Hypoventilation bedingt.

Verschiedene Ebenen der Beeinträchtigung der Atemfunktion:
- *Störung des neuromuskulären Atemantriebs:*
  - zentrale Atemdepression,
  - Hirnstammschädigung,
  - zentrale Perfusionsstörung,
  - Intoxikationen,
  - Opiate/Hypnotika,
  - metabolische Alkalose,
  - Hypothermie.
- *Störung der peripheren Nervenleitung:*
  - Rückenmarkläsion,
  - periphere Neuropathien.
- *Obstruktion durch Verlegung der Atemwege:*
  - Zunge,
  - Sekret,

- Blut,
- Erbrochenes,
- Bolus,
- Fremdkörper,
- Schleimhautschwellung.
- *Laryngospasmus, Bronchospasmus:*
  - Larynxödem.
- *Störung der Atemmuskulatur:*
  - Unreife der Hilfsmuskulatur,
  - Erschöpfung,
  - Muskeldystrophie.
- *Einschränkung der Atemmechanik:*
  - Thoraxtrauma,
  - Lungenkontusion,
  - Rippenfrakturen,
  - Pneumo-, Hämato-, Hämatopneumothorax,
  - Pleuraerguss,
  - Zwerchfellruptur.

Anatomische und physiologische Besonderheiten der kindlichen Atemwege können sehr rasch eine respiratorische Störung auslösen (Tab. 20.4).

Auch der posttraumatisch erhöhte Sauerstoffverbrauch trägt dazu bei. Ein gleichbleibendes Verhältnis von Atemzugvolumen zum Körpergewicht (VT/KG) ist in der Sauerstoffschuld nur durch erhöhte Atemzahl, Einsatz der Atemhilfsmuskulatur und energieverbrauchende Mechanismen zur Aufrechterhaltung der funktionellen Residualkapazität zu kompensieren. Deshalb führen Unreife der Atemhilfsmuskulatur und Ermüdung bei Säuglingen und Kleinkindern sehr schnell zur respiratorischen Insuffizienz (Thompson 1996).

Klinik

Leitsymptome:
- Dyspnoe,
- Tachypnoe,
- Nasenflügeln,
- forcierte Atmung mit Einsatz der Atemhilfsmuskulatur,
- interkostale/juguläre Einziehungen,
- Zyanose,
- Tachykardie.

Begleitsymptome. Agitation, Angst und zunehmende Bewusstlosigkeit kennzeichnen die ernste Hyperkapnie.

Strömungsgeräusche. Sie weisen grundsätzlich auf eine Störung in den Atemwegen hin und entstehen durch Druck- oder Kalibersprünge im Tracheobronchialsystem. Ein inspiratorischer Stridor lässt auf eine Einengung im Kehlkopfbereich schließen. Eine schnarchende Atmung ist typisch für eine Atemwegsverlegung im Rachen, die meist durch die nach hinten gesunkene Zunge verursacht wird. Spastische oder rasselnde Laute entstehen durch Engstellung oder Flüssigkeitsansammlung in den unteren Atemwegen. Brodeln deutet auf eine Flüssigkeitsansammlung im Hypopharynx (Blut, Erbrochenes) hin.

Auswurf/Sekret. Blutiger Auswurf zeigt Verletzungen der Bronchien oder der Lunge an. Ein schaumiges, hellrotes Sekret ist Zeichen des Lungenödems bei akuter Linksherzdekompensation.

Weitere Befunde. Durch unterschiedliche Auskultationsbefunde sind pädiatrische und infektiöse Differenzialdiagnosen abzuklären. Ein aufgehobenes Atemgeräusch mit hypersonorem Klopfschall weist auf einen Pneumothorax hin, ein abgeschwächtes Perkussionsgeräusch spricht für einen Hämatothorax. Fremdkörperaspirationen können asymptomatisch auftreten oder mit Husten, Dyspnoe, Stridor und Zyanose einhergehen.

Tabelle 20.4 Anatomische und physiologische Besonderheiten kindlicher Atemwege und posttraumatische Folgen

Besonderheiten	Folgen
• Großes Okziput (verstärkt Tendenz der Kopfflexion) • Große Zunge • Epiglottis größer, weicher, omegaförmig	• Verlegung der Atemwege
• Larynxposition altersabhängig höherstehend	• Neigung zum Laryngospasmus • akuter Verschluss der supraglottischen Weichteile oder Stimmlippenverschluss durch Kontraktur der laryngealen Adduktoren
• Ringknorpelenge	• Gefahr der Tubusdruckschädigung
• Geringe nasale Resistenz	• Anstieg der Atemwegsresistenz durch nasales/pharyngeales Sekret, Schwellung oder Fremdkörper • Asphyxiegefahr
• Dynamischer Kollaps von Trachea und Bronchien	• obere Atemwegsobstruktion verstärkt normale Fluktuationen der Trachealweite (Stridor)
• Eingeschränkte funktionelle Residualkapazität	• verstärkter Einsatz energieverbrauchender Mechanismen • interkostale Aktivität • Tachypnoe • Ausatmung gegen partiell verschlossene Glottis

Respiratorische Störungen

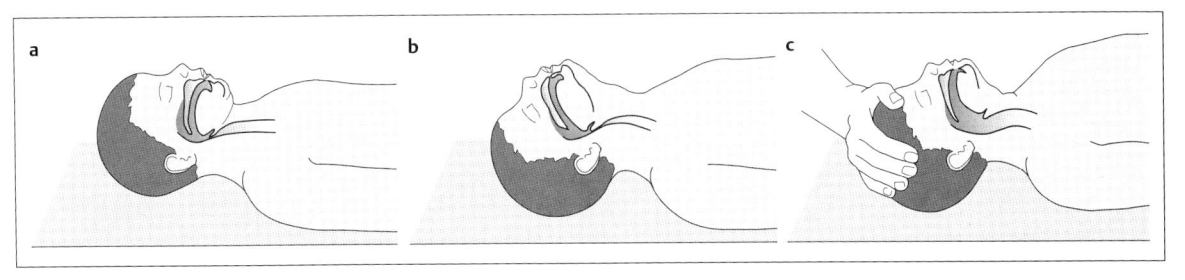

Abb. 20.1 Physiologische Besonderheiten der Atemwege und Größenrelation des Kopfs als prädisponierende Faktoren der oberen Atemwegsobstruktion. Atemwegsobstruktion durch Hypotonie und Hyperflexion (A), Atemwegsobstruktion bei Hyperextension (B), freie Atemwege in Neutralstellung (C).

Diagnostik

- *Anamnese/Unfallmechanismus:*
  - Husten, Auswurf, Hämoptoe,
  - Stridor,
  - Fieber,
  - Schmerz,
  - Medikamente.
- *Inspektion:*
  - Atemexkursion (abdominal/thorakal), Atemtyp, Atemmechanik,
  - Hautfarbe, Lippenzyanose,
  - Nasenflügeln, Dyspnoe,
  - periphere Durchblutung, Venenstauung,
  - Pupillenreaktion,
  - Muskeltonus,
  - Aktivität,
  - mentaler Status.
- *Palpation/Perkussion:*
  - Stabilität des Thorax,
  - subkutanes Emphysem,
  - seitendifferente Atemexkursion,
  - Klopfschalldifferenzen.
- *Auskultation:*
  - Rate, Rhythmus, Tiefe der Atmung,
  - Nebengeräusche,
  - Herz-Kreislauf-Kontrolle.
- *Pulsoxymetrie.*
- *Endexspiratorisches CO_2.*

Sicherung der Atemfunktion

Bei einer initialen Atemstörung ist durch Blickdiagnose abzuwägen, ob eine periphere, eine ausschließlich schockbedingte oder eine zentrale Ursache vorliegt. Hieraus können sich für die Erstbehandlung Schwerpunkte und zusätzliche Maßnahmen ergeben. Die Soforttherapie ist in jeder Hinsicht gleich und besteht in Sauerstoffgabe (cave: insuffiziente Spontanatmung/Atemstillstand).

Die Reihenfolge der Erstmaßnahmen zur Sicherung der Atemfunktion gliedert sich wie folgt (Kretz u. Beushausen 1997, Thompson 1998):

Freimachen der Atemwege:
- Stabilisierung des Kopfes ohne Überstrecken in „sniffing position" (Abb. 20.1 u. 20.2),
- Anheben des Kinns,
- Esmarch-Handgriff,
- digitale Reinigung von Mund und Rachen,
- Absaugen des Mund- und Rachenraums,
- Neutralposition der HWS durch Schulterrolle.

Freihalten der Atemwege:
- Bei tief bewusstlosen Patienten wird zum Freihalten der Atemwege ein Oropharyngealtubus (*Guedel-Tubus*) oder ein Nasopharyngealtubus (*Wendl-Tubus*) verwendet. Sie können ohne weitere Hilfsmittel eingeführt werden. Sie schaffen eine Luftbrücke und verhindern das Zurückfallen des Zungengrunds.

! Der Guedel-Tubus sollte nur beim nichtkrampfenden, bewusstlosen Patienten eingesetzt werden, da er sonst Erbrechen auslöst. Zu berücksichtigen ist die Auswahl der Größe durch Anlegen des Tubus vom Mundwinkel bis zum Ohrläppchen.

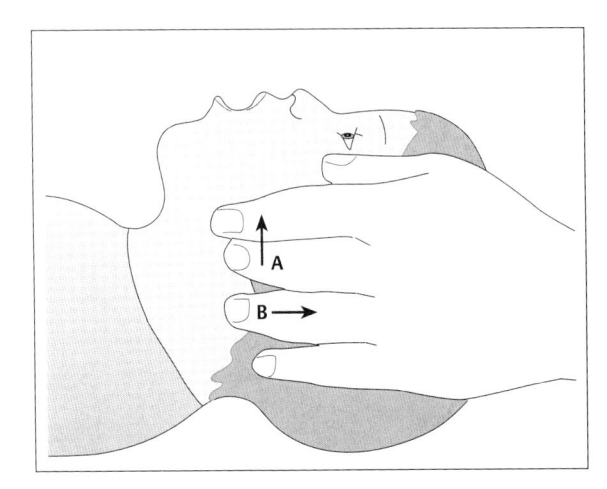

Abb. 20.2 Schnüffelstellung („sniffing position"). Aufwärtsdruck und Anheben des Kiefers (A), axialer Zug zur In-Linie-Stabilisierung (B).

- Die *Intubation* als sicherste Form des Freihaltens der Atemwege und effektivste Voraussetzung für eine Beatmung bleibt dem Geübten vorbehalten. Die Indikationen zur Intubation sind in der Tab. 20.5 aufgelistet. Der Notarzt muss Komplikationen der Laryngoskopie und Intubation kalkulieren und die technische Ausrüstung zur Verfügung haben (Tab. 20.6). Die Auswahl der Tubusgröße orientiert sich am Alter (Tab. 20.7).

Eine grobe Schätzung gelingt nach der Formel:

$$ID = \frac{(Alter + 16)}{4}$$

ID = Innendurchmesser

Aufgrund der Ringknorpelenge und Vulnerabilität der Trachealschleimhaut im Kindesalter werden ungeblockte Tuben bis zum 10. Lebensjahr bevorzugt. Zum Einstellen des Kehlkopfes sind gerade Spatelblätter besser geeignet. Medikamente zur Intubation müssen wohl überlegt, auch vom Geübten, bezüglich hämodynamischer und atemdepressiver Effekte ausgewählt werden (Tab. 20.8).

Atraumatische Intubation:
- Präoxygenierung für 4–5 min mit Maske,
- Muskelrelaxation mit Atracurium/Pancuronium nur bei Abwehr und erhaltenen Reflexen durch den Geübten (sichere Intubation erforderlich!),
- Anästhesie/Sedierung:
  - Thiopental 5–7 mg/kg KG i.v. oder
  - Midazolam 0,1 mg/kg KG i.v. oder
  - Ketanest 1–2 mg/kg KG i.v.,
- Succinylcholin sollte aufgrund der Neigung zur Bradykardie und massiven K$^+$-Freisetzung eher vermieden werden,
- orale Intubation in Verbindung mit Sellick-Handgriff (Aspirationsschutz durch Druck auf den Ringknorpel),
- Fixation des Tubus nach Auskultation und Kontrolle der adäquaten Ventilation (beidseitige Thoraxexkursion).

Tabelle 20.5 Indikationen zur Intubation

paO_2 < 60 mm Hg mit FiO_2 > 0,6 (ohne zyanotisches Vitium cordis)
paCO_2 > 50 mm Hg
Obere Atemwegsobstruktion
Neuromuskuläre Störung
Fehlende protektive Atemwegsreflexe
Hämodynamische Instabilität
Therapeutische Hyperventilation: • intrakranielle Hypertension   • pulmonale Hypertension   • metabolische Azidose
Bronchialtoilette
Applikation von Notfallmedikamenten

Tabelle 20.6 Komplikationen der Laryngoskopie und Intubation

Tachyarrhythmie und Bradyarrhythmie
Systemische Widerstandserhöhung
Jugularvenöser Rückstau
Hyper- oder Hypotension
Hypoxie
Hyperkapnie
Anstieg des intrakraniellen, intragastralen und intraokularen Drucks
Schädigung der Atemwege (Lippe, Nase, Glottis, Trachea)
Regurgitation oder Erbrechen mit Aspirationsgefahr
Fehlintubation
Schädigung der HWS
Verstärkung von Schmerz und Angst

Tabelle 20.7 Altersbezogene Tubusgrößen

Alter (Jahre)	Größe (ID)	Orotracheale Länge (cm von Zahnreihe)	Nasotracheale Länge (cm vom Nasenflügel)
Neugeborene	3,0–3,5	9–10	10–11
2/12–9/12	3,5–4,0	11–12	11–13
10/12–11/12	4,0–4,5	12–13	14–15
2–3	4,5–5,0	12–14	16–17
4–5	5,0–5,5	14–16	18–19
6–7	5,5–6,0	16–18	19–20
8–10	6,0–6,5	17–19	21–23
11–14	6,5–7,0	18–20	22–24
15–16	7,0–7,5	20–22	24–25

Laryngoskopspatelblätter:
- Neugeborene –1 11/12 Jahre: Miller 1
- 2–5 Jahre: Miller 2
- 6–12 Jahre: Miller 2; Mac Intosh 2
- 13–16 Jahre: Miller 2–3; Mac Intosh 3

Tabelle 20.8 Spektrum der Medikamente zur Intubation und ihre Nebenwirkungen

Medikament		Dosis	Wirkungs-dauer	Kommentar
Anästhetika	Thiopental	5–7 mg/kg KG	5–10 min	Anästhesie, Apnoe, Myokarddepression, ↓ Venentonus, ↓ $CMRO_2$, ↓ CBP, ↓ ICP, ↓ IOP
	Ketamin	1–2 mg/kg KG i.v. (i.m.)	10–15 min	Anästhesie, ↑ HR, ↑ RR, ↑ ICP, ↑ IOP, Bronchodilatation, Halluzination, erhält Spontanatmung und Reflexe, Laryngospasmus
Sedativa Narkotika	Diazepam	0,1–0,3 mg/kg KG	1–4 h	Amnesie, Sedierung, geringe kardiorespiratorische Depression, moderate ↓ $CMRO_2$
	Midazolam	0,1–0,3 mg/kg KG	1–2 h	Amnesie, Sedierung oder Euphorie, hämodynamische Stabilität, mögliche Atemdepression, moderate ↓ $CMRO_2$
	Fentanyl	5–10 µg/kg KG	0,5–1,5 h	Analgesie, dosisabhängige Atemdepression, kardiovaskuläre Stabilität, mögliche Bradykardie und Brustwandrigidität
	Morphin	0,1–0,3 mg/kg KG i.v. (i.m.)	2–4 h	Analgesie, Atemdepression, Histaminrelease, ↓ RR
Neuromuskuläre Blocker	Pancuronium	0,1–0,2 mg/kg KG	45–60 min	↑ HR, ↑ RR, prolongierter Effekt bei Nierenschädigung
	Atracuronium	0,5 mg/kgKG	20–30 min	milde Histaminrelease
	Vecuronium	0,1–0,3 mg/kg KG	35–75 min	prolongierter Effekt bei Leberschädigung
	Succinylcholin	1,0–2,0 mg/kg KG	5–10 min	Bradykardie, K^+-Release, Myoglobinurie, ↑ ICP, ↑ IOP, ↑ IGP

↓: Abfall
↑: Anstieg
CBP: Cerebral Blood Pressure
$CMRO_2$: Cerebral metabolic Rate for Oxygen
HR: Heart Rate
ICP: Intracranial Pressure
IGP: Intragastral Pressure
IOP: Intraocular Pressure

Alternative. Larynxmasken stellen eine Alternative zur Intubation dar. Die bisher handelsüblichen Größen sind leider nicht optimal an die anatomischen Besonderheiten von Kindern angepasst. Kontraindikationen ergeben sich bei kleiner Mundöffnung, Pharynxanomalien (Hypertrophie der Tonsillen, Hämatom), Atemwegsobstruktion im oder unterhalb des Larynx, geringer Thoraxcompliance und erhöhtem Risiko der Regurgitation. Ein Aspirationsschutz ist nicht sicher gewährleistet und die Gefahr der Provokation eines Laryngospasmus groß (Backofen u. Rogers 1992, Kolobow u. Mitarb. 1995, Shirm 1996).

Atemhilfe und Beatmung:
- *Mund-zu-Mund- und Mund-zu-Nase-Beatmung.*
- *Sauerstoffinsufflation bei erhaltener Spontanatmung:*
  - Sauerstoffbrille,
  - Gesichtsmaske,
  - Venturi-Maske mit Nichtrückatmungsventil.
- *Maske-Beutel-Beatmung:*
  Relativ sichere Form der Atemhilfe. Die größte Schwierigkeit liegt im Abdichten der Maske und der Kontrolle des Insufflationsvolumens (cave: Bei vorhandener Spontanatmung Synchronisation der Beatmung anstreben, assistierte positive Druckbeatmung während der Inspiration, kontrollierte positive Druckbeatmung bei aufgehobener Spontanatmung; Überblähung des Magens, Regurgitation und Aspirationsgefahr!).
- *Mechanische Ventilation:*
  Intermittent positive Pressure Ventilation (IPPV), Intermittent mandatory Ventilation (IMV), Spontanatmung mit PEEP, Continuous positive Airway Pressure (CPAP).

Einstellung der Beatmungsparameter:
- *Atemzugvolumen (AZV):*
  - Neugeborene, Säuglinge: –10 ml/kg KG,
  - größere Kinder: 5–10 ml/kg KG.

- *Atemfrequenz:*
  - Neugeborene: 35–45/min,
  - Säuglinge: 30–40/min,
  - Kleinkinder: 20–30/min,
  - Schulkinder: 15–20/min.
- *Inspiratorische Sauerstoffkonzentration (FiO_2):*
  - initial hoch (FiO_2 1,0).
- *Kontrolle der Beatmungsparameter:*
  - Atemminutenvolumen (AMV) 100–150 ml/kg KG,
  - maximaler Inspirationsdruck 15 (–20) cm H_2O.
- *Korrekturen nach Astrupwerten.*

■ Verletzungen der Atemwege

Traumatische Schädigungen der oberen Luftwege betreffen orofaziale und laryngotracheale Verletzungen.

Laryngotracheale Verletzungen

Sie entstehen nach stumpfen Traumen direkt auf den Hals, können äußerst dramatisch verlaufen und zur Fraktur der Knorpelringe, Unterblutung der Glottis und Paralyse der Stimmlippen oder zur Schädigung der Tracheachleimhaut führen (Kadish u. Mitarb. 1994).

Klinik

Es entsteht eine akute obere Atemwegsobstruktion. Charakteristisch sind:
- Husten,
- Stridor,
- Dyspnoe,
- Erstickungsanfälle.

Bei Verletzung aller Wandschichten kommt es zum subkutanen Emphysem.

Diagnostik

Die Diagnose wird durch die Laryngotracheoskopie gestellt (Abb. 20.3).

Therapie

Eine rasche Adrenalin-Aerosol-Inhalation kann häufig temporär die Schwellung reduzieren und die Zeitspanne bis zur endoskopischen Diagnostik und Therapieplanung überbrücken. Eine notfallmäßige Intubation sollte möglichst atraumatisch mit kleineren Tuben bei ausreichender Sedierung und Analgesie erfolgen.

Die Behandlungsstrategie ist in der Regel konservativ mit Planung sekundärer Korrekturen am Larynx bzw. im Bereich der Stimmlippen. Eine primäre Tracheotomie sollte – wenn möglich – vermieden werden (Heulitt u. Pickert 1996).

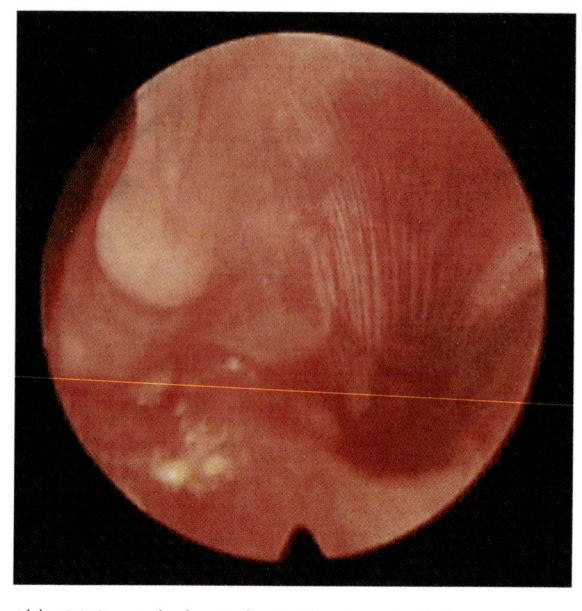

Abb. 20.3 Endoskopischer Befund nach direktem stumpfen Halstrauma mit Hämatom im Bereich der rechten Glottis und Unterblutung der aryepiglottischen Falte. Die Stimmlippen sind zurückgedrängt.

Penetrierende Verletzungen der oberen Atemwege

Sie entstehen durch Fremdkörperaspiration und -ingestion.

Klinik

Im Mittelpunkt steht die akute oder subakute obere Atemwegsobstruktion. Symptome sind:
- Schluckbeschwerden,
- Stridor,
- Dyspnoe,
- Fieber,
- mediastinales und subkutanes Emphysem.

Diagnostik

Endoskopische Diagnostik durch Tracheobronchoskopie und Ösophagoskopie.

Therapie

In der Regel gelingt die endoskopische Fremdkörperextraktion. Eine Antibiotikatherapie ist bei Fremdkörpern mit Begleitmediastinitis indiziert.

Verletzungen der zentralen Atemwege

Sie entstehen häufiger nach stumpfen Thoraxtraumen als nach penetrierenden Brustwandverletzungen. Die plötzliche intrathorakale Drucksteigerung bewirkt bei gleichzeitigem reflektorischen Glottisschluss Zerreißungen von Trachea, Lungengewebe und Mediastinalorganen. Assoziierte Ösophagusperforationen und Verletzungen der großen Gefäße werden in 5–30 % der Fälle beschrieben. Tracheobronchiale Verletzungen sind in Carinanähe oder auf Stammbronchusebene lokalisiert (Hancock u. Wisemann 1991, Rothe u. Mitarb. 1998).

Klinik

Im Mittelpunkt stehen:
- Dyspnoe,
- Pneumomediastinum mit subkutanem Emphysem,
- Hämoptyse,
- Pneumothorax trotz liegender Drainage (persistierendes Luftleck),
- Pneumoperitoneum (selten).

! Bei kollarem Weichteilemphysem muss an eine tracheobronchiale Verletzung gedacht werden (Abb. 20.**4**).

Diagnostik

Entscheidend in der Diagnostik ist die Tracheobronchoskopie (Abb. 20.**5**).

In gleicher Narkose empfiehlt sich eine Ösophagoskopie. Ein Thorax-CT (ggf. als Spiral-CT) mit oralem oder i. v. Kontrastmittel kann zusätzliche Informationen über Begleitverletzungen liefern.

Therapie

In der Akutphase ist die *endotracheale Intubation* mit einem langen, überbrückenden Einlumentubus erforderlich, wenn möglich unter bronchoskopischer Kon-

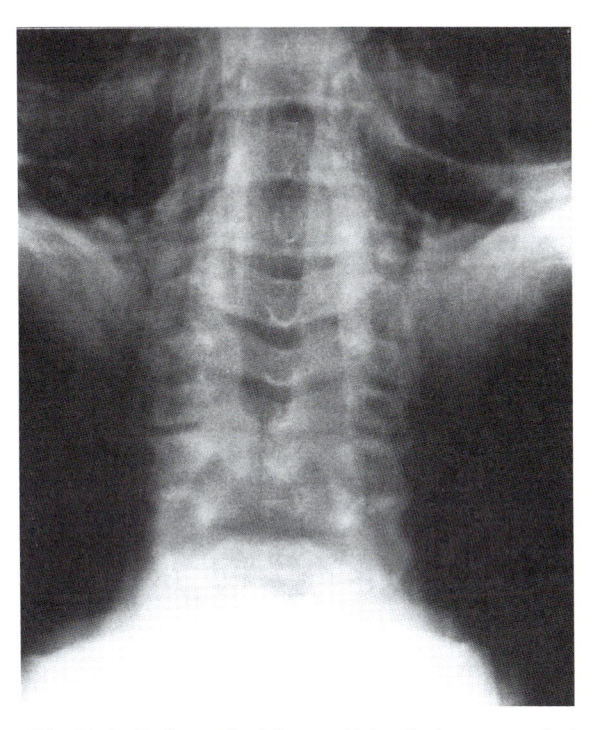

Abb. 20.**4** Ergänzende Röntgen-Halsaufnahme a.-p. bei respiratorischer Notsituation. Deutliches kollares Emphysem durch Verletzung des Tracheobronchialsystems.

trolle, um weitere Schädigungen zu vermeiden. Im Einzelfall muss über die selektive endobronchiale Intubation einer Lunge entschieden werden.

Eine weitere Notfallmaßnahme besteht in der *Entlastung des kollaren Weichteilemphysems*.

Die Therapie tracheobronchialer Verletzungen ist in der Regel operativ und erfordert eine *Thorakotomie*. Die Ergebnisse nach Resektion und End-zu-End-Anastomose

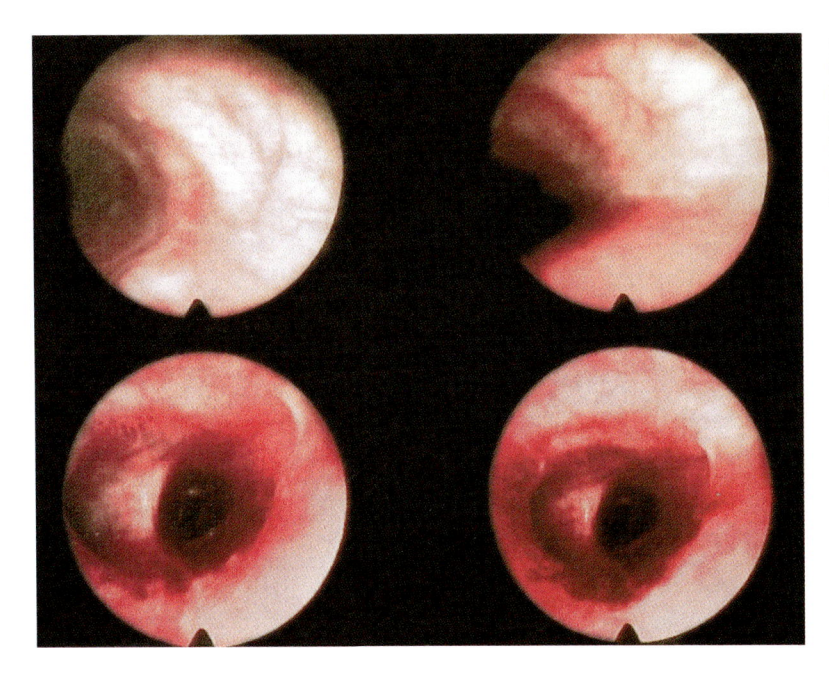

Abb. 20.**5** Verletzung des Tracheobronchialsystems. Endoskopischer Befund am 4. posttraumatischen Tag nach konservativer Behandlung mit Nachweis von Schleimhautunregelmäßigkeiten nahe der Karina und auf Stammbronchusebene links.

sind abhängig vom Sitz und der Ausdehnung der Verletzung.

Komplikationen

Als Komplikationen vorwiegend distaler Schädigungen wurden Bronchialstenosen, bronchopleurale Fisteln oder Infektionen beobachtet. Spontane Heilungen tracheobronchialer Verletzungen sind in seltenen Fällen möglich.

Zentrale Lungenrupturen führen zur sofortigen Ateminsuffizienz mit schwerer Blutung.

Bei penetrierenden Thoraxwandverletzungen ist neben der häufig vorhandenen starken Blutung aus Interkostalgefäßen oder aus den Vasa mammaria nach außen oder innen der Spannungspneumothorax vordringlichstes Problem.

■ Rauchgasexposition

Definition

Eine Rauchgasexposition führt zur Inhalation toxischer oder reizender Gase und Dämpfe mit Schleimhautschädigung der Atemwege, schwerer Obstruktion und Entwicklung eines ARDS in Abhängigkeit von den chemischen und physikalischen Eigenschaften des Gases, der Gaskonzentration, der Expositionsdauer und dem Ventilationsmuster des Kindes (Bernard u. Mitarb. 1994) (Tab. 20.9).

Je nach Exposition und Toxizität der Substanzen sind 3 Phasen des klinischen Verlaufs zu beobachten:
- *Akute Phase* innerhalb von Minuten und Stunden mit Atemstillstand, Hypoxämie und Lungenödem:
- *Verzögerte Phase der ersten Tage* mit fortbestehender Lungenschädigung durch Flüssigkeitssequestration, Surfactantverbrauch, Lungenödem und Superinfektion.
- *Phase der Langzeitfolgen* durch hypoxische oder ischämische Schädigung anderer Organsysteme bzw. pulmonale Probleme mit interstitieller Fibrose.

Die häufigsten Substanzgruppen und ihre Vergiftungsfolgen sind in Tab. 20.10 aufgelistet.

Kohlenmonoxid

Das farb- und geruchlose Gas (CO) entsteht grundsätzlich bei unvollständiger Verbrennung in schadhaften Öfen, bei Bränden, als Autoabgas sowie durch Zigarettenrauch.

Pathophysiologie

CO hat eine 240-mal stärkere Affinität zum Hämoglobin gegenüber Sauerstoff. Inhalation führt zur Verdrängung des O_2 von den Bindungsstellen des Hämoglobin, Myoglobin und Cytochrom C, verschiebt die Hb-Dissoziationskurve nach links und verschlechtert die Sauerstoffabgabe ins Gewebe. Dadurch wird die Sauerstofftrans-

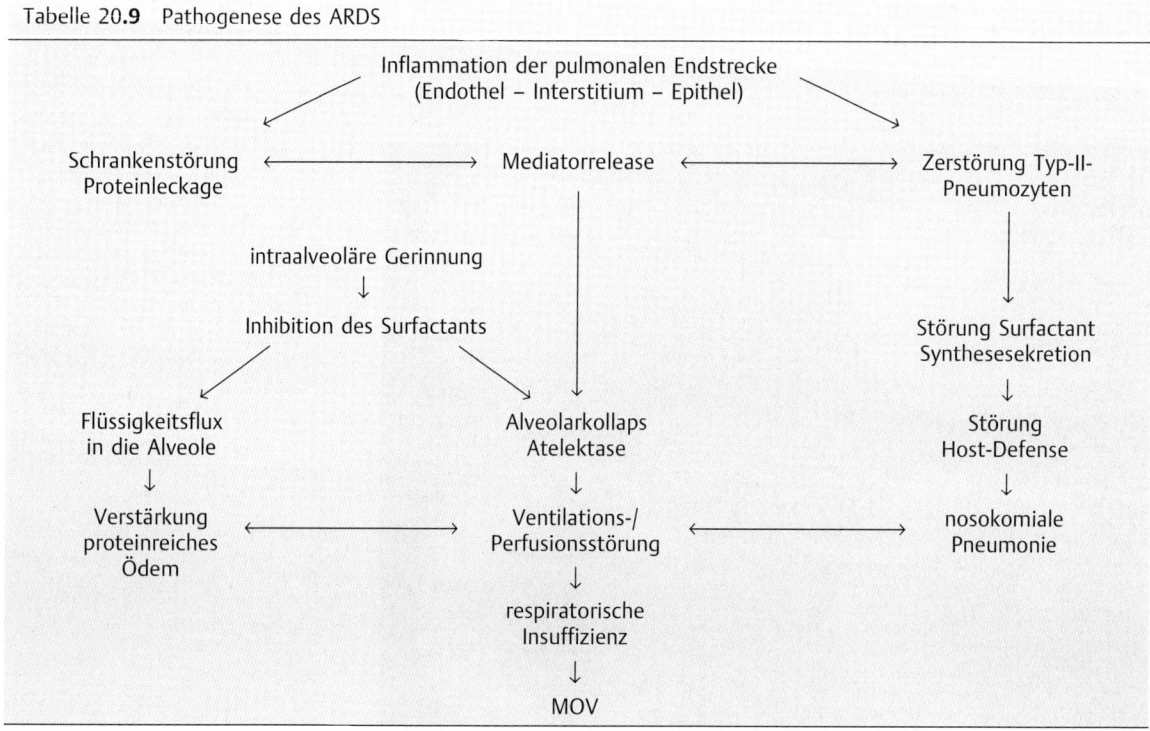

Tabelle 20.9 Pathogenese des ARDS

```
                    Inflammation der pulmonalen Endstrecke
                       (Endothel – Interstitium – Epithel)
                    ↙              ↓              ↘
        Schrankenstörung  ←→  Mediatorrelease  ←→  Zerstörung Typ-II-
         Proteinleckage                              Pneumozyten
                                    ↓                    ↓
                         intraalveoläre Gerinnung
                                    ↓
                          Inhibition des Surfactants    Störung Surfactant
                         ↙                    ↓         Synthesesekretion
                                                              ↓
        Flüssigkeitsflux              Alveolarkollaps        Störung
         in die Alveole                 Atelektase         Host-Defense
              ↓                             ↓                    ↓
         Verstärkung                  Ventilations-/        nosokomiale
       proteinreiches    ←→          Perfusionsstörung  ←→   Pneumonie
           Ödem                             ↓
                                       respiratorische
                                        Insuffizienz
                                            ↓
                                           MOV
```

MOV: Multiorganversagen

Respiratorische Störungen

Tabelle 20.10 Toxische Gase und Aerosole mit ihrer Wirkung auf die Atemwege

Substanz	Wirkungen
Acrylnitrit	chemische Asphyxie, Neurotoxizität
Ammoniak	akute Laryngotracheobronchitis
Kohlendioxid (CO_2)	Asphyxie
Chlorverbindungen	chemische Asphyxie
Kohlenmonoxid (CO)	chemische Asphyxie
Methan	Asphyxie
Nickel	Asthma, Metalldampffieber
Quecksilber	Tracheobronchitis, Pneumonitis, Neurotoxizität
Schwefeldioxid	akute Atemwegsirritation
Stickstoff	Asphyxie
Stickoxide	früh: Tracheobronchitis später: obliterierende Bronchiolitis, Lungenödem

Tabelle 20.11 Klinische Symptomatik bei der CO-Vergiftung

CO-Hb (% im Blut)	Symptome
0–10	keine
10–20	leichte Kopfschmerzen, Ohrensausen, Angina pectoris bei Belastung, Dyspnoe bei Belastung
20–30	starke Kopfschmerzen, Schwindel, Dyspnoe bei leichter Belastung, gerötete Haut
30–40	schwerste Kopfschmerzen, Übelkeit, Erbrechen, Seh- und Denkstörungen
40–50	Bewusstlosigkeit, Tachykardie, Tachypnoe
50–60	Koma, Krämpfe, Cheyne-Stokes-Atmung
60–70	schwere Atem- und Kreislaufstörungen
> 70	Exitus letalis

portkapazität kritisch vermindert, und es entwickelt sich sehr rasch eine Hypoxie, insbesondere am zentralen Nerven- und Herz-Kreislauf-System.

Klinik

Wegen der kirschroten Farbe des CO-Hb entsteht keine Zyanose. Die klinische Symptomatik korreliert eng mit einer ansteigenden CO-Hb-Konzentration (Tab. 20.11).

Diagnostik

Man muss daran denken! Das Ausmaß der Hypoxämie ist nicht am arteriellen pO_2 ablesbar. Nur durch direkte Bestimmung des CO-Hb-Gehalts mit Hilfe eines CO-Oxymeters kann die Intoxikation quantitativ erfasst werden.

Therapie

Vorrang hat die Beseitigung der Asphyxie durch Sauerstoffatmung, ggf. Intubation und Sauerstoffbeatmung. Therapeutisches Ziel ist die Wiederherstellung des Sauerstofftransports durch CO-Elimination und Erhöhung des O_2-Angebots (physikalisch gelöstes O_2).

Halbwertszeit des CO-Hb:
- bei 21% O_2: 5 h,
- bei 100% O_2: 90 min,
- bei 100% O_2 + 2–3 atm: 30 min.

Physikalisch in Blut gelöster O_2-Gehalt:
- bei 21% O_2: 0,2 Vol%,
- bei 100% O_2: 2,0 Vol%,
- bei 100% O_2 + 2,5 atm : 5,6 Vol% (¾ des minimalen Sauerstoffbedarfs).

Therapeutisches Vorgehen

Symptomatischer Patient, nicht komatös:
- 100% O_2 per Maske bis die Symptome verschwinden (CO-Gehalt kontrollieren).

Komatöser Patient, CO-Hb < 25%:
- Intubation,
- Beatmung mit FiO_2 1,0.

! Keine Hyperventilation, da weitere Verschlechterung der O_2-Abgabe an das Gewebe (Alkalose).

- PEEP in Abhängigkeit von Röntgen-Thorax und Oxygenierung.

Komatöser Patient, Co-Hb > 25%:
- Intubation,
- Beatmung mit FiO_2 1,0,
- hyperbare Sauerstofftherapie:
  - 2–4 h bei 2 atm Überdruck,
  - danach Beatmung mit FiO_2 1,0 bis CO-Hb 1–2%.

! Dauer der Vororganisation > 1 h. Eigentliches Prozedere: 10 min Abtauchen, 1–4 h Tauchzeit, 1–2 h Auftauchzeit.

Komplikationen und Prognose

Sie sind abhängig von der Klinik, dem initialen Lactat- und pH-Wert. Hirnödem und hypoxische Spätschäden bestimmen das Outcome.

Rauchinhalation bei Brandverletzten

Definition

Chemisch-toxische Läsion der Atemwege durch Verbrennungsprodukte. Rauch als Gemisch von heißen Gasen und Dämpfen mit verschiedenen kleinen Partikeln führt zur direkten Hitzewirkung in den oberen (trockener Rauch) oder unteren (heißer Dampf) Atemwegen. Nach einer Latenz von Stunden entwickelt sich ein ARDS (Fitzpatrick u. Cioffi 1996, Carvajal u. Griffith 1998).

Klinik

! Brandunfälle in geschlossenen Räumen, thermische Verletzungen mit oropharyngealem Verletzungsmuster, verbrannte Wimpern und Haare sowie Rußspuren im Gesicht müssen eine Signalfunktion übernehmen.

Hinweise auf erhebliche Schädigung der Atemwege:
- Heiserkeit,
- Stridor,
- Giemen,
- Bewusstseinsstörungen.

Zeichen für Beteiligung des Lungenparenchyms:
- rußiges Sputum,
- bronchoskopischer Nachweis von Rußspuren in den Atemwegen,
- arterielle Hypoxämie,
- beginnende röntgenologische Verschattung in der Thoraxübersichtsaufnahme.

ARDS:
- Dyspnoe,
- Tachypnoe,
- vermehrte Atemarbeit,
- progrediente respiratorische Insuffizienz.

Diagnostik

- Bestimmung des CO-Hb-Gehalts,
- Röntgen-Thoraxaufnahme,
- Bronchoskopie:
  zur optischen Begutachtung des Schädigungsausmaßes, zur Bronchialtoilette und Bronchiallavage mit Mikrobiologie und Zytologie.

! BAL bei ARDS: Phospholipidproteinaustritt, Zytologie mit Granulozytenanteil > 15–20 %.

Therapie

Behandlung der Verbrennungskrankheit und alle Maßnahmen zur Sicherung einer ausreichenden Oxygenierung:
- differenzierte Beatmungstherapie (cave: Barotrauma, O_2-Toxizität),
- Lagerungstherapie,
- inhalative Vasodilatatoren (NO, PGI_2, PGE_2),
- negative Flüssigkeitsbilanz,
- Vermeidung nosokomialer Pneumonien (cave: retrograde Infektion mit Erregern aus dem oberen Gastrointestinaltrakt),
- Surfactanttherapie,
- ECMO, Lungentransplantation.

■ Pneumothorax

Definition

Durch eine äußere oder innere Ursache gelangt Luft in den Pleuraspalt (Tab. 20.12).
Der intrapleurale Unterdruck wird aufgehoben, und der betroffene Lungenflügel kollabiert partiell oder komplett.

Klinik

Es besteht in der Regel keine kardiorespiratorische Notsituation. Klinisch ist das Atemgeräusch abgeschwächt bis aufgehoben und ein hypersonorer Klopfschall auslösbar.

Diagnostik

Beim Kind kann ein Pneumothorax zunächst unerkannt bleiben. Jeder Verdacht sollte deshalb sonographisch

Tabelle 20.12 Ursachen des traumatischen Pneumothorax

Äußere	Innere
Offene Thoraxwandverletzung	Lungenparenchymverletzung
Penetrierende Thoraxwandverletzung: • Schuss • Stich • Pfählung	Rippenfraktur mit Anspießung von Lungenparenchym
	Bronchusruptur
	Trachealruptur

Respiratorische Störungen

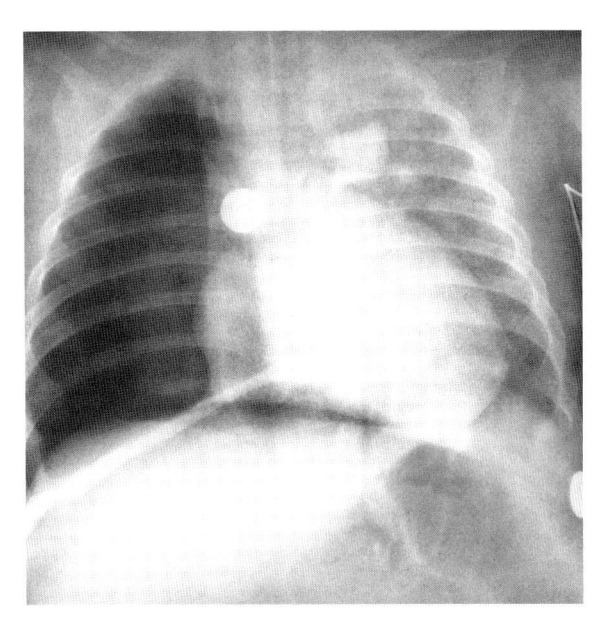

Abb. 20.6 Pneumothorax rechts mit Lungenkollaps.

kontrolliert und durch eine Röntgen-Thoraxübersichtsaufnahme gesichert werden (Abb. 20.6).

Therapie

Der Pneumothorax wird im 3. Interkostalraum in der Medioklavikularlinie abpunktiert. Beim Mantelpneumothorax muss eine gezielte Pleurapunktion sonographisch gestützt oder unter Durchleuchtung erfolgen. Es empfiehlt sich – mit wenigen Ausnahmen – die Pleurapunktion im 4.–6. Interkostalraum in der vorderen bis hinteren Axillarlinie. Das Risiko einer Lungenparenchymläsion bei Blindpunktion ist hier erheblich! Der rezidivierende Pneumothorax erfordert immer eine Pleuradrainage.

■ Spannungspneumothorax

Definition

Durch einen Ventilmechanismus kann aus dem Pneumothorax ein Spannungspneumothorax entstehen. Luft dringt bei der Inspiration durch eine Leckage in den Pleuraraum ein und kann bei der Exspiration nicht mehr entweichen. Der intrapleurale Druck steigt an, führt zum kompletten Lungenkollaps mit mediastinaler Verdrängung nach der gesunden Seite und zur venösen Einflussstauung.

Klinik

Kardiorespiratorische Notsituation. Hypoxie und venöse Einflussstauung lösen eine kardiorespiratorische Notsituation aus mit:
- Tachypnoe,
- Dyspnoe,
- Tachykardie,
- Zyanose.

Auf der betroffenen Seite zeigen sich keine Atemexkursionen. Die Interkostalräume sind weitgestellt, das Atemgeräusch aufgehoben und ein hypersonorer Klopfschall vorhanden. Häufig entwickelt sich ein juguläres Hautemphysem. Die Ausbildung eines Thoraxwandemphysems weist auf eine Weichteilverletzung mit oder ohne Rippenfrakturen hin.

Diagnostik

Die Diagnose des Spannungspneumothorax wird klinisch gestellt. Der zeitliche Spielraum für eine orientierende Thoraxübersichtsaufnahme ist vom Zustand des Kindes abhängig (Abb. 20.7).

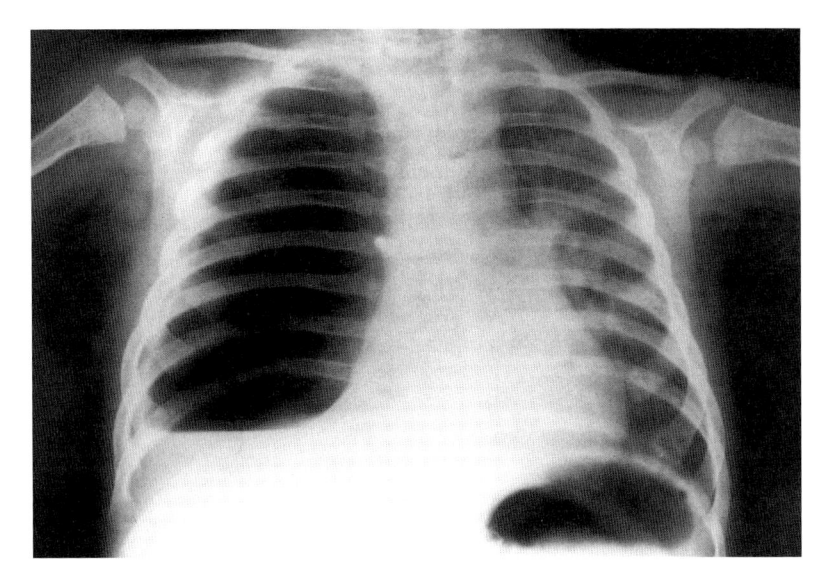

Abb. 20.7 Spannungspneumothorax rechts mit mediastinaler Verdrängung nach links.

Therapie

Dieser vital bedrohliche Zustand erfordert als Notmaßnahme zur Entlastung eine Pleurapunktion im 3. Interkostalraum in der Medioklavikularlinie mit nachfolgender Pleuradrainage oder primär die Anlage einer Pleuradrainage.

Technik der Pleurapunktion und -drainage

Sedierung:
- Durchführung in Analgosedierung (Ausnahme: unter Reanimationsbedingungen):
  - 0,1 mg/kg KG Dipidolor und 2 mg/kg KG Propofol i.v. (cave: bei Beatmung muss Beatmungsdruck < 14 mm Hg beachtet werden!).

Vorbereitung:
- Evtl. Skalpell zur Hautinzision,
- sterile Handschuhe,
- steriles Lochtuch,
- Punktionskanüle:
  - möglichst mit 3-Wege-Hahn-Schlauchsystem und Einmalspritze oder
  - Pleurakatheter-Set in unterschiedlichen Größen – je nach Alter des Kindes.

Durchführung:
- Notfallmäßige Pleurapunktion immer im 3. Interkostalraum in der Medioklavikularlinie schräg kranialwärts durch die Haut und dann senkrecht zur Thoraxwand,
- Einlage des Pleurakatheters in Richtung auf den Sinus phrenicocostalis,
- Prüfung der Pleuradrainage über ein Wasserschloss (2 cm H_2O),
- sichere Fixation des Pleurakatheters mit Dachziegelverband (Pflasterstreifen um die Katheteraustrittsstelle legen),
- Fixation des Pleurakatheters in der Hautnaht nach Anlage einer Hautinzision,
- Anschluss des Pleurakatheters an ein handelsübliches Thoraxdrainagesystem mit Saugquelle nach dem Prinzip der Bülau-Drainage.

! Die Sogstärke (5–10–15 [–20] cm H_2O) ist abhängig von der Luftförderung.

Mit dem röntgenologischen Nachweis der Lungenexpansion und dem Sistieren der Luftförderung kann die Sogstärke reduziert werden.

Überwachung und Kontrollmaßnahmen:
- Herzfrequenz, Atemfrequenz, Blutdruck,
- Sauerstoffsättigung durch Pulsoxymetrie,
- Thoraxübersichtsaufnahme zur Lokalisation des Pleurakatheters und Beurteilung der Lungenexpansion,
- Sogstärke,
- Durchgängigkeit des Drainagesystems,
- Wasserstand.

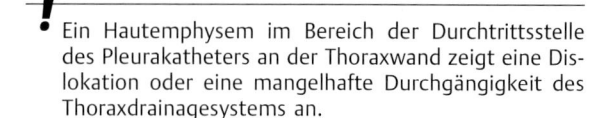

! Ein Hautemphysem im Bereich der Durchtrittsstelle des Pleurakatheters an der Thoraxwand zeigt eine Dislokation oder eine mangelhafte Durchgängigkeit des Thoraxdrainagesystems an.

■ Hämatothorax

Definition

Als Hämatothorax wird die Blutansammlung im Pleuraspalt bezeichnet. Häufiger ist im Kindesalter ein Hämatopneumothorax. Ursachen sind vorrangig Lungen- und seltener Thoraxwandverletzungen.

Klinik

Klinisch sind ein abgeschwächtes Atemgeräusch und eine perkutorische Dämpfung auffällig. Die Symptomatik wird letztlich vom Pneumo- bzw. Spannungspneumothorax und hämorrhagischen Schock bestimmt.

Diagnostik

Neben der Röntgen-Thoraxübersichtsaufnahme ist die sonographische Kontrolle zur Bestätigung und Lokalisation der Blutansammlung wichtig.

Therapie

Umschriebene Blutansammlungen werden sonographisch gestützt abpunktiert. Erfahrungsgemäß sollte der Hämatothorax primär drainiert werden. Wiederholungspunktionen bleiben dem Kind damit erspart, und der Blutverlust kann besser eingeschätzt werden. Der Hämatopneumothorax erfordert immer die Einlage eines Pleurakatheters (Abb. 20.8).

■ Pneumomediastinum

Luftansammlungen im Mediastinum treten isoliert oder kombiniert mit einem Spannungspneumothorax auf. Das Spannungspneumomediastinum infolge zentraler Bronchusruptur stellt im Kindesalter eine Rarität dar. In der Regel handelt es sich um Lungenparenchymläsionen durch Pressen mit Glottisschluss und bei Beatmung. Die Symptomatik ist abhängig von der Ausdehnung und venösen Einflussstauung. Der Nachweis gelingt röntgenologisch (Abb. 20.9).

Das Pneumomediastinum bedarf meist keiner Therapie. Nur selten ist eine Entlastung durch kollare Inzision des Hautemphysems erforderlich.

Respiratorische Störungen **647**

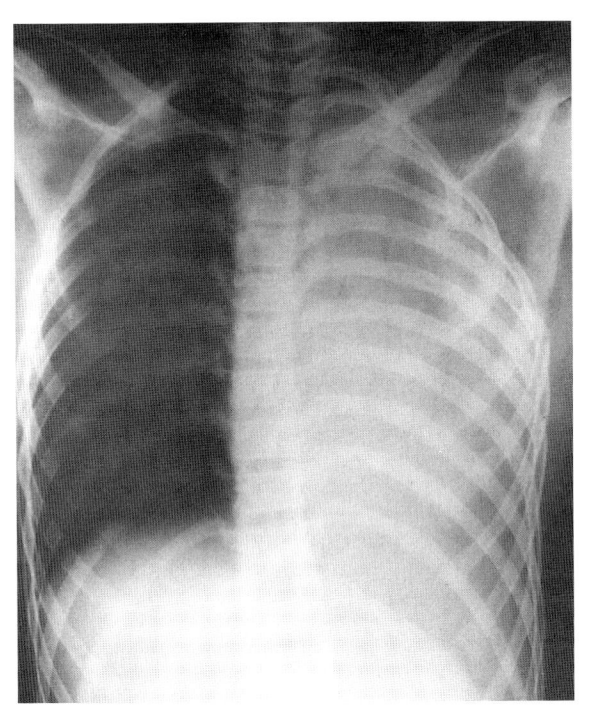

Abb. 20.**8** Hämatopneumothorax links mit Rippenfraktur.

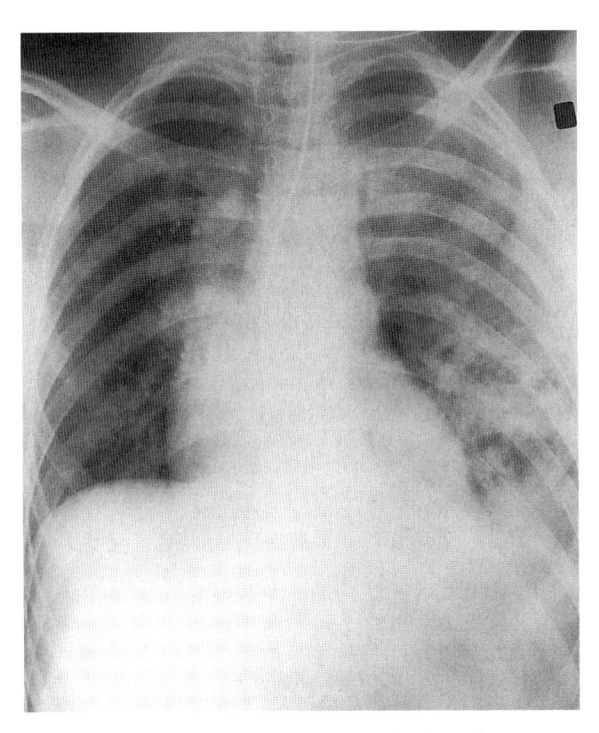

Abb. 20.**9** Lungenkontusion links mehr als rechts mit Pneumomediastinum.

■ Pneumoperikard

Eine Luftansammlung im Herzbeutel kann zur Herztamponade führen.

Klinik

Auffällig sind:
- akute Zustandsverschlechterung mit leisen, tachykarden Herztönen,
- leicht unterdrückbarer Puls,
- Hypotonie,
- venöse Einflussstauung.

Diagnostik

Die Symptomatik klärt eine *Röntgen-Thoraxübersichtsaufnahme* mit Nachweis eines begrenzten Luftmantels um das Herz. Im Rahmen eines Spannungspneumothorax kann eine Herztamponade entstehen.

Das Hämatoperikard stellt sich röntgenologisch als zeltförmige Verschattung dar. Hier kann die *Echokardiographie* zur Klärung beitragen.

Therapie

Jeder Verdacht einer Herztamponade erfordert aus vitaler Indikation die sonographisch gestützte kostoxiphoidale Herzbeutelpunktion. In Abhängigkeit vom Alter des Kindes wird mit einer 5–10 cm langen Kanüle im Winkel zwischen Xiphoid und linksseitigem Rippenbogenrand entlang der Hinterfläche, schräg nach kranial in Richtung auf die linke Schulter punktiert. Evtl. ist die Einlage eines Perikardkatheters notwendig.

■ Thoraxinstabilität

Durch die Elastizität der knöchernen Thoraxwand beim Kind sind Thoraxverletzungen mit Instabilität sehr selten. Im Mittelpunkt steht die Beeinträchtigung der Atemmechanik mit paradoxer Atmung. Die Indikation zur Beatmung ergibt sich bei einem $pO_2 \leq 70$ mm Hg und $pCO2 > 50$ mm Hg. Zur Stabilisierung der Thoraxwand ist eine druckkontrollierte Beatmung mit PEEP ≥ 6 cm H_2O erforderlich. Muskelrelaxanzien kommen bei Bedarf zur Anwendung. Auf die Anlage eines Dachziegelverbands sollte nicht verzichtet werden. Die operative Stabilisierung stellt im Kindesalter eine Ausnahmeindikation dar.

Sauerstofftherapie

Ziel ist die Vermeidung von Hypoventilation und Hypoxämie sowie die Entlastung von Atemarbeit. Die Funktion der Atemmuskulatur ist durch Azidose und Hypoperfusion eingeschränkt und die Gefahr der respiratorischen Ermüdung hoch.

Deshalb frühzeitige Intubation und Beatmung, initial FiO_2 von 1,0 wählen und von „oben" titrieren.

Beatmung

Zunächst kontrollierte Beatmung, PEEP je nach Klinik und Oxygenierung.

Vorteil der intrathorakalen Druckerhöhung ist die Verminderung des transmuralen linksventrikulären Drucks mit Verbesserung der linksventrikulären Funktion. Durch die Optimierung der Oxygenierung wird der Lungengefäßwiderstand gesenkt und die rechtsventrikuläre Funktion verbessert. Nachteilig ist, dass die Erhöhung des intrathorakalen Drucks zu einer Einschränkung des venösen Rückstroms und entsprechender Verminderung des Herzzeitvolumens führt.

Schocktherapie

Definition

Schock ist definiert als Missverhältnis zwischen Sauerstoffbedarf und -angebot des Organismus infolge einer unzureichenden Perfusion vitaler Organe mit Entstehung einer Gewebshypoxie. Dabei sind isoliert und kombiniert folgende Störungen entscheidend:
- absolut/relativ zu geringes Herzminutenvolumen (HMV),
- vermindertes intravasales Blutvolumen,
- Regulationsstörungen der Makro- und/oder Mikrozirkulation.

Pathogenese

Nach ihrer Ätiologie werden verschiedene Schockformen differenziert:
- hypovolämischer Schock,
- kardiogener Schock,
- septischer Schock,
- anaphylaktischer Schock.

Hieraus resultieren Konsequenzen für die Primärbehandlung. Mit dem weiteren Verlauf münden jedoch alle Schockformen in ein zunehmend uniformes Krankheitsgeschehen.

Mitverantwortliche Faktoren:
- *NO-Reflow-Phänomen* mit persistierender Minderperfusion durch primären Calciumeinstrom in die glatte Gefäßmuskulatur mit anhaltender Vasokonstriktion – insbesondere im Splanchnikusgebiet,
- *Reperfusionssyndrom* mit Zellmembran- und Organschädigung primär angestauter toxischer Metabolite und Sauerstoffradikale,
- *Irreversible Sauerstoffschuld,* die zu anhaltender Minderperfusion und Gewebeschädigung führt.

Chronologie des Schocks (3 Stadien):
- hypermetabolische Konsolidierungsphase,
- katabole Dekompensationsphase,
- terminale Phase (Kreimeier u. Meßmer 1995, Walz u. Mitarb. 1995).

! Beim traumatisierten Kind steht der hypovolämische Schock im Mittelpunkt. Er resultiert aus vermindertem intravasalen Volumen mit konsekutiv erniedrigtem venösen Rückfluss zum Herzen, damit verbundener Vorlasterniedrigung und schließlich systemischer Hypotension. Neben dem Blutverlust kommt der ausgedehnten großflächigen mechanischen Zerstörung von Weichteilen mit Beeinträchtigung der Mikrozirkulation und Auslösung des Systemic-Inflammatory-Response-Syndroms (SIRS) entscheidende Bedeutung zu.

Klinik

Leitsymptome sind:
- blaugraues Hautkolorit,
- kühle, oft marmorierte Haut,
- livide Lippen und Fingernägel mit verlängerter Rekapillarisierungszeit,
- Tachypnoe,
- Hypotonie,
- Angst und Unruhe.

Kompensierter hypovolämischer Schock. Der kompensierte hypovolämische Schock bietet das Bild der verminderten peripheren Perfusion mit kühlen Extremitäten und Tachykardie. Hämodynamisch bestehen verminderte Füllungsdrücke (ZVD) bei erhöhtem systemischen Widerstand und vermindertem Herzzeitvolumen. Der Blutdruck ist bei kleiner Amplitude in der Regel noch im Normalbereich (kompensiert).

Die Perfusion von ZNS, Herz, Diaphragma und Nebennieren ist bei reduzierter dermaler, mesenterialer und renaler Durchblutung gewährleistet (*Zentralisation*).

Dekompensierter hypovolämischer Schock. Der dekompensierte hypovolämische Schock führt zur Ischämie bei Hypotension mit pulmonaler, kardialer, glandulärer und zentraler Dysfunktion. Der Blutverlust lässt sich anhand von Vitalparametern und Bewusstseinslage kalkulieren (Tab. 20.**13**).

Therapie

Ziel der Schocktherapie ist die Verbesserung/Normalisierung der Herzleistung, des intravasalen Blutvolumens sowie der Regulation von Makro- und Mikrozirkulation. Grundsätzlich lassen sich die Therapieziele nur unter Beachtung prinzipieller Regeln erreichen. Dazu gehören:
- Sanierung innerer und äußerer Blutungsquellen,
- frühzeitige Stabilisierung von Frakturen langer Röhrenknochen oder instabiler Beckenfrakturen,
- radikales Débridement vital geschädigter Weichteile.

Zur Reduktion der Gewebshypoxie ist eine ausreichende Oxygenierung durch frühzeitige Intubation und Anwendung differenzierter Beatmungsformen notwendig.

Tabelle 20.13 Schätzung des Blutverlusts beim traumatisierten Kind

Parameter	Blutvolumendefizit (%)			
	< 15	15–30	30–40	> 40
Herzfrequenz	< 100	100–119	120–139	> 140
Atemfrequenz	normal	1- bis 2fach ↑	2- bis 2,5fach ↑	> 2,5fach ↑
Blutdruck	normal	normal	↓	↓
Pulsqualität	normal	↓	↓	↓
Bewusstsein	normal	ängstlich	verwirrt	Lethargie, Koma
Kapillarfüllung	normal	verzögert	verzögert	verzögert

↑: erhöht; ↓: vermindert

Venöser Zugang

Peripher-venöse Zugänge

Hier bieten sich – wie beim Erwachsenen – die Handrückenvenen an. Bei pastösen Kindern ist ein weiterer Versuch an der distalen Unterarminnenfläche zu empfehlen. Bei Säuglingen sind die Skalpvenen und die V. saphena parva vor dem Innenknöchel besonders geeignet. Für Neugeborene und Säuglinge stehen Kanülen und Flexülen der Größen G 24 und G 26, für Kleinkinder der Größe G 22 zur Verfügung.

Zentralvenöse Zugänge

In der präklinischen Versorgung sind zentrale Venenkatheter selten indiziert. Das Risiko der Fehlpunktion ist aufgrund anatomischer Besonderheiten und eingeschränkter Tastbarkeit der Orientierungspunkte hoch. In der Notfallaufnahme sollte dann bei Kindern unter optimalen Bedingungen die Punktion der V. jugularis interna rechts erfolgen. Zur Lokalisation der Vene kann ein Ultraschallgerät benutzt werden (Alderson u. Mitarb. 1993).

Intraossärer Zugang

Dieser Zugangsweg sollte nur in Erwägung gezogen werden, wenn es unmöglich ist, eine Vene peripher oder zentral zu punktieren.

Volumenersatz

Zur Verfügung stehen kristalloide und kolloidale Lösungen Als Kristalloide kommen Ringerlösung, Ringerlactat und 0,9%ige Natriumchloridlösung zur Anwendung.

Unter den Kolloiden sind Dextrane aufgrund anaphylaktoider Reaktionen, ihres Einflusses auf die Blutgerinnung sowie möglicher Beeinträchtigung der Nierenfunktion in den Hintergrund getreten. Zum Einsatz kommen Gelatine- und Hydroxyethylstärkelösungen (HAES). Nach eigenen Beobachtungen ist das neue 6%ige HEAS 130/0,4 Präparat Voluven für das Kindesalter besonders geeignet. Die alleinige Anwendung kristalloider Lösungen erhöht das Risiko der Entwicklung eines Lungenödems beim Vorliegen eines Kapillarlecksyndroms. Sinnvoll ist die Kombination kristalloider und kolloidaler Lösungen im Verhältnis 2:1 bis 1:1 (Shoemaker u. Mitarb. 1990, Kretz u. Beushausen 1997).

Unter dem Begriff der Small-Volume-Resuscitation konnte in experimentellen Studien mit hyperosmolaren 6–7,5%igen Natriumchloridlösungen ein rasch einsetzender Effekt auf das intravasale Volumen, die Hämodynamik und den regionalen Blutfluss nach Infusion geringer Mengen (4–5 ml/kg KG) nachgewiesen werden. Im Tierversuch war insbesondere beim Schädel-Hirn-Trauma ein günstiger Effekt der hypertonen Natriumchloridlösung auf Hirndruck und zerebralen Blutfluss zu beobachten (Kramer 1991, Kröll u. Mitarb. 1998).

Klinische Studien zur Volumeneinsparung in der Akutbehandlung des hypovolämischen Schocks fehlen bisher.

Praktische Durchführung

Beginn der Volumensubstitution mit Ringerlösung:

Ringerlösung:
- 20 ml/kg KG über 15 min
- Repetitivdosis nach Bedarf

Voluven:
- 10 ml/kg KG über 15 min
- Wiederholung unbegrenzt bis MAD > 60 mm Hg

Volumensubstitution in der Notfallaufnahme:

Ringerlösung:
- 20 ml/kg KG

Voluven und/oder Biseko bei Früh- und Neugeborenen:
- 10 ml/kg KG

Erythrozytenkonzentrat:
- 10 ml/kg KG
- Wiederholung nach Bedarf

Bei fortbestehender hämodynamischer Instabilität weiter 10 ml/kg KG Erythrozytenkonzentrat – evtl. als Drucktransfusion wiederholend – und Indikation zur Notoperation.

Nach der initialen Schockbehandlung muss die Menge der Volumenersatzstoffe drastisch reduziert und zugunsten einer modifizierten Volumenersatzstrategie verändert werden. Hierbei kommt Erythrozytenkonzentraten und FFP sowie dem Einsatz von Katecholaminen eine völlig neue Bedeutung zu (Wetzel u. Tobin 1992, Breucking 1993).

Kardiopulmonale Reanimation

Häufigkeit und Ätiologie

Die wichtigsten Ursachen des Atem- und Kreislaufstillstands sind in Tab. 20.14 zusammengefasst.

Tabelle 20.14   Ursachen des Atem- und Kreislaufstillstands

Respiratorische Ursachen	Kardiozirkulatorische Ursachen
Verlegung der Atemwege	Schock
Obstruktion der Atemwege	kongenitale Vitien
Störung der Atemregulation	pulmonale Kreislaufstörung
Störung der Atemmechanik	dekompensierte Kardiomyopathie
Störung des alveolären Gasaustauschs	Myokardinsuffizienz
	Rhythmusstörungen
↓	↓
Atemstillstand	**Kreislaufstillstand**

Im Kindesalter dominieren respiratorische Störungen, die je nach Ausprägung rasch zur lebensbedrohlichen Hypoxie führen. Selten besteht ein primäres Herzversagen. Studien zum Verteilungsmuster reanimationspflichtiger Zustände im Kindesalter zeigten in 77% Asystolie, in 11% idioventrikuläre Rhythmusstörungen und nur in 9% Kammerflimmern. Der Asystolie geht in der Regel eine Bradykardie nach respiratorischer Insuffizienz oder Hypovolämie voraus. Kammerflimmern wird in seltenen Fällen nach kardiochirurgischen Eingriffen oder bei Kindern mit kongenitalen Vitien beobachtet. Häufigste Ursache einer elektromechanischen Dissoziation sind der hypovolämische Schock oder thorakale Notsituationen (Spannungspneumothorax, Perikardtamponade, Lungenembolie). Durch Abfall des HZV kommt es rasch zur Asystolie.

Klinik

Sichere Zeichen des kardiopulmonalen Funktionsverlusts:
- plötzlich auftretende Bewusstlosigkeit,
- Atemstillstand,
- Schnappatmung und Pulslosigkeit in den großen Arterien.

Zeitabhängig werden verzögert reagierende, weite, reaktionslose oder ggf. entrundete Pupillen beobachtet.

Diagnostik

Blickdiagnose der Ateminsuffizienz, Pulslosigkeit der zentralen Gefäße (Abb. 20.10)

Therapie

Ziel der kardiopulmonalen Reanimation ist eine ausreichende Oxygenierung und Sicherstellung der Perfusion kritischer Organsysteme (ZNS, Herz).

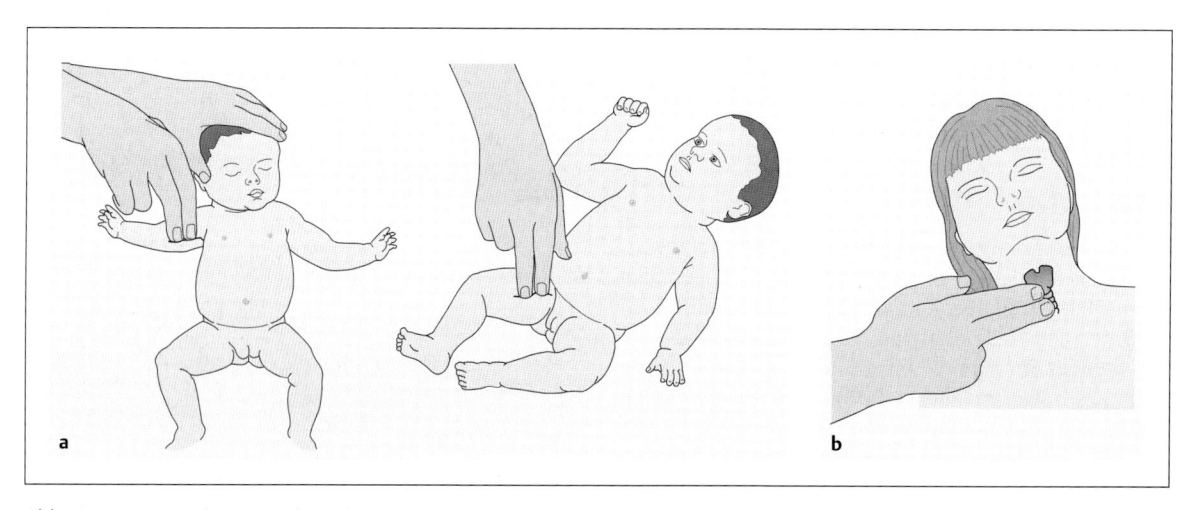

Abb. 20.10   Zuverlässige Pulsprüfung. Bei Neugeborenen und Säuglingen: A. brachialis und A. femoralis. Bei älteren Kindern: A. carotis.

Basismaßnahmen

- *Freimachen der Atemwege:*
  - Heimlich-Handgriff bei Verdacht auf Aspiration eines Fremdkörpers.
- *Atemspende:*
  - Mund-zu-Mund-Nase oder Mund-zu-Nase,
  - Atembeutel/Maske,
  - Intubation/Beatmung.

! Initial sollen 5 Atemspenden innerhalb von 20 s unter ständiger Kontrolle der Thoraxexkursionen durchgeführt werden.

- *Herzdruckmassage:*
  - Kind flach auf harte Unterlage legen,
  - Wahl der Kompressions- und Relaxationsphase 1:1,
  - optimaler Druckpunkt und Kompressionstiefe altersabhängig (Abb. 20.**11**).

Abhängig von der Anzahl der Helfer wird zwischen Ein- und Zweihelfermethoden bei der kardiopulmonalen Reanimation unterschieden.

! Wegen der größeren Effektivität und der besseren technischen Durchführbarkeit sollte die Zweihelfermethode bevorzugt werden.

Einhelfermethode:
Wechsel von 2 Atemspenden und 15 Kompressionen mit Frequenz von 100/min.

Zweihelfermethode:
Wechsel von 1 Atemspende und 5 Kompressionen. Beim intubierten Kind können Beatmung und Thoraxkompression unabhängig voneinander erfolgen.

Bei der Reanimation von Neugeborenen empfiehlt das International Liaison Committee on Resuscitation (ILCOR) die Herzdruckmassage mit einer Frequenz von 90/min und die Beatmung mit einer Frequenz von 30/min im Verhältnis 3:1. Die Erfolgskontrolle sollte jeweils nach 30 s erfolgen. Die Herzdruckmassage wird fortgeführt, bis die Herzfrequenz über 60/min liegt. Persisitiert eine neonatale Bradykardie oder Asystolie trotz suffizienter Beatmung, beginnt die endobracheale oder i.v. Applikation von Adrenalin (Meininger u. Mitarb. 2002).

Kontrollmaßnahmen:
- Pupillenweite,
- Durchblutung der Haut und Schleimhäute,
- Puls der zentralen Gefäße.

Offene Herzmassage:
Dieses Verfahren wird – wenn überhaupt im Kindesalter – intraoperativ bei eröffnetem Thorax oder Abdomen durchgeführt.

Präkordialer Faustschlag:
Der präkordiale Faustschlag wird nicht mehr empfohlen. Das Risiko der Induktion von Kammerflimmern bzw. Asystolie ist bei noch vorhandenem Eigenrhythmus hoch. Eine Ausnahmesituation stellt die Kammertachykardie oder das Kammerflimmern dar.

Medikamentöse Reanimation

! Voraussetzung ist eine adäquate Volumensubstitution.

Adrenalin. Ziel ist die Verbesserung des Koronarflusses durch Anheben des diastolischen Blutdrucks und Erhöhung der myokardialen Kontraktilität sowie die Verbesserung des zerebralen Blutflusses durch periphere Vasokonstriktion.

Adrenalin:
Initial:
- 10 µg/kg KG i.v. oder
- 10fache Dosis (100 µg/kg KG) endotracheal
- Repetitivdosen 100 µg/kg KG i.v.

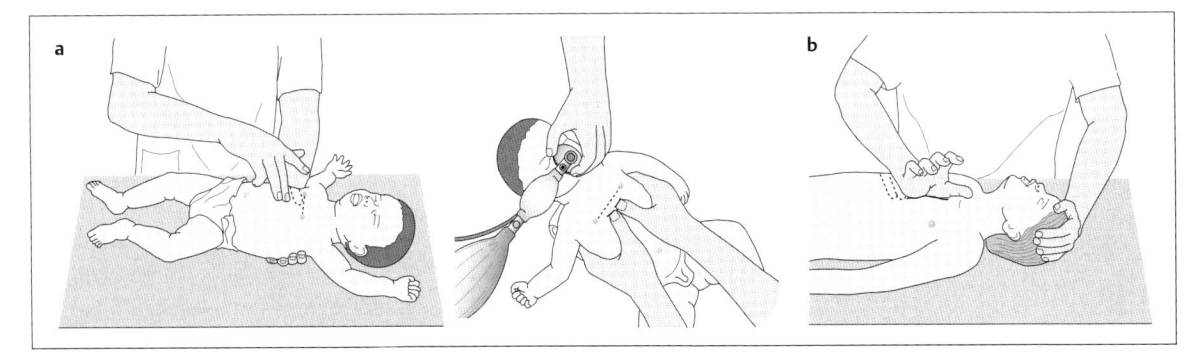

Abb. 20.**11** Druckpunkte bei externer Herzmassage.
Bei Neugeborenen und Säuglingen kann die erforderliche Kompressionstiefe über 2 Finger (Zeige- und Mittelfinger) oder beide Daumen erbracht werden. Die Kompressionstiefe beträgt 1,5–3 cm (20 % des sagittalen Thoraxdurchmessers). Bei älteren Kindern wird der Handballen auf das Sternum aufgelegt. Der Druckpunkt verlagert sich mit zunehmendem Alter auf das untere Sternumdrittel.

1 ml Adrenalin 1:1000 immer mit 9 ml 0,9%iger Natriumchloridlösung verdünnen:
- 10 μg/kg KG = 0,1 ml/kg KG Adrenalin 1:10000,
- 100 μg/kg KG = 1,0 ml/kg KG Adrenalin 1:10000.

! Senkung der Fibrillationsschwelle! Zunahme des myokardialen Sauerstoffbedarfs.

Die transthorakale intrakardiale Injektion ist eine Ultima Ratio. Sie kann bei refraktären Zuständen noch effektiv sein (cave: Pneumothorax, Hämatoperikard, Koronarverletzung).

Natriumhydrogencarbonat. Bislang fehlen Beweise, dass alkalisierende Medikamente im Rahmen der Reanimation die Überlebenschancen verbessern. NaHCO$_3$ sollte eingesetzt werden, wenn die ersten 2 Adrenalindosen ohne Erfolg bleiben.

Natriumhydrogencarbonat:
- 1 mmol/kg KG i.v. (in Unkenntnis der Blutgasanalyse)

bei bekannter Blutgasanalyse:
- mmol NaHCO$_3$ = BE×kg KG×0,3 (1 ml = 1 mmol Na$^+$ und 1 mmol HCO$_3^-$).

Ziel ist der Ausgleich einer metabolischen Azidose und die Verbesserung der Reaktion des Myokards auf die Applikation von Katecholaminen sowie die Senkung des Lungengefäßwiderstands (cave: Hyperkapnie, Hypernatriämie, Hyperosmolalität, Hypokaliämie, intrazelluläre Azidose).

Calcium. Bislang galt die Verbesserung der elektromechanischen Ankoppelung als Indikation für zusätzliche Injektion von Calciumsalzen.

Aufgrund neuerer Forschungsergebnisse zum Reperfusionsschaden wird die Rolle von Ca^{2+} heute kritisch bewertet. Klare Indikationen sind Hyperkaliämie, Hypokalzämie (Massivtransfusion) oder die Überdosierung von Calciumantagonisten.

Calciumchlorid/Calciumgluconat:
- 10–30 mg/kg KG i.v.
- 0,1–0,3 ml/kg KG der 10%igen Lösung verdünnt im Verhältnis 1:1

Calciumchlorid soll besser geeignet sein als Calciumgluconat.

Atropin. Der Stellenwert von Atropin innerhalb der Reanimation ist umstritten. Eine Indikation besteht nur bei AV-Block II. und III. Grades.

Atropin:
- 0,02 mg/kg KG i.v.

1 ml Atropinsulfat 0,5 mg mit 9 ml 0,9%iger Natriumchloridlösung verdünnen: 0,02 mg/kg KG = 0,4 ml/kg KG.

Ziel ist die Erhöhung der Frequenz des Sinusknotens und die Verkürzung der AV-Überleitungszeit.

Glucose. Wegen der großen Gefahr einer ischämischen Hirnschädigung bleibt die Applikation von Glucose auf Patienten mit nachgewiesener Hypoglykämie beschränkt (Schnelltest!).

Glucose:
- 0,5 g/kg KG i.v. als 10- bis 20%ige Lösung

Lidocain. Der Nutzen von Antiarrhythmika im Rahmen der Reanimation wird in Frage gestellt. Lidocain kann ein Kammerflimmern verhüten, aber nicht beheben. Eine Indikation ergibt sich nur bei therapieresistenten ventrikulären Extrasystolen, wenn andere Ursachen ausgeschlossen sind (Schleien u. Mitarb. 1992, Schranz 1993).

Defibrillation

Defibrillation ist die asynchrone Depolarisation einer großen Zahl von Myokardzellen. Bei ausreichender Oxygenierung des Myokards kann hierdurch ein geordneter Erregungsablauf mit effektiven Herzkontraktionen ausgelöst werden.

Indikationen:
- Kammerflimmern,
- tachykarde Rhythmusstörung, die medikamentös nicht beherrscht werden kann (Kardioversion).

Technik:
- *Elektrodengröße:*
  - 4,5 cm bei Säuglingen,
  - 8 cm bei Schulkindern.
- *Energiedosis:*
  - initial 2 J(ws)/kg KG,
  - 2. Versuch mit 2 J/kg KG,
  - 3. Versuch mit 4 J/kg KG.
- *Lokalisation der Elektroden:*
  Sie ist so vorzunehmen, dass der Strom möglichst durch eine große Myokardmasse fließt. In der Regel wird eine Elektrode rechts parasternal unterhalb der Klavikula und die andere über der Herzspitze im 5. ICR in der vorderen Axillarlinie (Abb. 20.**12**) aufgesetzt.

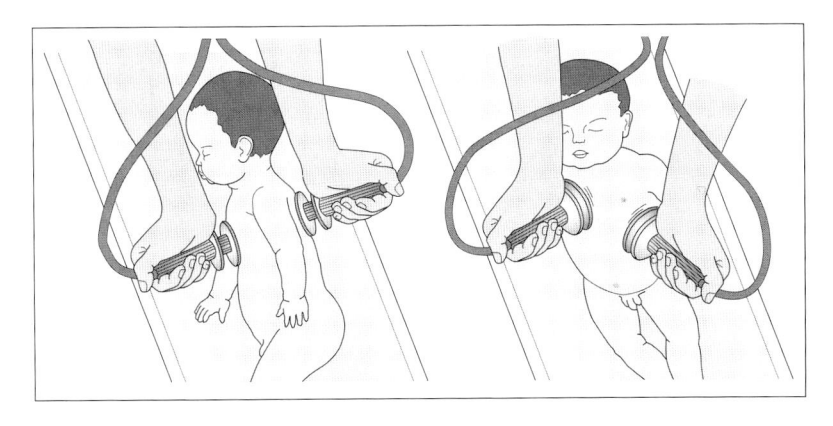

Abb. 20.12 Elektrodenlokalisation während der Defibrillation zur Erzeugung des größten Stromdurchflusses.

Tabelle 20.15 Algorithmus der kardiopulmonalen Reanimation bei Asystolie

ABC-Regel
Sauerstoff FiO$_2$ 1,0
↓
i. v. Zugang
Adrenalin 10 µg/kg KG i. v. oder 100 µg/kg KG endotracheal
↓
3 min Reanimation
Adrenalin 100 µg/kg KG i. v. oder endotracheal
↓
Reanimation
Adrenalin 100 µg/kg KG i. v. alle 3–5 min
↓
Bicarbonat, Calcium

Tabelle 20.16 Algorithmus der kardiopulmonalen Reanimation bei Kammerflimmern

(präkordialer Faustschlag)
↓
Defibrillation 2 J/kg KG
↓
Defibrillation 2 J/kg KG
↓
Defibrillation 4 J/kg KG
↓
Beatmung/Intubation FiO$_2$ 1,0 i. v. Zugang
↓
Adrenalin 10 µg/kg KG i. v. oder 100 µg/kg KG endotracheal
↓
1 min Reanimation
↓
Defibrillation 4 J/kg KG
↓
Defibrillation 4 J/kg KG
↓
Adrenalin 100 µg/kg KG oder 150 µg/kg KG endotracheal
↓
1 min Reanimation

Algorithmen der kardiopulmonalen Reanimation sind in den Tab. 20.15 u. 20.16 dargestellt.

Kammerflimmern

Unterstützende Maßnahmen:
- simultane Kompressionsventilation,
- abdominale Kompression in der Phase der Thoraxrelaxation,
- aktive Kompression/Dekompression durch Negative-Pressure Pull (Soggerät) während der Thoraxrelaxation.

Komplikationen

Die häufigsten Komplikationen der kardiopulmonalen Reanimation sind:
- Rippen- und Sternumfrakturen,
- Pneumothorax,
- Hämatoperikard,
- Lungenödem.

Selten tritt eine Magenperforation oder eine Verletzung von Leber und Milz bzw. ein Pneumoperitoneum auf.

Stoffwechselentgleisungen stehen meist im Zusammenhang mit der Entwicklung eines malignen Hirnödems.

Prognose

Sie ist abhängig von der Ätiologie des kardiopulmonalen Funktionsverlusts, vom Alter des Kindes, vom Zeitpunkt des Einsetzens der Kompetenz der Ersthelfer und der Dauer der Reanimation.

Studien zum Outcome nach kardiopulmonaler Reanimation zeigten eine Überlebensrate von 13–52 % außerhalb und 15–57 % innerhalb von Kliniken. Das Langzeitüberleben betrug jedoch nur 5–27 %.

> Entscheidend für das Outcome ist letztlich die zerebrale Reanimationsphase nach Hypoxiezeiten über 5 Minuten mit der Gefahr der Entwicklung eines malignen Hirnödems (Kochanek u. Mitarb. 1998).

Zeitliche Begrenzung

Eine Entscheidung zum Abbruch einer Reanimation muss individuell getroffen werden. Kriterien für den Abbruch sind nicht eindeutig definiert. Bei Hypoxiezeiten über 15 min ist mit einer schlechten Lebensqualität zu rechnen. Letztendlich wird der neurologische Status während und nach der Reanimation als Entscheidungshilfe fungieren.

Schmerztherapie

U. Burkhardt, L. Wild

Definition

Schmerz ist eine sehr unangenehme Empfindung, die durch Erregung von Nozizeptoren (Schmerzrezeptoren) ausgelöst wird. Die Intensität der Schmerzwahrnehmung wird durch die emotionale Situation des Patienten und seine Bewusstseinslage moduliert. Schmerz stellt ein protektives biologisches Alarmsignal dar und ist das Kardinalsymptom der Verletzung.

Ätiopathogenese

Wahrnehmung und Abwehr bei Schmerz sind das Resultat integrativer Leistungen des gesamten Nervensystems. Für die Schmerzentstehung spielen die Nozizeptoren des peripheren Nervensystems eine entscheidende Rolle. Jedes Gewebe (besonders das der Haut, Muskulatur, Gelenkkapseln, Sehnen und Bänder) und jedes Organ ist mit modalitätsspezifischen Nozizeptoren ausgestattet. Sie stellen die Voraussetzung für differenzierte Schmerzempfindungen dar. Die Nozizeptoren sind netzwerkartig im Organismus verteilt und sprechen bei Traumen initial auf starke mechanische Stimuli an (Messlinger 1997).

Das Trauma bedingt immer eine Gewebeläsion. Dabei entstehen Mediatoren wie Wasserstoff- und Kaliumionen, Kinine, Histamin, 5-Hydroxytryptamin, Prostaglandine und Leukotriene. Diese werden ebenfalls als nozizeptive Stimuli wirksam. Die Schmerzinformationen werden über langsam leitende C-Fasern und rasch leitende A_δ-Fasern dem Rückenmark zugeführt. Bereits im Rückenmark und später auch im ZNS bestimmen erregende und hemmende neuronale Verschaltungen sowie humorale Faktoren wie endogene Opioide, Noradrenalin, Serotonin, Glutamat und Substanz P, welche Informationen weitergeleitet werden. Über Synapsen des Rückenmarks werden zum einen motorische Reaktionen reflexartig ausgelöst, außerdem gelangen Informationen von schmerzhaften Noxen über afferente Bahnen (Tractus spinothalamicus) an das ZNS weiter. Schmerzinformationen lösen im Stammhirn Veränderungen von Atmung und Kreislauf aus, Mittelhirn und Großhirn tragen zum Auslösen des Schmerzerlebnisses (Schmerzcharakter, -lokalisation, -intensität und -dauer) bei. Sympathische Afferenzen und Efferenzen nehmen auf die Modulation von Schmerzinformationen Einfluss.

Pathophysiologie

Durch akute Schmerzreize kommt es zu einer lang andauernden und selektiven Induktion von Genen, die Transkriptionsfaktoren kodieren. Diese Vorgänge bewirken biochemische Funktionsverschiebungen im Nervensystem, die sich in einer veränderten Synthese von Neurotransmittern und der Bildung modifizierter Rezeptorproteine manifestieren. Es entsteht eine funktionelle und strukturelle neuronale Plastizität. Sie führt dazu, dass Nervenzellen ihre Entladungstätigkeit in Antwort auf einen nozizeptiven Reiz erhöhen, teilweise spontan aktiv werden – besonders in der Umgebung der Läsion – und auch ohne weitere sensorische Reizung dem Gehirn Schmerz signalisieren. Schmerzbedingte Aktivitätssteigerungen des sympathoadrenalen Systems können zu gravierenden kardiovaskulären Veränderungen wie Blutdruck- und Herzfrequenzanstieg führen. Der Anstieg von Katecholaminen, Glucocorticoiden, Wachstumshormonen, Gerinnungsfaktoren und Immunmediatoren hat Alterationen des metabolischen Status, Glucoseverwertungsstörungen, Veränderungen der Hämostase und Gerinnung sowie immunologische Imbalancen zur Folge.

> Durch Schmerz ist eine Schocksituation auslösbar, die Schocksymptomatik kann aber auch durch Schmerzen aufrechterhalten werden (Aynsley Green u. Mitarb. 1995).

Klinik

Der Verletzungsschmerz ist primär ein Akutschmerz. Schmerzcharakter, -intensität, -dauer und -lokalisation werden von Art und Umfang des Traumas determiniert.

Schmerzformen:
- *somatischer Schmerz:*
  - scharf,
  - gut lokalisierbar,
- *viszeraler Schmerz:*
  - brennend, bohrend oder dumpf,
  - nicht präzise lokalisierbar,
- *gleichzeitig somatischer und viszeraler Schmerz.*

> Schmerz ist immer ein kombiniertes somatisches und psychisches Geschehen.

Durch Schmerzen sind Allgemeinzustand und emotionaler Status des Kindes beeinträchtigt.

Verbale Reaktionen und affektives Verhalten stehen bei starken Schmerzen weniger im Vordergrund und sind häufiger Begleiterscheinungen leichter Schmerzen. Die Kinder haben einen untypischen Gesichtsausdruck, sind unruhig, weinen oder schreien, sind oft auch ungewöhnlich ruhig und bewegungsarm. Häufig fällt ein alteriertes Atemmuster auf. Die Haut ist kalt und marmoriert.

> **!** Als Kardinalsymptome gelten Tachykardie und Hypertension, die unter hypovolämischer Situation des Patienten häufig als Normotension maskiert sind (Foussat u. Mitarb. 1995).

Diagnostik

Jede Verletzung ist mit Schmerzen verbunden. Die Diagnose „Schmerz" und seine Intensität (leichter Schmerz, starker Schmerz) wird traumabezogen gestellt. Alle Symptome des traumainduzierten Schmerzes wie Anstieg der Herzfrequenz, des Blutdrucks, der Körpertemperatur, gesteigerte oder verminderte Atemfrequenz sowie die Kommunikation mit dem Kind tragen zur klinischen Diagnose bei. Zusätzliche diagnostische Hinweise geben Leukozytose, Cortisol- und Blutzuckeranstieg. Anamnestische Angaben über den Verletzungsmechanismus und psychomotorische Reaktionen des Kindes nach Verletzung bzw. im weiteren Verlauf sowie eine schonende körperliche Untersuchung unterstützen die Diagnose.

Unter stationären Bedingungen und bei intakter kognitiver Funktion des Kindes erweisen sich altersgerechte Skalen zur Schmerzmessung und Therapiekontrolle als hilfreich (Richter u. Sittl 1993).

Therapie

Ziel der Schmerztherapie ist es, zu jedem Zeitpunkt nach Verletzung – sowohl in der präklinischen Phase als auch in der Klinik – eine optimale Analgesie zu gewähren. Die Therapie des Schmerzes (deutliche Schmerzlinderung) beginnt unmittelbar nach dem Trauma, auch wenn eine orientierende Diagnose zur Schmerzursache nicht gestellt werden kann. Bei traumatisierten Patienten im Schock ist nach Verletzung immer von Schmerzen auszugehen. Zur adäquaten Schmerzbehandlung gehört die Dokumentation des Wachheitszustandes im Verlauf sowie die Kontrolle und Dokumentation des Therapieeffekts in regelmäßigen Intervallen. Zur medikamentösen Therapie steht eine breite Palette von Medikamenten zur Verfügung, die auch in Kombination einsetzbar sind.

Akutschmerztherapie. In der Akutschmerztherapie haben sich zur Behandlung leichter Schmerzen nichtsteroidale antiinflammatorisch wirksame Analgetika (NSAID) bewährt. Starke Schmerzen können mit rezeptorspezifisch wirksamen Opioiden oder Ketamin wirkungsvoll behandelt werden. Die Kombination von Opioiden und NSAID ist besonders effektiv und geeignet, die Nebenwirkungen der Opiate (Atemdepression) zu reduzieren.

> **!** Werden rezeptorspezifisch wirksame Analgetika angewandt, sind Fertigkeiten zur Intubation und Beatmung sowie die zuverlässige Kontrolle der Sauerstoffsättigung erforderlich.

Tabelle 20.17 Medikamente zur Schmerztherapie

Medikament	Wirkungsprofil	Dosierung	Bemerkungen
Metamizol	antipyretisch analgetisch spasmolytisch	15–20 mg/kg KG i.v./p.o. bis 4-mal täglich	• Knochen- und Gewebeschmerz • viszerale Schmerzen • zur Kombinationstherapie mit Opioiden
Paracetamol	antipyretisch analgetisch	15 mg/kg KG rektal /p.o. maximal 100 mg/kg KG/d	• leichte Schmerzen • zur Kombinationstherapie mit Opioiden
Tramadol	schwaches Opioid μ- und κ-Rezeptoragonist	1,0–1,5 mg/kg KG i.v./rektal/p.o./i.m. 0,1 mg/kg KG/h i.v.	• Kombination mit Metamizol oder Paracetamol • effektiv bei viszeralen Schmerzen • kaum atemdepressiv
Piritramid	starkes Opioid μ-Rezeptoragonist wenig intestinale Nebenwirkungen	0,05–0,1 mg/kg KG i.v./i.m. 0,02–0,1 mg/kg KG/h i.v.	• zur Behandlung starker Schmerzzustände • cave: Atemdepression bei Überdosierung • in Kombination mit Midazolam zur Analgosedierung
Ketamin	NMDA-Rezeptorantagonist sympathomimetisch wirksam	0,5 mg/kg KG i.v. 5 mg/kg KG i.m. 0,5–2,0 mg/kg KG/h	• im Schock besonders geeignet • in Kombination mit Midazolam zur Analgosedierung • hohe therapeutische Breite
Midazolam	Benzodiazepin Anxiolyse	0,05–0,1 mg/kg KG i.v. 0,01–0,05 mg/kg KG/h	• zur Analgosedierung

Analgetikagabe. Bei Schmerzmittelgabe empfiehlt sich die i. v. Applikation. Damit lässt sich titrierend die optimale Schmerzlinderung induzieren und der intermittierende Schmerzmittelbedarf individuell einstellen.

Besonders zur Schmerztherapie während des Transports und zu diagnostischen Maßnahmen ist die *intermittierende Behandlung mit Analgetika* geeignet. Unter stationären Bedingungen ist vor allem bei schwer verletzten Kindern und/oder Beatmungspatienten mit der *kontinuierlichen i. v. Analgetikagabe* eine Basisanalgesie weiterzuführen und, falls erforderlich, mit Sedativa (Analgosedierung) zu ergänzen. Situationsbedingt auftretende Schmerzspitzen werden durch intermittierende Analgetikagaben kupiert (Skues u. Mitarb. 1993). Gebräuchliche Medikamente zur Schmerztherapie sind mit Wirkprofil und Dosierungsangaben in Tab. 20.**17** aufgeführt.

Spezielle Traumen

J. Bennek, K. Rothe

Polytrauma

Definition

Unter einem Polytrauma versteht man gleichzeitig oder in kurzen zeitlichen Abständen entstandene Verletzungen mehrerer Körperregionen oder Organsysteme, wobei eine oder mehrere Verletzungen für sich oder in ihrer Kombination lebensbedrohlich sind (Tscherne u. Trentz 1977). Diese Definition grenzt sich von der Mehrfachverletzung ab. Zur Einschätzung der Verletzungsschwere einzelner Körperregionen hat sich der Injury Severity Score (ISS) bewährt. Ein ISS > 25 Punkte zeigt im Kindesalter ein schweres Polytrauma an (Oestern u. Kabus 1997).

Pathophysiologie

Die Addition der entstandenen Verletzungen führt zu Blutverlust und Gewebetraumatisierung. Hämorrhagischer Schock und Ventilationsstörungen mit Hypoxie lösen eine fokale Minderperfusion und Ischämie mit Störung der Zellfunktion aus. Im Mittelpunkt des Ischämie-/Reperfusionssyndroms steht die Interaktion polymorphkerniger Leukozyten (PMNL) mit dem mikrovaskulären Endothel und der Freisetzung hochpotenter vasoaktiver Mediatoren im Rahmen des SIRS (systemic inflammatory response syndrome). In Abhängigkeit von der Dauer der Ischämie werden in der Phase der Reperfusion und Reoxygenierung toxische Sauerstoffradikale gebildet, welche die Adhärenz von Leukozyten am Gefäßendothel und dadurch die Freisetzung weiterer Mediatoren triggern (Rose u. Marzi 1996, Faist u. Wichmann 1997, Gebhard u. Mitarb. 1997). Bei Überforderung der physiologischen Abwehrsysteme (host defense response) kommt es zur Dekompensation mit Versagen der Immunabwehr bis zur Immunparalyse und sequenziellem Multiorganversagen (MOV). Aus der Host Defense Response entwickelt sich die Host Defense Failure Disease (Tab. 20.**18**).

Besonderheiten

Das kindliche Polytrauma ist charakterisiert durch ein spezielles Verletzungsmuster und eine dynamische Pathophysiologie mit besonderen altersabhängigen Regulationsmechanismen (Eichelberger u. Randolph 1985, Ellsäßer u. Berfenstam 1998). Anatomie, Alter, Geschlecht und Unfallursachen beeinflussen Lokalisation und Schwere der Verletzung (Tab. 20.**19**).

Daneben müssen folgende physiologische Besonderheiten Beachtung finden:
- erhöhter Flüssigkeitsumsatz bei absolut kleinerem Blutvolumen,
- erhöhter Gesamtstoffwechsel,
- Neigung zur metabolischen Azidose,
- erhöhte Hirnsensibilität für Hypoxie und/oder Hyperkapnie,
- Neigung zur Hirnödembildung mit Störung des Atemzentrums,
- Regulationsfähigkeit des Kreislaufsystems kompensiert länger den tatsächlichen Volumenverlust,
- altersabhängige Blutvolumina,
- schneller Temperaturverlust bei großer KOF.

Initiale Einschätzung

Die initiale Einschätzung (primary survey) orientiert sich an folgender Beurteilung:
- *Überprüfung der Atem- und Herz-Kreislauf-Funktion:*
  - Atemfrequenz, Ventilation,
  - Herzaktion, Puls/EKG, Blutdruck, (Pulsoxymetrie),
  - Thoraxkompression,
  - Hautemphysem,
  - Auskultation,
  - Perkussion.
- *Orientierende neurologische Untersuchung:*
  - Bewusstseinslage (GCS),
  - Pupillenreaktion,
  - Krämpfe/Lähmungen,
  - äußere Schädeluntersuchung.
- *Abdominalbefund:*
  - Prellmarken/Beckenkompression,
  - Bauchdecken (unter/über Thoraxniveau, weich/gespannt, Klopfschall),
  - reflektorischer Hodenhochstand,
  - Skrotal- bzw. Labienanschwellung,
  - bläulicher Nabelring.
- *Beurteilung der Wirbelsäule:*
  - Prellmarken,
  - Fehlstellung,
  - Klopfschmerz.
- *Untersuchung der Extremitäten:*
  - Frakturnachweis,

Tabelle 20.18 Aktivierungskaskade des SIRS

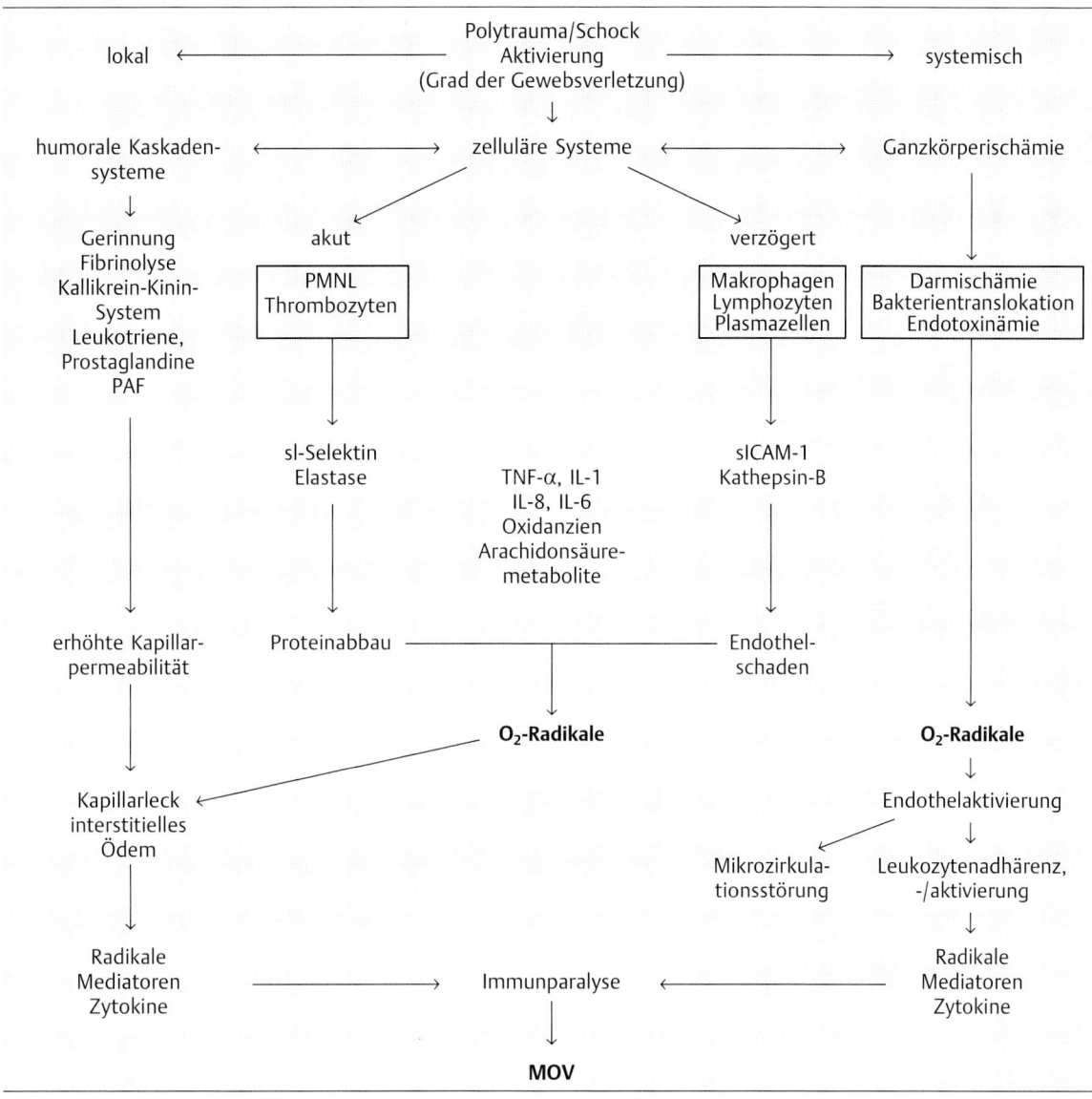

```
                        Polytrauma/Schock
    lokal ←─────────────   Aktivierung   ─────────────→ systemisch
                      (Grad der Gewebsverletzung)
                                ↓
humorale Kaskaden- ←─────→ zelluläre Systeme ←─────→ Ganzkörperischämie
    systeme
       ↓                 akut        verzögert
   Gerinnung           ↙                  ↘
   Fibrinolyse      PMNL              Makrophagen         Darmischämie
   Kallikrein-Kinin- Thrombozyten     Lymphozyten         Bakterientranslokation
   System                             Plasmazellen        Endotoxinämie
   Leukotriene,
   Prostaglandine
   PAF
                        ↓                     ↓
                    sl-Selektin           sICAM-1
                    Elastase              Kathepsin-B
                              TNF-α, IL-1
                              IL-8, IL-6
                              Oxidanzien
                              Arachidonsäure-
                              metabolite
                                 ↓
   erhöhte Kapillar-    Proteinabbau ──────── Endothel-
   permeabilität                              schaden
       ↓
                        O₂-Radikale                      O₂-Radikale
                                                             ↓
                                                         Endothelaktivierung
       ↓                    ↓                                ↓
   Kapillarleck ←──────────────                          Leukozytenadhärenz,
   interstitielles                    Mikrozirkula-      -/aktivierung
   Ödem                               tionsstörung
       ↓                                                     ↓
   Radikale                                              Radikale
   Mediatoren  ──────────→  Immunparalyse  ←──────────   Mediatoren
   Zytokine                      ↓                       Zytokine
                                MOV
```

MOV: Multiorganversagen; PMNL: polymorphkernige Leukozyten; SIRS: Systemic-Inflammatory-Response-Syndrome

– Weichteil- und Amputationsverletzung,
– neurovaskuläres Defizit.

Simultan dazu laufen die erforderlichen Maßnahmen zur Sicherung einer ausreichenden Oxygenierung und Perfusion.

Verletzungsmuster

Das Verletzungsmuster zeigt im Gegensatz zum Erwachsenen einen höheren Anteil von Schädel-Hirn-Traumen, die das Outcome bestimmen (Magin u. Mitarb. 1999). Als Verletzungskombination dominieren Schädel-Hirn-Traumen mit gleichzeitiger Extremitätenverletzung, gefolgt von Schädel-Hirn-Traumen mit Thoraxverletzungen sowie Schädel-Hirn-Traumen mit Thorax- und abdominalen Verletzungen. Wie bei Erwachsenen wird auch im Kindesalter ein Trend zur stumpfen Verletzung mit Steigerung der Einzelverletzungen sowie ein höherer Anteil ausgedehnter Weichteilverletzungen erkennbar. Seltener sind schwere instabile Beckenfrakturen (Gottschalk u. Haak 1994, Wick u. Mitarb. 1997). Eine Übersicht über mögliche Verletzungsmuster zeigt Tab. 20.**20**.

Lebensrettende Sofortmaßnahmen – Triade

Schwerpunkt der präklinischen Versorgung und in der Notfallaufnahme ist die Sicherstellung einer ausreichenden Ventilation, Oxygenierung und Gewebeperfusion.

Tabelle 20.19 Beeinflussung des Verletzungsmusters

Anatomie

- Muskelmasse:
  - 25% Neugeborenenalter
  - 40% (w) Erwachsenenalter
  - 50% (m) Erwachsenenalter
- altersabhängige Körperproportionen:
  - Körpermittelpunkt: Nabel (Neugeborenenalter), Symphyse (Erwachsenenalter)
  - Verhältnis Gehirn- zu Gesichtsschädel: 8,0 : 1 im Säuglings-/Kleinkindalter, 0,5 : 1 im Erwachsenenalter
- Knochendichte:
  - vorwiegend metaepiphysäre Frakturen

Alter

- altersabhängige Verletzungsfolgen
- altersunabhängige Mortalität bei gleichem Verletzungsmuster, aber besseres funktionelles Outcome bei jüngeren Kindern

Geschlecht

- Mortalitätsrisiko männlich > weiblich

Unfallursachen

- 1.–4. Lebensjahr:
  - Sturz aus unterschiedlicher Höhe
  - Spielunfall
  - Verkehrsunfall
- 5.–9. Lebensjahr:
  - Verkehrsunfall
- 10.–14. Lebensjahr:
  - Verkehrsunfall
  - Sportunfall

Tabelle 20.20 Verletzungsmuster beim polytraumatisierten Kind

Schädel

- Hirnkontusion und -ödem
- intrakranielle Blutung
- Schädeldach- und Schädelbasisfraktur
- Gesichtsschädelfraktur

Thorax

- Pneumothorax
- Spannungspneumothorax
- Hämatothorax
- Rippenserienfraktur
- Lungenkontusion
- Trachea- und Bronchialverletzung
- Zwerchfellruptur

Abdomen

- intraperitoneale Blutung:
  - Milz- und Leberruptur
  - Gefäßverletzung
- Hämatoperitoneum
- Hohlorganperforation
- Pneumoperitoneum
- retroperitoneale Verletzungen:
  - Nierenruptur
  - Pankreasläsion
  - Duodenalperforation

Bewegungsapparat

- Extremitätenfrakturen
- Wirbelsäulenverletzungen
- Beckenfrakturen
- Weichteil- und Amputationsverletzungen

Lebensrettende Sofortmaßnahmen – Triade:

- *Ausreichende Ventilation und Oxygenierung:*
  - optimale Sauerstoffzufuhr (FiO_2 1,0),
  - Intubation unter Thiopental 7 mg/kg KG (cave: demaskierender Effekt der Volumensubstitution),
  - Beatmung, Pleuradrainage.
- *Adäquate Volumensubstitution:*
  - venöser Zugang (Flexülen, peripherer Venenkatheter, 1-lumiger zentraler Venenkatheter),
  - Ringerlösung,
  - Hydroxyethylstärke 5 und 10% (HAES) ohne Dosierungsbegrenzung bis MAD > 60 mm Hg,
  - Dextran, Gelatine 10–15 ml/kg KG,
  - Ringerlactat, E 77/Glucose 5% 20 ml/kg KG,
  - Small-Volume-Resuscitation mit hyperosmolaren 6,0–7,5%igen Natriumchloridlösungen 5 ml/kg KG.
- *Analgesie und Hirnprotektion:*
  - Tramadol: 1,0 mg/kg KG i. v.,
  - Piritramid: 0,1 mg/kg KG i. v.,
  - Thiopental: 5,0 mg/kg KG i. v.,
  - (Ketanest): 0,5 mg/kg KG i. v.,
  - Dexamethason/Methylprednisolon: 1,0 mg/kg KG i. v.

Der Effekt von Dexamethason/Methylprednisolon zur Hirnprotektion ist nicht bewiesen und bleibt unsicher. Bei spinaler Verletzung wird Dexamethason/Methylprednisolon nach wie vor empfohlen.

Notfalldiagnostik

In der Notfallaufnahme müssen die Ursachen der vitalen Bedrohung abgeklärt werden. Der zeitliche Spielraum ist vom Zustand des Kindes und den diagnostischen Möglichkeiten abhängig. Voraussetzung für eine adäquate Versorgung sind eine adaptierte Infrastruktur und Organisation, klar abgestimmte Kompetenzen, zusammengestellte Teams, vorbereitete Geräte einschließlich Monitorequipment und eingeübte Algorithmen (Nast-Kolb u. Mitarb. 1994, Ertel u. Trentz 1997, Tscherne u. Regel 1997). Sie dienen als Leitfaden für das diagnostisch-therapeutische Management unter besonderer Berücksichtigung verschiedener Maßnahmen bei der Erstversorgung. Der Check-up beinhaltet die Basisdiagnostik mit Monitoring (basis imaging), den Algorithmus von Atem- und Kreislauffunktion sowie traumatisierter Organsysteme (Tab. **20.21–20.27**).

Tabelle 20.21 Aufnahmediagnose Verdacht Polytrauma, C_1: Atemfunktion

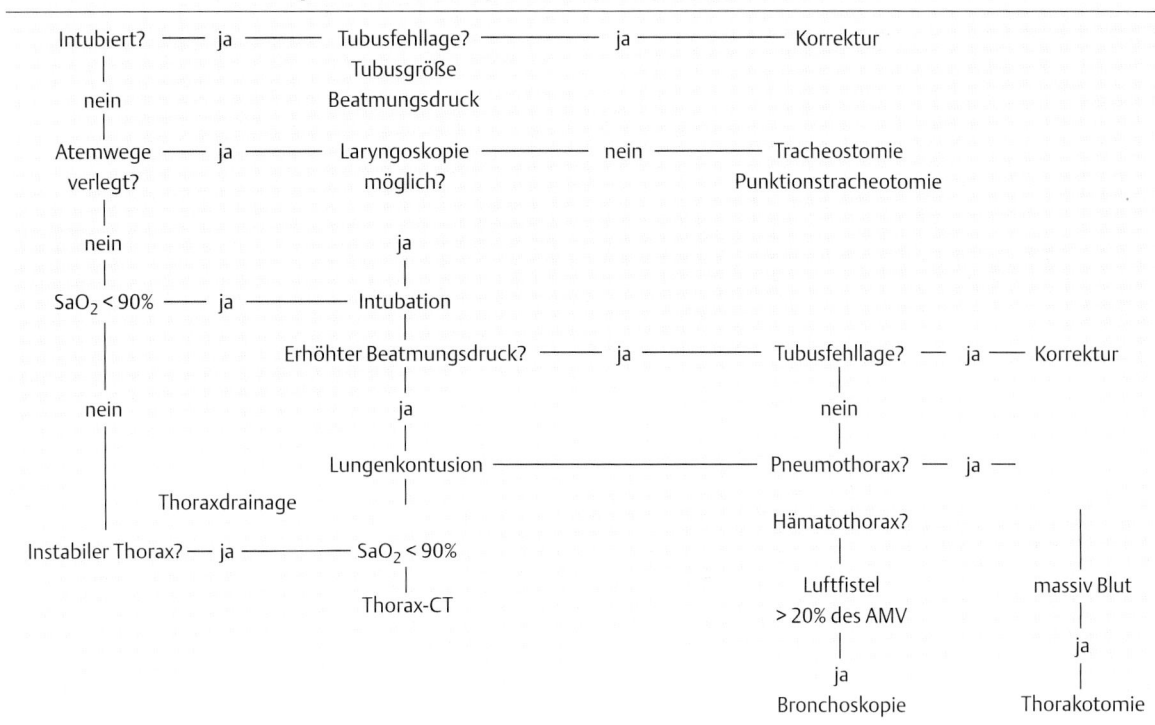

```
Intubiert? ───── ja ───── Tubusfehllage? ───── ja ───── Korrektur
    │                     Tubusgröße
   nein                   Beatmungsdruck
    │
Atemwege ───── ja ───── Laryngoskopie ───── nein ───── Tracheostomie
verlegt?                 möglich?                      Punktionstracheotomie
    │                        │
   nein                      ja
    │                        │
$SaO_2 < 90\%$ ── ja ──── Intubation
    │                        │
    │                   Erhöhter Beatmungsdruck? ── ja ── Tubusfehllage? ── ja ── Korrektur
    │                        │                                │
   nein                      ja                              nein
    │                        │                                │
    │                   Lungenkontusion ──────────────── Pneumothorax? ── ja ──
    │                        │                                │
                    Thoraxdrainage                       Hämatothorax?
    │                        │                                │
Instabiler Thorax? ── ja ── $SaO_2 < 90\%$                Luftfistel          massiv Blut
                             │                           > 20% des AMV            │
                         Thorax-CT                            │                  ja
                                                              ja                  │
                                                         Bronchoskopie       Thorakotomie
```

AMV: Atemminutenvolumen

Tabelle 20.22 C_2: Kreislauffunktion

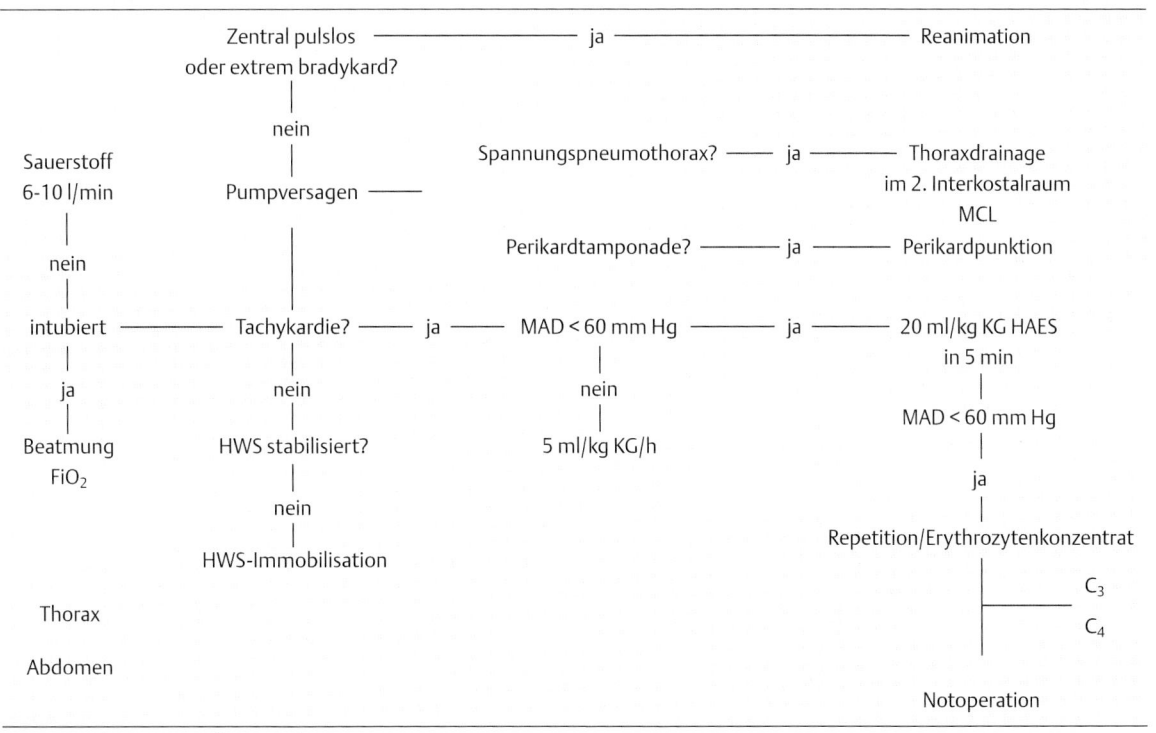

```
                    Zentral pulslos ───────── ja ───────── Reanimation
                    oder extrem bradykard?
                             │
                            nein
Sauerstoff                   │                Spannungspneumothorax? ── ja ── Thoraxdrainage
6-10 l/min               Pumpversagen                                          im 2. Interkostalraum
    │                        │                                                 MCL
   nein                      │                Perikardtamponade? ── ja ── Perikardpunktion
    │                        │
 intubiert ──── Tachykardie? ── ja ── MAD < 60 mm Hg ── ja ── 20 ml/kg KG HAES
    │               │                      │                    in 5 min
   ja              nein                   nein                      │
    │               │                      │                   MAD < 60 mm Hg
 Beatmung      HWS stabilisiert?     5 ml/kg KG/h                   │
  $FiO_2$          │                                                ja
                  nein                                               │
                   │                                      Repetition/Erythrozytenkonzentrat
              HWS-Immobilisation                                     │
                                                                    ├─── $C_3$
 Thorax                                                              │
                                                                    └─── $C_4$
 Abdomen
                                                               Notoperation
```

MAD: mittlerer arterieller Druck
MCL: Medioklavikularlinie

Tabelle 20.23 C₃: Thorax

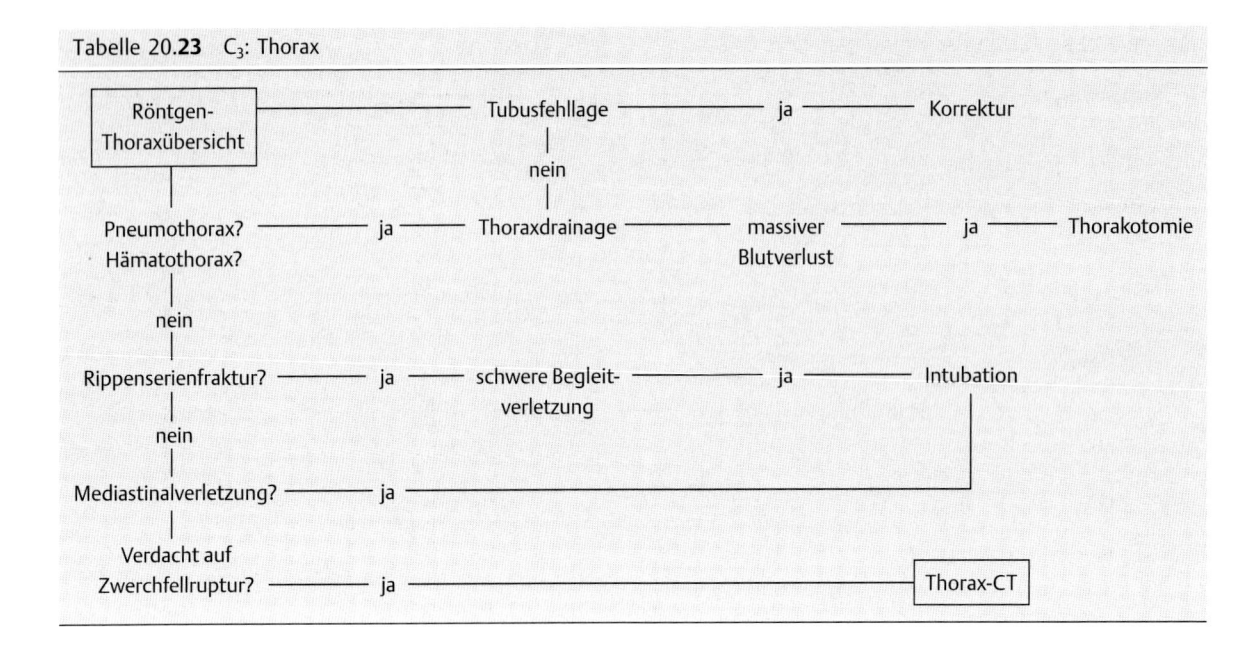

```
Röntgen-Thoraxübersicht ──── Tubusfehllage ──── ja ──── Korrektur
                                  │
                                 nein
                                  │
Pneumothorax? ──── ja ──── Thoraxdrainage ──── massiver Blutverlust ──── ja ──── Thorakotomie
Hämatothorax?
    │
   nein
    │
Rippenserienfraktur? ──── ja ──── schwere Begleitverletzung ──── ja ──── Intubation
    │
   nein
    │
Mediastinalverletzung? ──── ja ────────────────────────────────────────────┐
    │                                                                      │
Verdacht auf                                                               │
Zwerchfellruptur? ──── ja ──────────────────────────────────── Thorax-CT ──┘
```

Tabelle 20.24 C₄: Abdomen

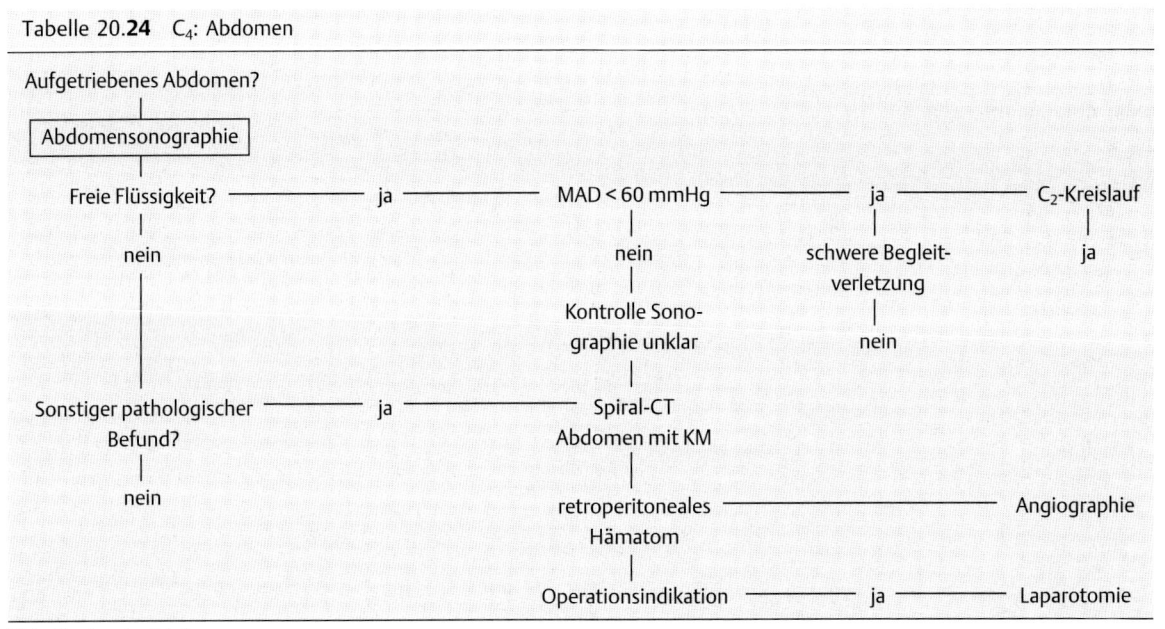

```
Aufgetriebenes Abdomen?
    │
Abdomensonographie
    │
Freie Flüssigkeit? ──── ja ──── MAD < 60 mmHg ──── ja ──── C₂-Kreislauf
    │                                │                         │
   nein                              nein                 schwere Begleit-  ──── ja
                                      │                     verletzung
                                Kontrolle Sono-                   │
                                graphie unklar                   nein
                                      │
Sonstiger pathologischer ──── ja ──── Spiral-CT
Befund?                              Abdomen mit KM
    │
   nein                        retroperitoneales ──────────────── Angiographie
                                  Hämatom
                                      │
                              Operationsindikation ──── ja ──── Laparotomie
```

KM: Kontrastmittel
MAD: mittlerer arterieller Druck

Spezielle Traumen

Tabelle 20.25 C_5: Schädel

- GCS < 8 — ja — Intubation — CT in 30–60 min — Operationspflichtiges Hämatom? — ja — Trepanation
  - nein
- Röntgen Schädel in 2 Ebenen
- Fraktur? — ja — CT-Kontrolle — Hirndruckzeichen — ja — Hirndrucktherapie
  - nein
- Neurologische Störung? — ja — (CT-Kontrolle) — schwere Begleitverletzung — ja — Hirndruckmessung
  - nein
- Kiefer-Gesichts-Verletzung
- Konsil

Bei Operationspflichtiges Hämatom? nein → CT-Kontrolle

GCS: Glasgow-Coma-Scale

Tabelle 20.26 C_6: Bewegungsapparat

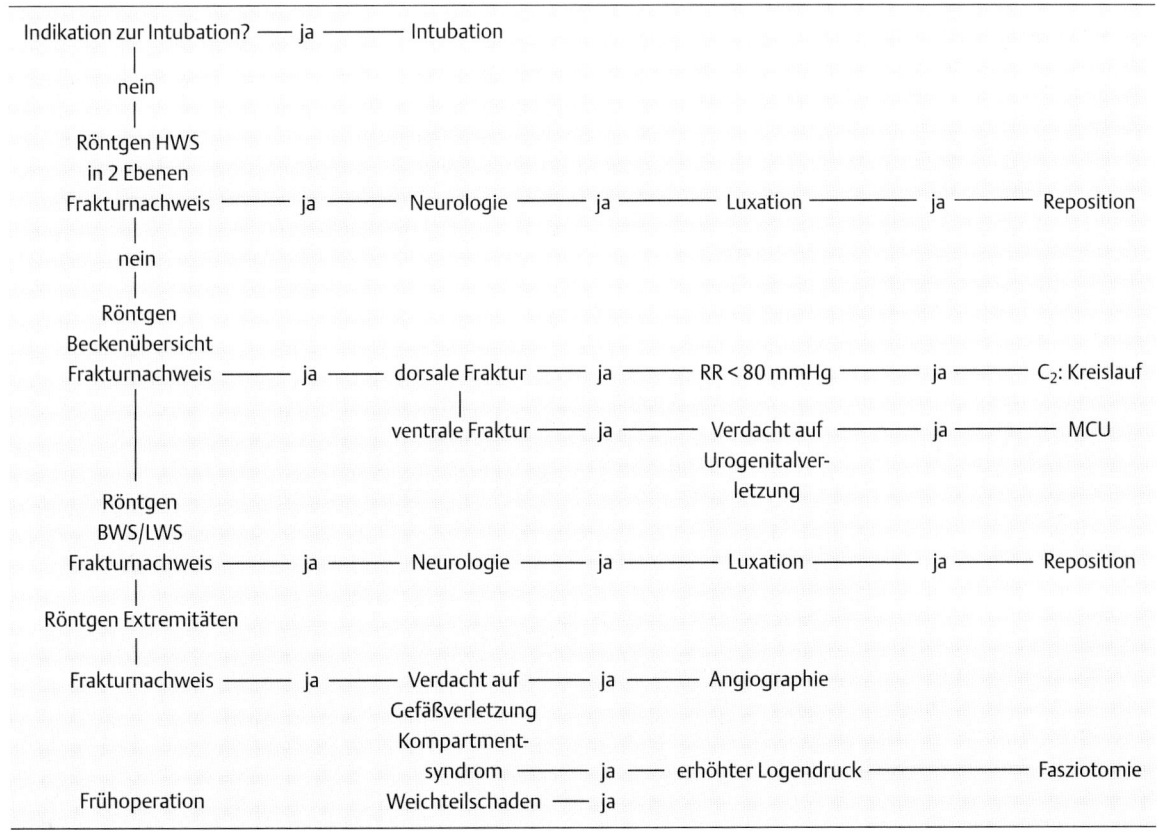

- Indikation zur Intubation? — ja — Intubation
  - nein
- Röntgen HWS in 2 Ebenen
- Frakturnachweis — ja — Neurologie — ja — Luxation — ja — Reposition
  - nein
- Röntgen Beckenübersicht
- Frakturnachweis — ja — dorsale Fraktur — ja — RR < 80 mmHg — ja — C_2: Kreislauf
  - ventrale Fraktur — ja — Verdacht auf Urogenitalverletzung — ja — MCU
- Röntgen BWS/LWS
- Frakturnachweis — ja — Neurologie — ja — Luxation — ja — Reposition
- Röntgen Extremitäten
- Frakturnachweis — ja — Verdacht auf Gefäßverletzung — ja — Angiographie
  - Kompartmentsyndrom — ja — erhöhter Logendruck — Fasziotomie
- Frühoperation — Weichteilschaden — ja

MCU: Miktionszystourethrographie

Tabelle 20.27 Check-up
Basisdiagnostik innerhalb 15 min
Körperliche Untersuchung
Aufnahmelabor: • Hämoglobin-, Hämatokritwert, Thrombozyten, Leukozyten   • Blutzucker, Elektrolyte   • Astrup   • Blutgruppe, Kreuzblut
Röntgen-Thoraxübersicht
Abdomen-Sonographie
Röntgen-HWS
Röntgen-Beckenübersicht
Monitoring
Herzfrequenz, Blutdruck, Pulsoxymetrie, kontinuierlich
Blutgasanalyse alle 15 min
Beatmungsparameter
Hämoglobin-, Hämatokritwert alle 15 min
Diurese alle 30 min
Sonographie Abdomen alle 30 min
Parallel C_1–C_2, C_3–C_6 nach Befund

Konventionelle Röntgen-Diagnostik. Die konventionelle Röntgen-Diagnostik informiert über Frakturen am Schädel und an der Wirbelsäule, insbesondere im seitlichen Strahlengang. Verletzungen des knöchernen Thorax, Belüftungsstörungen, Spannungspneumo- und Hämatothorax, Pneumomediastinum und Mediastinalverschattung sowie Veränderungen der Herzgröße und -konfiguration lassen sich durch eine Thoraxübersichtsaufnahme erfassen. Pneumoperitoneum und Beckenfrakturen werden durch eine Abdomenübersichtsaufnahme abgeklärt. Bei klinischem Frakturverdacht sind Skelettaufnahmen angezeigt.

Sonographie. Einen besonderen Stellenwert nimmt die Sonographie in der Notfalldiagnostik ein. In der Akutphase erlauben Sonographie und Doppler-Sonographie mit hoher Sicherheit den Nachweis oder Ausschluss einer Verletzung parenchymatöser Organe sowie die Beurteilung der Perfusion. Der Verdacht auf Zwerchfellruptur erfordert ebenfalls die sonographische Notfalldiagnostik.

CT. Die Indikation zum CT ist abhängig vom primär erhobenen Befund. Sie ist zwingend bei Verdacht auf intrakranielle Verletzungen und Wirbelfrakturen mit neurologischer Symptomatik. Beim polytraumatisierten Kind hat sich das Spiral-CT zur raschen Orientierung über Verletzungen von Gehirn, Thorax und Abdomen bewährt. Dabei muss die hohe Sensitivität für Verletzungen des Gastrointestinaltrakts, Retroperitoneums und des Pankreas besonders hervorgehoben werden.

Notoperationen

! Der Check-up im Rahmen der Notfalldiagnostik klärt die operative Dringlichkeit. Man muss in lebensrettende Sofortoperationen bei Massenblutungen und Notoperationen differenzieren.

Provisorische Maßnahmen haben bei lebensrettender Sofortoperation Vorrang vor der definitiven Versorgung, d. h.:
- Abklemmen des Gefäßstiels einer zerrissenen Leber im Foramen Winslowi,
- Abklemmen des Milz- oder Nierengefäßstiels,
- Kompression der Bauchaorta,
- lokale Tamponade.

Eine Notthorakotomie ist beim polytraumatisierten Kind sehr selten. Die Notoperation steht in der Verletzungsfolge bei intrakranieller Blutung an erster Stelle. Paralleloperationen haben sich beim Kind bisher nicht bewährt.

Transportform

Der Transport des polytraumatisierten Kindes ist eine Phase mit hohem Risiko. Bergung und lebensrettende Sofortmaßnahmen bestimmen in Abhängigkeit vom Verletzungsmuster den Zeitpunkt des Transports. Lässt sich das Stay-and-Stabilize-Prinzip am Unfallort realisieren, entscheidet das Verletzungsmuster über Transportform und Behandlung in einem Krankenhaus der Regel- oder Maximalversorgung. Durch flächendeckende Rettungssysteme mit den Möglichkeiten lebensrettender Sofortmaßnahmen auch beim Kind ist der Transport in ein Krankenhaus der Maximalversorgung erfolgversprechender als die Erstbehandlung in einem Krankenhaus der Regelversorgung. Verletzungsmuster, die sich am Unfallort nicht stabilisieren lassen, müssen nach dem Scoop-and-Run-Prinzip in das nächstgelegene Krankenhaus transportiert werden.

! Der Erfolg in der präklinischen Phase hängt weitestgehend von einer kinderspezifischen Notfallausbildung des Rettungspersonals, dem entsprechenden Equipment und einer adaptierten Transportform ab.

Spezielle Kindernotarzteinsatzfahrzeuge erhöhen sicher die Qualität in der präklinischen Phase. Der intraklinische Transport orientiert sich am Versorgungsalgorithmus mit Vernetzung von Beurteilung, Diagnostik und Therapie. Strukturelle Voraussetzungen (Raumbedarf, apparative Ausstattung, Personalbereitstellung) und ein Höchstmaß an Organisation spielen dabei eine entscheidende Rolle.

Versorgung auf der Intensivstation

Die Versorgung polytraumatisierter Kinder umfasst die lückenlose Überwachung der Vitalfunktionen durch ein Basis- und erweitertes morbiditätsspezifisches Monitoring in Abhängigkeit vom Verletzungsmuster (Tab. 20.28).

Das Ausmaß der Gewebetraumatisierung und der organspezifischen Funktionsausfälle entscheidet über die zu bestimmenden Laborparameter (Tab. 20.29).

Die Intensivbehandlung muss dem erhöhten Sauerstoff- und Energiebedarf der posttraumatischen Phase Rechnung tragen. Das bedeutet in der Regel:
- Respiratorunterstützung,
- Volumenersatz,
- Kreislaufunterstützung durch inotrope und vasoaktive Substanzen,
- großzügige Schmerz- und Stressausschaltung,
- bedarfsgerechte Alimentation.

Ernährung. Zum Therapiekonzept gehört grundsätzlich eine bilanzierte parenterale Ernährung. Die Vorteile einer frühzeitigen enteralen Ernährung – evtl. über eine Duodenalsonde, PEG oder Katheterjejunostomie – sollten genutzt werden.

! Perioperativ muss die Zeitdauer der parenteralen Ernährung an die operativen Techniken angepasst werden.

Perioperative Antibiotikaprophylaxe und ggf. Antibiotikatherapie. Sie sind in Abhängigkeit vom Verletzungsmuster, operativen Maßnahmen und eingetretenen Komplikationen indiziert.

Weitere Maßnahmen. Bei Organdysfunktion und -versagen kommt ein temporärer apparativer Support zum Einsatz. Für das akute Nierenversagen hat sich im Kindesalter beim Polytrauma mit hämodynamischer Instabilität die Peritonealdialyse bewährt.

Lagerung und Physiotherapie sind entscheidende Faktoren zur Prävention einer sekundären Hypoxie. Voraussetzungen für eine zweckmäßige Lagerungstechnik müssen in die Planung von Not- und Frühoperationen einbezogen werden. Lagerungshilfen bieten Rotationsbetten bzw. kontinuierlich/diskontinuierliche Vibrationseinheiten.

Therapiestrategien zur Prävention von Organdysfunktionen sind in der Tab. 20.30 aufgezeigt.

Weiterführende Diagnostik

Nach Stabilisierung des Zustands werden unsichere Befunde der Notfalldiagnostik durch eine weiterführende Diagnostik bestätigt oder ausgeschlossen. Bei eintretender Zustandsverschlechterung ist eine diagnostische Reevaluation notwendig. Jedes Verletzungsmuster erfordert in der Regel zur Kontrolle des Verlaufs auf der

Tabelle 20.28 Umfang des Basis- und erweiterten morbiditätsspezifischen Monitoring

Basismonitoring
Herzfrequenz, EKG, Atemfrequenz
Blutdruck, ZVD, (arterieller Druck)
Rektale Körpertemperatur
Pulsoxymetrie
Blutgase
Endexspiratorisches CO_2
Erweitertes morbiditätsspezifisches Monitoring
Intrakranieller Druck (GCS < 8)   • intraventrikulär   • epi-/subdural
Transkranielle Doppler-Sonographie
Bulbussonographie
EEG
Echokardiographie   • systolische Herzzeitintervalle   • Ejektionsfraktion   • Kontraktilität
Pulmonalarteriendruck (Swan-Ganz-Katheter)
Intraabdominaler/intragastraler Druck
Gewebeoxygenierung
Kompartmentdruck

GCS: Glasgow-Coma-Scale
ZVD: zentraler Venendruck

Tabelle 20.29 Laborparameter beim polytraumatisierten Kind

Blutbild (Hämoglobin-, Hämatokritwert, Leukozyten, Thrombozyten)
Gerinnungsstatus (Quick-Wert, PTT, TZ, AT III)
Kalium, Natrium, Calcium
Blutzucker, Lactat
Gesamteiweiß
Kreatinin, Harnstoff
Transaminasen, Bilirubin
CRP, PCT
Amylase, Lipase
KOD, Serumosmolalität
IL-6, IL-8, TNF-α, HLA-DR$^+$, PMN-Elastase
Blutkultur

AT III: Antithrombin III
CRP: C-reaktives Protein
PCT: Procalcitonin
PTT: partielle Thromboplastinzeit
PMN: Polymorphkernige
TZ: Thrombinzeit

Tabelle 20.30 Behandlungsstrategien zur Prävention sekundärer Organdysfunktionen beim polytraumatisierten Kind

Sepsis/MOV	ARDS	Organversagen
Vermeidung von Gewebshypoxie	drucklimitierte Beatmung	Dopamin/Dobutamin Normovolämie
Frühosteosynthese	permissive Hyperkapnie	Elektrolytausgleich
Frühe enterale Ernährung	Inhalation von NO	Plasmabicarbonat > 28 mval/l
Prävention nosokomialer Infektionen	Optimierung des Gewebe-DO_2	Vermeidung posttraumatischer Hypoperfusion (Tonometrie des Magens: pH_i>7,35)
Mediatorblockade		

MOV: Multiorganversagen

Intensivstation und im Rahmen von operativen Maßnahmen eine zusätzliche Abklärung.

Weiterführende diagnostische Verfahren:
- sonographische Verlaufsbeobachtungen posttraumatischer Veränderungen einschließlich Doppler-Sonographie zur Beurteilung der Perfusion,
- erweiterte röntgenologische Untersuchungen des Skelettsystems (Spezialaufnahmen),
- Spiral-CT (nativ, kontrastmittelverstärkt, darmkontrastiert),
- MRT (Weichteildarstellung, intraartikuläre und epi-/metaphysäre Region),
- Ausscheidungsurographie,
- Angiographie (digitale Subtraktionsangiographie, MR-Angiographie),
- endoskopische Diagnostik (Tracheobronchoskopie, Ösophagoskopie, Urethrozystoskopie),
- morbiditätsspezifische Laborparameter,
- Echokardiographie.

Spezielle Problematik der Sonographie beim polytraumatisierten Kind:
- Lagerung (meist nur in Rückenlage möglich),
- lokale Zugänglichkeit (Prellmarken, Hämatome, Schürfwunden, Verbände),
- somnolentes bis bewusstloses Kind ohne Kooperation,
- Luftüberblähungen (Sinus phrenicocostalis, Kolonflexur),
- kombinierte- oder extraabdominale Verletzungen,
- schwierige Darstellbarkeit des Gesamtausmaßes der Läsion bei komplexer Verletzung,
- zeitabhängige Demaskierung der Parenchymläsion.

Frühoperation

Als Frühoperation bezeichnet man chirurgische Eingriffe, die nach Beseitigung einer lebensgefährlichen Verletzung durch Sofort- oder Notoperation und Sicherung der Vitalfunktion durchgeführt werden (Hauser u. Mitarb. 1997, Tscherne u. Regel 1997). Eine Abgrenzung ist mitunter schwierig, die Übergänge fließend.

Zur Frühoperation gehören:
- offenes Schädel-Hirn-Trauma,
- intestinale Perforation,
- offene Fraktur,
- geschlossene Fraktur mit Weichteilschaden,
- Beckenfraktur,
- Kompartmentsyndrom,
- Amputationsverletzung,
- progressive Rückenmarkkompression mit oder ohne Wirbelsäulenverletzung,
- Augen- und Gesichtsverletzung (selten),
- Ruptur großer Gefäße,
- Perforation von Hohlorganen (Gallenblase, Harnblase).

Verzögerte Operation

Als verzögerte Operation bezeichnet man chirurgische Eingriffe, die nach dem Prinzip der Dringlichkeit mit aufgeschobener Operation erfolgen. Der Zeitpunkt ist abhängig vom posttraumatischen Verlauf sowie von Umfang und Dauer der Operation. Auch verzögert diagnostizierte Verletzungen und posttraumatische Komplikationen werden hier eingeordnet.

Verzögerte Operationen umfassen:
- Peritonitis, Etappenlavage,
- Ileus,
- geplante Operation bei Organruptur,
- retroperitoneale Duodenalperforation,
- definitiver Wundverschluss bei offener Fraktur,
- operativ-plastische Rekonstruktion bei ausgedehnten Weichteildefekten,
- frontobasale Frakturen,
- Mittelgesichts- und Kieferfrakturen (selten),
- Zwerchfellruptur,
- Lungenparenchym- und Bronchusruptur.

Verletzungen im Augenbereich

P. Wiedemann, P. Meier

■ Verletzungen im Lidbereich

Definition

Verletzungen im Bereich der Augenlider umfassen stumpfe Traumen mit Weichteilverletzungen und offene Riss- und Schnittwunden.

Ätiopathogenese

Der Aufprall stumpfer Gewalt im Lidbereich verursacht Quetschungen, Blutungen und Risswunden. Durch das Auftreffen spitzer scharfer Gegenstände (Glas, Metall) im Rahmen mannigfaltiger Unfallmechanismen entstehen offene Schnittwunden. Bei einer vollständigen Liddurchtrennung sind drei Schichten – Haut, Muskel-Faszien-Schicht, Bindehaut – betroffen.

Klinik

Lidhämatome verursachen nur geringe oder keine subjektiven Beschwerden. Offene Lidwunden gehen mit entsprechendem Wundschmerz einher, oftmals verbunden mit einem reflektorischen Lidschluss (Blepharospasmus) und aufgehobener Fähigkeit, das Oberlid anzuheben (Ptosis), Verletzungen der Tränenwege führen zur Epiphora (Tränenträufeln).

Diagnostik

! Bestehen Lidhämatome, ist der differenzialdiagnostische Ausschluss einer Schädelbasis- oder Mittelgesichtsfraktur, einer Blow-out-Fraktur des Orbitabodens sowie der Ausschluss einer begleitenden Bulbusverletzung erforderlich.

Bei Verletzungen der Lider muss weiterhin geprüft werden, ob der Bulbus selbst oder benachbarte Strukturen beteiligt sind (Lidbändchen, Septum orbitale, Levatoraponeurose). Es erfolgt eine eingehende ophthalmologische Untersuchung. Zur Prüfung der ableitenden Tränenwege wird das Punctum lacrimale am Ober- und Unterlid dargestellt und sondiert oder gespült.

Therapie

Lidhämatome. Sie erfordern selten die Durchführung einer chirurgischen Drainage, ggf. kann die Versorgung von Lidwunden um bis zu 48 Stunden aufgeschoben werden. Die Ergebnisse der Lidchirurgie werden dadurch nicht beeinflusst (Collin 1991).

Wundversorgung, Lidchirurgie. Die Versorgung der Wunden erfolgt möglichst unter dem Operationsmikroskop. Es wird resorbierbares Nahtmaterial (z. B. Vicryl 6/0–8/0) verwendet. Zuerst werden Schmutz und Fremdkörper entfernt, da sonst „tattooartige" Narben zurückbleiben können. Das Exzidieren oder Verwerfen von Gewebe ist aufgrund der reichlichen Blutversorgung im Allgemeinen nicht erforderlich. Auch das Anfrischen von Wundrändern ist häufig nicht notwendig, ggf. erfolgt ein sparsames Débridement der Wundränder.

Eine optimale Wundversorgung von Risswunden der Lidkante umfasst die Legung einer Naht im Bereich der hinteren Lidkante, einer intermarginalen Naht und einer 3. Naht in Höhe der Wimpernreihe, ggf. als Traktionsnaht.

Ist der Tarsus durchtrennt worden, erfolgen Tarsusnähte. Zum Schutz der Kornea sollte die Bindehaut möglichst erhalten werden.

Bei Verletzung des M. levator bzw. wenn dessen Aponeurose mitverletzt ist, muss die Refixation am Tarsus erfolgen.

! Über die chirurgische Versorgungspflicht des oberen Tränenröhrchens bestehen Kontroversen, zunehmend wird auch die Rekonstruktion des oberen Canaliculus im Verletzungsfall empfohlen. Die Versorgung des unteren Tränenröhrchens ist obligat.

Unter dem Mikroskop erfolgt die Darstellung der verletzten Enden des Canaliculus, danach die Schienung des Tränenröhrchens mittels einer Verweilsonde. Bei Kindern sollten ausschließlich Siliconschläuche verwandt werden. Das Siliconröhrchen wird durch den oberen und unteren Canaliculus geführt und als „Ring" vernäht (bikanalikuläre Ringintubation). Anschließend erfolgt die Readaptation der verletzten Canaliculusenden als End-zu-End-Anastomose. Ist der Canaliculus communis verletzt, erfolgt die Schienung der Tränenwege in Zusammenarbeit mit der HNO.

Ist das Lidbändchen im medialen Lidwinkel eingerissen, erfolgt die Adaptation der Rissenden bzw. die Refixation am Periost.

Besteht ein Gewebeverlust im Bereich der Lider, kann ein Defekt von ¼ (Collin 1997) bis ⅓ (Roper-Hall u. Mitarb. 1986) des horizontalen Liddurchmessers mit einer primären Adaptationsnaht versorgt werden. Größere Defekte erfordern das Anlegen einer entlastenden Kanthotomie bzw. weiterführende rekonstruktive Eingriffe im Intervall. Besteht ein umfassender Gewebedefekt der Lider, sodass die Hornhaut beim Lidschluss nicht mehr ausreichend bedeckt ist, müssen Sofortmaßnahmen zum Schutz der Hornhaut vor Austrocknung erfolgen. Es empfiehlt sich die Anlegung eines Uhrglasverbands und die Abdeckung der Hornhaut mit Augensalbe. Beim vollständigen Verlust des Lides muss die verbliebene Bindehaut vom Bulbus abpräpariert, über der Hornhaut vernäht und mit einem Spalthauttransplantat bedeckt werden. Nach Monaten erfolgen dann weitere rekonstruktive Operationen.

Präoperative Maßnahmen. Falls erforderlich, muss eine Tetanusimpfung durchgeführt werden. Bei Tierbissverletzungen muss die Indikation zur Tollwutimpfung geklärt werden.

Postoperative Maßnahmen. Nähte der Lidhaut können nach 2 (Roper-Hall u. Mitarb. 1986) bis 5–6 Tagen entfernt werden (Beyer-Machule u. Mitarb. 1993, Collin u. Mitarb. 1997), Intermarginalnähte werden 10–12 Tage belassen (Beyer-Machule u. Mitarb. 1993). Siliconschläuche werden 6 Monate belassen (Collin u. Mitarb. 1997).

Prognose

Aufgrund des Gefäßreichtums haben Lidverletzungen eine ausgezeichnete Heilungstendenz. Entscheidend für eine erfolgreiche Lidchirurgie im Verletzungsfall ist eine qualifizierte Versorgung unter Beachtung der anatomischen Besonderheiten.

■ Geschlossenes Bulbustrauma

Definition

Als geschlossenes Bulbustrauma bezeichnet man pathologische Veränderungen intraokularer Strukturen infolge direkter Einwirkung stumpfer Gewalt auf das Auge. Die Bulbushüllen – d. h. Sklera und Hornhaut – bleiben intakt.

Ätiopathologie

Die Schäden am Auge entstehen vorrangig infolge Gewalteinwirkung mittelgroßer Körper (Squashball, Finger, Tischkante, Stein), die mit erheblicher kinetischer Energie auf das Auge auftreffen. Es werden unterschieden:
- durch direkte Gewalt entstandene Schäden,
- durch übertragene Kraftwelle ausgelöste Contrecoup-Verletzungen,
- durch Zurückschnellen des Bulbus induzierte Veränderungen.

Es können an jedem Augengewebe Verschiebungen und Quetschungen auftreten, Blutungen entstehen nur an vaskularisierten Strukturen.

Pathophysiologie

Das direkte Auftreffen stumpfer Gewalt auf den Bulbus kann an der Anschlagstelle die Ruptur konjunktivaler Gefäße mit begleitendem Hyposphagma, Abschürfungen der Bindehaut und der Hornhaut (Hornhauterosionen) induzieren. Eine Bulbuskompression entlang der anterior-posterioren Achse verursacht eine korneale Intendation. Möglich ist die Verletzung des Hornhautendothels und/oder der Linsenkapsel. Es kommt zur Kammerwasserinvasion in diese Strukturen mit konsekutiver Quellung, daraus resultiert die Trübung der Hornhaut und/oder der Linse (Kontusionsrosette). Weiterhin können durch Ruptur von Iris- und Ziliarkörpergefäßen Vorderkammereinblutungen auftreten, die oftmals mit Spiegelbildung einhergehen (Hyphäma). Außerdem können Irissphinkterrisse und Iridodialysen, Iridoplegie, Kammerwinkelläsionen und – durch Abriss von Zonulafasern – Linsendislokationen entstehen (Abb. 20.13).

Überladung des Trabekelwerks mit Blut induziert ebenso wie direkte Verletzungen des Kammerwinkels einen Anstieg des intraokularen Drucks (Sekundärglaukom). Der Augeninnendruck steigt ebenso bei Ausbildung eines Pupillarblocks, wenn eine dislozierte Linse in der Pupille eingeklemmt ist. Eine Bulbushypotonie entsteht infolge traumatisch induzierter Verminderung der Kammerwasserproduktion sowie bei Ausriss des Ziliarkörpers.

Durch die einwirkende Gewalt kommt es zu einer rapiden Expansion der anterioren Sklera, gleichzeitig wirken aufgrund der raschen Deformation des Glaskörpers im Bereich der Glaskörperbasis starke Traktionskräfte, die letztlich Netzhautrisse im Gebiet der Glaskörperbasis induzieren (Oradialyse). Auch wurde bei Kindern eine postkontusionell akut erfolgte Abhebung der Glaskörpergrenzmembran beobachtet, dies kann mit der Ausbildung eines Makulaforamens assoziiert sein.

Infolge direkter Gewalteinwirkung induzierte direkte Aderhautrupturen verlaufen limbusparallel, während die infolge einer übertragenen Kraftwelle entstandenen Aderhautrupturen konzentrisch um die Papille

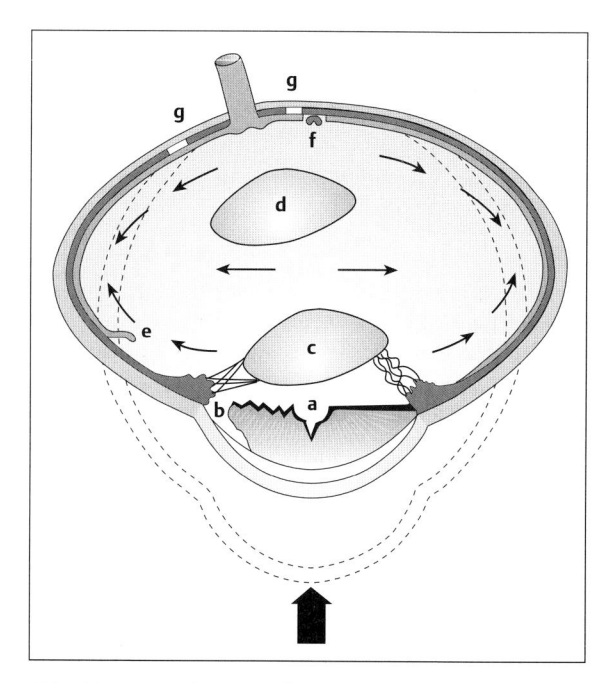

Abb. 20.13 Verformung des Augapfels bei kleinflächiger Prellung. Mögliche Läsionen im Augeninneren: Sphinkterriss der Iris (a), Iridodialyse (b), Subluxatio lentis bei Zonulaabriss (c), Luxatio lentis (d), Oradialyse (e), Makulaforamen (f), Aderhautrupturen (g).

verlaufen und typischerweise ein halbmondförmiges Aussehen aufweisen.

Nach direkter Gewaltwirkung oder am hinteren Pol als Contrecoup kommt es zur Schädigung der Photorezeptoraußensegmente. In deren Folge entsteht eine Flüssigkeitsansammlung in der Netzhaut, die klinisch als Weißfärbung der Netzhaut (Berlin-Ödem) imponiert.

Dramatisch ist der teilweise oder komplette Abriss des Sehnervs (Avulsio nervi optici) infolge erheblicher direkter Kontusion des Auges.

Klinik

Das Vorhandensein einer Sehminderung oder eines Gesichtsfelddefekts ist vom Ausmaß der pathologischen Schädigung und deren Lokalisation abhängig. Besitzt das Partnerauge eine normale Sehschärfe, wird auch von größeren Kindern ein Visusverlust oder Gesichtsfelddefekt selten wahrgenommen, über Tage und Wochen einsetzende allmähliche Sehverschlechterungen (z. B. durch Netzhautablösung bei Oradialyse) bleiben oftmals völlig unbemerkt. Verliert das Auge infolge Funktionsverlust die Fixation, ist nach Wochen die sekundäre Ausbildung einer Schielstellung möglich.

Diagnostik

Visus/Gesichtsfeld. Die Bestimmung von Visus und Gesichtsfeld ist nur bei größeren kooperativen Kindern möglich.

Fixationsverhalten. Bei Kleinkindern und Säuglingen ist nur die Prüfung von Fixationsverhalten und Bestimmung einer grob orientierenden Sehschärfe möglich.

Pupillenreaktion. Die direkte Pupillenreaktion fehlt bei traumatisch bedingter Iridoplegie und am amaurotischen Auge. Die Prüfung afferenter Pupillenstörungen erfolgt mit dem „Swinging-Flashlight-Test".

Spaltlampenmikroskopie. Die Diagnostik kontusionsbedingter Veränderungen im Bereich des Vorderabschnitts erfolgt mittels Spaltlampenmikroskopie, bei sehr kleinen Kindern unter Einsatz von Lidhäkchen, ggf. unter Sedierung.

Subtile ophthalmoskopische Fundusbeurteilung. Sie dient nach dem Unfallereignis der Erkennung von Glaskörperblutungen und pathologischen Netzhautveränderungen.

Augendruck. Die Bestimmung des Augendrucks gibt Auskunft über das Vorliegen einer kontusionsbedingten Hypotonie bzw. dient dem Ausschluss eines Sekundärglaukoms.

Therapie

Bindehautwunden. Sie werden mikrochirurgisch versorgt, besteht eine Hornhauterosion, wird ein Salbenverband angelegt.

Hyphäma. Ein Hyphäma wird überwiegend spontan resorbiert, bei ausbleibender Resorption muss bei totalem Hyphäma nach ca. 5 Tagen eine chirurgische Vorderkammerspülung erfolgen, um die Ausbildung einer sog. Hämatokornea zu vermeiden. Induziert das Hyphäma einen sekundären Anstieg des Augendrucks, der medikamentös nicht beherrschbar ist, erfolgt ebenfalls eine chirurgische Vorderkammerspülung.

Sekundärglaukom, Einklemmung dislozierter Linse, linsenbedingte Entzündung. Die notfallmäßige Operation der Linse ist nur bei linsenbedingter Entzündung, Ausbildung eines Sekundärglaukoms oder Einklemmung einer dislozierten Linse in die Pupille notwendig.

Visuswirksame Linsentrübungen. Sie werden im Intervall nach Abklingen der akuten Symptomatik operiert.

Oradialysen, oranahe Foramina. Bei Oradialysen und oranahen Foramina muss die Retinopexie mittels Laser oder transskleraler Kryotherapie erfolgen. Ist der Orariss bzw. ein oranahes Foramen mit einer Netzhautablösung assoziiert, erfolgt zusätzlich die Legung einer limbusparallelen Siliconschwammplombe oder Cerclage.

Visuswirksame Glaskörpereinblutungen. Bei größeren Kindern wartet man bei visuswirksamen Glaskörpereinblutungen ca. 6–8 Wochen die Spontanresorption ab. Bleibt diese aus, so erfolgt eine Pars-plana-Vitrektomie zur Entfernung der Glaskörperhämorrhagie, bei Säuglingen und Kleinkindern erfolgt wegen der Amblyopiegefahr die Vitrektomie ggf. zeitiger.

■ Offenes Bulbustrauma

Definition

Als offenes Bulbustrauma bezeichnet man durchgreifende Verletzungen der gesamten Bulbuswand (Kornea und/oder Sklera).

Ätiopathogenese

Das Durchschneiden der Bulbuswand erfolgt durch kleine scharfe Gegenstände – vorzugsweise aus Metall, Holz, Glas, Stein oder Kunststoff –, die mit erheblicher Geschwindigkeit auf das Auge auftreffen oder durch Aufschlagen des Augapfels auf scharfe Gegenstände. Typisch ist die sog. Frontscheibenverletzung nichtangegurteter Kinder vom Beifahrersitz.

Offene Augapfelverletzungen im Sinn einer Bulbusruptur können durch die Einwirkung massiver stumpfer kleinflächiger Gewalt auf den Augapfel entstehen.

Pathophysiologie

Eine einseitige Verletzung der Bulbuswand wird als *penetrierende Verletzung* bezeichnet, während lang gestreckte Gegenstände (Draht, Holz) oder Geschosse gegenüber der Eintrittspforte eine weitere Verletzung der Bulbuswand hervorrufen können. Augapfelverletzungen mit einer Ein- und Austrittspforte (Doppelperforation) werden als *perforierende Verletzung* bezeichnet (Abb. 20.14).

Kleine Gegenstände können als intraokulare Fremdkörper im Augeninnenraum verbleiben.

Trifft erhebliche stumpfe Gewalt auf das Auge, so induziert dies einen extremen Anstieg des intraokularen Drucks, in dessen Folge die Bulbuswand bersten kann.

Prädilektionsstellen einer Bulbusruptur befinden sich im Bereich des Limbus, zwischen Äquator und den Ansätzen der geraden Augenmuskeln und im Bereich des N. opticus. Es entstehen limbusparallele, radiär nach zentral verlaufende und oftmals völlig irreguläre Skleraeinrisse mit ausgedehnten Inkarzerationen von uvealem Gewebe, intraokularen Blutungen und kontusionellen Schäden des Augengewebes.

Eine Hornhautpenetration kann zur Aufhebung der Vorderkammer oder Einblutung der Vorderkammer (Hyphäma) führen. Verletzungen der Iris imponieren als Sphinkterrisse, Irislöcher und Iridodialysen. Die traumatische Läsion der Linsenkapsel verursacht infolge Wassereinlagerung die Quellung der Linse, entstehen Läsionen von Zonulafasern, resultiert – je nach Grad der Schädigung – eine Subluxatio lentis oder Luxatio lentis. Die Linse versinkt im Glaskörperraum.

Bei schweren Bulbusrupturen kann die Linse zusammen mit Glaskörperanteilen aus dem Auge prolabieren. Schwere Verletzungen sind oftmals mit dichten Glaskörperblutungen verbunden, Netzhautablösungen entwickeln sich vorrangig erst in den Folgetagen und -wochen aufgrund vitreoretinaler Narbenbildungen.

Klinik

Hauptsymptome:
- Visusverlust,
- Schmerzen.

> Die Ausprägung der Symptomatik wird vom Ausmaß der Verletzung bestimmt.

Kleine penetrierende Hornhaut- oder Sklerawunden, die außerhalb der optischen Achse liegen, verursachen keine oder nur geringgradige Sehstörungen mit wenig Schmerzen, ggf. wird nur über ein „Fremdkörpergefühl" geklagt.

Als besonders schmerzhaft gelten dagegen penetrierende Augenverletzungen mit Inkarzeration von uvealem Gewebe. Es besteht ein reflektorischer Lidschluss.

Durch Verletzung konjunktivaler Gefäße entstehen intra- und subkonjunktivale Blutungen (Hyposphagma) von unterschiedlichem Ausmaß, im Extremfall ist die gesamte sichtbare Sklera von Blut überdeckt. Es imponiert ein „rotes Auge".

Hornhautwunden – ggf. in Verbindung mit Schädigungen der Linse – verursachen zusätzlich eine Lichtscheu (Photophobie), die Kinder kneifen das betroffenen Auge zu.

Diagnostik

Spaltlampenmikroskopie. Die Diagnose penetrierender Hornhaut- und Skleraverletzungen erfolgt mittels Spaltlampenmikroskopie.

Fistelversuch. Zur Sicherung der Diagnose erfolgt bei Hornhautwunden mit gut adaptierten Wundrändern die Durchführung eines Fistelversuchs (Eintropfen von 10%igem Fluorescein-Natrium in den Bindehautsack).

Augeninnendruck. Zusätzlicher diagnostischer Hinweis ist ein herabgesetzter Augeninnendruck, die alleinige Bulbushypotonie ist jedoch nicht beweisend für das Vorliegen einer Bulbuspenetration.

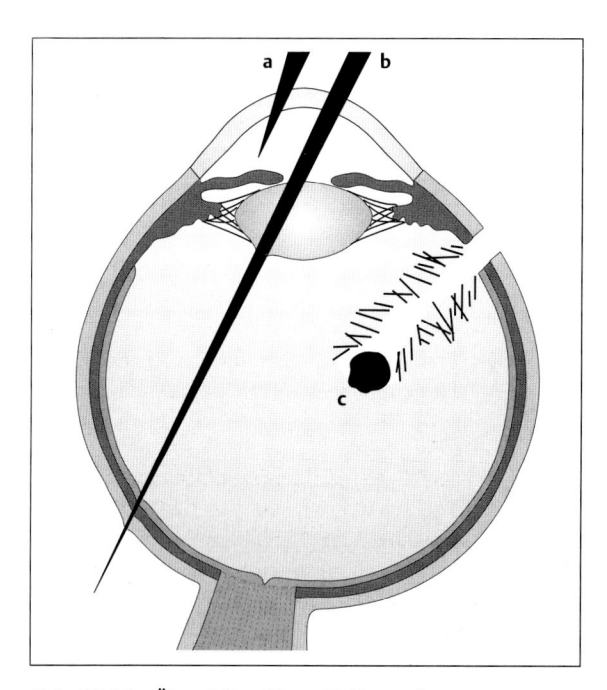

Abb. 20.14 Übersicht offener Bulbusverletzungen: penetrierende Verletzung (a), perforierende Verletzung (Doppelperforation) (b), penetrierende Verletzung mit intraokularem Fremdkörper (c).

> ! Bei sehr kleinen Kindern ist die Inspektion des Auges nur unter Einsetzen von Lidhaken möglich, bei nicht sicher zu erhebendem Befund muss dies ggf. am sedierten Kind erfolgen. Von Bindehaut gedeckte Skleraperforationen lassen sich oftmals nur sicher ausschließen, wenn die chirurgische Eröffnung der Bindehaut zur Inspektion des verdächtigen Skleraareals erfolgt.

Chirurgische Wundinspektion. Die Darstellung von Verletzungen der hinteren Bulbuswand ist problematisch und gelingt selbst mittels chirurgischer Wundinspektion nicht immer.

Sonographie/CT. Intraokulare Fremdkörper lassen sich in einem hohen Prozentsatz mittels Ultraschalluntersuchung lokalisieren. Problematisch ist die Darstellung sehr kleiner Fremdkörper, die sich nahe der Bulbuswand befinden. Hier ist zusätzlich die Durchführung einer Orbita-CT erforderlich.

Therapie

Verbandlinse. Kleine Hornhautwunden mit glatten, gut adaptierten Wundrändern können mit einer weichen Kontaktlinse als sog. Verbandlinse versorgt werden.

Operative Versorgung. Die Mehrzahl der penetrierenden Augenverletzungen müssen chirurgisch versorgt werden. Hornhautwunden werden mit nichtresorbierbarem Nahtmaterial (10/0) adaptiert, für die Naht der Sklera und Bindehaut verwendet man resorbierbare Fäden (z. B. Vicryl 6/0–8/0).

Therapieziel der Wundversorgung ist die Erreichung eines wasserdichten Wundverschlusses und die Reposition inkarzerierter Uvea bzw. die Abtragung nekrotischer Gewebeanteile. Fremdkörper aus dem Bereich der Vorderkammer können vorrangig während der Erstversorgung entfernt werden, während Fremdkörper, die sich im Hintersegment befinden, oftmals erst während eines glaskörperchirurgischen Folgeeingriffs entfernt werden können.

Präoperativ: Bis zur Operation werden am verletzten Auge topische Breitspektrumantibiotika appliziert und das Auge wird mit einem sterilen Verband abgedeckt. Die Indikation zur systemischen Antibiose ergibt sich aus der Schwere der Verletzung. Ist das Hintersegment beteiligt, d. h. überschreitet die Verletzung das Linsen-Iris-Diaphragma, so sollte die systemische Gabe von Breitspektrumantibiotika erfolgen, die gegen ein breites Erregerspektrum aerober und anaerober Bakterien wirksam sind und eine gute Penetration in den Glaskörper zeigen (z. B. Vancomycin und Ceftazidim). Die systemische Antibiotikagabe empfiehlt sich zusätzlich bei Verletzungen des Vorderabschnittes, wenn von einer erhöhten bakteriellen Kontamination auszugehen ist (z. B. Tierbissverletzungen, Erdverschmutzungen).

Postoperative Maßnahmen. Es erfolgt die Applikation topischer Antibiotika, steroidhaltiger Augentropfen und Mydriatika. Außerdem wird die systemische Antibiose fortgesetzt.

Komplikationen

Gefürchtete postoperative Komplikation ist eine akute Endophthalmitis, d. h. die bakteriell bedingte Infektion sämtlicher intraokularer Strukturen (Vorderkammer, Glaskörperraum, Sklera).

Werden kleine intraokular gelegene Fremdkörper übersehen, entwickelt sich bei eisenhaltigen bzw. kupferhaltigen Fremdkörpern eine Siderosis bulbi bzw. eine Chalkose, die mit einem irreversiblen Visusverlust assoziiert ist.

Extrem seltene Komplikation ist die sympathische Ophthalmie, d. h. eine nach Verletzung der Uvea auftretende bilaterale granulomatöse Uveitis.

■ Indirektes Bulbustrauma

Definition

Als indirektes Bulbustrauma bezeichnet man pathologische intraokulare Veränderungen infolge eines augapfelfernen Traumas. Wichtigste indirekte Bulbustraumen beim Kind sind das Shaken-Baby-Syndrom und das Terson-Syndrom.

Ätiopathogenese

Als Terson-Syndrom bezeichnet man das Auftreten intraokularer Blutungen infolge einer abrupten Steigerung des intrakraniellen Drucks aufgrund einer intrakraniellen Blutung. Beim Shaken-Baby-Syndrom entstehen infolge heftigen Schüttelns von Säuglingen oder Kleinkindern intrakranielle Blutungen, die mit intraokularen Blutungen assoziiert sind. Die misshandelten Kinder werden am Stamm oder an den Armen gepackt und heftig geschüttelt, dies verursacht Flexions- und Hyperextensionsbewegungen. Am Kopf selbst sind oftmals keine Spuren von Gewalt zu erkennen.

Pathophysiologie

Beim Terson-Syndrom führt eine abrupte Druckerhöhung der Zerebrospinalflüssigkeit über den Canalis opticus zur Dilatation der Optikusscheiden. Dies induziert die Kompression der V. centralis retinae und der retinochorioidalen Anastomosen, sodass eine venöse Stase entsteht. Zusätzlich kommt es infolge einer Ischämie zentraler vasomotorischer Zentren im Hirnstamm zur Erhöhung des zerebralen und orbitalen Perfusionsdrucks. Dem resultierenden transmuralen Druck hält das venöse und uveale Kapillarbett nicht stand, es treten peripapillare, retinale und subretinale Blutungen auf.

Beim Shaken-Baby-Syndrom entstehen Schleuderbewegungen des Kopfes, die von der kindlichen – noch unzureichend ausgebildeten – Nackenmuskulatur nicht abgefangen werden können. Die relativ großen Subarachnoidalräume sowie der hohe Wassergehalt des kindlichen Hirngewebes begünstigen die Ausbildung enormer Beschleunigungskräfte. Dies induziert das Abscheren zerebraler Brückenvenen. Es entstehen Subduralblutungen oder Subarachnoidalblutungen mit entsprechender Steigerung des intrakraniellen Drucks. In Analogie zum Terson-Syndrom entstehen intraokulare Blutungen. Außerdem entstehen Netzhautfalten, die infolge fortgeleiteter Kraftwirkungen über vitreoretinale Anheftungen entstehen.

Klinik

Ein entsprechender Visusverlust wird von Kindern selten geäußert, die auftretenden Blutungen bereiten keinerlei Schmerzen.

Diagnostik

Ophthalmoskopie. Die Diagnose wird mittels Ophthalmoskopie gestellt. Beim Shaken-Baby- und beim Terson-Syndrom treten Glaskörperblutungen sowie prä-, intra- und subretinale Blutungen auf. Beim Shaken-Baby-Syndrom können die als pathognomonisch geltenden, zirkulär verlaufenden perimakulären Netzhautfalten entstehen (Gaynon), das Terson-Syndrom kann mit dem Auftreten einer prämakulären hämorrhagischen Zyste assoziiert sein.

Therapie

Visuswirksame Glaskörperblutungen mit ausbleibender Resorptionstendenz erfordern die Durchführung einer Pars-plana-Vitrektomie zur Entfernung des getrübten Glaskörpers.

Komplikationen

Werden visuswirksame Glaskörpertrübungen nicht operativ entfernt, bilden sich – insbesondere bei Säuglingen und Kleinkindern – schwere Deprivationsamblyopien aus. Die Resorption intra- und subretinaler Hämorrhagien kann irreversible Netzhautschädigungen mit entsprechenden Funktionsdefekten induzieren.

Verletzungen im Hals-, Nasen- und Ohrenbereich

F. Bootz

■ Verletzungen der Nase, des Gesichts und der Nasennebenhöhlen

Verletzungen der Nase. Sie können sowohl das knöcherne als auch das knorpelige Gerüst einschließlich Nasenseptum und Weichteile betreffen. Der Frakturverlauf ist vom Nasenbein über das Siebbein in die Orbita möglich.

Als Komplikation von Septumfrakturen können Hämatome zwischen Knorpel und Mukoperichondrium (Septumhämatom) auftreten, die oft zu einer Verlegung der Nasenhaupthöhle führen und in jedem Fall entlastet werden müssen, um eine Knorpelnekrose zu verhindern, in deren Folge sich eine Sattelnase ausbilden kann.

Gesichtsverletzungen. Neben Weichteilverletzungen des Gesichts kann es zu Frakturen des Mittelgesichts kommen. Orbitabodenfrakturen entstehen als sog. Blow-out-Frakturen durch Schlag auf den Bulbus. Orbitabodenfrakturen haben häufig einen Enophthalmus und Motilitätsstörungen des Bulbus durch Herniation von Orbitainhalt in den Bruchspalt (M. rectus inferior) zur Folge. In solchen Fällen entstehen beim Blick nach oben Doppelbilder. Da die frakturierte Nase in den meisten Fällen stark angeschwollen ist, wird oft anfangs eine Dislokalisation oder Einsenkung nicht erkannt. Ist das Siebbein in die Fraktur einbezogen, führt dies nicht selten zu einem Hautemphysem. Bei Frakturen des Jochbogens tritt oft schon eine äußerlich zu erkennende Asymmetrie des Gesichts mit Eindellung über dem Jochbogen auf. Mittelgesichtsfrakturen können in Abhängigkeit von ihrem Grad (LeFort I–III) zu erheblichen Dislokationen des Oberkiefers führen.

Diagnostik

Nasenbeinfraktur. Neben der Palpation des Nasengerüsts muss beim Verdacht auf eine Nasenbeinfraktur eine Endoskopie der Nase zum Ausschluss einer Luxation oder eines Hämatoms des Septums und einer Abscherung der unteren Nasenmuschel erfolgen. Die Patienten klagen meist über eine Behinderung der Nasenatmung.

Beim Verdacht auf Nasenbeinfraktur wird eine seitliche Röntgen-Aufnahme der Nase und eine Röntgen-Aufnahme der Nasennebenhöhlen im okzipitomentalen Strahlengang veranlasst.

Jochbeinfraktur. Sie lässt sich meist durch Palpation primär diagnostizieren. Zur Sicherung der Diagnose wird eine sog. Korbhenkelaufnahme durchgeführt. Bei Mittelgesichtsfrakturen muss eine entsprechende Röntgen-Diagnostik vorgenommen werden – insbesondere ist jedoch eine Überprüfung der Okklusion notwendig.

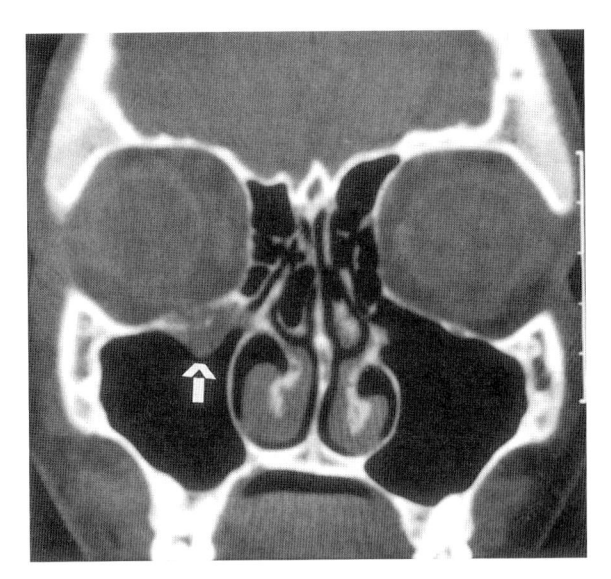

Abb. 20.15 Orbitabodenfraktur mit Herniation von Orbitainhalt durch den Frakturspalt in die Kieferhöhle rechts.

Beim Verdacht auf Orbitabodenfraktur gibt das CT in koronarer Schicht über das Ausmaß des im Bruchspalt eingeklemmten Orbitagewebes Aufschluss (Abb. 20.15).

In allen Fällen muss ein ophthalmologisches Konsil erfolgen, um die Bulbusmotilität und den Visus zu prüfen, typisch sind Doppelbilder beim Blick nach oben. Eine Fraktur der vorderen Schädelbasis kann zu einer Rhinoliquorrhö führen, die mit Hilfe der Glucosebestimmung des aufgefangenen Sekrets nachgewiesen werden kann. Spezifische Methoden sind die Bestimmung des β-Transferrin, die Liquorszintigraphie und der fluoreszenzendoskopische Nachweis von Liquor.

Therapie

Kühlung. Mit kühlenden Umschlägen (Eis, Alkohol) wird die begleitende Weichteilschwellung behandelt.

Nasenbeinreposition. Diese erfolgt erst im abgeschwollenen Zustand.

Chirurgische Intervention. Bei nachgewiesener Orbitabodenfraktur mit Doppelbildern muss eine sofortige operative Exploration des Orbitabodens mit Reposition des prolabierten Gewebes erfolgen. Hier ist besonders auf den M. rectus inferior zu achten.

Bei ausgedehnten Frakturen muss evtl. eine Enttrümmerung erfolgen.

Bei Beteiligung der Rhinobasis mit Liquorrhö ist in jedem Fall ein operativer Defektverschluss notwendig.

! Mittelgesichtsfrakturen werden in Zusammenarbeit mit dem Kieferchirurgen osteosynthetisch versorgt, wobei besonders auf die Okklusion zu achten ist. Geringe Verletzungen des Siebbeins bedürfen keiner Therapie (Schnäuzverbot zur Prävention eines Lidemphysems).

Verletzungen der Mundhöhle und des Pharynx

Verletzungen der Mundhöhle und des Pharynx erfordern eine sorgfältige Diagnostik und Therapie, um spätere Störungen der Nahrungsaufnahme und der Sprache zu verhindern.

Pfählungsverletzungen. Pfählungsverletzungen sind die häufigsten Verletzungen im Mundhöhlen- und Pharynxbereich. Meist wird der weiche Gaumen mit einem spitzen Gegenstand verletzt bzw. perforiert. Nur bei ausgedehnten Perforationen ist ein operativer Verschluss erforderlich. In allen Fällen muss jedoch ein stecken gebliebener Fremdkörper ausgeschlossen bzw. entfernt werden.

Zungenbissverletzungen. Beim Hinfallen kann es zu Bissverletzungen meist der Zunge kommen, die – je nach Ausmaß – operativ versorgt werden müssen.

Tierbissverletzungen. Sie betreffen meist Lippen und Wangen, sodass dadurch auch mehrschichtige Defekte auftreten können.

Verletzungen durch Einwirkung von Hitze. Verbrennungen im Bereich der Mundhöhle und des Pharynx können durch elektrischen Strom und heiße Gegenstände verursacht werden. Verbrennungen durch elektrischen Strom führen im Bereich der Haut-/Schleimhautgrenze zu ausgedehnten Verletzungen. Heiße Getränke können ebenso Verletzungen der vorderen Abschnitte der Mundhöhle verursachen, wohingegen heiße Dämpfe meist tiefere Regionen (Pharynx, Supraglottis, Trachea) betreffen. Die verbrannten Schleimhautbezirke zeigen eine zentrale Vertiefung oder Ulzeration mit oft hyperämischem Randbezirk.

Verätzungen. Bei Verätzungen der Mundhöhle kommt es meist zusätzlich zur Verätzung des Ösophagus mit Gefahr der Ausbildung einer narbigen Stenose. Verätzungsfolgen sind meist bereits an den Lippen zu erkennen. In der Mundhöhle können entsprechende Schleimhautbezirke betroffen sein. Hauptsächlich sind es der weiche Gaumen und die Rachenhinterwand.

Therapie

! Bevor eine gezielte Behandlung der Verletzungsfolgen der Mundhöhle und des Pharynx eingeleitet wird, muss die Aufmerksamkeit dem oberen Luftweg gelten. Durch Schwellung der Schleimhäute kann es zu einer erheblichen Einengung des oberen Luftwegs kommen. Zusätzlich können Blut und Sekret im Pharynx zu einer weiteren Behinderung der Atmung – insbesondere beim bewusstlosen Kind mit fehlenden Schutzreflexen – führen.

Tierbissverletzungen. Nach Tierbissverletzungen im Gesichtsbereich ist – im Gegensatz zu anderen Körperregionen – ein primärer Wundverschluss aufgrund der zu befürchtenden kosmetischen Entstellung durchzuführen. Die Therapie erfolgt nach den Regeln der plastischen Gesichtschirurgie. Frakturen des Unterkiefers müssen osteosynthetisch versorgt werden, wobei besonders auf die Okklusion zu achten ist.

Verbrennungen. Der Zeitpunkt des Débridements und der operativen Therapie richtet sich nach dem Ausmaß der Verbrennung und dem Einsetzen der Demarkation. Die lokale Behandlung der Schleimhäute erfolgt mit Wasserstoffperoxid und antibiotikahaltigen Salben. Die rekonstruktive Methode wird sich nach dem Ausmaß des Defekts richten.

Verätzungen. Die Behandlung von Verätzungen erfolgt durch Spülen mit einer Kochsalzlösung. Narbige Veränderungen können sich hauptsächlich im Bereich des weichen Gaumens funktionell negativ auswirken. Plastisch-rekonstruktive Verfahren sind erst in einem Intervall angezeigt. Hierbei handelt es sich neben Plastiken zur Verbesserung der Zungenmobilität um Erweiterungsplastiken des Pharynx.

■ **Verletzungen des Larynx und der Trachea**

Definition und Häufigkeit

Verletzungen des Larynx und der Trachea sind im Kindesalter selten. Da der Kehlkopf beim jüngeren Kind relativ weit kranial im Hals lokalisiert ist, dient der Unterkiefer als Schutzschild, wodurch es selten zu Verletzungen des Larynx kommt. Es werden äußere Verletzungen von inneren unterschieden:

- Die *inneren Verletzungen* treten meist iatrogen durch Intubation, Endoskopie und durch das Einbringen von Sonden auf. Ferner können innere Verletzungen durch die Inhalation von toxischen oder heißen Dämpfen entstehen. Des Weiteren kann es bei einer Fremdkörperaspiration zur Verletzung des Kehlkopfinneren – insbesondere der Stimmlippen – kommen.
- Die *äußeren Verletzungen* des Kehlkopfes werden in stumpfe und offene Verletzungen unterteilt. Beim Trachealabriss kann die Pars membranacea die einzige Verbindung der beiden Trachealstümpfe sein, die ein Abgleiten des distalen Trachealabschnitts ins Mediastinum verhindert.

Innere Kehlkopfverletzungen treten hauptsächlich bei Kindern unter 2 Jahren auf. Während und nach der Pubertät kommen hauptsächlich äußere Verletzungen vor. Bei Fahrzeugunfällen kommt es durch das plötzliche Überstrecken des Kopfes beim Aufprall auf ein Hindernis oder durch direkten Schlag zur Verletzung des Kehlkopfes. Bei jüngeren Kindern treten – bedingt durch die Elastizität des Kehlkopfes – diese Verletzungen selten auf, jedoch kann bei kleineren Kindern mit geringem Durchmesser des Larynx bzw. der Trachea eine funktionell sich auswirkende Schleimhautschwellung entstehen.

Klinik

- Nach laryngotrachealen Verletzungen steht die *Dyspnoe mit Stridor* im Vordergrund.
- Bei der Inhalation von toxischen Dämpfen kommt meist zusätzlich *Husten* hinzu.
- Bei offenen Verletzungen (Trachealein- oder -abriss) kann bei intakter Haut ein *Hautemphysem* auftreten, das an seinem typischen Knistern zu erkennen ist. Durch Kompression tritt eine weitere Zunahme der Dyspnoe auf.
- Bei einer primär offenen Hautverletzung wird über der traumatisierten Stelle am Hals ein *Atemgeräusch* gehört, oft begleitet von einer Blasenbildung bei der Exspiration.
- Ferner kommen *Symptome durch den Blutverlust* hinzu, die bis zum schweren Schock reichen können.

! Das stumpfe Kehlkopftrauma ist anfangs oft relativ symptomlos. Erst nach Eintreten einer Schleimhautschwellung können sich o. g. Symptome langsam ausbilden.

Diagnostik

Laryngotracheoskopie. Zur Diagnostik muss eine Laryngotracheoskopie mit flexiblen oder starren Endoskopen durchgeführt werden. Bei Verletzungen der Trachea muss eine tracheoösophageale Fistel ausgeschlossen werden. Dies erfolgt nach Abschluss der endoskopischen Untersuchungen mit Hilfe von wasserlöslichem Kontrastmittel.

Röntgenkontrolle. Auf einer weichen Röntgenaufnahme des Halses stellt sich das Luftband der Trachea dar. Dadurch zeigen sich Verletzungen, insbesondere erkennt man Lufteinschlüsse im Halsbereich.

Röntgen-Thoraxaufnahme. Da bei Verletzungen des Kehlkopfes und der Trachea die Gefahr der Blutaspiration besteht, sollte eine Röntgenaufnahme des Thorax erfolgen.

Therapie

Intubation. Im Vordergrund der Therapie steht die Sicherung des Atemwegs, wobei sich die Frage einer Intubation erhebt. Eine primär noch ausreichende Atmung kann schnell insuffizient werden und bedarf der ständigen Beobachtung des Patienten. Beim Trachealabriss bereitet oft die Intubation erhebliche Schwierigkeiten. Der subglottische Bereich und die zervikale Trachea sind bei der Einstellung des Kehlkopfes meist nicht ausreichend beurteilbar, sodass eine Kontinuitätsunterbrechung oft dadurch nicht feststellbar ist. Bei einem erheblichen Beatmungswiderstand – evtl. begleitet von einer Zunahme der Halsschwellung (Halsemphysem) – muss an einen Trachealab- oder -einriss gedacht werden. Der Tubus sollte dann weiter in die Trachea vorgeschoben werden, deren Kontinuität meist an der Hinterwand noch erhalten ist. Das Vorschieben des Tubus darf keinesfalls kraftvoll erfolgen. Es besteht die Gefahr des Vorschiebens in das Mediastinum. Falls ein flexibles Endoskop vorhanden ist, kann die Fortführung der Intubation auch endoskopisch erfolgen.

Tracheotomie. Eine Notfalltracheotomie bereitet bei der Gewebeeinblutung meist erhebliche Schwierigkeiten. Von einer Koniotomie ist wegen der weiteren Verletzungsgefahr und der insuffizienten Beatmungsmöglichkeit bei weiter distal liegender Trachealverletzung abzusehen. Nach der Sicherung des Atemweges kann die weitere Diagnostik und Therapie erfolgen.

Sowohl bei der schweren Kehlkopfverletzung als auch beim Trachealabriss ist eine Tracheotomie notwendig, zumal es meist auch zu einer Verletzung eines oder beider Nn. recurrentes gekommen ist. Beim Trachealeinriss erfolgt die primäre Naht bzw. beim Trachealabriss und erhaltenen N. recurrens die End-zu-End-Anastomose.

Operative Versorgung bei Kehlkopfverletzungen. Bei Verletzungen des Kehlkopfes stehen verschiedene Operationstechniken zur Verfügung, die relativ früh nach dem Trauma angewandt werden müssen, um eine narbige Veränderung des Kehlkopfes zu verhindern.

Konservative Therapie. Bei Verletzungen des Kehlkopfes und der Trachea, die lediglich zu einer Schleimhautschwellung geführt haben, ist eine stationäre Behandlung ausreichend. Die konservative Behandlung beinhaltet die systemische Gabe von Corticoiden und die Inhalation mit Epinephrin oder Adrenalin.

Intubationsschäden

Durch Intubation können sowohl Verletzungen der Schleimhaut des Larynx als auch der Trachea auftreten. Ferner kann es zur Verletzung innerer Kehlkopfmuskeln und des N. recurrens kommen. Des Weiteren ist eine Luxation des Aryknorpels möglich. Nach der Extubation können Dysphonie, Stridor und Dyspnoe auftreten.

Bei Luxation des Aryknorpels ist die unmittelbare Reposition notwendig, um eine Fixation des Aryknorpels mit konsekutivem Stillstand der Stimmlippe zu vermeiden. Kleinere Schleimhautverletzungen heilen in der Regel von selbst ab. Beim chronischen Schleimhautödem ist die Reintubation mit einem kleineren Tubus notwendig. Die Region des Ringknorpels ist beim Kind unter 10 Jahren die engste Stelle des Respirationstrakts. Ein Endotrachealtubus kann dort – vor allem wenn er zu groß gewählt wurde – Drucknekrosen, Ulzerationen und Narbenbildungen verursachen. Bei der therapieresistenten subglottischen Stenose wird in manchen Fällen eine Tracheotomie notwendig. Die dadurch entstandene Ringknorpelstenose kann durch spezielle Operationstechniken behoben werden. Laserchirurgische Verfahren sind weniger geeignet, da oft Rezidive auftreten und meist mehrere Eingriffe notwendig sind.

■ Tracheotomie beim Kind

Kinder mit schweren Verletzungen – vor allem nach Schädel-Hirn-Trauma – müssen meist über längere Zeit intubiert und beatmet werden. In diesen Fällen wirft sich die Frage einer Tracheotomie auf. Die Tracheotomie stellt beim Kind andere Anforderungen als beim Erwachsenen. Dies betrifft sowohl das operative Vorgehen als auch die Pflege (Kanülenwechsel). Da das Décanulement gerade bei kleinen Kindern aufgrund der besonderen Enge der Trachea ein erhöhtes Risiko darstellt, muss die Indikationsstellung für eine Tracheotomie mit Zurückhaltung gestellt werden. Bei kleinen Kindern sollte daher eine nasotracheale Intubation möglichst lange bestehen bleiben.

> ! Die Indikation zur Tracheotomie wird dann gestellt, wenn eine Intubation primär nicht möglich ist oder das Kind über eine längere, zeitlich nicht absehbare Periode intubiert bleiben muss.

Die Tracheotomie wird bei der Langzeitbeatmung aus mehreren Gründen der Intubation vorgezogen, z.B.:
- Verringerung des Totraums,
- bessere Möglichkeit der Pflege und Sekretabsaugung,
- höhere Sicherheit bei einfachem Tubuswechsel,
- Verringerung der Gefahr einer subglottischen Stenose.

Die notfallmäßige Tracheotomie erlaubt bei richtiger Indikationsstellung kaum eine Verzögerung, da bei kleinen Kindern die Apnoetoleranzzeit sehr kurz sein kann. Die Punktion der kindlichen Trachea mit großlumigen Kanülen und die Beatmung über Konnektorstücke kann nur eine kurzzeitige, vorübergehende

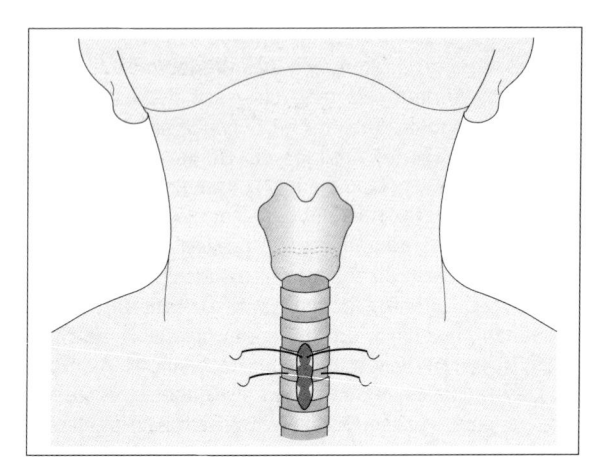

Abb. 20.16 Tracheotomie beim Kind. Durch eine Längsinzision wird die Trachea eröffnet und die Ränder werden an die Haut adaptiert, um das Stoma offen zu halten.

Lösung sein und geschieht am besten im Bereich des Lig. conicum (Koniotomie).

Die Tracheotomie im Kindes- und v.a. im Neugeborenenalter (Abb. 20.16) unterscheidet sich wesentlich von der beim Erwachsenen. Es ist beim Kind zu beachten, dass der Kehlkopf wesentlich höher steht als beim Erwachsenen. Die Trachea liegt beim Kleinkind vollständig im Hals. Die Länge der zervikalen Trachea ist altersabhängig. Die Entfernung vom Ringknorpel bis zum Jugulum beträgt beim Neugeborenen 2,5 cm und beim 10-jährigen Kind 6,0 cm. Beim Kleinkind ist der Kehlkopf schwierig zu tasten, als Landmarke wird der Ringknorpel verwendet. Der Schilddrüsenisthmus ist beim Kleinkind nur mäßig ausgeprägt. Bei überstrecktem Kopf kann der obere Mediastinalinhalt in den unteren Halsbereich gleiten, sodass dort eine hohe Pleurakuppe, die A. subclavia und seltener der Thymus die Tracheotomie komplizieren können. Wird eine elektive Tracheotomie vorgenommen, so sollte diese in Intubationsnarkose erfolgen, sofern eine Intubation möglich ist. Die Eröffnung der Trachea sollte in Längsrichtung über etwa 3 Trachealringe vorgenommen werden, um einen Substanzverlust zu vermeiden. Die seitlichen Ränder der eröffneten Trachea können in die Haut eingenäht werden.

Die Exzision eines Teils der Vorderwand der Trachea bzw. ein gestieltes Trachealkläppchen sollten vermieden werden, da es durch den Substanzverlust zur Stenose kommen kann. Bei kleineren Kindern haben sich Trachealkanülen aus Kunststoff, bei größeren Kindern Silberkanülen bewährt. Häufig entsteht eine Granulationsbildung am kranialen Bereich des Tracheostomas, die zu einer Einengung der Trachea nach kranial führen kann und beim Kanülenwechsel zu rezidivierenden Blutungen Anlass gibt. Die Trachealkanüle muss sicher befestigt werden, um ein akzidentelles Décanulement zu verhindern. Ein Wiedereinführen einer Trachealkanüle kann, vor allem unmittelbar nach der Tracheotomie, mit erheblichen Schwierigkeiten verbunden sein. Es empfiehlt sich daher am Bett eines tracheotomierten Kindes ein Spekulum bereitzuhalten, das eine Aufdehnung und Einstellung des Tracheostomas erlaubt.

Komplikationen

Komplikationen, die durch eine Tracheotomie auftreten können, werden in Früh- und Spätkomplikationen eingeteilt. Die Frühkomplikationen sind meist durch den operativen Eingriff, die Spätkomplikationen durch die Kanüle bedingt.

Frühkomplikationen:
- plötzliches Décanulement,
- Hautemphysem,
- Via falsa,
- Obstruktion des Tubus,
- Blutung,
- Infektion (Lunge, Mediastinum),
- Pneumothorax.

Spätkomplikationen:
- plötzliches Décanulement,
- Granulationsbildung,
- Arrosionsblutung der A. anonyma,
- Arrosion der kranialen Trachealringe bzw. des Ringknorpels (subglottische Stenose),
- Tracheitis sicca (Verborkung).

Zur Vermeidung von Komplikationen ist eine regelmäßige Tracheostomapflege von besonderer Bedeutung. Die bei der Tracheotomie eingesetzte Kanüle bleibt, wenn sie sich nicht durch Borken verschließt, mindestens 2–3 Tage liegen. Danach ist ein Wechsel der Kanüle einfacher vorzunehmen als am 1. Tag, da es bereits zu einer Stabilisierung des Stomas gekommen ist. Es muss eine regelmäßige endotracheale Absaugung durch die Kanüle erfolgen, die durch die Instillation von Kochsalz erleichtert werden kann. Dadurch kommt es weniger zur Borkenbildung. Ein Absauggerät sollte an jedem Bett eines tracheotomierten Kindes zur Verfügung stehen. Zusätzlich sollte Sekret, das sich zwischen Tracheostoma und Kanüle angesammelt hat, abgesaugt werden. Die Tracheostomafolie ist regelmäßig zu wechseln und die Haut um das Tracheostoma herum mit einer öligen Lösung zu reinigen und zu pflegen. Kommt es zur Bildung von Granulationsgewebe, so kann dieses mit Silbernitrat verätzt und mit einer Cortisonsalbe behandelt werden.

■ Verletzungen des Halses

Der kindliche Kopf ist im Vergleich zum Erwachsenen proportional zum Gesamtkörper groß und übt deshalb bei abrupt beschleunigenden Bewegungen eine besondere Kraft auf den Hals aus. Schwere Verletzungen des Halses beziehen oft den Aerodigestivtrakt ein (Pharynx, Ösophagus, Larynx und Trachea). Seltener kommt es zu

Verletzungen großer Blutgefäße, der Wirbelsäule einschließlich des Rückenmarks und peripherer Nerven.

Zusätzlich zu ihrer anatomischen Schädigung werden Verletzungen ihrem Schweregrad nach – entsprechend der notwendigen Versorgung – folgendermaßen eingeteilt:
- *Verletzungen, die vitale Funktionen bedrohen*, z. B.:
  - Verletzungen der Luftwege,
  - starke Blutungen einschließlich Schockzustände,
- *schwere Verletzungen, die nicht lebensbedrohlich sind,*
- *Verletzungen, die eine okkulte Gefahr in sich bergen* und daher eine Beobachtung des Kindes notwendig machen, z. B.:
  - stumpfes Kehlkopftrauma,
- *kleinere Verletzungen, die keiner besonderen Behandlung bedürfen.*

Verletzungen des Aerodigestivtrakts. Bei stumpfen und offenen Verletzungen des Halses müssen Verletzungen des Aerodigestivtrakts ausgeschlossen werden.

Symptome sind:
- Hautemphysem,
- Hämoptoe,
- Heiserkeit,
- Dyspnoe,
- Dysphagie.

Durch die Überlagerung mit Symptomen anderer Verletzungen übersieht man diese leicht.

Gefäßverletzungen. Verletzungen großer Gefäße des Halses können zu einem erheblichen Blutverlust und Blutdruckabfall führen, sodass bei der primären Untersuchung die Blutung aus dem Hals als weniger dramatisch eingestuft wird. Tiefe Verletzungen des Halses können sogar zu einer Durchtrennung der A. carotis führen, was bei rechtzeitiger Behandlung folgenlos ausheilen kann.

Wirbelsäulenverletzung. Beim Verdacht auf eine Wirbelsäulenverletzung sollte besondere Vorsicht bei der Untersuchung des Halses angewandt werden, um eine iatrogene Verletzung des Rückenmarks zu vermeiden.

Verletzungen von Nerven. Bei offenen Verletzungen in der Region der Ohrspeicheldrüse kann es zu Verletzungen des N. facialis kommen, dessen Kontinuität mittels einer Nervennaht wiederhergestellt werden muss. Auch bei der Verletzung anderer Nerven (N. accessorius, N. hypoglossus) wird eine primäre Nervennaht vorgenommen. Falls dies nicht spannungslos vorgenommen werden kann, setzt man ein Nerveninterponat – z. B. aus dem N. auricularis magnus oder dem N. suralis – ein.

Bissverletzungen durch Tiere. Sie werden ebenso wie im Gesichtsbereich primär operativ versorgt, da es sonst bei sekundärer Wundheilung zu ästhetisch störenden Narben kommen würde.

■ Traumen des Ohres und des Felsenbeins

Verletzungen des äußeren Ohres

Othämatom. Das Othämatom entsteht durch stumpfe Scherkräfte, die zu einem Décollement des Perichondriums vom Knorpel der Ohrmuschel führen. Dadurch kommt es zur Einblutung und Hämatombildung. Persistiert dieser Zustand, folgen Organisation des Hämatoms und irreversible Knorpelnekrose. In der Ohrmuschel findet sich eine weiche, fluktuierende, schmerzlose Schwellung mit einer hämatombedingten Rotblaufärbung. Im Stadium der Organisation tritt anstelle der fluktuierenden Schwellung eine Verhärtung auf.

Othämatome müssen grundsätzlich operativ ausgeräumt werden. Hierzu wird entweder von retroaurikulär über ein Knorpelfenster oder vom Cavum conchae durch einen Schnitt an der Anthelixfalte das Hämatom entlastet. Eine Punktion des Hämatoms führt in der Regel nicht zum Erfolg. Wird das Hämatom nicht entlastet, so kann es zu bleibenden kosmetischen Entstellungen in Form eines Blumenkohlohrs kommen.

Offene Verletzungen der Ohrmuschel. Offene Verletzungen der Ohrmuschel mit Freilegung oder Verletzung des Ohrknorpels erfordern ein sorgfältiges Débridement und eine sofortige primäre Wundversorgung. Freiliegender Knorpel muss immer mit Epithel bedeckt werden. Bei einem Teilabriss der Ohrmuschel ist eine sofortige Adaptation notwendig. Selbst wenn die teilweise abgetrennte Ohrmuschel nur noch an einer kleinen Gewebebrücke hängt, ist eine Annaht anzuraten. Die Heilungsaussichten sind in der Regel gut. Beim Totalabriss der Ohrmuschel sollte bereits beim Transport darauf geachtet werden, dass die Ohrmuschel in einer Plastiktüte eingepackt auf Eis gelagert wird. Die chirurgische Versorgung muss so bald wie möglich nach dem Trauma erfolgen. Falls eine mikrovaskuläre Reanastomosierung nicht möglich ist, wird die Ohrmuschel desepithelisiert und unter eine retroaurikulär vorbereitete Hauttasche transplantiert. Nach einer Abheilungsphase von ca. 6 Monaten kann die endgültige Rekonstruktion mit Anlage einer Retroaurikularfalte erfolgen. Beim Verlust der Ohrmuschelfragmente erfolgt der primäre Wundverschluss. Etwa ½ Jahr später kann der plastisch rekonstruktive Eingriff erfolgen.

Thermische Verletzungen der Ohrmuschel. Durch Hitze- und Kälteeinwirkung können schwere Schädigungen der Ohrmuschel auftreten. Die thermischen Verletzungen werden nach ihrem Schweregrad eingeteilt:
- *I. Grad:* Gefäßspasmen führen zu lokaler Zyanose der Haut.
- *II. Grad:* Durch Ischämie entsteht eine Blasenbildung.
- *III. Grad:* Irreversible Schädigung mit tiefen Gewebenekrosen.

Bei Erfrierungen der Ohrmuschel gilt als Erstmaßnahme eine langsame Erwärmung auf Körpertemperatur, bei Verbrennungen der Ohrmuschel die Abkühlung mit Eiswürfeln. Die weitere Therapie richtet sich nach dem Schweregrad. Schäden I. und II. Grades werden lediglich steril abgedeckt. Bei Schädigung III. Grades erfolgt bis zur Demarkierung der Nekrose eine trockene Behandlung. Eine abwartende Behandlung empfiehlt sich, bis nach endgültiger Demarkation die Nekrosen vollständig abgetragen werden können. Einige Monate später kann eine plastische Rekonstruktion erfolgen. Schädigungen I. und II. Grades heilen in der Regel komplikationslos aus. Die Entstehung einer Superinfektion muss verhindert werden, da es dadurch zu einer Chondritis mit Einschmelzung des Knorpels und kosmetischen Deformitäten kommen kann.

Verletzungen des Gehörgangs. Verletzungen des Gehörgangs können direkt (z. B. spitze Gegenstände) erfolgen oder indirekt durch eine Felsenbeinfraktur beim stumpfen Schädeltrauma. Die Felsenbeinlängsfraktur ist charakterisiert durch eine knöcherne Verletzung des Gehörgangs mit Spaltbildung der hinteren Gehörgangswand (Abb. 20.17).

Bei Kiefergelenkfrakturen kann es zu einer Impression des Kiefergelenkköpfchens in die vordere Gehörgangswand kommen.

! Typisches Symptom einer Gehörgangsverletzung ist das blutige Ohrsekret, manchmal auch begleitet von einer Schwerhörigkeit.

Bei einer Gehörgangsverletzung sollte eine sorgfältige Inspektion erfolgen, um eventuelle Fremdkörper erkennen und entfernen zu können (Glassplitter u. a.). Ferner muss eine Verletzung des Trommelfells ausgeschlossen werden.

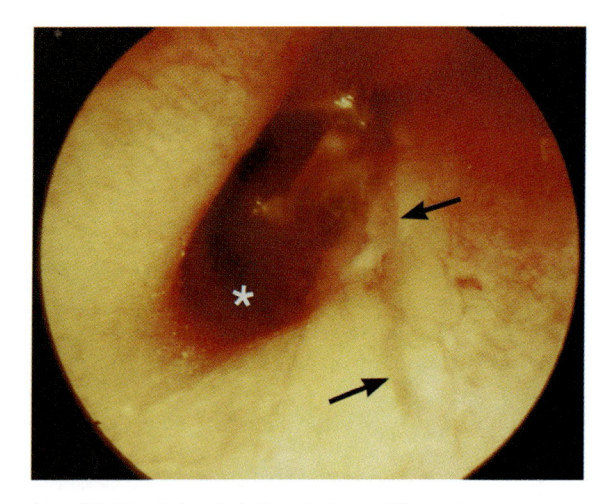

Abb. 20.17 Felsenbeinlängsfraktur. Hämatotympanon (Stern) und Frakturspalt im äußeren Gehörgang (Pfeile).

Grundsätzlich ist die audiologische Untersuchung zum Ausschluss einer Schwerhörigkeit notwendig. Beim Vorliegen einer Fraktur der Gehörgangsvorderwand ist ein kieferchirurgisches Konsil notwendig. Bei knöchernen Verletzungen muss eine radiologische Diagnostik vorgenommen werden (Röntgenaufnahme nach Schüller bzw. Schädel-CT).

Die Weichteilverletzung des Gehörganges behandelt man konservativ mit desinfizierenden Lösungen oder antibiotikahaltigen Salben. Abgeledertes Epithel wird zurückverlagert und antamponiert. Bei zusätzlicher Verletzung des Trommelfells und des Mittelohrs muss eine entsprechend ohrchirurgische Versorgung im Intervall erfolgen. Bruchspalten in der Gehörgangswand (Abb. 20.17) schließen sich meist folgenlos. Lediglich knöcherne Fragmente, die in das Gehörgangslumen hineinragen, müssen reponiert oder entfernt werden. Impressionen der vorderen Gehörgangswand durch das Kiefergelenk werden in Zusammenarbeit mit dem Kieferchirurgen reponiert.

In schwerwiegenden und unbehandelten Fällen können Gehörgangsstenosen entstehen. Bei Epithelversprengungen ins Mittelohr oder Mastoid bilden sich in manchen Fällen Cholesteatome. Unbehandelte Kiefergelenksverletzungen können schmerzhafte Arthrosen mit Kieferklemme nach sich ziehen.

Verletzungen von Trommelfell und Mittelohr

Verletzungen des Trommelfells und des Mittelohrs können direkt durch entsprechend geformte, schmale und spitze Gegenstände oder indirekt, z. B. durch einen plötzlichen Druckanstieg bei einer Explosion, entstehen. Auch der nicht fachgerecht durchgeführte Extraktionsversuch eines Gehörgangsfremdkörpers kann zu einer Trommelfellperforation mit Verletzung der Mittelohrstrukturen führen. Tiefreichende Verletzungen bis in das Mittelohr können mit einer Steigbügelluxation und Eröffnung des Labyrinths, Perilymphaustritt oder gar mit einer Verletzung des Gesichtsnerven – insbesondere im Bereich des tympanalen Verlaufs – einhergehen.

! Die Verletzung des Trommelfells führt zu heftigen, stechenden Ohrschmerzen, begleitet von einer Hörminderung.

Durch Schlag, Druck oder Explosion ausgelöste Trommelfellzerstörungen lassen sich an einem radiär verlaufenden oder dreizipfligen Riss erkennen. Das Resttrommelfell zeigt eine vaskuläre Injektion. Thermisch bedingte Verletzungen führen meist zu kleinen, glatt begrenzten Perforationsrändern. Eine traumatisch verursachte Unterbrechung der Gehörknöchelchenkette ist meist durch eine Luxation des Amboss bedingt. Es kann aber auch zu einer Luxation des Steigbügels bzw. zu einer Fraktur seiner Schenkel kommen. Rupturen der Membran des runden Fensters treten vermehrt nach Explosionstraumen auf.

Verletzungen des Felsenbeins

Durch ein stumpfes Schädeltrauma kann eine Commotio labyrinthi mit nachfolgender Innenohrschwerhörigkeit auftreten, die auf eine Schädigung der Mikrostrukturen des Mittelohrs zurückzuführen ist. Neben der Hörstörung treten oft Ohrgeräusche und Schwindelbeschwerden auf. Bei otoskopischem und röntgenologischem Normalbefund ist bei der audiometrischen Untersuchung eine Schallempfindungsschwerhörigkeit – manchmal sogar eine Ertaubung – zu sehen. Ein Nystagmus zur gesunden Seite hin ist durch Ausfall des Gleichgewichtsorgans bedingt. Da in vielen Fällen eine traumatisch verursachte Mikrozirkulationsstörung zugrunde gelegt wird, empfiehlt sich eine rheologische Infusionstherapie. Bei komplett ausgefallenem Labyrinth kann eine Tympanoskopie zum Ausschluss und ggf. Behandlung einer Labyrinthfistel notwendig werden. Frakturen der lateralen Schädelbasis sind häufig Verletzungsfolgen nach Verkehrs- und Spielunfällen. Die Richtung der einwirkenden Kraft ist für Art und Verlauf der Fraktur bestimmend. Von temporal einwirkende Kräfte führen zu einer Fraktur entlang der Felsenbeinoberkante, von okzipital einwirkende Kräfte zu transversal der Achse verlaufenden Frakturlinien.

Felsenbeinlängsfraktur. Die Felsenbeinlängsfraktur stellt die häufigste knöcherne Verletzung der lateralen Schädelbasis dar.

Frakturlinien ziehen von der hinteren Gehörgangswand aus (Abb. 20.**17**) – meist durch das Dach des Mittelohrs unter Umgehung des knöchernen Labyrinths – bis zur vorderen Pyramidenspitze. Nicht selten kommt es zu einer Unterbrechung der Gehörknöchelchenkette. Oft wird der Amboss aus seiner Gelenkverbindung mit dem Steigbügel luxiert.

> ! Symptomatisch für die Felsenbeinlängsfraktur ist die blutige Sekretion aus dem Gehörgang.

Felsenbeinquerfrakturen. Diese ziehen typischerweise von der hinteren Schädelbasis quer über die Felsenbeinpyramide. Hierbei kann es zu einer Zerstörung der Schnecke und des Labyrinths kommen. Zusätzlich kann die Fraktur quer zum Kanal des N. facialis verlaufen, der dabei möglicherweise durchtrennt wird.

> ! Bei Querfrakturen bleibt das Trommelfell intakt. Typischerweise besteht ein Hämatotympanon durch Einblutung ins Mittelohr.

Bei Felsenbeinfrakturen kann es zu einer Schädigung des Tegmen tympani bzw. mastoidei kommen mit Zerreißung der Dura und Liquoraustritt, der entweder über die Nase (falsche Rhinoliquorrhö) oder durch eine Trommelfellperforation über den äußeren Gehörgang abfließt. Nicht immer erlaubt eine Ohrinspektion die Beurteilung des Trommelfells, v. a. wenn Blutkoagula oder Blutkrusten das Lumen einengen. Eine Spülung des Gehörgangs darf keinesfalls vorgenommen werden, da bei einer Fraktur im Bereich des Tegmen tympani die Möglichkeit einer Keimverschleppung ins Endokranium besteht. In solchen Fällen sollte das Ohr lediglich steril abgedeckt werden.

> ! An Symptomen gibt der Patient meist lediglich eine Hörminderung, bei Querfrakturen möglicherweise Schwindel an.

Eine ausführliche audiometrische Untersuchung muss zur genauen Differenzierung erfolgen. Dadurch kann eine Schallleitungs- von einer Schallempfindungsschwerhörigkeit abgegrenzt werden. Eine geringe Schallleitungsschwerhörigkeit ist in der Regel durch Einblutung in die Pauke bzw. einen kleinen Trommelfelldefekt bedingt. Maximale Schallleitungsstörungen weisen auf eine zusätzliche Schädigung der Gehörknöchelchenkette hin. Schallempfindungsschwerhörigkeiten treten bei Felsenbeinquerfrakturen auf. Ein Felsenbein-CT kann genauen Aufschluss über das Ausmaß der Fraktur geben.

Fazialisparese. Beim Vorliegen einer Fazialisparese muss geklärt werden, ob es sich um eine *Sofortparese* oder um eine *Spätparese* handelt. Dies ist bei Kindern mit Einschränkung der Bewusstseinslage nicht immer einfach. Bei intubierten Kindern ist es in der Regel nicht möglich. Durch ausführliche Diagnostik müssen Lokalisation und Ausmaß der Schädigung bestimmt werden. Hierzu gehört – neben einer audiologischen Untersuchung mit Messung des Stapediusreflexes – ein HR-CT (Knochenfenster). Eine neurologische Untersuchung sollte grundsätzlich veranlasst werden.

Manipulationen und Gehörgangsreinigungen sind kontraindiziert und dürfen allenfalls unter sterilen Operationsbedingungen durch den Ohrchirurgen durchgeführt werden.

Trommelfelldefekte verschließen sich in der Regel spontan. Bei persistierenden Defekten erfolgt die Tympanoplastik, gegebenenfalls mit Kettenrekonstruktion im Intervall nach 6 Monaten. Lediglich die Sofortparese des N. facialis sowie heftige Blutungen rechtfertigen die unmittelbare operative Intervention. Bei einer Kontinuitätsunterbrechung des Gesichtsnervs sollte unmittelbar eine Anastomosierung erfolgen, gegebenenfalls mit einem Nerveninterponat. Trotz unverzüglicher Nervenrekonstruktion ist eine vollständige Erholung der Nervenfunktion nicht garantiert. Oft kommt es zu Defektheilungen mit Massenbewegung der Gesichtsmuskulatur. Spätparesen stellen in der Regel keine Indikation zur Dekompression des Nervs dar. Eine systemische Gabe von Glucocorticosteroiden ist über eine Woche empfehlenswert.

Komplikationen und Prognose

Pyramidenlängsfrakturen heilen meist folgenlos aus. Als Residuum zeigt sich häufig eine Stufenbildung, bevorzugt an der hinteren Gehörgangswand. Bei der Gehörknöchelchenluxation entsteht eine Schallleitungsschwerhörigkeit, die durch eine Tympanoplastik behoben werden kann.

Nach Längsfraktur kann sich als typische Komplikation durch Epithelversprengung ins Mittelohr ein Cholesteatom ausbilden, das einer operativen Therapie bedarf. Eine persistierende Liquorfistel ist selten, muss jedoch operativ verschlossen werden.

Die bei der Querfraktur mögliche Schädigung der Schnecke führt zur irreversiblen Taubheit.

■ Knall- und Explosionstrauma

Beim Knall- und Explosionstrauma wirken starke Drücke auf das Ohr ein. Das Knalltrauma hat eine sehr kurze Einwirkungsdauer (bis zu 2 ms) mit hoher Schalldruckspitze (über 150 dB), wobei das Explosionstrauma eine längere Einwirkungsdauer (> 2 ms) mit ähnlich hoher Schalldruckspitze besitzt.

> ! Beim Knalltrauma kommt es meist nur zu einer Schädigung des Innenohrs, während bei der Explosion infolge der länger anhaltenden Druckwelle zusätzlich eine Trommelfellperforation entstehen kann.

Das Ausmaß der Innenohrschädigung beim Explosionstrauma hängt davon ab, inwieweit der Schalldruck durch das Trommelfell aufgefangen oder ans Innenohr weitergeleitet wird. Ein stabiles Trommelfell kann die gesamte Energie auf die Kochlea übertragen, wobei durch eine Trommelfellruptur die Auswirkungen auf das Innenohr begrenzt werden. Da die Druckwelle auch vom Schädel aufgenommen wird, kann über diesen Weg eine Schädigung des Innenohrs entstehen. Zusätzlich kann es über diesen Mechanismus durch Druckanstieg in der Perilymphe zu einer Ruptur der Membran des runden Fensters kommen.

Klinik

Knalltrauma. Das Knalltrauma führt zu einem kurzen stechenden Ohrschmerz, gefolgt von einem starken Vertäubungsgefühl und Tinnitus.

Explosionstrauma. Das Explosionstrauma betrifft meist beide Ohren, wenn auch in unterschiedlichem Ausmaß. Es werden Schmerzen in beiden Ohren angegeben, zusätzlich ein Vertäubungsgefühl, meist begleitet von Tinnitus.

Therapie und Prognose

Die Behandlung der Innenohrschwerhörigkeit besteht in der Gabe von innenohraktiven Infusionen, evtl. von Corticoiden. Beim Verdacht auf Ruptur der Membran des runden Fensters ist eine Tympanoskopie mit Verschluss des Defekts anzuraten.

Die Prognose der Innenohrschwerhörigkeit ist abhängig von deren Ausprägung. Je ausgeprägter die Schwerhörigkeit, desto ungünstiger die Prognose. Ist es zu einer Trommelfellperforation gekommen, so kann sich diese zwar spontan verschließen, in manchen Fällen ist jedoch eine Tympanoplastik notwendig.

■ Barotrauma

Vom Barotrauma sind Nasennebenhöhlen und Ohren betroffen. Da das starre System der Nasennebenhöhlen und des Ohres sein Volumen nicht ändern kann, muss der Druckausgleich – d. h. die Anpassung an den Umgebungsdruck – aktiv erfolgen. Es kann zu keinem ausreichenden Druckausgleich kommen, wenn der Umgebungsdruck sich innerhalb kürzester Zeit unphysiologisch ändert (schnelles Abtauchen) oder wenn die Belüftungswege verändert sind. Die Tubenöffnung erfolgt bei relativem Überdruck im Mittelohr leichter als bei relativem Unterdruck. Hier ist eine aktive Öffnung notwendig. Dies ist die Erklärung dafür, dass ein Barotrauma des Ohres bei ansteigendem Außendruck eher auftritt als bei absinkendem Außendruck. Entsteht durch eine Schleimhautschwellung eine Tubenblockade, so kommt es zu Belüftungsstörungen des Mittelohrs. Dann ist v. a. ein relativer Unterdruck nicht mehr auszugleichen. Eine besondere Situation ist Tauchen.

Klinik

Die typischen Symptome sind Ohrenschmerzen, Druckgefühl – manchmal begleitet von heftigen Stichen im Ohr – und Tinnitus. Zusätzlich bemerkt der Patient eine Schwerhörigkeit.

Diagnostik

Otoskopisch zeigen sich:
- Einziehung des Trommelfells mit Gefäßinjektion,
- diffuse Rötung,
- Verquellung,
- kleinere Blutungen,
- ggf. Serotympanon.

Therapie

> ! Die Behandlung besteht in einer Verbesserung der Tubenventilation durch Applikation von Nasentropfen.

Komplikationen und Prognose

In Abhängigkeit von der Druckänderung kann es auch zu einem Trommelfelleinriss kommen. Audiometrisch zeigt sich meist eine Schallleitungsschwerhörigkeit, selten eine Schallempfindungsschwerhörigkeit. Werden das runde und ovale Fenster gleichzeitig in das Innenohr eingedellt, können Peri- und Endolymphe nicht ausweichen. Durch die daraus folgende Kompression der Blutgefäße kann es zur Ischämie der Sinneszellen der Schnecke kommen. Eine persistierende Innenohrschwerhörigkeit ist die Folge. In diesen Fällen ist eine Behandlung in der O_2-Überdruckkammer in Erwägung zu ziehen. Kommt es zu keinem spontanen Verschluss der Trommelfellperforation, so sollte im Intervall eine Myringoplastik durchgeführt werden.

Barotrauma der Nasennebenhöhlen. Vom Barotrauma können auch die Nasennebenhöhlen betroffen sein. Auch hier spielt der Belüftungsweg in Zusammenhang mit raschen äußeren Druckänderungen eine bedeutsame Rolle. Akute oder chronische Schleimhautschwellung führt zu einer Passagestörung der natürlichen Ostien der Nasennebenhöhlen. Kommt es zu einer äußeren Druckänderung, so kann diese in den Nasennebenhöhlen nicht angeglichen werden, es folgt entweder Über- oder Unterdruck. Dadurch entstehen meist erhebliche Schmerzen im Stirn- oder Wangenbereich.

Als Therapie werden abschwellende Nasentropfen verabreicht. Bei chronischen Zuständen kann eine sanierende Nasennebenhöhlenoperation angezeigt sein.

Thoraxverletzungen
J. Bennek, K. Rothe

In 4 % der Unfälle im Kindesalter ereignen sich Thoraxverletzungen, in ⅓ kombiniert als Polytrauma – vorwiegend mit einem Schädel-Hirn-Trauma oder stumpfen Bauchtrauma. Durch die Elastizität der Thoraxwand beim Kind treten Verletzungen der Thoraxorgane häufiger auf (Cooper u. Foltin 1992, Cooper 1995, Färber u. Mitarb. 1995, Garcia u. Eichelberger 1998). Im Mittelpunkt der Symptomatik steht die kardiorespiratorische Notsituation.

Lungenparenchymverletzungen. Subpleurale Verletzungen und intrapulmonale Hämatome bilden sich meist spontan zurück. Lungenverletzungen führen zum Hämatopneumothorax, der durch einen Pleurakatheter drainiert wird. Nur selten ist bei massiver Blutung durch Lungenruptur (Lungenlazeration) eine Thorakotomie erforderlich. Der thorakoskopische Verschluss steht als Alternative in Abhängigkeit vom Ausmaß der Lungenparenchymläsion zur Verfügung.

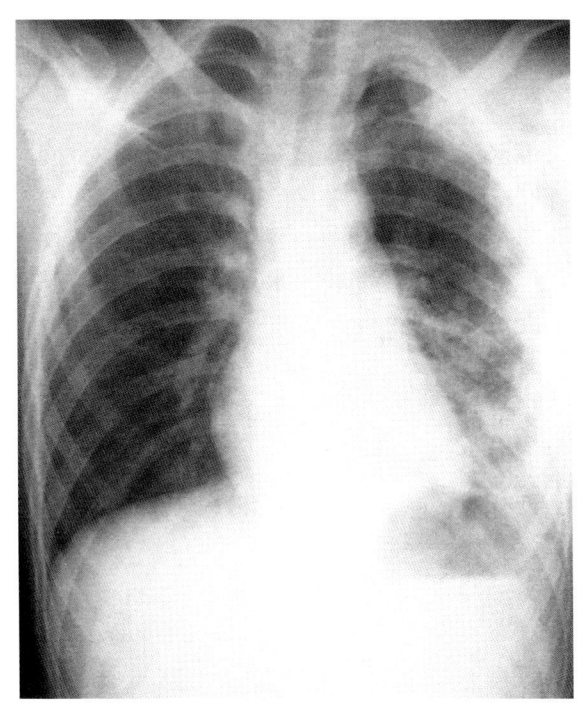

Abb. 20.**18** Ausgedehnte Lungenkontusion mit subpleuralen und intrapulmonalen Hämatomen links.

Lungenkontusion. Die Lungenkontusion ist die häufigste Verletzung. Durch Zerreißung dünnwandiger Gefäße mit hämorrhagischer Anschoppung der Alveolen entstehen einzelne oder ausgedehnte Kontusionsherde (Bardenheuer u. Mitarb. 1993, Allen u. Mitarb. 1997). Das röntgenologisch nachweisbare Ausmaß geht nicht unbedingt parallel mit der respiratorischen Beeinträchtigung (Abb. 20.**18**).

Die Lungenkontusion kann symptomlos bleiben oder eine respiratorische Insuffizienz auslösen.

> **!** Im Rahmen einer Kombinationsschädigung wirkt die Lungenkontusion als ARDS-Trigger (Satelliten-Symposium 1998).

Management des ARDS

Diagnostik

- $paO_2 < 75$ mm Hg, bei $FiO_2 > 0{,}5$,
- $AaDO_2 > 450$ mm Hg,
- Compliance < 50,
- MPAP > 30 mm Hg,
- $Q_s/Q_z > 0{,}3$,
- röntgenologischer Nachweis eines interstitiellen bis alveolären Lungenödems (Stadium I–V).

Das zeitliche Intervall zwischen Trauma und sichtbaren radiologischen Zeichen variiert. Aufgrund der höheren Sensitivität gewinnt das CT des Thorax, insbesondere das Spiral-CT, an Bedeutung.

Therapie

- Erhöhung des Sauerstoffangebots,
- Katecholamine,
- Respiratortherapie, PEEP > 5 cm H_2O,
- unterstützende Lagerung (Bauchlagerung, Rotationsbett),
- Corticosteroide 15 mg/kg KG über 3 Tage und 7 mg/kg KG über 2 Tage,
- Antibiotikatherapie,
- pulmonale Vasodilatation (NO, Prostacyclin),
- Surfactantbehandlung,
- extrakorporale CO_2-Elimination ($ECCO_2$-R) als Alternative.

Mit Hilfe des Oxygenierungsindex (paO_2/FiO_2) können leichte, mittlere und schwere respiratorische Funktionsstörungen differenziert, der Effekt der Beatmung sowie der klinische Verlauf analysiert werden. Ein Index von 200 mmHg stellt den Grenzwert zur Beatmung dar (Herold u. Mitarb. 2002).

Penetrierende Thoraxwandverletzungen. Hier ist neben der Blutung aus Interkostalgefäßen oder aus den Vasa mammaria der Lufteintritt in den Pleuraraum mit Spannungspneumothorax ein dringliches Problem. Der offene Pneumothorax zeigt das Phänomen des Mediastinalflatterns.

Rippen- und Sternumfrakturen. Sie entstehen am elastischen Thorax selten. Rippenserienfrakturen können zur Thoraxinstabilität führen. Sternumfrakturen stellen eine Rarität dar.

Verletzungen der Mediastinalorgane. Während der Thoraxkompression mit reflektorischem Glottisschluss kann es zur Ruptur der Trachea und des Bronchialbaums mit Spannungspneumothorax und Pneumomediastinum kommen (Mordehai u. Mitarb. 1997). Einrisse werden konservativ behandelt und die Pleura drainiert. Bei kompletter Ruptur ist eine Thorakotomie erforderlich. Verletzungen von Herz und großen Gefäßen sind selten. Eine Herzkontusion bei Thoraxverletzungen im Kindesalter ist sicher häufiger als angenommen wird. Hier führen EKG, Echokardiographie und eine Erhöhung der CK-MB sowie der Isoenzyme 1 und 2 der LDH zur Diagnose. Bei Herztamponade ist eine Herzbeutelpunktion lebensrettend.

Zwerchfellruptur. Trotz sonographischer Notfalldiagnostik wird die Zwerchfellruptur beim polytraumatisierten Kind leicht übersehen. Sie tritt häufiger linksseitig auf, der Defekt muss transabdominal verschlossen werden.

Stumpfes Bauchtrauma

In 2-6 % der Unfälle im Kindesalter ereignen sich stumpfe Bauchverletzungen - isoliert oder in Kombination als Polytrauma mit Verletzungen des Schädels, der Extremitäten und des Thorax. Der Verkehrsunfall stellt mit 60-70 % die häufigste Verletzungsursache dar (Smith u. Jackson 1998). Besondere Aufmerksamkeit erfordert das Seat Belt Syndrome durch plötzliche und umschriebene Quetschwirkung auf die intra- und retroperitonealen Organe sowie die Wirbelsäule im thorakolumbalen Bereich (Chance-Fraktur).

Pathophysiologie

Organruptur und intestinale Perforation lösen typische pathophysiologische Vorgänge aus (Tab. 20.31).

Im Mittelpunkt steht der hämorrhagische Schock mit inadäquater Gewebeperfusion. Eine auftretende bakterielle Translokation durch Schock und/oder intestinale Perforation führt zur Infektion bis Sepsis mit Multiorganversagen (MOV).

Tabelle 20.31 Folgen des stumpfen Bauchtraumas

Trauma	Folgen
Ruptur parenchymatöser Organe (Milz, Leber, Niere)	intra-/retroperitoneale Blutung hämorrhagischer Schock
Intestinale Perforation	Peritonitis septischer Schock Ileus
Perforation von Hohlorganen (Gallenblase, Harnblase)	Peritonitis
Retroperitoneale Verletzungen (Duodenum, Pankreas)	Obstruktion Perforation Peritonitis nekrotisierende Pankreatitis Pankreaspseudozyste
Ruptur großer Gefäße	Massenblutung

Klinik

Klassische Symptome:
- Druckschmerz,
- Abwehrspannung,
- stoßende Atmung.

Weitere mögliche Symptome:
- Schmerzen in der rechten Schulter bei Leberverletzungen und in der linken Schulter bei Milzverletzungen (Kehr-Zeichen).
- Zeichen des hämorrhagischen Schocks:
  - Blässe,
  - kalter Schweiß,
  - Tachypnoe,

- Tachykardie,
- zunehmende Somnolenz.
- Schürfwunden.
- Hämatome.
- Kontusionsmarken:
  - Sicherheitsgurt,
  - Fahrradlenker.
- Zunehmende abdominale Distension als Hinweis für Luft- und/oder Blutansammlung in der freien Bauchhöhle.
- Überblähung des Magens mit Oberbauchauftreibung bei Aerophagie.
- Funktioneller Ileus infolge Darmparalyse.
- Flankendämpfung und -schmerz.
- Douglas-Druckschmerz mit Vorwölbung.
- Hämaturie als Hinweis auf Harntraktverletzung.
- Deformierungen im Beckenbereich mit Auslösung eines Kompressionsschmerzes als Zeichen für Beckenfraktur.

! Erhebliche Schwierigkeiten bestehen bei Begleitverletzungen sowie bei bewusstlosen Kindern mit Schädel-Hirn-Trauma. In der Beurteilung des stumpfen Bauchtraumas beim Kind stellt die Symptomatik einen sog. Schwachpunkt dar.

Diagnostik

Das Ausmaß diagnostischer Möglichkeiten ist abhängig von der zur Verfügung stehenden Zeit im Notfall.

Sonographie und Doppler-Sonographie. Sie erlauben mit hoher Sicherheit den Nachweis einer Verletzung parenchymatöser Organe sowie die Beurteilung der Perfusion.

! Die Peritoneallavage hat keine Bedeutung mehr.

Andere diagnostische Verfahren. Bei gezielten Fragestellungen bietet sich das Spiral-CT in der Akutphase an. Andere diagnostische Verfahren, wie *MR-Angiographie*, *selektive Zöliako- oder Renovasographie*, kommen zur Abklärung einer Sekundärpathologie zum Einsatz. Bei Harntraktverletzungen ist nach Stabilisierung der Hämodynamik die *Ausscheidungsurographie* angezeigt. Eine instrumentelle Diagnostik kommt bei Pankreasverletzungen (*ERCP*) und Verletzungen des unteren Harntraktes (*Urethrozystoskopie*) in Betracht. Der Stellenwert der Laparoskopie liegt vorrangig im therapeutischen Bereich zur Blutstillung.

! Priorität hat immer die Stabilisierung des Kindes und nicht die Diagnostik.

Therapie

Im Vordergrund steht die Volumensubstitution bei Blutungen parenchymatöser Organe. Maßnahmen der ABC-Regel (airway, breathing and circulation) sind lebensrettend.

! Bei intraabdominaler Massenblutung muss ohne Zeitverzug explorativ laparotomiert werden.

Dabei haben provisorische Maßnahmen Vorrang vor der definitiven Versorgung (Brock 1992, Bergmann u. Mitarb. 1992). In der Notsituation führen Tamponade und Kompression temporär zur Blutstillung (sog. packing). Je nach Verletzungstyp ist ein adaptiertes chirurgisches Vorgehen erforderlich. Bei stabiler Hämodynamik mit sonographisch gesicherter Organläsion kann abgewartet werden. Tritt trotz adäquater Volumensubstitution eine instabile Hämodynamik auf, wird bei relativer Dringlichkeit die Operation geplant durchgeführt. Der These, dass eine konservative Therapie nur gerechtfertigt ist bei isolierter Organverletzung bis Schweregrad II und Stabilisierung des Kreislaufs innerhalb von 4–6 h, wobei der Blutverlust nicht mehr als 30–40 ml/kg KG oder ⅓ des gesamten Blutvolumens betragen sollte, kann man nicht mehr vorbehaltlos zustimmen.

! Erfahrungen zeigen, dass auch kombinierte Organverletzungen ohne und mit extraabdominaler Zusatzverletzung konservativ behandelt werden können. Entscheidend ist immer der klinische Zustand des Kindes und nicht das Ausmaß der Organverletzung (Bennek u. Mitarb. 1983, Rothe u. Bennek 1998).

Mit dem Wissen um Folgezustände nach Splenektomie beim Kind, insbesondere einer Overwhelming-Postsplenectomy-Infection (OPSI), wird der protektiven Funktion der Milz größere Bedeutung beigemessen und man versucht, das Organ zu erhalten.

! Die Versorgung einer intestinalen Perforation wird als Frühoperation durchgeführt (Chatterjee u. Jagdish 1992).

Mitunter entwickelt sich rasch ein Pneumoperitoneum mit Zwerchfellhochstand und respiratorischer Notsituation. Präoperativ kann hier eine Entlastungspunktion unterhalb des Nabels in der Medianlinie lebensrettend sein. Problematisch sind retroperitoneale Verletzungen von Duodenum und Pankreas (Schimpl u. Mitarb. 1992). Das intramurale Duodenalwandhämatom führt zur temporären Obstruktion und wird – isoliert auftretend – konservativ behandelt.

Aus der Pankreaskontusion kann sich eine hämorrhagische bis nekrotisierende Pankreatitis als Voraussetzung für eine Pseudozystenbildung entwickeln. Die Therapie der nekrotisierenden Pankreatitis wird kontrovers diskutiert. Mit der engmaschigen bildgebenden Überwachung durch Sonographie und CT ist ein Wandel eingetreten. Die operative Freilegung stellt heute eine Ausnahmeindikation im Kindesalter dar (Weißer u. Mitarb. 1996, Shilyanski u. Mitarb. 1998). Durch konsequente konservative Therapie mit vollständiger Nahrungskarenz, Entlastung des Magens durch eine Dauersonde und bilanzierte parenterale Ernährung kann die nekrotisierende Pankreatitis geheilt werden. Wiederholte Amylase- und Lipasebestimmungen erlauben hinsichtlich ihrer Normalisierung eine therapeutische Einschätzung. Pankreaspseudozysten werden sonographisch gestützt punktiert und seltener drainiert.

Verletzungen des unteren Harntrakts sind häufig mit einer Beckenfraktur kombiniert.

! Perforation der Harnblase und Verletzungen der Urethra müssen operativ versorgt werden.

Temporär ist die suprapubische Harnableitung erforderlich (Peclet u. Murphy 1992).

Frakturen

Im Rahmen des Verletzungsmusters darf das Timing der Frakturversorgung nicht vernachlässigt werden. Bei mobiler Fraktur besteht immer die Gefahr einer sekundären Lungenschädigung und Störung der Hämodynamik während der Intensivtherapie. Auch traumainduzierte Veränderungen des Immunsystems treten in Abhängigkeit vom Grad der Weichteilverletzung auf.

! Grundsätzlich sollte beim polytraumatisierten Kind der frühestmögliche Zeitpunkt der Frakturstabilisierung gewählt werden (Nast-Kolb u. Mitarb. 1991, Lynch u. Mitarb. 1996, Napolitano u. Mitarb. 1996, Wichmann u. Mitarb. 1996).

Bei geschlossenen Frakturen bietet sich die elastischstabile intramedulläre Schienung an (Dietz u. Mitarb. 1997). Der Fixateur externe bleibt offenen Frakturen mit oder ohne Weichteilverletzung vorbehalten (Klein u. Mitarb. 1989, Salch 1992, Bennek u. Mitarb. 1993, Neumann u. Mitarb. 1993, Bennek u. Mitarb. 2001). Durch die Frakturstabilisierung wird eine frühfunktionelle Behandlung möglich, die für das Kind unter intensivmedizinischen Bedingungen von größter Bedeutung ist (Abb. 20.19).

Posttraumatische Komplikationen werden reduziert. Spezielle Pflegemaßnahmen – einschließlich Physiotherapie und Lagerungen (Rotationsbett) – sind uneingeschränkt möglich. Bei offenen Frakturen wird grundsätzlich eine systemische Antibiotikatherapie über 3–5 Tage durchgeführt. In Abhängigkeit vom Weichteilschaden erfolgt bei zweit- und drittgradig offenen Frakturen eine zusätzliche lokale antibiotische Behandlung. Beckenfrakturen führen häufig zu einer massiven Blutung in den Retroperitonealraum und lösen einen schweren hämorrhagischen Schock aus. Eine Beteiligung der Beckenorgane muss abgeklärt werden. Auch im Kindesalter kommt bei einer Beckenringfraktur eine notfallmäßige Stabilisierung mit einem Fixateur externe zur Blutungstamponade und Vermeidung einer fortbestehenden Weichteiltraumatisierung in Betracht.

! Bei liegendem Fixateur externe erfordern die implantierten Pins eine spezielle Pin-Pflege. Die Pin-Pflege umfasst die Beurteilung der Pin-Eintrittsstellen und die eigentliche Pin-Pflege zur Vermeidung einer Pin-Track-Infektion (Tab. 20.32).

Weichteilverletzungen

Neben der Frakturstabilisierung steht der Weichteilschaden unter intensivmedizinischen Bedingungen im Mittelpunkt. Er löst eine lokale Hypoxie mit Gewebeazi-

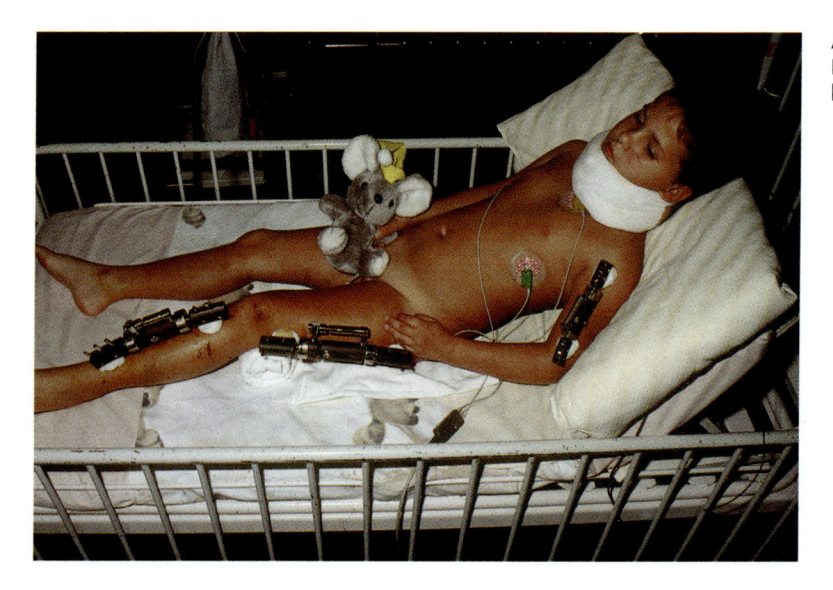

Abb. 20.19 Polytrauma mit 3facher Extremitätenverletzung. Stabilisierung mittels Fixateur externe.

Tabelle 20.**32** Beurteilung der Pin-Eintrittsstellen und Pin-Pflege

Stadium	Beurteilung	Pflege
1	reizlos	• 1-mal pro Tag Pin-Pflege mit Wasserstoffperoxidlösung 3 % und Desinfektion mit Povidon-Iod-Lösung
2	Sekretion	• 2-mal pro Tag Pin-Pflege wie 1 • lokal Povidon-Iod-Salbe
3	Granulation	• wie 1 und 2
4	Pin-Track-Infektion Osteolyse	• wie 3 • Pinkanal mit Povidon-Iod-Lösung spülen • systemische Antibiotikaapplikation
5	Pin-Lockerung Osteolyse	• Pin-Entfernung • Pin-Kanäle behandeln
6	Osteomyelitis Sequester	• chirurgisches Débridement

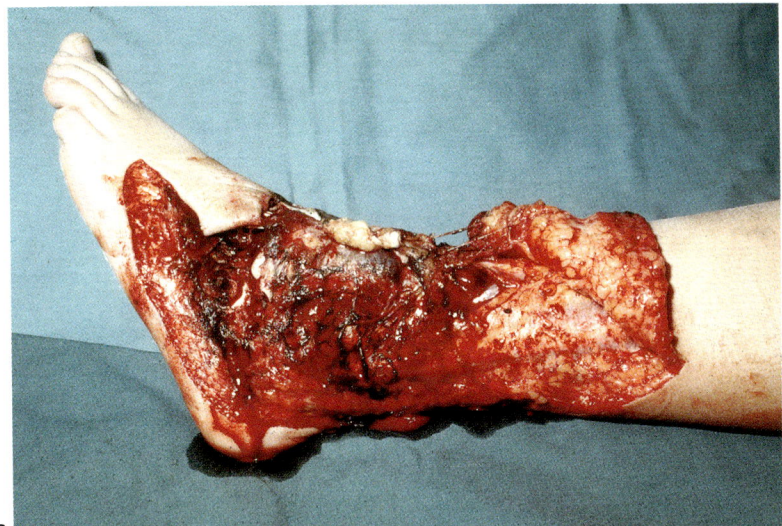

Abb. 20.**20a–b**
a Weichteilverletzung mit offener metaphysärer Tibia-/Fibulafraktur Grad III.
b Rekonstruktion und Stabilisierung durch eine temporäre Sprunggelenkarthrodese mit einem Fixateur externe, synthetischer Hautersatz.

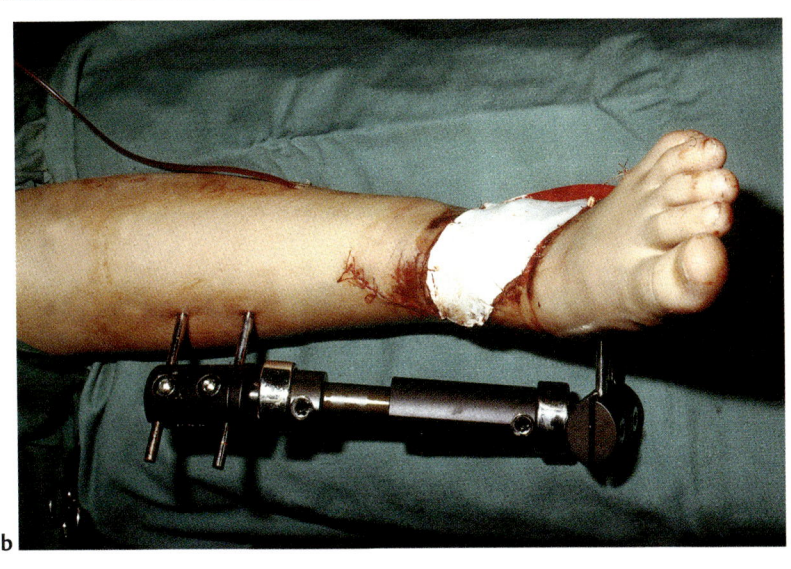

dose, Permeabilitätsstörung und Ödem aus. Durch mechanische Kompression (Kompartmentsyndrom) entstehen Gewebenekrosen und Infektionen (Schärli 1988). Eine genaue Exploration des Weichteilschadens mit oder ohne Nachweis eines neurovaskulären Defizits ist erforderlich (Würfel u. Mitarb. 1997).

In Abhängigkeit davon ergeben sich folgende ein- oder mehrzeitige operative Maßnahmen:
- definitive Wundversorgung,
- offene Wundbehandlung, Jet-Lavage, temporärer synthetischer Hautersatz, Vakuumversiegelung,
- Hauttransplantationen,
- operativ-plastische Rekonstruktion (Haut-, Muskel- und myokutane fasziokutane Lappen, Gewebetransfer mit Mikroanastomosen),
- Wiederherstellung anatomischer Leitungsbahnen,
- Replantation/Stumpfplastik.

! Die Beurteilung, Kontrolle und Behandlung einer Weichteilverletzung auf der Intensivstation ist anspruchsvoll.

Zunächst gilt der Entstehung eines Kompartmentsyndroms besondere Aufmerksamkeit. Bei anhaltender Druckschädigung über 2–3 h tritt eine irreparable Ischämie der Muskulatur mit motorischen und sensiblen Funktionsausfällen auf. Pralle Anschwellung, unbeeinflussbare Schmerzen und beginnende Sensibilitätsstörungen weisen frühzeitig auf ein Kompartmentsyndrom hin. Bei Einlage einer Druckmesssonde in die Muskellogen ist ein Kompartmentdruck > 20 mm Hg verdächtig, bedarf der engmaschigen Kontrolle und ggf. einer Faszienspaltung.

Notwendige Verbandswechsel auf der Intensivstation bei nicht transportfähigen Kindern werden in Analgesie und unter aseptischen Bedingungen durchgeführt.

! Bei jeder Weichteilverletzung besteht die Gefahr der Infektion mit Sepsisentwicklung.

Lokale Infektionsherde (infizierte Hämatome, Abszesse, Gewebenekrosen) müssen operativ revidiert werden. Der Rückfluss über Drainagen ist zu kontrollieren. Jede Sekretverhaltung bedarf der unmittelbaren Überwachung. Auch die lokale Durchblutung und – eingeschränkt – das Bewegungsmuster sind zu überprüfen.

Bei ausgedehnter Weichteilverletzung mit geschlossener oder offener Fraktur bringt der Fixateur externe entscheidende Vorteile (Abb. 20.**20**).

Mit der Stabilisierung wird das Kind beschwerdefrei, das sekundäre Weichteiltrauma reduziert sich auf ein Minimum.

Thermische Verletzungen

K. Rothe

Definition

Als thermische Verletzung bezeichnet man die Schädigung des Integuments, wenn die physiologische Wärmeregulation der Haut innerhalb eines eng begrenzten Temperaturbereichs erschöpft ist. Die Intensität der thermischen Verletzung ist abhängig von der Art der Hitzeeinwirkung, der Höhe und Einwirkungsdauer der Temperatur, der spezifischen Wärme und von der Hautdicke. Entscheidend ist die im Gewebe herrschende Temperatur.

Epidemiologie

Statistische Analysen lassen typische Altersverteilungen und Unfallmechanismen erkennen. Die altersabhängige relative Morbiditätsverteilung erweist sich weitgehend als konstant:
- 0–1. Lebensjahr: 5,2 %,
- 2. und 3. Lebensjahr: 55,5 %,
- 4. und 5. Lebensjahr: 15,9 %,
- 6.–10. Lebensjahr: 13,8 %,
- 11.–14. Lebensjahr: 9,6 %.

Im Gesamtkrankengut macht die Altersgruppe der 0- bis 3-jährigen mehr als 60 % aus. Dies erklärt sich aus der zunehmenden Eigenbeweglichkeit und Neugier des Kleinkinds. Das Fortschreiten der dynamischen und statischen Körperbeherrschung sowie die Erfahrung mit heißen Objekten führt aber erst nach dem 5. Lebensjahr zur Abnahme der thermischen Verletzungen als Gefahrenquelle. In allen Altersgruppen sind Jungen häufiger betroffen als Mädchen. Saisonbedingt werden im Herbst und Winter mehr thermische Verletzungen registriert. Das soziale Umfeld spielt zumindest in Europa nicht die entscheidende Rolle. 85–89 % aller thermischen Verletzungen ereignen sich unter elterlicher Obhut. Als Ursachen dominieren heiße Flüssigkeiten, gefolgt von Kontakt mit heißen Objekten, Flammen, Strom und strahlender Wärme (Pochon 1990, Schickedanz 1990, Morrow u. Mitarb. 1996).

Im Kleinkindesalter sind Verbrühungen durch heiße Flüssigkeiten die häufigste Verletzungsursache. Im Jugendalter stehen Verbrennungen durch Grillverpuffungen oder Explosionen von Feuerwerkskörpern im Mittelpunkt.

Stromverletzungen. Im Kleinkindesalter dominieren Niedervoltunfälle, wobei Strommarken an den Fingern und am Mund funktionell sensible Regionen betreffen. Hochspannungsunfälle ereignen sich bei 9- bis 12-jährigen Kindern nach direktem Kontakt oder durch einen Lichtbogen.

Die Bewertung der epidemiologischen Zusammenhänge thermischer Verletzungen erfordert zielgerichtet eine organisierte Prophylaxe. Dabei muss bei möglichst vielen „Erziehungsträgern" das Bewusstsein für potenzielle Gefahren im Umfeld des Kindes geschärft werden.

Pathophysiologie und Organfunktion

Pathophysiologisch führt die thermische Verletzung zu einer Koagulationsnekrose. Sie ist von einer Zone initialer Vasokonstriktion umgeben, die jedoch bereits nach wenigen Minuten in eine Vasodilatation übergeht. Hier stagniert der Bluttransport, intravasale Eiweiße werden ausgefällt, die Erythrozyten zerstört, die Gefäße okkludiert. Weiter peripher schließt sich eine Zone der Hyperämie an, aus der gegen Ende der 1. Woche Gefäße in die Zone der Stase einsprossen und reparative Vorgänge in Gang setzen. Abhängig vom Ausmaß der thermischen Verletzung führt die Koagulationsnekrose sowohl zu lokalen wie systemischen Reaktionen. Prinzipiell finden sich ähnliche pathophysiologische Reaktionsmechanismen wie bei der Sepsis oder dem Systemic Inflammatory Response Syndrome (Harnsbrough u. Mitarb. 1990, Ward u. Till 1990). Gewebezerstörungen größeren Ausmaßes führen zu einer Aktivierung des Komplementsystems, zur Freisetzung vasoaktiver Substanzen wie Histamin, Serotinin, Kallikrein, einer Aktivierung polymorphkerniger Leukozyten (PML) mit der Entstehung freier O_2- und Hydroxylradikale und der Freisetzung bzw. Syntheseaktivierung von Zytokinen und Mediatoren wie TNF-α, Interleukinen oder Leukotrienen (Ljunghusen u. Mitarb. 1996).

Der Endzustand ist eine generalisierte Permeabilitätserhöhung des Gefäßsystems – Capillary Leak –, die den Durchtritt von Proteinen und Makromolekülen erlaubt. Daraus resultiert ein enormer Abstrom von Flüssigkeit, Salz und Eiweiß aus dem Intravasalraum ins Interstitium unter Ausbildung eines örtlichen und allgemeinen Ödems. Das sich rasch entwickelnde Flüssigkeitsdefizit wird durch Exsudation in die Brandblasen bzw. über die Wundflächen und eine gesteigerte Verdunstung infolge Zerstörung schützender Lipoproteine im Stratum corneum verstärkt. Eine Erhöhung der Perspiratio insensibilis über die Lungen durch eine fast immer bestehende Tachypnoe muss zusätzlich beachtet werden. Insgesamt beläuft sich das Flüssigkeitsdefizit auf 3–5 ml/% verbrannter KOF/kg KG in den ersten 24 Stunden, wobei die Verluste in den ersten 8 Stunden größer sind als in allen folgenden Zeitabschnitten. Intravasale Hypovolämie und Hypoproteinämie führen zum Anstieg des Hämatokritwerts und der Blutviskosität mit Veränderung der Fließeigenschaften, Erythrozytenaggregation mit Mikrozirkulationsstörungen sowie Gewebshypoxie und metabolischer Azidose. Zusätzlich wird durch Volumenmangel, Wärmeverluste, Schmerz und Angst eine Katecholaminausschüttung auf das 60- bis 100fache der Norm ausgelöst. Die systemische Reaktion führt zu einer Suppression des Immunsystems, einer maximalen Steigerung der metabolischen Aktivität und generellen Mobilisierung der physischen Leistungsreserven.

> **!** Den Verlauf der Verbrennungskrankheit kann man in initiale Schockphase, Redistributionsphase, hyperdynamisch-hyperkatabole Phase und Reepithelisationsphase einteilen.

Herz-Kreislauf-System

Flüssigkeitsverluste durch Ödem, Exsudation und Verdunstung führen zum hypovolämischen Schock mit Kreislaufzentralisation. Das HZV ist reduziert. Eine später eintretende Schocksymptomatik ist meist septischer Genese, wobei Translokationsphänomenen der intestinalen Schleimhaut mit Einschwemmung von Endotoxinen besondere Bedeutung zukommt.

Elektrolyte

Elektrolytverschiebungen resultieren einerseits aus dem erhöhten Filtrationsdruck durch das Capillary Leak, dem erhöhten extravaskulären kolloidosmotischen Druck infolge Übertritt von Eiweiß in den interstitiellen Raum und andererseits aufgrund der Schädigung der Gewebezelle selbst. Die Transmineralisationsvorgänge bewirken einen Kaliumaustritt aus der verletzten Zelle ins unverbrannte Gewebe. Dagegen nimmt die Natriumkonzentration im interstitiellen Ödem und in der geschädigten Zelle zu. Neben Natrium wandern auch H^+-Ionen in die geschädigte Zelle ein und führen zur intrazellulären Azidose. Zu berücksichtigen ist ferner ein Kaliumanstieg durch Hämolyse von geschädigten Erythrozyten. Allgemein steht der Hyperkaliämie bei intrazellulärer Hypokaliämie ein erhöhter Natriumverlust – insbesondere durch die Wunde – gegenüber.

Plasmaproteine

Aufgrund des niedrigeren Molekulargewichts verlassen zuerst die Albumine den Intravasalraum, es kommt zur Verschiebung des Albumin-Globulin-Quotienten im Sinn einer Hypalbuminämie und Hyperglobulinämie. Der Anstieg des extravasalen Albumins und das Absinken des intravasalen kolloidosmotischen Drucks verstärken den Flüssigkeitsverlust in den extravasalen Raum. Zusätzlich führt die Hypalbuminämie zur Verschlechterung der Fließeigenschaften und zur Suspensionsinstabilität des Blutes mit erhöhter Erythrozytenaggregation und Mikrozirkulationsstörung.

Blut

Initiale Verluste von Erythrozyten durch Hämolyse im Verletzungsgebiet oder verzögerte Hämolyse durch Untergang teilgeschädigter Erythrozyten sind unbedeutend. Erythrozytenaggregationen mit Thrombenbildung sowie eine linksverschobene Sauerstoffdissoziationskurve des Hämoglobins führen aber zu Hypoxie und Azidose. Im Verlauf manifestiert sich eine chronische Anämie infolge verkürzter Überlebenszeit der Erythrozyten bei allgemein durch Folsäuremangel verzögerter Nachreifung. Von Bedeutung sind außerdem Blutverluste im Rahmen wiederholter Nekrektomien.

Gerinnung

Hämostasestörungen sind unterschiedlich ausgeprägt. Nach einem initialen Fibrinogenabfall kommt es am 6.–7. Unfalltag zu einem Anstieg der Fibrinogenkonzentration. Auch die Faktoren V und VIII sind in der Regel hoch. Bedeutungsvoller ist ein Abfall des Faktor XIII und der Inhibitoren der Gerinnung wie AT III und Protein C. Eine initiale Thrombozytopenie ist die Folge intravasaler Thrombozytenaggregation. Später besteht meist eine Thrombozytose.

Immunsystem

Störungen der unspezifischen Immunabwehr werden begünstigt durch:
- Fehlen der Hautbarriere,
- Störungen der Mikrozirkulation,
- herabgesetzte Funktion des RES,
- Abnahme der Leukozytenfunktion (Phagozytose und Chemotaxis der Neutrophilen und Makrophagen),
- Verminderung unspezifischer Serumfaktoren (Komplement, Opsonine).

Beeinträchtigt ist außerdem die spezifische Immunabwehr durch Verlust der Immunglobuline über die Wunden und in den interstitiellen Raum (Alexander 1990, Munster 1994). Ein stärkerer Abfall von IgG gegenüber IgA und IgM erklärt sich durch das geringere Molekulargewicht. Die spezifische Antikörperbildung ist deutlich verzögert. Aktive Immunisierungen direkt nach dem thermischen Trauma konnten experimentell einen Anstieg des AK-Titers und einen wirksamen Schutz vor Sepsis hervorrufen (Alexander 1971). Störungen der zellulären Abwehr beruhen auf einer signifikanten stressreduzierten Lymphopenie sowie Funktionsstörungen der thymusabhängigen Lymphozyten mit Verschiebung der B/T-Zell-Ratio (Munster 1994).

Stoffwechsel

Es besteht ein typischer Postaggressionsstoffwechsel mit erhöhter Ausschüttung von Plasmacortisol, Eiweißverlust durch Einschmelzung von Protein und vermehrter Stickstoffausscheidung im Urin. Die enorme Stimulation des autonomen Nervensystems mit Sekretion von Katecholaminen, ACTH, Corticosteroiden und Schilddrüsenhormon bewirkt einen erhöhten Sauerstoffverbrauch und Hypermetabolismus, sodass Eiweiß und Fett abgebaut werden. Eine gleichzeitige Hemmung der Insulinproduktion, eine zunehmende Insulinresistenz sowie eine vermehrte Glucagonsekretion führen schließlich zur insuffizienten Glucoseausnutzung und zu einem Anstieg der freien Fettsäuren im Serum. Bei Versagen der Kompensation ist besonders das Kind durch metabolische Azidose, Anstieg von Harnstoffstickstoff, Kreatinin, Hyperglykämie mit Glucosurie, osmotischer Diurese und dadurch bedingter Dehydratation bedroht. Eine Besserung des Katabolismus durch forcierte hochkalorische Ernährung ist nicht einfach und mit der Gefahr eines Pseudodiabetes oder hyperosmolaren Komas belastet (Wolfe u. Mitarb. 1987).

Niere

Ein hoher Anfall toxischer Abfallprodukte führt bei eingeschränkter Nierenperfusion zu Tubulusfunktionsstörungen. Besonders gefährdet ist die Niere bei tiefen thermischen Verletzungen. Aufgrund ausgedehnter Muskelzerstörung – insbesondere beim Elektrotrauma – können Myoglobin und Hämoglobin die Tubuli verstopfen und zum Nierenversagen führen.

Lunge

Unabhängig vom Pathomechanismus des Inhalationstraumas ist die Lunge durch ein interstitielles Ödem mit Gasaustauschstörung belastet (Low-Pressure-Lungenödem). Im Verlauf der Erkrankung muss immer mit einer Pneumonie gerechnet werden.

Magen-Darm-Kanal

In der Frühphase besteht ein paralytischer Ileus. Aufgrund des hohen Plasmacortisolspiegels sind Stressulzerationen häufig. Prinzipiell liegt ein Ödem der Darmwand vor mit Perfusionsstörungen und sekundärer Zottenatrophie. Die Mukosabarriere kann aufgehoben sein und Translokationsphänomene mit Sepsissyndrom auslösen.

Diagnostik

! Im Vordergrund steht die schnelle Orientierung über das Ausmaß der thermischen Verletzung.

Dazu gehören der Überblick über die Ausdehnung, Tiefe und Lokalisation sowie das Erkennen bereits eingetretener Verletzungsfolgen. Das Ausmaß einer thermischen Verletzung bildet die Grundlage für die Berechnung der Flüssigkeitssubstitution und die Planung chirurgischer Maßnahmen.

Bestimmung der Ausdehnung. Die Ausdehnung einer thermischen Verletzung wird in % verbrannter KOF – bezogen auf die Gesamtkörperoberfläche – angegeben.

Bei Erwachsenen hat sich für eine erste Schätzung die sog. „Neunerregel" nach Wallace (1949) als ausreichende Methode bewährt. Die unterschiedlichen Körperproportionen im Wachstumsalter machen eine Korrektur in folgender Weise notwendig: Für jedes Lebensalter < 10 Jahren wird 1 % zum Kopf addiert und 0,5 % von jeder unteren Extremität abgezogen. Die Fehlerbreite liegt dabei unter 5 % (Abb. 20.**21**).

Ein praktisches Maß ist außerdem die jeweilige Handfläche einschließlich der Finger, die etwa 1 % der KOF entspricht. Feinere Einstufungen lassen sich durch Einzeichnen der verletzten Areale in Kartenschemata (Verbrennungsbogen) entsprechend der Richtlinien der Berufsgenossenschaften vornehmen.

Bestimmung der Tiefe. Die klassische Einteilung unterscheidet 3 Verbrennungsgrade (Abb. 20.**22**).

Seit 1971 wird eine differenzierte Nomenklatur verwendet, die sich auch im angloamerikanischen Sprachraum durchgesetzt hat (Derganc 1971).

Man unterteilt:
- epidermale thermische Verletzungen,
- oberflächlich (partiell) dermale thermische Verletzungen,
- tief (vollständig) dermale thermische Verletzungen,
- subdermale thermische Verletzungen.

Sind außer dem Unterhautfettgewebe Muskulatur und Knochen betroffen, spricht man von Verkohlung. Charakteristika und Differentierungsmerkmale demonstriert Tab. 20.**33**. Die Einschätzung der Tiefe einer thermischen Verletzung ist häufig schwierig und erfordert Erfahrung. Klar definiert sind epi- und partiell dermale Schädigungen (Abb. 20.**23**).

Im Übergangsbereich von vollständig dermaler und subdermaler (Grad IIb/Grad III) thermischer Verletzung kann häufig erst nach Tagen eine Differenzierung möglich werden (Abb. 20.**24**).

Hilfsmittel zur Unterscheidung, wie Ausziehen von Haaren, Nadelstich- und Glasspatelprobe, sind nicht sicher diagnostisch verwertbar. Vitalfärbemethoden stehen in ihrem Aufwand in keinem Verhältnis zum Nutzen. Neue Ansätze bieten die Flüssigkristallthermographie und die Laser-Doppler-Flowmetrie (Heimbach u. Mitarb. 1996).

Grundsätzlich sollte nach 24 und 48 Stunden eine Reevaluation der Tiefenausdehnung vorgenommen werden. Eine Neueinschätzung trägt dem doch häufigen Phänomen des After Burning Rechnung, das gerade bei unzureichend infundierten Patienten zu einer Zunahme der tiefer verletzten Areale führt.

Lokalisation. Verletzungen im Gesichts- und Halsbereich schließen immer die Möglichkeit der Schädigung des Respirationstrakts in sich ein.

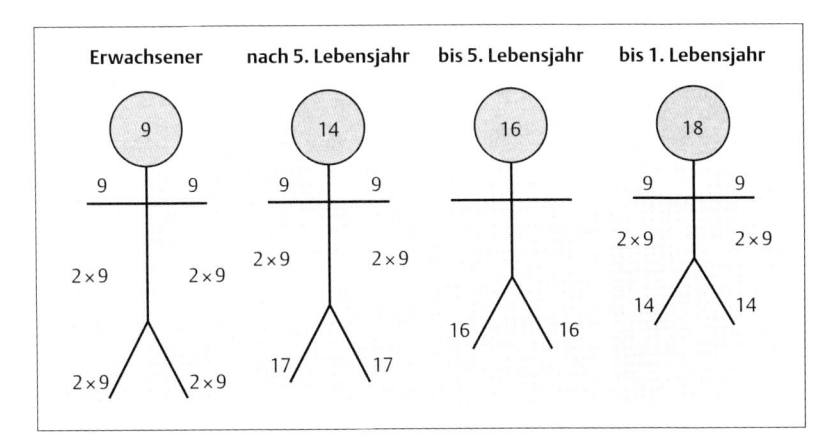

Abb. 20.**21** „Neunerregel" in Abhängigkeit vom Lebensalter zur raschen Bestimmung der thermisch verletzten Oberfläche in %.

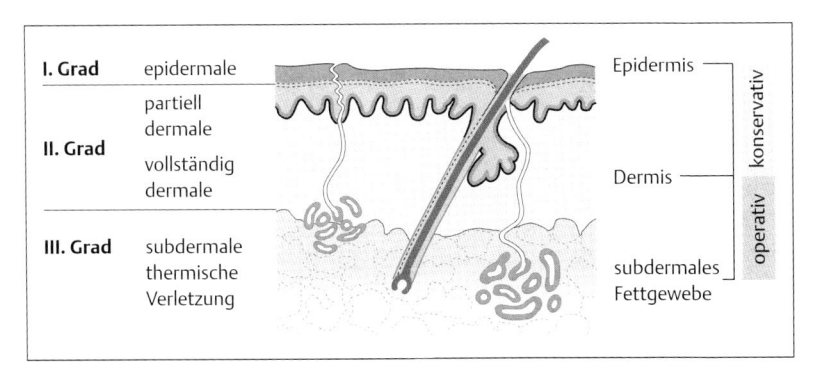

Abb. 20.**22** Schematische Darstellung von Tiefe der thermischen Verletzung und therapeutischer Konsequenz.

Tabelle 20.33 Einteilungsschema, klinische Kriterien und Oberflächencharakteristik thermischer Verletzungen

Grad		Charakteristika	Oberfläche	Wundheilung
I	epidermal	• Rötung • Schwellung • Schmerz	trocken	• spontane Epithelisierung • in 5–10 Tagen
IIa	partiell dermal	• Rötung • Blasenbildung • epitheliale Anhangs- gebilde erhalten • Schmerz	Blasen feucht	• multizentrische Epithelisierung • in 2–3 Wochen

IIb	vollständig dermal	• partielle Nekrosen
		  Epithelnester erhalten
		• Hypalgesie
			fleckig
			gesprenkelt
			weniger feucht
				• Epithelisierung von Haarfollikeln
				  und Schweißdrüsen
				• Narbenbildung
				• bei Verletzung und Infektion
				  4–5 Wochen

III	subdermal	• Nekrose • Analgesie	trocken grau-weiß oder verkohlt	• Abstoßen der Nekrosen • Überhäutung von den Wund- rändern aus • Narbenbildung

Cave: Inhalationstrauma, Mitverletzung der Augenlider und des Sehorgans.

Hände und Füße aber auch die Genitalregion betreffen funktionell wichtige Regionen und müssen ernster bewertet werden als es ihrer Ausdehnung entspricht (Abb. 20.**25**).

Beurteilung des Allgemeinzustandes. Im Mittelpunkt steht die Erfassung eines latenten oder bereits manifesten Schockzustands sowie einer Lungenbeteiligung. Es folgen die Berücksichtigung des Alters und das Vorhandensein von Nebenverletzungen in Form von Luxationen, Frakturen, Wunden sowie stumpfen Thorax- und Bauchtraumen.

Therapie

Therapieprinzipien der Akutphase:
- hämodynamische Stabilisierung,
- Infektionsprophylaxe durch Lokalbehandlung mit früher tangentialer Exzision und plastischer Deckung,
- frühe enterale Ernährung.

Therapieprinzipien der Spätphase:
- Rehabilitation,
- Rekonstruktion,
- Reintegration.

Das Therapieziel besteht heute nicht nur im Überleben des Patienten, sondern in Erhaltung und Wiederherstellung der Lebensqualität.

Maßnahmen am Unfallort

Die optimale Versorgung einer thermischen Verletzung beginnt bereits mit der 1. Hilfe (Tab. 20.**34**).

Tabelle 20.**34** Sofortmaßnahmen am Unfallort

Thermische Noxe beseitigen
Kaltwasserbehandlung
Entfernen der Kleidung
Schmerzbekämpfung
Orientierende Schätzung der Ausdehnung in % KOF
Einschätzung der Tiefe
Keine Lokaltherapeutika
Einwickeln des Kindes in sterile Tücher, Metalline-Folie
Beginn der Infusionstherapie
Beurteilung von Begleitverletzungen
Dokumentation
Transport

Die allgemeinen Behandlungsprinzipien entsprechen der ABC-Regel. Nur im Ausnahmefall (Lungenbeteiligung) ist eine Indikation zur Beatmung gegeben.

Im Mittelpunkt stehen:
- Abschwächung der Hitzeeinwirkung durch Kaltwasserbehandlung,
- adäquate Schmerztherapie,
- schnelle Orientierung über Ausmaß der thermischen Verletzung,
- Einleitung der Flüssigkeitssubstitution,
- Beurteilung von Begleitverletzungen,
- Verlegungsplan.

Die Kaltwasserbehandlung ist sinnvoll bis 30 min nach dem Trauma und sollte 1–2 min andauern (Tab. 20.**35**). Sie erfolgt durch Berieseln mit Leitungswasser (15–20 °C). Bei großflächigen Verletzungen am Rumpf benutzt man mit kaltem Wasser getränkte Tü-

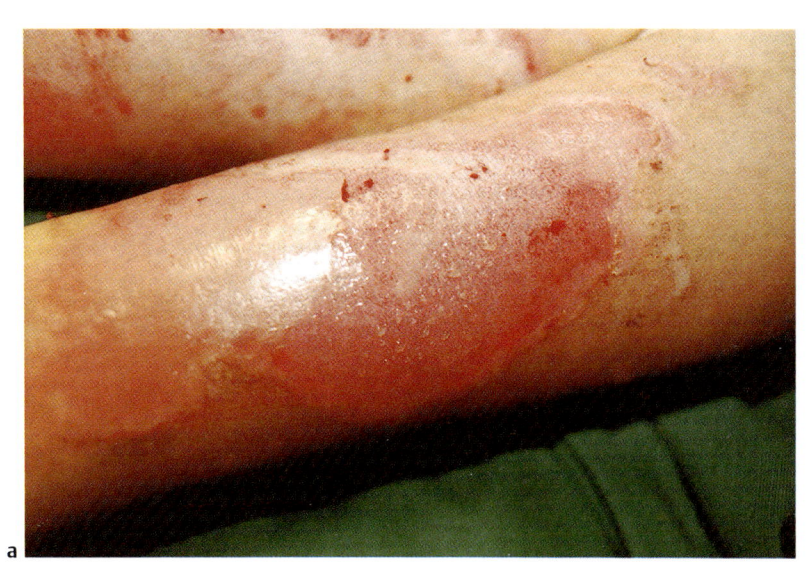

Thermische Verletzungen **689**

Abb. 20.**23a–c**
a Partiell dermale thermische Verletzung (Grad IIa) mit feuchter Oberfläche und Blasenbildung.
b Tiefeneinschätzung nach 24 h bestätigt die partiell dermale thermische Schädigung.
c Spontane Epithelisation nach 7–10 Tagen.

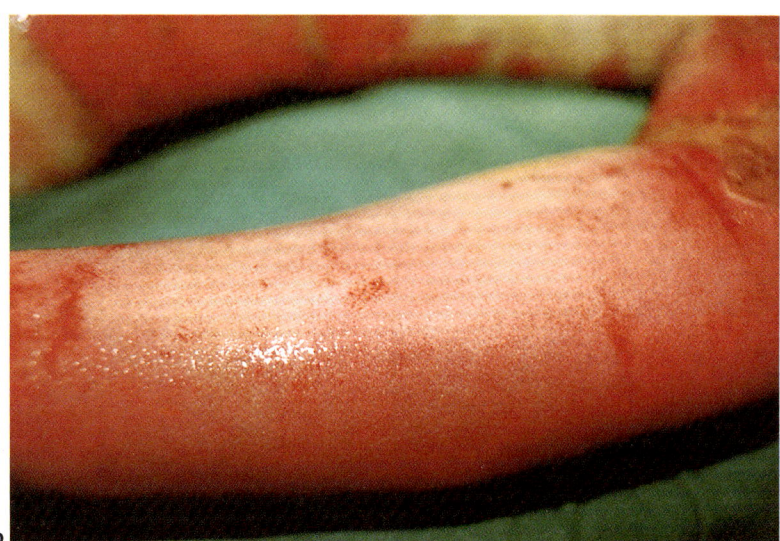

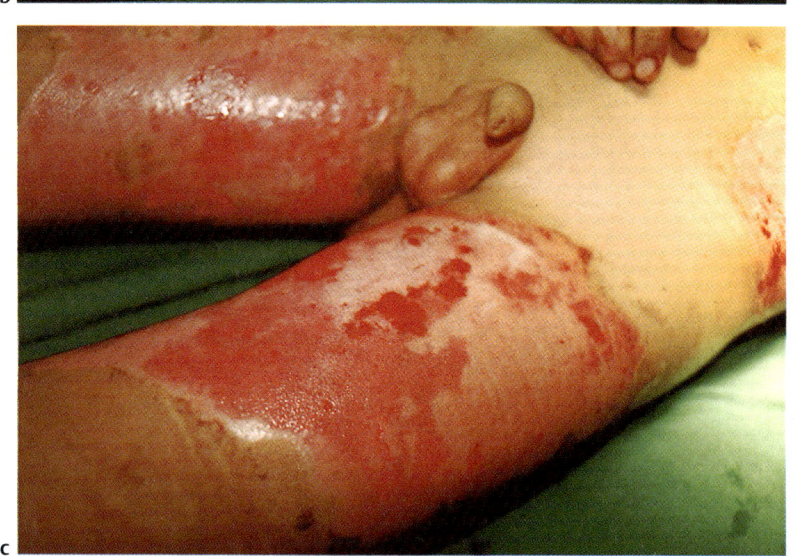

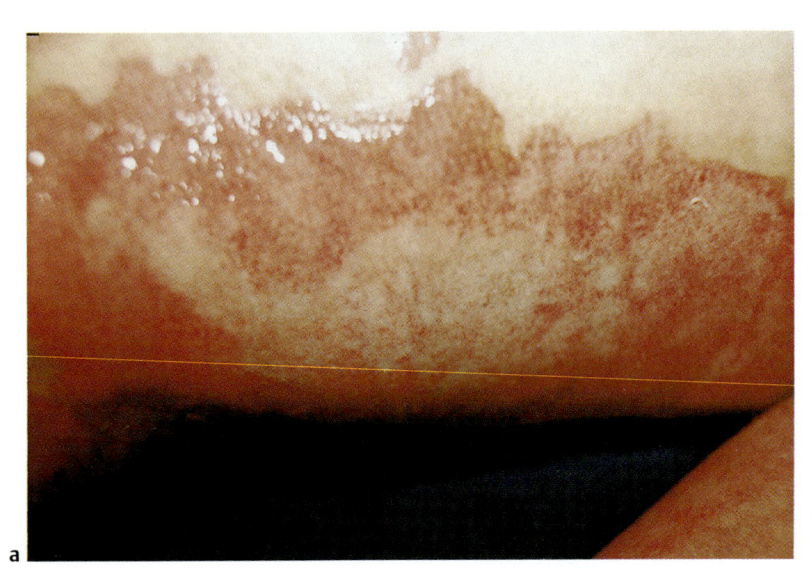

Abb. 20.24a–c
a Gemischt partiell und vollständig dermale thermische Verletzung (Grad IIa u. IIb) mit unsicherer Tiefeneinschätzung.
b Die Tiefeneinschätzung nach 24 h zeigt eine Zunahme der Demarkierung. Blutung der Wundfläche als Zeichen erhaltener Epithelnester.
c Dermale Nekrose nach 3–7 Tagen.

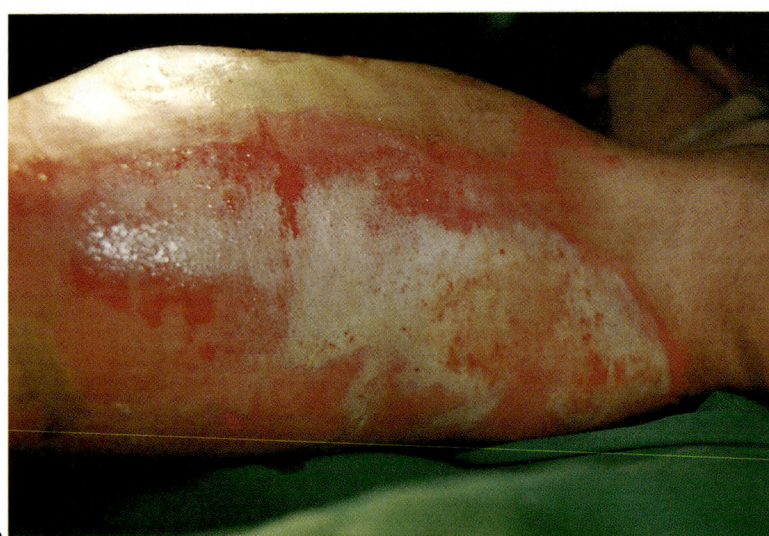

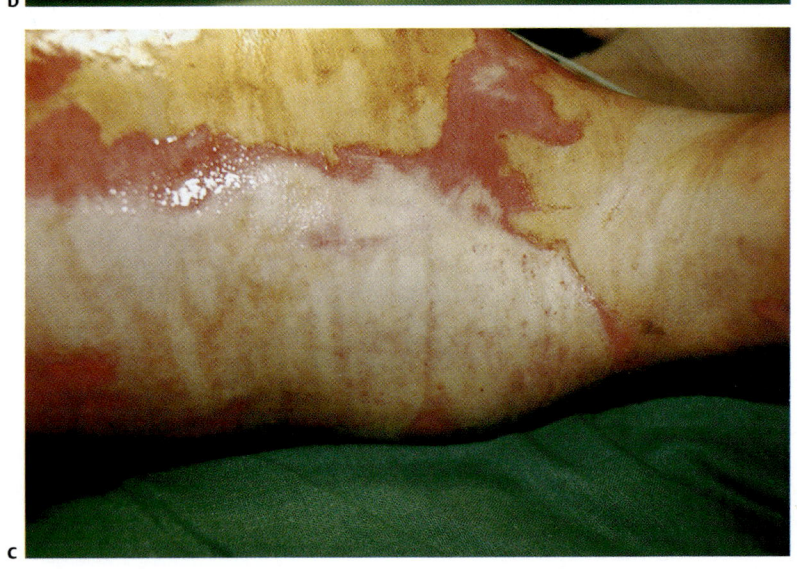

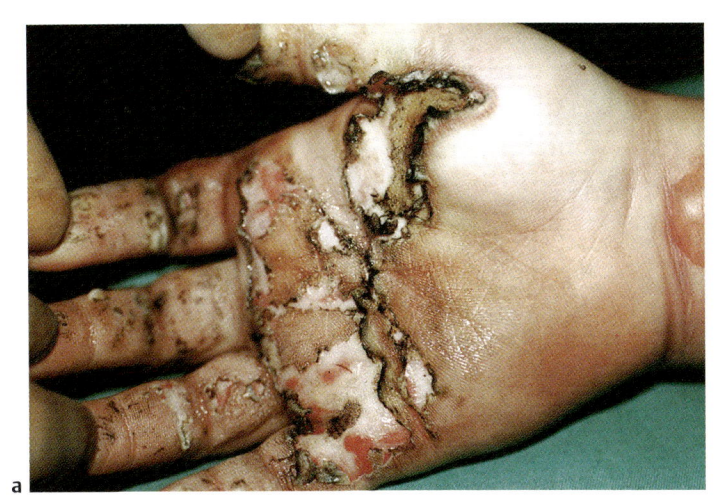

Thermische Verletzungen **691**

Abb. 20.**25a–d**
a Elektrothermische Verletzung der rechten Hand mit unsicherer Vitalitätsbestimmung.
b Befund nach mechanischer Reinigung und Hautinzision zur Durchblutungsverbesserung.
c Vollständig dermale Schädigung nach 24 h.
d Befund nach tangentialer Nekrektomie und Spalthauttransplantation. Vollhauttransplantat am Thenar.

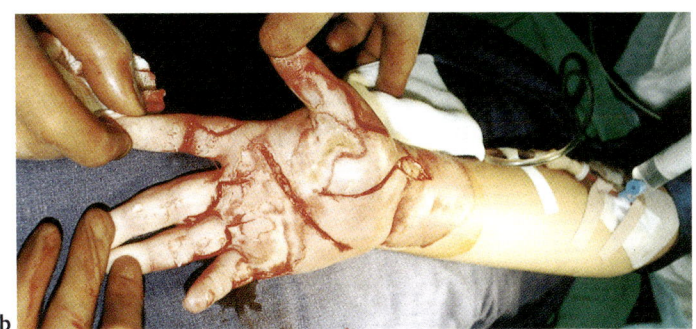

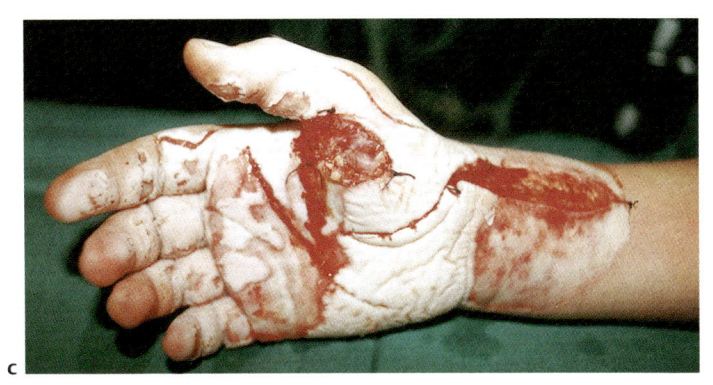

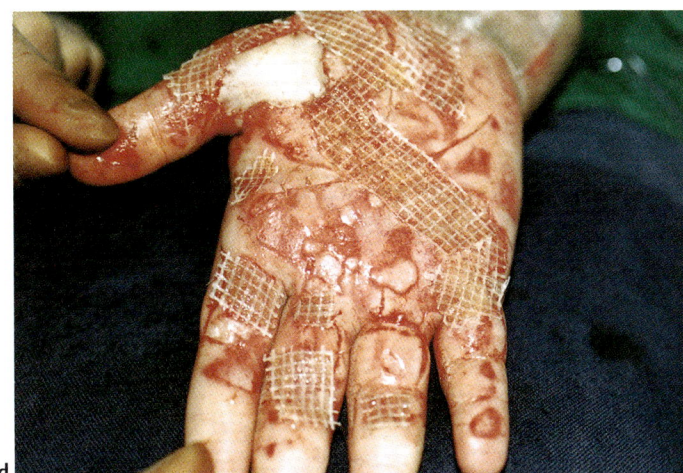

Tabelle 20.35 Positive Wirkung der Kaltwasserbehandlung

Schmerzlinderung
Begrenzung von Ausdehnung und Tiefe
Senkung des Stoffwechsels
Verringerung der Ödembildung
Verkürzung des Schockstadiums

Tabelle 20.36 Notwendige stationäre Spezialbehandlung thermischer Verletzungen

Säuglinge
Kleinkinder mit thermischer Verletzung > 5 % KOF
Kinder mit thermischer Verletzung > 10 % KOF
Spezielle Lokalisation:
- Gesicht
- Hände
- Füße
- Genitale

Nach Inhalation heißer Dämpfe
Bei jeder Stromverletzung
In Kombination mit anderen Verletzungen

cher. Besondere Sorgfalt erfordern Säuglinge und Kleinkinder durch Hypothermiegefahr!

! Als weitere Regel gilt: Rasche Entfernung der Kleidung, besonders bei Verbrühungen.

Eine weitere Lokaltherapie ist nicht erforderlich. Zum Schutz vor Konvektion und Auskühlung muss das Kind in sterile Metallinefolie oder saubere Leinentücher eingewickelt werden.

Schmerzbehandlung:
- Kinder > 1 Jahr:
  - Dipidolor: 0,2–0,3 mg/kg KG i. m.,
  - Dolantin: 1–2 mg/kg KG i. m.,
  - Ketamin: 0,5–2,0 mg/kg KG i. m.,
  - evtl. zusätzliche Sedierung mit Diazepam (0,2 mg/kg KG) i. m. oder als Rektiole.
- Säuglinge < 1 Jahr:
  - Novalgin: 0,5 ml i. m.,
  - Paracetamol Suppositorium.

Die i. m. Applikation ist in der Sofortbehandlung erlaubt. Sie begrenzt den Zeitverlust bis zur Venenpunktion und die Gefahr der Atemdepression auf dem Transport.

Flüssigkeitssubstitution. Der Orientierung über das Ausmaß der thermischen Schädigung folgt die Entscheidung zur stationären Einweisung und der Beginn der Flüssigkeitssubstitution. Im Idealfall sollte sofort die Infusionstherapie mit einer Vollelektrolytlösung und reduziertem Kaliumanteil erfolgen. Zu empfehlen ist Ringerlösung. Als Richtwert für die präklinische Phase gilt eine Infusionsgeschwindigkeit von 20 ml/kg KG/h. Gelingt dem Ungeübten kein i. v. Zugang, sollte bei thermischen Verletzungen über 10 % KOF das nächst gelegene Krankenhaus innerhalb von 15–20 min erreicht werden. Eine orale Flüssigkeitssubstitution ist bei thermischen Verletzungen unter 5 % ohne Begleitverletzungen möglich. Der Natriumverlust wird durch einen Teelöffel Kochsalz auf 1 l Tee ausgeglichen.

Beurteilung von Begleitverletzungen. Bei der Beurteilung von Begleitverletzungen steht die Lungenbeteiligung im Vordergrund. Das betrifft das Inhalationstrauma bei Verbrennungen in geschlossenen Räumen oder bei Bewusstlosigkeit, die Ödembildung im Kopf-, Hals- und Larynxbereich (upper airway failure), die Restriktion der Thoraxexkursionen bei zirkulären drittgradigen Verletzungen und die Fernwirkung auf die Lunge bei Hypoxie durch Volumenmangelschock. Hinweise ergeben sich aus der Anamnese, durch „Blickdiagnose" sowie Inspektion von Mund und Rachen bzw. Nachweis von Ruß im Sputum.

Hier sind Sauerstoffinsufflation, ggf. Intubation und maschinelle Beatmung erforderlich. Zur Prophylaxe eines Larynxödems ist die Anwendung von Dexamethason Dosieraerosol unmittelbar nach dem Trauma, nach 10 min oder bis zum Abklingen der Symptome möglich (1–5 Hübe Auxilosonspray pro Applikation).

Bei Mitbeteiligung der Augen sollte der Bindehautsack mechanisch gereinigt werden. Der Geübte kann eine Infusionskontaktlinse einsetzen. Verletzungen der Lider erfordern den Schutz der Kornea durch Augensalbe oder Illigschalen.

Die Entscheidung zur stationären Behandlung muss im Kindesalter großzügig erfolgen. Notwendige Einweisungskriterien sind in Tab. 20.36 zusammengestellt.

Transport. Der Transport mit einem Notarztwagen sollte in kurzer Zeit eine internistische oder chirurgische Kinderintensivstation erreichen, die nach Sicherung der Hämodynamik den Hubschraubertransport in ein Kinderverbrennungszentrum organisiert.

! Zentrale Bettenvermittlung thermisch verletzter Kinder über Hamburg: Tel. 040/24 82 88 37.

Maßnahmen der Akutphase in der Klinik

In zeitlicher Reihenfolge haben Infusions- und Schmerztherapie den Vorrang. Bei thermischen Verletzungen > 20 % KOF müssen ein zentralvenöser Zugang geschaffen und ein Urinkatheter platziert werden. Es erfolgt die Bereitstellung eines Verbrennungsbetts als vollklimatisierte Behandlungseinheit bzw. ein Clinitronbett. Die

Tabelle 20.37 Infusionsschemata bei thermischen Verletzungen im Kindesalter (1. Tag)

	Ersatzbedarf	Erhaltungsbedarf	Zeit	Lösung
Butenandt, München	5 ml/kg KG/% VKOF	60–100 ml/kg KG		„Verbrennungslösung" mit 82–94 mval/l Na^+ + 2,2 % Glucose + 1–1,8 % Albumin
Cincinnati Unit Shriners Burns Institute	4 ml/kg KG/% VKOF	1500 ml/m² KOF	1. 8 Stunden 2. 8 Stunden 3. 8 Stunden	Ringerlactat + 50 mg $NaHCO_3$ Ringerlactat Ringerlactat + 12,5 g Albumin
Galveston Unit Shriners Burns Institute	5000 ml/m² KOF	2000 ml/m² KOF	24 Stunden	Ringerlactat + 12,5 g Albumin
Morger, St. Gallen	6–8 ml/kg KG/% VKOF	1800 ml/m² KOF	24 Stunden Ersatz Erhaltung	⅔ Ringer-Bicarbonat + ⅓ PPL ⅔ Glucose 5 % + ⅓ NaCl 0,9 %
Tischer, Bennek, Leipzig	3–6 ml/kg KG/% VKOF	1800 ml/m² KOF	1. 12 Stunden 2. 12 Stunden	Glucose 5 % + 160 mval/l Na^+ als 1 mol $NaCl : NaHCO_3 = 1 : 1$ Glucose 5 % + 80 mval/l Na^+ Albumin 2 g/kg KG
Meuli, Zürich	4 ml/kg KG/% VKOF	1800 ml/m² KOF		HEL-Lösung mit: • 268 mmol/l Na^+ 218 mmol/l Cl^- 4 mmol/l K^+ 54 mmol/l HCO_3^-

VKOF: verbrannte KOF

Lokalbehandlung ist zunächst nicht dringlich, mit Ausnahme zirkulärer Verletzungen an Thorax und Extremitäten, die eine Behinderung der Atmung oder Durchblutung zur Folge haben.

Infusionstherapie. Im Gegensatz zur Kalkulation des Flüssigkeitsbedarfs nach der bekannten Evans-Formel des Erwachsenen benötigen Kinder höhere Ersatzmengen pro % verbrannter KOF. Aus den Modifikationen zahlreicher Kliniken lässt sich die Tendenz zur höheren Zufuhr iso- bis hypertoner Salzlösungen und zu relativ sparsamer Gabe von Kolloiden ableiten (Tab. 20.37).

Durch den Einsatz hypertoner Salzlösungen reduziert sich der Gesamtbedarf an Flüssigkeit, die Urinproduktion steigt und die periphere Perfusion wird verbessert.

Cave: Hyperosmolalität, Hypernatriämie, zelluläre Dehydratation.

Die Bilanzierung erfordert größte Sorgfalt. Eine inadäquate Rehydratation führt zu prolongiertem Schock mit metabolischer Azidose und Organdysfunktion. Eine überschüssige Rehydratation verstärkt das Ödem und ist mit paralytischem Ileus, pulmonaler Stauung sowie Lungen- und Hirnödem verbunden. Tab. 20.38 zeigt das eigene bewährte Schema der Infusionstherapie thermischer Verletzungen über 25 % KOF.

Kriterien für ausreichende Infusionstherapie:
- Urinausscheidung: 1–2 ml/kg KG/h,
- spezifisches Gewicht < 1020,
- Hämatokritwert um 0,40,
- ZVD von 0,3–0,6 kPa (2–5 Torr),
- HF: 80–100/min
- Na^+_{Serum}/Na^+_{Urin} < 20 mEq/l,
- Harnstoff$_{Urin}$ (UUN)/Harnstoff$_{Serum}$ (BUN): 15,
- Serumosmolalität: 295 mosmol/l,
- Urinosmolalität: 400 mosmol/l.

Notwendige Korrekturen der Infusionstherapie bei gestörten Kontrollparametern sind der Tab. 20.39 zu entnehmen.

Nach 24 Stunden wird die Ersatzmenge auf die Hälfte reduziert, nach 48 Stunden hat das Wundödem sein Maximum erreicht. Verluste sind nur durch die Perspiratio insensibilis zu erwarten. Ein frühzeitiger Beginn der enteralen Ernährung mit bilanzierter Bausteinkost beugt intestinalen Komplikationen und Translokationsphänomenen vor.

Überwachungs- und Kontrollmaßnahmen:
- *Kontinuierlich:*
  - Herzfrequenz,
  - Blutdruck,
  - ZVD,
  - Körpertemperatur,
  - SaO_2.
- *Stündlich:*
  - Urinausscheidung,
  - spezifisches Gewicht im Urin.
- *2-stündlich:*
  - Hämatokritwert,
  - Hämoglobinwert.

Tabelle 20.38 Thermische Verletzung – Infusionstherapie (Leipziger Modell)

Zeitraum	Infusionstherapie
1. Tag	Erhaltungsbedarf: • 1800 ml/m² KOF Glucose 50: 0,9% NaCl im Verhältnis 1:1 Ersatzmenge: • 3–(6) ml/kg KG/% geschädigter KOF Ringerlösung (Parenteral) + 100 mval Na⁺/l in den ersten 12 h und 50 mval Na⁺/l in den zweiten 12 h • Natriumzufuhr als Natriumchlorid und Natriumbicarbonat 1000 im Verhältnis 1:1 • Substitution von Humanalbumin (2 g/kg KG) nach 12 h
2. Tag	Erhaltungsbedarf: • 1800 ml/m² KOF Glucose 50: 0,9% NaCl im Verhältnis 1:1 Ersatzmenge: • reduziert auf die Hälfte + 20 mval K⁺/l • Humanalbumin 2 g/kg KG
3. Tag	Erhaltungsbedarf: • 1800 ml/m² KOF Glucose 100 + 75 mval Na⁺/l und 20 mval K⁺/l abzüglich 10 ml/kg KG Aminopäd 10% im Bypass und 2 g/kg KG Humanalbumin Beginn der enteralen Ernährung: • bis zum 4. Lebensjahr mit Pregomin 3% (30 ml/kg KG) • ab 5. Lebensjahr mit BIONI (bilanzierte Trink- und Sondennahrung Pfrimmer) (15 ml/kg KG)
4. Tag	Erhaltungsbedarf: • 1800 ml/m² KOF Glucose 100 + 75 mval Na⁺/l und 20 mval K⁺/l abzüglich 10 ml/kg KG Aminopäd 10% im Bypass enterale Ernährung: • Pregomin (60 ml/kg KG) bei täglicher Steigerung der Konzentration von 3–15% oder mit BIONI (30 ml/kg KG)

Tabelle 20.39 Maßnahmen bei gestörten Kontrollparametern

Kontrollparameter	Ursache	Maßnahmen
Hämatokritwert ↑	vermindertes Volumen	• Infusionsgeschwindigkeit oder -menge erhöhen
Hämatokritwert ↑ • bei guter Urinausscheidung aber spezifisches Gewicht ↓	Mangel an Salz oder Plasma	• Elektrolytkonzentrat erhöhen oder Plasma geben
Hämatokritwert ↑ • bei Urinmenge ↓ mit spezifischem Gewicht ↑	absoluter oder relativer Wassermangel	• Glucose 5%
Na⁺-Ausscheidung ↓ • Urinmenge normal oder erhöht) • hohe Osmolarität im Urin • UUN/BUN > 20	chronische Unterperfusion der Niere	• zusätzlich Plasma oder Humanalbumin • Infusionsgeschwindigkeit oder -menge erhöhen
Na⁺-Ausscheidung ↑ • Isosthenurie (300 mosmol/l) • UUN/BUN < 10	akutes Nierenversagen	• Infusionsgeschwindigkeit ↓ • Dopamin

↑: erhöht
↓: vermindert
BUN: Harnstoff_Serum
UUN: Harnstoff_Urin

- *4-stündlich:*
  - Astrup,
  - KOD,
  - Osmolalität im Serum und Urin.
- *6-stündlich:*
  - Serumelektrolyte,
  - Gesamteiweiß,
  - Albumin.
- *Täglich:*
  - Differenzialblutbild,
  - Bilirubin,
  - Transaminasen,
  - Kreatinin,
  - Harnstoff,
  - CRP,
  - Blutkultur,
  - PTT,
  - AT III,
  - IL-6,
  - PCT,
  - HLA-DR$^+$.

Schmerztherapie. Gute Erfahrungen bestehen bei Kindern mit Dipidolor 0,1 mg/kg KG i.v. im 6-stündlichen Abstand.

Bei ausgedehnten thermischen Verletzungen wird eine Analgosedierung mit Ketamin und Dormicum empfohlen:

Ketamin:
- 2 mg/kg KG i.v. als Bolus
- 0,2–0,5 mg/kg KG/h als Dauerinfusion bzw. 2–4 mg/kg KG/h unter Beatmung

in Kombination mit
Dormicum:
- 0,1 mg/kg KG/h

Verbandswechsel und chirurgische Maßnahmen der Oberflächenbehandlung erfolgen in Ketaminnarkose mit 3–5 mg/kg KG i.v.

Nahrungsregime. Der tägliche Kalorienbedarf thermisch verletzter Kinder lässt sich ähnlich dem Volumenersatz kalkulieren (Herndon 1993):
- *Erhaltungsbedarf:* 1800 kcal/m^2 KOF.
- *Ersatzmenge:* 2200 kcal/m^2 geschädigter KOF.

Curreri (1990) bezog sich nicht so konsequent auf die Körperoberfläche und kalkulierte den Gesamtbedarf mit 25 kcal/kg KG plus 40 kcal/% geschädigter KOF.

Sobald als möglich sollte der enteralen Nahrungszufuhr der Vorzug gegeben werden. Hilfreich sind Duodenalsonden und die kontinuierliche Applikation über Ingestionspumpen. Bei der Auswahl der Nahrung müssen Kaloriengehalt, Konzentration und Osmolarität abgestimmt werden, um häufig auftretenden Diarrhöen vorzubeugen. Obstipationen bedürfen ebenfalls einer aggressiven Behandlung mit Einläufen. Eine parenterale Hyperalimentation bringt keine Vorteile und sollte vermieden werden. Negative Effekte auf das Immunsystem und die Überlebensrate wurden beschrieben (Herndon 1993).

Lokalbehandlung

Konservative Behandlung

Die Lokalbehandlung thermischer Verletzungen orientiert sich an den allgemeinen Forderungen antiseptischer Wundbehandlung. Ziel der Lokalbehandlung ist ein rasches Entfernen von devitalisiertem Gewebe und toxisch wirkenden Nekrosen, eine Infektionsprophylaxe und ein rascher Wundverschluss. Dabei müssen Inhibitoren der Wundheilung – wie verstärkte Inflammation, Infektion, Minderdurchblutung, Mangelernährung und Austrocknung – vermieden werden. Die Besiedelung der Wunde setzt schon bald nach dem Unfall ein. Unbehandelt kommt es innerhalb von 24 Stunden zur Kolonisierung mit grampositiven und nach 3–7 Tagen mit aeroben gramnegativen Bakterien. Anaerobier sind mit Ausnahme elektrothermischer Verletzungen selten. Sekundäre Pilzkolonisierungen müssen besonders bei großflächigen thermischen Verletzungen beachtet werden. Durch die Lokalbehandlung mit antimikrobiellen Substanzen ist eine wirksame Verzögerung der Kolonisation und eine Keimreduktion als Voraussetzung zur Verhinderung der bakteriellen Konversion in tiefere Gewebeschichten möglich (Frame u. Mitarb. 1992, Smith u. Thomson 1992).

Das Auftragen des Lokaltherapeutikums erfolgt nach mechanischer Reinigung und Desinfektion der Wundflächen. Dabei werden die Blasen eröffnet und Blasendecken abgetragen.

Einen geschichtlichen Überblick zur Lokaltherapie gibt Tab. 20.**40**.

Lokalbehandlung mit antimikrobiellen Substanzen. Folgende Substanzen stehen heute im Mittelpunkt:
- *Povidoniod:*
  Es handelt sich um Polyvinylpyrrolidon als Trägersubstanz, an das elementares Iod angelagert wird.

Tabelle 20.**40** Geschichtlicher Überblick zur lokalen Oberflächentherapie thermischer Verletzungen

Zeit	Lokaltherapie
3000 vor Christi	China Tee
1960	Grob-Gerbung • Tannin, Mercurochrom, Silbernitrat
1966	Maphenidazetat (Sulfonamidabkömmling)
1965	0,5%iges Silbernitrat
1968	Silbersulfadiazin
1972	Polyvidoniod

Durch die feste Bindung des Iods verliert es wesentliche lokal reizende und allergene Eigenschaften. Das Iod wird aus der Trägersubstanz protrahiert freigesetzt. Die antimikrobielle Wirkung umfasst Bakterien, Pilze, Viren und Protozoen.
Nebenwirkungen sind Schmerzhaftigkeit beim Auftragen, Ausbildung eines lederartigen Belags, Auslösung bzw. Verstärkung einer Azidose und ein erhöhter Serumiodspiegel bei Neugeborenen oder Niereninsuffizienz.
- *Silbersulfadiazin:*
  Die 1%ige wasserlösliche Creme wird weltweit am häufigsten eingesetzt. Ihr guter antimikrobieller Schutz zeigt vereinzelt Resistenzen gegen Staphylococcus aureus. Schmerzfreiheit und gute Penetration in die Brandwunde ohne Resorption sind von Vorteil.
  Als Nebenwirkungen werden transiente Leukopenie und allergische Hautreaktionen beobachtet. Die Aufnahme von Ceriumnitrat in die Silbersulfadiazinverbindung (Fox u. Mitarb. 1977) führt zur Steigerung der antimikrobiellen Wirksamkeit.
  Die Salbenverbände werden täglich im Bad oder unter der Dusche gewechselt und Fibrinbeläge und lose Nekrosen entfernt. Nach ca. 5 Tagen können Fettgazekompressen die Salbe ersetzen und die Verbände für 3 Tage geschlossen bleiben. Bei eindeutig partiell dermalen Verletzungen haben sich Hydrokolloid- oder Siliconmembranen als vorteilhaft erwiesen.

! Eine generelle systemische Antibiotikaprophylaxe wird abgelehnt.

Sie führt zur Selektion resistenter Stämme und erschwert die Therapie, wenn ein Keimnachweis vorliegt. Zur Beurteilung der Wirksamkeit lokaler antimikrobieller Substanzen haben die Ergebnisse qualitativer Bestimmungen der Wundkeime nur orientierenden Charakter.

Quantitative Keimzahlbestimmungen. Es kommen folgende Methoden in Betracht:
- *Gewebebiopsie:*
  Hier wird die Keimzahl pro g verbranntes Gewebe angegeben.
- *Methode nach Brentano (1966).*
  Hier wird die Keimzahl pro cm^2 Wundoberfläche angegeben. Dabei muss die Wunde initial gereinigt und das Nährmedium mit Polyvidoniodsalbe vorbehandelt werden. Anschließend erfolgt eine Neutralisation des Iods mit 0,5%iger Natriumthiosulfatlösung.

Eine Keimzahl $> 10^5$ pro cm^2 oder pro g Gewebe wird als prädisponierend für eine Keiminvasion des nicht thermisch verletzten Gewebes angesehen (Pruitt 1984).

Weitere konservative Maßnahmen. Neben der antiseptischen Oberflächenbehandlung umfasst die konservative Lokaltherapie:
- Hochlagerung als Ödemprophylaxe für Extremitäten und Hände,
- Kontrakturprophylaxe durch Schienen und Extensionen,
- Dekubitusprophylaxe,
- aktive Mobilisierung aller Gelenke.

Operative Behandlung

Als operative Maßnahmen kommen in Betracht:
- Entlastungsinzisionen und Fasziotomien bei zirkulären thermischen Verletzungen an Extremitäten und Rumpf,
- Amputation tief verbrannter Gliedmaßen,
- Nekrektomie irreversibel geschädigter Areale (Grad IIb und III),
- plastische Deckung durch Transplantate.

Die nekrotische Haut ist ein ständiger latenter Infektionsherd. Die Abgrenzung zum gesunden Gewebe erfordert vom Organismus erhebliche Leistungen. Eine Erholung des Patienten ist klinisch erst zu beobachten, wenn alle Nekrosen entfernt und die geschädigte Oberfläche weitgehend epithelisiert ist. Daher besteht heute Konsens, bei allen vollständig dermalen und subdermalen thermischen Verletzungen (Grad IIb und III) die Entfernung der Nekrosen und den kompletten Hautverschluss operativ zu erreichen. In die Therapieplanung sind funktionelle und ästhetische Gesichtspunkte einzubeziehen. Die Ausdehnung der thermischen Verletzung und der Allgemeinzustand des Patienten machen häufig zahlreiche Eingriffe erforderlich, um Operationstrauma und Blutverlust zu begrenzen. Zeitpunkt und Technik der Abtragung von Nekrosen sind in Tab. 20.**41** zusammengefasst.

Im Allgemeinen können 10–15% der KOF in einer Sitzung exzidiert und gleichzeitig gedeckt werden. An den Extremitäten ist durch die Möglichkeit der Blutsperre die Chance zur Steigerung der Fläche gegeben.

Plastische Deckung. Die definitive Deckung der Defekte erfolgt mit autologen Hauttransplantaten. Kleine Flächen im Gesicht, an Händen und Füßen werden durch Vollhauttransplantate versorgt. In der Regel kommen Spalthauttransplantate zum Einsatz. Die Entnahme wird mit einem Dermatom an der unverletzten Haut vorgenommen. Bei Kindern eignet sich die dicke Galea des behaarten Kopfes (Abb. 20.**26**).

Durch optimale Technik bleiben im Spenderbereich außer einer geringen Farbverschiebung und Großporigkeit keine Folgen. Wird die Spalthaut in Streifen aufgelegt, so spricht man von Sheetgraft. Eine Flächenvergrößerung erreicht man durch Verarbeitung zu Meshgraft. Die Maschen ermöglichen einen besseren

Tabelle 20.41 Operative Strategie der Nekrektomie

Zeitplan		Technik	Vorgehen
Sofortexzision	unmittelbar nach Beherrschung des Schocks	Dermabrasio (Lorthioir 1969)	selektive Entfernung avitalen Gewebes mit Schleifköpfchen, begrenzt auf kleine Flächen und spezielle Lokalisationen
Frühexzision	2.–7. Tag	tangentiale Nekrektomie (Janzekovic 1975)	schrittweise Entfernung der Nekrosen bis durchbluteter Untergrund angezeigt wird, basaler Teil des Koriums bleibt erhalten
		Laserexzision (Willital 1989)	schrittweise in 0,2–0,4 mm Dicke
		epifasziale Nekrektomie	bis zur Muskelfaszie, geringere Blutung, höhere Einheilungsrate von Transplantaten, schlechte Narbenverhältnisse
Spätexzision	nach Demarkierung und Abstoßung der Nekrosen	enzymatisches Débridement Skalpell	sekundäre Heilung

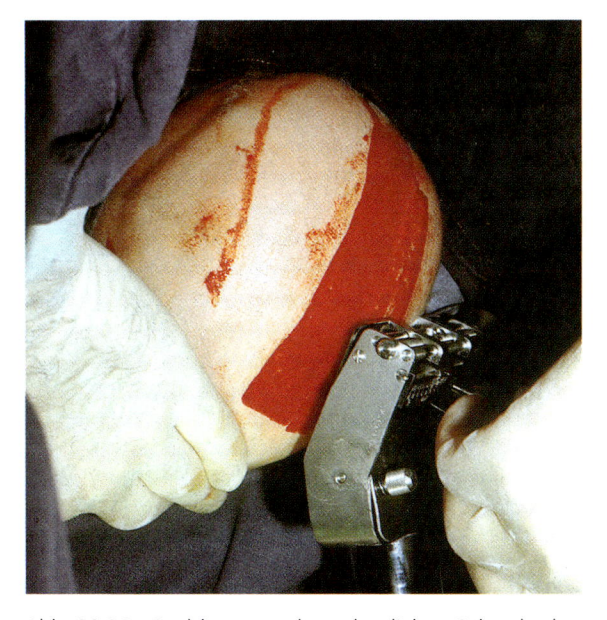

Abb. 20.26 Spalthautentnahme der dicken Galea des behaarten Kopfs.

Sekretabfluss und heilen spontan zu. Das Muster bleibt jedoch dauerhaft sichtbar.

Temporärer Hautersatz. Bei ausgedehnten thermischen Verletzungen, ungenügenden Spenderflächen, Blutung oder Infektion müssen Hauttransplantationen aufgeschoben werden. Zur Konditionierung des Wundgrunds wird ein temporärer Hautersatz verwendet.

Zur Verfügung stehen homologe und heterologe Spalthaut, humanes Chorion, Amnion oder synthetische Kunststoffe (Sys-pur-derm, Epigard) sowie halbsynthetische dermale Ersatzmaterialien (Alloderm, Integra).

Allgemein favorisiert wird homologe Spalthaut, deren Qualität eine gute Revaskularisation des Wundbetts mit Inkorporation von Dermisanteilen ermöglicht. Nach 2–3 Wochen wird ihre Epithelschicht abradiert und mit grob gemeshter Eigenhaut übertransplantiert. Aufgrund uneingeschränkter Verfügbarkeit hat sich in den letzten Jahren die Zwischendeckung mit Integra Artificial Skin durchgesetzt (Tab. 20.42). Nach 3–5 Wochen wird die Siliconschicht entfernt und die Neodermis durch autologe Meshgrafts in Kombination mit kultivierten Epithelzellen gedeckt.

Tabelle 20.42 Temporärer Hautersatz mit Integra-Artificial Skin

- Synthetisch hergestellte 3-dimensionale Matrix aus Chondroitin-6-Sulfat und Rindersehnenkollagen
- undurchsichtige Siliconabdeckung

Vorteile:
- funktioneller Ersatz der Dermis
- kontrollierter Abbau der Fremdstrukturen
- Neusynthese eigener dermaler Strukturen
- Aufpolsterungseffekt
- hautähnliche, elastische Gewebsoberfläche
- höhere Belastbarkeit

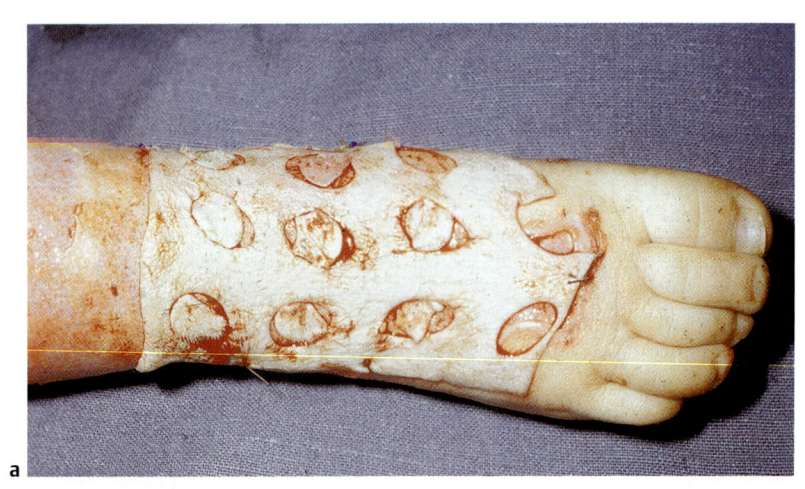

Abb. 20.**27**a u. **b**
a Mischhauttransplantation „chinesische Methode".
b Schleichender Ersatz der Fremdhaut durch Eigenhautinseln.

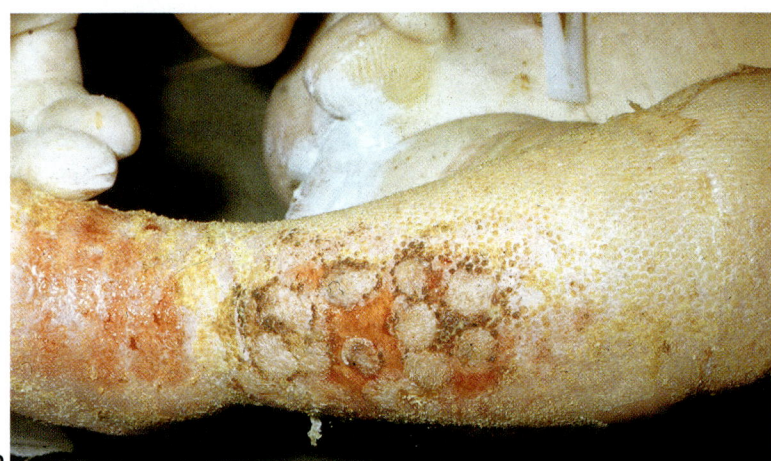

Andere Formen der Hauttransplantation. Bei ausgedehnten thermischen Verletzungen ist eine Mischung von allogenen und autologen Transplantaten möglich. Dabei dient das allogene Transplantat als Matrix für das Auswachsen von kleinen Stücken autologer Haut. Bei dieser – als „chinesische Methode" – eingeführten Technik, werden in präformierte Perforationen eines allogenen Homotransplantats im Abstand von 15–35 mm kleine Eigenhautinseln von 2–4 mm Durchmesser eingelegt. Die Fremdhaut wird nach 14 Tagen schleichend ersetzt (Abb. 20.**27**). Technisch verfeinert ist die Methode als sog. *Meek-Technik* standardisiert.

Auch die routinemäßige Anwendung gezüchteter Keratinozyten ist mittlerweile möglich und wird kommerziell betrieben (Abb. 20.**29e**) (Compton 1992).

Aus einer Entnahmefläche von 2 cm² entsteht nach ca. 3 Wochen ca. 1 m² mehrlagiger *Keratinozytenkultur*. Die dünnen Transplantathäutchen sind jedoch während der Züchtung infektanfällig, technisch schwierig zu übertragen und neigen zur Schrumpfung. Bei kosmetisch akzeptablem Wundverschluss ist eine subjektive Beeinträchtigung durch fehlende Schweißsekretion und aufgehobene Temperaturregulation zu berücksichtigen (Tamisani u. Mitarb. 1992). Deshalb zielen aktuelle Strategien auf neue Formen der Composite-Grafts aus autologen Transplantaten, kultivierten Fibroblasten und Keratinozyten auf einer artifiziell geschaffenen Neodermis (Abb. 20.**28** u. 20.**29a–d**).

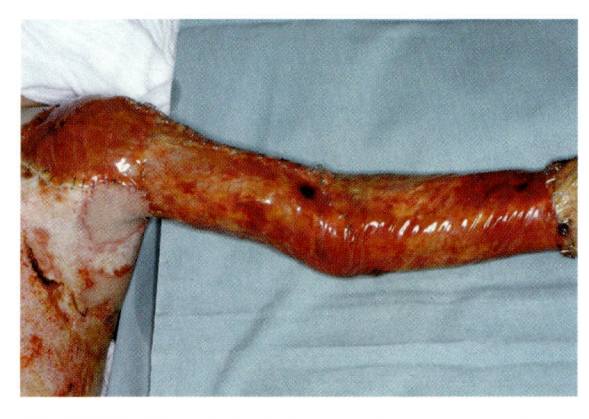

Abb. 20.**28** Thermische Verletzung 3. Grades am linken Arm. Zustand nach epifaszialer Nekrektomie und Zwischendeckung mit Integra-Artificial Skin.

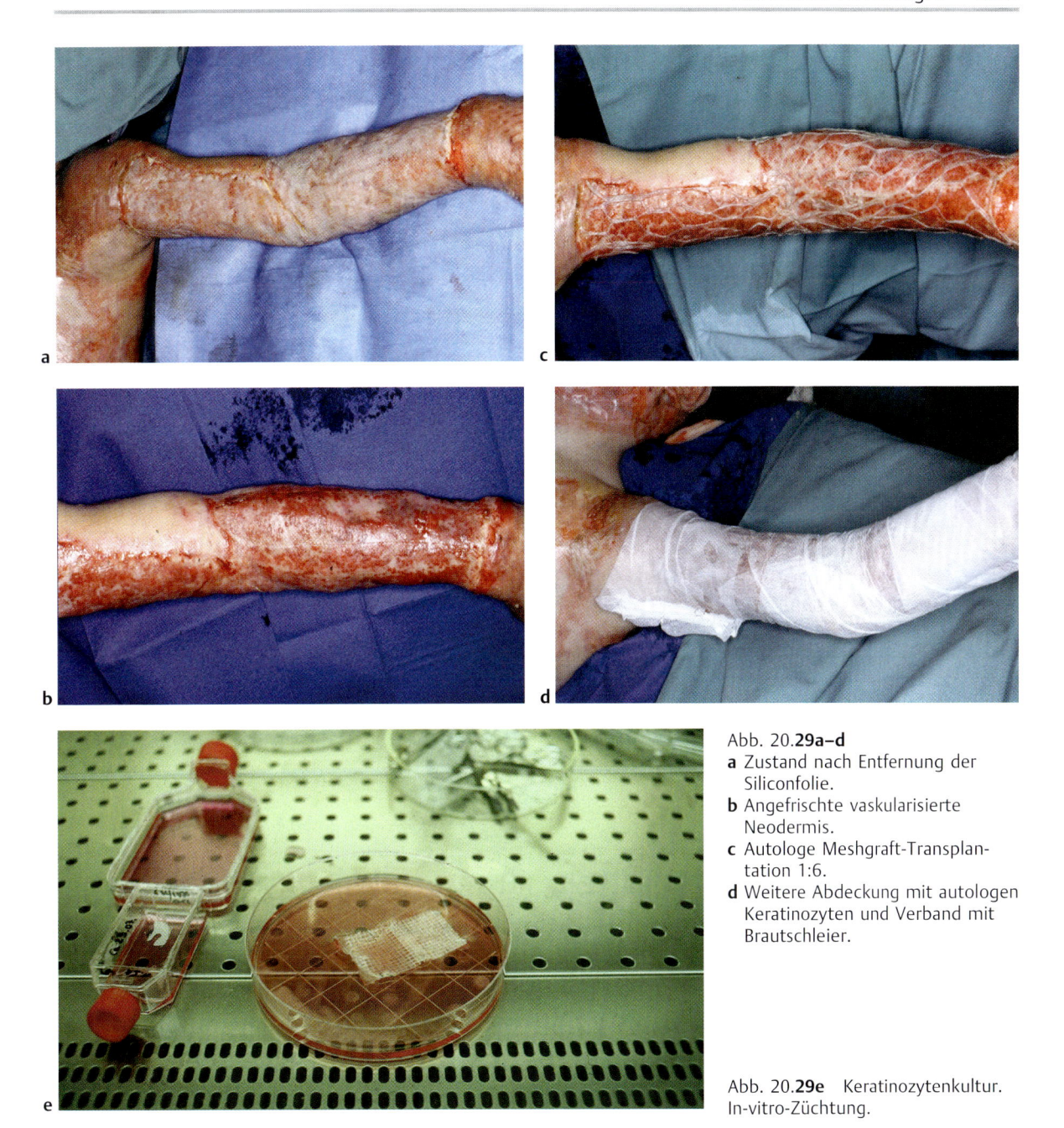

Thermische Verletzungen **699**

Abb. 20.29a–d
a Zustand nach Entfernung der Siliconfolie.
b Angefrischte vaskularisierte Neodermis.
c Autologe Meshgraft-Transplantation 1:6.
d Weitere Abdeckung mit autologen Keratinozyten und Verband mit Brautschleier.

Abb. 20.29e Keratinozytenkultur. In-vitro-Züchtung.

Primäre Lappenplastiken. Hautlappen oder Deckungsverfahren, wie lokale oder freie, mikrovaskulär angeschlossene Muskel- oder Hautmuskellappen sind nur bei extrem tiefen Verbrennungen mit freiliegenden Knochen, Sehnen oder Gelenken in der Frühphase indiziert. Besonders bei elektrothermischen Verletzungen findet sich diese Situation immer wieder. Schwere Verletzungen des Handrückens und der Finger erfordern zuweilen ein Einpflanzen der Hand in die Bauchdecke oder den kontralateralen Oberarm, um eine gute Weichteildeckung für exponierte Fingergelenke zu schaffen.

Sekundäre Operationsverfahren. Sekundäre Operationsverfahren sind in die Früh- und Spätphase der Rehabilitation einzuordnen und beinhalten korrigierende Eingriffe nach Kontrakturen und ästhetisch oder funktionell verbessernde Operationen.

Durch die häufig schwierigen lokalen Bedingungen mit geringer Verfügbarkeit gesunden regionalen Gewebes, Einsteifung von Gelenken und einer reduzierten Gefäßversorgung ist hier das ganze Spektrum der plastischen Chirurgie einschließlich mikrochirurgischer Rekonstruktionsverfahren (Lappenplastiken, Sehnenumlagerung, Zehentransfer, Knochentransplantation) gefordert.

Rehabilitation

Die Rehabilitation thermisch verletzter Kinder ist ein umfassendes Programm. Neben Ärzten und Schwestern sind Physio- und Ergotherapeuten, Erzieher, Psychologen und die Eltern engagiert. Die Rehabilitation beginnt bereits mit der Aufnahme ins Krankenhaus. Eine frühe enterale Ernährung, die konsequente Operationsstrategie und die aktive Mobilisierung des Patienten sollten die instabile Schockphase verkürzen und die Stabilisierungsphase einleiten.

Das physiotherapeutische Stufenprogramm beginnt mit dem Erhalt der Gelenkbeweglichkeit durch passive Durchbewegung am 2. posttraumatischen Tag, Atemgymnastik oder unterstützende Atemtherapie bei beatmeten Patienten sowie aktive Übungsbehandlung bei wachen kooperativen Kindern. Es folgt zunehmendes Funktionstraining und die Ergotherapie.

Die psychologische Verarbeitung des Traumas, der Intensivstation, des Schmerzes, der Operationen und des langen Krankenhausaufenthalts muss unterstützt werden – ebenso die Akzeptanz einer möglichen Behinderung. Häufig ist der 1. Schritt, psychologische Barrieren und Schuldkomplexe der Eltern überwinden zu helfen. Rooming-in-Bedingungen, offene Besuchszeiten, eine kindgemäße Umgebung, kreative Spiel- und Beschäftigungsangebote und im Einzelfall psychologische und psychotherapeutische Interventionstechniken erleichtern die psychosoziale Integration.

Zur Prophylaxe hypertropher Narben, die beim Kind deutlich häufiger und in schwererer Form auftreten als beim Erwachsenen, müssen frühzeitig Schienenbehandlung und Kompressionsanzüge eingesetzt werden. Kompressionsanzüge werden sofort nach abgeschlossener Epithelisierung angepasst. Der Sitz ist regelmäßig zu kontrollieren. Von einer kurzfristigen Behandlung ist kein Effekt zu erwarten, die Regel sind 1–2 Jahre.

Kind und Eltern müssen in die spezielle Körperpflege der Narben, Hauttransplantate und Spenderflächen eingewiesen werden. Eine mehrfache tägliche Behandlung mit fetthaltiger Creme, unterstützende Silicongelauflagen, die Vermeidung von Scherkräften, Detergenzien und Sonnenbestrahlung zeigt bei kontinuierlicher Beachtung Erfolge.

Funktionelle Störungen durch Narbenzüge und Gelenkkontrakturen erfordern frühzeitig rekonstruktive chirurgische Maßnahmen einschließlich mikrochirurgischer Techniken.

Perspektiven

Fortschritte sind in den kommenden Jahren vor allem auf dem Gebiet der Immunologie und der Hautzüchtung zu erwarten. Experimentelle Ziele der Hautzüchtung gehen in Richtung der sog. Composite Grafts, d. h. von Epithelzüchtungen auf einer – von Fibroblasten durchwachsenen – Kollagenmatrix, um der ursprünglichen Dermisstruktur näher zu kommen (Burke 1992, Tompkins u. Burke 1996). Vielversprechend ist der Einsatz stimulierender, epithelialer Wachstumsfaktoren. Die Stärkung des körpereigenen Immunsystems durch spezifische und unspezifische Modulatoren und die gezielte immunologische Therapie der Sepsis werden in Zukunft die Prognose thermisch verletzter Patienten beeinflussen (Mileski u. Mitarb. 1994). Auch von weiter optimierten Ernährungskonzepten und der Ausschaltung von Translokationsphänomenen ist eine Verbesserung der Überlebensrate zu erwarten.

Ertrinkungsunfälle

W. Brömme

Der Ertrinkungsunfall gehört zu den folgenschwersten Kinderunfällen. Der primäre Ertrinkungstod und die irreversible hypoxisch-ischämische Enzephalopathie bestimmen das Schicksal dieser Kinder. Die Unfallhäufigkeit ist im Vorschulalter am höchsten, die folgenschwersten Ertrinkungsunfälle ereignen sich im Jugendalter (Quan u. Mitarb. 1989). Besonders tragisch sind Ertrinkungsunfälle von Kleinkindern, die sich in flachen Gartenteichen, in Badewannen oder Swimmingpools ereignen und die auf dem weit verbreiteten Irrtum beruhen, dass ein Ertrinken Gewässertiefen voraussetzt, welche die Körperhöhe von Kindern überschreiten.

Definition

Unter Ertrinken (engl. drowning) wird ein Unfallereignis verstanden, das innerhalb von 24 Stunden zum Tode führt. Überlebt der Patient die ersten 24 Stunden, wird im angloamerikanischen Schrifttum von Neardrowning gesprochen. Um unglückliche Translationen zu vermeiden, sollte man den im internationalen Schrifttum gebräuchlichen Terminus Neardrowning für das Überleben jenseits der 24-Stunden-Grenze beibehalten.

Pathogenese und Pathophysiologie

Submersion löst einen reflektorischen Laryngospasmus (Longheed u. Mitarb. 1939, Gooden 1972, Conn 1973), bei jüngeren Kindern auch extreme Bradykardie oder primären Herzstillstand (Gooden 1972, Conn 1973) aus. Fast immer werden größere Mengen Wasser verschluckt. Aspiration erfolgt wahrscheinlich erst sekundär als Folge einer maximalen Atemstimulation durch Hyperkapnie und Hypoxie, die zu Hirnfunktionsstörungen und dem Verlust der Schutzreflexe führt.

Der Unfallablauf erklärt, weshalb die aspirierte Wassermenge selten 20 ml/kg KG übersteigt (Modell u. Mitarb. 1961). In 10 % der Ertrinkungsunfälle ist kein Wasser in den Atemwegen nachweisbar (Cot 1931, Modell u. Mitarb. 1976).

In Abhängigkeit von der Menge des aspirierten Wassers entstehen graduell unterschiedliche Hypoxämien durch Bildung intrapulmonaler Shunts, die mehrere Tage anhalten können. Sie sind besonders ausgeprägt bei Salzwasseraspiration (Modell u. Mitarb. 1961, Modell u. Mitarb. 1968), wobei die wassergefüllten Alveolen perfundiert werden, ohne dass eine Oxygenierung stattfindet. Süßwasser dagegen wird schnell resorbiert (Modell 1993) und zerstört Surfactant. Instabilität der Alveolen und Atelektasebildung sind die Folgen. In der Praxis lassen sich beide Schädigungsformen nicht trennen. Jede substanzielle Wasseraspiration kann zu einer diffusen Alveolitis mit Störungen der alveolokapillaren Membran und der Surfactantsynthese führen, zum transkapillaren Flüssigkeitseinstrom und damit zum ARDS. Da immer größere Mengen Wasser bei Submersion verschluckt werden, ist zusätzlich eine Aspiration von Mageninhalt möglich. Im ersten Fall ist jedoch CPAP bei erhaltener Spontanatmung oft ausreichend (Modell u. Mitarb. 1974), um schlagartig eine Verbesserung der Oxygenierung herbeizuführen. Dagegen erfordert Süßwasseraspiration häufiger Überdruckbeatmung mit PEEP. Beide Beatmungsformen führen zur schnellen Rückbildung der intrapulmonalen Shunts. Besteht jedoch gleichzeitig eine Hypovolämie, z. B. durch Wassereinstrom in die Alveolen bei massiver Salzwasseraspiration, kann die beatmungsbedingte intrathorakale Druckerhöhung zur Senkung des linksventrikulären Preload führen und erst Volumenzufuhr die Oxygenierung verbessern (Tabeling u. Modell 1983, Hildebrand u. Mitarb. 1988). Immer ist nach Wasseraspiration die Lungendehnbarkeit herabgesetzt (Halmagyi u. Mitarb. 1961), zur Lungenentfaltung und Beatmung sind hohe Drücke erforderlich.

Hypoxie oder auch der Divingreflex (Gooden 1972) – eine besonders im frühen Kindesalter ausgeprägte kardiale Reaktion nach Eintauchen des Gesichts in kaltes Wasser – führen nach Submersion noch vor dem Bewusstseinsverlust zur Bradykardie (Hayward u. Mitarb. 1984), oft kombiniert mit einer intensiven Vasokonstriktion. Dieser kardiovaskuläre Reflex, dessen afferentes Segment im Reflexbogen offensichtlich von Rezeptoren der Gesichtshaut (Trigeminus) ausgeht, dient wahrscheinlich der Senkung des Sauerstoffverbrauchs sowie der Durchblutung des ZNS und der Koronarien. Die Vasokonstriktion kann so ausgeprägt sein, dass die peripheren Pulse nicht tastbar sind (Gooden 1972, Modell 1986) und die Entscheidung, ob ein Herzstillstand vorliegt oder nicht, erschwert ist. Je ausgeprägter diese Symptomatik, umso mehr kommen Hypothermie, Hypoxie und Azidose ins Spiel. Die Senkung der Körperkerntemperatur durch hohe Wärmeleitfähigkeit des Wassers tritt infolge der geringen Körpermasse im Kindesalter – abhängig von der Wassertemperatur – schnell ein. Sinkt die Körperkerntemperatur auf 30 °C, kommt es zum Bewusstseinsverlust, unter 28 °C zu Kammerflimmern und schließlich zur Asystolie (Conn u. Mitarb. 1979). Parallel zur Reanimation muss deshalb die schnelle Erwärmung auf Körperkerntemperatur über 30 °C noch am Unfallort angestrebt werden.

Klinik und Initialtherapie

Fehlende Spontanmotorik, Koma, weite Pupillen und Apnoe sprechen für Asystolie. Bei dieser Symptomatik muss sofort und ohne Zeitaufwand mit Maßnahmen zur Entfernung aspirierten Wassers und der Reanimation begonnen werden. Während Mund-zu-Mund-Beatmung bereits im Wasser praktiziert werden kann, erfordert Herzmassage die Bergung an Land oder im Boot.

Das Einsetzen der Spontanatmung und tastbare periphere Pulse sind Zeichen der erfolgreichen CPR.

Kommen Herz- und Atemtätigkeit nicht in Gang oder bleiben sie zu insuffizient:
- Intubation und venöser Zugang,
- Adrenalin 0,01 mg/kg KG i. v.,
- Temperaturmessung:
  - bei Temperaturen < 35 °C oder Verdacht auf Hypothermie,
  - Gefahr tachykarder Rhythmusstörungen durch Adrenalin.

Des Weiteren:
- Monitoring des EKG,
- Beginn der Wiedererwärmung noch am Unfallort,
- auch bei stabiler Spontanatmung Fortführung der Sauerstoffzufuhr.

Da jede Submersion zum Verschlucken beachtlicher Wassermengen führt, ist die Gefahr des Erbrechens und der Aspiration während der Reanimation groß. Die endotracheale Intubation bei apnoischen und bewusstlosen Patienten durch den Rettungsdienst sollte deshalb ohne Verzug mit einem blockierbaren Tubus erfolgen. Immer muss von einer Verletzung der Halswirbelsäule ausgegangen werden.

Probleme der Postreanimationsphase, Unfälle ohne Herzstillstand

Auch der Ertrinkungsunfall ohne Herz- und Atemstillstand, besonders aber nach erfolgreicher Reanimation, kann folgende Probleme mit sich bringen:
- Bradykardien sind oft hypoxisch bedingt und durch Sauerstoffgaben schnell zu beheben.
- Persistieren der Zyanose nach Sauerstoffgaben durch stärkere Unterkühlung oder/und metabolische Azidose. Eine respiratorische Azidose bei Spontanatmung ist selten.
- Bei nicht erweckbaren Kindern (Komascore < 8 Punkte) mit stabiler Atmung sind Erbrechen und Aspiration von Mageninhalt häufig. Stabile Seitenlage!
- Indikationen zur Intubation und Beatmung:
  - Unregelmäßige Atmung, Hypoventilation und Zyanose unter Sauerstoffatmung.
  - Bradykardie (Herzfrequenz < 50/min) nach Sauerstoffzufuhr.

- Komascore < 7 mit fehlendem Husten- und Würgereflex u. a. Hirnstammsymptomen.
  - PaO_2 < 7 kPa ohne oder < 13 kPa mit 100 % Sauerstoffatmung, pCO_2 > 7 kPa.
  - Bei kräftiger Spontanatmung auf dem Transport CPAP 6–8 cm H_2O, wenn möglich und indiziert.
  - Oft besteht eine ausgeprägte Vasokonstriktion, sodass die Einschätzung der Herzfunktion schwierig ist. Im Zweifelsfall zunächst CPR.
- Bei ausgiebiger Salzwasseraspiration und -ingestion (Ostsee, saline Bäder) kommt es zum Wasserausstrom aus dem EZR in Lungen und Magen-Darm-Trakt mit der Gefahr des Lungenödems und des hypovolämischen Schocks. Behandlungsmöglichkeiten des Schocks:
  - Volumensubstitution 10–20 ml/kg KG bei persistierendem Schock (z. B. Infukoll M 40: 10 ml/kg KG, HAES, Plasma oder Humanalbumin 5 %, dann Puffer- oder Elektrolytlösung).
- Süßwasseraspiration und -ingestion kann dagegen durch schnelle Resorption freien Wassers zur Hypervolämie (Wasserintoxikation) mit Elektrolytstörungen, insbesondere Hyponatriämie führen. Therapie:
  - Furesis 1 mg/kg KG i. v.
- Elektrolytstörungen treten häufiger durch Ingestion größerer Wasser-/Salzwassermengen auf als durch Wasseraspiration (Gemke u. Mitarb. 1997). Zur Vermeidung dieser Komplikation ist bei jedem Ertrinkungsunfall die Absaugung des Magens von Nutzen, was jedoch meistens mit Erbrechen verbunden ist, zur Aspiration führen kann und deshalb nicht am Unfallort erfolgen soll (Harries 1981), wenn der Patient nicht intubiert ist.
- Pulmonale Spätkomplikationen in Form intrapulmonaler Shunts nach Seewasseraspiration, Zerstörung von Surfactant mit Atelektasebildung oder Lungenödem nach Süßwasseraspiration und Pneumonien sind auch bei initial problemlosen Unfällen zu erwarten, sodass klinische Einweisung in den ersten 24 Stunden geboten ist.
- Immer muss an Verletzungen der HWS gedacht werden, besonders im Zusammenhang mit Surfen, Tauchen in Bädern und freien Gewässern.

Prognose und Grenzen der Reanimation

Die Überlebenschancen sind von verschiedenen Begleitumständen abhängig:
- Setzt innerhalb von 5 min der erste Atemzug ein, überleben 80 % der Kinder (Pearn 1985a).
- Tritt Spontanatmung 15–30 min nach Reanimationsbeginn ein, ist in weniger als 10 % der Fälle mit Defektheilungen in Form mentaler Retardierung und spastischen Tetraplegien zu rechnen (Pearn 1985b).
- Letalität und Defektheilungsrate sind hoch, wenn bei Körpertemperaturen unter 33 °C der 1. Atemzug nicht innerhalb 40 min einsetzt (Pearn 1985b).

Generell sind die Überlebenschancen gering, wenn bei mittleren Wassertemperaturen die Submersionszeit 30 min überschreitet. Ist dieser Zeitfaktor gesichert, kann die Einstellung der Reanimation erwogen werden.

In den vergangenen Jahren wurde versucht, durch ein großes Aufgebot intensivmedizinischer Behandlungsmethoden die Prognose ertrunkener Kinder nach länger anhaltendem Herz- und Atemstillstand zu verbessern. Schlüsselproblem ist jedoch die Effektivität der primären Reanimation geblieben. Etwa 30 % potenziell verhängnisvoller Verläufe werden durch sachgerechte Reanimation am Unfallort verhindert (Pearn 1985b).

Stationäre Therapie

(Tab. 20.43)

Komascore > 8 Punkte

Für Kinder, die zunächst keine Folgen des Unfalls erkennen lassen, wird eine stationäre Überwachung von mindestens 24 Stunden empfohlen (Pearn 1980).

Sie kann in jeder Kindereinrichtung erfolgen, auch wenn die Erweckbarkeit leicht gestört ist (Komascore > 8 Punkte).

Überwachung und Behandlung:
- Körpertemperatur,
- Auskultationsbefund der Lunge,
- Erweckbarkeit: bei Störungen Überwachung mit Hilfe des Komascores, zunächst 2-stündlich,
- Röntgenaufnahme der Lunge,
- Astrupwerte und Blutgase,
- Serumelektrolyte,
- Serumosmolarität,
- EKG-Monitoring,
- mikrobiologische Untersuchung des Bronchialsekrets bei Intubierten,
- seitliche Röntgenaufnahme der HWS und Aufnahmen des Skelettsystems, besonders bei Badewannenunfällen (Pearn 1979).

Mehr als 90 % jener Kinder, die ohne stärkere Einschränkung der Erweckbarkeit zur Aufnahme kommen, haben eine sehr gute Prognose (Fandel u. Mitarb. 1976, Conn u. Mitarb. 1980).

Komplikationen

- Persistierende Hypoxämie (Sauerstofftherapie).
- Eine metabolische Azidose korrigiert sich bei intaktem Herz-Kreislauf-System meist selbst.
- Fieber mit Leukozytose und Linksverschiebung spricht für Entwicklung einer Pneumonie, die eine antibiotische Therapie erfordert.
- Die prophylaktische Antibiotikatherapie ist umstritten (Modell u. Mitarb. 1980).

Tabelle 20.43 Primärbehandlung bei Ertrinkungsunfällen

Beurteilung des Komascores: 9–15 Punkte	
↓ Sauerstoff auf dem Transport ↓ stationäre Aufnahme für mindestens 24 h	
komplikationsloser Verlauf: • ambulante Kontrollen	Komplikationen: Fieber Pneumonie Dys- und Atelektasen (intrapulmonaler Shunt) Lungenödem Sepsis
Beurteilung des Komascores: 3–8 Punkte	

Spontanatmung
• Sauerstoff
• stabile Seitenlage
• Überwachung
  – Atemtiefe und -frequenz
  – Einziehungen
  – Hautfarbe (Zyanose)
  – Pulsfrequenz und -qualität
  – Temperatur
• evtl. Schocktherapie: 10 ml/kg KG Infukoll M 40
	instabile Atmung
	• Sauerstoff
	• Beatmung
	• Intubation
	
	Apnoe mit/ohne Herzstillstand
	• CPR
	• venöser Zugang
	• Adrenalin i. v. oder über Tubus
	• Pufferung
	• Erwärmung (> 30 °C Kammerflimmern)

Intensivstation	

CPR: kardiopulmonale Reanimation

- Bei niedrigen paO_2-Werten können röntgenologische Befunde an den Lungen fehlen. Häufiger jedoch sind diffuse Verschattungen, Dys- und Atelektasen (Cot 1931).
- In 15 % der Fälle wird so viel Wasser aspiriert und resorbiert, dass Elektrolytstörungen auftreten (Modell u. Mitarb. 1968).
- EKG-Veränderungen können in Form von Sinus- und Kammertachykardien, a.-v. Dissoziation u. a. auftreten (Modell u. Mitarb. 1967).
- Nierenfunktionsstörungen sind selten (Kvittingen u. Naess 1963, Grausz 1971).

Vitale Funktionsstörungen und Komascore ≤ 8 Punkte

Längere Reanimation, instabile oder insuffiziente Vitalfunktionen und fehlende Erweckbarkeit sind Indikationen zur Einweisung auf die Intensivstation.
Überwachung und Behandlung:
- Hypoxämie:
  - Indikation für CPAP: paO_2 < 8 kPa bei Atmung von Raumluft,
  - Indikation für kontrollierte Beatmung: paO_2 < 8 kPa unter CPAP oder/und $paCO_2$ 7,5 kPa (Golden u. Mitarb. 1975),
  - CPAP-Dosierung: 4–6–8 cm H_2O je nach Alter, klinischer Effektivität und Beeinflussung des Sauerstoffpartialdrucks,
- Puffertherapie,
- Magenschlauch: Gefahr des Erbrechens und der Aspiration beachten,
- langsame Erwärmung unter regelmäßiger Kontrolle der Temperatur,
- evtl. Antibiotika,
- Monitoring:
  - EKG,
  - Blutdruck,
  - Urinausscheidung,
  - Temperatur,
  - SBH,
  - Blutgase,
  - täglich Blutbild und CRP (Früherkennung pulmonaler u. a. Infektionen).

Ein besonderes klinisches Problem ist die hypoxisch-ischiämische Enzephalopathie. Hohe Letalität und ernste Defektheilungen rechtfertigen ein als aggressive Intensivtherapie (Conn u. Mitarb. 1980, 1984) bezeichnetes Vorgehen bei Kindern mit 3–6 Punkten im Komascore, weiten, areaktiven Pupillen und Apnoe:
- maschinelle Hyperventilationsbeatmung ($paCO_2$ 35 mm Hg) zur Hirndrucksenkung durch Verminderung der $paCO_2$-abhängigen Hirndurchblutung (Severinghaus u. Lassen 1967), Muskelrelaxation,
- Hyperoxie zur Verbesserung der Sauerstoffdiffusion in das Gehirn (Conn u. Mitarb. 1980) ist umstritten,
- invasive Hirndruckmessung (Frewen u. Mitarb. 1985): Hirndruckanstieg nach 24 Stunden zu erwarten und mehrere Tage anhaltend (Hildebrand u. Mitarb. 1988),
- Behandlung zur Kontrolle des erhöhten Hirndrucks (15–20 mm Hg) in Rangfolge:
  - Hyperventilation,
  - Mannitol 0,5 g/kg KG in 2- bis 4-stündlichen Intervallen unter Kontrolle der Serumosmolarität,
  - hohe Dosen Barbiturate: Messung des arteriellen Blutdrucks, des ZVD und des Drucks der A. pulmonalis bei Einsatz kurzzeitwirksamer Barbiturate,
  - Flüssigkeitsrestriktion auf 500 ml/m^2 KOF zur Hirnödemprävention, strenge Kontrollen der Wasserbilanz und der Elektrolyte,
  - Unterkühlung auf 30±1 °C unter Barbituratschutz und Chlorpromazin (Propaphenin) i.v.,
- langsame Erwärmung (6–8 h) bei Unterkühlungen mit Temperaturen unter 30 °C:
  Ausnutzung des hirnprotektiven Effekts von Hypothermien unter Aufrechterhaltung einer Körpertemperatur von 33–35 °C für mehrere Tage,
- Dexamethason bis 1 mg/kg KG i.v., zunächst im Abstand von 4 Stunden unter Dosisreduzierung,
- Überwachung des ZVD: günstig sind Messungen des arteriellen und des Pulmonaldrucks.

Statistisch gesicherte Untersuchungen über die Erfolge dieser Behandlungen liegen bisher nicht vor (Pearn 1985b).

Tauchunfälle

J. Rau

Sporttauchen gehört zu den zuwachsintensiven Sportarten, es zählt bei mehr als 3 Mio. Bundesbürgern zum Wunschhobby, wobei bereits ca. 1,5 Mio. Bundesbürger im Alter über 14 Jahren diesen Sport entweder urlaubsaktiv oder über das ganze Jahr hin betreiben. Indem sich der Tauchsport – insbesondere durch das immer sicherer und zweckmäßiger werdende Equipment – von einer einstigen Männerdomäne zum Familiensport entwickelt, sinkt auch das Einstiegsalter. In den tropischen Feriengebieten werden mitunter sog. Schnuppertauchgänge auch für Kinder unter 10 Jahren angeboten. Als Folge davon muss man in den nächsten Jahren auch in den europäischen Binnengewässern mit einer Zunahme von Tauchunfällen von Kindern und Jugendlichen rechnen.

Nach den Richtlinien der Gesellschaft für Tauch- und Überdruckmedizin (GTÜM) e.V. für die Tauchtauglichkeitsuntersuchung von Sporttauchern von 1992 wird die Altersgrenze für Kinder vorwiegend durch ihre geistige und psychische Reife gegeben.

> ! Die Tauchtauglichkeit ist bei unter 12-Jährigen nicht gegeben.

Bis zum 16. Lebensjahr ist das Tauchen mit Atemgerät nur als Mitglied einer Gruppe unter Leitung eines erfahrenen Tauchers, ggf. nur bei Einzelbetreuung durch einen erfahrenen Taucher gestattet.

Die stattgefundene Atmung unter Wasser grenzt den Tauchunfall zum Ertrinkungs- oder Badeunfall ab. Wegen ihrer Spezifität und Folgenschwere sollen hier nur die Dekompressionskrankheit und die arterielle Gasembolie (als Folge eines Lungenbarotraumas) behandelt werden.

Daneben können während des Ab- und Auftauchens infolge der Druckdifferenzen Barotraumen verschiedenster Lokalisationen auftreten:
- Nasennebenhöhlen,
- Mittelohr,
- Innenohr,
- Lunge (Unterdruckbarotrauma durch tiefes Apnoetauchen, durch Verwendung eines zu langen Schnorchels bzw. historisch beim Absturz des Helmtauchers),
- Zähne,
- Haut (durch Falten des eng anliegenden Tauchanzugs),
- Augen (Maskenbarotrauma).

Schwere Tauchunfälle mit u.U. letalem Ausgang können unabhängig vom Überdruck auch durch Panik, Unterkühlung, Erschöpfung, Sauerstoffmangel oder durch plötzliche Bewusstseinsstörungen infolge vorbestehender Erkrankungen oder durch das Eindringen von Wasser in das Mittelohr auftreten. Abhängig vom Überdruck kann es durch Veränderungen der Partialdrücke des Atemgasgemischs zu einer Inertgasnarkose (Tiefenrausch), einer Sauerstoff- oder auch einer Kohlendioxidvergiftung kommen.

Dekompressionskrankheit

Pathogenese

Die Dekompressionskrankheit (decompression sickness [DCS]) ist ein tauchtypisches Phänomen, das außer bei Tauchgängen mit Pressluftluftgeräten auch bei Arbeiten unter Überdruck (Arbeiter von U-Bahn- und Tunnelbaustellen, Druckkammerpersonal) auftreten kann. Allen gemeinsam ist, dass Luft normaler Zusammensetzung unter Überdruck – und damit Stickstoff unter erhöhtem Partialdruck – eingeatmet wird. Nach dem Gesetz von Henry (die Konzentration eines in Flüssigkeit gelösten Gases ist bei konstanter Temperatur dem herrschenden Partialdruck des Gases über der Flüssigkeit und seinem Löslichkeitskoeffizienten für diese Flüssigkeit proportional) wird dieser Stickstoff in den Körpergeweben vermehrt in Lösung gehen, bis – in Abhängigkeit von Tauchtiefe und Tauchzeit – der Zustand einer gesättigten Lösung erreicht ist. Nimmt während der Dekompressionsphase (Auftauchen) der Umgebungsdruck und damit auch der Druck im Körper ab, so muss der nun im Überschuss physikalisch gelöste Stickstoff aus den Geweben über die Blutbahn und die Alveolen, dem jetzt umgekehrten Partialdruckgradienten folgend, in die Atemluft abgegeben werden. Erfolgt die Druckreduktion zu schnell, so gerät der Stickstoff im Organismus in den Zustand einer „kritischen Übersättigung", die bis zum Doppelten der dem neuen Umgebungsdruck entsprechenden Sättigungsmenge, meist noch ohne Akutfolgen, toleriert wird.

Dies bedeutet, dass auf Meereshöhe aus einer Wassertiefe von 10 m (2 bar) sofort und unabhängig von der Tauchzeit direkt an die Wasseroberfläche (1 bar) aufgetaucht werden darf. Bei Bergseen gilt das wegen des geringeren Luftdrucks nicht! Bei Tauchtiefen von mehr als 10 m wird diese kritische Sättigungsgrenze, innerhalb derer ein direktes Auftauchen erlaubt ist, in einer mit zunehmender Tiefe exponentiell kürzer werdenden Zeit erreicht, der sog. „Nullzeit".

Bei Überschreiten dieser durch Tauchtiefe und Tauchzeit definierten Nullzeit muss der Taucher während der Dekompression auf unterschiedlichen Tiefenstufen bestimmte Zeitintervalle verweilen. Diese Pausen in bestimmten Tauchtiefen werden durch die vom Taucher mitgeführten Dekompressionscomputer errechnet. Die Vorteile gegenüber den früher gebräuchlichen Auftauchtabellen bestehen in der besseren Berücksichtigung des Tauchgangprofils (Wiederholungstauchgänge, häufige Tiefenänderungen) und der Höhenlage des Tauchgewässers, der Überwachung der Aufstiegsgeschwindigkeit und der Einhaltung der Dekostufen sowie bei vielen Dekocomputern der Möglichkeit des Auslesens der Tauchgangdaten direkt in einen PC. Bei Nichteinhaltung der Dekompressionspausen tritt der physikalisch gelöste Stickstoff entsprechend dem gesunkenen Löslichkeitsprodukt in den gasförmigen Aggregatzustand über und perlt in Form von (Stickstoff-) Gasbläschen im Blut und in den Geweben aus.

Prädilektionsorte hierfür sind einerseits solche Gewebe, die wegen des hohen Löslichkeitskoeffizienten von Stickstoff in Fett eine große Stickstoffspeicherkapazität haben (subkutanes Fettgewebe, myelinisierte Nervenzellen), und andererseits Gewebe, aus denen der Stickstoff aufgrund einer physiologisch geringeren Vaskularisation (bradytrophe Gewebe: Gelenkknorpel) oder einer pathologisch verminderten Durchblutung (z. B. subkutane Vasokonstriktion durch Kältereiz) nur langsam und in vermindertem Ausmaß abtransportiert werden kann.

Risikofaktoren

Durch Kenntnis der Pathogenese der Dekompressionskrankheit lassen sich Risikofaktoren ableiten, die z. B. Ursache dafür sein können, dass auch schwere Formen der Dekompressionskrankheit trotz Tauchen innerhalb der Nullzeit bzw. Einhalten aller durch den Dekocomputer vorgegebenen Dekopausen auftreten können:
- körperliche Belastung vor, während oder nach dem Tauchgang,
- Dehydratation,
- hoher Körperfettanteil,
- extrem hohe Wassertemperatur in der Tiefe (Thermalgewässer!),
- plötzliche Hitzeexposition eines unterkühlten Tauchers nach dem Tauchgang (exzessives heißes Duschen!),
- mangelnde körperliche Fitness,
- Herz-Kreislauf-Erkrankungen,
- Alkohol-/Drogengenuss vor dem Tauchen,
- erhöhter inspiratorischer CO_2-Anteil,
- Höhenexposition (Fliegen nach dem Tauchen, Passstraße),
- Notaufstiege, Missachtung der Aufstiegsgeschwindigkeit, Nichteinhaltung der Dekompressionszeiten.

Klinik

Intravasal entstehende Stickstoffblasen führen initial zum embolischen Verschluss im Bereich der Mikrostrombahn und damit zur lokalisierten Gewebshypoxie. Es kommt an der Grenzschicht der Blase zur Aktivierung der intravasalen Gerinnung, zur Thrombozytenaggregation, und es bilden sich Erythrozytensludge aus. Innerhalb von 24 Stunden organisieren sich die Blasen, das Bild entspricht jetzt einem thromboembolischen Verschluss. Die hypoxische Kapillarwandschädigung führt zum Abstrom intravasaler Flüssigkeit in das Interstitium. Daraus resultieren ein Volumenmangel und eine Hämokonzentration, die – zusammen mit dem zunehmenden interstitiellen Ödem – zu einer weiteren Beeinträchtigung von Perfusion und Oxygenierung und damit zu einer generalisierten Gewebshypoxie führen.

Die Symptomatik kann noch während des Tauchgangs beginnen oder auch bis zu 48 Stunden danach einsetzen (Tab. 20.**44**).

Je schneller der Beginn, desto ernster sind in der Regel die Symptome.

DCS I – milde Form:
- *Gelenkschmerzen („bends"):*
  Die Gelenkbeschwerden beginnen zunächst mit einem anormalen Gefühl. Der einsetzende dumpfe,

Tabelle 20.44 Häufigkeit einzelner Symptome bei 1249 untersuchten Fällen einer Dekompressionskrankheit bei Sporttauchern nach einer Statistik von Divers Alert Network (Elliot u. Moon 1993)

Initiales Symptom	(%)	Symptom insgesamt aufgetreten	(%)
Schmerzen	40,7	Schmerzen	56,7
Parästhesien, Kribbeln	19,2	Parästhesien, Kribbeln	52,1
Schwindel	7,8	Schwächegefühl	22,4
Starke Müdigkeit	5,7	Schwindel	18,6
Kopfschmerzen	5,7	starke Müdigkeit	17,1
Schwächegefühl	4,8	Kopfschmerzen	16,1
Nausea	2,9	Nausea	13,9
Luftnot	2,5	Gangstörung	10,2
Bewusstseinsstörung	2,1	Luftnot	8,7
Juckreiz	1,6	Bewusstseinsstörung	6,9
Sehstörung	1,5	Sehstörung	6,4
Hautrötung	1,1	Lähmungen	6,3
Lähmungen	1,0	Juckreiz	5,0
Wesensveränderung	0,8	Unruhe	4,6
Gangstörung	0,7	Muskelzucken	4,0
Unruhe	0,4	Hautrötung	3,5
Muskelzucken	0,4	Blasen-/Mastdarmfunktionsstörung	3,5
Blasen-/Mastdarmfunktionsstörung	0,4	Wesensveränderung	3,0
Tinnitus	0,2	Sprachstörung	2,8
Sprachstörung	0,2	Tinnitus	1,7
Krämpfe	0,2	Hörverlust	1,1
Hörverlust	0,1	Krämpfe	1,0
		Hämoptoe	0,7

tiefe Schmerz führt zu einer Bewegungseinschränkung und Schonhaltung (bends) des betreffenden Gelenks.
– Schmerzen der Gelenke, Muskeln und Sehnenansätze,
– ein oder mehrere Gelenke,
– häufig nur in großen Gelenken.
- *Juckreiz („Taucherflöhe")*.
- *Hautrötungen.*
- *Lokale Schwellungen.*

DCS II – schwere Form:
- *Symptome der DCS I noch unter Druck einsetzend.*
- *ZNS:*
  – Parästhesien,
  – Hypästhesien,
  – motorische Ausfälle vorzugsweise der unteren Extremitäten,
  – seltener Para- oder Hemiplegie,
  – Blasen- und Mastdarmentleerungsstörungen,
  – Mattigkeit,
  – Bewusstseinsstörungen,
  – Bewusstlosigkeit,
  – Mittelhirnsyndrom.
- *Innenohr:*
  – Hör- und Gleichgewichtsstörungen,
  – Schwindel,
  – Übelkeit,
  – Erbrechen (ähnliche Symptomatik ohne Hörstörungen auch bei zerebellarer Beteiligung).
- *Lunge:*
  – Atemnot,
  – Hustenreiz,
  – Schmerzen („chokes").
- *Herzinfarkt.*
- *Marmorierte Haut.*

Wenn Gasblasen primär in der Blutbahn auftreten, gelangen diese im venösen System über das rechte Herz in den Lungenkreislauf, wo sie typische Symptome einer Lungenembolie hervorrufen. Im arteriellen System primär auftretende oder durch einen funktionellen Rechts-links-Shunt (offenes Foramen ovale) dorthin penetrierende Gasblasen embolisieren bevorzugt die Herzkranzgefäße (Myokardinfarkt) oder die Hirngefäße (apoplektischer Insult).

DCS III:
Diese sehr schwere Manifestation der Dekompressionskrankheit wurde postuliert als Kombination der DCS mit einer arteriellen Gasembolie infolge Lungenbarotrauma. Nach einer Luftembolie durch Überdehnung der Lunge kommt es zu einer rapiden Vergrößerung

der Embolieblasen durch die Diffusion von Stickstoff aus den übersättigten Geweben.

Klinisch beobachtet man eine sich rapide entwickelnde, häufig spinale Form der DCS nach mitunter blanden Symptomen einer zerebralen Gasembolie (Sprach- und Sehstörungen, Somnolenz). Zusätzlich können die Symptome eines Pneumothorax vorhanden sein.

Lungenbarotrauma und arterielle Gasembolie

Pathogenese

Das Lungenbarotrauma mit konsekutiver Luftembolie tritt unabhängig von Tauchtiefe und Tauchzeit auf. Bei einem raschen Druckabfall (Notaufstieg des Tauchers, aber auch Druckverlust in der Druckkammer oder in einer Flugzeugkabine) dehnt sich die vorher unter Druck eingeatmete Luft in den Lungen entsprechend dem abfallenden Umgebungsdruck aus (Gesetz nach Boyle-Mariotte: Bei gleich bleibender Temperatur ist das Produkt aus Druck und Volumen einer definierten Gasmenge konstant). Ist der freie Gasabfluss aus den Alveolen behindert oder verlegt, so kommt es zu einer akuten Überdehnung der Alveolen. Bei transpulmonalen Drücken von 80–100 mm Hg tritt durch die intakten Alveolarmembranen Luft in ungelöster Form in das Lungeninterstitium und von dort in die Lungenkapillaren über, wenn nicht vorher bereits ein Riss der Alveolarwände und der umgebenden Kapillaren ein freies Eindringen von Luft in das Gefäßsystem ermöglicht. Es kann schon bei Aufstiegen aus wenigen Metern Tauchtiefe (3–5 m) mit willkürlich angehaltener Luft zu einem Lungenbarotrauma kommen.

! Die meisten Lungenüberdruckunfälle ereignen sich bei ungeübten Tauchneulingen und hier bei Aufstiegen aus relativ geringen Tauchtiefen.

Gerade psychisch unreife Kinder und Jugendliche neigen zu Panikaufstiegen in Stresssituation unter Wasser. Der erfahrene Begleiter versucht dann, diese am Aufstieg zu hindern und eine Ausatmung unter Wasser zu erzwingen. Aber auch restriktive und obstruktive Erkrankungen der Atmungsorgane, wie bullöses Emphysem, Pleuraadhäsionen, Asthma bronchiale, Dystelektasen, Sekretverhaltungen oder ausgedehnte peribronchiale Verkalkungen können zu einem Lungenbarotrauma führen. Ein Pneumothorax muss dabei nicht unbedingt auftreten.

Klinik

Eine Lungenüberdehnung zeigt sich in 4 Manifestationsformen, die einzeln oder in Kombination auftreten können:

Lungenparenchymschaden. Überdehnung oder Ruptur der Alveolen. Symptome nach dem Auftauchen:
- Dyspnoe,
- Hustenreiz,
- Hämoptoe.

Emphysem. Durch Alveolarruptur oder transmembranösen Gasübertritt infolge alveolären Überdrucks bildet sich ein interstitielles pulmonales Emphysem aus, das in das Mediastinum, in die Halsweichteile sowie in das Perikard penetrieren kann.

Symptomatik (in schweren Fällen sofort, in leichten Fällen mitunter erst nach Stunden):
- Hautemphysem,
- Dysphagie,
- retrosternale Schmerzen,
- Dyspnoe,
- plötzliche Heiserkeit,
- akutes Herz-Kreislauf-Versagen durch Pneumoperikardtritt.

Pneumothorax. Bei Ruptur der Pleura visceralis führt die in den Pleuraspalt eindringende Alveolarluft während des weiteren Druckabfalls zum Spannungspneumothorax mit entsprechender Symptomatik und vital bedrohlichen Folgen.

Arterielle Gasembolie. Die über das linke Herz in den arteriellen Kreislauf eingeschwemmten Luftblasen führen zu einer mechanischen Verlegung von kleinen Arterien, Arteriolen und Kapillaren mit der gleichen Symptomatik wie die schweren Formen der Dekompressionskrankheit an Myokard (Myokardinfarkt) und Gehirn (Sprach- und Sehstörungen, Bewusstseinsstörungen, apoplektischer Insult, generalisierte Krämpfe). Andere Manifestationsorte – wie Rückenmark und Nieren – sind seltener.

Therapie des Tauchunfalls

Präklinische Versorgung des Tauchunfalls, 1. Hilfe und Initialtherapie

Für die Therapie des Tauchunfalls ist die differenzialdiagnostische Trennung zwischen Dekompressionskrankheit und arterieller Gasembolie nicht notwendig, dies ist oftmals auch für einen erfahrenen Tauchmediziner nicht möglich.

Bewusst wurde nachfolgend bei der Therapie des Tauchunfalls auf eine Trennung zwischen den Maßnahmen der 1. Hilfe, der ersten (präklinischen) ärztlichen Hilfe und der klinischen Versorgung des Tauchunfalls verzichtet, da die Rettungskette in den tropischen Tauchregionen meist nicht existent ist.
- *Taucher bergen:*
  - keine Rekompressionsversuche im Wasser (d.h. kein erneuter Tauchgang),
  - vom Tauchgerät befreien, beengenden Anzug entfernen.

- *Überprüfung von Atmung und Puls:*
  - ggf. kardiopulmonale Reanimation,
  - ggf. umgehende Entlastung eines Spannungspneumothorax.
- *Lagerung:*
  - bei Bewusstlosigkeit und stabilen Atmungs- und Kreislaufverhältnissen: flache, stabile Seitenlage,
  - bei klarem Bewusstsein: flache Rückenlagerung,
  - keine Kopftieflagerung (!),
- *100 % Sauerstoff (!):*
  Ziel: Verbesserung der Oxygenation, raschere Stickstoffelimination aus Blut und Geweben durch Absenkung des inspiratorischen Stickstoffpartialdrucks.
  - Applikation über Maske oder Tubus (frühestmögliche Intubation des bewusstlosen Tauchers), Nasensonde ist nicht ausreichend,
  - Notfallkoffer mit Sauerstoffflaschen und Atemmaske gehören mittlerweile zur Standardausrüstung der Tauchboote seriöser Veranstalter.
- *Diagnostik:*
  - Anamnese: Befragung des ansprechbaren Patienten nach Atembeschwerden, Lähmungen, Sprachstörungen, Schmerzen, Parästhesien, Prickeln, Mattigkeit, Beinaheertrinken (cave: Dissimulation!). Befragung des Tauchpartners nach dem Tauchprofil (Tauchzeit, Tauchtiefe, häufiges Wechseln der Tauchtiefe, Panikaufstieg [cave: Märchenstunde!]).
  - Sicherstellen des Tauchcomputers (ggf. auch den des Tauchpartners). Viele Druckkammerzentren haben die Möglichkeit des Auslesens des genauen Tauchprofils.
  - Orientierende klinische und neurologische Untersuchung (Ausschluss Pneumothorax, motorische und sensorische Ausfälle), Statuserhebung öfters wiederholen.
  - Sorgfältige Dokumentation.
  - In der Klinik: Röntgenuntersuchung der Thoraxorgane zum Ausschluss eines Pneumothorax. Vor der Druckkammertherapie muss jeder Pneumothorax drainiert werden!
- *Flüssigkeitszufuhr:*
  Ziel: Volumensubstitution, Verbesserung der Rheologie des Blutes und damit der Mikrozirkulation, Vermeidung weiteren Thrombenwachstums an den intravasalen Gasblasen.
  - oral (nur bei bewusstseinsklaren Patienten):
    Erwachsene in der 1. Stunde nach Unfall ca. 1 l kohlensäurearme, alkoholfreie Getränke,
    Kinder entsprechend ca. 10–15 ml/kg KG/h Flüssigkeit,
  - parenteral:
    Erwachsene initial 500–1000 ml HAES und 1000 ml Ringerlösung in der 1. Stunde, weiter 2 ml/kg KG/h oder orientierend am ZVD und an der Urinausscheidung (zentralvenöser Zugang, Blasenkatheter), Kinder entsprechend weniger.

- *Medikamente (bei Kindern Reduktion entsprechend KG):*
  - Acetylsalicylsäure: 1 g p. o. oder i. v.,
    Ziel: Thrombozytenaggregationshemmung, Analgesie,
  - Dexamethason 100 mg i. v.,
    Ziel: Prophylaxe eines perifokalen hypoxischen Hirnödems,
  - Heparin 100 I. E./kg KG i. v., weiter Low-Dose-Heparinisierung (cave: Lungenbarotrauma mit intrathorakaler Blutung),
    Ziel: Unterbrechung einer durch intravasale Gasblasen ausgelösten DIC,
  - ggf. Thiopental in mehreren Bolusgaben 1,5–3 (–5) mg/kg KG i. v.,
    Ziel: Durchbrechung fokaler oder generalisierter Krämpfe.
- Wärmeverlust (Unterkühlung) vermeiden.
- Schnellstmöglicher, erschütterungsarmer Transport (in der Regel Hubschrauber in niedriger Flughöhe) zur nächsten Druckkammer (telefonische Voranmeldung sinnvoll).

> **!** Die einzige kausale Therapie der Dekompressionskrankheit bzw. der arteriellen Gasembolie besteht in der möglichst frühzeitigen Rekompression in einer Überdruckkammer unter Anwendung von hyperbarem Sauerstoff.

Vor Beginn der Druckkammertherapie sollte – soweit dies ohne Zeitverzug möglich ist – eine Röntgenuntersuchung des Thorax erfolgen. Die hyperbare Sauerstofftherapie hat Vorrang vor allen anderen diagnostischen Maßnahmen (CT, arterielle Blutgasanalyse, Gerinnungsparameter). Ein diagnostizierter Pneumothorax muss vor Behandlungsbeginn – notfalls spätestens in der Druckkammer – drainiert werden.

■ Hyperbare Oxygenation (HBO)

Wirkmechanismus der HBO

Unter hyperbarer Oxygenation versteht man die Inhalation von Sauerstoff mit Partialdrücken, die höher sind als der auf Meereshöhe erreichbare Druck. Bei normalem Umgebungsdruck kann der gesunde Mensch durch die Atmung von Luft sein Hämoglobin zu 97 % mit Sauerstoff sättigen. Der im Plasma physikalisch gelöste Sauerstoff (0,3 ml O_2/dl Blut) spielt dabei kaum eine Rolle. Bei erhöhtem Umgebungsdruck und Atmung von reinem Sauerstoff kommt es zur vollständigen O_2-Sättigung des Hämoglobins, die aber gegenüber der Atmung von normobarer Luft keinen entscheidenden Vorteil bringt. Der Effekt der HBO beruht auf der zunehmenden physikalischen Lösbarkeit von Sauerstoff im Plasma bei steigendem Druck. Bei einem Druck von 3 bar (entspricht einer „Tauchtiefe" von 20 m) sind im Plasma 6,6 ml Sauerstoff pro dl Blut physikalisch gelöst, das ist die normale a.-v. O$_2$-Differenz beim gesunden Erwachsenen.

Die HBO – als einzige kausale Therapie der Dekompressionskrankheit und der arteriellen Gasembolie – entfaltet hier ihre therapeutische Wirkung durch folgende Effekte:
- Verkleinerung des Volumens der intra- und paravasalen Gasblasen durch Erhöhung des Umgebungsdrucks, die verkleinerten Gasblasen werden in die Pheriperie geschwemmt und das Infarktgebiet wird kleiner gehalten.
- Verkleinerung des Volumens der Gasblasen durch die Stickstoffauswaschung (auch schon bei normobarer Sauerstofftherapie!).
- Verkleinerung des Volumens der Gasblasen durch physikalische Lösung der bläschenförmigen Gase (und Elimination über die Atemwege).
- Verbesserung der Oxygenation auf zellulärer Ebene.

Die HBO kann in Einpersonen- und Mehrpersonenkammern durchgeführt werden. Einpersonenkammern können jeweils nur einen Patienten aufnehmen und werden zu 100% mit Sauerstoff gefüllt. Mehrpersonenkammern sind größer und bieten ggf. auch Platz für den Arzt und Hilfspersonen. In diesen Kammern wird der Druck normalerweise mit Luft erzeugt, während die Patienten über eine Gesichtsmaske, ein Kopfsauerstoffzelt oder einen Endotrachealtubus Sauerstoff einatmen.

Indikationen zur hyperbaren Sauerstofftherapie

Grundsätzlich handelt es sich bei den Indikationen zur hyperbaren Oxygenation um Krankheitsbilder, deren pathophysiologische Grundlage das Auftreten von Gasblasen in verschiedenen Körpergeweben oder der Blutbahn ist, d. h.:
- Stickstoffblasen bei der klassischen Dekompressionskrankheit,
- Luftblasen als Folge einer tauchunfallbedingten oder iatrogenen Luft-/Gasembolie,
- Krankheitsbilder, für die eine hohe Sauerstoffanreicherung den entscheidenden (z. B. Kohlenmonoxidintoxikation) oder einen zentralen (z. B. Anaerobierinfektionen) therapeutischen Schritt darstellt.

Unterteilung akzeptierter Indikationen durch das Europäische Komitee für Hyperbare Medizin (European Committee for Hyperbaric Medicine [EHCM]):

- *Dringend empfohlene Indikationen:*
  Bei diesen Indikationen wird die Überweisung des Patienten zum nächstgelegenen Druckkammerzentrum dringend empfohlen. Die HBO wird bei diesen Indikationen als die primäre Therapie zur Lebenserhaltung angesehen. Die Verlegung zum nächsten HBO-Zentrum sollte ohne Zeitverzug erfolgen. Hierzu gehören:
  – Dekompressionskrankheit,
  – arterielle Luft- oder Gasembolie,
  – Kohlenmonoxid- und Rauchgasvergiftungen,
  – clostridiale Myonekrose (Gasbrand),
  – nekrotisierende Weichteilinfektionen,
  – Osteoradionekrose und Weichteilradionekrose,
  – Zahnextraktion im bestrahlten Gebiet.
- *Empfohlene Indikationen:*
  – Crushverletzungen, Kompartmentsyndrom und andere akute traumatische Ischämien,
  – gefährdete Hauttransplantate,
  – posttraumatisches Reperfusionssyndrom,
  – therapierefraktäre Osteomyelitis,
  – akute Osteomyelitis des Schädels (mit Ausnahme des Unterkiefers und des Sternums [diese sind dringend empfohlene Indikationen]),
  – akuter Hörsturz,
  – chronische kritische Ischämie bei Diabetes mellitus,
  – chronische kritische Ischämie bei Arteriosklerose.
- *Optionale Indikationen:*
  Bei diesen Indikationen wäre die Überweisung des Patienten des Patienten zum Druckkammerzentrum wünschenswert. Die HBO-Therapie wird bei diesen Indikationen als zusätzliche Behandlungsmaßnahme angesehen, welche die klinischen Ergebnisse verbessern kann. Zu den Indikationen zählen:
  – Reperfusion nach Gefäßchirurgie,
  – Reimplantation von traumatisch entfernten Extremitäten,
  – Verbrennungen II. Grades oder mehr, bei Beteiligung von mehr als 20% der KOF,
  – postanoxische Enzephalopathie,
  – akute ophthalmologische Ischämie,
  – intestinale Strahlenschäden,
  – Radionekrose des Myelon.
- *Denkbare Indikationen („investigational"):*
  Die nachfolgenden Indikationen für eine HBO-Therapie sind denkbar, werden aber noch untersucht bzw. müssen noch wissenschaftlich bestätigt werden:
  – Hirnabszess (anaerob/aerob),
  – akuter zerebrovaskulärer Insult (thrombotisch, embolisch),
  – Schädel-Hirn-Trauma,
  – Contusio spinalis,
  – Meningitis,
  – multiple Sklerose,
  – Frakturheilung,
  – Knochen- und Spongiosatransplantation,
  – Sepsis,
  – abdominale Abszesse,
  – pseudomembranöse Kolitis,
  – Pyoderma gangraenosum,
  – therapieresistente Mykosen (Mukomykose, invasive Aspergillose, Aktinomykose),
  – akuter Herzinfarkt.

Druckkammeranlagen (Mehrplatzkammern) mit 24-Stunden-Bereitschaft für die Hyperbare Sauerstofftherapie bei Notfällen (mit freundlicher Genehmigung von Dr. med. Ulrich van Laak, GTÜM e.V. / DAN Europe)

THERAPIEEINRICHTUNGEN DEUTSCHLAND
(Stand Juni 2002)

Hinweis: Die telefonische Beratung ist bei diesen Einrichtungen jederzeit verfügbar – für Druckkammerbehandlungen muss außerhalb der Routinedienstzeit mit einer Vorlaufzeit gerechnet werden, auch wenn dies in dieser Liste nicht explizit erwähnt ist. Die telefonische Kontaktaufnahme vor Anfahrt / Flug zur jeweiligen Druckkammer wird allerdings in jedem Fall empfohlen!

Weitere Druckkammertherapieeinrichtungen und Aktualisierungen unter www.gtuem.org.

04107 Leipzig
Klinik für Hyperbarmedizin
Karl-Liebknecht-Straße 1a
04107 Leipzig
Notruf: +49 (0) 172 399 26 26
Tel.: +49 (0) 341 961 41 41
Fax: +49 (0) 341 961 41 43

06110 Halle
Druckkammer der Universitätsklinik Halle
Klinik für Anästhesiologie und operative Intensivmedizin
Dryanderstraße 4-7
06110 Halle
Notruf: +49 (0) 345 557 24 08
Tel.: +49 (0) 345 557 43 50

10249 Berlin
Sektion für hyperbare Sauerstofftherapie und Tauchmedizin am Krankenhaus im Friedrichshain
Matthiasgasse 7
10249 Berlin
Notruf: +49 (0) 30 42 21 17 17
Tel.: +49 (0) 30 42 10 87 50
Fax: +49 (0) 30 42 10 87 60

24119 Kronshagen / Kiel
Schifffahrtmedizinisches Institut der Marine
Druckkammeranlage Hydra 2000
Kopperpahler Allee 120
24119 Kronshagen
Notruf: +49 (0) 431 540 90
Tel.: +49 (0) 431 54 09 17 82
Fax: +49 (0) 431 54 09 15 50

28777 Bremen
ZETÜM – Zentrum für Tauch- und Überdruckmedizin
Ermlandstraße 55
28777 Bremen
Notruf: +49 (0) 171 782 25 97
Tel.: +49 (0) 421 600 75 77
Fax: +49 (0) 421 600 75 79
E-Mail: hbobremen@aol.com

30163 Hannover
Druckkammerzentrum Hannover
Lister Krankenhaus
Lister Kirchweg 43
30163 Hannover
Notruf: +49 (0) 511 192 22
Tel.: +49 (0) 511 965 66 10

32423 Minden
Hyperbares Sauerstoff-Therapie-Zentrum
Gustav-Adolf-Straße 1a
32423 Minden
Notruf: +49 (0) 5206 83 63
Tel.: +49 (0) 571 82 84 90

33739 Bielefeld
Druckkammerzentrum Bielefeld
Heidsieker Heide 114
33739 Bielefeld
Notruf: +49 (0) 5206 83 63
Tel.: +49 (0) 5206 83 63
Tel.: +49 (0) 160 155 91 81
Fax: +49 (0) 5206 8499

40547 Düsseldorf
Sauerstoff-Therapiezentrum Düsseldorf
ORL-Vitamed GmbH & Co KG
Hansaallee 30
40547 Düsseldorf
Notruf: +49 (0) 179 641 76 57
Tel.: +49 (0) 211 57 05 83
Fax: +49 (0) 211 57 05 84

44137 Dortmund
TauchMed GmbH
Zentrum für hyperbare Sauerstofftherapie
Hoher Wall 9-11
44137 Dortmund
Notruf: +49 (0) 162 371 36 89
Tel.: +49 (0) 231 721 44 37
Tel.: +49 (0) 231 721 44 39
Fax: +49 (0) 231 721 44 29
E-Mail: tauchmed@t-online.de

47139 Duisburg
Katholisches Klinikum Duisburg
St. Joseph-Hospital Laar
Ahrstraße 100
47139 Duisburg
Notruf: +49 (0) 203 800 10
Tel.: +49 (0) 203 800 16 20
Fax: +49 (0) 203 800 16 66

52072 Aachen
HBO-Zentrum Euregio Aachen
bei der Universitätsklinik
Kackertstraße 11
52072 Aachen
Notruf: +49 (0) 180 523 42 34
Tel.: +49 (0) 241 84 04 4

55131 Mainz
Universitätsklinik Mainz
Klinik für Anästhesiologie
Langenbeckstraße 1
55131 Mainz
Notruf: +49 (0) 6131 170
Tel.: +49 (0) 6131 17 73 66
Fax: +49 (0) 6131 17 66 49

60327 Frankfurt
Mobile Behandlungsdruckkammer
Branddirektion Frankfurt Feuerwache 3
Heinrichstraße 8
60327 Frankfurt/Main
Notruf: +49 (0) 69 21 27 21 70
Tel.: +49 (0) 69 21 27 21 70
Fax: +49 (0) 69 21 27 23 98

70372 Stuttgart
HBO-Zentrum-Stuttgart
König-Karl-Straße 66
70372 Stuttgart
Notruf: +49 (0) 711 192 22
Tel.: +49 (0) 711 509 44 53

70469 Stuttgart
DCS 1
Druckkammer-Centrum-Stuttgart
Heilbronner Straße 300
70469 Stuttgart
Notruf: +49 (0) 711 192 22
Tel.: +49 (0) 711 85 10 32

79104 Freiburg
Druckkammerzentrum Freiburg GmbH
am St. Josefkrankenhaus
Habsburger Straße 116
79104 Freiburg
Notruf: +49 (0) 170 202 61 11
Tel.: +49 (0) 761 38 20 18
Fax: +49 (0) 761 38 20 19
E-Mail: info@hbo-freiburg.de

80333 München
Hyperbares Sauerstoff-Zentrum GmbH
Karlstraße 42
80333 München
Notruf: +49 (0) 89 548 23 10
Tel.: +49 (0) 89 54 82 31 22
Fax: +49 (0) 89 54 82 31 50
E-Mail: hbozentrum@aol.com

81671 München
Druckkammer Feuerwache 5
Branddirektion München
Anzinger Straße 41
81671 München
Notruf: +49 (0) 89 40 66 55
Tel.: +49 (0) 89 40 66 55

82418 Murnau
Berufsgenossenschaftliche Unfallklinik Murnau
Prof.-Küntscher-Straße 8
82418 Murnau
Notruf: +49 (0) 8841 48 26 86
Tel.: +49 (0) 8841 48 29 02
Tel.: +49 (0) 8841 48 22 30
Fax: +49 (0) 8841 48 22 66
E-Mail: kemmer@bgu-murnau.de

83278 Traunstein
Druckkamerzentrum Traunstein
am Kreiskrankenhaus Traunstein
Cuno-Niggl-Straße 3
83278 Traunstein
Notruf: +49 (0) 861 192 22
Tel.: +49 (0) 861 159 67
Tel.: +49 (0) 861 70 50
Fax: +49 (0) 861 158 89
E-Mail: hbo-traunstein@t-online.de

88662 Überlingen
Druckkammer des BTSV
am Städt. Krankenhaus Überlingen
Härlenweg 1
88662 Überlingen
Notruf: +49 (0) 7551 990
Tel.: +49 (0) 7551 990

89077 Ulm
HBO-Zentrum Ulm GmbH
Tagesklinik Söflingen
Magirusstraße 35/4
89077 Ulm
Notruf: +49 (0) 932 93 20
Tel.: +49 (0) 932 93 20
Fax: +49 (0) 932 93 21
E-Mail: tagesklinik-soeflingen@t-online.de

89081 Ulm
Bundeswehrkrankenhaus Ulm
Abt. X – Anästhesiologie und Intensivmedizin
Oberer Eselsberg 40
89081 Ulm
Notruf: +49 (0) 731 17 10 20 55
Tel.: +49 (0) 731 17 10 20 54
Tel.: +49 (0) 731 171 00

THERAPIEEINRICHTUNGEN ÖSTERREICH
(Stand Mai 2002)

1. Graz
Universitätsklinikum, Landeskrankenhaus Graz
Klinische Abteilung für Thorax- und
Hyperbare Chirurgie
Auenbrugger Platz 29
A-8036 Graz
Telefon +43 316 385 2803 oder 2056

THERAPIEEINRICHTUNGEN SCHWEIZ
(Stand Januar 2001)

1. Basel
HBO-Zentrum Universitätsspital
c/o Dr. med. Jörg Schmutz
Kleinhüningerstraße 177
CH-4057 Basel
Telefon +41 (61) 6313013

2. Genf
HBO-Zentrum Universität (HCU)
Rue Micheli-du-Cret 24
CH-1211 Genève
Telefon +41 (22) 3728132

3. Lausanne
HBO-Zentrum Universität
Centre Hospitalier CHUV
Rue du Bugnon 46
CH-1011 Lausanne
Telefon +41 (21) 3141632

4. Zürich
HBO-Zentrum Universitätsspital
Rämistraße 100
CH-8091 Zürich
Telefon +41 (1) 2552036

Tauchunfall-Hotlines
(Tauchunfall-Hotlines Divers Alert Network [DAN] Europe)

Hotline für Unfälle in Deutschland: 0431/5409 0 („Tauchunfall")

Zentrale Europa-Hotline für Tauchunfälle und Notrufe weltweit (Schweizerische Rettungsflugwacht, REGA, Zürich): +41-1-1414 oder +41-1-3831111.

Literatur

Alderson PJ, Burrows FA, Stemp LI, Holtby HM (1993) Use of ultrasound to evaluate internal jugular vein anatomy and to facilitate central venous cannulation in pediatric patients. Br J Anaesth 70: 145–148

Alexander JW (1990) Mechanism of Immunologic Suppression in Burn Injury. The Journal of Trauma 30 (Suppl.): 70–75

Allen GS, Cox CS, Moore FA, Duke JH, Andrassy RJ (1997) Pulmonary contusion: Are children different? Surg 185: 229–233

Arbeitsgruppe „Reanimation in der Pädiatrie" des European Resuscitation Council (Pediatric Life Support" working Party of the European Resuscitation Council) (1996) Richtlinien für Reanimationsmaßnahmen in der Pädiatrie. Monatsschr Kinderheilk 144: 727–736

Aynsley Green A, Ward Platt MP, Lloyd-Thomas AR (1995) Stress and Pain in Infancy and Childhood. London, Philadelphia, Sydney, Tokyo, Toronto, Baillière Tindall: p 449–631

Backofen JE, Rogers MC (1992) Emergency management of the airway. In: Rogers MC (Hrsg) Textbook of pediatric intensive care. Baltimore, Williams & Wilkins, S 52–74

Bardenheuer M, Dresing K, Obertacke U (1993) Komplizierter Verlauf nach Lungenkontusion beim Kind. Zentralbl Kinderchir 2: 157–161

Bennek J (1992) Milzverletzungen. In: Reddemann H, Sutor AH (Hrsg) Akute Blutung als Notfall im Kindesalter. Berlin, Heidelberg, New York: Springer, S 163–175

Bennek J, Pfestorf B, Deckert F, Storch H (1983) Organerhaltende Therapie bei Milzverletzungen im Kindesalter – radiologische und immunologische Nachuntersuchungen. Z Kinderchir 38: 88–94

Bennek J, Brock D, Rothe K, Bühligen U (1993) Versorgung kindlicher Schaftfrakturen mit dem Fixateur externe. Langenbecks Arch Chir Suppl (Kongressbericht): 901–904

Bennek J, Bühligen U, Rothe K, Müller W, Rolle U, Giec T, Bennek C (2001) Fracture treatment in children-data analysis and follow-up results of a prospective study. Injury, Int J Care Iinjured 32: 26–29

Berchtold R, Hamelmann H, Peiper HJ (1990) Chirurgie. 2. Aufl. München, Wien, Baltimore: Urban & Schwarzenberg, S 386–388 u. S 477–493

Bermann SS, Mooney EK, Weireter LJ (1992) Late fetal hemorrhage in pediatric liver trauma. J Pediatr Surg 27: 1546–1548

Bernard GR, Artigas A, Brigham KL (1994) The American-European Consensus Conference on ARDS: definitions, mechanics, relevant outcomes and clinical trial coordination. Am J Respire Crit Care Med 149: 818–824

Beyer-Machule CK, Riedel KG (1993) Primäre und sekundäre Versorgung nach Verletzungen der Lider und der ableitenden Tränenwege. Plastische Chirurgie der Lider. Bücherei des Augenarztes Band 92. 2. Aufl. Enke, Stuttgart: S 5–15

Bock KH, Frey G, Lampl L (1994) Hyperbare Oxygenation. In: Lawin P (Hrsg.) Praxis der Intensivbehandlung. 6. Aufl. Stuttgart: Thieme: S 415–437

Bootz F (1995) HNO-Erkrankungen in der Pädiatrie. Wissenschaftl Verlagsgesellschaft mbH, Stuttgart

Brentano L, Moyer CA, Gravens DL, Monafo WW (1966) Bacteriology of large human burns treated with nitrate. Arch Surg 93: 456–463

Breucking C (1993) Volumentherapie bei Säuglingen und Kleinkindern. Berlin, Heidelberg, New York: Springer

Brock D (1992) Leberrupturen. In: Reddemann H, Sutor AH (Hrsg) Akute Blutung als Notfall im Kindesalter. Heidelberg, New York: Springer, S 177–187

Brodie HA, Thompson TC (1997) Management of complications from 820 temporal bone fractures. Am J Otol 18: 188–197

Burke JF (1992) Current concepts in pediatric burn care: Artificial Skin – its place in the system of pediatric burn care. Eur J Pediatr Surg 2: 205–206

Carvajal HF, Griffith JA (1998) Burn and Inhalation injuries. In: Fuhrman BP, Zimmerman JJ (Hrsg) Pediatric Critical Care, 2. Aufl. St. Louis: Mosby Year Book Inc, S 1198–1201

Chameides L (1994) Basic life support. In: Chameides L (Hrsg) Textbook of pediatric advanced life support. Dallas: American Heart Association, S 11–19

Chatterjee H, Jagdish S (1992) Intestinal injuries in childhood: Analysis of 32 Cases. Surg 27: 583–585

Collin JF, Augustin AJ (1997) Ophthalmologische Notfälle. Augenheilkunde. 1. Aufl. Springer, Berlin, Heidelberg, New York: S 3–62

Collin JRO (1991) Versorgung von Lidverletzungen. Lidchirurgie. 2. Aufl. Georg Thieme, Stuttgart New York: S 90–97

Compton C (1992) Current concepts in pediatric burn care: The biology of cultured epithelial autografts: an light-year-study in pediatric burn patients. Eur J Pediatr Surg 2: 216–222

Conn AW (1973) Drowning and the divingreflex. Canad Med Assoc J 108: 1209

Conn AW, Barker GA (1984) Fresh water drowning and near-drowning – an update. Canad Anesth Soc J 31: 538–544

Conn AW, Edmonds JF, Barker GA (1979) Cerebral resuscitation in near-drowning. Pediatr Clin North Am 26: 691–701

Conn AW, Montes JE, Barker GA, Edmonds JF (1980) Cerebral salvage in near-drowning following neurological classification by triage. Canad Anesth Soc J 27: 201–210

Cooper A (1995) Thoracic injuries. Seminars in Pediatric Surgery 4: 109–116

Cooper A, Foltin GL (1992) Thoracic trauma. In: Barkin RM (Hrsg) Pediatric Emergency Medicine – Concept and Clinical Practice. St Louis, Missouri: Mosby-Year Book Inc. S 261–275

Cot C (1931) Les Asphyxies Accidentelles (submersion, electrocution, intoxication, oxycarbonique) Etude clinique, therapeutique et preventive. Paris: Edition medicales N. Maloine

Crockett DM, Funk GF (1991) Management of complicated fractures involving the orbits and nasoethmoid complex in young children. Otolaryngol Clin North Am 24: 119–137

Curreri PW (1990) Assessing nutritional need for the burned patient. I Trauma 30 (Suppl. 12): 20–25

Derganc M (1971) A uniform classification of the depth of burns. Research in burns. Bern, Stuttgart, Wien, Hans Huber

Dietz HG, Schmittenbecher PP, Illing P (1997) Intramedulläre Osteosynthese im Wachstumsalter. München, Wien-Baltimore: Urban & Schwarzenberg

Edge WE, Kauter RK, Weigle CGM, Walsh RF (1994) Reduction of morbidity in interhospital transport by specialized pediatric staff. Crit Care Med 22: 1186–1191

Edmonds C, Lowry C, Pennefather J (1994) Diving and subaquatic medicine. 3. Aufl. Oxford: Butterworth-Heinemann, 565 S

Ehm OF (1993) Tauchen noch sicherer. 6. Aufl. Cham: Müller Rüschlikon, 421 S

Eichelberger MR, Randolph JG (1985) Progress in Pediatric Trauma. World J Surg 9: 222–235

Elliott DH, Moon RE (1993) Manifestations of the decompression disorders. In: Bennett P, Elliott D (Hrsg.) The physiology and medicine of diving. 4. Aufl. London: Saunders, S 481–505

Ellsäßer G, Berfenstam R (1998) Analyse von Kinderunfällen (1–14 Jahre), verknüpft mit Preventionsempfehlungen. Zentralbl Kinderchir 7: 183–195

Ertel W, Trentz O (1997) Neue diagnostische Strategien beim Polytrauma. Chirurg 68: 1071–1075

Faist E, Wichmann MW (1997) Immunologie bei Schwerverletzten. Chirurg 68: 1066–1070

Fandel I, Bancalari E (1976) Near-drowning in children: Clinical aspects. Pediatrics 58: 573–579

Färber D, Hahn H, Fendt-Klug T, Höpner F (1995) Thoraxtrauma im Kindesalter. Radiologe 35: 385–390

Fitzpatrick JC, Cioffi WG (1996) Diagnosis and treatment of inhalation injury. In: Herndon DN (Hrsg) Total burn care. London, Philadelphia: Saunders, S 184–204

Foussat C, Delafosse CH, Moussa M, Godard J Orgiazzi MF (1995) Pain in hospitalized children. Arch Pediatr 2:1097–1100

Fox CL, Monafo WW, Ayvazian VH (1977) Topical chemotherapy for burns using cerium salts and silver sulfadiazine. Surg Gynecol Obstet 144: 668–672

Frame JD, Kangesu L, Malik WM (1992) Changing Flora in burn and Trauma Units: Experience in the United Kingdom. J Burn Care Rehabil 13: 281–286

Frewen TC, Sumbar WO, Han VK, Amacher AL, Del Maestro RF, Sibbald WJ (1985) Cerebral resuscitation therapy in pediatric near-drowning. J Pediatr 106: 615–617

Garcia VF, Eichelberger MR (1998) Thoracic injuries in children. In: Fuhrmann BP, Zimmerman JJ (Hrsg) Pediatric Critical Care. St Louis, Missouri: Mosby-Year Book Inc. S 1183–1189

Gaynon MW, Koh K, Marmor MF, Frankel LR (1988) Retinal folds in the shaken baby syndrome. Am J Ophthalmol 106: 423–429

Gebhard F, Rosch M, Pfetsch H et al. (1997) Systemic release of mediators at the accident site and in the early phase after trauma. Langenbecks Arch Chir Suppl Kongressbd 114: 489–494

Gemke RJ, van Vught AJ, Bierens JJ (1997) Near Drowning in Children: How the fittest will Survim Yearbook of Intensive Care and Emergency Medicine (ed. Vincent JL): 789–801

Gianoli GJ, Miller RH, Guarisco JL (1990) Tracheotomy in the first year of life. Ann Otol Rhinol 99: 896–901

Golden FS, Rivers JF (1975) The immersions incident. Anaesthesia 30: 364–373

Gooden BA (1972) Drowning and the diving reflex in man. Med J Aust 2: 583–587

Gottschalk E, Haak K (1994) Aktuelle Aussagen zu Mehrfachverletzungen im Kindesalter. Zentralbl Kinderchir 3: 199–207

Grausz H, Amend jr. WJC, Early LE (1971) Acute failure complicating submersion in seawater. J Am Med Assoc 217: 207–209

Guerrissi JO (1997) Facial nerve paralysis after intratemporal and extratemporal blunt trauma. J Craniofac Surg 8: 431–437

Hall JR, Reyes HM, Meller JL (1991) Penetrating zone-II neck injuries in children. J Trauma 31: 1614–1617

Hancock BJ, Wiseman NE (1991) Tracheobronchial injuries in children. J Pediatr Surg 26: 1316–1318

Harnsbrough JF, Zapata-Sirvent R, Hoyt D (1990) Postburn immune suppression: An inflammatory response to the burn wound. J Trauma 30: 671–675

Harries MG (1981) Drowning in man. Crit Care Med 9: 407–408

Hauser CJ, Zhou X, Joshi P et al. (1997) The immune microenvironment of human fracture/soft-tissue hematomas and its relationship to systemic immunity. J Trauma 42(5): 895–903

Hayward JS, Hay C, Mathews, Overweel CH, Radfort DD (1984) Temperature effect on the human dive response in relation to cold water near drowning. J Appl Physiol 56: 202–206

Heimbach D, Mann R, Engrav L (1996) Evaluation of the burn wound. In: Herndon D (Hrsg) Total burn care. London, Philadelphia, Toronto, Sydney, Tokio: Saunders, S 81–87

Hellmann JR, Shott SR, Gootee MJ (1993) Impalement injuries of the palate in children: review of 131 cases. Int J Pediatr Otorhinolaryngol 26: 157–163

Henning R (1992) Emergency transport of critically ill children: stabilization before departure. Med J Australia 156: 117–124

Herndon D (1996). Total Burn Care. London, Philadelphia, Toronto; Saunders

Herndon D, Rutan RL, Alison WE, Cox CS (1993) Management of Burn Injuries. In: Eichelberger W (Hrsg) Pediatric trauma. St. Louis, Baltimor, Chicago: Mosby year Book, S 568–589

Herold A, Rothe K, Bennek J (2002) Die Lungenkontusion. Zentralbl Kinderchir 11: 11–16

Heulitt MJ, Pickert CB (1996) Alternative ventilation. In: Dieckmann RA, Fiser DH, Selbst St (Hrsg) Illustrated textbook of pediatric emergency and critical care procedures. St. Louis: Mosby Year Book Inc, S 148–157

Hildebrand CA, Hartmann AG, Arzinur EL, Gomez RJ, Bing RJ (1988) Cardiac performance in pediatric near-drowning. Crit Care Med 16: 331–335

Humar A, Pitters C (1991) Emergency department of blunt cervical tracheal trauma in children. Pediatr Emerg Care 7: 291–293

Janzekovic Z (1975) The burn wound from a surgical point of view. J Trauma 15: 42–61

Kadish H, Schunk J, Woodward GA (1994) Blunt pediatric laryngotracheal trauma: Case reports and review of the literature. Am J Emerg Med 12: 207–211

Klein W, Pennig D, Brug E (1989) Die Anwendung eines unilateralen Fixateur externe bei der kindlichen Femurfraktur im Rahmen des Polytraumas. Unfallchirurg 92: 282–286

Kochanek PM, Uhl MW, Schoettler RJ, Katz L, Clark RSB, Safar P (1998) Hypoxic ischemic encephalopathy: pathobiology and therapy of the postresuscitation syndrom in children. In: Fuhrman BP, Zimmerman JJ (Hrsg) Pediatric Critical Care. 2. Aufl. St. Louis: Mosby Year Book Inc, S 672–687

Kolobow Th, Reali-Forster Ch, Giacomini M (1995) Orotracheal or nasotracheal longterm intubation. Improvement in tube design. In: Lawin P, Peter K, Prien T (Hrsg) Intensivmedizin. Stuttgart-New York: Thieme, 85: S 150–157

Kosaki H, Nakamura N, Toriyama Y (1992) Penetrating injuries to the oropharynx. J Laryngol Otol 106: 813–816

Kramer GC (1991) Current clinical use of hyperosmotic hyperoncotic solutions. Circ Shock 34: 168

Kreimeier U, Meßmer K (1995) Was gibt es Neues in der Schockforschung? Chirurg 66: 1029–1039

Kretz FJ, Beushausen Th (1997) Das Kindernotfall-Intensiv Buch. 1. Aufl. München-Wien-Baltimore: Urban & Schwarzenberg, S 3–24 u. S 255–269

Kröll W, Gaßmayr SE, Moser RL (1998) Zielorientierte prähospitale Volumentherapie. Der Notarzt 14: 110–115

Krug SE (1995) Principles and philosophy of transport stabilization. In: Mc Closkey KA, Orr RA (Hrsg) Pediatric transport medicine. St Louis: Mosby Year Book Inc, S 132–142

Kuhn F, Morris R, Withherspoon CD, Heimann K, Jeffers JB, Treister G (1996) A standardized classification of ocular trauma. Ophthalmology 103: 240–243

Kvittingen TD, Naess A (1963) Recovery from drowning in fresh water. Br Med J 264: 1315–1317

Lachmann B, Gommers D, Böhm S (1996) Mechanisms of respiratory failure and new management strategies. In: Tibboel D, van der Voort E (Hrsg) Intensive Care in Childhood. Berlin, Heidelberg, New York: Springer, S 270–283

Lee D, Honrado C, HAR-El G, Goldsmith A (1998) Pediatric temporal bone fractures. Laryngoscope 108: 816–821

Ljunghusen O, Lundahl J, Nettelblad H, Nilsson B, Sjogren F, Stendahl O (1996) Endotoxemia and complement activation after severe burn injuries – effects on leukocytes, soluble selection and inflammatory cytokines. Inflammation 20: 229–241

Longheed OW, Janes JM, Hall GE (1939) Physiological studies in experimental asphyxia and drowning. Canad Med Assoc J 40: 423

Lorthioir J (1969) Neue Gesichtspunkte in der Behandlung von Verbrennungen. Akt Chir 2: 79–86

Lynch JM, Gardner MJ, Gains B (1996) Hemodynamic significance of pediatric femur fractures. J Pediatr Surg 31: 1358–1361

Magin MN, Erli HJ, Mehlhase K, Paar O (1999) Multiple trauma in children: patterns of injury-treatment strategy-outcome. Eur J Pediatr Surg 9: 316–324

Mahdi S, Halsband U (1990) Infektionsprophylaxe bei Verbrennungen im Kindesalter. In: Haße W (Hrsg.) Verbrennungen im Kindesalter. Stuttgart, New York: Gustav Fischer, S 64–69

Martin WS, Gussack GS (1990) Pediatric penetrating head and neck trauma. Laryngoscope 100: 1288–12191

McGraw W, Wall BL (1990) Facial fractures in children. Facial Plast Surg 7: 198–205

Meininger D, Gerber J, Bremerich DH (2002) Neugeborenenerstversorgung und Reanimation. Aktuelle Richtlinien des International Liaison Committee on Resuscitation (ILCOR), Pediatric Working Group. Anaesthesist 51: 55–77

Meßlinger K (1997) Was ist ein Nozizeptor. Schmerz 11: 353–366

Mileski WJ, Rothlien R, Lipsky P (1994) Interference with the function of Leukocyte adhesion molecules by monoclonal antibodies: a new approach to burn injury. Eur J Pediatr Surg 4: 225–230

Modell JH (1986) Near drowning. Circulation 74, Suppl. IV: 27–28

Modell JH (1993) Drowning. N Engl J Med 328: 253–255

Modell JH, Davis JH (1969) Electrolyte changes in human drowning victims. Anesthesiology 30: 414–420

Modell JH, Moya F, Newby EJ, Ruiz BC, Showers AV (1967) The effect of fluid volume in seawater drowning. Ann. Intern. Med. 67: 68–80

Modell JH, Davis JH, Giamonna ST, et al. (1968a) Blut gas and electrolyte changes in human near-drowning victims. JAMA 203: 99–105

Modell JH, Moya F, Williams HD, Weibeley TC (1968b) Changes in blood gases and A-aDO2 during near-drowning. Anesthesiology 29: 456–465

Modell JH, Calderwood HW, Ruiz BC, Downs JB, Chapman R (1974) Effects of ventilatory patterns on arterial oxygenation after near-drowning in sea water. Anesthesiology 40: 376–384

Modell JH, Graves SA, Ketover A (1976) Clinical course of 91 consecutive near-drowning victims. Chest 70: 231–238

Modell JH, Graves SA, Kuck EJ (1980) Near-drowning : Correlation of level of consciousness and survival. Can Anaesth Soc J 27: 211–215

Monafo WW (1992) Then and now: 50 years of burn treatment. Burns 18: 7–10

Mordehai J, Kurzbart E, Kapuller V, Mares AJ (1997) Tracheal rupture after blunt chest trauma in a child. J Pediatr Surg 32: 104–105

Morrow SE, Smith DL, Cairus BA, Howell PD, Nakayama DK, Peterson HD (1996) Etiology and Outcome of pediatric burns. J of Pediatr Surg 31: 329–333

Munster AM (1994) Alteration of the immune system in burn and implications for therapy. Eur J Pediatr surg 4: 231–242

Napolitano LM, Koruda MJ, Meyer AA, Baker CC (1996) The impact of femur fracture with associated soft tissue injury on immune function and intestinal permeability. Shock 5: 202–207

Nast-Kolb DC, Jochum M, Waydhas CH, Schweiberer L (1991) Die klinische Wertigkeit biochemischer Faktoren beim Polytrauma. Berlin, Heidelberg, New York: Springer

Nast-Kolb D, Waydhas C, Jochum M, Spannagel M, Duswald KH, Schweiberer L (1994) Schockraum-Algorithmus. Langenbecks Arch Chir Suppl: 1140–1148

Neubauer H (1992) Verletzungen des Auges und sympathische Ophthalmie. In: Axenfeld T, Pau H (Hrsg) Lehrbuch und Atlas der Augenheilkunde. 13. Aufl. Gustav Fischer, Stuttgart, Jena, New York: S 563–587

Neumann HS, Klein W, Brug E (1993) Die dynamisch-axiale externe Fixation. München, Marseille, S 125–137

Nicol JW, Johnstone AJ (1994) Temporal bone fractures in children: a review of 34 cases. J Accid Emerg Med 11: 218–221

Oberwaldner B, Zobel G, Zach M (1992) [Pediatric tracheostomy care] Pädiatrische Tracheostomapflege. Monatsschr Kinderheilkd 140: 206–215

Oestern HJ, Kabus K (1997) Klassifikation Schwer- und Mehrfachverletzter – was hat sich bewährt? Chirurg 68: 1059–1965

Pearn JH (1980) Secunary drowning involving children. Br Med J 281: 1103–1105

Pearn JH (1985a) The management of near drowning. Br Med J 291: 1447–1452

Pearn JH (1985b) Drowning. In: Dickerman JD, Lucey JF (eds) The critically ill child. Diagnosis and management. 3rd ed., Philadelphia: Saunders Co: pp. 129–156

Pearn JH, Nixon J (1979) An analysis of the causes of freshwater immersion accidents involving children. Acc Anal and Prev 11: 173–178

Peclet M, Murphy JP (1992) Abdominal and urinary tract trauma. In: Barkin RM (Hrsg) Pediatric Emergency Medicine – Concept and Clinical Practice. St Louis, Missouri: Mosby-Year Book Inc S 133–136

Pochon JP (1990) Epidemiologie und Prävention der thermischen Verletzungen im Kindesalter. In: W Haße (Hrsg) Verbrennung im Kindesalter. Stuttgart, New York: Fischer, S 2–5

Pollack MM (1994) Pediatric transport research: It is improving (finally). Crit Care Med 22: 1073–1074

Pollack MM, Alexander SR, Clark N, Ruttimann UE, Tesselaar HM, Bachulis AC (1991) Improved outcomes from tertiary centre pediatric intensive care: a statewide comparison of tertiary and nontertiary care facilities. Crit Care Med 19: 150–159

Quan L, Gore EJ, Wenz K et al. (1989) Ten year study of pediatric drownings and near-drownings in King Country, Washington: Lessons in injury prevention. Pediatrics 83: 1035–1040

Richter R, Sittl R (1993) Schmerztherapie bei Kindern. In: Zenz M, Jurna J (Hrsg.) Lehrbuch der Schmerztherapie. Stuttgart, Wissenschaftliche Verlagsgesellschaft mbH, Stuttgart: S 495–498

Roper-Hall MJ, Eustace PE (1986) Verletzungen. In: François J, Hollwich F (Hrsg) Augenheilkunde in Klinik und Praxis. Band 3, Teil II; Thieme, Stuttgart, New York: S 2.2–2.70

Rose St, Marzi I (1996) Pathophysiologie des Polytraumas. Zentralbl Chir 121: 896–913

Rothe K, Bennek J (1998) Das stumpfe Bauchtrauma im Grenzbereich operativer und konservativer Therapie – Eine retrospektive Analyse. pädiatrie hautnah 6: 370–376

Rothe K, Wild L, Bennek J (1998) Ein seltener Fall der Spontanheilung nach tracheobronchialer Verletzung im Kindesalter. Zentralbl Kinderchir 7: 36–41

Saleh M (1992) External fixation of long bone fractures in children. J Bone Joint Surg 74 B 2: 152

Satelliten-Symposium (1998) Primärer und sekundärer Surfactant-Mangel: Implikationen für die Therapie. 23. Jahrestagung der Deutsch-Österreichischen Gesellschaft für Neonatologie und Pädiatrische Intensivmedizin, Münster, 17.10.97, Stuttgart: Thieme

Schärli AF (1988) Gliederhaltende Chirurgie der unteren Extremitäten bei Kindern. Z Kinderchir 43: 186–189

Schickedanz H, Giggel S (1990) Zur Entwicklung von Morbidität und Letalität thermisch verletzter Kinder in 41/2 Jahrzehnten. In: W Haße (Hrsg) Verbrennung im Kindesalter. Stuttgart, New York: Fischer, S 15–21

Schimpl G, Sauer H, Schober PH, Weber G (1992a) Rupture of the duodenum with avulsion of the papilla of vater due to blunt trauma in a child, and review of the literature. Eur J Pediatr Surg 2: 291–294

Schimpl G, Schmidt B, Sauer H (1992b) Isolated bowel injury in blunt abdominal trauma in childhood. Eur J Pediatr Surg 2: 341–344

Schleien CL, Kuluz W, Shaffner DH, Rogers MC (1992) Cardiopulmonary resuscitation. In: Rogers MC (Hrsg) Textbook of Pediatric Intensive Care. Baltimore: Williams & Wilkens, S 3–51

Schranz D (1993) Pädiatrische Intensivtherapie. 2. Aufl. Stuttgart, Jena: Fischer, S 451–454

Severinghaus JW, Lassen N (1967) Step hypocapnea to separate arterial from tissue PCO2 in the regulation of cerebral blood flow. Circ Res 20: 272–278

Shilyansky J, Sena LM, Kreller M et al. (1998) Nonoperative management of pancreatic injuries in children. J Pediatr Surg 33: 343–349

Shirm SW (1996) Manual maneuvers for opening the airway. In: Dieckmann R, Fiser DH, Selbst SM (Hrsg) Illustrated textbook of pediatric emergency & critical care procedures. St. Louis, Mosby Year Book Inc, S 104–114

Shoemaker WC, Kram HB, Appel PL (1990) Therapy of shock based on pathophysiology monitoring and outcome prediction. Crit Care Med 18: 19–25

Siegel MB, Wetmore RF, Potsic WP, Handler SD, Tom LW (1991) Mandibular fractures in the pediatric patient. Arch Otolaryngol Head Neck Surg 117: 533–536

Siewert, JR (1998) Chirurgie. 6. Aufl. Berlin, Heidelberg, New York: Springer, S 303–311

Skues MA, Watson DM, O,Meara M, Goddard JM (1993) Patient-controlled analgesia in children. A comparison of two infusion techniques. Paediatric Anaesthesia 3: 223–228

Smith DJ, Thomson PD (1992) Changing Flora in burn and trauma Units. Historical Perspective – Experience in the United States. J Burn Care Rehabil 13: 276–280

Smith SD, Jackson RJ (1998) Abdominal trauma in pediatric critical care. In: Fuhrmann BP, Zimmerman JJ (Hrsg) Pediatric Critical Care. St. Louis, Missouri: Mosby-Year Book Inc, S 1191–1199

Tabeling BB, Modell JH (1983) Fluid administration increases oxygen delivery during continuous positive pressure ventilation after freshwater near drowning. Crit Care Med 11: 693–695

Tamisani AM, Ferreti S, Sangiorgio L (1992) Critical reflections on the use human cultured keratinocytes in children with burns. Eur J Pediatr Surg 2: 223–226

Thompson AE (1996) Pediatric emergency airway management. In: Dieckmann R, Fiser DH, Selbst SM (Hrsg) Illustrated textbook of pediatric emergency & critical care procedures. St. Louis: Mosby Year Book Inc, S 115–124

Thompson AE (1998) Pediatric airway management. In: Fuhrman BP, Zimmerman JJ (Hrsg) Pediatric critical care. St. Louis: Mosby Year Book Inc, S 106–123

Tompkins RG, Burke JF (1996) Alternative wound covering. In: Hemden D (Hrsg) Total burn care. London, Philadelphia, Toronto, Sydney, Tokio: Saunders, S 165–172

Tscherne H, Trentz O (1977) Mehrfachverletzungen. In: Heberer G, Köle W, Tscherne H (Hrsg) Berlin-Heidelberg-New York: Springer

Tscherne H, Regel G (Hrsg) (1997) Unfallchirurgie. Trauma-Management. Berlin-Heidelberg: Springer

Walz N, Schildhauer TA, Muhr G (1995) Neues in der klinischen Schocktherapie. Chirurg 66: 1040–1049

Ward PA, Till GO (1990) Pathophysiologic Events related to thermal injury of skin. The Journal of Trauma 30 (Suppl): 75–80

Weißer M, Bennek J, Rothe K, Hörmann D, Wicke U (1996) Erfahrungen mit der nekrotisierenden Pankreatitis im Kindesalter. Zentralbl Kinderchir 5: 95–104

Wetzel RC, Tobin JR (1992) Shock. In: Rogers MC (Hrsg) Textbook of Pediatric. Intensive Care Baltimore: Williams & Wilkens, S 563–613

Wichmann MW, Zellweger R, DeMaso CM, Ayala A, Williams C, Chaudry IH (1996) Immune function is more compromised after closed bone fracture and hemorrhagic shock than hemorrhage alone. Arch Surg 131: 995–1000

Wick M, Ekkernkamp A, Muhr G (1997) Epidemiologie des Polytraumas. Chirurg 68: 1053–1058

Williams DF, Mieler WF, Williams GA (1990) Posterior segment manifestations of ocular trauma. Retina 10: 35–44

Willital GH (1989) Verbrennungen. In: Willital GH (Hrsg) Definitive chirurgische Erstversorgung. München: Urban, Schwarzenberg

Wolfe RR, Herndon DN, Jahoor F, Miyoski H, Wolfe H (1987) Effect of sereve burn injury on substrate cycling by glucose and fatty. New Engl J Med 317: 403–408

Würfel A, Berger S, Clausner A, Hofmann v. Kap-herr S (1997) Schwere Weichteilverletzungen an der unteren Extremität – mit einem Beitrag zur Frage der Klassifikation. Zentralbl Kinderchir 6: 58–70

21 Spezielle Methoden

Maschinelle Beatmung

V. Varnholt, J. Große, W. Kachel

Ziele einer Respiratortherapie bei Kindern – wie in der Erwachsenenmedizin – sind:
- adäquate alveoläre Belüftung, Vermeidung respiratorischer Azidose oder Alkalose,
- adäquate alveoläre Perfusion,
- Normoxämie,
- Reduktion der Atemarbeit des Patienten ohne subjektive Beeinträchtigung; dabei sollen prolongierte Beatmungszeiten und somit eine Atrophie/mangelndes Training der Atemmuskulatur vermieden werden,
- Vermeidung/Minimierung sekundärer (iatrogener) Lungenschädigung durch die maschinelle Beatmung.

Maschinelle Beatmung von Kindern im Wandel technischer Entwicklungen

Nachdem die Erstbeschreibung der trachealen Intubation bereits um 400 v. Chr. durch den griechischen Arzt Hippokrates erfolgte, erschienen erste Berichte über die erfolgreiche Anwendung von Beatmungsapparaten bei Kindern erst 1887 (O'Dwyer: intermittierende Positivdruckbeatmung) und 1929 (Drinker u. Shaw: Negativdruckbeatmung). Noch in den frühen 50er Jahren war – vor allem im Rahmen der großen Poliomyelitisepidemien – die Negativdruckbeatmung vorherrschend. Kleine Kinder wurden in einigen Zentren auch über längere Zeit mit Maske und Beutel beatmet. Respiratoren für die Positivdruckbeatmung, die für Erwachsene konzipiert waren, wurden in den 60er Jahren nur mit eingeschränktem Erfolg bei Neugeborenen und Säuglingen eingesetzt. 1971 wurde bei Neugeborenen erstmals ein kontinuierlich positiver Atemwegsdruck (CPAP) angewendet (Gregory) und in der Folge dann – als positiver endexspiratorischer Druck (PEEP) – mit der Positivdruckbeatmung kombiniert.

Etwa zeitgleich (1972) erschienen erste Berichte über die Anwendung von speziellen Neugeborenenrespiratoren mit kontinuierlichem Gasfluss (im Unterschied zum intermittierend abgegebenen Gasfluss von Erwachsenenrespiratoren). Hierdurch war eine Eigenatmung des Patienten zwischen den einzelnen Maschinenatemzügen erstmals möglich (intermittierende mandatorische Ventilation [IMV]).

In die folgenden Generationen von Beatmungsgeräten wurden dann zusätzlich integriert:
- Synchronisation der IMV (SIMV),
- Herabsetzung der Triggerschwelle für SIMV (um deren Anwendung auch bei kleinen Frühgeborenen zu ermöglichen),
- Möglichkeit zur Verkürzung der Inspirationszeit (bis 0,1 s) und zur Erhöhung der Atemfrequenz (bis ca. 180/min),
- Monitoring des mittleren Atemwegsdrucks, des in- und exspiratorischen Atemzugvolumens und einzelner Lungenfunktionsparameter (durch Einbau eines Pneumotachographen).

1980 wurde erstmals über die Anwendung der Hochfrequenzoszillation bei Kindern berichtet (Frantz, Slutsky), im gleichen Jahr erfolgte die erfolgreiche Erstanwendung eines Surfactantpräparats beim Atemnotsyndrom des Frühgeborenen (Fujiwara). 1992 wurde über die Anwendung von inhalativem NO bei der pulmonalen Hypertonie des Neugeborenen berichtet (Kinsella, Roberts), 1995 schließlich über die Flüssigkeitsbeatmung bei Lungenversagen (Hirschl).

Maßeinheiten, Abkürzungen, Begriffsdefinitionen

Maßeinheiten der Beatmung und deren Umrechnung

1 cm H_2O (Wassersäule) = 0,981 mbar = 98,1 Pa = 0,735 mm Hg
1 mm Hg (Quecksilber) = 1,33 mbar = 133,3 Pa = 1,36 cm H_2O
1 mbar (mbar) = 100 Pa = 1,02 cm H_2O = 0,75 mm Hg
1 kPa (kPa) = 10 mbar (0,01 bar) = 10,2 cm H_2O = 7,5 mm Hg

Abkürzungen und Begriffsdefinitionen der Beatmung

AaDO$_2$: arterioalveoläre Sauerstoffdifferenz

■ $AaDO_2^* = (713 \times FiO_2) - pCO_2 - paO_2$

*: bei Luftdruck = 760 mbar

A/C-V: assistierte/kontrollierte Beatmung (assist/control ventilation)

AMV: Atemminutenvolumen (l/min), Normwerte: Tab. 21.1

- $AMV = AZV \times f$

AZV: Atemzugvolumen (tidal volume [Vt]) (ml oder ml/kg KG)

CC: Verschlusskapazität (closing capacitiy)

- $CC = CV + RV$

CMV: kontinuierliche mandatorische Beatmung (continuous mandatory ventilation) oder kontrollierte mechanische (maschinelle) Beatmung (controlled mechanical ventilation)

Compliance: Lungendehnbarkeit (ml/mbar oder ml/kg KG/mbar)

- $Compliance = AZV : (PIP-PEEP)$

CPAP: kontinuierlich positiver Atemwegsdruck (continuous positive airway pressure)(mbar) – unter Spontanatmung

CPPV: kontinuierliche Positivdruckbeatmung (continuous positive pressure ventilation)

CV: Verschlussvolumen (closing volume) = Lungenvolumen, bei dem es während der Exspiration zum Verschluss der kleinen Atemwege kommt

ECMO: extrakorporale Membranoxygenierung (extracorporeal membrane oxygenation)

f: Atemfrequenz pro Minute (frequency), Normwerte: Tab. 21.2

FiO$_2$: inspiratorische Sauerstoffkonzentration (fraction of inspired oxygen)

Flow: Gasfluss (l/min)

FRC: funktionelle Residualkapazität (functional residual capacity)

- $FRC = RV +$ exspiratorisches Reservevolumen

HFOV: Hochfrequenzoszillationsbeatmung (high frequency oscillatory ventilation)

HFV: Hochfrequenzbeatmung (high frequency ventilation)

Hz: Hertz (Maß der Beatmungsfrequenz unter HFV/HFOV [1 Hz = 60/min])

IMV: intermittierende mandatorische Beatmung (intermittent mandatory ventilation)

iNO: inhalatives Stick(stoffmon)oxid (inhalational nitric oxide)

IPPV: intermittierende Positivdruckbeatmung (intermittent positive pressure ventilation)

IRV: Beatmung mit umgekehrtem Atemzeitverhältnis (inverse ratio ventilation)

MAP: mittlerer Atemwegsdruck (mean airway pressure) (mbar])

- $MAP = ([t_i \times PIP] + [t_e \times PEEP]) : (t_i + t_e)^*$

*: Berechnung bei Druckkonstanz der Inspirationsphase

MMV: mandatorische Minutenbeatmung (mandatory minute ventilation) oder mandatorisches Minutenvolumen (mandatory minute volume)

NPV: Negativdruckbeatmung (negative pressure ventilation)

OI: Oxygenierungsindex

- $OI = MAP : paO_2 \times FiO_2 \times 100$

Andere Definition: $OI = paO_2 : FiO_2$

PEEP: positiver endexspiratorischer Druck (positive endexspiratory pressure) (mbar) – unter maschineller Beatmung

PIP: Atemwegsspitzendruck (peak inspiratory pressure) (mbar)

PSV: druckunterstützte Beatmung (pressure support ventilation)

Resistance: Atemwegs- oder Strömungswiderstand (mbar/l/s)

- $Resistance = \dfrac{\text{Druckdifferenz (Atmosphäre – Alveolen)}}{\text{Flow}}$

RV: Residualvolumen = nach maximaler Exspiration in der Lunge verbleibendes Volumen

SIMV: synchronisierte IMV

SIPPV: synchronisierte IPPV

t$_i$: Inspirationszeit (t_{insp})

t$_e$: Exspirationszeit (t_{exsp})

Tabelle 21.1 Atemminutenvolumina (AMV) bei Kindern

Alter	AMV (l)
Frühgeborene	0,2–1
Neugeborene	0,5–1,5
3–12 Monate	1–2
1–2 Jahre	1,5–2,5
3–6 Jahre	2,5–3,5
7–10 Jahre	3–5
11–14 Jahre	4–7
15–18 Jahre	5–8

Tabelle 21.2 Atem-/Beatmungsfrequenzen (f) bei Kindern

Alter	f/min
Frühgeborene	60–120
Neugeborene	40–80
3–12 Monate	40
1–2 Jahre	35
3–6 Jahre	30
7–10 Jahre	25
11–14 Jahre	20
15–18 Jahre	15

Ätiologie und Klinik der Ateminsuffizienz bei Kindern, Primärdiagnostik

Häufigste Ursachen:
- *Erkrankungen der oberen und unteren Atemwege.*
- Lungenerkrankungen:
  - Pneumonien,
  - chronisch restriktive Erkrankungen,
  - Tumoren,
  - Metastasen,
  - Inhalationstrauma,
  - Aspiration.
- *Pleura- und Mediastinalerkrankungen.*
- Herz-Kreislauf-Erkrankungen:
  - angeborene Vitien,
  - Myokarditis,
  - Kardiomyopathie,
  - Herzrhythmusstörungen,
  - Lungenembolie.
- *Abdominalerkrankungen:*
  - Zustand nach großer Operation,
  - Peritonitis,
  - Ileus,
  - Zwerchfellhernie.
- *Neurologische Erkrankungen:*
  - zentrale und periphere Atemlähmung,
  - hohe Querschnittslähmung,
  - Zwerchfellparese.
- *Muskel- und Skeletterkrankungen.*
- Stoffwechselerkrankungen.
- CO-Vergiftung, Methämoglobinämie, verminderter Sauerstoffpartialdruck der Atemluft.
- Ingestion von Lampenöl, Petroleum, aliphatischen Kohlenwasserstoffen.

Physiologische Besonderheiten der Atmung im Kindesalter

Durch Unterschiede in der Physiologie der Atmungsorgane und in respiratorischen Kenngrößen (Tab. 21.3) kommt es insbesondere bei Säuglingen und kleinen Kindern früher als beim Erwachsenen zur respiratorischen Insuffizienz.

Der Atemwegswiderstand ist bei Kindern am höchsten in den kleinen Atemwegen (bei Erwachsenen in der Nase) infolge geringem Querschnitt und nicht knorpelig verfestigter Strukturen, wodurch es bei sehr elastischem Thorax rasch zum funktionellen Verschluss von Atemwegen bei der Exspiration und nachfolgend zu Dystelektasen kommen kann.

Tabelle 21.3 Physiologische Kennwerte der Atmung/Beatmung: Unterschiede Erwachsene–Neugeborene/Säuglinge

Parameter	Erwachsene	Neugeborene/Säuglinge
Lungengewicht (g/kg KG)	11	17
Alveolenzahl (10^6/kg KG)	4,3	8
Alveolendurchmesser (µm)	200–300	50–70
Atemfrequenz (min^{-1})	15	40–50
Inspirationszeit (s)	1,2	0,5
Inspirationsflow (l/min)	24	2–3
Atemzugvolumen (ml/kg KG)	6–8	6
Atemminutenvolumen (ml/kg KG/min)	90–100	200–300
Resistance (mbar/l/s)	5–6	50–70
FRC (ml/kg KG)	34	30
Vitalkapazität (ml/kg KG)	50–60	35
Totraumvolumen (ml/kg KG)	2,2	2,2
Alveoläre Ventilation (ml/kg KG/min)	60	125
O_2-Verbrauch (ml/kg KG/min)	3	6–7

FRC: funktionelle Residualkapazität

Die Atemarbeit beim Neugeborenen/jungen Säugling ist erschwert durch die histologische Zusammensetzung der Zwerchfell- und Atemhilfsmuskulatur: Es sind weniger Typ-I-Muskelfasern vorhanden, die eine erschöpfungsfreie Arbeit über längere Zeit erlauben.

Weitere Probleme bei Neugeborenen/Säuglingen:
- fast obligate Nasenatmung,
- enge Atemwege,
- instabiler Thorax,
- kaum ausgeprägte Atemhilfsmuskulatur (fast ausschließliche Zwerchfellatmung),
- geringere funktionelle Residualkapazität und große Verschlusskapazität:
  CC > FRC: Verschluss der kleinen Atemwege am Ende der Exspiration, Zunahme des Shuntvolumens und erhöhtes Risiko für Dystelektasenbildung,
- hoher Sauerstoffverbrauch,
- hohe alveoläre Ventilation,
- höhere Atemfrequenz,
- geringe Sauerstoffreserve (vor allem bei Exspiration infolge kleiner FRC),
- verstärkte Apnoeneigung:
  Folgen: Hypoxämie, Bradykardie, Verringerung des Herzzeitvolumens (nur in geringem Maß Kompensation durch Erhöhung des Schlagvolumens möglich).

Klinik

Symptome:
- Tachydyspnoe,
- Einziehungen,
- Nasenflügeln,
- Stridor,
- Tachykardie,
- Blässe,
- Schaukelatmung,
- verlängerte/stöhnende Exspiration,
- Unruhe.

Spätsymptome:
- Zyanose,
- Bewusstseinstrübung,
- flache oder Schnappatmung,
- Lippenbissverletzung,
- Bradykardie.

Diagnostik

- O_2-Sättigung < 90% (trotz O_2-Insufflation),
- Blutgase:
  - paO_2 < 60 mm Hg trotz O_2-Gabe,
  - pCO_2 > 60 mm Hg.

! Diese Werte gelten nicht bei Kindern mit zyanotischen Vitien und Kindern mit chronischer Lungenerkrankung.

Zur Primärdiagnostik bei Ateminsuffizienz im Kindesalter sind erforderlich:
- Anamnese,
- körperlicher Befund,
- Sofortmonitoring:
  - Herz- und Atemfrequenz (HF/AF),
  - Blutdruck,
  - Pulsoxymetrie,
  - Blutgasanalyse,
- Röntgen-Thoraxaufnahme,
- (Echokardiographie).

! Je nach Dringlichkeit der klinischen Situation ist die Zeit für Erhebung der Anamnese/des körperlichen Befunds zu begrenzen, um zunächst die Vitalfunktionen bei einem akut ateminsuffizienten Kind zu sichern (z. B. Atemstillstand mit Zyanose und Bradykardie/Asystolie).

Maßnahmen vor Initiierung einer maschinellen Beatmung

Vor Beginn einer maschinellen Beatmung, die bei Kindern jeder Altersstufe meist als Positivdruckbeatmung (Überdruckbeatmung) nach trachealer Intubation durchgeführt wird, können bei drohender Ateminsuffizienz eine Reihe von Maßnahmen angewendet werden, wodurch in einigen Fällen Intubation und maschinelle Beatmung noch vermieden werden.

Sedierung. Hierdurch ist eine Senkung des Sauerstoffverbrauchs möglich.

Medikamente:
- Chloralhydrat (rektal oder per Magensonde),
- Midazolam (p. o., i. v., rektal),
- Diazepam (p. o., i. v., rektal).

O_2-Gabe. Die Zufuhr erfolgt am besten über Nasenbrille oder Maske (Letztere wird meist schlechter toleriert), beide müssen in altersentsprechender Größe gewählt werden. Über dem Gesicht des Kindes angebrachte Trichter oder Schläuche sind oft nicht sehr effektiv, sobald das Kind den Kopf wegdreht. Bei kleinen Säuglingen kann evtl. eine Kopfbox verwendet werden. Vorteilhaft sind O_2-Mischer, durch die stufenlos die gewünschte O_2-Konzentration eingestellt werden kann. Der Sauerstoff (bzw. die sauerstoffangereicherte Luft) sollte angefeuchtet, idealerweise auch angewärmt sein (die Anwärmung erhöht allerdings das Risiko der bakteriellen Kontamination).

Bei Lungenkrankheiten mit verminderter FRC können noch zusätzlich zum Einsatz kommen:

Nasaler oder Rachen-CPAP. Dieser kann nicht nur bei Früh- und Neugeborenen, sondern auch bei Säuglingen (evtl. auch Kleinkindern) verwendet werden. Zur Anwendung wird – nach Einführen eines einzelnen Tubus in die Nase (4–5 cm tief) – ein Neugeborenen-/Säuglingsrespirator oder ein spezielles Neugeborenen-CPAP-Atemgerät mit wählbarem Flow (6–12 l/min), PEEP (5–8 mbar) und wählbarer O_2-Konzentration sowie einem Befeuchter/Atemgasanwärmer eingesetzt.

Masken-CPAP. Dieser kann bei Kindern > 1 Jahr eingesetzt werden. Die Anwendung erfolgt intermittierend für 5–10 min alle 1–2 h mittels fest aufgesetzter passender Beatmungsmaske (gehalten durch Pflegepersonal/Eltern).

Einstellung:
- Gasfluss: 3faches AMV (maximal 20 l/min, Tab. 21.1),
- PEEP: 5–10 mbar (eingestellt am aufgesetzten PEEP-Ventil),
- FiO_2 nach Bedarf.

Erwärmung und Befeuchtung des Atemgases sind nicht unbedingt erforderlich.

Vor allem im Heimbereich wird der Masken-CPAP auch kontinuierlich über längere Zeit (z. B. bei nächtlichen/obstruktiven Apnoen) mittels spezieller Geräte angewendet; in der Klinik kann dies bei mittelschweren Lungenerkrankungen ebenfalls versucht werden.

Vorteile der CPAP-Anwendung:
- Erhöhung der FRC:
  - Prophylaxe und evtl. Therapie von Atelektasen,
  - Verbesserung des Ventilations-Perfusions-Verhältnisses mit Abnahme des intrapulmonalen Shunts,
- Verbesserung der Compliance (Abb. 21.1),
- verminderte Atemarbeit.

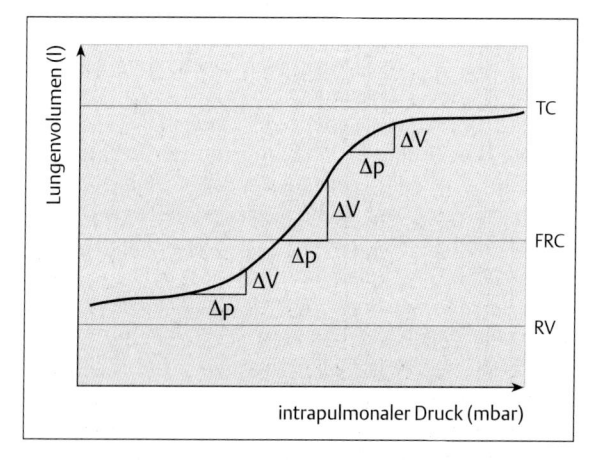

Abb. 21.1 Druck-Volumen-Kurve und daraus abgeleitete Compliance ($\Delta p/\Delta V$) bei unterschiedlich hoher funktioneller Residualkapazität (FRC).
Die Compliance ist am besten bei mittlerer FRC.
RV = Residualvolumen
TC = Totalkapazität

Nachteile der CPAP-Anwendung:
- potenzielle Überblähung der Lungen (dadurch kann die Lungencompliance wieder abnehmen),
- Herz-Kreislauf-Beeinträchtigung:
  - verminderter venöser Rückstrom zum Herzen,
  - vermindertes Herzzeitvolumen,
  - Oligurie,
- Gasansammlung im Gastrointestinaltrakt,
- Erhöhung des intrakraniellen Drucks.

Bei leichten bis mittelschweren Atemstörungen aller Art (Pneumonie, Asthma, Mukoviszidose, neuromuskuläre und Wirbelsäulenerkrankungen) kann zur Vermeidung einer Intubation auch eine BiPAP-Atmung (Spontanatmung auf 2 unterschiedlich hohen CPAP-Niveaus, der zeitliche Wechsel zwischen beiden Druckniveaus wird vorher festgelegt) versucht werden, wobei die Anwendung sowohl nur nachts als auch kontinuierlich über 24 h/Tag erfolgen kann.

Auch eine assistierte (CPAP mit Druckunterstützung) und sogar kontrollierte Beatmung ist über eine Maske möglich. Als weiteres „nichtinvasives Beatmungsverfahren" kann eine Negativdruckbeatmung angewendet werden.

Beatmungsindikationen

! Führen die o. g. Maßnahmen nicht zum Erfolg, d. h. die O_2-Sättigung bleibt < 90 %, der paO_2 < 60 mm Hg und/oder der $paCO_2$ > 60 mm Hg, ist die Indikation zur Intubation und Einleitung einer maschinellen Beatmung (d. h. einer kontinuierlichen Positivdruckbeatmung) gegeben.

Ausnahmen von o. g. Werten sind:
- Kinder mit zyanotischen Vitien,
- fixierter pulmonaler Hypertonie,
- chronische Lungenerkrankung.

Dabei sind die Kinder meist an höhere pCO_2-Werte adaptiert, was am nahezu normalen Blut-pH-Wert – infolge metabolischer Kompensation – erkannt werden kann.

Sehr schwierig kann die Beatmungsindikation zu stellen sein bei (chronisch) schwer kranken Kindern, z. B.:
- bei fehlender Aussicht auf Besserung (z. B. Kinder mit Zerebralparese),
- bei unaufhaltbarem Fortschreiten der Grunderkrankung (z. B. Kinder mit Muskeldystrophien),
- bei onkologischen Patienten, bei denen eine invasive Beatmung ein sehr hohes Risiko (vor allem für Sekundärinfektionen) aufweist.

Respiratoren

Folgende Grundanforderungen werden an Respiratoren, die in der Pädiatrie Verwendung finden, gestellt:
- Befeuchtung und Erwärmung (auf 37 °C) des Atemgases sollte bei länger (> 6 h) dauernder Beatmung immer erfolgen, „feuchte Nasen" reichen nicht aus,

- Atemfrequenz wählbar bis 120/min, bei Früh- und Neugeborenen bis 180/min,
- stufenlos wählbare O_2-Konzentration, Überwachung der tatsächlichen O_2-Konzentration,
- druckkontrollierte, evtl. zusätzlich auch volumenkontrollierte Beatmung,
- einstellbares PEEP-Niveau (0–20 mbar),
- Druckbegrenzung,
- Atemzeitverhältnis ($t_i : t_e$) frei wählbar,
- Möglichkeit zur SIMV,
- einstellbare Triggerschwelle (Druck oder Flow),
- Monitoring des Atemzugvolumens,
- kontinuierlicher Frischgasfluss (bei Neugeborenenrespiratoren frei wählbar),
- geräuscharmer Betrieb.

In der Pädiatrie werden entweder Respiratoren verwendet, die speziell für Früh-, Neugeborene, Säuglinge und Kleinkinder konzipiert sind (mit kontinuierlichem Frischgasfluss) oder Erwachsenenrespiratoren, welche auch für Kinder (und Neugeborene) Einstellungsmöglichkeiten bieten. Wichtig ist die Routine der Anwender (Pflege- und ärztliches Personal) beim Einsatz der Beatmungsgeräte. Dies erfordert die Beschränkung auf 1 oder 2 Standardgerätetypen auf Intensivstationen.

Der Durchmesser der Beatmungsschläuche sollte dem Alter des Kindes entsprechend gewählt werden. Für kleine Kinder sind dicke Schläuche ungeeignet, da sie zu viel kompressibles Gasvolumen aufnehmen und somit zu einer ungewollten Hypoventilation führen können (vor allem bei volumenkontrollierter Beatmung).

Beatmungstechnik

Antrieb. Beatmungsgeräte auf der Intensivmedizin werden in der Regel elektrisch angetrieben, wobei manche Respiratoren einen eingebauten Akku haben, wodurch ein Betrieb des Respirators bei Stromausfall oder für einen Transport eine gewisse Zeit lang (0,5–2 h) möglich ist. Pneumatisch angetriebene Respiratoren werden nur für Transporte oder in der Überdruckkammer verwendet.

Gasversorgung. Die Gasversorgung (Sauerstoff und Druckluft) erfolgt über eine zentrale Gasversorgung mit entsprechenden farblich gekennzeichneten Gasentnahmestellen (ein Gasversorgungsalarm sollte am Respirator vorhanden sein) oder (in Notfällen, bei Transportbeatmungsgeräten) über Gasflaschen.

Steuerung. Die Steuerung der maschinellen Beatmung (Beatmungsform) definiert im Wesentlichen Beginn und Ende der Inspirationsphase. Die Steuerung kann durch den Respirator oder durch den Patienten mittels Änderungen von Gasfluss (Flow), Druck oder Volumen oder nach Ablauf einer bestimmten Zeitspanne erfolgen.

Bei fehlender Eigenatmung des Patienten beginnt die Inspiration zu einem festen Zeitpunkt, bei vorhandener Spontanatmung des Patienten wird die Inspiration durch Änderungen von Druck oder Flow ausgelöst.

! Je jünger und kleiner die beatmeten Patienten sind, desto empfindlicher muss die Triggerschwelle einzustellen sein und eingestellt werden (bei Frühgeborenen bis zu einer Flowänderung von 0,3 ml/min).

Respiratoren mit fest eingestellter (und dann meist zu hoher) Triggerschwelle eignen sich demnach nicht für die Beatmung von kleinen Kindern, da bei Spontanatmung daraus eine Erhöhung der Atemarbeit für den Patienten resultiert. Wird die Triggerschwelle andererseits zu niedrig eingestellt, kann es schon durch Bewegung des Patienten oder der Beatmungsschläuche (auch durch darin befindliches Wasser) zur (unerwünschten) Auslösung einer Inspiration kommen. Bei manchen Respiratoren lässt sich zusätzlich die Inspirationsanstiegszeit wählen, d. h. die Zeit, in der am Anfang der Inspiration der Flow/Druck auf den voreingestellten Wert ansteigt.

Das Ende der Inspirationsphase erfolgt nach Erreichen eines vorher festgesetzten Volumens, Drucks, Flows oder nach einer bestimmten Zeit (maschinen- oder patientengesteuert).

Ein vorheriger Abbruch (vorzeitiges Ende) der Inspiration erfolgt beim Erreichen einer vorher festgelegten oberen Grenze für Druck oder Volumen, die nicht überschritten werden darf. Bei Überschreitung dieser oberen Grenze schaltet der Respirator von In- auf Exspiration um.

Beatmungsmuster. Das Beatmungsmuster beschreibt innerhalb eines Atemzyklus (Inspirations- + Exspirationsphase) den zeitlichen Ablauf von Gasfluss (Flow), Druck und Volumen, was sich in verschiedenen Diagrammen darstellen lässt.

Die *Inspirationsphase* kann in eine Phase mit (obligatorisch) und ohne (fakultativ) Gasfluss unterteilt werden. Letztere wird auch als inspiratorische Pause bezeichnet. Das Atemzeitverhältnis ($t_i : t_e$) innerhalb eines Atemzyklus errechnet sich aus der Länge der In- und Exspirationsphase, es beträgt im Normalfall 1 : 2–3.

Praktische Durchführung

Es werden *kontrollierte* und *assistierte Beatmungsformen* unterschieden. Meist wird zu Anfang – schon aufgrund der für die Intubation stattgehabten tiefen Sedierung oder Relaxierung – eine kontrollierte Beatmungsform eingestellt, die dann möglichst bald (Ausnahmen: schwere Lungenfunktionsstörungen, drohende kardiale Dekompensation mit Notwendigkeit der absoluten Ruhigstellung und Abnahme der Atemarbeit durch den Respirator) durch eine assistierende Beatmung ersetzt werden soll.

PEEP. Fast immer wird bei der Beatmung von Kindern aller Altersstufen ein kontinuierlicher Positivdruck

(PEEP 2–5 mbar) eingestellt, um den physiologischerweise (durch die Einengung im [sub-]glottischen Bereich) bestehenden PEEP von ca. 2 mbar wieder herzustellen, welcher durch die Intubation weggefallen ist. Der am Respirator eingestellte PEEP-Wert wird als extrinsischer (extrinsic) PEEP bezeichnet, im Gegensatz zum intrinsischen (intrinsic oder Auto-)PEEP, welcher sich bei unvollständiger Exspiration in der Lunge (oder in einzelnen Lungenabschnitten) aufbauen kann. Der Auto-PEEP kann gemessen werden, indem während der Exspiration der Inspirationsschenkel des Beatmungssystems abgeklemmt wird. Nach Schluss des Exspirationsventils kann der intrinsische PEEP direkt am Manometer des Beatmungsgeräts abgelesen werden.

Bei Abfall des endexspiratorischen Drucks auf Werte um Null („zero endexspiratory pressure") wird in den meisten Fällen die FRC und die Lungencompliance abnehmen und der Gasaustausch verschlechtert.

Vorteile:
- Erhöhung der FRC und damit (meist) Verbesserung des Gasaustauschs (besonders der Oxygenierung),
- Atelektasenprophylaxe und evtl. sogar deren Wiedereröffnung,
- Verminderung des alveolären (und manchmal auch interstitiellen) Lungenödems,
- protektive Wirkung auf Surfactantsystem.

Nachteile:
- Überdehnung der Lunge,
- negative Auswirkungen auf Herz-Kreislauf-System:
  - verminderter venöser Rückstrom,
  - Abnahme des Herzzeitvolumens,
  - Rechtsherzbelastung,
  - Oligurie,
- Anstieg des intrakraniellen Drucks (verminderter venöser Abstrom),
- Verminderung der Compliance.

Diese Nachteile treten erst bei höheren PEEP-Werten (> 5 mbar) auf, wobei die negativen Auswirkungen sehr individuell auftreten. Alters- oder gewichtsabhängige Grenzwerte für den PEEP gibt es nicht, sodass das Best-PEEP-Niveau (unter welchem sich die beste Oxygenierung bei möglichst geringer Herz- und Kreislaufbelastung ergibt) individuell ermittelt werden muss. Beeinträchtigungen der Herz-Kreislauf-Funktion unter PEEP-Anwendung lassen sich oft durch adäquate Volumensubstitution und/oder Katecholaminzufuhr kompensieren.

Ein erhöhter Hirndruck ist eine (relative) Kontraindikation für die Anwendung von PEEP. In solchen Fällen darf bei lebensbedrohlichen Oxygenierungsstörungen PEEP nur unter kontinuierlichem Hirndruckmonitoring eingesetzt werden.

Kontrollierte Beatmung

Eine kontrollierte Beatmung (entsprechend IPPV oder besser CPPV) wird bei Kindern zeitgesteuert als druck- oder volumenkontrollierte Beatmung durchgeführt.

Für Früh- und Neugeborene sowie Säuglinge (< 10 kg KG) wird meist eine druckkontrollierte Beatmung eingestellt. Eine volumenkontrollierte Beatmung sollte nur durchgeführt werden, wenn eine Messung des exspiratorischen AZV (Atemminutenvolumens) möglich ist. Ansonsten ist – bei im Vergleich zum AZV hohem kompressiblen Schlauchvolumen und Tubusleckage – ein konstantes ausreichendes AZV nicht gewährleistet. Für viele Beatmungsindikationen bei Kindern kann sowohl eine druck- als auch eine volumenkontrollierte Beatmung ohne daraus resultierende relevante klinische Unterschiede eingestellt werden, sodass dasjenige Beatmungsverfahren gewählt werden kann, welches ärztlichem und Pflegepersonal besser vertraut ist.

Standardeinstellung bei kontrollierter Beatmung:
- PEEP: 3–4 mbar,
- Atemzeitverhältnis (Inspiration/Exspiration) 1 : 2–3 ($t_i < t_e$),
- FiO$_2$ nach Bedarf (bei nicht bekannter Ausgangssituation initial 1,0),
- altersentsprechende Atemfrequenz (Tab. 21.**2**),
- Flow (wenn einstellbar): 6–12 l/min (bei älteren Säuglingen oder PIP > 30 mbar bis 20–30 l/min),
- druckkontrollierte Beatmung:
  - PIP: 20 mbar,
- volumenkontrollierte Beatmung:
  - 10 ml AZV/kg KG,
  - inspiratorische Pause 10 % des Atemzyklus.

Bei o. g. Einstellung einer druckkontrollierten Beatmung (PIP 20 mbar) ergibt sich – bei nicht erheblicher Atemwegs-/Lungenfunktionsstörung – ein AZV von ca. 10 (8–12) ml/kg KG, bei o. g. Einstellung einer volumenkontrollierten Beatmung (AZV 10 ml/kg KG) ein Spitzendruck von ca. 20 (18–22) mbar. Dies sollte unbedingt überprüft und die festgestellten Werte dokumentiert werden.

> ! Nach Initiierung einer maschinellen Beatmung werden Beatmungsänderungen anhand der Ergebnisse der Blutgasanalysen und der Pulsoxymetrie vorgenommen.

Sollwerte für arterielle Blutgase bei Kindern unter maschineller Beatmung:
- paO$_2$ 70–90 mm Hg,
- paCO$_2$ 35–50 mm Hg (Abweichungen möglich, z. B. zyanotisches Vitium, Schädel-Hirn-Trauma, gewollte Hyperventilation).

Bei Durchführung kapillarer Blutentnahmen sollte nur der pCO$_2$ bewertet und die O$_2$-Versorgung anhand der Pulsoxymetrie (Soll 93–98 %) beurteilt werden.

Folgende Änderungen der maschinellen Beatmung können beim Abweichen der Blutgase/Pulsoxymetrie vom gewünschten Sollwert vorgenommen werden:

Abfall des paO_2:
- Erhöhung von:
  - FiO_2,
  - PEEP,
  - Inspirationszeit,
  - AZV (volumenkontrollierte Beatmung) bzw. des PIP (druckkontrollierte Beatmung),
  - Beatmungsfrequenz.
- Prüfen:
  - ob Beatmungskomplikationen aufgetreten sind,
  - ob bei grenzwertiger Oxygenierung eine Indikation für alternative Beatmungsverfahren (IRV, iNO, HFOV usw.) besteht.

Anstieg des paO_2:
- Senkung von:
  - FiO_2,
  - Inspirationszeit (nicht unter 20–25 % des Atemzyklus),
  - AZV bzw. PIP,
  - evtl. Beatmungsfrequenz.
- Prüfen, ob assistierte Beatmung möglich ist.

Anstieg des pCO_2:
- Erhöhung der Beatmungsfrequenz,
- manchmal Erniedrigung der Frequenz und Verlängerung von t_e (wenn nur unvollständige Exspiration, Fluss-Zeit-Diagramm beachten!),
- Erhöhung des AZV bzw. des PIP,
- Erhöhung des Flows,
- evtl. Senkung des PEEP,
- Prüfen:
  - ob Totraumverkleinerung möglich ist (lange Zwischenstücke zwischen Y-Stück und Tubuskonnektor herausnehmen!),
  - ob bronchiale Obstruktion oder Atelektasen vorliegen.

Abfall des pCO_2:
- Erniedrigung von:
  - Beatmungsfrequenz,
  - PIP,
  - AZV,
  - Flow.
- Prüfen, ob eine assistierte Beatmung möglich ist.

SIPPV oder A/C-V

Hierunter versteht man unter kontrollierter Beatmung die Möglichkeit einer Triggerung für den Patienten. Dies kann die Anpassung des Patienten an den Respirator erleichtern (weniger „Gegenatmen", geringerer Sedierungsbedarf), hat aber den Nachteil, dass ein „vollständiger Maschinenatemzug" bei jeder Atemanstrengung verabfolgt wird, was bei Kindern mit gesteigertem Atemantrieb zur Hyperventilation und pulmonalen Überblähung führen kann. Aus diesem Grund wird die SIPPV oder A/C-V nur selten verwendet. Bei vorhandenem Atemantrieb des Kindes sollte geprüft werden, ob nicht von einer kontrollierten auf eine assistierte Beatmung umgestellt werden kann.

Unkonventionelle Beatmungsformen stellen IRV, HFOV und NO-Beatmung dar.

Assistierte oder assistierende Beatmung

Ein Übergang auf assistierte (unterstützende, partielle) Beatmung ist möglich bei einsetzender Spontanatmung. Feste Grenzwerte für Atemwegsdrücke und FiO_2, oberhalb derer eine assistierte Beatmung nicht mehr durchgeführt wird, gibt es für Kinder nicht.

! In der Regel kann bei einem $FiO_2 < 0{,}5$ und PIP/MAP $< 25/12$ mbar auf eine assistierte Beatmung übergegangen werden.

IMV. Die am häufigsten angewandte Form der assistierten Beatmung ist die IMV, wobei sich kontrollierte Atemzüge (vom Respirator druck- oder volumenkontrolliert durchgeführt) mit Spontanatemzügen (welche meist wahlweise „nur" spontan oder mit einer definierten Druckunterstützung ablaufen) abwechseln.

SIMV. Synchronisierte IMV bedeutet, dass auch die kontrollierten Atemzüge des Respirators zum Zeitpunkt einer Inspirationsanstrengung des Patienten ablaufen und nur bei ausbleibender Spontanatmungstendenz des Patienten in einem ganz starren zeitlichen Ablauf abgegeben werden. Die Anwendung von SIMV ist durch eine neuere Respiratortechnik mit sehr gering einstellbarer Triggerschwelle und sehr raschen Ansprechzeiten auch bei sehr kleinen Kindern (Früh- und Neugeborene) problemlos möglich, sodass SIMV der IMV vorgezogen werden sollte.

MMV. Eine andere Form der assistierten Beatmung ist die mandatorische Minutenbeatmung oder volumenunterstützte Beatmung. Hierbei bestimmt der Patient bei ausreichendem Atemantrieb den zeitlichen Ablauf der Atmung selbst, er kann vollständig spontan atmen. Nur bei Hypoventilation liefert der Respirator das zum Sollwert fehlende Atemminutenvolumen durch Volumenunterstützung der einzelnen Atemzüge, das Mindestminutenvolumen muss zuvor festgelegt werden. Da sich nur bei wenigen Säuglingsrespiratoren diese Beatmungsform einstellen lässt, wird die MMV bei kleinen Kindern fast nie eingesetzt, sodass klinische Erfahrungen hiermit in dieser Altersgruppe nahezu fehlen.

PSV. Eine 3. Form der assistierten Beatmung ist die druckunterstützte Beatmung. Hierbei bestimmt der Patient die Atemfrequenz, jeder Atemzug wird – nach Triggerung – mit einem bestimmten Druckniveau unterstützt, bis der

Patient die Inspiration beendet. Vorteil der PSV ist das vollständige zeitliche Bestimmungsvermögen des Patienten über den Ablauf der (Be-)Atmung. Nachteil ist die manchmal auftretende ungewollte Hypoventilation, wenn der Patient tachypnoisch wird und nur ein sehr geringes AZV erreicht wird. Deshalb sollte die untere Grenze für das Atemminutenvolumen entsprechend dem Mindestbedarf des Kindes eingestellt werden. Bei zu hoch gewählter Druckunterstützung kann es andererseits auch zur Hyperventilation mit Hypokapnie kommen, was sich aber dann meist rasch durch Rücknahme der Druckunterstützung regulieren lässt.

Die PSV eignet sich für alle Patientenaltersgruppen. Sie wird jedoch bei Neugeborenen/Säuglingen nicht so häufig angewandt wie bei älteren Kindern, da sich bei vielen Säuglingsrespiratoren diese Beatmungsform nicht einstellen lässt.

Respiratorentwöhnung

! Die Respiratorentwöhnung muss individuell unter Beobachtung sowohl des klinischen Zustands als auch der Blutgase erfolgen. Zeitvorgaben sind nicht möglich.

FiO_2 sollte in Schritten von 0,05–0,1, PIP/PEEP in Schritten von 2 oder 1 mbar und die SIMV-Frequenz in Schritten von 2–5/min reduziert werden.

Bei längerer maschineller Beatmung sind während der Entwöhnungs-(Weaning-)Phase höhere pCO_2-Werte (bis ca. 60 mm Hg, z. T. auch deutlich darüber) zu tolerieren, um die Beatmungszeit nicht noch weiter auszudehnen.

Die Extubation wird (bes. bei kleinen Kindern) meist schon bei Erreichen einer niederfrequenten (ca. 5 Atemzüge/min) SIMV durchgeführt. Eine längere Phase der Spontanatmung am trachealen CPAP ist nicht erforderlich, da sie eine erschwerte Atemarbeit wegen kleinem Tubusdurchmesser und hierdurch gesteigertem Atemwegswiderstand bedeutet. Falls eine Extubation aus anderen Gründen (Stenose der oberen Atemwege) nicht möglich ist, sollte bei kleinen Kindern eine CPAP-Atmung mit einer geringen bis mäßigen Druckunterstützung (5–10 mbar über PEEP) durchgeführt werden. Nach Extubation kann bei Neugeborenen/kleinen Säuglingen zur Unterstützung der Eigenatmung (Erhöhung der FRC, Atelektaseprophylaxe) bei Bedarf ein nasaler oder pharyngealer CPAP angewendet werden.

Bei größeren Kindern lässt sich, wenn eine Extubation noch nicht durchgeführt werden soll, relativ problemlos über längere Zeit ein trachealer CPAP anwenden. Dies erfolgt entweder mittels Einstellung „CPAP" am Beatmungsgerät (Spontanatmung unter Bedarfsflow) oder mittels eines CPAP-Geräts (Einstellung eines kontinuierlichen Flows, der etwa dem 3fachen des Atemminutenvolumen des Kindes [Tab. 21.1] entsprechen sollte).

Extubation

Eindeutige Prognosekriterien für eine erfolgreiche Extubation existieren nicht, die Reintubationsrate ist jedoch gering bei: $FiO_2 < 0,3$; AZV > 6,5 ml/kg KG; OI < 1,4; PIP < 25 mbar.

Corticoide werden nicht routinemäßig vor Extubation gegeben, scheinen jedoch bei kleinen Kindern die Häufigkeit eines Postextubationsstridors und der Reintubation senken zu können (Dexamethason: 0,5 mg/kg KG ED alle 6 h: 3 Gaben vor, 3 Gaben nach Extubation).

Vorbereitung zur Extubation:
- Kind nüchtern lassen,
- falls nicht ohnehin vorhanden, venösen Zugang legen,
- Trachea sowie Mund-Rachen-Raum absaugen,
- Beatmungsbeutel (mit O_2-Anschluss) und Maske in passender Größe bereitlegen,
- Material zur Reintubation bereithalten:
  - Tubus in passender Größe,
  - Laryngoskop,
  - Magill-Zange,
  - evtl. erforderliche Medikamente.

Durchführung der Extubation:
- Kind präoxygenieren (durch Spontanatmung oder evtl. Beutelbeatmung unter 100 % O_2),
- Tubuspflaster lösen,
- unter Blähung der Lunge Tubus zügig herausziehen,
- nach Extubation O_2-Vorlage,
- evtl. Absaugen des Mund-Rachen-Raums (und der Nase),
- bei Früh-, Neugeborenen und Säuglingen Gabe von abschwellenden Nasentropfen bei Bedarf,
- wenn gewünscht, Tubusspitze zur mikrobiologischen Untersuchung schicken,
- nach Extubation O_2-Gabe je nach Bedarf (Nasenbrille, nasaler oder Rachen-CPAP),
- Kind nach Extubation möglichst in Ruhe lassen,
- Kontrolle der Blutgase ½–1 h nach Extubation.

Nach Extubation können verschiedene Probleme auftreten:
- *Laryngospasmus:*
  - Maskenbeatmung mit 100 % O_2,
  - notfalls Reintubation nach Relaxierung.
- *Stridor:*
  - Atemluft anfeuchten,
  - Inhalation mit Epinephrin (1 : 10 bis maximal 1 : 2 mit 0,9 %iger Natriumchloridlösung verdünnt),
  - Gabe von Corticoiden (4 × 2 mg/kg KG/d Prednisolon über 2–5 d).
- *Schluckbeschwerden und Refluxneigung:*
  - kommen häufig vor, deshalb sollte eine Nahrungskarenz nach Extubation (2–12 h) eingehalten werden.
- *Heiserkeit und Aphonie.*
- *Schmerzen beim Sprechen.*

Bei Atemstörungen und drohender Reintubation können alle unter „Maßnahmen vor Initiierung einer maschinellen Beatmung" genannten Maßnahmen zum Einsatz kommen.

Heiserkeit und Aphonie sowie Klagen über Schmerzen beim Sprechen sind häufig, halten aber meist nur wenige Tage an. Bei Persistenz der Beschwerden über 2 Wochen nach Extubation hinaus ist eine Laryngoskopie indiziert. Schwerwiegende Probleme nach Extubation resultieren aus einer beidseitigen Stimmbandlähmung (bei einer einseitigen besteht meist „nur" Heiserkeit), aus einer Larynxstenose oder einer subglottischen Stenose. Letztere ist bei Neugeborenen, Säuglingen und Kleinkindern häufiger. Alle 3 Zustände können – auch erst Tage bis Wochen nach Extubation – zu lebensbedrohlicher Atemnot mit Bedarf der Reintubation/Tracheotomie und nachfolgend manchmal zu langwierigen Behandlungsverfahren (Laserchirurgie, Trachealchirurgie) führen.

Überwachung

- Ein Kind unter maschineller Beatmung muss permanent per Monitor (s. unten) überwacht werden.
- In der Intensivpflege und -therapie erfahrenes ärztliches und Pflegepersonal muss 24 h/d auf Station sofort verfügbar sein.
- Eine funktionsfähige Absaugeinrichtung gehört an das Patientenbett, ebenso wie ein O_2-Flowmeter und ein Beatmungsbeutel mit passender Maske für Notfallsituationen.
- Der Tubus muss gut fixiert (in der Regel durch Pflasterstreifen) und die Fixierung häufig kontrolliert werden (Pflaster können durch Sekrete aufweichen, Tubus kann durchs Pflaster hindurch zu tief hinein- oder herausrutschen).
- Bei nicht vollständiger Immobilisierung des Patienten müssen die Hände außerhalb der Reichweite des Tubus/der Beatmungsschläuche fixiert werden.
- Durch regelmäßige Auskultation wird die seitengleiche Lungenbelüftung kontrolliert, auf ausreichende Thoraxexkursionen unter maschineller Beatmung muss geachtet werden.

Monitoring

Als Minimum müssen *Herzfrequenz* und O_2-*Sättigung* (Pulsoxymetrie) permanent registriert werden. Hinzu kommen die Messung der *Atemfrequenz* sowie des *Blutdrucks* (permanent invasiv oder alle 1–4 h nichtinvasiv). Bei Früh- und Neugeborenen sowie kleinen Säuglingen ist die Messung des pCO_2 (und des pO_2) über Transkapnoden (Transoxoden) möglich (es gibt auch – als Kombination von beidem – sog. Kapnoxoden). Bei Kindern kann stattdessen die endexspiratorische CO_2-Konzentration permanent gemessen werden (cave: Bei kleinen Kindern Totraumvergrößerung beachten!). *Blutgasanalysen* und bettseitige *Thorax-Röntgenaufnahmen* müssen 24 h/d möglich sein. Die Häufigkeit der Blutgasanalysen variiert sehr stark – je nach Erfordernis des Kindes und der Krankheitsschwere – von 1-mal stündlich (dann möglichst Blutprobenentnahme über einen arteriellen Katheter) bis 1-mal täglich (bei Langzeitbeatmeten).

Röntgenbilder werden – außer direkt nach Intubation – nicht routinemäßig angefertigt.

Mikrobiologische Untersuchungen (Bakterien, Pilze, bei Problemfällen auch auf Mykobakterien, CMV, Pneumocystis carinii) des Trachealsekrets sollten etwa 1-mal wöchentlich, bei immunsupprimierten Kindern bis zu 1-mal täglich, bei Verdacht auf Neu-/Reinfektion unverzüglich durchgeführt werden.

Lungenfunktionsmonitoring

Dies ist bei Kindern unter Beatmung durch mangelnde Kooperationsfähigkeit und durch ein meist – bei ungeblocktem Tubus – vorhandenes Tubusleck nur eingeschränkt möglich.

Pneumotachograph. Ein Pneumotachograph kann zwischen Tubus und Tubuskonnektor des Beatmungsschlauchsystems zwischengeschaltet werden (cave: Totraumerhöhung!). So können Flow-Zeit-, Flow-Volumen-, Druck-Zeit- und Druck-Volumen-Kurven erstellt werden. Bei einigen modernen Respiratoren sind diese Messmethoden bereits integriert. Zur Abschätzung der Compliance dient der Quotient aus Atemzugvolumen und Differenz zwischen PIP und PEEP.

Bronchoskopie. Die flexible Bronchoskopie, die bei Verwendung eines entsprechend dünnen Bronchoskops und ausreichend weitem Tubusdurchmesser unter fortgesetzter maschineller Beatmung meist ohne Narkose durchgeführt werden kann, erlaubt die direkte Inspektion der Atemwege, die Gewinnung von Bronchialsekret zur Infektionsdiagnostik, das gezielte Anspülen/Absaugen einzelner Bronchien bei Sekretverlegung und auch die gezielte Applikation von Surfactant. Bronchoskope mit Arbeitskanal (zum Anspülen und Absaugen) haben einen Mindestdurchmesser von 3,5–4 mm, sodass diese ab einer Tubusgröße von 5 (evtl. 4,5) mm Innendurchmesser (ID) verwendet werden können. Risiken der Bronchoskopie sind Blutungen, Infektionen und Bronchusverletzungen (Pneumothoraxgefahr).

Physiotherapie unter Beatmung

Physiotherapie ist fast immer möglich, bei fehlender Lungen-/Atemwegspathologie jedoch nicht obligat. Demnach ist sie nicht routinemäßig, sondern individuell einzusetzen (je nach Bedarf und Belastbarkeit des Patienten).

Ziele:
- Sekretolyse,
- Erleichterung des Abhustens,

- Bronchusdilatation,
- Infektionsprophylaxe und -therapie.

Formen der Physiotherapie:

Perkussion, Vibration.

Inhalation:
- 0,9%ige Natriumchloridlösung oder DNCG (Intal),
  - nach Bedarf unter Zusatz von Salbutamol und/oder Ipratropiumbromid,
- Epinephrin (1:10 bis 1:2 mit 0,9%iger Natriumchloridlösung verdünnt),
- Panthenollösung.
- Antibiotika (z. B. Tobramycin),
- evtl. Mukolytika (cave: können Bronchospasmus auslösen).

Es ist darauf zu achten, dass bei Inhalationseinrichtungen, die mit einem zusätzlichen Gasfluss betrieben werden, nicht eine unerwünschte Erhöhung von PIP/AZV auftritt (keine Gefahr bei Ultraschallverneblern).

Ribavirininhalation: Die Ribavirininhalation (RSV-Pneumonie bei Risikopatienten, z. B. kongenitale Vitien, Immundefekt, BPD) kann 3-mal 2 h pro Tag als 6%ige Lösung angewandt werden, hierfür ist ein spezielles Equipment erforderlich.

Lagerung. Bei seitendifferenter Lungenbelüftung sollte die „schlechtere" Seite bevorzugt nach oben gelagert werden, bei ubiquitärer Belüftungsstörung regelmäßiger Lagewechsel (Rücken-, Seit-, Bauchlage, Oberkörperhochlagerung, Kopftieflage).

Instillieren, Absaugen. Das Absaugen eines beatmeten Kindes erfolgt nicht routinemäßig nach einem festen Zeitschema, sondern nach Bedarf des Kindes und der pulmonalen Situation (Auskultationsbefund und/oder klinische Zeichen wie Husten oder sinkendes AZV). Das Instillieren von 0,9%iger Natriumchloridlösung (bei kleinen Kindern möglichst angewärmt) ist vor dem Absaugen nicht routinemäßig erforderlich, es verlängert den Absaugvorgang und kann die Oxygenierung verschlechtern. Es sollte deshalb nur bei ausgeprägten Sekretproblemen vor dem Absaugvorgang instilliert werden. Mukolytika zur Instillation können zum Bronchospasmus und somit zu Verschlechterung der respiratorischen Situation führen, sie sind nur sehr selten indiziert (z. T. gezielt zur Anspülung einzelner Bronchien unter Bronchoskopie).

Das Absaugen muss unter sterilen Bedingungen ausgeführt werden (evtl. Verwendung eines geschlossenen Absaugsystems). Bei kritischer Beatmungssituation sollte der Absaugvorgang von 2 Personen mit Prä- und Postoxygenierung ausgeführt werden, evtl. ist Beutelbeatmung (cave: ungewollt zu hoher Beatmungsdruck) mit 100% O_2 oder eine kurzfristige Erhöhung von PIP/AZV und FiO_2 nach dem Absaugvorgang erforderlich.

Komplikationen der Beatmung

Wegen der kleinen Dimensionen anatomischer Strukturen sind bei Kindern Haut-, Schleimhaut- und Knorpelschädigungen im Bereich Nase/Mundwinkel häufiger als bei Erwachsenen nach Intubation. Ebenfalls häufiger sind – nach Extubation – Stridor und Ausbildung einer subglottische Stenose. Bei kleinen Kindern können Tubusfehllagen (Bronchus, Ösophagus) u. U. schwierig zu auskultieren sein, ebenso wie Pneumothoraces oder Atelektasen.

Baro-/volutraumatische Lungenschädigungen (bes. interstitielles Emphysem, nicht punktierbares Pneumomediastinum, Weichteilemphysem) erfordern mitunter frühzeitig eine Änderung der Beatmungsstrategie (Druckverminderung, kurze Inspirationszeiten, evtl. auch HFOV).

Klinik

- Unruhe, Tachykardie, RR-Anstieg,
- plötzlicher Anstieg der Spontanatmungsfrequenz,
- O_2-Sättigungsabfall, Abfall des paO_2, Bradykardie,
- Hyperkapnie, respiratorische Azidose,
- einseitige oder fehlende Thoraxexkursion(en),
- einseitige oder fehlende Lungenbelüftung,
- Unter-/Überschreiten des Atemminutenvolumens.

Sofortmaßnahmen

- bei akuter Hypoxie sofort Beatmung mit 100% O_2,
- bei ausbleibendem O_2-Sättigungsanstieg:
  - Handbeatmung mit Beutel (100% O_2),
  - Überprüfung des Beatmungsgeräts,
  - Überprüfung des aktuellen Atemzugvolumens (Änderung gegenüber Vorzustand?),
- Auskultation (am Respirator und unter Beutelbeatmung),
- Röntgen-Thoraxaufnahme (bei jeder unklaren Verschlechterung),
- Echokardiographie (bei Verdacht/zum Ausschluss kardialer Ursache).

Ursachen

Die Ursachensuche muss bald erfolgen, d. h. bei jedem Anstieg des FiO_2 um > 10–20% oder des PIP um > 5 mbar. Keinesfalls sollte die FiO_2 nur auf hohe Werte (> 0,6) erhöht werden, selbst wenn damit dann wieder normale O_2-Sättigungswerte erreicht werden.

Häufige Gründe für Beatmungsprobleme

Respiratorfunktionsstörung:
- Falls nicht schnell und einfach zu beheben: Respiratorwechsel.

Kondenswasser:
- Zu viel Kondenswasser in Beatmungsschläuchen (kann dann auch sekundär in den Tubus gelangen), Wasserfallen, Filter,
- Prophylaxe: Wasserfallen einbauen und regelmäßig entleeren.

Tubusdiskonnektion.

Tubusabknickung.

Tubusverlegung:
- Bei Verdacht: Beutelbeatmung und gleichzeitige Auskultation,
- Absaugversuch,
- im Zweifel: Tubuswechsel (bei akuter Hypoxie sofortiges Entfernen, Maskenbeatmung).

Tubusfehlposition im (meist) rechten Hauptbronchus:
- *Diagnose:*
  - Auskultation,
  - Kontrolle der „äußeren Tubuslänge",
  - im Zweifel: Röntgen-Thoraxaufnahme.
- *Prozedere:*
  - Zurückziehen und Auskultationskontrolle.

Tubusdislokation in Rachen oder Ösophagus:
- *Diagnose:*
  - Auskultation,
  - im Zweifel: Laryngoskopie.

Tubusleck:
- *Tubus mit Cuff:*
  - Nachblockung.
- *Tubus ohne Cuff:*
  - Kopflagewechsel,
  - Kompression der Tracheavorderwand von außen,
  - Erhöhung des PIP/AZV (um Ausgangs-AZV zu erreichen),
  - nur bei gravierenden Beatmungsproblemen Umintubation auf größeren, evtl. geblockten Tubus.

Gegenatmung, Unruhe:
- *Diagnose:*
  - Ausschluss von Sekretproblemen,
  - Überprüfung der Spontanatmungstendenz.
- *Therapie:*
  - Ggf. Umstellen des Respirators (evtl. SIMV oder druckunterstützte Beatmung),
  - Analgosedierung (und Relaxierung) – wenn erforderlich – ansetzen/intensivieren.

Sekretprobleme:
- *Diagnose:*
  - Auskultation,
  - Palpation,
  - evtl. Thorax-Röntgenaufnahme.
- *Therapie:*
  - Absaugen,
  - wenn nötig Anspülen (0,9%ige Natriumchloridlösung, evtl. Mukolytika),
  - bei größeren Atelektasen gezieltes Anspülen,
  - Lagerung,
  - Bronchoskopie.

Bronchiale Obstruktion:
- *Diagnose:*
  - Auskultation,
  - evtl. Thorax-Röntgenaufnahme (Überblähung).
- *Therapie:*
  - Inhalation,
  - Gabe von Corticoiden,
  - Dauerinfusion mit Theophyllin,
  - β_1-Mimetika,
  - Beatmung: niedrige Frequenz, t_e ausreichend lang.

Pneumothorax:
- *Diagnose:*
- Thorax-Röntgenaufnahme (Abb. 21.**2**),
  - Durchleuchtung mit Kaltlichtquelle (bei kleinen Kindern).
- *Therapie:*
  - Thorakozentese,
  - Abwarten beim Mantelpneumothorax,
  - Anspülen bei schon liegenden Drainagen,
  - bei akuter Hypoxie sofortige Probepunktion (2./3. Interkostalraum medioklavikular),
  - Beatmung: Verkürzung von t_i, Senkung von PIP/AZV möglich (?).

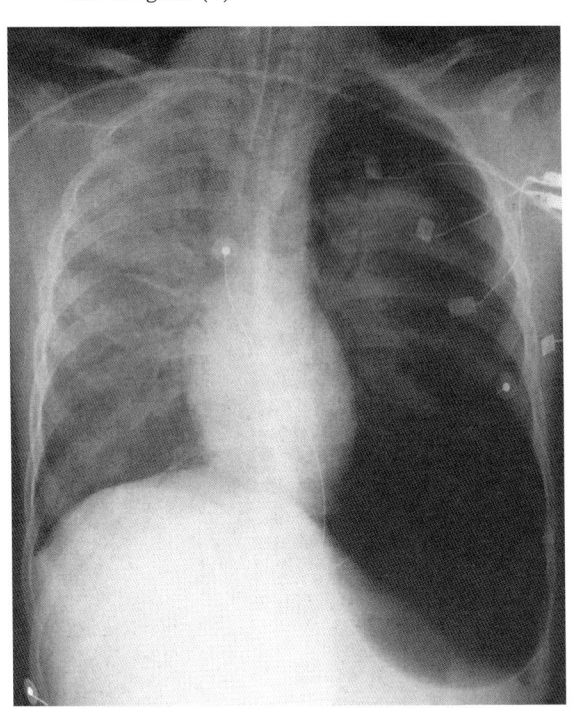

Abb. 21.**2** Röntgen-Thoraxaufnahme bei einem 10-jährigen Kind mit linksseitigem Pneumothorax.

Pneumomediastinum:
- *Diagnose:* Röntgen-Thoraxaufnahme.
- *Therapie:*
  - Nur in sehr schweren Fällen Versuch der Entlastungspunktion (Drainage?),
  - Beatmung: Verkürzung von t_i, Senkung von PIP, MAP, AZV, Wechsel auf HFOV (s. unten).

Pulmonales interstitielles Emphysem (PIE):
- *Diagnose:*
  - Röntgen-Thoraxaufnahme.
- *Therapie:*
  - Nur indirekt durch Änderung der Beatmung möglich: Verkürzung von t_i, Senkung von PIP, MAP, AZV, Wechsel auf HFOV (s. unten),
  - bei einseitigem PIE selektive Intubation und Beatmung der gesunden Lunge.

Pleuraerguss:
- *Diagnose:*
- Sonographie (Abb. 21.3) und/oder Röntgen-Thoraxaufnahme.
- *Therapie:*
  - Punktion/Pleuradrainage,
  - bei kleinen Ergüssen abwarten, Gabe von Diuretika,
  - Anspülen bei schon liegenden Drainagen.

Lungenhämorrhagie:
- *Diagnose:*
  - Massiv blutiges Absaugsekret,
  - radiologisch neu aufgetretene umschriebene Verschattungen.
- *Therapie:*
  - Absaugen,
  - Transfusion bei Hb-Abfall,
  - Behandlung einer Gerinnungsstörung,
  - Surfactant (?),
  - Beatmung: PEEP-Erhöhung, evtl. Erhöhung von PIP/AZV, t_i.

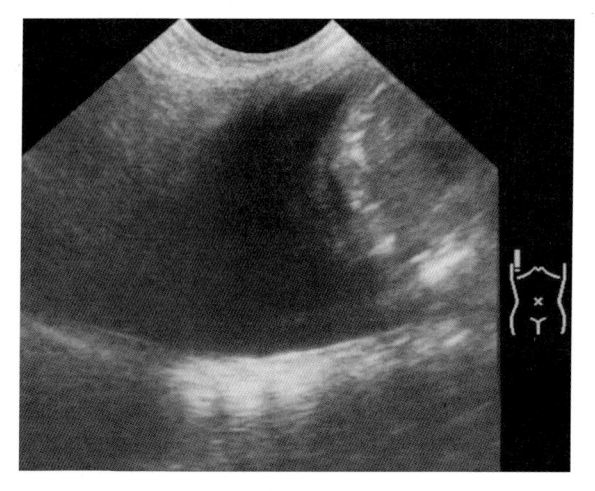

Abb. 21.3 Sonographie des Thorax bei einem 6-jährigen Kind mit ausgedehntem Pleuraerguss.

ARDS. Verdacht auf sich manifestierendes ARDS bei steigendem Beatmungsbedarf.
- *Diagnose:*
  - Oxygenierungsstörung ($paO_2/FiO_2 < 200$),
  - radiologisch „weiße Lunge",
  - Ausschluss kardiogenes Lungenödem.

Lungenödem:
- *Diagnose:*
  - Zunehmende periphere Ödeme,
  - Gewichtszunahme,
  - positive Bilanz,
  - blutig-schaumiges Absaugsekret,
  - radiologisch: Herzvergrößerung und homogene Eintrübung beider Lungen.
- *Therapie:*
  - Flüssigkeitsrestriktion,
  - Diuretika,
  - Herzinsuffizienztherapie,
  - Absaugen,
  - Beatmung: Erhöhung von PEEP, evtl. von PIP/AZV, t_i.

Herzinsuffizienz:
- *Diagnose:*
  - Echokardiographiebefund,
  - radiologisch Kardiomegalie und Lungenödem.
- *Therapie:*
  - Therapie:
  - Flüssigkeitsrestriktion,
  - Diuretika,
  - Katecholamine (Dobutamin, Adrenalin),
  - Digitalis,
  - Phosphodiesterasehemmer,
  - Beatmung: bei Rechtsherzinsuffizienz Rücknahme des MAP (kürzere Inspirationszeit, Rücknahme von PIP/AZV), evtl. PEEP-Reduktion (cave: Lungenödem!).

Kreislaufinsuffizienz:
- *Diagnose:*
  - Niedriger Blutdruck trotz suffizienter Herzleistung.
- *Therapie:*
  - Katecholamine (Dopamin, Noradrenalin),
  - Beatmung: Rücknahme des MAP, des PEEP (bei Lungenüberblähung und Mikrokardie).

Weitere Komplikationen

Pneumonien. So genannte ventilatorassoziierte Pneumonien (VAP) sind häufig, sie nehmen mit steigender Beatmungsdauer zu. Zur Prophylaxe dienen sorgfältige Händedesinfektion des Ärzte- und Pflegepersonals (Hände sind die Hauptüberträger von Krankheitskeimen!) vor und zwischen jedem Patientenkontakt, regelmäßiger Wechsel von Beatmungsschlauchsystemen (1-mal pro Woche) sowie Absaugen und Manipulationen am Tubuskonnektor und Beatmungsschlauchsystem nur unter sterilen Bedingungen. Ein regelmäßiger Tubuswechsel ist nicht erforderlich. Regelmäßig (1-mal wöchentlich, bei Verdacht auf VAP oder unklare Infektion bis zu 1-mal täglich) sollten bei intubierten Kindern mikrobiologische Untersuchungen des Trachealsekrets erfolgen, um bei Bedarf und entsprechender Klinik gezielt antibiotisch zu behandeln. Eine generelle antibiotische Behandlung intubierter und beatmeter Kinder ist nicht notwendig. Die Antibiotikatherapie kann nicht nur systemisch, sondern auch durch Inhalation (z. B. 2-mal täglich 1 Ampulle Tobramycin) erfolgen.

Nekrotisierende Tracheobronchitis. Sie hat zunächst keine infektiöse Ursache, sondern kann unter manchen Beatmungsstrategien wie Hochfrequenzoszillations- und Hochfrequenz-Jet-Beatmung entstehen. Hierbei entwickelt sich eine schwere Schleimhautschädigung der Trachea und der Bronchien mit nachfolgender Ausbildung narbiger Strikturen (oft langwierige laserchirurgische Behandlung erforderlich).

Beatmung in Sonderfällen

Transport unter laufender Beatmung

Eine Handbeatmung mit dem Beatmungsbeutel ist fast immer möglich, muss jedoch meist mit 100 % O_2 durchgeführt werden (falls nicht Druckluftflaschen oder 2 Gasflaschen [1 mit Druckluft und 1 mit Sauerstoff] mit einem Mischer verwendet werden). Außerdem wird fast immer ein höheres AZV als unter maschineller Beatmung appliziert mit der Folge von Hyperventilation und Abfall des pCO_2 (kann z. B. beim Schädel-Hirn-Trauma zur zerebralen Ischämie führen). In solchen Fällen ist die Verwendung eines batteriebetriebenen Respirators geeigneter. Bei speziell für Transporte vorgesehenen Beatmungsgeräten kann wegen fehlender Einstellmöglichkeiten am Gerät die bislang verwendete Beatmung manchmal nur näherungsweise erreicht werden. Fehlt am Transportbeatmungsgerät eine PEEP-Einstellmöglichkeit und wurde mit einem PEEP > 5 mbar beatmet, muss unbedingt ein PEEP-Ventil auf den Tubusadapter aufgesetzt werden.

> ! Kontinuierliches Monitoring der Vitalparameter, Absaugeinrichtung sowie die Möglichkeit zur Masken-/Beutelbeatmung und zur Reintubation müssen auf jedem Transport eines beatmeten Kindes (inner- und außerklinisch) gegeben sein.

Transport unter laufender NO-Beatmung

Ein solcher Transport ist durchführbar mit batteriebetriebenen Respiratoren, die eine eingebaute NO-Dosiermöglichkeit haben oder mit kleinen NO-Gasflaschen und kontinuierlich eingestelltem NO-Gasfluss unter Beatmung mit einem batteriebetriebenen Respirator, einem Transportbeatmungsgerät oder sogar unter Handbeatmung mit Sauerstoffentnahme aus einer Sauerstoffflasche. Die NO-Dosierung sollte bei NO-beatmeten Patienten während eines notwendigen Transports nicht unterbrochen werden (Gefahr der akuten Hypoxie wegen inzwischen bestehender NO-Abhängigkeit). Ein Monitoring der in- oder exspiratorischen NO/NO_2-Konzentration ist nur mit batteriebetriebenen Messgeräten möglich.

Transport unter laufender HFOV

HFOV-Geräte benötigen eine 220-V-Stromversorgung, akkubetriebene Geräte sind nicht auf dem Markt. Somit ist ein Transport unter laufender HFOV nicht möglich, da zumindest für die Zeit des Wegs von der Station zum Wagen mit Stromanschlussmöglichkeit die HFOV unterbrochen werden muss (nicht empfehlenswert!).

Transport unter laufender ECMO

ECMO-Pumpen sind teilweise akkubetrieben, können aber auch notfalls per Hand betrieben werden, sodass die ECMO-Therapie auch für die Zeit des Wegs von der Station zum mit 220-V-Anschluss ausgestatteten Wagen fortgesetzt werden kann. Für die Oxygenierung im extrakorporalen Kreislauf genügen kleine tragbare Sauerstoffflaschen (O_2-Bedarf: je nach Oxygenatorgröße 1–5 l/min).

Beatmung im MRT

Eine Verlängerung der Beatmungsschläuche (ohne Totraumvergrößerung!) ist im Allgemeinen problemlos (ohne signifikanten Anstieg des pCO_2) möglich. Die Beatmung kann entweder per Hand (Beatmungsbeutel [dann muss darauf geachtet werden, dass alle Schläuche und Konnektoren aus Kunststoff sind]) oder mit speziellen MRT-geeigneten Narkosebeatmungsgeräten durchgeführt werden. Bei MRT-Untersuchungen tracheotomierter Kinder muss vor dem MRT eine evtl. metallhaltige Kanüle gegen eine Kunststoffkanüle gewechselt werden.

Langzeit-/Heimbeatmung

Ab einer Beatmungsdauer > 1 Monat kann von Langzeitbeatmung gesprochen werden, insbesondere wenn (zunächst) keine Verbesserung der Beatmungssituation auftritt und somit die Respiratorentwöhnung keine Fortschritte macht.

Mögliche Ursachen für eine Langzeitbeatmung:
- bronchopulmonale Dysplasie (z. B. Zustand nach Frühgeburt, nach Zwerchfellhernie),
- zentrale Atemstörungen (Undine-Syndrom, Arnold-Chiari-Malformation),
- hohe Querschnittslähmung,
- Muskeldystrophien und -atrophien.

Eine Langzeitbeatmung kann mittels Positivdruckbeatmung (über trachealen Tubus – in der Regel nach Tracheotomie – oder über Gesichtsmaske) oder mittels Negativdruckbeatmung durchgeführt werden. Manchmal reicht auch eine Beatmung nachts bzw. während der Schlafphasen aus. Es gibt spezielle Beatmungsgeräte, welche auch für den häuslichen und sogar mobilen Einsatz – nach entsprechender Schulung der Eltern/des Pflegepersonals – geeignet sind. In der Klinik müssen langzeitbeatmete Kinder nicht zwingend auf der pädiatrischen Intensivstation versorgt werden, was jedoch bei Unterbringung in einer anderen Abteilung eine entsprechende Schulung des dort tätigen ärztlichen/Pflegepersonals erfordert. Stationen/Heime speziell für langzeitbeatmete Kinder gibt es in Deutschland nur wenige, sodass in manchen Fällen die Kinder weit weg vom Wohnort der Eltern untergebracht werden müssen.

Krankheitsbilder mit speziellen Beatmungsproblemen

Neonatales Atemnotsyndrom

Definition

Das neonatale Atemnotsyndrom (RDS) im weiteren Sinn ist – bei Früh- und Neugeborenen < 4 Wochen – ein Sammelbegriff für alle Erkrankungen, die unmittelbar postnatal (in einigen Fällen auch noch Stunden/Tage bis zu 4 Wochen nach Geburt) zu Atemnot mit Tachydyspnoe und Zyanose führen.

Im engeren Sinn bezeichnet der Begriff „Atemnotsyndrom" nur noch das fast ausschließlich bei Frühgeborenen vorkommende Surfactantmangelsyndrom (IRDS = immatures RDS).

Inzidenz

Die Inzidenz neonataler Atemnotsyndrome variiert von 1–2 % bei reifen bis zu > 50 % bei extrem kleinen Frühgeborenen (< 1000 g Geburtsgewicht).

Ätiologie

Die Ursachen für neonatale Atemnot können sehr vielfältig sein:
- *Lungenerkrankungen* (s. unten).
- *Fehlbildungen der Lungen und Atemwege*, z. B.:
  - Zwerchfellhernie,
  - Potter-Sequenz,
  - Tracheomalazie,
  - Pierre-Robin-Sequenz.
- *Pleuraerkrankungen*, z. B.:
  - Pneumothorax.
- *Herzerkrankungen*, z. B.:
  - angeborene Vitien,
  - Myokarditis,
  - Pneumoperikard.
- *Zirkulationsstörungen*, z. B.:
  - septischer Schock,
  - Polyzythämie,
  - Anämie,
  - persistierende pulmonale Hypertonie.
- *ZNS-Erkrankungen*, z. B.:
  - Unreife des Atemzentrums,
  - Unreife des Atemzentrums,
  - Zustand nach Asphyxie.

Klinik

Die Symptome neonataler Ateminsuffizienz sind:
- Tachypnoe (Atemfrequenz > 60/min),
- sternale und interkostale Einziehungen,
- exspiratorisches Stöhnen,
- Nasenflügeln,
- blassgraues oder zyanotisches Hautkolorit.

Diagnostik

- Anamnese (einschließlich Schwangerschafts- und Geburtsverlauf),
- klinischer Befund (einschließlich Größe, Gewicht, Reifezeichen),
- Vitalparameter:
  - Herzfrequenz,
  - Herzfrequenz,
  - Atemfrequenz,
  - Pulsoxymetrie,
  - Blutdruck,
- Röntgen-Thoraxaufnahme,
- Blutentnahme (Sofortprogramm):
  - Blutgase,
  - Blutzucker,
  - Hämoglobin,
  - Leukozyten,
  - Differenzialblutbild,
  - evtl. Echokardiographie,
- Echoenzephalographie.

Therapie

Indikationen für Intubation und maschinelle Beatmung beim Früh- und Neugeborenen:
- unzureichende Spontanatmung (lang dauernde und/oder häufige Apnoen),
- $FiO_2 > 0,5$ bei Frühgeborenen und $> 0,6$ beim reifen Neugeborenen (Ziel: paO_2 40–70 mm Hg beim Frühgeborenen und 60–80 beim reifen Neugeborenen),
- erhebliche Dyspnoe mit drohender Erschöpfung,
- respiratorische Azidose mit $pCO_2 > 60$ mm Hg,
- jeder Schockzustand.

Im Zweifel sollte – besonders bei bevorstehenden Transporten – eher intubiert und beatmet werden (mit dem Ziel der Frühextubation).

Transitorische Tachypnoe, Flüssigkeitslunge (wet lung), pulmonale Maladaptation

Häufigkeit, Ätiologie und Pathophysiologie

Sie kommt bei ca. 1 % aller Neugeborenen (jeden Gestationsalters) vor und entsteht bei verzögertem/mangelndem Abtransport der physiologischerweise in der fetalen Lunge vorhandenen Flüssigkeit während/nach der Geburt. In dieser Phase wird die Flüssigkeit zum Teil mechanisch ausgepresst, zum Teil über die Lymphwege resorbiert. Prädisponiert sind Neugeborene nach Sectiogeburt, nach Geburt aus Beckenendlage und nach perinataler Asphyxie.

Klinik

Die Symptome sind diejenigen einer leichten bis mittelschweren Atemstörung und innerhalb von 24 h rückläufig, können aber anfangs denjenigen des Surfactantmangels (s. unten) oder einer Pneumonie/Sepsis ähneln.

Therapie und Prognose

Die Therapie besteht aus O_2-Gabe (im Inkubator), evtl. nasalem CPAP, ggf. vorsichtiger Sedierung. Intubation und maschinelle Beatmung sind nur selten erforderlich. Die Prognose ist gut.

Surfactantmangelsyndrom (IRDS)

Ätiologie und Pathophysiologie

Dies tritt fast ausschließlich bei Frühgeborenen (Gestationsalter < 32. SSW) auf. Ursache ist die noch mangelnde Bildung von Surfactant – einer Mischung aus Lecithin, Phosphatidylglycerol und spezifischen Apoproteinen –, welcher in den Alveolen die Oberflächenspannung herabsetzt und damit dem exspiratorischen Kollaps entgegenwirkt. Ab der 24. SSW wird Surfactant von den Typ-II-Pneumozyten in den Alveolen gebildet, aber erst ab der 35. SSW in quantitativ und qualitativ gleicher Menge wie beim reifen Neugeborenen. Faktoren wie mütterlicher Diabetes und Erythroblastose verzögern, andere Faktoren wie chronischer fetaler Stress (vorzeitiger Blasensprung, Amnioninfektion, Tokolyse) beschleunigen die Lungenreifung – also die Surfactantsynthese.

Klinik

Die klinischen Symptome des IRDS treten unmittelbar postpartal oder bis einige Stunden später auf.

Diagnostik

Die radiologischen Lungenveränderungen erreichen ihr Maximum etwa 6 h postpartal, sodass der Schweregrad des IRDS bei einer früheren Röntgen-Thoraxaufnahme unterschätzt werden kann. Die Diagnostik sollte nicht „erschöpfend" für das Früh- und Neugeborene durchgeführt werden, sondern gezielt und auf ein Minimalprogramm beschränkt (minimal handling).

Therapie

Leichtes IRDS: O_2-Anreicherung der Inspirationsluft.

Leichtes bis mittelschweres IRDS: Nasaler oder Rachen-CPAP.

Mittelschweres bis schweres IRDS: Initiale Beatmungseinstellung:
- Flow 8–12 l/min,
- $t_i : t_e = 1 : 2$,
- PEEP 3 mbar,
- PIP 15–25 mbar (Ziel: sichtbare Thoraxexkursionen und bei Auskultation hörbare Lungenbelüftung),
- altersentsprechende Beatmungsfrequenz (Tab. 21.**2**),
- FiO_2 nach Bedarf (Ziel: O_2-Sättigung 90–95 %, paO_2 40–70 mm Hg).

Nicht das Kind soll dem Respirator, sondern der Respirator dem Kind angepasst werden. Deshalb sollten Sedativa sehr zurückhaltend, Muskelrelaxanzien gar nicht eingesetzt werden.

HFOV. Als Beatmungsalternative kann auch primär eine HFOV angewandt werden. Initiale Einstellung:
- f = 12–15 Hz,
- MAP 8 mbar,
- FiO_2 nach Bedarf (s. oben),
- $t_i : t_e = 1 : 2$ (oder 1 : 1).

Die Amplitude wird solange erhöht, bis Thoraxvibrationen sichtbar sind und anschließend – je nach pCO_2-Werten – adjustiert.

Surfactantsubstitution. Bei hohem O_2-Bedarf ($FiO_2 > 0,5$) auch nach Initiierung der maschinellen Beatmung sollte beim Frühgeborenen möglichst frühzeitig die Surfactantsubstitution erfolgen. Diese erfolgt durch intratracheale Instillation von natürlichem oder synthetischem Surfactant – möglichst ohne Diskonnektion vom Beatmungsgerät (spezieller Tubus oder Tubuskonnektor erforderlich). Die Initialdosis beträgt 100 mg/kg KG. Bei Verwendung von natürlichem Surfactant kann sich der Beatmungsbedarf nach Applikation sehr rasch ändern. FiO_2 und PIP müssen meist rasch reduziert werden, um eine Hyperoxämie (Gefahr der Retinopathie) und eine durch Complianceverbesserung entstehende Lungenüberblähung zu vermeiden (Abb. 21.**4** u. 21.**5**).

Vorteilhaft hierbei ist ein kontinuierliches Monitoring des AZV, wodurch eine unphysiologisch hohe Steigerung (> 10 ml/kg KG) rasch bemerkt werden kann.

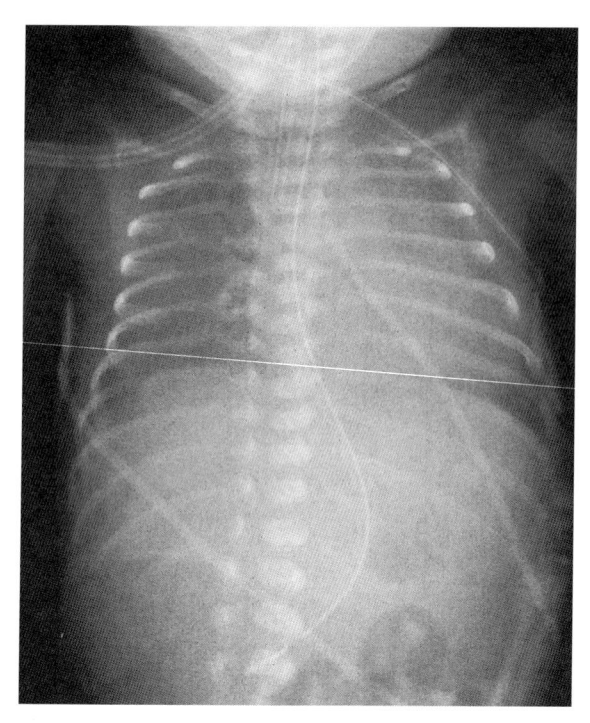

Abb. 21.4 Röntgen-Thoraxaufnahme bei einem Frühgeborenen der 27. SSW mit IRDS am 1. Lebenstag vor Surfactantgabe.

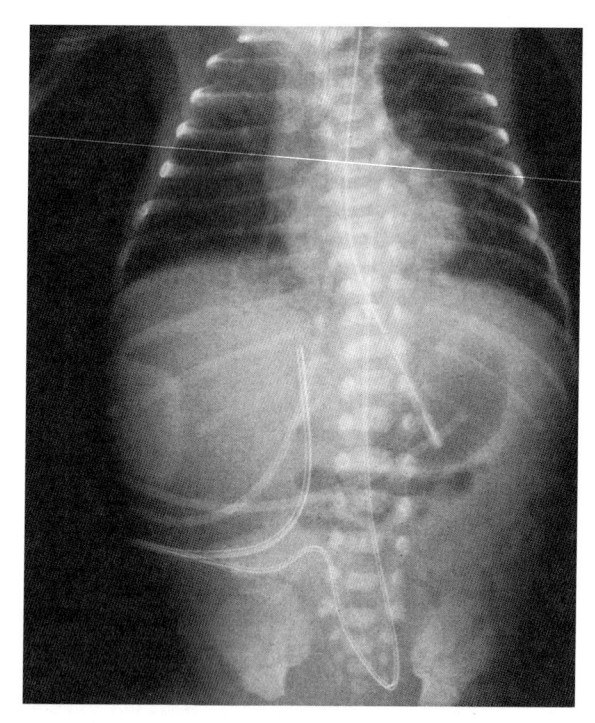

Abb. 21.5 Röntgen-Thoraxaufnahme bei einem Frühgeborenen der 27. SSW mit IRDS am 1. Lebenstag nach Surfactantgabe.

Komplikationen der Surfactantbehandlung:
- Blutdruckabfall,
- persistierender Ductus arteriosus,
- Lungenhämorrhagie.

Bei erneuter respiratorischer Verschlechterung kann nach 8–12 h eine weitere Surfactantdosis gegeben werden. Bei ausbleibender Surfactantwirkung müssen ein kongenitales Vitium cordis und eine konnatale Pneumonie/Infektion bedacht werden.

Mekoniumaspirationssyndrom (MAS)

Häufigkeit, Ätiologie und Pathophysiologie

Das MAS tritt meist bei hypotrophen und übertragenen Neugeborenen und nach intrauteriner Asphyxie auf, welche zu vorzeitiger (bereits präpartaler) Mekoniumentleerung führt. Bei fortbestehender prä- und perinataler Asphyxie wird das mekoniumhaltige Fruchtwasser aspiriert, es entstehen Atelektasen, lokale Überblähungen und eine chemische Pneumonitis.

Die Häufigkeit des MAS beträgt 1 % aller Neugeborenen.

Diagnose

Zur Diagnosefindung dienen:
- Anamnese (grünes Fruchtwasser),
- klinischer Befund (Grünfärbung der Haut, Fingernägel und Nabelschnur),
- Ateminsuffizienz (Tachydyspnoe, Zyanose),
- Röntgen-Thoraxaufnahme.

Therapie

Absaugen. Falls es nicht gelingt, unmittelbar postpartal vor den ersten Atemzügen einen Großteil des Mekoniums abzusaugen, könen sich schwere Beatmungsprobleme und eine PPHN (s. unten) einstellen.

Beatmung. Initiale Beatmungseinstellung:
- Flow 15 l/min,
- $t_i : t_e = 1 : 2$,
- PEEP 2 mbar,
- PIP 30 mbar,
- f altersentsprechend (bei reifen Neugeborenen 40–60/min),
- FiO_2 1,0.

Physiotherapie. Eine gründliche Physiotherapie (mehrfaches Anspülen mit vorgewärmter 0,9 %iger Natriumchloridlösung oder 1- bis 2-malige Lavage mit 0,9 %iger Natriumchloridlösung – evtl. unter Zusatz von Surfactant – mit anschließender Instillation von 100 mg/kg KG Surfactant) kann die Rekonvaleszenz nach MAS beschleunigen.

Komplikationen

Häufige Komplikationen des MAS sind Pneumothorax und bakterielle Superinfektion.

Konnatale Pneumonie

Ätiologie

Die konnatale Pneumonie tritt bei Kindern jedes Gestationsalters auf, Risikofaktoren hierfür sind vorzeitiger Blasensprung und Amnioninfektionssssyndrom. Bei Frühgeborenen ist die konnatale Pneumonie eine Ursache einer ausbleibenden Surfactantwirkung.

Diagnose

Die Diagnose ergibt sich aus der Anamnese, laborchemischen Entzündungszeichen und dem radiologischen Befund, welcher jedoch initial meist noch keine eindeutige Diagnose zulässt (Differenzialdiagnose: IRDS, transitorische Flüssigkeitslunge usw.).

Beatmung. Der Beatmungsbedarf kann sehr variabel sein. Initale Einstellung:
- Flow 10–15 l/min,
- $t_i : t_e = 1 : 2$,
- PEEP 3–5 (in Einzelfällen auch höher) mbar,
- PIP 20–30 mbar,
- f altersentsprechend,
- FiO_2 nach Bedarf.

Persistierende pulmonale Hypertension des Neugeborenen (PPHN)

Ätiologie

Fast alle mit schweren Atemstörungen einhergehenden Krankheitsbilder (s. oben, daneben auch kongenitale Zwerchfellhernie [CDH], Sepsis, Hydrops u. a.) können zusätzlich mit einer PPHN oder persistierenden fetalen Zirkulation (PFC-Syndrom) einhergehen. Die PPHN kann auch (selten) primär (idiopathisch) auftreten. Bei der PPHN bleibt die Kreislaufumstellung nach Geburt (Druckabfall im Lungenkreislauf, Verschluss der fetalen Shuntverbindungen auf Vorhof- und Duktusebene) aus, oder es kommt – nach zunächst erfolgter Umstellung – zu einem Rückfall in fetale Kreislaufverhältnisse.

Pathogenetisch liegen der PPHN 3 mögliche Ursachen zugrunde:
- primäre Hypoplasie des pulmonalen Gefäßbetts (z. B. bei angeborener Lungenhypoplasie),
- abnorme Muskularisierung der Lungenarteriolen,
- funktionelle Engstellung der Lungenarteriolen und -kapillaren.

Eine Differenzierung zwischen diesen 3 Ursachen ist nur durch eine histologische Untersuchung der Lunge bzw. eine Lungenbiopsie möglich.

Klinik

Die Symptome bei den betroffenen Kindern sind gleich:
- ausgeprägte Oxygenierungsstörung mit hohem Beatmungsbedarf,
- erhöhter pulmonal-arterieller Druck (PAP),
- Rechts-links-Shunt auf Vorhof- und Duktusebene (PAP > Systemdruck).

In der Folge können sich metabolische Azidose und Gewebshypoxie (beide verstärken die pulmonale Vasokonstriktion), Herz- und Kreislaufinsuffizienz, Multiorganversagen und sekundär (iatrogene) Lungenschädigungen ausbilden. Die Angaben zur Letalität der PPHN variieren zwischen 10 und 25 %, bei schweren Verläufen (OI > 25, $AaDO_2$ > 600) von 30–90 % (abhängig auch von der Grunderkrankung).

Diagnostik

- Röntgen-Thoraxaufnahme (häufige Kontrollen erforderlich),
- arterielle Blutgasanalysen (am besten prä- und postduktal: z. B. aus rechter A. radialis und Nabelarterie),
- permanente invasive Blutdruckmessung,
- Echokardiographie (Ausschluss eines Vitium cordis, Nachweis eines erhöhten PAP, Nachweis eines Rechts-links-Shunts auf Vorhof- und/oder Duktusebene mit Farb-Doppler oder Kontrastecho).

Therapie

Initiale Beatmungseinstellung:
- PEEP 3 mbar,
- PIP 25 mbar,
- $t_i : t_e = 1 : 2$,
- Flow 15 l/min,
- f altersentsprechend,
- FiO_2 nach Bedarf (initial meist 1,0).

Das AZV sollte regelmäßig gemessen werden und 10 ml/kg KG keinesfalls überschreiten. Bei einem hohen Beatmungsbedarf (FiO_2 > 0,6; PIP > 30 mbar) kann eine Hyperventilation mit Absenken des pCO_2 auf Werte bis 30 (25) mm Hg versucht werden. Gleichzeitig sollte Natriumbicarbonat infundiert werden, um den Blut-pH-Wert auf Werte um 7,50 anzuheben (Dosis muss nach einiger Zeit bei erfolgreicher Hyperventilation meist reduziert werden, da sich eine respiratorische Alkalose einstellt). Bei erfolgreicher Hyperventilation (paO_2-Anstieg, Ziel: paO_2 um 100 mm Hg) darf die Beatmung (PIP, FiO_2) nur sehr langsam zurückgenommen werden, da sonst ein erneuter Rückfall in die PPHN möglich ist. Gelingt die Hyperventilation nicht, sollte bei ausreichender Oxygenierung (paO_2 > 60 mm Hg) eine Normoventilation durchgeführt werden, um sekundäre (durch Beatmung induzierte) Lungenschädigungen zu vermeiden.

Maßnahmen bei OI > 15 oder paO_2 < 60 mm Hg (trotz FiO_2 von 1,0)

Surfactantsubstitution. Bei Pneumonie, Mekoniumaspiration und CDH sind deutliche Verbesserungen der Oxygenierung möglich.

> *Surfactant:*
> - 100 mg/kg KG
> Möglichst langsam intratracheal ohne Diskonnektion vom Beatmungsgerät.

Bei Verbesserung der respiratorischen Situation sollte – wegen Pneumothoraxgefahr – zunächst der PIP, dann erst FiO_2 gesenkt werden.

Inhalatives Stick(stoffmon)oxid (iNO). Dieses Gas mit sehr kurzer Halbwertszeit wirkt bei inhalativer Anwendung als selektiver pulmonaler Vasodilatator, d. h. nur solche Lungenkapillaren werden erweitert, die zu belüfteten Alveolen gehören – im Gegensatz zu systemisch angewendeten Vasodilatatoren wie Prostacyclin und Tolazolin. Dadurch werden auch systemische Nebenwirkungen wie Hypotonie vermieden.

> *iNO:*
> Die am besten wirksame Dosis muss individuell austitriert werden.
> - 5–50 ppm

Bei eindeutiger Verbesserung (Anstieg des paO_2 um > 15 mm Hg bei sonst unveränderter Respiratoreinstellung) wird die NO-Therapie mit der am besten wirksamen Dosis fortgesetzt. Nach frühestens 6 h kann ein Reduktionsversuch der NO-Dosis (um 2–5 ppm je nach Ausgangswert) unternommen werden.

Überwachung unter NO:
- kontinuierlich NO und NO_2 im In- oder Exspirationsgas,
- Methämoglobin alle 8–12 h.

Nebenwirkungen von iNO:
- Methämoglobinämie,
- Entstehung von NO_2 und H_2NO_3,
- Thrombozyten- und Granulozytenfunktionsstörungen,
- NO-Abhängigkeit (über Wochen)

Als Alternative zum iNO kann auch Prostacyclin (Flolan) inhalativ angewendet werden.

Hochfrequenzoszillationsbeatmung (HFOV). Bei dieser Beatmungsform erfolgt die Beatmung mit sehr hohen Frequenzen (um 1000/min) und AZV, die nur wenig über dem Totraumvolumen (ca. 2 ml/kg KG) liegen. Die Oxygenierung wird vom eingestellten Atemwegsmitteldruck und vom FiO_2 bestimmt, die Ventilation von der Oszillationsamplitude und der Beatmungsfrequenz. Vorteil der HFOV ist die Rekrutierung bisher nicht belüfteter Lungenareale und die Einsparung hoher Spitzendrücke/hoher Atemzugvolumina, womit baro- und volutraumatische Lungenschädigungen vermieden werden können.

Indikationen zur HFOV bei PPHN-assoziierten Erkrankungen:
- Versagen der konventionellen Respiratortherapie einschließlich iNO mit Hypoxämie (paO_2 < 60 mm Hg),
- barotraumatische Lungenschädigung unter konventioneller Beatmung (Pneumothoraces, pulmonales interstitielles Emphysem usw.).

Grundeinstellung des Respirators unter HFOV:
- Flow 20 l/min,
- MAP 2 mbar > MAP unter CMV,
- FiO_2 1,0,
- $t_i : t_e$ (wenn einstellbar) 1 : 2 (sonst 1 : 1),
- f = 15–16 Hz,
- Amplitude je nach gewünschtem pCO_2-Wert (Thoraxvibrationen müssen sicht- und fühlbar sein).

Bei unter HFOV verbesserter Oxygenierung wird zunächst die FiO_2 bis auf 0,6 reduziert, dann MAP (Ausnahme: barotraumatische Komplikationen vor/unter HFOV). Bei einem MAP < 13 mbar und FiO_2 < 0,5 kann meist erfolgreich auf CMV umgestellt werden.

Überwachung:
- Herzfrequenz,
- Blutdruck(amplitude),
- radiologisch:
  - Blähung der Lunge (Zwerchfellgrenze nicht tiefer als der 9. Interkostalraum),
  - Herzgröße.

Nebenwirkungen:
- Lungenüberblähung (Gefahr für „air leaks", Herz- und Kreislaufbeeinträchtigung mit Oligurie (verminderter venöser Rückstrom zum Herz), nekrotisierende Tracheobronchitis.

HFOV und iNO. Diese Kombination kann eine verbesserte NO-Wirkung erzielen, da durch Rekrutierung bisher nicht belüfteter Areale durch HFOV mehr Alveolen vom NO erreicht und damit eine größere Anzahl von zugehörigen Kapillaren dilatiert werden können.

Flüssigkeitsbeatmung. Diese befindet sich bei Früh- und Neugeborenen sowie bei Kindern noch in klinischer Erprobung. Sie wurde in Einzelfällen als Rescue-Maßnahme schon erfolgreich eingesetzt (zum Teil unter gleichzeitig laufender ECMO).

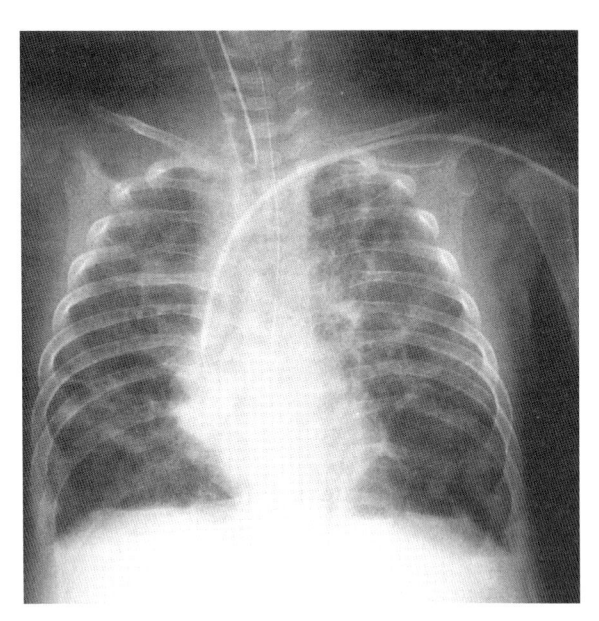

Abb. 21.6 Röntgen-Thoraxaufnahme bei einem ehemaligen Frühgeborenen der 25. SSW mit BPD im Alter von 5 Monaten.

Technik: überwiegend als „partielle Flüssigkeitsbeatmung" durch Beatmung mit einem konventionellen Respirator nach Auffüllen des Bronchialsystems mit Perfluorcarbonen (z. B. Perflubron = Liquivent).

ECMO. Bei Versagen aller o. g. Therapiemaßnahmen und einer Letalitätswahrscheinlichkeit > 80 % kann bei reifen Neugeborenen (GA > 34 SSW, Gewicht > 2000 g) ECMO eingesetzt werden (S. 753).
Indikationen:
- paO_2 < 40 mm Hg > 2 h,
- $AaDO_2$ > 620, OI > 40.

Bronchopulmonale Dysplasie (BPD)

Definition

Die BPD oder „Beatmungslunge" ist eine chronische (iatrogene) Lungenerkrankung, welche nach aggressiver oder lang dauernder maschineller Beatmung auftreten kann. Sie kommt bei Neugeborenen jeden Gestationsalters vor, am häufigsten bei sehr unreifen Frühgeborenen. Eine BPD besteht dann, wenn – bei reifen Neugeborenen – eine zusätzliche O_2-Gabe/maschinelle Beatmung über den 28. Lebenstag hinaus bzw. – bei Frühgeborenen – diese über die 36. Gestationswoche hinaus erforderlich sind. Die radiologischen Lungenveränderungen können sehr ausgeprägt sein (Abb. 21.6).

Therapie

Die Beatmung bei BPD und die Respiratorentwöhnung können sehr schwierig und langwierig sein. Zu achten ist auf ausreichend lange In- und Exspirationszeiten, Vermeidung hoher Spitzendrucke und eines FiO_2 > 0,6 (Ziel: O_2-Sättigung um 90 %). Ein möglichst rascher Übergang auf eine assistierte Beatmung und eine Frühextubation sind auch bei hohen pCO_2-Werten (60–70 mm Hg) anzustreben. Nach Extubation ist die erforderliche O_2-Gabe zunächst über einen nasalen CPAP, dann über eine Nasenbrille durchzuführen. Da die Ausheilung einer BPD lange Zeit in Anspruch nehmen kann, ist manchmal auch zu Hause noch eine zusätzliche O_2-Gabe erforderlich. Bei monatelanger Respiratorabhängigkeit ist eine Heimbeatmung (Überdruckbeatmung nach Tracheotomie oder auch eine Negativdruckbeatmung) in Betracht zu ziehen.

Adjuvante Therapie bei BPD:
- Physio-/Inhalationstherapie,
- Gabe von Corticosteroiden,
- Diuretika,
- evtl. Sekretolytika,
- Digitalisglykoside,
- Theophyllin,
- frühzeitiger Einsatz von Antibiotika bei Infektionsverdacht.

Pädiatrisches akutes Atemnotsyndrom

Definition und Häufigkeit

Als pädiatrisches ARDS (adult respiratory distress syndrome) wird – bei Kindern > 4 Wochen – eine akute Lungenparenchymschädigung unterschiedlicher Genese bezeichnet, bei der es zu einem nichtkardiogenen Lungenödem und radiologisch zu zunehmenden Verschattungen einzelner oder aller Lungenabschnitte („weiße Lunge") kommt, was zu einer Gasaustauschstörung (in erster Linie zur Hypoxämie) führt.

Die Häufigkeit wird mit 8–27 Patienten pro 1000 (je nach in die Berechnung einbezogenem Schweregrad) auf pädiatrischen Intensivstationen behandelte Kinder angegeben.

Ätiopathogenese

Die Ursachen für die Entstehung eines ARDS sind bei Kindern am häufigsten Infektionen des Respirationstrakts (virale und bakterielle Pneumonien), daneben andere pulmonale Erkrankungen wie Aspiration, Inhalationstrauma und Lungenkontusion. Mögliche extrapulmonale Ursachen sind Sepsis, Verbrühung/Verbrennung, Pankreatitis, Verbrauchskoagulopathie, Polytrauma und Zustand nach Massentransfusionen.

Pathophysiologie

Die o. g. sehr unterschiedlichen Noxen führen bei Entwicklung eines ARDS zu relativ gleichförmigen Lungenveränderungen, die wie folgt charakterisiert sind:

- alveoläre Infiltrationen,
- alveoläres und interstitielles Ödem (infolge abnorm hoher Durchlässigkeit endo- und epithelialer Barrieren),
- Surfactantinaktivierung,
- Erhöhung des pulmonalen Gefäßwiderstands (Vergrößerung des Shuntvolumens).

Wird die akute Gasaustauschstörung nicht überwunden, entwickelt sich nach einiger Zeit (sehr variabel zwischen 1–6 Wochen) ein Endstadium mit progredienter Bindegewebsproliferation und interstitieller Fibrosierung (mit zunehmender Hyperkapnie), welches ein Ausheilen des ARDS unmöglich macht.

Klinik

Unabhängig von der Ursache des ARDS wird ab einem Quotienten von $paO_2/FiO_2 < 300$ eine „akute Lungenschädigung" (acute lung injury) und ab einem $paO_2/FiO_2 < 200$ ein ARDS definiert. Ab einem Quotienten < 150 wird vom „mittelschweren", < 100 vom „schweren" ARDS gesprochen. In diese Definitionen gehen die verwendeten Beatmungsdrücke nicht mit ein, sodass durch Modifikation der Beatmung und daraus resultierende Änderungen des paO_2 diese Definitionen u. U. nicht mehr erfüllt sind.

Zur Schweregradeinteilung, die über die Registrierung des Ausmaßes der Oxygenierungsstörung hinausgeht, ist bei Kindern in erster Linie die Klassifikation nach Murray (unter Weglassung der Komponente „Compliance") gebräuchlich (Tab. 21.4), auch die Klassifikation nach Morel kann verwendet werden.

Hauptprobleme des ARDS im Kindesalter:
- Hypoxämie mit Multiorganschädigung, -versagen,
- sekundäre Lungenschädigung infolge maschineller (aggressiver) Beatmung,
- (pulmonale) Sekundärinfektionen.

Diagnostik

Die Diagnose eines ARDS wird klinisch (anhand der Blutgase/erforderlichen Beatmungsparameter) und radiologisch (Röntgen-Thoraxaufnahme, evtl. Thorax-CT) gestellt nach Ausschluss eines kardiogenen Lungenödems (Echokardiographie!).

Therapie

Allgemeine Richtlinien:
- Behandlung der Grundkrankheit,
- gute kalorische Versorgung (möglichst enterale Ernährung),
- Vermeidung von Überwässerung und Volumenmangel,
- antiinfektiöse Behandlung,

Tabelle 21.4 Murray-Score (adaptiert für Kinder)

Kriterium	Punkte
Röntgen-Befund des Thorax:	
• keine alveoläre Konsolidierung	0
• alveoläre Konsolidierung:	
– in 1 Lungenquadrant	1
– in 2 Quadranten	2
– in 3 Quadranten	3
– in 4 Quadranten	4
Hypoxämie:	
• $paO_2/FiO_2 > 300$	0
• paO_2/FiO_2 225–299	1
• paO_2/FiO_2 175–224	2
• paO_2/FiO_2 100–174	3
• $paO_2/FiO_2 < 100$	4
Eingestellter PEEP:	
• < 5 mbar	0
• 6–8 mbar	1
• 9–11 mbar	2
• 12–14 mbar	3
• > 15 mbar	4

Der Murray-Score wird durch Addition der in den einzelnen Kategorien erreichten Punkte und anschließende Division durch 3 ermittelt:

Grad der Lungenschädigung	Score
• keine Lungenschädigung	0
• leichte bis mäßige Lungenschädigung	0,3–2,5
• schwere Lungenschädigung (ARDS)	$> 2,5$

- ausreichende O_2-Versorgung.
  - Verbrauchssenkung (Sedierung),
  - Hb-Optimierung (Ziel bei Kindern: Hk-Wert 40 %),
- Temperaturkontrolle (frühzeitige Gabe von Antipyretika)
- Kontrolle von Blutdruck (invasiv) und Herzleistung (Ziel: RR > 50. altersentsprechende Perzentile, frühzeitiger Einsatz von Katecholaminen).

Medikamentöse Therapiemöglichkeiten:
(Stellenwert und Prognoseverbesserung bisher unklar)
- antiinflammatorisch wirksame Substanzen:
  - Pentoxyfyllin,
  - Corticosteroide,
  - Ciclooxygenaseinhibitoren,
- selektive pulmonale Vasodilatatoren (Almitrin?).

Beatmung. In der Regel wird eine druckkontrollierte Beatmung eingestellt, um – in Lungenbezirken mit höherer Compliance – unbeabsichtigte Drucksteigerungen und damit Überdehnung noch wenig geschädigter Alveolen zu vermeiden.

Initiale Einstellung:
- FiO_2 1,0,
- PEEP 4 mbar,
- PIP 35 mbar,
- $t_i : t_e = 1 : 2$,
- f altersentsprechend.

Lässt sich hierdurch keine ausreichende Oxygenierung erzielen und die FiO_2 nicht innerhalb weniger Stunden auf 0,6 (oder weniger) absenken, wird der PEEP in Schritten von 2 mbar gesteigert. Dies ist möglich, solange keine Beeinträchtigungen der Kreislauffunktion auftreten (Symptome: Tachykardie, RR-Abfall, niedrige und oder stark schwankende RR-Amplitude, radiologisch Mikrokardie). Eine absolute Obergrenze für die PEEP-Anwendung bei Kindern gibt es nicht. Bei Verwendung höherer PEEP-Werte sind Diskonnektionen vom Beatmungsgerät möglichst zu vermeiden. Dies erfordert eine spezielle Absaugtechnik unter Verwendung eines winkelförmigen Tubusadapters oder die Verwendung eines geschlossenen Absaugsystems.

Manchmal – bei Sekretproblemen und Neigung zu Dys- oder Atelektasen mit daraus resultierenden Änderungen der zur Verfügung stehenden Gasaustauschfläche – kann auch eine volumenkontrollierte Beatmung von Vorteil sein. Es sollte dann ein Atemzugvolumen < 10 ml/kg KG eingestellt werden, um einen PIP > 35 mbar zu vermeiden. Wünschenswert bei Anwendung einer volumenkontrollierten Beatmung beim pädiatrischen ARDS ist eine gleichzeitige Druckregulation, d. h. ein weitgehend konstanter PIP mit nur geringer Schwankungsbreite trotz möglicher Änderung der Compliance.

Eine Normoventilation wird nicht angestrebt, erhöhte pCO_2-Werte werden toleriert (permissive Hyperkapnie), solange der Blut-pH-Wert > 7,2 bleibt (wegen zunehmender Bicarbonatretention steigt das noch tolerable pCO_2 im Lauf weniger Krankheitstage). Ausnahme ist das Schädel-Hirn-Trauma mit erhöhtem Hirndruck!

Führen o. g. Maßnahmen nicht zum Erfolg, d. h. die FiO_2 lässt sich nicht senken oder es ist sogar keine ausreichende Oxygenierung (Sollwert O_2-Sättigung: 85–90%, Soll-paO_2: 50–60 mm Hg) möglich, können beim pädiatrischen ARDS folgende Maßnahmen zum Einsatz kommen:
- *Lagerungstherapie:*
  Rücken- bzw. Bauchlage (evtl. auch Seitenlage), Wechsel alle 8–12 h. Beim Drehen darauf achten, dass hierbei keine Diskonnektion vom Beatmungsgerät erfolgt. Effekt (verbesserte Oxygenierung in Bauchlage) ist meist nach wenigen Stunden erkennbar, Ausnahmen (verschlechterte Oxygenierung in Bauchlage) sind jedoch möglich. Kontraindikationen gegen Bauchlage bestehen nur selten (z. B. laufende Peritonealdialyse, schwere Traumen). Alternative ist das Rotationsbett (teuer, Leasing jedoch meist möglich).
- *IRV:*
  Beatmung mit umgekehrtem Atemzeitverhältnis (t_i bis auf 80 % des Atemzyklus verlängert), dabei muss auf den dabei entstehenden Intrinsic-PEEP geachtet und der am Respirator eingestellte Extrinsic-PEEP meist reduziert werden (cave: Lungenüberblähung bei unvollständiger Exspiration [Flow-Zeit-Diagramm beachten!]).
- *Bronchoskopie:*
  Diese dient zur mikrobiologischen Diagnostik, zur Sekretentfernung (ggf. mit gezieltem Anspülen sekretverlegter Bronchien) und evtl. zur gezielten Surfactantinstillation (s. unten). Wenn irgend möglich sollte sie flexibel durch den bereits liegenden Tubus erfolgen.
- *Surfactant:*
  Noch keine endgültige Aussage über Prognoseverbesserung möglich.

Surfactant:
- 100 mg/kg KG natürlicher Surfactant
- evtl. wiederholt (teuer!) als Bolusgabe (evtl. bronchoskopisch)

Gabe möglichst in der Frühphase des ARDS

- *iNO:*
  Die Anwendung ist bei Kindern aller Altersstufen meist problemlos möglich, die Verbesserung der Oxygenierung ist jedoch auch bei erhöhtem pulmonalarteriellem Druck (gemessen oder echokardiographisch abgeschätzt) sehr variabel, mit sekundärer Verschlechterung (nach Stunden bis Tagen!) muss gerechnet werden.
  Dosis: meist etwas niedriger als bei Neugeborenen (3 bis maximal 40 ppm) (PPHN).
- *HFOV:*
  Die Anwendung ist bei Säuglingen und Kleinkindern erfolgversprechend. Für größere Kinder (> 6–8 Jahre bzw. > 30 kg) sind die meisten Oszillationsbeatmungsgeräte nicht geeignet.
  – f = 10–18 Hz,
  – MAP 2 (–6) mbar oberhalb des unter CMV zuletzt eingestellten MAP,
  – Flow 20–40 l/min,
  – $t_i : t_e$ (wenn wählbar) 1 : 2,
  – FiO_2 1,0.
  Amplitude je nach gewünschter/benötigter CO_2-Elimination (auf Thoraxvibrationen achten!).
  Überwachung und Komplikationen: s. S. 748.
- *HFOV + iNO.*
- *HFJV:* Hochfrequenz-Jet-Beatmung, evtl. auch in Kombination mit CMV.
- *Flüssigkeitsbeatmung.*
- *ECMO:* Indikation bei akuter Hypoxie (paO_2 < 50 mm Hg > 2 h) oder fehlender Besserungstendenz nach 1 Woche Maximalbeatmung/-therapie (S. 757 f.).

- *Lungentransplantation:* Bei fehlender Besserung des ARDS trotz aller o. g. Maßnahmen (auch ECMO). Sie ist prinzipiell auch bei Kleinkindern möglich. Wegen Organknappheit ist die Sterblichkeit auf der Warteliste hoch. Die Überlebensrate (nach 5 Jahren) liegt bei ca. 50 %.

Prognose

Sie ist im Einzelfall sehr schwierig zu stellen, in den ersten Krankheitstagen nahezu unmöglich. Die Angaben zur Letalität schwanken zwischen 20 und 60 %, bei immunsupprimierten Kindern um 70-100 % (Scoresysteme, die in einer Population gute Vorhersagen ermöglichen, sind oft nicht auf andere Patientengruppen übertragbar).

Die Überweisung in ein spezialisiertes Zentrum, wo alle o. g. Therapiemaßnahmen vorgehalten werden, sollte rechtzeitig erfolgen, um mögliche Transportkomplikationen bei schon grenzwertiger Beatmungssituation zu vermeiden und um alternative Therapieverfahren vor dem Stadium der irreversiblen Lungenfibrose einzusetzen. Aufgrund der größeren Erfahrung solcher Zentren kann die Letalität des schweren ARDS ($paO_2/FiO_2 < 100$) auf ca. 25 % gesenkt werden. Nach erfolgreicher Behandlung des ARDS ist die Lebensqualität der Kinder in der Regel gut, nur selten bleiben dauerhafte Organschädigungen (Sauerstoffmangelschaden des Gehirns, chronische Lungenerkrankung) bestehen.

Literatur

Abman SH et al. (1994) Acute effects of inhalational nitric oxide in children with severe hypoxemic respiratory failure. J Pediatr 124: 881-888

Ambrosio IU et al.(1998) Safety of hospitalized ventilator-dependent children outside of the intensive care unit. Pediatrics 101: 257-259

American Association for Respiratory Care (AARC, 1992) Consensus statement on the essentials of mechanical ventilators-1992. Respir Care 37: 1000-1008

Anene O et al. (1996) Dexamethasone for the prevention of postextubation airway obstruction : a prospective randomized double-blind placebo-controlled trial. Crit Care Med 24: 1666-1669

Arnold JH et al. (1994) Prospective randomized comparison of HFOV and CMV in pediatric respiratory failure. Crit Care Med 22: 1530-1539

Baculard A et al. (1993) Mechanical ventilation by nasal mask in children with cystic fibrosis: initial results of a non-invasive method. Arch Fr Pediatr 50: 469-474

Baldauf M et al. (2001) Evaluating the validity of responsiveness to inhaled nitric oxide in pediatric patients with ARDS: an analytic tool. Chest 119: 1166-1172

Beaufils F et al. (1997) Acute respiratory distress syndrome in children. Curr Opin Pediatr 9: 207-212

Berner ME (1991) Combined high frequency ventilation in children with severe ARDS. Intensive Care Med 17: 209-214

Bindl L et al. (1994) Aerosolised prostacyclin for pulmonary hypertension in neonates. Arch Dis Child 71: F214-F216

Bridges ND et al. (1996) Lung transplantation in infancy and early childhood. J Heart Lung Transplant 15: 895-902

Caballero R et al. (1996) Outcome of respiratory failure: a case-control study. Clin Pediatr Phila 35: 199-204

Cvetnic WG et al. (1990) Reintroduction of continuous negative pressure ventilation in neonates: two years experience. Pediatr Pulmonol 8: 245-253

Englund JA et al. (1994) High-dose short-duration ribavirin aerosol therapy compared with standard ribavirin therapy in children with suspected RSV-infection. J Pediatr 125: 635-641

Evans DA et al. (1996) Surfactant replacement therapy for adult respiratory distress syndrome in children. Pediatr Pulmonol 21: 328-336

Fauroux B et al.(1995) Home treatment for chronic respiratory failure: a prospective study. Eur Respir J 8: 2062-2066

Fortenberry JD et al. (1995) Management of pediatric acute hypoxemic respiratory insufficiency with bilevel positive pressure (BiPAP) nasal mask ventilation. Chest 108: 1059-1064

Fuhrman BP, Zimmerman JJ (1998) Pediatric Critical Care. 2. Aufl., St. Louis, Mosby Verlag

Goldstern B, Papadakos PJ (1994) Pressure-controlled inverse-ratio ventilation in children with acute respiratory failure. Am J Crit Care 3: 11-15

Gortner l et al. (1990) Wirkung eines bovinen Surfactant bei sehr kleinen Frühgeborenen mit konnataler Pneumonie. Monatsschr Kinderheilkd 138: 274-278

Halliday HL et al. (1996) Treatment of severe meconium aspiration syndrome with porcine surfactant. Eur J Pediatr 155: 1047-1051 (1996)

Hammer J, Newth CJ (1995) Infant lung function testing in the intensive care unit. Intensive Care Med 21: 744-752

Hartmann H et al.(1994) Negative extrathoracic pressure ventilation in central hypoventilation syndrome. Arch Dis Child 70: 418-423

Hirschl. RB et al. (1995) Liquid ventilation in adults, children, and full-term neonates. Lancet 346: 1201-1202

Jackson E et al. (1994) Increasing the length of the expiratory limb of the Ayre's T-piece-implications for remote mechanical ventilation in infants. and young children. Br J Anaesth 73: 154-156

Kacmarek R, Custer JR, Fugate JH (1996) Mechanical ventilation. In: Todres ID, Fugate JH (Hrsg.) Critical Care of Infants and Children. 1. Aufl., Boston, Little, Brown and Co. Verlag, S. 155-182

Kammash H et al. (1993) Surfactant therapy in full-term neonates with severe respiratory failure. Pediatrics 92: 135-139

Khan N et al. (1996) Predictors of extubation success or failure in mechanically ventilated infants and children. Crit Care Med 24: 1568-1579

Kinsella JP, Abman SH (1995) Recent developments in the pathophysiology and treatment of persistent pulmonary hypertension of the newborn. J Pediatr 126: 853-864

Kühl PG et al (1996) ARDS im Kindesalter. Ergebnisse einer Umfrage in deutschen Kinderkliniken und gemeinsame Empfehlungen der „Arbeitsgemeinschaft ARDS im Kindesalter" zur Beatmungstherapie. Monatsschr Kinderheilkd 144: 1110-1116

Kurland G et al. (1993) Bronchoalveolar lavage and transbronchial biopsy in children following heart-lung and lung transplantation. Chest 104: 1043-1048

LeVine AM et al. (1996) Surfactant content in children with inflammatory lung disease. Crit Care Med 24: 1062-1067

Lönnqvist PA (1997) Inhaled nitric oxide in newborn and paediatric patients with pulmonary hypertension and moderate to severe impaired oxygenation: effects of doses of 3-100 ppm. Int Care Med 23: 773-779

Luaces-Cubells C et al. (1997) Routes of endotracheal colonization in patients with mechanical ventilation. An Esp Pediatr 46: 20-23

Martin LD (1995) New approaches to ventilation in infants and children. Curr Opin Pediatr 7: 250-261

McIntyre RC Jr. et al. (2000) Thirty years of trials in acute respiratory distress syndrome. Crit Care Med 28: 3314-3331

Meert KL et al.(1994) Aerosolized ribavirin in mechanically ventilated children with respiratory syncytial virus lower respi-

ratory tract disease: a prospective, double-blind, randomized trial. Crit Care Med 22: 566–572
Mellema JD et al. (1997) Severe paroxysmal sinus bradycardia associated with HFOV. Chest 112: 181–185
Morel DR et al. (1985) Pulmonary extraction of serotonin and propanolol in patients with ARDS. Am Rev Respir Dis 132: 479–484
Murray JF et al. (1988) An expanded definition of the adult respiratory distress syndrome. Am Rev Respir Dis 138: 720–723
Nakawaga TA et al. (1997) Dose response to inhaled nitric oxide in pediatric patients with pulmonary hypertension and acute respiratory distess syndrome. J Pediatr 131: 63–69
Nelson VS (1996) Home mechanical ventilation of children. Dev. Med Child Neurol 38: 704–715
Nicolai T et al. (1991) Non-invasive determination of alveolar pressure during mechanical ventilation. Eur Respir J 4: 1275–1283
Numa AH et al. (1997) Effect of prone and supine position on FRC, oxygenation, and respiratory mechanics in ventilated infants and children. Am J Respir Crit Care Med 154: 1185–1189
Obladen M (1995) Neugeborenenintensivpflege. 5. Auflage, Berlin, Springer-Verlag
Padman R et al. (1994) Use of BiPAP by nasal mask in the treatment of respiratory insuffiency in pediatric patients: preliminary investigation. Pediatr Pulmonol 17: 119–123
Paulson TE et al. (1995) New concepts in the treatment of children with acute respiratory failure. J Pediatr. 127: 163–175
Pilmer SL (1994) Prolonged mechanical ventilation in children. Pediatr Clin North Am 41: 473–512
Pramanik AK et al. (1993) Surfactant replacement therapy for pulmonary diseases. Pediatr Clin North Am 40: 913–936
Ragaller M et al. (2000) Vom Isofluran zum Perflurohexan? Perfluorkarbone - Therapiemöglichkeiten beim akuten Lungenversagen. Der Anästhesist 49: 291–301
Rettwitz-Volk et al. (1998) A prospective, randomized, multicenter trial of HFOV compared with conventional ventilation in preterm infants with RDS receiving surfactant. J Pediatr 132: 249–254
Rivera R, Tibballs J (1992) Complications of endotracheal intubation and mechanical ventilation in infants and children. Crit Care Med 20: 193–199
Roberts JD, Shaul PW (1993) Advances in the treatment of PPHN. Pediatr Clin North Am 40: 983–1004
Ross Russell RI et al. (1993) The effect of variatons in positve end expiratory pressure on gas exchange in ventilated children with liver disease. Eur J Pediatr 152: 742–744
Rossaint R et al. (1992) Positive end-exspiratory pressure reduces renal excretion without hormonal activation after volume expansion in dogs. Anesthesiology 77, 700–708
Shannon DC (1989) Rational monitoring of respiratory function during mechanical ventilation of infants and children. Intensive Care Med 15: S. 13–S. 16
Sheridan RL et al. (1995) Permissive hypercapnia as a ventilatory strategy in burned children: effect of barotrauma, pneumonia, and mortality. J Trauma 39: 854–859
Sifeddine S (1994) Mechanical ventilation during MRI in children: anesthetic constraints. Cah Anesthesiol 42: 583–587
Sivan Y et al. (1991) Effect of PEEP on respiratory compliance in children with acute respiratory failure. Pediatr Pulmonol 11: 103–107
Speer CP et al. (1988) Behandlung des schweren Atemnotsyndroms Frühgeborener mit natürlichem Surfactant. Monatsschr Kinderheilkd 136: 65–70
Stein F, Trevino R (1994) Nosocomial infections in the pediatric intensive care unit. Pediatr Clin North Am 41: 1245–1257
Tobias JD et al. (1996) Alterations of end-tidal carbon dioxide during the intrahospital transport of children. Pediatr Emerg Care 12: 249–251
Tokioka H et al. (1993) The effectiveness of pressure support ventilation for mechanical ventilatory support in children. Anesthesiology 78: 880–884
Varnholt V et al. (1994) Hochfrequenzoszillationsbeatmung bei Säuglingen mit schwersten Atemstörungen: Möglichkeiten, Risiken und Grenzen. Klin Pädiatr 206: 161–166
Walsh-Sukys MD et al. (1994) Treatment of PPHN without hyperventilation: An assessment of diffusion of innovation. Pediatr 94: 303–306
Waters KA et al. (1995) Obstructive sleep apnea: the use of nasal CPAP in 80 children. Am J Respir Crit Care Med 152: 780–785

Extrakorporale Membranoxygenierung (ECMO)

W. Kachel, V. Varnholt

Extrakorporale Membranoxygenierung (extracorporeal membrane oxygenation [ECMO]) beschreibt die zeitweise Übernahme der patienteneigenen Lungenfunktion durch eine künstliche Lunge (Membranoxygenator) nach Anschluss an ein extrakorporales Kreislaufsystem in Fällen von schwerem, mit konservativen Therapiemöglichkeiten nicht beherrschbarem Lungenversagen. Im Gegensatz zum üblichen Einsatz von Herz-Lungen-Maschinen in der Kardiochirurgie erfolgt bei der ECMO der Anschluss an das Kreissystem (Abb. 21.7) extrathorakal, meist über die großen Halsgefäße und/oder die V./Vv. femoralis/es. Die Bypasszeiten variieren bei ECMO zwischen 1 Tag bis 4 Wochen (in wenigen Fällen auch länger).

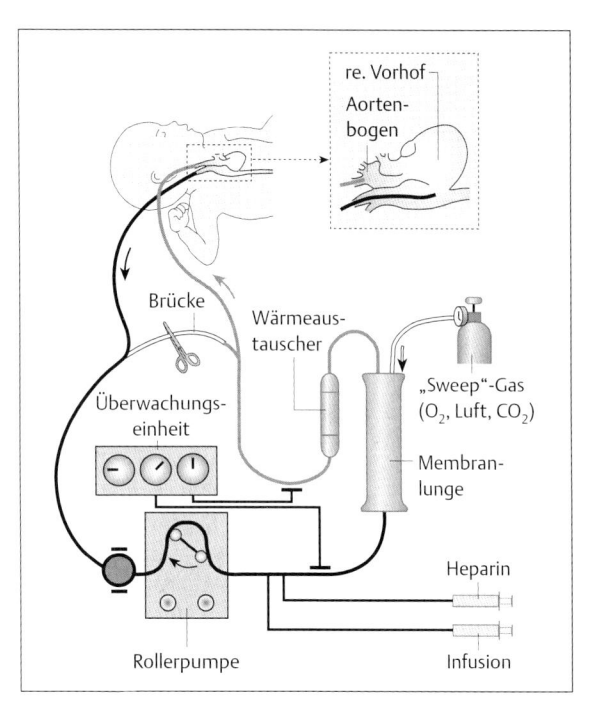

Abb. 21.7 Schematische Darstellung des ECMO-Kreissystems.
Drainage venösen Bluts aus dem rechten Vorhof. Blutfluss durch Rollerpumpe, Membranoxygenator und Wärmeaustauscher zurück zum Aortenbogen, d. h. in den Patientenkreislauf.

Während der ECMO-Behandlung hat die Lunge des Patienten die Chance zur „Erholung", gleichzeitig werden unter der ECMO-Therapie durch die meist dann mögliche Reduktion von FiO_2 und der angewandten Beatmungsdrucke/Atemzugvolumina weitere iatrogene (durch die Beatmungsstrategie induzierte) Lungenschädigungen reduziert. ECMO bedeutet demnach in erster Linie eine passagere Überbrückungsmethode bei einem schweren, prinzipiell jedoch reversiblem Lungenversagen; das ECMO-Verfahren selbst stellt keine kausale Therapie des Lungenversagens dar.

Historische Entwicklung

Versuche, die Aufgabe der Lunge von Maschinen übernehmen zu lassen, reichen in das Jahr 1937 zurück. Die ausgedehnte pulmonale Embolie, d.h. der Verschluss der Lungenarterie bei einem Patienten durch ein verschlepptes Blutgerinnsel, veranlasste John Gibbon, nach einer Methode zu suchen, mit der sich die Blutzirkulation außerhalb des Körpers aufrechterhalten ließ. Die von ihm konzipierte Herz-Lungen-Maschine wurde 1953 erstmals klinisch eingesetzt. Der erste Patient verstarb, der zweite Patient konnte erfolgreich am offenen Herzen operiert werden. Diese Entwicklung stellte einen Meilenstein in der Geschichte der extrakorporalen Zirkulation dar. Es zeigte sich jedoch bald, dass die Herz-Lungen-Maschinen, die für kurze kardiochirurgische Eingriffe erfolgreich eingesetzt werden konnten, todbringend waren, wenn sie über mehrere Stunden verwendet wurden. Die Patienten verstarben im Wesentlichen an Problemen, die durch den direkten Kontakt zwischen Blut und Gas in den künstlichen Lungen entstanden. Mikro- und Makroluftblasen wurden in den Blutkreislauf eingeschwemmt. Zusätzlich trat eine ausgeprägte Hämolyse auf. Luftembolie und Hämolyse führten schließlich zum Multiorganversagen.

Technische Verbesserungen ermöglichten 1972 die erste erfolgreiche „Langzeitperfusion", von der Donald und Hill berichteten. 3 Tage Perfusionszeit bei einem 22-jährigen polytraumatisierten Patienten mit Aortenruptur waren für die damalige Zeit ein einmaliger Erfolg, auch wenn aus heutiger Zeit eine Behandlungszeit von 3 Tagen als Kurzzeittherapie gilt. Von 1974–1976 leitete das National Heart and Lung Institute (im Auftrag des NIH) in Bethesda, USA, eine Multicenterstudie zur Überprüfung der Wirksamkeit des extrakorporalen Lungenersatzes beim akuten Lungenversagen des erwachsenen Patienten (1979). In die Studie sollten 300 Patienten aufgenommen werden. Nach Einschluss von 92 Patienten wurde die Studie abgebrochen, da sowohl in der Kontrollgruppe als auch in der Behandlungsgruppe weniger als 10% der Patienten überlebten. Die Ergebnisse dieser Studie waren für die weitere Entwicklung des extrakorporalen Lungenersatzes von weitreichender Bedeutung und zeigen bis heute Folgen. Das ernüchternde Resultat führte in den USA vorerst zu einem vollständigen Abbruch der klinischen Anwendung und Erforschung des Verfahrens bei Erwachsenen.

■ ECMO beim Neugeborenen

Unbeeinflusst entwickelte sich dagegen die ECMO-Therapie beim Neugeborenen weiter. 1974 wurde sie erstmals von Bartlett in Irvine (Kalifornien) erfolgreich durchgeführt. Bis die Therapie in Europa aufgegriffen wurde, vergingen allerdings mehr als 10 Jahre. Über die ersten erfolgreichen Perfusionen in Europa wurde 1987 von Kachel aus Mannheim berichtet. In der Zwischenzeit wurden weltweit fast 17 000 Behandlungsfälle beim Neugeborenen dokumentiert.

Die damals entwickelte Technik des so genannten venoarteriellen Bypasses (Abb. 21.7) unter Verwendung eines extrathorakalen Zugangs über die großen Halsgefäße war lange Zeit der Goldstandard für die Durchführung von ECMO beim Neugeborenen. Jedoch rief insbesondere die zunächst übliche permanente Ligatur der rechtsseitigen A. carotis communis viel – zum Teil sehr emotionale – Gegnerschaft auf den Plan. Verschiedene Arbeitsgruppen berichteten über eine Häufung rechtsseitiger Hirninfarkte im Rahmen der ECMO-Therapie, während andere klinisch arbeitende ECMO-Zentren dieses spezielle Risiko für ihr Krankengut nicht bestätigen konnten.

■ ECMO im Kindesalter und beim Erwachsenen

1989 wurde die extrakorporale Perfusion zur Lungenunterstützung beim Lungenversagen im Rahmen von ARDS-Erkrankungen von Gattinoni in Mailand erneut aufgegriffen. Er bediente sich dabei einer venovenösen – von Theodor Kolobow entwickelten – Technik, für die der Begriff „extrakorporale CO_2-Elimination" in Kombination mit „apnoischer Oxygenierung" geprägt wurde. Die extrakorporale Perfusion diente dabei vor allem der CO_2-Entfernung, die durch in Serie geschaltete Membranoxygenatoren auch bei niedrigen Flussraten (ca. 25% des HZV) effizient wurde. Zur Ergänzung der CO_2-Entfernung war lediglich eine niederfrequente unkritische Zusatzbeatmung erforderlich. Die Oxygenierung wurde apnoisch erreicht. Dazu wurde mittels eines carinanah positionierten Insufflationskatheters kontinuierlich reiner Sauerstoff mit einem Flow von 1–2 l/min appliziert.

Wie im Erwachsenalter, hat ECMO in den vergangenen Jahren auch im Kindesalter bei – unter konventioneller Therapie – aussichtslosen Fällen von Lungenversagen zunehmende Bedeutung als letzte Zuflucht erlangt. Die zentrale Registratur verzeichnete bis 2002 über 2200 pädiatrische und über 700 erwachsene Patienten, die wegen akuten Lungenversagens mit dieser Technik behandelt wurden. Seit der oben zitierten NIH-Studie wurde jedoch keine neue größere kontrollierte Studie zur Klärung der Effektivität von ECMO bei ARDS im Kindes- oder Erwachsenenalter gestartet.

Eine zunehmend größere Rolle spielte ECMO in den letzten 10 Jahren auch bei kardialen Grunderkrankungen, wo sie meist postoperativ (nach Kardiochirurgie oder Herztransplantationen) zum Einsatz kommt. Bislang wurden international mehr als 2600 ECMO-Behandlungen aus kardialer Indikation registriert.

■ ECMO-Registrierung

1987 wurde die Extracorporeal Life Support Organization (ELSO) gegründet, die weltweit fast alle ECMO-Behandlungsfälle aller ELSO-Mitglieder (inzwischen [2002] 95 ECMO-Zentren) registriert und auswertet. 2-mal pro Jahr erscheinen die internationale und die europäische Registrierung aller gemeldeten ECMO-Therapien.

Erfasste Daten:
- Patientenalter,
- Diagnosen,
- Beatmungsparameter und Blutgase vor ECMO,
- ECMO-Eintrittskriterien,
- Komplikationen,
- Outcome,
- Einzelergebnisse jedes beteiligten ECMO-Zentrums u. a.

Durch dieses zentrale Register ist die ECMO-Therapie zur international am besten dokumentierten Behandlungsmethode geworden.

ECMO-Technik

■ Venoarterielle ECMO

Bei venoarterieller ECMO (VA-ECMO) handelt es sich um die von Bartlett entwickelte Technik, mit der erstmals erfolgreich Neugeborene behandelt wurden. Bei ihr wird ein Katheter über die V. jugularis in den rechten Vorhof eingebracht. Im Kreissystem (meistens besteht das Schlauchmaterial aus PVC) wird das passiv drainierte Blut mittels einer okklusiv arbeitenden Rollerpumpe durch einen Membranoxygenator (wo neben der O_2-Anreicherung auch die CO_2-Entfernung stattfindet) geleitet, im Wärme(aus)tauscher wieder auf Körpertemperatur gebracht und über einen 2. Katheter, der via A. carotis communis im Aortenbogen platziert ist, dem Patientenkreislauf wieder zugeführt (Abb. 21.**8**).

Die Membranoxygenatoren, die sich für Langzeitperfusionen am besten bewährt haben, besitzen eine völlig geschlossene Membran aus Silicongummi. Diese Oxygenatoren haben Standzeiten bis zu 14 Tagen. Die deutlich preiswerteren Polypropylenoxygenatoren, die in der Kardiochirurgie heute stark verbreitet sind, haben leider den Nachteil einer relativ raschen Leckage-Entwicklung und müssen deshalb in 1- bis 3-tägigem Rhythmus gewechselt werden.

Vorteil der VA-Methode ist natürlich, dass eine vollständige Linksherzunterstützung möglich ist.

Der *Nachteil* liegt zum einen in der Karotisligatur, zum anderen darin, dass die Koronardurchblutung mit mangelhaft oxygeniertem Blut aus dem linken Ventrikel erfolgt. Mechanische Herzstillstände (cardiac stun), die immer wieder bei VA-ECMO gesehen werden, bringt man mit dieser Problematik in Zusammenhang. Viele Arbeitsgruppen sind Anfang der 90er Jahre dazu übergegangen, die A. carotis nach Dekanülierung wieder zu rekonstruieren, umso den Nachteil der Karotisligatur wenigstens für das weitere Leben aufzuheben.

■ Venovenöse ECMO

Um den Nachteil der Karotisligatur zu umgehen, waren schon frühzeitig Überlegungen im Gang, sich für die Durchführung von ECMO einer venovenösen Technik zu bedienen. Anfangs wurde beim Neugeborenen die V. jugularis als Drainage-, die V. femoralis als Reperfusionsgefäß benutzt. Der *Nachteil* dieser Methode war, dass das Kaliber der V. femoralis oft nicht ausreichte und während bzw. nach der Perfusion immense venöse Abflussprobleme im Bereich der Beine bestanden. Nach Entwicklung der perkutanen Kanülierungstechnik hat sich diese für die ECMO-Anwendung bei Lungenversagen im Klein- und Schulkindalter durchgesetzt. Die großen venösen Gefäße werden nach Dekanülierung meist wieder gut durchgängig.

Weitgehende Einigkeit besteht darüber, dass auch beim Lungenversagen von Säuglingen, Kleinkindern, Schulkindern und Erwachsenen bei venovenöser ECMO extrakorporale Flussraten (EC-Flow) von 50–80 % des HZV erreicht werden müssen, um eine ausreichende

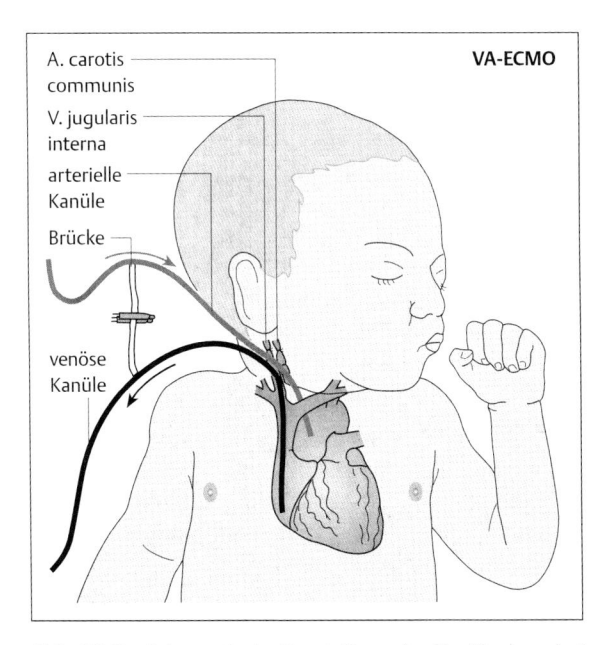

Abb. 21.**8** Schematische Darstellung der Kanülenlage bei venoarterieller ECMO (VA-ECMO).

Überbrückung der Gasaustauschstörung zu erreichen. Bei allgemeiner Akzeptanz des Prinzips der „permissiven Hyperkapnie" bei der Respiratortherapie des pädiatrischen ARDS spielt die Idee, durch die Extrakorporaltechnik volu- bzw. barotraumatische Schädigungen infolge der Beatmungsstrategie zu reduzieren, keine so große Rolle mehr.

Ein weiterer *Nachteil* der venovenösen Methode ist natürlich die fehlende Linksherzunterstützung, die vor allem bei Neugeborenen mit protrahierter kardialer Insuffizienz eine nicht zu unterschätzende Rolle spielt.

Venovenöse Doppellumenperfusion (VV-ECMO). Speziell für Neugeborene und Säuglinge (bis ca. 1 Jahr bzw. 10 kg KG) erfuhr die venovenöse Technik durch die Entwicklung der venovenösen Doppellumenperfusion eine deutliche Verbesserung. Bartlett und Kachel entwickelten dazu spezielle Doppellumenkanülen von 12, 14 und 15 French Durchmesser. Bei ihnen wird jeweils 65% des Lumens für die Drainage und 35% für die Reperfusion genutzt. Ermöglicht wird dies durch ultradünnes Polyurethanmaterial und eine spezielle Ausformung der Katheterspitze. So kann eine Rezirkulation weitgehend vermieden werden. Der Gefäßzugang kann bei diesen Kathetern via V. jugularis interna unter Anwendung einer Semi-Seldinger-Technik (Freilegen des Gefäßes, Einbringen des Katheters mit Seldinger-Technik) gewonnen werden. Bei Neugeborenen mit pulmonaler Hypertonie kann die Anwendung der VV-ECMO auch kurativ sein. Durch die Einleitung von sauerstoffreichem Blut in den rechten Vorhof und damit in die Lungenstrombahn können die pulmonalen Gefäße dilatiert und die pulmonale Hypertension schneller überwunden werden.

„AREC"- (Assistance-Respiratoire-Extra-corporelle-)Methode. Eine weitere Variante der venovenösen Technik mit spezieller Eignung für Neugeborene, Säuglinge und Kleinkinder wurde von Durandy und Chevalier entwickelt. Bei dieser so genannten AREC-Methode wird die Oxygenierung durch getakteten Ein- und Ausstrom über eine im rechten Vorhof platzierte Einlumenkanüle bewerkstelligt, durch eine nonokklusiv arbeitende Rollerpumpe erhält dieses System zusätzliche Sicherheit.

Indikationen

ECMO-Indikationsstellung beim Neugeborenen

Das Hauptindikationsfeld von ECMO sind die PPHN-assoziierten Erkrankungen des reifen oder fast reifen Neugeborenen:
- primäre persistierende pulmonale Hypertension,
- Mekoniumaspirationssyndrom (MAS),
- Sepsis/Pneumonie,
- RDS (seltener),
- schwere baro-/volutraumatische Lungenschädigung (air leaks).

Der Einsatz von ECMO bei Kindern mit angeborener Zwerchfellhernie (CDH) ist umstritten. So weisen beispielsweise klinische Studien aus Boston und Toronto darauf hin, dass sich Mortalität und Morbidität dieser Population auch durch den Einsatz von ECMO kaum oder eher negativ beeinflussen lassen. Andere Studien haben allerdings bei Patienten mit Zwerchfellhernie nach Erreichen eines OI von 40 eine bessere Überlebenschance bei Anwendung der ECMO-Therapie auch präoperativ (und dann Durchführung der Korrekturoperation unter oder nach ECMO) ergeben.

Unter Verwendung vereinheitlichter Indikationskriterien wurden an den seit Beginn der 80er Jahre entstandenen weltweit fast 100 ECMO-Zentren nahezu konstante durchschnittliche Überlebensraten um die 70–80% erreicht (Abb. 21.**9**), wenn zuvor die maximale konservative Therapie versagt hatte. Dies lässt sich anhand der über 13 000 zurzeit zentral durch die ELSO dokumentierten Behandlungen bei Neugeborenen erkennen. Basierend auf historischen Kontrollen wurden Mitte der 80er Jahre Grenzwerte für die $AaDO_2$ sowie den OI festgelegt, bei denen man von einer 80- bis 100%igen Letalitätswahrscheinlichkeit (unter Fortführung der konventionellen Therapie) ausging.

> ! Eine $AaDO_2$ von > 610 mm Hg für mehr als 8 h oder ein OI > 40 bei 3 konsekutiven Blutgasanalysen wurden und werden auch heute noch oft als ECMO-Eintrittskriterien herangezogen.

Diese Eintrittskriterien werden heute jedoch nicht mehr mit einer Letalitätswahrscheinlichkeit von 80–100% in Verbindung gebracht.

> $AaDO_2 = $ barometrischer Druck $\times FiO_2 - 47 - paO_2 - paCO_2$
> $OI = MAP \times FiO_2 \times 100 : paO_2$

> ! Ein anderes Eintrittskriterium stellt die akute Zustandsverschlechterung mit drohender/manifester Herz-Kreislauf-Dekompensation oder eine akute Hypoxie ($paO_2 < 40$ mm Hg für > 2 h) dar.

1985 wurde die bei manchen PPHN-Patienten zu beobachtende akute Zustandsverschlechterung (und spätere Entwicklungsdefizite, v. a. Hörstörungen) mit dem auch heute noch gebräuchlichen Therapieprinzip der Hyperventilation in Verbindung gebracht. Deshalb bevorzugen einige neonatologische Zentren bei PPHN eine Normoventilation bei gleichzeitigem Einsatz eines systemischen Vasodilatators (Tolazolin, Prostacyclin). Dennoch ist zu bemerken, dass aufgrund ihres Eindrucks über die Wirksamkeit einzelner Behandlungsstrategien 80% der US-amerikanischen Neugeborenenintensivstationen (NICU) bei der Hyperventilationsstrategie ab einem OI von 25–40 geblieben sind. Zudem ist festzustellen, dass auch heute noch ab einem OI von 40 die Überlebensrate verdoppelt werden kann, wenn man die Patienten ab diesem Grenzwert ins

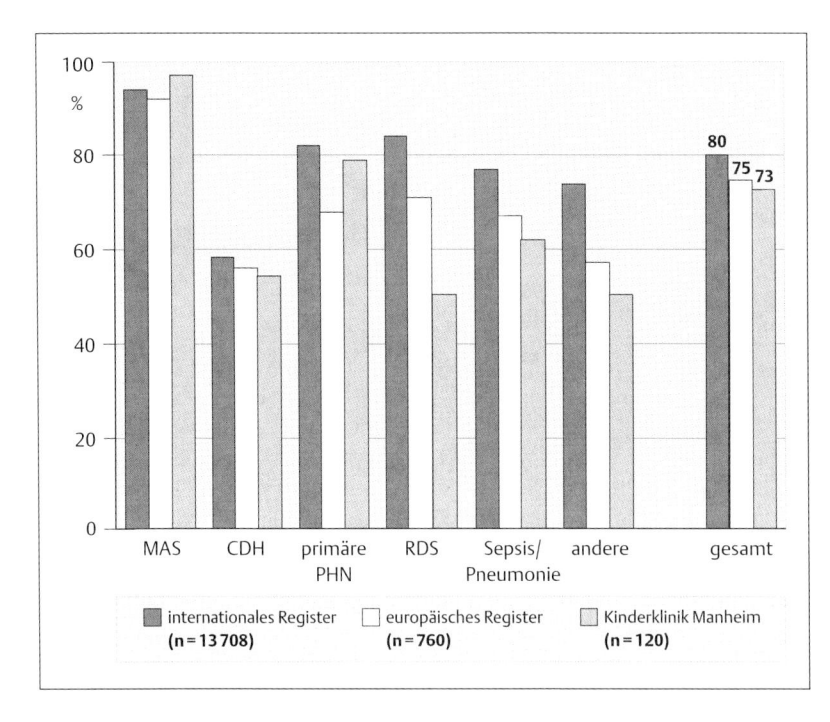

Abb. 21.9 Überlebensraten bei neonataler ECMO nach zugrundeliegenden Diagnosen anhand des internationalen und des europäischen Registers (ELSO 1998) sowie von Behandlungszahlen des Mannheimer ECMO-Zentrums (bis 4/98).

MAS = Mekoniumaspirationssyndrom
CDH = angeborene Zwerchfellhernie
PPHN = persistierende pulmonale Hypertonie des Neugeborenen
RDS = Atemnotsyndrom

ECMO-Zentrum verlegt! Hier ist vor allem eine in Großbritannien durchgeführte groß angelegte Multicenterstudie zu nennen.

Kontraindikationen

Kontraindikationen für ECMO-Anwendung bei Neugeborenen sind:
- zu geringes Geburtsgewicht (je nach Zentrum 1800–2500 g),
- zu geringes Gestationsalter (< 34.–35. SSW),
- zyanotisches Vitium cordis,
- Hirnblutung, die über das Maß einer kleinen Subependymalblutung hinausgeht,
- mehr als 10 Tage durchgeführte grenzwertige Beatmung vor ECMO.

! Schwere, nicht mit einer zu erwartenden akzeptablen Lebensqualität einhergehende angeborene Fehlbildungen sind eine weitere Kontraindikation, nicht jedoch ein Zustand nach Reanimation (falls hierunter nicht längere Phasen von Hypotonie zu verzeichnen waren).

Bedeutung alternativer Therapieansätze

In den frühen 90er Jahren entdeckten viele ECMO-Zentren, dass hochfrequente Oszillationsbeatmung (HFOV) oder Jet-Beatmung (HFJV) manche ECMO-Kandidaten vor der invasiven ECMO-Therapie bewahren konnte. Insbesondere bei reifen Neugeborenen mit PPHN-assoziierten Erkrankungen war diese Therapie unstreitbar erfolgreich, während sie bei typischen respiratorischen Problemen des Frühgeborenen keinen sicheren Vorteil gegenüber der Standardbeatmungstechnik aufwies.

Die Entdeckung, dass der hauptsächliche Relaxierungsfaktor für die glatte Gefäßmuskulatur (endothelial derived relaxing factor [EDRF] = NO), in gasförmigem Zustand der Inspirationsluft beigemischt, den Lungengefäßtonus wahrscheinlich relativ selektiv beeinflussen kann, war dann ein weiterer Meilenstein bei der Behandlung der PPHN-assoziierten Erkrankungen. Hierdurch kann der ECMO-Bedarf um etwa 20% gesenkt werden. Mannheimer Daten belegen jedoch, dass die alleinige Anwendung von HFOV bei ECMO-Kandidaten zu vergleichbaren Ergebnissen führt.

Bei Patienten mit kritischer Zwerchfellhernie führen – den Ergebnissen aktueller klinischer Studien nach – weder der Einsatz von HFOV noch die Anwendung von iNO zu einer Verbesserung der Ergebnisse.

! Zusammenfassend kann postuliert werden: Ein OI von > 40 spricht auch heute für eine schlechte Überlebensprognose. Werden mit HFOV oder iNO innerhalb von 4–6 h keine überzeugenden Therapiedurchbrüche erzielt, sollte auch heute noch bei Überschreitung dieses OI-Grenzwerts eine Verlegung ins ECMO-Zentrum erfolgen.

Indikation von ECMO im Kindesalter

Die Indikationsstellung zur ECMO-Konnektion bei Lungenversagen im Säuglings-, Kleinkind- und Schulalter sollte dringend im ECMO-Zentrum vorgenommen werden. Eine Verlegungsindikation besteht bei paO_2-Werten < 80 mm Hg trotz Beatmung mit FiO_2 > 0,6 und PEEP > 10 cm H_2O. Der ECMO-Indikationsstellung sollte eine 24- bis 120-stündige Phase der Advanced-ARDS-Therapie vorausgehen:

- Ermittlung des Best-PEEP:
  Dort angesiedelt, wo die gemischtvenöse Sättigung am höchsten ist.
- Verlängerung des Verhältnisses von Inspirations- zu Exspirationszeit auf 1 : 1 oder Umkehr von $t_i : t_e$ bis 4 : 1.
- Zulassen niedriger paO_2-Werte von 50 mm Hg bzw. arterieller O_2-Sättigungswerte bis 80 %.
- Permissive Hyperkapnie:
  Zulassen von Werten bis ca. 80 mm Hg $paCO_2$, solange pH-Wert > 7,20.
- Lagerungstherapie.
- Surfactantinstillation (?).
- Eventuell Versuch mit inhalativer iNO-Therapie.
- Versuch HFOV:
  Im Kindesalter kann bis zum Alter von ca. 6 Jahren auch HFOV versucht werden (geeignete Geräte sind inzwischen auf dem Markt). Zurzeit sind Studien im Gang, die den Stellenwert von HFOV auch bei größeren Patienten evaluieren sollen; hierfür steht in Deutschland zur Zeit allerdings nur ein Gerätetyp zur Verfügung.

Welche Rolle iNO und HFOV im Kindesalter bei der Bewältigung hypoxischer Krisen im Rahmen einer ARDS-Beatmung spielen können, muss aber zurzeit genauso wie für das Erwachsenenalter noch als unklar gelten.

! ECMO ist heute beim pädiatrischen Lungenversagen fast ausschließlich nur noch bei akut eintretender unüberwindbarer Hypoxie (paO_2 für 6 Stunden < 50 mm Hg, SaO_2 < 80 %) indiziert.

Das früher übliche Slow-Entry-Kriterium (ECMO nach 7- bis 10-tägiger konservativer Maximaltherapie ohne Besserungstendenz) spielt beim oben genannten Vorgehen keine wesentliche Rolle mehr.

Kontraindikationen für ECMO im Kindesalter

Kontraindikationen für ECMO im Kindesalter sind vor allem:
- Zustände mit Koagulopathie,
- zugrunde liegende Krankheit mit sehr ungünstiger/infauster Prognose,
- Schädel-Hirn-Traumen innerhalb der ersten 7–10 Tage nach dem Unfallereignis.

Eine vorbestehende BPD ist keine absolute Kontraindikation für ECMO. Die Überlebensraten sind nahezu gleich gegenüber anderen pädiatrischen ECMO-Patienten, bei Überleben des ARDS ist die BPD nach ECMO-Therapie nur selten deutlich aggraviert. Immunsupprimierte Patienten werden von den meisten ECMO-Zentren nicht akzeptiert, in Einzelfällen ist jedoch auch bei dieser Patientengruppe schon über erfolgreiche ECMO-Behandlungen berichtet worden.

ECMO aus kardialer Indikation

Hauptindikationen:
- Dekompensation von Herz- und/oder Lungenfunktion nach kardiochirurgischen Eingriffen:
  - Ventrikelversagen,
  - pulmonale Hypertonie,
  - Lungenversagen,
- nach Herztransplantationen.

Daneben sind einige Fälle schwerst verlaufender Myokarditiden sowie Kardiomyopathien mit ECMO behandelt worden, außerdem – bei Neugeborenen – angeborene, jedoch vor ECMO nicht diagnostizierte Vitien (meist totale Lungenvenenfehlmündung), die als PPHN verkannt wurden.

Die ECMO-Durchführung erfolgt bei dieser Patientengruppe in allen Altersstufen wegen meist vorhandener myokardialer Insuffizienz fast ausschließlich (> 95 %) venoarteriell.

Durchführung/Steuerung von ECMO

Idealerweise lässt sich die ECMO-Therapie bei Neugeborenen/kleinen Säuglingen auf einer offenen Pflegeeinheit mit Over-Head-Wärmestrahler durchführen.

Intrakranielle Blutungen und – bei Neugeborenen – zyanotisches Vitium cordis müssen durch vorgeschaltete sonographische (bei älteren Patienten evtl. auch computertomographische) Untersuchungen ausgeschlossen werden. Nach Stellung der ECMO-Indikation wird das Kind in Trendelenburg-Position unter Exposition der rechten Halsseite gelagert. Die rechtslateralen Halsgefäße werden freigelegt und je nach Erfordernis entweder Vene und Arterie oder bei venovenöser Doppellumentechnik ausschließlich die V. jugularis kanüliert. Bei VV-ECMO ohne Verwendung einer Doppellumenkanüle wird eine 2. Vene (meist eine V. femoralis) kanüliert.

Zeitgleich sollte die Erstfüllung des Kreissystems (Priming) mit Ringerlösung, Humanalbumin oder Frischplasma und kompatiblem Erythrozytenkonzentrat erfolgen, nachdem das Kreissystem zunächst mit CO_2 gespült und dieses anschließend durch Anwendung eines Negativsogs (für 5–10 min) entfernt wurde.

Nach Röntgendarstellung der Kanülenlage kann das Kreissystem über spezielle Adapter (z. B. Dia-Konnektoren, System Mannheim, Firma Jostra, Hirrlingen) an die Kanülen angeschlossen werden. Da die Prime-Lösung thrombozytenfrei ist, sollte Plättchenkonzentrat gleich nach dem Start transfundiert werden.

Der extrakorporale Fluss kann dann bei VA-Technik in ca. 15 Minuten auf 50–80 % des HZV gebracht werden. Durch Überwindung der hyperdynamischen schockbedingten Kreislaufsituation besteht am Anfang der Therapie fast immer ein hoher Transfusions- und Volumenbedarf. Die Oxygenierung lässt sich bei VA-ECMO am sichersten durch die (mindestens stündliche, am besten kontinuierliche) Überwachung der gemischtvenösen Sättigung (Sollwert: SvO_2 70%, minimal 65%) steuern, hauptsächliches Steuerglied ist dabei die Höhe des extrakorporalen Flusses. Die CO_2-Entfernung unterliegt sowohl dem extrakorporalen Fluss als auch dem der Höhe des Sweep-Gas-Flusses durch den Oxygenator. Da die Diffusionskapazität für CO_2 bei den meisten Membranoxygenatoren größer ist als die für O_2, muss in der Regel CO_2 zum Sweep-Gas zugemischt werden, besonders wenn vor ECMO-Beginn eine Hyperkapnie bestand. Die CO_2-Zumischung sollte so erfolgen, dass rasche Änderungen des pCO_2 nach Anschluss an ECMO vermieden werden. Eine Normalisierung des pCO_2 sollte innerhalb mehrerer Stunden (bis zu 12) angestrebt werden. Die Höhe des Sweep-Gas-Flusses richtet sich nach der Größe des Membranoxygenators. Er variiert bei Kindern zwischen 1 und 6 l/min. Liegt der Sauerstoffpartialdruck im Blut des Extrakorporalkreislaufs nach Oxygenatorpassage > 600 mm Hg, wird der Sauerstoff im Sweep-Gas teilweise durch Druckluft ersetzt.

Der extrakorporale Fluss bei venovenöser ECMO soll nur sehr langsam – über Stunden – auf 70–80% des HZV gesteigert werden. Auch das extrakorporal oxygenierte Blut unterliegt zunächst dem etablierten Rechts-links-Shunt, sodass am Anfang des Verfahrens oft kaum ein Anstieg in der arteriellen Sauerstoffspannung erkennbar wird. Dem Organismus wird jedoch durch eine kompensatorische Erhöhung des HZV eine deutlich höhere Sauerstoffzufuhr angeboten. Hauptsächliche Steuergröße bei venovenöser ECMO sind die arteriellen Blutgasanalysen (Bestimmung alle 1–2 h), hauptsächliches Steuerglied ist wiederum der EC-Flow.

■ Antikoagulation

Zur Vermeidung thromboembolischer Komplikationen sowie zur Erhaltung der Funktionsfähigkeit des extrakorporalen Kreislaufs ist eine systemische Heparinisierung unabdingbar. Initial werden 50–100 I.E./kg KG Heparin gegeben, danach müssen in der Regel stündlich 30–50 I.E./kg KG Heparin zugeführt werden, um eine ausreichende Antikoagulation zu erreichen. Idealer Kontrollparameter ist dabei die automatisierte Messung der aktivierten Gerinnungszeit (activated clotting time [ACT]). Diese komplexe Messung ist in der Lage, die gemeinsame Wirksamkeit der humoralen und zellulären Gerinnung zu erfassen (stündliche Bestimmungen unter ECMO!). Für den Extrakorporalkreislauf des Neugeborenen oder pädiatrischen Patienten sind ACT-Werte von 160–180 s als ausreichend zu betrachten. Blutungskomplikationen können der Anlass sein, kurzfristig niedrigere Werte (um 140 s) zu akzeptieren. In manchen Fällen muss die systemische Heparinisierung sogar ausgesetzt werden. Auch bei Verwendung der mit kovalentem Heparin beschichteten Membranlungen und Schlauchsysteme sollte eine minimale Heparinzufuhr beibehalten werden, d.h. ACT-Werte von 120–140 s sind dann anzustreben. Entgegen den hohen Erwartungen ließ sich jedoch in klinischen Pilotstudien die Frequenz an Blutungskomplikationen noch nicht signifikant senken. Im Versuch sind alternativ dazu im Moment stickstoffmonoxidbeschichtete Kreissysteme zur Thrombozytenaggregationshemmung.

Zur Vermeidung von Blutungskomplikationen haben sich die meisten ECMO-Zentren auf eine Thrombozytenuntergrenze von 100 000/mm^3 beim Neugeborenen und 50 000–70 000/mm^3 bei pädiatrischen Patienten festgelegt. In der Regel sind 1-mal täglich Thrombozytentransfusionen erforderlich.

■ Beatmung unter ECMO (lung management)

Gegenstand ausführlicher Diskussionen war in der Vergangenheit die Frage des idealen Lung Managements während ECMO. ECMO wird vielfach kompliziert durch die Ausbildung der so genannten „white ECMO-lung". Sie ist gekennzeichnet durch eine weitere Verschlechterung der Lungenfunktion. Oft besteht in dieser Phase eine totale Abhängigkeit vom Extrakorporalkreislauf. Pathoanatomisch handelt es sich bei diesem Zustand um ein Mischbild von Lungenödem und Mikroatelektasen. Pathogenetisch wird sie u.a. in Zusammenhang gebracht mit der anfangs üblichen raschen Reduktion der Beatmungsparameter.

Aktuelle Strategien richten sich gegen die Entstehung dieses Funktionsausfalls, sie sind mit dem Stichwort „keep the lung open" umschrieben. In diesem Zusammenhang wird angestrebt, den vorher bestehenden Atemwegsmitteldruck bei gleichzeitiger Absenkung des Spitzendrucks zunächst aufrechtzuerhalten und konsekutiv nur langsam abzusenken. In jedem Fall sollten so früh wie möglich FiO_2-Werte von < 0,6 angestrebt werden, um einen weiteren lungenschädigenden Einfluss der O_2-Toxizität zu vermeiden.

Die früher bei Erwachsenen durchgeführte apnoische Oxygenierung (evtl. in Kombination mit low frequency ventilation) spielt in der aktuellen ECMO-Praxis keine Rolle mehr.

Surfactantsubstitution. In manchen Fällen kann eine Surfactantsubstitution unter ECMO die Erholung der patienteneigenen Lungenfunktion beschleunigen, bei Neugeborenen mit MAS kann zuvor unter ECMO relativ gefahrlos eine Bronchiallavage durchgeführt werden.

Die Besserung der patienteneigenen Lungenfunktion lässt sich sowohl radiologisch als auch klinisch anhand verbesserter Blutgasanalysen bei gleich bleibendem EC-Fluss und anhand der verbesserten Lungencompliance verfolgen, bei pathogenetisch im Vordergrund stehender pulmonaler Hypertonie auch echokardiographisch (Abnahme des Rechts-links-Shunts, dann Shuntumkehr, Rückbildung der rechtskardialen Belastung usw.).

Herz-Kreislauf-Funktion unter ECMO

Die myokardiale Funktion (und auch die Position der im rechten Vorhof gelegenen venösen Kanüle) lässt sich unter laufender ECMO problemlos per Echokardiographie überwachen und danach auch der Bedarf an positiv inotrop wirksamen Medikamenten steuern.

VA-ECMO. Bei VA-ECMO werden – nach Volumensubstitution zu ECMO-Beginn – oft rasche Steigerungen des systemischen Blutdrucks beobachtet, die zur Reduktion der zuvor bei fast allen ECMO-Patienten eingesetzten Katecholamindosen führen müssen. Teilweise sind auch Antihypertensiva erforderlich, um Blutdruckspitzen (erhöhtes Risiko für intrazerebrale Blutungen) zu vermeiden.

VV-ECMO. Bei VV-ECMO müssen initial meist unverändert hohe Katecholamindosen beibehalten werden, eine Reduktion ist oft erst nach Stunden bis Tagen möglich. In einzelnen Fällen ist bei unter VV-ECMO eintretender Herz-Kreislauf-Dekompensation eine Umstellung von VV- auf VA-ECMO indiziert. Dies ist auch bei Anwendung einer Doppellumenkanüle relativ problemlos möglich, indem dann – nach zusätzlichem Einbringen eines arteriellen Katheters – beide Anteile der Doppellumenkanüle für die venöse Drainage genutzt werden.

Nierenfunktion unter ECMO

Aufgrund der Hypoxie und grenzwertiger Hypotonie besteht vor ECMO meist eine Oligoanurie. Gleichzeitig werden vor ECMO – vor allem bei Neugeborenen – vielfach große Volumenmengen verabreicht. Dies fördert die Ödemneigung. Trotz Einsatz von Diuretika gelingt die Ödemausschwemmung unter ECMO oft erst nach mehreren Tagen. Dies sollte jedoch unbedingt angestrebt werden, da nach Mobilisierung der Ödeme fast immer eine Verbesserung der Lungenfunktion zu erreichen ist. Bevorzugtes Nierenersatzverfahren – wenn unter ECMO erforderlich – ist die Hämofiltration, welche relativ problemlos und mit vergleichsweise geringem technischen Aufwand in das ohnehin bestehende extrakorporale Kreissystem integriert werden kann.

ECMO-Behandlungdauer

Für Neugeborene liegt die durchschnittlich erforderliche Perfusionsdauer bei ca. 130 h (Mannheimer Daten). Sie ist jedoch im Einzelfall abhängig von der zugrunde liegenden Diagnose und von der Dauer der chronischen Hypoxie, welcher der Patient in der kritischen Phase vor Konnektion ans Kreissystem ausgesetzt war. Etwas verallgemeinernd ist bei Patienten mit MAS beispielsweise mit relativ kurzen, bei CDH-Patienten mit Perfusionszeiten bis zu 14 Tagen zu rechnen.

Bei pädiatrischen ARDS-Patienten liegt die durchschnittliche Perfusionszeit für überlebende Patienten bei 185 h (Mannheimer Daten).

Im Rahmen von Langzeitperfusionen mit der Dauer von 4–6 Wochen (und mehr) steigt die Komplikationsrate. Technisch gesehen, stellen Langzeitperfusionen heute jedoch keine besondere Herausforderung mehr dar. Erfolge im Rahmen der Behandlung von Lungenversagen sind jedoch bei mehr als 2 Wochen erforderlicher Perfusionszeit eher selten. Die größere Bedeutung solcher Langzeitperfusionen liegt in Zukunft vielleicht eher im Bridging vor akut erforderlichen Organtransplantationen.

Entwöhnung (weaning)/Beendigung von ECMO

Während bei venoarterieller ECMO nach Einsetzen der Lungenerholung (und Herz-Kreislauf-Stabilisierung) der EC-Flow schrittweise auf 10–15 ml/kg KG reduziert wird, ist bei venovenöser ECMO lediglich eine Reduktion auf ca. ⅓ des HZV erforderlich. Sind diese Flowbedingungen erreicht, kann der Extrakorporalflow – den Gasaustausch betreffend – (durch zunehmenden Ersatz von O_2 im Sweep-Gas durch Raumluft) allmählich unwirksamer gemacht werden (idling).

VA-ECMO wird nach einer ca. 10-minütigen stabilen Abklemmphase beendet. Längere Abklemmphasen bergen die Gefahr einer thromboembolischen Komplikation in sich. Bei venovenöser ECMO kann man sich im Rahmen der Idling-Phase risikoloser über einen längeren Zeitraum hinweg der pulmonalen Stabilität des Patienten versichern.

Die Dekanülierung kann durchgeführt werden, wenn „normale" Blutgase (als untere Grenze wird ein $paO_2 = 60$ mm Hg angesehen) unter konventioneller Beatmung (evtl. unter NO-Zusatz) mit $FiO_2 = 0{,}6$ und mittlerem Atemwegsdruck $= 13$ cm H_2O erreicht werden. Bei Blutungskomplikationen (insbesondere zerebral) müssen manchmal auch „kritischere" Beatmungseinstellungen in Kauf genommen werden, um die ECMO-Therapie beenden und damit eine Aggravierung der Blutung verhindern zu können.

Bei Neugeborenen erfolgt die Dekanülierung operativ. Die venöse Kanüle wird gezogen, der Gefäßstumpf der V. jugularis nach proximal unterbunden, die A. carotis wird – wenn möglich – rekonstruiert. Ist die Kanüleneinlage perkutan erfolgt (bei größeren Kindern), können die Kanülen wie ein zentraler Venenkatheter gezogen werden, die Einstichstellen müssen anschließend ausreichend lange manuell komprimiert werden.

Die Nachbeatmungszeiten nach ECMO variieren von wenigen Tagen (oft bei Neugeborenen mit MAS) bis zu mehreren Wochen (oft bei Neugeborenen mit CDH, nach pädiatrischem ARDS).

> **!** Besonders schwierig ist die Entscheidung über den Abbruch von ECMO bei vermutlich infauster Prognose, entweder durch ausgedehnte zerebrale Komplikationen (Blutungen/Infarkte), die nur mit einer schweren Einschränkung der neurologischen Entwicklungsprognose überlebt werden können, oder durch ausbleibende Erholung der Lungenfunktion (bzw. bei CDH-Patienten Diagnose einer ausgeprägten Lungenhypoplasie, die mit dem Überleben nicht vereinbar ist).

Exakte Zeitangaben, nach welcher ECMO-Behandlungsdauer eine Erholung der Lungenfunktion nicht mehr möglich ist, sind weder für Neugeborene noch für Kinder (und Erwachsene) möglich. Eindeutige diagnostische Verfahren existieren nicht. Auch eine Lungenbiopsie ist meist wenig hilfreich.

Komplikationen

Mechanische Komplikationen

Tab. 21.5 gibt eine Übersicht über die Häufigkeit mechanischer Komplikationen unter ECMO (ELSO International Registry 2002).

Mechanische Komplikationen treten in ähnlicher Häufigkeit bei neonataler und pädiatrischer ECMO auf.

Im Vordergrund stehen Oxygenatorausfall, Pumpensegment- und sonstige Schlauchrupturen sowie Rollerpumpenausfall. Die Dokumentation spiegelt jedoch wider, dass technische Ausfälle in der Regel kaum Einfluss auf die Überlebensrate haben, da der Umgang mit diesen Komplikationen von gut trainierten ECMO-Gruppen in aller Regel beherrscht wird.

Patientenkomplikationen

Tab. 21.6 zeigt die Häufigkeit ausgewählter Patientenkomplikationen unter ECMO (ELSO International Registry 2002).

Patientenkomplikationen sind bei neonataler und pädiatrischer ECMO unterschiedlich verteilt. Beim Neugeborenen sind hämorrhagische Hirninfarkte bei etwa 15 % der Patienten die gefürchtetste Komplikation (durch regelmäßige Echoenzephalographien einfach zu erfassen). Sie zwingen teilweise zum Abbruch des Verfahrens und sind oft mit einer Einschränkung der Überlebensqualität verknüpft. Nierenversagen, Hochdruck, Cardiac Stun und zerebrale Krampfanfälle sind als weitere wesentliche Komplikationen zu nennen.

Bei pädiatrischen ECMO-Patienten sind Blutungen aus Operationswunden, Nierenversagen, zerebrale Krampfanfälle und Infektionen an erster Stelle zu nen-

Tabelle 21.5 Häufigkeit mechanischer Komplikationen unter ECMO (ELSO International Registry 2002)

Komplikationen	Neonatale ECMO	Pädiatrische ECMO	ECMO aus kardialer Indikation
Oxygenatorversagen	6 %	14 %	8 %
Schlauchruptur	0,3 %	0,4 %	0,4 %
Pumpenausfall	2 %	3 %	2 %
Wärmetauscherausfall	1 %	1 %	1 %
Gerinnsel im Extrakorporalkreislauf	29 %	22 %	17 %
Luft im Extrakorporalkreislauf	6 %	2 %	1 %
Kanülenprobleme (Abknickung, nicht korrekte Positionierung usw.)	11 %	14 %	6 %

Tabelle 21.6 Häufigkeit ausgewählter Patientenkomplikationen unter ECMO (ELSO International Registry 2002)

Komplikationen	Neonatale ECMO	Pädiatrische ECMO	ECMO aus kardialer Indikation
Hirnblutung/-infarkt	15 %	6 %	8 %
Andere Blutungskomplikationen (gastrointestinal, Kanülierungsstellen, Operationswunden)	14 %	28 %	39 %
Zerebrale Krampfanfälle	12 %	9 %	12 %
Hämolyse	13 %	8 %	8 %
Nierenversagen → Hämofiltration, Dialyse	16 %	34 %	38 %
Cardiac Stun	6 %	1 %	4 %
Kardiale Arrhythmien	4 %	8 %	9 %
Nachgewiesene Infektionen	7 %	21 %	11 %

nen. Hirnblutungen sind seltener, aber leider auch sehr viel schwieriger zu diagnostizieren. Bei entsprechendem Verdacht (Krampfanfälle, Pupillendifferenz, EEG-Auffälligkeiten) muss – unter laufender ECMO – eine kraniale CT durchgeführt werden.

ECMO-Behandlungsergebnisse

Überlebensraten

Bei neonataler ECMO sind die Überlebensraten (Abb. 21.9) stark abhängig von der zugrunde liegenden Diagnose.

Die besten Überlebensraten mit > 90 % lassen sich bei Kindern mit Mekoniumaspiration (MAS) erzielen. Am schlechtesten schneiden Kinder mit angeborener Zwerchfellhernie unter ECMO-Therapie ab. Bei ihnen ist ECMO als Therapiekonzept ohnehin umstritten (s. oben). Dies wird auch damit in Zusammenhang gebracht, dass viele ECMO-Zentren in der Zwischenzeit auch so genannte „Nicht-Honeymooner" (CDH-Patienten, die postnatal trotz Maximalbeatmung/-therapie niemals mindestens 1-mal einen [postduktalen] paO_2-Wert > [60–] 80–100 mm Hg erreichen) an ECMO konnektieren. In dieser Gruppe befinden sich offensichtlich auch etliche Kinder mit einer ausgeprägten beidseitigen Lungenhypoplasie und/oder einer abnorm ausgeprägten Muskularisierung der Pulmonalarteriolen, bei denen mit dem derzeit verfügbaren Instrumentarium ein Überleben nicht oder nur unter Inkaufnahme einer beträchtlichen Rate schwer chronisch kranker Kinder erzielt werden kann.

Beim ARDS im Säuglings- und Kindesalter liegen die ECMO-Überlebensraten seit Jahren um die 50–60 %, ein Ergebnis, das offensichtlich unabhängig ist vom zugrunde liegenden Auslöser des ARDS und das auch durch die sich weiterentwickelnde Technik wahrscheinlich nicht verbessert werden kann.

Am schlechtesten sind die ECMO-Ergebnisse bei ECMO aus kardialer Indikation. Die Angaben zu Überlebensraten variieren zwischen 40 und 50 %.

Langzeitergebnisse

Neonatale Patienten mit Zustand nach ECMO haben einer Metaanalyse aller publizierten Follow-up-Untersuchungen zufolge zu ca. 80 % eine völlig unauffällige Entwicklung, ca. 10 % gelten als auffällig, weitere 10 % werden als verdächtig eingestuft. Nachuntersuchungen sind mindestens jährlich indiziert, auch bei primär unauffälliger Entwicklung nach Entlassung aus der NICU.

Risikofaktoren für spätere Entwicklungsdefizite:
- Ausbildung einer bronchopulmonalen Dysplasie/chronischen Lungenerkrankung (prädisponiert hierfür sind besonders Kinder mit CDH),
- pathologische Bildgebungen (Ultraschall, CT, MRT) des ZNS während/nach der ECMO-Behandlung,
- arterielle Blut-pH-Werte < 7,1 und/oder signifikante Lactaterhöhungen vor ECMO,
- längere Phasen arterieller Hypotonie.

Post-ECMO-Patienten unterscheiden sich in der Entwicklung von Patienten, die eine schwere PPHN-assoziierte Erkrankung gerade noch unter konservativer Maximaltherapie überstanden haben (Near-missed-ECMO-Patienten), nicht signifikant, in einzelnen Teilbereichen schneiden sie sogar besser ab (Tab. 21.7).

Nach der ECMO-Behandlung von ARDS-Patienten im Kindesalter sind in der Regel keine motorischen oder neurologischen Folgeschäden zu beobachten, soweit sie nicht Unfallfolgen oder durch die Grundkrankheit bedingte Schädigungsmuster sind. Die Ausheilung eines schweren ARDS benötigt allerdings in manchen Fällen bis zu 2 Jahre (manchmal noch über Monate Sauerstoffheimtherapie erforderlich). Die Ausheilungstendenz ist im Kindesalter allerdings wesentlich günstiger als im Erwachsenenalter, da die Patienten noch vom Differenzierungswachstum der Lungen profitieren.

Voraussetzungen für ECMO

Personelle Voraussetzungen

Die Durchführung von klinischer ECMO setzt das Vorhandensein eines kompetenten gut geschulten Teams voraus. Neben der Einsicht in die Physiologie und Technik des extrakorporalen Kreislaufs müssen gute klinische Kenntnisse über das Verhalten des Organismus im Rahmen einer solchen Langzeitperfusion vorhanden sein. Auch in der heutigen Zeit, in der die ECMO-Technik weitgehend standardisiert ist, bedarf es für ein Team mindestens 1 Jahr des intensiven Trainings und der theoretischen Unterweisung, ehe es zur klinischen Anwendung schreiten kann. Erfahrungsgemäß müssen dann mindestens 10 Perfusionen pro Jahr durchgeführt werden, um diesen kompetenten Status aufrecht zu erhalten. Insbesondere für Erwachsenenzentren mit einer deutlich rückläufigen Indikationsfrequenz scheint dies zurzeit ein zunehmendes Problem zu werden. Auch müssen für ein ECMO-Programm zusätzliche ärztliche und pflegerische Personalstellen geschaffen sein oder werden. 1 : 1-Pflege und ein ständig anwesender ECMO-Spezialist müssen als Grundvoraussetzung angesehen werden – eine arbeitsreiche Intensivstation kann dies nicht „nebenbei" erledigen. Weitere Voraussetzungen für ECMO sind die permanente Möglichkeit zur Durchführung echoenzephalo- und echokardiographischer Untersuchungen sowie die ständige Verfügbarkeit eines Kinder- oder Gefäßchirurgen zur Durchführung der Kanülierung/Dekanülierung und evtl. notwendiger Korrekturen der Kanülenposition.

Tabelle 21.7 Follow-up nach schwerer PPHN (n = 190, keine CDH-Patienten) bis zum Alter von 2 ½ Jahren. Vergleich ECMO-Patienten – Near-missed-ECMO-Patienten (konventionelle Beatmung und/oder HFOV) (nach Vaucher YE u. Mitarb. 1996)

Parameter	ECMO (n = 138)	Near-missed-ECMO (n = 52)	p-Wert
1-Minuten-Apgar	6 ± 3	7 ± 3	0,04
paO_2 (mm Hg)	40 ± 17	44 ± 8	0,0001
Mittlerer Atemwegsdruck (cm H_2O) (zum Zeitpunkt der Erfüllung der ECMO-Eintrittskriterien)	22 ± 4	21 ± 3	n. s.
Beatmungstage	9 ± 5	11 ± 6	< 0,05
O_2-Tage	23 ± 34	31 ± 42	n. s.
Kliniktage	23 ± 12	29 ± 17	0,02
Bronchopulmonale Dysplasie (O_2 und/oder Beatmung im Alter von ≥ 30 Tagen)	12 %	25 %	0,04
Auffälligkeiten bei Bildgebung des ZNS**:			
• keine/gering	80 %	94 %	
• mäßig/schwer pathologisch	20 %	6 %	0,02
Nachuntersuchung (n = 122)			
Kriterien	ECMO	Near-missed-ECMO	p-Wert
Unauffällige Entwicklung	74 %	68 %	n. s.
Schwerwiegende Behinderung	11 %	25 %	0,14
• infantile Zerebralparese	6 %	22 %	0,06
• Hörschaden (→ Apparateversorgung erforderlich)	6 %	*	
• Blindheit	1 %	*	
Mentaler Entwicklungsindex	100 ± 18	92 ± 22	n. s.
Motorischer Entwicklungsindex	99 ± 20	92 ± 23	n. s.
Kopfumfangsperzentile	0,54 ± 0,29	0,48 ± 0,35	n. s.
Gewichtperzentile	0,51 ± 0,28	0,49 ± 0,35	n. s.

**: zum Zeitpunkt der Entlassung aus der NICU
*: keine Angaben
CDH: angeborene Zwerchfellhernie
n. s.: nicht signifikant
NICU: Neugeborenenintensivstation
PPHN: persistierende pulmonale Hypertonie des Neugeborenen

Finanzielle Rahmenbedingungen

Die Materialeinsätze für die Durchführung dieser speziellen Intensivtherapie sind relativ gering. Selbst wenn man die erforderlichen Investitionen und den Personalbedarf miteinberechnet, erreicht der finanzielle Rahmen nicht einmal 10 % des Niveaus, das für die Behandlung einer akuten lymphatischen Leukämie erforderlich ist. Die volkswirtschaftlichen Gewinne sind in zweierlei Hinsicht bedeutsam: zum einen durch die im Rahmen dieser Therapie erzielbare relativ kurze Hospitalisation, zum anderen natürlich durch die hohe Überlebenswahrscheinlichkeit bei günstigem Outcome und damit durch den vor allem am Anfang des Lebens möglichen Gewinn von Quality Life Years. Trotzdem ist es vorteilhaft, mit den Kassen einen Sonderpflegesatz (evtl. Fallpauschale) für ECMO-Patienten (und auch Near-missed-ECMO-Patienten) auszuhandeln.

Weiterentwicklungen von ECMO

Komplikationen des ECMO-Verfahrens betreffen vor allem den Patienten oder aber die mechanischen Komponenten des Extrakorporalkreislaufs. Verbesserungen der Prognose sind demnach in erster Linie durch Weiterentwicklung der ECMO-Technik und damit Reduktion der Komplikationsraten zu erwarten.

Schwerwiegende Blutungskomplikationen sind bei der Verwendung heparinbeschichteter Systeme seltener geworden, da das Blut des Patienten nicht mehr vollständig ungerinnbar gemacht werden muss, sondern für die ECMO-Therapie Heparinmengen ausreichen,

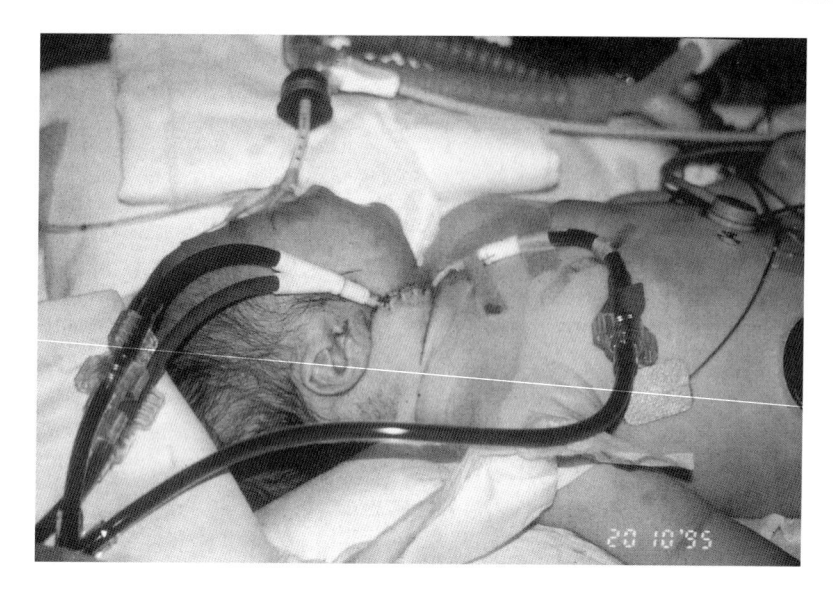

Abb. 21.10 Neugeborenes an einer venovenösen ECMO (VV-ECMO) (Doppellumenkanüle) mit zusätzlicher Kanülierung des kranialen Anteils der V. jugularis.

wie sie auch zur Thromboseprophylaxe ausreichen. Mit heparinbeschichteten Systemen ist eine Extrakorporalzirkulation ganz ohne Heparingabe über die Dauer von 24 Stunden und länger möglich, ohne dass es dabei zur Gerinnselbildung kommt. Heparin kann kovalent an die unterschiedlichen Komponenten des Systems gebunden werden, wobei die Bindung auch im Langzeiteinsatz stabil ist und bislang nur geringe Auswascheffekte beobachtet wurden. Ein neues Beschichtungsverfahren, das eine Kombination aus kovalenter Bindung und ionischer Interaktion darstellt (Bioline, Firma Jostra, Hirrlingen), wurde in Mannheim erstmals erfolgreich bei ECMO erprobt.

Eine weitere Verbesserung erhofft man sich durch eine alternative Kanülierungstechnik. Eine zusätzliche Drainagekanüle wird in das kopfwärts gerichtete Segment der V. jugularis (Abb. 21.10) eingebracht.

Einer Hypothese zufolge, stellt die das gesamte Gefäßlumen ausfüllende venöse Kanüle und die dadurch verursachte venöse Obstruktion ein höheres Risiko für intrakranielle Blutungen/Infarkte unter ECMO dar als die passagere Ligatur einer A. carotis communis.

Auch die Pumpensysteme sind noch für weitere Verbesserungen gut. Die heute verwendeten Roller- und Zentrifugalpumpen führen zu einer mehr oder weniger ausgeprägten Hämolyserate. Neuere Pumpen versuchen, diesen schädigenden Einfluss zu minimieren. Ein besonders interessanter Ansatz ist eine komprimierbare Kunststoffkammer, eine Ventrikelpumpe sozusagen, welche die Funktionsweise des Herzens imitiert, das Blut in einer passiven Füllungsphase aus dem Körper drainiert und in einer aktiven Pumpphase durch das ECMO-System transportiert. In vitro und im Tierexperiment konnte das System bereits erfolgreich getestet werden.

Durch die Entwicklung und zunehmende Verbreitung alternativer Therapieverfahren (iNO oder/und HFOV), die wegen der geringeren Invasivität vor ECMO zum Einsatz kommen, nimmt die Häufigkeit – insbesondere der neonatalen – ECMO-Behandlungen in den letzten Jahren ab.

ECMO-Behandlungen bei Neugeborenen werden demnach immer komplizierter und komplexer durch – zumindest teilweise – sehr späte (erst nach vergeblicher Anwendung aller anderen Behandlungsoptionen) oder zu späte Verlegung ins nächste ECMO-Zentrum (nach oft längerer Asphyxie). Dies erhöht das Risiko insbesondere zerebraler Komplikationen, resultiert in einem wieder steigendem Bedarf an VA-ECMO bei inzwischen eingetretener kardialer Dekompensation, bedeutet längere ECMO-Behandlungsdauern und reduziert die Überlebensraten.

Wohl eher noch zunehmen werden in Zukunft die ECMO-Behandlungen beim pädiatrischen (und Erwachsenen-) ARDS wie auch die Zahl der ECMO-Behandlungen aus kardialer Indikation. Jedoch ist auch hier durch verbesserte konservative Therapiemöglichkeiten mit zunehmend schwierigeren Fällen zu rechnen. Da durch Verbesserungen der ECMO-Technik (s. oben) auch Langzeitperfusionen (bis zu mehreren Monaten) nahezu komplikationslos durchgeführt werden können, wird ECMO in ausgewählten Fällen bei ausbleibender Erholung der patienteneigenen (Herz-) Lungenfunktion als „Überbrückungsmaßnahme" bis zur (Herz-) Lungentransplantation in Zukunft häufiger eingesetzt werden können.

Literatur

Bartlett RH et al. (1976) Extracorporeal membrane oxygenation (ECMO) for cardiopulmonary support in infancy. Trans Am Soc Artif Org 22: 80–93

Biban P et al. (1998) Inhaled nitric oxide in hypoxaemic newborns who are candidates for extracorporeal life support. Eur Respir J 11: 371–376

Cheung PY et al. (1997) Carotid artery reconstruction in neonates receiving extracorporeal membrane oxygenation: a 4-year follow-up study. J Pediatr Surg 32: 560–564

Chevalier JY et al. (1990) Preliminary report: Extracorporeal lung support for neonatal acute respiratory failure. Lancet 335: 1364–1366

Dela-Cruz TV et al. (1997) Risk factors for intracranial hemorrhage in the extracorporeal membrane oxygenation patient. J Perinatol 17: 18–23

Dodge NN et al. (1996) Outcome of extracorporeal membrane oxygenation survivors at age two years: relationship to status at one year. J Perinatol 16: 191–196

Doski JJ et al. (1997) Outcome of infants requiring cardiopulmonary resuscitation before extracorporeal membrane oxygenation. J Pediatr Surg 32: 1318–1321

Douglass BH et al. (1996) Bacterial and fungal infection in neonates undergoing venoarterial extracorporeal membrane oxygenation: an analysis of the registry data of the extracorporeal life organization. Artif Organs 20: 202–208

Extracorporeal Life Support Organization (ELSO) (2002) International ECMO Registry Report. Ann Arbor, Michigan (USA), January 2002

Glass P et al. (1997) Severity of brain injury following neonatal extracorporeal membrane oxygenation and outcome at age 5 years. Dev Med Child Neurol 39: 441–448

Graziani LJ et al. (1997) Clinical antecedents of neurologic and audiologic abnormalities in survivors of neonatal extracorporeal membrane oxygenation. J Child Neurol 12: 415–422

Green TP et al. (1996) The impact of extracorporeal membrane oxygenation on survival in pediatric patients with acute respiratory failure. Crit Care Med 24: 323–329

Kachel W, Arnold D (1990) Extrakorporale Membranoxygenierung beim Neugeborenen. 1. Auflage, Stuttgart, Thieme-Verlag

Kachel W et al. (1987) Extrakorporale Membranoxygenierung für Neugeborene mit schwerer Atemstörung. Monatsschr Kinderheilkd 135: 735–741

Kachel W et al. (1995) High frequency oscillatory ventilation and nitric oxide; alternative oder complementary to ECMO. Int J Artif Org 18: 589–597

Kennaugh JM et al. (1997) Impact of new treatments for neonatal pulmonary hypertension on extracorporeal membrane oxygenation use and outcome. J Perinatol 17: 366–369

Keshen TH et al. (1997) Does extracorporeal membrane oxygenation benefit neonates with congenital diaphragmatic hernia? Application of a predictive equation. J Pediatr Surg 32: 818–822

Knight GR et al. (1996) A comparison of venovenous and venoarterial extracorporeal membrane oxygenation in the treatment of neonatal respiratory failure. Crit Care Med 24: 1678–1683

Kornhauser MS et al. (1998) Adverse neurodevelopmental outcome after extracorporeal membrane oxygenation among neonates with bronchopulmonary dysplasia. J Pediatr 132: 307–311

Kulik TJ et al. (1996) Outcome-associated factors in pediatric patients treated with extracorporeal membrane oxygenation after cardiac surgery. Circulation 94 (9 Suppl): II 63–68

Lasch P et al. (1994) Extrakorporale Membranoxygenierung bei Kindern mit ARDS. Monatsschr Kinderheilkd 142, 699–704

Liedgens P et al. (1995) Extrakorporale Membranoxygenierung mit venovenöser Doppellumentechnik. Monatsschr Kinderheilkd 143: 375–378

McGahren ED et al. (1997) Neurological outcome is diminished in survivors of congenital diaphragmatic hernia requiring extracorporeal membrane oxygenation. J Pediatr Surg 32: 1216–1220

Müller W et al. (1995) Die Behandlung der persistierenden pulmonalen Hypertension des Neugeborenen (PPHN) durch Stickoxidinhalation. Monatsschr Kinderheilkd 143: 466–474

Stoll C et al. (1998) Gesundheitsbezogene Lebensqualität. Langzeit überlebende, erwachsene Patienten mit ARDS nach extrakorporaler Membranoxygenierung (ECMO). Anaesthesist 47: 24–29

Thibeault DW et al. (1998) Lung volume, pulmonary vasculature, and factors affecting survival in congenital diaphragmatic hernia. Pediatrics 101: 289–295

Trittenwein G et al. (1997) Single needle venovenous extracorporeal membrane oxygenation using a non-occlusive roller pump for rescue in infants and children. Artif Organs 21: 793–797

UK Collaborative ECMO Trial Group (1996) UK collaborative randomised trial of neonatal ECMO. Lancet 348: 75–82

Varnholt V et al. (1992) High frequency oscillatory ventilation and extracorporeal membrane oxygenation in severe persistent pulmonary hypertension of the newborn. Eur J Pediatr 151: 769–774

Varnholt V et al. (1993) Extrakorporale Membranoxygenierung (ECMO) bei akutem Herz-Kreislauf-Versagen infolge Myokarditis. Monatsschr Kinderheilkd 141: 405–408

Varnholt V et al. (1995) Prognosis and outcome of neonates treated either with venoarterial (VA) or venovenous (VV) ECMO. Int J Artif Organs 18: 569–573

Vaucher YE et al. (1996) Predictors of early outcome in candidates for extracorporeal membrane oxygenation. J Pediatr 128: 109–117

Weber TR et al. (1998) Improved survival in congenital diaphragmatic hernia with evolving therapeutic strategies. Arch Surg 133: 498–502 (discussion: 502–503)

Wilson JM et al. (1996) ECMO in evolution: the impact of changing patient demographics and alternative therapies on ECMO. J Pediatr Surg 31: 1116–1122 (discussion 1122–1123)

Peritonealdialyse

F. Schaefer, G. Klaus, U. Querfeld

Prinzipien

Das Peritoneum ist reich kapillarisiert und enthält eine dünne Schicht lockeren Bindegewebes, die von einer Mesothelschicht abgeschlossen wird. Die interstitiellen Poren der Kapillarendothelien, die Bindegewebsmatrix und mesotheliale Spalten ermöglichen den Durchtritt von Wasser und im Blut gelösten Substanzen in die Peritonealhöhle. Etabliert man peritonealseitig einen Flüssigkeitsraum, so kann die Peritonealhöhle als „lebende Dialysemembran" benutzt werden, über die via Diffusion und Konvektion eine Entfernung von Wasser und harnpflichtigen Substanzen aus dem Blut erfolgt. Aus praktischen Gründen wird im Unterschied zu extrakorporalen Dialyseverfahren kein kontinuierlicher Dialysatstrom hergestellt, sondern die Dialysatflüssigkeit periodisch erneuert. Ein effektiver Transport von Blutbestandteilen ins Dialysat (Clearance) findet nur bis zur vollständigen Äquilibration der Substanzen zwischen Dialysat und Blut statt. Ein Flüssigkeitsentzug aus dem Blut kann durch Erzeugen eines osmotischen Gradienten zwischen Blut und Dialysat erzielt werden. Als osmotisch wirksame Substanz enthält das Dialysat monomere Glucose, die im Lauf eines Zyklus allmählich resorbiert wird. Der Nettoflüssigkeitsentzug während des Dialysezyklus (Ultrafiltration) ist abhängig von der Konzentration der Dialysatglucose, der Resorptionsgeschwindigkeit der Glucose und der Verweilzeit des Dialysats bis zum Auslauf am Zyklusende. Die Effizienz der Peritonealdialyse generell ist abhängig von der Perfusion des mesenterialen Stromgebiets einschließlich der peritonealen Kapillardurchblutung, von der Größe der Peritonealoberfläche, von den Permeabilitätseigenschaften der Peritonealmembran und von Einlaufvolumen und Wechselfrequenz der Dialysatflüssigkeit.

Indikationen, Kontraindikationen

Allgemein gelten die im Kap. 7 aufgeführten Dialyseindikationen. Die Peritonealdialyse gilt als bevorzugte Dialysemodalität bei Säuglingen und Kleinkindern sowie in allen Fällen, in denen die Implantation großlumiger intravasaler Katheter für extrakorporale Blutreinigungsverfahren problematisch wäre. Für hämodynamisch instabile Patienten ist die Volumenregulation an der Peritonealdialyse ähnlich schonend wie bei kontinuierlicher Hämofiltration. Beide Verfahren gelten in dieser Hinsicht als gleichwertig. Bei stark insuffizienter kardialer Auswurfleistung (z. B. komplexe Vitien, Frühphase nach kardiochirurgischen Eingriffen) kann allerdings eine kritische mesenteriale Hypoperfusion die Effizienz der Peritonealdialyse beeinträchtigen.

! Die Peritonealdialyse setzt eine intakte Peritonealhöhle voraus.

Absolute Kontraindikationen:
- Omphalozele,
- Zwerchfellhernien,
- Gastroschisis.

Unmittelbar nach abdominalen, auch darmchirurgischen Eingriffen kann peritonealdialysiert werden, wenn keine drainierenden abdominalen Wunden bestehen. Auch Kinder mit Vesiko- oder Urostomien, Kolostomien, Gastrostomien, polyzystischen Nieren und Prune-Belly-Syndrom wurden erfolgreich peritonealdialysiert.

Kathetertypen

Prinzipiell stehen 2 Kathetertypen zur Verfügung:
- primär zum temporären Gebrauch vorgesehene PD-Katheter,
- zur Langzeitperitonealdialyse geeignete sog. Tenckhoff-Katheter.

Technik

Akutdialysekatheter. Reine Akutdialysekatheter werden entweder mit einem Trokar (Stilett-Katheter) oder nach der Seldinger-Technik (z. B. Cook-Katheter) eingeführt. Der Patient wird hierzu kurz sediert und analgesiert. Nach Vorfüllen der Abdominalhöhle mit 10 ml/kg KG einer angewärmten physiologischen Natriumchloridlösung über eine kleinkalibrige Verweilkanüle wird die Abdominalwand in der Medianlinie kaudal des Nabels bei etwa ⅓ des Abstands zwischen Nabel und Symphyse in ventrodorsaler Richtung punktiert. Nach Durchdringen der Fascia transversalis und des Peritoneums wird der Katheter etwa in einem Winkel von 60° in kaudaler Richtung weitergeschoben. Die Eindringtiefe sollte die letzte Perforationsstelle des Katheters um mindestens 1 cm überschreiten. Der Katheter wird durch Pflaster fixiert. Häufigste Komplikation (60–70%) ist eine ventilartige Obstruktion des Katheters (Dialysateinlauf möglich, -auslauf erschwert), die meist durch eine Verlegung durch Teile des Omentum majus verursacht wird. Der Versuch der manuellen Korrektur der Katheterlage ist meist erfolglos, vergrößert die Läsion in der Bauchwand und begünstigt die zweithäufigste Komplikation, die Leckage von Dialysat an der Katheterdurchtrittsstelle. Bei Verweilen des Katheters für länger als 3 Tage ist mit einer Infektion im Bereich des Katheterdurchtritts mit Penetrationsperitonitis zu rechnen.

Tenckhoff-Katheter. Wegen der Häufigkeit von Komplikationen mit temporären Kathetern ist die primäre chirurgische Implantation von Tenckhoff-Kathetern unter dialysetechnischen Aspekten unbedingt vorzuziehen und sollte angestrebt werden, wenn der Gesamtzustand des Kindes einen chirurgischen Eingriff erlaubt. Bei labilen, nicht transportfähigen Patienten ist bei entsprechender instrumenteller Ausstattung prinzipiell auch die chirurgische Implantation eines Tenckhoff-Katheters auf der Intensivstation möglich. Der Tenckhoff-Katheter (Quinton) besteht aus Silastikmaterial, neigt durch sein spiraliges intraabdominales Ende (pig-tail) weniger zur Obstruktion und wird an einer Dacronmanschette zirkulär am Peritoneum fixiert, wodurch sich das Risiko einer Dialysatleckage minimiert. Die Dacronmanschette wird mittels Siliconkleber in der anatomisch günstigsten Position fixiert. Üblicherweise wird eine 2. Manschette etwa 2 cm oberhalb der ersten angebracht, die der Stabilisierung der Katheterlage im subkutanen Fettgewebe dienen soll. Bei Neugeborenen unter 3,5 kg muss aus anatomischen Gründen in der Regel auf eine 2. Muffe verzichtet werden.

Wir achten bei der Positionierung des Katheters auf folgende Punkte:
- innere Muffe ca. 2 cm kaudal und 1,5 cm lateral des Nabels unter dem M. rectus,
- Katheterende im Eingangsbereich des kleinen Beckens,
- Abstand zwischen innerer und äußerer Muffe > 1,5 cm,
- Austrittsstelle > 1,5 cm oberhalb der äußeren Muffe.

Das Aufzeichnen der Referenzpunkte auf die Haut verhindert intraoperative Unsicherheiten über den gewünschten Katheterverlauf. Die Implantation erfolgt über einen paramedianen Hautschnitt und stumpfe Präparation des M. rectus in Höhe der angestrebten Position der inneren Muffe. Nach Durchtrennen der unteren Muskelfaszie wird das Peritoneum angehoben und eröffnet. Nach Einlage des Katheters wird das Peritoneum durch zirkuläres Annähen an der Dacronmanschette verschlossen und gleichzeitig der Katheter fixiert. Nach Verschluss des hinteren Blatts der Rektusscheide durch eine weitere Tabaksbeutelnaht wird der Katheter mit Hilfe eines Trokars über den zuvor angezeichneten intramuskulären bzw. subkutanen Tunnel nach außen geführt. Nach Anschluss von Konnektionsadapter und Schlauchsystem wird noch intraoperativ die Abdominalhöhle mit 20 ml/kg KG Dialysatlösung gefüllt, die Implantationsstelle auf Dichtigkeit überprüft und Ein- und Auslaufgeschwindigkeit beobachtet.

! Bei unbefriedigendem Dialysatfluss ist eine sofortige Neuinsertion des in der Regel durch Netzanteile obstruierten Katheters erforderlich. Eine spontane Besserung des Flussverhaltens bei initial schlecht funktionierenden Kathetern wird praktisch nie beobachtet!

Dialysatlösungen, Peritonealdialysesysteme

Verschiedene Hersteller bieten vorgefertigte Dialysatlösungen mit niedriger (1,5%), mittlerer (2,3–2,5%) und hoher Glucosekonzentration (3,8–4,25%) an, die je nach Ultrafiltrationserfordernissen eingesetzt werden. Die Standardlösungen enthalten 1,75 mmol/l ionisiertes Calcium, was zu einer Nettoresorption von Calcium während der Dialyse führt. Für hyperkalzämische Patienten sind auch Dialysate mit geringerem Calciumgehalt erhältlich. Die Standarddialysatlösungen sind kaliumfrei. Bei Bedarf kann dem Dialysat Kaliumchlorid zugegeben werden. Die Dialysatbeutel enthalten Punktionsmuffen, die wiederholte sterile Punktionen zum Zweck der Injektion oder Probenentnahme gestatten. Als Puffer enthalten alle Standarddialysatlösungen Lactat, dessen Resorption bei Säuglingen und Patienten mit eingeschränkter Leberfunktion zu Lactazidosen mit entsprechender Symptomatik führen kann. In solchen Fällen muss auf bicarbonathaltige Dialysatlösungen umgestellt werden. Wegen der geringen Stabilität bicarbonathaltiger Lösungen müssen diese bisher noch in der Klinikapotheke vor Ort hergestellt werden.

Bicarbonathaltige Dialysatlösung:
Rezeptur für 1000 ml Dialysat:
- 896 ml NaCl (0,45%)
- 12 ml NaCl (2,5 mM)
- 40 ml NaHCO$_3$ (1M)
- 1,8 ml MgSO$_4$ (10%)
- 50 ml Glucose (50%)

ergibt: Na$^+$: 139 mmol/l, Cl$^-$: 99 mmol/l, Mg^{2+}: 0,75 mmol/l, SO$_4^{2-}$: 0,75 mmol/l, HCO$_3^-$: 40 mmol/l, Glucose: 25 g/l

---

In Kürze wird auch eine kommerzielle Bicarbonatlösung in einem Doppelbeutelsystem (Mischung der Komponenten erst bei Dialysateinlauf) erhältlich sein.

Für Akutdialysen hat sich ein Schlauchsystem bewährt, an das gleichzeitig 3 Dialysatbeutel und ein Leerbeutel konnektiert werden können, sodass erst nach vollständigem Aufbrauchen der 3 Beutel eine erneute Konnektion erforderlich wird (sog. Heidelberger Hirschgeweih). Hierdurch vermindert sich das Kontaminationsrisiko erheblich. Die Dialysatwechsel können auch durch ungeschultes Intensivpflegepersonal durchgeführt werden. Die Einlauf- und Auslaufmenge wird bei größeren Kindern mit Hilfe von Federwaagen gemessen, bei Säuglingen mit geringen Einlaufmengen findet eine spezielle Tropfkammer Einsatz, mit der die Dialysatvolumina auf 2 ml genau abgemessen werden können (sog. Baby-System).

! Wichtig zur Vermeidung von Schmerzen ist das Anwärmen des Dialysats auf 25–30 °C, das bei kleineren Kindern mit Hilfe von Schlauchheizungen, bei größeren durch Beutelwärmeplatten erfolgt.

In entsprechend ausgestatteten Dialysezentren ist auch die automatisierte Peritonealdialyse mit Hilfe so genannter Cycler-Geräte möglich, welche die Dialysatwechsel selbständig gemäß einem frei programmierbaren Protokoll durchführen und die kumulative Ultrafiltration dokumentieren. Die Cycler-Schlauchsysteme gestatten den gleichzeitigen Anschluss von 4–10 Dialysatbeuteln. Auch das Mischen unterschiedlich konzentrierter Glucoselösungen ist möglich. Für den Einsatz bei Säuglingen stehen spezielle Schlauchsysteme zur Verfügung, mit denen sich die Rezirkulation von Auslaufdialysat weitestgehend vermeiden lässt.

Durchführung und Überwachung der Dialyse

Unmittelbar vor der Katheterimplantation sollte der Patient – soweit noch nicht aus anderen Gründen geschehen – eine perioperative antibiotische Prophylaxe erhalten (z. B. Cefuroxim 1-mal 10 mg/kg KG i. v.). Unmittelbar nach Anlage des Katheters kann mit der Peritonealdialyse begonnen werden. Um Leckagen zu vermeiden, sollte das Einlaufvolumen während der ersten 3–4 Dialysetage auf 300–450 ml/m^2 KOF (10–15 ml/kg KG) beschränkt bleiben. In der Initialphase sind wegen der limitierten Einlaufmenge einerseits und des angesichts Überwässerung und Stoffwechselentgleisung meist hohen Dialysebedarfs andererseits sehr schnelle, d. h. 30- bis 60-minütige Dialysezyklen (z. B. 5 min Einlauf, 25–45 min Verweilzeit, 5–10 min Auslauf) erforderlich, um ausreichende Clearance- und Ultrafiltrationsleistungen zu erzielen. Wir beginnen meist mit der 2,5%igen Glucoselösung, um die initiale Überwässerung möglichst zügig zu korrigieren. Bei ungenügender Ultrafiltration ist mit Hilfe eines peritonealen Äquilibrationstests die optimale Dialysatverweilzeit zu bestimmen (Abb. 21.11).

Die Verweildauer sollte im Bereich des Kreuzungspunkts der Äquilibrationskurven von Glucose und Kreatinin liegen, da jenseits dieses Punktes die Ultrafiltra-

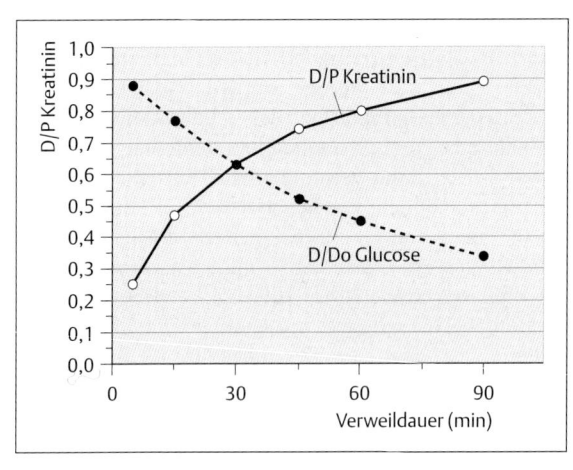

Abb. 21.11 Peritonealer Äquilibrationstest bei einem Säugling mit akutem Nierenversagen.
D/P Kreatinin = Quotient aus Kreatinin im Dialysat (D) und Plasma (P)
D/Do Glucose = Quotient aus aktueller und initialer Glucosekonzentration

tion versiegt (Verlust des osmotischen Gradienten) und die Clearanceleistung an Effizienz abnimmt. Nach Normalisierung von Stoffwechsel- und Hydratationslage können die Verweilzeiten allmählich verlängert werden. Ab dem 4.–5. Dialysetag wird die Einlaufmenge um täglich ca. 100 ml/m^2 KOF bis auf eine Endmenge von etwa 1000 ml/m^2 KOF gesteigert. Die Dialysatverweilzeit kann proportional zur Steigerung der Einlaufmenge verlängert werden. Nach Katheterimplantation ist das Dialysat häufig getrübt durch Beimengungen von Fibrin, Blut und zellulären Bestandteilen. Zur Verhinderung von Katheterokklusionen werden dem Dialysat daher bis zum Aufklären des Auslaufdialysats 200–500 I.E./l Heparin zugegeben. Heparin, das nicht peritoneal resorbiert wird, unterdrückt effizient die Ausbildung postoperativer Fibrinthromben.

Für jeden Dialysezyklus werden die Glucosekonzentration der Dialyselösung, Ein- und Auslaufmenge und die sich daraus ergebende Ultrafiltration dokumentiert. Bei Akutdialysen mit Cycler-Geräten wird die kumulative Ultrafiltration 6-stündlich abgelesen und jede Veränderung des Dialyseregimes notiert. Täglich sollten die Retentionswerte und das Serumphosphat – in der Anfangsphase mehrmals täglich die Elektrolyte – kontrolliert werden.

Das Dialyseregime hängt generell von der gewünschten Energie- und Eiweißzufuhr ab.

> **!** Bei der Peritonealdialyse sind im Allgemeinen keine Einschränkungen der altersphysiologischen Kalorien-, Eiweiß- und Volumenzufuhr erforderlich, da vermehrte Volumenbelastungen und höherer Anfall von Stoffwechselprodukten jederzeit durch Steigerung der Dialyseintensität kompensiert werden können.

Als Richtwert für die Dialyseeffizienz dient der Serumharnstoff, der altersunabhängig unter 150 mg/dl liegen sollte. Ein niedriger Harnstoffwert kann freilich auch bei mangelnder Eiweißzufuhr trotz Unterdialyse vorliegen, daher ist die Dialysat-Harnstoffclearance ein besseres Maß der Dialyseeffizienz. Diese wird errechnet aus dem Produkt aus dem 24-h-Dialysatvolumen und dem Quotienten aus 24-h-Dialysat- und Serumharnstoffkonzentration und sollte mindestens 8 l/1,73m^2/d betragen.

Komplikationen

Obstruktion. Bei schlechtem Dialysatabfluss (meist vorwiegend Auslauf betroffen) muss eine Obstruktion des Katheters durch Teile des Omentum majus angenommen werden. Diese Komplikation tritt bei Akutdialysekathetern sehr häufig, bei Tenckhoff-Kathetern seltener auf. Akutdialysekatheter müssen ausgetauscht, Tenckhoff-Katheter in der Regel operativ – meist mit Netz-Teilresektion – revidiert werden.

Leckage. Zu einem Durchtritt von Dialysat kommt es gelegentlich im Bereich des Stichkanals bzw. Kathetertunnels. Diese Komplikation tritt viel häufiger bei Akutdialyse- als bei Tenckhoff-Kathetern auf und erfordert zumeist einen Austausch des Katheters. Versuche, durch ein vorübergehendes Aussetzen der Dialyse (mindestens 24 h) einen Spontanverschluss des Lecks zu induzieren, sind meist frustran. Bei Tenckhoff-Kathetern ist ein Übernähen der peritonealen Nahtdehiszenz in den meisten Fällen nicht möglich. Auch sie sollten daher primär ausgetauscht werden. Da bei Leckagen immer eine Kommunikation zwischen Abdominalhöhle und Außenwelt besteht, muss prophylaktisch antibiotisch behandelt werden.

Infektion. Ein Hauptproblem der Peritonealdialyse stellen Infektionen des Katheterbereichs und der Peritonealhöhle dar. Im Implantationsbereich begünstigen Wundsekretion und Fremdkörperreaktionen die Keimbesiedelung. Auf Intensivstationen werden gehäuft Katheterausgangs- und Tunnelinfektionen mit Staphylococcus aureus, aber auch mit anderen Keimen (z. T. multiresistente Hospitalkeime) beobachtet. Zum anderen stellt jede neue Konnektion des Schlauchsystems ein Risiko für Kontaminationen und intraluminale Keimeinschleppung dar. Auch hier stellen Staphylokokken (Staphylococcus epidermidis, Staphylococcus aureus) die häufigsten Erreger dar.

> **!** Die Beutelwechsel sind daher nach strengsten hygienischen Kriterien (3-malige Sprühdesinfektion, Mundschutz, Handschuhe oder sterile Tupfer, Vermeidung von Luftzug) durchzuführen.

Der Schweregrad einer Katheterausgangs- oder Tunnelinfektion kann durch Monitoring anhand eines Scores, in

Tabelle 21.8 Score zur Beurteilung des Katheterausgangs (Exit-Site-Score)

Kriterium	Exit-Site-Score:
Schwellung: (1: leicht; 2: stark)	0–1–2
Kruste: (1: < 0,5 cm; 2: > 0,5 cm)	0–1–2
Rötung: (1: < 0,5 cm; 2: > 0,5 cm)	0–1–2
Druckdolenz: (1: leicht; 2: stark)	0–1–2
Sekretion: (1: serös; 2: eitrig)	0–1–2

den Druckdolenz, Schwellung, Rötung, Krustenbildung und Sekretion eingehen, objektiviert werden (Tab. 21.8).

Ab einem Exit-Site-Score von 3 sollte eine lokale, ab 4–5 eine systemische Behandlung erfolgen. Lokal werden tägliche Verbandwechsel, Desinfektion mit alkoholischen bzw. iodhaltigen Lösungen (cave: keine Salben, da feuchte Kammern ungünstig) und – bei eitriger Sekretion – Auflegen von in hypertonen Lösungen (2 %ige Natriumchloridlösung) getränkten Tupfern (1-mal täglich 30 min) empfohlen. Systemisch sollte antibiogrammgerecht behandelt werden. Vorzuziehen sind Antibiotika mit guter Gewebepenetration (Penicilline, Teicoplanin, Ciprofloxacin, Rifampicin, Fosfomycin).

Peritonitiden, die meist durch Kontamination beim Beutelwechseln – gelegentlich auch per continuitatem (z. B. bei Katheterleck oder schwerer Tunnelinfektion) – entstehen, sind frühzeitig, oft vor Eintreten einer klinischen Symptomatik, an einer Trübung des Auslaufdialysats zu erkennen.

!
* Eine Peritonitis liegt vor, wenn die Zellzahl im Dialysat 100 Leukozyten/mm^3 überschreitet.

Die Differenzierung der Leukozyten zeigt bei bakteriellen Peritonitiden überwiegend granulozytäre Elemente (> 50 %). Überwiegen dagegen Lymphozyten und Makrophagen, so liegt in der Regel ein nichtinfektiöser peritonealer Reizzustand vor, der eine antibiotische Therapie nicht rechtfertigt. Bei jeder Dialysattrübung sollten Dialysatkulturen angelegt werden (10 ml Dialysat in Blutkulturflaschen kultivieren). Bereits vor Keimnachweis muss mit einer intraperitonealen antibiotischen Therapie begonnen werden. Wir favorisieren derzeit die intermittierende Behandlung mit einer Kombination aus einem Glykopeptid und einem Cephalosporin der 3. Generation. Vancomycin (30 mg/kg) oder Teicoplanin (15 mg/kg) werden intraperitoneal in einer einmaligen Sättigungsdosis über 4 Stunden verabreicht, die – unter Spiegelkontrolle – erst nach ca. 7 Tagen einmalig wiederholt werden muss (prolongierte Halbwertszeit bei Niereninsuffizienz!). Das gramnegative Keimspektrum wird mit Ceftazidim (250 mg/l Dialysat) oder Cefotaxim (500 mg/l) kontinuierlich oder für 12 Stunden täglich intraperitoneal appliziert. Alternativ bietet sich im gramnegativen Bereich die intraperitoneale Gabe von Aminoglykosiden (z. B. Netilmicin, Ladungsdosis: 2 mg/kg, Erhaltungsdosis: 10 mg/l Dialysat), freilich unter täglichen Kontrollen der Blutspiegel, an. Bei Erregernachweis sollte nach Erhalt des Antibiogramms die Antibiose resistenzgerecht adaptiert werden. Die Behandlungsdauer beträgt für Tunnelinfektionen wie für Peritonitiden 10 Tage.

Insuffiziente Ultrafiltration/Clearance. Die Standardisierung der Einlaufmenge nach der Körperoberfläche ist der Standardisierung nach Gewicht vorzuziehen, da das Verhältnis von Peritoneal- zu Körperoberfläche während der Kindheit konstant bleibt, während Säuglinge eine doppelt so hohe Peritonealoberfläche pro kg KG aufweisen wie ältere Kinder. Als Endeinlaufmenge sollten 1000 ml/m^2 KOF angestrebt werden.
Ursachen unzureichender Ultrafiltrationen:
* peritoneale Hypoperfusion,
* unzureichende funktionelle Peritonealoberfläche (z. B. bei intraabdominalen Adhäsionen mit Dialysatsequestrierung),
* rasche Resorption der Dialysatglucose (am häufigsten).

Diese Möglichkeiten lassen sich differenzieren durch Bestimmung der peritonealen Äquilibrationsraten für Glucose und Kreatinin (Abb. 21.11). Je schneller der D/D_0-Quotient für Glucose (aktuelle geteilt durch initiale Glucosekonzentration im Dialysat) abfällt, je permeabler also die Peritonealmembran ist, desto rascher bricht der osmotische Gradient zwischen Dialysat und Plasma zusammen und die Ultrafiltration versiegt bzw. kehrt sich in eine Nettoabsorption von Dialysat um. Bei hoher peritonealer Transportgeschwindigkeit lassen sich die Ultrafiltrationsraten meist durch Verkürzung der Verweilzeiten verbessern. Im Gegensatz hierzu zeigt sich bei Ultrafiltrationsverlust aufgrund von Einschränkungen der peritonealen Austauschoberfläche ein sehr langsamer Abfall der Dialysatglucose und ein verzögerter Anstieg der Konzentrationen der harnpflichtigen Substanzen im Dialysat.

Hyperglykämie. Die aus dem Dialysat resorbierte Glucose wird rasch in die Zellen aufgenommen und verstoffwechselt. Nur bei sehr schnellem Wechsel der hochkonzentrierten Lösung werden gelegentlich Anstiege der Blutglucosekonzentrationen beobachtet, die im Extremfall zusätzliche Insulingaben erforderlich machen. Die peritoneale Glucoseresorption liegt bei einer durchschnittlich intensiven Dialyse im Bereich von 3–4 g/kg KG/d.

Elektrolytimbalanzen. Obwohl die Elektrolytzusammensetzung des Dialysats weitgehend der des Extrazellulärraums entspricht, kann es während der Peritonealdialyse zu Elektrolytimbalanzen kommen, da das Ultrafiltrat praktisch als plasmaisoton anzusehen ist. Bei Säuglingen und hohen täglichen Ultrafiltrationsraten kann ein erheblicher Natrium- und Chloridverlust auftreten, der bei der Bilanzierung zu berücksichtigen ist. So verliert ein 5 kg schweres Kind mit einer Ultrafiltrationsleistung von 250 ml/d etwa 5–6 mmol/kg KG/d an Natrium. Die Serumelektrolyte können hierbei – im Sinn einer isotonen Dehydratation – unverändert bleiben! Eine bei intensiven Dialysen gelegentlich zu beobachtende Hypokaliämieneigung kann durch Anreicherung des Dialysats auf 1–3 mmol/l Kaliumgehalt korrigiert werden.

Pulmonale Komplikationen. Übersteigt der durch die Dialysateinläufe hervorgerufene intraabdominale Druck einen kritischen Punkt, können respiratorische Probleme (basale Atelektasen, bei beatmeten Patienten Anstieg des erforderlichen Beatmungsdrucks) auftreten. Kasuistisch wurden Zwerchfellhernien mit Hydro- oder gar Enterothorax beschrieben. Therapeutisch können Einschränkungen der pulmonalen Compliance durch Modifikation des Dialyseregimes, nämlich Reduktion der Einlaufmenge bei Erhöhung der Wechselfrequenz, verhindert bzw. korrigiert werden.

Literatur

Fine RN, Alexander S, Warady BA (eds) (1998) CAPD/CCPD in children, 2nded. Kluwer Academic Publishers

Alexander S (1994) Peritoneal dialysis. In: Holliday MA, Barrat TM, Avner E (Hrsg) Pediatric Nephrology, third edition, Williams and Wilkins, Boston: S. 1339–1353

Gruskin AB, Baluarte HJ, Shermine Dabbagh (1992) Hemodialysis and Peritoneal Dialysis. In: Peritoneal dialysis. In: Edelmann CM jr. (Hrsg) Pediatric Kidney Disease, second edition, Little, Brown and Company, Boston: S. 827–916

Leumann EP, Knecht B, Dangel P et al. (1982) Peritoneal dialysis in newborns: technical improvements. In: Bulla M (Hrsg) Renal insufficiency in children. Springer-Verlag, New York: 147–150

Extrakorporale Blutreinigungsverfahren

U. Querfeld, F. Schaefer, G. Klaus

Gefäßzugang

Wird die Indikation für ein extrakorporales Blutreinigungsverfahren gestellt, so ist zunächst die Anlage eines zentralvenösen Gefäßzugangs erforderlich. Für einen arteriovenösen Extrakorporalkreislauf (z. B. CAVH) ist auch die Anlage eines arteriellen Gefäßzugangs zu planen. Ziel der Katheteranlage ist die Gewährleistung eines ausreichend hohen Blutflusses als Voraussetzung für eine rasche Entgiftung und Entwässerung. Gewöhnlich wird ein sog. Shaldon-Katheter in die V. femoralis (Länge 10–20 cm) oder in die V. jugularis interna (Länge 7,5–15 cm) implantiert (Tab. 21.**9**).

Das technische Vorgehen entspricht der üblichen Punktion großer Gefäße in Seldinger-Technik (Tab. 21.**10**).

Vor Venenpunktion ist insbesondere bei vorausgegangener Katheterisierung der großen Venen eine Gefäßsonographie zum Ausschluss von Thrombosen zu empfehlen. Prinzipiell sollte die Anlage eines Doppellumenkatheters angestrebt werden, da ein kontinuierlicher Blutfluss in beide Richtungen die günstigsten Bedingungen für eine technisch störungsfreie Blutreinigung – vor allem bei kontinuierlichen Verfahren – bietet. Alternativ können auch Single-Lumen-Katheter implantiert werden, über die durch ein 2-Pumpen-System abwechselnd Blut entzogen und zurückgeführt werden kann (sog. Single-Needle-Technik). Allerdings ist mit dem Single-Needle-Verfahren eine größere Rezirkulation von gereinigtem Blut unvermeidlich, was die Effizienz der Blutreinigung beeinträchtigen kann. Bei Doppellumenkathetern ist auf ausreichende Lumengrößen der Einzelkatheter zu achten.

Nach erfolgreicher Anlage müssen die Lage des Katheters radiologisch überprüft und die Katheterlumina mit Heparinlösung blockiert werden (5000 I.E./ml Menge entsprechend Füllvolumen). Wichtig ist die Fixation des Katheters durch Annähen und zusätzliche Pflaster, sodass ein zufälliges Herausrutschen – z. B. beim Umlagern des Patienten – unmöglich gemacht wird. Der Shaldon-Katheter sollte nach Möglichkeit nur für Dialysen und nicht als Zufuhrweg für parenterale Ernährung, Antibiotikainfusionen usw. genutzt werden, da es hierdurch immer wieder schnell zu Kontaminationen, Koagelbildungen usw. kommt. Beim Umgang mit zentralvenösen Kathetern ist peinlich sauberes Arbeiten zur Vermeidung von Infektionen essenziell. Die häufigste und gefährlichste Komplikation von Verweilkathetern sind Katheterinfektionen, die meist durch Staphylococcus aureus verursacht werden, da sich dieser Keim häufig im Katheterlumen festsetzt und durch Bildung einer Schleimhülle sich dem Angriff von Antibiotika zu entziehen vermag. Im Allgemeinen müssen infizierte Katheter schnellstmöglich entfernt werden. Besteht eine absolute Indikation zur Sanierung des Katheters (z. B. keine weiteren Punktionsmöglichkeiten), kann jedoch versucht werden, durch Urokinase- und hochdosierte Vancomycininstillationen eine Kathetersanierung zu erzielen (Tab. 21.**11**).

Geräte, Schlauchsysteme, Wasserversorgung

Für die verschiedenen extrakorporalen Verfahren (Hämodialyse, Hämofiltration, kontinuierliche Verfahren) reichen in der Regel nur wenige Maschinen aus. Im Allgemeinen werden größere Kinder an Erwachsenenhämodialysemaschinen (mit Kinderschlauchsystemen) dialysiert, Kleinkinder und Säuglinge benötigen jedoch eine spezielle „miniaturisierte" Maschine. Für intermittierende Dialysen benutzen wir das Gerät Fresenius A 2008 C für größere Kinder (> 15 kg), bei kleine-

Tabelle 21.**9a, b** Katheter für extrakorporale Verfahren
- **Größenauswahl**

	Katheter
Neugeborene < 3,5 kg	NAK/NVK 5 F (Länge 6 cm), V. femoralis
Neugeborene/Säuglinge 3,5–6 kg	6,5 F (Länge 7,5 cm), V. femoralis
Säuglinge/Kleinkinder 6–12 kg	7 F (Länge 10 cm), V. femoralis
Schulkinder 12–20 kg	8 F (Länge 12 cm), V. jugularis alt.: 9 F (Länge 15 cm), V. femoralis
Schulkinder 20–40 kg	9 F (Länge 15 cm), V. jugularis alt.: 9 F (Länge 15 cm), V. femoralis
Schulkinder > 40 kg	10 F (Länge 15 cm), V. jugularis alt.: 11 F (Länge 20 cm), V. femoralis

- **Katheterauswahl**

Größe ⌀ F/Länge mm	Füllungsvolumen art./ven. (ml)	Latexfrei	Bezeichnung	Firma	Bemerkungen
5 F/60	0,22/0,24	X	DL 5/6	Edwards	
6,5 F/75	0,72/0,74	X	GDK-607,5P	Joka/Gambro	
7 F/100	0,80/0,80	X	DL 7/10	Edwards	
8 F/125	0,84/0,86	X	GDK-812,5P	Joka/Gambro	
8 F/150	1,00/1,00	X		Sherwood/Kendall	Ansatz gebogen
9 F/150	1,00/1,10	X	DL 9/15	Edwards	
10 F/150	0,80/0,90	X	DL 10/15	Edwards	
11 F/150	1,20/1,10	X	DL 11/15	Edwards	
11 F/200	1,50/1,20	X	DL 11/20	Edwards	
11,5 F/195	1,20/1,10	X		Sherwood/Kendall	(für Erwachsene)
11,5 F/195	1,30/1,40	X		Sherwood/Kendall	Ansatz gebogen
Implantierbare Katheter (mit Cuff) (jeweils auch passendes Kit zur Anlage mitgeben!)					
8 F/180	0,80/0,90	X		Medcomb	14,5 cm nutzbare Länge
8 F/240	0,90/1,00	X		Medcomb	21,0 cm nutzbare Länge
9 F/variabel	variabel	?		Gambro	Single Lumen
10 F/180	1,00/1,00	X		Medcomb	15,0 cm nutzbare Länge
12 F/190	1,45/1,50	?	Permanent/Doppel	Gambro	

Tabelle 21.**10** Vorbereitung für die Anlage eines Shaldon-Katheters in Seldinger-Technik

Sterile Kittel	Skalpell Nr. 10
Sterile Tücher bzw. Folioplast	Sterile Tupfer
	Nahtbesteck
Sterile Einmalhandschuhe	Nahtmaterial
Mundschutz	Physiologische Natriumchloridlösung
Operationshauben	
Cutasept-Spray	Vetren
Scandicain 1 %	Einmalspritzen 2 ml und 5 ml
2 Shaldon-Katheter	
2 Dilatatoren	Einmalkanülen Nr. 1
2 Drähte	Schmales Pflaster
2 Punktionskanülen	Hanspor Steril
	Fixomull Stretch

Tab. 21.**11** Kathetersanierung durch Urokinase/Vancomycin

Herstellung der Medikamente:

Urokinase (Aktosolv: 100 000 I.E./ml):
- ½ Ampulle in 10 ml Aquadest steril auflösen (1 ml = 5000 I.E.)

Vancomycin:
- 1 Ampulle à 500 mg in 5 ml Aquadest steril auflösen (1 ml = 100 mg)

Durchführung:

1. Instillation von Urokinase – Menge je nach Kathetergröße (bzw. Füllvolumen) –, Verweilzeit 3 Stunden
2. Urokinase abziehen, Kultur anlegen (wie Blutkultur)
3. Instillation von Vancomycin, Verweilzeit 1 Stunde
4. Vancomycin abziehen
5. Antibiotikatherapie wie üblich fortführen, jedoch mindestens 3 Tage

Tabelle 21.12 Filter für extrakorporale Verfahren (Auswahl)

• Hämofilter (HF)

	Oberfläche	Füllvolumen	UF-Koeffizient	Material	Sterilisation	Hersteller
Spiralflow HFT 05	0,55 m²	41 ml		Polysulfon	ETO	Bellco
PSHF 400	0,3 m²	28 ml		Polysulfon	ETO	Baxter
PSHF 700	0,71 m²	53 ml		Polysulfon	ETO	Baxter

• High-Flux-Kapillaren (HD, HDF, HF)

	Oberfläche	Füllvolumen	UF-Koeffizient	Material	Sterilisation	Hersteller
Minifilter Plus	0,07 m²	14 ml	4,2	Polysulfon	ETO	Minntech
Spiraflow HFT 02	0,24 m²	20 ml		Polysulfon	ETO	Bellco
F 40 S	0,7 m²	42 ml	20	Polysulfon	Dampf	Fresenius
F 50 S	1,0 m²	63 ml	30	Polysulfon	Dampf	Fresenius
F 60 S	1,3 m²	82 ml	40	Polysulfon	Dampf	Fresenius
F 70 S	1,6 m²	98 ml	50	Polysulfon	Dampf	Fresenius
HF 80 S	1,8 m²	110 ml	55	Polysulfon	Dampf	Fresenius

• Low-Flux-Kapillaren (nur HD)

	Oberfläche	Füllvolumen	UF-Koeffizient	Material	Sterilisation	Hersteller
F 3 HPS	0,4 m²	28 ml	1,7	Polysulfon	ETO	Fresenius
F 4 HPS	0,7 m²	42 ml	4,3	Polysulfon	Dampf	Fresenius
F 5 HPS	1,0 m²	63 ml	6,2	Polysulfon	Dampf	Fresenius
F 6 HPS	1,3 m²	86 ml	8,5	Polysulfon	Dampf	Fresenius
F 7 HPS	1,6 m²	102 ml	9,8	Polysulfon	Dampf	Fresenius
F 8 HPS	1,8 m²	114 ml	11,1	Polysulfon	Dampf	Fresenius

• Plasmapheresefilter (PF)

	Oberfläche	Füllvolumen	Max. TMP	Material	Sterilisation	Hersteller
Hemaplex BT900	0,1 m²	10 ml		Polypropylen	Dampf	Dideco
Fiberplasmaf. PF1000N	0,15 m²	23 ml	200 mmHg	Polypropylen	ETO	Gambro
Fiberplasmaf. PF2000N	0,35 m²	41 ml	120 mmHg	Polypropylen	ETO	Gambro
Plasmaflow 0P-02W(L)	0,2 m²	25 ml	60 mmHg	Polyethylen	y-steril	Asahi-Medical
Plasmaflow 0P-05W(L)	0,5 m²	55 ml	60 mmHg	Polyethylen	y-steril	Asahi-Medical

• Hämo-/Kohleperfusion (HP)

	Oberfläche	Füllvolumen	Material	Sterilisation	Hersteller
adsorba 150 C	150 000 m²	140 ml	Aktivkohle zellulose-beschichtet	Dampf	Gambro

- Filteroberfläche = Körperoberfläche
- Größenauswahl: 0,2–0,4 m² = 2,5–7 kg; 0,4–0,6 m² = 7–15 kg, 0,6–1 m² = 15–30 kg

• Füllungsvolumina der verwendeten Schlauchsysteme (ohne Filter):

Gerät	System	Arterie	Vene	Gesamt
BM 11/14	Säuglingssystem	12 ml	17 ml	29 ml
	Kindersystem	25 ml	36 ml	61 ml
Fresenius 4008	Pädiatrie	46 ml	33 ml	79 ml
	Erwachsene	86 ml	60 ml	146 ml
	Single Needle			102 ml

ren Kindern wird der Blutkreislauf des Geräts BM 11 (Baxter-Dialysetechnik) mit dem Dialysatkreislauf der A 2008 C gekoppelt. Kontinuierliche Verfahren können bei Kindern jeden Alters mit dem BM-11-/BM-14-Gerät durchgeführt werden. In Abhängigkeit vom gewählten extrakorporalen Verfahren wird ein Filter bzw. Dialysator (z. B. Hämodialyse-, Hämofiltrationskapillare, Plasmaseparator, Kohlefilter) mit einer an die Körperoberfläche des Patienten adaptierten Membranoberfläche verwendet (Tab. 21.**12**).

Um die Kreislaufbelastung durch die extrakorporale Zirkulation so gering wie möglich zu halten, sollten prinzipiell Schlauchsysteme mit möglichst kleinen Füllvolumina gewählt werden. Diese betragen für größere Kinder ca. 100 ml (z. B. Firma Diamed A 800 P/V 801 P), für Kleinkinder und Säuglinge ca. 30 ml. Bei kreislauflabilen Patienten ist es mitunter erforderlich, das Schlauchsystem vor Dialysebeginn mit Blut oder kolloidalen Blutersatzmitteln zu füllen (Tab. 21.**13**).

Bei kontinuierlichen Verfahren wird als Substitut oder Dialysat eine Elektrolytlösung in vorgefertigten Beuteln verwendet. Für intermittierende Dialysen/Diafiltrationen sind höhere Dialysatflüsse erforderlich. Hierfür ist die Zubereitung der Dialysatflüssigkeit mittels speziell aufbereitetem Wasser erforderlich. Durch besondere Verfahren (Umkehrosmose, Bakterienfilter, Deionisierung) wird ein spezielles Reinwasser zubereitet, das weitestgehend keim- und toxinfrei ist. Die Keimfreiheit muss regelmäßig durch bakteriologische Kontrollen überprüft werden (< 200 CFU/ml Reinwasser). Auch die Toxinfreiheit (Aluminium, Quecksilber, organische Verbindungen, Verunreinigungen, Endotoxin) muss regelmäßig überwacht werden. Für den Intensivbetrieb stehen auch mobile Umkehrosmoseanlagen zur Verfügung.

Tabelle 21.**13** System für extrakorporale Verfahren

Systemvorfüllung:
- 0,9 % NaCl (Standard)
- 5 % Humanalbumin (Plasmapherese, bei niedrigem Gesamteiweiß, art. Hypotonie)
- Erykonzentrat (Säuglinge, ältere Kinder: HB < 8)
- FFP (Plasmapherese, Gerinnungsstörung)

Filter- und Systemwechsel:
- alle 72 h; bei Filterleck, TMP ↑ oder Heparinbedarf ↑ entsprechend früher

Lösungen:
- Standardlösung für Hämofiltration und Hämodialyse (Substituat + Dialysat) HF-Bic-Lösungen: 3500 ml Basislösung + 1000 ml NaBic
- Konzentrationen (mmol/l): Na^+ 140, Ca^{2+} 1,25, Mg^{2+} 0,52, Cl^- 111, Glucose 1 g/l
  HF-Bic 35–210 K^+ 2 mmol/l HCO_3: 35 mmol/l
  HF-Bic 35–310 K^+ 3 mmol/l HCO_3: 35 mmol/L

Verfahren

Intermittierende Verfahren

Hämodialyse. Die klassische Hämodialyse wird unter intensivmedizinischen Bedingungen zumeist als intermittierende venovenöse Hämodialyse durchgeführt, entweder über einen 1-lumigen Shaldon-Katheter nach dem Single-Needle-Verfahren oder über einen Doppellumenkatheter. In den heute zumeist verwendeten Hohlfaserdialysatoren strömt das Blut durch Kapillaren, die vom Dialysat umspült werden. Dabei findet der Stoffaustausch überwiegend durch Diffusion statt. Der Entzug von Wasser erfolgt durch Ultrafiltration, d. h. über einen Druckunterschied zwischen Dialysat- und Blutseite, den sog. Transmembrandruck. Durch das Pumpensystem der Dialysemaschine wird im Gegenstromprinzip Dialysatflüssigkeit durch den Dialysator geleitet (Abb. 21.**12**).

Ziel der Dialyse ist ein Entzug harnpflichtiger Substanzen (und/oder von Toxinen bei Vergiftungen) sowie der Entzug von Wasser. Bei sehr hohen Harnstoffwerten (z. B. erste Hämodialyse bei akutem Nierenversagen durch HUS) sollte der Entzug von harnpflichtigen Substanzen vorsichtig erfolgen, da bei zu raschem Absinken der Osmolarität im Extrazellulärraum mit einem sog. Dysäquilibriumsyndrom gerechnet werden muss (intrazelluläres Ödem – Hirnödem!). Prophylaktisch können zu Beginn der Dialyse osmotisch wirksame Substanzen (z. B. 0,5 g/kg KG Mannitol über ½–1 h) infundiert werden. Die Kontrolle des Flüssigkeitsentzugs erfolgt nach klinischer Beobachtung. Da das Körpergewicht unter Intensivbedingungen häufig nicht exakt bestimmt werden kann und die klinische Beurteilung des Hydratationszustands oft Schwierigkeiten bereitet, sollte zudem unbedingt ein Monitoring des ZVD bzw. der radiologischen Herzgröße erfolgen.

Hämofiltration. Bei der intermittierenden Hämofiltration wird das Blut des Patienten durch einen sog. Hämofilter geleitet (Abb. 21.**13**), dessen Membraneigenschaften es erlauben, dem Blut allein durch den transmembranösen Filtrationsdruck durch konvektiven Transport harnpflichtige Substanzen zu entziehen.

Bei dieser Methode fließt keine Dialysatflüssigkeit durch den Filter, sondern der Ausgleich des filtrierten Flüssigkeitsvolumens erfolgt mikroprozessorgesteuert fortlaufend durch eine elektrolythaltige Substitutionslösung. Für eine effektive intermittierende Hämofiltration werden Blutflussraten über 150 ml/m² KOF/min und Filtratflussraten von 50–100 ml/m² KOF/min benötigt. Hiermit ist es möglich, mit einem Substitutionsvolumen von ca. 50 % des Körpergewichts eine effektive Clearanceleistung zu erbringen, sodass etwa gleich lange Behandlungszeiten wie bei der Hämodialyse erforderlich sind. Entsprechend hohe Blutflussraten sind freilich nur bei sehr guten Katheterverhältnissen zu erzielen.

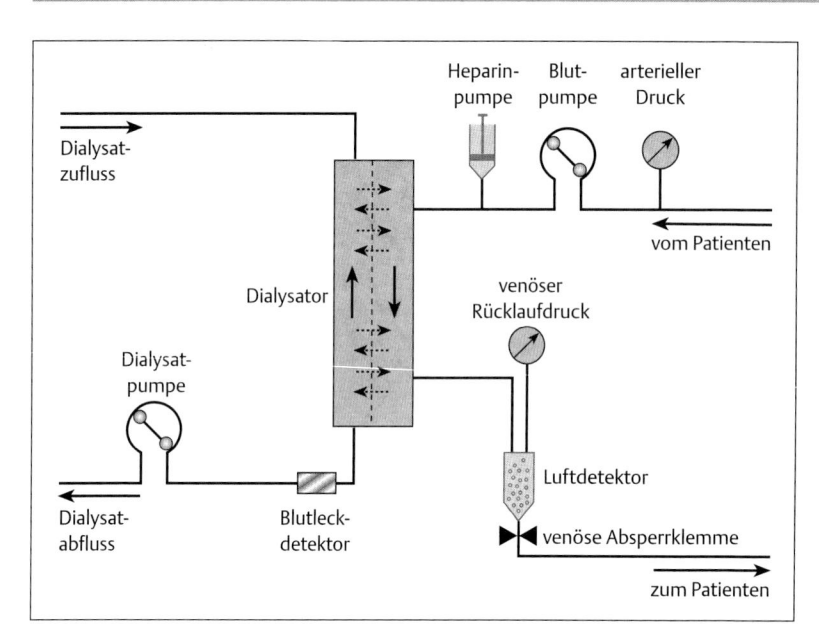

Abb. 21.**12** Hämodialyse.

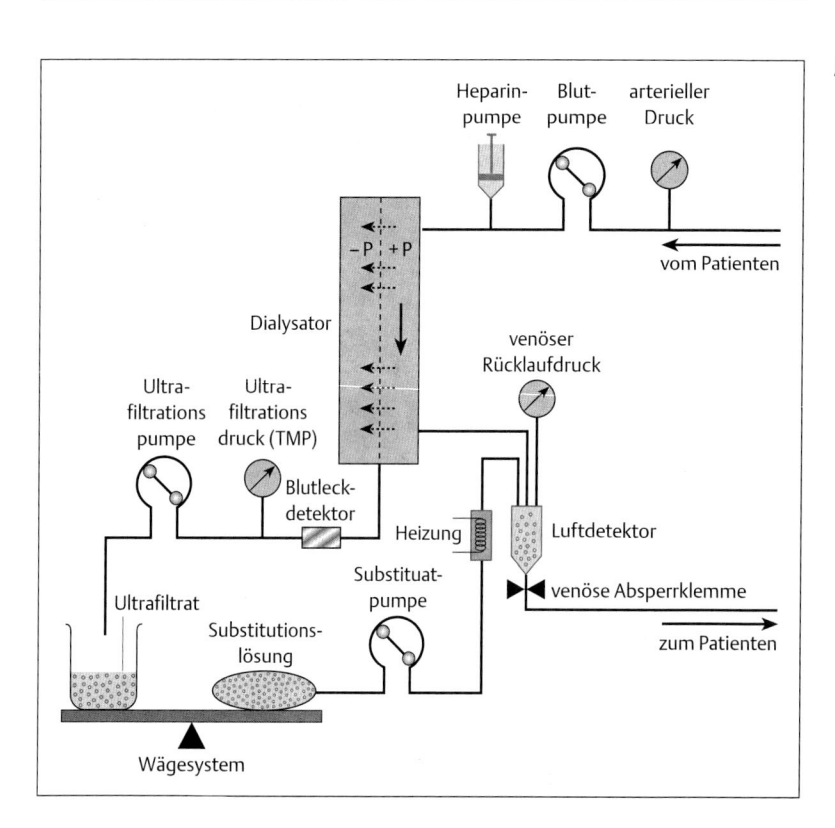

Abb. 21.**13** Hämofiltration.

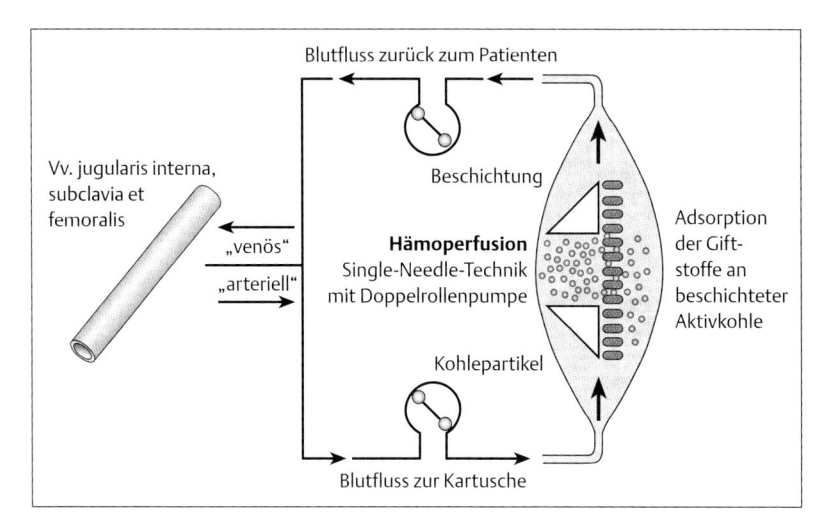

Abb. 21.**14** Hämoperfusion.

! Die Hämofiltration hat sich besonders bei der Behandlung von überwässerten Patienten bewährt, aber auch bei Patienten, die zu hypotensiven Blutdruckepisoden während der Hämodialyse neigen.

In der Intensivmedizin wird dieses Verfahren zumeist mit einer Dialyse verknüpft und als intermittierende venovenöse Hämodiafiltration (IVVHDF) bezeichnet.

! Das IVVHDF-Verfahren verbindet die höchste Effizienz der Blutreinigung mit einer guten kardiovaskulären Verträglichkeit.

Hämoperfusion. Bei der Hämoperfusion benutzt man einen kapillardialysatorähnlichen Filter, in dem sich Aktivkohlepartikel befinden, die durch einen dünnen Polyethylenfilm von dem durchströmenden Blut getrennt sind (Abb. 21.**14**).

Bei anderen Hämoperfusionsfiltern handelt es sich um Polysterinionenaustauscher.

! Hämoperfusionsfilter sind speziell zur Entfernung von Giftstoffen mit hoher Eiweißbindung und nur geringer Wasserlöslichkeit konstruiert.

Diese Gifte lassen sich nur schlecht dialysieren, werden aber beim Durchströmen des Hämofilters an Aktivkohle oder Austauscherharze absorbiert.

Prototyp dieser Substanzen sind:
- Barbiturate,
- Theophyllin,
- verschiedene Pilzgifte,
- Herbizide (z. B. Paraquat).

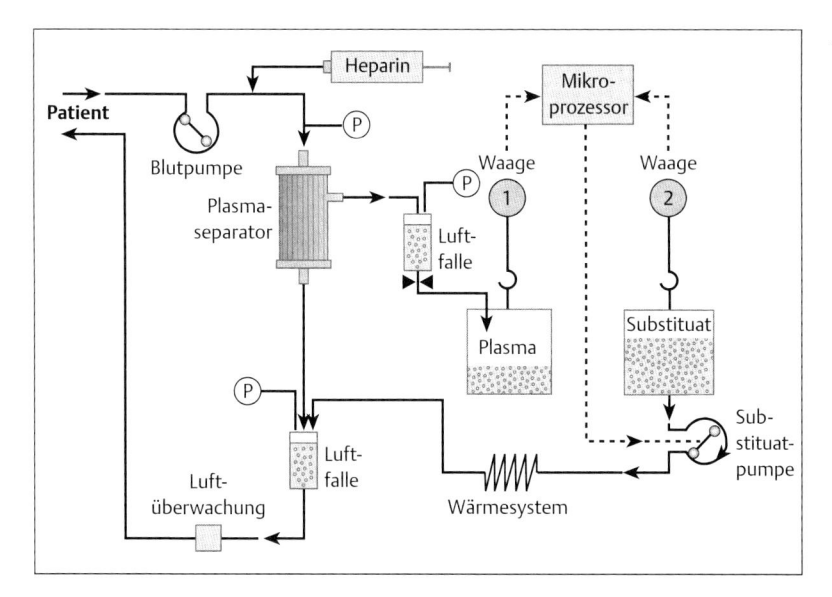

Abb. 21.**15** Plasmapherese.

Die Hämoperfusion wird technisch wie eine Hämodialyse durchgeführt (Für die Indikation siehe spezielle Lehrbücher der Toxikologie). Bei der Durchführung ist zuerst die Unversehrtheit des Filters zu testen, da sich Kohlepartikel loslösen können (Emboliegefahr).

Komplikationen: Thrombozytenabfall, Gerinnungsstörungen und Thrombosierung des Filters.

Plasmapherese. Bei der heute üblichen Membranplasmapherese wird mit einer großporigen Dialysemembran – dem Plasmaseparator – das Blutplasma von den zellulären Bestandteilen getrennt und einem separaten Kreislauf unterworfen (Abb. 21.15).

Das Plasma kann verworfen und durch Substitutionslösung (z. B. 5 %iges Humanalbumin oder Frischplasma) ersetzt werden. Bei weiterer Spezialisierung des Systems können aber auch selektiv Bestandteile aus dem Plasma entfernt und der Rest des Plasmas mit Substitutionslösung wieder dem extrakorporalen Blutkreislauf und dann dem Patienten zugeführt werden.

Die Indikationsgebiete der Plasmapherese umfassen zahlreiche Erkrankungen, bei denen Plasmabestandteile aus der Zirkulation entfernt werden sollen. In erster Linie sind dies Autoimmunerkrankungen (z. B. Goodpasture-Syndrom), bei denen zirkulierende Antikörper bzw. Immunkomplexe eine pathogenetische Rolle spielen (Tab. 21.14).

Tabelle 21.14 Plasmapherese in der Pädiatrie

Gesicherte Indikationen:
• Glomerulonephritis mit Antikörpern gegen glomeruläre (Goodpasture-Syndrom) oder tubuläre Basalmembran
• Hyperviskositätssyndrom
• Myasthenia gravis (myasthenische Krise)
• Immunhämolytische Anämie
• thrombotisch-thrombozytopenische Purpura
• Leberversagen
Mögliche Indikationen (in Einzelfällen klinische Besserung):
• Guillain-Barré-Syndrom (alternativ: hochdosierte Immunglobulingabe i. v.)
• Lupus erythematodes
• Intoxikationen: Digitoxin, Chinidin, Propranolol (hohe Eiweißbindung)
• Rh-Erythroblastose
• rapid-progressive Glomerulonephritis
• homozygote familiäre Hypercholesterinämie (besser: Immunadsorption)
• HUS (komplizierte Fälle)
• Hämophilie bei Faktor-VIII-Antikörpern
• Kryoglobulinämie
• Refsum-Syndrom

Auch die Entfernung von Toxinen und Metaboliten mit hoher Eiweißbindung stellt eine unumstrittene Indikation zur Plasmapherese dar. So konnten wir sehr gute Ergebnisse mit der Plasmapherese bei Kindern mit akuter hepatischer Insuffizienz erzielen, wo – ggf. in Kombination mit anderen Dialyseverfahren – eine effiziente Elimination akkumulierender Stoffwechselprodukte möglich ist.

Komplikationen: Blutungen (Verlust von Gerinnungsfaktoren), Infektionen (Verlust von Immunglobulinen) und Hypokalzämie sind die Hauptkomplikationen dieses Verfahrens. Der Einsatz der Plasmapherese und weiterer spezialisierter Verfahren (z. B. Immunadsorption, Kaskadenfiltration, Heparinpräzipitation usw.) sollte Spezialabteilungen vorbehalten sein.

Kontinuierliche Verfahren

> Die kontinuierlichen extrakorporalen Blutreinigungsverfahren (CAVH, CVVH, CVVHD, CVVHDF) sind im Rahmen der Intensivmedizin besonders geeignet, bei stark überwässerten Patienten mit hämodynamischer Instabilität einen akuten oder chronischen Volumenentzug durchzuführen.

Typischerweise handelt es sich hierbei um Kinder, die postoperativ große Mengen an Flüssigkeit und kolloidalen Ersatzmitteln benötigen, z. B. nach kardiochirurgischen Eingriffen. Aber auch Patienten mit ausgedehnten Verbrennungen oder mit Sepsis (z. B. Waterhouse-Friderichsen-Syndrom) sowie iatrogene Überwässerungszustände gehören zum Indikationsgebiet dieser Therapieformen. Oft besteht hier bei normaler oder eingeschränkter Nierenfunktion ein Kapillarlecksyndrom, was zum Übertritt von Flüssigkeit in den Extrazellulärraum führt.

Im einfachsten Fall kann der Volumenentzug als langsame kontinuierliche Ultrafiltration (slow continuous ultrafiltration [SCUF]) über einen Kapillarfilter der Schwerkraft nach erfolgen. Besser steuerbar ist der volumetrische Filtratentzug über eine Pumpe (z. B. IVAC-Infusionspumpe). Zum Volumenentzug eingesetzt sind IVAC-Pumpen allerdings recht störanfällig. Wird neben dem Volumenentzug auch eine effektive Clearance harnpflichtiger Substanzen angestrebt, so ist ein Flüssigkeitsumsatz (simultane Filtration und Substitution über 2 separate Pumpen) in einer Größenordnung von 30–50 % des Körpergewichts erforderlich (continuous hemofiltration).

Bei einem 20 kg schweren Kind sollten beispielsweise täglich 7–10 l Flüssigkeit ausgetauscht werden, entsprechend 5–7 ml/min. Der Blutfluss sollte mindestens das 3fache des Filtratflusses betragen. Der minimal erforderliche Blutfluss läge in unserem Beispiel somit bei etwa 20 ml/min. Die kontinuierliche Hämofiltration kann über eine großlumige Arterie und Vene (CAVH) oder (üblicher) über einen einzelnen zentralvenösen

Katheter durchgeführt werden (CVVH). Doppellumenkatheter sind bei kontinuierlichen Verfahren wegen der gleichmäßigen Blut- und Filtratflussverhältnisse 1-lumigen Kathetern, die Single-Needle-Systeme erforderlich machen, vorzuziehen. Bei starkem Katabolismus kann die kontinuierliche Hämofiltration um eine zusätzliche Dialyse ergänzt werden (CVVHDF), die kontinuierlich (besonders geeignet für Säuglinge und Kleinkinder) oder intermittierend zugeschaltet werden kann. Üblich sind bei kontinuierlicher Dialyse Dialysatflüsse von 1–3 l/h (Faustregel: Dialysatfluss = 2-mal Blutfluss), bei diskontinuierlicher Dialyse 500 ml/min.

Technisch werden für die kontinuierlichen Verfahren Blutpumpensysteme benutzt, die speziell auf pädiatrische Verhältnisse abgestimmt sind. Seit kurzem wird eine Bilanzierungseinheit mit 2 Rollerpumpen angeboten, die eine zuverlässige, waagen- und prozessorgesteuerte Bilanzierung von Flüssigkeitsumsatz und Volumenentzug für alle kontinuierlichen Verfahren (CVVH, CVVHD, CVVHDF) erlaubt und die bisher übliche Bilanzierung über IVAC-Pumpen ablösen dürfte.

> **!**
> - Es sei nochmals auf den großen Vorteil des gleichmäßigen und daher schonenden Volumenentzugs bei Anwendung kontinuierlicher Verfahren hingewiesen. Meist wird in kurzer Zeit eine Besserung der hämodynamischen Instabilität erreicht. Durch den beliebig einstellbaren Volumenentzug entfallen die Restriktionen hinsichtlich parenteraler Flüssigkeitsgaben (Ernährung, kolloidale Lösungen bei Capillary Leak).

Antikoagulation

Extrakorporale Blutreinigungsverfahren erfordern eine kontinuierliche Heparinisierung während der gesamten Behandlungszeit, um ein Gerinnen des extrakorporalen Blutvolumens im Schlauchsystem bzw. im Dialysator zu verhindern. Im Allgemeinen wird eine systemische Heparinisierung durchgeführt, die eine Initialdosis bei Beginn der Behandlung sowie eine kontinuierliche Dauerinfusion von Heparin während der Behandlungszeit erforderlich macht.

> *Heparin:*
> (Liquemin, 5000 I.E./ml)
> Initialdosis:
> - 25–50 I.E./kg KG
> Erhaltungsdosis:
> - 15–25 I.E./kg KG/h

Die Überwachung der ausreichenden Antikoagulation erfolgt meist anhand der Bestimmung der activated clotting time (ACT) mit einem halbautomatisierten Gerät oder mit Hilfe der Vollblutgerinnungszeit nach Lee-White (manuelle Methode). Die ACT-Methode ist schneller und hygienischer und wird daher heute zumeist auf Intensivstationen verwendet.

> **!**
> - Während der extrakorporalen Behandlung sollte die ACT – je nach Filtermaterial – bei ca. 120–180 s und die manuell bestimmte Gerinnungszeit bei 8–15 min liegen, um sicher eine Gerinnung im extrakorporalen Kreislauf zu verhindern.

Den geringsten Antikoagulationsbedarf weisen Polysulfonfilter auf. Falls dennoch eine Koagulation des extrakorporalen Systems erfolgt, muss das gesamte System verworfen und das verlorene Blutvolumen ggf. substituiert werden. Bei längerem Einsatz einer extrakorporalen Blutreinigung unter Intensivbedingungen wird häufig die Entwicklung einer Thrombopenie beobachtet. Diese ist meist auf die Entstehung von heparininduzierten Thrombozytenantikörpern zurückzuführen. In solchen Fällen sollte die Antikoagulation auf niedermolekulares Heparin (Fragmin) umgestellt werden, worunter die Thrombopenie meist rasch verschwindet. Die Äquivalenzdosis von Fragmin beträgt $\frac{1}{3}$ der zuletzt verabreichten Heparindosis. Eine Monitorisierung der antikoagulatorischen Aktivität ist allerdings aufwendig und unter Routinebedingungen meist nicht möglich (Anti-Xa-Aktivität).

Überwachung und Komplikationen

Die Durchführung von extrakorporalen Blutreinigungsverfahren macht eine engmaschige Überwachung des Blutdrucks, der Pulsfrequenz und anderer Vitalparameter zwingend erforderlich. Diese Überwachungsmaßnahmen sind zu protokollieren, am besten auf einem dafür eingerichteten Dialyseprotokoll (Abb. 21.**16**).

Häufigste Komplikationen:
- Blutdruckabfall,
- Erbrechen,
- Muskelkrämpfe.

Blutdruckabfall und Muskelkrämpfe sprechen meist rasch auf die Substitution von Volumen an, wobei vorzugsweise isotonische oder hypertone (10 %ige) Natriumchloridlösung, evtl. in Kombination mit 20 %iger Glucoselösung verwendet wird. Bei zu raschem Abfall des Serumkaliums (cave: zu niedrige Dialysatkaliumkonzentration!) können ebenfalls Muskelkrämpfe auftreten. Hierbei besteht auch die Gefahr von kardialen Arrhythmien. Exzessive Ultrafiltration (rascher Verlust von Extrazellulärflüssigkeit) oder Gerinnungsprobleme im Dialysator sind ebenfalls häufig mit einem Blutdruckabfall verbunden.

> **!**
> - Ein Blutdruckabfall, der nicht rasch auf Volumensubstitution anspricht, macht die Suche nach weiteren Ursachen erforderlich.

Unter Umständen muss bei intensivmedizinischen Patienten nach okkulten Blutverlusten gefahndet werden, z. B. durch *gastrointestinale oder zerebrale Blutungen* in-

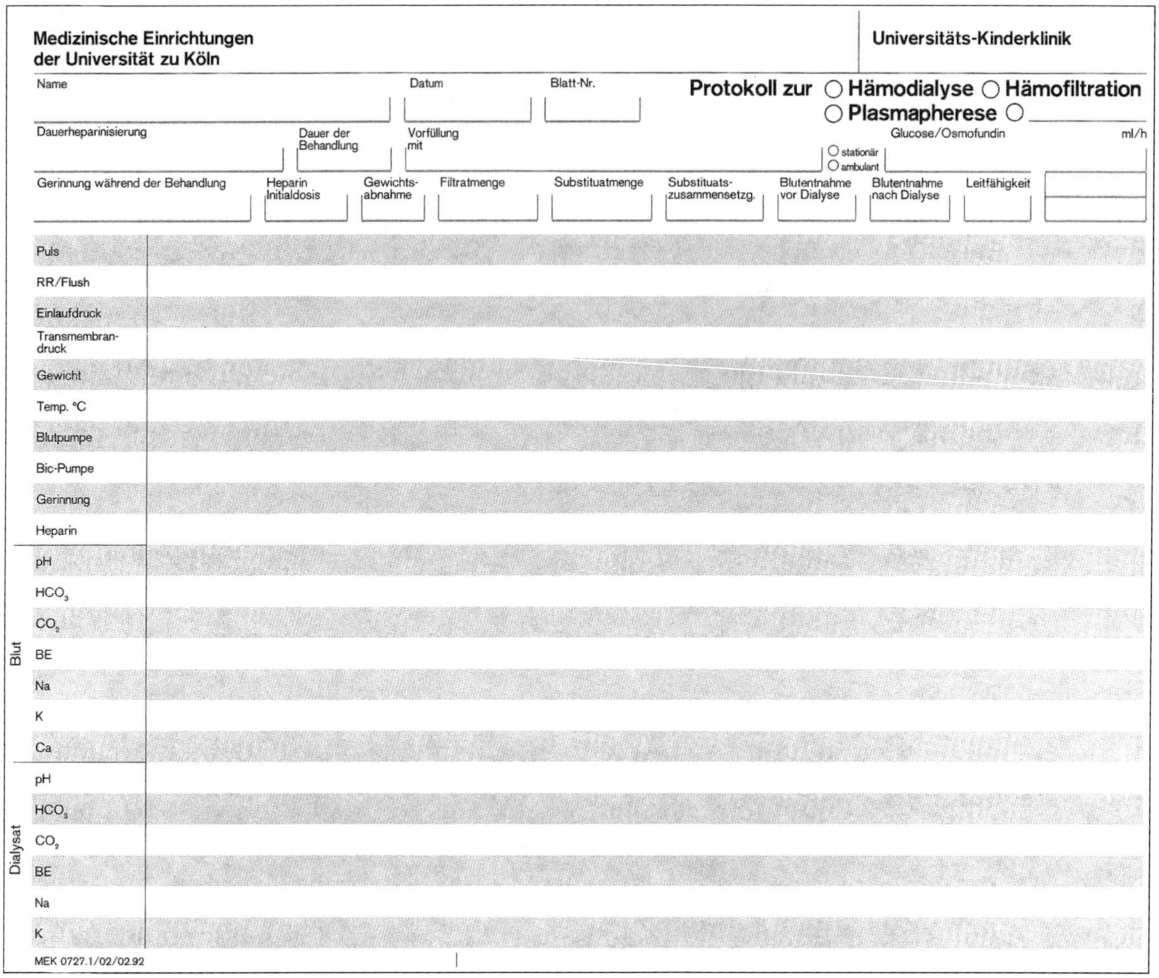
Medizinische Einrichtungen der Universität zu Köln

Universitäts-Kinderklinik

Name | Datum | Blatt-Nr.

Protokoll zur ○ Hämodialyse ○ Hämofiltration ○ Plasmapherese ○

Dauerheparinisierung | Dauer der Behandlung | Vorfüllung mit | Glucose/Osmofundin ml/h

○ stationär ○ ambulant

Gerinnung während der Behandlung | Heparin Initialdosis | Gewichtsabnahme | Filtratmenge | Substituatmenge | Substituatszusammensetzg. | Blutentnahme vor Dialyse | Blutentnahme nach Dialyse | Leitfähigkeit

Puls
RR/Flush
Einlaufdruck
Transmembrandruck
Gewicht
Temp. °C
Blutpumpe
Bic-Pumpe
Gerinnung
Heparin

Blut: pH, HCO_3, CO_2, BE, Na, K, Ca

Dialysat: pH, HCO_3, CO_2, BE, Na, K

MEK 0727.1/02/02.92

Abb. 21.**16** Dialyseprotokoll.

folge der Heparinisierung. Das *Dialyse-Dysäquilibirum-Syndrom* ist eine Folge der raschen Verschiebung der extrazellulären Osmolarität und sollte durch Verminderung der Dialysedauer und prophylaktische Gabe von Mannitol verhindert werden können (s. oben). Eine schwerwiegende Komplikation von extrakorporalen Verfahren ist die *Luftembolie.* Obwohl ein Luftfänger im Dialyseschlauchsystem eingebaut ist, kann es u.U. zur Infusion von Luft durch die Blut führenden Schläuche kommen, was zur Luftansammlung bzw. Embolie in Hirnvenen bei aufrechter Position bzw. im Herzen und den Lungenvenen bei liegender Position führen kann.

Seltenere Komplikationen. Seltenere Komplikationen stellen Unverträglichkeitsreaktionen gegen die Dialysematerialien dar:

- anaphylaktischer Schock bei Erstdialyse,
- Bronchialobstruktion (Ethylenoxidallergie?),
- Leukopenie,
- Abfall der O_2-Sättigung unter der Dialyse (alveolare Hypoventilation).

! Wegen der u. U. schwerwiegenden Komplikationen bei allen extrakorporalen Blutreinigungsverfahren muss bei kindlichen Patienten stets eine geschulte Pflegeperson für die gesamte Dauer der Behandlung anwesend sein.

Literatur

Brittinger WO, Twittenhoff WD, Walker G (1989) Vascular access for hemodialysis in children. In: Andreucci VE: Vacular and peritoneal access for Dialysis. Kluwer, Dordrecht: p. 195–214

Franz HE (Hrsg) (1991) Blutreinigungsverfahren. Technik und Klinik. Georg Thieme Verlag, Stuttgart, New York

Lieberman KV (1987) Continuous arteriovenous hemofiltration in children. Pediatr Nephrol 1: 330–338

Michalk D (1983) Dialyse im Kindesalter. Klin Pädiatr 195: 418–421

Ronco C, Brendolan A, Bragantini L, et al. (1986) Treatment of acute renal failure in newborns by continuous arterio-venous hemofiltration. Kidney Int 29: 908–915

Schärer K, Müller Wiefel DE (1991) Dialyse im Kindesalter. In: Franz HE (Hrsg.) Blutreinigungsverfahren. Technik und Klinik. Georg Thieme Verlag, Stuttgart, New York

Schönweiß G (1990) Dialysefibel. Perimed Verlag, Erlangen

Venöse und zentralvenöse Zugänge

D. Brock, J. Bennek

I.v. Injektionen von Medikamenten und i.v. Dauerinfusionen von spezifischen Infusionslösungen, z.B. zur parenteralen Ernährung, sind aus der modernen pädiatrischen Intensivmedizin für Patienten jeden Alters nicht mehr wegzudenken.

Die ständige Verfügbarkeit eines venösen bzw. zentralvenösen Zugangswegs zur Diagnostik und Therapie hat die effiziente Behandlung vieler Krankheitsbilder erst möglich gemacht.

Alter und Größe des Patienten stellen aufgrund moderner technischer Möglichkeiten keinen Hinderungsgrund mehr für die Anlage eines zentralen Venenkatheters und für eine langfristige Therapie dar. Die Industrie bietet eine unübersehbare Vielzahl von unterschiedlichen Systemen und Materialkombinationen in den verschiedensten Größen an.

■ Altersbedingte Besonderheiten des Venensystems im Kindesalter

Neben den im Erwachsenenalter bekannten Punktionsorten als Zugang zum Venensystem gibt es bei Kindern einige anatomische und technische Besonderheiten zu beachten.

> ! Manuelles Geschick, ein für das Kindesalter angepasstes Instrumentarium, die Assistenz durch eine erfahrene Kinderkrankenschwester und die nötige Geduld sind Voraussetzungen für eine erfolgreiche Gefäßpunktion.

Aseptisches Arbeiten ist hierbei selbstverständlich. Für das Legen von Venenverweilkanülen – aber auch zur diagnostischen Blutentnahme – bieten sich folgende Gefäßregionen an (Gabka 1988):

- *Kopfbereich:*
  - V. frontalis,
  - V. supraorbitalis,
  - V. temporalis,
  - V. occipitalis.
- *Arme und Beine:*
  - Rete venosum dorsale manus,
  - Rete venosum dorsale pedis,
  - V. mediana cubiti,
  - V. basilica,
  - V. cephalica,
  - V. saphena magna,
  - V. femoralis.
- *Halsbereich:*
  - V. jugularis externa.
- *Kopf:*
  - Galeavenen.

Als anatomische Besonderheit ist im Säuglings- und Kleinkindesalter das u.U. ausgeprägte subkutane Fettgewebe zu sehen. Dies erschwert die sichere Identifikation der Venen an den Extremitäten oftmals erheblich. Deshalb bieten sich die genannten Galeavenen des Kopfes als Punktionsort an. Sie sind gut sichtbar, in der Kopfschwarte fest verankert und aufgrund ihrer oberflächlichen Lage gut zu punktieren. Eine Fixation der Flexüle mit Pflasterstreifen ist ebenfalls problemlos möglich. Um eine arterielle Fehllage des Punktionssystems sicher auszuschließen, ist dieses vor der Medikamentengabe mit einer 0,9%igen Natriumchloridlösung anzuspülen. Hat man versehentlich eine Arterie punktiert, färbt sich die Umgebung der Punktionsstelle weiß an (Bertschat 1988).

■ Materialien für Kathetersysteme und Punktionsbestecke

Folgende Materialien werden sowohl für Venenpunktionsbestecke als auch für Permanentkatheter verwendet (Grundmann und Simon 1986):

Polyurethan (PUR). PUR ist z.Z. neben Silicon Hauptwerkstoff für die Herstellung von Kathetermaterialien. Das Verhältnis von Wandstärke zu Innendurchmesser kann aufgrund der Werkstoffeigenschaften sehr günstig gewählt werden. Durch die sehr glatte Oberfläche ist die Gefahr der Infektion und die Thrombosierungsrate geringer als bei anderen Materialien. Beimischungen von Silber, Chlorhexidin oder Sulfadiazin sollen durch ihre bakteriziden Eigenschaften die Infektionsgefahr weiter vermindern. Hydromehrbeschichtungen an den Innen- und Außenflächen verleihen den Kathetern eine sehr glatte Oberfläche mit einer Hydrophilie zur Verhinderung der Proteinadsorption und Bakterienadhäsion. Polyurethankatheter sind z.Z. in der Kinderintensivmedizin die Materialien der 1. Wahl. Die Entwicklung ist sicherlich noch nicht abgeschlossen.

Silicon. Silicon ist ein Elastomerwerkstoff, welcher sowohl chemisch als auch biologisch völlig inert ist. Es enthält keinerlei Additive wie z.B. Weichmacher. Durch seine chemische Zusammensetzung ist es extrem altersbeständig und damit besonders für Langzeittherapieprodukte (Broviac- und Hickman-Katheter, Portsysteme) geeignet. Es sind Weichkatheter mit einem etwas ungünstigeren Verhältnis von Wandstärke zu Innendurchmesser, die aber trotzdem sehr stabil sind.

Teflon. Kunststoff in 2 verschiedenen Ausführungen:
- Polytetrafluorethylen (PTFE),
- fluoriertes Ethylenpropylen (FEP).

Beide Werkstoffe haben ähnliche Gebrauchseigenschaften. PTEF wird aufgrund seiner etwas höheren Härte und eines niedrigeren Reibungskoeffizienten als Venenverweilkanüle verwendet. FEP weist eine hohe Flexibilität und Knickstabilität auf und findet als Kathetermaterial Anwendung. Es können andere Plastmaterialien mit

Teflon kombiniert werden. Sie erhalten somit eine Verbesserung ihrer biogenen Eigenschaften. Teflon ist ein eingetragenes Warenzeichen.

Polyethylen (PE). PE ist als fester und spröder Standardkunststoff für wenige Katheter und Teile von Implantationsbestecken geeignet. Da es keinen Weichmacher enthält, ist es biologisch und chemisch unbedenklich. Polyethylenkatheter haben eine deutlich höhere Thrombosierungsrate.

Polyvinylchlorid (PVC). Das ursprüngliche Kathetermaterial PVC wurde aufgrund seiner Eigenschaften heute fast vollständig verlassen. PVC-Katheter sind sehr steif und werden deshalb mit Weichmachern – z. B. Phthalsäureestern – versetzt. Während PVC chemisch inert ist, werden die Weichmacher durch enzymatische Prozesse herausgelöst und führen durch ihre Zelltoxizität zu Venenwandreizungen mit Phlebitiden und Thrombosierungen der Gefäße.

Tab. 21.15 gibt Auskunft über Anforderungen an Kathetermaterialien und implantierbare Systeme.

Tabelle 21.**15** Anforderungen an Kathetermaterialien und implantierbare Systeme

Biologisch völlig inert
Hohe Langzeitstabilität
Geringe Thrombosierungsrate
Material im Körper weich und flexibel
Ausreichende mechanische Festigkeit
Resistent gegen chemische und enzymatische Prozesse
Einfache und sichere Applikationsmöglichkeit
Abgabe schädlicher Substanzen sicher ausgeschlossen

■ Kathetersysteme in der Kinderintensivmedizin

Neben der allgemeinen Anwendung von sog. Flexülen/Braunülen zur kurzzeitigen Schaffung eines venösen Zugangswegs für die Medikamentenapplikation und Infusionstherapie kommen zunehmend unterschiedliche Kathetersysteme – auch in der pädiatrischen Intensivmedizin und in der Langzeitchemotherapie bei onkologischen Patienten – zum Einsatz (Uslu u. Mitarb. 1997, Welch u. Mitarb. 1997) (Abb. 21.**17**).

Kathetersysteme für die Flexülen-/Braunülentechnik

Diese in vielen Größen und Varianten angebotenen Kathetersysteme sind sowohl für den Notfall zur Punktion zentraler Venen als auch für die Applikation von zentral liegenden Kathetern über periphere Venen geeignet.

Punktionsorte. Punktionsorte sind hierfür zum einen die V. jugularis interna bzw. die V. subclavia und zum anderen die V. basilica, V. cephalica, V. femoralis und V. saphena magna (Lackner u. Schmidbauer 1993).

Vorgehen. Die Vene wird hierzu mit einer Kunststoffkanüle mit innen liegendem Stahlmandrin punktiert. Nach Erreichen des Gefäßes kann die Stahlarmierung zurückgezogen werden, sodass beim Vorschieben der Flexüle das Gefäß nicht mehr verletzt werden kann. Zu einer notwendigen Lagekorrektur darf die Stahlkanüle nur sehr vorsichtig zurückgeschoben werden, da ihr scharfer Anschliff sonst das Material beschädigt. Auf den Luer-Konus wird nunmehr die Einführhilfe des Katheters, welcher sich in einer sterilen Kunststoffhülle befindet, aufgesteckt und dieser mit Hilfe des Kunststoffschlauchs

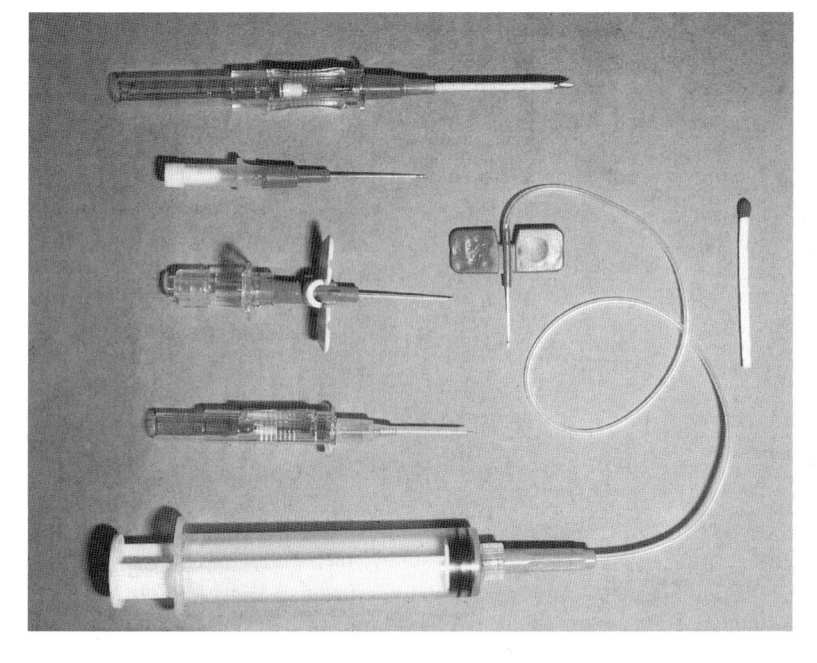

Abb. 21.**17** Flexülen/Braunülen unterschiedlicher Größe und Ausstattung.

vorgeschoben. Nach Erreichen der endgültigen Katheterlage zieht man die Flexüle an das Katheterende zurück und verschraubt sie dort. Ein im Katheter befindlicher Kunststoffmandrin, der dem weichen Schlauch bei der Platzierung die notwendige Stabilität verleiht und kontrastgebend ist, wird entfernt, und das System kann nach entsprechender Lagekontrolle mittels einer Röntgenaufnahme betrieben werden.

Vorteil: Vorteil dieses Systems ist die sterile Verpackung und Applikationsmöglichkeit des Katheters ohne zusätzliche Maßnahmen.

Nachteil: Gravierender Nachteil – besonders im Kindesalter – ist die Größe der Kunststoffpunktionskanüle im Vergleich zum Durchmesser des verwendeten Katheters.

Kathetersysteme nach der Seldinger-Technik

Diese Methode ist sicherlich für die Vene die schonendste Variante und in jedem Alter anwendbar. Die Industrie bietet vielfältige Einzelmaterialien und komplette Sets mit unterschiedlichen Katheterkonfigurationen und in verschiedenen Größen an. Es kommen – je nach Indikation – Einzel- oder Multilumenkatheter zum Einsatz.

Vorgehen. Die Punktion des Gefäßes erfolgt mit einer dünnen Stahlkanüle. Diese ist mit einer – mit 0,9%iger Natriumchloridlösung – halbgefüllten Spritze konnektiert. Unter ständiger Aspiration wird die Kanüle bis in das zu erreichende Gefäß vorgeschoben. Das plötzlich einströmende Blut zeigt die korrekte Lage an. Nunmehr wird über die Kanüle ein spezieller, flexibler Stahldraht vorgeschoben und die Kanüle entfernt. Nach Stichinzision der Haut entlang des Seldinger-Drahts und Dilatation des Punktionskanals kann der eigentliche Katheter über den Draht exakt in der Vene platziert werden. Der Draht wird entfernt, und das System ist nach einer Röntgenkontrolle einsatzbereit.

Vorteil: Ein großer Vorteil dieser Technik ist das geringe Punktionstrauma und die Möglichkeit, auch bei sehr kleinen Kindern perkutan das zentrale Gefäßsystem zu erreichen.

Nachteil: Als Nachteil muss man bei Notfallindikationen die recht komplizierte Technik mit mehrmaligem Materialwechsel und die damit verbundene Gefahr einer Luftembolie anführen. Auch die Möglichkeit einer bakteriellen Kontamination sollte nicht außer Acht gelassen werden.

Kathetersysteme durch eine Stahlkanüle

Diese Systeme sind heute im Allgemeinen verlassen worden. Die Gefahr, dass der Katheter an der sehr scharfen Punktionskanüle beim Zurückziehen abgeschert wird und eine Katheterembolie resultiert, ist zu groß. Nur noch in der Neonatologie kommt diese Technik mit speziellen Punktionssets (Epicutaneo-Kava-Katheter) zum Einsatz.

Vorgehen. Über eine 18-G-Butterfly-Kanüle wird hierzu eine Kubitalvene oder die V. jugularis externa punktiert. Durch diese kann nunmehr ein sog. Silastikkatheter nach Shaw mit einem Außendurchmesser von 0,6 mm und einem Innenlumen von 0,3 mm mit etwas Geduld und Glück nach zentral eingeschwemmt werden. Keinesfalls darf der sehr weiche Silastikschlauch in der Kanüle zurückgezogen werden, da es unweigerlich zum Abscheren des Katheters und zur Embolie kommt. Die Katheterdimensionen sind für Flowraten von maximal 5 ml/min für diese Altersgruppe der Patienten völlig ausreichend. Die gute Verträglichkeit des Materials erlaubt bei sorgfältiger Pflege sehr lange Liegezeiten. Neuerdings werden auch in diesem Bereich Applikationshilfen in der Flexülentechnik angeboten. Dies minimiert die Verletzungsgefahr des Katheters deutlich. Eine röntgenologische Kontrolle mit Kontrastmittel ist selbstverständlich.

Teilweise und vollständig implantierbare Kathetersysteme

Diese Kathetersysteme sind für die Langzeittherapie bestimmt und können bei sorgfältiger Pflege u. U. über Jahre hinweg genutzt werden. Man unterscheidet:
- Broviac- bzw. Hickman-Katheter,
- Portsysteme.

Auch wenn die operative Technik einfach klingt, sollte sie dem Erfahrenen vorbehalten bleiben. Eine Implantation unter streng aseptischen Bedingungen im Operationssaal ist selbstverständlich (Meier 1987).

Operatives Vorgehen. Alle Implantationen werden bei Kindern in Intubationsnarkose durchgeführt. Der Patient wird auf dem Rücken mit stark nach links gedrehtem Kopf gelagert. Unter die Schultern kommt eine entsprechende Unterlage, sodass der Kopf ausreichend überstreckt ist. Eine Absenkung des Oberkörpers um 15–20° zur Waagerechten erhöht den zentralen Venendruck, verbessert die Füllung des Venensystems, beugt einer Luftembolie vor und erleichtert so die Gefäßpunktion entscheidend. Bewährt hat sich die Punktion der V. jugularis interna bzw. die V. anonyma in der später beschriebenen Technik nach Nagy. In unterschiedlicher Tiefe – entsprechend der Größe des Kindes zwischen 1 und 4 cm – erreicht man das zentrale Gefäßsystem. Das einschießende Blut zeigt die korrekte Lage der Kanüle an.

Wie schon beschrieben, wird der flexible Seldinger-Draht mit dem geraden Ende vorgeschoben und die Stahlkanüle entfernt. Es folgen ein Hautschnitt von ca. 1 cm Länge vom Draht weg nach lateral, ohne dass eine Hautbrücke stehen bleibt, und ein Hautschnitt von ca. 1,5–2 cm Länge auf der vorderen Thoraxwand medial und kaudal der Mamille. Bei größeren Mädchen versuchen wir – aus kosmetischen Gründen – den Hautschnitt in die Umschlagfalte der rechten Mamma zu legen. Nach Schaffung einer subkutanen Tasche kann mittels eines Trokars der Katheter im Fettgewebe von kaudal nach kranial implantiert werden. Die Dacronmanschette des Broviac-/Hickman-Katheters kommt dabei in der subkutanen Tasche ca. 1,5 cm vom Hautschnitt entfernt zu liegen. Nunmehr kann über den liegenden Seldinger-Draht ein spezielles Implantationsset, welches aus einem Dilatator und einer Splitkanüle in der für den Durchmesser des Katheters entsprechenden Größe besteht, vorgeschoben werden. Dazu sind oftmals leichte Drehbewegungen notwendig. Der Katheter wird mit einem Skalpell auf einer Metallunterlage auf die individuelle Länge, sie liegt genau zwischen Mamille und Punktionsstelle, gekürzt. Nach Entfernung des Dilatators kann der Katheter in der Splitkanüle vorgeschoben werden. Die Kanüle wird an den beiden Flügeln aufgebrochen und entfernt. Die bogenförmige Lage über der Klavikula verhindert in dieser Technik ein Abknicken oder eine Alteration des Katheters bei Kopfbewegungen. Eine intraoperative Röntgenkontrolle – immer mit Kontrastmittelapplikation, um einen sicheren Abfluss zu dokumentieren – und der Wundverschluss mit Intrakutannähten schließen die Operation ab. Der Katheter ist sofort benutzbar (Tab. 21.16).

Ein prinzipiell gleiches Vorgehen erfordert die Implantation des Portsystems. Nur wird hierfür die subkutane Tasche um ein Vielfaches größer angelegt und das Metall- bzw. Kunststoffreservoir auf der Faszie des M. pectoralis mit nichtresorbierbaren Nähten fixiert. Das Subkutangewebe und die Haut werden spannungsfrei verschlossen. Das Portsystem wird mit einer Heparinlösung (10 000 I. E. auf 100 ml 0,9%ige Natriumchloridlösung) gefüllt. Es sollte erst nach Abschluss der Wundheilung, also nach dem 7. Tag, benutzt werden (Tab. 21.17).

Tabelle 21.16 Vor- und Nachteile von Broviac-/Hickman-Kathetern

Vorteile:
• operativer Aufwand geringer
• kleinere Wundfläche
• größere Katheterlumina möglich
• Injektion, Infusion, Blutentnahme ohne Hautpunktion möglich
• leichter explantierbar (Lokalanästhesie möglich)
• Wechsel technisch einfacher
• Katheterpflege ohne Aufwand
Nachteile:
• extrakorporaler Anteil mechanisch und infektionsgefährdet
• kosmetisch auffallender
• vor „Spieltrieb" kleiner Kinder nicht sicher
• gering höhere Infektionsrate
• Gefahr der Blutung und Luftembolie bei ungewollter Öffnung
• kürzere Pflegeintervalle

Tabelle 21.17 Vor- und Nachteile von Portsystemen

Vorteile:
• vollständig unter der Körperoberfläche
• geringere Infektionsrate
• vor mechanischer Alteration sicher geschützt
• längere Pflegeintervalle möglich
Nachteile:
• größerer operativer Aufwand bei Anlage und Entfernung
• Punktion oft schmerzhaft
• begrenzte Flussvolumina
• erfahrenes Pflegepersonal notwendig
• Verhältnis Portgröße – geringes Subkutangewebe ungünstig
• cave: Metallportsystem und Strahlentherapie

Indikationen für zentralvenösen Zugangsweg
(Tab. 21.18)

Notfalltherapie. In der präklinischen Versorgung ist die Anlage mehrerer, möglichst großlumiger, periphervenöser Zugänge zur Volumensubstitution bei Polytraumapatienten in aller Regel ausreichend. Zentrale Punktionen sollten nur als Ultima Ratio unter Reanimationsbedingungen und bei der Unmöglichkeit einer peripheren Versorgung angewandt werden. In diesem Fall darf der Zugang nur von einem in der Punktion zentraler Venen Geübten und mit optimalem Material – also mit Notfallpunktionsbestecken – erfolgen. Es entscheiden Schnelligkeit, Treffsicherheit und optimale Fixation des Systems über den Erfolg. Neben echten Notfallbestecken (z. B. Jugularispunktionsbesteck „Secalon" der Firma Viggon) kommen die bekannten Kavafixbestecke verschiedener Anbieter zum Einsatz. Im Notfall

Tabelle 21.18 Allgemeine Indikationen für einen zentralvenösen Zugang

Notfalltherapie
Prä- und postoperative Intensivtherapie
Verlust aller punktierbaren peripheren Venen
Langzeitinfusionstherapie
Langzeitmedikamentenapplikation – Chemotherapie
Komplette parenterale Ernährung
Applikation venenunverträglicher Medikamente und Infusionslösungen
Kontinuierliche Blutentnahmen
ZVD-Monitoring
Akutdialyse, Hämofiltration, Hämoperfusion, Plasmapherese
Austauschtransfusion
Voraussehbare Punktionshindernisse (z. B. Anfallsleiden)
Schrittmacherimplantation

eignen sich auch großlumige Flexülen/Braunülen zur Punktion der V. jugularis interna in den unterschiedlichen Techniken.

> **!** Alle Katheter, welche in der Seldinger-Technik appliziert werden, sind präklinisch nicht anwendbar und sollten der Klinik vorbehalten bleiben.

Prä- und postoperative sowie pädiatrische Intensivmedizin. Ziel dieser Indikationsgruppe ist ein permanenter zentralvenöser Gefäßzugang
- zur gezielten Infusionstherapie und parenteralen Ernährung,
- zur Medikamentenapplikation,
- zum intensivmedizinischen Monitoring,
- zur ständigen Möglichkeit, auch größere Mengen Blut zur laborchemischen, mikrobiologischen, immunologischen oder sonstigen Untersuchung zu entnehmen (Löhlein 1991).

Als günstigste Variante haben sich hierfür Multilumenkatheter unterschiedlicher Dicke erwiesen. Eine Inkompatibilität von applizierten Medikamenten im Katheter kann durch die getrennten Kanäle ebenfalls ausgeschlossen werden. Für Früh- und Neugeborene sind mehrlumige Kathetersysteme bis zu einem Durchmesser von 24 G, welche ausschließlich in Seldinger-Technik gelegt werden, von verschiedenen Firmen im Handel. Multilumenkatheter ermöglichen einen unabhängigen, aber auch gleichzeitigen Gebrauch der einzelnen Kanäle, ohne dass sich diese untereinander beeinflussen (Probst u. Klein 1990).

Verlust aller punktierbaren Venen. Im Kindesalter ist es auch über mehrere Tage hinweg möglich, mit einem peripheren Gefäßzugang eine vollständige parenterale Therapie zu führen. Wenn es allerdings absehbar ist, dass in kurzer Zeit alle Venen erschöpft sind und die Therapie nicht umgestellt werden kann, sollte man sich frühzeitig und ohne Zeitdruck zur Anlage eines zentralen Gefäßzugangs entschließen. Manchmal ist dies auch aus psychologischen Aspekten für das Kind indiziert, da frustrane und sehr schmerzhafte Punktionsversuche für den Patienten vermieden werden können. Sofort nach Umstellung der Therapie oder nach ausreichender Erholung des peripheren Venensystems wird der zentrale Zugang entfernt, um unnötige – katheterbedingte – Komplikationen zu vermeiden. Eine nochmalige Punktion der schon verwendeten Venen ist bei Bedarf aufgrund der verwendeten Materialien und der angewandten Technik jederzeit möglich. Gerade bei dieser Indikationsgruppe sollten zentrale Katheter nicht als bequeme Alternative dienen.

Langzeittherapie. Ist es absehbar, dass der Patient einer parenteralen Langzeittherapie – gleich welcher Art – bedarf, sollte man sich gerade im Kindesalter frühzeitig, unter Abwägung aller Risiken, zur Anlage eines permanenten, zentralvenösen Zugangswegs entschließen. Dies ist insbesondere der Fall bei:
- Langzeitinfusionstherapie,
- Langzeitmedikamentengabe als Substitutionstherapie bei kleinen Kindern,
- Chemotherapie onkologischer Patienten,
- additiver parenteraler Ernährung (z. B. extremes Kurzdarmsyndrom).

Die Applikation venenunverträglicher Medikamente bzw. Infusionslösungen (Osmolarität < 1000 mosml/l) ist eine zusätzliche Indikation. Neben den gebräuchlichen ein- oder mehrlumigen Kathetern stehen hierfür teilweise (Broviac-/Hickman-Katheter auch in Mehrlumenausführung) und vollständig implantierbare Kathetersysteme (Portsysteme) zur Verfügung. Bei entsprechender Auswahl der Infusionssysteme und sorgfältiger chirurgischer Technik bestehen durch das Lebensalter bzw. Gewicht der Patienten keinerlei Einschränkungen.

Akutdialyse, Hämofiltration, Hämoperfusion, Plasmapherese. Für alle genannten Hämodialyseformen sind ausreichende Blutflowraten mit geringem Perfusionsdruck notwendig, um eine effektive Therapie in vernünftiger Zeit zu erreichen. Dies gelingt nur mit einem ausreichend dimensionierten Gefäßzugang, welcher sowohl einlumig (single needle) als auch doppellumig für beide Blutflussrichtungen sein kann. Als Zugangsweg bietet sich aufgrund der Größe des Gefäßes für alle Altersgruppen die Punktion der V. jugularis interna in den unterschiedlichen Techniken an. Alle industriell angebotenen Dialysesets werden mittels konfektionierter Implantationsbestecke nach vorsichtiger Dilatation perkutan gelegt. Allerdings ist die Perforationsgefahr bei den oftmals sehr starren Kathetern entsprechend höher. Aus dem genannten Grund und um einen ausreichend hohen Blutfluss in beide Richtungen zu erzielen, liegt die Katheterspitze bei Kindern im rechten Vorhof. Zur genauen Lokalisation ist deshalb eine Implantation unter einer Röntgenfernsehkette unabdingbar. Spezielle Silikonkatheter können auch bei bestehender Indikation und der Unmöglichkeit einer anderen Methode zur chronischen Hämodialyse über einen längeren Zeitraum genutzt werden. Allerdings stellen sie eine permanente Infektionsgefahr dar und müssen deshalb sehr subtil gepflegt werden.

Besondere Indikationen für zentrale Gefäßzugänge. Als besondere Indikation für die Punktion zentraler Gefäße soll hier die *Herzschrittmacherimplantation* in der Akutsituation als auch für die Permanentanlage genannt werden. Diese gelingt durch Verwendung konventioneller Implantationsbestecke in den Abmessungen von 5–12 F ohne Probleme.

Gleichfalls eine Besonderheit stellen *voraussehbare Punktionshindernisse* (schwere u. U. lebensbedrohliche Anfallsleiden) bzw. *voraussehbare Notsituationen* (lebensbedrohliche Stoffwechselentgleisungen bei Glykogenosen) sehr kleiner Kinder ohne kompetente Notfalltherapie in z. B. ländlichen Gebieten dar. Gleiches gilt für die seltenen *lebensbedrohlichen Atemnotzustände* (Asthma bronchiale).

Bei diesen – in der Pädiatrie zugegebenermaßen seltenen – Indikationen sollte man sich nach Abklärung aller Risiken zur Anlage eines permanenten Gefäßzugangs entschließen. Eine genaue Instruktion der Eltern und des weiterbehandelnden Arztes über Gebrauch und Pflege des Kathetersystems und eine schriftliche, klar gegliederte Anweisung ist in jedem Fall notwendig.

Zentralvenöse Zugangswege

Die perkutane Punktion des zentralen Venensystems an den unterschiedlichen Punktionsorten ist prinzipiell in jedem Lebensalter möglich. Auch für hypotrophe Frühgeborene weit unter 1000 g gibt es spezielle Methoden (Nagy-Technik) und Materialien. Allerdings sind die technischen Schwierigkeiten und die mögliche Komplikationsrate in diesem Alter entsprechend hoch.

Deshalb ist die Indikation für einen zentralen Katheter – gerade im Kindesalter – sehr streng zu stellen. Sog. „Gefälligkeitskatheter" aufgrund schlechter Venenverhältnisse sollten abgelehnt werden. Die Anlage von zentralen Venenkathetern gehört bei pädiatrischen Patienten eindeutig in die Hand von sehr erfahrenen Therapeuten. Eine sichere Beherrschung mehrerer Techniken und natürlich auch das Erkennen und Beheben von möglichen Komplikationen ist uneingeschränkt zu fordern. Auch relative Kontraindikationen sind zu beachten (Tab. 21.**19**).

Eine tiefe Sedierung oder Narkose zur Punktion ist in der überwiegenden Mehrzahl der Fälle notwendig (Tab. 21.**20**).

Die Punktionsorte sind prinzipiell die Gleichen wie in der Erwachsenenintensivmedizin. Nur die anatomischen Besonderheiten bei Kindern stellen eine zusätzliche Problematik dar. Neben der Direktpunktion des zentralen Venensystems besteht die Möglichkeit, Katheter von peripheren Punktionsorten nach zentral vorzubringen.

Tabelle 21.**19** Voraussetzungen für die Anlage eines zentralen Venenkatheters

Eindeutige Indikationsstellung
Ausreichende Erfahrung des Therapeuten
Theoretische und praktische Beherrschung mehrerer unterschiedlicher Punktionstechniken
Optimales Material
Ausreichende Sedierung oder Narkose bei Kindern
Möglichkeit der Röntgenkontrolle (nicht im Notfall)
Streng aseptische Implantationsweise (nicht im Notfall)
Ausreichende Erfahrung in der Katheterpflege
Strenges Hygieneregime für alle

Tabelle 21.**20** Relative Kontraindikationen für die Anlage eines zentralen Venenkatheters (im Notfall und bei Reanimation keine Kontraindikationen)

Thrombose oder Obstruktion der V. cava superior/inferior
Koagulopathien
Beidseitige Punktion der V. subclavia
Unkooperativer Patient (Kinder nie ohne Sedierung/Narkose)
Narkoserisiko bei Kindern abschätzen
Fehlbildung der großen Venensysteme
Kardiale Fehlbildungen
Multiple Fehlpunktionen
Maligne Hypertonie

Punktion der Vena jugularis interna

Diese Punktion stellt die Methode der Wahl im Kindesalter dar. Es sind in der Literatur 17 verschiedene Punktionsverfahren beschrieben. Prinzipiell kann man sie in einen lateralen, zentralen, medialen und kranialen Zugangsweg einordnen. Allen Verfahren ist die Orientierung an den anatomischen Strukturen des Halses – insbesondere ihre Beziehung zum M. sternocleidomastoideus und zur V. jugularis externa – gemeinsam (Abb. 21.**18**).

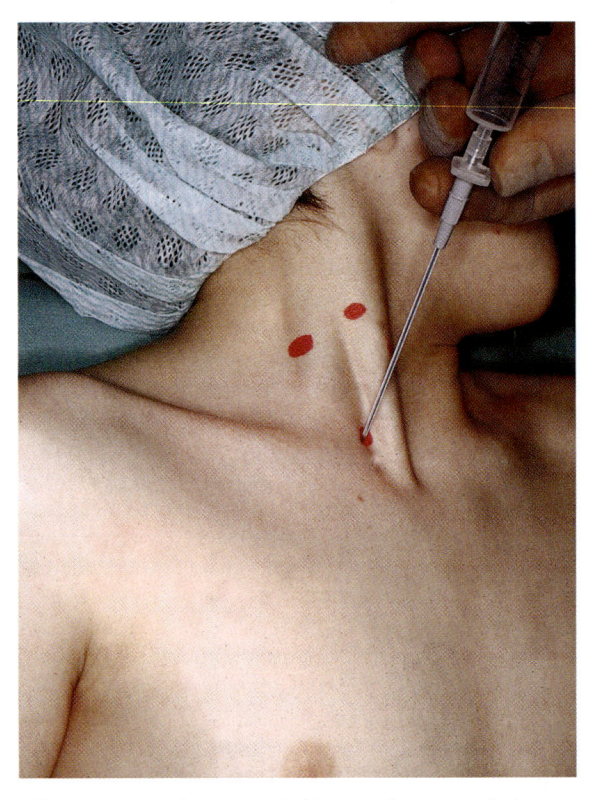

Abb. 21.**18** Punktionsmöglichkeiten der V. jugularis interna.

Die Lagerung des Patienten erfolgt auf dem Rücken mit stark nach links gedrehtem Kopf. Unter die Schultern kommt eine entsprechende Unterlage, sodass der Kopf zusätzlich ausreichend rekliniert ist. Eine Absenkung des Oberkörpers um 15–20° erhöht den zentralen Venendruck, verbessert damit die Füllung des Venensystems, beugt einer Luftembolie vor und erleichtert so die Gefäßpunktion erheblich.

Zentraler Zugang. Wir benutzen hauptsächlich die Technik nach Nagy. Dazu sucht man sich die Punktionsstelle zwischen den beiden Köpfen des M. sternocleidomastoideus auf. Etwas oberhalb der Incisura sternoclavicularis, welche im Allgemeinen auch bei sehr kleinen Kindern gut tastbar ist, wird die Punktionskanüle in einem Winkel von 30° zur Körperoberfläche und genau in Körperlängsachse unter ständiger Aspiration vorgeschoben. Die aufgesetzte 5- bzw. 10-ml-Spritze ist mit einer Heparinlösung (1000 I.E. Heparin auf 100 ml 0,9%ige Natriumchloridlösung) gefüllt. In unterschiedlicher Tiefe – entsprechend der Größe des Kindes zwischen 1 und 4 cm – erreicht man das zentrale Gefäßsystem. Das einschießende venöse Blut zeigt die korrekte Lage der Kanüle an. Über den Seldinger-Draht kann nach vorangegangener vorsichtiger Dilatation der Katheter genau platziert werden. Der gerade Verlauf des Katheters erleichtert das Abschätzen der Implantationstiefe erheblich.

Medialer Zugang. Hierbei sucht man den medialen Rand des M. sternocleidomastoideus auf. In Höhe des Oberrands des Kehlkopfs wird der Muskel unterstochen. Die Punktionsrichtung ist hierbei auf die gleichseitige Mamille gerichtet. Das Gefäß wird in unterschiedlicher Tiefe, abhängig von der Größe des Kindes und der Punktionsrichtung, erreicht.

Lateraler Zugang. Orientierungspunkt ist der laterale Rand des Muskels am Unterrand des Kehlkopfs. Auch hier untersticht man den Muskelbauch des M. sternocleidomastoideus. Die Punktionsrichtung zielt auf die Fossa jugularis.

Kranialer Zugang. Die Punktion erfolgt transmuskulär. Zur Orientierung bedient man sich der Kreuzungsstelle der V. jugularis externa mit dem M. sternocleidomastoideus. Oberhalb dieser Stelle erfolgt die Punktion parallel und lateral der gut tastbaren A. carotis.

Punktion der Vena jugularis externa

Die Vene liegt sehr oberflächlich und ist in ihrem gesamten Verlauf über dem M. sternocleidomastoideus gut sichtbar. Sie wird nach Trendelenburg-Lagerung und Wenden des Kopfes nach der Gegenseite mit der Hand gespannt und in üblicher Weise punktiert. Dies gelingt im Allgemeinen ohne Probleme. Durch die Venenklappen und durch die spitzwinklige Einmündung in die V. subclavia kann die zentrale Platzierung des Katheters allerdings schwierig werden. Lageänderungen des Kopfes und der Schulter, gleichzeitiger Zug am Arm, externer Druck auf die Katheterspitze oder das Anspülen des Katheters verhelfen oftmals doch noch zum Erfolg. Auch sollte der Katheterdurchmesser nicht zu groß gewählt werden. Fehllagen in der V. axillaris kommen allerdings vor.

Punktion der Vena subclavia

Die Lagerung des Patienten erfolgt in vorbeschriebener Weise. Der Kopf wendet sich immer von der Punktionsstelle weg. Es ist aus anatomischen Gegebenheiten vorzugsweise die rechte Seite zu punktieren. Orientierungspunkte sind die Klavikula, das Sternoklavikulargelenk, der sternale und klavikuläre Anteil des M. sternocleidomastoideus und die Fossa jugularis. Die Vene ist in bindegewebigen Strukturen fest verankert. Diese halten das Lumen selbst im Schock weit offen (Abb. 21.**19**).

Infraklavikulärer Zugang nach Aubaniac. Die Punktionsstelle liegt dicht unterhalb der Klavikula in Höhe des Jugulums und am Übergang vom medialen zum mittleren Drittel der Klavikula. Nachdem man mit der Punktionskanüle Knochenkontakt am Schlüsselbein hat, wird diese unter Aspiration in Richtung eines Punktes, welcher zwischen Fossa jugularis und Schildknorpel liegt, vorgeschoben. Die Nadel ist in einem spitzen Winkel zur

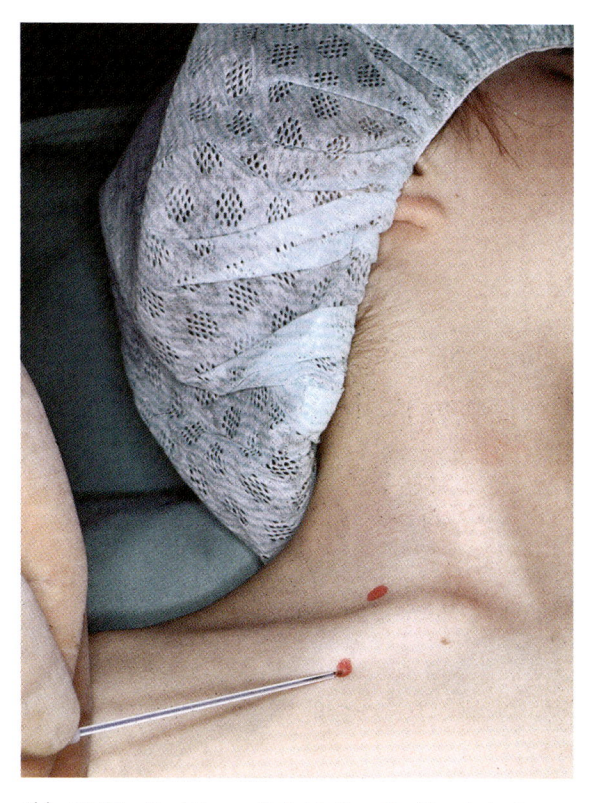

Abb. 21.**19** Punktionsmöglichkeiten der V. subclavia.

Frontalebene zu führen. Keinesfalls sollte man unter die I. Rippe gelangen, um so die Pleura sicher zu schonen.

Supraklavikulärer Zugang nach Yoffa. Die Punktionsstelle befindet sich am lateralen Rand des klavikulären Anteils des M. sternocleidomastoideus und dem Oberrand der Klavikula. Die Stichrichtung erfolgt in einem 45°-Winkel zur Sagittalebene und in einem 15°-Winkel zur Frontalebene. Auch hier ist der direkte Knochenkontakt mit der Klavikula wichtig. Aufgrund der anatomischen Besonderheiten im Kindesalter mit den sehr hoch stehenden Pleurakuppeln besteht bei dieser Technik eine deutlich erhöhte Gefahr für eine Pleuraverletzung.

Punktion der Vena femoralis

Die Lagerung erfolgt auf einer festen Unterlage mit erhöhtem Becken. Leitstrukturen sind die tastbare A. femoralis und das Lig. inguinale. Die Punktion erfolgt dicht medial der Arterie in einem 30°-Winkel unterhalb des Leistenbands und folgt dem Gefäßverlauf (Abb. 21.**20**). Arterielle Fehlpunktionen sind recht häufig. Der Katheter sollte bis knapp oberhalb der Vereinigungsstelle der Vv. iliacae in die V. cava inferior vorgeschoben werden. Die Gefahr der Thrombosierung ist gegenüber der V. cava superior deutlich höher. Bei Kindern sind auch die hygienischen Probleme nicht zu vernachlässigen, sodass die Methode zur Einlage eines Katheters nur eingeschränkt zu empfehlen ist. Zur Notfallpunktion ist sie durchaus nützlich (Venkataraman u. Mitarb. 1997).

> **!** Von innen gesehen: Vene, Arterie, Nerv (Ivan).

Punktion der Vena basilica und Vena cephalica

Von diesen beiden Armvenen ist die V. basilica das Gefäß der Wahl. Die V. cephalica weist eine erhebliche anatomische Variationsbreite auf. Auch ist es oft nicht möglich, den Katheter – trotz aller Manipulationen – über die Achselhöhle hinaus in die V. subclavia und weiter in die V. cava superior vorzubringen. Fehllagen sind bei beiden Venenpunktionen häufig. Die Katheterlage muss erst eindeutig lokalisiert werden, ehe das System benutzt werden kann. Technisch ist die Punktion bei größeren Kindern mit einem altersentsprechenden Set einfach durchführbar (Crowley u. Mitarb. 1997). Aufgrund des ungünstigen Verhältnisses von Katheterdicke und Venendurchmesser kommt es allerdings recht schnell zum Auftreten einer Thrombophlebitis. Ausnahmen gibt es nur bei den schon erwähnten Silastikkathetern bei Neugeborenen und kleinen Säuglingen. Sie können bei guter Pflege eine sehr lange Liegezeit haben.

Komplikationen

Die Häufigkeit von Komplikationen korreliert eindeutig mit der Erfahrung des Therapeuten, der die Kathetersysteme – gleich welcher Art – implantiert, und mit der Erfahrung des Pflegepersonals (Kurz u. Mitarb. 1991). Streng aseptische Bedingungen sind lückenlos von allen Beteiligten einzuhalten. Früh- und Spätkomplikationen sind in Tab. 21.**21** aufgeführt. Das frühzeitige Erkennen und Beherrschen von Komplikationen ist Bestandteil der Gesamtproblematik (Meier 1987 u. 1990).

Gefäßkatheterinfektionen

Häufigkeit, Ätiologie und Pathogenese

Katheterassoziierte Infektionen machen einen wesentlichen Teil der nosokomialen Infektionen aus. Es ist im Einzelfall nicht immer möglich, zwischen Infektion, Besiedlung und Kontamination zu unterscheiden (Handrick 1998). Durch das Fehlen einheitlicher Definitionen sowie einer standardisierten Diagnostik gibt es kaum verlässliche Daten zur Inzidenz von Gefäßkatheterinfektionen.

Ursachen für deutliche Zunahme:
- steigende Anzahl von Patienten mit Gefäßkathetern,
- erheblich längere Liegezeiten,
- erhöhte Infektionsdisposition bei steigender Anzahl von Problempatienten.

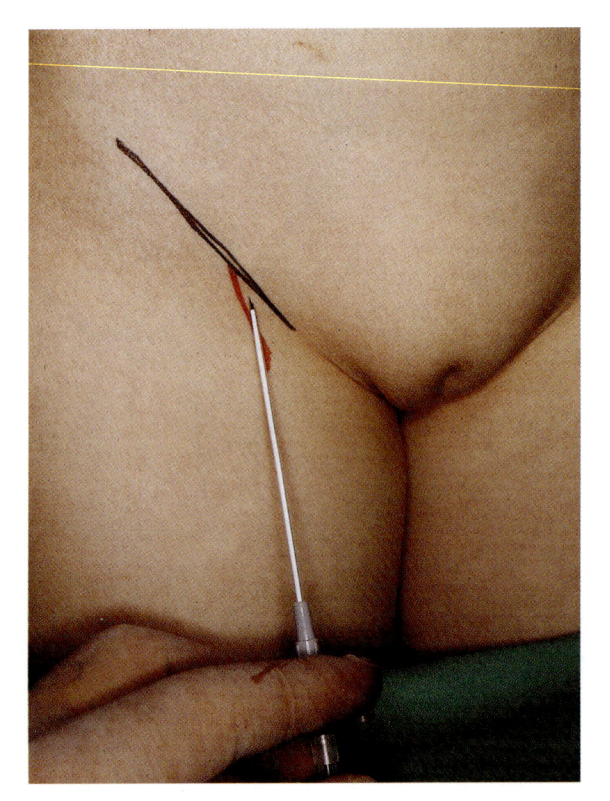

Abb. 21.**20** Punktionsmöglichkeiten der V. femoralis.

Tabelle 21.21 Komplikationsmöglichkeiten zentraler Venenkatheter

Frühkomplikationen:
- Fehlpunktion (Arterie)
- Pneumothorax
- Hämatothorax
- Punktionshämatom
- Katheterfehllage
- Katheterembolie
- Luftembolie

Spätkomplikationen:
- lokale Infektion
- Kathetersepsis
- Thrombosierung
- Gefäßperforation
- Thromboembolie
- Luftembolie
- Materialdefekte
- Katheterembolie
- Herzrhythmusstörungen
- Pfortaderthrombose – portale Hypertension (Nabelkatheter)

Einflüsse auf Pathogenese von katheterassoziierten Infektionen:
- Patient selbst,
- Kathetermaterial,
- Kathetertyp,
- Insertionsort,
- Implantationstechnik,
- Sorgfalt in der Katheterpflege,
- Art der Nutzung,
- Gesamtliegedauer,
- Erreger.

Mögliche Infektionswege:
- Kontamination bei der Implantation,
- Eindringen von Hautkeimen entlang der Katheteraußenfläche bis zur Spitze,
- Keimaszension im Katheterlumen (z. B. nach unsachgemäßer Manipulation),
- patientenbedingte hämatogene Infektion,
- Infektion durch kontaminierte Medikamente und Infektionslösungen (Schlager u. Mitarb. 1997).

Die Ätiologie ist vielgestaltig. Etwa 60–70 % sind auf koagulasenegative Staphylokokken und Staphylococcus aureus zurückzuführen. Andere grampositive Keime, Escherichia coli, Klebsiella, Enterobacter, Pseudomonas, Serratia, Candidaspezies und Malassezia furfur runden das Keimspektrum ab.

Klinik

Die klinische Symptomatik ist vielgestaltig.

Lokalinfektion. Die Lokalinfektion an der Kathetereintrittsstelle bzw. entlang des Kathetertunnels ist gut ersichtlich.

Kathetersepsis. Die Unterscheidung zwischen wahrscheinlicher oder definitiver Kathetersepsis bereitet in der klinischen Praxis aber u. U. erhebliche Probleme.

> ! Unklare septische Fieberzustände lassen an eine Katheterinfektion denken.

Die diagnostischen Maßnahmen müssen schnell und effizient erfolgen.

Diagnostik

- Frühzeitiges Erkennen der spezifischen klinischen Symptomatik,
- Bestimmung der Entzündungsindikatoren,
- differenzierte mikrobiologische Diagnostik:
  - kulturelle Untersuchungen von Wundabstrichen – und der Katheterspitze bei entfernten Systemen – (qualitativ, semiquantitativ, quantitativ),
  - Blutkulturen aus Venenpunktion und Katheter mehrfach in geringem Zeitabstand.

Therapie

Die therapeutischen Maßnahmen richten sich nach dem Schweregrad der Infektion, nach der Art des Erregers, nach der Art des Kathetersystems und nach der Grunderkrankung des Patienten. Die Therapie im Eigentlichen umfasst:
- keimspezifische Antibiotikagabe zur Eradikation bzw. Suppression der Infektion,
- Entfernung des Kathetersystems,
- u. U. Kombination beider Behandlungsmethoden.

Bei bakteriellen Infektionen durch koagulasenegative Staphylokokken gelingt in 60–70 % der Fälle durch den Einsatz wirksamer Antibiotika (meist Glykopeptide) eine Eradikation. Allerdings ist eine Rezidivrate von etwa 20 % zu verzeichnen. Bei Staphylococcus-aureus-Infektionen ist eine Antibiotikatherapie wenig erfolgversprechend. In diesem Fall sollte eine Katheterentfernung frühzeitig erwogen werden. Beim Nachweis von gramnegativen Stäbchenbakterien, Acinetobacter, Xanthomonas, Pseudomonas oder Sprosspilzen muss das Kathetersystem immer entfernt werden. Es schließt sich zusätzlich eine Antibiotikagabe oder eine antimykotische Therapie an.

Komplikationen

Gravierende und gefürchtete Komplikationen nach Gefäßkatheterinfektionen sind:
- Sepsis und der septische Schock,
- suppurative Thrombophlebitis,
- Phlegmonen,
- Organabszesse,
- Endokarditis,
- septische Arthritis,
- hämatogene Osteomyelitis.

Prophylaxe

Eine Prophylaxe schwerwiegender Gefäßkatheterinfektionen ist nur durch die Beachtung vielfältiger Einzelkomponenten möglich. Dazu gehören:
- adäquate Entscheidung über Kathetertyp, Material und Implantationsstelle,
- strenge Asepsis bei der Insertion,
- korrekte aseptische Behandlung des Systems für alle Beteiligten,
- baldmöglichste Entfernung,
- Minimierung aller Manipulationen am Kathetersystem,
- Erarbeitung von Standards zum Umgang mit zentralen Gefäßkathetern.

Die Meinungen über die Effektivität einer Antibiotikaprophylaxe bei liegendem Katheter oder zur Implantation sind uneinheitlich. Wirksamkeit und Nutzen für den Patienten sind nicht überzeugend.

■ Intraossäre Injektion und Infusion

In der Notfall- und Intensivmedizin ist die Möglichkeit der schnellen Gabe von Medikamenten für den Therapieerfolg von entscheidender Bedeutung. Die ungünstigen anatomischen Verhältnisse und die oftmals mangelnde Erfahrung bei der Behandlung von kleinen Kindern, besonders in der präklinischen Notfallversorgung, stehen dem entgegen. Alternative beschriebene Zugangswege, wie z. B. Injektionen in die Zungenmuskulatur, in den Sinus sagittalis superior, die intrakardiale und intraperitoneale Gabe oder die subkutane Infusion haben nur noch historisch-anekdotische Bedeutung.

> **!** Bei Unmöglichkeit, in angemessener Zeit einen sicheren konventionellen peripher-venösen oder zentralen Venenzugang zu erreichen, oder bei unerfahrenem Personal ist der intraossäre Zugang eine hoch effiziente Alternative.

Erste Erwähnung in Deutschland findet die Methode in den 20er Jahren. In den USA wird durch ein anderes Rettungssystem ohne Notärzte die Indikation zur intraossären Injektion breiter gestellt.

Tabelle 21.22 Indikationen und relative Kontraindikationen für einen intraossären Zugang

Indikationen:
• Reanimation von Säuglingen und Kleinkindern
• Unmöglichkeit eines venösen Zugangs:
• schwere Zentralisation
• Status epilepticus
• hochgradige Unterkühlung
• thermische Verletzung
• ausgeprägte Ödeme
• Zeitprobleme

Kontraindikationen:
• ipsilaterale Fraktur
• aktive Osteomyelitis
• Osteogenesis imperfecta
• Infektionen im Punktionsgebiet
• Osteopetrosis

Indikationen und Kontraindikationen

Notfallsituationen, bei welchen es nicht gelingt, in angemessener Zeit einen suffizienten peripheren oder zentralvenösen Zugangsweg zu finden, sind die klassische Indikation für die intraossäre Injektion. Dies trifft in erster Linie auf die kardiopulmonale Reanimation im Säuglings- und Kleinkindesalter zu. Die Komplikationsmöglichkeiten sind gering, die Effizienz und der Zeitgewinn – besonders bei mit dieser Altersgruppe unerfahrenem Personal – erheblich (Seefelder u. Ahnefeld 1992). Absolute Kontraindikationen gibt es nicht (Tab. 21.22).

Praktische Durchführung

Der allgemein gültige Algorithmus der Notfallversorgung – besonders in Reanimationssituationen – bleibt selbstverständlich bestehen. Nach Sicherung der Sauerstoffversorgung durch Maskenbeatmung und Intubation erfolgt beim Herz-Kreislauf-Stillstand die Applikation der gängigen Medikamente in empfohlener Weise verdünnt tief endobronchial. Die gleichzeitige extrakorporale Herzdruckmassage ist selbstverständlich.

> **!** Sollten die Bemühungen um einen venösen bzw. zentralvenösen Zugang innerhalb von 3–5 min nicht erfolgreich sein, ist die intraossäre Punktion zu empfehlen.

Bevorzugter Punktionsort ist die proximale mediale Tibiafläche (Abb. 21.21). Der Knochen liegt oberflächlich, ist gut zu lokalisieren, hat einen ausreichend großen Markraum mit der entsprechenden Gefäßversorgung, eine relativ dünne Kortikalis zur Erleichterung der Penetration und keine Nerven, Gefäße oder sonstige verletzliche Strukturen vor oder hinter dem Punktions-

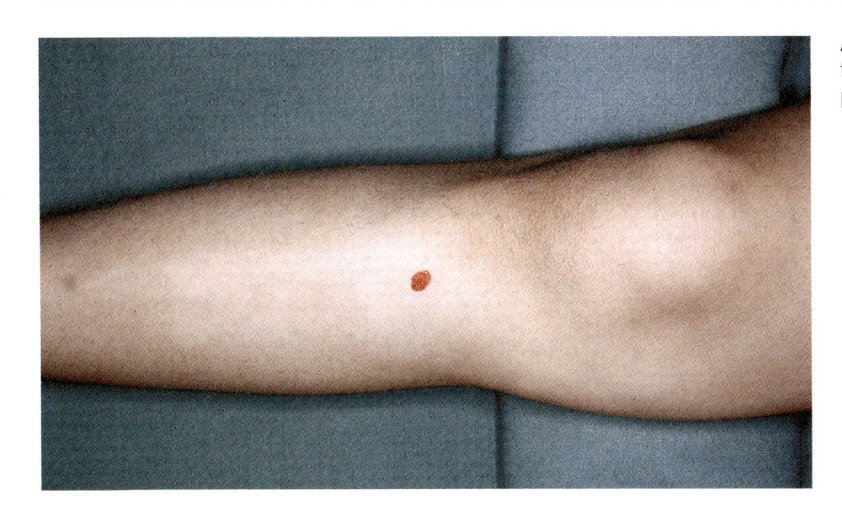

Abb. 21.21 Optimaler Punktionsort für einen intraossären Zugang an der proximalen medialen Tibiafläche.

Tabelle 21.23 Komplikationsmöglichkeiten der intraossären Infusion

Osteomyelitis
Weichteilinfektionen
Kortikalisfrakturen
Epiphysenverletzungen
Knochenmarkembolie
Knochenmarkschädigung (hypertone Lösungen)
Extravasat
Schmerzen post infusionem
Gewebsnekrosen
Subperiostale Infiltrationen und Abszesse
Wirkungsverlust bei nicht korrekter Lage

bereich. Als alternative Punktionsmöglichkeiten gelten die distale ventrale Femurfläche und die distale mediale Tibia. Vom Beckenkamm und dem Sternum als Punktionsort sollte aufgrund der anatomischen Gegebenheiten nur im äußersten Notfall Gebrauch gemacht werden.

Der Patient wird mit einer festen Knierolle gelagert. Nach Desinfektion und Inzision der Haut kann die Punktionskanüle ca. eine patientenhandbreit unter der tastbaren Patella in den Knochen eingebracht werden. Neben den konfektionierten intraossären Punktionsbestecken der Firma Cook Deutschland GmbH sind alle großlumigen Stahlkanülen – wenn auch wesentlich schlechter – geeignet. Venöse Infusionssysteme können nicht verwendet werden. Nach Erreichen des Markraums zeigt eine ungehinderte Aspiration von Blut und Knochenmark sowie die leichte Injektion von Kochsalzlösung die richtige Lage der Kanüle an. Eine zusätzliche Fixation ist nicht notwendig. Der Zugang ist sofort für alle gängigen Medikamente und Infusionslösungen der Notfallmedizin benutzbar.

Nach erfolgreicher Stabilisierung des Patienten und ausreichender Kreislauffunktion muss die intraossäre Punktion schnellstmöglich in einen venösen oder zentralvenösen Zugang umgewandelt werden. Die Kanüle wird entfernt und die Punktionsstelle mit einem Druckverband versorgt.

Die Komplikationsmöglichkeiten dieser Technik sind bei korrekter Indikationsstellung zu beachten (Tab. 21.23).

Literatur

Bach A, Böhrer H (1993) Infektionen durch intravasale Katheter Anästh. Intensivmed Notfallmed. Schmerzther 28: 404–414
Bertschat FL (1988) Praktische Notfallmedizin. Berlin, New York: de Gruyter
Bigagi E, Arrigo C, Dell'Orto MG et al. (1997) Mechanical and infective central venouse catheter-related complications; a prospective non randomized study using Hickman and Groshong catheters in children with hematological malignancies. Support Care Cancer 5: 228–233
Crowley JJ, Pereira JK, Harris LS, Becker CJ (1997) Peripherally inserted central catheters: experience in 523 children. Radiology 204: 617–621
Fulton JS (1997) Long-term vascular acces devices Annu-Rev-Nurs-Res 15: 237–262
Gabka J (1988) Injektions- und Infusionstechnik. Berlin, New York: de Gruyter
Grundmann U, Simon J (1986) Punktions- und Infusionstechnik. Bibliomed, Medizinische Verlagsgesellschaft
Handrick W (1998) Diagnostik und Therapie von katheterbedingten Infektionen. Pers. Mitteilung
Hollyoak MA, Ong TH, Leditschke JF (1997) Critical appraisal of surgical venous access in children. Pediatr Surg Int 12: 177–182
Kurz RW, Hollstein U, Krafft P, Graninger W (1991) Infektiöse Komplikationen durch zentralvenöse Kunststoffkatheter. Anaesthesist 40: 262–270
Lackner Ch, Schmidbauer St (1993) Praxishandbuch zur erfolgreichen Punktion. München: Sayla
Laffer U, Düring M, Bloch H R, Zuber M, Stoll H R (1989) Implantierbare Kathetersysteme Dtsch med Wschr 114: 653–656
Löhlein D (1991) Zugangswege der parenteralen Ernährung. Infusionstherapie 18: 182–187
Meier H (1987) Port a Cath – Der zentrale Zugang bei Erwachsenen und Kindern – Indikation, Technik, Ergebnisse. Berlin, New York: Acron
Meier H (1990) Infusionsbehandlung beim chirurgisch kranken Kind. Stuttgart, New York: Thieme

Probst S, Klein G (1990) Mehrlumenkatheter – Indikation unter besonderer Berücksichtigung von Inkompatibilitäten. Fortschr Anästh 4: 53–55

Schlager TA, Hidde M, Rodger P, Germanson TP, Donowitz LG (1997) Intravascular catheter colonization in critically ill children Infect. Control Hosp Epidemiol. 18: 347–348

Seefelder C, Ahnefeld FW (1992) Die Stellung der intraossären Injektion und Infusion bei pädiatrischen Notfällen. Der Notarzt 8: 175–183

Uslu M, Börner U, Koebke J (1997) Leitfaden der zentralvenösen Katheterisierung. Stuttgart, New York: Thieme

Venkataraman ST, Thomson AE, Orr RA (1997) Femoral vascular catheterization in critically ill infants and children. Clin Pediatr Phila 36: 311–319

Welch RH, Gravenstein N, Blackshear RH (1997) Multilumen central venous catheter in children: relative potential to perforate vessels. A in vitro study. J Clin Monit 13: 75–79

Anästhesie, Sedierung und Muskelrelaxation

F.-J. Kretz, R. Sommer

Die Anästhesie bei Kindern ist nicht unproblematisch. Sind es bei Früh- und Neugeborenen die anatomischen und physiologischen Besonderheiten, die ein hohes Maß an Geschick und eingehende Kenntnisse und Erfahrungen erfordern, so sind es besonders bei Kleinkindern die psychischen Implikationen, die für Anästhesisten und Pflegepersonen immer wieder belastend sein können.

Wenn schon der Elektiveingriff aufgrund der alterstypischen Besonderheiten mit Problemen verbunden sein kann, um wie viel mehr ist dann in Notfallsituationen Überblick, ruhiges Verhalten und zielgerichtetes Handeln notwendig, um dem Kind eine adäquate notfallmäßige Versorgung zukommen zu lassen.

Anästhesie in der ambulanten Notfallmedizin

Indikationen für Anästhesien in der ambulanten Notfallmedizin:
- Reposition von Frakturen,
- Erstversorgung von Kindern mit Verbrennungen oder Verbrühungen,
- Entfernung von Fremdkörpern im Respirationstrakt,
- Notfallintubation bei schweren entzündlichen Veränderungen im Respirationstrakt.

! Gefährdet sind alle diese notfallmäßig zu narkotisierenden Kinder durch eine Aspiration von Mageninhalt.

Kein Kind tut dem Notarzt den Gefallen, 6 h vor einem Unfall nüchtern zu sein. Die Aspiration von Mageninhalt kann zu schweren Veränderungen in den Atemwegen führen, insbesondere bei Aspiration von Magensaft mit niedrigem pH-Wert ($< 2,5$) entsteht eine Aspirationspneumonitis, nach dem Erstbeschreiber auch Mendelson-Syndrom genannt.

Aspirationspneumonitis

Klinik und Diagnostik

Die Diagnose einer Aspirationspneumonitis ist zu stellen anhand der Symptome:
- Zyanose,
- Laryngo- und Bronchospasmus,
- Tachykardie,
- kostale und juguläre Einziehungen.

Meist lässt sich Sekret aus dem Rachenraum absaugen. Häufig müssen unter laryngoskopischer Sicht auch feste Bestandteile aus dem Rachenraum entfernt werden.

Das Röntgenbild zeigt Verschattungen an den typischen Prädilektionsstellen, häufig auch Atelektasen.

Die Aspiration von festen Nahrungsbestandteilen führt zunächst zu Hustenattacken und zur Zyanose. Ist der Fremdkörper klein, so flottiert er im Luftstrom, führt rezidivierend zu Hustenanfällen, aber nicht zu einer Ateminsuffizienz oder gar zu einer akuten Atemobstruktion der gesamten Atemwege. Gerät der Fremdkörper in einen Haupt- oder Segmentbronchus, so kann es zu einer Atelektase oder zu einer Überblähung des Segments als Folge eines Ventilmechanismus kommen.

Die Situationen, in denen es zu einer kompletten Obstruktion der oberen Luftwege kommt, sind extrem selten.

Therapie

! Die therapeutischen Maßnahmen orientieren sich an der Art der Aspiration.

Magensaftaspiration ohne feste Bestandteile. Hier ist die sofortige Intubation, das Absaugen des Sekrets aus dem Tracheobronchialbaum – soweit noch möglich – und die Beatmung mit PEEP notwendig. Schwere Aspirationen erfordern differenzierte Beatmungsmuster. Die Gabe von Corticoiden unter der Vorstellung, die Proliferationstendenz zu unterdrücken und die Zellmembran der Alveolen zu stabilisieren, hat sich als kontraproduktiv erwiesen, die Regeneration der Lunge wird geradezu behindert. Insofern wird heute die Gabe von Corticoiden nicht mehr empfohlen. Auch eine Bronchiallavage ist eher geeignet, die Gasaustauschstörung zu verstärken.

Aufgrund der Pathophysiologie erscheint es wenig sinnvoll, sofort Antibiotika einzusetzen, da zunächst „nur" eine schwere, chemisch bedingte Veränderung der Tracheobronchialschleimhaut und der Alveolen vorliegt. In der konkreten klinischen Situation verzichtet man jedoch nur selten auf die Gabe von Antibiotika. Sie soll verhindern, dass sich eine Pneumonie – insbesondere mit nosokomialen Keimen – auf die Aspirationspneumonitis aufpfropft.

Prophylaxe

Zur Prophylaxe einer Aspiration beim nichtnüchternen Kind gibt es eine spezielle Form der Narkoseeinleitung, die im deutschen Schrifttum als Ileus- oder Blitzeinleitung, in der angelsächsischen Literatur als Crush- oder Rapid-Sequence-Induction bezeichnet wird.

Ileus- oder Blitzeinleitung:
- *30°-Oberkörperhochlagerung.*
- *Präoxygenierung:*
  Kind atmet 3 min lang 100% Sauerstoff ein.
- *Präcurarisierung:*
  i. v. Gabe eines nichtdepolarisierenden Muskelrelaxans in einer Dosierung von 1/5 der Intubationsdosis (z. B. Atracurium [Tracrium] 0,1 mg/kg KG).
- *Zügige i. v. Injektion des Narkoseeinleitungsmittels:*
  Thiopental (Trapanal) in einer Dosierung von 5 mg/kg KG.
- *Sellick-Handgriff:*
  Man drückt dabei den Kehlkopf gegen die Wirbelsäule und verhindert so eine Regurgitation.
- *Zügige Injektion des depolarisierenden Muskelrelaxans:*
  Succinylcholin in einer Dosierung von 1 mg/kg KG.
- *Rasche Intubation.*
- *Rasches Blocken des Cuffs:*
  Insufflation von Luft in den Cuff. Blockbare Tuben werden bei Kindern ab 8 Jahren eingesetzt, unter 8 Jahren werden ungeblockte Tuben benutzt, um Tracheallasionen als Folge des Cuffdrucks zu vermeiden. Bei adäquater Tubusgröße kommt es auch ohne Cuff zu einer ausreichenden Abdichtung, da die engste Stelle der Trachea subglottisch im Bereich des Ringknorpels liegt.
- *Legen einer Magensonde adäquater Größe:*
  Wann die Magensonde gelegt werden soll – ob vor der Intubation bei erhaltenen Schutzreflexen oder nach der Intubation – wird immer wieder kontrovers diskutiert. Gegen das Legen einer Magensonde vor der Intubation spricht, dass sich das Kind in einer psychischen Ausnahmesituation befindet und sich mit aller Kraft gegen das Legen einer Magensonde wehren wird, was seinen Stress noch erhöht. Außerdem ist die Effektivität dieser Maßnahme bei nichtnüchternen Kindern nicht gesichert (größere, feste Bestandteile sind nicht abzusaugen). So besteht die Gefahr, dass man sich in falscher Sicherheit wiegt. Darüber hinaus wird man die Magensonde auch vor der Narkoseeinleitung wieder ziehen müssen, weil durch die Magensonde die Integrität des gastroösophagealen Sphinkters gestört und damit ein natürlicher Aspirationsschutz verloren gehen würde. Aus diesem Grund verzichten die meisten Anästhesisten auf eine Magensonde vor der Narkoseeinleitung in dieser Akut-Situation.

Eine Maskenbeatmung zwischen Präoxygenierung und Intubation muss unterbleiben. Gelingt allerdings die Intubation nicht sofort, so ist zur Vermeidung einer Hypoxie selbstverständlich eine Maskenbeatmung mit Sauerstoff indiziert. Misslingt auch ein 2. Intubationsversuch, so sollte man das Kind aufwachen lassen, es sei denn, es läge eine vitale Bedrohung vor. Bei diesen extrem seltenen Fällen kann man auch eine Larynxmaske platzieren, oder die Narkose dann auch bei nichtnüchternen Kindern als Gesichtsmaskennarkose durchführen, allerdings nie bei den Fällen mit dem Risiko einer Aspiration.

Liegt keine akute vitale Gefährdung vor, so sollte man das Kind aufwachen lassen und – sofern möglich – eine Regionalanästhesie durchführen oder das Kind fiberoptisch intubieren.

Vorgehen bei dislozierter Fraktur

Frakturen, die disloziert sind, müssen, insbesondere wenn die arterielle Durchblutung oder die nervale Versorgung durch die Fraktur gefährdet ist, unverzüglich reponiert werden. Meist wird eine Narkoseeinleitung im Sinn einer Ileuseinleitung notwendig. Bei Frakturen ohne Beeinträchtigung der nervalen oder arteriellen Versorgung könnte man die Nüchternzeit von 6 h abwarten. Die Aspirationsgefährdung nimmt in dieser Zeit jedoch nicht ab, da durch den Schmerz selbst – aufgrund der dadurch induzierten Stressmechanismen – und auch durch die opioidhaltigen Analgetika die Magen-Darm-Motilität vermindert wird. Insofern ist auch nach einer Wartezeit von 6 h eine Ileuseinleitung durchzuführen.

> ! Angesichts des gleichen Aspirationsrisikos sollte man deshalb grundsätzlich die Narkose zur Reposition sofort durchführen.

Axillare Plexusanästhesie. Eine Alternative zur Allgemeinanästhesie sind Regionalanästhesien, insbesondere die axillare Plexusanästhesie.

Vorgehen: Nach Anlage eines venösen Zugangs an einer gesunden Extremität wird die frakturierte Extremität vorsichtig abduziert (90° zur Körperachse), sodass man die A. brachialis in ihrer Faszienloge tasten kann. Nach sorgfältiger Desinfektion geht man mit einer stumpfen, immobilen Nadel zunächst durch die Haut und dann durch die Faszie. Dies fühlt man an einem deutlichen Klick. Über den Ansatz der Plexufix-Nadel wird mit Hilfe eines Nervenstimulators die korrekte Lage der Nadel überprüft, d. h. durch Stimulation mit kleinen Stromstößen kommt es zu Muskelbewegungen im Bereich von Unterarm und Hand. Bei korrekter Lage kann nun das Lokalanästhetikum Prilocain (Xylonest) in einer Dosierung von 5 (– maximal 7) mg/kg KG verabfolgt werden. Die Anschlagzeit beträgt

20 min, die Wirkdauer 90–180 min. Bei Kindern unter 1 Jahr sollte man Prilocain wegen der Möglichkeit einer klinisch signifikanten Methämoglobinbildung nicht einsetzen. Stattdessen sollte Xylocain (Lidocain) in einer Dosierung von 3 mg/kg KG angewandt werden.

Um den Kindern dieses Prozedere zu erleichtern, ist auch in diesen Fällen eine Prämedikation (Midazolam [Dormicum]) zu empfehlen. Häufig ist der Effekt in diesen Notfallsituationen nicht ausreichend. Will man die Lagerung des verletzten Armes zur Plexusanästhesie erleichtern, indem man zusätzlich i. v. Ketamin (Ketanest) hinzugibt, so sollte man eine Dosierung wählen, die den Rubikon zur Narkose nicht überschreitet, aber schon analgetisch wirksam ist (z. B. 0,5 mg/kg KG i. v.). Auf jeden Fall muss vor der Ketamingabe Atropin in einer Dosierung von 0,01 mg/kg KG i. v. vorweggegeben werden, um die hypersalivatorische Wirkung von Ketamin zu unterbinden.

Narkose zur Erstversorgung von brandverletzten oder verbrühten Kindern

In diesen Situationen ist eine Intubationsnarkose notwendig, die Vorgehensweise orientiert sich auch hier an der Ileuseinleitung. Allerdings wird man bei verbrannten Kindern auf die Gabe von Succinylcholin verzichten, weil es über eine succinylcholinbedingte Hyperkaliämie zu Herzrhythmusstörungen bis zur Asystolie kommen kann. In diesen Fällen hilft das Priming-Prinzip.

Bereits bei der Erstversorgung ist mit einer adäquaten Flüssigkeitssubstitution zu beginnen.

Narkose zur notfallmäßigen Entfernung von Fremdkörpern

Komplette Atemwegsobstruktion. Bei der sehr seltenen kompletten Atemwegsobstruktion wird der Notarzt versuchen, den Fremdkörper am Notfallort unter laryngoskopischer Sicht mit der Magill-Zange zu entfernen. Gelingt es ihm, so schließt sich unmittelbar danach die Intubation und Reanimation des Kindes an. Häufig ist bei primär erfolgreicher Reanimation jedoch mit einem schweren hypoxischen Hirnschaden mit der Folge eines apallischen Syndroms zu rechnen.

Aspiration kleinerer Fremdkörper. Bei der Aspiration von kleineren, nichtokkludierenden Fremdkörpern (z. B. Erdnussresten, Karottenstückchen) erholt sich das Kind meist rasch von den ersten Hustenattacken und Zyanoseanfällen. Bei entsprechender Anamnese sollte man das Kind auch bei dann fehlender Symptomatik und unauffälligem Röntgenbild tracheoskopieren. Die Nüchternzeit (4 h bei Säuglingen, 6 h bei Kleinkindern) kann in diesen Fällen abgewartet werden. Zur Prämedikation wird meist Dormicum rektal (0,5–1 mg/kg KG) appliziert. Die Narkoseeinleitung erfolgt i. v. (Thiopental [Trapanal] 5 mg/kg KG), die Relaxierung mit Succinylcholin (1 mg/kg KG), bei Kindern ab dem 3. Lebensjahr nach vorheriger Präcurarisierung (S. 790). Um die Gabe von Succinylcholin wegen dessen Gefährdungspotenzials zu vermeiden, kann man auch Propofol (Disoprivan) in einer Dosierung von 3 mg/kg KG in Kombination mit Fentanyl in einer Dosierung von 1–2 µg/kg KG injizieren. Mit diesem Vorgehen sind ähnlich gute Intubationsbedingungen wie nach der Gabe von Succinylcholin zu erreichen.

Das Kind wird über das Tracheoskop beatmet. Wegen der großen Leckagen (das Tracheoskop besitzt keinen Cuff) ist meist ein höherer Frischgasfluss notwendig (statt 3 l werden zum Teil bis 12 l benötigt). Die Narkoseführung erfolgt mit Inhalationsnarkotika (z. B. Halothan oder Sevofluran und N_2O/O_2) oder i. v. mit Propofol (Disoprivan) in einer kontinuierlichen Zufuhr von 6–12 mg/kg KG/h. Nach der Extraktion des Fremdkörpers wird das Tracheoskop entfernt. Die Sauerstoffzufuhr erfolgt dann über die Maske. Bei nichtnüchternen Kindern sollte man aus Gründen des Aspirationsschutzes oral intubieren, eine Magensonde legen, das Magensekret absaugen und dann nach zurückgekehrter Spontanatmung extubieren.

Narkose zur Intubation bei Epiglottitis

Das Kind, bei dem der Verdacht auf eine Epiglottitis besteht, zeigt schwerste Dyspnoe, ringt in sitzender Position nach Luft und hat eine stridoröse Atmung. Der Allgemeinzustand ist schlecht, es bestehen eine Hypersalivation, starke Halsschmerzen, Schluckbeschwerden und eine kloßige Sprache. Eine indirekte Laryngoskopie durch den Hausarzt zur diagnostischen Abklärung unter Praxisbedingungen verbietet sich. Nach unverzüglichem Transport in die Klinik soll in sitzender Position eine Halothan- oder Sevoflurannarkose über die Maske eingeleitet werden. Damit es nicht stressbedingt zu einem akuten Verschluss der stark geschwollenen Luftwege im Bereich der Epiglottis kommt, wird der venöse Zugang erst nach Narkoseeinleitung gelegt. Anschließend wird Atropin in einer Dosierung von 0,01 mg/kg KG i. v. appliziert, um vagale Reaktionen zu unterbinden. Ohne Relaxation wird bei erhaltener Spontanatmung nun laryngoskopiert, was unter Halothannarkose bei dem erschöpften Kind auch meist einfach möglich ist. Unter laryngoskopischer Sicht imponiert die Epiglottis im hoch entzündeten Zustand sehr stark geschwollen, die Öffnung der Trachea ist meist nur stecknadelkopfgroß. Aufgrund der erhaltenen Spontanatmung offenbart sich diese stecknadelkopfgroße Öffnung jedoch als Eingang zur Trachea, durch den ein Tubus adäquater Größe einzuführen ist. Die Intubation von Kindern mit Epiglottitis ist eine der schwierigsten Notfallsituationen im Kindesalter.

Anästhesie bei invasiven Eingriffen auf der Intensivstation

Intubation

Indikationen zur Intubation auf der Intensivstation sind schwere respiratorische, kardiozirkulatorische, zerebrale, peripher-neuronale und metabolische Störungen. Meist handelt es sich um Notfallindikationen. Aus anästhesiologischer Sicht sind bei der Intubation in diesen Situationen die Regeln der Ileuseinleitung einzuhalten. Unabhängig vom Lebensalter können als Narkoseeinleitungsmittel Barbiturate (z. B. Thiopental [Trapanal] in einer Dosierung von 5 mg/kg KG) oder Benzodiazepine (z. B. Midazolam [Dormicum] in einer Dosierung von 0,1–0,15 mg/kg KG) benutzt werden. Zur Unterdrückung vagaler Reflexe wird Atropin in einer Dosierung von 0,01 mg/kg KG gegeben. Zur Hemmung sympathikotoner Gegenregulationen eignet sich wegen seiner ausgeprägten vegetativ dämpfenden Wirkung Fentanyl in einer Dosierung von 1 µg/kg KG. Die Muskelrelaxation mit Succinylcholin – bei Kindern über 3 Jahren nach Präcurarisierung mit einem nichtdepolarisierenden Muskelrelaxans – erleichtert die Intubation.

Die Intubation zur Langzeitbeatmung erfolgt nasotracheal.

Thoraxsaugdrainage

Indikationen für eine Thoraxsaugdrainage sind Pneumo-, Sero- oder Hämatothorax, seltener ein Pleuraempyem. Die Drainage eines Pneumo- oder Hämatothorax als Folge eines Polytraumas erfolgt während der Erstversorgung im Rahmen der dazu notwendigen Allgemeinanästhesie. Tritt er unter Beatmung postoperativ oder im Rahmen eines IRDS auf, so genügt es meist nicht, allein die Sedierung zur Beatmung zu vertiefen, vielmehr ist eine Lokalanästhesie an der Punktionsstelle notwendig. Dies gilt auch beim wachen Kind, bei dem man allerdings die Lokalanästhesie durch die systemische Anwendung von Opioiden (z. B. Morphin oder Piritramid [Dipidolor] S. 803) unterstützen sollte.

Peritonealkatheter

Der Peritonealkatheter wird in Allgemeinanästhesie eingeführt. Die Narkose unterscheidet sich bei niereninsuffizienten Kindern in einigen Punkten von der Anästhesie bei Kindern ohne Nierenfunktionsstörungen. Alle Narkotika, die selbst oder durch ihre Abbauprodukte nephrotoxisch wirken, sind zu vermeiden (z. B. Enfluran: hohe Fluoridserumspiegel, die beim Abbau entstehen, wirken nephrotoxisch). Auch ist bei der Wahl der Muskelrelaxanzien auf solche zu achten, bei denen die Ausscheidung über die Nieren nur eine geringe Rolle spielt. Muskelrelaxanzien (S. 804) mit geringer renaler Clearance sind Vecuroniumbromid (Norcuron) oder Atracurium (Tracrium). Gleiches ist auch von den neuen Muskelrelaxanzien wie Rocuroniumbromid (Szenohradszky 1992) und Mivacurium (Goudsouzian u. Mitarb. 1989) zu erwarten. Darüber hinaus ist bei niereninsuffizienten Kindern auf eine akribische Kontrolle der Flüssigkeitszufuhr zu achten, die sich an der noch vorhandenen Resturinmenge orientieren muss. Sollte man die Gabe des depolarisierenden Muskelrelaxans Succinylcholin in Erwägung ziehen wollen, ist dies nur gefahrlos möglich, wenn der Serumkaliumspiegel unter 5,5 mval/l liegt.

Epidurale und ventrikuläre Hirndruckmessung

Anästhetika können den intrakraniellen Druck erhöhen, indem sie über eine Vasodilatation die Durchblutung steigern. Dies kann, wenn die beiden anderen Kompartimente Liquor (z. B. Liquorabflussstörungen) und Gehirnsubstanz (z. B. in Folge eines Hirnödems) vergrößert sind, zu einem kritischen Anstieg des intrakraniellen Drucks führen, was im schlimmsten Fall zu einer Herniation ins Foramen magnum führt. Deshalb verzichtet der Anästhesist bei Zeichen eines erhöhten intrakraniellen Druckes auf alle volatilen Anästhetika, insbesondere auch auf Lachgas. Desgleichen versucht er mittels optimaler Oxygenierung, therapeutischer Hyperventilation auf $paCO_2$-Werte von 32–35 mm Hg, Oberkörperhochlagerung um 30° sowie Lagerung des Kopfes in Neutralstellung dazu beizutragen, den intrakraniellen Druck zu senken. Als Narkoseverfahren der Wahl bietet sich die totale i. v. Anästhesie (TIVA) an.

> **TIVA:**
> *Propofol:*
> Initialdosis:
> - 2–3 mg/kg, dann 5–10 mg/kg/h
> Remifentanil (Ultiva) 0,2–0,5 **µg**/kg/min
> Ergänzt durch Relaxation mit nichtdepolarisierendem Relaxans.

Krankheitsbilder, die eine Indikation für eine epidurale oder ventrikuläre Druckmessung darstellen, machen meist eine länger dauernde Beatmung erforderlich, insofern sind Überhänge von Narkotika und Muskelrelaxanzien nicht problematisch, sondern geradezu erwünscht.

Anästhesie bei Problempatienten

■ Atemfunktionsstörungen

Unter Atemstörungen können eine Fülle von Krankheitsbildern verstanden werden – von der serösen Rhinitis mit geringer Beeinträchtigung des Kindes einerseits bis zum ARDS mit lebensbedrohlichem Ausmaß andererseits. Besprochen werden hier nur die Infektionen der oberen Luftwege, das Asthma bronchiale und das ARDS.

Infektionen der oberen Luftwege

Die viralen und bakteriellen Infektionen der oberen Luftwege führen zu einer erheblichen Sensibilisierung der Tracheobronchialschleimhaut. Die Kinder reagieren mit einer erhöhten Inzidenz an Laryngospasmen und Bronchospasmen. Die Gefährdung ist insbesondere in der unmittelbaren Phase nach dem akuten Infekt, d. h. in den ersten 3 Wochen nach dem Auftreten der Infektzeichen Fieber, Leukozytose sowie seröser und eitriger Rhinitis, am größten. Konsequenterweise sollte man die Kinder erst 3 Wochen nach dem akuten Infekt narkotisieren (Tait u. Mitarb. 1987).

Im klinischen Alltag ist dieser Bereich eine Grauzone, in dem Einzelfallentscheidungen notwendig sind. Als grober Anhaltspunkt für einen manifesten Infekt der oberen Luftwege gelten Fieber über 38 °C, purulentes Sekret oder Sputum und/oder eine Leukozytose > 10,0 Gpt/l. Nicht selten wird man auch bei Kindern mit Residualzuständen eines Infekts der oberen Luftwege eine Narkose, insbesondere auch eine Intubationsnarkose durchführen, wenn die Operation z. B. bei Adenoiden oder großen, entzündeten Tonsillen dazu dient, den Teufelskreis rezidivierender Infekte zu durchbrechen. Bei Eingriffen außerhalb des Hals-Nasen-Rachen-Raums ist bei kurz dauernden Operationen wie Zirkumzision oder Herniotomie meist keine Intubation, sondern nur eine Gesichtsmasken- oder Larynxmaskennarkose notwendig. Beide Methoden führen zu keiner Zunahme der Atemwegsirritationen bei Kindern mit Infekt.

Asthma bronchiale

Diese Atemstörung kommt infolge der Zunahme der allergischen Diathesen auch im Kindesalter zunehmend häufiger vor. Oft ist bereits eine Dauertherapie mit Betamimetika – in selteneren Fällen auch mit Cortison – angesetzt. Das anästhesiologische Risiko ist auch bei diesen Kindern nicht wesentlich erhöht. Als Inhalationsnarkotikum der Wahl gilt Halothan mit seiner stark bronchodilatatorischen Wirkung. Die Narkoseeinleitung sollte als Inhalationsnarkoseeinleitung über die Maske mit Halothan erfolgen, die Extubation noch in Halothananästhesie bei schon eingetretener, ausreichender Spontanatmung. Dies hilft, die Inzidenz von Bronchospasmen zu mindern.

> ! Verzichten sollte man auf Thiopental als Narkoseeinleitungsmittel sowie auf Succinylcholin als depolarisierendes Muskelrelaxans, beide Stoffe führen zu einer ausgeprägten Histaminausschüttung mit der Gefahr eines Bronchospasmus.

Tritt unter Halothaninhalationsanästhesie ein Bronchospasmus auf, so können Betamimetika oder Corticoide über den Tubus oder i. v. appliziert werden.

Bei krisenhafter Zuspitzung eines asthmoiden Geschehens im Sinn eines Status asthmaticus ist die Inhalation von Halothan wegen seiner bronchodilatatorischen Potenz oft die Ultima Ratio. In diesen therapierefraktären Fällen ist auch an die i. v. Gabe von Ketamin (1–2 mg/kg KG) zu denken, welches über eine Sympathikusstimulation eine beträchtliche Bronchodilatation herbeiführt. In diesen Situationen können Halothan und Ketamin letztendlich therapeutisch wirksam werden.

Adult Respiratory Distress Syndrome (ARDS)

Das ARDS stellt im Kindesalter eher eine Ausnahme dar. In der Akutphase eines ARDS wird man selten operative Eingriffe durchführen müssen, es sei denn, es gäbe eine vitale Indikation (z. B. intrakranielle Blutung, Blutungsschock bei Milzruptur). Zur Anästhesie führt man die auf der Intensivstation bereits benutzte Kombination eines Benzodiazepins mit einem Opioid zur Sedierung des Kindes fort und vertieft die Narkose durch Bolusgaben von Benzodiazepinen und Opioiden. Ergänzend wird das Kind dazu mit nichtdepolarisierenden Muskelrelaxanzien relaxiert. Die auf der Intensivstation eingestellten Beatmungsmuster werden im Operationssaal in gleicher Weise übernommen und anhand von arteriellen Blutgasanalysen kontrolliert.

■ Herzfehler

Die Anästhesie bei Kindern mit Herzfehlern ist nur sehr schwierig in Kurzfassung abzuhandeln. Deshalb wird hier nur auf die prinzipiellen Aspekte eingegangen.

Pathophysiologisch kann man angeborene Herzfehler in 3 Gruppen unterteilen:
- Herzfehler mit Rechts-links-Shunt,
- Herzfehler mit Links-rechts-Shunt,
- Obstruktion des Blutflusses.

Rechts-links-Shunt. Bei Vitien mit einem Rechts-links-Shunt (verminderte Lungendurchblutung) ist der Wirkungseintritt der Inhalationsanästhetika (z. B. Halothan oder Servofluran) durch die Umgehung der Lunge verzögert, der Wirkungseintritt der i. v. Medikamente (z. B. am Gehirn) aus demselben Grund dagegen beschleunigt. Um die bereits geringe Lungendurchblutung nicht noch weiter zu verringern, muss auf eine suffiziente Oxygenierung und eine ausreichende Volumenzufuhr geachtet werden. Auch eine Erniedrigung des Widerstands im großen Kreislauf ist unbedingt zu vermeiden, da es dadurch zu einer Zunahme des Rechtslinks-Shunts mit Verstärkung der Zyanose kommt. Gleiches gilt für Hypoxämie und Azidose, da hierdurch über eine Erhöhung des pulmonal-vaskulären Widerstands der Shunt zunimmt.

> ! Vorteilhafte Medikamente sind Ketamin, Pancuronium, Opioide.

Links-rechts-Shunt. Bei Vitien mit einem Links-rechts-Shunt (vermehrte Lungendurchblutung) ist die Geschwindigkeit der Narkoseeinleitung per inhalationem kaum verändert. Diese Kinder sind vor allem durch eine evtl. akut auftretende Herzinsuffizienz bedroht, Patienten mit großem Links-rechts-Shunt zeigen häufig eine starke Verschleimung im Tracheobronchialsystem und neigen zur Obstruktion der Atemwege.

! • Negativ inotrope Medikamente sollten vermieden werden. Vorteilhaft sind Opioide und Vecuronium (Norcuron).

Ein stärkerer Anstieg des Systemwiderstands sollte vermieden werden, da es hierdurch zu einer Shuntzunahme kommt. Ketamin (Ketanest) ist daher kontraindiziert. Ebenso muss eine Hypoxämie vermieden werden, da es hierdurch über eine Erhöhung des pulmonal-vaskulären Widerstands zu einer Shuntumkehr kommen kann. Bei Kindern mit einer erhöhten Lungendurchblutung kann durch Lachgas der pulmonal-vaskuläre Widerstand signifikant erhöht werden.

Obstruktion des Blutflusses. Um eine akute kardiale Dekompensation zu verhindern, ist eine Widerstandserhöhung distal der Stenose zu vermeiden. Bei einer subvalvulären Aorten- oder Pulmonalstenose sind Katecholamine kontraindiziert. Empfehlenswert sind hierbei die negativ inotropen Inhalationsnarkotika sowie eine ausreichende Narkosetiefe. Bei einer Fallot-Tetralogie kann es aufgrund eines Spasmus im Bereich des Infundibulums zu einem hypoxämischen Anfall kommen (Therapie: Dociton 0,05–0,1 mg/kg KG i.v.).

An zusätzlichem Monitoring empfehlen sich bei allen Kindern mit einem Herzfehler die Pulsoxymetrie sowie bei schweren Vitien die arterielle und eventuell die zentralvenöse Druckmessung. Bei der Anwendung der Pulsoxymetrie sollte darauf geachtet werden, ob die Messung vor oder nach dem Shunt durchgeführt wird.

Endokarditisprophylaxe

Bei angeborenen oder erworbenen Herzfehlern, bei Klappenprothesen oder bei herznahen Gefäßmissbildungen kommt es aufgrund von abnormen Blutströmungen zu Endokard- oder Endothelläsionen, auf denen sich Mikrothromben bilden. Bei einer Bakteriämie, wie sie sich bei zahlreichen therapeutischen oder diagnostischen Eingriffen ergibt, droht eine Besiedelung dieser thrombotischen Auflagerungen vor allem durch grampositive Keime. Bereits nach einer nasotrachealen Intubation ist in ca. 20 % der Fälle mit einer transienten Bakteriämie zu rechnen.

! • Patienten mit einem Herzfehler müssen eine geeignete Antibiotikaprophylaxe erhalten, da aufgrund einer möglichen intraoperativen Bakteriämie die Gefahr einer bakteriellen Endokarditis besteht.

Bei Operationen im Gastrointestinaltrakt werden vor allem Enterokokken, bei zahnärztlichen Eingriffen, nasotrachealen Intubationen, oropharyngealen oder tracheobronchialen Eingriffen Streptokokken eingeschwemmt. Entsprechend unterscheidet sich das empfohlene Antibiotikaregime.

Beim Atriumseptumdefekt (ASD) vom Sekundumtyp ist eine Endokarditisprophylaxe nicht notwendig.

Die nachstehenden Richtlinien zur Endokarditisprophylaxe bei Kindern orientieren sich an den Empfehlungen der American Heart Association.

Perioperative Endokarditisprophylaxe

Indikationen zur Prophylaxe:
- *Patienten mit hohem Risiko:*
  - Herzklappenersatz, Fremdmaterial (Patch),
  - anamnestisch: Endokarditis, rheumatisches Fieber,
  - chirurgisch konstruierte, pulmonalsystemische Shunts (z. B. Blalock-Taussig),
  - rheumatische und andere Klappendefekte im Hochdruckbereich.
- *Patienten mit normalem Risiko:*
  - angeborene Herzerkrankungen bzw. -fehler,
  - IHSS (idiopathische hypertrophische subaortale Stenose),
  - permanente Herzschrittmacher mit endokardialer Elektrode.

Prophylaxe nicht empfohlen:
- Patienten mit isoliertem ASD bzw. operiertem ASD ohne Patch vor > 6 Monaten.
- Duktusligatur vor > 6 Monaten.
- Permanenter Herzschrittmacher mit epikardialen Elektroden.

Eingriffe, für die die Prophylaxe empfohlen wird:
- Alle Zahnbehandlungen, bei denen es zu gingivalen Blutungen kommen kann (z. B. Tonsillektomie oder Adenotomie).
- Operationen, die die respiratorischen Schleimhäute einbeziehen.
- Bronchoskopie.
- Inzision und Drainage infizierten Gewebes.
- Gastrointestinale und urogenitale Operationen.

! Ausnahmen: perkutane Leberbiopsie, obere gastrointestinale Endoskopie ohne Biopsie, Proktosigmoidoskopie ohne Biopsie, Blasenkatheterisierung.
Bei Patienten mit hohem Risiko auch bei diesen Eingriffen.

- Schwierige oder nasale Intubation (Schleimhautläsion möglich) – bei Patienten mit hohem Risiko bei jeder Intubation.

Antibiotika:
- Eingriffe im Dentalbereich, Respirationstrakt, gastrointestinalen und urogenitalen Bereich:

Ampicillin:
- 50 mg/kg KG i.v. (maximal 2 g) bei Narkoseeinleitung

bei hohem Risiko zusätzlich:
Gentamicin:
- 2 mg/kg KG i.v. 30 min vor der Einleitung und 8 h nach der 1. Dosis

- Eingriffe bei oberflächlichen Hautabszessen:

Flucloxacillin:
- 50 mg/kg KG i.v. (maximal 2 g) bei Narkoseeinleitung

bei hohem Risiko zusätzlich:
Gentamicin:
- 2 mg/kg KG i.v. 30 min. vor der Einleitung und 8 h nach der 1. Dosis

Bei Penicillinallergie:
- Eingriffe im Gastrointestinal- und Urogenitaltrakt:

Vancomycin:
- 20 mg/kg KG i.v. (maximal 1g) als Kurzinfusion über 30–60 min vor der Einleitung

- Eingriffe im Respirationstrakt, an der Haut:

Clindamycin:
- 10–20 mg/kg KG i.v. (maximal 600 mg)
Bei hohem Risiko jeweils zusätzlich Gentamicin.

Orale Gabe:
In Ausnahmefällen Gabe von Ampicillin 50 mg/kg KG p.o. (maximal 2 g) 30–60 min vor der Einleitung.

■ Hirndruckanstieg

Bei Kindern mit Zeichen eines erhöhten intrakraniellen Drucks gilt:
- keine Narkotika, die den intrakraniellen Druck erhöhen (z.B. Halothan, Enfluran, Isofluran, Servofluran, Desfluran, Lachgas),
- 30°-Oberkörperhochlagerung,
- Kopf in Neutralposition.

Die Narkose wird als i.v. Anästhesie mit einer Benzodiazepin-Opioid- oder Propofol-Opioid-Kombination geführt. Die Narkoseeinleitung kann mit einem Barbiturat (z.B. Thiopental [Trapanal] 5 mg/kg KG) erfolgen. Die Therapie einer krisenhaften ICP-Zunahme erfolgt ebenfalls mit Thiopental, allerdings dann in höheren Dosierungen.

■ Schock

Der Kinderanästhesist wird überwiegend mit dem hypovolämischen und septischen Schockgeschehen konfrontiert.

Hypovolämischer Schock und Anästhesie. Häufigste Ursachen eines hypovolämischen Schocks beim Kind sind Blutverluste infolge eines Traumas, Plasmaverluste infolge einer Verbrennung oder Verbrühung sowie Wasser- und Elektrolytverluste infolge von Verlusten in den 3. Raum. Die hämodynamische Situation ist charakterisiert durch ein niedriges Herzzeitvolumen, Tachykardie und Hypotonie.

! In Anpassung an diese Gegebenheiten erfordert die Anästhesie eine deutliche Dosisreduktion sowohl der i.v. Narkotika (verminderter Verteilungsraum), als auch der Inhalationsnarkotika (Gefahr der Verstärkung der Schocksymptomatik aufgrund peripherer Vasodilatation durch die Inhalationsnarkotika).

Die hämodynamischen Charakteristika des septischen Schockzustands sind in der hyperdynamen Phase Tachykardie, Blutdruckabfall infolge peripherer Vasodilatation im arteriellen wie im venösen Gefäßbett, hohes Herzminutenvolumen und eine hohe Shuntfraktion, in der hypodynamen Phase Abfall des Herzminutenvolumens, Zentralisation, Tachykardie, Blutdruckabfall. In beiden Fällen ist, sofern ein operativer Eingriff notwendig wird, eine i.v. Anästhesie mit einer Benzodiazepin-Opioid-Kombination und Muskelrelaxation indiziert.

■ Lebererkrankungen

Bei Lebererkrankungen wird man versuchen, – unabhängig von der Pathogenese der Lebererkrankung – alles zu vermeiden, was zu einer weiteren Leberschädigung führen kann. Deshalb sollte auf alle halogenierten Kohlenwasserstoffe wegen der lebertoxischen Wirkung ihrer Metabolite (z.B. Trifluoressigsäure) verzichtet werden. Stattdessen sind i.v. Narkoseverfahren als Propofol-Opioid-Narkosen oder als Benzodiazepin-Opioid-Anästhesien angezeigt. Die Wirkdauer dieser Medikamente, die einer ausgeprägten hepatischen Clearance unterliegen, ist bei schweren Leberfunktionsstörungen, die bereits mit einer Beeinträchtigung der Entgiftungsfunktion einhergehen, nicht vorhersehbar. Bei einer Leberfunktionsstörung, die mit Enzyminduktion einhergeht, ist dagegen die Wirkdauer erheblich verkürzt.

Anästhesie oder Sedierung bei speziellen diagnostischen Verfahren

Im Bereich der Diagnostik haben sich in den letzten Jahren und Jahrzehnten eine Fülle von Veränderungen – z. T. revolutionäre Entwicklungen – ergeben. Verfahren wie CT, MRT und die endoskopische Diagnostik sind bislang den Kindern nur z. T. zugute gekommen, weil Kinder nur beschränkt einsichtsfähig sind und ihnen deshalb Notwendigkeit sowie Wert dieser Maßnahmen nur bedingt vermittelbar sind. Deshalb sind selbst nichtinvasive diagnostische Maßnahmen, die für eine gewisse Zeit die Immobilisierung des kleinen Patienten erforderlich machen, bei Kindern – insbesondere bei Säuglingen und Neugeborenen – nur in Sedierung oder Narkose möglich. Die Güte der Sedierung oder Narkose ist bei Kindern geradezu die Grundlage für die Qualität der Befunde, die aus den bildgebenden Verfahren gewonnen werden.

Umso mehr gilt dies auch für die endoskopischen Verfahren wie Gastroskopie, Koloskopie usw., die ohne Narkose bei Kindern meist nicht durchführbar wären.

■ Computertomographie

Ob eine Sedierung oder Narkose notwendig ist, hängt vom Alter des Kindes und seinen Vorerkrankungen ab. Schulkinder lassen nach eingehender Vorbereitung meist ohne Sedierung oder Narkose ein CT über sich ergehen, es sei denn, sie sind geistig behindert. In diesen Situationen ist bei entsprechender Bewegungsunruhe eine Sedierung, in extremen Fällen eine Narkose notwendig, auch wenn dies von der Untersuchungsindikation her nicht zwingend erforderlich wäre. Bei Kleinkindern und Säuglingen sind überwiegend sedierende Maßnahmen – wie z. B. die Gabe von Chloralhydrat in einer Dosierung von 75 mg/kg KG rektal – erforderlich und meist auch ausreichend. Chloralhydrat kann auch p.o. zugeführt werden, dies wird wegen des bitteren Geschmacks von den Kindern jedoch meist nicht toleriert.

Bei schädel-Hirn- oder polytraumatisierten Kindern ist insbesondere dann, wenn das Kind bewusstlos ist, eine Intubationsnarkose notwendig, zum einen wegen des Aspirationsschutzes, zum anderen, um eine adäquate Oxygenierung zu garantieren und eine therapeutische Hyperventilation herbeiführen zu können. Die Anästhesie erfolgt i. v. geführt, eine Magensonde zum Ableiten des Magensekrets ist notwendig. Dieses Vorgehen gilt – unabhängig vom Alter – auch bei einem Kind mit klinisch manifestem erhöhten intrakraniellen Druck aufgrund von Liquorabflussstörungen oder raumfordernden Prozessen.

Bei allen CT-Untersuchungen zur Abszessdiagnostik im Rahmen eines septischen Prozesses – insbesondere bei Peritonitis und konsekutivem Ileus – ist ebenso eine Intubationsnarkose erforderlich.

■ Magnetresonanztomographie

Der Patient muss zu diesem Zweck in eine lange Röhre, den MR-Tomographen geschoben werden. Nicht nur diese lange Röhre, sondern auch die während der Untersuchung entstehenden lauten Geräusche bereiten den Kindern große Ängste. Auch wenn die Umgebungsbedingungen noch so kinderfreundlich gestaltet sind und man sich adäquat viel Zeit nehmen kann, ist doch meist bei Neugeborenen, Säuglingen und Kleinkindern eine Sedierung – wenn nicht sogar eine Narkose – notwendig, und dies unabhängig von der Untersuchungsindikation.

Zu den möglichen Sedativa zählt bei Neugeborenen und Säuglingen das Chloralhydrat in der schon genannten Dosierung von 75 mg/kg KG – entweder p.o. oder rektal gegeben. Bei Neugeborenen hat sich die Applikation von Chloralhydrat über die Magensonde als hilfreich erwiesen.

Benzodiazepine, insbesondere Midazolam, haben sich in der zur Prämedikation üblichen Dosierung (rektal: 0,5–1 mg/kg KG, p.o.: 0,5 mg/kg KG) für diese Untersuchung als alleiniges Mittel nicht bewährt. Die Kinder werden unruhig, z. T. läppisch, albern und euphorisch. Mittel der Wahl ist heute Propofol in der Dosierung von 3–5 mg/kg zur Narkoseeinleitung sowie 5–10 mg/kg/h zur Aufrechterhaltung der Narkose. Die Kinder atmen dabei spontan. Zur Atemwegssicherung kann eine Larynxmaske angelegt werden. Hilfreich ist ein effektiver Ohrenschutz, damit das Kind nicht durch die lauten Geräusche geweckt wird.

Bei Schulkindern haben sich Benzodiazepine zur Sedierung und Anxiolyse im MR-Tomographen bewährt (z. B. Flunitrazepam [Rohypnol] als Tablette: 1–2 mg).

Bei Kindern mit erhöhtem intrakraniellem Druck, beeinträchtigten Reflexen im Pharynxbereich als Folge von Bewusstseinsveränderungen (insbesondere bei Bewusstlosigkeit) ist ebenso eine Intubationsnarkose nach Ileuseinleitung notwendig wie bei Kindern zur Abszessdiagnostik bei septischem Geschehen. Die Narkoseführung erfolgt als i. v. Narkose mit einer Propofol-Opioid-Kombination.

Die Anästhesie an sich ist im MR-Tomographen nicht das Problem, sondern die Überwachung des Patienten. Die Überwachungsgeräte dürfen keine ferromagnetischen Teile besitzen, weil dies zu schweren Unfällen (Gerät wird in den MR-Tomograph hineingezogen und verletzt das Kind!) oder zu erheblichen Artefakten führen kann, die das gewonnene Bild nicht mehr interpretierbar machen.

Zwischenzeitlich gibt es MR-kompatible Geräte, die eine pulsoxymetrische, kapnographische, EKG- und Blutdrucküberwachung erlauben. Desgleichen werden MR-taugliche Beatmungsgeräte angeboten (Hipp u. Mitarb. 1992). Insofern ist heute auch bei MRT-Untersuchungen eine Anästhesie mit adäquater Überwachung möglich.

■ Herzkatheter

Bei Herzkatheteruntersuchungen stehen Sedierung und Lokalanästhesie am Punktionsort im Vordergrund – das Kind soll ruhig liegen bleiben und die Untersuchung möglichst ohne Stress überstehen. Eine Intubationsnarkose sollte möglichst vermieden werden, weil sich über die positive Druckbeatmung die intrathorakalen Drücke umkehren, die Untersuchungsergebnisse somit beeinträchtigt und schwieriger interpretierbar werden.

Zur Analgesie am Punktionsort eignen sich Lokalanästhetika wie Lidocain 1 % oder Bupivacain 0,5 %, jeweils 0,5–1 ml. Bei der Sedierung muss differenziert werden zwischen Rechts-links-Shunt – hier sollte eine Midazolam-Ketamin-Kombination zum Einsatz kommen – und Kindern mit Links-rechts-Shunt – hier können Opioide angewandt werden (z. B. Morphin), Ketamin ist hier kontraindiziert.

■ Bronchoskopien

Je nach Indikation werden die Bronchoskopien mit flexiblem Bronchoskop (Beurteilung des Larynx und der Trachea unter Spontanatmung) oder mit starrem Bronchoskop durchgeführt. In beiden Situationen ist eine Allgemeinanästhesie angezeigt.

Zur flexiblen Bronchoskopie wird die Narkose mit Propofol (Disoprivan) in einer Dosierung von 3 mg/kg KG i. v. begonnen und dann mit einer Dosierung von 6–12 mg/kg KG/h kontinuierlich fortgesetzt. Das Kind atmet über eine Maske 100 % Sauerstoff oder wird passager bis zum Wiedereinsetzen der Spontanatmung beatmet. In den Maskenkrümmer ist ein Mainzer Adapter eingebracht, durch den das flexible Bronchoskop in den Pharynx eingeführt wird.

Das Bronchoskop gleitet dann zur Epiglottis, hier können bereits erste diagnostische Befunde erhoben werden. Über den Arbeitskanal wird nun Lidocain auf die Epiglottis und in die Trachea gesprüht. Nach kurzer Einwirkzeit kann das flexible Bronchoskop in die Trachea eingeführt werden. Jetzt können die weiteren Fragestellungen (Granulationen, Tracheomalazie, Atelektasen, Entzündungen usw.) abgeklärt werden, und dies alles in Spontanatmung. Durch Zufuhr reinen Sauerstoffs lässt sich meist eine ausreichende Oxygenierung erzielen (Frei u. Mitarb. 1993). Eine Hyperkapnie ist nicht immer zu vermeiden, kann jedoch toleriert werden, wenn keine ICP-Erhöhung vorliegt.

Der Nachteil dieser Methode liegt darin, dass keine Fremdkörperextraktion über den kleinen Absaugkanal möglich ist.

Zur Fremdkörperentfernung ist deshalb eine starre Bronchoskopie notwendig. Die erforderliche Technik und Narkoseführung wurde beschrieben.

■ Gastroskopie

Die Gastroskopie erfolgt in Allgemeinnarkose, häufig ist aufgrund der Notfallindikation eine Ileuseinleitung notwendig. Ist mit dem Laryngoskop der Tubus platziert, so kann der Anästhesist unter laryngoskopischer Sicht auch gleichzeitig das Gastroskop einführen. Wegen der variablen Dauer der gastroskopischen Fremdkörperextraktion – je nach Art, Beschaffenheit und Größe des Fremdkörpers – sollte eine Inhalationsnarkose oder eine i.v. Narkose mit Kurzwirksamkeit und gut steuerbaren Narkotika wie Propofol und als Opioid Remifentanil durchgeführt werden, mit der man sich an die Gegebenheiten am besten anpassen kann.

Postoperative Analgosedierung

Die postoperative Schmerztherapie war bis vor wenigen Jahren in der Erwachsenenmedizin ein Stiefkind, in der Pädiatrie ist sie es noch heute. Die Ursachen dafür liegen in verschiedenen Mythen:
- Das Kind – insbesondere das Früh- und Neugeborene – habe keine Schmerzempfindung und benötige deshalb keine Schmerztherapie.
- Das Kind – insbesondere das Früh- und Neugeborene – werde durch die Schmerztherapie gefährdet, weil die Opioide zu einer Atemdepression, die Lokalanästhetika möglicherweise zu Krampfanfällen führen und beide Stoffgruppen nur protrahiert über die besonders bei Früh- und Neugeborenen noch unreifen Metabolisierungs- und Ausscheidungsorgane ausgeschieden werden.

Diese Mythen haben eklatante Folgen für die Einstellung von Ärzten und Krankenpflegepersonen zum Schmerz des Kindes. Einer adäquaten Schmerztherapie wird deshalb auch heute noch nicht ausreichend Beachtung geschenkt.

Mythen sind die vorgebrachten Argumente deshalb, weil sie inhaltlich nicht stimmen: Bereits ab der 22. SSW zeigt das Kind Reaktionen auf schmerzhafte Manipulationen wie Fluchtreaktionen und Tachykardie. Die Schmerzbahnen sind zwar erst nach der Geburt komplett ausgereift, dennoch zeigen auch Neugeborene auf Schmerzreize die vom älteren Kind und vom Erwachsenen auf der Verhaltensebene bekannten Reaktionen wie Weinen, Grimassieren und Fluchtreflexe. Auch auf der physiologischen Ebene sind mit Tachypnoe, unregelmäßiger Atmung sowie Bradykardie- und Tachykardiephasen die gleichen Veränderungen zu sehen wie beim Erwachsenen. Gleiches gilt auch auf der biochemischen Ebene mit Cortisol- und Katecholaminanstieg (Anand u. Mitarb. 1987).

Das Argument der noch unreifen Metabolisierungs- und Ausscheidungsfunktion lässt sich dadurch entkräften, dass gerade dies für die Neugeborenen und Säuglinge einen Gewinn darstellt: Die Dosierungsintervalle sind länger, bei manchen Eingriffen kommt man mit einer einmaligen Dosis aus.

Eine Grundvoraussetzung muss jedoch gewährleistet sein – die adäquate Überwachung, d. h. für die postoperative Phase muss ein Aufwachraum mit entsprechend adäquater Überwachungsmöglichkeit vorhanden sein. Als Minimum ist ein Pulsoxymeter zu fordern, vor allem, wenn Opioide beim Kind zum Einsatz kommen. Um eine Beeinträchtigung der Atmung im Sinn von Apnoen bei ehemals Frühgeborenen postoperativ erkennen zu können, ist eine Überwachung von Ex-Preterms bis zur 64. Gestationswoche auf einer Überwachungsstation mit Hilfe der Pulsoxymetrie notwendig.

Prinzipien der postoperativen Schmerztherapie:
- Hemmung der Schmerzentstehung am Ort der Schädigung, d. h. im Bereich der Wunde durch peripher wirksame Analgetika vom Typ der Prostaglandinsynthesehemmer (z. B. Paracetamol),
- Hemmung der Schmerzweiterleitung durch Lokalanästhetika,
- Hemmung der Schmerzweiterleitung auf Rückenmarkebene und -empfindung im ZNS durch Opioide.

Hemmung der Schmerzentstehung

Zu den klinisch gebräuchlichsten Substanzen zählen Paracetamol, Acetylsalicylsäure und Metamizol.

Paracetamol (Benuron). Paracetamol ist das in der Pädiatrie am häufigsten applizierte peripher wirksame Analgetikum. Es hat neben der analgetischen auch eine signifikante antipyretische Wirkung. Mit der in Tab. 21.24 angegebenen Dosierung ist ein analgetischer Effekt bei leichten bis mittelstarken Schmerzen zu erwarten. Unerwünschte Wirkungen treten nur bei Überdosierung auf, die Grenze wird mit 140 mg/kg KG angegeben. Überdosierungen kommen durch die Verwechslung bei der Wahl der Suppositorien, seltener in suizidaler Absicht vor. Als Antidot steht das N-Acetylcystein (Fluimucil) zur Verfügung. Es muss im symptomfreien Intervall gegeben werden, bevor die Zeichen eines akuten Leberzellversagens auftreten. Die Prognose bei eingetretenem Leberversagen gilt als infaust.

Acetylsalicylsäure. Sie wird mit der Indikation Analgesie und Fiebersenkung im Kindesalter selten eingesetzt. Der Grund liegt in den ungeklärten Zusammenhängen zwischen einer Acetylsalicylsäuretherapie und dem Reye-Syndrom. Auch wenn ein Zusammenhang nicht bewiesen ist, so sollte man bei möglichen Alternativen wie dem Paracetamol auf Acetylsalicylsäure verzichten.

Metamizol (Novalgin). Metamizol wird im Kindesalter ebenfalls nur in Ausnahmefällen zur postoperativen Analgesie eingesetzt. Auch wenn die metamizolinduzierten Agranulozytosen sehr selten sind ($1:10^6$), so sind Alternativen wie Paracetamol mit geringerem Risikoprofil vorzuziehen.

Hemmung der Schmerzleitung

Darunter versteht man den Einsatz von Lokalanästhetika in Form einer Lokal- oder Regionalanästhesie. In der Kinderanästhesie haben sich die peripheren Nervenblockaden und die Kaudalanästhesie bewährt.

Bupivacain (Carbostesin). Das gebräuchlichste Lokalanästhetikum im Kindesalter ist Bupivacain. In einer Dosierung bis zur Gesamtdosis von 2 mg/kg KG ist es nur wenig toxisch, es sei denn, es würde versehentlich i. v. appliziert. Diese Komplikation besteht trotz Vorsichtsmaßnahmen wie dem Aspirationstest bei Kathetertechniken immer. Die Folge ist ein unmittelbar nach der Applikation auftretender Krampfanfall, der mit einem Benzodiazepin (z. B. Diazepam) beherrscht werden kann.

Applikationstechniken:
Peniswurzelblock: Der Peniswurzelblock ist die einfachste und effektivste periphere Nervenblockade. Man geht dazu etwa 1 cm oberhalb der Peniswurzel mit einer stumpfen Nadel in der Mittellinie im 30°-Winkel durch die Haut. Wenige mm unter der Haut kommt man zur Buck-Faszie, die der Nadel einen deutlichen Widerstand entgegensetzt. Darunter wird das Lokalanästhetikum deponiert (Dosierung Tab. 21.25). Die Methode ist sehr effektiv und nahezu komplikationsfrei, in der Literatur sind einzelne Fälle von Hämatombildung beschrieben.

Ilioinguinalisblockade: Bei der Ilioinguinalisblockade werden der N. ilioinguinalis und der N. iliohypogastricus betäubt. Dazu geht man 1 cm medial der Spina iliaca anterior superior durch die Haut bis zur Aponeurose des

Tabelle 21.**24** Paracetamoldosierungen in Abhängigkeit vom Alter und Körpergewicht

Alter	Körpergewicht	Dosis
1 Jahr	5–10 kg	100–125 mg
2–5 Jahre	10–20 kg	125–250 mg
6–12 Jahre	20–40 kg	250–500 mg
> 12 Jahre	> 40 kg	500–1000 mg

Tabelle 21.**25** Lokalanästhesiedosierungen beim Peniswurzelblock; Bupivacain 0,5 % ohne Adrenalin 0,1–0,15 mg/kg KG

Alter	Dosierung
6–12 Monate	1 ml
1–5 Jahre	3 ml
6–12 Jahre	4 ml
ab 13 Jahre	5–7 ml

Tabelle 21.26 Lokalanästhesiedosierungen bei der Ilioinguinalisblockade; Bupivacain 0,5 % ohne Adrenalin 0,2–0,3 ml/kg KG

Alter	Dosierung
6–12 Monate	2 ml
1–5 Jahre	6 ml
6–12 Jahre	8 ml
ab 13 Jahre	10–14 ml

Tabelle 21.27 Lokalanästhesiedosierung bei der Kaudalanästhesie in Abhängigkeit von der angestrebten Blockadehöhe; Bupivacain 0,25 %

Lokalanästhesie	Dosierung Bupivacain 0,25 %
Lumbosakral	0,5 ml/kg KG
Thorakolumbal	1 ml/kg KG
Thorakal	1,25 ml/kg KG

M. obliquus externus. Nach Überwinden dieser Aponeurose, die – wenn man eine stumpfe Nadel nimmt – an einem deutlichen Klick identifizierbar ist, wird das Lokalanästhetikum dort deponiert. Ebenso werden noch je 0,5–1 ml Lokalanästhetikum s.c. medial und lateral appliziert (Tab. 21.26). Die Methode ist deutlich weniger effektiv als der Peniswurzelblock, weil man die Lage des zu betäubenden Nerven nicht sicher identifizieren kann. Sie wird wirkungsvoller, wenn der Chirurg das Lokalanästhetikum intraoperativ direkt unter Sicht appliziert.

Kaudalanästhesie: Die Kaudalanästhesie macht sich zunutze, dass vor dem 7. Lebensjahr die distale Öffnung des Os coccygis noch nicht verknöchert, sondern mit einem Ligament verschlossen ist. Man tastet das Cornu coccygeum, welches die Basis eines gleichseitigen Dreiecks darstellt, dessen Spitze der Conus coccygeus bildet. Nach sehr sorgfältiger Desinfektion, insbesondere auch der Rima ani, wird im Bereich dieses Conus der Hiatus sacralis zunächst durch die Haut und dann durch das Lig. sacrococcygeum punktiert (Abb. 21.22).

Das Lokalanästhesiedepot wird nun appliziert. Um eine intravasale oder intraossäre Applikation zu verhindern, wird nach sorgfältiger Aspiration zunächst 1 ml Bupivacain 0,25 % mit Adrenalin 1 : 200 000 (0,05 ml Adrenalin auf 10 ml Lokalanästhetikum) gegeben. Treten keine Veränderungen der Herzfrequenz auf, so gilt eine intravasale oder intraossäre Applikation als ausgeschlossen. Nun wird der Rest der Dosis appliziert.

Die Dosierung dieses Single-Shot-Verfahrens orientiert sich an der Anzahl der Wirbelsäulensegmente, die zur Ausschaltung des Schmerzempfindens im Operationsgebiet durch das Lokalanästhetikum blockiert werden müssen (Tab. 21.27). Die Wirkdauer ist jedoch auf maximal 4 h begrenzt.

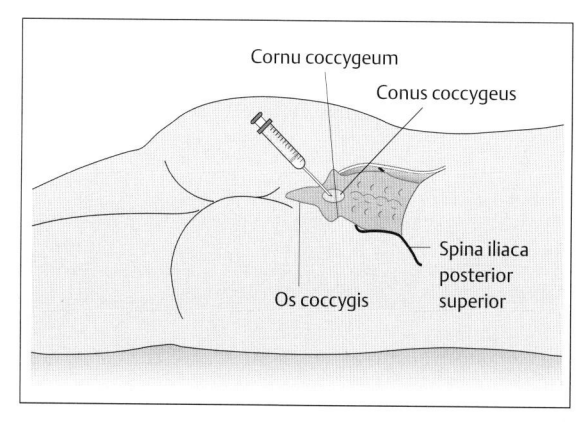

Insofern bleibt dieses sehr einfache und effektive Verfahren unbefriedigend, wenn postoperativ über Tage Schmerzen bzw. schmerzhafte Manipulationen zu erwarten sind. Bei diesen Kindern empfiehlt es sich, einen Kaudalkatheter zu legen. Dies ist jedoch problematisch, weil die Austrittsstelle des Katheters im Windelbereich liegt. Um eine Kontamination und Kolonisation des Katheters zu vermeiden, sollte der Katheter s.c. untertunnelt werden und 5 cm oberhalb der Punktionsstelle, d.h. oberhalb des Windelbereichs ausgeführt werden. Dadurch werden Kontaminationen des Katheters und lokale Entzündungen selten (Krause 1995).

! Die genannten peripheren Nervenblockaden und die Kaudalanästhesie werden jeweils nach Narkoseeinleitung in adäquater Narkosetiefe und vor Operationsbeginn durchgeführt. Dies hat den großen Vorteil, dass der intraoperative Narkotikaverbrauch vermindert, die Narkoseein- und -ausleitung beschleunigt und das Auftreten von Komplikationen insgesamt seltener wird.

Periduralkatheter: Bei größeren Kindern (> 7 Jahre) wird es technisch schwierig, einen Kaudalkatheter zu platzieren. Bei diesen Kindern können Periduralkatheter gelegt werden. Die Punktionshöhe orientiert sich daran, welche Nerven das Operationsgebiet versorgen. Eine thorakale Punktion sollte speziellen Zentren vorbehalten bleiben, sodass meist der lumbale Zugang benutzt wird. Periduralkatheter werden vor der Narkoseeinleitung unter Sedierung gelegt, damit das Kind bzw. der Jugendliche noch unangenehme Sensationen (wie z.B. Zuckungen, Parästhesien) mitteilen kann. Diese weisen auf möglich Fehllagen oder Fehlpunktionen hin. Der Periduralkatheter wird in Seitenlage oder in sitzender Position nach der Widerstandsverlustmethode gelegt. Dazu wird der Punktionsbereich lokal betäubt und danach die Touhy-Nadel unter leichtem Stempeldruck auf der aufgesetzten Kochsalzspritze nach vorn geschoben, bis ein Widerstandsverlust verspürt wird. Dieser zeigt das Erreichen des Periduralraums an, in dem physiologischerweise ein Unterdruck herrscht. Über die

Abb. 21.22 Kaudalanästhesie

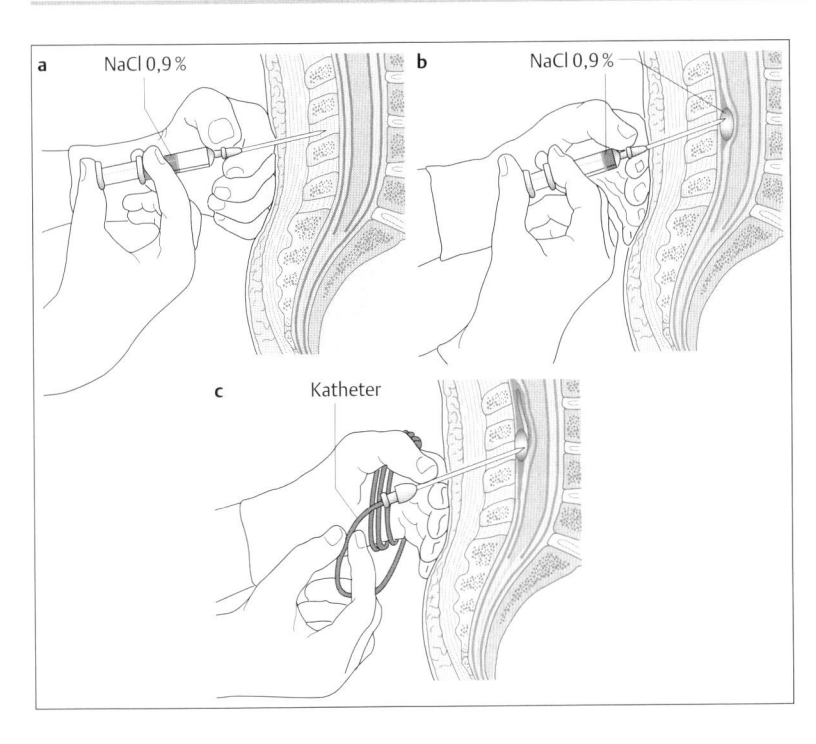

Abb. 21.23a-c Punktion des Periduralraums mit der Widerstandsverlustmethode und Einführen eines Periduralkatheters.
a Die mit einer aufgesetzten Kochsalzspritze versehene Periduralnadel wird durch die Bänder in den Periduralraum vorgeschoben. Hierbei drückt die rechte Hand auf den Stempel der Spritze. Es ist ein erheblicher Widerstand gegen das Einspritzen der Kochsalzlösung zu verspüren.
b Die Kanüle hat das Lig. flavum durchstochen, es tritt ein schlagartiger Widerstandsverlust auf, d. h. die Kochsalzlösung lässt sich jetzt „butterweich" injizieren. Beim Abkoppeln der Spritze darf jedoch kein Liquor abtropfen, denn sonst wurde die Kanüle zu weit vorgeschoben und der Subarachnoidalraum punktiert!
c Über die Periduralnadel wird ein Katheter ca. 2–4 cm in den Periduralraum geschoben, danach die Kanüle entfernt und der Katheter außen auf der Haut fixiert.

Touhy-Nadel wird nun der Katheter vorgeschoben, bis er 2–4 cm im Periduralraum liegt (Abb. 21.**23**).

Am äußeren Katheterende wird ein Bakterienfilter angebracht und darüber das Lokalanästhetikum appliziert.

Bupivacain:
intraoperativ: 0,5 %
postoperativ: 0,25 %
- 1,2 ml/Spinalsegment

Spinalanästhesie: Die Spinalanästhesie ist in der Kinderanästhesie ein eher seltenes Verfahren. Der Grund liegt in der Häufigkeit postpunktioneller Kopfschmerzen als Folge der notwendigen Durapunktion. Eigenartigerweise hat sich die Spinalanästhesie als Narkoseform bei Frühgeborenen etabliert (Krane 1995). Insbesondere dann, wenn eine bronchopulmonale Dysplasie mit Fortdauer der Sauerstoffabhängigkeit besteht, würde man gern eine Intubationsnarkose mit postoperativen Schwierigkeiten bei der Entwöhnung von der Beatmung vermeiden. In diesen Fällen hat sich eine Spinalanästhesie bewährt. Die Kinder tolerieren dies jedoch nicht ohne eine ausreichende Prämedikation. Geeignet ist Chloralhydrat in einer Dosierung von 75 mg/kg KG über die Magensonde. Zur Punktion wird das Kind in einer sitzenden Position gehalten. Mit einer Punktionsnadel von der Größe G 22 wird zwischen L_4/L_5 punktiert. Die Dosierung des Bupivacain 0,5 % ist in Tab. 21.**28** aufgeführt.

Kreislaufreaktionen wie Hypotension und Bradykardien sind selten, ebenso auch totale Spinalanästhesien. Die Kinder erhalten während der Operation einen mit süßem Tee befeuchteten Schnuller. Sie erholen sich von der motorischen Lähmung weitaus schneller als Erwachsene (Neugeborene: 60 min [Abajian u. Mitarb. 1984], Erwachsene 2–4 h), weil das Herzminutenvolumen in Relation zum Erwachsenen größer ist und das Lokalanästhetikum deshalb wahrscheinlich schneller aus dem Gewebe ausgewaschen wird. Außerdem ist wegen der geringen Plasmaeiweißbindung des Bupivacain beim Neugeborenen der Anteil des freien Bupivacain im Blut sehr hoch, sodass es in höherem Anteil der Leber zur Metabolisierung zur Verfügung steht.

Tabelle 21.**28** Spinalanästhesiedosierung des Lokalanästhetikums bei ehemaligen Frühgeborenen; Bupivacain 0,5 % mit Adrenalin

Gewicht	Dosierung **Bupivacain 0,5 % mit Adrenalin** (0,05 ml Adrenalin auf 10 ml Bupivacain; Totraum der Spinalnadel ca. 0,05 ml)
2,0 kg	0,5 ml
2,5 kg	0,6 ml
3,0 kg	0,7 ml
3,5 kg	0,75 ml
4,0 kg	0,8 ml
4,5 kg	0,85 ml
5,0 kg	0,9 ml

Hemmung der Schmerzweiterleitung und -empfindung durch Opioide

Die Opioide wirken über µ-, κ-, σ- und δ-Rezeptoren auf Rückenmarkebene und im Gehirn. Im Rückenmark reagieren sie mit den dort befindlichen Opioidrezeptoren und hemmen die Schmerzweiterleitung. Durch die Reaktion mit den Opioidrezeptoren im Thalamus modulieren sie die Schmerzempfindung im Sinn einer Schmerzlinderung. Aus Angst vor den Nebenwirkungen wird die Anwendung der Opioide bei Kindern jedoch häufig unterlassen.

Wesentliche unerwünschte Wirkungen der Opioide:
- Atemdepression,
- Übelkeit und Erbrechen,
- Urinretention,
- Miose,
- Pruritus,
- Magen-Darm-Atonie (bei längerfristiger Anwendung).

Die Bedenken in Bezug auf die Atemdepression sind gerechtfertigt, jedoch haben aufgrund dieser Ängste mehr Kinder wegen unzureichender Analgesie gelitten, als durch die Atemdepression Schaden genommen haben.

Titrierende Dosierung. In der Kinderanästhesie hat sich seit längerem ein Prinzip der Erwachsenenanästhesie bewährt: die titrierende Dosierung (Lehmann u. Mitarb. 1993). Dazu wird zunächst eine Basisdosierung gegeben (z. B. Pethidin [Dolantin] 0,5 mg/kg KG oder Piritramid [Dipidolor] 0,05–0,1 mg/kg KG). Tritt der gewünschte Effekt nicht ein, so wird die Hälfte der Dosis im Abstand von 10 min nachinjiziert, so lange, bis das Zielsymptom Analgesie erreicht ist. Eine Atemdepression lässt sich durch diese titrierende Dosierung weitestgehend vermeiden. Eine akribische Überwachung mit Hilfe der Pulsoxymetrie ist jedoch unbedingt erforderlich.

In der eigenen klinischen Praxis wird Piritramid (Dipidolor) gegeben. Die Erbrechensinzidenz ist gegenüber den anderen Opioiden deutlich geringer. Da Piritramid erst ab dem 1. Lebensjahr zugelassen ist, empfiehlt es sich, für Neugeborene und Säuglinge Pethidin (Dolantin) anzuwenden.

On-Demand-Analgesie. Bei Kindern, die bereits mit dem Gameboy oder Computerspielen zurechtkommen, kann man die On-Demand-Analgesie einsetzen. Bei dieser Methode kann das Kind seine Analgesie selbst steuern. Die Dosierung des Opioids wird vorher vom Arzt berechnet und in einen Computer eingegeben. Dieser gibt auf Abruf vom Kind über einen Druckknopf nur diese Bolusmenge frei. Auf jede Bolusinjektion folgt ein Zeitintervall ohne Schmerzmittelabgabe (lock-out-time). Das Abrufverhalten ist nach Art des Eingriffs und der Persönlichkeit des Kindes ähnlich variabel wie beim Erwachsenen. Die Gesamtdosis ist jedoch meist geringer als bei starren i. v. Applikationsschemata durch den Stationsarzt, der häufig nicht rechtzeitig zur Stelle sein kann, wenn der Schmerz unerträglich zunimmt, und dann auf ein Kind trifft, das bereits wiederum ein Maximum an Schmerzen hat.

Während die PCA (patient controlled analgesia) auf Allgemeinstationen anwendbar ist, muss ein Kind, bei dem die Opioide über den Periduralkatheter gegeben werden, auf einer Intensivstation überwacht werden. Die peridurale Applikation von Fentanyl (1 µg/kg KG) oder Morphin (50 µg/kg KG) führt zu einer 8–24 h währenden Analgesie, es besteht jedoch die Gefahr der Atemdepression – auch mit einer Latenzzeit von mehreren Stunden! Diese ist mit Naloxon einfach antagonisierbar (Dosierung: titrierend, beginnend mit 0,001–0,01 mg/kg KG, maximal 0,1 mg/kg KG). Sie kann jedoch nur mit einem entsprechenden Monitoring (Pulsoxymeter) auf einer Überwachungsstation erkannt werden. Häufig tritt auch ein Pruritus auf, auch dieser ist mit Naloxon beeinflussbar (Cousins u. Mitarb. 1984, Lejus u. Mitarb. 1994).

Analgosedierung des Traumapatienten

Alle bisher beschriebenen Analgesiemethoden sind prinzipiell auch beim Kind mit Trauma anwendbar. Diffizile Regionalanästhesieverfahren scheiden jedoch aus, weil zur Anlage dieser Lokalanästhesie meist eine Lagerung notwendig ist, die selbst sehr schmerzhaft ist. Die Analgesie des Traumapatienten erfolgt titrierend i. v. mit Piritramid, beginnend mit 0,1 mg/kg KG. Zur psychischen Distanzierung kann Midazolam in einer Dosierung von 0,05–0,1 mg/kg KG hinzugegeben werden, jedoch ist mit additiven Effekten im Hinblick auf eine Atemdepression zu rechnen, sodass auch diese Dosierung titrierend erfolgen sollte.

In der postoperativen Phase – allerdings wegen der dazu notwendigen schmerzhaften Lagerungsveränderung noch in Intubationsnarkose – können auch beim traumatisierten Kind Katheter zur Regionalanästhesie gelegt werden (z. B. Kaudalkatheter). Vor diesen Maßnahmen muss aber nochmals eine differenzierte Gerinnungskontrolle erfolgen (Thrombozyten, Quick-Wert, PTT), um Gerinnungsstörungen – bedingt durch Blutverlust und Volumensubstitution – ausschließen zu können.

Sedierung und Relaxierung des Beatmungspatienten

Ziel ist es, bei beatmeten Kindern die Beatmungsmuster so einzustellen, dass eine adäquate Oxygenierung und Ventilation möglich ist. Wenn man darüber hinaus einen Eigenanteil an der Atmung, den das Kind selbst erbringen kann, zulässt – z. B. durch Triggerung oder den Einsatz spezifischer Atmungsmuster wie SIMV –, dann ist nur in den seltensten Fällen eine Relaxierung notwendig. Eine Sedierung ist jedoch auf jeden Fall bei beatmeten Kindern angezeigt, sieht man von Früh- und Neugeborenen ab, die sich meist ohne Sedierung beatmen lassen.

Ziel der Sedierung bei Beatmung ist es, den Stress des Kindes unter der künstlichen Beatmung zu reduzieren. Stresssymptome sind Schwitzen, Grimassieren, Stirnrunzeln, „stummes Schreien" bei liegendem Tubus, Anatmen gegen das Beatmungsgerät, Tachykardie und Hypertonie.

> ! Die Sedierung von Kindern ist ein großes klinisches Problem, welches häufig iatrogen durch Polypragmasie entsteht.

Begonnen wird die Dosierung z. B. mit dem Benzodiazepin W und dem Opioid X. Reicht diese Sedierung nicht aus, um die Stresssymptome zu mindern, so wird die Kombination oft durch das Hypnotikum Y ersetzt. Ist dieses unwirksam im Hinblick auf die angestrebten Zielsymptome, so kommt dann Neuroleptikum Z zum Einsatz. Diese Polypragmasie ist nicht nur wenig effektiv, sie schafft auch eine Fülle von Problemen bei der Entwöhnung von der Sedierung.

Es entstehen eine Vielzahl neurologischer Krankheitsbilder, z. B.:
- zentralanticholinerges Syndrom (ZAS),
- medikamentös bedingter Parkinsonismus,
- medikamentös bedingtes Entzugsdelir.

Sie bedürfen ihrerseits wieder einer differenzierten Therapie (Dennhardt u. Mitarb. 1985).

Diese neuropsychiatrischen Krankheitsbilder können dem Kind weitestgehend erspart bleiben, wenn man eine Sedierung mit einem Benzodiazepin und einem Opioid als Kombination durchführt und die Dosierung so gestaltet, dass die oben genannten Stresssymptome, wenn schon nicht verschwinden, so doch gelindert werden. Höchstdosierungen kennt dieses Prozedere nicht, sondern nur Zielsymptome: Die Dosis wird so hoch gewählt, bis die Zielsymptome eines stressfreien Kindes erreicht sind.

> ! In der klinischen Praxis hat sich eine Kombination von Midazolam (0,1–0,6 mg/kg KG/h) mit Fentanyl (1–10 µg/kg KG/h) bewährt.

Meist ist mit fortdauernder Sedierung eine Dosissteigerung notwendig, da sich das Kind an die Anfangsdosierung gewöhnt. Besonders in der Phase septischer Entgleisungen ist ein steigender Sedierungsbedarf zu registrieren.

> ! In der Entwöhnungsphase ist es fatal, wenn man die Medikamente abrupt absetzt. Mit schlimmen Entzugssymptomen wie Unruhe, Schwitzen, Tachykardie, Tachypnoe und Krampfanfällen ist zu rechnen.

Das langsame Ausschleichen – z. B. Reduzierung der kontinuierlichen Zufuhr jeden Tag um die Hälfte – hilft, die Entzugssymptome zu minimieren. Die Kinder können selbst bei laufendem Midazolam-/Fentanylperfusor extubiert werden. Meist treten trotz dieser Vorgehensweise leichtere Entzugssymptome wie Unruhe, Tachypnoe mit leicht paradoxer Atmung und Nesteln auf. Gerade in dieser Phase ist die engagierte Schwester und die zugewandte Mutter notwendig, um dem Kind über diese schwierige Phase zu helfen. Werden die Entzugssymptome zu stark, so ist „Durchstarten" angesagt, d. h. die Dosierung wird wieder erhöht und anschließend noch langsamer ausgeschlichen. Häufig ist in diesen Entzugssituationen der Einsatz von Clonidin (Catapresan) hilfreich. Dieser α_2-Agonist hat deutlich sedierende Effekte, senkt Blutdruck und Herzfrequenz. Damit wirkt er den sympathikotonen, hyperdynamen Entzugserscheinungen entgegen. Unter kontinuierlicher i. v. Gabe orientiert sich die Dosierung an der Wirkung und dem Kreislaufverhalten, beginnend mit 1–2 µg/kg KG/h (Rockemann u. Mitarb. 1994).

Nebenwirkungen: Nebenwirkungen dieser Sedierung mit Benzodiazepinen und Opioiden sind vor allem die opioidbedingte Obstipation und die Harnretention. Dies macht zum einen laxierende Maßnahmen, zum anderen häufig eine Blasenkatheterisierung notwendig.

Alternativen. Um diese unerwünschten Wirkungen zu vermeiden, wird oft die Kombination von Midazolam und Ketanest empfohlen. Eigene Erfahrungen liegen nicht vor, jedoch wird ebenfalls von einer Adaptation an die Dosierung und der Notwendigkeit einer konsekutiven Dosissteigerung berichtet.

Der Einsatz länger wirksamer Benzodiazepine wie Diazepam (Valium) oder Flunitrazepam (Rohypnol) ist weitgehend verlassen worden. Grund dafür sind Überhänge durch die lange Wirkdauer der Medikamente bzw. ihrer noch länger wirksamen Metabolite.

Auch der Einsatz von Neuroleptika wird für die Langzeitsedierung von Kindern nicht empfohlen, kommt es doch häufig als Folge der Neuroleptikatherapie zu extrapyramidal-motorischen Störungen (Dyskinesien, Parkinsonismus).

Gegen den Einsatz von Propofol zur Langzeitsedierung von Kindern sprechen Kasuistiken, die berichten, dass Kinder unter Propofollangzeitsedierung sehr häufig in eine Sepsis geraten. Möglicherweise ist der Grund darin zu suchen, dass Propofol bei Langzeitapplikation zu einer Leukozytendepression führt. Vielleicht war auch eine Kontamination der Propofollösung die Ursache der berichteten Septikämien. Problematisch ist außerdem die hohe Zufuhr von Fetten durch Propofol, das als lipoidlösliche Substanz nur als Fettemulsion applizierbar ist. Propofol gilt heute zur Langzeitsedierung von Kindern als kontraindiziert (Parke u. Mitarb. 1992).

Relaxierung. Wenn in seltenen Fällen eines schweren ARDS ein aggressives Beatmungsmuster gewählt werden muss, dann ist eine Relaxierung meist unumgänglich. Dafür eignet sich Pancuronium in einer Dosierung von 0,1 mg/kg KG. Das Dosierungsintervall kann variabel nach Klinik (Toleranz der Beatmung) oder neuromuskulärem Monitoring gewählt werden. Häufig sind – je nach Alter – 1- bis 2-stündliche Pancuroniumapplikationen notwendig (Wirkdauer: Neugeborene und Säuglinge = 90 min, Kleinkinder = 40 min). Die Phase der Relaxierung muss insgesamt möglichst kurz gehalten werden, um eine Muskelatrophie zu vermeiden. Mit einer Tachykardie nach Pancuroniumapplikation ist zu rechnen (vagolytischer Effekt).

Sedierung bei Intoxikationen

Ist nach einer Intoxikation eine Magenspülung notwendig, so muss diese beim Kind mit Bewusstseinseintrübung und beeinträchtigten Schutzreflexen in Intubationsnarkose durchgeführt werden. Es sind die Regeln der Ileuseinleitung zu beachten, um eine Aspiration zu vermeiden.

Sedierende Maßnahmen sind manchmal notwendig bei Intoxikationen mit Halluzinogenen. Angezeigt sind in diesen Fällen Neuroleptika vom Butyrophenontyp (z. B. Haloperidol) in Kombination mit Benzodiazepinen wie z. B. Diazepam, um den meist jugendlichen Patienten die unangenehmen psychomotorischen Nebenwirkungen des Butyrophenons erträglich zu machen.

Spezielle Pharmakologie, Toxikologie und Indikationen der Anästhetika, Narkotika und Sedativa im Kindesalter

■ Inhalationsanästhetika

Lachgas

Wegen seiner guten analgetischen Eigenschaften ist Lachgas (Stickoxydul [N_2O]) auch heute noch für die meisten Anästhesien bei Kindern Teil des inspiratorischen Trägergasgemischs. Lachgas ist ein farb- und geruchloses Gas, weder brennbar, noch explosiv. Sein niedriger Blutgasverteilungskoeffizient führt zu einem schnellen Anfluten, sein niedriger Ölgaskoeffizient bedeutet eine geringe narkotische Wirksamkeit.

Unerwünschte Wirkungen. Sie treten nur bei Kindern mit äußerst seltenen Erkrankungen auf. So wird man Lachgas bei Kindern mit Rechts-links-Shunt vermeiden, weil durch Lachgas der pulmonalarterielle Druck (PAD) und damit die Shuntfraktion erhöht wird. Auch ist – wie beim Erwachsenen – Vorsicht geboten bei Kindern mit verminderter intrakranieller Compliance (z. B. Schädel-Hirn-Trauma, Hydrozephalus).

Wie beim Erwachsenen diffundiert Lachgas auch bei Kindern in physiologische oder pathologische Hohlräume (Darm, Pneumothorax). Beim Ileus sollte man deshalb Lachgas vermeiden, ein Pneumothorax muss auch bei Kindern präoperativ entlastet werden (Spannungspneumothoraxgefahr aufgrund der Lachgasdiffusion). Kontraindiziert ist Lachgas auch bei Neugeborenen mit kongenitaler Zwerchfellhernie (Ausdehnung des im Thorax liegenden Magen- und Darmanteils) sowie bei Omphalozele und Gastroschisis.

Halothan

Neben Lachgas ist Halothan auch heute noch ein in der Kinderanästhesie weit verbreitetes Inhalationsnarkotikum. Dieser Bromchlorkohlenwasserstoff ist eine farblose, klare Flüssigkeit. Halothan ist weder brennbar, noch explosiv.

Für die Kinderanästhesie ist es wegen seiner einfachen Handhabung so vorteilhaft:
- lässt die Kinder rasch einschlafen und ebenso rasch aufwachen.
- führt nur zu geringen Irritationen der oberen Luftwege.
- hat einen für die meisten kleinen kinderchirurgischen Eingriffe ausreichenden muskelrelaxierenden Effekt.

Die inspiratorische Halothankonzentration sollte in der Anflutungsphase 1,5–2 Vol% betragen, wobei sich eine langsame Zumischung von Halothan in steigender Konzentration (0,4/0,8/1,2) zum Lachgas-Sauerstoff-Gemisch bewährt hat. In der Steady-State-Phase kommt man meist mit einer inspiratorischen Narkosegaskonzentration von 1 Vol% aus. Dies ist jedoch abhängig von der Prämedikation und einer möglicherweise durchgeführten supplementierenden Gabe von Opioidanalgetika. Veränderungen der inspiratorischen Narkosegaskonzentration führen bei Kindern rascher zur Veränderung der Narkosetiefe, da das Verhältnis der funktionellen Residualkapazität (FRC) zur alveolären Ventilation (V_A) beim Neugeborenen 1 : 5 beträgt im Gegensatz zum Erwachsenen, bei dem ein Verhältnis von 1 : 1,5 vorliegt.

Von dieser Dosierungsanleitung ausgenommen sind Früh- und Neugeborene. Zwar ist in der Anflutungsphase auch bei diesen Kindern oft eine inspiratorische Halothankonzentration von 1,5–2 Vol% notwendig, um eine ausreichende Narkosetiefe zu erreichen, wichtig ist jedoch, dass man sofort, nachdem eine Narkosetiefe erreicht worden ist, in der ein chirurgischer Stimulus ohne Abwehrreaktion toleriert wird, die Konzentration des Inhalationsnarkotikums reduziert (z. B. 0,8 %), um eine halothaninduzierte Herz-Kreislauf-Insuffizienz zu vermeiden.

Unerwünschte Wirkungen. Ein Problem der Anwendung von Halothan ist die möglicherweise *halothaninduzierte Leberschädigung*. Sie tritt im Erwachsenenalter – wenn überhaupt – vor allem bei Wiederholungsnarkosen auf. Es handelt sich bei diesem fulminanten Leberversagen um einen autoimmunologischen Prozess. Halothan verändert bei diesen Patienten beim Erstkontakt die Oberfläche der Hepatozyten. Es werden nun Antikörper gegen die veränderten Hepatozytenmembranen gebildet. Bei einem erneuten Kontakt kommt es zu einer sehr starken Antikörperbildung im Sinn einer Boosterung. Die vom Körper gebildeten Antikörper zerstören nun die als fremd erkannte eigene Leber. Mit einer solchen autoaggressiven Reaktion ist bei 1 : 20 000 Patienten zu rechnen. Bei Kindern ist diese Komplikation wesentlich seltener. Die Inzidenz wird mit 1 : 82 000 angegeben. In den bisher beschriebenen Fällen kam es bei Kindern im Verlauf eines halothanbedingten foudroyanten Leberversagens meist zu einer Restitutio ad integrum (Withburn u. Mitarb. 1986). Insofern erscheint es vertretbar, bei Kindern Halothan auch zu Wiederholungsnarkosen einzusetzen.

Eine weitere unerwünschte Wirkung von Halothan ist die *Myokardsensibilisierung gegenüber Katecholaminen*. Werden aufgrund einer zu flachen Narkose endogen Katecholamine freigesetzt, so kann es zu einem bizarren Bild von supra- und ventrikulären Extrasystolen kommen. Diese sind jedoch benigne. Nach Vertiefen der Narkose stellt sich meist wieder ein Sinusrhythmus ein. In seltenen Fällen ist man gezwungen, Halothan durch Enfluran oder Isofluran zu ersetzen. Nur ausnahmsweise – bei Rhythmusstörungen mit hämodynamischen Folgen (Blutdruckabfall) – ist eine therapeutische Intervention mit Lidocain (1–1,5 mg/kg KG) notwendig. Die Anwendung von Lokalanästhetika mit Adrenalinzusatz sollte bei Halothananästhesien unterlassen werden, auch wenn das halothansensibilisierte kindliche Myokard gegenüber Katecholaminen in diesen Dosierungen weniger empfindlich sein soll als das Myokard des Erwachsenen (Karl u. Mitarb. 1983).

Enfluran

Ohne Zweifel ist auch Enfluran bei Kindern anwendbar. Bei Enfluran handelt es sich um einen halogenierten Etherabkömmling. Die farblose klare Flüssigkeit ist wärme- und lichtstabil, nicht explosiv und nicht entflammbar. Bei Kindern ist es jedoch bei Maskennarkoseeinleitung schlechter zu handhaben als Halothan. Selbst bei den empfohlenen inspiratorischen Enflurankonzentrationen (2–2,5 % in der Anflutungsphase, 1,0–1,5 % als Steady-State-Konzentration) kann es bei chirurgischen Stimuli immer noch zu Abwehrreaktionen kommen, die dann zu einer Erhöhung der inspiratorischen Narkosegaskonzentration zwingen und womöglich zu einer Hyperventilation verleiten. Dies führt dann wiederum zu Veränderungen der kortikalen elektrischen Aktivität, die im EEG als Waves and Spikes imponieren und über deren Dignität kein abschließendes Urteil gefällt werden kann (Flemming u. Mitarb. 1980). Auch in Bezug auf die Narkoseein- und -ausleitungszeit ist das Enfluran dem Halothan in der täglichen Praxis nicht überlegen, führt es doch in der Einleitungsphase häufiger zu Atemwegsirritationen.

Isofluran

Bei Isofluran handelt es sich um ein Isomer von Enfluran. Die farblose klare Flüssigkeit ist ebenfalls weder explosiv noch entflammbar. Aufgrund seines Blutgaskoeffizienten ist eine noch raschere An- und Abflutungszeit abzuleiten, aus dem Ölgaskoeffizienten resultiert eine ähnliche Wirksamkeit wie bei Enfluran. Die Biotransformation liegt mit 0,2 % um eine 10er-Potenz niedriger als jene von Enfluran.

> **!** Es gibt plausible Gründe, dieses Inhalationsnarkotikum auch in der Kinderanästhesie wegen der geringen Metabolisierungsrate von 0,2 % bei Kindern mit schweren Leberschädigungen und wegen der geringeren ICP-steigernden Wirkung in der pädiatrischen Neurochirurgie einzusetzen, für eine weitergehende Anwendung gibt es jedoch keine zwingende Indikation.

Im Gegenteil, gerade bei der Maskennarkoseeinleitung zeigt Isofluran ungünstige Eigenschaften: Aufgrund des stechenden Geruchs von Isofluran beginnen viele Kinder zu husten, halten z. T. die Luft an und neigen zum Laryngo- und Bronchospasmus, wobei diese Einleitungsprobleme mit zunehmender Erfahrung seltener werden sollen (Pandit u. Mitarb. 1983). Aus diesen Gründen sollte eine Narkose mit Isofluran bei Kindern i. v. eingeleitet und wegen der geringen analgetischen Wirkung des Narkosegases durch ein Opioid ergänzt werden.

Sevofluran

Dieses vor einigen Jahren in Deutschland neu eingeführte Inhalationsnarkotikum war in Japan seit mehreren Jahren bereits in die klinische Praxis eingeführt worden und hat sich dort in der Kinderanästhesie bewährt. Aufgrund des niedrigen Blutgaskoeffizienten flutet es sehr rasch an, die Kinder sind bereits nach wenigen Atemzügen eingeschlafen. Wegen des angenehmen Geruchs ist es besonders für Maskennarkoseeinleitungen bei Kindern geeignet. Die Inzidenz an Husten, Laryngospasmus und Zyanose ist ähnlich gering wie bei Halothan.

Die Aufwachphase ist ebenfalls gekennzeichnet durch ein sehr rasches Abfluten des Gases, was zu einem sehr schnellen Aufwachen des Kindes führt. Meist ist jedoch – auch wenn man für eine ausreichende Analgesie bereits intraoperativ gesorgt hat (z. B. Regionalanästhesie) – die Aufwachphase sehr unruhig, was wohl ein substanzspezifisches Phänomen ist und in der klinischen Praxis immer wieder zu Problemen führt.

Die Metabolisierungsquote liegt bei 3 %. Da beim Abbau von Sevofluran keine Trifluoressigsäure entsteht, kann – theoretisch gesehen – bei der Anwendung von Sevofluran kein Leberversagen induziert werden. Klinische Berichte über ein sevofluranbedingtes Leberversagen liegen jedoch zwischenzeitlich vor.

Es entstehen Fluoridionen als Metabolite, die aber nicht jene Blutspiegel erreichen, die als nephrotoxisch betrachtet werden. Bei Kindern mit dekompensierter Niereninsuffizienz und bei Neugeborenen, die bekanntermaßen eine physiologische Niereninsuffizienz aufweisen, stehen entsprechende Studien noch aus. So lange sollte bei diesen Kindern auf Sevofluran verzichtet werden.

Bei der Anwendung von Sevofluran im Kreissystem entsteht durch die Reaktion von Sevofluran mit dem CO_2-Absorber Compound A ein Vinylether, der möglicherweise auch zu Nierenschäden führt. Die bislang im Kreissystem bei Kindern nachgewiesenen Mengen sind jedoch außerordentlich gering, sodass keine toxischen Effekte beim Kind zu erwarten sind.

Die Wirkungen von Sevofluran auf das kardiozirkulatorische System bei Kindern sind gering. Sehr viel seltener als bei Halothan kommt es bei Neugeborenen und Säuglingen zu Bradykardien.

Unerwünschte Wirkungen. Über das unruhige Aufwachen hinaus ist nur von wenigen unerwünschten Wirkungen zu berichten. Bei Kindern mit Epilepsie sollte auf Sevofluran verzichtet werden, weil Sevofluran aufgrund seines exzitatorischen Potenzials zu epileptiformen Episoden unter der Narkose führen kann. Eine MH-Krise ist ebenfalls bei der Anwendung von Sevofluran nicht auszuschließen.

Desfluran

Dieses ultraschnell anflutende Gas hat in der Kinderanästhesie bislang wenig Akzeptanz gefunden. Die Maskeneinleitung ist wegen einer ungemein hohen Laryngospasmusquote (50%!) erschwert. Deshalb tritt das mögliche Benefit einer sehr raschen An- und Abflutung in den Hintergrund. Das Gleiche gilt auch für die außerordentlich niedrige Metabolisierungsrate (0,02%).

Auch wenn aufgrund der vorliegenden Daten noch keine abschließende Wertung möglich ist, so ist es doch eher als unwahrscheinlich anzusehen, dass Desfluran für die Kinderanästhesie eine große Bedeutung gewinnen wird.

■ Intravenöse Anästhetika

Barbiturate

Die kinderanästhesiologisch gebräuchlichen Barbiturate sind Thiopental (Trapanal) und Methohexital (Brevimytal).

Thiopental

Es wird im Kindesalter nur i.v. gegeben. Die rektale Applikation ist wegen der dann langen Wirkdauer obsolet. Die i.v. Dosis beträgt - wie im Erwachsenenalter - 3-5 mg/kg KG, wobei man besonders bei nichtprämedizierten Kindern die obere Dosierungsempfehlung berücksichtigen sollte. Aufgrund der niedrigen kindlichen Plasmaeiweißbindungskapazität muss man mit einer noch rascher einsetzenden Wirkung als beim Erwachsenen rechnen. Da die Wirkdauer von Thiopental durch Umverteilung limitiert wird, ist bei Kindern mit kleiner Fettmasse und Leberunreife (Früh- und Neugeborene) eine längere Wirkdauer zu erwarten.

Unerwünschte Wirkungen. Bei der Anwendung von Thiopental ist mit folgenden unerwünschten Wirkungen zu rechnen:
- *Herz-Kreislauf-System:*
  Nach Applikation von Thiopental ist mit einem geringgradigen dosisabhängigen Blutdruckabfall, verbunden mit einer kompensatorischen Tachykardie zu rechnen. Deshalb sollte man bei Kindern mit Herzinsuffizienz auf Thiopental verzichten.
- *Atmung:*
  Abhängig von der Injektionsgeschwindigkeit sistiert nach Applikation von Thiopental die Atmung. Diese – dem Anästhesisten vertraute – Apnoephase zwingt zur kontrollierten, beim Wiedereinsetzen der Atmung zur assistierten Beatmung.
- *Versehentliche i.a. Applikation:*
  – Nadel muss i.a. liegen bleiben,
  – Verdünnungseffekt durch Spülen mit Kochsalz,
  – mit Plexusanästhesie muss der N. sympathicus blockiert und damit das konstringierte Gefäß dilatiert werden,
  – Xylocain 0,25% (10 ml i.a.) nimmt die überaus starken Schmerzen in der betroffenen Extremität,
  – Corticoide vermindern das Intimaödem,
  – Antikoagulation mit Heparin soll eine Thrombozytenaggregation und einen sekundären Verschluss des Gefäßes verhindern,
  – wenn das ischämiebedingte Ödem so zunimmt, dass die Durchblutung der betroffenen Extremität sekundär abnimmt, muss eine Faszienspaltung erfolgen.

Diese Maßnahmen können jedoch oft die Amputation der nekrotischen Extremität nicht verhindern.

Methohexital

Methohexital (Brevimytal) wird im Gegensatz zu Thiopental i.v., i.m. und rektal angewandt, wobei sich die i.m. Applikation (5 mg/kg KG) am wenigsten durchsetzen konnte. Die i.v. Applikation (1 [–2] mg/kg KG) ist mit Injektionsschmerz und der Möglichkeit einer Thrombophlebitis belastet. Aus der schnellen Metabolisierung ergeben sich geringfügige Vorteile gegenüber dem Thiopental beim Neugeborenen.

Die rektale Applikation von Methohexital als Narkoseeinleitungsform hat eine weite Verbreitung gefunden. Die rektale Dosierung beträgt das 20- bis 25fache der i.v. Dosierung (20–25 mg/kg KG). Der Schlaf tritt nach 5–10 min bei 95% aller Kinder ein. Die restlichen Kinder sind meist gut leitbar und tolerieren die Maskennarkoseeinleitung unproblematisch (Liu u. Mitarb.

1985). Ungünstig ist, dass Methohexital aufgrund des hohen pH-Werts von 11 die Rektalschleimhaut reizt. Die Kinder klagen häufig über Analschmerzen, geben Stuhldrang an und defäkieren in 10–15 % der Fälle. Auch kann es beim eingeschlafenen Kind sehr leicht zu einer Verlegung der Atemwege durch die zurückfallende Zunge kommen.

Mit der rektalen Applikation von Methohexital ist der Rubikon von der Prämedikation zur Narkoseeinleitung überschritten: Die Kinder schlafen und sind nicht erweckbar. Auch angesichts der möglichen unerwünschten Wirkungen (Verlegung der Atemwege) muss von einer Narkoseeinleitung gesprochen werden mit allen ihren Konsequenzen: Ein sachkundiger, mit der Methode vertrauter Anästhesist, Anästhesieschwester, Notfallinstrumentarium und Beatmungsmöglichkeit müssen bereit stehen.

Etomidat (Hypnomidate)

Dieses Narkoseeinleitungsmittel ist bei Kindern i.v. in gleicher Weise wirksam wie im Erwachsenenalter, als Dosis wird 0,2 mg/kg KG empfohlen. Gegenüber den Barbituraten ergibt sich kein zwingender Vorteil. Nachteilig ist auch bei Etomidat der brennende Schmerz bei der i.v. Applikation.

Propofol

Bei Propofol handelt es sich chemisch um ein Diisopropylphenol, eine lipophile Substanz, die erst nach Zusatz eines Lösungsvermittlers i.v. applizierbar wird. Der gebräuchliche Lösungsvermittler – bestehend aus Sojabohnenöl, Eiphosphatid und Glycerin – verleiht der Injektionslösung ein weißes, milchiges Aussehen.

In einer Dosierung von 2,5 mg/kg KG führt es zu einer raschen Narkoseinduktion. Eine analgetische oder muskelrelaxierende Wirkung liegt nicht vor. In seltenen Fällen treten bei der Narkoseeinleitung exzitatorische Phänomene (Spontanbewegungen) auf. Wie bei anderen Narkoseeinleitungsmitteln kann es zu Apnoen kommen. Nachteilig ist, dass bei der Applikation von Propofol ein brennender Schmerz entsteht. Die vorherige Applikation von 0,1–0,2 ml Lidocain 1 % in die Vene hilft den Schmerz lindern. Der durchschnittliche Blutdruckabfall ist mit 15 % gering und stellt klinisch in der Kinderanästhesie kein Problem dar (Puttnick u. Mitarb. 1988).

Bei der Langzeitsedierung von Kindern ist Propofol kontraindiziert. Außerdem kann es Krampfanfälle induzieren. Auf der anderen Seite ist es beim Status epilepticus mit Erfolg eingesetzt worden. Insofern wird in einem epileptischen Grundleiden keine Kontraindikation für Propofol gesehen.

Ketamin

Mit Ketamin wurde vor 25 Jahren ein Injektionsnarkotikum eingeführt, das sich vorteilhaft gegenüber den damals gebräuchlichen Barbituraten und Opioiden abhob. Es hatte eine potente analgetische Wirkung, führte weder zu Atem- noch zu Kreislaufdepression, die pharyngealen Reflexe – so war zunächst die Vorstellung – blieben erhalten. Ketamin erlebte damals eine breite Anwendung bei einer Vielfalt von Indikationen:
- Prämedikation:
  – Dosis: 2,5 mg/kg KG i.m.,
- Narkoseeinleitung:
  – Dosis: 1–2 mg/kg KG i.v., 5 mg/kg KG i.m.,
- Sedierung zu diagnostischen Verfahren (Prämedikationsdosis).

Aber bereits die Erstanwender bei Kindern bemerkten Unruhezustände in der postoperativen Phase, die sie in Analogie zu den Schilderungen der Erwachsenen als Alpträume und Horrortrips interpretierten. Zur Prävention dieser Traumerlebnisse wurde eine Vielzahl von Medikamenten geprüft, wobei vor allem die Benzodiazepine (z. B. Diazepam, Midazolam) eine sichere präventive Wirkung entfalteten. Heute wird man deshalb auch in der Kinderanästhesie nur noch in den seltensten Fällen eine Ketaminmononarkose durchführen.

Ketamin ist i.v., i.m. und rektal (8–10 mg/kg KG) applizierbar. Die Zeit, in welcher der chirurgische Eingriff durchführbar ist, beträgt nach i.v. Gabe ca. 10 min, nach i.m. Gabe ca. 10–20 min. Über die Wirkdauer nach rektaler Applikation sind Aussagen schwierig. Bei diesen Patienten sind über Stunden hohe Ketaminspiegel, darüber hinaus noch weitaus höhere Spiegel des Metaboliten Norketamin nachweisbar (Idvall u. Mitarb. 1983).

Auf die bronchodilatierende Wirkung wurde bereits im Zusammenhang mit der Anästhesie bei Asthma bronchiale hingewiesen.

Unerwünschte Wirkungen. Dies sind die beschriebenen Alpträume, die zwingend eine effektive Prävention durch Benzodiazepine notwendig machen. Außerdem führt Ketamin zu einer pharyngealen Hypersekretion (vorherige Atropingabe notwendig) und zu einer pharyngealen Hyperreflexie. Die Schutzreflexe sind allerdings nicht sicher vorhanden, sodass es auch zu einer Aspiration kommen kann. Nichtnüchterne Patienten sollten deshalb auch bei Ketaminanästhesien intubiert werden. Liegt bereits ein erhöhter intrakranieller Druck vor, so wird dieser durch Ketamin beim spontan atmenden Kind erhöht. Beim hyperventilierten Kind spielt dieser Effekt keine Rolle mehr. Da auch der intraokuläre Druck durch Ketamin erhöht wird, verbietet sich seine Anwendung bei perforierenden Augenverletzungen.

Durch sympathoadrenerge Stimulationen kann es zu Herzfrequenz- und Blutdrucksteigerung kommen. Die sympathoadrenerge Stimulation ist jedoch bei gleichzeitiger Benzodiazepingabe vernachlässigbar klein. Ein Kind mit Links-rechts-Shunt kann jedoch nach Ketamingabe dekompensieren, da der systemische arterielle

Widerstand und das Shuntvolumen zunehmen. Kinder mit Rechts-links-Shunt stellen dagegen eine Indikation für die Narkoseeinleitung mit Ketamin dar.

Kontraindikationen:
- erhöhter intrakranieller Druck bei spontan atmenden Kindern,
- perforierende Augenverletzungen.
- kongenitale Vitien mit Links-rechts-Shunt,
- evtl. HNO-Eingriffe (Laryngeale Reflexe können bei HNO-Eingriffen stören).

Ketamin ist als Razemat, als Ketanest oder als Ketamin S vorhanden, in dem nur die linksdrehende Form enthalten ist. Mit dem Ketamin S sollte die eigentlich wirksame Substanz aus dem Razemat zur Verfügung gestellt werden. Auch hoffte man, damit die Vielzahl an unerwünschten Wirkungen (z.B. Halluzinationen, Alpträume, ICP-Anstieg) vermeiden zu können. Dies ist jedoch nicht überzeugend gelungen. Die Dosierung vom Ketamin S beträgt 1 mg statt 2 mg/kg bei i.v. Applikation. Das Nebenwirkungsspektrum ist das gleiche, die Ausprägung der unerwünschten Wirkungen etwas geringer.

Opioide
(Fentanyl, Alfentanil [Rapifen], Sufentanil [Sufenta], Morphin, Pethidin [Dolantin], Piritramid [Dipidolor], Pentazocin [Fortral])

Opioide wirken über Opioidrezeptoren, die besonders im Thalamus, Hirnstamm und Rückenmark lokalisiert sind und folgende Subtypen haben: μ_1, μ_2, κ, σ und δ. Man unterscheidet klinisch die Opioide danach, ob sie überwiegend mit dem µ- oder dem κ-Rezeptor reagieren:
- Überwiegende Reaktion mit µ-Rezeptor:
  - Morphin,
  - Fentanyl,
  - Alfentanil,
  - Sufentanil,
  - Pethidin,
  - Piritramid.
- Überwiegende Reaktion mit κ-Rezeptor:
  - Pentazocin.

Pentazocin wirkt µ-antagonistisch.

Alle diese Opioide werden mit Naloxon (Narcanti), einem reinen Opioidrezeptorantagonisten, antagonisiert.

Über den µ-Rezeptor werden Analgesie, Atemdepression, Hypothermie, Bradykardie, Euphorie und Miose, über den κ-Rezeptor Analgesie und Sedierung vermittelt. Zur Atemdepression kann es ebenfalls kommen. Deshalb ist bei der Anwendung der Opioide stets für eine adäquate Überwachung zu sorgen.

Die analgetische Therapie hat sich in den letzten Jahren erheblich verändert. Das therapeutische Prinzip ist heute die titrierende Dosierung.

Initialdosis:
Morphin:
- 0,1 mg/kg KG

Pethidin (Dolantin):
- 0,5 mg/kg KG

Piritramid (Dipidolor):
- 0,1 mg/kg KG

Ist der Effekt unzureichend, so können nach 10 min erneut 50 % der Initialdosis gegeben werden, bis eine ausreichende Analgesie vorliegt.

Bei Morphin ist mit einer Wirkdauer von 3–6 h, bei Pethidin mit einer Wirkdauer von 2–4 h und bei bei Piritramid mit einer Wirkdauer von 4–8 Stunden zu rechnen.

Bei mittelstarken Schmerzen kann Pentazocin (Fortral) titrierend gegeben werden.

Pentazocin (Fortral):
- 0,5 mg/kg KG i.v.

Fentanyl, Alfentanil (Rapifen), Sufentanil (Sufenta) werden nur zur Supplementierung einer Inhalationsanästhesie oder zur Langzeitsedierung in Kombination mit einem Benzodiazepin eingesetzt.

Dosierungen für die Supplementierung einer Inhalationsanästhesie:
Fentanyl:
- 1–2 µg/kg KG i.v.

Alfentanil (Rapifen):
- 10–20 µg/kg KG i.v.

Eigene Erfahrungen, was den Einsatz von Sufentanil bei Kindern betrifft, liegen nicht vor.

Unerwünschte Wirkungen. Neben der atemdepressiven Wirkung muss man bei Fentanyl wie auch bei Alfentanil nach i.v. Applikation mit einer Thoraxwandrigidität bei den Kindern rechnen. Das kann sich besonders bei Maskennarkosen sehr nachteilig auswirken und die Beatmung erheblich erschweren. Atropingabe und die langsame Injektion des Opioids können dieser unerwünschten Wirkung vorbeugen. Die Thoraxrigidität dauert meist etwa 1–2 min. Wird die Beatmung unmöglich, so sollte man mit Succinylcholin relaxieren, um die Ventilation wieder zu ermöglichen.

Wird Fentanyl im Rahmen einer Benzodiazepin-Opioid-Narkose benutzt, so ist danach bei Neugeborenen und Säuglingen zwingend eine Überwachung auf einer Intensivstation erforderlich. Das Gleiche gilt auch für die Gabe von Alfentanil bei Neugeborenen und Säuglingen zur gleichen Indikation.

Benzodiazepine

Zu den anästhesiologisch gebräuchlichen Benzodiazepinen zählen Diazepam, Flunitrazepam und Midazolam. Alle Benzodiazepine haben sedativ-hypnotische, anxiolytische, amnestische, antikonvulsive und muskelrelaxierende Effekte, jedoch in unterschiedlicher Akzentuierung.

Diazepam

Es kann p. o., rektal, i. m. und i. v. appliziert werden. Auffällig ist die hohe Inzidenz an paradoxen Reaktionen im Kleinkindalter, für die es keine schlüssigen pharmakologischen Erklärungen gibt. Die i. v. Applikation ist wegen des Lösungsvermittlers schmerzhaft.

Als Prämedikation im Kindesalter hat Diazepam an Bedeutung verloren, für Diazepam als Narkoseeinleitungs- oder Langzeitsedativum gibt es keine Indikation. Grund ist nicht nur die lange Wirksamkeit, sondern die noch längere Wirksamkeit der Metabolite des Diazepams. Große Bedeutung hat dagegen Diazepam als Therapeutikum für epileptische Anfälle, speziell für Fieberkrämpfe. Zu der letztgenannten Indikation gibt es auch eine schnell wirksame, rektal applizierbare Lösung (Diazepam Desitin rektal).

Flunitrazepam (Rohypnol)

In Deutschland liegt Flunitrazepam als Tablette und Injektionslösung vor. Die Tablettenform ist im Kindesalter recht ungünstig, weil eine gewichtsbezogene Dosierung schwer möglich ist. Man kann jedoch die Injektionslösung auch p. o. oder sublingual applizieren (0,1–0,2 mg/kg KG). Im Gegensatz zu Midazolam schmeckt Flunitrazepam nicht bitter. Wegen seiner 1–2 h langen Wirkdauer hat Flunitrazepam jedoch als Prämedikationsmittel in der Kinderanästhesie keine weitere Verbreitung gefunden. Das Gleiche gilt auch für die Narkoseeinleitung und Langzeitsedierung.

Midazolam (Dormicum)

Im Gegensatz zu allen anderen Benzodiazepinen ist Midazolam wasserlöslich. Es kann i. v., i. m., p. o., nasal und rektal appliziert werden. Die parenterale Applikation bleibt ohne Injektionsschmerz, da keine Lösungsvermittler notwendig sind.

Midazolam wird zur Prämedikation p. o. (0,5 mg/kg KG), rektal (0,5–1 mg/kg KG) oder nasal (0,2 mg/kg), seltener i. m. (0,15 mg/kg KG) appliziert. Bei den genannten Dosierungen schlafen die Kinder nur selten ein, ihre Stimmung verändert sich jedoch von ängstlich-weinerlich zu heiter-gelassen und dies mit hoher Zuverlässigkeit. Die Kinder erleben die Trennung von der Mutter gelassen und tolerieren die Maskennarkoseeinleitung meist problemlos (Kretz u. Mitarb. 1985).

Wegen der überschaubaren Pharmakokinetik und der Tatsache, dass nur unwirksame Metabolite entstehen, wird Midazolam auch sehr häufig als Narkoseeinleitungsmittel benutzt, wenn wegen einer Asthmaanamnese für Thiopental Kontraindikationen bestehen oder wegen einer neuromuskulären Grunderkrankung eine Kontraindikation für die Narkoseeinleitung mit Inhalationsnarkotika besteht. Häufig ist Midazolam auch die sedativ-hypnotische Komponente einer Benzodiazepin-Opioid-Kombination zur Langzeitsedierung (Beushausen u. Mitarb. 1994).

Unerwünschte Wirkungen. Bei einer i. v. Applikation von 0,1–0,125 mg/kg KG muss auch bei Kindern mit einer Apnoe oder einer Verlegung der Atemwege durch die zurückgefallene Zunge gerechnet werden. Die Kreislaufwirkung nach Applikation von Midazolam ist vernachlässigbar gering. Eine nach Midazolamapplikation auftretende Hypersalivation macht die Gabe von Atropin notwendig.

Neuroleptika

Promethazin, Dehydrobenzperidol

Bei Promethazin (Atosil) handelt es sich um ein stark hypnotisch und schwach antipsychotisch wirksames Phenothiazin-Neuroleptikum mit einer antihistaminergen und antiemetischen Komponente. Dehydrobenzperidol (DHBP) entstammt der Butyrophenonreihe und hat eine schwach sedativ-hypnotische Wirkung sowie eine stark antiemetische Komponente.

Unerwünschte Wirkungen. Während Promethazin selten zu extrapyramidalmotorischen Symptomen führt, kommt es nach Applikation von DHBP bei Kindern mit einer Inzidenz von 5 % zu Muskelrigidität, Tremor, Halluzinationen, Dysphorien – d. h.: zu einer extrapyramidalmotorischen Symptomatik. Ob bei Kindern nach DHBP ebenso wie bei Erwachsenen eine psychomotorische Entkoppelung auftritt (der nach außen hin ruhige Patient kann seine innerliche Unruhe und Angst nicht nach außen mitteilen), ist aufgrund des Alters der Kinder nicht immer sicher eruierbar, aber anzunehmen. Unerwünscht sind bei Hypovolämie orthostatische Dysregulationen in Folge der α-Blockade. Die Wirkdauer von DHBP beträgt 6–12 h bei einer Plasmahalbwertszeit von 120 min. Nebenwirkungen wie z. B. der medikamentöse Parkinsonismus können noch nach 24 h auftreten.

> **!** Die Indikation für die Gabe von DHBP wird in der Kinderanästhesie streng gestellt. Gegeben wird DHBP allenfalls noch bei Kindern mit schwer stillbarem Brechreiz in der postoperativen Phase.

Chlorprothixen (Taractan, Truxal)

Ein Neuroleptikum aus der Reihe der trizyklischen Neuroleptika ist das Chlorprothixen. Es wird sporadisch noch zur Prämedikation benutzt (Dosierung: i.m. 1 mg/kg KG, p.o. 2 mg/kg KG). Mit einem Wirkungseintritt ist nach 2 h zu rechnen. Es wirkt stark hypnotisch, führt zu keinen nennenswerten kardiovaskulären und respiratorischen Veränderungen, wirkt antiemetisch und reduziert den intra- und postoperativen Analgetikabedarf. Chlorprothixen hat eine lange Wirkdauer von 6–8 h (Bauer-Mietinnen u. Mitarb. 1975).

■ Lokalanästhetika

Sie blockieren die Fortleitung von Aktionspotenzialen über die Nervenfasern, indem sie die Natriumpermeabilität in den Natriumkanälen der Nervenmembran vermindern. Dadurch bewirken sie – abhängig von der Konzentration – eine reversible sensorische bis motorische Paralyse. Je dünner die Nervenfaser und je geringer ihre Myelinisierung, desto schneller tritt die Blockade ein. Auch in der Kinderanästhesie werden Lokalanästhetika für alle Formen der örtlichen Betäubung angewandt:
- Oberflächenanästhesie – wo sie vor allem an den Schleimhäuten sehr gut resorbiert werden,
- Infiltrationsanästhesie,
- periphere und rückenmarknahe Blockaden.

Man kann 2 Gruppen von Lokalanästhetika unterscheiden:
- *Aminoester*, z.B.:
  - Procain (Novocain),
  - Tetracain (Pantocain).
- *Aminoamide*, z.B.:
  - Lidocain (Xylocain),
  - Mepivacain (Meaverin, Scandicain),
  - Prilocain (Xylonest),
  - Bupivacain (Carbostesin).

Die Esterlokalanästhetika zeichnen sich durch eine relativ kurze Halbwertzeit aus, da sie sehr rasch im Plasma durch die Pseudocholinesterase gespalten werden. Der dabei entstehende Metabolit Paraaminobenzoesäure kann allergische Reaktionen auslösen.

Größere Verbreitung finden deshalb die Amidlokalanästhesien. Sie werden in der Leber metabolisiert. Bei Leberunreife und -erkrankungen kann der Abbau entsprechend verzögert stattfinden. Als Konservierungsstoff enthalten einige Amidlokalanästhetika das Methylparaben, das allergen wirksam sein kann.

Unerwünschte Wirkungen. Allergien treten bei Lokalanästhetikagabe dennoch nur selten auf. Andere Nebenwirkungen – in Form von ZNS- oder Herz-Kreislauf-Reaktionen – sind zum einen abhängig vom jeweiligen Medikament, zum anderen auch von der Dosis: Je höher die Dosis, desto höher die Plasmaspiegel und desto größer ist die Gefahr toxischer Nebenwirkungen. Durch ihre geringe Proteinbindungskapazität, die noch reduzierte Metabolisierung und die schnellere Resorption der Lokalanästhetika haben gerade Neugeborene und Säuglinge ein erhöhtes Toxizitätsrisiko. Auf eine strikte Einhaltung der Dosierungsgrenzen ist deshalb zu achten. Hypoxie und Azidose sind zu vermeiden, da sie die Toxizität durch Freisetzung aus der Proteinbindung steigern können. Eine intravasale Injektion muss ausgeschlossen werden. Da Regionalanästhesien bei Säuglingen und Kleinkindern häufig nur adjuvant in flacher Allgemeinnarkose durchgeführt werden, sind die Frühzeichen einer ZNS-toxischen Wirkung verdeckt. Reaktionen wie Muskelrigidität, Krämpfe und Herzrhythmusstörungen können Lokalanästhetikanebenwirkungen sein. Bei größeren Kindern, bei denen Regionalanästhesien häufig als alleinige Anästhesieform durchgeführt werden und die demnach bei der Operation wach sind, ist auf Warnzeichen wie Unruhe, Schwindelgefühl, akustische und visuelle Störungen, Tinnitus, Kribbeln, metallischer Geschmack und Muskelzucken zu achten. Nach versehentlicher intravasaler Injektion kann ein Krampfanfall ohne diese Vorwarnung auftreten. Kardiovaskuläre Nebenwirkungen äußern sich als Störung der Reizleitung mit Bradykardien und Blockbildungen, bzw. als Blutdruckabfall wegen der negativ inotropen Wirkung.

> **!** Deshalb muss auch bei Kindern vor jeder Regionalanästhesie ein venöser Zugang gelegt werden; das Instrumentarium zur Sauerstoffzufuhr, Intubation und Beatmung, sowie die Notfallmedikamente müssen bereitstehen.

Symptomatische Therapie:
- bei Krampfanfall:
  - Diazepam 0,1 mg/kg KG oder Thiopental 1 mg/kg KG,
- bei Blutdruckabfall:
  - Vasopressoren wie z.B. Akrinor.

Zum Erkennen einer versehentlichen intravasalen Injektion empfiehlt sich eine Testdosis des Lokalanästhetikums mit einem Adrenalinzusatz (1:200000) und anschließender engmaschiger Herz-Kreislauf-Kontrolle. Die bei intravasaler Katheterlage hervorgerufene Tachykardie, der Blutdruckanstieg und die Blässe sind vor allem bei Säuglingen von nur kurzer Dauer und werden deshalb nicht immer richtig interpretiert.

Der Vasokonstriktorzusatz zeigt besonders bei Kindern unter 4 Jahren eine ausgeprägte Wirkungsverlängerung im Vergleich zum Erwachsenen. Diesen Effekt kann man sich in der postoperativen Schmerztherapie zunutze machen. Außerdem wird infolge verminderter Resorption durch Senkung der Blutspiegel die Toxizität herabgesetzt. Zu beachten ist jedoch die Arrhythmiegefahr bei Kombination eines adrenalinhaltigen Lokalanästhetikums mit Halothan.

> ! Kontraindikation für vasokonstriktorhaltige Lokalanästhetika ist der Einsatz in Endarteriengebieten (Finger, Ohren, Penis, Zehen).

Lidocain. Das aufgrund seiner arrhythmogenen Wirkung nicht nur als Lokalanästhetikum bekannte Lidocain (Xylocain) kann für alle Anästhesieformen verwendet werden. Es ist mittellang (ca. 60–120 min) wirksam mit einem raschen Wirkungseintritt.

Mepivacain. Ähnliche Eigenschaften zeigt Mepivacain (Scandicain, Meaverin).

Lidocain, Mepivacain:
- maximal 5 mg/kg KG

Wegen der bei Kindern noch relativ dünnen Nervenfasern und der noch nicht abgeschlossenen Myelinisierung reichen meist niedrigere Dosierungen aus.

Prilocain. Es hat die gleiche anästhetische Wirkungsstärke und -dauer wie Lidocain, ist jedoch weniger ZNS- und kardiotoxisch. Wegen der Methämoglobinbildung durch sein Abbauprodukt, das O-Toluidin, sollte es jedoch nicht bei dafür empfindlicheren Kleinkindern angewandt werden. Daraus leitet sich die Kontraindikation für Kinder < 3 Jahre ab. Die Dosis darf 5 mg/kg KG nicht überschreiten.

Bupivacain. Zu den lang wirkenden und damit meistbenutzten Lokalanästhetika zählt Bupivacain (Carbostesin) mit einer Wirkdauer von 3–6 h. Diese Substanz zeigt auch die höchste Kardio- und Neurotoxizität. Zur Anwendung kommen 0,125- bis 0,5 %ige Lösungen. Als Höchstgrenze gilt 2 mg/kg KG.

■ Muskelrelaxanzien

Die Reaktion auf Muskelrelaxanzien unterscheidet sich bei Erwachsenen und Kindern nicht. Eine Ausnahme bilden Neugeborene und junge Säuglinge. Deren Muskelmasse ist noch klein in Relation zum Körpergewicht. Ihre motorische Endplatte ist zudem noch unreif.

Depolarisierende Muskelrelaxanzien

Succinylcholin

Hinsichtlich der Wirksamkeit von Succinylcholin gibt es Unterschiede bei Neugeborenen, jungen Säuglingen (unter ½ Jahr) einerseits sowie bei Kindern und Erwachsenen andererseits.

Neugeborene und Säuglinge haben, wie bereits erwähnt, gegenüber Kindern und Erwachsenen noch eine verminderte Muskelmasse bezogen auf das Körpergewicht. Dies würde die Notwendigkeit zu einer Dosisreduzierung begründen. Auf der anderen Seite liegen an der Muskelzellmembran bei Neugeborenen noch unreife motorische Endplatten vor, die relativ unsensibel gegenüber Succinylcholin sind, aber auch abgesättigt werden. Außerdem ist der extrazelluläre Flüssigkeitsraum bei Neugeborenen und Säuglingen bedeutend größer im Verhältnis zum Körpergewicht als bei Kindern und Erwachsenen. Die letztgenannten Gründe erklären die Notwendigkeit zu einer höheren Dosierung.

Untersuchungen zur Wirksamkeit von Succinylcholin im Neugeborenenalter ergaben, dass zum Erreichen des gleichen muskelrelaxierenden Effekts die Dosis von Succinylcholin bei Neugeborenen gegenüber Kindern und Erwachsenen verdoppelt werden muss.

In der täglichen Praxis spielt dies allerdings nur eine untergeordnete Rolle. Bei einer Maskeneinleitung mit Halothan oder Servofluran sind Neugeborene und Säuglinge durch das Inhalationsnarkotikum bereits soweit relaxiert, dass der Geübte auch ohne Succinylcholin intubieren könnte. Deshalb kommt man bei der Maskennarkoseeinleitung meist mit der Erwachsenendosierung (1–2 mg/kg KG) für Succinylcholin aus. Gleiches gilt auch bei der i.v. Einleitung mit Thiopental. Auch hier muss man bei einer Succinylcholindosierung nicht über die Erwachsenendosierung hinausgehen.

Succinylcholin ist nicht nur i.v., sondern auch i.m. oder im Notfall auch intralingual applizierbar. Der Wirkungseintritt ist am Muskelzittern erkennbar. Zur Muskelfaszikulation kommt es allerdings erst bei Kindern ab 3 Jahren. Hinsichtlich der Frage, ab welchem Kindesalter eine Präcurarisierung sinnvoll erscheint, gehen die Lehrbuchmeinungen auseinander.

> ! Eine Präcurarisierung bei Kindern unter 3 Jahren ist nach Ansicht der meisten Lehrbuchautoren nicht sinnvoll.

Unerwünschte Wirkungen:
Herzrhythmusstörungen: Nach Applikation von Succinylcholin können Tachykardien und auch Bradykardien auftreten. Letztere kommen insbesondere nach Repetitionsdosen vor. Atropin als Prämedikationsmittel kann die Inzidenz der Arrhythmien mindern, die Rhythmusstörungen aber nicht völlig verhindern. Dazu ist nur die i.v. Gabe von Atropin vor dem Relaxans geeignet.

Hyperkaliämie: Wie beim Erwachsenen, so kommt es auch beim Kind zu einer Kaliumfreisetzung nach Succinylcholingabe. Dies ist klinisch meist unbedeutend. Lebensbedrohliche Hyperkaliämien können jedoch bei Kindern mit Verbrennungen, Tetanus, Paraplegien, Polytraumen und bei neuromuskulären Erkrankungen auftreten. In manchen Kliniken wird Succinylcholin bis zu einem Jahr nach der Heilung einer Verbrennungswunde vermieden.

Erhöhung des intraokulären Drucks: Er steigt nach i.v. Applikation von Succinylcholin nach 60 s an und erreicht seinen Spitzenwert nach 2–3 min, um dann nach 7 min wieder zum Ausgangswert zurückzukehren. Deshalb sind offene Augenverletzungen eine Kontraindikation von Succinylcholin.

Erhöhung des intragastralen Drucks: Er wird bei Kindern unter 3 Jahren nur klinisch unbedeutsam nach Succinylcholingabe erhöht. Bei diesen Kindern ist auch bei einer Ileus-/Blitzeinleitung keine Präcurarisierung erforderlich.

Triggerung einer malignen Hyperthermie (MH): Succinylcholin zählt zu jenen Anästhetika, die der Triggerung einer MH angeschuldigt werden. Liegt ein Verdacht auf MH vor, so muss auf Succinylcholin verzichtet werden. Dies gilt auch bei allen Muskelerkrankungen.

Rhabdomyolyse: Es häufen sich Einzelfallberichte (Stelzner u. Mitarb. 1993), dass Succinylcholin bei Kindern mit subklinischen Myopathien vom Typ Duchenne oder Typ Becker zu einer Rhabdomyolyse – d.h. zum akuten Muskelzellzerfall mit schwerer Hyperkaliämie und konsekutivem Herzkreislaufstillstand – führt. Deshalb ist es als Muskelrelaxans für Elektiveingriffe in der Kinderanästhesie sehr umstritten (Schulte-Sasse u. Mitarb. 1993). Seinen Platz hat es weiterhin als Muskelrelaxans zur notfallmäßigen Intubation beim nichtnüchternen Kind.

Nichtdepolarisierende Muskelrelaxanzien

Dazu zählen Vecuronium und Atracurium als mittellang wirksame Muskelrelaxanzien sowie Pancuronium als langwirksames Muskelrelaxans. Rocuroniumbromid und Mivacurium sind vor Jahren als neue Muskelrelaxanzien zugelassen worden.

Vecuroniumbromid (Norcuron)

Dieses Mitte der 80er Jahre eingeführte Muskelrelaxans zählt zu den am besten untersuchten Medikamenten im Kindesalter. Vecuronium ist ein demethyliertes Derivat von Pancuronium und wird überwiegend über die Galle ausgeschieden. Vecuronium hat nahezu keine unerwünschten Wirkungen, insbesondere führt es weder zu kardiovaskulären Veränderungen, noch zu einer nennenswerten Histaminfreisetzung.

Vecuronium:
empfohlene Dosierung im Kindesalter:
- 0,1 mg/kg KG

Das Wirkungsmaximum, das eine Intubation ermöglicht, wird nach 3 min erreicht (onset-time). Diese Zeitdauer ist für eine Ileuseinleitung zu lang. Als hilfreich erweist sich hier das Priming-Prinzip: Man gibt 1/10 der errechneten Intubationsdosis vorweg (z.B. Intubationsdosis bei 10 kg schwerem Kind: 1 mg, primingdose: 0,1 mg). Mit dieser Priming-Dose werden 70% aller Rezeptoren an der motorischen Endplatte abgesättigt, ohne dass es zu einer Ateminsuffizienz oder zu einem Atemstillstand kommt. Wird dann die restliche Intubationsdosis (0,9 mg) appliziert, verkürzt sich die Zeit bis zur Intubation auf 60 s. Die Wirkdauer beträgt bei Neugeborenen und Säuglingen zwischen 30 und 40 min, bei älteren Kindern 20 min. Die längere Wirkdauer bei Neugeborenen und Säuglingen ist auf die noch unreife Leberfunktion zurückzuführen.

Atracurium (Tracrium)

Im Gegensatz zu Vecuronium wird Atracurium organunabhängig auf zellulärer Ebene durch Hydrolyse metabolisiert. In klinisch üblichen Dosen (0,4 mg/kg KG) sind keine kardiozirkulatorischen Veränderungen nachweisbar. Es kommt jedoch zu einer geringgradigen Histaminausschüttung. Da Atracurium hydrolysiert wird, kann es zu keiner Kumulation kommen. Beim Abbau von Atracurium entsteht der Metabolit Laudanosin, der auch beim Menschen Krämpfe verursachen kann. Die dazu notwendigen Laudanosinplasmaspiegel werden jedoch beim Menschen nicht erreicht.

Pancuronium

Dieses Muskelrelaxans hat unter den aufgeführten Mitteln die längste Wirkdauer. Es verursacht häufig Herzfrequenzsteigerungen, was zu einem Anstieg des Herzminutenvolumens führt. Die Dosierung zur Intubation beträgt 0,1–0,15 mg/kg KG. Die Wirkdauer bei Neugeborenen (70 min) ist gegenüber älteren Kindern und Erwachsenen deutlich verlängert (40 min).

Rocuronium

Dieses mittellang wirkende nichtdepolarisierende Muskelrelaxans ist ein Abkömmling des Vecuroniumbromids. Es wirkt 6fach schwächer als Vecuroniumbromid, hat jedoch mit 1 min eine deutlich kürzere Anschlagzeit als Vecuroniumbromid (3 min). Die Wirkdauer unterscheidet sich nicht von Vecuroniumbromid. Die i.v. Injektion ist jedoch schmerzhaft (Foldes u. Mitarb. 1991).

Mivacurium

Mivacurium ist eine Weiterentwicklung des Atracuriums. Während beim Mivacurium die Anschlagzeit bei 3 min liegt und demnach keine Vorteile gegenüber Atracurium zu erkennen sind, hat Mivacurium mit 8–9 min eine deutlich kürzere Wirkdauer.

Unerwünschte Wirkungen. Unerwünschte Wirkungen wie Histaminausschüttung im Sinn eines Flushs und Thrombophlebitis sind selten (Goudsouzian u. Mitarb. 1989). Bei einem Pseudocholinesterasemangel ist die Wirkung um ein Vielfaches verlängert.

Literatur

Abajian JC, Mellish RWP, Browne AF, Perkins FM, Lambert DH, Mazuan JE (1984) Spinal anesthesia for surgery in the high-risk infant. Anesth Analg 63: 359–362

Anand KJS, Sippell WG, Aynsley-Green A (1987) Randomized trial of fentanyl anaesthesia in preterm babies undergoing surgery: Effects of stress response. Lancet I: 62–66

Bauer-Miettinen U, Horazdowsky-Nabak R (1975) Chlorprothixen als Prämedikation bei Kindern: orale contra intramuskuläre Verabreichung. Anaesthesist 24: 354–360

Beushausen T (1994) Midazolam als Komponente der Langzeitsedierung bei Kindern. Anaesth Intensivmed 9: 280–283

Cousins MJ, Mather LE (1984) Intrathecal and epidural administration of opioids. Anesthesiology 61: 276–310

Dennhardt R, Schulz H, Link J, Wulfson A (1985) Diagnose und Therapie des zentralen anticholinergen Syndroms (ZAS) bei Intensivpatienten. In: Stoeckel H, Lauven P (Hrsg.) Das zentralanticholinerge Syndrom. Intensivmedizin Notfallmedizin Anästhesiologie Band 55: 98–109

Flemming DC, Fitzpatrick J, Fariello RG (1980) Diagnostic activation of epileptogenic foci by enflurane. Anesthesiology 52: 431–433

Foldes FF, Nagshima H, Nguyen HD, Schiller WS, Mason MM, Ohta J (1991) The neuromuscular effects of ORG 9426 in patients receiving balanced anesthesia. Anesthesiology 75: 191–196

Frei FJ, Ummenhofer W (1993) A spezial mask for teaching fiberoptic intubation. Anesth Analg 76: 458

Goudsouzian NG, Alifimoff JK, Eberly C et al. (1989) Neuromuscular and cardiovaskular effects of mivacurium in children. Anesthesiology 70: 237–242

Hipp R, Mielke L, Hargasser S et al. (1992) In: Schäffer J, Piepenbrock S (Hrsg.) Anästhesie und Intensivmedizin bei diagnostischen Eingriffen. Thieme-Verlag, Stuttgart-New York

Idvall J, Holasek J, Stenberg P (1983) Rectal Ketamine for induction of anaesthesia in children. Anaesthesia 38: 60–64

Karl HW, Swedlow DB, Lee KW (1983) Epinephrine-halothane interactions in Children. Anesthesiologie 58: 142–145

Krane EJ, Haberkern CM, Jakobson LE (1995) Postoperative Apnoe, Bradykardia an oxygendesaturation in formerly premature infants: prospective comparison of spinal und general anesthesia. Anesth Analg 80: 7–13

Krause H (1995) Persönliche Mitteilung

Kretz FJ, Striebel HW (1991) Kinderanästhesie Editiones Roche.

Kretz FJ, Liegl M, Heinemeyer G, Eyrich E (1985) Die rektale Narkoseeinleitung bei Kleinkindern mit Diazepam und Midazolam. Anästh Intensivmed 26: 343–346

Lehmann KA, Grond S, Hempel V (1993) Medikamentöse Verfahren zur postoperativen Schmerztherapie. Anaesthesiologie und Intensivmedizin 10: 303–311

Lejus C, Roussière G, Testa S, Ganansia MF, Meignier M, Souron (1994) Postoperative extradural analgesia in children: comparison of morphine with fentanyl. Brit J Anaesth 72: 156–159

Liu LMP, Goudsouzian NG, Liu P (1980) Rectal methohexital premedication in children – a dose comparison study. Anesthesiology 53: 343–345

Pandit UA, Leach AB, Stende GM (1983) Induction and recovery characteristics of halothane and isoflurane anesthesia in children. Anesthesiology 59: A 445

Parke TJ, Stevens JE, Rice ASC et al. (1992) Metabolic acidosis and fatal myocardial failure after propofol infusion in children: five case reports. BMJ 305: 613–616

Puttnick N, Rosen M (1988) Propofol induction and maintenance with nitrous oxide in paediatric outpatient dental anaesthesia. Anaesthesia 43: 646–649

Rockemann MG, Seeling W, Georgieff M (1994) Stellenwert der alpha 2-Agonisten in Anästhesie und Intensivmedizin. Anästh Intensivmed 35: 176–184

Schulte-Sasse U, Eberlein HJ, Kirch EM, Schlittenhardt W, Schmücker IA, Underwood D (1993) Ist nach 40 Jahren die Zeit der Routineanwendung von Succinylcholin abgelaufen? Anästhesiol Intensivmed 34: 230–234

Stelzner J, Kretz FJ, Rieger A, Reinhart K (1993) Anästhetikainduzierter Herzstillstand. Kasuistik zweier Säuglinge mit zuvor nicht bekannter Muskeldystrophie. Anaesthesist 42: 44–46

Szenohradszky J, Fisher DM, Segredo V et al. (1992) Pharmakokinetics of rocuronium bromide (ORG 9426) in patients undergoing cadaver renal transplantation. Anesthesiology 77: 899–904

Tait AR, Knight PR (1987) Intraoperative respiratory complications in patients with upper respiratory tract infections. Can J Anaesth 34: 3

Withburn, RH, Sumner, E (1986) Halothan-Hepatitis in a 11-year old child. Anaesthesia 41: 611–613

Rationale Pharmakotherapie in der Notfallmedizin

W. Brömme, C. Albertz

Dass Arzneimitteltherapie bei lebensbedrohlichen Erkrankungen häufig polypragmatisch gehandhabt wird, bedeutet nicht schematische Anwendung. Wissen und Erfahrung sind besonders hier Grundelemente erfolgreichen Handelns, denn Homöostasestörungen und Einschränkung oder Verlust von Organfunktionen machen die Wirkung von Medikamenten und deren Wirkung untereinander oft unkalkulierbar.

So wird z. B. die Digitaliswirkung durch Hypokaliämie, Calciumzufuhr, Corticosteroide, Glucose u. a. gesteigert (Kolenda 1976, Herbert u. Mitarb. 1980). Besonders im Zusammenhang mit Hypoxie, Hyperkapnie und Azidose, aber auch bei Gabe von Sympathikomimetika werden Herzrhythmusstörungen ausgelöst. Muss die Herzleistung unterstützt werden, z. B. bei schweren Schockformen oder in der Postreanimationsphase, kommen deshalb vorrangig gut steuerbare Katecholamine, wie Dopamin, zum Einsatz.

Pufferung

Die korrektive Behandlung der metabolischen Azidose wird in der Pädiatrie oft großzügig gehandhabt. Akute Lactazidosen, die sich z. B. beim hypovolämischen Schock entwickeln, sind jedoch zunächst als lebenserhaltender Prozess zu betrachten. In Kontinuität mit dem Abfall des Serum-pH-Werts verbessert sich die O_2-Abgabe aus dem Hämoglobin, das unter normaziden Bedingungen nur ca. 30 % seines O_2-Gehaltes beim Kapillardurchstrom an die Zellen abgibt. Die Mobilisierung dieser Sauerstoffreserve durch die Azidose wirkt den Nachteilen des anaeroben Stoffwechsels im Schock entgegen. Gleichzeitig erhöht sich das Atemzugvolumen, der paO_2 steigt an.

Dies gilt mit Einschränkungen bis zum pH-Wert von 7,2. Erst wenn der pH-Wert auf 7,0 absinkt, sind ernsthafte Störungen des Zellstoffwechsels zu erwarten. Sie führen zur Depression der myokardialen Kontraktilität, verminderter Ansprechbarkeit des Myokards und der peripheren Gefäßmuskulatur auf Katecholamine, wie

Adrenalin, Noradrenalin und Dopamin, und zunehmender Gefahr der ektopen Reizbildung im Herzen.

Konsequenzen für die praktische Puffertherapie:
- Die Selbstkorrektur metabolischer Azidosen ist abhängig vom Ausmaß und der Art der Entstehung. Bis zu einem pH-Wert von 7,1 besteht (z.B. Dehydratationstoxikosen, Coma diabeticum) keine Notwendigkeit zur Korrektur. Der spontane Anstieg des pH-Werts ist ein feiner Gradmesser für den Behandlungserfolg. Das gilt für alle unkomplizierten Formen der metabolischen Azidose, deren Ursache einer effektiven Behandlung ohne Verzögerung zugänglich ist (z.B. primärer Volumenmangelschock).
- Demgegenüber sind metabolische Azidosen bei Schockformen mit typischer Klinik (kalte Extremitäten, kaum tastbare periphere Pulse, Hyperpyrex, Krämpfe, Störungen der Erweckbarkeit, Atemstörungen) fast immer ausgeprägt, progredient und damit korrekturbedürftig. Hier ist die Azidosekorrektur unerlässlich, Zielwerte sind ein pH-Wert von 7,2–7,3 oder 12–14 mmol/l für Bicarbonat (Rothe 1986).
- Ein besonderes Problem sind der fortgeschrittene septische Schock unter dem Bild des Waterhouse-Friderichsen-Syndroms, die Neurotoxikose und hochgradige Lactazidosen nach längerem Herzstillstand. Oft tritt der erwartete pH-Wert-Anstieg auch nach exzessiver Pufferzufuhr nicht ein, prognostisch ist dies ein ungünstiges Zeichen. Um einer Hyperhydratation vorzubeugen, sollte sich dann die Infusionstherapie auf Puffer- und kolloidale Lösungen beschränken.
- Akute metabolische Azidosen werden grundsätzlich mit Natriumbicarbonat behandelt, da im Gegensatz zu früherer Meinung die intra- und extrazelluläre Pufferwirkung größer ist als die des Tris-Puffers (Rothe 1986). Größere Mengen Natriumbicarbonat können jedoch zu Hypernatriämie (Matter u. Mitarb. 1974, Worthley 1976) und hyperosmolaren Hirnblutungen (Eidelmann 1978) führen. So werden zum Ausgleich eines Basendefizits von -20 mmol/l (ml 1-molares Natriumbicarbonat = Basendefizit × kg KG × 0,3) 6 mmol/kg KG Na^+ zugeführt, während der tägliche Bedarf an Na^+ mit 2–4 mmol/kg KG kalkuliert wird. Oft wird im gleichen Behandlungszeitraum Infukoll M 40 zur Volumsubstitution eingesetzt (0,9%iger Natriumchloridgehalt). Mit 10 ml/kg KG beträgt die Natriumzufuhr 1,5 mmol/kg KG. Für die Fortführung der Behandlung auf der Intensivstation ist deshalb die genaue Deklaration der infundierten Lösungen bedeutsam.
- Verschiedene Erkrankungen und pathophysiologische Konstellationen erfordern die minutiöse Korrektur des Säure-Basen-Haushalts und der Blutgase:
  – Hypoxie und Azidose sind starke – additiv wirkende – pulmonale Vasokonstriktoren (Enson u. Mitarb. 1964), die den pulmonalen Hochdruck beim Status asthmaticus, bei ausgedehnten Pneumonien und dekompensierten Herzfehlern ungünstig verstärken.
  – Akut auftretende Störungen der Erweckbarkeit gehen häufig mit intrazellulärer Azidose der Neuroglia einher, die durch systemische Azidosen ausgelöst und/oder verstärkt werden kann. Störungen der Autoregulation des Hirnkreislaufes und Entwicklung oder Zunahme eines Hirnödems sind die Folgen. Der damit verbundene Hirndruckanstieg wird durch Hyperkapnie verstärkt, indem proportional zum pCO_2-Anstieg die Hirndurchblutung zunimmt. Die vollständige Korrektur metabolischer und respiratorischer Azidosen – besser aber deren Vermeidung – ist wichtiger Bestandteil der Hirnprotektion bei allen Formen akut auftretender Hirnfunktionsstörungen.

Analgetika und Sedativa

Die geringe Stresstoleranz im Kindesalter wird im Rahmen der Notfallmedizin oft ignoriert, indem die Behandlung von Schmerz und Angst unterbleibt. Selbst dort, wo Schmerz und Angst erkennbar sind, besteht eine allgemeine Zurückhaltung im Einsatz von Analgetika bei Kindern. Gründe dafür sind:
- Ignoranz von Schmerzen – besonders bei Kindern, die sich nicht verbal äußern können,
- die Ansicht, dass durch Analgetika und Sedativa mehr Schaden als Nutzen entstehe,
- Schwierigkeiten in der Deutung von Schmerzsymptomen, die sich sowohl als Fluchtreflexe mit Unruhe äußern können als auch in Form von Lethargie, besonders wenn zusätzliche Stresseroren wie Fieber, vermehrte Atemarbeit, Hypoxie, Hyperkapnie und Schock zur psychischen und physischen Erschöpfung beitragen,
- Unsicherheiten in der Anwendung von Analgetika und Sedativa in der Notfallmedizin, da es über diese Problematik kaum gesicherte Untersuchungen gibt,
- die irrige Ansicht, dass Schmerzen im Kindesalter nicht wahrgenommen oder schnell vergessen würden.

Kinder aller Altersstufen und selbst Neugeborene reagierten jedoch auf Schmerz in gleicher Weise wie Erwachsene. Durch sorgfältige postoperative Analgesie konnte die Letalität und Morbidität nach chirurgischen Eingriffen sowohl bei Neugeborenen als auch Erwachsenen gesenkt werden. Wir wissen noch wenig über die Zusammenhänge zwischen Stress und aktuellen Erkrankungen, doch zeigen zahlreiche Beispiele aus der Praxis, dass Angst, Schmerz und Unruhe Krankheitsprozesse ungünstig beeinflussen.

Mögliche Folgen unzureichenden Einsatzes von Analgetika und Sedativa:
- Tachykardien und Herzrhythmusstörungen – besonders bei vorgeschädigtem Herzen,
- anhaltender Blutdruckanstieg,
- Manifestwerden latenter Ateminsuffizienz bei obstruktiven und restriktiven Ventilationsstörungen,
- plötzliche Apnoe bei bestehender Ateminsuffizienz (z. B. Kinder mit Epiglottitis nach Racheninspektion oder Stridor nach i. m. Injektion),
- Hirndruckanstieg bei Bewusstlosen oder Kindern mit erhöhtem intrakraniellen Druck,
- Aggravierung hormoneller Stressreaktionen:
  - verstärkter Eiweißkatabolismus (kataboler Stress: Verringerung der endogenen Eiweißreserven, Schwächung immunologischer Abwehrreaktionen, Organfunktionsstörungen),
  - Hyperglykämie,
  - exzessive Ausschüttung endogener Katecholamine (Tachykardie, Blässe, kalte Extremitäten, Schock),
- Erhöhung des Gesamtumsatzes und des Sauerstoffverbrauchs.

Katecholamine

Im modernen Rettungswesen gewinnen Katecholamine als Adjuvanzien der Schocktherapie zunehmende Bedeutung (Frankel 1987). Ihr Einsatz leitet sich aus folgenden Überlegungen ab: Die meisten Störungen der Hämodynamik mit dem klinischen Bild des Schocks lassen sich auf 2 Ursachen zurückführen:
- Myokardinsuffizienz:
  - Hypoxie (z. B. nach Atem- und Herzstillstand),
  - direkte Myokardschädigung (z. B. septischer Schock, Vergiftungen),
  - Myokardiopathien und Herzfehler, die zum kardiogenen Schock führen.
- Volumenmangel.

Bei Myokardinsuffizienz ist die Kontraktilität des Myokards betroffen, beim Volumenmangel die Herzauswurfleistung durch den Mangel an Fördervolumen. In beiden Fällen ist die Pumpfunktion des Herzens vermindert, die an 4 Bedingungen gekoppelt ist.

Bedingungen für adäquate Pumpfunktion des Herzens:
- *Intakte Kontraktilität:*
  Die Ausschöpfung der Kontraktilitätsreserve ist die Hauptindikation der Katecholamine. Sympathikoadrenerge Reaktionen mit Freisetzung endogener Katecholamine beim Absinken des Schlagvolumens dienen dem gleichen Ziel.
- *Ausreichende Vorlast (Preload):*
  Enddiastolische Kammerfüllung und Faservordehnung des Myokards sind am primär gesunden Herzen (ohne chronische, myogene Dilatation) der Auswurfleistung direkt proportional (Gesetz nach Frank [1895] und Starling [1918]). Beim Volumenmangelschock besteht immer eine insuffiziente Pumpleistung durch Verminderung des Preload. Ein Maß für das rechtsventrikuläre Preload – am gesunden Herzen auch gleichzeitig für das linksventrikuläre – ist der zentrale Venendruck. Werte unter 6 mm Hg erfordern Volumenzufuhr, wenn Schockzeichen vorhanden sind. Ein ZVD um null signalisiert einen lebensbedrohlichen Volumenmangel.
- *Optimale Nachlast (Afterload):*
  Sie ist die systolische Ventrikelanspannung oder Kraft, mit der sich das Myokard kontrahieren muss und die von der vorgeschalteten arteriellen Strombahn abhängig ist. Das Afterload wird für den rechten Ventrikel als Druck in der A. pulmonalis, für den linken als mittlerer Aortendruck ausgedrückt. Pharmakologische Manipulationen mit dem Ziel, den erhöhten Pulmonalisdruck zu senken oder die periphere Durchblutung beim kardiogenen Schock zu verbessern, sind Bestandteile der intensivmedizinischen Praxis.
- *Herzfrequenz:*
  Steigerung der Herzfrequenz führt zum Anstieg des Herzminutenvolumens, intakte Kontraktilität und die Aufrechterhaltung des venösen Rückstroms vorausgesetzt, eine Frequenz über 180/min in wenigen Stunden zur Herzinsuffizienz. Das Absinken der Frequenz unter 40/min gewährleistet keine ausreichende periphere Zirkulation.

Bis vor wenigen Jahren beschränkte sich die Behandlung akuter kardiozirkulatorischer Störungen auf Korrekturen des Preload, also der Volumenzufuhr, die Unterstützung der Kontraktilität durch Adrenalin (CPR, anaphylaktischer Schock) und Digitoxin (kardiogener Schock). Adrenalin ist zur kurzfristigen Anwendung bei verminderter Herzleistung mit Bradykardie und Blutdruckabfall geeignet, wobei erst hohe Dosen (0,01 mg/kg KG) die Kontraktilität beeinflussen und zur peripheren Vasokonstriktion mit Blutdruckanstieg und Verbesserung der koronaren Durchblutung führen (Herbert u. Mitarb. 1980), primäres Therapieziel bei Herzstillstand und hämodynamisch wirksamen Bradykardien (Jaffe 1986). In der Vasokonstriktion liegen zugleich die Gefahren der länger anhaltenden Behandlung.

Bei Störungen des Säure-Basen-Haushalts und der Elektrolyte können beachtliche Nebenwirkungen des Digitoxins (Kolenda 1976) auftreten, welche die Anwendung unter den Bedingungen der Notfallmedizin fragwürdig machen (Herbert u. Mitarb. 1980, Jaffe 1986). Selbst beim kardiogenen Schock muss beachtet werden, dass die volle Digitaliswirkung erst nach 1–2 h eintritt, eine Latenzzeit, die beim Schock nicht toleriert werden kann.

Durch den Einsatz von Katecholaminen, die außer einer sofort einsetzenden Kontraktilitätssteigerung dosisabhängige Veränderungen der regionalen Durchblutung bewirken, kann heute die myokardiale Kontraktilität und die Hämodynamik über längere Zeit – bis zur Erholung geschädigter Organfunktionen – unterstützt werden.

Zur Anwendung im ambulanten Rettungswesen steht uns Dopamin zur Verfügung, das sich durch folgende Dosis- und altersabhängige Eigenschaften auszeichnet:

Dopamin:
- 2–10 µg/kg KG/min:
  - geringer Anstieg der Herzfrequenz und des Blutdrucks,
  - starker Anstieg des Herzminutenvolumens,
  - verbesserte Nierendurchblutung (Kelly u. Mitarb. 1984).
- 10–25 µg/kg KG/min:
  - stärkerer Blutdruckanstieg (periphere Vasokonstriktion) ohne Beeinträchtigung der Nierendurchblutung (Driskoll u. Mitarb. 1979, Otto 1986),
  - weitere Steigerung der Kontraktilität.
- bis 50 µg/kg KG/min:
  - Maximaldosen bei schwerer kardiogener Depression im Rahmen des septischen Schocks, nach Volumenabgabe, zumindest partiellem Azidoseausgleich und Beatmung (Hyperventilation, Sauerstoff).

Praktisches Vorgehen:
Die Kalkulation der Katecholamindosis erfolgt in µg/kg KG/min. Die Zufuhr wird in ml/h über Perfusoren angegeben.

Wenn in 1 ml/h 1 µg/kg KG/min verabreicht werden sollen, muss 1 ml/h = 60 µg enthalten.
100 ml/h = 6000 µg, 250 ml/h = 15 000 µg usw.

Wir rechnen jedoch mit µg/kg KG/min, sodass mit dem Gewicht multipliziert werden muss. Daraus ergibt sich die folgende, einfache Berechnung:
- 1 Ampulle ↑ 5 ml = 50 mg
- 1 ml = 10 mg = 10 000 µg

Variante 1:
- 1,5 ml Dopamin × kg KG in 250 ml Elektrolyt-Infusionslösung 135
- 1 ml/h = 1 µg/kg KG/min
- 2 ml/h = 2 µg/kg KG/min usw.

Beispiel:
- KG 10 kg KG, Dopamindosis 5 µg/kg KG/min
- 1,5 × 10 = 15 ml Dopamin in 250 ml E 135
- 5 ml/h = 5 µg/kg KG/min

Variante 2:
- 3,0 ml × kg KG in 250 ml
- 1 ml/h = 2 µg/kg KG/min
- 2 ml/h = 4 µg/kg KG/min usw.

Für den Transport ohne Perfusor kann im Notfall so vorgegangen werden:
- 0,5 ml/min = 2,5 µg/kg KG/min
- 1,0 ml/min = 5,0 µg/kg KG/min
- evtl. 5,0 ml/min = 25 µg/kg KG/min

Die Dosierung im Schock richtet sich nach der Höhe des Blutdrucks. Unter Notfallbedingungen ist der gut tastbare Puls der A. radialis oder A. dorsalis pedis ein ausreichend sicheres Zeichen für annähernd normale Blutdruckwerte.

Dosierung und Indikation ausgewählter Arzneimittel enthält Tab. 21.29.

Tabelle 21.29 Dosierung und Indikation ausgewählter Arzneimittel

Freiname (Präparat)	Applikation	Dosis	Anmerkung
1. Analgosedierung, Antikonvulsiva:			
Buprenorphin (Temgesic)	i. v., i. m. sublingual	3–9 µg/kg KG als ED 3- bis 4-mal täglich	• gutes Analgetikum • durch Naloxon nicht ausreichend antagonisierbar • bei Atemdepression Doxapram i. v.
Carbamazepin (Timonil)	p. o.	5–20 mg/kg KG/d 3–4 ED maximal 25 mg/kg KG/d	• Antiepileptikum • Trigeminusneuralgie • Migräne
Chloralhydrat (Chloralhydrat-Rectiole)	rektal	20–80 mg/kg KG als ED	• Sedierung • in hohen Dosen narkotisch
Clonazepam (Rivotril)	i. v., p. o.	0,02–0,1 mg/kg KG als ED	• Antiepileptikum • Antikonvulsivum • Dauertherapie problematisch • häufig Entzugssymptome beim Absetzen
Clonidin (Catapresan)	i. v.	0,5–4 µg/kg KG als ED 0,5–5 µg/kg KG/h als DT	• Antihypertonikum • Entwöhnung bei Opiatabhängigkeit

Tabelle 21.29 Fortsetzung

Freiname (Präparat)	Applikation	Dosis	Anmerkung
Diazepam (Valium)	i.v., p.o. rektal	0,3–0,5–1 mg/kg KG als ED	• Antikonvulsivum • Sedativum
Droperidol (DHB)	i.v., i.m.	0,05–0,2 mg/kg KG als ED	• Neuroleptanalgesie • Prämedikation • akute Erregungszustände • Vasodilatation
Etomidat (Etomidat-Lipuro)	i.v.	0,15–0,3 mg/kg KG als ED	• Narkoseeinleitung • in Kombination mit Analgetikum zur Kurznarkose
Fentanyl-hydrogencitrat (Fentanyl)	i.v.	1–10 µg/kg KG als ED 2–6 µg/kg KG/h als DT	• Analgetikum • Neuroleptanalgesie Analgosedierung mit Midazolam
Flumazenil (Anexate)	i.v.	0,001–0,1–0,3 mg/kg KG als ED 0,5–1 µg/kg KG/min als DT	• Aufhebung der zentral dämpfenden Wirkung von Benzodiazepinen
Flunitrazepam (Rohypnol)	i.v.	0,015–0,03 mg/kg KG als ED	• Narkoseeinleitung • Erregungsdämpfung • cave: Kumulation bei wiederholter Gabe
4-Hydroxy-buttersäure (Somsanit)	i.v.	50 mg/kg KG in 20 min dann: 10–20 mg/kg KG/h als DT	• Narkotikum • Sedativum, • cave: Hypernatriämie
Ketamin (Ketanest)	i.v., i.m. intranasal	1–2 mg/kg KG ED 4–8 mg/kg KG ED 0,3–5 mg/kg KG/h DT	• Analgosedierung • Kurznarkose • besonders geeignet bei Status asthmaticus, Schock, Verbrennung
Metamizol (Novalgin)	i.v., i.m p.o. rektal	5–15 mg/kg KG ED	• Analgetikum • Antipyretikum • cave: Blutdruckabfall und Schock bei i.v. Injektion
Midazolam (Dormicum)	i.v., i.m p.o. rektal	0,1–0,2 mg/kg KG ED 0,05–0,2–0,6 mg/kg KG/h als DT	• Prämedikation • in Kombination mit Ketanest, Morphin, Fentanyl zur Analgosedierung • Status epilepticus
Morphin (Morphin)	i.v., i.m s.c. p.o.	0,05–0,1 mg/kg KG als ED 10–100 µg/kg KG/h als DT	• starkes Analgetikum • cave: atemdepressiv, Abhängigkeit
Naloxon (Narcanti)	i.v.	0,01–0,1 mg/kg KG ED 5 µg/kg KG/h DT	• opioidinduzierte zentralnervöse Dämpfungszustände und Atemdepression
Paracetamol (Paracetamol-ratiopharm)	p.o. rektal	10–15 mg/kg KG ED	• Analgetikum • Antipyretikum • cave: hepatotoxisch bei Überdosierung (maximal 3–4 Gaben/d)
Pentazocin (Fortral)	i.v., i.m p.o. rektal	0,5 mg/kg KG ED i.v. 1 mg/kg KG ED i.m.	• Analgetikum
Pethidin (Dolantin)	i.v., i.m p.o. rektal	0,5–1 mg/kg KG ED i.v. 0,5–2 mg/kg KG ED i.m.	• starkes Analgetikum • cave: atemdepressiv
Phenobarbital (Luminal)	i.v. p.o.	5–10 mg/kg KG ED hirnprotektive Therapie: initial: 45 mg/kg KG/d dann: 3-mal 7–15 mg/kg KG/d	• Sedativum • Antiepileptikum • Barbituratkoma bei Schädel-Hirn-Trauma, Meningitis, Enzephalitis
Phenytoin (Phenhydan)	i.v. p.o.	1. d: 30 mg/kg KG/d DT 2. d: 20 mg/kg KG/d DT ab 3. d: 10 mg/kg KG/d DT 3–5 mg/kg KG ED	• Antiepileptikum • therapeutischer Wirkspiegel: 5–20 µg/ml
Piritramid (Dipidolor)	i.v. i.m.	0,05–0,1 mg/kg KG ED 0,05–0,2 mg/kg KG ED	• starkes Analgetikum • Sedativum • cave: atemdepressiv

Tabelle 21.29 Fortsetzung

Freiname (Präparat)	Applikation	Dosis	Anmerkung
Promethazin (Atosil)	i.v., i.m. p.o.	0,5–1 mg/kg KG als ED	• Sedativum • Antihistaminikum • geeignet bei Unruhe und Schlafstörungen
Propofol (Disoprivan)	i.v.	Narkoseeinleitung: 1–3 mg/kg KG Dauersedierung: 0,5–5 mg/kg KG/h	• Narkose • Sedierung beatmeter Kinder > 3 Jahre • cave: Fettstoffwechselstörungen
Sufentanil (Sufenta)	i.v.	Narkoseeinleitung: 7–20 µg/kg KG Erhaltung: 0,35–1,4 µg/kg KG/h Analgetikum: 0,5–2 µg/kg KG/h Neugeborene: 0,2–0,5 µg/kg KG/h	• Monoanästhetikum • Analgetikum • Analgosedierung mit Midazolam 10fach potenter als Fentanyl
Thiopental (Trapanal)	i.v.	2–5 mg/kg KG ED 2–5 (–10) mg/kg KG/h DT	• Kurznarkose • Sedierung • cave: Blutdruckabfall
Tramadol (Tramal)	i.v. p.o.	0,5–1,5 mg/kg KG ED 0,2–0,35 mg/kg KG/h DT	• Analgetikum • cave: häufig Erbrechen und Schwindel als Nebenwirkung
2. Muskelrelaxanzien			
Atracurium (Tracrium)	i.v.	0,4–0,5 mg/kg KG ED 0,3–0,6 mg/kg KG/h DT	• Muskelrelaxierung zur Intubation, Narkose
Pancuronium (Pavulon)	i.v.	initial: 0,05–0,1 mg/kg KG ED Erhaltung: 0,01–0,05 mg/kg KG ED	• Muskelrelaxierung (nur unter Beatmung bzw. zur Intubation)
Vecuronium (Norcuron)	i.v.	initial: 0,03–0,05 (–0,2) mg/kg KG Erhaltung: 0,01–0,05 mg/kg KG 0,1 mg/kg KG/h DT	• mittellang wirksames, nicht depolarisierendes Muskelrelaxans • Indikationen: Intubation, Beatmung
3. Respirationstrakt			
Acetylcystein (Fluimucil)	i.v. p.o.	10–20 mg/kg KG/d in 3 ED	• Mukolytikum • Antidot bei Paracetamolintoxikation (bis 140 mg/kg KG i.v.)
Ambroxol Mucosolvan	i.v. p.o.	3–20 mg/kg KG/d in 3–4 ED	• Indikationen: Mukolytikum, pränatale Lungenreifung, Atemnotsyndrom des Frühgeborenen (Hochdosis)
Budesonid (Pulmicort)	per inhalationem	0,25–1 mg/kg KG/d in 2 ED	• Asthma bronchiale • chronisch obstruktive Atemwegserkrankungen
Kodein	p.o.	0,25–0,5 mg/kg KG 4- bis 6-mal täglich	• Indikation: Reizhusten • in Kombination mit ASS und Paracetamol analgetisch
Fenoterol (Berotec)	per inhalationem	0,01 mg/kg KG	• β2-Sympathikomimetikum • bronchodilatativ • Indikation: Asthma bronchiale
Ipratropiumbromid (Atrovent)	i.v. per inhalationem	0,01 mg/kg KG ED 0,02 mg 6-stündlich zur Inhalation	• Anticholinergikum • Indikationen: Asthma bronchiale, chronische obstruktive Bronchitis, Bradykardie, AV-Block

Tabelle 21.29 Fortsetzung

Freiname (Präparat)	Applikation	Dosis	Anmerkung
Salbutamol (Sultanol, Salbulair)	per inhalationem i. v.	0,1–0,15 mg/kg KG 3- bis 8-mal täglich 2–4 µg/kg KG ED 0,1–1 (–4) µg/kg KG/min DT	• bronchodilatativ • Indikationen: Asthma bronchiale, Anfallsprophylaxe
Surfactant (Alveofact)	intratracheal	1. Gabe: 100 mg/kg KG Wiederholung: 50 mg/kg KG maximal: 400 mg/kg KG	• Indikationen: ANS des Frühgeborenen, ARDS (umstritten)
Terbutalin (Bricanyl)	i. v. s. c. p. o.	40 µg/kg KG/d DT 0,05–0,1 mg/kg KG 0,3 mg/kg KG 4-mal täglich	• bronchodilatativ • Indikationen: Asthma bronchiale, obstruktive Atemwegserkrankungen
Theophyllin (Solosin)	i. v. p. o.	3–6 mg/kg KG ED 10–20 mg/kg KG/d DT	• Methylxanthin • bronchodilatativ • schwach diuretisch wirksam • Erweiterung der Pulmonalgefäße • positiv inotrop durch Hemmung der Phophodiesterase
4. Herz-Kreislauf-System			
Adenosin (Adrekar)	i. v.	0,05–0,25 mg/kg KG ED	• negativ inotrop • schnelle i. v. Injektion • Vasodilatans • Indikation: paroxysmale supraventrikuläre Tachykardie
Adrenalin (Suprarenin)	i. v. intratracheal	0,01 mg/kg KG ED 0,01–5 µg/kg KG/min DT 0,1 mg/kg KG ED (0,3 mg Adrenalin/kg KG auf 50 ml Glucose ⇒ 1 ml/h ≅ 0,1 µg/kg KG/min)	• positiv ino-, chrono-, bathmo-, dromotrop • Vasokonstiktion • bronchodilatativ • Indikationen: Herzstillstand, Bradykardie, anaphylaktischer Schock, Herzinsuffizienz, Hypotonie • cave: 1:10 verdünnen
Amiodaron (Cordarex)	i. v. p. o.	5 mg/kg KG ED 10–20 mg/kg KG/d DT	• langsame i. v. Injektion • Indikationen: supraventrikuläre Tachykardie, Vorhofflimmern, -flattern
Atropin (Atropinsulfat)	i. v. p. o.	0,01–0,03 mg/kg KG ED (Wiederholung in 2–3 min)	• Spasmolytikum • Indikationen: Bradyarrhythmie, partielle Vagusblockade zur Intubation, Digitalisintoxikation
Captopril (Lopririn)	p. o.	0,3–5 mg/kg KG/d	• ACE-Hemmer • Indikationen: Hypertonie, Herzinsuffizienz
Digitoxin (Digimerck)	i. v. p. o.	Sättigung: 0,03 mg/kg KG in 24 h Erhaltung: 0,003 mg/kg KG/d	• Indikationen: Herzinsuffizienz, Vorhofflimmern, supraventrikuläre Tachykardie
Digoxin (Lanitop)	i. v. p. o.	Sättigung: 0,02–0,03 mg/kg KG 3 ED in 24 h Erhaltung: 0,005–0,01 mg/kg/d in 2 ED	• Vorteil gegenüber Digitoxin: schnelle Elimination, keine Kumulationsgefahr
Dobutamin (Dobutrex)	i. v.	5–20 µg/kg KG/min DT (3 mg Dobutrex/kg KG auf 50 ml Glucose ⇒ 1 ml/h ≅ 1 µg/kg KG/min)	• positiv inotrop • Erhöhung des koronaren Blutflusses und des HZV • Indikationen: kardiogener Schock, Herzinsuffizienz, Bradykardie, Hypotonie bei septischem Schock und Verbrennung (nach ausreichender Volumensubstitution)

Tabelle 21.29 Fortsetzung

Freiname (Präparat)	Applikation	Dosis	Anmerkung
Dopamin (Dopamin Giulini)	i. v.	1–20 µg/kg KG/min DT (3 mg Dopamin/kg KG auf 50 ml Glucose $\Rightarrow$ 1 ml/h ≅ 1 µg/kg KG/min)	• 1–4 µg/kg KG/min $\Rightarrow$ Steigerung der renalen, mesenterialen und zerebralen Durchblutung • 5–10 µg/kg KG/min $\Rightarrow$ positiv inotrop • > 10 µg/kg KG/min $\Rightarrow$ überwiegen der Vasokonstriktion $\Rightarrow$ Anstieg des RR, ZVD, PVR
Enoximon (Perfan)	i. v.	0,2–0,5 (–1) mg/kg KG als ED 2,5–10 µg/kg KG/min als DT	• Phosphodiesterasehemmer • positiv inotrop • Erhöhung der Kontraktilität des Herzens und des Cardiac Output • Senkung des pulmonalarteriellen Drucks • cave: nach Injektion kurzzeitiger Abfall des systemarteriellen Drucks möglich
Etacrynsäure (Hydromedin)	i. v. p. o.	0,5–1 mg/kg KG ED	• Saluretikum • Indikation: bei therapieresistenten Ödemen, auch Kombination mit Furosemid • cave: Serumkalium
Furosemid (Lasix)	i. v. p. o.	0,5–1–5 (–10) mg/kg KG (2,1 mg Furesis/kg KG auf 50 ml Glucose $\Rightarrow$ 1 ml/h ≅ 1 mg/kg KG/d)	• Diuretikum • Indikationen: Herzinsuffizienz, Oligurie, Ödeme • cave: Serumkalium
Hydralazin (Nepresol)	i. v. p. o.	0,15 mg/kg KG ED 1–8 mg/kg KG/d	• Indikationen: Hypertonie, hypertensive Krise (insbesondere mit Nierenbeteiligung)
Lidocain (Xylocain)	i. v.	1 mg/kg KG ED akut: 0,5–2 mg/kg KG/min Erhaltung: 1–3 mg/kg KG/h	• Indikationen: Lokalanästhetikum, Antiarrhythmikum, Kammerflimmern, Status epilepticus
Mexiletin (Mexitil)	i. v. p. o.	3 mg/kg KG ED 1 mg/kg KG/h DT	• Indikation: ventrikuläre Herzrhythmusstörungen
Natrium-Nitroprussid (Nipruss)	i. v.	1–8 (–10) µg/kg KG/min DT (3 mg Nipruss/kg KG auf 50 ml Glucose $\Rightarrow$ 1 ml/h ≅ 1 µg/kg KG/min)	• Vor- und Nachlastsenkung durch Vasodilatation • Indikationen: hypertensive Krise, Herzinsuffizienz • cave: Cyanidintoxikation bei längerer Anwendung (Antidot: 4-DMAP)
Nifedipin (Adalat)	i. v. p. o.	0,5–1 (–4) µg/kg KG als ED 0,2–0,5–1 µg/kg KG/min als DT	• Calciumantagonist • Vasodilatation • vermindert Kontraktilität des Herzens • Indikation: Antihypertonikum
Nimodipin (Nimotop)	i. v.	7,5–30 µg/kg KG/h DT	• Calciumantagonist • Indikationen: Hypertonie, Prophylaxe und Therapie ischämischer neurologischer Defizite infolge Vasospasmen (z. B. bei SAB)
Nitroglycerin (Trinitrosan)	i. v. sublingual	0,1–5 (–20) µg/kg KG/min DT (3 mg Trinitrosan/kg KG auf 50 ml Glucose $\Rightarrow$ 1 ml/h ≅ 1 µg/kg KG/min)	• Vasodilatation • Dilatation der Koronararterien • Verbesserung der myokardialen Oxygenierung • Vor- und Nachlastsenkung • Indikationen: hypertone Krise, kardiale Dekompensation, Linksherzinsuffizienz
Noradrenalin (Arterenol)	i. v.	0,01–0,05–5 µg/kg KG/min DT (0,3 mg Arterenol/kg KG auf 50 ml Glucose $\Rightarrow$ 1 ml/h ≅ 0,1 µg/kg KG/min)	• Vasokonstriktion, • positiv ino-, chrono-, bathmo-, dromotrop • Indikationen: septischer Schock mit ausgeprägter Hypotonie

Tabelle 21.29 Fortsetzung

Freiname (Präparat)	Applikation	Dosis	Anmerkung
Orciprenalin (Alupent)	i. v.	5–10 µg/kg KG ED 0,01–0,1 (–3) µg/kg KG/min DT	• Indikationen: bradykarde Rhythmusstörungen, AV-Block, Antidot bei β-Blocker-Intoxikation, Asthma bronchiale (bronchodilatativ)
Prostaglandin E_1 (Minprog)	i. v.	initial: 0,05–0,1 µg /kg KG/min minimal: 0,001–0,005 µg/kg KG/min DT	• Indikation: duktusabhängige Kardiopathien bei Neugeborenen • cave: nur unter Intubationsbereitschaft • Nebenwirkungen: Apnoen, RR-Abfall, Fieber
Propafenon (Rytmonorm)	i. v. p. o.	0,5–2 mg/kg KG ED 0,25–1 mg/kg KG/h DT 10–20 mg/kg KG/d 3 ED	• Indikationen: tachykarde, supraventrikuläre Herzrhythmusstörungen
Propranolol (Obsidan)	i. v. p. o.	0,01–0,15 mg/kg KG ED 1–10 mg/kg KG/d in 3 ED	• Indikationen: tachykarde Herzrhythmusstörungen, Hypertonie, Vorhofflimmern, -flattern
Prostacyclin (Flolan)	i. v.	5–20 (–50) ng/kg KG/min DT	• Indikationen: selektive Vasodilatation in der pulmonalen Strombahn, PFC-Syndrom des Neugeborenen, postoperativ bei Kardiopathien mit pulmonalem Hochdruck
Sotalol (Sotalex)	i. v.	1,5 mg/kg KG ED 0,2 mg/kg KG/h DT	• Indikationen: tachykarde, supraventrikuläre Herzrhythmusstörung, Hypertonie
Spironolacton (Aldactone)	i. v. p. o.	1–5 mg/kg KG/d	• Aldosteronantagonist • kaliumsparendes Diuretikum • Indikationen: Herzinsuffizienz in Kombination mit Furesis, Aszites, Ödemausschwemmung
Tolazolin (Priscol)	i. v.	1–2 mg/kg KG Bolus 1–5 (–10) mg/kg KG/h DT	• Vasodilatation (system- und pulmonalarteriell) • schwach histaminartiger Effekt • Indikationen: PFC-Syndrom, pulmonale Hypertension • cave: systemarterieller Blutdruckabfall
Verapamil Isoptin	i. v. p. o.	0,1–0,2 mg/kg KG ED 2–5 (–8) mg/kg KG/d in 3 ED	• Indikationen: supraventrikuläre Tachykardie, hypertensive Krise
5. Antibiotika, Antimykotika, Virostatika			
Aciclovir (Zovirax)	i. v. p. o.	15–30 mg/kg KG/d in 3 ED oder: 250–500 mg/m² KOF/d	• Indikationen: Enzephalitis durch Herpesviren, Herpes genitalis, Herpes zoster, Varizellen
Amikacin (Biklin)	i. v.	15 mg/kg KG/d in 1–2 ED	• Indikationen: schwere Infektionen (Sepsis, Peritonitis) • stets in Kombination mit Cephalosporin • cave: nephro- und ototoxisch
Amphotericin B (Ambisome)	i. v.	initial: 0,1 mg/kg KG/d täglich steigern um 0,1–0,25 mg/kg KG/d maximal: 0,75–1 mg/kg KG/d stets als Infusion ca. 6 h	• Indikation: lebensbedrohliche Pilzerkrankungen, Aspergillose • Liposomenpräparation besser verträglich • cave: nephrotoxisch, Thrombophlebitis
Amoxicillin Clavulansäure (Augmentan)	i. v. p. o.	60 mg/kg KG/d in 3ED 37,5–75 mg/kg KG/d in 3 ED	• Indikationen: aerobe/anaerobe Mischinfektionen, Otitis, Sinusitis, Bronchitis
Ampicillin (Amblosin)	i. v. p. o.	0,1–0,3 (–0,4) g/kg KG/d in 3–4 ED	• bakterizid • Indikationen: Hämophilusmeningitis, Enterokokkeninfektionen • cave: makulöses Exanthem

Tabelle 21.29 Fortsetzung

Freiname (Präparat)	Applikation	Dosis	Anmerkung
Azlocillin (Securopen)	i. v.	225–300 mg/kg KG/d in 3–4 ED Neugeborene: 100–200 mg/kg KG/d	• bakterizid • Indikation: Pseudomonasinfektionen • Kombination mit β-Lactamase-stabilen Cephalosporinen
Cefalexin (Ceporexin)	p. o.	50–100 mg/kg KG/d in 4 ED	• orales Cephalosporin • Indikationen: Harn- und Atemwegsinfektionen
Cefotaxim (Claforan)	i. v.	50–100–200 mg/kg KG/d in 3 ED	• bakterizid • Breitspektrumcephalosporin • Indikationen: schwere, lebensbedrohliche Infektionen (Meningitis, Sepsis), besonders bei unbekanntem Erreger • cave: Enterokokken- und Pseudomonaslücke
Ceftazidim (Fortum)	i. v.	50–150 mg/kg KG/d in 3 ED	• Breitspektrumcephalosporin mit stärkerer Pseudomonaswirksamkeit • Kombination mit Aminoglykosid sinnvoll
Ceftriaxon (Rocephin)	i. v.	50–100 mg/kg KG/d in 1 ED	• Indikationen: schwere Infektionen (Sepsis, Meningitis, Pneumonie) • cave: Enterokokkenlücke, Sludgebildung in Gallenblase
Cefuroxim (Zinacef)	i. v.	50–100 mg/kg KG/d in 3 ED	• Basiscephalosporin • Indikation: Staphylokokkeninfektionen
Chloramphenicol (Paraxin)	i. v. p. o.	50 (–80) mg/kg KG/d in 3–4 ED Neugeborene: 25 mg/kg KG/d	• bakteriostatisch • Indikationen: schwere Salmonelleninfektionen, Hirnabszess, Meningitis • cave: Panzytopenie, Grey-Syndrom beim Früh- und Neugeborenen
Clindamycin (Sobelin)	i. v. p. o.	15–40 mg/kg KG/d in 3–4 ED	• bakterizid/bakteriostatisch • Indikationen: Anaerobierinfektionen (Empyem, Lungenabszess), Staphylokokkeninfektionen • cave: pseudomembranöse Enterokolitis als Nebenwirkung
Colistin (Colistin)	i. v. p. o. per inhalationem	60 000–75 000 I. E./kg KG/d in 2 ED 90 000–150 000 I. E./kg KG/d in 3–4 ED	• bakterizid • ausschließlich gramnegative Bakterien (besonders Pseudomonas) • Indikationen: orale Gabe zur Darmdekontamination, inhalativ bei Pseudomonasbesiedlung der Lunge (z. B. Mukoviszidose)
Dicloxacillin (Stapenor)	i. v. p. o.	100–200 mg/kg KG/d in 4 ED	• Indikationen: Infektion durch β-Lactamase bildende Staphylokokken, Mittel der Wahl bei Staphylococcus- aureus-Infektion
Erythromycin (Infectomycin)	i. v. p. o.	20–50 mg/kg KG/d in 2–4 ED	• bakteriostatisch • Indikationen: Mykoplasmen-, Chlamydien- und Legionelleninfektionen • cave: bei gleichzeitiger Gabe mit Theophyllin, Theophyllinspiegel erhöht
Flucloxacillin (Staphylex)	i. v. p. o.	100–200 mg/kg KG/d in 3–4 ED	• Indikation: Staphylokokkeninfektionen • bei i. v. Gabe lokal besser verträglich als Stapenor
Flucytosin (Ancotil)	i. v. p. o.	150 mg/kg KG/d in 3–4 ED	• fungistatisch • Indikation: generalisierte Pilzinfektionen in Kombination mit Amphotericin B (Candida, Kryptokokken, Aspergillen)
Fluconazol (Diflucan)	i. v. p. o.	3–6 mg/kg KG/d in 1 ED	• Indikationen: systemische Infektionen durch Candida albicans, mukokutane Candidainfektionen, Meningitis durch Cryptococcus neoformans

Tabelle 21.29 Fortsetzung

Freiname (Präparat)	Applikation	Dosis	Anmerkung
Ganciclovir (Cymeven)	i. v.	10 mg/kg KG/d in 2ED als KI	• Indikationen: floride CMV-Infektionen, auch bei EBV-Infektion wirksam
Gentamicin (Refobacin)	i. v.	3–5 (–7,5) mg/kg KG/d in 1 ED	• verstärkt bakterizide Wirkung von Penicillinen und Cephalosporinen • Indikationen: Infektionen durch gramnegative Stäbchen in Kombination mit Penicillin oder Cephalosporin • cave: nephro- und ototoxisch
Imipenem (Zienam)	i. v.	30–60 mg/kg KG/d in 3–4 ED	• bakterizid • sehr breites Spektrum im grampositiven und gramnegativen Bereich • hohe Aktivität auch gegen Anaerobier
Meropenem (Meronem)	i. v.	60–80 mg/kg KG/d in 3 ED	• wie Imipenem • verstärkte Pseudomonas-wirksamkeit
Mezlocillin (Baypen)	i. v.	200–300 mg/kg KG/d in 3ED; Neugeborene: 150–225 mg/kg KG/d	• Indikationen: Infektionen durch gramnegative Bakterien, bei unbekanntem Erreger Kombination mit Aminoglykosid
Metronidazol (Clont)	i. v. p. o.	20–30 mg/kg KG/d in 3 ED	• bakterizid • Indikationen: Infektionen mit Protozoen, Anaerobiern, prophylaktisch bei Operationen im Darmbereich, NEC des Frühgeborenen
Miconazol (Daktar)	i. v. p. o.	20–30 mg/kg KG/d in 2–3 ED	• Breitspektrumantimykotikum zur lokalen und systemischen Anwendung
Nystatin (Nystatin Lederle)	p. o. lokal	100 000 I. E./kg KG/d in 2–4 ED 0,5–1ml 4- bis 6-mal täglich bei Mundsoor	• Indikationen: Kandidose der Haut, Schleimhaut und des Darms
Penicillin G (Penicillin G)	i. v.	0,2–0,5–1 Mio. I. E./kg KG/d in 3–4 ED	• bakterizid • Indikationen: Strepto-, Pneumo- und Meningokokkeninfektionen, Scharlach, Prophylaxe des rheumatischen Fiebers
Piperacillin (Pipril)	i. v.	150–300 mg/kg KG/d in 2–3 ED	• Indikationen: schwere Infektionen durch gramnegative Bakterien (besonders Pseudomonas), bei unbekanntem Erreger Kombination mit Aminoglykosid
Polymyxine (Polymyxin B)	p. o. lokal	1,5–5 mg/kg KG/d in 3–4 ED	• bakterizid • Indikationen: Infektionen mit gramnegativen Bakterien, Darmdekontamination, Lokaltherapie bei Verbrennung und Wundinfektionen
Rifampicin (Rifa)	i. v. p. o.	10–20 mg/kg KG/d in 1–2 ED	• bakterizid • Indikationen: Tbc, Legionellose, Meningitis durch Meningokokken und Hämophilus, Meningitisprophylaxe bei Kontaktpersonen
Sulbactam (Combactam)	i. v.	50 mg/kg KG/d in 3–4 ED	• β-Lactamasehemmer zur Kombination mit Penicillinen und Cephalosporinen
Teicoplanin (Targocid)	i. v.	initial: 3-mal 10 mg/kg KG in 12-h-Abstand dann: 6–10 mg/kg KG/d in 1 ED	• bakterizid • Indikationen: schwere Infektionen durch Staphylo-, Strepto- und Enterokokken
Tobramycin (Gernebcin)	i. v.	3–5 mg/kg KG/d in 1ED	• bakterizid • gut wirksam gegen Pseudomonas • Kombination mit Penicillinen und Cephalosporinen

Tabelle 21.29 Fortsetzung

Freiname (Präparat)	Applikation	Dosis	Anmerkung
Trimethoprim/ Sulfamethoxazol (Bactrim)	i. v. p. o.	8–10 mg/kg KG/d Trimethoprim 40–50 mg/kg KG/d Sulfamethoxazol in 2–3 ED	• bakterizid • Indikationen: akute/chronische Harnwegsinfektion, Bronchitis, Sinusitis, Enteritis Pneumocystis-carinii-Pneumonie
Vancomycin (Vancomycin)	i. v.	20–40 mg/kg KG/d in 4 ED	• wie Teicoplanin • kürzere Halbwertzeit • schlechter verträglich
6. Übrige Pharmaka			
Acetylsalicylsäure (Aspirin)	p. o.	5–30 mg/kg KG/d	• Indikationen: Analgetikum, Thrombozytenaggregations-hemmu ng, antiinfalammatorisch
Aprotinin (Trasylol)	i. v.	20 000 I. E./kg KG/d in 4–6 ED 1000–1500 I. E./kg KG/h DT	• Indikationen: hyperfibrinolytische Hämorrhagien, postoperativ, posttraumatisch
Antithrombin III (Kybernin)	i. v.	1 I. E./kg KG erhöht Plasmaspiegel um 1 %	• Indikation: Prophylaxe und Therapie des angeborenen oder erworbenen AT-III-Mangels
Calcium gluconicum 10 % (Calcium Sandoz)	i. v.	0,5–2 ml/kg KG ED	• Indikationen: Substitution bei Hypokalzämie, Hyperkaliämie, Reanimation, elektromechanische Entkopplung
Cisaprid (Propulsin)	p. o.	0,2 mg/kg KG 3–4 ED	• gastroösophagealer Reflux des Säuglings
Dexamethason (Fortecortin)	i. v.	0,5–1–2 mg/kg KG/d Therapie des Schädel-Hirn-Traumas: initial: 1-mal 1,3 mg/kg KG dann: 8-mal 0,13 mg/kg KG (maximal 8-mal 4 mg)	• Indikationen: bronchopulmonale Dysplasie des Frühgeborenen, Extubation nach Langzeitbeatmung, Meningitis, Schädel-Hirn-Trauma
Dimetinden (Fenistil)	i. v.	0,1–0,5 mg/kg KG ED	• Antihistaminikum • Indikationen: Urtikaria, allergischer Schock, Juckreiz,
Glycerol (Glycerosteril 10 %)	i. v.	1–1,8 ml/kg KG/h	• Indikation: Onko-Osmo-Therapie bei generalisiertem Hirnödem
Heparin (Liquemin N)	i. v.	Low Dose: 100–150 I. E./kg KG/d volle Dosis: 200–500 (–750) I. E./kg KG/d	• Indikationen: Prophylaxe und Therapie von Thrombosen und Embolien, DIC, postoperativ
Immunglobuline (Polyglobin N)	i. v.	0,4–0,5 g/kg KG/d	• Indikationen: schwere Sepsis, Ig-Mangelzustände
Indometacin (Amuno)	i. v. p. o.	1–3 mg/kg KG/d 2–4 ED PDA-Verschluss: 3-mal 0,2 mg/kg KG in 12 h dann: 0,1 mg/kg KG/d	• NSAR • Indikationen: Arthritis, entzündlich-rheumatische Beschwerden, PDA-Verschluss beim Früh- und Neugeborenen
Ipecacuanha (Ipecac-Sirup)	p. o.	1 ml/kg KG maximal 30 ml	• reichlich Wasser nachtrinken • Indikation: Brechmittel bei Vergiftungen
Lactulose (Bifiteral)	p. o.	5–10 ml 1- bis 2-mal täglich	• Indikationen: chronische Obstipation, Prophylaxe/Therapie der portokavalen Enzephalopathie
Mannitol (Mannit)	i. v.	0,3–0,5 (–1) g/kg KG ED maximal 2–3 g/kg KG/d	• Indikationen: Onko-Osmo-Therapie bei generalisiertem Hirnödem, osmotische Diurese bei Oligurie/Anurie
Methylprednisolon (Urbason)	i. v.	initial: 30 mg/kg KG KI 5 mg/kg KG/h DT/23 h	• Indikation: Therapie bei spinalem Trauma

Tabelle 21.29 Fortsetzung

Freiname (Präparat)	Applikation	Dosis	Anmerkung
Natriumhydrogen-carbonat 8,4%	i.v.	Dosierungsformel: 0,3×kg KG×BE = ml Natriumbicarbonat oder: 0,5–1 mVal/kg KG/h	• Indikationen: Pufferung bei metabolischer Azidose, Alkalisierung bei pulmonalem Hochdruck
Ondansetron (Zofran)	i.v.	4–5 mg/m² KOF ED	• Indikation: Erbrechen und Übelkeit bei Therapie mit Zytostatika
Omeprazol (Antra)	i.v.	0,25 mg/kg KG/d 1 ED	• Indikationen: Ulcus duodeni/ventriculi, Helicobacter-pylori-Infektion
Pentoxifyllin (Trental)	i.v.	5 mg/kg KG/d DT	• Indikationen: zerebrale Durchblutungsstörungen, NEC-Prophylaxe beim Frühgeborenen, PFC-Syndrom
Physostigmin (Anticholium)	i.v.	0,01–0,03 mg/kg KG ED	• Indikationen: Vergiftung mit Atropin, Phenothiazinen, trizyklischen Antidepressiva (Imipramin)
Prednisolon (Prednisolut)	i.v. p.o.	2 mg/kg KG/d	• Indikationen: Allergien, Asthma bronchiale, rheumatische Erkrankungen, Colitis ulcerosa
Protaminsulfat (Protamin 1000)	i.v.	1 ml antagonisiert 1000 I.E. Heparin	• Indikation: Blutungen nach Heparingabe (z.B. extrakorporale Zirkulation)
Ranitidin (Zantic)	i.v.	1–2 mg/kg KG ED 0,15–0,25 mg/kg KG/h DT	• Indikationen: Refluxösophagitis, Ulcus duodeni/ventriculi, Stressulkusprophylaxe
(Resonium A)	p.o. rektal	0,5–1 g/kg KG/d	• Indikation: Hyperkaliämie
Trometamol (THAM-Köhler 3 M)	i.v.	Dosierungsformel: BE×kg KG:10 = ml THAM (3-molare Lösung))	• cave: zur Infusion nur 0,3-molare Lösung verwenden • Indikationen: metabolische Azidose, besonders gut zerebral wirksam, ICP-Senkung

ANS: Atemnotsyndrom
ARDS: Adult Respiratory Distress Syndrome
DIC: disseminierte intravasale Gerinnung
DT: Dauertherapie
ED: Einzeldosis
NEC: nekrotisierende Enterokolitis
NSAR: nichtsteroidales Antirheumatikum
PDA: persistierender Ductus arteriosus
PVR: peripher vaskuläre Resistenz
SAB: Subarachnoidalblutung

Literatur

Driscoll DJ, Gillette PC, Duff DF, McNamara DG (1979) The hemodynamic effect of dopamine in children. Thorac Cardiovasc Surg 78: 765–768
Eidelmann AI, Hobbs JF (1978) Bicarbonate therapy revisited. A study in therapeutic revisionism. Am J Child 132: 847–848
Enson Y, Ciuntini C, Lewis L (1964) The influence of hydrogen ion concentration and hypoxemia on the pulmonary circulation. J Clin Invest 43: 1164–1169
Frank O (1895) Zur Dynamik des Herzmuskels. Z. Biol. 32: 370–437
Frankel LR (1987) The evaluation, stabilisation, and transport of the critically ill child. Internat Anesthesiol Clinics 25: 77–103
Herbert F, Tinker J (1980) Inotropic drugs in acute circulatory failure. Intens. Care Med. 6: 101–111
Jaffe AS (1986) Cardiovascular pharmacology I: panel recommendations. Ciculation 74 (Suppl. IV): IV70–IV74
Kelly KJ, Outwater KM, Crone RK (1984) Vasoactive amines in infants and children. Clin Anaesthesiol 2: 427–442
Kolenda KD (1976) Pharmakokinetik der Digitalisglykoside. Med Klinik 71: 1317–1319
Mattar JA, Weil MH, Shubin H, Stein L (1974) Cardiac arrest in the critically ill. II. Hyperosmolal states following cardiac arrest. Am J Med 56: 162–168
Otto CW (1986) Cardiovascular pharmacology II: the use of catecholamines. pressor agents, digitalis, and corticosteroids in CPR and emergency cardiac care. Circulation 74, (Suppl. IV), IV-80–IV-85
Rothe KF (1986) Die Klinik des Säure-Basen-Haushaltes. Anästhesie, Wiederbelebung, Intensivbehandlung. Wiss Inform Feseniusstiftung Vol. 15, H. 4: S. 820–861
Starling EH (1918) Linacre lecture on the law of the heart. Cambridge 1915. London: Longmans, Green and Co
Worthley LIG (1976) Sodium bicarbonate in cardiac arrest. Lancet II: 903–904

22 Psychologische und ethische Probleme auf der pädiatrischen Intensivstation

K. Sarimski

Die Aufnahme eines Kindes auf der Intensivstation stellt eine schwere Belastung des psychischen Gleichgewichts für Kind und Eltern dar. Dies gilt unabhängig vom Alter des Kindes. Im Folgenden werden psychologische und ethische Probleme der Behandlung auf der Frühgeborenenintensivstation geschildert und um besondere Aspekte der Situation älterer Kinder ergänzt, die nach Unfällen oder im Verlauf lebensbedrohlicher Erkrankungen eingeliefert werden.

Intensivstation aus der Sicht von Kind und Eltern

Pflege, medizinische Behandlung und apparative Überwachung auf der Intensivstation sind auf die Sicherung und Regulierung lebensnotwendiger Körperfunktionen ausgerichtet. Die dafür erforderlichen Prozeduren und Geräte machen die Intensivstation zu einer Umgebung, in der wenig Rücksicht genommen wird auf die Belastbarkeit der Kinder und ihre Bedürfnisse nach Zuwendung, Trost und sozialer Anregung. Die Kinder sind einem hohen Lärm- und Lichtpegel sowie häufigen Störungen ihres Tag-Nacht-Rhythmus und Ruhebedürfnisses durch pflegerische Maßnahmen oder schmerzhafte Prozeduren ausgesetzt.

Die Aufnahme auf der Intensivstation bedeutet somit für Kinder jeden Alters eine hohe Stressbelastung, für ältere Kinder auch eine Zeit der Angst vor schmerzhaften, unbekannten Behandlungsmaßnahmen und der Trennung von den Eltern, die mit dem Gefühl der Verlassenheit einhergehen kann.

Eltern müssen mit Gefühlen der Ohnmacht und Hilflosigkeit fertig werden, wenn sie die Verantwortung für das Wohlergehen ihres Kindes in die Hände der Ärzte und Schwestern geben und auf die technischen Möglichkeiten vertrauen müssen, die das Überleben ihres Kindes sichern sollen. Wenn ein sehr unreifes Baby auf die Intensivstation aufgenommen werden muss, haben die Mütter zudem mit der Enttäuschung der Hoffnung auf ein gesundes Kind und der Kränkung ihres Selbstwertgefühls fertig zu werden, weil sie ihr Baby nicht bis zum geplanten Termin haben austragen können.

Verminderung psychischer Traumen des Kindes

Zunehmend mehr Kliniken bemühen sich heute um nichtinvasive Behandlung sowie – soweit möglich – um individuell angepasste, sanfte Pflegemaßnahmen, um die Babys vor einer Überforderung ihrer unreifen Reizverarbeitungsfähigkeiten zu schützen und einer psychischen Traumatisierung vorzubeugen. Um ihr bei älteren Kindern entgegenzuwirken, lassen sich psychologische Methoden zur Schmerz- und Angstreduktion bei operativen und invasiven Prozeduren nutzen. Dazu gehören Methoden der kognitiven Verhaltenstherapie (Selbstinstruktion, kognitive Umbewertungen, Gedankenstopp, Aufmerksamkeitsablenkung) und Entspannungsverfahren (autogenes Training, Hypnose, Suggestionsverfahren). Sie können jedoch nur eingesetzt werden, wenn es sich nicht um eine Notfallaufnahme handelt und eine psychologische Vorbereitung auf den Klinikaufenthalt möglich ist.

Die Eltern sollten möglichst bei der Vorbereitung und Durchführung intensivmedizinischer Behandlungsmaßnahmen anwesend sein und die Kinder großzügig besuchen können. Ihre Anwesenheit trägt zu einer Verminderung der vom Kind erlebten Angst bei, wenn auch nicht immer zu einem ruhigeren und kooperativen Verhalten bei der Behandlung. Eine Vorbereitung der Eltern (Stressimmunisierung) und Absprachen über die Rollenverteilung zwischen Arzt und Eltern erweisen sich als hilfreich. Bei Notfallmaßnahmen (z. B. bei akuten Unfällen oder Verbrennungen) können die Eltern wegen der eigenen emotionalen Betroffenheit ihren Kindern meist nur unzureichende Unterstützung geben und sollten deshalb nicht einbezogen werden.

Psychologische Hilfen für Eltern

Eltern sind in den Wochen der Aufnahme ihres Babys auf der Frühgeborenenintensivstation in ihren emotionalen und praktischen Bewältigungskräften oft bis aufs Äußerste belastet. Sie erleben Angst und Sorge um das Überleben des Kindes und seine langfristige Entwicklung, Schock, Schuldgefühle für evtl. Versäumtes, Trauer (Antriebslosigkeit, Appetitlosigkeit, Schlafstörungen). Ärger und Wut (über den Schicksalsschlag oder eine zunächst ausbleibende Besserung), Vorwürfe an das Klinikpersonal oder Verleugnung der Bedrohung sind normale emotionale Belastungsreaktionen in dieser Zeit.

Für viele Eltern ist es der erste unmittelbare Kontakt mit einer Intensivstation, die von Medizintechnik und hoch spezialisierter Expertenkompetenz geprägt ist.

> ! Es ist von großer Bedeutung für die Eltern, in dieser Situation das Gefühl zu entwickeln, auf der Intensivstation wahrgenommen, willkommen und in ihren Gefühlen verstanden zu sein.

Sie brauchen kurze Erklärungen über die Abläufe, die mit ihrem Kind vollzogen werden. So früh wie möglich sollten sie in die verantwortungsvolle Pflege ihres Kindes einbezogen werden und Unterstützung beim Füttern/Stillen und dem Beziehungsaufbau zu ihrem Kind erhalten.

Offene, nicht verharmlosende Mitteilungen über seinen Gesundheitszustand, die Bedürfnisse und die Perspektiven des Kindes sind notwendig, um einen Prozess der Auseinandersetzung mit dem traumatisierenden Ereignis einzuleiten. Das gilt auch im Fall infauster Prognosen.

> ! Gespräche mit den Eltern brauchen Zeit und räumliche Bedingungen, in denen eine vertrauensvolle Atmosphäre entstehen kann.

Ziel solcher Gespräche ist es, die Eltern zu unterstützen, sich auf die Gegenwart mit ihrem Kind zu konzentrieren, Zuversicht in die künftige Entwicklung zu setzen – soweit Hoffnung besteht – und ihre persönlichen und sozialen Bewältigungskräfte zu mobilisieren, die ihnen diese schwere Zeit aushalten helfen können.

> ! Wenn Eltern von schwer kranken Babys oder Kindern mit besonders ausgeprägter Angst, Depressivität oder Verleugnung der realen Bedrohung auf das traumatisierende Ereignis reagieren, ist es wertvoll, wenn eine konsiliarische psychologische Fachberatung angeboten werden kann.

Ein Aufarbeiten der individuellen Geschichte von Schwangerschaft, Geburt und Sorge um das Kind sowie Auflösen emotionaler Verknüpfungen mit früheren Verlusterfahrungen (z. B. glücklosen Schwangerschaften, Verlust eines Kindes in der Neugeborenenperiode, Verlust eines geliebten anderen Menschen) können helfen, Zugang zu den persönlichen und sozialen Kraftquellen zu finden, die bei der Bewältigung früherer Krisenerfahrungen geholfen haben.

Kommunikationsprobleme zwischen Eltern und Mitarbeitern auf der Station können entstehen, wenn es diesen an Wissen um die Normalität der Belastungsreaktionen der Eltern fehlt, der Dialog mit den Eltern nicht als wichtiger Teil der pflegerischen und ärztlichen Tätigkeit anerkannt wird oder es an Austausch im Team über Möglichkeiten unterstützender Kommunikation mit Eltern fehlt. Unsicherheiten im Kontakt mit Eltern, Zögern im Ansprechen von Gefühlen und Bedürfnissen, mangelnder Respekt für die individuellen Bewältigungsanstrengungen der Eltern, aber auch chronische Überlastungsgefühle der Mitarbeiter und Überfordern der eigenen Hilfemöglichkeiten sind Anlässe zur Fortbildung und evtl. psychologischen Supervision.

Umgang mit dem Sterben auf der Station

> ! Ein Kind auf seinem Weg zu begleiten und Eltern in ihrem Schmerz um diesen unvorstellbaren und zunächst unerträglich scheinenden Verlust beizustehen, erfordert von Ärzten und Schwestern, das Leid mitzufühlen, eine vertrauensvolle Beziehung und Halt anzubieten und die eigenen Ohnmachts- und Versagensgefühle auszuhalten.

Begleitung bedeutet, die Eltern darin zu unterstützen, von ihrem Kind in Würde Abschied zu nehmen, den Verlust zu betrauern und der Erinnerung an ihr Kind einen fortdauernden Platz in ihrer Biographie zu geben. Zeichen der Wertschätzung des Kindes sind den Eltern wichtig, gleich ob ein Kind kurz nach der Geburt oder nach Wochen auf der Intensivstation verstirbt.

Der normale und unausweichliche Trauerprozess ist zu fördern, statt die Eltern zu isolieren und so scheinbar vor den Folgen des Verlusts zu schützen. Eine einfühlsame Haltung bei der Mitteilung der Todesnachricht ist vorauszusetzen. Die Eltern müssen über die Umstände des Todes umgehend, vollständig und genau aufgeklärt werden und die Möglichkeit haben, unmittelbaren Kontakt mit dem toten Kind zu halten. Dies gilt insbesondere für Kinder mit Fehlbildungen. Die Erfahrung zeigt, dass die meisten Mütter, denen das Baby nicht gezeigt wurde, später bereuen, dass sie sich kein eigenes Bild von ihrem Kind machen konnten. Erinnerungsstücke (Fotos, Fußabdrücke, Armbändchen o. Ä.) zu sammeln und aufzuheben, hilft den Eltern, den Verlust anzunehmen und mit Liebe zu betrauern. Eine respektvolle Behandlung des Körpers des toten Kindes ist für die Eltern von großer Bedeutung. Sie spiegelt sich darin wider, die Eltern über die Möglichkeiten der Beisetzung zu beraten und vor allem ihre Zustimmung zu erbitten, bevor eine pathologische Untersuchung erfolgt.

Im Gespräch sollten die Eltern auf die normalen Trauerreaktionen vorbereitet werden. Tiefe Niedergeschlagenheit im Wechsel mit innerer Unruhe, Selbstvorwürfen, Eifersucht auf Eltern gesunder Kinder und körperliche Beschwerden sind normale Erscheinungen in dieser Phase, unterschiedliche Reaktionen der Partner auf den Verlust die Regel und nicht Ausdruck fehlenden Verständnisses füreinander. Auch die Reaktionen von Geschwistern sind anzusprechen. Viele Eltern erleben es als hilfreich, wenn ihnen ein fester Termin zu einem Nachgespräch einige Wochen nach dem Tod des Kindes sowie die Adresse der nächstliegenden Selbsthilfegruppe betroffener Eltern (z. B. „Verwaiste Eltern e. V.") mitgegeben wird. Ein solches Nachgespräch erlaubt es, Zeichen ungelöster Trauer (schwere, anhaltende depressive Verstimmungen, quälende Schuldgefühle, Suizidgedanken, unspezifische Ängste, Verleugnung von Erinnerungen und Kummer, psychosomatische Störungen oder Medikamenten-/Suchtmittelmissbrauch) zu erkennen und psychotherapeutische Hilfe zu vermitteln. Besonders gefährdet sind Eltern, die bereits früher Verluste erlitten haben, psychiatrischer Behandlung bedurften oder wenig Gesprächsmöglichkeiten mit einem Partner, Familie und Freunden haben.

Ethische Grenzfragen: Reduzierung des Behandlungsumfangs

Zu den besonders schwierigen ärztlichen Beratungsaufgaben gehört das Gespräch über eine mögliche Reduzierung des Behandlungsumfangs angesichts fehlender Überlebensaussichten des Kindes. Sie konfrontiert Arzt und Schwestern mit ethischen Grundsatzfragen moralischen Handelns im Hinblick auf Pflichten, Verantwortung und Konsequenzen des eigenen Tuns.

Die Bundesärztekammer hat dazu die „Einbecker-Empfehlungen über die Grenzen ärztlicher Behandlungspflicht bei schwerstgeschädigten Neugeborenen" vorgelegt und in neuerer Zeit auf den Kreis der Wachkomapatienten und Menschen mit schwerster konnataler Fehlbildung sowie perinatalen Läsionen ausgedehnt. Beide Empfehlungen sind umstritten.

Die Reduzierung des Behandlungsumfangs kann zulässig sein, wenn die neonatale und pädiatrische Intensivbehandlung schmerzhaft ist und sich lange bis zu einem schließlich unausweichlichen Tod hinziehen kann. Es muss mit Sicherheit ausgeschlossen werden, dass solche Entscheidungen unter dem Vorwand getroffen werden, man sei dem Kind dies um der Menschenwürde willen schuldig. Sie kann aber geboten sein, um dem Sterben Raum zu geben und den bevorstehenden Tod in Würde anzunehmen. Sie beinhaltet eine aktive und umfassende Betreuung des sterbenden Kindes und eine intensive Schmerzbekämpfung (*palliative Pflege*).

Die Diskussion ethischer Argumente für eine Reduzierung des Behandlungsumfangs kann nicht unabhängig von der gesellschaftlichen Akzeptanz von Behinderung und Leiden geführt werden. Befürworter einer aktiven Sterbehilfe bei schwerstgeschädigten Neugeborenen – wie die Anhänger des australischen Moralphilosophen Singer – müssen sich mit der Frage auseinander setzen, nach welchen Kriterien sie ein Leben für Menschen mit einer Behinderung als nicht sinnvoll und ein Leben mit einem behinderten Kind für die Angehörigen als nicht zumutbar definieren. Es gilt, die Legitimation frühkindlicher Euthanasie immer auch im Zusammenhang mit der Tötung erwachsener Menschen zu sehen, deren Vernichtung als lebensunwert im nationalsozialistischen Wertesystem gerechtfertigt wurde. Nützlichkeitserwägungen wie Tüchtigkeit und Autonomiefähigkeit in einer auf Leistung ausgerichteten Gesellschaft oder die Begrenztheit von Mitteln der Gesundheitsversorgung dürfen diese Entscheidung ebenso wenig leiten wie das Kriterium einer einfach rational verstandenen Beziehungsmöglichkeit zur Umwelt (z. B. Sprachfähigkeit) als Maß der zu erwartenden Lebensqualität. Die Möglichkeiten eines behinderten Kindes zu Handlung und Kommunikation mit seiner Lebensumwelt ist individuell sehr unterschiedlich, eine Prognose über den Behinderungsgrad kurz nach der Geburt oder Eintritt eines schädigenden Ereignisses schlicht unmöglich. Die Diagnose einer schweren Hirnblutung, Anfallserkrankung oder nicht behandelbaren Lungenerkrankung allein ist kein hinreichendes Prognosekriterium.

Für Eltern ihrerseits ist die Lebenssituation mit einem behinderten Kind nicht als solche unerträglich, sondern wird von den betroffenen Familien sehr unterschiedlich erlebt. Die Lebensqualität von behinderten Menschen und ihren Familien hängt dabei immer von der Solidarität ab, welche die Gesellschaft bereit ist, ihren Mitgliedern entgegenzubringen. Es gilt, Leiden, Behinderung ebenso wie Sterben als Ausdruck menschlicher Verletzlichkeit anzunehmen.

> **!** Unter diesen Vorbehalten stellt sich die Frage einer Reduzierung des Behandlungsumfangs nur in Grenzsituationen, bei denen auf der Grundlage einer sorgfältigen prognostischen Einschätzung davon ausgegangen werden muss, dass ein Überleben nicht möglich ist oder im Fall des Überlebens eine Beziehungsaufnahme zur Umwelt mit an Sicherheit grenzender Wahrscheinlichkeit unmöglich sein wird.

Wenn keine eindeutige prognostische Aussage gemacht werden kann, ist zunächst der Einsatz intensivtherapeutischer Maßnahmen geboten und die Entscheidung jeweils schrittweise erneut zu überprüfen. Dieser Überprüfungsprozess bedeutet, die Einschätzungen im gesamten Team der Intensivstation bis zum Konsens zu erörtern und die Eltern in den Entscheidungsprozess einzubeziehen. Es geht darum, gemeinsam und ausführlich die ärztliche Einschätzung des Zustands des Kindes, der Behandlungschancen und Perspektiven zu besprechen und sich dann den Fragen und Reaktionen der Eltern zu stellen. Auf diese Weise wird die Autonomie der Eltern geachtet, ohne die Entscheidung über den Tod ihres Kindes an sie abzugeben, die für sie allein nicht erträglich wäre.

Schlussfolgerung

! Die Beratung von Eltern in Krisensituationen der Behandlung ihres Kindes kann nur gelingen, wenn sie in ihrer besonderen Belastung verstanden werden und eine vertrauensvolle Beziehung zwischen Ärzten, Schwestern und Eltern besteht.

Sie setzt die Fähigkeit und Bereitschaft aller Beteiligten voraus, sich in die Ängste der Eltern einzufühlen, ihre Autonomie zu respektieren und die eigenen Gefühle der Ohnmacht und Hilflosigkeit auszuhalten. Es ist dringend zu wünschen, dass die psychologischen Aufgaben der Mitarbeiter auf der Intensivstation in ihrer Ausbildung und Fortbildung mehr Raum erhalten und psychologische Beratungsmöglichkeiten für Eltern und Mitarbeiter in allen Kinderkliniken etabliert werden.

Literatur

Beutel M (1996) Der frühe Verlust eines Kindes. Göttingen, Verlag für Angewandte Psychologie

Defey D (1995) Helping health care staff deal with perinatal loss. Inf Ment Health J 16: 102–111

Meyer E, Zeanah C, Boukydis, Z, Lester B (1993) A clinical interview for parents of high-risk infants. Concept and applications. Inf Ment Health J 14: 192–207

Petermann F, Mühlig S, Breuker D (1994) Verhaltensmedizinische Grundlagen der pädiatrischen Schmerzbehandlung. In: Petermann F, Wiedebusch S, Kroll T (Hrsg.) Schmerz im Kindesalter. Göttingen, Hogrefe: S 61–110

Whitelaw A, Yu V (1996) Ethics of selective non-treatment in extremely tiny babies. Semin Neonatol 1: 297–304

23 Methoden zur Einschätzung der Prognose bei pädiatrischen Intensivpatienten

T. Elouahidi

Scoresysteme in der Kinderintensivmedizin

Definition

Scoresysteme können durch zahlenmäßige Bewertung definierter Einzelkriterien und nachfolgende Berechnungen die Ausprägung eines Zustandes beschreiben. Bei der Bezugnahme auf nur einen Bereich wird das System meist als Skala oder Scale, bei mehreren Bereichen als Score bezeichnet. Die für die Berechnungen zur Anwendung kommenden mathematischen Operationen reichen von einfacher Summation bis zu komplizierten Expotenzialfunktionen.

Nach der *Herkunft der Kenngrößen* unterscheidet man zwischen:
- physiologischen Scores, bei denen mehrere leicht zu ermittelnde Variablen für die Vitalfunktionen (ZNS, Atmung, Kreislauf) bestimmt werden müssen,
- traumatologisch-anatomischen Scores, die sich vom komplexen Verletzungsmuster ableiten,
- kombinierten Scores mit Komponenten aus traumatologisch-anatomischen und physiologischen Bewertungsschemata,
- Intensivscores, die neben den Vitalparametern mit einer Reihe von Laborwerten und Parametern der intensivmedizinischen Überwachung arbeiten,
- therapeutischen Scores und Indizes, die sich am Therapieaufwand orientieren.

Nach dem *Zeitpunkt der Erhebung* der entsprechenden Werte und der Anwendung kann man grob vereinfacht unterscheiden zwischen:
- präklinischen oder Triagescores, deren Parameter noch vor Eintreffen in der Klinik bestimmt werden können,
- klinischen Scores, zu denen wegen der erforderlichen „endgültigen" Diagnose alle anatomischen sowie auch alle Intensiv- und therapeutischen Scores gehören.

Somit stellen Scoresysteme die Abstrahierung der Realität auf ein kleines Maß die Situation charakterisierender, relevanter Einzelkriterien unterschiedlichen Ursprungs und Zeitpunkts dar (Giebel u. Mitarb. 1996).

Was können Scoresysteme?

- Scoresysteme eignen sich zur raschen Kategorisierung von Patienten, präklinisch werden sie deshalb zur Triage eingesetzt.
- Sie erlauben eine standardisierte Klassifizierung des Krankheitsschweregrads.
- Eine frühzeitige Prognosestellung ist bedingt möglich.
- Sie stellen im Einzelfall eine therapeutische Entscheidungshilfe dar.
- Die Verlaufsbeurteilung einer Krankheit wird durch die kontinuierliche Kontrolle der erforderlichen, definierten Parameter erleichtert.
- Die größte Rolle spielen sie in der Evaluierung klinischer Studien und in der medizinischen Qualitätssicherung. Hierbei wird nicht der individuelle Patient, sondern ein Patientenkollektiv betrachtet.
- Eine verstärkte Tendenz in ihrer Anwendung bei Kosten-Nutzen-Analysen ist auffällig.

Wo liegen die Grenzen von Scoresystemen?

- Keine Anwendung dürfen sie als alleiniges Kriterium zur individuellen Therapieentscheidung finden, sie eignen sich nur für Patientengruppen.
- Scores sind nur auf dem Gebiet einsetzbar, für welches sie entwickelt wurden. So ist z.B. ein ausschließlich an Erwachsenen validierter Score nicht zwangsläufig auch für Kinder aussagefähig.
- Scores sind untereinander nicht kompatibel. Eine Vergleichbarkeit von Patientenkollektiven durch jeweils unterschiedliche Scoresysteme ist nicht möglich.
- Als prognostische Zielgröße dient fast ausschließlich die Letalität, Aussagen über zu erwartende Folgezustände oder gar Lebensqualität können kaum getroffen werden.
- Die Verwendung einiger Scores ist durch Urheberrechte teilweise kostenpflichtig und somit nicht jedem zugänglich.

Diese hier grob aufgezeigten Vor- und Nachteile klinischer Scores begründen einerseits die Vielzahl der gegenwärtig publizierten Scoresysteme und zeigen andererseits die Notwendigkeit genauer Kenntnisse über die jeweilige Validierung, Praktikabilität und Reliabilität vor ihrer Anwendung (Ohmann u. Mitarb. 1992, Ohmann u. Mitarb. 1993, Burchadi 1995).

Kinderintensivscores

■ Pediatric Risk of Mortality Score

Die in der Allgemeinen Intensivmedizin heute international am verbreitetsten Intensivscores sind das Acute-Physiology-and-Chronic-Health-Evaluation- (APACHE-)-Modell, zuletzt modifiziert als APACHE III, der Simplified Acute Physiology Score (SAPS), aktualisiert als SAPS II und das Mortality Prediction Model (MPM) in der letzten Überarbeitung als MPM II. Alle diese Verfahren sind nicht für Kinder evaluiert und schließen somit eine Anwendung auf der Kinderintensivstation aus (Unertl u. Mitarb. 1997).

Ein speziell für Kinder entwickelter Intensivscore ist der Pediatric Risk of Mortality Score (PRISM) in letzter Modifikation als PRISM III (Pollack u. Mitarb. 1996). Der originale PRISM-Score (Pollack u. Mitarb. 1988) stellte eine Weiterentwicklung den gleichen Autoren erarbeiteten Physiological Stability Index (PSI) (Yeh u. Mirarb. 1984) dar, den er damit ablöste.

Der Aufbau des Scoresystems entspricht dem eines typischen Intensivscores. In definierten Zeitabschnitten werden von 17 Parametern die jeweils am meisten von definierter Norm abweichenden Werte erfasst und durch festgelegte Scorepunkte bewertet. Der Endwert ergibt sich aus der Summe der Einzelscorepunkte (Tab. 23.1).

Dieses Vorgehen erfolgt zunächst für die ersten 12 Stunden nach Aufnahme auf der Intensivstation (PRISM-12), danach nochmals für die folgenden 12 Stunden (PRISM-24). Für einige Parameter werden altersspezifische Normwerte verwendet. Ferner werden zusätzlich noch weitere Risikofaktoren dokumentiert (Tab. 23.2).

PRISM III wurde an Daten von über 11 000 Patienten validiert. Hiernach konnte eine hohe Korrelation der aus

Tabelle 23.1 Pediatric Risk of Mortality Score (PRISM-III-Score) (modifiziert nach Pollack u. Mitarb. 1988)

Parameter	Alter und Wert					Score
	jedes Alter	Neugeborenes	Säugling	Kind	Jugendlicher	
Systolischer Blutdruck (mm Hg)		40–55	45–65	55–75	65–85	3
		< 40	< 45	< 55	< 65	7
Herzfrequenz (min^{-1})		215–225	215–225	185–205	145–155	3
		> 225	> 225	> 205	> 155	4
Temperatur (°C)	< 33 oder > 40					3
Pupillenreflex	1 Pupille fixiert					7
	beide Pupillen fixiert, 1 Pupille reaktiv					11
Bewusstseinslage	Stupor/Koma (GCS< 8)					5
pH-Wert	7,0–7,28					2
	< 7,0					6
	7,4–7,55					2
	> 7,55					3
Totales CO$_2$ (mmol/l)	> 34					4
PaO$_2$ (mm Hg)	42,0–49,9					3
	< 42,0					6
PCO$_2$ (mm Hg)	50,0–75,0					1
	> 75					3
Blutzucker (mmol/l)	> 11					2
Kalium (mmol/l)	> 6,9					3
Serumkreatinin (µmol/l)		> 75	> 80	> 80	> 80	2
Serumharnstoff (mmol/l)	> 5,4*	>4,3				3
Leukozyten (Gpt/l)	< 3					4
PTT (s)	> 57*	> 85				3
Thrombozyten (mm^{-3})	100 000–200 000					2
	50 000–99 999					4
	< 50 000					5

*: jede andere Altersklasse außer Neugeborenes
Neugeborenes: 0.–1. Lebensmonat
Säugling: 1.–12. Lebensmonat
Kind: 1.–12. Lebensjahr
Jugendlicher: > 12. Lebensjahr

Tabelle 23.2 PRISM III: Risikofaktoren
(modifiziert nach Pollack u. Mitarb. 1996)

Akute kardiovaskuläre Erkrankungen, die nicht zur geplanten Operation anstehen
Chromosomale Aberrationen
Krebsleiden
Vorheriger Aufenthalt auf Intensivstation
Vorstationäre kardiopulmonale Reanimation
Postoperative Aufnahme
Akuter Diabetes mellitus (diabetische Ketoazidose)
Übernahme von anderer Station
(außer postoperativen Patienten)

dem PRISM-III-Score bestimmten prädiktiven Letalität mit der tatsächlichen Letalität nachgewiesen werden.

Zur Berechnung der Letalitätswahrscheinlichkeit ist die Kenntnis spezieller mathematischer Algorithmen und gewichteter Koeffizienten notwendig. Diese sind urheberrechtlich geschützt. Ihr Bezug erfolgt bislang über die Originalautoren und ist zu Forschungszwecken kostenlos, sonst gebührenpflichtig.

Trotz dieser Einschränkungen ist der PRISM-III-Score der in der Literatur am häufigsten angeführte Kinderintensivscore, der außerdem an der mit Abstand größten Anzahl von Patienten validiert wurde.

■ **Paediatric Index of Mortality**

Der Paediatric Index of Mortality (PIM) (Shann u. Mitarb. 1997) stellt eine einfachere Alternative zum PRISM-III-Score dar. Innerhalb der ersten Stunde nach Aufnahme auf der Intensivstation werden 8 Einzelkriterien abgefragt und gewichteten Faktoren zugeordnet. Durch eine Expotenzialfunktion kann dann die prädiktive Letalität errechnet werden (Tab. 23.3).

Inwiefern sich dieses Verfahren international etablieren wird, bleibt abzuwarten. Vorteile des PIM liegen in der geringeren Anzahl benötigter Kriterien, dem Bezug auf die Akutsituation des Patienten bei der Aufnahme auf der Intensivstation und der freien Zugänglichkeit von Algorithmen und Koeffizienten. Nachteilig ist die bisher kleinere Anzahl validierter Datensätze und die noch fehlende breite internationale Akzeptanz.

Kindertraumascores

Zu berücksichtigen sind bei der Anwendung von Traumascores vor allen Zeitpunkt und Ziel ihrer Anwendung. Dabei stehen für Kinder sowohl präklinische als auch klinische Scores zur Verfügung.

Tabelle 23.3 Paediatric Index of Mortality (PIM)
(modifiziert nach Shann u. Mitarb. 1997)
Zeitpunkt der Erhebung der Parameter = Aufnahme auf der Intensivstation bis zur ersten vollen Stunde

PIM-Kriterien:	Koeffizient*
Geplante Aufnahme auf der Intensivstation nach elektivem chirurgischen Eingriff, nach ZVK-Anlage, zum Monitoring o. Ä.: • nein = 0 • ja = 1	F 1 = -1,552
Zutreffen einer der unten genannten Diagnosen**: • nein = 0 • ja = 1	F 2 = 1,826
Pupillenreaktion auf Licht: • beide fixiert und > 3 mm = 1 • andere = 0 • unbekannt = 0	F 3 = 2,357
• Basenüberschuss (*absoluter Wert*) arteriell oder kapillar (in mmol/l) • Unbekannt = 0	F 4 = 0,071
• *errechneter Wert* aus der Formel: $100 \times FiO_2 / paO_2$ (in mm Hg^{-1}) • unbekannt = 0 FiO$_2$ nur über Tubus oder Maske zum Zeitpunkt der paO$_2$-Bestimmung	F 5 = 0,415
• *Absolutwert* aus systolischem Blutdruck-120 (in mm Hg) • unbekannt = 120	F 6 = 0,021
Beatmung während der ersten Stunde auf der Intensivstation: • nein = 0 • ja = 1	F 7 = 1,342
Konstante	F 8 = -4,873
PIM-Formel:	

prädiktive Letalität = $p = \dfrac{e^z}{(1+e^z)}$

$z = (y_1 \times F1) + (y_2 \times F2) + ... (y_7 \times F7) + $ Konstante (F 8)***

*: F1 – F8 sind die jeweiligen Faktoren zur Wichtung des entsprechenden Kriteriums (Kriterium = y = 0 oder 1 oder absoluter Wert oder errechneter Wert oder Konstante)

**: Diagnosen mit Auswirkungen auf den PIM:
- Herzstillstand außerhalb des Krankenhauses
- schwere kombinierte Immuninsuffizienz
- Leukämie oder Lymphom nach Erstmanifestation
- zerebrale Blutung
- Kardiomyopathie oder Myokarditis
- hypoplastisches Linksherzsyndrom
- HIV-Infektion
- IQ < 35; kleiner als beim Down-Syndrom
- neurodegenerative Erkrankung

***: y_1–y_7 = Kriterium 1–7, F1–F8 = zugehörige Koeffizienten

Präklinische Triagesores

Zur schnellen Kategorisierung verletzter Kinder noch am Unfallort haben sich sowohl der Pediatric Trauma Score (PTS) (Tab. 23.**4**) als auch der Revised Trauma Score (RTS) (Tab. 23.**5**) bewährt.

■ Pediatric Trauma Score

Der Pediatric Trauma Score (PTS) (Tepas u. Mitarb. 1987) enthält sowohl physiologische als auch anatomische Komponenten. Die zu bestimmenden 6 Parameter werden mit Punkten jeweils von +2 bis -1 bewertet (Tab. 23.**4**).

Der Score bildet sich aus der Summe der Einzelwerte. Ein Wert von < 8 wird als „kritischer Triagewert" betrachtet und sollte eine Versorgung in einem kindertraumatologischen Zentrum der Maximalversorgung nach sich ziehen. Die verbal formulierten Kriterien lassen der Subjektivität des Untersuchers einen relativ großen Spielraum und erfordern somit die genaue Kenntnis der einzelnen Charakteristika.

■ Revised Trauma Score

Auch der aus der Notfallmedizin bekannte Revised Trauma Score (RTS) (Champion u. Mitarb. 1989) eignet sich zur Beurteilung verletzter Kinder am Unfallort (Tab. 23.**5**).

Als rein physiologischer Score ist er im Vergleich zum PTS einfacher und schneller zu erheben und wegen seines Bezugs auf standardisierte Messverfahren weniger subjektiv. Ein weiterer Vorteil liegt in der Beschreibung des neurologischen Defizits, bei der er sich auf die Glasgow Coma Scale (GCS) (Teasdale u. Mitarb. 1974) bezieht und wegen der im Vergleich zum PTS größeren Anzahl an Untergruppen eine detailliertere Klassifizierung ermöglicht. Die prognostische Aussagekraft ist zumindest ab dem Schulkindalter gleichwertig. Bei einer Gesamtpunktzahl von < 11 sollte eine stationäre Aufnahme zu erfolgen.

Klinisch-anatomische Traumascores

Der Schweregrad von Einzelverletzungen und deren Kombinationen bei Mehrfachverletzungen bzw. Polytrauma kann durch den Injury Severity Score (ISS) auch bei Kindern gut klassifiziert werden. Zur primären Bestimmung der Verletzungsschwere der jeweiligen

Tabelle 23.**4** Pediatric Trauma Score (modifiziert nach Tepas u. Mitarb. 1987)

Kriterium	Punkte		
	+2	+1	-1
Körpergewicht	> 20 kg	10–20 kg	> 10 kg
Atemwege	normal	aufrechterhalten	nicht aufrechterhalten
Systolischer Blutdruck	> 90 mm Hg	90–50 mm Hg	< 50 mm Hg
ZNS	bewusstseinsklar	bewusstseinsgetrübt/bewusstlos	komatös/Dezerebrationszeichen
Offene Verletzungen	keine	gering	groß/penetrierend
Knöcherne Verletzungen	keine	geschlossene Fraktur	offene/multiple Frakturen

Erläuterungen:
Atemwege: +2 Punkte bei suffizienter Spontanatmung; +1 Punkt, wenn Maßnahmen zur Verbesserung der Oxygenierung (Kopflagerung, Sauerstoffmaske...) erforderlich sind; -1 Punkt bei Intubation, Koniotomie usw.
ZNS: +2 Punkte, wenn vollkommen bewusstseinsklar und adäquat reagierend; -1 Punkt, wenn vollkommen reaktionslos; +1 Punkt für alle dazwischen liegenden Zustände.
Offene Verletzungen: +2 Punkte, wenn kein Anhalt für äußeres Trauma oder Schürfungen; +1 Punkt bei Schürfungen und kleineren Hautverletzungen; -1 Punkt bei jeder penetrierenden Verletzung – unabhängig von Lokalisation – oder jeder größeren oberflächlichen Hautverletzung.
Knöcherne Verletzungen: +2 Punkte, wenn keinerlei Anzeichen für eine Fraktur; +1 Punkt bei Verdacht oder dem Vorliegen einer einzelnen, geschlossenen Fraktur; -1 Punkt bei mehreren geschlossenen Frakturen oder einer offenen Fraktur.

Tabelle 23.**5** Revised Trauma Score (Champion u. Mitarb. 1989)

Glasgow Coma Scale	Systolischer Blutdruck (mm Hg)	Atemfrequenz (min^{-1})	Punkte
13–15	> 89	10–29	4
9–12	76–89	> 29	3
6–8	50–75	6–9	2
4–5	1–49	1–5	1
3	0	0	0

Einzelverletzung ist dafür die Klassifikation nach der Abbreviated Injury Scale (AIS) durchzuführen.

■ Abbreviated Injury Scale

Entsprechend 6 definierter Körperregionen erfolgt die Zuordnung der Verletzung zu 6 verschiedenen Schweregraden (Tab. 23.6 u. Tab. 23.7).

Die dafür notwendigen Manuals (Association of the Advancement of Automotive Medicine 1990) bzw. modifizierte Einzeltabellen wurden von verschiedenen Arbeitsgruppen veröffentlicht. Die 1990er-Revision des AIS bezieht sich bei stets steigender Tendenz auf mittlerweile über 2000 Diagnosen.

■ Injury Severity Score

Der Injury Severity Score (ISS) (Baker u. Mitarb. 1974) errechnet sich aus der Summe der Quadrate der Verletzungsschwere der 3 gemäß AIS am schwersten betroffenen Körperregionen. Pro Körperregion wird hierbei nur die jeweils schwerste Verletzung einbezogen.

■ $ISS = A^2 + B^2 + C^2$

Eine Ausnahme hierbei gilt bei jeder Schweregrad-6-Verletzung, die immer mit 75 Punkten – der Höchstpunktzahl – in den Score eingeht. Die Letalität steigt mit der Höhe des errechneten Scores. Als schwere Verletzung gilt allgemeinen ein ISS ab 16 Punkten, bei 20 Punkten ist mit einer Letalität von ca. 10 % zu rechnen.

Spezielle Modifikationen des ISS für Kinder wie z. B. die Modified Injury Severity Scale (MISS) (Mayer u. Mitarb. 1980) haben sich international nicht durchgesetzt.

Die Vielzahl der Scoresysteme, ihre unterschiedliche Anwendung und fehlende Kompatibilität untereinander erfordern für vergleichende Studien stets die Erfassung aller für die entsprechenden Scores notwendigen Rohdaten und Parameter. Nur durch ihre lückenlose Dokumentation können retrospektiv Scores angewandt und validiert werden. Die breite Mitarbeit an großen Datenbanken wie z. B. am Traumaregister der Deutschen Gesellschaft für Unfallchirurgie (Arbeitsgemeinschaft „Scoring" der Deutschen Gesellschaft für Unfallchirurgie 1994) ist deshalb dringend zu fordern.

Tabelle 23.6 Abbreviated Injury Scale (Association for the Advancement of Automotive Medicine)

Klassifikation der Verletzung nach:		
Körperregionen	Schweregrad	
Kopf/Hals	gering	1
Gesicht	mäßig	2
Thorax	schwer, nicht lebensbedrohlich	3
Abdomen	schwer, lebensbedrohlich	4
Extremitäten	kritisch, Überleben unsicher	5
Körperoberfläche	maximal, immer letal	6

Tabelle 23.7 AIS-Beispiele der Region Thorax

Schweregrad	Verletzungsmuster
1	• einzelne Rippenfraktur • Thoraxprellung usw.
2	• Fraktur von 2–3 Rippen • Fraktur des Sternums usw.
3	• Kontusion ≤ 1 Lungenlappen • unilateraler Hämato- oder Pneumothorax • Fraktur von ≥ 4 Rippen usw.
4	• Kontusion mehrerer Lungenlappen • bilateraler Hämato- oder Pneumothorax • instabiler Thorax usw.
5	• Tracheal- oder Bronchusruptur • schweres Inhalationstrauma
6	• vollständige Durchtrennung der thorakalen Aorta

Literatur

Arbeitsgemeinschaft „Scoring" der Deutschen Gesellschaft für Unfallchirurgie (DGU) (1994) Das Traumaregister der Deutschen Gesellschaft für Unfallchirurgie. Unfallchirurg 97: 230–237

Association for the Advancement of Automotive Medicine (1990) The Abbreviated Injury Scale. Revision. Des Plaines, Illinois

Baker SP, O' Neill B, Haddon W et al. (1974) The injury severity score: a method for describing patients with multiple injuries and evaluating emergency care. J Trauma 14: 187–196

Burchadi H (1995) Brauchen wir die Vorhersage des „Outcome" in der Intensivmedizin? Anästh Intensivmed 36: 153–160

Champion HR, Sacco WJ, Copes WS et al. (1989) A revision of trauma score. J Trauma 29: 623–629

Giebel GD, Troidl H (1996) Möglichkeiten und Grenzen von Scores. Langenbecks Arch Chir 381: 59–62

Mayer T, Matlak ME, Johnson DG et al. (1980) The modified injury severity scale in pediatric multiple trauma patients. J Ped Surg 15: 719–726

Ohmann C, Groß-Weege W (1992) Scoring-Systeme auf der chirurgischen Intensivstation. I. Chirurg 63: 1021–1028

Ohmann C, Groß-Weege W (1993) Scoring-Systeme auf der chirurgischen Intensivstation. II. Chirurg 64: 21–22

Pollack MM, Ruttimann UE, Getson PR (1988) The pediatric risk of mortality (PRISM) score. Crit Care Med 16: 1110–1116

Pollack MM, Patel KM, Ruttimann UE (1996) PRISM III: An updated pediatric risk of mortality score. Crit Care Med 24: 743–752

Shann F, Pearson G, Slater A, Wilkinson K (1997) Paediatric index of mortality (PIM): A mortality prediction model for children in intensive care. Intensive Care Med 23: 201–207

Teasdale G, Jennett B (1974) Assessment of coma and impaired consciousness. A practical scale. Lancet 2: 81–84

Tepas JJ, Mollitt DL, Talbert JL, Bryant Michael (1987) The pediatric trauma score as a predictor of injury severity in the injured child. J Ped Surg 22: 14–18

Unertl K, Kottler BM (1997) Prognostische Scores in der Intensivmedizin. Anaesthesist 46: 471–480

Yeh TS, Pollack MM, Ruttimann UE, Holbrook PR, Fields AI (1984) Validation of a physiologic stability index for use in critically ill infants and children. Pediatr Res 18: 445–451

24 Weiterbildung in der pädiatrischen Intensivpflege

K. Tegtmeyer

Bedingt durch die besonderen physiologischen und pathophysiologischen Gegebenheiten des Kindes gegenüber dem Erwachsenen erfordert die Überwachung, Pflege, Therapie und Diagnostik kranker Kinder mit Störungen der vitalen Funktionen speziell ausgebildetes Pflegepersonal.

Innerhalb der Weiterbildung für pädiatrische Intensivpflege werden durch theoretische und praktische Unterrichtseinheiten sowie praktische Unterweisung und Anleitung auf den Intensivstationen fachspezifische Kenntnisse und Fertigkeiten vermittelt.

Gesetzliche Grundlagen

Die Lehrinhalte werden in der überwiegenden Zahl der Bundesländer in Weiterbildungsverordnungen für die Intensivpflege geregelt.
Die gesetzlichen Vorgaben orientieren sich einheitlich an der Weiterbildungsempfehlung in der Intensivpflege der Deutschen Krankenhausgesellschaft vom 01.10.1998.

Struktur der Weiterbildung

Die Weiterbildung erfolgt als ein berufsbegleitender Lehrgang. Er dauert bei Vollzeitbeschäftigung 2 Jahre – bei Teilzeitarbeit entsprechend länger – und umfasst:
- den theoretischen Unterricht,
- die praktische Weiterbildung in intensivmedizinischen Bereichen,
- das Examen.

Voraussetzungen zur Zulassung sind:
- die abgeschlossene Berufsausbildung als Kinderkrankenschwester/-pfleger mit staatlichem Examen nach § 1 des Krankenpflegegesetzes,
- der Nachweis einer in der Regel 2-jährigen Tätigkeit in der Kinderkrankenpflege, davon mindestens 6 Monate auf einer pädiatrischen Intensivpflegestation.

Theoretischer Unterricht

Als Grundlage für den theoretischen Unterricht wird ein Curriculum erstellt, aus dem der Inhalt der pflegerischen und medizinischen Unterrichtsstunden sowie die für die einzelnen Unterrichtskapitel vorgesehene Stundenzahl zu entnehmen sind. Der Kenntnisstand der Weiterbildungsteilnehmer wird durch regelmäßige Leistungsnachweise im theoretischen und praktischen Bereich überprüft. Über die Teilnahme am Unterricht wird ein Nachweis geführt.

Zu den *Lehrfächern mit pflegerischen Themen* gehören u. a.:
- Theorien der Kinderkrankenpflege wie:
  - Umsetzung des Pflegeprozesses mit dem Schwerpunkt Familienorientierung in der pädiatrischen Intensivpflege,
- Krankenbeobachtung und Durchführung pflegerischer Maßnahmen, wie:
  - Erkennen und Beurteilung von akuten Störungen der Vitalfunktionen,
  - Anwendung alternativer Pflegemethoden, z.B. Kinästhetik Infant Handling,
  - spezielle Pflege – dem Alter und der Erkrankung des Kindes entsprechend,
- Assistenz bei diagnostischen und therapeutischen Maßnahmen, wie:
  - Vorbereitung sowie Beobachtung und Betreuung des Kindes während und nach der Maßnahme,
- Pflege und Begleitung sterbender Patienten und ihrer Angehörigen, wie:
  - Erkennen der besonderen Bedürfnisse des Kindes und der Familie,
- Durchführung der kardiopulmonalen Reanimation,
- Hygiene Intensivbereich,
- Funktion und Anwendung von Geräten im Intensivbereich,
- Sozial- und Methodenkompetenz.

Zu den *Lehrfächern mit medizinischen Themen* gehören u. a.:
- Wiederholung des anatomischen und physiologischen Grundwissens über den kindlichen Organismus sowie spezielle Kenntnisse über Ätiologie, Pathophysiologie, Symptomatik, Diagnostik, Überwachungs- und Behandlungsmethoden bei Erkrankungen in allen Lebensaltern, welche der intensivmedizinischen Versorgung bedürfen wie des Atmungssystems, des Herz-Kreislauf-Systems, des Wasser-, Elektrolyt-, Säure-Basen-Haushalts, des Energie- und Wärmehaushalts, des renalen Systems, des ZNS, des Blutbildungs- und Gerinnungssystems,
- kinderchirurgische Erkrankungen, prä- und postoperative Verläufe,

- Grundlagen der Anästhesie, Schmerztherapie,
- Grundlagen und spezielle Kenntnisse der Pharmakologie,
- Symptomatik des Atem- und Herz-Kreislauf-Stillstands, Durchführung der kardiopulmonalen Reanimation.

Zu den *Rahmenfächern* zählen:
- Berufskunde,
- Rechtskunde,
- Ethik,
- Psychologie,
- Krankenhausbetriebslehre,
- Pflegeforschung.

Die pflegerischen und medizinischen Themen werden in 720 Unterrichtsstunden vermittelt.

Die Gesamtstundenzahl – von der DKG werden mindestens 240 Unterrichtsstunden empfohlen – ist in der Regel von den Weiterbildungsstätten höher angesetzt, um den gestiegenen Anforderungen an das Intensivpflegepersonal gerecht zu werden.

Praktische Weiterbildung

Innerhalb der Weiterbildungszeit arbeitet der Weiterbildungsteilnehmer in verschiedenen Fachdisziplinen der Intensivmedizin. Die Einsatzplanung gehört zu den Aufgaben der pflegerischen Leitung der Weiterbildung. Zu den obligatorischen Einsätzen in der Pädiatrie zählen die interdisziplinäre und die neonatologische Intensivstation sowie die Anästhesie. Fakultative Einsätze haben sich in den Bereichen Dialyse, Herzkatheterlabor, Onkologie und Erwachsenenintensivpflege bewährt.

Integriert in die praktische Tätigkeit, die mindestens 2350 Stunden beträgt, erfolgt eine regelmäßige Anleitung und Überprüfung der praktischen und theoretischen Leistungen durch Praxisanleiter des Arbeitsbereichs sowie durch die pflegerischen Lehrkräfte der Weiterbildung. In einem praktischen Tätigkeitskatalog werden der Einsatzbereich, die Einsatzdauer sowie die Leistungsnachweise dokumentiert.

Examen

Das Examen gliedert sich in 3 Abschnitte (schriftlich, praktisch, mündlich) und wird unter der Aufsicht eines Prüfungsausschusses durchgeführt. Dieser besteht aus:
- einem Vertreter der zuständigen Behörde als Vorsitzender,
- der Leitung der Weiterbildung,
- pflegerische und ärztliche Lehrkräfte der Weiterbildung.

Im schriftlichen und mündlichen Examen werden die Kenntnisse aus den pflegerischen und medizinischen Unterrichtsstunden überprüft, das praktische Examen wird am Bett des Patienten durchgeführt und beinhaltet die Planung, Begründung und Durchführung der Pflege, Überwachung und Therapie.

Der Weiterbildungsteilnehmer erhält ein Zeugnis, in dem die Teil- und Gesamtnoten niedergeschrieben sind und schließt den Lehrgang mit der Bezeichnung „Kinderkrankenschwester/-pfleger für Pädiatrische Intensivpflege" ab.

Literatur

Weiterbildungsempfehlung in der Intensivpflege der Deutschen Krankenhausgesellschaft 01.10.1998. Verordnung des Sozialministeriums über die Weiterbildung in den Berufen der Krankenpflege und Kinderkrankenpflege auf dem Gebiet der Intensivpflege, Baden-Württemberg 01.02.2001

Sachverzeichnis

A

Abbreviated Injury Score 820
A-B-C-D-E-Regel 634
Abdomen
– Aufnahmediagnose, Polytrauma, kindliches 660
– Fanconi-Anämie 372
– Untersuchung, Kind, bewusstloses 201
– Verletzungsmuster, Kind, polytraumatisiertes 658
Abdomenübersicht im Hängen 145
Abdominelle Störung, Onkologie 410
Abführmittel 520
Absaugen
– Beatmung, maschinelle 726
– Mekoniumaspirationssyndrom 672
– Operation, Probleme, tracheobroncheale 568
Absaugpumpe 9
Abstoßungsreaktion 580
Abwehrschwäche, und Herpes-simplex-Virus-Infektion 491
ACE-Hemmer 92 f
– Hypertonie, renale 294
– Schock, kardiogener 114 f
Acetylcholinesterasehemmer 465
Acetyl-Coenzym-A-Dehydrogenase-Mangel 231
Acetylcystein
– Antidot 526
– Leberversagen, fulminantes 334
– Notfallmedizin 804
– Paracetamolintoxikation 335
– Tracheobronchitis, maligne 120
Acetylsalicylsäure
– Analogsedierung, postoperative 785
– Notfallmedizin 810
– Purpura Schoenlein-Henoch 358
– Taucherunfall 708
Aciclovir
– Herpes-simplex-Virus-Enzephalitis 225, 494 f
– Herpes-simplex-Virus-Infektion, orale 494
– Herpesvirus 335
– Notfallmedizin 807
– Prophylaxe, Blutstammzelltransplantation 422
– Varicella-Zoster-Virus-Infektion 498 ff
ACTH-Spiegel 247
Acylureidopenicilline
– Chemotherapie, antimikrobielle 487
– Immunsuppression 416
– Neutropenie 416
Addison-Krise, akute 463
Adenomatose, zystische 183
Adenosin
– Notfallmedizin 805

– Tachykardie, supraventrikuläre 104
Adenosin-Desaminase-Mangel 459 f
Aderlass, Polycythaemia vera 375
– – – Hyperviskosität durch Blutzellen 382
ADH s. Antidiuretisches Hormon Adiuretin
– Schwartz-Bartter-Syndrom 325
– Konzentration, nach Durstversuch 324
Adiuretin-Mangel 323
Adoleszent
 Atemfrequenz 718
– Atemminutenvolumen 718
– Blutung, gastrointestinale 30
– Erbrechen, Ursachen 27 f
– Harnausscheidung 324
– Hypertonie, arterielle 291
– Wasserbedarf 300
Adrenales System, Tumor, hormonbildender 411
Adrenalin
– Herzrhythmusstörung 102
– Laryngitis, stenosierende 119
– Notfallmedizin 801, 805
– Reanimation 58 f
– – kardiopulmonale 651 f
– Schock, kardiogener 114
Adrenalin-Aerosol-Inhalation 640
Adrenogenitales Syndrom (AGS) 321 ff
– – einfach virilisierendes 321
– – mit Salzverlust 321 f
– – Therapie 322
– – – operative 323
– – – pränatale 323
Adult Respiratory Distress Syndrome (ARDS) 780
Aerodigestivtrakt, Verletzung 675
Afterload s. Nachlast
Agammaglobulinämie, kongenitale 454 f
Agenesie
– Atemorgane 162
– Lunge 179
AHF s. Faktor VIII
Aktivkohle 519 f
– Antidot 527
Akutdialyse
– Katheter 752
– Zugang, zentralvenöser, Indikation 769
Akutschmerztherapie 655
Alfentanyl 794
Alkalose
– Herzrhythmus 101
– hypochlorämische 319
– metabolische 29
– respiratorische 242
Allergie, Transfusionsreaktion 443

Alloimmunthrombozytopenie, neonatale 391
– – Thrombozytentransfusion 434
Alveolargasgleichung 138
Alveolarkollaps 149
Alveolarproteinose (AP) 145 f
Alveolarventilation 134 f
Alveolen
– Exsudat 145 f
– Surfactantgehalt, verminderter 152
Ambroxol
– Notfallmedizin 804
– Status asthmaticus 122
Amikacin 807
Aminocilline 416
Aminoglykoside 487
Aminopenicilline 487
Aminophyllin 122
Amiodaron 805
Ammoniak 201
Amniozele 555
Amoxicillin
– Clavulensäure, Notfallmedizin 807
– Immunsuppression 416
– Neutropenie 416
– Stressblutung, gastrointestinale 362
Amphotericin B
– Aspergillusinfektion 508
– Candidainfektion 505 f
– Immunsuppression 416
– Kryptokokkusinfektion 507
– Leberversagen, fulminantes 333 f
– liposomales 416
– Neutropenie 416
– Notfallmedizin 807
Ampicillin
– Anästhesie 782
– Meningitis 222 f
– Notfallmedizin 807
– Status asthmaticus 122
Amrinon 91
Amylasebestimmung 348
Analgesie
– Kind
– – polytraumatisiertes 658
– – traumatisiertes 635
– Operation, Probleme, tracheobroncheale 567
Analgetika
– Einsatz, unzureichender 801
– Intubation, endotracheale 142
– Nierentransplantation 584 f
– Notfallmedizin 800 f
– Pankreatitis, akute 349
– Pseusotumor cerebri 239
– Schmerztherapie 656
Analogsedierung
– Intubation, endotracheale 142
– Notfallmedizin 802 ff
– postoperative 784 ff

Analogsedierung
- Traumapatient 788
Anämie 366 ff
- aplastische 368 ff
- - erworbene 374
- - Merkmale, typische 371
- Diagnostik 367
- Erythrozytenvolumen 366
- hämolytische 366 f
- durch Knochenmarkversagen 370
Anästhesie 776 ff
- Bronchoskopie 784
- Computertomographie 783
- Dosierung, titrierende 788
- Eingriff, invasiver 779 f
- Fremdkörperentfernung, notfallmäßige 778
- Gastroskopie 784
- Herzkatheter 784
- Magnetresonanztomographie 783
- Problempatient 779 ff
- Verbrennung, Erstversorgung 778
Anästhetika
- intravenöse, Pharmakologie 792 ff
- Kind, traumatisiertes 639
Anastomose
- nach Bishop-Koop 549
- nach Santulli 549
Androgene
- Blackfan-Diamond-Syndrom 373
- Dyskeratosis congenita 373
- Fanconi-Anämie 371
- Shwachman-Syndrom 373
Anetodermie 196
Aneurysma, zerebrales, angeborenes 261
Anfall
- fokaler tonischer 218
- generalisierter 22
- partieller 22
Angiographie
- Blutung, gastrointestinale 32
- Hirnblutung, Fehlbildung, vaskuläre 262
- Meckel-Divertikel 365
- Ösophagusvarizenblutung 352
- Sinus cavernosus, Thrombose 258
- Verschlusskrankheit, zerebrale arterielle 260
Angioödem 195 f
Anion gap 309 f
Anionenlücke 309 f
Anruf, Reaktion, Kind, bewusstloses 203 f
ANS s. Atemnotsyndrom, neonatales
Antazida 361
Antibiotika
- Anästhesie 782
- Beatmung, maschinelle 726
- Dosierung
- - bei Immunkompression 416
- - bei Neutropenie 416
- Dosierungsrichtlinien, Nierenversagen, akutes 289
- Enterokolitis, nekrotisierende 346
- Fasziitis, nekrotisierende 194
- Hirnblutung, Fehlbildung, vaskuläre 262
- Hyper-Immunglobulin-E-Syndrom 464
- Infektion, bakterielle 472
- kombinierte, Sepsis, neonatale 477
- Masernenzephalitis 227

- Mendelson-Syndrom 133
- Meningitis 222 f
- Meningokokkeninfektion, systemische 482
- Nierentransplantation 584 f
- Notfallmedizin 807 f
- Ödem, akutes hämorrhagisches 196
- Pankreatitis, akute 349
- Peritonitis 350
- Purpura Schoenlein-Henoch 358
- Sepsis, neonatale 477 f
- Shuntinfektion 274
- Varicella-Zoster-Virus-Infektion 498
- wichtige, Chemotherapie, antimikrobielle 486 f
Antibiotikaapplikation
- lokale 488
- prophylaktische
- - Immundefekt 453
- - perioperative 663
- - systemische 487
Antibiotikakombination 472
Anticholinerges Syndrom, Vergiftung 515
Anti-D, Immunthrombozytopenie
- - chronische 389
- - mit Langzeitblutung, Therapie 390
Antidiuretisches Hormon 250 f
- - Gabe 251
- - Natrium 302 f
Antidot, Verfügbarkeit
- - Arzt, niedergelassener 531
- - Kinderklinik 532
Antidotbehandlung 525 ff
Antiemese 320
Antiepileptika
- Fieberkrampf 217
- Krampfanfall, neonataler 219
Antigenabsättigung 404
Antigennachweis
- Herpes-simplex-Virus-Infektion 493
- Infektion, bakterielle 471
- Meningokokken, Lokalinfektion 482
Antihämophiliefaktor s. Faktor VIII
Antihistaminika 196
Antihypertensiva
- Krise, hypertensive 292
- Neonatalperiode 293
- orale 293
Antikoagulanzien
- Blutreinigungsverfahren, extrakorporales 763
- Hämoglobinurie, paroxysmale, nächtliche 370
- Membranoxygenierung, extrakorporale 745
- Sinusthrombose 258
- Verschlusskrankheit, zerebrale arterielle 260
Antikonvulsiva
- Hirnblutung, Fehlbildung, vaskuläre 262
- Hyponatriämie 303 f
- Notfallmedizin 802 ff
- Pertussisenzephalopathie 237
- Reye-Syndrom 231
- Sinusthrombose 258
- Verschlusskrankheit, zerebrale arterielle 260
Antikörper
- antilymphozyten-mononukleäre 389
- Herpes-zoster-Enzephalitis 226

- Masernenzephalitis 227
- Varicella-Zoster-Virus-Infektion 498
Antikörpernachweis
- Herpes-simplex-Enzephalitis 224 f
- Herpes-simplex-Virus-Infektion 493
Antimykotika
- Candidainfektion 505 f
- Notfallmedizin 808
Antioxidanzien 608
Antipyrese 245
Antipyretikum 36
Antirheumatika, nichtsteroidale 358
Antithrombin-III-Konzentrat 436
- Gerinnung, intravasale, disseminierte 398
- Notfallmedizin 810
Antithrombin-III-Konzentrat-Erkrankung 423 ff
Antithrombin-III-Mangel
- angeborener 439
- erworbener 439
Antwort, verbale, Kind, bewusstloses 203 f
ANV s. Nierenversagen, akutes
Aortenbogen
- doppelter 174, 574
- rechtsseitiger 574 f
Aortographie, retrograde 182
Aphonie 724
Aplasie
- Atemorgane 162
- Lunge 179
Apnoe 218
Apomorphin 519
Apomorphinhydrochlorid 526
Appendizitis 560 ff
- Komplikation 562
- Therapie 561 f
Aprotinin, Notfallmedizin 810
Äquilibrationstest, peritonealer 754
ARDS s. Atemnotsyndrom, akutes, im Kindesalter
Argininhydrochlorid 522 f
- Erbrechen, anhaltendes 29
Arme
- Fanconi-Anämie 372
- Gefäßregion für Venenverweilkatheter 765
Arterenol 98
Arteria
- cerebri media 599
- lusoria 574 f
- pulmonalis, aberrierende 175
- subclavia, rechte, aberrierende 174
Arthritis 394
Arthroophthalmopathie, progressive 163
Arzneimittelexanthem, generalisiertes bullöses fixes 190
Ascorbinsäure 389
Aspergillusinfektion 507 ff
- Drainage 508
- Nachweis, kultureller 508
Asphyxie 218
Aspiration
- Atemnotsyndrom, akute, im Kindesalter 157
- bakteriell kontaminierte 127 f
- Fremdkörper
- - fester 128 ff
- - kleiner 778
- Luftwege, Obstruktion 622 ff

Sachverzeichnis **825**

– Risikofaktoren 124
Aspirationssyndrom 123 ff
Aspirtionspneumonitis 776 f
Assistenzpersonal 16 f
Asthma bronchiale 780
Asystolie
– Elektrokardiogramm 50
– Elektrotherapie 56
– Herzrhythmusstörung 101
– Reanimation, kardiopulmonale 653
Ataxia telangiectatica 462
Atelektase 149 f
– angeborene 149
– postoperative 149
– Therapie 150
Atemantrieb
– neuromuskulärer, Störung 635
– zentraler 135
Atemarbeit, Bestimmung 136
Atembewegung, paradoxe 23
Atemfrequenz
– Beatmung, Kind, traumatisiertes 640
– Kinder 718
– Monitoring, Beatmung, maschinelle 725
– pro Minute, Abkürzung 717
Atemfrequenzmonitor
– Herz-Kreislauf-Stillstand 49
– Reanimation 51
– Störung 51
Atemfunktion
– Anästhesie 779
– Aufnahmediagnose, Polytrauma, kindliches 659
– Beeinträchtigung, Ebenen 635 f
– Sicherung, Kind, traumatisiertes 637
Atemfunktionsstörung 779
Atemhilfe 639
Ateminsuffizienz 117
– Diagnostik 719
– Kinder 718 ff
– Symptome 718 f
Atemmechanik, Einschränkung 636
Atemminutenvolumen, Definition 717
Atemmuskel, Kapazität 136
Atemmuskulatur, Störung 636
Atemnotsyndrom
– akutes, im Kindesalter 151 ff, 735 ff
– – – Beatmung, maschinelle 728
– – – Blutstammzelltransplantation 424
– – – Diagnostik 158 f
– – – Ertrinkungsunfall 701
– – – Lagerungstechnik 160
– – – Lagerungstherapie 737
– – – Lebertransplantation 581
– – – Management 679
– – – Murray-Score 736
– – – Pathogenese, Kind, traumatisiertes 642
– – – Prognose 161, 738
– – – Rauchinhalation 644
– – – Symptome 158
– – – Therapie 159 ff, 736 ff
– – – Triggerereignis 157
– – – Ursache 157
– neonatales (ANS) 151 ff, 730
– – Beatmung 155
– – Diagnostik 152 ff
– – Differenzialdiagnose 154
– – Frühgeborenen-Intensivstation 155
– – im Kreißsaal 154 f
– – Labordiagnostik 153

– – Medikamente 156
– – Membranoxygenierung, extrakorporale 156
– – Prognose 156
– – Prophylaxe 156 f
– – Sedierung 156
– – Stadieneinteilung, radiologische 153 f
– – Surfactantgabe 155 f
– – Symptome 152
– – Therapie 154
– – Überwachung 154
Atemorgane
– Fehlbildung 162 ff
– Funktion, altersabhängige 116
– Missbildung 162 ff
– Struktur, altersabhängige 116
Atemregistrierung, rheographische 42
Atemspende, Reanimation, kardiopulmonale 651
Atemstillstand 117
– Kind, bewusstloses 205
– Ursachen 650
Atemstörung, Extubation 725
Atemstrom, Kohlendioxid, endexspiratorisches 43
Atemunterstützung 280
Atemwege
– Darstellung, videoendoskopische 567
– Fehlbildung 730
– freie, bei Herzinsuffizienz 110
– Freihalten 637 f
– Freimachen
– – Kind, traumatisiertes 637
– – Reanimation, kardiopulmonale 651
– kindliche, Besonderheit
– – – anatomische 636
– – – physiologische 636 f
– obere
– – Infektion 780
– – Verletzung, penetrierende 640
– Obstruktion 622 ff, 635 f
– – Erstversorgung 622
– – Ursache 622
– – Versorgung 623 f
– – Schädigung 644
– – Stenose, funktionelle 170
– – Verletzung 640 ff
– zentrale, Verletzung 640 f
Atemwegsdruck
– mittlerer, Berechnung 717
– positiver, kontinuierlicher
– – – Abkürzung 717
– – – nasaler, Beatmung, maschinelle 719 f
Atemwegsobstruktion, komplette 778
Atemwegsspitzendruck, Abkürzung 717
Atemwegsstenose
– angeborene 568
– erworbene 569
– kurzstreckige 568 ff
– langstreckige 572 ff
Atemwegswiderstand 136
– Berechnung 717
Atemzeitverhältnis, umgekehrtes, Beatmung
– – – Abkürzung 717
– – – Atemnotsyndrom, akutes, pädiatrisches 737
Atemzugvolumen
– Beatmung, Kind, traumatisiertes 639
– Einheit 717

Atenolol 294
AT-III-Konzentrat s. Antithrombin-III-Konzentrat
Atlantoaxiale Verletzung 628
Atlantookzipitale Verletzung 627 f
Atmung
– ataktische, Kind, bewusstloses 205
– Besonderheit, physiologische, Kinder 718 f
– Einschätzung 19
– Gesamtminutenvolumen 134
– Kennwerte, physiologische 718
– Kind, bewusstloses 205
– Minutenvolumen 135
– Postreanimationsphase 61
– Prüfung, Taucherunfall 708
– Sepsis, neonatale 476
– Störung
– – hyperkapnische 134
– – hypoxämische 136 ff
– – Untersuchung, Kind, bewusstloses 200
Atmungsorgane 116 ff
Atracurium
– Notfallmedizin 804
– Pharmakologie 798
Atresie 545 f
Atropin
– Anästhesie 778
– Notfallmedizin 805
– Reanimation 59
– – kardiopulmonale 652
Atropinsulfat, Antidot 526
Ätzmittel, Haushalt, als Noxen 512 f
Augapfel, Verformung 666
Augen
– Entzündung, linsenbedingte 667
– Untersuchung 201
– Verätzung 525
– Verletzung 665 ff
Augendruck 667
Augeninnendruck 668
Augenlid, Verletzung 665 f
Augenöffnen, Prüfung 202 f
Ausscheidungsurographie 681
Austauschtransfusion
– Frischplasma, gerinnungsaktives 438
– Neugeborenes 448 f
Auswurf 636
Auswurfwiderstand 73
Autoimmunhepatitis 331 f
Autoimmunität, Mechanismus 452
Autoimmunthrombozytopenie, neonatale 391
– – Thrombozytentransfusion 434
Autotransfusion 446
Azathioprin 395
Azidose
– hypochlorämische 247
– intrazelluläre 800
– Massivtransfusion 441
– metabolische 309 ff
– – Auswirkung, klinisch relevante 311
– – Kompensation, respiratorische 310
– – Nierenversagen, akutes 283
– – Puffertherapie 800
– – Therapie 311
– respiratorische, nichtkompensierte 312 f
Azidoseausgleich 116
Azidosekorrektur
– Coma diabeticum 243 f

Azidosekorrektur
- Dehydratation, isotone 315
- Gastroenteritis, mit Dehydratation 341
- Nebennierenrindeninsuffizienz 247
- Nierenversagen, akutes 286
Azlocillin
- Neutropenie 416
- Notfallmedizin 808
- Immunsuppression 416
Azygos-Hemiazygos-System 181

B

Baby-Notarztwagen 8
Bakterien
- gramnegative 468 f
- grampositive 469 f
- Leberversagen, fulminantes 331
Ballistokadiographie 48
Ballontamponade 33, 353
Banding, endoskopisches 354 f
Barbiturate
- Hirnödem 610
- Pharmakologie 792 f
- Reye-Syndrom 231
Bare Lymphocyte Syndrome 460
Barotrauma 678 f
Basismonitoring, apparatives 42 ff
Basisreanimation 52 f
Battered-Child-Syndrom 617
Bauchhöhlenpunktion 563
Bauchtrauma, stumpfes 680 ff
B-Bild-Sonographie 596 ff
Beatmung 1
- Abkürzungen 716 f
- assistierte/kontrollierte, Abkürzung 716
- Atemnotsyndrom
- - akutes, pädiatrisches 736 f
- - neonatales 155
- mit Atemzeitverhältnis, umgekehrtem
- - - Abkürzung 717
- - - Atemnotsyndrom, akutes, pädiatrisches 737
- Blutstammzelltransplantation 425
- drucklimitierte, Atemnotsyndrom, akutes 159
- druckunterstützte
- - Abkürzung 717
- - assistierte 723 f
- Emphysem, kongenitales lobuläres 151
- frühe, Schädel-Hirn-Trauma 604
- forcierte, Vergiftung 523
- bei Herzinsuffizienz 112 f
- Hirnödem 610
- Indikation
- - Sauerstoffpartialdruck 4
- - Score 5
- Infektion, bakterielle 473
- Kind, traumatisiertes 639
- laufende, Transport 729
- Lebertransplantation 581
- mandatorische, intermittierende
- - - Abkürzung 717
- - - assistierte 723
- - - synchronisierte
- - - - Abkürzung 717
- - - - assistierte 723
- - kontinuierliche, Abkürzung 717
- maschinelle 716 ff

- - Änderungen 723
- - assistierende 723 f
- - assistierte 723 f
- - Atemnotsyndrom, neonatales 730
- - Bewusstseinsstörung 21
- - Blutgase, Sollwerte 722
- - Druck, endexspiratorischer, positiver 721 f
- - Durchführung, praktische 721 ff
- - Extubation 724 f
- - Hypertension, pulmonale, persistierende 733
- - Initiierung 719 f
- - Komplikation 726 ff
- - kontinuierliche 722
- - Lagerung 726
- - Mikrobiologie 725
- - Physiotherapie 725 f
- - Status asthmaticus 123
- - Maßeinheiten 716
- - Mekoniumaspirationssyndrom 732 f
- - Membranoxygenierung, extrakorporale 745
- - Meningitis 223
- - präoperative, Probleme, tracheobronchiale 567
- - Reanimation 56 f
- - Reye-Syndrom 231
- - Schädel-Hirn-Trauma 604
- - Schock, kardiogener 116
- - Thoraxinstabilität 648
- - Zwerchfellhernie 540
Beatmungsfrequenz, Kinder 718
Beatmungsgerät, modernes 5
Beatmungsindikation 720
Beatmungsmuster, Beatmungstechnik 721
Beatmungsparameter, Kind, traumatisiertes 639 f
Beatmungspatient, Sedierung 788 ff
Beatmungstechnik 721
Bedside-Neuromonitoring 589
Behandlungsumfang, Reduzierung 814
Beine, Gefäßregion für Venenverweilkatheter 765
Bellocq-Tamponade 623
Benommenheit 200
Benzodiazepine
- Analogsedierung 789
- Anästhesie 783
- Pharmakologie 795
- Sedierung, Intoxikation 790
- Wirkung, unerwünschte 795
Berliner blau, Antidot 529
Beschlagtracheographie 170
Betablocker 294
Betarezeptoren, myokardiale 78
Betteneinheit, Abstand 14
Bettenzahl 13
Bewegungsapparat
- Aufnahmediagnose, Polytrauma, kindliches 661
- Verletzungsmuster, Kind, polytraumatisiertes 658
Bewusstseinsstörung 19 ff
- Elektrolytimbalance 241 f
Bewusstseinsverlust 19 ff
Bicarbonat
- Dosierung 312
- Puffertherapie 4

Bicarbonatpuffer 308 f
Bicarbonatpufferung
- Indikation 311
- Kontraindikation 311
Bindehautwunde 667
Bioimpedanzverfahren 48
Biot-Atmung, Kind, bewusstloses 205
Biotin 240
Biotinasemangel 239 ff
Biotinmangel 252 f
Biperidenlactat, Antidot 527
Blackfan-Diamond-Syndrom 372 f
Blastom, dysontogenetisches 184 f
Bleivergiftung 516
Blinzelreflex 19
Blitzeinleitung 777
Block
- intrahepatischer 351
- posthepatischer 351
- prähepatischer 350 f
Blockade, neuromuskuläre 143
Blocker, neuromuskulärer 639
Blut
- Fließgeschwindigkeit, im Gefäß 378
- als Flüssigkeit, viskose 377 f
- gemischtvenöses 140
- Gerinnungsfaktoren 435
- Heterogenität, rheologische, funktionelle 378 f
- Hyperviskosität, Symptome, klinische 380
- Kohlenmonoxid-Hämoglobin-Konzentration 643
- Luftwege, Obstruktion 622 f
- peripheres 408
- Schocksyndrom, toxisches 485
- Verletzung, thermische 685 f
- Viskosität
- - Korrelation Hämatokritwert 382
- - Profil 378
Blutausstrich, peripherer 366
- - Anämie, hämolytische 367
Blutaustauschtransfusion 524
Blutbild
- Hämolytisch-urämisches Syndrom 290
- Nebennierenrindeninsuffizienz 247
Blutdruck 46 f
- arterieller, Normalwerte 83
- Enzephalopathie, hypertensive 233
- Hämolytisch-urämisches Syndrom 291
- Monitoring, Beatmung, maschinelle 725
- Normalwerte 46
- Status epilepticus 213 f
- systemarterieller, Normalwerte 83
- Untersuchung, Kind, bewusstloses 200
Blutdruckabfall 763
Blutdruckmessung
- arterielle 82
- nichtinvasive
- - Herz-Kreislauf-Stillstand 49
- - Reanimation 51
- nichtinvasive 51
- zentralvenöse 82
Blutfluss, Obstruktion 781
Blutflussgeschwindigkeit, zerebrale 589 f
Blutflussmuster, Doppler-Sonographie, qualitative 599

Blutgasanalyse
- arterielle 45
- Monitoring, Beatmung, maschinelle 725
- Nebennierenrindeninsuffizienz 247
- transkutane 45 f
Blutgase, Sollwerte, Beatmung, maschinelle 722
Blutgerinnung 40
Blutglucose 247
Blutkultur
- Meningokokken, Lokalinfektion 481
- Sepsis, neonatale 476
Blutplasma, Hyperviskosität 380 f
Blutpräparat, bestrahltes 430
Blutprodukte
- Leberversagen, fulminantes 334
- Nierenversagen, akutes, prärenales 285
- unbestrahlte 453
- Zytomegali-Virus-haltige 453
Blutprodukttransfusion 417
Blutreinigungsverfahren, extrakorporales 756 ff
- - intermittierendes 759 ff
- - Katheterauswahl 757
- - Komplikation 763 f
- - kontinuierliches 762 f
- - Überwachung 763 f
Blutstammzelle 419
Blutstammzelltransplantation 418 ff
- allogene 419
- Beatmung, Indikation 425
- Chemotherapie
- - hochdosierte 421
- - myoablative 421
- Indikation 419
- Keimreduktion 422 f
- Komplikation 421 ff
- Komplikationsrate 420
- Überlebenswahrscheinlichkeit 420
Blutstillung
- endoskopische 34
- Luftwege, Obstruktion 623
Bluttransfusion
- autologe 444
- Krise, hämolytische, akute 368
Blutung
- akute, Therapie, bei Hemmkörperanwesenheit 404
- gastrointestinale 29 ff, 350 ff
- - Blutreinigungsverfahren, extrakorporales 763 f
- - Diagnostik 31 ff
- - Hämophilie 400 ff
- - Lebertransplantation 582
- - obere 30
- - Prognose 34
- - Prophylaxe, Atemnotsyndrom, akutes 160
- - Therapie
- - - chirurgische 34
- - - medikamentöse 33 f
- - untere 29 f
- - Ursachen 30
- immunthrombozytopenische 389
- intrakranielle 261
- - Hämophilie 400 ff
- - intrazerebrale 596 f
- Leber 336 f
- Nasen-Rachen-Raum 24
- subarachnoidale 596

- zerebrale 763 f
Blutungsaktivität, Klassifizierung nach Forrest 360
Blutungsanämie 366
Blutverlust, Schätzung 649
Blutzellen, Hyperviskosität 381 ff
B-Lymphozyten 451
- Entwicklung 452
BM-Test 548
Bodyplethysmographie 177
Borreliose 223
Botulismus 516
Bradyarrhythmie 101 f
Bradykardie 56
Brandverletzung 644
Braunülentechnik, Kathetersystem 766 f
Breathing 634
Brechzentrum 26
Bricanyl 122
Bronchialbaum, Hypoplasie 178
Bronchialsystem, Fehlbildung 176 ff
Bronchialtoilette 576
Bronchialwand, Fehlbildung 176 f
Bronchiektasie, kongenitale 183
Bronchien, Lappungsanomalie 177 ff
Bronchographie
- Bronchialwand, Fehlbildung 177
- Lungensequestration 182
- Probleme, tracheobronchiale 566
Bronchopulmonary Foregut Malformation 181 ff
Bronchoskopie
- Anästhesie 784
- Atemnotsyndrom, akutes, pädiatrisches 737
- Beatmung, maschinelle 725
- Bronchialwand, Fehlbildung 177
- Emphysem, kongenitales lobuläres 151
- Hauptbronchusstenose 573
- Kind, intubiertes 576
- Operation, Probleme, tracheobroncheale 568
- Probleme, tracheobronchiale 556
- Sedierung 784
- Tracheastenose, distale 571
Bronchospasmolytika 132
Bronchospasmus 636
Bronchusdystopie 177 ff
Broviac-Katheter 767 f
Brucellose 223
Brustwirbelsäule, Verletzung 630
Buckley-Syndrom 463 f
Budd-Chiari-Syndrom 330
- Ösophagusvarizenblutung 351
Budesonid, Notfallmedizin 804
Bulbustrauma
- geschlossenes 666 f
- indirektes 669 f
- offenes 667 ff
Bupivacain
- Analogsedierung, postoperative 785
- Pharmakologie 797
- Spinalanästhesie 787
Buprenorphin, Notfallmedizin 802
B-Zell-Antwort 450 f
B-Zellen
- Ausreifungsstörung 454
- Immundefekt, kombinierter, schwerer 459
B-Zell-System 454 ff

C

C1-Inhibitormangel 297 f
Calcium 306 f
- Basisbedarf 300
- Reanimation 58 f
- - kardiopulmonale 652
Calciumfolinat, Antidot 529
Calciumgluconat
- Antidot 527
- Hypoparathyreoidismus 250
- Krampfanfall, neonataler 219
Calciumgluconicum 10 %, Notfallmedizin 810
Calciumhaushalt, Bewusstseinsstörung 241
Calciumkanalblocker
- Hirnblutung, Fehlbildung, vaskuläre 262
- Nierenversagen, akutes 287
Calciumsubstitution
- Gastroenteritis, mit Dehydratation 341
- Hypoparathyreoidismus 250
Calciumtransportmechanismus, Störung, angeborene 38
Calciumnatrium-EDTA, Antidot 529
Candidainfektion 503 ff
- Diagnostik 504 f
- Eintrittpforte 503 f
- Komplikation 506
- Prognose 506
- Prophylaxe 506 f
- Therapie 505 f
Candidaösophagitis 504
- Therapie 505
Candidasepsis 504
Candidazystitis 505
Candidiasis, mukokutane, chronische 463
Candidose, disseminierte 194
Capillary Leak 685
- - Syndrome 297 f
Captopril 93
- Hypertonie, renale 294
- Notfallmedizin 805
- Schock, kardiogener 115
Carbamazepin, Notfallmedizin 802
Carbapeneme 487
Carbimazol 245
Carbo medicinalis 519 f
- - Antidot 527
Cardiac Index (CI) 73
Carnitinmangel, primärer 231
Cefalexin, Notfallmedizin 808
Cefotaxim
- Mekoniumaspiration 127
- Meningitis 222 f
- Notfallmedizin 808
Ceftazidim
- Immunsuppression 416
- Meningitis 223
- Neutropenie 416
- Notfallmedizin 808
Ceftriaxon
- Meningitis 222 f
- Notfallmedizin 808
Cefuroxim, Notfallmedizin 808
Cephalosporine
- Chemotherapie, antimikrobielle 487
- Meningitis 223

Chemoprophylaxe
- Herpes-simplex-Virus-Infektion 496
- Meningokokkeninfektion, systemische 483
- Sepsis, neonatale 479
Chemotherapie
- antimikrobielle 486 ff
- Hyperviskosität 385
Cheyne-Stokes-Atmung 205
Child-Pugh-Klassifikation, Leberzirrhose 352
Chinolone 487
Chloralhydrat
- Anästhesie 783
- Notfallmedizin 802
Chloramphenicol
- Meningitis 223
- Notfallmedizin 808
Chlorid, Basisbedarf 300
Chloriddiarrhö, kongenitale 321
Chlorprothixen 796
Cholangio-Pankreatikographie, endoskopisch-retrograde 681
Cholestase, intrahepatische, progressive, nichtobstruktive, familiäre 576
Cholinerges Syndrom, Vergiftung 515
Chonalatresie 162
Christmas-Faktor s. Faktor IX
Chulusdrainage 149
Chylomikronen 148
Chylothorax 148 f
Ciclooxygenaseinhibitoren 736
Ciclosporin A
- Graft-versus-host-Erkrankung 423
- Lebertransplantation 579 f
Ciclosporin
- Interaktion 586
- Nierentransplantation 586
Cimetidin 354
Ciprofloxazin 416
Cisaprid, Notfallmedizin 810
Citratintoxikation 440
Clarithromycin 362
Clark-Elektroden 45
CLE s. Emphysem, kongenitales lobuläres
Clindamycin
- Anästhesie 782
- Immunsuppression 416
- Neutropenie 416
- Notfallmedizin 808
Clonazepam 802
Clonidin
- Hypertonie, renale 294
- Notfallmedizin 802
Cluster-Atmung 205
CMV-Infektion
- Nierentransplantation 586
- Prophylaxe, Lebertransplantation 580
Cocktail, lytischer 36
- - Dehydratation, hypertone 317
Colistin
- Leberversagen, fulminantes 333
- Notfallmedizin 808
- Stressblutung, gastrointestinale 363
Coma
- diabeticum 242 ff
- dyspepticum 314 f
- pyloricum 319
Common variable immunodeficiency 458 f
Compliance
- Definition 717

- Residualkapazität, funktionelle 720
Computertomographie
- Anästhesie 783
- Biotinasemangel 240
- Bulbustrauma, offenes 669
- Halswirbelsäulenverletzung 626 f
- Herpes-simplex-Enzephalitis 225
- Herpes-simplex-Virus-Infektion 493
- Hirnblutung, Fehlbildung, vaskuläre 262
- Lungensequestration 182
- Megakolon, toxisches 554
- Polytrauma, kindliches 662
- Ringsyndrom 574
- Schädel, Hypoparathyreoidismus 249
- Schädel-Hirn-Trauma 609
- Schock, hämorrhagischer, mit Enzephalopathie 238
- Sedierung 782
- Sinus cavernosus, Thrombose 258
- Trachealstenose, distale 571
- Verschlusskrankheit, zerebrale arterielle 260
Continuous Positive Airway Pressure 5
Corticosteroide
- Atemnotsyndrom, akutes, pädiatrisches 736
- Bewusstseinsstörung 21
- Herpes-simplex-Virus-Enzephalitis 495
- Immunthrombozytopenie, mit Langzeitblutung, Therapie 390
- Laryngitis, stenosierende 119
- Meningokokkeninfektion, systemische 483
- Pertussisenzephalopathie 237
- Purpura Schoenlein-Henoch 358
- Shwachman-Syndrom 373
- Verätzung 525
Cortisol 242
Cortisolmangel, endogener 152
Cotrimazol 462
Coxsackie-B-Viren 218
CPAP s. Continuous Positive Airway Pressure 5
CPR s. Protein C
Croups, diphtherischer 3
Cyclophosphamid
- Hemmkörperhämophilie 405
- Purpura Schoenlein-Henoch 395
- Querschnittslähmung, akute, nichttraumatische 268

D

Dämmerzustand 200
Danazol, Immunthrombozytopenie
- - chronische 389
- - mit Langzeitblutung, Therapie 390
Darmdekontamination, selektive (SDD) 487 f
- - prophylaktische, Lebertransplantation 580
Darmersatzplastik 536
Darmperforation 582
Darmstörung 338 ff
Datenverarbeitung, moderne 17
Deckung, plastische 696 f
Deferoxamin, Antidot 527
Defibrillation 53 f
- primäre 54

- Reanimation, kardiopulmonale 652 f
- sekundäre 54
Dehydratation
- Atemnotsyndrom, akutes, im Kindesalter 159 f
- Gastroenteritis 339 ff
- hypertone 316 ff
- hypotone 315 f
- isotone 314 ff
- Kind, bewusstloses 208
- Laborparameter 314
- Pylorusstenose, hypertrophische 319
Dehydratationsgrad, Flüssigkeitszufuhr 315
Dehydrobenzperidol 795
Dekompressionskrankheit 704 ff
- Symptome 706
Dekortikationshaltung 204
- Kind, bewusstloses 208
Delirium 200
Demeclocyclin 326
Densfraktur 627
Dermatitis
- atopische 194
- irritative 196
Dermatostomatitis Baader 190
1-Desamino-D-Arginin-Vasopressin 325
Desferoxamin 369
Desfluran 792
Desmopressin 25
Desmopressintest 324 f
Dexamethason
- Antidot 527
- Bewusstseinsstörung 21
- Immunthrombozytopenie, chronische 389
- Laryngitis, stenosierende 119
- Notfallmedizin 810
- Pertussisenzephalopathie 237
- Taucherunfall 708
Dezerebrationshaltung, Kind, bewusstloses 208
D+Hämolytisch-urämisches Syndrom 290
D-Hämolytisch-urämisches Syndrom 290
Diabetes insipidus 251 f
- - centralis 323 ff
- - neurohormonalis 323 ff
Diät, kuhmilch- und eifreie 462
Dialysatlösung 753
Dialyse 6
- Atemnotsyndrom, akutes, im Kindesalter 160
- Enzephalopathie, urämische 235
- Nierentransplantation 585
Dialyse-Dysäquilibrium-Syndrom 764
Diaparese, spastische 210
Diaphragmaparese 279 f
Diarrhö 289 ff
Diazepam
- Antidot 528
- Fieberkrampf 217
- Krampfanfall
- - akuter 213
- - neonataler 219
- Notfallmedizin 803
- Pharmakologie 795
- Schock, kardiogener 114
- Status epilepticus 21 f
Diazoxid 294
Dicloxacillin, Notfallmedizin 808

Sachverzeichnis

DiGeorge-Syndrom 461 f
Digitalis-Antitoxin, Antidot 528
Digitalisierung, Diurese, forcierte 522
Digitoxin 95 f
– Notfallmedizin 801, 805
Digoxin 95
– Notfallmedizin 805
– Tachykardie, supraventrikuläre 104
Dihydralazin 294
Dihydroergotamin 610
Dimercaptopropansulfonat, Antidot 528
Dimethylaminophenol, Antidot 528
Dimethylpolysiloxan, Antidot 528
Dimeticon, Antidot 528
Dimetinden, Notfallmedizin 810
Diphtherie 2 f
Disability, Kind, traumatisiertes 634
Diurese, forcierte 521 ff
– – Indikation 522
Diuretika 90
– Atemnotsyndrom, akutes, im Kindesalter 160
– Enzephalopathie, urämische 235
– Hyperparathyreoidismus 248
– Hyponatriämie 303
– Mendelson-Syndrom 132
– Nierentransplantation 584 f
– Nierenversagen, akutes 286 f
– Schock, kardiogener 116
Divingreflex 701
DMPS (Dimercaptopropansulfonat), Antidot 528
Dobutamin 97
– Atemnotsyndrom, akutes, im Kindesalter 160
– Herzrhythmusstörung 102
– Notfallmedizin 805
– Schock, kardiogener 114
– Zwerchfellhernie 541
Dokumentation
– kontinuierliche, Intensiveinheit 15
– Notarztdienst 11
Dopamin 96 f
– Atemnotsyndrom, akutes, im Kindesalter 160
– Diurese, forcierte 522
– Leberversagen, fulminantes 33
– Nierenversagen, akutes 287
– Notfallmedizin 802, 806
– Schock, kardiogener 114
Dopexamin 97 f
Doppellumenperfusion, venovenöse 742
Doppler-Sonographie
– Bauchtrauma, stumpfes 681
– Herzinsuffizienz 86
– Herzzeitvolumenbestimmung 48
– Lebertransplantation 579
– Lungensequestration 182
– Neuromonitoring, spezielles 598 ff
– Nierentransplantation 585
– qualitative, Neuromonitoring, spezielles 599 f
Dormicum
– Anästhesie 778
– Tachykardie, supraventrikuläre 103
– Verletzung, thermische 695
D-Penicillamin
– Antidot 530
– Kupferstoffwechselstörung 256
– Morbus Wilson 335
Droperidol, Notfallmedizin 803

Druck
– endexspiratorischer, positiver (PEEP) 5
– – – Abkürzung 717
– – – Atemnotsyndrom, akutes, pädiatrisches 159, 736
– – – Beatmung, maschinelle 721 f
– intragastraler, Erhöhung, Succinylcholin 798
– intrakranieller, Senkung, Hirnödem 610
– intraokulärer, Erhöhung, Succinylcholin 797 f
– kolloidosmotischer, normaler, Herstellung 610
– zentralnervöser, Lebertransplantation 581
Druckbelastung, chronische 73
Druckkammer, hyperbare 260
Druckkammeranlage mit Sauerstofftherapie, hyperbarer 710 ff
Druckluftreserve 9
Druckmessung, invasive
– – Herz-Kreislauf-Stillstand 49
– – Störung 51
Druckverhältnis, intrakortikales 71
Ductus thoracicus 148
Ductus-Botalli-Syndrom 575
Duodenalverletzung 680
Durchblutung, renale 301
Durchblutungsstörung, zerebrale 266
Durchfallerkrankung, schwere, akute 314 ff
Durstversuch, Diabetes insipidus 251
– – – centralis 324
Dysfunktion, diastolische 72
Dysgammaglobulinämie, kongenitale 455 f
Dysgenesie, retikuläre 459
Dyskeratosis congenita 373
Dysplasie
– Atemorgane 162
– bronchopulmonale 735
Dyspnoe 23
Dystrophie 319

E

Epstein-Barr-Virus-Infektion 586
Echokardiographie
– Herzinsuffizienz 86
– Hypertension, pulmonale, persistierende 733
– Ösophagusatresie 535
– Ringsyndrom 573
ECMO s. Membranoxygenierung, extrakorporale
EDTA, Antidot 529
Edwards-Syndrom 163
Effektorsystem, Immunantwort 451
Einhelfermethode 651
Einziehung 23
Eisen
– Glucose-6-Phosphat-Dehydrogenasemangel 369
– Hämoglobinurie, paroxysmale nächtliche 370
Eisen(III)-hexacyanoferrat(II), Antidot 529
Ejektionsvolumen 73 ff
EKG-Monitor
– Herz-Kreislauf-Stillstand 49

– Reanimation 51
– Störung 51
Ekzem, seborrhoides 194
Elastizität 377
Elektroenzephalographie
– Biotinasemangel 240
– Enzephalopathie
– – hepatische 232
– – hypertensive 233
– – urämische 234
– Fieberkrampf 217
– Herpes-simplex-Enzephalitis 225
– Herpes-simplex-Virus-Infektion 493
– Herpes-zoster-Enzephalitis 226
– Hypoparathyreoidismus 249
– Krampfanfall, neonataler 218
– Schock, hämorrhagischer, mit Enzephalopathie 238
– Sinus cavernosus, Thrombose 258
– Verschlusskrankheit, zerebrale arterielle 260
Elektrokardiographie 46
– Herzinsuffizienz 82 f
– Herz-Kreislauf-Stillstand 50
– Hirnblutung, Fehlbildung, vaskuläre 262
– Hypoparathyreoidismus 249
Elektrolyte
– Basisbedarf 300
– Bilanzierung, Nierenversagen, akutes 285 f
– im Blut, Dehydratation, hypertone 316
– hämolytisch-urämisches Syndrom 291
– Hyperparathyreoidismus 248
– Kind, bewusstloses 201
– Nebennierenrindeninsuffizienz 247
– Status epilepticus 214
– Verletzung, thermische 685
Elektrolythaushalt, Störung 296 ff
Elektrolytimbalance
– Bewusstseinsstörung 241 f
– Peritonealdialyse 755 f
Elektrolytinfusion 315
Elektrolytkorrektur 323
Elektrolytlösung, halbisotone 28
Elektrolytstörung 302 ff
– Austauschinfusion 449
– Ertrinkungsunfall 702
– Massivtransfusion 441
Elektrolytsubstitution, bilanzierte 318
Elektromyographie
– Hypoparathyreoidismus 249
– Hypothyreose 246
Elektrostimulation 104
Elektrotherapie, Reanimation 53 ff
Eltern
– Empfinden der Intensivstation 812
– Hilfe, psychologische 812 f
Embolie 259
Emphysem
– interstitielles, pulmonales 728
– kongenitales lobuläres (CLE) 150 f
– lobuläres, Lunge 184
– Taucherunfall 707
Enalapril 93
– Hypertonie, renale 294
– Schock, kardiogener 115
Endokarditisprophylaxe, perioperative 781

Endokrines System
- Entgleisung, Onkologie 411 f
- Störung, Kind, bewusstloses 209
Endoskopie
- Fremdkörperextraktion 189
- Ösophagusvarizenblutung 352
- Stressblutung, gastrointestinale 360
- – gastrointestinale 362
Endotoxinnachweis 471
Enfluran 791
Enoximon 91
- Atemnotsyndrom, akutes, im Kindesalter 160
- Notfallmedizin 806
- Schock, kardiogener 114
Enterokolitis, nekrotisierende (NEC) 345 ff
- – Chirurgie 558 ff
- – Diagnostik 345 f
- – Komplikation 560
- – Operationsindikation 558 f
- – Prävention 346
- – Therapie, operative 559 f
Entgleisung, metabolische 208 f
Entkopplung, elektromechanische
- – Elektrokardiogramm 50
- – Elektrotherapie 56
Entzündung 451
Enzephalitis, Herpes-simplex-Virus-Infektion 492
- – Differenzialdiagnose 494
- – Therapie 494 f
Enzephalopathie 229 ff
- akute hypoxische, Kind, bewusstloses 209
- hepatische 232 f, 336
- – Kind, bewusstloses 209
- hypertensive 233 f
- hypoglykämische 235 f
- mit Schock, hämorrhagischem 237 f
- urämische 234 f
Enzephalopathiesyndrom 231
Enzymsubstitution 373
Epiglottitis 18
- Intubation 778
- – Probleme 120 f
- Therapie 120
Epilepsie
- Einteilung 22
- Kind, bewusstloses 209
Epileptisches Syndrom 22
Epinephrin 726
Erbrechen
- anhaltendes 26 ff
- – Therapie 2 f
- – Ursachen, altersabhängige 27
- azetonämisches 320 f
- induziertes 518
- Pylorusstenose, hypertrophische 318
- Steuerungszentren 26
ERCP 681
Erguss, subduraler, chronischer 617
Erkrankung, onkologische 407 ff
Ernährung
- Atemnotsyndrom, akutes, im Kindesalter 160
- Kind, polytraumatisiertes 663
- Lebertransplantation 581
- Nierenversagen, akutes 287 f
- parenterale 5
- Verletzung, thermische 695
Erreger, Sepsis, neonatale 475

Erregereintrittspforte 469
Erregernachweis
- Enterokolitis, nekrotisierende 345
- Infektion, bakterielle 471
Erstversorgung, Kind, traumatisiertes 633 f
Ertrinkungsunfall
- Initialtherapie 701
- Kind, traumatisiertes 700 ff
- Primärbehandlung 703
- Reanimation 701 f
- Spätkomplikation, pulmonale 702
- Therapie, stationäre 702
Ertrunkene, Wiederbelebung 2
Erwachsene
- Atmung, Kennwerte, physiologische 718
- Glasgow Coma Scale 202 f
- Membranoxygenierung, extrakorporale 740 f
- Vorlast, erhöhte, Druck-Volumen-Diagramm 76
- Wasserbedarf 300
Erwärmung 41
Erweckbarkeit, Punktescore 20
Erythem, großflächiges, mit Nekrolyse, epidermaler, toxischer 191
Erythema
- exsudativa 190
- exsudativum multiforme majus 190
Erythroblastophthise, transiente 370
Erythrodermie, kindliche 194 f
Erythromycin
- Notfallmedizin 808
- Pertussisenzephalopathie 237
Erythrozytenkonzentrat
- Blutstammzelltransplantation 426 ff
- Dosierung 430 f
- gewaschenes 429 f
- Glucose-6-Phosphat-Dehydrogenasemangel 369
- Herstellung 427
- Indikation 429
- Kompatibilitätstestung 428 f
- kryokonserviertes 429 f
- leukozytendepletiertes 429 f
- Nierentransplantation 584
- Pyruvatkinasemangel 369
- Schock 649
- spezielles 429
Erythrozytentransfusion
- Frühgeborene 430
- Neugeborene 431
Erythrozytenverformbarkeit, reduzierte 383
Erythrozytenvolumen 366
Etacrynsäure 90
- Nierenversagen, akutes 286
- Notfallmedizin 806
Ethanol, Antidot 529
Ethylendiamintetraacetat, Antidot 529
Etomidat
- Notfallmedizin 803
- Pharmakologie 793
- Status epilepticus 216
Evozierte Potenziale, akustische, frühe 595
Ewing-Sarkom, Studienleitung, zentrale 409
Exanthem, makropapillöses 393
Exit-Site-Score 755
Explosionstrauma 678

Exposure, Kind, traumatisiertes 634
Exspirationszeit, Abkürzung 717
Extrapyramidales Syndrom 515
Extrasystolie
- hämodynamisch wirksame 107
- bei Intoxikation, Therapie 108
Extrazellulärraum 296 f
- Äquilibrierung, osmotische 299
- Zusammensetzung, ionale 298 f
Extubation
Exzision, laparoskopische 365

F

Faktor, fibrinstabilisierender 436
Faktor I s. Fibrinogen
Faktor II s. Prothrombin
Faktor V 435
Faktor VII 435
Faktor-VIIa-Gabe 404
Faktor VIII 435
Faktor-VIII-C-Konzentrat 405
Faktor-VIII-Konzentrat 436
- Dosierung 438 f
- Hemmkörperhämophilie 404 f
- Indikation 437
Faktor IX 435
Faktor-IX-Konzentrat 436
- Dosierung 438 f
- Indikation 437
Faktor X 435
Faktor XII 435
Faktor XIII 435
- Purpura Schoenlein-Henoch 358
Faktor-XIII-Konzentrat 436
- Dosierung 439 f
- Indikation 437
Faktor K 297
Faktorkonzentrat 46 ff
Famciclovir
- Hepatitis-B-Virus 335
- Herpes-simplex-Virus-Infektion, genitale 495
Fanconi-Anämie 371 f
Fasziitis, nekrotisierende 193 f
Faustschlag, präkordialer 651
Fazialisparese 278, 677
Feer-Krankheit 515 f
Felsenbeinlängsfraktur 613, 677
Felsenbeinquerfraktur 613, 677
Felsenbeintrauma 675 ff
Fenoterol, Notfallmedizin 804
Fentanyl
- Analgosedierung, Traumapatient 789
- Mekoniumaspiration 127
- Notfallmedizin 803
- Pharmakologie 794
- Schock, kardiogener 114
Fresh frozen plasma 483
Fibrinogen, im Vollblut 435
Fibrinogen-Konzentrat 436
- Dosierung 438
- Indikation 437
Fibronektin-Konzentrat 436
Fibrothorax 148
Fieber
- Definition 35
- Diagnostik, bei Knochenmarkapalsie 415
- Status epilepticus 214
- Transfusionsreaktion 443

Fieberbläschen 491
Fieberkrampf 216f
– Definition 216
– einfacher 216
– komplizierter 217
– Langzeittherapie 217
– Prognose 217
– Symptome 216f
– Therapie 217
Fieberkurve 17
Fieberreaktion 35
Fiebersenkung, medikamentöse 36
Fiebertherapie, Dehydratation
– – hypertone 317
– – isotone 315
Fiessinger-Rendu-Syndrom 190
Fistelversuch 668
Flexülentechnik 766f
Flucloxacillin
– Anästhesie 782
– Notfallmedizin 808
Fluconazol
– Candidainfektion 506
– Notfallmedizin 808
Flucytosin
– Immunsuppression 461
– Neutropenie 416
– Notfallmedizin 808
Fludrocortison
– Adrenogenitales Syndrom 322
– Nebennierenrindeninsuffizienz 248
Fluimucil 127
Flumazenil
– Antidot 529
– Enzephalopathie, hepatische 233
– Leberversagen, fulminantes 334
– Notfallmedizin 803
Flunitrazepam
– Notfallmedizin 803
– Pharmakologie 795
5-Fluorocytosin
– Candidainfektion 506
– Kryptokokkusinfektion 507
Flüssigkeitsbeatmung
– Atemnotsyndrom, akutes, pädiatrisches 737
– Oxygenierungsindex, erhöhter 734
– Sauerstoffpartialdruck, erniedrigter 734
Flüssigkeitsbedarf 300
Flüssigkeitsbilanz
– bei Herzinsuffizienz 110
– negative, Hirnödem 610
Flüssigkeitsbilanzierung
– Hirnblutung, Fehlbildung, vaskuläre 262
– Lebertransplantation 580f
– Leberversagen, fulminantes 333
– Nierenversagen, akutes 285
Flüssigkeitslunge 731
Flüssigkeitsregulation, renale 301
Flüssigkeitsrestriktion
– Mendelson-Syndrom 132
– Reye-Syndrom 231
– Schwartz-Bartter-Syndrom 326
Flüssigkeitssubstitution
– Coma diabeticum 243
– nach Dehydratationsgrad 315
– bei Herzinsuffizienz 110
– Nebennierenrindeninsuffizienz 247
– Schädel-Hirn-Trauma 604
– Schock 604

– Taucherunfall 708
– Verletzung, thermische 692
Flussmessung, dopplersonographische
– – intrakranielle 601ff
– – transkranielle, Langzeitmonitoring 602
Flussvolumen, exspiriertes 140
Fluss-Volumen-Kurve 140
Foetor ex ore, Untersuchung, Kind, bewusstloses 201
Folinsäure, Antidot 529
Folsäure, Antidot 529
– Glucose-6-Phosphat-Dehydrogenasemangel 369
Fontanellendruckmessung 590
Foramina, oranahe 667
Formatio erticularis 205
Foscarnet 416
Fragmentozyten 366
– Anämie 366
Fraktur
– dislozierte 777f
– Kind, traumatisiertes 682
Frakturstabilisierung 682
Frank-Starling-Mechanismus 68ff
Free Radical Scavenger 608
Fremdkörper
– intraoraler 624
– kleiner, Aspiration 778
– Luftwege, Obstruktion 622ff
Fremdkörperaspiration 124f
Fremdkörperentfernung
– endoskopische 129, 189f
– notfallmäßige, Anästhesie 778
Fremdkörperingestion 187ff
– Differenzialdiagnose 188f
Fremdspender 419
Frischplasma, gerinnungsaktives 435
– – Dosierung 437f
– – Indikation 437
– – Notfallbehandlung 438
Früchte, als Noxen 514
Fruchtwasseraspiration 127f
Frühanfall, posttraumatischer 616
Frühgeborene
– Anetodermie 196
– Atemfrequenz 718
– Atemminutenvolumen 718
– Atemnotsyndrom, neonatales 155
– Beatmung, maschinelle, 730
– Blutung, intrazerebrale 596f
– Erythrozytentransfusion 430f
– Hämatom, intrakranielle 617
– Hirnblutung, neonatale 264f
– Intensivstation 155
– Intubation 730
– Phagozytosedefizit 454
– Thrombozytentransfusion, Kriterien 434
Frühsommermeningoenzephalitis (FSME) 228f
FSGS-Rezidiv 586
Füllungszeit, diastolische 71
Fundusbeleuchtung, opthalmoskopische, subtile 667
Funktionsstörung, spezielle 49ff
Furosemid
– Diurese, forcierte 522
– Hyperparathyreoidismus 248
– Lebertransplantation 581
– Leberversagen, fulminantes 333
– Nierenversagen, akutes 286

– Notfallmedizin 806
– Reye-Syndrom 231
– Schock, kardiogener 114
– Schwartz-Bartter-Syndrom 326

G

Gallenblase, Perforation 680
Ganciclovir
– Immunsuppression 416
– Neutropenie 416
– Notfallmedizin 809
– Zytomegalievirus 335
Gasaustausch, pulmonaler 133ff
Gase, toxische 643
Gasembolie, arterielle 707ff
Gasflow, laminarer, Poiseuille-Gesetz 566
Gasfluss, Abkürzung 717
Gastroduodenoskopie 357
Gastroenteritis
– akute 338ff
– mit Dehydratation 340ff
– ohne Dehydratation 339f
– mit Dehydratation
– – hypertoner 342
– – hypotoner 341
– – isotoner 341
Gastrointestinalblutung s. Blutung, gastrointestinale
Gastrointestinaltrakt
– Atresie 545f
– Graft-versus-host-Erkrankung 423
– Infektion, bakterielle, Erreger 469
– Lebertransplantation 581
– Schocksyndrom, toxisches 485
– Sepsis, neonatale 476
– Verletzung, thermische 686
Gastroschisis 555ff
– Behandlungsmethode 558
Gastroskopie
– Anästhesie 784
– Sedierung 784
G-Colony-stimulation-factor 374
Geburtshilfe 1
Gefäß
– Dilatation 73
– Missbildung 574f
– Permeabilitätserhöhung, generalisierte 685
– Schaden, hypoxischer 267
– Verletzung 680
– – Hals 675
Gefäßkatheter
– Infektion 772ff
– – bakterielle, Erreger 469
– Kandidämie 504
– Prophylaxe 774
– Therapie 773f
Gefäßzugang s. Zugang
Gegenatmung 727
Gehirnerschütterung 616
Gehirninfektion, bakterielle 471
Gehirnprotektion 62
Gehörgang
– Verletzung 676
– Weichteilverletzung 676
Gelegenheitskrämpfe 22
Gelenkblutung
– Gerinnungsfaktorkonzentrat 439
– Hämophilie 400ff

Gelenkschmerz 705 f
Gentamicin
- Anästhesie 782
- Notfallmedizin 809
Gentherapie
- hämatopoetische, Fanconi-Anämie 372
- Hämophilie 403
Genussmittel, als Noxen 513
Geräteausstattung, Intensiveinheit 15
Gerinnung
- intravasale, disseminierte 382 f
- - - Therapie 397
- Postreanimationsphase 61
- Verletzung, thermische 686
Gerinnungsfaktor siehe Faktor
Gerinnungsneigung
- primär erhöhte 376
- sekundär erhöhte 377
Gerinnungsstörung
- angeborene 400 ff
- Atemnotsyndrom, akutes, im Kindesalter 157
- plasmatische 412
- Prophylaxe 160
- thrombozytäre 412
Gerinnungssystem, humorales, Störung 417
Geschwulst, dysontogenetisches 170
Gesicht
- Verletzung 623, 670 f
- Weichteilverletzung 612, 624
Gesichtsfeld 667
Gewebebiopsie, Keimzahlbestimmung, quanitative 96
Gewebeblutung 400 ff
Gewebeoxygenierung, Abhängigkeit 45 f
Giftentfernung
- primäre 518 ff
- sekundäre 520 ff
Giftnotrufzentrale 532
Gingivostomatitis herpetica 491
Glandula-parathyreoidea-Tumor 248
Glasgow Coma Scale 202 f
- - - Schädel-Hirn-Trauma 605
Glaskörpereinblutung, visuswirksame 667
Globalinsuffizienz 70
- Röntgenbild 85 f
- Symptome 81
Glottis, Stenose, proximale 568 ff
Glucagon
- Enzephalopathie, hypoglykämische 236
- Insulin-Gegenspieler 242
Glucocorticosteroide
- Immunthrombozytopenie 389
- Mendelson-Syndrom 132
- Nebennierenrindeninsuffizienz 247 f
- Nekrolyse, epidermale, toxische 191
- Querschnittslähmung, akute, nichttraumatische 268
- Quincke-Ödem 196
- Verätzung 525
Glucose
- Kind, bewusstloses 201
- Leberversagen, fulminantes 334
- Liquor, Meningitis 222
- Reanimation, kardiopulmonale 652
- Schock, kardiogener 115
- Status epilepticus 214

Glucose-6-Phosphat-Dehydrogenasemangel 369
Glucosesubstitution
- bilanzierte, Dehydratation, hypertone 318
- Enzephalopathie, hypoglykämische 236
- Erbrechen, azetonämisches 320
- Krampfanfall, neonataler 219
Glucoseversorgung, ausreichende 608
Glycerol, Notfallmedizin 810
Glycerolnitrat 293
Glyceroltrinitrat 92
Glycylpressin
- Hämoptyse, massive 25
- Ösophagusvarizenblutung 353
Glykopeptidantibiotika 487
Graft-versus-host-Erkrankung 419
- Blutstammzelltransplantation 423 ff
- Prophylaxe 421
- Schweregrad, Klassifizierung 424
Graft-versus-Host-Reaktion 194
Graves Disease 244
Guedel-Tubus 637
Guillain-Barré-Syndrom 465 f
GvL 419
GvL-Effekt
- Blutstammzelltransplantation 420
- Interleukin-2 426
Gyrasehemmer
- Chemotherapie, antimikrobielle 487
- Immunsuppression 416
- Neutropenie 487

H

H$_2$-Rezeptoren-Blocker
- Leberversagen, fulminantes 333
- Ösophagusvarizenblutung 354
- Purpura Schoenlein-Henoch 358
- Stressblutung, gastrointestinale 361 f
Hageman-Faktor 435
Halothan 790
Hals
- Gefäßregion für Venenverweilkatheter 765
- Gefäßverletzung 675
- Nervenverletzung 675
- Wirbelsäulenverletzung 675
Halsverletzung 674 f
- Tierbiss 675
Halswirbelsäule
- Instabilität
- - entzündlich bedingte 631 f
- - kongenital bedingte 630 f
- - nicht traumabedingte 630 ff
- - - - Therapie 632
- Röntgen 600
- untere, Verletzung 630
- Verletzung 625
- - Nachweis 626 f
Hämangiom 166 f
Hämatemesis 31
Hämatochezie 31
Hämatokrit
- Blutung, gastrointestinale 32
- Normwerte, altersabhängige 366
Hämatokritwert
- Kontrollparameter, Verletzung, thermische 694
- Korrelation Vollblutviskosität 382

Hämatom
- epidurales 618
- intrakranielles 617
- intrazerebrales 618 f
- subdurales 617 f
- - chronisches 617
- subdurales 596
Hämatothorax 646 f
- nichttraumatischer 147 f
Hämaturie 394
Hämodialyse
- Blutreinigungsverfahren, extrakorporales 759 f
- Nierentransplantation 585
- Vergiftung 523
Hämodilution 384 f
Hämofilter 758
Hämofiltration
- Atemnotsyndrom, akutes, im Kindesalter 159 f
- Blutreinigungsverfahren, extrakorporales 759 f
- Zugang, zentralvenöser, Indikation 769
Hämoglobin
- Blutung, gastrointestinale 32
- Normwerte, altersabhängige 366
Hämoglobinopathie 267
Hämoglobinurie, paroxysmale nächtliche 370
Hämolytisch-urämisches Syndrom (HUS) 289 ff
- - Bilanzierung 291
- - D+ 290
- - D- 290
- - mit Diarrhö 289 ff
- - Therapie 291
- - Schock, hämorrhagischer, mit Enzephalopathie 238
Hämoperfusion
- Blutreinigungsverfahren, extrakorporale 758, 761 f
- Vergiftung 523
- Zugang, zentralvenöser, Indikation 769
Hämophilie A 400 ff
- - Blutungslokalisation 400 f
- - Gerinnungsfaktorenkonzentrat 439
- - Lebenserwartung 403
- - Lebensqualität 403
- - Schweregrad 400
- - Subsitutionstherpaie 401
Hämophilie B 400 ff
- - Blutungslokalisation 400 f
- - Gerinnungsfaktorenkonzentrat 439
- - Lebenserwartung 403
- - Lebensqualität 403
- - Schweregrad 400
- - Substitutionstherapie 401
Hämoptyse, massive 24 f
Hämostase, Störung 412
Harnausscheidung, altersabhängige 324
Harnblase, Perforation 680
Harnstoff
- 24-Stunden-Sammelurin 135
- Anämie 366
Harnwege
- Candidainfektion 504
- Infektion, bakterielle, Erreger 469
Harris-Benedict-Gleichung 135
Hashimoto-Thyreoiditis 244

Hauptbronchusstenose 573 f
- Bronchogramm 176
Haushaltsmittel, als Noxen 512 f
Haut
- Fanconi-Anämie 372
- Graft-versus-host-Erkrankung 424
- Herpes-simplex-Virus-Infektion 495
- Herpes-zoster-Enzephalitis 226
- Infektion, bakterielle 471
- marmorierte 706
- Schocksyndrom, toxisches 485
- Sepsis, neonatale 476
- Untersuchung, Kind, bewusstloses 201
- Verätzung 525
Hautbiopsie 394
Hauteffloreszenz 480 f
Hauterkrankung, intensivmedizinpflichtige 189 ff
Hautersatz, temporärer 697
Hautinfektion 491 f
Hautkandidose 505
Hautläsion 494
Hautreaktion, schwere, durch Medikamente 190 ff
Hautrötung 706
Hauttransplantation
- Lappenplastik, primäre 699
- Meek-Technik 698
- Methode, chinesische 698
Hautverletzung 196
Heimbeatmung 729 f
Heiserkeit 724
Helicobactereradikation 362 f
Hemiparese, spastische 210
Hemmkörpereliminierung 404 f
Hemmkörperhämophilie 403 ff
Henderson-Hasselbalch-Gleichung 340
Heparin
- Blutreinigungsverfahren, extrakorporales 763
- Nierentransplantation 584
- Notfallmedizin 810
- Taucherunfall 708
Heparinisierung 482
Hepatitis A 329
Hepatitis B 329
Hepatitis C 329
Hepatitis D 329
Hepatitis E 329
Hepatitis, und Herpes-simplex-Virus-Infektion 493
Hepatoblastom, Studienleitung, zentrale 409
Hepatopathie
- infiltrative 332
- ischämische 330, 332
Hepatorenales Syndrom 336
Hepatotoxine
- fakultative 329
- obligate 329
Herpes
- gladiatorum 492
- labialis 491
Herpes-Panaritium 491 f
Herpes-simplex-Enzephalitis 224 f
- Meningitis 223
Herpes-simplex-Virus 224 f, 489
- Aciclovirprophylaxe 422
- Krampfanfall 218
Herpes-simplex-Virus-Infektion 489 ff
- Differenzialdiagnose 494

- disseminierte 224, 491
- Durchseuchung 489
- Expositionsprophylaxe 496
- gastrointestinale 492 f
- genitale 493
- - Differenzialdiagnose 494
- - Therapie 495
- Komplikation 495
- kutane 492
- - rezidivierende 492
- Neurovirulenz 490
- Nierentransplantation 586
- okuläre 492
- - Differenzialdiagnose 494
- - Therapie 495
- orale 494
- orofaziale 491
- - Differenzialdiagnose 494
- primäre 490
- Prognose 495 f
- Prophylaxe 496
- Reaktivierung 490
- Reinfektion 490
- respiratorische 491
- Therapie 494 ff
Herpes-Zoster-Enzephalitis 225 f
Hertz, Abkürzung 717
Herz
- Funktionskurve 69
- Kapazität, venöse 71
- Pumpfunktion 69, 801
- Sauerstoffgehalt, venöser 138
- Schocksyndrom, toxisches 485
- Sepsis, neonatale 476
- Zustand, hypervolämischer 70
Herzaktion, Pathophysiologie 68 ff
Herzbeutelpunktion 647
Herzbeuteltamponade 115
Herzdruckmassage
- offene 53
- - Reanimation, kardiopulmonale 651
- Verhältnis Mund-zu-Mund-Beatmung 53
Herzerkrankung
- Atemnotsyndrom, neonatales 730
- Hypoxämie, chronische 384
Herzfehler 780 f
Herzfrequenz 69, 73 f
- Änderung 73
- Füllungszeit, diastolische 71
- Monitoring, Beatmung, maschinelle 725
- Normalwerte 46
- Untersuchung, Kind, bewusstloses 200
Herzglykoside 94 ff
Herzinfarkt 706
Herzinsuffizienz 64 ff
- akute 64
- - Therapie 89
- altersabhängige 65 f
- Beatmung, maschinelle 728
- chronische 64
- Diagnostik 82 ff
- invasive 86 f
- globale s. Globalinsuffizienz
- hypotone, und Kreislaufschock 103
- bei Kardiopathie, kongenitaler 98 f
- Klassifikation 80
- Kontraktilitätsstörung 65
- Labordiagnostik 87
- Maßnahmen, allgemeine 110 f

- Mechanik, myokardiale, Störung 66
- Mechanismus, peripherer 69 f
- Mischform 70
- Schnellinformation 99 f
- Therapie 88 ff
- - Stufenplan 88
- Ursache
- - altersabhängige 67
- - extrakardiale 66
- - herzmuskelmechanische 65
- Volumen, enddiastolisches 72
- Zeichen, klinische 80
Herzkatheter 784
- Untersuchung, Hauptbronchusstenose 573
Herz-Kreislauf-Funktion
- Basismonitoring, apparatives 46 f
- - erweitertes 47 f
- Membranoxygenierung, extrakorporale 746
- Monitoring 46 f
- Temperaturmonitoring 47 f
Herz-Kreislauf-Stillstand 49 ff
- Definition 49
- Pathogenese 49 f
- Überwachungsgerät 49
Herz-Kreislauf-System
- Azidose, metabolische 311
- Hyperthermie 40
- Verletzung, thermische 685
Herzminutenvolumen
- Relation enddiastolischer Druck 76
- Volumen, enddiastolisches 70 f
Herzmissbildung 574 f
Herzmuskel
- Dilatation 68 f
- Druckbelastung 74
- Faserausgangslänge 73
- Frequenzbelastung 74 f
- Funktion 69
- Hypertrophie 68 f
- Kontraktilität 73
- Kontraktilitätsminderung 74
- Schlagvolumen 74
- Volumenbelastung 74
Herzmuskelveränderung 68
Herzrhythmus, Einfluss, extrakardialer 100
Herzrhythmusstörung 66 ff, 100 ff
- bradykarde 101 f
- - Therapie 109 f
- Definition 100
- hämodynamisch bedeutsame 108 ff
- Pathophysiologie 100 f
- primär bradykarde 67
- Schock, kardiogener 115
- Succinylcholin 797
- tachykarde 102 f
- - mit QRS-Komplex, breitem 106 f
Herzschrittmacher
- Herzrhythmusstörung 102
- Implantation 769
Herzstillstand
- eingetretener 18
- Ertrinkungsunfall 701 f
- Prognose 18
Herzversagen, diastolisches 76
Herzzeitvolumen 48
- Berechnung 73
- Einflussgröße 72
Herzzyklus, Druck-Volumen-Beziehung 75

Hickman-Katheter 767 f
High-Flux-Kapillaren 758
Hilfe, spezialisierte medizinische 8
Hilfeleistung 52
Hilferuf 52
Hilfspersonal, Intensiveinheit 16
Hiob-Syndrom 463 f
Hirnabszess
– Kind, bewusstloses 210
– Meningitis 223
Hirnblutung
– asphyktische 263
– Fehlbildung, vaskuläre 260 ff
– geburtstraumatische 263 f
– Grad I 596
– Grad II 596
– Grad III 597
– Kind, bewusstloses 209
– neonatale 263 f
– – Frühgeborene 264 f
– Neuromonitoring, spezielles 595
– subdurale 596
Hirndruckanstieg 782
Hirndruckerhöhung 599
Hirndruckmessung 590 f
– epidurale 779
– invasive 590 f
– Normalwerte 590
– ventrikuläre 779
Hirndrucksenkung 21
– Hirnblutung 262
– Pseusotumor cerebri 239
– Sinusthrombose 258
– Verschlusskrankheit, zerebrale arterielle 260
Hirndrucksymptome 271
Hirndurchblutung, regionale 591
Hirnembolie 265 ff
– Inzidenz 265
– Therapie 267 f
– Ursache, angiokardiologische 266
– Verdacht 266
Hirnfunktionsstörung, akute 202 ff
Hirngewebsischämie 606
Hirngewebskontusion 614 f
Hirninfarkt, Kind, bewusstloses 209
Hirnmassenverschiebung 208
Hirnnervenbereiche 202
Hirnödem 336
– Doppler-Sonographie, qualitative 599
– Einflussfaktoren 603
– Funktion, neuronale, Stabilisierung 608 ff
– Häufigkeit, relative 607
– Hirnverletzung 614
– Pertussisenzephalopathie 236 f
– Therapie 608 ff
Hirnprotektion 658
Hirnschädel, Weichteilverletzung 612
Hirnschädigung
– axonale, diffuse 616
– hypoxische 616
– sekundäre 603
Hirnschwellung
– Einflussfaktoren 603
– Häufigkeit, relative 607
– Hirnverletzung 614
– Therapie 606 ff
Hirnstammaffektion
– sekundäre 595
– Symptome 205
Hirnstammfunktion 204 ff

Hirnstammischämie 595
Hirnstammläsion, primäre 595
Hirnstammtumor 595
Hirnthrombose 267
Hirntod
– Diagnostik 600
– Flussmessung, dopplersonographische, transkranielle 602
– Reye-Syndrom 231
Hirntumor 409
Hirnverletzung
– diffuse 615 f
– fokale 614 f
– Formen 614 ff
– perforierende 615
– primäre 614
– sekundäre 614
Histiozytose 332
Hitzeerschöpfung 39
Hitzekollaps 39
Hitzekrampf 39
Hitzschlag 39 f
HIV-Enzephalitis 227 f
– Therapie, antiretrovirale 228
– Videx 228
HIV-Virus 227 f
HLA-Antigenexpression, defekte 460
HLA-Identität 419
Hochfrequenzbeatmung 717
Hochfrequenz-Jet-Beatmung 737
Hochfrequenzoszillationsbeatmung
– Abkürzung 717
– Atemnotsyndrom, akutes, pädiatrisches 737
– Oxygenierungsindex, erhöhter 734
– Sauerstoffpartialdruck, erniedrigter 734
– Surfactantmangelsyndrom 731
Hochlagerung 110
Homöostase, Normalisierung 19 f
Hormon, antidiuretisches s. Antidiuretisches Hormon
Hormonsubstitution 251
Humanalbumin 114
Hustenreflex 19
Hydantoin 215
Hydralazin, Notfallmedizin 806
Hydramnion, Atresie 545
Hydranenzephalie 211
Hydrocortison
– Adrenogenitales Syndrom 322
– Nebennierenrindeninsuffizienz 247 f
4-Hydroxybuttersäure, Notfallmedizin 803
Hydrozephalus 269 ff
– Flussmessung, dopplersonographische, intrakranielle 601
– Formen 270 f
– Symptome 71 f
– Therapie 272
Hyertonie
– akute 233
– chronische 233
Hygiene, Probleme 6
Hygrom 596
Hyperämie
– reaktive 50
– zerebrale
– – Einflussfaktoren 603
– – Therapie 606 ff
Hyperammonämie
– Kind, bewusstloses 208

– Reye-Syndrom 230
Hyperglykämie
– Peritonealdialyse 755
– Vermeidung, Hirnödem 610
Hyper-Immunglobulin-E-Syndrom 463 f
Hyper-Immunglobulin-M 457 ff
Hyperkaliämie 305
– Herzrhythmus 101
– Kind, bewusstloses 208
– Nierenversagen, akutes 283
– Succinylcholin 797
Hyperkalzämie 307 f
– Bewusstseinsstörung 241
– Herzrhythmus 101
– Kind, bewusstloses 208
– Therapie, Onkologie 413
Hypermagnesiämie 306
– Kind, bewusstloses 208
Hypernaträmie
– Bewusstseinsstörung 241
– Krampfanfall, neonataler 219
Hyperoxie 150
Hyperparathyreoidismus 248 f
Hyperphosphatämie 286
Hyperplasie
– Atemorgane 162
– Herzmuskel, Vorlast 75
Hyperpyrexie 35 ff
– Basistherapie, intensivmedizinische 37
– Monitoring 37
– Schock, hämorrhagischer, mit Enzephalopathie 238
– Therapie 36 f
Hypertension, pulmonale, persistierende 733
Hypertensive Krise 292 f
Hyperthermie 39 f
– Behandlung 35
– Faktoren, prädisponierende 39
– maligne 38 f
– – Triggerung, Succinylcholin 798
– Monitoring 47
– bei Vergiftung 39
– Vermeidung, Hirnödem 610
Hyperthyreose, dekompensierte 37 f
Hypertonie
– arterielle, Altersgruppen 291
– Nierentransplantation 586
– renale 292 ff
Hypertrophie
– exzentrische 75
– Herzmuskel 68 f
– konzentrische 75
– muskuläre 72 f
Hyperventilation
– Hirnschwellung 607 f
– Hyperämie, zerebrale 607 f
– Indikation 608
– Kind, bewusstloses 205
– Reye-Syndrom 231
Hyperviskosität
– durch Blutplasma 380 f
– durch Blutzellen 381 ff
– durch Erkrankung. maligne 383
– Symptomatik, klinische 376 ff
– Symptome, klinische 380
– Therapie 384 f
Hyphäma 667
Hypnotika 142
Hypogammaglobulinämie, transitorische 457 f

Hypoglykämie
– Kind, bewusstloses 208
– Krampfanfall, neonataler 218
– Nachweis 247
– Reye-Syndrom 230
Hypokaliämie 304
– Herzrhythmus 101
– Kind, bewusstloses 208
Hypokalzämie 307
– Bewusstseinsstörung 241
– Bilanzierung, Nierenversagen, akutes 286
– Herzrhythmus 101
– Kind, bewusstloses 208
– Krampfanfall, neonataler 218 f
– Massivtransfusion 440 f
– Nierenversagen, akutes 283
Hypomagnesiämie 306
– Kind, bewusstloses 208
– Krampfanfall, neonataler 219
Hyponatriämie 303 f
– Bewusstseinsstörung 241
– Krampfanfall, neonataler 219
– Vermeidung, Hirnödem 610
Hypoparathyreoidismus 249 f
Hypophosphatämie
– Bewusstseinsstörung 241 f
– Nierenversagen, akutes 286
Hypophyse, Tumor, hormonbildender 411
Hypoplasie
– Atemorgane 162
– Lunge 179
Hypothalamus, Tumor, hormonbildender 411
Hypothermie 40 f
– Bergung 40
– Komplikation 41
– Monitoring 47
– Patientenerwärmung 41
– Temperaturmonitoring 47
Hypothyreose 245 f
Hypotonussyndrom 240
Hypoventilation, alveoläre 138 f
Hypoxämie 79
– Atemnotsyndrom, akutes, pädiatrisches 736
– chronische
– – Herzerkrankung 384
– – Lungenerkrankung 384
– refraktäre 137
Hypoxie
– Ertrinkungsunfall 701
– Herzrhythmus 101
– Kind, bewusstloses 209
– periphere, Atemnotsyndrom, neonatales 151 f
– Puffertherapie 800

I

Ichthyosis-congenita-Erythrodermie 194
Ileus 338, 542 ff
– funktioneller 543 ff
– – Ursachen 544
– mechanischer 542 ff
– paralytischer 338
– Zytostatika 418
Ileuseinleitung 777
Ilioinguinalisblockade 785 f

Imipenem, Notfallmedizin 809
Immunabwehr, beeinträchtigen 498
Immunantwort 450 ff
Immundefekt
– angeborener 453 ff
– mit Hyper-Immunglobulin-M 457 ff
– kombinierter 460 f
– – bei Purin-Nukleosid-Posphorylase-Mangel 461
– – schwerer 459 f
– – – mit Adenosin-Desaminase-Mangel 459
– – – mit B-Zellen 459
– – – ohne B-Zellen 459
– – – HLA-Antigenexpression, defekte 460
– – – Schweizer Typ 459
– Minderwuchs, dysproportionierter 463
– physiologischer 453
– primärer 453 ff
– – Assoziation mit Fehlbildung 461 ff
– – spezifischer
– – – B-Zell-System-Befall 454 ff
– – – T-Zell-System 459 ff
– sekundärer 453
– Therapieprinzip 452 f
Immundefektsyndrom
– Erythrodermie 194
– variables 458 f
Immundefizienz, neonatale 453 f
Immunglobulin A
– Mangel, selektiver 455 f
– Plasmozytom 380
Immunglobulin G
– Plasmozytom 380
– Subklassendefekt, selektiver 456 f
Immunglobulin-M-Gammopathie 380 f
7-S-Immunglobulin
– Agammaglobulinämie, kongenitale 455
– Autoimmunthrombozytopenie, neonatale 391
– Purpura Schoenlein-Henoch 358 f
Immunglobuline
– Hemmkörperhämophilie 405
– Immunthrombozytopenie 388 f
– – mit Langzeitblutung 390
– Notfallmedizin 810
Immunglobulinsubstitution
– Ataxia telangiectatica 462
– Guillain-Barré-Syndrom 466
– Lebertransplantation 580
– Minderwuchs, dysproportionierter 463
– unterdosierte, Immundefekt 453
Immunisierung
– Tollwut 502
– Zeckenenzephalitis 229
Immunität
– spezifische 450
– unspezifische 450
Immunkompression 416
Immunprophylaxe
– Meningokokkeninfektion, systemische 484
– Sepsis, neonatale 479
Immunsuppression
– Anämie, aplastische, erworbene 374
– Blackfan-Diamond-Syndrom 373
– Dyskeratosis congenita 373

– Herpes-simplex-Virus-Infektion, kutane 492
– Lebertransplantation 579 f
– Nierentransplantation 585
Immunsystem
– Funktion 450 ff
– Ontogenese 452
– Störung 450 ff
– Verletzung, thermische 686
Immunthrombozytopenie 387 ff
– chronische versus akute 387 f
– mit Langzeitblutung 390
– neonatale 391
– – Austauschinfusion 448
Impedanz, respiratorische 135 f
Impedanzplethysmographie 42 f
– Atemmuskelkapazität 136
Imipenem 416
Impressionsfraktur, Schädel 613
Indometacin
– Notfallmedizin 810
– Purpura Schoenlein-Henoch 358
Infant respiratory distress syndrome s. Atemnotsyndrom, neonatales
Infarzierung, hämorrhagische 597
Infektabwehr 451
Infektion
– bakterielle 468 ff
– – Chirurgie 472
– – Diagnostik 471 f
– – Dispositionsfaktoren 469
– – Dispositionsprophylaxe 473 ff
– – Erreger 469
– – Expositionsfaktoren 469
– – Expositionsprophylaxe 474
– – Immunprophylaxe 474
– – Komplikation 473
– – Monitoring 473
– – Prognose 473
– – Prophylaxe 473 f
– – Symptome 470 f
– – Therapie 472 f
– – Varicella-Zoster-Virus-Infektion 500
– bronchopulmonale 462
– Hämoptyse 24
– katheterassoziierte 772 ff
– Knochenmarkaplasie 415 ff
– Koma 208 f
– konnatale 478
– Krampfanfall, neonataler 218
– Lebertransplantation 580
– Leberversagen, fulminantes 328 f
– metastatische 469
– Nierentransplantation 586
– Peritonealdialyse 754 f
– postnatale 479
– Therapie
– – Atemnotsyndrom, akutes, im Kindesalter 160
– – Onkologie 412
– Übertragung, durch Transfusion 443 ff
– Venenkatheter 773
– Weichteilverletzung 684
Infektionsprophylaxe
– Atemnotsyndrom, akutes, im Kindesalter 160
– Blutstammzelltransplantation 421 f
– Zytostatikatherapie 413 f
Infizierung
– bakterielle 444

Infizierung
- virale 444
Infrarotspektroskopie, transkranielle (NIRS) 589
Infusion
- Infektion, bakterielle 472
- - - Erreger 469
- intraossäre 774 f
Infusionsmedikamente 61
Infusionspumpe 9
Infusionstherapie
- bilanzierte 5
- Verletzung, thermische 693
Inhalation
- Beatmung, maschinelle 726
- toxische 157
Inhalationsanästhetika 790 ff
Inhalationsnarkotika 778
Injektion, intraossäre 774 f
Injury Severity Score 820
Innenohr
- Dekompressionskrankheit 706
- Schwerhörigkeit 678
Inotropika 94 ff
- Infektion, bakterielle 472 f
- Mendelson-Syndrom 133
Inspirationszeit, Abkürzung 717
Instillieren, Beatmung, maschinelle 726
Insuffizienz, akute respiratorische 1
Insulin
- Coma diabeticum 243
- kurzzeitiges 321
Insulin-Gegenspieler 242
Integra-Artifical Skin 697
Intensivbeobachtungseinheit 12
Intensiveinheit
- Assistenzpersonal 16 f
- Behandlungseinheiten im Raum 14
- Dokumentation 17
- - kontinuierliche 15
- Einbauten, betriebliche 15
- Geräteausstattung 15
- Hilfspersonal 16
- interdisziplinäre 12
- kardiologische 13 f
- kinderchirurgische 13 f
- Kinderklinik 12 ff
- neonatologische 12 ff
- Personal, ärztliches 16
- Personalbedarf 16 f
- Pflegepersonal 16
- Qualitätssicherung 17
- Raumbedarf 14 f
- spezialisierte 14
- Typen 12 f
- Überwachungsgeräte 15
Intensivmedizin
- Kathetersystem 766 ff
- Kind, traumatisiertes 633 ff
- klinische, Reanimation 53
- Krampfanfall 212 ff
- Nervensystem, zentrales 199 ff
- - - Personal 199
- neurochirurgische 588 ff
- pädiatrische
- - Scoresysteme 816 ff
- - Weiterbildungsstätte 12
- perinatale 196
- perioperative 534 ff
- Schädel-Hirn-Trauma 605 ff
Intensivpflege, pädiatrische, Weiterbildung 821 f

Intensivstation
- Aufnahmekriterien 588 f
- Intubation 779
- Krankheitsbilder 588
Interaktion
- kardiopulmonale 78 ff
- - Pathophysiologie 78 f
- - Ursache 79
- ventrikuläre 71
Interferon-α-2b 389
Interleukin-2
- rekombinantes 426
- Therapie, systemische 425
Intermittent Positive Pressure Ventilation 5
Intestinaltrakt s. Gastrointestinaltrakt
Intoxikation
- Benzodiazepine 790
- Leberversagen, fulminantes 328 f
- Neuroleptika 790
- Sedierung 790
Intrazellulärraum 296
- Äquilibrierung, osmotische 299
- Zusammensetzung, ionale 298 f
Intropie 69
Intubation 2
- Anästhesie 779
- Atemnotsyndrom, neonatales 730
- atraumatische, Kind, traumatisiertes 638
- Chaussier, endotracheale 1
- endoskopische 575
- endotracheale 142 ff
- - Einleitung, medikamentöse 143
- - Kind, traumatisiertes 641
- - Komplikation 144
- - Technik 144
- Epiglottitis 119 f, 778
- erschwerte 621
- frühe 603 f
- Guillain-Barré-Syndrom 466
- Kind, traumatisiertes 638
- Kohlenmonoxidvergiftung 643
- Komplikation 638
- Larynxverletzung 673
- Mendelson-Syndrom 132
- nasotracheale 143 f
- orotracheale 143
- rasche 777
- Reanimation 56 f
- Schädel-Hirn-Trauma 603
- Tracheaverletzung 673
Intubationsmethode, nach Bouchuts 3
Intubationsnarkose 778
Intubationsschaden 673
Intubationstiefe, altersabhängige 56
Intubationsverfahren, altenative 144
Invagination 550 f
Ipecac-Erbrechen 518
Ipecacuanha
- Notfallmedizin 810
- Sirup, Antidot 529
Ipratropiumbromid
- Herzrhythmusstörung 102
- Notfallmedizin 804
IRDS s. Atemnotsyndrom, neonatales
Ischämie 328
Ischämiemonitoring, chemisches 593
Isofluran 791
Isoxazolylpenicillin 487
Itraconazol
- Aspergillusinfektion 508

- Candidainfektion 506
- Immunsuppression 416
- Neutropenie 416

J

Jochbeinfraktur 670 f
Juckreiz 706
Jugendliche (s. auch Adoleszent)
- Atemfrequenz 718
- Atemminutenvolumen 718
- Glasgow Coma scale 605
- Herzinsuffizienz, Ursache 66

K

Kalium 304 f
- Basisbedarf 300
- Bilanzierung, Nierenversagen, akutes 286
- Gastroenteritis 341
Kaliumchloridsubstitution
- Dehydratation, isotone 315
- Erbrechen
- - anhaltendes 29
- - azetonämisches 320 f
Kaliummangel, Ursachen 305
Kaliumsubstitution 243
Kalorienzufuhr, ausreichende 110 f
Kalorimetrie, indirekte 134 f
Kälteagglutinine 381
Kälteschaden 40 f
Kaltwasserbehandlung 692
Kammerasystolie 50
Kammerflattern
- hämodynamisch bedeutsames 109
- Therapie 107
Kammerflimmern
- Elektrotherapie 55
- hämodynamisch bedeutsames 109
- primäres 53
- Reanimation, kardiopulmonale 653
- Therapie 107
Kandidämie 504
Kandidose
- mukokutane, chronische 504
- systemische 504
- - Therapie 505
Kapillar-Leck-Syndrom 423
Kapillarrheometer 379
Kapnographie 43 f
Kapnogramm, schematisches 44
Kardiogramm 43
Kardiokonversion 103
Kardiopathie
- kongenitale, mit Herzinsuffizienz 98 f
- mit Rechts-Links-Shunt 267
Kardiopulmonaler Funktionsverlust 650
Kardiorespirographie 43
Kardiovaskuläre Erkrankung
- Hämoptyse 24
- Störung, Onkologie 410
Kardioversion 54
Kartagener-Syndrom 183
Katecholamine 96
- Gastroenteritis, mit Dehydratation 341
- Insulin-Gegenspieler 242
- Myokardsensibilisierung 791

– Nierenversagen, akutes, prärenales 285
– Notfallmedizin 801 f
– Schock, kardiogener 116
Katheter
– Ausgang, Beurteilungsscore 755
– Blutreinigungsverfahren, extrakorporales 757
– Sanierung 757
– System
– – implantierbares 767 f
– – Kinderintensivmedizin 766 ff
– Venen, Material 765 f
– Typen, Peritonealdialyse 752 f
Kathetersepsis 773
Kaudalanästhesie 786
Kehlkopf, Fehlbildung 163 ff
Kehlkopfatresie 163
Kehlkopfdiaphragma 163 f
Kehlkopferweiterung 569
Kehlkopferweiterungsplastik 569 f
Kehlkopfspaltung 570
Keimzahlbestimmung, quantitative
– – nach Brentano 696
– – Verletzung, thermische 696
Keimzelltumor, Studienleitung, zentrale 409
Kerntemperatur, Monitoring 47
Ketamin
– Analogsedierung 789
– Anästhesie 778
– – bei Herzkatheter 784
– Herzfehler 780
– Kontraindikation 794
– Notfallmedizin 803
– Pharmakologie 793 f
– Schmerztherapie 655
– Verletzung, thermische 692, 695
– Wirkung, unerwünschte 793
Ketanest
– Status asthmaticus 122
– Tachykardie, supraventrikuläre 103
Ketoconazol 506
Keuchhusten 236
Kiefer
– Fraktur 621 f
– – Versorgungsmaxime 623
– Gelenkfraktur, Gehörgangverletzung 676
– Weichteilverletzung 624
Kind
– Antihypertensiva 293
– Atemfrequenz 718
– Ateminsuffizienz 718 ff
– Atemminutenvolumen 718
– Atmung
– – Besonderheit, physiologische 718 f
– – Kennwerte, physiologische 718
– Beatmungsfrequenz 718
– bewusstloses 199 ff
– – Abdomenuntersuchung 201
– – Ammoniak 201
– – Anamnese 200
– – Anruf, Reaktion 203 f
– – Antwort, verbale 203 f
– – Atemstillstand 205
– – Atmung, ataktische 205
– – Biot-Atmung 205
– – Dehydratation 208
– – Dekortikationshaltung 208
– – Dezerebrationshaltung 208
– – Elektrolyte 201

– – – Störung 208
– – Endokrines System, Störung 209
– – Enzephalopathie 209
– – Foetor ex ore, Untersuchung 201
– – Glucose 201
– – Haut 201
– – Herzfrequenz 200
– – Hirnabszess 210
– – Hirnblutung 209
– – Hirninfarkt 209
– – HNO-Bereich, Untersuchung 201
– – Hyperammonämie 208
– – Koma 208
– – Kornealreflex 206
– – Körperhaltungsmuster 208
– – Körpertemperatur 201
– – Leukomalazie, periventrikuläre 20
– – Monitoring 201 f
– – Motorik 202
– – Obicularis-oculi-Reflex 202
– – Porenzephalie, enzephaloplastische 211
– – Porphyrie 209
– – Pupillenreflex 206
– – Reflex 206 f
– – Schnappatmung 205
– – Sofortmaßnahmen 200 ff
– – Trauma, komatöses 208
– – Untersuchung, körperliche 200 f
– – ZNS-Schaden, struktureller 209 ff
– – Zungen-Kiefer-Reflex 207
– Blutung, gastrointestinale 30
– Empfinden der Intensivstation 812
– Erbrechen, Ursachen 27 f
– Glasgow Coma Scale 605
– Hämophilie 402 f
– Harnausscheidung
– Herpes-simplex-Virus-Infektion, disseminierte 224
– Herzinsuffizienz
– – Ursache 66
– – Zeichen, klinische 81
– Hypertonie, arterielle 291
– Hypothyreose 246
– Intensivscore 817 f
– Intensivmedizin
– – Kathetersystem 766 ff
– – Scoresysteme 816 ff
– Membranoxygenierung, extrakorporale 740 f
– – – Indikation 743 f
– – – Kontraindikation 744
– Meningitis, bakterielle 221
– Onkologische Erkrankung 409
– polytraumatisiertes
– – Basismonitoring 665
– – Frühoperation 664
– – Laboruntersuchung 663
– – Monitoring, morbiditätsspezifisches, erweitertes 66
– – Notfalldiagnostik 658 ff
– – Operation, verzögerte 664
– – Organdysfunktion, sekundäre 664
– – Schmerzreaktion 800
– – Stresstoleranz 800
– – Tracheotomie 673 f
– – Trauma, psychisches 812
– – Traumascore 818 ff
– traumatisiertes
– – A-B-C-D-E-Regel 634
– – Atemwegeverletzung
– – – Komplikation 642

– – – Therapie 641 f
– – Augenverletzung 665 ff
– – Bauchtrauma, stumpfes 680 ff
– – Blutverlust, Schätzung 649
– – Einweisungskriterien 635
– – Erstversorgung 633 f
– – Ertrinkungsunfall 700 ff
– – Fraktur 682
– – HNO-Verletzung 670 ff
– – Intensivtherapie 633 ff
– – Schmerztherapie 654 ff
– – Schocktherapie 648 ff
– – Sofortmaßnahmen 633 ff
– – – Vitalfunktion, Störung 634
– – Störung, respiratorische 635 ff
– – – – Diagnostik 637
– – Tauchunfall 704 ff
– – Trauma, spezielles 656 ff
– – Verletzung
– – – laryngotracheale 640
– – – thermische 684 ff
– – Weichteilverletzung 682 ff
– Tumor, hormonbildender 411
– Venensystem, Besonderheiten 765
– Vena-Galeni-Malformation 261
– Verbrennung 778
– Wasserbedarf 300
– Wirbelsäulenverletzung 630
Kinderklinik
– Antidot, Verfügbarkeit 532
– Intensiveinheit 12 ff
Kleinkinder
– Atemfrequenz 718
– Atemminutenvolumen 718
– Glasgow Coma Scale 202 f
– Hämatom, intrakranielles 617
– Harnausscheidung 324
– Hypertonie, arterielle 291
– Ingestionsunfall 511
– Leberversagen, fulminantes 328
– Meningitis, bakterielle 221
– Präcurarisierung 797
– Vena-Galeni-Malformation 261
– Wasserbedarf 300
Klonus, fokaler 218
KMT s. Knochenmarktransplantation
Knalltrauma 678
Knochenfragment, Luftwege 622 ff
Knochenmark
– Immunthrombozytopenie 387
– Schocksyndrom, toxisches 485
Knochenmarkaplasie 415 ff
Knochenmarkblut 408
Knochenmarktransplantation
– Anämie, aplastische, erworbene 374
– Anmeldung, Immundefekt 453
– Blackfan-Diamond-Syndrom 373
– Dyskeratosis congenita 373
– hämatopoetische, Fanconi-Anämie 372
– Hämoglobinurie, paroxysmale nächtliche 370
– HLA-identische, Immundefekt, kombinierter 460
– Immundefekt, kombinierter 461
– Thalassämie 369
– Wiskott-Aldrich-Syndrom 462
Knochenmarkversagen 370
Knollenblätterpilzintoxikation 335
Koagulationsnekrose 685
Koagulopathie
– Leber 336 f

Koagulopathie
– Therapie 267
Kodein, Notfallmedizin 804
Kohlendioxid, endexspiratorisches
– – Atemstrom 43
– – Herz-Kreislauf-Stillstand 49
– – Hyperthermie, maligne 38
– – Messung, Störung 51
– – Reanimation 51
– – Veränderung, Ursachen 44
Kohlendioxidpartialdruck
– Abfall 723
– Anstieg 723
– arterieller 134
– Beatmung, maschinelle 723
– Messung
– – Herz-Kreislauf-Stillstand 49
– – Reanimation 51
– – transkutane 51
Kohlendioxidproduktion 134 f
Kohlenmonoxid-Exposition 642 f
Kohlenmonoxid-Vergiftung 643
Kohleperfusion 758
Kollodiumbaby 194
Koloskopie
– Meckel-Divertikel 365
– Purpura Schoenlein-Henoch 357
Koma 19
– Coma diabeticum 243
– Differenzialdiagnose, Kind, bewusstloses 208 f
– Kind, bewusstloses 200
Komascore 19
– Ertrinkungsunfall 702
– Glasgow Coma Scale 202 f
– – – Schädel-Hirn-Trauma 605
Kommunikation, tracheoösophageale 168
Kompensation
– renale 310
– respiratorische 310
Komplementsystem 451
Kompression, tracheale 173 ff
Kompressionsatelektase 149
Kondenswasser 727
Koniotomie 57
Koniotomiekanüle 144
Kontaktdermatitis, allergische 196
Kontraktilität
– Herzmuskel 73
– myokardiale 77 f
– – Verminderung 78
Kontraktilitätssteigerung 93 ff
– Kardiopathie, kongenitale, mit Herzinsuffizienz 99
– Schock, kardiogener 114
Kontrastmitteleinlauf 548
Kontusionsblutung 614 f
Konversionshemmung 245
Kopf
– Fanconi-Anämie 372
– Gefäßregion für Venenverweilkatheter 765
Kopfschiefhaltung
– fixierte, Wirbelsäulenverletzung 626
– – – atlantookzipitale 628
Kopfschmerz 239
Kopfüberstreckung 142
Kopfumfang 271
Kornealreflex 19
– Kind, bewusstloses 206
Korotkow-Töne 46
Körpergewicht 299

Körperhaltungsmuster 208
Körpertemperatur
– Herabsetzen, Fieberkrampf 217
– Postreanimationsphase 61
– Sepsis, neonatale 476
– Untersuchung, Kind, bewusstloses 201
Körperwasser, Verteilungsraum 296 ff
Körperwuchs 372
Kosmetika, als Noxen 513 f
Krampfanfall
– akuter 212 f
– Hypoparathyreoidismus 249
– Intensivmedizin 212 ff
– neonataler 217 ff
– – Ätiologie 218 f
– – Prognose 219 f
– – Therapie 219
Krämpfe 21 ff
Kraniotomie, bilaterale 610
Kraniozervikofaziale Verletzung 621 f
Krankengymnastik 199
Kreatininclearance 288
Kreislauf
– hypertoner 233
– Postreanimationsphase 61
– Pulsoxymetrie 44
– Schocksyndrom, toxisches 485
– Sepsis, neonatale 476
Kreislauffunktion, Aufnahmediagnose 659
Kreislaufinsuffienz 728
Kreislaufnotfall, Ausrüstung 10
Kreislaufschock 103
Kreislaufstillstand, Ursachen 650
Kreislaufunterstützung, extrakorporale 53
Kreuzprobe 428 f
Krise
– hämolytische, akute 368
– hypertensive 292 f
– myasthenische 465
Kryofibrinogene 381
Kryoglobuline 381
Kryopräzipitat 435
Kryptokokkusinfektion 507
Kugelfallviskosimeter 379
Kühlung, Fiebersenkung 36 f
Kühlwickel
– Fieberkrampf 217
– Thyreotoxikose 245
Kuhmilchproteinintoleranz 343 f
Kupferstoffwechselstörung 255 f
Kurzzeitinsulin 321

L

Lachgas 790
Lactat 593
Lactulose
– Leberversagen, fulminantes 333
– Notfallmedizin 810
– Stressblutung, gastrointestinale 363
Lähmung, Nerven, periphere 278 ff
Langerhans-Zellhistiozytose, Studienleitung, zentrale 409
Langzeitbeatmung 729 f
– erfolgreiche 5
Laparatomie 543
Lappenplastik, primäre 699
Lappungsanomalie 177 ff

Laryngealmaske 144
Laryngitis, stenosierende
– – Stadieneinteilung 118 f
– – subglottische 117
– – Therapie 119
Laryngomalazie 166
Laryngoskopie, Komplikation 638
Laryngoskopspatel 142
Laryngospasmus
– Extubation 724
– Kind, traumatisiertes 636
– reflektorischer 700
Laryngotracheobronchoskopie 572
Laryngotracheoskopie
– Larynxverletzung 672
– Tracheaverletzung 672
Laryngozele 165
Larynx, Verletzung 672 f
Larynxmaske 639
Larynxspalte 165 f
Larynxstenose 164 f
Larynxzyste 165
Laser-Doppler-Flussmessung 591 f
Lavage, bronchoalveoläre 146
Lazeroide 610
Lebendimpfung 453
Lebendspende 578
Leber 327 ff
– Blutung 336 f
– Enzephalopathie, hepatische 232
– Funktionsparameter 579
– Graft-versus-host-Erkrankung 423
– Infektion, bakterielle 471
– Koagulopathie 336 f
– Sauerstoffgehalt, venöser 138
– Schocksyndrom, toxisches 485
– venookklusive Erkrankung 422
Lebererkrankung, Anästhesie 782
Leberfibrose, kongenitale 351
Leberruptur 680
Leberschädigung, halothaninduzierte 790
Lebersegmenttransplantation 578
Lebertransplantation 576 ff
– Hämophilie 403
– Immunsuppression 579 f
– Komplikation 580 ff
– Kontraindikation 577
– Operationstechnik 578 f
– Spenderwahl 577
– Splittechnik 578
– Standardverordnung 581
Lebertumor
– Lebertransplantation 577
– primärer 330
Lebervenenverschlusskrankheit, 330, 332
Leberversagen
– akutes 327
– fulminantes
– – Ätiologie 328
– – Ausmaß 331
– – Definition 327
– – Diagnostik 331 f
– – Supportivmaßnahmen 333 f
– – Therapie 333 ff
– – Überwachung 333 ff
Leberzirrhose 351
– Child-Pugh-Klassifikation 352
– Stoffwechselerkrankung 577
Lendenwirbelsäule, Verletzung 630
Leptospiren 223

Leukämie
- chronische myeloische 382
- Leberversagen, fulminantes 332
- lymphoblastische, akute, Studienleitung, zentrale 409
- myeloische, akute, Studienleitung, zentrale 409
Leukämiezellen, Zytolyse, immunologische 419
– – – Effekt
– – – – Blutstammzelltransplantation 420
– – – – Interleukin-2 425
Leukenzephalopathie, telenzephale 210
Leukomalazie, periventrikuläre
– – B-Bild-Sonographie 597
– – Kind, bewusstloses 209 f
Lidchirurgie 665
Lidhämatom 665
Lidocain
- Anästhesie, bei Herzkatheter 784
- Bronchoskopie 784
- Notfallmedizin 806
- Pharmakologie 797
- Reanimation 58 f
– – kardiopulmonale 652
Linearfraktur, Schädel 612
Linie, dorsale zervikale, nach Swischuk 628
Linksherzinsuffizienz 79
- Röntgenbild 85
- Symptome 81
Links-rechts-Shunt 781
Linse, dislozierte, Einklemmung 667
Linsentrübung, visuswirksame 667
Lipasebestimmung 348
Lipidaspiration 125
Lipidperoxidaseinhibitoren 610
Liquor
- Diagnosesicherung maligne Erkrankung 408
- Herpes-simplex-Virus-Infektion 493
- Meningokokken, Lokalinfektion 481 f
- Sepsis, neonatale 476
Liquorabflussblockade 271
Liquorbefund
- Herpes-Zoster-Enzephalitis 226
- Masernenzephalitis 227
- Meningitis, bakterielle 221 f
Liquordrainage, intermittierende 610
Liquorfistel 223
Liquorpunktion
- Herpes-simplex-Virus-Enzephalitis 225
- Hirnblutung, neonatale 263
- Pseudotumor cerebri 239
- Verschlusskrankheit, zerebrale arterielle 260
Liquorraum, äußerer, Veränderung 597 f
Liquorzirkulationsstörung 208
Listeriose 223
Lobektomie 151
Locked-in-Syndrom 200
Lokalanästhetika
- Intubation, endotracheale 142 f
- Pharmakologie 796 f
- Wirkung, unerwünschte 796
Louis-Bar-Syndrom 462
Low-Cardiac-Output-Syndrom 70
Low-Flux-Kapillaren 758
L-Thyroxin 246
Luftembolie 764

Luftröhre, Erweiterung, extreme 171
Luftwege s. Atemwege
Lund-Therapie 610
Lunge
- Dekompressionskrankheit 706
- eiserne 3
- Fehlbildung 179 ff
- Infektion, bakterielle 471
- Schocksyndrom, toxisches 485
- Unreife 151
- Verletzung, thermische 686
Lungenagenesie 180
Lungenaplasie 180
Lungenbarotrauma 707 ff
Lungenemphysem 150 f
- lobuläres 184
Lungenerkrankung 384
Lungenfehlbildung
- Atemnotsyndrom, neonatales 730
- Mangelfehlbildung 179 ff
- zystische 182 f
Lungenfunktionsmonitoring 725
Lungenhämorrhagie 728
Lungeninfektion, bakterielle 157
Lungenkapillarschädigung 157
Lungenkontusion 679
- Atemnotsyndrom, akutes, im Kindesalter 157
Lungenödem
- Beatmung, maschinelle 728
- Lebertransplantation 581
Lungenparenchym
- Beteiligung, Rauchinhalation 644
- Schaden, Taucherunfall 707
- Verletzung 679
Lungenschädigung
- Atemnotsyndrom, akutes, pädiatrisches 736
- direkte 157
Lungensequestration 181 ff
- extralobuläre 181
- intralobuläre 181
Lungentransplantation 738
Lungentrauma, akutes 157
Lungenüberdruckunfall 707
Lupus erythematodes, systemischer 332
Lymphatische Erkrankung, infiltrative 330
Lymphknoten 485
Lymphohistiozytose
- erythrophagozytierende, familiäre, Studienleitung, zentrale 409
- hämophagozytoxische 330 f
Lymphozyten-Cross-Match 584
Lyssa 501 f
Lytischer Cocktail 36
– – Dehydratation, hypertone 317 f

M

Magen-Darm-Trakt s. Gastrointestinaltrakt
Magenentleerung 518 f
Magenersatzplastik 536
Magenlavage
- Blutung, gastrointestinale 33
- Stressblutung, gastrointestinale 360
Magensaftaspiration 125 f
- ohne feste Bestandteile 776 f
Magensonde
- Anästhesie, Blitzeinleitung 777

- Blutung, gastrointestinale 33
Magenspülung 518 f
Magenstörung 338 ff
Magnesium-Aluminium-Hydroxid-Gel 361
Magnesiumhaushalt 241
Magnetresonanz-Angiographie
- Bauchtrauma, stumpfes 681
- Sinus cavernosus, Thrombose 258
Magnesium 305 f
- Basisbedarf 300
Magnetresonanztomographie
- Anästhesie 783
- Beatmung, maschinelle, gleichzeitige 729
- Diabetes insipidus 251
– – – centralis 325
- Halswirbelsäulenverletzung 626 f
- Herpes-simplex-Virus-Infektion 493
- Herpes-simplex-Enzephalitis 225
- Lungensequestration 182
- Probleme, tracheobronchiale 566 f
- Pseudotumor cerebri 239
- Ringsyndrom 574
- Schädel 618
- Sedierung 783
- Sinus sagittalis superior, Thrombose 257
- Tracheostenose, distale 571
- Verschlusskrankheit, zerebrale arterielle 260
Majoransatz, Erythrozytenkonzentrat 428
Maladaption, pulmonale 731
Malaria 383
Malazie
- Atemwege 572 ff
- periventrikuläre 210
Maligne Erkrankung
– – Diagnosesicherung 408
– – Hyperviskosität 383
Mannitol
- Bewusstseinsstörung 21
- Leberversagen, fulminantes 334
- Nierenversagen, akutes 286
- Notfallmedizin 810
- Reye-Syndrom 231
Mantelpneumothorax 645
Maschinenatmung 205
Masernenzephalitis 226 f
Masernvirus 226
Maske-Beutel-Beatmung 639
Masken-Atemwegsdruck, positiver, kontinuierlicher, nasaler 720
Maskenbeatmung 3, 56
Massenblutung, intraabdominelle 680 f
Massivtransfusion 440 ff
Meckel-Divertikel 363 ff
- Diagnostik 364 f
- Therapie 365 f
Mediastinalorgan, Verletzung 680
Mediatoren, endogene 470
Medikamente
- Analgosedierung, Notfallmedizin 802 ff
- Atemnotsyndrom
– – akutes, pädiatrisches 736
– – neonatales 156
- Auslöser
– – Leberversagen, fulminantes 330
– – Pankreatitis, akute 347
- Diurese, forcierte 522
- Hautreaktion, schwere 190 ff

Medikamente
- Herz-Kreislauf-System, Notfallmedizin 805 ff
- Infusion 61
- Intubation, endotracheale 143
- – Kind, traumatisiertes 639
- Nierentransplantation 584 f
- Notarztdienst 11
- als Noxen 513
- Ösophagusvarizenblutung 353 f
- rationale, Notfallmedizin 799 ff
- Reanimation 57 ff, 61
- – kardiopulmonale 651 f
- Respirationstrakt, Notfallmedizin 804
- Schmerztherapie 655
- Schwangerschaft, Literatur 533
- Stillzeit, Literatur 533
- Tachykardie, supraventrikuläre 104
- Taucherunfall 708
- Zwerchfellhernie 540 f
Medizinalkohle 519 f
- Antidot 527
Medulläre Schädigung, traumatische, mit Tetraplegie 625
Megakolon, toxisches 553 f
- – Therapie 554
Mekonium, abnormes 548 f
Mekoniumaspiration 126 f
Mekoniumaspirationssyndrom 732 f
Mekoniumileus 547 ff
- Komplikation 549
- Passagestörung, funktionelle 549
- Prognose 550
- Therapie 549
Mekoniumkrankheit 548 f
Mekoniumpfropfsyndrom 549
Meläna 31
Membrandefektanämie 369 f
Membranoxygenierung, extrakorporale 739 ff
- – Abkürzung 717
- – Antikoagulanzien 745
- – Assitance-Respiratoire-Extracorporelle 742
- – Atemnotsyndrom
- – – akutes, im Kindesalter 161, 737
- – – neonatales 156
- – Beatmung 745
- – Behandlungsdauer 746
- – Behandlungsergebnis 748
- – Darstellung, schematische 739
- – Doppellumenperfusion, venovenöse 742
- – Durchführung 744 f
- – Entwicklung 740
- – Entwicklungsdefizit, späteres 748
- – Entwöhnung 746 f
- – Erwachsene 740 f
- – Herz-Kreislauf-Funktion 746
- – Indikation 742 ff
- – – kardiale 744
- – – Kinder 743 f
- – – Neugeborene 742 f
- – Kinder 740 f
- – Komplikation 747 ff
- – Kontraindikation
- – – Kinder 744
- – – Neugeborene 743
- – Langzeitergebnis 748
- – Neugeborene 740
- – Nierenfunktion 746
- – Oxygenierungsindex, erhöhter 734

- – Patientenkomplikation 747 f
- – Registrierung 741
- – Sauerstoffpartialdruck, erniedrigter 734
- – Steuerung 744 f
- – Surfactantsubstitution 745
- – Technik 741
- – Therapie, alternative 743
- – Überlebensrate 748
- – venarterille 741
- – venöse 741 f
- – Voraussetzung
- – – finanzielle 749
- – – personelle 748 f
- – Weiterentwicklung 749 f
- – Zwerchfellhernie 541
Membranplasmaseparation, Vergiftung 524
Mendelson-Syndrom 130 ff
- Diagnostik 131
- Prognose 133
- Therapie 132 f
Meningismus 201
Meningitis 220 ff
- bakterielle
- – Bakteriennachweis 222
- – Eintrittspforte 221
- – Keimspektrum 221
- – Symptome 220 f
- Diagnostik 221 f
- Differenzialdiagnose 223
- Faktoren, prädisponierende 221
- Herpes-simplex-Virus-Infektion 492
- meningokokkenbedingte 481
- Symptome 220 f
- Therapie 222 f
- virale 222
- Zeckenenzephalitis 229
Meningoenzephalitis 229
Meningokokkämie, chronische 481
Meningokokkeninfektion 479 ff
- lokale 481 f
- Nasopharynx 479
- Organmanifestation, seltene 481
- systemische
- – Komplikation 483
- – mit Organmanifestation 481
- – ohne Organmanifestation 480 f
- – Prophylaxe 483 f
- – Therapie 482 f
- – ungewöhnliche 481
Mepivacain 797
Meropenem, Notfallmedizin 809
Metalltubus 4
Metamizol
- Analogsedierung, postoperative 785
- Leberversagen, fulminantes 334
- Notfallmedizin 803
- Schmerztherapie 655
Methämoglobinämie 374 f
Methimazol 245
Methohexital 792 f
Methylenblau
- Antidot 530
- Methämoglobinämie 375
Methyprednisolon
- Immunthrombozytopenie 389
- Notfallmedizin 810
- Querschnittslähmung, akute, nichttraumatische 268
Metoclopramid 354
Metoprolol 294

Metronidazol
- Immunsuppression 416
- Meningitis 223
- Neutropenie 416
- Notfallmedizin 809
- Stressblutung, gastrointestinale 362
Mexiletin, Notfallmedizin 806
Mezlocillin, Notfallmedizin 809
Miconazol
- Candidainfektion 506
- Notfallmedizin 809
Midazolam
- Analogsedierung 788
- Anästhesie 784
- Notfallmedizin 803
- Pharmakologie 795
- Schmerztherapie 655
Mikronekrose 210 f
Milchgebiss, Kieferfraktur 621 f
Milzinfektion, bakterielle 471
Milzruptur 680
Milzvenenthrombose 350
Minderwuchs, dysproportionierter 463
Mineralocorticoide 248
Minoransatz, Erythrozytenkonzentrat 428
Minutenbeatmung, mandatorische
- – Abkürzung 717
- – assistierte 723
Mischtransplantation 698
Misoprostol 362
Mittellappensyndrom 178
Mivacurium 798
Moebius-Syndrom 163
Monitoring (s. auch Überwachung) 42 ff
- apparatives 42 ff
- Atemmuskelkapazität 136
- Beatmung, maschinelle 725
- Definition 42
- Diurese, forcierte 522
- Ertrinkungsunfall 702 f
- Herzinsuffizienz 110
- Herz-Kreislauf-Funktion 46 f
- Hyperpyrexie 37
- Infektion, bakterielle 473
- Intensivstation 588
- Kind, bewusstloses 201 f
- Polytrauma, kindliches 662
- postoperatives, Lebertransplantation 578 f
- respiratorisches 42 ff, 140
- Vitalfunktion, Störung, Ertrinkungsunfall 703
- Zwerchfellhernie 541
Morbus
- haemolyticus neonatorum 448
- Hodgkin, Studienleitung, zentrale 409
- Ritter von Ritterhain 191 f
- Wilson 255
- – Leberversagen, fulminantes 33
Morphin
- Notfallmedizin 803
- Pharmakologie 794
- Schock, kardiogener 114
Mounier-Kuhn-Syndrom 171 f
Mukositis 418
Multiorgandysfunktionssyndrom 468
Mundhöhle, Verletzung 671 f
Mundsoor 503
Mund-zu-Mund-Beatmung 1
- Kind, traumatisiertes 639
- Verhältnis Herzdruckmassage 53

Mund-zu-Nase-Beatmung 639
Mund-zu-Tubus-Beatmung 1 f
Murray-Score 736
Muskelblutung 400 ff
Muskelrelaxanzien
– depolarisierende 797 f
– Intubation, endotracheale 142
– nichtpolarisierende 798
– Notfallmedizin 804
– Pharmakologie 797 f
Muskulatur, Schocksyndrom, toxisches 485
Mutismus, akinetischer 200
Myasthenische Krise 465
Myasthenisches Syndrom 464 f
– Neurologie 465
Myelitis 229
Myelodysplastisches Syndrom 368 ff
Mykoplasmen 223
Myokard
– Kraft-Längen-Beziehung 71
– Sarkomer 71
Myokardinsuffizienz s. Herzinsuffizienz
Myokardsensibilisierung 791
Myoklonus 218

N

Nabelarterienkatheter 60
Nabelvenenkatheter 60
N-Acetylcystein s. Acetylcystein
Nachlast 69, 77
– Beeinflussung 99
– erhöhte, Druck-Volumen-Diagramm 77
– optimale 801
– Reduktion, Schock, kardiogener 114 f
– Vergrößerung, Herzmuskel 74
– Verminderung 91 ff
Nackensteife 220 f
Nahrungsaspiration 124 f
Nahrungsmittelallergene 343
Nahrungsmittelintoleranz 342 ff
– Symptome 342
– Therapie 343
Naloxon, Notfallmedizin 803
Naloxon-Hydrochlorid, Antidot 530
Narbe 196
Narkoseeinleitung, Injektion, zügige 777
Narkotika
– Gastroskopie 784
– Kind, traumatisiertes 639
Nase
– Untersuchung, Kind, bewusstloses 201
– Verletzung 670 f
Nasenbeinfraktur 670
Nasenbeinreposition 671
Nasenbluten, parenchymatöses 400 ff
Nasenflügelatmung 23
– Ventilationsstörung, obstruktive 118
Nasennebenhöhle 679
Nasennebenhöhlenverletzung 670 f
Nasen-Rachen-Raum, Blutung 24
Nasentropfen 678
Nasopharyngealtubus 637
Natrium 302 f
– Basisbedarf 300
– Bedarf, zusätzlicher 315
– Bilanzierung, Nierenversagen, akutes 285 f

– Serumkonzentration, Dehydratation, hypertone 316
Natriumbicarbonat
– Coma diabeticum 243 f
– Nebennierenrindeninsuffizienz 247
– Reanimation 58 f
Natriumchlorid
– Schwartz-Bartter-Syndrom 326
– Erbrechen, anhaltendes 28
Natriumexkretion, fraktionierte 283
Natriumhaushalt, Störung 241
Natriumhydrogencarbonat 112
– 8,4%, Notfallmedizin 811
– Diurese, forcierte 522
– Reanimation, kardiopulmonale 652
Natriumionen-Ausscheidung, Kontrollparameter 694
Natriumnitroprussid 90
– Hypertonie, renale 294
– Notfallmedizin 806
– Schock, kardiogener 114
Natriumsulfat, Antidot 530
Natriumthiosulfat, Antidot 528, 530
Neardrowning 700
Nebenlunge 181 ff
Nebennierenrindeninsuffizienz 247 f
– Diabetes insipidus 251
Nebenschilddrüse
– Hyperplasie 248
– Tumor, hormonbildender 411
NEC s. Enterokolitis, nekrotisierende
Negativdruckbeatmung, Abkürzung 717
Nekrektomie 697
Nekrolyse, epidermale, toxische 190 f
Neoplasie, endokrine, multiple, Studienleitung, zentrale 409
Nephropathie 356
Nephrotisches Syndrom 383 f
Nervenleitung, periphere, Störung 635
Nervensystem, zentrales 199 ff
– – Dekompressionskrankheit 706
– – Erkrankung, und Atemnotsyndrom, neonatales 730
– – Funktionsstörung
– – – Atelektase 149 f
– – – Erkrankung, endokrinologische 242 ff
– – – Spurenelementmangel 255 f
– – – Vitaminmangel 252 ff
– – Hämolytisch-urämisches Syndrom 291
– – Herpes-simplex-Virus-Infektion 492
– – Hyperthermie 40
– – Schaden, struktureller 209 ff
– – Schocksyndrom, toxisches 485
– – Sepsis, neonatale 476
– – Störung, Onkologie 410 f
– – Tumor, Studienleitung, zentrale 409
– – Varicella-Zoster-Virus-Infektion 499
Netherton-Syndrom 194
Netilmycin 416
Neugeborene
– Antihypertensiva 293
– Atemfrequenz 718
– Atemminutenvolumen 718
– Atmung, Kennwerte, physiologische 718
– Austauschtransfusion 448 f
– Basisreanimation 60
– Beatmung, maschinelle 730
– Erythrozytentransfusion 431
– Frischplasma, gerinnungsaktives 437

– Harnausscheidung 324
– Herpes-simplex-Virus-Infektion, disseminierte 224
– Herzinsuffizienz 65 f
– Hypertension, pulmonale, persistierende 733
– Hypertonie, arterielle 291
– Hypothyreose 246
– Immundefizienz 453 f
– Immunthrombozytopenie 391
– Infektion, bakterielle, systemische 476
– Intubation 730
– Krampfanfall 217 ff
– Leberversagen, fulminantes 328
– Membranoxygenierung, extrakorporale 740
– – – Indikation 742 f
– – – Kontraindikation 743
– Meningitis, bakterielle 221
– Nerven, periphere, Lähmung 278 ff
– Notarztdienst 7
– – Mindestanforderung 9
– Phagozytosedefizit 454
– Polyzythämie 375 f
– Pulsprüfung, zuverlässige 650
– Reanimation 1, 60
– reife
– – Hämatom, intrakranielles 617
– – Hirnblutung 263 f
– – Sauerstoffpartialdruck 4
– – Schmerzreaktion 800
– – Sepsis 474 ff
– – Sofortmaßnahme, lebensrettende, erweiterte 60
– Thrombozytentransfusion 434
– Vena-Galeni-Malformation 261
– Vorlast, erhöhte, Druck-Volumen-Diagramm 76
– Wasserbedarf 300
Neugeborenensepsis 448
Neunerregel 687
Neuroblastom, Studienleitung, zentrale 409
Neurochirurgie
– Hirnblutung, Fehlbildung, vaskuläre 262
– Intensivtherapie 588 ff
– Pseusotumor cerebri 239
Neurohypophyse, Dysfunktion 250 f
Neuroleptika
– Pharmakologie 795 f
– Sedierung, Intoxikation 790
– Wirkung, unerwünschte 795
Neurologische Störung
– passagere 616
– Untersuchung 202 f
Neuromonitoring
– invasives 590 ff
– nichtinvasives 589 f
– spezielles 589 ff
Neuromuskuläre Erkrankung 150
Neurotoxikose 18
Neutropenie
– Antibiotikadosierung 416
– Diagnostik, bei Knochenmarkapalsie 415
Nezelof-Syndrom 460 f
Niacinmangel 252
Nicotinsäure 252
Niere 281 ff
– Infektion, bakterielle 471

Niere 281 ff
- Sauerstoffgehalt, venöser 138
- Schocksyndrom, toxisches 485
- Verletzung, thermische 686
Nierenbiopsie 357, 394
Nierenblutung 400
Nierenerkrankung
- angeborene 583
- hereditäre 583
Nierenersatztherapie 287
Nierenfunktion
- Lebertransplantation 580 f
- Membranoxygenierung, extrakorporale 746
- Postreanimationsphase 61
- Purpura Schoenlein-Henoch 394
- Überwachung 281
Nierenfunktionsstörung 336
- Prophylaxe 281
Nierenruptur 680
Nierentransplantation 583 ff
- Dialyseindikation 585
- Eignungskriterien 583
- Komplikation 586 f
- Spenderwahl 584
- Therapie 584 f
Nierenversagen, akutes (ANV) 281 ff
- - Blutuntersuchung 283
- - Definition 281 f
- - Diagnostik 283 f
- - Differenzialdiagnose 284
- - Ernährung 287 f
- - Medikamentendosierung 288 f
- - postrenales 283
- - prärenales 282
- - renales 282
- - Symptome 282
- - Therapie 284 ff
Nifedipin
- Enzephalopathie, hypertensive 233
- Hypertonie, renale 293
- Notfallmedizin 806
Nimodipin, Notfallmedizin 806
Nipruss 90
Nitroglycerin 90
- Notfallmedizin 806
- Schock, kardiogener 114
Nitroprussidnatrium s. Natriumnitroprussid
Non-A-Non-B-(Non-C-Non-D)-Hepatitis 329
Non-Hodgkin-Lymphom, Studienleitung, zentrale 409
Noradrenalin 98
- Atemnotsyndrom, akutes, im Kindesalter 160
- Notfallmedizin 806
Normoosmolarität, Herstellung 608
Normovolämie, Herstellung 610
Notarztdienst
- Ausrüstung 10 f
- Dokumentation 11
- Logistik 11
- Medikamente 11
- pädiatrischer 7
- - Personal 12
- - Transportbegleitung 11 f
- Personal 10
- Training 10
- Wirtschaftlichkeit 11
Notdienst, Einsatzgründe 10
Notfallbeatmung, Ausrüstung 10

Notfall-Behandlungsraum 13
Notfallendoskopie 32
Notfallkoffer, Checkliste 10 f
Notfallmaßnahmen
- endoskopische 575 ff
- operative 575 ff
Notfallmedizin
- ambulante, Anästhesie 776 ff
- Pharmakotherapie, rationale 799 ff
Notsituation, kardiorespiratorische 645
Novalgin 692
Noxen, bedenkliche 512 f
- besonders bedenkliche 512
- unbedenkliche 512 f
- wichtige 512 ff
Nullzeit, Tauchen 705
Nystatin
- Candidainfektion 506
- Leberversagen, fulminantes 333
- Notfallmedizin 809

O

O$_2$-Versorgung s. Sauerstoffversorgung
Oberkörperhochlagerung, 30-Grad 777
Obidoximhydrochlorid, Antidot 530
Obstruktion
- bronchiale 727
- interventrikuläre 597
- Peritonealdialyse 754
- tracheobronchiale
- - Gefäßmissbildung 574 f
- - Herzmissbildung 574 f
Obstruktionsatelektase 149
Octreotid 353
Ödem
- akutes hämorrhagisches, des Kindes 196
- alveoläres, Mendelson-Syndrom 131
- kutanes 195 ff
Ödemausbreitung, Gehirn 608
Ödemclearance, Steigerung 611
Ohren, Untersuchung 201
Ohrmuschel
- Erfrierung 676
- Gefäßspasmus 675
- Verletzung
- - offene 675
- - thermische 675 f
Ohrtrauma 675 f
Okklusionsileus 542 f
Okulomotorische Veränderung 239
Ölaspiration 125
Omeprazol
- Leberversagen, fulminantes 333
- Meckel-Divertikel 365
- Notfallmedizin 811
- Ösophagusvarizenblutung 354
- Purpura Schoenlein-Henoch 358
- Stressblutung, gastrointestinale 362
Omphalozele 555 ff
- Behandlungsmethode 558
Ondansetron, Notfallmedizin 811
On-Demand-Analgesie 788
Onkologische Erkrankung
- - Behandlungsprotokolle 409
- - Studienleitungen, zentrale 409
Operation
- Appendizitis 561 f
- Atemwegstenose
- - langstreckige 572
- - proximale 569

- Atresie, Gastrointestinaltrakt 546
- Augenverletzung 666
- Bulbustrauma, offenes 669
- Gastroschisis 556 ff
- Gerinnungsfaktorkonzentrat 439
- große, Hämophilie 402
- Hämatom, subdurales 618
- Hauptbronchusstenose 574
- Invagination 550 f
- Kehlkopfverletzung 673
- Kind, polytraumatisiertes 664
- Megakolon, toxisches 554
- Mekoniumileus 549
- Nierentransplantation 584
- Okklusionsileus 543
- Omphalozele 556 ff
- Orbitalbodenfraktur 671
- Ösophagusatresie 535 ff
- Perforation, intestinale 681 f
- Peritonitis 563 ff
- Polytrauma, kindliches 664
- Probleme, tracheobroncheale 567
- - - Komplikation 568
- - sekundäre 699
- Tracheastenose, distale 571 f
- Verletzung, thermische 696 ff
- Volvulus 552
- Weichteilverletzung 684
- Zwerchfellhernie 541
Ophthalmoskopie 670
Opiatsyndrom 515
Opioide
- Analgosedierung 789
- Anästhesie
- - bei Herzkatheter 784
- - bei Magnetresonanztomographie 783
- Herzfehler 780
- Pharmakologie 794 ff
- Schmerzempfindung 788
- Schmerzweiterleitung 788
- Wirkung, unerwünschte 794
Oradialyse 667
Orbicularis-oculi-Reflex 207
Orbitalbodenfraktur 671
Orbitaldach, Fraktur 613
Orchitis 356
Orciprenalin
- Herzrhythmusstörung 102
- Notfallmedizin 807
Organtransplantation 576 ff
Organveränderung, Infektion, bakterielle 470
Oropharyngealtubus 637
Os sacrum, Verletzung 630
Osmotherapie
- Hirnödem 611
- Reanimation 62
Ösophagitis,
Herpes-simplex-Virus-Infektion 492
- - Differenzialdiagnose 494
Ösophagographie 182
Ösophagoskopie 182
Ösophagus, Fremdkörperingestion 187 f
Ösophagusatresie 534 ff
- Klassifikation 534
- Komplikation 538
- langstreckige 536
- Prognose 538
- Risikogruppen 535
- Therapie 535 ff
Ösophaguselektrode 55

Ösophagustracheoskopie 535 f
Ösophagusvarizen 352
Ösophagusvarizenblutung 350 ff
– Ballontamponade 33
– Blutung, gastrointestinale 29
– Diagnostik 352
– Prognose 355
– Rezidivblutung, Prophylaxe 355
– Therapie 352 ff
Ösophagusverlängerungsplastik 536
Osteosarkom, Studienleitung, zentrale 409
Othämatom 675 f
Ovarialkarzinom 383
Oxalatablagerung 586 f
Oxygenierung
– ausreichende 658
– hyperbare 708 ff
– Status epilepticus 214
Oxygenierungsindex
– Berechnung 717
– erhöhter 734 f
Oxykardiorespirographie 43
Oxytocin 250

P

Pancuronium
– Herzfehler 780
– Mekoniumaspiration 127
– Notfallmedizin 804
– Pharmakologie 798
– Relaxierung 790
Panenzephalitis, subakut sklerosierende 226
Pankreasverletzung 680
Pankreatitis, akute 347 ff
– – Komplikation 348
– – Therapie 349
– – Ursache 347
Panzytopenie 417
Papillenödem 239
Papillom, isoliertes 167
Paracetamol
– Analogsedierung, postoperative 785
– Fieberkrampf 217
– Notfallmedizin 803
– Purpura Schoenlein-Henoch 358
– Schmerztherapie 655
– Verletzung, thermische 692
Paraproteinkonzentration 381
Parasitose 24
Parasympathikolytika 102
Parathormon 248
Parenchymzyste, Lunge 183
Paromomycin
– Leberversagen, fulminantes 333
– Ösophagusvarizenblutung 354
– Stressblutung, gastrointestinale 363
Pars-plana-Vitrektomie 670
Pascal, Definition 716
Passagestörung, funktionelle 549
Pediatric
– Index of Mortality 818
– Risk of Mortality Score 817 f
– Trauma Score 819
PEEP s. Druck, endexspiratorischer, positiver
Penicillin G
– – Antidot 530
– – Chemotherapie, antimikrobielle 486

– – Knollenblätterpilzintoxikation 335
– – Meningitis 222 f
– – Meningokokkeninfektion, systemische 482
– – Notfallmedizin 809
– – Wiskott-Aldrich-Syndrom 462
Peniswurzelblock 785
Pentazocin
– Notfallmedizin 803
– Pharmakologie 794
Pentoxifyllin
– Atemnotsyndrom, akutes, im Kindesalter 160, 736
– Notfallmedizin 811
Perforation, intestinale 680
Perfusionsdruck, zerebraler
– – kritisch erniedrigter 606
– – Stabilisierung 607
Perfusionsschaden 328
Perfusionsstörung
– mit Ventilationsstörung 139
– Versagen, respiratorisches, hypoxämisches 137
Perfusionsszintigraphie 182
Pericarditis constrictiva 351
Periduralkatheter 786 f
Perikard 72
Perikardobstruktion 115
Perikardpunktat 40
Perinatalzentrum 7
Peristaltikwelle 318
Peritonealdialyse 751 ff
– Beutelwechsel 752
– Durchführung 753 f
– Indikation 752
– Komplikation 754 ff
– – pulmonale 756
– Kontraindikation 752
– Leckage 754
– Nierentransplantation 585
– System 753
– Überwachung 753 f
Peritonealhöhle
– Infektion 754 f
– intakte 752
Peritonealkatheter 779
Peritonitis 349 f, 562 ff
– abakterielle 562
– Differenzialdiagnose 564
– Komplikation 564
– Peritonealdialyse 755
– primäre 562
– Prognose 565
– sekundäre 562
– Therapie 563 f
Perkussion 726
Personal
– ärztliches 199
– Intensivstation 588 f
Personalbedarf 16 f
Perspiratio insensibilis 300 f
Pertussisenzephalopathie 236 f
Pethidin
– Notfallmedizin 803
– Pharmakologie 794
Pfählungsverletzung 671 f
– Gehirn 615
Pflanzen, als Noxen 514
Pflanzenteile, als Noxen 514
Pflanzenvergiftung, Literatur 533
Pflege, palliative 814
Pflegepersonal

– Intensiveinheit 16
– Intensivmedizin, ZNS-orientierte 199
Pflegestation, intermediäre 13
Pfortader, Fehlbildung, kongenitale 350
Pfortaderthrombose 350
Phagozytensystem 451
Phagozytosedefizit 454
Pharmakologie, Literatur 533
Pharmakotherapie s. Medikamente
Pharyngitis 494
Pharynotonsillitis 491
Pharynx, Verletzung 671 f
Phenobarbital
– Bewusstseinsstörung 21
– Fieberkrampf 217
– Hirnblutung, neonatale
– – – Frühgeborene 265
– – – Reifgeborene 264
– Krampfanfall
– – akuter 213
– – neonataler 219
– Notfallmedizin 803
– Status epilepticus 215
Phenytoin
– Krampfanfall, akuter 213
– Notfallmedizin 803
Phonokardiographie 83 f
Phosphat 308
– Basisbedarf 300
Phosphathaushalt, Bewusstseinsstörung 241 f
Phosphodiesterasehemmer 91, 98
pH-Wert, extrazellulärer 593
Physiotherapie
– Beatmung, maschinelle 725 f
– Mekoniumaspirationssyndrom 732
Physostigmin
– Antidot 530
– Notfallmedizin 811
Phytomenadion, Antidot 531
Pierre-Robin-Anomalie 163
Pilocarpiniontophorese 548
Pilzinfektion 503 ff
Pilznachweis, kultureller 504
Pilzvergiftung 514
– Literatur 533
Piperacillin
– Immunsuppression 416
– Meningitis 223
– Neutropenie 416
– Notfallmedizin 809
Piretanid 90
Piritramid
– Notfallmedizin 803
– Pharmakologie 794
– Schmerztherapie 655
Pityriasis rubra pilaris 194
Plasma 434 ff
Plasmacortisol 247
Plasmaderivate 434 ff
Plasmaperfusion, Vergiftung 524
Plasmapherese
– Blutreinigungsverfahren, extrakorporales 762
– Guillain-Barré-Syndrom 466
– Hyperviskosität 385
– Meningokokkeninfektion, systemische 483
– Thyreotoxikose 245
– Zugang, zentralvenöser, Indikation 769
Plasmapheresefilter 758

Plasma-Thromboplastin-Antecedent 435
Plättchenproduktion, verminderte 388
Pleozytosenachweis 222
Pleuradrainage
- Pneumothorax 645
- Spannungspneumothorax 646
Pleuraerguss
- Beatmung, maschinelle 728
- Lebertransplantation 581
Pleuraerkrankung 730
Pleurakatheter 646
Pleuraperikard 647
Pleurapunktat 408
Pleurapunktion
- Chylothorax 149
- Pneumothorax 645
- Spannungspneumothorax 646
Plexusanästhesie, axillare 777 f
Plexusparese 278
Pneumocystis carinii 146
Pneumomediastinum 646 f
- Beatmung, maschinelle 728
Pneumonie
- abszendierende 145
- Beatmung, maschinelle 728 f
- meningokokkenbedingte 481
Pneumotachographie
- Atemmuskelkapazität 136
- Beatmung, maschinelle 725
Pneumothorax 644 f
- Beatmung, maschinelle 727
- nichttraumatischer 146 f
- Taucherunfall 707
Poiseuille-Gesetz 566
Pollenallergene 343
Polycythaemia vera 375
- - Hyperviskosität durch Blutzellen 381 f
Polydipsiesyndrom 251
Polyene 505 f
Polyethylen 766
Polyethylenglykol-400, Antidot 531
Polyglobulie
- dekompensierte 384
- kompensierte 384
Polymerasekettenreaktion 225
Polymyxine, Notfallmedizin 809
Polysiloxan, Antidot 531
Polytrauma, kindliches
- - Basismonitoring 663
- - Check-up 662
- - Diagnostik, weiterführende 663 f
- - Einschätzung, initiale 656 f
- - Frühoperation 664
- - Intensivstation, Versorgung 663
- - Monitoring, morbiditätsspezifisches, erweitertes 663
- - Notfalldiagnostik 658 ff
- - Notoperation 662
- - Operation, verzögerte 664
- - Sofortmaßnahmen, lebensrettende 657 f
- - Transportform 662
- - Verletzungsmuster 657 f
Polyurethan 765
Polyvinylchlorid 766
Polyzythämie 375 ff
Porenzephalie, enzephaloplastische 211
Porphyrie 209
Portsystem 767 f

Positivdruckbeatmung
- intermittierende
- - Abkürzung 717
- - synchronisierte
- - - Abkürzung 717
- - - Beatmung, maschinelle 723
- kontinuierliche, Abkürzung 717
Positive Endexspiratory Pressure s. Druck, endexspiratorischer, positiver
Postreanimationsphase 60 ff
Potenziale, evozierte
- - akustische, frühe 595
- - Biotinasemangel 240
Povidoniod 695 f
PPSB 435
- Dosierung 438
- Indikation 437
Präcurarisierung 777
Prazosin 294
Prednisolon
- Blackfan-Diamond-Syndrom 372 f
- Graft-versus-host-Erkrankung 424
- Notfallmedizin 811
- Status asthmaticus 122
Prednison
- Dyskeratosis congenita 373
- Purpura Schoenlein-Henoch 395
Preload s. Vorlast
Prilocain
- Anästhesie 777 f
- Pharmakologie 797
Proakzelerin 435
Prokonvertin s. Faktor VII
Proloniumjodid 245
Promethazin
- Notfallmedizin 804
- Pharmakologie 795
Propafenon
- Notfallmedizin 807
- Tachykardie, supraventrikuläre 104
Propofol
- Analogsedierung 789
- Anästhesie 778
- bei Magnetresonanztomographie 783
- Notfallmedizin 804
- Pharmakologie 793
Propranolol
- Hypertonie, renale 294
- Notfallmedizin 807
Prostacyclin 93
- Notfallmedizin 807
Prostaglandin E$_1$, Notfallmedizin 807
Prostaglandinanaloga 361 f
Protaminsulfat, Notfallmedizin 811
Protein C
- aktiviertes 396
- Funktion 396
- Puffertherapie 311 f
Protein-C-Konzentrat 436
- Meningokokkeninfektion, systemische 483
- Purpura fulminans 396
Protein-C-Mangel 396
Proteinurie 394
Proteinzufuhr 333
Prothrombin 435
Prothrombinkomplexpräparat PPSB
- aktivierter 404
- gefriergetrockneter 436
- - Dosierung 438
- - Indikation 437

Protonenpumpeninhibitoren
- Ösophagusvarizenblutung 354
- Purpura Schoenlein-Henoch 358
- Stressblutung, gastrointestinale 362
Protozoen, Infizierung 444
Provokationstest, Kuhmilchprotein-intoleranz 344
Pseudohämatochezie 31
Pseudokrupp
- Notfalltherapie 117
- Stadieneinteilung 118 f
- Therapie 119
Pseudomeläna 31
Pseudopubertas praecox 321
Pseudotumor cerebri 238 f
PSH s. Purpura Schoenlein-Henoch
Psoriasis
- pustulosa generalisata 195
- vulgaris 194
Psychologischer Dienst 17
Publikumsmittel, als Noxen 512 f
Puderaspiration 125
Puffersystem
- chemisches 310
- intrazelluläres 310
Puffertherapie 4
- CPR 311 f
- praktische, Konsequenzen 800
Pufferung
- Adrenogenitales Syndrom 323
- Erbrechen, azetonämisches 320 f
- Herzinsuffizienz 111 f
- Pharmakotherapie, rationale 799 f
Pulmonalarteriendruck 48
Pulmonalarterienkatheter 135
Pulmonalisschlinge 174
- Therapie 175
Pulmonalkreislauf 311
Pulsatilitätsindex 601 f
Pulsoxymeter
- Herz-Kreislauf-Stillstand 49
- Reanimation 51
- Störung 51
Pulsoxymetrie 44 f
- Messfehlerquelle 45
Pulsprüfung, zuverlässige 650
Pulswelle 44
Punktion
- Hämatothorax, nichttraumatischer 148
- Spannungspneumothorax 147
Punktionsbesteck, Material 765 f
Punktionshindernis, vorhersehbares 769 f
Pupillenreaktion 19, 667
Pupillenreflex 206
Pupillenstellung 206
Pupillenweite 19
Purin-Nukleosid-Posphorylase-Mangel 461
Purpura
- abdominalis 356
- cerebralis 356 f
- fulminans 395 ff
- - Gerinnung, intravasale, disseminierte 397
- rheumatica 356
- Schoenlein-Henoch 355 ff
- - Diagnostik 357 f
- - Kriterien 393
- - - diffenzialdiagnostische 394
- - Prognose 359

– – Therapie 358 f
– – Vasopathie 393 ff
– thrombotisch-thrombozytopenische 438
Pustulose, generalisierte
– – exanthematische 195
– – sterile 195
Pyloromyotomie nach Weber-Ramstedt 319
Pylorusstenose, hypertrophische 318 f
Pyramidenlängsfraktur 678
Pyridostigmin 465
Pyridoxin
– Krampfanfall, neonataler 219
– Kupferstoffwechselstörung 256
– Pyridoxinmangel 253 f
Pyridoxin-Hydrochlorid, Antidot 531
Pyridoxinmangel 253 f
– Krampfanfall, neonataler 219
Pyroglobuline 381
Pyruvat 593
Pyruvatkinasemangel 369

Q

Qualitätssicherung, Intensiveinheit 17
Quecksilbervergiftung 515 f
Querschnittslähmung, akute, nichttraumatische 268
Quincke-Ödem 195 f

R

Rabies 501 f
Rachen
– Atemwegsdruck, positiver, kontinuierlicher 719 f
– Fremkörperingestion 189
Radialisparese 280
Radikulitis 229
Radiokupfertest 256
Ranitidin
– Leberversagen, fulminantes 333
– Notfallmedizin 811
– Ösophagusvarizenblutung 354
– Purpura Schoenlein-Henoch 358
– Stressblutung, gastrointestinale 361 f
Rauchgasexposition 642 ff
Rauchinhalation 644
Reanimation
– basale 52 f
– Elektrotherapie 53 f
– Ertrinkungsunfall 701 f
– Fehlindikation 51 f
– Gehirnprotektion 62
– Indikation 51
– Infusion, Medikamente 61
– kardiopulmonale 650 ff
– – Asystolie 653
– – Basismaßnahmen 651
– – Durchführung, praktische 52
– – Indikation 51
– – Kammerflimmern 653
– – medikamentöse 651 f
– – Prognose 653 f
– Komplikation 62 f
– Neugeborene 1, 60
– Pharmakotherapie 57 ff
– Probleme, organisatorische 63
– Prognose 63

– Sofortmaßnahme, lebensrettende, erweiterte 53
Reanimationsabbruch 63
Rechtsherzinsuffizienz
– Röntgenbild 83 f
– schwere 351
– Symptome 81
Rechts-Links-Shunt
– Herzfehler 780
– Kardiopathie 267
Reentry-Tachykardie 105
Reflex
– Kind, bewusstloses 206 f
– okulokardialer 207
– okulozephaler 206 f
– vestibulookularer 19
– – Kind, bewusstloses 207
– ziliospinaler 207
Reflexionskoeffizient 297 f
Refluxneigung, Extubation 724
Rehabilitation
– Verletzung, thermische 700
– Verschlusskrankheit, zerebrale arterielle 260
Reifgeborene s. Neugeborene, reife
Relaxierung
– Operation 567 f
– Reanimation 62
– Traumapatient 789 f
Remifentanil 779
Renin-Angiotensin-System 303
Renovasographie, selektive 681
Reperfusion 50
Reperfusionssyndrom 648
Residualkapazität, funktionelle
– – Compliance 720
– – Definition 717
– – Monitoring, respiratorisches 140
Residualvolumen, Definition 717
Resistance, Berechnung 717
Respiragramm 43
Respirationstrakt
– Infektion, bakterielle 469
– Varicella-Zoster-Virus-Infektion 499
Respirator 720 f
Respiratorentwöhnung 724
Respiratorfunktionsstörung 726
Respiratorische Störung
– – Kind, traumatisiertes 635 ff
– – Onkologie 410
Retikulozytenzahl 366
Retransfusion 446
Retrovir 228
Rettungshubschrauber 9
Rettungskette 633
Rettungsmittel 8 f
Rettungswagen 8 f
Rettungswesen 7 ff
Revised Trauma Score 819
Reye-Syndrom 230 ff
– Prognose 232
– Schock, hämorrhagischer, mit Enzephalopathie 238
– Stadien 230 f
– Symptome 230 f
– Therapie 231
– Varicella-Zoster-Virus-Infektion 499
Rezept von Moro 340
Rhabdomyolyse 798
Rhinoliquorrhö, falsche 677
Ribavirin
– Beatmung, maschinelle 726

– Masernenzephalitis 227
Rifampicin
– Immunsuppression 416
– Meningokokkeninfektion, systemische 483
– Neutropenie 416
– Notfallmedizin 809
Ringerlösung 649
Ringsyndrom 574
Rippenfraktur 680
Robin-Syndrom 163
Rocuronium 798
Röntgen
– Atemnotsyndrom, akutes, pädiatrisches 736
– Atresie 545 f
Thorax-Röntgen
– Beatmung, maschinelle 725
– Blutung, gastrointestinale 32
– Enterokolitis, nekrotisierende 35.345
– Fremdkörperingestion 188
– Halswirbelsäule 600
– Halswirbelsäulenverletzung 626 f
– Herzinsuffizienz 84 ff
– Hypertension, pulmonale, persistierende 733
– Hypothyreose 246
– Ileus
– – funktioneller 544
– – mechanischer 543
– Infektion, bakterielle 471
– Larynxverletzung 672 f
– Meckel-Divertikel 365
– Megakolon, toxisches 553
– Mekoniumileus 548
– Neuromonitoring, spezielles 600 f
– Ösophagusatresie 534
– Peritonitis 563
– Pleuraperikard 647
– Polytrauma, kindliches 662
– Purpura Schoenlein-Henoch 357
– Schädel-Standard-Aufnahme 600
– Sepsis, neonatale 477
– Stressblutung, gastrointestinale 361
– Tracheaverletzung 672 f
– Volvulus 552
– Zwerchfellhernie 539 f
Röntgengerät, mobiles 14 f

S

Salbutamol, Notfallmedizin 805
Salzverlust, primärer 303
Salzverlustkrise 322 f
Salzwasseraspiration 701 f
Sarkomer 71
Sauerstoff
– Infektion, bakterielle 473
– Kohlenmonoxidvergiftung 643
– Oxygenation, hyperbare 708 f
– Pertussisenzephalopathie 237
– Pneumonie, abszendierende 145
– Reanimation 58
– Schock, kardiogener 116
– Status asthmaticus 122
– Taucherunfall 708
Sauerstoffdifferenz, arterioalveoläre 716
Sauerstoffgehalt
– gemischt-venöser 137
– venöser 138

Sauerstoff-Hirngewebsdruck, lokaler, Messung (ptiO2) CAVE 592 f
Sauerstoffinsufflation 639
Sauerstoffkonzentration, inspiratorische
– – Abkürzung 717
– – Beatmung, Kind, traumatisiertes 640
Sauerstoffpartialdruck 4
– Abfall 723
– Anstieg 723
– erniedrigter 734 f
– Messung
– – Herz-Kreislauf-Stillstand 49
– – kontinuierliche intraarterielle 45
– – Reanimation 51
– – transkutane, Störung 51
Sauerstoffreserve 9
Sauerstoffsättigung
– arterielle 44
– jugularvenöse 592
– Monitoring 725
Sauerstoffschuld, irreversible 648
Sauerstofftherapie
– Beatmung, maschinelle 719
– Herzinsuffizienz 111
– hyperbare 194, 708 ff
– – Druckkammeranlage 710 ff
– – Indikation 709
– Thoraxinstabilität 647
Sauerstoffversorgung 138
– Hirnödem 608
Sauerstoff-Wert, venöser 138
Säuglinge
– Atemfrequenz 718
– Atemminutenvolumen 718
– Atmung, Kennwerte, physiologische 718
– Blutung
– – gastrointestinale 30
– – ventrikelnahe 597
– Diabetes insipidus centralis 324
– Erbrechen 27 f
– Glasgow Coma Scale 202 f
– Harnausscheidung 324
– Herzinsuffizienz
– – Ursache 65 f
– – Zeichen, klinische 81
– Hypertonie, arterielle 291
– Hypothyreose 246
– Leberversagen, fulminantes 328
– Meningitis, bakterielle 221
– Pulsprüfung, zuverlässige 650
– Stuhlkriterien 339
– Vena-Galeni-Malformation 261
– Wasserbedarf 300
Säuglingsenteritis 314 f
Säuglingstod, plötzlicher 18
Säuglingstoxikose 299
Säure-Base-Haushalt, Störung 308 ff
Schädel
– Aufnahmediagnose, Polytrauma, kindliches 661
– Standard-Röntgen-Aufnahme 600
– Verletzungsmuster 658
Schädelbasisfraktur 613
Schädelfraktur 612 f
Schädel-Hirn-Trauma 603 ff
– Beurteilung, neurologische 605
– Flussmessung, dopplersonographische, intrakranielle 601 f
– Intensivtherapie 605 ff
– Therapie 606 ff

– – allgemeine 603 ff
Schädeltrauma, stumpfes 676
Schädelverletzung, äußere 611 f
Schaukelatmung 23
Scherratenrheometer, kontrolliertes 379
Schichttamponade 623
Schiefhalsstellung, fixierte 626
Schilddrüse
– Tumor, hormonbildender 411
– Untersuchung, Kind, bewusstloses 201
Schilddrüsenhormone 245
Schimmelpilzinfektion 507 ff
Schistosomiasis 351
Schlangengiftenzyme 385
Schlauchsystem
– Blutreinigungsverfahren, extrakorporales 756 f
– Füllvolumina 758
Schleimhautblutung 400
– Gerinnungsfaktorkonzentrat 439
Schleimhautkandidose 505
Schlitzventrikelsyndrom 273
Schluckbeschwerden, Extubation 724
Schmerz
– somatischer 654
– viszeraler 654
Schmerzempfindung, Hemmung 788
Schmerzentstehung, Hemmung 785
Schmerzformen 654
Schmerzleitung, Hemmung 785
Schmerzreaktion 800
Schmerzreiz 204
Schmerztherapie
– Diagnostik 655
– Kind, traumatisiertes 654 ff
– Onkologie 412
– postoperative, Prinzipien 785
– Verletzung, thermische 692
Schmerzweiterleitung, Hemmung 788
Schnappatmung 205
Schnüffelstellung 637
Schock
– Anästhesie 782
– Atemnotsyndrom, akute, im Kindesalter 157
– Azidose, metabolische 800
– Chronologie 648
– Definition 648
– Faktoren, mitverantwortliche 648
– Flüssigkeitszufuhr 604
– hämorrhagischer
– – mit Enzephalopathie 237 f
– – Reye-Syndrom 231
– hypovolämischer
– – Anästhesie 782
– – dekompensierter 648
– – kompensierter 648
– – kardiogener 64
– – Herzrhythmusstörung 115
– – Symptome 82
– – Therapie 113 ff
– – – Flussdiagramm 116
– – Ursache 67 f
– septischer
– – früher 468
– – refraktärer 468
– Therapie 648 ff
– Zugang, venöser 649
Schocksyndrom, toxisches (TSS) 484 ff
– – Diagnostik 485

– – Prophylaxe 486
– – Therapie 485 f
Schocktherapie 648 ff
– Adrenogenitales Syndrom 323
– Blutung, gastrointestinale 33
– Dehydratation, hypertone 317
– Dehydratation, isotone 315
– Enterokolitis, nekrotisierende 346
– Katecholamine 801
– Meckel-Divertikel 365
– Mekoniumaspiration 127
– Ösophagusvarizenblutung 352 f
– Purpura Schoenlein-Henoch 358
– Sepsissyndrom, Purpura fulminans 397
– Stressblutung, gastrointestinale 362
Schrittmacher, elektrischer 280
Schrittmacherstimulation, externe 54
Schrittmachertherapie 55 f
Schulkinder s. Kinder
Schultze-Schwingung 2
Schussverletzung, Gehirn 615
Schütteltrauma 616 f
Schwartz-Bartter-Syndrom 325 f
Score
– Beatmungsindikation 5
– Glasgow Coma 202 f, 605
– neurologischer, standardisierter (SNS) 204
Scoresystem
– Grenzen 816
– Intensivmedizin, pädiatrische 816 ff
SDD s. Darmdekontamination, selektive
Sedativa
– Einsatz, unzureichender 801
– Kind, traumatisiertes 639
– Notfallmedizin 800 f
Sedierung
– Atemnotsyndrom, neonatales 156
– Beatmung, maschinelle 719
– Bronchoskopie 784
– Computertomographie 783
– Erbrechen, azetonämisches 321
– Gastroskopie 784
– Herzkatheter 784
– Intoxikation 790
– Kind, traumatisiertes 635
– Magnetresonanztomographie 783
– Operation 567
– Pleuradrainage 646
– Pleurapunktion 646
– Reanimation 62
– Schock, kardiogener 116
Sedlinger-Technik 767
Segmentbougierung 536
Sekret 636
Sekretprobleme
– Beatmung, maschinelle 727
– sekundäre 375
Sekundärglaukom 667
Selbstschutz 52
Sellick-Handgriff 777
Sengstaken-Blakemore-Sonde 353
Sensation, optische 239
Sepsis 468
– neonatale 474 ff
– – Diagnostik 476 f
– – Komplikation 478
– – Prognose 478
– – Prophylaxe 478 f
– – Symptome 475 f
– – Therapie 477 f

– schwere s. Sepsissyndrom
Sepsiserreger 469
Sepsissyndrom 468
– Gerinnung, intravasale, disseminierte 397
– Purpura fulminans 396 f
Serumeiweiß 111
Serumelektrolythomöostase 111
Serumviskosität 381
Servofluran 791 f
Shaken-Baby-Syndrom 669 f
Shaldon-Katheter 757
Shunt
– Effekt 139 f
– intrapulmonaler, Ertrinkungsunfall 701
– Versagen, respiratorisches, hypoxämisches 137
Shuntinfektion 274
Shuntinsuffizienz 272 f
Shunttherapie 272 ff
Shwachman-Syndrom 373
Sichelzellanämie 383
Siebbeinzellen, Fraktur 613
Silbersulfadiazin 696
Silibinin 335
Silibininhydrogensuccinat, Antidot 531
Silicon 765
Sinus
– cavernosus 258 f
– sagittalis superior 256 f
– transversus 257
Sinusthrombose 256 ff
– Therapie 258 f
Sinusverschluss, venöser 256
SIRS s. Systemische Entzündungsreaktion, Syndrom
Sirupus
– emeticus 519
– ipecacuanhae 518 f
Sjögren-Larsson-Syndrom 194
Skelettmuskel, Sauerstoffgehalt, venöser 138
Sklerosierung, endoskopische 354
Small Volume Resuscitation 604 f
Sniffing position 637
Sofortmaßnahmen
– Kind
– – bewusstloses 200 ff
– – traumatisiertes 633 ff
– – lebensrettende
– – erweiterte
– – – Neugeborene 60
– – – Reanimation 53
– Polytrauma, kindliches 657 f
– Verletzung, thermische 688
Somatostatin
– Leberversagen, fulminantes 334
– Ösophagusvarizenblutung 353
Somatotropin 242
Somnolenz 199
Sondennahrung 361
Sonnenuntergangsblick 271
Sonographie
– Appendizitis 561
– Atresie 545
– Bauchtrauma, stumpfes 681
– Bulbustrauma, offenes 669
– Enterokolitis, nekrotisierende 345 f
– Gastroschisis 556
– Herpes-simplex-Enzephalitis 225
– Ileus, mechanischer 543

– Invagination 550
– Meckel-Divertikel 365
– Megakolon, toxisches 554
– Mekoniumileus 548
– Neuromonitoring, spezielles 595 ff
– Omphalozele 556
– Ösophagusvarizenblutung 352
– Peritonitis 563
– Polytrauma, kindliches 662
– Probleme, Kind, polytraumatisiertes 664
– Schädel, Hirnblutung, neonatale 264
– Volvulus 552
Sopor 200
Sotalol, Notfallmedizin 807
Sozialdienst 17
Spaltlampenmikroskopie
– Bulbustrauma, geschlossenes 667
– Bulbustrauma, offenes 668
Spannungspneumothorax 147, 645 f
– Lachgas 790
– Pneumonie, abszedierende 145
Spasmus
– Atmung 566
– infantiler 218
Spatelgröße, altersabhängige 56
Spenderbedingung, Bluttransfusion, autologe 446
Spender-gegen-Leukämie-Reaktion 420
Spenderwahl
– Lebertransplantation 577
– Nierentransplantation 584
Spinalanästhesie 787
Spiral-Computertomographie
– Bauchtrauma, stumpfes 681
– Probleme, tracheobronchiale 566
Spironolacton 90
– Lebertransplantation 581
– Leberversagen, fulminantes 333
– Notfallmedizin 807
Spitzenflow, respiratorischer 140
Splenektomie
– Dyskeratosis congenita 373
– Fanconi-Anämie 372
– Glucose-6-Phosphat-Dehydrogenasemangel 369
– Immunthrombozytopenie, mit Langzeitblutung 390
– Infektionsprophylaxe 413 f
– Membrandefektanämie 370
– Pyruvatkinasemangel 368
– Transfusionsbedarf, chronischer 368
Splittechnik 578
Spontanatmung 702 f
Spontanpneumothorax 146 f
Spurenelementmangel 255 f
Stahlkanülen 767
Stammzellapherese 419
Stammzelle 419
– periphere 419
Standardbicarbonat 309
Staphylokokkenprophylaxe 464
Staphylokokken-Schälsyndrom, subkorneales 191 f
Starling-Gleichung 297
Stationssekretärin 16
Status
– asthmaticus 121 f
– – Beatmung, maschinelle 123
– – Stadieneinteilung 122
– epilepticus 213 ff

– – Neurotransmitter 213
– – Therapie 214 ff
– – Ursache 213
Stauungspapille 222
Stenose, proximale
– – Glottis-Bereich 568 ff
– – Subglottis-Bereich 568 ff
Stentshunt, transjugularer intrahepatischer portosystemischer 355
Sterben 813 f
Sternumfraktur 680
Stevens-Johnson-Syndrom 190 f
Stickstoffmonoxid 93
– inhalatives
– – Abkürzung 717
– – Atemnotsyndrom, akutes, pädiatrisches 737
– – Oxygenierungsindex, erhöhter 734
– – Sauerstoffpartialdruck, erniedrigter 734
Stickstoffmonoxid-Inhalation 541
Stickstoffmonoxid-Reflow-Phänomen 648
Stimulation, transösophageale 55
Stoffwechsel
– Postreanimationsphase 61
– Schocksyndrom, toxisches 485
– Verletzung, thermische 686
Stoffwechselerkrankung
– Lebertransplantation 576
– Leberversagen, fulminantes 328, 330
– mit Leberzirrhose 577
– ohne Leberzirrhose 577
Stomatitis aphthosa 491
Strangulationsileus 542 f
Strecksynergismus 204
Streptokokken, β-hämolysierende 218
Stressblutung, gastrointestinale 359 ff
– – Prognose 363
– – Prophylaxe 361
– – Therapie 362 f
Stresstoleranz, Kinder 800
Stridor 23, 566
– Extubation 724
– in- und exspiratorischer 118
– inspiratorischer 118
Strömungsgeräusch, Störung, respiratorische 636
Strömungswiderstand 717
Stromverletzung 684 f
Struma 244
Stuart-Power-Faktor 435
Stuhlkriterien 339
24-Stunden-Sammelurin 408
Subarachnoidalblutung 261
Subglottis, Stenose, proximale 568 ff
Subileus, Zytostatika, Nebenwirkung 418
Subkutis, Schocksyndrom, toxisches 485
Succinylcholin
– Anästhesie 778
– Pharmakologie 797
– Wirkung, unerwünschte 797 f
Sufentanil
– Notfallmedizin 804
– Pharmakologie 794
Sulbactam, Notfallmedizin 809
Suprarenin 98
Suralisbiopsie 240
Surfactant
– Atelektase 150

Surfactant
- Atemnotsyndrom, akutes, pädiatrisches 737
- Mekoniumaspiration 127
- Mendelson-Syndrom 133
- Notfallmedizin 805

Surfactantgehalt, verminderter 152
Surfactantmangel-Syndrom 731 f
- primäres 151 ff

Surfactantsubstitution
- Atemnotsyndrom
- - akutes, im Kindesalter 160 f
- - neonatales 155 f
- Membranoxygenierung, extrakorporale 745
- Oxygenierungsindex, erhöhter 734
- Sauerstoffpartialdruck, erniedrigter 734
- Surfactantmangelsyndrom 731 f

Süßwasseraspiration 128, 701 f
Swan-Ganz-Katheter 48
Swischuk-Linie 628
Sympathikomimetika 102
Sympathikomimetisches Syndrom 515
Syndroma muco-cutaneo-occulare acutum 190
Syngen 419
Systemblutdruck, arterieller 607
Systemische Entzündungsreaktion, Syndrom 468 ff
- - - Aktivierungskaskade 657
Systemtechniker 16
Szintigraphie
- Blutung, gastrointestinale 32
- Meckel-Divertikel 365

T

Tachyarrhythmie, ventrikuläre 106 f
Tachykardie 67
- paroxysmale 108
- QRS-Komplex, normaler 103
- supraventrikuläre
- - Definition 102
- - Elektrotherapie 55
- - ektope (junktionale) 104 f
- - Pathophysiologie 102
- - Rhythmisierung, Anfallsprophylaxe 104
- - Therapie 103
- - Vorgehen, notfallmäßiges 103
- Therapie 107
- ventrikuläre 55

Tachypnoe, transitorische 731
Tacrolimus 580
Taucherflöhe 706
Tauchtauglichkeit 704
Tauchunfall
- Kind, traumatisiertes 704 ff
- Oxygenation, hyperbare 708 ff
- Risikofaktoren 705
- Therapie 707 ff

Tauchunfall-Hotline 712
Techniker 16
Teflon 765 f
Teicoplanin
- Immunsuppression 416
- Neutropenie 416
- Notfallmedizin 809

Temperatur s. Körpertemperatur
Temperaturdifferenz, messortbedingte 561

Tenckhoff-Katheter 752 f
Tensilontest 464 f
Terbutalin, Notfallmedizin 805
Territorialinfarkt 597
Terson-Syndrom 669 f
Tetanie-Zeichen 249
Tetrabromphenoltest 548
Tetraparese, spastische 210
Thalassämie 369
Thalliumvergiftung 515
Tham 4
Thanatogenese 18
Theophyllin
- Nierenversagen, akutes 287
- Notfallmedizin 805
- Status asthmaticus 122
Therapieeinrichtung mit Druckkammer 710 ff
Thermische Verletzung
- - Akutphase, Maßnahmen 692 ff
- - Ausdehnung 686 f
- - Kind, traumatisiertes 684 ff
- - Kriterien, klinische 688
- - Lokalbehandlung 695 ff
- - - antimikrobielle 695 f
- - Oberflächencharakteristik 688
- - Oberflächentherapie 695
- - Sofortmaßnahmen 688
- - Therapie 688 ff
- - Tiefe 687
- - Transport 692

Thermodilutionsmethode 48
Thiaminmangel 254
Thiaziddiuretika 286 f
Thiopental
- Hirnödem 610
- Notfallmedizin 804
- Pharmakologie 792
- Reye-Syndrom 231
- Status epilepticus 215 f
- Taucherunfall 708

Thorakotomie 641
Thorax
- Aufnahmediagnose 660
- Verletzungsmuster 658
Thoraxdrainage
- Chylothorax 149
- Hämatothorax 148
Thoraxillumination 147
Thoraxinstabilität 647 f
Thoraxsaugdrainage 779
Thoraxverletzung 679 f
Thoraxwandverletzung, penetrierende 680
Thrombinaerosol 25
Thrombinlösung 25
Thromboembolie, septische 267
Thrombolyse
- Meningokokkeninfektion, systemische 482 f
- Sinusthrombose 258 f
- Thrombozytopenie, heparininduzierte 390
Thrombose
- arterielle 259
- Sinus cavernosus 258
- - sagittalis superior 256 ff
- - transversus 257
Thromboseprophylaxe 579
Thrombozyten 387
Thrombozytenabbau, vermehrter 388

Thrombozytenkonzentrat 431 ff
- Dosierung 433
- Herstellung 431 f
- Indikation 432 f
- Komplikation 434
- Refraktärzustand 433 f
- Wirksamkeitskriterien 433
Thrombozytensubstitution 389
Thrombozythämie, essenzielle 382
Thrombozytopenie 386 ff
- heparininduzierte 390
- Therapie 388 ff
Thyreoidektomie, subtotale 245
Thyreostatika 245
Thyreotoxikose 37 f, 244 f
Thyroxin 287
Tierbiss
- Halsverletzung 675
- Verletzung 671 f
Tiere
- giftige, Literatur 533
- Vergiftung 515
Tiergift, Literatur 533
Tinidazol 362
Tischtennisballfraktur, Schädel 613
TISS-Scoring-System 13
T-Lymphozyten 451
- Entwicklung 452
Tobramycin
- Immunsuppression 416
- Neutropenie 416
- Notfallmedizin 809
α-D-Tocopherol 254
Tod, plötzlicher 18
Tolazolin
- Notfallmedizin 807 f
- Zwerchfellhernie 540 f
Tollwut 501 f
Toloniumchlorid, Antidot 531
Torasemid 90
Torsade de pointes 107
Totraumverhältnis 135
Toxic shock syndrome 192 f
Toxic strep syndrome 193
Toxikologie, Literatur 533
Toxikose
- enterale 314 ff
- hypertone 316 ff
Toxine
- Auslöser, Leberversagen, fulminantes 330
- Kind, bewusstloses 209
- Krampfanfall, neonataler 219
Toxinschocksyndrom
- staphylogenes 192 f
- streptogenes 193
Trachea
- Fehlbildung 167 ff
- Kompressionsstenose, gefäßanomaliebedingte 173 ff
- Mangelbildung 168
- Resektion, Atemwegsstenose, proximale 569
- Verletzung 672 f
Trachealbronchus 169 f
Trachealdivertikel 169
Tracheallumen, Kompression 173
Trachealsekret 476
Trachealstenose
- distale 570 ff
- - angeborene 571
- - erworbene 570 f

– – Komplikation 571 f
– harte 172 f
– Tracheotomie 572 f
Tracheobronchitis
– maligne 119 f
– nekrotisierende 729
Tracheobronchogramm 172
Tracheomalazie 170
Tracheomegalie 171 f
Tracheoösophageale Kommunikation 168
Tracheopathie, chondroosteoplastische 173
Tracheoskopie 170
Tracheostoma 570
Tracheotomie 3
– Atemwegsstenose, proximale 569
– Intubation 57
– Komplikation 674
– Larynxverletzung 673
– Trachealstenose 572 f
– Tracheaverletzung 673
Tracheozele 169
Tramadol
– Notfallmedizin 804
– Schmerztherapie 655
Transaminasenanstieg 579
Transfusion
– Blutprodukt, Panzytopenie 417
– Fanconi-Anämie 371
– Hämolytisch-urämisches Syndrom 291
– Infektion, bakterielle 472
– Infektionsübertragung 444 ff
– Thalassämie 369
Transfusionsbedarf, chronischer 368
Transfusionsreaktion
– Allergie 443
– Fieber 443
– hämolytische
– – akute 441 f
– – späte 443
– – verzögerte 443
Transfusionstherapie, chronische 430
Transport 7 ff
– Beatmung, laufende 729
– Hypothermie 40
– Polytrauma, kindliches 662
– Schädel-Hirn-Trauma 605
– Taucherunfall 708
– Verletzung, thermische 682
Transportbegleitung 11 f
Transportinkubator 9
Transportrespirator 9
Trauerprozess 813
Trauma
– Koma 208
– spezielles 656 ff
Traumapatient
– Analogsedierung 788
– Relaxierung 789 f
Traumascore, klinisch-anatomischer 819 f
Traumazentrum, kinderchirurgisches
– – Einweisung 633
– – Einweisungskriterien 635
Triagescore, präklinischer 819
Trimethoprim/Sulfamethoxazol, Notfallmedizin 810
Trinitrosan 90
Trinker-Respiratior-Therapie 4
Tris-Puffer 112

Trometamol
– Hirnschwellung 608
– Hyperämie, zerebrale 608
– Notfallmedizin 811
Trommelfell, Verletzung 676 f
Trümmerfraktur, Schädel 612
Truncus brachiocephalicus 174
– – Therapie 176
Truncus-brachiocephalicus-Syndrom 575
Trunkus 174
– Therapie 176
Trypsinaktivität 548
Tubenventilation 678
Tuberkulose 223
Tubus
– 2-blättriger 3
– Innendurchmesser 638
– aus Metall 4
– Probleme, Beatmung, maschinelle 727
Tubusdislokation 150
Tubusgröße
– altersbezogene 56, 638
– Intubation, endotracheale 142
Tubuslänge 142
Tubusschienung, nasotracheale 569
Tumor
– Hämoptyse 24
– hormonbildender 411
– Kehlkopf 167
– Koma, Kind, bewusstloses 208
Tumorbiopsie 408
Tumor-Lysis-Syndrom 407 ff
Twintubus 144
T-Zell-Antwort 450 f
T-Zell-System 459 ff

U

Überdruckbeatmung 4
Überwachung (s. auch Monitoring)
– Biotinasemangel 240
– Blutreinigungsverfahren, extrakorporales 763 f
– Coma diabeticum 244
– Diabetes insipidus 251
– Enzephalopathie
– – hepatische 233
– – hypertensive 234
– – hypoglykämische 236
– – urämische 235
– Gastroenteritis, mit Dehydratation 341
– Gastroschisis 558
– Herpes-simplex-Enzephalitis 225
– Hirnblutung
– – Fehlbildung, vaskuläre 262
– – neonatale
– – – Frühgeborene 265
– – – Reifgeborene 264
– Hypoparathyreoidismus 250
– Hyperparathyreoidismus 249
– Hypothyreose 246
– Ileus
– – funktioneller 545
– – mechanischer 543
– Invagination 551
– Kupferstoffwechselstörung 256
– Lebertransplantation 578 f
– Mekoniumileus 549
– Nebennierenrindeninsuffizienz 248

– Nierenfunktion 281
– Omphalozele 558
– Ösophagusatresie 538
– Peritonealdialyse 753 f
– Peritonitis 565
– Pertussisenzephalopathie 237
– Pleuradrainage 646
– Reye-Syndrom 231
– Schock, hämorrhagischer, mit Enzephalopathie 238
– Sinusthrombose 258
– Substitutionstherapie
– – Hämophilie A 401 f
– – Hämophilie B 401 f
– Thyreotoxikose 245
– Verletzung, thermische 693 ff
– Verschlusskrankheit, zerebrale arterielle 260
– Volvulus 553
Überwachungsgerät
– Herz-Kreislauf-Stillstand 49
– Intensiveinheit 15
– Reanimation 51
– Störung 51
Überwässerung 283
Ulcogant 361
Ulcus, peptischer 29
Ulkusblutung, sekundäre 29
Ultrafiltration, insuffiziente 755
Ultraschallgerät, Intensiveinheit 14
Unruhe, Beatmung, maschinelle 727
Urämie 209
Urapidil
– Enzephalopathie, hypertensive 233
– Hypertonie, renale 294
Urethrozytoskopie 681
Urin
– Diagnosesicherung maligne Erkrankung 408
– Sepsis, neonatale 476 f
Urinproduktion 581
Urinsediment 234
Urinuntersuchung 283
Urogenitalblutung 439
Urokinase
– Kathetersanierung 757
– Sinusthrombose 259

V

Vancomycin
– Anästhesie 782
– Immunsuppression 416
– Kathetersanierung 757
– Neutropenie 416
– Notfallmedizin 810
– Shuntinfektion 274
Varicella-Zoster-Immunglobulin 500
Varicella-Zoster-Viren 225 f
Varicella-Zoster-Virus-Infektion 497 ff
– Dissemination, viszerale 499
– Komplikation 499
– Prognose 500
– Prophylaxe 500
– Reinfektion 500
– Therapie 498 f
Varizellen, rezidivierende, chronische 500
Vasoaktive Substanzen 472 f
Vasodilatanzien 90
– Schock, kardiogener 116

Vasodilatation, pulmonale 160
Vasopathie 393 ff
Vasopressin
- Hämoptyse, massive 25
- Ösophagusvarizenblutung 353
- Schwartz-Bartter-Syndrom 325
Vasopressinanaloga 325
Vasopressin-Mangel 323
Vecuronium
- Notfallmedizin 804
- Pharmakologie 798
Vena
- basilica, Punktion 772
- cephalica, Punktion 772
- femoralis, Punktion 772
- jugularis
- - externa, Punktion 771
- - interna, Punktion 770 f
- subclavia, Punktion 771
Vena-Galeni-Malformation 261
Venen, punktierbare, Verlust 769
Venenartresie, kongenitale 351
Venendruck, zentraler (ZDV) 47
- - Normalwerte 47
Venenkatheter
- Infektion 772 ff
- Infektionswege 773
- zentraler
- - Kontraindikation, relative 770
- - Voraussetzung 770
Venensystem, kindliches,
 Besonderheiten 765
Venenverweilkatheter, zentraler 5
Venookklusive Erkrankung der Leber
 422 f
Ventilation, mechanische 639
Ventilations-Perfusions-Verhältnis,
 gestörtes 79
Ventilationsstörung
- obstruktive 79, 117 ff
- mit Perfusionsstörung 139
- restriktive 145 ff
- Versagen, respiratorisches,
 hypoxämisches 137
Ventrikel, IV., isolierter 273 f
Ventrikelkatheter, Lagekontroll 598
Ventrikelmaße 598
Verapamil
- Hypertonie, renale 293
- Notfallmedizin 807
- Tachykardie, supraventrikuläre 104
Verätzung 524 f, 671 f
- 1. Grades 525
- orale 524 f
- rezidivierende 525
- Symptome 516
Verätzungsschema 525
Verbandlinse 669
Verbrennung 672
- Anästhesie, Erstversorgung 778
- Herpes-simplex-Virus-Infektion,
 kutane 492
Verbrennungskrankheit 297
Vergiftung 511 ff
- Anamnese 517
- Erstberatung 517
- mit Hyperthermie 39
- Informationsbeschaffung 517
- Informationsquelle 532 f
- Maßnahmen, erste 516 ff
- Therapie 518 ff
- Transport 517 f

Vergiftungssymtome 515 f
Vergiftungsumstand 511 f
Verletzungsschwere, Beurteilung 635
Verlustkoagulopathie 438
Versagen, respiratorisches,
 hypoxämisches 137
Verschlusskapazität 717
Verschlusskrankheit, zerebrale arterielle
 259 f
Verschlussvolumen 717
Versorgungskonzept
- Regionalisierung 7.7
- Zentralisierung 8
Verteilungsstörung 388
Verwirrtheit 200
Vibration 726
Videx 228
Virämie 444
Virostatika
- Dosierungsrichtlinien, Nierenversagen,
 akutes 289
- Herpes-simplex-Virus-Infektion 494
- Notfallmedizin 807 f
- Varicella-Zoster-Virus-Infektion 498 f
Virusenzephalitis 224 ff
Virushepatitis 335
Virusinfektion 489 ff
- Nierentransplantation 586
Virusnachweis
- Herpes-simplex-Enzephalitis 224
- Herpes-simplex-Virus-Infektion 493
- Tollwut 502
Viskoelastizität 377
Viskoelastizitätsmessung 379 f
Viskosität 377
Viskositätsprofil, Blutgefäß 378
Visus 667
Visusverlust 668
Vitalfunktion, Störung 18 ff
- - Ertrinkungsunfall 703 f
- - Sofortmaßnahmen, Kind,
 traumatisiertes 634
Vitalfunktion
- 1. Ordnung 18
- 2. Ordnung 19
Vitamin A 334
Vitamin D 250
Vitamin E
- Hirnblutung, neonatale 265
- Leberversagen, fulminantes 334
Vitamin-E-Mangel 254 f
Vitamin K
- Antidot 531
- Leberversagen, fulminantes 334
- Ösophagusvarizenblutung 354
Vitaminmangel 252 ff
- Kind, bewusstloses 209
Vollblut s. Blut
Volumen
- enddiastolisches 70 ff
- - Einflussgröße 72
- exspiriertes, forciertes 140
Volumenbelastung, chronische 73
Volumenersatzmittel, kolloidale 541
Volumensubstitution
- adäquate, Kind, polytraumatisiertes
 658
- Gastroenteritis, mit Dehydratation
 341
- Kind, traumatisiertes 634 f
- Nierenversagen, akutes, prärenales
 284 f

- Reanimation 59 f
- Schock 649 f
- - kardiogener 114, 116
Voluven 649
Volvulus 551 ff
- Prognose 553
- Stadieneinteilung 552
- Therapie 552
Von-Willebrand-Faktor-Konzentrat 436
- Dosierung 438
- Indikation 437
Von-Willebrand-Syndrom 439
Vorderdarmzyste 168 f
Vorhofflattern
- Definition 105
- hämodynamisch bedeutsames 108 f
- Therapie 105 f
Vorhofflimmern
- Definition 105
- hämodynamisch bedeutsames 108 f
- Therapie 105
Vorlast 75 f
- ausreichende 801
- erhöhte 76
- Verminderung 76
Vorlastbeeinflussung 99
Vorlastreduktion
- Herzmuskel 74
- Schock, kardiogener 114
Vorlastsenkung 89 f
Vorwärtsinsuffizienz 72
Vorwärtsversagen 70

W

Wabenlunge 183
Wachstumsfaktoren, hämatopoetische
- - Dyskeratosis congenita 373
- - Fanconi-Anämie 372
- - Shwachman-Syndrom 373
Wandspannung, systolische 77
Wärmehaushalt, Störung 35 ff
Wasseraspiration, Ertrinkungsunfall
 700 f
Wasserentzugstest 251
Wasserhaushalt
- Regulation 299 ff
- Störung 296 ff
Wassersubstitution, bilanzierte 318
Wasserversorgung 756 f
Waterhouse-Friderichsen-Syndrom 18
Wechselgebiss 621 f
Weichteilblutung 439
Weichteilemphysem, kollares 41
Weichteilinfektion, bakterieller 469
Weichteilsarkom, Studienleitung,
 zentrale 409
Weichteilverletzung
- Hirnschädel 612
- Infektionsgefahr 684
- Kind, traumatisiertes 682 ff
Weiterbildung, Intensivpflege,
 pädiatrische 821 f
Weiterbildungsstätte, Intensivmedizin,
 pädiatrische 12
Wendl-Tubus 637
Widerstand, pulmonaler, Senkung 133
Wiederbelebung 2
Willebrand-Syndrom 401
Wilms-Tumor, Studienleitung, zentrale
 409

Wilson-Mikity-Syndrom 184
Windeldermatitis 504
Wirbelsäule
– C2/C3-Verletzung 628 f
– Verletzung 624 ff
– – Art 625
– – atlantoaxiale 628
– – atlantookzipitale 627 f
– – Erstversorgung 626
– – Hals 675
– – Lebensrettungsmaßnahmen 626 f
– – Sofortmaßnahmen 626
– – Symptome 625 f
– – Therapie 630
Wiskott-Aldrich-Syndrom 462
Wolff-Parkinson-White-Syndrom 105
Wundinfektion, bakterielle 469
Wundversorgung
– Augenlid, Kind, traumatisiertes 665
– Schädel 612
Würgereflex 19
– Kind, bewusstloses 207

X

Xylocain 778

Z

Zahnextraktion 400 ff
Zahnfragment, Luftwege 622 ff
Zeckenenzephalitis 228 f
Zentrales Nervensystem s. Nervensystem, zentrales
Zerebralembolie s. Hirnembolie
Zerebralgefäßverschluss 267
Zerebralparese
– dyston-dyskinetische 210
– hypotone 210
– Kind, bewusstloses 210
Zerebrum, Sauerstoffgehalt, venöser 138
Zerebrus, Missbildung, kongenitale 219
Zinkmangel 196 f
Zinkmangelsyndrom 197
Zinktransportprotein 197
Zirkulationsstörung 730
Zirrhose, biliäre 576
ZNS s. Nervensystem, zentrales
Zöliakographie, selektive 681
Zovirax 268
Zugang
– arterieller 57
– Blutreinigungsverfahren, extrakorporales 756
– infraklavikulärer, nach Aubaniac 771 f
– intraossäre 57 r
– – Indikation 774
– – Komplikation 775
– – Kontraindikation 774
– – Schock 649
– kranialer 771
– lateraler 771
– medialer 771
– Reanimation 57
– supraklavikulärer, nach Yoffa 772
– venöser 765 ff
– – Schock 649
– zentraler 771
– zentralvenöser 57, 765 ff
– – Indikation 768 ff
– – – Notfalltherapie 768 f
– – Schock 649
– – Wege 770 ff
Zungenbissverletzung 671 f
Zungen-Kiefer-Reflex 207
Zweihelfermethode 651
Zwerchfellhernie 539 ff
– Klassifikation 539
– Komplikation 541
– Prognose 542
– Therapie 540 f
Zwerchfellparese 581
Zwerchfellraffung 280
Zwerchfellruptur 680
Zyanose 23
Zygomykose 509
Zyste, bronchogene 177
Zystenlunge 183
Zytokine 451
Zytolyse, immunologische, Leukämiezellen 419
– – – Effekt
– – – – Blutstammzelltransplantation 420
– – – – Interleukin-2 425
Zytomegalievirus 146
– Aciclovirprophylaxe 422
Zytostatika
– Blackfan-Diamond-Syndrom 373
– Hyperviskosität, durch Blutplasma 381
– Nebenwirkung 418
– Organtoxizität, spezifische 418
Zytostatikatherapie
– Infektionsprophylaxe 413 f
– Notfallsituationen 413 ff
– bei Splenektomie 413 f